DIE CHIRURGIE DER BRUSTORGANE

VON

FERDINAND SAUERBRUCH

DRITTE AUFLAGE

ERSTER BAND

DIE ERKRANKUNGEN DER LUNGEN

UNTER MITARBEIT VON

H. ALEXANDER · H. CHAOUL · W. FELIX

ERSTER TEIL

ANATOMIE · ALLG. PATHOLOGISCHE PHYSIOLOGIE · ALLGEMEINE
DIAGNOSTIK · ALLGEMEINE TECHNIK · ERKRANKUNGEN DER
BRUSTWAND · VERLETZUNGEN VON BRUSTFELL UND LUNGEN
EITRIGE UND BRANDIGE ENTZÜNDUNGEN DER LUNGEN
BRONCHEKTASEN · OPERATION DER EMBOLIE
DER LUNGENARTERIEN

MIT 916 DARUNTER ZAHLREICHEN FARBIGEN ABBILDUNGEN

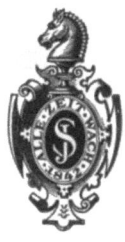

BERLIN
VERLAG VON JULIUS SPRINGER
1928

ISBN-13: 978-3-642-48073-7   e-ISBN-13: 978-3-642-48072-0
DOI: 10.1007/978-3-642-48072-0

DEM ANDENKEN AN

JOH. v. MIKULICZ · GEORG RUGE

UND AN MEINE VERSTORBENEN MITARBEITER

L. SPENGLER · L. v. MURALT
E. D. SCHUMACHER · E. STIERLIN

Vorwort zur ersten Auflage.

Die Versuche, Lungenkrankheiten operativ zu behandeln, sind für die Entwicklung der Thoraxchirurgie von grundlegender Bedeutung geworden. Den Grundstock, auf dem systematisch weitergebaut worden ist, schufen in Deutschland QUINCKE und GARRÈ, in Frankreich TUFFIER.

Eine große Reihe von Arbeiten haben in den letzten Jahren unsere Indikationstellung, die Einführung des Druckdifferenzverfahrens, die Art unseres operativen Vorgehens beeinflußt. Es erschien wünschenswert, die Technik der wichtigsten Operationen unter Berücksichtigung dieser neuen Gesichtspunkte zusammenfassend darzustellen.

Durch meine Berufung nach Zürich kam ich in die Lage, diesen Plan schnell auszuführen, besonders deswegen, weil ich in meinem I. Assistenten, Herrn Privatdozent Dr. SCHUMACHER, eine wertvolle Hilfe fand.

Das Buch ist aus meiner persönlichen Erfahrung heraus geschrieben. Es enthält die Ergebnisse achtjähriger eigener Arbeit auf dem Gebiete der Thoraxchirurgie. Mit Absicht ist nur das berücksichtigt, was ich selbst als gut erkannt und erprobt habe. Die Darstellung mußte infolgedessen subjektiv werden.

Auf Diagnostik und pathologische Anatomie wurde nur soweit eingegangen, als es zum Verständnis der Indikationstellung und des chirurgischen Vorgehens notwendig erschien. Den Schwerpunkt habe ich auf die Darstellung der Technik gelegt. Um so mehr ist diese Beschränkung gerechtfertigt, als in nächster Zeit eine neue Auflage des GARRÈ-QUINCKEschen Buches und eine Monographie FRIEDRICHs über die chirurgische Behandlung der Lungenkrankheiten erscheinen wird.

Alle beschriebenen und dargestellten Operationen sind von mir am Lebenden mehrfach ausgeführt worden. Die Bilder wurden von Herrn Dr. SCHUMACHER sofort im Anschluß an die Operationen gezeichnet. Nur die TRENDELENBURGsche Operation der Lungenembolie ist nach der Beschreibung des Autors und nach Leichenversuchen dargestellt worden.

Einen besonderen Dank schulde ich dem Direktor des Anatomischen Institutes, Herrn Prof. Dr. RUGE. Er hat in liberalster Weise sein Material zur Verfügung gestellt, vor allen Dingen aber in bezug auf die technische Ausführung bestimmter Operationen wertvolle Ratschläge gegeben. Auch Herr Prof. Dr. FELIX hat die Arbeit wirksam unterstützt.

Zürich, im Juni 1911.

F. SAUERBRUCH.

Vorwort zur zweiten Auflage.

Die erste Auflage dieses Buches, die als „Technik der Thoraxchirurgie" im Jahre 1911 erschien, beschränkte sich auf die Darstellung der Methodik einzelner intrathorakaler Operationen in Wort und Bild. Die damals noch unzulänglichen Beobachtungen am Krankenbett und Operationstisch schlossen eine zusammenhängende Bearbeitung der Pathologie und Therapie der Erkrankungen der Brustorgane aus. Aber schon im Frühjahr 1914 konnte man daran denken, das lückenhafte Buch zu erweitern und zu vertiefen. Ein entsprechendes Arbeitsprogramm wurde von SCHUMACHER und mir gemeinsam entworfen. SCHUMACHER beteiligte sich an der Durchführung dieses Planes nicht mehr. Seine Künstlerhand schuf kurz vor dem Tode noch zwei Bildentwürfe: die Phrenikotomie (I. Band) und die Resektion des Zwerchfelles (II. Band).

Die gesamte Wiedergabe der klinischen Erfahrungen und pathologischen Beobachtungen blieb mir allein überlassen, da die Eigenart der Aufgabe die Mitarbeit anderer ausschloß. Nur das besondere Kapitel der Anatomie wurde von RUGE und FELIX und das der Röntgendiagnostik von E. STIERLIN und CHAOUL behandelt. Außerdem ergänzten und bereicherten Beiträge von LUCIUS SPENGLER und L. V. MURALT den Abschnitt der chirurgischen Behandlung der Lungentuberkulose. Meine eigene Aufgabe erleichterten die Herren DDr. HEYDE, JEHN, ELLERN, HEUSNER und in den letzten Jahren E. STIERLIN und A. BRUNNER. Ihre experimentellen, pathologisch-anatomischen und klinischen Studien haben die Bearbeitung mancher Fragen erheblich vereinfacht. Besondere Hilfe leistete Herr Dr. F. BOESCH durch das Sammeln der Literatur und der Krankengeschichten, sowie bei der Durchsicht des Manuskriptes.

Die bildliche Erläuterung der chirurgischen Eingriffe ist auch in dieser Auflage während der entsprechenden Operationen am Kranken festgelegt worden. Einige Zeichnungen wurden von dem Kandidaten der Medizin, Herrn PUPATO in Zürich, mit Geschick zur Ausführung gebracht. Mit eigenartiger Technik hat Frl. ALICE BONER leider nur wenige Bilder künstlerisch ausgeführt. In München trat der Maler Herr EISENGRÄBER an ihre Stelle. Er hat sich mit Verständnis und großer Liebe seiner Aufgabe unterzogen. Die vortrefflichen Bilder SCHUMACHERs sind unverändert aus der ersten Auflage in die zweite übernommen worden.

Es ist ein eigenes Geschick dieses Buches, daß mehrere der Herren, die an der Neugestaltung mithalfen, sein Erscheinen nicht erleben. SCHUMACHER starb bereits im Frühjahr 1914. Im Weltkrieg fielen die Herren HEYDE, HEUSNER und ELLERN. Kurz nach Fertigstellung seines Manuskriptes verschied LUDWIG V. MURALT.

Vor einem Jahre verlor die Zürcher Universität GEORG RUGE. Seine anatomischen Entwürfe für dieses Buch kamen nicht mehr zur Ausführung. Mehrere operative Verfahren haben nach Besprechungen mit ihm und FELIX ihren endgültigen Ausbau erhalten. Die Mediastinotomia longitudinalis (II. Bd.) ist anatomischer Technik unmittelbar nachgebildet.

Während der Drucklegung dieses Bandes starb nach langer schwerer Krankheit EDUARD STIERLIN. Er hat die Technik der Lokalanästhesie bei Brustoperationen verbessert und der ganzen Entwicklung der Thoraxchirurgie das größte Interesse entgegengebracht. Seine gemeinsam mit CHAOUL bearbeitete Röntgendiagnostik versucht von neuen Gesichtspunkten die Veränderungen im Röntgenbild mit dem anatomischen Befund in Einklang zu bringen. Die geschickte Ausnutzung unseres reichen Materiales bietet eine Fülle wertvoller diagnostischer Anregungen. Es ist mir ein Bedürfnis, allen Mitarbeitern für die Hingabe an ihre Aufgabe herzlich zu danken.

Der Herr Verleger hat es ermöglicht, trotz schwerer wirtschaftlicher Hindernisse dieses Buch in friedensmäßiger Form zum Abdruck zu bringen. Es sei ihm auch hier für die große Fürsorge um die Ausstattung gedankt.

Das Buch enthält meine Erfahrungen in der intrathorakalen Chirurgie während eines Zeitraumes von 15 Jahren (1903/1918), insbesondere aus der Amtszeit in Zürich (1910/1918). Der gesamte Stoff ist auf zwei Bände verteilt. In dem vorliegenden sind Anatomie, Physiologie, allgemeine Pathologie und die Erkrankungen der Lunge behandelt. Der zweite Band wird die Krankheiten des Zwerchfelles, der Pleura, der Speiseröhre, des Herzens und des Mittelfellraumes bringen.

Es war mein Bestreben, alle Irrtümer und Fehler, Enttäuschungen und Erfolge so wiederzugeben, wie ich sie erlebte. Alles, was ich für wichtig hielt oder sich bewährt hat, ist ausführlich behandelt, Unsicheres fortgelassen. Zahlreiche allgemein pathologische und physiologische Beobachtungen bei eröffneter Brusthöhle und postoperativen Funktionsänderungen ihrer Organe sind im Zusammenhang besprochen und, wo es anging, gedeutet. So entstand zum ersten Male der Versuch einer „allgemeinen Pathologie der Brustorgane". Einen Teil der Ergebnisse wird der Physiologe und experimentelle Pathologe in Zukunft beachten müssen.

Die Eigenart dieses Buches entschuldigt eine nur unvollständige Erwähnung früherer Arbeiten. Dagegen sind grundlegende Mitteilungen, wie z. B. das klassische Werk von GARRÈ und QUINCKE: „Die Erkrankungen der Lunge", eingehend berücksichtigt. Ein Teil der letzten Fortschritte wurde von jenen Autoren vorausgesehen und schon theoretisch begründet.

Die Herausgabe des ersten Bandes vor der Fertigstellung des zweiten war notwendig. Die Chirurgen stehen heute einer großen Aufgabe gegenüber. Die Entfernung von Geschossen aus der Lunge, die Behandlung akuter und chronischer Lungeneiterungen haben nach dem Kriege eine unerwartete Bedeutung gewonnen; die tuberkulösen Erkrankungen sind schwerer und häufiger geworden. Mehr als früher wird die Frage operativer Eingriffe bei bestimmten Formen der Lungentuberkulose zu erwägen sein. Wirtschaftliche Gesichtspunkte werden in der Folge unsere Indikationstellung gerade auf diesem Gebiete beeinflussen. Die Erfahrung zeigt, daß Kranke mit schwerer einseitiger Phthise Arbeitskraft, Lebensmut und volle Gesundheit zurückerhalten können. Alle Ärzte, die dieser sozialen Aufgabe nähertreten, müssen mit dem Stande der Lungenchirurgie vertraut sein. Das Buch ist darum keineswegs für den Chirurgen allein geschrieben. Es wäre erfreulich, wenn auch andere seinen Inhalt entgegennähmen.

In der schwersten Zeit unseres Vaterlandes entstand diese Arbeit. Ich übergebe sie meinen Fachgenossen im festen Glauben an die Zukunft deutscher ärztlicher Wissenschaft und chirurgischer Kunst.

München, Februar 1920.

F. SAUERBRUCH.

Vorwort zur dritten Auflage.

Eine dritte Auflage der „Chirurgie der Brustorgane" war seit langer Zeit notwendig. Erhebliche Erweiterung des Arbeitsgebietes und wachsende Erfahrung verlangten Ergänzung und Umgestaltung der ursprünglichen Darstellung. In den letzten Jahren mußte aber die wissenschaftliche Spannkraft der Klinik andern Aufgaben dienen. Hinzu kam, daß die neuen großen Aufgaben in Berlin uns alle schwer belasteten. So erklärt sich die verspätete Herausgabe des schon mehrfach angekündigten Buches.

Die Ausdehnung des Stoffes verlangte Teilung des ersten Bandes in zwei Abschnitte. Sie werden kurz hintereinander erscheinen.

Auch in der neuen Fassung sind die Grundlagen des Buches Klinik und allgemeine Pathologie geblieben. Die ausführliche Wiedergabe besonderer Einzelerfahrungen wird Andere vor Irrtümern schützen. Einzelne Fragen der allgemeinen Pathologie haben auch für das praktische Handeln große Bedeutung. Meine Mitarbeiter, insbesondere NISSEN, haben auf experimentellem Wege manches zu klären versucht. Die Ergebnisse ihrer Untersuchungen sind in die Gesamtdarstellung eingefügt.

Die „Technik" berücksichtigt nur die in eigener Arbeit erprobten und bewährten Methoden.

Herrn Professor FELIX-Zürich verdanke ich als wertvollen Beitrag die topographische Anatomie der Brustorgane. Sie enthält wichtige Hinweise für den Chirurgen. Außerdem erleichtern neue Befunde das Verständnis bisher ungeklärter krankhafter Vorgänge.

Leider fehlen in dieser Auflage die Beiträge meiner verstorbenen Freunde LUCIUS SPENGLER und L. v. MURALT, deren großer Erfahrung und Hingabe die Brustchirurgie so besonders viel zu verdanken hat. SPENGLERs Arbeit über die „Pneumothoraxexsudate" und die „Indikationstellung zur operativen Brustkorbeinengung" sind auf andere Kapitel verteilt worden. Die Bearbeitung des künstlichen Pneumothorax habe ich Herrn Dr. ALEXANDER anvertraut. Auf dem Boden großer eigener Erfahrung hat er dieses wichtige therapeutische Hilfsmittel kritisch gewertet.

Professor CHAOUL hat den früher von ihm und dem verstorbenen Freunde Professor STIERLIN gemeinsam bearbeiteten Abschnitt der Röntgendiagnostik erheblich erweitert.

Ganz besondern Dank schulde ich meinen Mitarbeitern Professor Dr. SCHMIDT, Dr. BRUNNER und Dr. NISSEN. Sie haben durch ihre Hilfe das Werk erheblich gefördert. Die Gesamtfortschritte der letzten acht Jahre aber sind Ergebnisse treuer Zusammenarbeit der ganzen Klinik.

Berlin, im September 1928.

F. SAUERBRUCH.

Inhaltsverzeichnis.

Allgemeiner Teil.

Spezieller Teil.

Inhalt von Band I, 2. Teil.

Die chirurgische Behandlung der Lungentuberkulose:
Der künstliche Pneumothorax.
Die Heilungsvorgänge in tuberkulösen Lungen und ihre Beeinflussung durch chirurgische
Maßnahmen.
Die Bewertung verschiedener Formen operativer Brustkorbeinengung.
Die Technik der verschiedenen Formen der Brustkorbeinengung.
Andere Methoden operativer Behandlung der Lungentuberkulose. (Künstliche Zwerchfell-
lähmung, Pneumolyse, Tamponade, Plombierung.)
Die besonderen Gefahren der chirurgischen Behandlung der Lungentuberkulose.
Die Indikationen zur chirurgischen Behandlung der Lungentuberkulose.
Die Rückwirkung ausgedehnter Rippenresektion auf das Rumpfskelet.
Die chirurgische Behandlung beginnender Spitzentuberkulose.
Folgen und Ergebnisse der chirurgischen Behandlung der Lungentuberkulose.
Die parasitären Erkrankungen der Lungen.
Lungentumoren.
Die chirurgische Behandlung des Asthma bronchiale.

Verzeichnis der Abbildungen.

Allgemeiner Teil.

Aus der Geschichte der Lungenchirurgie.

Die Anfänge der Thoraxchirurgie fallen zusammen mit den ersten klaren chirurgischen Heilbestrebungen.

So wird schon in der vorhippokratischen Zeit die Behandlung des **Pleuraempyemes** erwähnt. HIPPOKRATES selbst widmet ihm eine eingehende Besprechung. Seine diagnostischen Ausführungen über das Plätschergeräusch, das Fieber, die Atemnot, die Vergrößerung der betroffenen Brustseite und das Unvermögen des Kranken, auf der anderen zu liegen, sind klassisch.

Bei Pleuraeiterung legte er ein mit angefeuchteter Tonerde bestrichenes Leinwandstück um die kranke Brusthälfte. Später öffnete er sie da, wo der Ton zuerst „trocken" wurde. Die Haut wurde mit einem Messer breit durchschnitten; die tieferen Teile durchstach er mit einer Lanzette oder mit einem scharfen Glüheisen. Die nach Entleerung des Eiters zurückbleibende Höhle wurde zweimal täglich mit warmem Öl und Wein gespült. Später legte man ein „zinnernes Rohr" ein, das bei zunehmender Austrocknung des Brustfellsackes nach und nach verkürzt und schließlich ganz entfernt wurde.

Diese zweckmäßige Behandlung des Empyemes wurde dann wieder verlassen. PAULUS VON AEGINA scheute sich vor jedem Eingriff. Er begnügte sich, an mehreren Stellen der Brust und des Halses mit der erhitzten Wurzel der Aristolochia (eine in heißen Zonen wachsende Grasart) äußerlich zu kauterisieren.

Auch **postpneumonische Lungenabscesse** waren HIPPOKRATES schon bekannt. Er wußte, daß sie in Bronchen und in die Pleurahöhle durchbrechen können, und daß chirurgische Eröffnung des Eiterherdes dringend anzustreben sei.

Die im Kampf entstandenen **Brustwunden** haben die Ärzte sehr früh beschäftigt. Die Merkmale der Lungenverletzungen, wie Dyspnoe, blutig-schaumiger Auswurf, Austritt von Luft und Blut aus der Wunde, waren ihnen nicht fremd. Im Zeitalter des CELSUS bediente man sich zur Feststellung der Brustfelleröffnung einer besonderen Untersuchungsart. Man hielt vor die Wunde eine Lichtflamme, eine Feder oder eine Baumwollflocke. Aus ihren Bewegungen schloß man auf Ausströmen von Luft und damit auf ein Brustfelloch.

Während des ganzen Mittelalters sind Fortschritte nicht erfolgt. Bezeichnend für die damalige Weltanschauung ist die Methode der Behandlung der Brustwunden. Man verband sie im dunklen Raume bei Kerzenschimmer, da Tageslicht schädlich wirken sollte. Nur AMBROISE PARÈ, der, wie auf anderen Gebieten klinischer und operativer Chirurgie, so auch hier wegweisend war, beschrieb als erster das **Hautemphysem**.

Auffallend spät, zu Anfang des 18. Jahrhunderts wird das Bild des **Pneumothorax** erkannt. Man hielt ihn zunächst für ein „inneres Emphysem". HEWSON führte den heutigen Namen ein und erfaßte die pathologisch-anatomischen Vorbedingungen des Zustandes.

In der Mitte des 18. Jahrhunderts begann man **Blutungen aus der Brustwand** chirurgisch zu behandeln. Zur Entscheidung, ob das Blut aus dem Innern des Brustkorbes oder aus der Brustwand stamme, machte RICHTER einen besonderen Vorschlag. Er führte ein Kartenblatt durch die äußere Wunde bis unter die Rippen. Vor ihm abfließendes Blut stammte nach seiner Meinung aus der Arteria intercostalis. Strömte es hinter ihm ab, so sprach das für Verletzung der Lunge.

Stillung der Intercostalblutung nimmt einen auffallend breiten Raum unter den therapeutischen Maßnahmen bei Brustverletzungen ein. Fast jeder Arzt hatte seine eigene Methode. Die Mehrzahl hielt aber Tamponade für das Verfahren der Wahl.

In der ersten Hälfte des 19. Jahrhunderts beschäftigten sich die Ärzte wieder eingehender mit den Eiterungen des Thorax. Man bezeichnete das durch den spontanen Aufbruch eines oberflächlich gelagerten Leber- oder Lungenabscesses in den Pleurasack entstehende **Empyem** als „Empyema per effusionem". Den Gegensatz dazu bildete das durch Ausschwitzung des Brustfelles selbst bei Pleuritis und Pleuropneumonie hervorgebrachte „Empyema per exsudationem". Durchbrach die Eiterung die Brustwand, so sprach man von einem „Empyema necessitatis".

Aus kriegschirurgischen Erfahrungen jener Zeit entsprangen allgemeine Erkenntnisse über das Wesen der Brustverletzungen und ihre Behandlung. Von besonderer Bedeutung war der Vorschlag LARREYs, den offenen Pneumothorax durch Verband sofort zu verschließen. DIEFFENBACH ging noch weiter und empfahl die umschlungene Naht. Vorher frischte er die Wunde durch Excision des verletzten Gebietes an. Dieser grundsätzliche Fortschritt geriet aber später wieder in Vergessenheit und setzte sich erst im letzten Weltkriege erneut durch.

Die Mitte des 19. Jahrhunderts brachte **Verbesserung der physikalischen Untersuchungsmethoden** und der klinischen Diagnostik. Ein therapeutischer Gewinn war Rückkehr zu der hippokratischen Auffassung, daß eiterige und jauchige Ergüsse der Brusthöhle durch breite Spaltung des Thorax zu beseitigen seien. Um so bedeutungsvoller war dieser Vorschlag, als noch kurz vorher selbst führende Chirurgen, wie ROUX, A. COOPER, FAURE, DUPUYTREN, die chirurgische Behandlung des Empyemes als zu „gefährlich" abgelehnt hatten.

Die durch Einführung der Narkose und der Antisepsis eingeleitete Vervollkommnung chirurgisch-technischer Möglichkeiten leitete die **experimentelle Thoraxchirurgie** ein. Trotz der vielen Schwierigkeiten, die ihr entgegenstanden, gelang es, bemerkenswerte Eingriffe im Brustraume, z. B. Amputation von Lungenlappen am Tiere, auszuführen (GLUCK, SCHMIDT, BIONDI). Die Ergebnisse dieser experimentellen Leistung konnten sich freilich in der praktischen Chirurgie wenig auswirken. Immerhin aber gaben sie den Anstoß zu zielbewußter Arbeit überhaupt. Eine Reihe wertvoller physiologischer und allgemein pathologischer Kenntnisse, die daraus erwuchsen, wurde Grundlage der heutigen Thoraxchirurgie (FRANZ KÖNIG). Auf ihnen bauten insbesondere GARRÈ, QUINCKE, LENHARTZ, TUFFIER, MURPHY, KRÖNLEIN, KÖRTE erfolgreich weiter.

Um die Jahrhundertwende wird den Ärzten durch RÖNTGENs Entdeckung eine kaum geahnte Erweiterung und Vertiefung ihrer Diagnostik geschenkt. Erkennung und genaue Lokalisation von Krankheitsherden ermöglichen den Chirurgen jetzt erst zielbewußtes Arbeiten im Brustraum; um so mehr, als das Druckdifferenzverfahren (1904) die Hauptgefahren des Pneumothorax bannt.

Gleichzeitig gewinnen ältere Bestrebungen einseitige Lungentuberkulose chirurgisch zu beeinflussen, an Bedeutung. FORLANINI und MURPHY führen die Pneumothoraxbehandlung ein. QUINCKE und SPENGLER, später BRAUER und FRIEDRICH suchen durch operative Verkleinerung des Brustkorbes dasselbe Ziel: „Heilung der Tuberkulose", zu erreichen. Aus diesen ursprünglichen Vorschlägen wuchsen schließlich die neuzeitigen Verfahren operativer Lungeneinengung hervor. Sie gehören wohl zu den schönsten Errungenschaften ärztlicher und operativer Kunst.

Schließlich hat man in allerletzter Zeit die älteren Methoden operativer Behandlung von Lungeneiterungen erfolgreich weiter ausgebaut. Sogar Eröffnung tief und versteckt liegender Abscesse bei freien Brustfellspalt ist gesichert. Wegnahme ganzer Lungenlappen kann bei bestimmten Leiden heute dem Kranken als erprobter und wirkungsvoller Eingriff empfohlen werden.

Topographische Anatomie des Brustkorbes, der Lungen und der Lungenfelle.

Von

WALTHER FELIX-Zürich.

Mit 118 Abbildungen.

I. Allgemeines.

1. Die äußere Form des Brust-Rumpfes.

Topographisch können Brust-Rumpf und Schultern nicht voneinander getrennt werden. Sie haben beide zusammen die Form eines hinten mehr, vorn weniger abgeplatteten Kegels, dessen Basis halswärts, dessen abgeschnittene Spitze bauchwärts sieht.

Die Form des Brust-Rumpfes ist nicht beständig, sie wechselt bei verschiedenen, sonst normalen Trägern der gleichen Rasse, zwischen den verschiedenen Rassen und im Einzelindividuum selbst, je nach der Einwirkung äußerer Einflüsse.

Die einzelnen einwirkenden Kräfte haben eine lange Einwirkungszeit, weil das Skelet des Brustkorbes seine Entwicklung erst mit dem 50. Lebensjahr abschließt. Unter diesen Einflüssen spielen nicht bloß solche eine Rolle, die den Brustkorb direkt treffen, sondern auch indirekte, wie sie in der Ernährung, dem Gebrauch, den Verhältnissen und in der Vererbung gegeben sind.

Auf die Brust-Rumpfform haben Einfluß:

1. Das Skelet des Brustkorbes. Es kann aus grazilen und kann aus plumpen Knochen aufgebaut sein. Es ist weiter aus 74 einzelnen, beweglich untereinander verbundenen Stücken zusammengesetzt und beantwortet jede Änderung der Belastung und jeden Muskelzug mit einer Stellungsänderung der einzelnen Teile zueinander.

Die Brustwirbelsäule, das tragende Achsenskelet des Brust-Rumpfes, krümmt sich unter und ohne Belastung verschieden; sie ändert ferner ihre Krümmung, wenn die Lendenwirbelsäule sich anders biegt.

Die größere oder geringere Schiefstellung der Rippen, insbesondere der 1. Rippe, zur Wirbelsäule ändert die Form des Brustkorbes und damit auch die Form des Brust-Rumpfes.

2. Der Atemtypus, ob costaler, ob abdominaler, ob sagittaler, ob frontaler, beeinflußt die einzelnen Durchmesser des Brust-Rumpfes. Der sagittale Atemtypus

wird den Vorn-Hinten-Durchmesser verlängern, der frontale Typus den Rechts-Linksdurchmesser. Anschließend sei bemerkt, daß der sagittal gewölbte Brustkorb die Stellung der Schulterblätter beeinflußt und daß bei ihm die Schultern schmaler erscheinen.

Durch die Einatmung wird der elastische Zug der Lunge an der Brustwand vergrößert und werden dadurch die Zwischenrippenräume deutlicher gemacht.

3. Die Ausbildung des Zwerchfelles und mit derselben zusammenhängend, der größere oder geringere Zug an den unteren Rippen, ferner sein Stand (Hoch- oder Tiefstand) ändern gleichfalls die Durchmesser des Brust-Rumpfes. Durch den Tiefstand des Zwerchfells werden der Längendurchmesser verlängert und entsprechend Quer- und gerader Durchmesser verkürzt. Hochstand verkleinert den Längendurchmesser und führt zur ausgleichenden Verlängerung der beiden anderen Durchmesser.

4. Das dem Brustkorb aufgelagerte Muskelpolster, vor allem die Rumpf-, Gliedmaßen-Muskulatur, erzeugt die feinere Modellierung des Brust-Rumpfes. Ausbildung oder Nichtausbildung des einzelnen Muskels wird sie bald stärker, bald schwächer hervortreten lassen.

Das Fettpolster der Haut und die aufgesetzte Brustdrüse verwischen die Muskelmodellierung mehr oder weniger.

5. Lungen und Herz wechseln fortwährend ihre Form und diesem Formenwechsel, so schnell er auch abläuft, paßt sich doch die Brustwand etwas an.

6. Schulterskelet und Schultermuskulatur, ihre Stellung und Ausbildung beeinflussen die Form der oberen Hälfte des Brust-Rumpfes, Füllungszustand der Baucheingeweide und die Masse des in der Bauchhöhle eingeschlossenen Fettes die der unteren Hälfte.

7. Das Alter führt zur Abnahme der Elastizität und des Muskeltonus. Es wird deshalb den Brustkorb senken.

8. Die ganze Umgebung im weitesten Sinne hat Einfluß auf die Form des Brust-Rumpfes, ganz besonders während seiner Ausbildung im zweiten Lebensjahrzehnt. Als der Weltkrieg seine Waffen auch gegen Frauen und Kinder kehrte, wurde der Unterernährung wachsender Kinder ein großer Spielraum eingeräumt und die erschreckenden Zahlen der Messungen an Kindern Deutschlands sprechen eine eindringliche Sprache über ihren Einfluß auch auf die Entfaltung des Brustkorbes.

Die Schule, ihre Unterrichtsart, die Dauer der täglichen Schulzeit, die nicht genügende Berücksichtigung der körperlichen Erziehung, die manchmal zur Absperrung von der Natur und zum Mangel an Licht und Luft führt, beeinflussen die Entwicklung des Brustkorbes stärker als man bisher annahm. Vergleiche zwischen den Maßzahlen von Stadtschulkindern, Dorfschulkindern und von Kindern, die im gleichen Alter in einer Fabrik beschäftigt waren, ergaben, daß körperlich am besten die Dorfschulkinder, am schlechtesten die Stadtschulkinder gestellt sind. Daß die in der Fabrik beschäftigten Kinder noch eine bessere Entwicklung zeigen, als die Stadtschulkinder, sollte zum Nachdenken anregen.

Einfluß der Ernährung und der Schule werden unterstützt oder gedämpft durch Wohnungs- und Familienverhältnisse (Pflege, Kleidung, Anregung).

9. Rasse und Vererbung spielen gleichfalls eine Rolle. WENCKEBACH hat bei den Friesen einen langen, flachen, dafür aber häufig frontal breiteren Brustkorb gefunden, bei den Elsässern einen schön gewölbten, tiefen, im Querschnitt mehr gerundeten und kürzeren Brustkorb. Hier wird wohl die Vererbung eine Rolle spielen, nicht der verschiedene Gebrauch der Muskulatur.

Im allgemeinen kann man über die Form des Brustkorbes sagen — das Spezielle wird im Kapitel „Brustkorb als Ganzes" besprochen — der Brust-Rumpf ist an seiner Vorderseite, trotz der Abplattung seines Kegels, in senkrechter und querer Richtung nach vorn konvex. Die Wölbung beginnt beim Mann gleich unter den Schlüsselbeinen, ist oberhalb der Querebene durch die Brustwarze am stärksten und nimmt gegen die Ebene durch den Angulus infrasternalis schnell ab. Am oberen Ende ist das Verhältnis Querdurchmesser zu Tiefendurchmesser wie 3 : 1, in der Mitte des Herzens wie 3 : 2.

Die höchste Wölbung ist beim Weib in der oberen Hälfte des Brust-Rumpfes, der Abfall gegen den Bauch ist gering und erfolgt ganz allmählich.

Der Brust-Rumpf des Neugeborenen ist nahezu zylindrisch, Tiefendurchmesser zu Querdurchmesser verhalten sich wie 10 : 11.

Der Rücken ist beim Manne eben, die Schulterblattgegend tritt stärker hervor, beim Weib ist der Querschnitt des Rückens leicht gewölbt und die Schulterblattgegend undeutlicher zu erkennen.

Der gut gebaute Brust-Rumpf soll im Groben symmetrisch sein und sein Sagittaldurchmesser soll den frontalen etwas überwiegen.

2. Sichtbare Orientierungspunkte an der vorderen Seite des Brust-Rumpfes.

Die Fossa jugularis (die Drosselgrube) wird durch die Incisura jugularis sterni, die Extremitates sternales der Schlüsselbeine und die Ursprungsehnen der Sternalportion beider Sternocleidomastoidei umgrenzt (Abb. 1 u. 2). Sie ist bald scharfwinkelig rechteckig, bald abgerundet halbkreisförmig. Ihre winkelige Gestalt wird bedingt durch den geraden Verlauf des oberen Brustbeinrandes, ihre Halbkreisform durch die Aushöhlung desselben. Die Tiefe der Drosselgrube hängt vom Fettgehalt des Halses ab.

Der Angulus sternalis (Angulus Ludowici) entspricht dem Winkel zwischen Handhabe und Körper des Brustbeins. Er ist verschieden stark entwickelt, beim Manne gewöhnlich deutlicher vorspringend als beim Weib. Bald bildet er nur eine schmale, quergestellte Kante, bald eine mächtige, 1 cm und mehr in kraniocaudaler Richtung messenden Wulst. In seiner Lage entspricht er dem Ansatz der rechten und linken 2. Rippe am Brustbein; je deutlicher der Angulus vorspringt, um so leichter ist die 2. Rippe zu bestimmen.

Manchmal ist der echte Angulus sternalis nicht zu sehen, dafür springt entsprechend dem Ansatz der 3. Rippe ein falscher Angulus vor.

Der Angulus infrasternalis (Abb. 1), früher Angulus epigastricus genannt, ist gewöhnlich gut zu sehen, beim Manne deutlicher als beim Weibe. Er wird von den beidseitigen unteren Brustkorbrändern (9., 8. und 7. Rippe) gebildet, die rechts wie links gegen das untere Ende des Brustbeinkörpers ansteigen. Der Scheitel des Winkels liegt entsprechend der Synchondrosis sterno-xiphoidea.

Die Größe des Winkels schwankt bei normal gebauten Individuen in ziemlich erheblichen Grenzen, sie beträgt beim Mann im Mittel 76°, bei einer Variationsbreite von 35—110°, beim Weibe im Mittel 67°, bei einer Variationsbreite zwischen 35 und 85° (H. Frey, 28). Die Messungen H. Freys sind an der Leiche gewonnen, sie stimmen aber mit denen Berliners (21) überein, der am Lebenden gemessen hat. Berliner berechnet einen Durchschnittswert zwischen 65 und 75°. Die Bestimmung der Winkelgröße am Lebenden gibt ein leicht zu erhebendes und meist auch genügendes Charakteristicum für die verschiedenen Brustkorbformen.

Der Processus xiphoides des Brustbeins ist nur dann zu sehen, wenn sein unteres gespaltenes Ende hautwärts umgebogen ist und die Haut des Epigastriums in Gestalt zweier Höcker emporhebt. Der Processus xiphoides teilt den Raum des epigastrischen Winkels in drei Teile, den mittleren bildet er selbst, die beiden seitlichen Teile sind die Anguli paraxiphoidei.

6. und 7. Articulatio sternocostalis sind manchmal dadurch zu sehen, daß ihre Gelenkflächen am Brustbein nicht von dessen lateralem Rande, sondern von seiner vorderen Fläche gebildet werden. Man sieht dann die Rippenenden

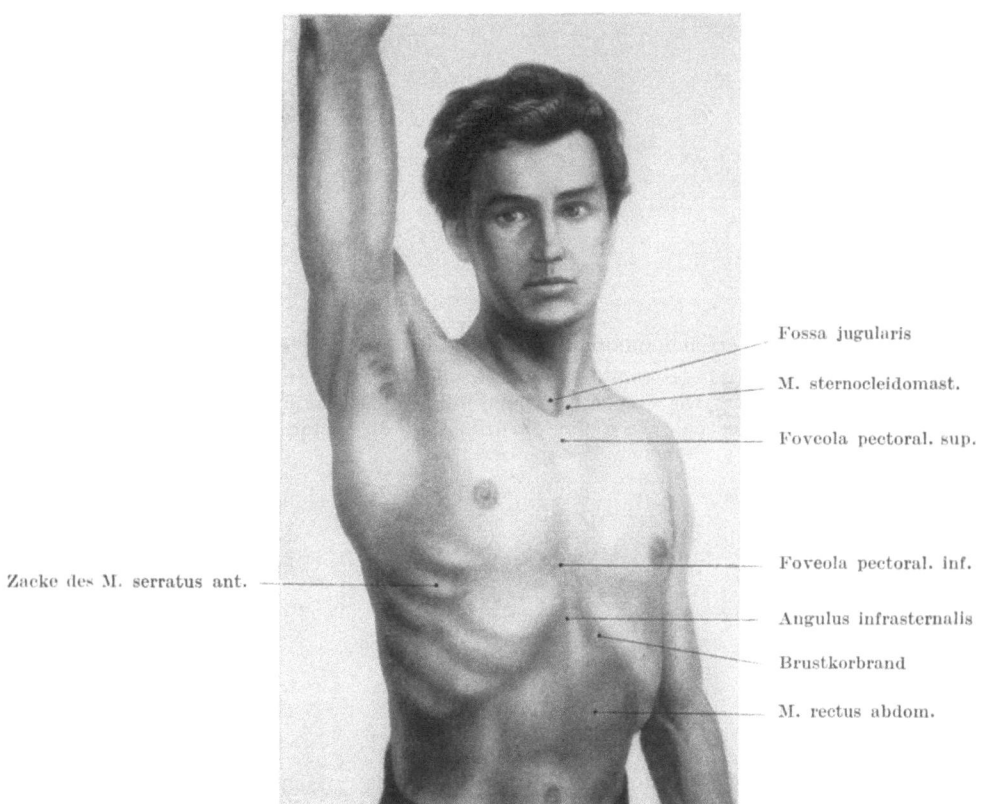

Abb. 1. Oberflächenmodellierung des Brust-Rumpfes von vorn gesehen.

Die Fossa jugularis liegt oberhalb des oberen Randes des Brustbeins, zwischen den vorspringenden Ursprungsehnen der Sternocleido. Die Foveolae pectorales sup. und inf. werden durch die kranial- und caudalwärts auseinanderweichenden Ursprungslinien des M. pectoral. maj. gebildet. Der Angulus infrasternalis (epigastricus) entsteht durch das Auseinanderweichen der beiden unteren Brustkorbränder. Im Angulus infrasternalis sieht man die Wülste des M. rectus abdom. mit seinen Inscriptiones tendineae. Unter dem Schlüsselbein liegt die große Muskelplatte des Pectoral. maj., caudal von ihr erscheinen die Zacken des Serratus ant. von 6. bis 8. Rippe und unter diesen die absteigenden Schenkel der Rippenringe.

knüppelartig über die vordere Brustbeinfläche vorspringen, das ist häufiger an weiblichen als an männlichen Leichen. Die Stellung ist als Subluxation der betreffenden Rippenknorpel aufzufassen und kann eine Folge von Schnürungen sein.

Das Schlüsselbein ist meist zu sehen, weil in seinem Bereich die Fettansammlung geringer ist und außer dem dünnen Platysma kein Muskel ihm aufliegt. Bei aufrechter Stellung und ruhig herabhängenden Armen steht das Schlüsselbein fast horizontal (Abb. 2). Graziler und plumper Bau beeinflussen seine Form sehr stark. Es ist S-förmig gebogen, der mediale Bogen ist nach vorn konvex, der laterale nach vorn konkav. Die Krümmungen sind bei den grazilen Knochen des Weibes nur angedeutet, beim Mann stark ausgesprochen und können bei starker Muskulatur förmliche Ecken bilden. Die mediale Ecke entspricht dem lateralen Ende

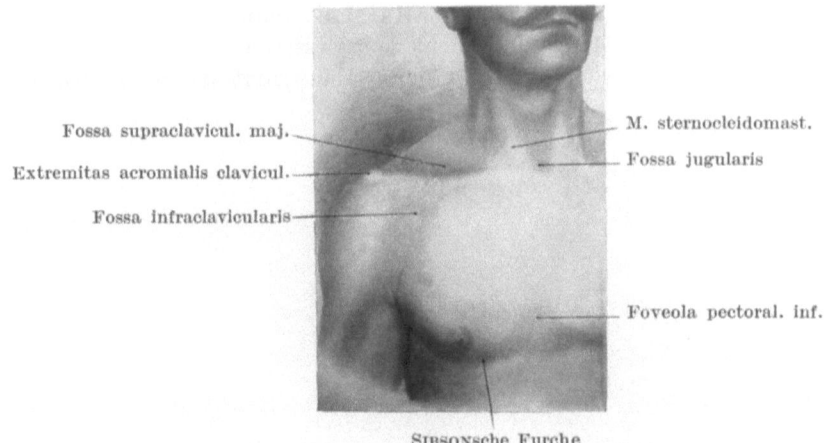

Abb. 2. Oberflächenmodellierung des Brust-Rumpfes von vorn.

Das Schlüsselbein verläuft horizontal, sein akromiales Ende ist verdickt und springt deshalb als ein halbkugeliger Höcker vor. Die Fossae supra- und infra-clavicularis sind durch Fett ausgefüllt und deshalb nur undeutlich zu sehen. Die untere Grenzlinie des M. pectoralis maj. tritt als SIBSONsche Furche deutlich hervor.

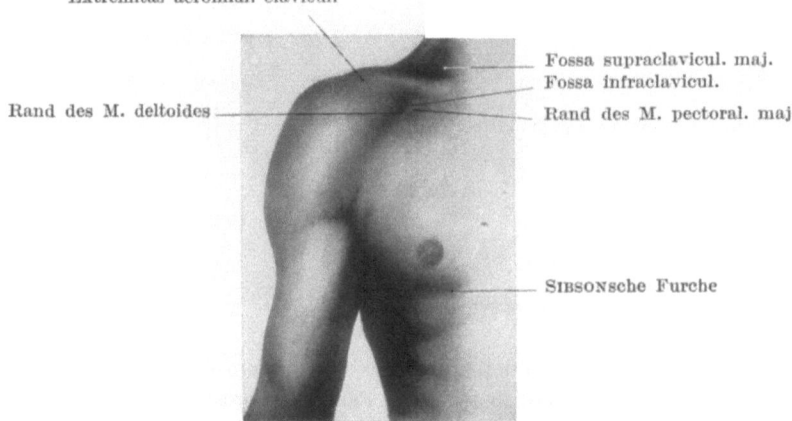

Abb. 3. Die Fossae claviculares.

Die Supraclavicularis ist als dreieckige tiefe Grube zu sehen, ihre Basis bildet das Schlüsselbein, ihre laterale Kante der vordere Rand des Trapezius und ihre mediale der Sternocleido. Die Infraclavicularis ist scharf ausgesprochen und bildet ein schmales langes Dreieck mit oberer Basis (Schlüsselbein), lateraler (Deltoides) und medialer Kante (pectoral. maj.). Die SIBSONsche Furche des Pectoral. maj. ist deutlich ausgesprochen.

des Ursprungs des M. pectoralis major, die laterale Ecke dem medialen Rande des Ursprungs des M. deltoides bzw. dem Ansatz des M. trapezius.

Das Brustbein-Ende des Schlüsselbeines springt bald deutlich (Abb. 2), bald undeutlich (Abb. 1) über der Gelenkpfanne der Incisura clavicularis sterni halswärts vor. Das hängt zum Teil von der Entwicklung der Ossa suprasternalia ab (s. unter Brustbein).

Das akromiale Ende des Schlüsselbeins liegt meist in gleicher Fluchtlinie mit dem Akromion des Schulterblattes und ist dann nicht sichtbar, oder es ist verdickt, springt dann über dem Akromion vor (Abb. 2) und bestimmt ohne weiteres die Lage des Akromio-Clavicurgelenkes.

Die Fossa supraclavicularis major (Abb. 2, 3 u. 4) ist eine verschieden tiefe Grube oberhalb des Schlüsselbeins zwischen Trapezius und Sternocleidomastoideus. Sie wird hervorgerufen bei muskelstarken, aber fettarmen Leuten durch den Luftdruck, der ihre Haut gegen die Pleurakuppe eindrückt. Pleurakuppe und Lungenspitze liegen unter ihrer medialen Hälfte. Beim starken Singen und beim Schreien kann sie sich füllen und teilweise verstreichen.

Die Fossa infraclavicularis (Abb. 2 u. 3), die sog. MOHRENHEIMsche Grube, ist eine verschieden große und verschieden tiefe Grube unterhalb der lateralen Hälfte des Schlüsselbeins. Sie bildet ein langes, schmales Dreieck mit ellenbogenwärts gestellter Spitze. Die Basis bildet das Schlüsselbein, die laterale Seite der mediale Rand des Deltoides, die mediale Seite der laterale Rand des M. pectoralis major (Abb. 3). Die Breite der Clavicularportion beider Muskeln bedingt die Breite der Grube, je ausgedehnter die Ursprünge beider Muskeln sind, um so schmäler ist sie. Wenn beide Muskeln zu einer einheitlichen Masse verschmolzen sind, so fehlt sie und mit ihr die V. cephalica.

Der Processus coracoides des Schulterblattes ist nur bei ganz abgemagerten und muskelschwachen Leuten zu sehen. Er liegt nicht, wie meist angegeben wird, im Gebiet der Fossa infraclavicularis, sondern unter der Portio clavicularis des Deltoides, 1—2 cm von seinem vorderen medialen Rand entfernt.

Die dunkler gefärbte Brustwarze liegt beim Manne im 4. Zwischenrippenraume und kann auf- und abwärts bis auf die 4. bzw. 5. Rippe verschoben sein. Die Brustwarze des

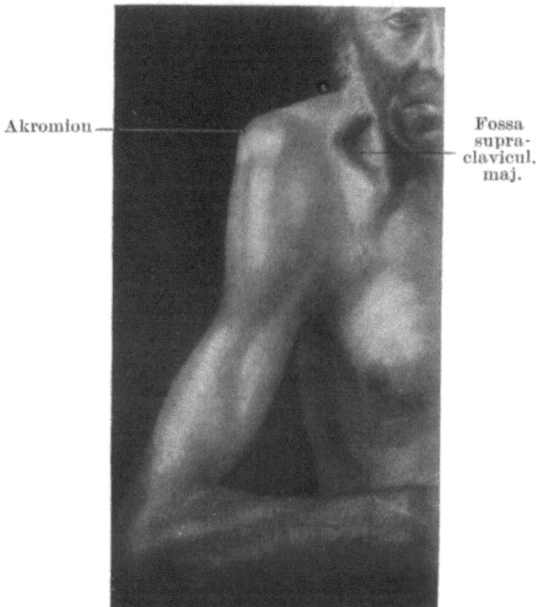

Akromion ————   Fossa
                         supra-
                         clavicul.
                         maj.

Abb. 4. Luxatio humeri ant. von vorn.

Der Humeruskopf hat seinen normalen Platz verlassen, deswegen springt jetzt das Akromion des Schlüsselbeins als deutliche Ecke vor. Die normalerweise lateral gerichtete Wölbung der Schulter ist in eine ebene Fläche umgewandelt, als Zeichen, daß die Wölbung durch den Oberarmkopf und nicht durch den Deltoides verursacht wird.

Die Fossa supraclavicularis ist fettlos, ihre Grenzen (Schlüsselbein, Trapezius, Sternocleido) springen scharf hervor.

Weibes liegt so verschieden, daß sie als ein topographischer Punkt nicht in Frage kommt. Die Basis der weiblichen Brustdrüse liegt zwischen 4. und 6. Rippe. Bei alternden Männern kann eine sich gegen die Umgebung schärfer absetzende Fettanhäufung in der Brustdrüsengegend eine männliche Brustdrüse vortäuschen.

Der Warzenhof (Areola mammae) ist dunkel verfärbt und hat je nach bestehender oder nicht bestehender Schwangerschaft einen Durchmesser von 6—3 cm. Während der Schwangerschaft können sich in ihm akzessorische Brustdrüsen entwickeln und beginnende Geschwülste vortäuschen.

Die Brustwarze ändert bei Rechts- oder Linksbeugung ihre Lage zur Rippe nur wenig, dagegen den Abstand zur Mittellinie (F. W. MÜLLER 23).

Der M. pectoralis major ist bei gut entwickelter Muskulatur und geringem Fettbelag deutlich sichtbar (Abb. 1 u. 3). Bei abgehobenem Arm bildet er eine trapezförmige Muskelplatte mit medialem oberen und lateralem unteren Rand (Abb. 1). Der untere Rand springt in dieser Stellung scharf vor, hebt sich in der Höhe der 3. oder 4. Rippe vom Brustkorb ab und bildet die vordere Wand der Achselhöhle. Bei herabhängendem Arm wird sein unterer Rand eingeknickt und bildet einen lateralen Teil, die Achselfalte und einen medialen Teil, die SIBSONsche Furche (Abb. 2). In ihrer Lage entspricht diese Furche ungefähr der 6. Rippe. Ist die sternocostale Portion des Muskels von geringer Ausdehnung, was auch bei kräftig ausgebildeter Muskulatur der Fall sein kann, so liegt die Furche in der Höhe der 5. Rippe und kann dann beim Manne den unteren Rand einer Brustdrüse vortäuschen. Der laterale Rand des Muskels wird gegen die Achselhöhle immer dicker und bildet dann keine Kante mehr, sondern eine ziemlich dicke Walze.

Zwischen der Clavicularportion und der Sternocostalportion kann der Muskel manchmal eine linienförmige Grube zeigen, die bei angespanntem Muskel (Auswärtsrollen des Armes und leichter Beugung des Schultergelenkes nach hinten) auch durch die Haut sichtbar ist. Sie geht von dem Sternoclaviculargelenk aus und verstreicht gegen die Mitte der Muskelplatte.

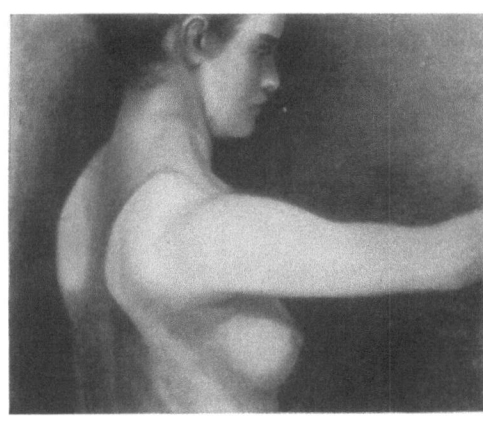

Abb. 5. Lähmung des M. serratus ant.
Infolge der Lähmung fällt der Zug des Muskels weg, der den Margo vertebralis des Schulterblattes an den Rücken heranzieht, der Pectoralis min., der Antagonist des Serratus ant., bekommt das Übergewicht und hebt den Margo vertebralis flügelförmig ab. (Scapula alata). Der untere Rand der Portio convergens des Serratus ant. springt durch das Abheben der Schulterblätter als deutliche Falte vor.

Der Ursprung des Pectoralis major vom Brustbein erfolgt in einer Linie, die vom Sternoclaviculargelenk gegen die Mitte der Synchondrosis sternalis gezogen wird, von da läuft er in der Mitte des Brustbeinkörpers abwärts bis zur 5. oder 6. Rippenhöhe und biegt in schräger Linie auf 5. oder 6. Rippenknorpel über. Er läßt dadurch an der Handhabe und im unteren Teil des Brustbeinkörpers je eine dreieckige Fläche frei, an welcher die Haut unmittelbar der Membrana sterni aufliegt. Da hier stets wenig Fett vorhanden ist, weil die Haut durch Retinacula mit der Membrana sterni verbunden ist, treten beide pectoralisfreien Flächen am Lebenden als deutliche Gruben zutage. Es sind die obere und die untere Pectoralisgrube der Haut (Abb. 1). Beide Gruben können bei stark entwickelter Muskulatur durch eine linienförmige leicht gezackte Rinne verbunden sein, die der Linie zwischen den beiden Sternalportionen des Muskels am Körper des Brustbeines entspricht.

Der M. serratus anterior wird unmittelbar unter dem Rand des Pectoralis major mit seinen Zackenursprüngen von 6. bis 8. Rippe sichtbar (Abb. 1). Die Zacken gehören zur Pars convergens des Muskels, die hauptsächlich die Drehbewegung der Scapula ausführt, wobei der zur Horizontalen abduzierte Arm zur Senkrechten emporgehoben wird; man kann sie also durch Ausführung dieser Bewegung sich auch dann sichtbar machen, wenn sie im Ruhezustand des Muskels nicht hervortreten.

Die Hauptfunktion des Muskels ist die Drehbewegung des Schulterblattes nach oben, eine Nebenfunktion, die Adduction des Margo vertebralis des Schulterblattes an die hintere Wand des Brustkorbes. Fällt diese Nebenfunktion bei Lähmung des Muskels aus, so gewinnt der Antagonist, der Pectoralis minor, die Oberhand und hebt den Margo vertebralis flügelförmig ab (Scapula alata, Abb. 5).

M. obliquus abdominis externus wird mit seinen Muskelzacken von den unteren Rippen nur sichtbar bei Hustenstößen, da seine Zacken aber in die Zacken des Serratus eingreifen, so können wir die Lage der Zacken von 6. bis 8. Rippe genau bestimmen.

Unter dem Brustkorbrand treten die Wülste des M. rectus abdominis zum Teil noch auf Brustbeinkörper und im Epigastrium auf. Die Ursprungszacken von der 5. bis 7. Rippe sind nur bei gut entwickelter Muskulatur sichtbar, auch die erste Inscriptio tendinea, entlang dem unteren Brustkorbrande, ist bei einiger Aufmerksamkeit auffindbar.

Von den Rippen ist das sternale Ende des 2. Rippenknorpels zu sehen, wenn der Angulus sternalis gut ausgeprägt ist, die Rippenknorpel des 7. bis 10. Rippenringes im Anschluß an den unteren Brustkorbrand in Einatmungstellung und bei aufgehobenem Arm (Abb. 1). Die übrigen Teile der genannten Rippen und die anderen Rippen sind nur bei hochgradiger Abmagerung und starkem Muskelschwund sichtbar. Die 1. Rippe ist auch unter diesen Bedingungen gewöhnlich nicht zu sehen.

Die Zwischenrippenräume zwischen den sichtbaren Rippen erscheinen leicht eingedellt; Luftdruck und Elastizitätszug der Lungen wirken auf sie in gleicher Richtung (Abb. 1). Ist ein Erguß in der Brusthöhle vorhanden, kann sich diese Eindellung in eine Vorwölbung nach außen umkehren.

Die Schulterwölbung wird durch den Oberarmkopf erzeugt, der lateralwärts unter dem Akromion vorspringt. Ist der Kopf luxiert, sinkt auch die Wölbung der Schulter zusammen und an ihre Stelle tritt ein stumpfer Winkel (Abb. 4), dessen Scheitel durch das jetzt vorspringende Akromion geliefert wird. Die Außenkontur des M. deltoides erscheint als gerade Linie, ein Beweis, daß sie nichts mit der Schulterwölbung zu tun hat (Abb. 4).

Bei Männern mit guter Muskulatur und geringem Fettpolster erkennt man durch die Haut die Fiederung des Deltoides, die Schulterfläche wird dadurch leicht facettiert. Vor allem macht sich aber die Ursprungsehne der Akromialportion des Deltoides als deutliche Grube, Akromialgrube (Abb. 6), in der Haut bemerkbar und gibt eine durchaus zuverlässige Orientierung für den unteren Rand des Akromions.

Beim Weib verwischt die stärkere Fettauflagerung die Modellierung des Muskels und gibt seiner Schulter die schöne Rundung. Ist reichliches Fett entwickelt, wird auch die Stelle des Akromions als Schultergrübchen beim Weibe sichtbar gemacht.

Im Epigastrium kann man während der Einatmung eine Einziehung beobachten. Sie ist der Ausdruck für den Zug der Portio sternalis des Zwerchfelles an der Rectusscheide. Die sternale Portion entspringt an der hinteren Fläche des Processus xiphoides und an der hinteren Fläche der Sehne des M. transversus abdominis im Gebiete des Angulus paraxiphoides, bei den einzelnen Individuen verschieden tiefgreifend (Abb. 39). Die Portion ist ganz verschieden stark entwickelt, kann sogar vollständig fehlen. Die epigastrischen Einziehungen sind deswegen nur in den Fällen sichtbar, wo die Muskelbündel im Bereiche des Angulus paraxiphoides eine genügende Ausbildung haben.

Sichtbare Pulsationen im Epigastrium synchron mit dem Puls der Arteria radialis sind auf die Systolen des rechten Ventrikels zurückzuführen. Je kürzer das Brustbein ist, um so eher wird der Margo acutus des rechten Ventrikels in das Epigastrium hineinreichen; deswegen sind die epigastrischen Pulsationen beim Weibe mit seinem kürzeren Brustbein häufiger sichtbar.

Die HARRISONsche Furche (Linea diaphragmatica Harrison) ist eine ziemlich horizontal verlaufende Furche, hervorgerufen durch die Kontraktion der Rippenursprungszacken des Zwerchfells. Bei nachgiebigen Rippen (Rachitis), kann die Furche zu einer bleibenden Eindellung der Rippen führen.

Das Litten-Phänomen des Zwerchfelles entsteht sowohl bei der Kontraktion als bei der Erschlaffung des Zwerchfelles und ist namentlich bei Kindern, aber auch bei mageren Erwachsenen sichtbar. Es ist ein ringförmiger, vom und zum 6. Zwischen-rippenraum ab- und aufsteigender Schatten. Der Schatten tritt bei der Einatmung zunächst im 6. Zwischenrippenraume auf und schreitet allmählich gegen den unteren Brustkorbrand fort. Er wird erzeugt durch die allmählich in kraniocaudaler Richtung erfolgende Ablösung des Zwerchfelles von der Brustkorbwand, d. h. durch die Er-öffnung des Sinus phrenicocostalis. Bei der Ausatmung steigt der Schatten vom Brustkorbrand allmählich gegen den 6. Zwischenrippenraum auf und entsteht jetzt durch die in kraniocaudaler Richtung zunehmende Anlagerung des Zwerchfelles an die Brustkorbwand, unter Schließung des Komplementärraumes. Das Litten-Phänomen ist also der sichtbare Ausdruck für die Benützung des Komplementärraums bei der Atmung, gibt aber keinen Aufschluß über Stand und Bewegung der Zwerchfellkuppen.

Der Herzspitzenstoß ist bei vielen Individuen im 5. Intercostalraum in der Mitte zwischen Parasternal- und Mammillar-Linie sichtbar.

3. Sichtbare Orientierungspunkte an der hinteren Seite des Brust-Rumpfes.

Die Rückenfläche des Brust-Rumpfes ist von rechts nach links und von oben nach unten gewölbt. Die Wölbung von rechts und links macht sich um so stärker geltend, je schmaler der Rücken ist. An der breitesten Stelle des Rückens, zwischen den Schultern, ist der Rücken fast eben. In der Richtung von oben nach unten ist der Rücken entsprechend der Kyphosis der Brustwirbelsäule gewölbt. Die kyphotische Krümmung des Rückens begünstigt das Auftreten eines Decubitus. In der Mitte des Rückens sieht man die Rückenlinie von der Nackengrube über die Spitzen der Processus spinosi hinweg bis zum Kreuzbein verlaufen (Abb. 6). Bei gut entwickelter Rückenmuskulatur und geringer Fettauflagerung erscheint sie als Rinne, bei schlecht entwickelter Muskulatur als Leiste. Die Rinne ist am breitesten und tiefsten in der Gegend der Lendenwirbelsäule, infolge der Lordosis derselben und der stark vorgewölbten Masse des in die Fascia lumbodorsalis eingeschlossenen, noch nicht aufgeteilten Erector trunci. Im Bereiche der Brustwirbelsäule wird sie schmaler und flacher, infolge der Massenabnahme des M. erector trunci und der Kyphosis der Brustwirbelsäule, verschwindet am Processus spinosus des ersten Brust- und letzten Halswirbels und tritt dann am Nacken zwischen den Halsportionen der Trapezii wieder auf.

Zu beiden Seiten der Proc. spinosi der Lendenwirbelsäule sieht man den mehrere Zentimeter breiten Muskelbauch des Erector trunci. Der Muskelwulst ist auf beiden Seiten ziemlich gut abgesetzt. Seine mediale Grenze bildet die mediane Rückenlinie, seine laterale Grenze wird dadurch herausgehoben, daß der Muskel in die derbe Scheide der beiden Blätter der Fascia lumbodorsalis eingeschlossen ist und sich diese beiden Blätter an seinen Außenrand vereinigen. Am oberen Ende der Lendenwirbelsäule bildet der laterale Muskelrand mit der hier sichtbaren oder fühlbaren 12. Rippe einen deutlichen Winkel. Im unteren Drittel der Brustwirbel-säule verstreicht der laterale Muskelrand, weil die Fascia lumbodorsalis zu einem dünnen Fascienblatt wird und weil der einheitliche Muskelbauch des Erector trunci sich aufzuteilen beginnt, zwischen den Schulterblättern ist er vollständig verstrichen, weil er von Trapezius und Rhomboides überdeckt wird.

An der Halswirbelsäule tritt neben der Rückenlinie, der vom Kopf zur Spina scapulae immer breiter werdende Muskelwulst des Trapezius auf (Abb. 6).

An der Stelle, wo die Rückenlinie durch die Dornfortsätze des 7. Hals- und des 1. Brustwirbels unterbrochen wird, bildet der Trapezius mit seiner Ursprungs-sehne den rautenförmigen Nackenspiegel. Ist der Trapezius gut entwickelt, so prägen sich die Grenzen des Nackenspiegels auch an der Haut aus und wir sehen die mediale Trapeziusgrube (Abb. 6).

Der gut entwickelte Trapezius ist bei einiger Sorgfalt abzugrenzen. Er entspringt in langer Ursprungslinie vom Kopf bis zum Dornfortsatz des 10. oder 12. Brustwirbels. Die Bündel vom Nackenband und von den Dornfortsätzen des 7. Hals-, des 1. und 2. Brustwirbels konvergieren gegen das Akromion und die Schultergräte. Das Akromion ist sichtbar, weil die Ursprungsehne des Deltoides an seinem unteren Rand lang und breit genug ist, um eine tiefe Grube der Haut entstehen zu lassen (Abb. 6). Das mediale Ende der Schultergräte wird durch die laterale Trapeziusgrube markiert. Sie entsteht durch die Ansatzsehne des Muskels; die Muskelbündel von den Dornfortsätzen der Brustwirbelsäule konvergieren alle gegen das mediale Ende der Schultergräte und bilden hier einen viereckigen Sehnenspiegel, über dem die Haut zur lateralen Trapeziusgrube eingedellt wird. Zieht man von dieser Grube eine Linie gegen den Dornfortsatz des 10. Brustwirbels, so entspricht sie der unteren

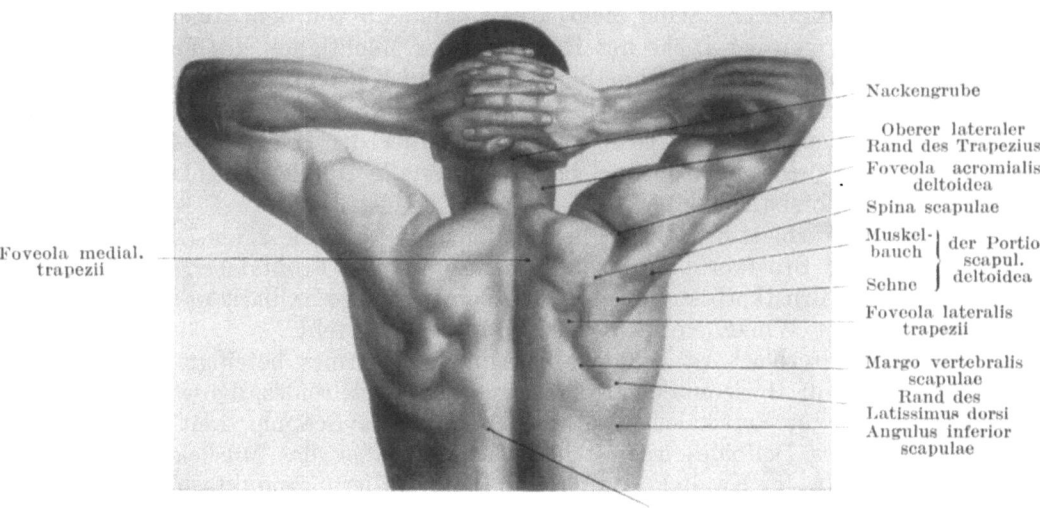

Foveola medial. trapezii

Nackengrube
Oberer lateraler Rand des Trapezius
Foveola acromialis deltoidea
Spina scapulae
Muskelbauch ⎱ der Portio
Sehne ⎰ scapul. deltoidea
Foveola lateralis trapezii
Margo vertebralis scapulae
Rand des Latissimus dorsi
Angulus inferior scapulae

Unterer lateraler Rand des Trapezius

Abb. 6. Brust-Rumpf von hinten.

Man sieht unter den Daumen die Nackengrube und von ihr ausgehend die Rückenlinie, zur Rückenrinne vertieft. Am rechten Arm sieht man die Foveola acromialis des Deltoides bei contractiler Anschwellung des Muskels. Von ihr aus läuft eine kaum bemerkbare Rinne, welche der Spina scapulae entspricht, zur Foveola lateral. trapezii, die ihrerseits durch Vertiefung der Ansatzsehne des Trapezius bei Kontraktionsanschwellung des Muskels verursacht wird. Die Portio scapularis des Deltoides mit ihrer allmählichen Verdünnung zur Ursprungsehne von Spina scapulae und Fasc. infraspinata ist zu sehen. Der M. latissimus dorsi überkreuzt das untere Drittel des Schulterblattes, der Kreuzungswinkel zwischen Muskelrand und Margo vertebralis ist ein rechter; der Kreuzungswinkel liegt mehrere Zentimeter kranial vom Angulus inf. der Scapula. Die Foveola medialis trapezii ist die Eintiefung der Haut über dem Nackenspiegel des Muskels.

lateralen Grenze des Trapezius und dort kann man sie unter Ausnutzung der Schattenwirkung durch die Haut sehen (Abb. 6).

Der Latissimus dorsi bildet eine große dreieckige Muskelplatte, deren Basis an der Rückenlinie sitzt, deren obere und untere Kante gegen die Ansatzsehne des Muskels konvergieren. Die obere Kante des Muskels kommt unter dem Trapeziusrand hervor und bedeckt das untere Drittel der Fossa infraspinata des Schulterblattes, dort kann man sie sehen, wenn der Muskel angespannt wird (Abb. 6). An der Überkreuzung des Margo vertebralis des Schulterblattes bildet sich ein fast rechter Winkel aus, der so deutlich sichtbar werden kann, daß er vom Ungeübten mit dem unteren Winkel des Schulterblattes verwechselt wird. Der untere Winkel liegt aber mehrere Zentimeter unterhalb dieser Überkreuzungstelle (Abb. 6).

Der obere Muskelrand des Latissimus wechselt seine Lage mit der Stellung des Armes. Bei erhobener Extremität steigt er steil an und verschiebt sich nach oben; die Verschiebung kann mehrere Zentimeter betragen. Eine Stichwunde des Muskels, die bei zur Abwehr erhobenem Arm empfangen wurde, stimmt deswegen bei herabhängendem Arm nicht mit der Hautwunde und der Wunde im Zwischenrippenraum überein.

Der untere Muskelrand wird von der Seite bei starken Hustenstößen und geeigneter Schattenwirkung leicht vom Arm aus bis in die Lendengegend verfolgbar, unter günstigen Verhältnissen kann man sogar seine Rippenursprungszacken sehen.

Vom M. deltoides ist von hinten her die Portio scapularis zu sehen. Man sieht (Abb. 6) ihren Übergang in die Ursprungsehne, die sich in der Fascia infraspinata, fast in der Mitte derselben, verliert.

Das Schulterblatt wird bedeckt von der Schulter- und von der Rumpf-Gliedmaßen-Muskulatur. Seine Sichtbarkeit hängt ab von dem Ausbildungszustand dieser Muskeln, von der Dicke der Haut und der Mächtigkeit des Fettpolsters. Bei Kindern sieht man in der gleichmäßig gepolsterten Rückenfläche kaum die Schulterblätter. Fast an allen Menschen ist die Schultergräte zu sehen, zwischen der Akromial- und der lateralen Trapezius-Grube (Abb. 6), ferner der Margo vertebralis von der lateralen Trapeziusgrube bis zur Überkreuzungstelle durch den oberen Rand des M. latissimus dorsi (Abb. 6).

Das Schulterblatt bedeckt bei herabhängendem Arm die 2. bis 7. (8.) Rippe. Bei gut entwickelter Brustkorbbreite steht es nahezu in einer Frontalebene, bei vertieftem und schmalem Brustkorb kann es sich mit seinem Margo axillaris nach vorn drehen, bis es in einem Winkel von 45° zur Frontalebene steht.

Das Schulterblatt ist bei der Bewegung des Armes beteiligt, die Abduction des Armes bis zur Horizontalen erfolgt durch den M. deltoides, die weitere Erhebung des Armes bis zur Vertikalen durch die Drehung der Scapula samt dem durch die Kontraktion des Deltoides festgestellten Armes. Über das Muskelspiel bei dieser Drehbewegung s. im Kapitel „Durchfühlbare Orientierungspunkte hinten".

Von den Rippen sind bei normal entwickelter Muskulatur und mäßigem Fettpolster nur 12. und 11. Rippe lateral vom lateralen Rande des M. erector trunci zu sehen.

4. Durchfühlbare Orientierungspunkte und Linien am Brust-Rumpf, vordere Seite.

Es ist selbstverständlich, daß der sichtbare Knochen oder Knochenteil auch durchfühlbar ist.

Die Incisura jugularis wird nicht als scharfer Rand gefühlt, sondern der Finger gleitet wie auf einer schiefen Ebene dorsalwärts. Bei dieser Gelegenheit kann man eventuell den freien Rand des Lig. interclaviculare feststellen. Die Ursprungsehne der Sternalportion des Sternocleidomastoides läßt sich als ziemlich scharfer Rand abtasten, sogar von der medialen Seite her umfassen.

Der Angulus sternalis ist immer tastbar, in dem einen Extrem nur als leichte Querkante, im anderen als mächtiger Wulst, durch eine quere Eindellung in seiner Mitte unterbrochen. Da wir selbst bei ganz abgemagerten Leuten und ganz atrophischer Muskulatur nicht bis zur 1. Rippe vordringen können, ist der Ansatz der 2. Rippe an dem stets nachweisbaren Angulus ein willkommenes Hilfsmittel beim Abzählen der Rippen.

Der Angulus infrasternalis (epigastricus) ist leicht zu messen, seine Größe gibt über die Brustkorbform Aufschluß. Man mißt den Winkel mit auf die Brustkorbränder aufgelegten Daumen, deren Spitzen sich an der Synchondrosis sternoxiphoidea berühren. Es genügt schon eine Schätzung des Winkels mit dem Auge, um ein sicheres

Urteil über die Form des Brustkorbes zu gewinnen. Ein gut gebauter Brustkorb soll einen Angulus besitzen, dessen Größe um 75° schwankt. Zunahme der Winkelgröße bedeutet einen Brustkorb in dauernder Einatmungstellung, Abnahme des Winkels einen Brustkorb in dauernder Ausatmungstellung. Das weitere s. unter „Brustkorb als Ganzes".

Der Proc. xiphoides ist nur dann deutlich fühlbar, wenn er verknöchert ist. Man fühlt dann meist unter dem Corpusende des Brustbeines eine leichte Eindellung die der meist nach vorn konkaven vorderen Fläche des Fortsatzes entspricht.

In die Anguli paraxiphoidei, zwischen Proc. xiphoides und unterem Brustkorbrand, kann man bauchwärts nicht eindringen, da sie durch die kräftigen Ligamenta costoxiphoidea geschlossen werden, die ihrerseits wieder mit der Rectusscheide zusammenhängen.

Das Schlüsselbein ist leicht abzutasten, man kann seine Biegungen, namentlich die mediale, fühlen und unter Umständen die eckigen Vorsprünge feststellen, die durch Ursprung bzw. Ansatz der Mm. pectoralis, trapezius und deltoides hervorgerufen werden. Bis auf die eben erwähnten Ecken fühlt es sich glatt an.

Das Schlüsselbein wird von einem sehr derben, aber locker anliegenden Periost überkleidet. Die Widerstandskraft desselben ist so groß, daß es bei Bruch des Knochens intakt bleibt und eine Verschiebung der Bruchfragmente verhindert. Beim Abtasten einer solchen Infraktion des Schlüsselbeines kann man einer Täuschung unterliegen. Nicht selten durchbohrt einer der Nervi supraclaviculares das Schlüsselbein, etwas lateral von der Mitte der Fossa supraclavicularis, er läuft dann in einem feinen Knochenkanal, der sich scharfrandig auf der vorderen Fläche des Knochens öffnet. Beim vorsichtigen Abtasten des Knochens kann man den Nerv gegen die scharfrandige Kanalöffnung andrücken und so einen Schmerz erzeugen, den man irrtümlich auf einen Bruch des Schlüsselbeines zurückführen könnte.

Das Schlüsselbein-Brustbeingelenk gestattet drei Bewegungen des Schlüsselbeines, von dorsal nach ventral und umgekehrt, wenn wir die Schulter nach vorwärts ziehen oder die Brust herausdrücken, zweitens die Bewegung nach oben-unten, wenn wir die Achseln zucken oder fallen lassen und endlich eine Drehbewegung um die Längsachse des Schlüsselbeines zur Anpassung an die Drehbewegung des Schulterblattes.

Die Art. sternoclavicularis ist leicht festzustellen, weil die Extremitas sternalis des Schlüsselbeines immer die Gelenkgrube des Brustbeines halswärts überragt. Man kann den Gelenkkopf etwas in die Tiefe drücken.

Die Art. acromio-clavicularis ist, auch wenn sie durch Auftreibung der Extremitas acromialis des Schlüsselbeines nicht sichtbar ist, beim vorsichtigen Abtasten als fast sagittal gestellter Spalt zu fühlen. Man geht dabei am besten vom Akromion aus.

Die Pectoralisgruben liegen beide dem Brustbein auf, die obere auf der rauhen Vorderfläche der Handhabe, die untere auf die durch die Membrana sterni geglättete Vorderfläche des Körpers.

In der Fossa infraclavicularis kann man häufig den medialen scharfen Rand der Fascia coracoclavicularis fühlen. Er ist so kräftig und unnachgiebig, daß er sich wie eine Messerschneide anfühlt. Am medialen Rand dieser aponeurotischen Fascie dringt gewöhnlich die V. cephalica in die Tiefe, die als Leitseil beim Aufsuchen der V. subclavia benutzt wird.

Die Brustdrüse des Weibes ist leicht verschiebbar. Um Irrtümern zu entgehen, ist die Untersuchung auf Verschiebbarkeit der Brustdrüse bei gespanntem M. pectoralis vorzunehmen, weil sonst die leichte Verschiebbarkeit des Muskels eine eventuell nicht vorhandene Beweglichkeit der Drüse vortäuscht.

Die Rippen oder Teilstücke von ihnen sind mit Ausnahme der 1. Rippe sämtlich abzutasten. Am leichtesten gelingt das in der Linie der Anguli costae, dann unterhalb der Achselhöhle und endlich in der Gegend zwischen unterem Rand des M. pectoralis und dem unteren Brustkorbrand. Durch Druck auf den Brustkorb kann man sich von der Eindrückbarkeit der Rippen überzeugen und von ihrem augenblicklichen Zurückfedern beim Aufhören des Druckes.

Die Artt. interchondreae sind bei großer Sorgfalt abtastbar, sie kommen fast regelmäßig nur im 6. und 7. Zwischenrippenraum vor, im 5. in der Hälfte und im 8. in einem Viertel der Fälle (H. FREY 1918). Je weiter caudalwärts eine Art. interchondrea liegt, um so weiter rückt sie nach außen.

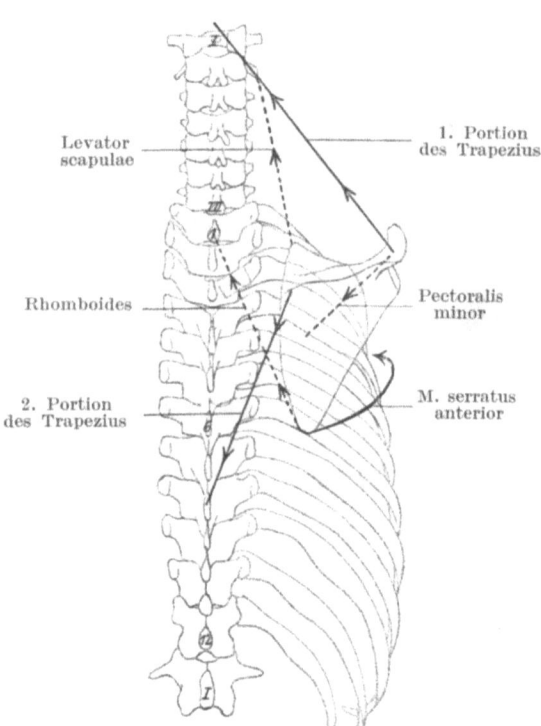

Die freie Spitze der 11. Rippe und, wenn sie frei ist, auch die der 10. Rippe, sind fühlbar.

5. Durchfühlbare Orientierungspunkte und Linien an der hinteren Fläche des Brust-Rumpfes.

Von den Proc. spinosi ist ganz deutlich nur der des 7. Halswirbels zu fühlen. Die übrigen Dornfortsätze sind durch das Lig. supraspinale, das als einheitliches Band über sie hinwegzieht, nicht mit wünschbarer Schärfe abzugrenzen. Man erleichtert sich auch das Abtasten nicht durch Vorwärtsbeugen des Rumpfes. Durch diese Bewegung kann man wohl ihre Sichtbarkeit erhöhen, aber nicht ihre Tastbarkeit, denn diese Bewegung spannt das Lig. supraspinale und erschwert dadurch die Abtastung.

Bei Inspektion und Palpation der Dornfortsatzspitzen stellt man sehr häufig eine skoliosenartige Verschiebung derselben fest. Es muß hervorgehoben werden, daß dieser Skoliose der Dornfortsätze keine Skoliose der Wirbelkörper zu entsprechen braucht. Es scheint dann bloß ein Nachgeben gegen den Muskelzug vorzuliegen.

Das Schulterblatt ist bis auf seinen oberen Rand ganz abtastbar, den Margo axillaris kann man in der Achselhöhle bis an die Cavitas glenoidalis verfolgen.

Abb. 7. Die Einlagerung des Schulterblattes in seine beiden Drehergruppen.
Schematische Darstellung der Drehwirkung.

Die Gruppe, welche die Cavitas glenoidalis des Schulterblattes nach aufwärts dreht (ausgezogene Verweisungs-Striche), besteht aus: der Trapezius-Portion (1), die sich von oben an Akromion und seiner Umgebung ansetzt, aus der Trapezius-Portion (2), die von unten an das mediale Ende der Spina scapulae tritt und aus dem Serratus ant. Die Gruppe, welche die Cavitas wieder nach abwärts dreht (gestrichelte Linie), besteht aus: Levator scap., Rhomboides und Pectoralis min.

Das Akromion ist sofort abgrenzbar, wenn man von der scharfen Ecke ausgeht, mit der der untere Rand der überhängenden Schultergräte in den Außenrand des Akromion übergeht. Am vorderen Rand der Foveola acromialis der Haut wird man dann die vordere nur schwach ausgesprochene Ecke des Akromions fühlen. Man kann so das Akromion zwischen zwei Fingern fixieren und seine Unbeweglichkeit oder Beweglichkeit feststellen. Die Untersuchung ist deshalb notwendig, weil das Akromion einen eigenen Knochenkern besitzt, der erst mit der Pubertät auftritt und gewöhnlich im 20. bis 25. Lebensjahre mit der Spina scapulae verschmilzt, aber auch zeitlebens als Os acromiale selbständig bleiben kann. Das Os acromiale kommt stets beidseitig vor. Es ist also leicht von einem Bruch des Akromions zu unterscheiden.

Das Schulterblatt ist eingesetzt in die Muskelplatte seiner beiden Drehergruppen (Abb. 7). Die Ursprünge aller Muskeln liegen weit entfernt vom Schulterblatt, an der Wirbelsäule und an der vorderen Brustwand. Die Muskeln kommen von oben, vorn, unten und hinten an den Knochen heran und sichern seinen Platz auf der hinteren Seite des Brustkorbes. Hinzu kommt die straffe, gut geschützte Verbindung des Schulterblattes mit dem Schlüsselbein. Wie man unter diesen Verhältnissen in klinischen Aufsätzen von einer lockeren Lage des Schulterblattes sprechen kann, ist mir nicht ganz verständlich.

Von den beiden Drehergruppen dreht die eine die Cavitas glenoidalis nach aufwärts, sie besteht aus der Portio convergens des Serratus anterior, die am Angulus inferior ansetzt, derjenigen Portion des Trapezius, die vom Lig. nuchae kommend, das Akromion erreicht, also entsprechend der oberen lateralen Ecke des Schulterblattes angreift, und drittens aus derjenigen Portion des Trapezius, die von der Brustwirbelsäule kommt und sich an der Kreuzungstelle Spina scapulae — Margo vertebralis anheftet, also in der Nähe des oberen inneren Schulterblattwinkels.

Die Antagonisten-Dreher-Gruppe besteht aus dem Pectoralis minor, der von der vorderen Fläche des Brustkorbes kommt und zum Proc. coracoides ansteigt, also zur lateralen Ecke des Schulterblattes geht, aus dem Levator scapulae, der vom Halse kommend sich an die obere mediale Ecke ansetzt und endlich aus dem Rhomboides, der mit den meisten seiner Muskelbündel mittelbar oder unmittelbar der unteren Ecke des Schulterblattes zustrebt. Wenn man langsam den Arm zur Vertikalen erheben und dann wieder zur horizontalen Abductionstellung senken läßt, tritt das Spiel der Muskulatur bei muskelstarken und fettarmen Leuten sehr deutlich auf. Man kann dann auch feststellen, daß die einzelnen Glieder beider Gruppen sich nicht gleichzeitig, sondern kurz nacheinander kontrahieren, so daß neben der Drehbewegung des Schulterblattes ein Hin- und Hergleiten nach oben und unten, nach außen und innen sichtbar wird.

6. Haut und Unterhautfettgewebe des Brust-Rumpfes.

Die Haut des Brust-Rumpfes ist in seinen einzelnen Gegenden verschieden dick und verschieden verschiebbar.

Über der Fossa supraclavicularis und dem Schlüsselbein ist die Haut dünn, in Falten abhebbar. Mit der Fasc. colli superf. und dem Platysma ist sie nur durch lockeres Gewebe verbunden; diese Verbindungsform macht die Fossa supraclavicularis geeignet, zur Bildung größerer subcutaner Phlegmonen.

Über der Regio sternalis ist die Haut derb, mit zahlreichen Talgdrüsen versehen und beim Mann mit einzelstehenden dicken Haaren besetzt. Die Haut ist über dem Brustbein im ganzen wenig verschiebbar; ihre Verschiebbarkeit nimmt gegen die Foveolae pectorales (Abb. 1 u. 2) ab und ist über der inferior fast aufgehoben. Hier sind kurze, starke, makroskopisch darstellbare Bindegewebstränge (Retinacula) zwischen Unterfläche der Haut und der Membrana sterni ausgespannt und lassen der Haut keine Bewegungsfreiheit. Über den beiden Foveolae pectorales ist die Haut fast fettlos.

Über der Brustdrüse ist die Haut zarter als an anderen Stellen und ihre Verdünnung nimmt gegen die Brustwarze noch zu. In der Lactationsperiode oder bei schneller Vergrößerung durch Geschwülste kann die Haut so verdünnt werden, daß die subcutanen Venen durchschimmern; man sieht dann einen Venenring, Circulus venosus Halleri, um die Basis der Brustwarze, von dem aus ein weitmaschiges Venennetz ausgeht, das gegen die V. jugularis ext. post. gegen die Achselhöhlenvenen und gegen die V. epigastrica inf. subcutanea seinen Abfluß nimmt.

Die Haut über der Brustdrüse ist schwer verschiebbar, in der nächsten Umgebung der Brustwarze gar nicht. Während der Lactation wird die Haut über der ganzen Drüse unverschiebbar.

Die Haut des Warzenhofes ist stets dunkler gefärbt als die Umgebung, beim Weibe dunkler als beim Manne.

Unter der Haut der Brustdrüse liegt überall reichlich Fett, nur die Stelle unter der Brustwarze und ihrer unmittelbarer Umgebung ist fettfrei. Auch zwischen Drüse und oberflächlicher Fascie des M. pectoralis major ist Fett reichlich angehäuft und erlaubt eine leichte Verschiebbarkeit der Drüse auf ihrer Unterlage. Bei der Prüfung der Beweglichkeit der Drüse auf dem Muskel hat man dessen Verschiebbarkeit auszuschalten, d. h. den Arm zu abduzieren und im Schultergelenk nach auswärts zu rollen.

Beim Manne treten außerhalb des Warzenhofes und um ihn herum Haare auf.

Die Haut in der Achselhöhle ist sehr dünn und sehr elastisch. Der Elastizitätszug geht parallel der Bündelung des M. biceps. Die Haut ist sehr nervenreich, daher das bekannte Kitzelgefühl. Verbände und Krücken müssen gut gepolstert sein, damit sich die dünne Haut nicht wund reibt.

Die Haut in der Achselhöhle ist auch bei blonden Individuen etwas dunkler als die der Umgebung, bei brünetten Leuten kann sie pigmentiert sein.

Die Haut der Achselhöhle trägt stets Haare, beim Manne in reichlicherem Maße als beim Weib.

Die Haut der Achselhöhle ist durch eine Gruppe dicht zusammengelagerter Schweißdrüsen ausgezeichnet. Die Form der Gruppe ist oval, auch der kurze Durchmesser mißt einige Zentimeter. Die Schweißdrüsen werden hier so groß, daß sie mit Leichtigkeit makroskopisch darstellbar sind. Sie liegen stets außerhalb der die Achselhöhle überspannenden Fascie, ihre Vereiterung stellt deswegen keine Gefahr für die Achselhöhle dar.

Die Haut des Rückens ist sehr dick, nur noch die Haut der Fußsohle ist dicker. Die Dicke nimmt in der Richtung von oben nach unten zu. Die Haut ist mit der oberflächlichen Fascie durch dicke, lange, weit auseinander stehende Bindegewebszüge (Retinacula) verbunden. In der Mittellinie werden die Retinacula kürzer und dichtergestellt, ihre Verbindung mit dem Ligamentum supraspinale und der Ursprungsehne des Trapezius ist eine feste.

Infolge der langen Retinacula ist die Haut bei mäßigem Unterhautfettgewebe leicht verschiebbar und in Falten abhebbar. Ihre Verschiebbarkeit ist in der oberen Hälfte des Rückens geringer als in der unteren. Über der Mittellinie und der angrenzenden Foveola medialis trapezii ist die Verschiebbarkeit eine geringe.

Die Dicke der Haut erschwert den Durchbruch von Eiter aus dem Unterhautbindegewebe, die Großmaschigkeit desselben begünstigt eine schnelle Ausbreitung eines Entzündungsprozesses. Die feste Verbindung der Haut in der Mittellinie verhindert das Überspringen der Eiterung von einer Seite zur anderen.

Die Haut über dem Schulterblatte ist wie die des Rückens dick. Ihr Unterhautfettgewebe ist großmaschig und fetthaltig. Über der Schultergräte ist wenig oder gar kein Fett vorhanden. Die Haut ist deswegen leicht verschiebbar und in Falten abhebbar, mit Ausnahme der Linie entlang der Schultergräte. Im Unterhautbindegewebe über der letzteren kommen bei allen lastentragenden Leuten häufig akzidentelle, subcutane Schleimbeutel vor.

Infolge der schmalen Außenfläche der Schultergräte drückt der Knochen bei Rückenlage gegen die Haut und kann bei längerer Bettlägerigkeit Anlaß zur Bildung eines Decubitus geben.

Die Haut über der äußeren Schultergegend ist überall mitteldick, häufig von reichlichem Fett unterpolstert, namentlich über der Akromialportion des M. deltoides.

Unter der Haut kommt auf der Höhe der Schulterwölbung häufig ein Schleimbeutel vor (Bursa subcut. acromial. HYRTL).

II. Die Brust-Rumpfwände.

A. Allgemeines.

Praktische Rücksichten, die für die angewandte Anatomie maßgebend sind, verlangen die Einteilung der Brust-Rumpfwände 1. in die äußere Wand, die Brustkorbwand, geliefert vom Brustkorb und den Zwischenrippenmuskeln, 2. in die untere oder Zwerchfellwand, gebildet von dem Zwerchfell und 3. in die Spitzenwand, geliefert von der Pleurakuppe und Halsmuskeln.

Es soll gleich hier betont werden, daß Brustkorbwand und Zwerchfellwand, mögen sie aus noch so vielen Teilen aufgebaut sein oder vielfach durchbohrt werden, doch geschlossene, einheitliche Wände darstellen, die Spitzenwand dagegen ist nur ein Gitterwerk. Einatmen wir, so wird die Brusthöhle erweitert, der äußere Luftdruck wird von allen Seiten gegen den sich erweiternden Raum vordringen und ihn einzudrücken suchen. Brustkorbwand und Zwerchfellwand als geschlossene Wandabschnitte werden ihm erfolgreich Widerstand leisten, die Spitzenwand, als durchbrochene Wand kann das nicht. Deswegen nimmt die Spitzenwand in der Mechanik der Atmung eine besondere Stellung ein.

Alle drei Wände des Brustraums bestehen außer aus dem betreffenden Wandabschnitt noch aus dem Brustkorbfell, der Pleura parietalis. Auch entwicklungsgeschichtlich stellt das Brustkorbfell von Anfang an einen Bestandteil der Brustwand dar. Das Brustkorbfell ist mit der Brustkorb- und der Zwerchfellwand fest verwachsen, mit der Spitzenwand dagegen nicht. Die Pleurakuppe wird dadurch unabhängig von ihrer Wand und kann sich bei pathologischer Verödung von ihr lösen.

B. Die Brustkorbwand.

Die Brustkorbwand setzt sich zusammen aus dem Brustkorbskelet, den Zwischenrippenmuskeln und der Pleura parietalis sternocostovertebralis.

7. Das Brustkorbskelet.

Der Brustkorb ist ein reich gegliedertes Ganzes, er setzt sich zusammen aus den 12 Brustwirbeln, den entsprechenden 11 Zwischenwirbelscheiben, aus den 24 Rippenknochen, den 24 Rippenknorpeln und 3 Brustbeinstücken. Diese 74 Einzelstücke sind durch 11 Wirbelsymphysen, 24 Rippenköpfchengelenke, 20 Rippenhöckergelenke, 24 Knochen-Knorpelverbindungen, 6 Zwischenknorpelgelenke, 2 Rippenbrustbein-Synchondrosen, 12 Rippenbrustbein-Gelenke und 2 Brustbeinsynchondrosen, also im ganzen durch 101 Verbindungen zusammengefügt.

Jede dieser einzelnen Verbindungen erlaubt bestimmte Bewegungen der durch sie verbundenen Teile und jede Bewegung des ganzen Brustkorbes setzt sich aus einer Summe von Einzelbewegungen zusammen, die sich gegenseitig ergänzen oder hemmen können. Das macht die Schwierigkeit aus, wenn es gilt, eine scheinbar einfache Bewegung des Brustkorbes mechanisch genau zu beschreiben.

2*

Die nachfolgende Darstellung darf es deshalb nicht vermeiden, sich mit der Form und Beweglichkeit der Teile und dann erst mit denen des ganzen Brustkorbes zu beschäftigen. Die Einzelbeschreibung kann sich dabei auf diejenigen anatomischen Tatsachen beschränken, die zum Verständnis des Ganzen notwendig sind.

8. Die Brustwirbelsäule.

Die 12 Brustwirbelkörper haben verschiedene Form. Einmal nehmen sie entsprechend der zunehmenden Belastung in kraniocaudaler Richtung an Masse zu, zweitens geht das Oblong der oberen und unteren Grenzfläche der ersten beiden Wirbel, das mit seiner längsten Achse frontal steht, allmählich in die Dreieckform im Bereiche der mittleren Wirbel über, in deren Bereich sich eine vordere, kielförmig vorspringende Kante entwickelt, und der Frontaldurchmesser etwas abnimmt, und drittens bilden die Grenzflächen der unteren Wirbel infolge des Verschwindens des kielförmigen Vorsprungs, unter stärkerer Wiederzunahme des Frontaldurchmessers und unter geringer Zunahme des Sagittaldurchmessers wieder große Flächen von nierenförmiger Gestalt.

Die schwache Stelle der Brustwirbelsäule — was die Körper anbetrifft — liegt im Gebiet des 4. und 5. Brustwirbels.

Die Höhe der Brustwirbelkörper nimmt ganz allmählich zu. Das Verhältnis zwischen Höhe der 6 oberen Körper zur Höhe der 6 unteren Körper ist nach H. Virchow (23) wie 9 : 11.

Zur Verbindung mit den Rippen bilden die Brustwirbel jederseits zwei Gelenkflächen, eine an den Körpern zur Aufnahme des Rippenköpfchens und eine an dem Querfortsatz für die Gelenkfläche des Rippenhöckers. Die Gelenkfläche für das Rippenköpfchen bilden alle 12 Brustwirbelkörper, die Gelenkfläche für den Rippenhöcker nur 1. bis 10. Querfortsatz. Die Gelenkpfanne für das Rippenköpfchen setzt sich aus drei Teilen zusammen, aus einem Gelenkpfannenstück (Fovea costal. inf.) an der dorsalen Ecke der unteren Grenzfläche des oberen Wirbels, aus einem Stück Zwischenwirbelscheibe und aus einem Gelenkpfannenstück (Fovea costal. sup.) an der dorsalen Ecke der oberen Grenzfläche des unteren Wirbels. Diese Zusammensetzung bringt die Gelenkpfanne in unmittelbare Nähe des Zwischenwirbelloches (Foramen intervertebrale) und des durch dasselbe austretenden Spinalnerven, der sich gerade hinter der Gelenkpfanne in seinen Ram. ventralis und dorsalis spaltet. Eine größere Beweglichkeit oder auch nur eine größere Verschiebbarkeit der Rippe oder eines Rippenstückes in diesem Gelenk bedeutet eine unmittelbare Gefahr für den Spinalnerven.

Die Gelenkpfanne der 11. und 12. Rippe besteht nur aus einem Stück und liegt an der Mitte der Wurzel des Wirbelbogens und dem ihr benachbarten Abschnitte des Wirbelkörpers. Hier ist also das Gelenk so weit von der Austrittstelle des Spinalnerven entfernt, daß ein Schaden durch die freiere Beweglichkeit der 11. und 12. Rippe nicht entstehen kann.

Die Gelenkpfannen für den Rippenhöcker (Tubercul. costae) finden sich nur am 1. bis 10. Querfortsatz und haben an den einzelnen Fortsätzen eine verschiedene Lage, die mit der Form und Stellung derselben zusammenhängt. Die 6 oberen Querfortsätze zeigen eine ventrale und eine dorsale Fläche, eine kraniale und eine caudale abgerundete Kante, die 6 unteren Querfortsätze bilden 4-seitige Prismen, in denen die beiden Kanten der oberen Querfortsätze zu neuen Flächen plattgedrückt werden.

Die beiden Querfortsätze eines Wirbels bilden miteinander einen Winkel, der dorsalwärts offen ist. Die Größe des Winkels wechselt innerhalb der Reihe und diese Tatsache spielt in der Mechanik der Atmung eine ausschlaggebende Rolle.

Der Winkel, den die Querfortsätze des 1. Brustwirbels miteinander bilden, beträgt 140°, die kurzen, stummelförmigen Querfortsätze des 12. Brustwirbels stehen einander nahezu parallel, sie sind also gegenüber der Stellung des 1. Querfortsatzpaares um 70° dorsalwärts gedreht. Diese Drehung tritt ganz allmählich und fortlaufend ein (Abb. 8—11), so bilden beispielsweise die Querfortsätze des 6. Brustwirbels miteinander noch einen Winkel von 90°.

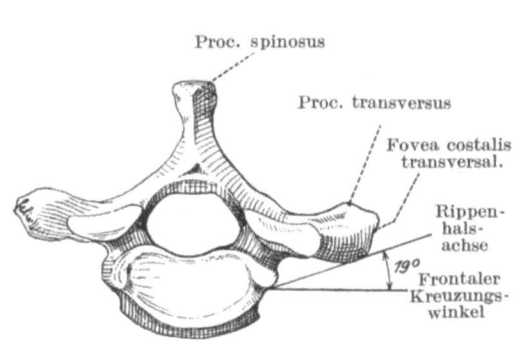

Abb. 8. 1. Brustwirbel von oben.

Rippenhalsachse gezogen. Frontaler Kreuzungswinkel der Rippenhalsachse konstruiert = 19°.

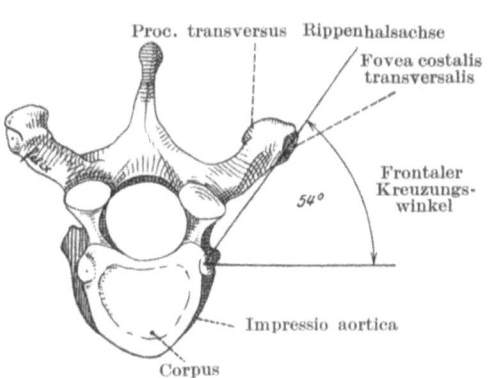

Abb. 9. 4. Brustwirbel von oben.

Rippenhalsachse gezogen. Frontaler Kreuzungswinkel der Rippenhalsachse konstruiert = 54°.

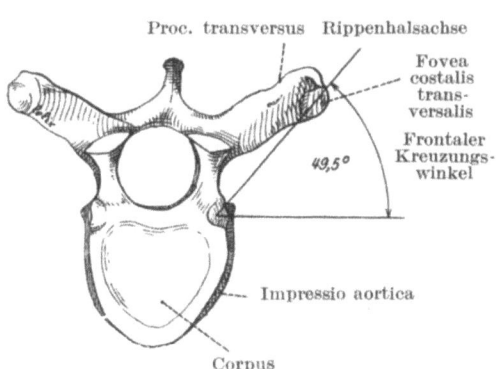

Abb. 10. 7. Brustwirbel von oben.

Rippenhalsachse gezogen. Frontaler Kreuzungswinkel = 49,5°.

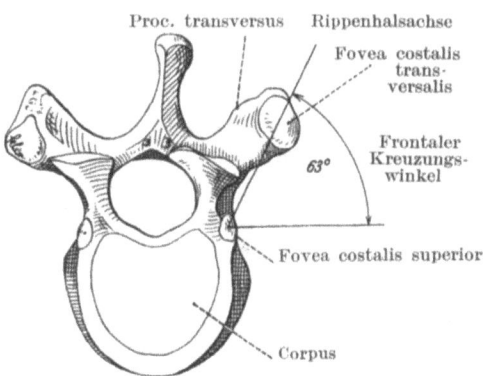

Abb. 11. 10. Brustwirbel von oben.

Frontaler Kreuzungswinkel = 63°.

Man beachte bei allen vier Wirbeln den allmählichen Stellungswechsel und die abnehmende Länge der Proc. transversi vom 1. zum 10. Brustwirbel.

Die Querfortsätze des 1. Brustwirbels sind nicht bloß seitwärts, sondern auch aufwärts gerichtet, die Querfortsätze des 2. Brustwirbels steigen noch etwas mehr an, vom 3. Brustwirbel ab senken sich die Querfortsätze ganz allmählich und stehen am 8. Brustwirbel horizontal.

Die Länge der Querfortsätze bleibt sich vom 1. bis zum 8. Brustwirbel gleich, vom 9. Wirbel ab beginnt eine Verkürzung, die so rasch zunimmt, daß schon der Querfortsatz des 11. Brustwirbels als kurzer Stummel erscheint.

Die Gelenkpfannen für die Rippen liegen an den 6 oberen Querfortsätzen an der Vorderfläche derselben, die Rippe kommt von vorn und etwas von oben an sie heran. Die Gelenkpfannen für die 6 unteren Rippen rücken allmählich auf die obere Fläche der Querfortsätze, die Rippen erreichen hier nur von oben her den Querfortsatz.

Die Änderung in der Stellung und der Länge der Querfortsätze und der Wechsel in der Lage der Gelenkpfannen an denselben ändert fortwährend die Lage der beiden Rippengelenkpfannen eines Wirbels zueinander. Zieht man von der Mitte der Gelenkfläche des Körpers zur Mitte der Gelenkfläche des Querfortsatzes eine Gerade, so erhält man die Achse, um welche sich die Rippe bewegt. Die Achse geht in ihrer ganzen Länge durch den Rippenhals und heißt deswegen Rippenhalsachse.

Den Winkel, den diese Rippenhalsachse mit der Frontalebene bildet, nennt man den frontalen Kreuzungswinkel. In den Abb. 8—11 ist der Kreuzungswinkel an den 4 Brustwirbeln gezogen, er mißt am 1. Brustwirbel 19^0, am 4. 54^0, am 7. 49,5^0 und am 10. Brustwirbel 63^0. Schon an diesen vier Wirbeln kann man feststellen, wie ganz verschieden sich die zugehörigen Rippen bewegen müssen.

9. Symphysen und Gelenke der Brustwirbelsäule.

Die 12 Brustwirbel werden untereinander durch Symphysen — Verbindung der Körper — und durch Gelenke — Verbindung der Gelenkfortsätze — verbunden.

Jede Symphyse besteht aus zwei Teilen: dem Gallertkern (Nucleus pulposus) und das ihn umfassende Hüllensystem (Annuli fibrosi). Der Gallertkern ist etwas exzentrisch, und zwar dorsalwärts gelagert, er ist verschiebbar. Er weicht immer nach der Seite des geringeren Druckes aus, d. h. wenn wir die Wirbelsäule nach vorwärts beugen geht er nach rückwärts, wenn wir sie nach links neigen, so wandert er nach rechts usw. In dieser Verschiebbarkeit des Gallertkernes liegt eine Gefahr. Wenn wir ein und dieselbe Bewegung der Wirbelsäule regelmäßig wiederholen und in der neuen Stellung längere Zeit verharren, so kann sich eine dauernde Verschiebung des Gallertkerns einstellen, aus der er auch durch Anwendung von Muskelkraft nicht mehr in die ursprüngliche Gleichgewichtslage zurückgebracht wird; es entsteht so durch die andauernde schiefe Belastung eine Wirbelsäulenverkrümmung.

Die Verschiebung des einzelnen Wirbelkörpers gegen seinen unterliegenden Genossen wird dadurch erleichtert, daß der Gallertkern zwischen seinem Annulus fibrosus und den Endflächen der beiden Wirbelkörper unter hohem Druck eingeschlossen ist. Durchschneiden wir eine frische Zwischenwirbelscheibe, so quillt der befreite Gallertkern über die Schnittfläche heraus und verdreifacht sein Volumen. Der eingeschlossene Gallertkern wird also stets das Bestreben haben, die Wände seines Kerkers zu sprengen, d. h. die Wirbelkörper auseinander treiben und so ihre gegenseitige Verschiebung begünstigen.

Die Beweglichkeit der einzelnen Wirbelsymphyse ist abhängig 1. von der Höhe und der Breite der Zwischenwirbelscheibe, je höher und schmaler die Scheibe ist, um so beweglicher wird der Wirbel. Das Verhältnis ist im Bereich der oberen und mittleren Brustwirbel ungünstig, im Bereich der unteren um ein weniges günstiger. Die Beweglichkeit ist 2. abhängig von der Gliederung der Wirbelsäule, je mehr bewegliche Segmente auf einen Abschnitt von bestimmter Länge kommen, um so größer wird seine Beweglichkeit sein. Das macht für die obere Hälfte der Brustwirbelsäule ein kleines Plus aus. Die Beweglichkeit ist 3. abhängig von der Stellung der Gelenkflächen an den Gelenkfortsätzen. Die Gelenkflächen liegen an der Brustwirbelsäule rein frontal, das gäbe für sie nur die Möglichkeit, sich nach rechts oder links zu verschieben. Leichenversuche zeigen aber, daß trotz der Stellung der Gelenkflächen sowohl eine Vorwärts-Rückwärtsbeugung als eine Torsion der Brustwirbelsäule möglich sind. Beide Bewegungen können aber nur ausgeführt werden, wenn die frontal gestellten Gelenkflächen voneinander abhebbar sind. Das Klaffen der einzelnen Gelenke ist natürlich nur gering, allein durch Summierung aller Einzelbewegungen kann doch an der ganzen Säule ein in die Augen springendes Ergebnis erzielt werden; R. FICK (1911) konnte die ganze Brustwirbelsäule ohne Rippen um 90° vorwärts und um 45° rückwärts beugen.

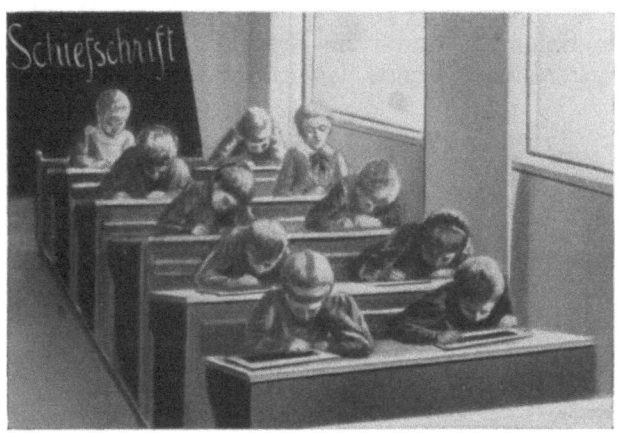

Abb. 12. Körperhaltung von Schulkindern bei Schrägschrift und rechter gerader Heftlage.

Die Neigung aus der Medianlinie heraus führt zur einseitigen Belastung der Wirbelsäule und kann bei regelmäßiger Wiederholung und längerer Dauer Anlaß zur Skoliosenbildung geben, deshalb sollten alle Schulkinder mit Beginn ihrer Schulzeit zum Gradsitzen angehalten werden. Das wäre eine Danaidenarbeit für den Lehrer,

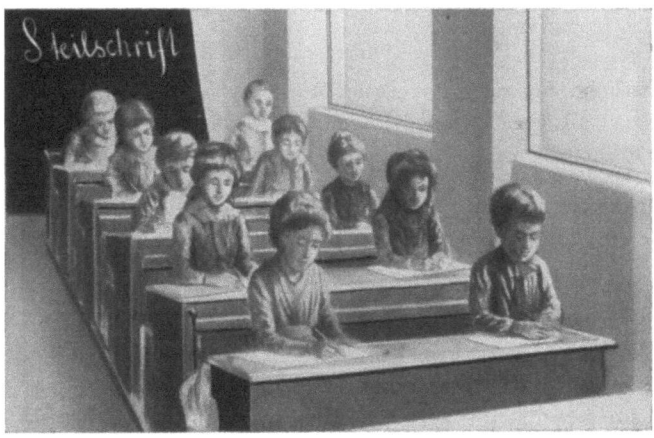

Abb. 13. Körperhaltung von Schulkindern bei Steilschrift und gerader Mittellage des Heftes.

wenn nicht gleichzeitig alles ausgeschaltet wird, was die Kinder zur unwillkürlichen Rumpfneigung veranlaßt. Die Untersuchungen von RITZMANN, SCHULTHESS und WIPF (1893) in Züricher Schulen haben gezeigt, daß 1. Schriftart und 2. Lage des Schreibheftes die Rumpfneigung hervorruft. ,,Die Steilschrift (bei gerader Mittellage des Schreibheftes) veranlaßt bei dem jetzigen Schulbankmaterial die Schüler in bedeutend geringerem Grade zur Seitwärtsneigung und Drehung des Kopfes und

Rumpfes, als die Schrägschrift, welche sowohl bei Rechtslage als bei schiefer Mittellage des Heftes zur asymmetrischen Haltung des Körpers führt." Die beiden Abb. 12 u. 13 zeigen besser als Worte den verschiedenen Einfluß beider Schriftformen auf die Rumpfseitwärtsbeugung. Die Beweglichkeit hängt 4. ab von den Nachbarbeziehungen des Wirbelsäulenabschnittes. Die Neigung der Brustwirbelsäule nach rechts und links wird durch die Rippen, die Beugung nach vorn durch das Brustbein und die Baucheingeweide, die Beugung nach rückwärts durch die Dornfortsätze gehemmt.

Wie groß die Hemmung durch die Rippen ist, hat erst der Versuch F. W. Müllers (23) gezeigt. Müller beugte den Rumpf eines Hingerichteten unmittelbar

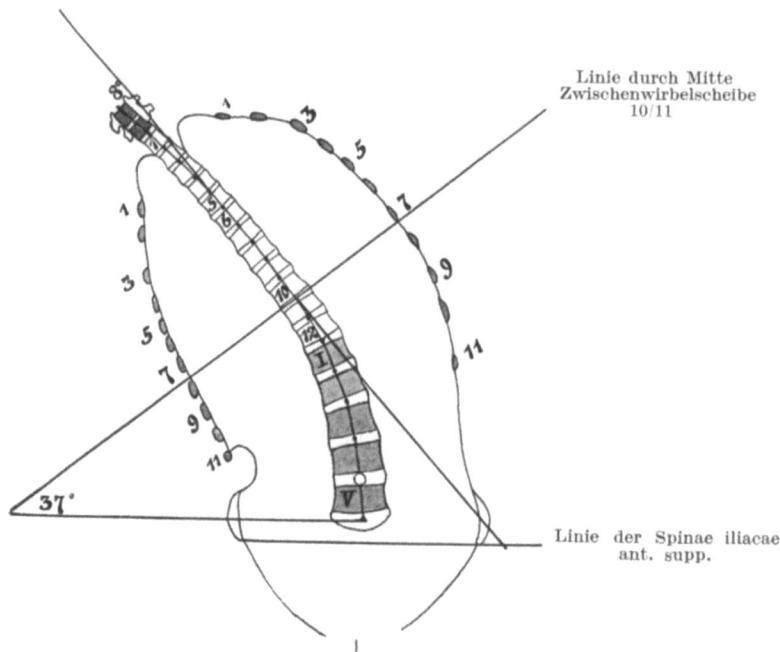

Abb. 14. Künstliche Beugung des Brust-Rumpfes nach rechts an der Leiche eines Hingerichteten. [Nach F. W. Müller (23).]

Ganz geringe Rechtsbeugung der Brustwirbel 1 bis 5, Geradbleiben der Brustwirbel 6 bis 10, starke Biegung der Brustwirbel 11 und 12 und der Lendenwirbel I bis V. Zusammendrängung der Rippen auf der konkaven (rechten), Auseinanderzerrung der Rippen auf der konvexen (linken) Seite.

nach dem Tode nach rechts. Durch die Benutzung eines Hingerichteten hatte er einen Rumpf in überlebendem Zustand mit kontraktionsfähiger Muskulatur zur Verfügung und konnte so seine künstliche Rechtsbeugung sehr nahe an die wirklichen Verhältnisse bringen. Die Untersuchung (Abb. 14) ergab: 1. ganz geringe Beugung der Wirbelsäule im Bereich des 1. bis 5. Brustwirbels, die Achse des 1. Brustwirbels wich von der Achse des 6. bis 10. Brustwirbels nur um 8° ab. 2. Die Wirbelsäule im Bereich des 6. bis 10. Brustwirbels wurde nicht geneigt, die Achsen der Wirbel bildeten von vorn gesehen eine Gerade, 3. die Wirbelsäule im Bereich des 11. Brustwirbels bis 5. Lendenwirbels war stark gebogen und bildete einen Kreisabschnitt von 37,1 cm Halbmesser.

Ich glaube kaum, daß man diese Befunde anders deuten kann als durch die Annahme einer Verhinderung der Rechts-Linksbeugung der Brustwirbelsäule durch die Rippen. Überall, wo an die Wirbelsäule geschlossene Rippenringe angeschlossen sind, ist ihre Beugung unmöglich oder auf ein geringes Maß beschränkt. Nur Hals- und Lendenwirbelsäule können eine Seitwärtsbeugung ausführen.

Die Körper der Brustwirbel sind keilförmig gestaltet, obere und untere Grenzflächen konvergieren nach vorn, die Grenzflächen der Zwischenwirbelscheiben sind,
abgesehen von einer Auftreibung am Orte des Gallertkernes, einander parallel. Bei
dem Aufbau der Brustwirbelsäule entsteht durch die Keilform des Einzelwirbels
eine dorsalwärts gerichtete Krümmung (Abb. 15) von 42^0 Bogenlänge und 33 cm
Halbmesser (R. Fick, 1911). Die Lage des Bogenscheitels wechselt individuell und
ist bei verschiedenen Einzeluntersuchungen auf der Strecke zwischen 5. und 8. Brustwirbel gefunden worden.

Die Kyphosis der Brustwirbelsäule kann je nach der Zunahme oder Abnahme
der Belastung stärker gekrümmt oder entkrümmt
werden.

Außer der sagittalen Krümmung kommt noch
normalerweise eine frontale Krümmung vor, die dem
Neugeborenen fehlt und erst mit dem 5. oder
6. Lebensjahre sich ausbildet. Sie ist nicht regelmäßig vorhanden, sitzt im Bereich des 3. bis 7. Brustwirbels und richtet ihren Scheitel meist nach rechts
(Rechtskoliosis). Hasse fand sie unter 5000 Soldaten in $68^0/_0$ der Fälle vorhanden, in $52^0/_0$ war
sie nach rechts und in $16^0/_0$ der Fälle nach links
gerichtet. Da diese Angaben am Lebenden genommen sind und nicht durch Röntgenaufnahmen kon-
trolliert wurden, sind sie als unzuverlässig anzusehen.

Mit jeder Skoliose ist gewöhnlich eine Kreiselung nach der entgegengesetzten Seite verbunden.

Die Linie der Dornfortsätze, die in Ermange-
lung einer besonderen Methode von unseren Ortho-
päden zur Bestimmung der Krümmung der Wirbelsäule am Lebenden benützt wird, entspricht nicht
der Achsenlinie der Wirbelsäule, d. h. nicht der Linie,
welche durch die Mitte der einzelnen Wirbelkörper
gelegt wird, nicht einmal relativ. Insbesondere kann
die Dornfortsatzlinie Skoliosen zeigen, die an den
Wirbelkörpern überhaupt nicht vorhanden sind.

Neben dem frontalen Kreuzungswinkel der
Rippenhalsachse haben wir noch einen zweiten, den
horizontalen Kreuzungswinkel zu unterscheiden. In Abb. 15 sind sämtliche 22 Gelenkpfannen
der linken Seite der Wirbelsäule eingetragen, die
Mitten der zueinander gehörenden Pfannen sind
durch die Rippenhalsachsen verbunden. Keine der
Rippenhalsachsen steht horizontal, alle bilden mit

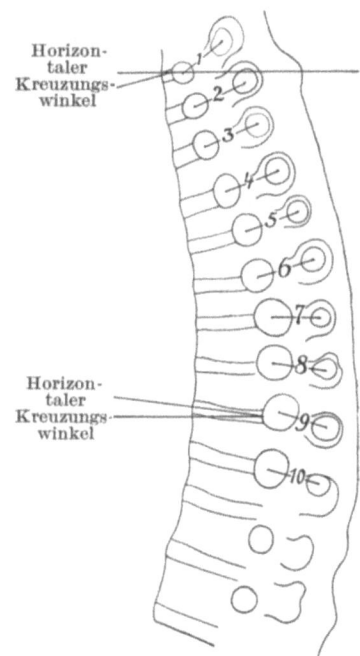

Abb. 15. Die Kyphosis der
Brustwirbelsäule.

Die zueinander gehörenden
Pfannen des Rippenköpfchengelenkes
und des Rippenhöckergelenkes sind
durch die Rippenhalsachsen verbunden. Bei 1. Rippe (gehobener Rippenhalsachse) und 9. Rippe (gesenkter
Rippenhalsachse) ist der horizontale
Kreuzungswinkel konstruiert.

der durch die Mitte der Gelenkfläche des Körpers gezogenen Horizontalen einen
Winkel, das ist der horizontale Kreuzungswinkel. Bei den 6 oberen Rippen verlaufen
die Rippenhalsachsen von hinten oben nach vorn unten, bei den 6 unteren Rippen
von hinten unten nach vorn oben. Es ist als Zufall anzusprechen, daß bei dieser
untersuchten Leiche die Rippenhalsachsen in zwei gleich große Gruppen getrennt
waren. Die Lage des Krümmungscheitels der Kyphose wechselt und je nach seiner
Lage wird bald die eine, bald die andere Gruppe mehr Glieder zählen. Auch der horizontale Kreuzungswinkel spielt bei der Mechanik der Einatmung eine gewisse Rolle.

Zunahme und Abnahme der Kyphosis, wie sie Belastung und Entlastung
bewirken, haben Einfluß auf die Stellung der Rippenhalsachse. Der Übergang aus der
bequemen Ruhestellung bei schlaffem Sitz in die straffere Haltung der Wirbelsäule

bei geradem Sitz, wird die oberen Brustwirbel aufwärts und rückwärts heben und dadurch den horizontalen Kreuzungswinkel der Rippenhalsachse verkleinern und — ohne daß die Stellung der einzelnen Rippen zu den zugehörigen Wirbeln geändert wird — eine Hebung der Rippe, d. h. eine Einatmungsbewegung herbeiführen.

Die Brustwirbelsäule wird durch die Anlagerung der Aorta thoracica beeinflußt. Der Aortenbogen erreicht in seinem nach links gerichteten Verlauf die linke Seitenfläche des 3. oder 4. Brustwirbels, die Aorta descendens läuft entlang der Brustwirbelsäule nach abwärts und liegt schließlich der Vorderfläche des 2. oder 3. Lendenwirbels an. Sie drückt während dieses Verlaufes eine $1^1/_2$ bis 2 cm breite Rinne in die Wirbelsäule ein, die an der linken Seitenfläche des 4. oder 5. Brustwirbels beginnt und an der Vorderfläche des 2. oder 3. Lendenwirbels endet (Impressio aortica). Die Rinne ist in dem Knochen nicht immer deutlich ausgesprochen, dagegen regelmäßig in den Zwischenwirbelscheiben. Ist sie am Knochen gut zu sehen, so sind in ihrem Bereich die vorspringenden Randwülste der oberen und unteren Grenzfläche verschwunden und ist eine schärfere Umrandung der Gefäßfläche an der Seite des Körpers ausgeprägt (SCHULTHESS 1906). Der vorspringende Kiel an der Vorderfläche der Brustwirbel wird anfangs nach rechts verschoben und verschwindet weiter unten ganz. Der Aorteneindruck bedeutet eine Verminderung der Widerstandsfähigkeit der linken Körperhälften der Wirbelsäule, gegen den auf beiden Körperhälften gleich lastenden Druck der kranialwärts von ihnen gelegenen Teile.

Es ist auffallend, daß diese Schwächung der linken Wirbelkörperhälfte, die ja in einer Ausbiegung der Brustwirbelsäule nach rechts zum Vorschein kommen müßte, gerade an der Stelle liegt, wo tatsächlich eine physiologische Rechtsskoliosis beobachtet wird. Man hat deswegen in der Impressio aortica die Ursache der Rechtsskoliosis der Brustwirbelsäule gesucht.

10. Das Brustbein.

Das Brustbein ist ein platter, breiter Knochen in der Vorderwand des Brustkorbes. Auf die Wirbelsäule projiziert, wird es mit seinem oberen Rande die Bandscheibe zwischen 2. und 3. Brustwirbel bzw. die Spitze des Dornfortsatzes des 2. Brustwirbels, mit seinem unteren Rande die Bandscheibe zwischen 9. und 10. Brustwirbel, bzw. dem Dornfortsatz des 8. Brustwirbels treffen.

Die Lage des Brustbeins wechselt, je nachdem wir eine gehobene oder eine gesenkte Brustkorbform antreffen.

Entsprechend der Kegelform des Brustkorbes verläuft das Brustbein schräg von oben hinten nach unten vorn. Sein Neigungswinkel, d. h. der Winkel, den es mit einer Frontalebene bildet, beträgt ungefähr 21°. Die Größe des Neigungswinkels schwankt bei den einzelnen Individuen und ist in erster Linie von der größeren oder geringeren Schrägstellung der oberen Brustkorböffnung abhängig.

Die Länge des Brustbeines beträgt im Mittel beim Mann 168 mm, beim Weib 145 mm. Die Länge wird nur an Handgriff plus Körper gemessen; der Schwertfortsatz wechselt zu stark in seiner Form. Der Längenunterschied zwischen beiden Geschlechtern ist im Mittel 23 mm, er beruht fast ausschließlich auf der verschiedenen Länge der Brustbeinkörper. Die Länge der Handhabe ist bei beiden Geschlechtern fast gleich (Abb. 16, MARTIN, 1914).

Die Länge des Brustbeins ist unabhängig von der Körpergröße (MERKEL, 1899, Maßangaben bei H. FREY, 1918).

Das männliche Brustbein ist absolut breiter wie das weibliche, es erscheint aber trotzdem wegen seiner größeren Länge schlanker.

Das Brustbein des normalen Erwachsenen besteht aus drei Stücken: der Handhabe, dem Körper und dem Schwertfortsatz.

Die Handhabe ist achteckig, oben breit und dick (20—30 mm), unten schmal und dünn (5—10 mm), vorn ist sie ganz leicht konkav, hinten eben. Die Incisura jugularis des Brustbeins ist verschieden gestaltet, je nachdem bei dem untersuchten Individuum Ossicula suprasternalia angelegt sind oder nicht und je nach dem Ausbildungsgrad derselben und drittens, je nachdem diese Knochen mit der Handhabe verschmolzen sind oder nicht. Die Incisur ohne Ossicula ist geradlinig, die Drosselgrube infolgedessen eckig, die Incisur mit gut entwickelten Ossicula verschmolzen ist stark vertieft und die Drosselgrube erscheint abgerundet, halbkreisförmig.

Der Körper ist an seinem oberen Rande gleich breit wie die Handhabe, verbreitert sich allmählich bis zur breitesten Stelle, entsprechend der 5. Rippengrube, mißt hier 46 mm in der Breite und verschmälert sich gegen den Proc. xiphoides zu. Auf seiner vorderen Fläche ist der Körper leicht eingedellt, die Eindellung wird noch auffallender durch das stärkere Vorspringen der Rippengruben, auf der hinteren Fläche ist er fast eben.

Der Proc. xiphoides ist in Form und Länge sehr veränderlich, er kann bald einen plumpen, kurzen Stummel bilden, bald sehr lang sein. In extremen Fällen (DESAULT, zit. nach HENSCHEN 25) kann er sich in der Linea alba bis zum Nabel fortsetzen. Eingesprengte einzelne Knorpelstückchen, die in der Linea alba beschrieben sind, können vielleicht auf eine unvollkommene Rückbildung eines ungewöhnlich langen Schwertfortsatzes zurückgeführt werden.

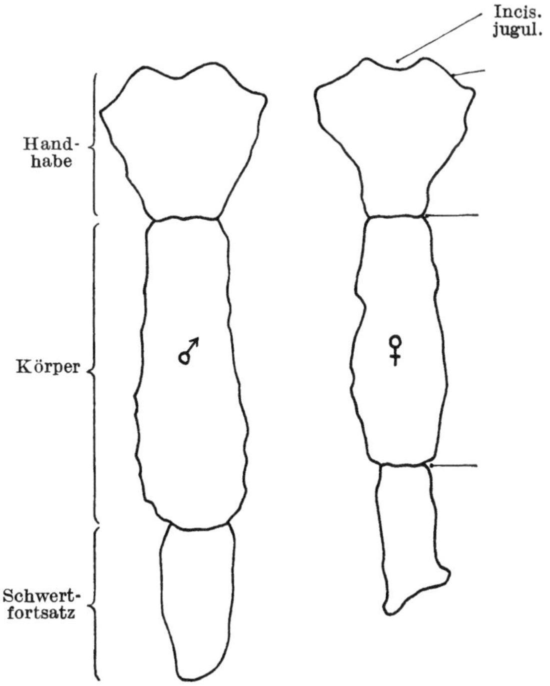

Der Proc. xiphoides kann ganz oder teilweise knorpelig bleiben, seine beiden Anlagen können sich nicht vereinigen, können das ganz oder teilweise tun, letzteres oft unter Bildung eines Loches. Für den Kliniker, der immer von einem gespaltenen Schwertfortsatz

Abb. 16. Männliches und weibliches Brustbein.
Man beachte die gleiche Länge der Handhaben und die verschiedenen Längen der Körper.

spricht, füge ich bei, daß derselbe sich paarig anlegt und erst später zu einem einheitlichen Skeletstück verschmilzt. Ein gespaltener Schwertfortsatz ist also ein nicht vereinigter Schwertfortsatz.

Die drei Teilstücke des Brustbeines sind untereinander durch Synchondrosen verbunden. Wir bezeichnen die Synchondrosis zwischen Handhabe und Körper als Synchondrosis sternalis und die zwischen Körper und Schwertfortsatz als Synchondrosis sternoxiphoidea.

Der Knorpel der Synchondrosis sternalis kann schmal oder breit sein. Der breite Knorpel ist keilförmig und kehrt seine breitere Fläche hautwärts. Die anstoßenden Knochenflächen von Handhabe und Körper können nicht vorspringende bis stark gewulstete Ränder haben. Die Synchondrosis sternalis kann schon bei Jugendlichen eine Spalte besitzen, die quer verläuft und sogar mit den Gelenkspalten der 2. Sternocostalverbindung verbunden sein kann. Die Spalte kann dann verschwinden und bei älteren Personen wieder auftreten.

Die Verknöcherung der Synchondrosis sternalis tritt nach GRAY nach dem 60. Lebensjahre in 6 oder 7% der Fälle auf und führt zur Ankylose der Verbindung. Die Ankylose ist aber keine Alterserscheinung, sie ist im Alter genau so selten wie in der Jugend (2% der Fälle nach TSCHAUSSOW, 1891).

Die Beinhaut zieht unverändert über alle drei Teile des Brustbeins und ihre Knorpelfugen hinweg und bildet, da sie durch die Lig. sternocostalia radiata und die Ursprungsehne des M. pectoralis major zur Membrana sterni verstärkt wird, einen mächtigen Schutz für beide Verbindungen.

Von den drei Teilen des Brustbeins liegen gewöhnlich Körper und Schwertfortsatz in einer Ebene, Handhabe und Körper dagegen bilden einen dorsalwärts offenen Winkel miteinander, den Angulus sternalis. Die Größe des Winkels ist abhängig: 1. von der größeren oder geringeren Keilform der verbindenden Knorpelfuge, 2. von dem engeren oder weiteren Bogen der beiden ersten Rippenringe, 3. von der Atmungstellung des Brustkorbes und 4. vom Geschlecht.

Der erste Faktor spielt eine unwesentliche Rolle, der zweite Faktor dagegen ist entscheidend, je enger der Bogen des ersten Rippenpaares ist und je weiter der Bogen des zweiten, um so mehr wird die obere Hälfte der Handhabe dorsalwärts gezogen, um so kleiner wird der Angulus sternalis sein und um so schärfer springt sein Scheitel ventralwärts vor. Die Schärfe des Scheitels kann durch Randwülste von Handhabe und Körper wohl gemildert werden, sein Vorspringen wird durch dieselben aber nur deutlicher. Ein gut sichtbarer Angulus sternalis bedeutet somit immer eine Verengerung der oberen Brustkorböffnung.

Der Winkel ist bei Frauen durchschnittlich größer wie bei Männern und deswegen weniger deutlich.

Der Schwertfortsatz ist sehr häufig gekrümmt. Geht die Krümmung hautwärts, so heben seine beiden Enden die Haut empor und es erscheinen im Epigastrium zwei halbkugelige Höcker. Gegen die Reibung durch diese Höcker kann die Haut durch subcutane Schleimbeutel, Bursae supraxiphoideae, geschützt werden.

Geht die Krümmung des Proc. xiphoides gegen den Bauchraum, so reiben die Enden auf der vorderen Fläche der Leber und veranlassen in der Leberkapsel eine Schwartenbildung.

An der Seite der Handhabe und des Körpers liegen gewöhnlich 7 Rippengruben, zur Verbindung mit den 7 Rippenpaaren. Größe und gegenseitige Entfernung der Gruben voneinander sind verschieden. Die Grube für die dritten Rippen liegen ziemlich genau in der Mitte der beiden Brustbeinstücke, in der oberen Hälfte des Brustbeins, liegen daher nur zwei Rippenpaare, in der unteren drängen sich 4 zusammen. Die genauen Zahlen einer Einzelmessung H. VON MEYERs (1873) sind in der Tabelle 1 niedergelegt.

Tabelle 1.

Abstand zwischen 1. u. 2. Grube 35 mm	Abstand zwischen 4. u. 5. Grube 20 mm
„ „ 2. „ 3. „ 30 „	„ „ 5. „ 6. „ 14 „
„ „ 3. „ 4. „ 27 „	„ „ 6. „ 7. „ 3 „

Die Höhen der einzelnen Zwischenrippenräume neben dem Brustbein nehmen also von oben nach unten stetig ab. Da die Bänder und die Knorpelhaut noch Platz wegnehmen, kommen praktisch 5. und 6. Intercostalraum als Räume gar nicht mehr in Betracht. Der Chirurg, der sie als Durchgang zur Tiefe benutzen muß, tut gut, von Anfang an mit Resektion eines oder mehrerer Rippenknorpel zu rechnen. Die Enge des 6. Zwischenrippenraumes neben dem Brustbein kann so groß sein, daß schon das Durchstoßen einer Nadel Schwierigkeiten macht, auch hier wird der Chirurg von vornherein auf fruchtlose Versuche verzichten und zum Einstich — es wird sich ja meist um Herzbeutelpunktionen handeln — den Angulus paraxiphoides wählen.

Da das weibliche Brustbein im Mittel um 23 mm kürzer ist als das männliche, wird bei ihm die Zusammendrängung der 3. bis 7. Rippengrube noch sinnfälliger und die Höhe der Zwischenrippenräume noch kleiner.

Die Gelenkgrube für die 2. Rippe wird normalerweise sowohl von Handhabe als Körper gebildet. Der Angulus sternalis gewinnt dadurch beim Abzählen der Rippen praktischen Wert. Deshalb verdient hervorgehoben zu werden, daß die Synchondrosis zwischen 1. und 2. Sternebrum (s. unten) des Brustbeinkörpers erhalten bleiben, gleichzeitig winkelig eingebogen werden und stärker vorspringen kann. In diesem Sonderfall säße dann der Angulus sternalis in der Höhe der beiden 3. Rippen.

Bei starker Kyphoskoliosis der Brustwirbelsäule wird auch das Brustbein stark winkelig ausgebogen, der sog. Brustbeingibbus sitzt fast immer im normalen Angulus sternalis.

Das Brustbein entsteht auf knorpeliger Grundlage. Die Rippenknorpel beider Seite verschmelzen von der 1. bis zur 9. oder 10. Rippe untereinander und bilden die paarigen, knorpeligen Sternalleisten (RUGE, 1880). Beide Sternalleisten vereinigen sich allmählich in kraniocaudaler Richtung zum unpaaren, knorpeligen Brustbein. Bleibt die Vereinigung der beiden Sternalleisten aus, so verknöchert jede für sich, es entsteht das paarige knöcherne Brustbein und die Paarlinge werden durch die Fissura sterni completa getrennt. Ist die Vereinigung der beiden Sternalleisten unvollständig eingetreten, so entsteht die Fissura sterni incompleta, sie sitzt fast regelmäßig in der unteren Hälfte des Brustbeins.

In dem unpaaren knorpeligen Brustbein beginnt die Verknöcherung zwischen dem 3. und 6. Fetalmonat, am häufigsten im 6. Es sind aber nur die allerersten Spuren, die in dieser Zeit auftreten.

Entsprechend den Zwischenräumen zwischen 2 Rippenringen treten unpaare und paarige Knochenkerne im Knorpel auf, zwischen 1. und 2. und 2. und 3. Rippenring fast regelmäßig nur einer, zwischen 3. und 4. Rippenring einer oder zwei, zwischen 4. und 5. und zwischen 5. und 6. Rippenring regelmäßig zwei. Unterhalb der 6. Rippe entstehen nur unpaare Knochenkerne bald nur einer, bald zwei übereinander gelegene.

Die Knochen treten allmählich in kraniocaudaler Richtung auf, die Reihenfolge wird gewöhnlich streng eingehalten. Bei der Geburt sind manchmal erst 3 Knochenkerne vorhanden. Die Knochenkerne unterhalb des 6. Rippenringes erscheinen frühestens im 6. Lebensjahr. In dieser Zeit sind auch die paarigen oberen Knochenkerne verschmolzen. Das Brustbein besteht dann aus 6 bis 7 Einzelstücken, den Sternebra, die untereinander durch Synchondrosen verbunden sind. Bei der Überführung des jugendlichen Brustbeins in den erwachsenen Zustand bleiben dann die Synchondroses sternalis und sternoxiphoides erhalten. Eine Altersverknöcherung der Synchondrosis sternalis wäre dann als eine Überentwicklung zu bezeichnen.

Die Verschmelzung der einzelnen Sternebra vollzieht sich zwischen dem 12. und 25. Lebensjahre.

Der Knochenkern im Schwertfortsatz kann richtig auftreten, dann aber wieder resorbiert werden. Es entsteht dann ein knorpeliger Schwertfortsatz mit großem, kreisförmigem Loch.

Die Verschmelzung der paarigen Knochenkerne zum unpaaren Knochenkern kann im 3., 4. und 5. Sternebrum ausbleiben. Die Knochenkerne wachsen dann jeder für sich getrennt durch Apposition an ihrer Oberfläche weiter und hemmen sich gegenseitig, wenn sie zur Berührung untereinander kommen. Es bleiben dann Reste unverknöcherten Knorpels zwischen ihnen erhalten, ähnlich wie bei den Fontanellen des Schädeldaches, die nach einer Weile resorbiert werden und zur Lückenbildung, den sog. Ossificationslücken führen. Das sind runde, zeitlebens bestehenbleibende Löcher von höchstens 3 mm Durchmesser. Gewöhnlich ist im gleichen Brustbein nur eine Ossificationslücke vorhanden, sie kommt in 7 % der

Fälle vor. Sitzt eine Fissura sterni incompleta zufällig an einer Stelle, wo auch eine Ossificationslücke vorkommen kann, wird man zweifeln, welche von beiden Entwicklungshemmung vorliegt, die Größe wird dann ohne weiteres die Entscheidung bringen.

Über die Ossificationslücken gehen Periost und Membrana sterni, ohne sich in sie einzusenken, hinweg und bilden einen hinreichenden Schutz. Ich glaube nicht, daß sie bei Stichverletzungen irgendwie eine größere Rolle spielen können.

Quer- oder Längsunterbrechung des Brustbeins, die man im Röntgenbild findet, sind durch die Lage zwischen den Mitten der Rippengruben oder durch ihre Lage längs der Mittellinie der unteren Brustbeinhälfte und durch ihren geradlinigen Verlauf als Entwicklungstörungen zu erkennen.

Für den Röntgenologen erwähne ich noch, daß die Incisura clavicularis die Gelenkpfanne für das Schlüsselbein aus je einem Epiphysenkern entsteht, der erst zwischen dem 25. und 28. Lebensjahre mit dem Knochenkern der Handhabe verschmilzt, also vor dieser Zeit, wie von der Handhabe abgebrochen aussieht.

Ferner muß der Röntgenologe die Ossa suprasternalia kennen, die dem medialen Rand der Incisura clavicularis aufsitzen und sich an der Gelenkpfannenbildung beteiligen (EGGELING, 03). Da sie selbständig bleiben können, erscheinen sie im Röntgenbild wie Absprengung von der Gelenkpfanne.

Auffallend ist, daß das Brustbein sein Längenwachstum mit der Pubertät abschließt. Es erreicht nach FRORIEP (17) bei Knaben und Mädchen im 14. Lebensjahre schon eine Gesamtlänge von 21 cm, bzw. 20 cm, das des Erwachsenen besitzt eine Gesamtlänge von 22 bzw. 21 cm. Worauf der Unterschied gegen das Rippenwachstum zurückzuführen ist, ist nicht abgeklärt.

Die Fissura sterni kann sich mit einer kombinierten Brustbauchspalte vergesellschaften. Bei der Spaltbildung der vorderen Rumpfwand werden von den Autoren zwei ganz verschiedene Mißbildungen vereinigt: eine Brustbauchspalte, entstanden durch Nichtvereinigung der rechten und linken Körperwand kann sich nicht über den Nabel hinaus symphysenwärts weiter entwickeln, weil nur die Bauchwand oberhalb des Nabels durch Vereinigung zweier Hälften entsteht. Die Bauchwand unterhalb des Nabels ist ehemalige Rückenwand, die als Ganzes bei der Abhebung des Embryo vom Dottersack ventralwärts umgeschlagen wird. Eine Bauchspalte oberhalb des Nabels ist also die Folge einer Nichtvereinigung, eine Bauchspalte unterhalb des Nabels ist die Folge der Zweiteilung einer unpaaren Wand in rechte und linke Hälfte. Die Brustbauchspalte also, die über den ganzen Rumpf sich ausdehnt, ist die Vereinigung zweier ganz verschiedener Mißbildungen. Da die ventrale Kloakenmembran die ventrale Wand der späteren Harnblase darstellt, ist die Bauchspalte unterhalb des Nabels stets eine Bauchblasenspalte.

11. Der Rippenbogen.

Jeder Rippenbogen hat zwei Teile, den Rippenknochen und den Rippenknorpel. Knochen und Knorpel haben im allgemeinen die gleiche Form: Platte, um den Brustinhalt gebogene Skeletstücke mit oberem und unterem Rande, äußerer und innerer Fläche. Die Beinhaut des Knochens geht ohne Marke in die Knorpelhaut über, das ist selbstverständlich, da beide entwicklungsgeschichtlich das gleiche Gebilde sind, das die ursprünglich rein knorpelige Rippe umhüllte.

Die Beinhaut ist im allgemeinen nicht fest mit dem unterliegenden Knochen verbunden, am leichtesten ist die Verbindung zwischen beiden an der äußeren Rippenfläche zu lösen, etwas Widerstand begegnet man an beiden Rippenrändern und noch größerem an der inneren Rippenfläche. Da das Ablösen der Beinhaut bei Resektion der Rippe an den Rändern beginnt, so ist hier größere Vorsicht am

Platz. Ist erst einmal die Ablösung über die Ränder hinaus, so erfolgt sie an den Flächen, selbst der inneren, mühelos.

Die Knorpelhaut des Rippenknorpels ist mit diesem fest verbunden.

Jeder Rippenknochen (Abb. 17 u. 18) trägt an seinem Wirbelende das Gelenkköpfchen zur Verbindung mit der Gelenkpfanne der Wirbelkörper und ist an seinem Brustbeinende, da wo er in den Knorpel übergeht, normalerweise etwas verbreitert und verdickt. Die Verbreiterung tritt ganz allmählich auf.

Gegenüber der Gelenkpfanne des Querfortsatzes des Wirbels bildet der Rippenknochen, den nur an seiner Außenfläche vorspringenden Rippenhöcker, Tuberculum costae, an dessen unterem Abschnitt sich die Gelenkfläche für den Querfortsatz findet (Fac. articul. tuberculi costae). Rippenhöcker und Gelenkfläche fehlen an 11. und 12. Rippe.

Zwischen Rippenköpfchen und Rippenhöcker findet sich der Rippenhals (Collum costae), er ist dreikantig, schmächtiger als der Rippenkörper, mit oberer scharfer (Crista colli costae), und unterer innerer und unterer äußerer Kante. Die Länge des Halses ist abhängig von der Länge des Querfortsatzes.

Am Rippenhöcker geht der Rippenhals in den Rippenkörper (Corpus costae) über, das geschieht unter einer deutlichen Abknickung des ganzen Knochens caudalwärts. Der Rippenkörper ist häufig leicht S-förmig gebogen, seine obere Kante geht in die Crista colli costae über, seine untere Kante ist in der vertebralen Hälfte des Körpers zweigeteilt, in eine äußere untere Kante, die weit in den Zwischenrippenraum vorspringt und eine innere untere Kante, die mehrere Millimeter über der äußeren unteren Kante liegt. Zwischen beiden unteren Kanten ist der Körper eingefurcht und bildet die Rippenrinne (Sulcus costae). Die Rippenrinne ist unmittelbar neben dem Rippenhöcker am tiefsten und verstreicht allmählich gegen die Mitte des Rippenkörpers. Mit der Rippenrinne verstreicht auch die innere untere Kante.

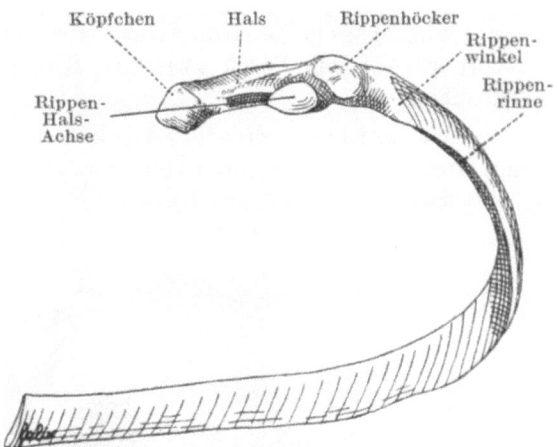

Abb. 17. Rechter Rippenknochen von hinten.

Die Krümmung über die Fläche macht die Biegung der Rippe, die Krümmung über die Kante ist lateral vom Rippenhöcker am stärksten (1. Kantenkrümmung). Zwischen Rippenhöcker und Rippenwinkel der paravertebrale Abschnitt der Rippe.

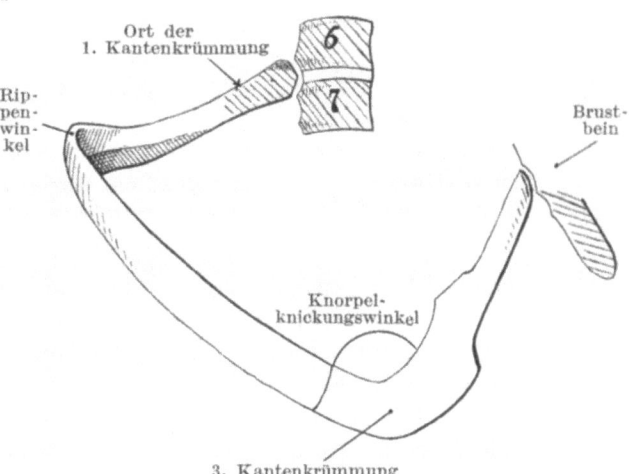

Abb. 18. Rechte Hälfte eines Rippenringes von vorn und rechts.

Man sieht die ausgesprochene Kantenkrümmung am Rippenwinkel (2. Kantenkrümmung) und den Knorpelknickungswinkel (3. Kantenkrümmung). Die 1. Kantenkrümmung liegt am Rippenhöcker und ist in der Abbildung nicht sichtbar.

Der Rippenknochen umkreist den Brustraum, er ist über die Fläche, die Kante und um die Achse gekrümmt. Die Flächenkrümmung wird aus zwei Bogenstücken mit verschiedenem Halbmesser zusammengesetzt, die miteinander einen dorsalwärts vorspringenden Winkel, den Rippenwinkel (Angulus costae) bilden. Das praktische Bedürfnis hat den Chirurgen veranlaßt, das Körperstück zwischen Rippenhöcker und Rippenwinkel als den paravertebralen Abschnitt zu bezeichnen, der topographische Anatom wird das annehmen und die bisherige Bezeichnung „Körper" auf das Stück zwischen Rippenwinkel und sternalem Rippenende einschränken.

Das paravertebrale Stück setzt die Richtung des Rippenhalses, dorsal und lateral verlaufend, fort (Abb. 18 u. 19) bis in die Frontalebene durch die Mitte der

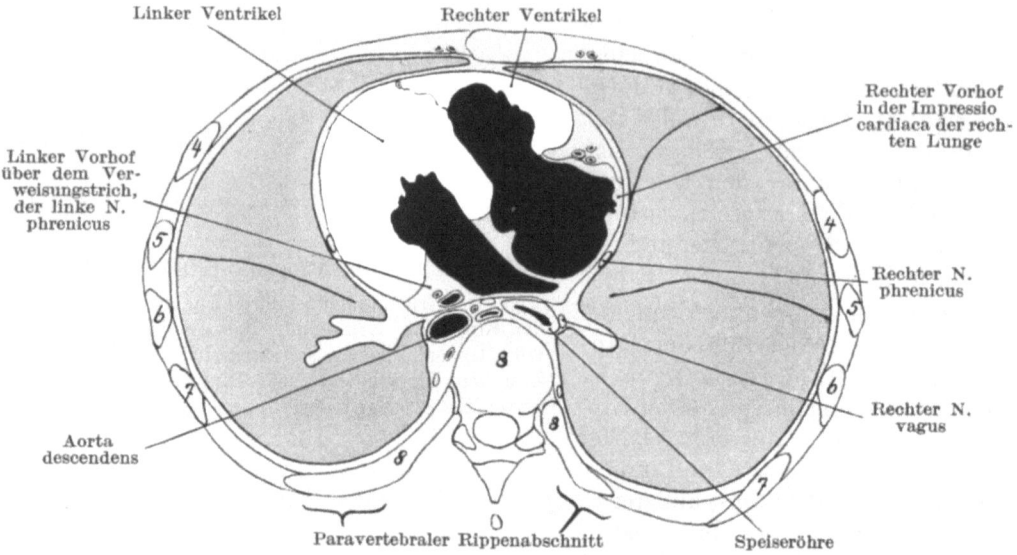

Abb. 19. Querschnitt des Brustkorbes in der Höhe des 8. Brustwirbels.
Man sieht den dorso-lateralen Verlauf des Rippenhalses und des paravertebralen Abschnittes der 8. Rippe und die dadurch erzeugten paravertebralen Nischen.

Dornfortsätze, hier bildet es den Angulus costae und biegt jetzt ventralwärts in den Rippenkörper um. Dadurch entstehen zu beiden Seiten der Wirbelsäule tiefe Ausbuchtungen, die paravertebralen Nischen (Abb. 19).

Der Rippenwinkel fällt an der 1. Rippe mit dem Rippenhöcker zusammen, die 1. Rippe besitzt also keinen paravertebralen Abschnitt, bildet dagegen paravertebrale Nischen. An der 2. Rippe tritt der Rippenwinkel in der Entfernung von 1 cm vom Rippenhöcker auf und rückt dann an den folgenden Rippen immer weiter lateralwärts, bis er an der 11. Rippe in einer Entfernung von 45—65 mm vom Rippenhöcker liegt. Die paravertebralen Stücke nehmen also von oben nach unten an Länge zu. Die 12. Rippe kann einen paravertebralen Abschnitt besitzen, wenn sie lang genug entwickelt ist.

Die Anguli costae werden durch den Zug des Erector trunci hervorgerufen, dessen lateraler Rand ihnen entlang verläuft.

Die Krümmung über die Kante ist am stärksten ausgesprochen am Übergang des Rippenhöckers in das paravertebrale Stück, wo es zu einer förmlichen Einknickung der Rippe kommt. Die Krümmung über die Kante bedingt die Schrägstellung der ganzen Rippe.

Die Krümmung um die Achse, die sog. Kreiselung der Rippe, kommt am deutlichsten zum Vorschein, wenn man die Stellung des Rippenquerschnittes neben der Wirbelsäule mit seiner Stellung am Brustbeinende des Rippenknochens vergleicht. Hinten steht die äußere Rippenfläche fast senkrecht, an der Seite und vorn steht der untere Rand weiter nach außen als der obere. Wir werden sehen, daß die Kreiselung der Rippe die Folge ihrer Einspannung in den Rippenring ist.

Der Rippenknorpel beginnt am Rippenknochen in gleicher Breite wie dieser und verschmälert sich gegen das Brustbeinende zu. Diese Zuspitzung ist am 1. Rippenknorpel noch nicht vorhanden, tritt aber schon am zweiten auf, nimmt nach abwärts zu, ist an den unteren wahren Rippen deutlich ausgeprägt und führt an sämtlichen falschen Rippen zur Bildung einer deutlichen Knorpelspitze.

Der 1. Rippenknorpel nimmt in der Mechanik der Brustkorbbewegung eine besondere Stellung ein. Er ist der eigentliche Träger des ganzen Rippenskeletes und dementsprechend besonders kräftig gebaut. Er ist dreikantig, mit oberer, unterer und innerer Kante.

Die Knorpel der 3. bis 10. Rippe, welche die Schrägstellung ihrer Rippenknochen auszugleichen haben, sind eingeknickt und bilden den Knorpelknickungswinkel, der sie in ein laterales kurzes, absteigendes und ein mediales langes, zum Brustbein aufsteigendes Stück trennt. Er öffnet sich nach oben und etwas nach innen. Bei der 3. Rippe ist er noch kaum zu sehen, ist aber schon an der 5. Rippe deutlich ausgeprägt und wird im Gebiet der 6. Rippe fast zum rechten Winkel (Abb. 20).

Die Rippenknorpel können

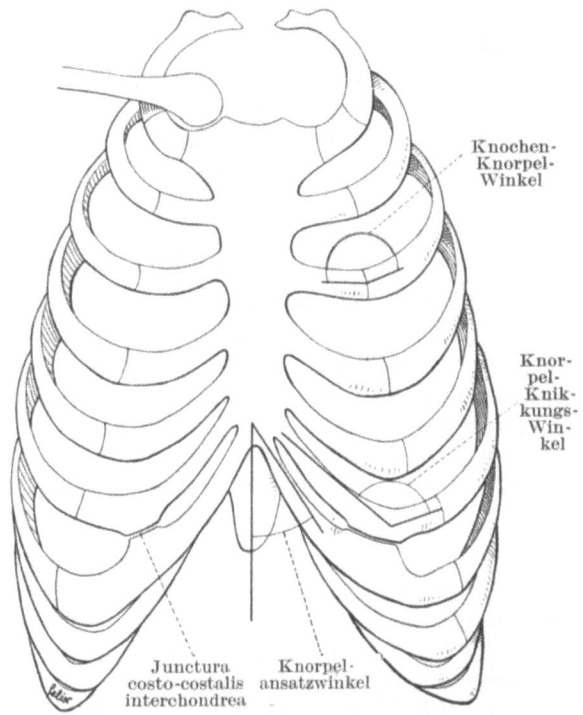

Abb. 20. Brustkorb an der Leiche ausgepräpariert.
Ansicht von vorn. Die einzelnen Winkel des Rippenbogens: Knochenknorpelwinkel, Knorpelknickungswinkel und Knorpelansatzwinkel sind bezeichnet. Auffallenderweise jederseits nur eine Art. interchondrea.

schon im 20. Lebensjahr verkalken, mit dem Alter nimmt die Verkalkung zu, so daß alle Individuen über 40 Jahr, die WENCKEBACH und RUDHARDT (1918) untersuchten, vollständige Verkalkung aufwiesen. Die Verkalkung beginnt an den beiden Knorpelenden und schreitet von da gegen die Knorpelmitte fort.

Länge der Rippenknochen und Länge der Rippenknorpel sind einander proportional, 7. und 8. Rippenknochen sind die längsten, von der 1. bis zur 7. Rippe nehmen die Knochenlängen ganz allmählich zu, ab der 9. Rippe wieder sehr schnell ab. Bei den Rippenknorpeln ist der 7. der längste, 8., 9. und 10. Rippenknorpel nehmen rasch an Länge ab. Die Knorpel der freien 11. und 12. Rippe sind nur kurze Spitzen.

Die freien Knorpel 10., 11. und 12. können verkrümmt sein, der 12. nach unten, 11. und 10. nach oben. Werden die Verkrümmungen sehr stark, können sie gegen den Bauchraum vorspringen und Beschwerden verursachen.

Alle Rippen sind schräggestellt. Der Rippenknochen läuft von seinem Rippenhöcker im Bogen vorwärts und abwärts, infolgedessen steht sein Brustbeinende bedeutend tiefer als das Wirbelende. Die einzelnen Rippenknochen stehen einander nicht parallel, sondern streben von hinten nach vorn auseinander. Das kommt in der Höhe des Zwischenrippenraumes zum Ausdruck, die vom vertebralen Anfang zum sternalen Ende zunimmt. Zögen wir eine Fortsetzung der Rippenachse des 5. Rippenknochens, so würde dieselbe das untere Brustbeinende treffen, die Fortsetzung der 7. Rippenachse würde etwas oberhalb des Nabels die Mittellinie erreichen und die des 12. Rippenknochens den oberen Rand der Symphyse schneiden.

Die Rippenknorpel gleichen mit ihrem Knorpelknickungswinkel die schiefe Richtung der Rippenknochen unvollständig aus, das Brustbeinende des Knorpels steht immer noch tiefer als das Wirbelende des Knochens.

Der Rippenbogen, zusammengesetzt aus Rippenknochen und Rippenknorpel, ist also eingeknickt und besteht aus einem langen absteigenden Schenkel, gebildet von Rippenknochen und einem kleinen Stück des Rippenknorpels und einen kürzeren aufsteigenden Schenkel, nur von Knorpel gebildet.

An die normale Beschaffenheit des Knorpels, an die Möglichkeit, ihn zu dehnen, und seinen Knickungswinkel zu verflachen ist die Ausführbarkeit der Rippenatmung geknüpft.

Die Schrägstellung der 1. Rippe wechselt im Einzelfalle, je nach Hochstand oder Tiefstand des Brustbeines. Die Stellung der einzelnen Rippe wird durch ihren Neigungswinkel (H. v. Meyer, 1873) bestimmt, das ist derjenige Winkel, den eine Ebene, durch die Rippenköpfchen beider Seiten und das Brustbeinende des Rippenknochens gelegt, mit der Horizontalen bildet.

Die Schrägstellung der oberen Rippen wird durch die Streckung oder Beugung der Brustwirbelsäule beeinflußt, bei stärkerer Krümmung, z. B. beim bequemen Sitzen nimmt sie zu, bei schwächerer Krümmung nimmt sie ab.

Die Elastizität der Rippenknochen ist sehr groß, sie nimmt mit der Zeit ab und kann bei alten Leuten vollständig aufgehoben sein. Die Nachgiebigkeit jugendlicher Rippen ist im frontalen Durchmesser größer als im sagittalen. Die Erfahrung lehrt, daß der Brustkorb eines Kindes so zusammengedrückt werden kann, daß das Brustbein die Wirbelsäule berührt und ohne daß nur eine Rippe bricht.

Die Dehnungs- und Kreiselungsmöglichkeit der Rippenknorpel ist eine ganz bedeutende.

Die Rippen sind häufig Sitz von Entwicklungstörungen. Die wichtigste Störung — wichtig zur Beurteilung der asthenischen Brustkorbform — ist die Abnahme oder Zunahme ihrer Zahl. Unser Körper und mit ihm der Brustkorb hat eine gleitende Norm. Was in den Lehrbüchern als zur Stunde geltende Norm abgebildet wird, ist der im Laufe der Zeit möglicherweise abänderbare Mittelwert aus einer bestimmten Variationsbreite. Unser Rumpf hat sich phylogenetisch aus einem Rumpfe mit einer größeren Zahl von Segmenten entwickelt und seine Entwicklung ist noch nicht abgeschlossen, so daß der heutige Rumpf im Laufe der Zukunft noch mehr Segmente (Metameren) verlieren kann. Ruge (1892, 1918) hat alle Einzelvorgänge, die sich bei diesem Prozeß abspielen, unter dem Schlagwort „metamerer Verkürzungsprozeß des Rumpfes" zusammengefaßt. Jede Vermehrung der Rippenzahl deutet er mit Recht als Rückschlag in ein phylogenetisch älteres Stadium (regressive Varietät), jede Verminderung als Fortschritt (progressive Varietät) in eine unbekannte Zukunft.

Regressiv ist: die Vermehrung der Gesamtzahl der Rippen auf 13 (die Halsrippen sind außer Betracht gelassen), progressiv: ihre Verminderung auf 11, regressiv ist die Vermehrung der Zahl der wahren Rippen, bald einseitig, bald doppelseitig auf 8, dann selten auf 9, progressiv die Verminderung auf 6, regressiv wäre der Anschluß der 11. Rippe an den unteren Brustkorbrand, progressiv die Ablösung der 10., 9. und (8.) Rippe von ihm.

Der Prozeß der metameren Verkürzung des Rumpfes tritt an jedem Brustkorb auf, gleichgültig ob er normale oder nicht normale Form aufweist und darf unter keinen Umständen als Stigma eines sog. asthenischen Habitus aufgefaßt werden.

Neben diesem normalen Umgestaltungsprozeß laufen echte Mißbildungen der Rippe einher, die am häufigsten in den oberen Rippenringen und dort meist an der Knochen-Knorpelgrenze gefunden werden, Verschmelzung der Rippenknochen bei unverschmolzen bleibenden Rippenknorpeln, Verschmelzung der Rippenknorpel bei normal angeordneten Rippenknochen, Störung der Parallelität der Rippen, Rückbildung oder schlechte Ausbildung der 1. Rippe. Vor Einführung der Röntgenphotographie hat man auf diese Mißbildungen einen größeren Wert gelegt als heute.

Verschmelzung einer ganzen Rippenreihe, der 1. bis 4. Rippe, oder der 4. bis 8. Rippe zu einer Rippenplatte, ist eine solche Seltenheit, daß ihre Erwähnung genügt.

Die Funktion der Rippen ist eine doppelte: einmal dient ihre Auf- und Abwärtsdrehung zur Erweiterung des Brustkorbes, anderseits bewirkt sie die Festigung des Brustkorbes zum Widerstand gegen den äußeren Luftdruck. Die Atmung ist an die intakte Form der Rippe gebunden. Der Rippenbruch setzt namentlich das distale Stück (distal von der Wirbelsäulenverbindung) unter neue mechanische Bedingungen. Der Widerstand gegen den äußeren Luftdruck wird bei mehrfacher Fraktur der gleichen Rippe an der Stelle der isolierten Fragmente aufgehoben. Isolierte Fragmente können bei der Einatmung durch den äußeren Luftdruck eingedrückt und diese Eindrückung kann durch den Elastizitätszug der Lunge noch verstärkt werden. Bei der operativen Entknochung größerer Partien des Brustkorbes kann nicht bloß ein Eindrücken des entknochten Abschnittes, sondern eine Störung des ganzen Atemmechanismus eintreten, auch des der gesunden Lunge, wenn das Punctum fixum für die elastischen Kräfte der Lunge der operierten Seite von ihrer Facies sternocostalis zu ihrer Facies mediastinalis, unter Umständen zur Facies sternocostalis der anderen Lunge hinüber wandert.

12. Die Verbindung zwischen Rippe und Wirbelsäule (Art. capituli costae und Art. tuberculi costae).

Die Rippe ist zweimal an der Wirbelsäule befestigt, in der Art. capituli costae verbindet sich das Rippenköpfchen mit den Fossae costales zweier aufeinander folgender Wirbel und mit der zwischen ihnen gelegenen Zwischenwirbelscheibe. In der Art. tuberculi costae ist die Gelenkfläche entsprechend dem Rippenhöcker an das freie Ende des Querfortsatzes des nächst unteren Wirbels angeschlossen.

Die Art. capituli costae besitzen alle 12 Rippen, die Art. tuberculi costae nur 1. bis 10. Rippe. Zwischen beiden Gelenken liegt die ganze Länge des Rippenhalses.

Die Bewegung in den Rippenwirbelsäulengelenken kann deshalb nur um eine Achse erfolgen, und zwar um die Achse, welche die Mittelpunkte der Rippenköpfchen-Gelenkfläche und der Tuberculum-costae-Gelenkfläche verbindet, das ist die Rippenhalsachse, sie einzig und allein bestimmt die Bewegungsform der Rippe; beide Gelenke sind deswegen mechanisch, nur Bestandteile eines Gelenkes, und zwar eines Scharniergelenkes. Die Rippe wird um ihre Rippenhalsachse gedreht und kann deswegen nur in einer Richtung gehoben oder gesenkt werden, das ist so selbstverständlich und doch muß es in aller Schärfe betont werden, weil sich in klinischen Darstellungen immer wieder die Angabe findet, dieser Muskel bewegt die Rippe hauptsächlich in sagittaler und jener hauptsächlich in frontaler Richtung. Alle Muskeln der Rippenbewegung, gleichgültig in welcher Richtung sie auf die Rippe treffen, bewegen die Rippe nur in der einen möglichen Richtung.

Da alle Drehbewegungen der Rippe sich auf den langen Hebelarm des Rippenkörpers übertragen, genügt schon eine kleine Drehbewegung in dem Rippenwirbelsäulengelenke, um den Rippenknorpel über eine große Strecke zu bewegen. Jeder
einzelne Punkt der Rippe bewegt sich dabei auf einem Kreisbogen, dessen Halbmesser
durch eine Senkrechte von ihm aus auf die Rippenachse oder ihre Fortsetzung gefällt
wird. Bei gleichem Drehungswinkel nimmt die Größe der Bewegung des einzelnen
Punktes einer Rippe mit seiner Entfernung von der Rippenhalsachse zu; den längsten
Halbmesser haben die Punkte in der Nähe der Knorpelknochengrenze.

Infolge der Kreiselung des Rippenbogens beschreibt seine obere Kante einen
kleineren Bogen als die untere, es werden also alle Punkte der unteren Kante weiter
bewegt als die der oberen Kante. Jede Rippenbewegung muß also die Kreiselung
der Rippe stärker (Hebung) oder schwächer (Senkung) machen.

Die Bänder der Rippenwirbelsäulen-Gelenke.

Die Bandmassen, welche die Rippenwirbelsäulengelenke schützen und die in
der Mechanik der Rippenbewegung eine wichtige Rolle spielen, werden anatomisch
in drei Gruppen eingeordnet: 1. Bänder des Rippenköpfchengelenkes,
2. Bänder des Rippenhalses und 3. Band des Rippenhöckergelenkes.

Die Bänder des Rippenköpfchengelenkes sind die Ligg. capituli
costae interarticull. und die Ligg. capituli costae radiatt. (Abb. 21 u. 23).
Die Interarticularia sind kurze starke Bänder, welche die Crista capituli des Rippenköpfchens mit der Zwischenwirbelscheibe verbinden, sie erlauben ein minimales
Hin- und Hergleiten des Köpfchens.

Die Ligg. radiata entspringen an den beiden Wirbelkörpern im Umkreis der
Foveae costales und an der Zwischenwirbelscheibe und setzen sich an den Rippenhals
dicht am Rippenköpfchen an. Wir unterscheiden an ihm einen oberen Teil, vom
oberen Wirbelkörper entspringend, einen mittleren Teil, von der Zwischenwirbelscheibe und einen unteren Teil, vom unteren Wirbelkörper. Die drei Teile sind bei
den einzelnen Rippengelenken verschieden entwickelt, mittlerer und unterer Teil
fehlen an dem ersten Rippengelenke, an dem 2. Rippengelenk sind oberer und
mittlerer Teil gut, der untere schwach ausgebildet, am 3. bis 7. Rippengelenk sind
alle drei Teile gut ausgebildet, am 8. bis 10. Rippengelenk sind oberer und mittlerer
Teil schwach, der untere gut ausgebildet.

Der obere Teil des Lig. radiatum kommt in Spannung, wenn die Rippe nach
abwärts, der untere Teil, wenn die Rippe nach aufwärts gedreht wird. Der mittlere
Teil kommt weder bei Abwärts- noch bei Aufwärtsdrehung in Spannung.

Die Bänder des Rippenhalses (Abb. 21, 22 u. 23) kommen von dem Querfortsatz des nächsthöher gelegenen und des gleichen Wirbels. Vom nächsthöher
gelegenen Querfortsatz kommen die Ligg. costo transversal. antt. (Abb. 21 u. 22)
und postt. (Abb. 22), beide befestigen sich an der Crista colli costae. Beide Ligg.
costo transversalia werden durch die Abwärtsdrehung der Rippe gespannt. Die
Bänder vom gleichen Querfortsatze sind die Ligg. colli costae sup. und inf. Das
Lig. colli costae sup. füllt den Zwischenraum zwischen Querfortsatz und Rippenhals
fast vollständig aus (Abb. 23). Es gerät in Spannung, wenn die Rippe gesenkt wird.
Das Lig. colli costae inf. (Abb. 21) kommt von der unteren Fläche des zugehörigen
Querfortsatzes und setzt sich an die vordere untere Kante des Rippenhalses fest.
Das Band wird durch die Aufwärtsdrehung der Rippe gespannt.

Das Band des Rippenhöckergelenkes (Lig. tuberculi costae) geht von der Spitze
des Querfortsatzes des zugehörigen Wirbels und befestigt sich am Rippenhöcker
(Abb. 22 u. 23). Es kommt in Spannung bei der Abwärtsdrehung der Rippe.

Ordnen wir die Bänder funktionell, so haben wir zu unterscheiden: 1. Bänder, welche bei der Senkung der Rippe gespannt werden und deswegen entspannt die Rippe heben, Hebebänder, 2. Bänder, welche bei Hebung der Rippe gespannt

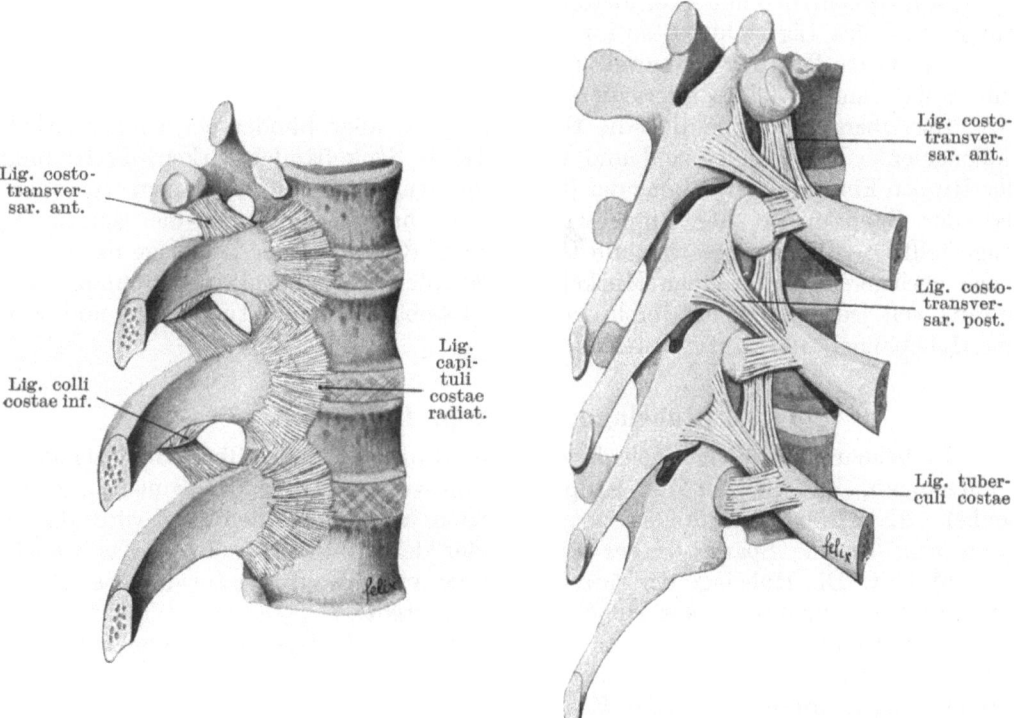

Abb. 21. Die Bänder der Rippenwirbelgelenke von rechts und vorn.
Abbildung unter Benützung einer Figur des SPALTEHOLZschen Atlas gezeichnet. Ligg. capituli costae radiata, Lig. costo-transversar. ant., Lig. colli costae inf.

Abb. 22. Die Bänder der Rippenwirbelgelenke von rechts und hinten.
Abbildung unter Benützung einer Figur des SPALTEHOLZschen Atlas gezeichnet. Ligg. costotransvers. antt. und postt., Lig. tuberculi costae.

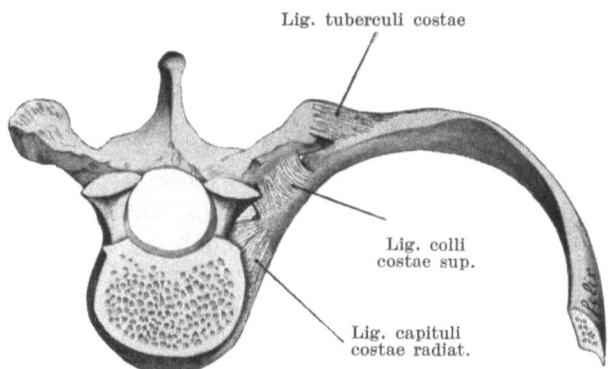

Abb. 23. Die Bänder der Rippenwirbelgelenke von oben.
Abbildung unter Benützung einer Figur des SPALTEHOLZschen Atlas gezeichnet. Lig. tuberculi costae, Lig. colli costae sup., Lig. capituli costae radiat.

werden und deswegen entspannt die Rippe senken, Senkebänder und 3. Bänder, welche weder durch Hebung noch durch Senkung der Rippe gespannt werden, neutrale Bänder.

Hebebänder sind fünf vorhanden, der obere Teil der Ligg. capituli costae radiat., das Lig. costo transvers. ant., das Lig. costo transvers. post., das Lig. colli costae sup. und das Lig. tuberculi costae.

Senkebänder sind zwei ausgebildet, der untere Teil des Lig. capituli costae radiat. und das Lig. colli costae inf.

Neutrale Bänder sind zwei zu unterscheiden, der mittlere Teil des Lig. capituli radiat. und das Lig. interarticul.

Die Übersicht ergibt, daß die Großzahl (fünf) aller Bänder der Rippenwirbelsäulengelenke Hebebänder sind und nur zwei als Senkebänder wirken, da Hebung der Rippen Einatmung, Senkung der Rippen Ausatmung bedeutet, können wir sagen, daß der Bandapparat der Rippenwirbelgelenke hauptsächlich für die Einatmung eingestellt ist. Demzufolge wird die Drehung der Rippe aus der Ruhelage nach oben einen geringeren Aufwand an Muskelkraft erfordern, als die aktive Drehung nach unten, weil jeder Atemzug durch die fünf Hebebänder unterstützt wird und weil die Hebebänder die kräftigeren sind.

13. Ruhelage der Rippe im Stehen.

In beiden Rippenwirbelgelenken ist die Rippe an ihren Bändern exzentrisch aufgehangen. Das Gewicht der Rippe wird ihr vorderes freies Ende nach abwärts senken, d. h. die Rippe in den Gelenken nach abwärts drehen und wird das so lange tun, bis die Spannung der Hebebänder dem Zug der Schwere das Gleichgewicht hält. Die Ruhelage der einzelnen Rippe wird also durch Gewicht der Rippe und durch die Spannung der Hebebänder hergestellt.

Eine Drehung der Rippe aus dieser Gleichgewichtslage nach oben wird eine geringere Kraft erfordern, weil sie von den Hebebändern unterstützt wird, eine Drehung nach unten wird mehr Kraft in Anspruch nehmen, weil der Widerstand der Hebebänder mit fortschreitender Senkung der Rippe wächst, ohne daß eine wesentliche Unterstützung durch die Elastizität der Senkebänder einträte. Die Hebebänder erleichtern die Einatmung, erschweren und beendigen die Ausatmung.

14. Die Bewegungsformen des Rippenbogens.

Der Rippenbogen ist zusammengesetzt aus den Wirbeln und der Zwischenwirbelscheibe des Rippenwirbelgelenkes, den beiden Rippenknochen, den beiden Rippenknorpeln und dem entsprechenden Brustbeinstück (Abb. 18).

Die Rippe ist schräg zur Wirbelsäule gestellt, jede Hebung derselben bedeutet mithin eine Vergrößerung des Abstandes ihres vorderen Endes von der Wirbelsäule. Diese Vergrößerung wird so lange zunehmen, bis die Rippe in die Ebene eingetreten ist, die durch rechten und linken Rippenhals gelegt wird, die Halsachsenebene. Ein Blick auf Abb. 15 zeigt, daß sie nichts mit einer Horizontalebene zu tun hat.

Überschreitet die Rippe bei weiterer Hebung die Halsachsenebene, so muß ihr Brustbeinende sich wieder der Wirbelsäule nähern.

Hebung der Rippe bis in die Halsachsenebene bedeutet Vergrößerung des Brustbein-Wirbelsäulenabstandes und damit Vergrößerung des Brustraumes, d. h. Einatmung. Das Maß der Vergrößerung des Brustkorbraumes ist abhängig: 1. von dem Grade der Schrägstellung der Rippe, d. h. von der Größe ihres Neigungswinkels, 2. von der Länge der Rippen und 3. von der Größe des Drehwinkels.

Bestimmen wir nach diesem Schema die Bewegung der einzelnen Rippe, so haben wir festzustellen, daß die Vergrößerung des Brustraumes von der 1. bis zur 12. Rippe zunimmt, weil die Schrägstellung der Rippe zunimmt, die Vergrößerung des Brustraumes nimmt von der 1. bis zur 7. oder 8. Rippe zu, weil diese Rippen länger werden, sie nimmt von der 8. oder 9. Rippe bis zur 12. Rippe ab, weil diese Rippen kürzer werden.

Abb. 15 zeigt die Stellung der Halsachsen der 10 oberen Brustwirbel. Die Halsachsenebene der 1. Rippe bildet einen ziemlich großen Winkel mit der Horizontalen, sie ist nicht mehr weit entfernt von dem Neigungswinkel der 1. Rippe, dessen Größe H. v. MEYER (73) für einen Einzelfall auf 48°35′ berechnet. Hier ist also die oben zuerst nur theoretisch erörterte Möglichkeit vorhanden, daß eine Aufwärtsdrehung diese Rippe sehr bald in die Halsachsenebene bringt und daß schon eine geringe Größe des Drehwinkels tatsächlich die Einatmungsbewegung der 1. Rippe in eine Ausatmungsbewegung umstellt. Wir schicken deshalb einer tieferen Einatmung unwillkürlich eine Aufrichtung der Wirbelsäule voraus, weil damit der Winkel zwischen Neigungsebene und Halsachsenebene vergrößert wird.

Bei allen übrigen Rippen ist die Möglichkeit, daß die Einatmung plötzlich in eine Ausatmung umschlägt, nur theoretisch vorhanden. So groß ist selbst bei stärkster Einatmung niemals der Drehwinkel, daß die aufsteigende Rippe die Halsachsenebene erreichen würde, geschweige denn durchliefe. Wenn ich die Möglichkeit hier trotzdem erwähne, so geschieht das im Gedenken an die Atmung Kyphoskoliotischer.

Stünde die Rippenhalsachse in einer Frontalebene, so würde das Brustbeinende der Rippe rein nach vorn und rein nach oben bewegt werden, es führte einen Hochstoß und einen Vorstoß aus. Stünde die Rippenhalsachse in einer sagittalen Ebene, so würde das Brustbeinende der Rippe rein nach oben und rein nach der Seite bewegt werden, es führte einen Hochstoß und einen Seitenstoß aus. Nun steht aber in Wirklichkeit die Rippenhalsachse niemals rein sagittal oder rein frontal, sondern an allen Rippen bildet sie einen frontalen Kreuzungswinkel, d. h. wir haben an jeder Rippe neben dem Hochstoß eine Seitenstoßkomponente und eine Vorstoßkomponente zu erwarten. Wäre der frontale Kreuzungswinkel gleich 45°, so würden Vorstoß- und Seitenstoßkomponente gleich groß sein, würde er kleiner als 45°, wäre die Vorstoßkomponente größer, würde er größer als 45°, wäre die Seitenstoßkomponente größer.

Damit ist festgestellt, daß die Form der Brustkorberweiterung abhängig ist von der Stellung der Rippenhalsachse, bzw. von der Größe des frontalen Kreuzungswinkels. Die nachfolgende Tabelle über sämtliche Kreuzungswinkel von 6 verschiedenen Individuen entnehme ich dem Werke R. FICKs (1911).

Tabelle 2. Frontale Kreuzungswirbel der 12 Rippen.

	TRENDELEN- BURG	MEISSNER	HENKE	R. FICK	VOLKMANN	LAN- DERER	Größter Unterschied
1. Rippe	10°	36°	42°30′	16°	9°	11°	32°30′
2. ,,	35°	56°	55°	35°	26°	—	30°
3. ,,	47°	64°	—	40°	27°30′	—	36°30′
4. ,,	52°	65°	—	40°	34°30′	—	30°30′
5. ,,	49°	66°	—	42°	36°	—	30°
6. ,,	47°30′	67°30′	—	42°	35°30′	34°	33°30′
7. ,,	46°40′	69°	—	46°	35°30′	—	33°30′
8. ,,	45°	70°30′	—	48°	46°	—	25°30′
9. ,,	43°	71°	—	50°	44°	—	28°
10. ,,	42°	72°	—	50°	46°	48°	30°
11. ,,	—	—	—	49°	—	40°	—
12. ,,	—	—	—	50°	—	35°	—

Ich habe die Tabelle so vollständig wiedergegeben, nicht aus besonderer Gewissenhaftigkeit, sondern weil die Ergebnisse von 6 zuverlässigen Beobachtern so auffallende Unterschiede zeigen. Diese Verschiedenartigkeit beruht nicht etwa auf der Minderwertigkeit der angewandten Methode, oder der geringeren Zuverlässigkeit des Untersuchers, sondern auf der tatsächlich vorhandenen individuellen Verschiedenheit in der Form der Brustwirbel. Wer sich die Mühe nimmt, an seinem Material die Tabelle nachzuprüfen, wird sofort über die ganz verschiedenen Messungsergebnisse erstaunt sein.

Was zunächst für alle Messungen mit Ausnahme der von Trendelenburg gilt, ist die stetige Zunahme der Größe des Kreuzungswinkels auf dem Wege vom 1. zum 10. Brustwirbel. Wir können, unbekümmert um die Winkelgröße im Einzelfalle, sagen, daß von der 1. bis zur 10. Rippe bei der Rippenhebung die sagittale Komponente, das ist der Vorstoß, ab- und die frontale Komponente, das ist der Seitenstoß, zunimmt.

In den oberen Rippenringen erfolgt die Erweiterung mehr in sagittaler, in den unteren Rippenringen in sagittaler und frontaler Richtung.

Weiter können wir aus der Tabelle 2 verschiedenen Typen der Rippenatmung herauslesen, einmal einen Typ, bei dem die Erweiterung des gesamten Brustkorbes hauptsächlich in sagittaler Richtung erfolgt (sagittale Brustkorbform), Messung Volkmann, Landerer und Fick (letzterer kein reiner Typ), und zweitens einen Typ, (Meissner), bei dem die sagittale Komponente schon im 1. Rippenring klein ist und schon im 2. und allen folgenden Rippenringen von der frontalen Komponente übertroffen wird (frontale Brustkorbform); die Atmung erfolgt hier hauptsächlich in frontaler Richtung.

Beide Atmungsformen prägen sich selbstverständlich in der Form des Brustumfanges aus. Ich verweise auf Abb. 24, in welcher der Umfang eines sagittalen und eines frontalen Typus nach Kuhn (1899) wiedergegeben sind. Der sagittale Typ zeigt das Verhältnis zwischen sagittalem und frontalem Durchmesser ungefähr wie 1:1, der frontale Typ dasselbe wie 2:3. Wir werden im Kapitel ,,Altersunterschiede am Brust-

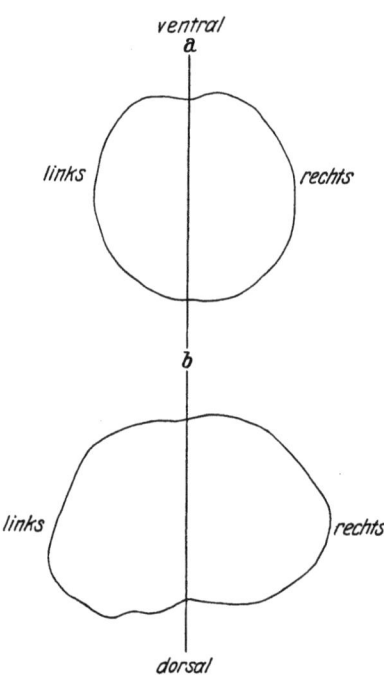

Abb. 24. Umrißzeichnung von Brust-Rümpfen bei sagittalem (a) und frontalem (b) Atmungstypus.

Die stärkere Ausbildung der rechten Seite ist bei beiden Typen zu sehen.

korb" hören, daß der sagittale Typ die Jugendform, der frontale die Form des erwachsenen Brustkorbes darstellt.

Beim weiblichen Geschlecht überwiegt sehr häufig der sagittale Typ, nicht aus einem besonderen Geschlechtsunterschied, sondern als Folge beengender Kleidung.

Auch der horizontale Kreuzungswinkel besitzt Einfluß auf die Rippenbewegung. In Abb. 25 soll die Linie a—b die Rippenhalsachse einer linken Rippe darstellen, die in einer Horizontalebene liegt und einen frontalen Kreuzungswinkel von 45° besitzt. Punkt a soll den Mittelpunkt des Rippenköpfchens, b der Mitte der Fac. articul. tuberculi costae entsprechen. Der Weg, den das Brustbeinende der Rippe beim Heben und Senken der Rippe zurücklegt, muß auf dem Umfange eines Kreises liegen (c—d), der senkrecht auf der Rippenhalsachse steht und als Halbmesser den Projektionsabstand des sternalen Rippenknochenendes von der Rippenhalsachse hat. Achse a—b und Kreis c—d, die ja nach dem oben Gesagten mit der Frontalebene einen Winkel von 45° bilden sollen, sind bei der Zeichnung auf eine Frontalebene projiziert worden. Es erscheint daher der Kreis c—d die ausgezogene Linie der Abbildung als Oval. Mc soll die Stellung des Halbmessers bei stärkster Einatmung, Md bei tiefster Ausatmung darstellen. Der vom Brustbeinende des Rippenknochens von tiefster Ausatmung bis höchste Einatmung zurückgelegte Weg ist in dem Bogen d—c gegeben.

Drehen wir jetzt die Rippenhalsachse aus der Stellung a—b in die Stellung a'—b', d. h. nehmen wir an, die Rippe besäße einen horizontalen Kreuzungswinkel von 45°, so wird mit ihr auch der Kreis c—d gedreht, und zwar so, daß seine untere Hälfte nach außen und seine obere nach innen wandert. Die Punkte c und d kämen in die Lage c'—d'. Auch der Kreis (punktierte Linie) c'—d' ist auf die Frontalebene projiziert, erscheint also in der Abbildung gleichfalls als Oval.

Das sind die nötigen Grundlagen, den Einfluß des horizontalen Kreuzungswinkels auf die Rippenbewegung zu studieren.

Das Auftreten des horizontalen Kreuzungswinkels hat nach der Figur eine doppelte Wirkung. Erstens wird durch ihn die ganze Rippe gehoben, man vergleiche die Lage Md und Md', Mc und Mc' und zweitens wird das Brustbeinende des Rippenknochens nach außen geschoben, man vergleiche die Lage von d und d' und die Lage von c und c'.

Drehen wir jetzt die Rippenhalsachse in der gegengesetzten Richtung, d. h. heben wir a und senken wir b, wie das tatsächlich bei den 6 unteren Rippen unserer Abb. 15 der Fall ist, so muß auch das Ergebnis für die Rippenstellung und Bewegung ein umgekehrtes sein, d. h. der Kreis, den das Brustbeinende des Rippenknochens bei der Drehung der Rippe um die Rippenhalsachse beschreibt, wird jetzt

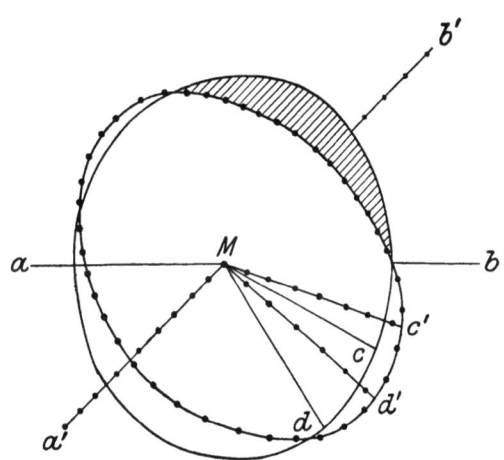

Abb. 25. Modellzeichnung zur Erklärung des Einflusses des horizontalen Kreuzungswinkels auf Stellung und Bewegung der Rippe.

Achse a b die Rippenhalsachse und der senkrecht auf ihr stehende Kreis d c, der Bewegungsbahn eines Rippenpunktes, stehen im Winkel von 45° zur Frontalebene und sind auf diese projiziert gezeichnet. Dann wurde die Rippenhalsachse a b in M um 45° in die Linie a'b' gedreht, mit ihr der Kreis d c in den Kreis d'c'. Achse und Kreis wurden wieder auf die Frontalebene projiziert.

so gedreht, daß seine untere Hälfte nach innen, seine obere nach außen wandert, das Brustbeinende des Rippenknochens wird gesenkt und medianwärts verschoben.

Ist der Rippenhöcker über die horizontale Ebene durch die Gelenkpfanne durch das Rippenköpfchen hinausgehoben, wie das bei Rippe 1 bis 6 nach Abb. 15 der Fall ist, so will ich von gehobener Rippenhalsachse, ist das Umgekehrte eingetreten, wie das für die Rippen 7 bis 10 der Abb. 15 zutrifft, so will ich von gesenkter Rippenhalsachse sprechen.

Wir können zusammenfassen: Der horizontale Kreuzungswinkel bei gehobener Rippenhalsachse hebt die Rippe und führt ihr Brustbeinende nach außen, läßt sie also gleichsam einen Hochstoß und einen Seitenstoß ausführen, bei gesenkter Rippenhalsachse senkt er die Rippe und führt ihr Brustbeinende nach abwärts und einwärts, läßt sie also gleichsam einen Tiefstoß und einen Innenstoß ausführen.

Die Nerven für die Art. capituli costae stammen aus dem vorderen Ast des neben ihr austretenden Spinalnerven. Die Nerven für die Art. tuberculi costae aus dem hinteren Ast. Arteriell gehören beide Gelenke zum Versorgungsgebiet der betreffenden Zwischenrippengefäße.

15. Die Bewegung der 11. und 12. Rippe.

11. und 12. Rippe haben nur die Art. capituli costae, da bei ihnen der Gelenk-kopf und die Gelenkpfanne Teilstücke von Kugelflächen darstellen, sollten diese beiden Rippen eine weit größere Beweglichkeit als die oberen besitzen, auf die auch ihr Name Costae fluctuantes anspielt. Das ist nicht der Fall. Wenn ihnen auch die zweite Wirbelsäulenverbindung fehlt, welche dem Kugelgelenk der Capituli costae nur die Scharniergelenksbewegung erlaubt, so fehlen ihnen doch nicht die Bänder, welche ihren Rippenhals an die zugehörigen Querfortsätze befestigen und damit für sie fast die gleiche Einschränkung der Beweglichkeit erzwingen wie das zweite Gelenk. Es erfolgt also auch bei 11. und 12. Rippe die Bewegung nur um eine Achse, deren einer Endpunkt (der Art. tuberculi costae entsprechend) aller-dings durch die Nur-Bandverbindung etwas verschiebbar ist.

16. Die Rippenknochen-Knorpel-Verbindung.
(Synarthroses costo-costales.)

Das Brustbeinende des Rippenknochens bildet eine Schachtel mit schmalem, dünnen, senkrecht gestellten Schachtelrand und ovalem ebenen Schachtelboden, in welche wie in eine Pfanne der Rippenknorpel eingesetzt ist. Der Boden kann von einer dünnen Corticalisschicht oder direkt von der Spongiosa des Knochens gebildet werden.

Die Beinhaut des Knochens geht ohne Unterbrechung, über die Verbindung hinweg, in die Knorpelhaut über. Der Übergang von Knochen und Knorpel liegt jederseits annähernd auf einer Geraden, die am Übergang des 2. Rippenknochens in seinen Knorpel beginnt und steil ab- und lateralwärts verläuft.

Der Übergang von Knorpel in Knochen macht sich auch durch die Farbe be-merkbar, der Knochen ist gelblich-weiß, der Knorpel grau-rötlich. Die Verbindung zwischen Knochen und Knorpel ist eine außerordentlich feste, wenigstens trifft man sie bei Brüchen verkalkter Rippenknorpel, die ganz in ihrer Nähe sitzen, in vollkommen normalem Zustand an.

Trotz der Festigkeit der Knochen-Knorpel-Verbindung, kann der Winkel, den Knochen und Knorpel miteinander bilden (Knochen-Knorpel-Winkel), abgeflacht werden. Die Bewegung liegt dabei aber lediglich im Knorpel, nicht in der Knochen-Knorpel-Verbindung.

17. Die Zwischenknorpel-Verbindungen.
(Iuncturae costo-costales interchondrales.)

Zwischenknorpelverbindungen kommen regelmäßig am Brustkorb vor, sie sind gelenkartige Verbindungen zwischen benachbarten Knorpeln unter Aufhebung des Zwischenrippenraumes.

Der obere Knorpel sendet einen längeren Fortsatz nach abwärts, der mit einem ihm entgegenkommenden kürzeren Fortsatz des unteren Knorpels in einer Aus-dehnung von 2 und mehr Zentimetern zusammentrifft (Abb. 20). Eine eigentliche Gelenkkapsel wird nicht gebildet, das Perichondrium des einen Knorpels geht über die Spalte hinweg in das Perichondrium des anderen Knorpels über. Es sind deswegen die Zwischenknorpelverbindungen keine echten Gelenke. Der Spalt läuft parallel den Rändern des Zwischenrippenraumes.

Ihre Bedeutung besteht in der Sicherung des Lagenverhältnisses der ver-bundenen Knorpel zueinander. Sie kommen deshalb immer nur zwischen den längsten Rippenknorpeln vor, zwischen 4. und 5. Knorpel sind sie sehr selten, zwischen dem

5. und 6. in der Hälfte der Fälle, zwischen 6. und 7. und zwischen 7. und 8. Rippenknorpel fast regelmäßig, zwischen 8. und 9. Rippe in einem Viertel der Fälle vorhanden (H. FREY, 1918).

Auffallend ist die Ungleichheit ihres Vorkommens rechts und links. In der
Hälfte der Fälle stehen die Verbindungen gleich hoch, in der anderen Hälfte stehen die
linken Verbindungen einen Zwischenrippenraum tiefer als die rechten (H. FREY, 1928).
Ob die Tatsache durch die Lage von Herz und Leber erklärt werden kann, die in
ihrem Bereiche Stütze der Brustwand sein können, das Herz (links) mehr der oberen,
die Leber (rechts) mehr der unteren Knorpel ist nicht sicher festgestellt, aber wahrscheinlich.

Die Lage der Art. interchondrales bestimmt man mit einiger Sicherheit, wenn
man vom vorderen Ende des 10. Rippenknorpels eine Gerade gegen die 3. Rippengrube des Brustbeins zieht.

Bei Stellungsänderung der Rippenknorpel sollen sich nach R. FICK (1911)
auch die Zwischenknorpelgelenke verschieben, und zwar soll sich der obere Knorpel
lateral und abwärts, der untere medial und aufwärts bewegen.

18. Die Bänder der Knorpelknickungswinkel.

Der nächste Abschnitt wird die wichtige Rolle des Knorpelknickungswinkels
bei der Atmung klarlegen, er wird durch eigene, aber nicht regelmäßig vorkommende
Bänder geschützt.

Bekanntlich füllt der M. intercostalis ext. den Zwischenrippenraum nicht
vollständig aus, er erreicht wohl seinen Wirbelsäulenanfang, hört aber schon im
Bereiche der Rippenknochen auf. Seine Fortsetzung bis zum Brustbein übernehmen
die Ligg. intercostalia ext. (früher Lig. coruscans), Sehnenbündel, die in gleicher
Richtung wie die Muskelbündel des Intercostal. ext. verlaufen. Im Bereiche des
Knorpelknickungswinkels finden sich zwischen diesen Sehnenbündeln die Knorpelknickungsbänder häufig als auffallend starke, elastische, sehnige Züge entwickelt.
Sie ziehen von einem Schenkel des Winkels quer zum anderen herüber und füllen
den Scheitel des Winkels vollständig aus. Diese elastischen Bänder werden die
Wirkung haben, die beiden Schenkel des Knorpelknickungswinkels einander zu nähern,
also den Winkel zu verkleinern. Verkleinerung des Winkels bedeutet aber Senkung
des Rippenbogens, die Knorpelknickungsbänder begünstigen also die Ausatmung.

19. Die Rippenbrustbeinverbindungen.   (Iuncturae sternocostales.)

Die Rippenbrustbeinverbindung wird durch die Rippenknorpel vermittelt.

Die Verbindung der 1. Rippe mit dem Brustbein ist eine Synchondrosis. Sie
erfolgt durch den außergewöhnlich starken 1. Rippenknorpel; sein Querschnitt ist
dreieckig, obere und untere Kante wie bei den übrigen Knorpeln, die dritte Kante
springt brusthöhlenwärts vor. In spätem Lebensalter kann nach ANTHONY (1906)
bei 60jährigen in einem Drittel der Fälle mitten im Knorpel ein Gelenkspalt auftreten; das Auftreten desselben ist vielleicht durch verstärktes Atmen veranlaßt,
das die Unnachgiebigkeit des alternden Knorpels überwinden muß und den Knorpel
gleichsam zerbricht.

In seltenen Fällen besteht auch zwischen 1. Rippenknorpel und Brustbein
eine Gelenkverbindung.

Die übrigen Rippen (3—7) verbinden sich mit dem Brustbein durch eine Art
von Gelenk. Ich sage „Art von Gelenk", weil zwischen Rippenknorpel und Brustbein
wohl ein Spaltraum vorhanden ist, die Knorpelhaut wohl ohne Grenze in die Beinhaut
des Brustbeines übergeht, weil dagegen eine echte Gelenkkapsel fehlt.

Die Knorpel 1—3 laufen horizontal gegen das Brustbein, alle übrigen treten in schiefer Richtung (Rippenansatz-Winkel) von unten lateral an dasselbe heran.

Die Verbindung aller 7 Rippenknorpel mit dem Brustbein wird auf der Außen- und Innenseite durch die Ligg. sternocostal. radiat. antt. und postt. geschützt. Jedes einzelne Band geht vom Rippenknorpel radienförmig ausstrahlend auf das Brustbein über. Die Ausstrahlung greift so weit, daß die Bänder der gleichen und die der gegenüberliegenden Seite eine einheitliche Bandmasse, die Membrana sterni ant. und post. bilden. In die Membrana sterni ant. strahlen noch die Ursprungsehnen der Sternocleidomastoidei, der Pectorales und der Recti abdom. ein und verleihen ihr eine große Widerstandsfähigkeit. Die Membrana sterni post. ist mehr selbständig, sie besteht, außer der Ausstrahlung der schwächer entwickelten hinteren Strahlenbänder, aus zwei selbständigen Längstreifen, die links und rechts von der Mittellinie sich als Fortsetzung der Halsfascien in Begleitung der unteren Zungenbeinmuskeln über den Brustbeinkörper erstrecken.

Die Brustbeinmembranen sind sehr stark, sie können bei Querbrüchen des Brustbeines der zerreißenden Gewalt widerstehen und eine Verschiebung der Fragmente verhindern. Eine Übereinanderschiebung der beiden Brustbeinfragmente, d. h. eine Zerreißung der Membranae sterni, erlaubt einen Rückschluß auf die Stärke der Gewalteinwirkung.

Die Membranen können ferner dem Druck eines Aortenaneurysmas standhalten, das den Knochen zum Verschwinden bringt.

Die Verbindung zwischen 2. bis 7. Rippenknorpel mit dem Brustbein ist eine lockere und erlaubt an den unteren Knorpeln eine Verschiebung bis zur physiologischen Subluxation, das ist nicht ganz unerwartet, da bei sehr langen Brustkörben, mit steil ansteigenden unteren Brustkorbrändern die Rippen-Brustbeinverbindungen vom Seitenrand des Brustbeins auf seine Vorderfläche verschoben werden, und sogar eine Art von Gelenkbildung mit den Knorpeln der anderen Seite eingehen können.

8. bis 10. Rippenknorpel sind mittelbar an das Brustbein angeschlossen, indem sie sich jeweilen an den nächsthöher gelegenen Knorpel anschließen und mit ihm durch sehr straffes Bindegewebe verbunden sind, meist so, daß die Knorpelspitze selbst freibleibt. Das verbindende Bindegewebe gestattet eine Verschiebung der ganzen Rippe lateralwärts.

Auf dem Rand der Incisura jugularis, ihn gleichsam halswärts fortsetzend, ist das Lig. interclaviculare aufgesetzt, das sich zwischen den beiden Brustbeinenden der Schlüsselbeine ausspannt. Der freie Rand dieses Bandes kann den Knochenrand um mehrere Millimeter überragen.

Die Arterien und Nerven der Rippenbrustbeinverbindungen kommen aus den entsprechenden Zwischenrippenstämmen.

20. Bedeutung der Rippenknorpel für die Rippenbewegung.

Durch die Befestigung der beiden Rippen gleicher Ordnungszahl rechts und links an das Brustbein wird der Rippenring gebildet (Abb. 18). Jeder Rippenring stellt ein Ganzes dar, dessen Zusammenhang unter normalen Verhältnissen in keiner Stellung und bei keiner Bewegung gelöst werden kann. Was wir aber bei der Bewegung der Rippe im Rippenwirbelsäulengelenk kennen gelernt haben, scheint geradezu auf eine Lösung der Teile voneinander hinzudrängen. Wie soll der geschlossene Ring den Seitenstoß fertig bringen, ohne seine Teile voneinander zu lösen, den Seitenstoß, der von der 1. zur 10. Rippe größer und größer wird? Er kann diese Aufgabe nur dann lösen, wenn einer seiner Teile nachgibt, und das ist der Rippenknorpel. An die intakte Beschaffenheit des Rippenknorpels ist also die Rippenatmung gebunden.

Die zur Ausführung des Seitenstoßes nötige Verlängerung des Rippenknorpels wird auf zwei Wegen erreicht. Einmal kann der Knorpel gedehnt und zweitens kann der Knorpelknickungswinkel abgeflacht werden.

Die Längsdehnung des Knorpels ist eine beschränkte, sie ist direkt abhängig von der Länge des Rippenknorpels. Bei dem kleinen Wert des Seitenstoßes in den oberen Rippenringen kann sie allein trotz der Kürze der zugehörigen Knorpel den Ausgleich bewirken; die oberen Rippenringe besitzen deshalb große Knickungswinkel, die nur ganz wenig abgeflacht werden können.

In den unteren Rippenringen mit ihrer wachsenden Größe des Seitenstoßes genügt die Dehnung des Knorpels nicht mehr. Hier kommt als zweiter Ausgleich die Abflachung des Knickungswinkels hinzu, deshalb haben die Rippenringe 5 bis 7 kleine Knickungswinkel, deren Abflachung eine beträchtliche Verlängerung des Knorpels ergibt.

In den Rippenringen 8—10 ändert sich die mechanische Bedingung für die Ausführung des Seitenstoßes wieder, sie sind zwar nicht an das Brustbein befestigt, wohl aber je an die obere Rippe. Die seitliche Ausweitung der oberen Rippen kommt also zur Verlängerung der eigenen Knorpel der 8., 9. und 10. Rippe hinzu. Trotzdem die Knorpelknickungswinkel dieser 3 Rippen größer sind, also weniger abgeflacht werden können, führen diese Rippenringe deswegen doch einen größeren Seitenstoß aus als alle oberen.

Ich gebe in Tabelle 3 die genaueren Zahlen für die Größe der Knickungswinkel nach LANDERER (1881).

Tabelle 3 über die Größe der einzelnen Knochen-Knorpel- und Knorpel-Knickungswinkel in Ausatmungstellung.

1. Rippe	163°	4. Rippe	116°	7. Rippe	101°
2. „	154°	5. „	106°	8. „	107°
3. „	144°	6. „	97°	9. „	117°

Die Verlängerung des Rippenknorpels durch die Längsdehnung und die Abflachung des Knorpelknickungswinkels genügt aber nicht, um den Seitenstoß des Rippenknochens vollständig auszugleichen, den er losgelöst aus dem Rippenring ausführen könnte. Der Rippenknochen ist deshalb bei seinen Bewegungen im unversehrten Rippenring einem Zug des Brustbeins ausgesetzt und dieser Zug geht bis an das Rippenwirbelgelenk.

Der Rippenknochen ist elastisch und wird diesem Zuge durch stärkere Krümmung seines Körpers der Fläche nach folgen, er kommt also bei jeder Einatmung aus seiner elastischen Gleichgewichtslage heraus und müßte bei Aufhebung des Zuges wieder in sie zurückfedern.

Wenn also eine Fraktur oder eine Operation eine vollständige Kontinuitätsunterbrechung in der knöchernen Rippe setzt, so wird das proximale Stück (gegen die Wirbelsäule zu) aus dem Rippenring ausgeschaltet und kann in die Elastizitäts-Gleichgewichtslage nach außen zurückfedern.

Die Elastizität des Rippenknochens wirkt als Einatmung.

Auch eine stärkere Krümmung des Rippenknochens kompensiert den brustbeinwärts gerichteten Zug noch nicht, der Zug kommt also bis an die Rippenwirbelgelenke heran und veranlaßt eine Wackelbewegung. Die Rippe kann mit ihrem Höcker etwas aus der Gelenkpfanne des Querfortsatzes herausgehoben und das Rippenköpfchen aus der Pfanne am Körper etwas nach vorwärts geschoben werden.

Die Probe auf die Federung der Rippenknochen kann man bei jeder Sektion machen. Nimmt man Brustbein samt Rippenknorpel heraus, so weichen die Rippenknochenenden so weit auseinander, daß man diese Bewegung ohne Messung sofort feststellen kann.

Auch am Lebenden kann man bei einer vorhandenen totalen Brustbeinspalte den Zug nach außen feststellen. BRAUNE (1889) beobachtete, daß bei einem Knaben in jeder Einatmungsphase die Brustbeinspalte auseinandergezogen wurde, und zwar nur in ihrem unteren Teil, als Zeichen dafür, wie stark die unteren Rippen bei der Einatmung am Brustbein nach außen ziehen.

21. Einfluß des Brustbeins auf die Bewegung der mit ihm verbundenen Rippenbogen und umgedreht.

Das Brustbein wird bei der Einatmung fast parallel zu seiner Ruhestellung gehoben (Tabelle 5, S. 50). Von den 7 Rippenbogen, die sich am Brustbein ansetzen, sind 6 mit dem Brustbeinkörper verbunden. Die Starrheit des letzteren und die parallele Verschiebung des Brustbeins haben zur Voraussetzung, daß der Vorstoß der 2. bis 6. Rippe auf das Brustbein ein gleich großer sein muß.

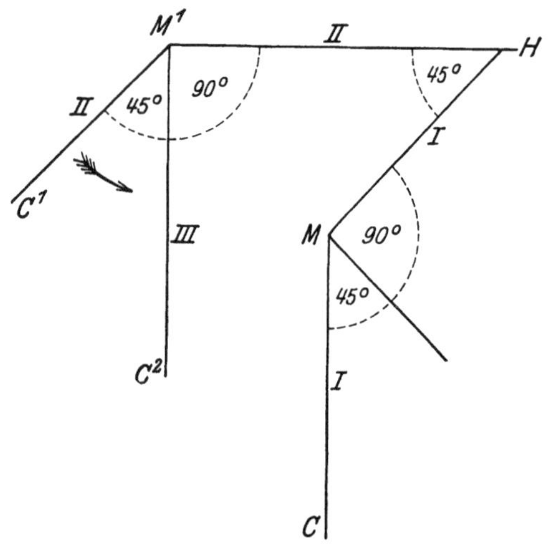

Der Vorstoß des 1. Rippenbogens auf die Brustbeinhandhabe betrug in einem Einzelfalle 8 mm, der Vorstoß der übrigen 6 Rippenbogen auf den Brustbeinkörper schwankte in dem gleichen Fall zwischen 14 und 16 mm. Die Handhabe wird also weniger weit vorgestoßen als der Körper, das muß zu einer Verkleinerung des Angulus sternalis, d. h. zu seinem schärferen Vorspringen führen. ROTHSCHILD (1899) bestimmte beim Mann in tiefster Ausatmung den Wert des Winkels mit 170° und bei höchster Einatmung mit 156°, der Unterschied zwischen beiden Stellungen betrug also 14°; die entsprechenden Zahlen beim Weib waren 171, 159 und 12°.

Der Ausgleich durch die Verkleinerung des Angulus sternalis genügt aber nicht, um den starken Vorstoß des 2. bis 7. Rippenbogens vollständig auszugleichen, es kommt noch zu einer besonderen Verschiebung dieser Knorpel am Brustbein, die zu erklären ich etwas weiter ausholen muß.

Abb. 26. Schema zur Klarlegung der Rippenkreiselung infolge der Bewegung des Brustbeins im Brustkorb als Ganzem.
(Aus R. FICK: Handbuch der Anatomie und Mechanik der Gelenke. Bd. 3.)

In Abb. 26, die ich dem Werke R. FICKs (1911) entnehme, sind die Verhältnisse zwischen 1. Rippenbogen und Brustbein, einer in die Augen springenden Darstellung zuliebe, ganz willkürlich wieder gegeben. Die Linie H—M stellt den Rippenbogen dar, MC den Seitenrand des Brustbeines. HM ist in tiefster Ausatmungstellung gedacht und bildet mit MC einen Winkel von 135° (90 + 45°). Wird jetzt der Rippenbogen durch die Einatmung um 45° gehoben, so kommt er in die Stellung II und bildet die Linie HM_1. Ändert das Brustbein seine Stellung nicht, so käme es auch in die Stellung II und bildete die Linie $M_1 C_1$. Wir haben aber oben festgestellt, daß das Brustbein bei dem Vorstoß der Rippenbogen fast parallel seiner Ausatmungstellung I verschoben wird. Um diese Parallelstellung des Brustbeins in der Einatmung mit der Ausatmungstellung zu erreichen, müssen wir das Brustbein aus seiner Stellung II um 45° dorsalwärts in die Stellung III $M_1 C_2$ zurückdrehen.

Jede Hebung des Brustbeins wäre also theoretisch mit einer Rückwärtsdrehung desselben verbunden; die Drehung erfolgte dabei um eine Achse, die durch die Mitte der beiden ersten Rippengruben des Brustbeins geht. Da ein Gelenk zwischen

Brustbein und 1. Rippenbogen nicht besteht, muß die Rückwärtsdrehung des Brustbeins zu einer Kreiselung des 1. Rippenknorpels führen.

Nun wird in Wirklichkeit nicht das Brustbein erst gehoben und dann wieder gesenkt, das Brustbein bewegt sich während der ganzen Einatmungsphase parallel zur Ruhestellung, die Kreiselung des Knorpels dagegen tritt sofort ein und ermöglicht die Parallelverschiebung.

Die wirkliche Kreiselungsrichtung muß natürlich entgegengesetzt zu der theoretisch konstruierten Rückwärtsdrehung des Brustbeins erfolgen, also so, daß der obere Rand des Rippenknorpels lungenwärts, der untere Rand hautwärts gedreht wird.

Trotz Ausnützung der ganzen Knorpellänge für die Kreiselung kommt es noch zu einer Kreiselung des Rippenknochens, natürlich im gleichen Sinne.

Die theoretisch konstruierte Rückwärtsdrehung des Brustbeins und ihr Ersatz durch die Kreiselung des Knorpels muß sich selbstverständlich auch auf die anderen Rippenbogen, 2 bis 6, ausdehnen, und zwar um so stärker, je weiter sie von der Achse durch die beiden 1. Rippengruben, die ja die Drehachse für die Brustbeinbewegung darstellt, entfernt sind. Da die 2. bis 6. Rippenbogen durch Gelenke mit dem Brustbein verbunden sind, so kommt es zunächst zu einer Kreiselung innerhalb der Gelenke, dann der Knorpel und endlich auch der Knochen.

Die Kreiselung ist an den untersten beiden Rippenbogen (6. und 7.) am stärksten und sie ist es, die den Anstoß zu einer Subluxation der Knorpel in diesen Gelenken geben kann.

Die Rippen sind zur Zeit der Geburt noch nicht voll entwickelt, sie sind vor allen Dingen nachgiebiger. Diese durch die Einatmung bedingte Kreiselung muß deshalb die Form der wachsenden Rippe beeinflussen und so führt der Einfluß der Atmung in der Tat die dauernde Kreiselung des Rippenkörpers herbei, wie wir sie oben als Krümmung um die Achse im Kapitel „Rippe" beschrieben haben.

22. Gegenseitige Abhängigkeit von Hochstoß, Vorstoß und Seitenstoß voneinander.

Wir haben solange getrennt von Hochstoß, Vorstoß und Seitenstoß gesprochen, daß hier noch einmal betont werden muß, daß diese drei Bewegungen Teile sind einer einzigen Bewegung, der Drehbewegung der Rippe um die Rippenhalsachse. Wird ein Teil ausgeschaltet, so sind mit ihm zwangsläufig auch die beiden anderen ausgeschaltet; ist, um das am häufigsten vorkommende Beispiel zu benutzen, ein Rippenknorpel total verkalkt, so kann er weder gedehnt noch sein Knickungswinkel ausgeglichen werden. Der Seitenstoß ist damit unmöglich, mit ihm aber gleichzeitig Hochstoß und Vorstoß, die Rippenatmung ist ausgeschaltet.

Die totale Verkalkung des Rippenknorpels erfolgt nicht über Nacht, die Atmung wird bei Teilverkalkung noch weiterlaufen, aber mit fortwährend zunehmender Verkalkung wird sie das Hindernis immer schwerer überwinden und wenn ihre Kraft erschöpft ist, wird der Rippenring gewöhnlich in maximaler Einatmungstellung erstarrt sein. Wir haben also in dem Maße und dem zeitlichen Ablauf der Abflachung des Knorpelknickungswinkels die Möglichkeit, die Geschwindigkeit des Verkalkungsprozesses zu bestimmen.

23. Zusammenfassung über Stellung und Bewegungsform des Rippenringes.

Ein jeder Rippenring steht in schiefer Stellung zur Wirbelsäule, seine Neigung ist die Folge seines Gewichtes und seiner exzentrischen Befestigung an seinem einen Ende. Die Ruhelage des Rippenringes wird erreicht, wenn Gewicht und Spannungswiderstand seiner Hebebänder im Gleichgewicht sind. Sie wird auch mitbedingt, durch die Leere oder Fülle des Bauchraumes, weil ein voller Bauchraum ein mögliches Herabsinken der Rippenbogen verhindern kann.

Die Bewegung des Rippenbogens erfolgt nur um eine Achse, der Rippenhalsachse, sie besteht in einer Drehung der Rippe nach aufwärts oder nach abwärts. Die Rippenhalsachse ist so gestellt, daß jede Bewegung um dieselbe sich in drei Komponenten zerlegen läßt, Hochstoß oder Tiefstoß, Vorstoß oder Rückstoß, Seitenstoß oder Innenstoß.

Der Seitenstoß ist nur möglich, wenn im Rippenring eine bewegliche Strecke eingeschaltet ist, die durch ihre Verlängerung die seitliche Abweichung der Rippe ermöglicht. Diese Strecke ist durch den Rippenknorpel gegeben, seine Verlängerung erfolgt durch Dehnung oder durch Abflachung seines Knorpelknickungswinkels. Je länger der Rippenknorpel ist, je kleiner der Knorpelknickungswinkel ist, um so größer kann der Seitenstoß sein.

Der Vorstoß sämtlicher Rippenbogen überträgt sich auf das Brustbein. Der Vorstoß durch die 7 Rippenbogen ist verschieden groß. Da 2. bis 7. Rippenbogen mit dem starren Brustbeinkörper verbunden sind, muß ihr verschieden großer Vorstoß durch eine neue Bewegung ausgeglichen werden. Diese neue Bewegung besteht in einer Kreiselung der Rippenbögen innerhalb der Rippenbrustbein-Gelenke, in einer Kreiselung der Rippenknorpel und in einer Kreiselung der Rippenknochen. Zu dieser Kreiselung im Gebiet des 2. bis 7. Rippenbogens kommt hinzu eine Verkleinerung des Angulus sternalis, die seinen Scheitel stärker hervortreten läßt und kommt hinzu eine Kreiselung auch im 1. Rippenknorpel und im 1. Rippenknochen.

Die Stelle des größten Hochstoßes, Vorstoßes und Seitenstoßes findet sich in der Gegend der Knorpelknickungswinkel.

Das ganze Rippensystem ist in elastischer Spannung. Die Hebebänder der Rippenwirbelgelenke sind in Spannung, sie wirkt einatmend. Die Knorpel sind in Spannung sowohl was ihre Längsdehnung, ihre Kreiselung, als die Spannung der Bänder ihres Knickungswinkels anbetrifft. Die Kreiselung wirkt einatmend, die Längsdehnung und die Spannung der Knickungsbänder wirken ausatmend. Der Knochen ist in Spannung, die Spannung wirkt einatmend.

Entfernt der Chirurg ein Stück aus dem Rippenring, so werden seine Reste aus ihrer Einspannung im Ringe befreit und können sich in der Richtung ihres Elastizitätszuges bewegen, der Rippenrest an der Wirbelsäule wird gehoben (Hebebänder), etwas nach außen geführt (Knochenelastizität) und im Sinne des Uhrzeigers gekreiselt (Kreiselungselastizität). Der Rippenrest am Brustbein wird nicht gehoben (keine Hebebänder), etwas nach einwärts gekreiselt (Kreiselungspannung des Rippenknorpels), sein Schnittende wird aufwärts und medianwärts verschoben.

24. Der Aufbau des Brustkorbes aus den Rippenringen.

Die Stellung des einzelnen Rippenbogens wird durch seine Gleichgewichtslage bestimmt, die aus dem Zuge seines Gewichtes und aus dem Spannungswiderstand seiner Hebebänder hervorgeht.

An dem 1. Rippenring ist durch Brustbein und die Zwischenrippenmuskulatur der 2., an diesem wieder der 3. usw. befestigt. Jeder nachfolgende Rippenring wird also seinem höheren Genossen eine Gewichtszulage bringen, ihn tiefer senken und seine Hebebänder noch mehr spannen.

Der 1. Rippenring wird somit zum Träger aller übrigen und man versteht jetzt den gedrungenen plumpen Bau seines Knochens, die Verdickung seines Knorpels, die in seiner prismatischen Form zum Ausdruck gelangt und endlich das Fehlen des Gelenkspaltes. Es ist an ihm alles beseitigt worden, was seine Festigkeit schädigen könnte, ohne doch seine Beweglichkeit aufzuheben.

An den Ringen zieht aber nicht nur ihr Eigengewicht, sondern als weitere Gewichtszulage das Gewicht der Brust- und Baucheingeweide.

LANDERER (1881) hat das Maß der Senkung des 1. Rippenringes durch die nachfolgenden Ringe dadurch bestimmt, daß er die Zwischenrippenräume ausräumte und stufenweise zwischen den Rippenansätzen das Brustbein von unten nach oben quer durchsägte. Er befreit damit den oberen Rippenring von dem Zug der unteren und konnte bestimmen, 1. um wie viel bei dieser Entlastung der obere Rippenring unter Einfluß seiner Hebebänder emporstieg und 2. wie viele Gramme Gewicht nötig waren, um den emporgestiegenen Rippenring auf seine Ausgangstellung wieder herabzudrücken. Seine Ergebnisse sind in Tabelle 4 vereinigt.

Tabelle 4.

Ordnungszahl der Rippe	Bewegung nach aufwärts | nach vorwärts in Millimetern		Größe des Gewichtes in Grammen, das den Ring in die Ausgangstellung zurückdrückt
1	10	4	850
2	12	9	750
3	8	5	120
4	3,5	2	70
5	2	2	70
6	—	1	—

Aus der Tabelle ist zu entnehmen, daß es hauptsächlich die beiden ersten Rippenringe sind, welche als Träger des ganzen Brustkorbes tätig sind, sie übernehmen von der Gesamtlast in der Höhe von 1860 g, welche die 6 oberen Rippenringe zu tragen haben, 1600 g.

Die Ruhelage des Gesamtbrustkorbes im Stehen ist das Produkt aus der nach aufwärts gerichteten Federkraft der 5 oberen Rippenringe und des nach abwärts ziehenden Gewichtes des Brustkorbes und seiner Weichteile.

25. Die Bewegungsform des Gesamtbrustkorbes.

In der Tabelle 5 sind die Bewegungsformen von jeweilen vier Punkten eines Rippenringes für alle 12 Rippen zusammengestellt, sie gibt so eine Übersicht über die Bewegung des Gesamtbrustkorbes.

Die ersten Punkte (Reihe 1) der einzelnen Rippenringe sind bestimmt durch den Schnittpunkt der Medianebene mit der Verbindungslinie zwischen den Mitten der einander entsprechenden rechten und linken Rippengruben. Alle Punkte der Reihe 1 können nur Hoch- und Vorstoß ausführen.

Die Punkte 2 (Reihe 2) sind bestimmt durch die Schnittpunkte einer Sagittalebene durch die Spitze der 10. Rippe mit der vorderen Hälfte der Rippen. Sämtliche zweiten Punkte liegen ungefähr auf einer Linie in der Mitte zwischen Mamillar- und Parasternallinie.

Die Punkte 3 (Reihe 3) sind bestimmt durch die Schnittpunkte einer Sagittalebene durch die Spitze der 11. Rippe mit den Rippen. Sämtliche Punkte 3 kommen ungefähr auf die vordere Axillarlinie zu liegen.

Die Punkte 4 (Reihe 4) sind bestimmt durch die Schnittpunkte der Scapularlinie mit den Rippen.

Wir besprechen nacheinander, wie Hochstoß, Vorstoß und Seitenstoß vom Gesamtbrustkorb ausgeführt werden.

Tabelle 5. Bewegungsgröße von 4 Punkten jedes Rippenringes bei künstlicher Einatmung an der Leiche nach LANDERER (1881).

Ein Punkt der Mitte der	1. Punkt entsprechend der Mitte des Brustbeines geht		2. Punkt auf einer Sagittalen durch die Spitze der 10. Rippe geht			3. Punkt auf einer Sagittalen durch die Spitze der 11. Rippe geht			4. Punkt in der Scapularlinie geht		
	nach oben mm	nach vorn mm	nach oben mm	nach vorn mm	nach außen mm	nach oben mm	nach vorn mm	nach außen mm	nach oben mm	nach vorn mm	nach außen mm
1. Rippe	21,0	8,0	25,0	15,0	10,0	21,0	16,0	7,0	6,0	4,0	2,0
2. ,,	21,0	14,0	29,0	13,0	14,0	29,0	24,0	8,0	14,0	11,0	3,5
3. ,,	19,0	15,0	31,0	15,0	17,0	36,0	21,0	8,5	15,0	5,0	3,0
4. ,,	18,0	16,0	35,0	9,0	18,0	32,0	15,0	11,5	14,0	3,0	3,0
5. ,,	19,0	16,5	32,0	5,5	14,5	26,0	6,0	12,5	10,5	1,0	3,5
6. ,,	18,0	16,0	31,0	2,5	15,5	22,0	2,0	14,0	8,0	1,0 n. rückwärts	4,0
7. ,,	16,0	12,0	31,0	1,0 n. rückwärts	16,0	18,0	— n. rückwärts	15,0	6,5	2,0	5,0
8. ,,	—	—	30,0	2,0	20,7	17,5	2,0	16,5	6,0	1,5	7,0
9. ,,	—	—	27,0	4,5	22,0	14,0	2,0	18,0	5,0	1,5	7,0
10. ,,	—	—	24,0	8,0	20,0	7,0	1,0	23,0	3,0	—	10,0
11. ,,	—	—	—	—	—	6,0	1,0	17,5	1,0	—	12,0
12. ,,	—	—	—	—	—	—	2	—	—	—	6,0
	1	2	1	2	3	1		3	1	2	3
	Reihe I		Reihe II			Reihe III			Reihe IV		

Hochstoß.

Die Punkte der Reihe 1 liegen alle auf dem Brustbein, sie müssen alle den gleichen Hochstoß haben. Die geringe Abnahme des Hochstoßes im Bereiche der unteren Rippenringe findet ihre Erklärung in der Verkleinerung des Angulus sternalis, d. h. in der Abbiegung des Brustbeinkörpers gegen die Handhabe. Der Hochstoß in der zweiten Reihe zwischen Mamillar- und Parasternallinie ist am größten. Ihre Punkte entsprechen in der Lage ungefähr der Knochenknorpelgrenze. Der Hochstoß nimmt bis in die Höhe des 4. Rippenringes zu und dann allmählich gleichmäßig wieder ab, so daß der Hochstoß in der Höhe der 10. Rippe ungefähr gleich groß ist, wie der in der Höhe der 1. Rippe.

Der Hochstoß in der dritten Reihe (vordere Axillarlinie) ist im Gebiet der 1. Rippe kleiner als in der zweiten Reihe. Gegen die 2. und 3. Rippe nimmt er gewaltig zu, um dann, von der 4. Rippe angefangen, allmählich und gleichmäßig abzunehmen.

Der Hochstoß in der 4. Reihe zeigt eine auffallende Größenabnahme für die 4. Punkte aller Rippen gegenüber den drei ersten Reihen. Das hängt mit der Kürze ihrer Leitstrahlen (Radii vectores) zusammen. Auch hier eine auffallende Zunahme vom 1. bis zum 3. Rippenring, dann wieder eine allmähliche und gleichmäßige Abnahme.

Der Hochstoß im ganzen Brustkorb ist am größten im Bereiche des 3. und 4. Rippenringes und in diesen wieder am größten in der Mitte zwischen Mamillar- und Parasternallinie und in der vorderen Axillarlinie.

Vorstoß.

Der Vorstoß ist im Gebiet des Brustbeins im 1. Rippenring auffallend klein, er beträgt ungefähr die Hälfte des Vorstoßes der übrigen Punkte. Der gleichgroße Vorstoß der Punkte 3 bis 6 zeigt die parallele Verschiebung des Brustbeinkörpers an. Die Abnahme des Vorstoßes im 7. Rippenring ist zu erklären durch seine Einlenkung an der Synchondrosis sternoxiphoides und durch die elastische Krümmung des Brustbeines nach hinten durch das Zwerchfell.

In der Reihe 2 ist der Vorstoß in den drei ersten Rippenringen ungefähr gleich, vom 4. Rippenring ab findet aber eine plötzliche und auffallende Abnahme statt, die im Bereiche der 8. bis 10. Rippenringe sogar zum Rückstoß wird. Die Abnahme des Vorstoßes vom 4. Rippenring an ist durch die Zunahme des frontalen Kreuzungswinkels (s. S. 39/40) zu erklären, welche die Vorstoßkomponente verkleinert, die Seitenstoßkomponente vergrößert.

Die Umkehrung des Vorstoßes in einen Rückstoß beim 8. bis 10. Rippenring ist nicht aufgeklärt.

Der Vorstoß ist in der Reihe 3 größer als in der Reihe 2, er nimmt auch hier bis zum 3. Rippenringe zu und vom 4. Rippenring ganz auffallend und noch stärker als in der Reihe 2 ab. Auch hier ist im Gebiet der 8. bis 11. Rippenringe seine Umwandlung in einen Rückstoß hervorzuheben.

In der 4. Reihe nimmt der Vorstoß vom 1. zum 2. Rippenring auffallend zu, um dann vom 3. Rippenring an wieder abzunehmen.

Der Vorstoß ist am stärksten im Bereich der ersten 3 Rippenringe und hier wieder im Bereich der vorderen Axillarlinie.

Seitenstoß.

Der Seitenstoß kann nur in den Reihen 2 bis 4 vorhanden sein. In der Reihe 2, Mamillarlinie bis Parasternallinie, nimmt er fast gleichmäßig vom 1. bis zum 10. Rippenringe zu. Die Stelle des größten Seitenstoßes liegt im 9. Rippenring.

In Reihe 3 (vordere Axillarlinie) ist der Seitenstoß in den oberen Rippen kleiner wie in Reihe 2, nimmt aber in den folgenden Rippenringen bedeutend zu, erreicht im 9. Ring die Größe der Reihe 2 und ist hier am größten. Der Seitenstoß in der Scapularlinie ist bedeutend kleiner wie in Reihe 3 und 2 und erreicht im 10. Rippenring seine größte Ausdehnung.

Der Seitenstoß ist also im 9. und 10. Rippenring am größten und dort zwischen vorderer Axillarlinie und Parasternallinie.

Daß der Seitenstoß in der Gegend des Knorpelknickungswinkels am größten ist (Reihe 2 und 3), ist aus der Form und Befestigung des Rippenringes abzuleiten. Der Rippenbogen ist hinten an der Wirbelsäule, vorn am Brustbein befestigt, er besteht aus dem langen hinteren Schenkel, Rippenknochen plus absteigendes Knorpelstück und dem kurzen vorderen Schenkel, aufsteigendes Knorpelstück; beide Schenkel treffen sich im Knorpelknickungswinkel. Die Hebung des hinteren Schenkels treibt den Winkel nach vorn und außen, die Hebung des vorderen Schenkels nach außen und etwas nach hinten, arbeiten beide Schenkel gleichzeitig, treiben sie den Winkel nach außen und etwas nach vorn.

Innerhalb aller drei Reihen werden die Punkte der oberen Rippenringe viel weniger weit nach außen gestoßen als die Punkte der unteren Rippen. Die oben theoretisch festgestellte Tatsache, daß die Seitenstoßkomponente von oben nach unten stets zunimmt, findet in der Tabelle 5 ihren zahlenmäßigen Ausdruck.

Der gewaltige Unterschied zwischen der Größe des Vorstoßes und der des Seitenstoßes in den unteren Rippen ist mit auf die Tatsache zurückzuführen, daß der frontale Durchmesser des Rippenringes um so viel größer ist als sein sagittaler, daß also die frontale Komponente nicht bloß zunimmt, sondern auch mit dem größeren Hebelarm arbeitet.

Die Größe des Seitenstoßes der Punkte der Reihe 2 ist ein annähernd richtiges Maß für die Verlängerung der Rippenknorpel durch ihre Dehnung und durch die Abflachung ihres Knorpelknickungswinkels.

Die Zahlen der Tabelle 5 lehren endlich, daß die Haupterweiterung des Brustkorbes in seiner unteren Hälfte eintreten muß. Die Erweiterung der unteren Hälfte wird noch dadurch vergrößert, daß Vorstoß und Seitenstoß eine Anspannung des Zwerchfells herbeiführen, die zu seiner Abflachung und damit zur Senkung seiner Kuppen führt.

26. Orientierung und Messungen am Brustkorb.

Die Bestimmung der Lage eines Punktes am Brustkorb wird durch Quer- und Längslinien erreicht. Die Querlinien sind in den oberen und unteren Rändern der einzelnen Rippenringe gegeben, die Längslinien werden künstlich gezogen (Abb. 27, 28 u. 29).

Die Linea mediana anterior geht durch die Mitte des Brustbeins.

Die Linea sternalis wird als Senkrechte über den Seitenrand des Brustbeins gezogen.

Die Linea mamillaris bildet die Senkrechte durch die Mitte der Brustwarze, sie trifft das Schlüsselbein in seiner Mitte, den Brustkorbrand am unteren Rand der 10. Rippe. Beim Weib, dessen Brustwarze einen nicht benutzbaren Meßpunkt darstellt, zieht man statt der Mamillarlinie besser eine Senkrechte von der Mitte des Schlüsselbeins nach abwärts.

Die Linea parasternalis verläuft als Senkrechte in der Mitte zwischen Mamillar- und Sternallinie.

Die Lineae axillares liegen an der Seitenwand des Brustkorbes. Die vordere Axillarlinie beginnt an der Stelle, wo der M. pectoralis die vordere Achselfalte abhebt, die hintere an der hinteren Achselfalte, die mittlere hält die Mitte zwischen beiden ein. Beim Ziehen der Linien läßt man am besten den Arm bis zur Horizontalen nach vorwärts heben, weil bei dieser Stellung die Achselfalten sich am deutlichsten ausprägen.

Wenn von einer Axillarlinie schlechthin gesprochen wird, sollte das immer die mittlere Axillarlinie sein.

Die Linea scapularis geht bei ruhig herabhängendem Arm durch den unteren Winkel des Schulterblattes.

Die Linea mediana dorsalis entspricht ungefähr der Linie der Dornfortsätze.

Die Linea sterno-xiphoides (KEITH, 1903) ist die Schnittfläche einer horizontalen Ebene durch die Synchondrosis sterno-xiphoides mit der Rumpfwand. Die Linie ist deswegen von praktischem Wert, weil sie gerade zwischen die beiden Tangentenebenen an die Zwerchfellkuppen zu liegen kommt; sie ist dadurch auch im Röntgenbild ziehbar.

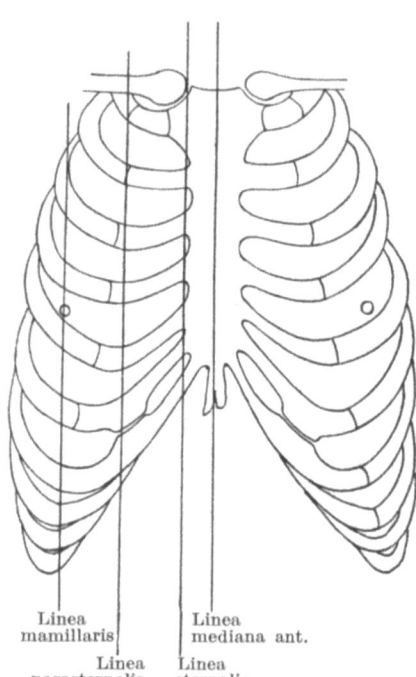

Abb. 27. Orientierungslinien am Brustkorb von vorn.

Linea mediana ant. in der Mitte des Brustbeins, Linea sternalis entlang dem Seitenrand des Brustbeins, Linea mamillaris durch die Brustwarze, Linea parasternalis in der Mitte zwischen Lineae sternal. und mamill.

Topographisch wertvoll sind Lagebeziehungen einzelner Teile des Brustkorbskeletes zueinander und zu benachbarten Skeletmarken.

Dornfortsatzspitzen und Wirbelkörper.

Aus dem Gipsformenskelet H. VIRCHOWs berechnet R. FICK (1911) folgende Beziehungen zwischen Dornfortsätzen und Wirbelkörper, die in der Tabelle 6 zusammengefaßt sind.

Tabelle 6.

Die Mitte der Dornspitze des	entspricht einer Horizontalebene durch
7. Halswirbels	Zwischenwirbelscheibe 7/1
1. Brustwirbels	2. Brustwirbelkörper
2. „	3. „
3. „	4. „
4. „	5. „
5. „	7. „
6. „	8. „
7. „	9. „
8. „	10. „
9. „	Zwischenwirbelscheibe 10/11
10. „	den unteren Teil des 11. Brustwirbelkörpers
11. „	12. Brustwirbelkörper
12. „	Zwischenwirbelscheibe 12/1.

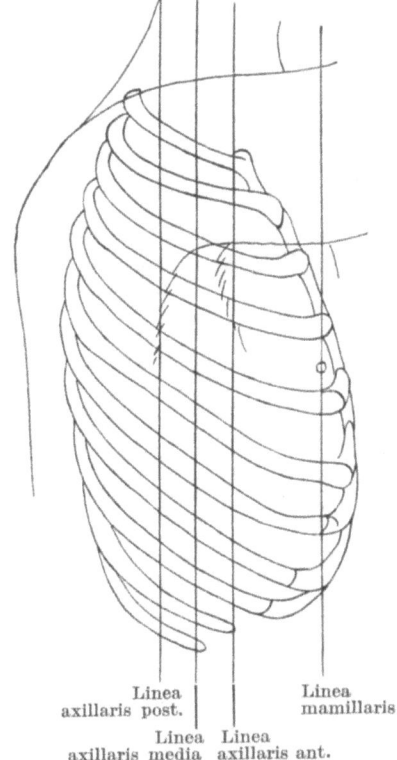

Abb. 28. Orientierungslinien am Brustkorb von der Seite.

Linea axillaris ant. an der Basis der vorderen Achselhöhlenfalte, Linea axillaris post. an der Basis der hinteren Achselhöhlenfalte, Linea axillaris media in der Mitte zwischen beiden.

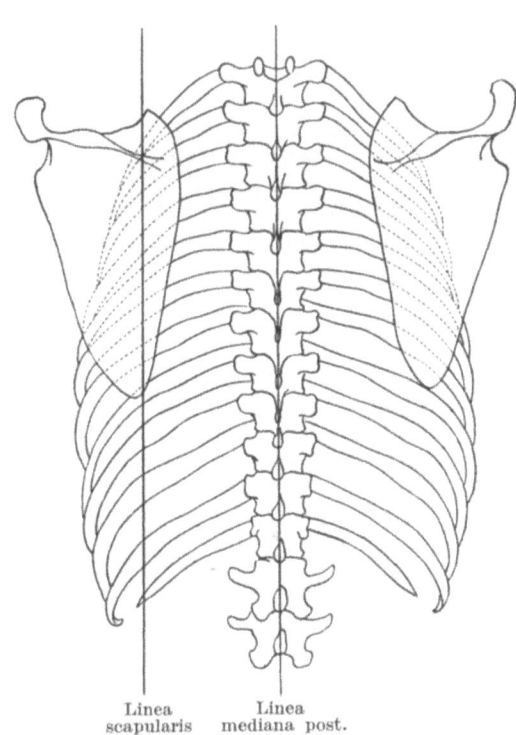

Abb. 29. Orientierungslinien am Brustkorb von hinten.

Linea scapularis durch den unteren Winkel des Schulterblattes, Linea mediana post. entlang den Processus spinosi.

Brustbein und Wirbel.

Eine Ebene durch den oberen Brustbeinrand trifft bei normalbrüstigen Menschen die Zwischenwirbelscheibe zwischen dem 2. und 3. Brustwirbel und weiter den Dornfortsatz des 3. Brustwirbels. Die Beziehungen zwischen Brustbein und Wirbelsäule wechseln mit der Brust-Rumpfform. Der asthenische Brustkorb wird den oberen Brustbeinrand tiefer, der emphysematische Brustkorb ihn höher stellen.

Eine Ebene durch die Synchondrosis sterno-xiphoides trifft das vordere Knochen-ende der 5. Rippe, die Mitte der 7. Rippe in der Axillarlinie, die Zwischenwirbelscheibe zwischen 9. und 10. Brustwirbel und endlich den 8. Dornfortsatz.

Das fast immer leicht fühlbare vordere Ende der 11. Rippe liegt in der Höhe des oberen Randes des 3. Lendenwirbels oder in der Höhe der Zwischenwirbelscheibe zwischen 2. und 3. Lendenwirbel.

Vorderes Rippenknorpelende und hinterer Rippenknochenanfang bzw. Wirbel.

Nach MERKEL (1899) trifft eine Horizontalebene durch die vorderen Enden der Rippenbogen folgende Rippen und Wirbel, s. Tabelle 7.

Tabelle 7.

Ebene durch das vordere Ende	trifft hinten
1. Rippe	4. Rippe
2. „	6. „
3. „	7. „
5. „	9. „
6. „	9. Brustwirbel
7. „	10. „

Rippen und Dornfortsätze.

Nach Angaben J. v. GERLACHs (1891) bestehen folgende Lagebeziehungen zwischen Rippen und Dornfortsätzen, ich habe sie in Tabelle 8 zusammengestellt.

Tabelle 8.

Die Rippe liegt	in der Mamillarlinie in der Höhe des Dornfortsatzes	in der Axillarlinie
2. Rippe	des 5. Brustwirbels	des 4. Brustwirbels
3. „	6. „	5. „
4. „	7. „	6. „
5. „	9. „	8. „
6. „	10. „	9. „
7. „	11. „	10. „
8. „	1. Lendenwirbels	12. „
9. „	2. „	1. Lendenwirbels
10. „	2./3. „	2. „

Die Brustwarze des Mannes liegt gewöhnlich im 4. Zwischenrippenraum und kann auf die 4. oder auf die 5. Rippe verschoben sein.

Die untere Spitze des Schulterblattes ist kein sicherer Meßpunkt, sie kann bei ruhig herabhängendem Arm zwischen 6. Zwischenrippenraum und der 8. Rippe zu liegen kommen.

Die Messungen an Brust und Rumpf werden als Brustumfang, Längen-messung, Tiefenmessung und Breitenmessung vorgenommen.

Der Brustumfang.

Der Brustumfang wird bei herabhängenden Armen in drei verschiedenen Ebenen gemessen, im höchsten Punkt der Achselhöhle (Achselhöhlenebene), in Brust-warzenhöhe (Brustwarzenebene) und in der Synchondrosis sterno-xiphoides, d. h. am unteren Rande des Brustbeinkörpers (Sternalebene).

Bei Frauen messe man oberhalb der Brustdrüse entsprechend dem Ansatz der 4. Rippe an das Brustbein, weil hier die Brustwarze keine bestimmte Lage hat.

Mit dem Brustumfang bestimmt man gleichzeitig den Tiefendurchmesser (Diameter sternovertebralis) und den Breitendurchmesser (Diameter costalis).

Erlauben örtliche Verhältnisse und mangelnde Zeit nur die Abnahme eines Maßes, so wähle man die Brustwarzenebene.

Die Zahlen sind nur dann brauchbar und zu einem Vergleich verschiedener Individuen untereinander und dem Vergleich der zeitlich verschiedener Messungen an demselben Individuum anwendbar, wenn sie immer in derselben sorgfältigen Weise, in der gleichen Ebene und in der gleichen Atemphase genommen werden. Das Bandmaß muß genau horizontal liegen und muß mit dem Anthropometer MARTINs und in Verbindung mit dem Stangenzirkel genommen werden. Ohne die genaue Kontrolle durch den Anthropometer haben die Zahlen nur einen ganz geringen Wert. Die Atemphase, in welcher gemessen werden soll, ist die Atempause (die Normalstellung der Anthropologen). Auch die Meßpunkte für die Abnahme der Durchmesser müssen mit dem Anthropometer festgestellt werden, wenn sie wissenschaftlichen Wert haben sollen.

Brustumfang und Durchmesser hat MERKEL (1899) in der folgenden Tabelle 9 zusammengestellt.

Tabelle 9. Tabelle der Brustmessungen nach MERKEL (1899).

Zahl der Unter-such.	Alter im Mittel	Ge-schlecht	Brustumfang			Diameter sternovertebralis			Diameter costalis		
			oben	mitten	unten	oben	mitten	unten	oben	mitten	unten
50	9,94	gemischt	59,00	58,80	58,40	11,9	14,24	14,3	18,4	19,1	19,0
50	11,12	gemischt	63,00	61,75	60,02	12,32	15,12	15,04	18,37	19,62	19,62
50	12,5	gemischt	60,40	59,60	57,90	12,5	14,15	14,5	18,2	19,3	18,6
50	12,97	gemischt	61,70	60,70	60,30	11,72	14,25	14,8	18,3	19,37	18,9
50	14,37	gemischt	61,05	60,37	59,50	11,75	14,18	14,68	18,43	19,62	19,25
50	24,8	♀	81,90	81,00	78,00	15,6	18,5	18,9	23,6	24,8	24,9
50	24,64	♂	89,52	86,64	81 88	16 58	19,23	19,23	25,82	26,17	25,82
50	63	gemischt	78,30	77,20	78,40	16,2	19,03	19,5	24,1	24,8	24,03
25	82,20	gemischt	74,50	78,50	76,30	16,4	17,87	19,20	19,5	23,2	24,05
10	86,50	gemischt	79,50	82,00	84,20	17,2	19,5	19,2	24,5	19,5	19,2

Entsprechend der Kegelform des Brustrumpfes nimmt der Brustumfang von der oberen zur unteren Meßebene fortwährend ab; nur im Alter (über 60 Jahre der Tabelle) findet sich eine beinahe regelmäßige Zunahme. Ich komme bei Besprechung der Geschlechts- und Altersunterschiede auf diese Tatsache zurück.

Die Werte für die Diametra sternovertebralia (die Tiefendurchmesser) sind für obere und untere Meßebene ziemlich weit voneinander entfernt. Aus der MERKEL-schen Tabelle berechnet man bis und mit dem 63. Lebensjahr einen Durchschnitts-Unterschied von 2,8 mm zugunsten des oberen Durchmessers.

Die Werte für die Diametra costalia (die Breitendurchmesser) liegen dagegen nahe beieinander. Aus der Tabelle bis zum 25. Altersjahre berechnet sich eine Zunahme des unteren Durchmessers von 0,7 cm.

Alle Brustkörbe nehmen also im Tiefendurchmesser von oben nach unten ab, im Breitendurchmesser um ein Geringes zu. Berechnet man für die 50 erwachsenen Männer und die 50 erwachsenen Frauen, die prozentuale Größe des Tiefendurchmessers zum Breitendurchmesser und setzt man den Breitendurchmesser gleich 100, so erhält man für die Tiefendurchmesser der 3 Maßebenen beim Weib 66,1, 74,6 und 75,9, beim Mann 64,3, 73,3 und 74,4. Die Abnahme des Brustumfanges von 89,52 in der oberen Meßebene auf 81,88 in der unteren Meßebene beim Manne und von 81,90 auf 78,0 beim Weib beruht also in erster Linie auf der verhältnismäßigen Abnahme des Querdurchmessers.

BERLINER (1921) bezeichnet als proportionellen Umfang des Brustkorbes sein proportionales Verhältnis zur Körperlänge. Setzt er die Körperlänge gleich 100, findet er für ·den proportionellen Umfang einen Mittelwert, der zwischen 50 und 55 schwankt. Alle Individuen, deren proportioneller Umfang zwischen beide Zahlen fällt, bezeichnet er als normalbrüstig, alle Individuen, deren proportioneller Umfang unter 50 liegt, als engbrüstig, und alle Individuen, bei denen er über 55 liegt, als weitbrüstig.

Derselbe Forscher bestimmt nach der üblichen anthropologischen Meßmethode die Brust-Rumpflänge aus einer Senkrechten von der Mitte des Schlüsselbeins bis zu ihrem Schnittpunkt mit der 10. Rippe. Er berechnet die proportionelle Brust-korblänge aus ihrem Verhältnis zur Rumpflänge, gemessen in der Linie incisura jugularis bis symphysis, setzt er die Rumpflänge gleich 100, findet er als Durch-schnittswert der proportionellen Brustkorblänge einen Mittelwert von 62,9, bei einer Variationsbreite zwischen 55,2 und 75.

Bei einem Vergleich der proportionellen Brustkorblänge mit den absoluten Körperverhältnissen der einzelnen Individuen, zeigte sich, daß ihre niederen Werte den gut- und mittelentwickelten, die höheren Werte den schlecht entwickelten Individuen entsprachen.

Der Vergleich zwischen den Zahlen des proportionellen Brustumfanges und der proportionellen Brustkorblänge und die aus ihm gewonnene Einschätzung der Brust-körbe verschiedener Individuen haben erst nach Abschluß der Entwicklung ihre Geltung, denn die Entwicklung läuft nicht gleichmäßig, in bestimmten Jahren kann sich der Brustumfang schneller und stärker entwickeln als die Körperlänge. Außerdem erreicht die Entwicklung der Körperlänge früher ihr Höchstmaß, als die Entwicklung des Brustumfanges.

27. Einfluß des Alters auf den Brustkorb.

Der Neugeborene hat einen kurzen, tiefen und breiten Brustkorb. Sein Brust-umfang ist nahezu kreisförmig, sagittaler und frontaler Durchmesser verhalten sich wie 10 : 11 (Abb. 30). Die Rippenringe des Neugeborenen verlaufen fast horizontal, auch der erste. Infolgedessen sind ihre Knickungswinkel nicht ausgebildet, nur die untersten 4 zeigen einen solchen. Die Artt. costo-costales inter-chondreae sind auffallend breit. Der Angulus infrasternalis (epigastricus) schwankt um 150°.

Das Brustbein des Neugeborenen ist plump, höhergestellt und infolge des starken Vorstoßes der unteren Rippen schräger gestellt als beim Erwachsenen.

Das Herz liegt breit der linken Brustkorb-hälfte an und bewirkt eine Asymmetrie ihres unteren Abschnittes (Abb. 30).

Die Ursache für die Sonderform des Neu-geborenen-Brustkorbes liegt in der unverhältnis-mäßigen starken Entwicklung der Bauchorgane. Die mächtig entwickelte Leber drängt die untere Brustkorböffnung auseinander und bringt da-durch die Rippenringe in ein Übermaß von Einatmungstellung.

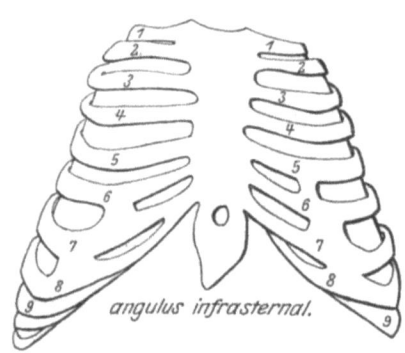

Abb. 30. Brustkorb eines Neugeborenen.

Der Brustkorb ist herauspräpariert, sein Inhalt (nicht gezeichnet) wurde un-verändert gelassen. Die Horizontalstellung der Rippen und der große Angulus in-frasternalis (epigastricus) sind charak-teristisch für den Brustkorb des Neu-geborenen.

Die kyphotische Krümmung der Brustwirbelsäule ist beim Neugeborenen geringer als bei dem Erwachsenen, das dadurch bewirkte Mehr an Länge kommt aber gegen die Verkürzung durch die Horizontalstellung der Rippenringe nicht auf.

Der kindliche Brustkorb ist durch die Stellung seiner Rippenringe zur Rippen-atmung, sei es obere, sei es untere, ungeeignet.

Der Brustkorb und mit ihm die Hüftbreiten wachsen bis zum 50. Lebensjahr, während das übrige Skelet am Ende der Pubertät (Mädchen 16., Knaben 18. Lebensjahr, Züricher Verhältnisse) seine Entwicklung abgeschlossen hat. Das Wachstum erfolgt fortgesetzt, man kann aber Perioden stärkeren Wachstums unterscheiden. Eine erste Periode liegt im 1. Lebensjahr, eine zweite in der Pubertätszeit (12. bis 16. beim Mädchen, 14. bis 18. bei Knaben).

Das Nachpubertätswachstum, das für den Brustkorb charakteristisch ist, erfolgt an der Knochenknorpelgrenze, betrifft aber nur seinen sagittalen und frontalen (diesen hauptsächlich), nicht seinen Längs-Durchmesser. Das Breiterwerden ausgewachsener Leute ist ja eine Entwicklung, die jeder Laie schon festgestellt hat. Das Breiterwerden drückt sich in dem Verhältnis sagittal zu frontal aus, bei juvenilen Formen 1:1, beim Erwachsenen 2:3. Bei den sagittal atmenden Brustkorbtypen kann das Verhältnis 1:1 erhalten bleiben. Das Nachpubertätswachstum findet sich aber nicht bei allen Individuen, kurzwüchsige Männer (155—160 cm Körperlänge) werden sehr breit, langwüchsige Männer (174—190 cm) bleiben häufig schmaler (BERLINER, 1921).

Während also engbrüstige kleine oder mittellange Menschen die Hoffnung hegen können, im späteren Alter die normale Brustkorbform zu erreichen, ist diese Aussicht für die engbrüstigen langen Menschen eine beschränkte.

Bei alten Leuten nehmen Elastizität und Muskeltonus ab, die Kyphosis der Brustwirbelsäule wird stärker und gleichzeitig nimmt auch die Höhe der Zwischenwirbelscheibe ab (H. FREY, 1928), die Rippenringe werden nicht mehr durch die Hebebänder gehalten und sinken ab. Infolgedessen erscheint der Brustkorb alter Leute, trotz der zunehmenden Kyphosis, länger, das erklärt sich aus der Schrägstellung der oberen Brustwirbel, die zu einer starken Senkung der obersten Rippenringe führen muß. Zu dieser Senkung tritt dann die zweite hinzu, die durch Nachlassen der Hebebänder entsteht.

Mit den Rippenringen sinkt das Brustbein herab, wird weniger schräg gestellt und erscheint so verlängert. Der Angulus infrasternalis (epigastricus) nimmt ab und die Brustkorbränder werden steiler und verlängern dadurch die Seitenwände des Brustkorbes.

Die Senkung der Rippenringe kann so stark werden, daß auch der 4. und 3. Rippenring einen deutlichen Knickungswinkel bekommen.

Die Verkalkung und eventuelle Verknöcherung der Rippenknorpel ist keine Alterserscheinung, sie kann nach WENCKEBACH (1918) schon vor dem 20. Lebensjahr auftreten.

28. Einfluß des Geschlechts auf die Brustkorbform.

Gut entwickelte Muskulatur und geringe Fettpolsterung lassen den männlichen Brust-Rumpf hart und kantig erscheinen, die schwache Muskulatur und die gute Fettpolsterung machen den weiblichen Brust-Rumpf weicher und runder, dazu kommt noch die Brustdrüse.

Der männliche Brustkorb hat in allen Meßebenen einen weiteren Brustumfang als der weibliche. WINTRICH (1854) gibt folgende Mittelwerte:

	Männer	Frauen
Achselhöhlenebene	89,52	81,90
Brustwarzenebene	86,64	81,00
Sternalebene	81,88	78,00

Die Zahlen zeigen einwandfrei, daß der Brustkorb des Weibes absolut kleiner ist als der des Mannes. Da die Größe des Brustkorbes die Größe der Lunge und diese wieder das Atembedürfnis bestimmt, werden im gleichen Arbeitsraum mehr Frauen als Männer untergebracht werden können bei denselben hygienischen Bedingungen.

Die Unterschiede zwischen den beiden Geschlechtern gehen bis in die Einzelheiten. Vergleichen wir in den 3 Ebenen die sagittalen Durchmesser, so erhalten wir:

	Männer	Frauen
Achselhöhlenebene	16,58	15,6
Brustwarzenebene	19,23	18,5
Sternalebene	19,23	18,9

Die Unterschiede sind viel geringer, als nach der Verschiedenheit der Brustumfänge zu erwarten wäre.

Vergleichen wir ebenso die frontalen Durchmesser

	Männer	Frauen
Achselhöhlenebene	25,82	23,6
Brustwarzenebene	26,17	24,8
Sternalebene	25,82	24,9

so haben wir in der Achselhöhlenebene einen Unterschied zwischen den sagittalen Durchmessern der Geschlechter von 0,98 cm, zwischen den frontalen Durchmessern von 2,2 cm, in der Brustwarzenebene zwischen den sagittalen 0,73 cm, zwischen den frontalen 1,37 cm und endlich in der Brustbeinebene sagittal 0,33 cm, frontal 0,92 cm. Man sieht, daß der größere Brustumfang des Mannes hauptsächlich auf seinem größeren Frontaldurchmesser beruht.

Der größere Frontaldurchmesser beeinflußt die Länge des Schlüsselbeins und die Stellung des Schulterblattes. Beim Mann steht das letztere in frontaler Ebene, beim Weib im Winkel bis zu 45° zu derselben. Die Breitschultrigkeit des Mannes und die schmäleren Schultern des Weibes beruhen mit auf der Form der beiderseitigen Brustkörbe.

Beim Weib wird die Schmalschultrigkeit noch dadurch hervorgehoben, daß man sie unwillkürlich mit der Hüftbreite vergleicht, dem einzigen Maß, das bei dem Weib absolut größer ist wie beim Mann.

Auch in der Entwicklung des Brustkorbes ergeben sich Geschlechtsunterschiede. Verfolgt man in der Abb. 31 die einfach gestrichelten Linien (dick ♂ und dünn ♀), die die Kurve für den wachsenden Brustumfang darstellt, so sieht man, wie bis zum 11. Lebensjahre die Linien nebeneinander ziemlich gleichmäßig verlaufen, die dünne Linie (Mädchen) rechts, die dicke Linie (Knaben) links. In Worten übersetzt heißt das, in dieser Zeitspanne ist der Brustumfang der betreffenden Altersklassen der Knaben stets größer als der der Mädchen.

Mit dem 12. Lebensjahr tritt bei den Mädchen das Pubertätswachstum ein, ihre dünne Linie überkreuzt jetzt die dicke der Knaben und kommt nach links zu liegen, d. h. in Worte übersetzt, vom 12. bis zum 16. Lebensjahr ist der Brustumfang der Mädchen absolut größer wie der der Knaben.

Das Pubertätswachstum der Knaben tritt mit dem 14. Lebensjahr ein und dauert bis zum 18., beginnt aber erst mit dem 17. Lebensjahre, d. h. nach Abschluß der weiblichen Pubertätsentwicklung, seinen Einfluß auf die Linien geltend zu machen. Es überkreuzt jetzt die Linie der Knaben die der Mädchen und kommt wieder links zu liegen.

Das Nachpubertätswachstum kommt in dem Überklettern der einfach gestrichelten Linie über die ausgezogenen Linien, welche die halben Körperlängen der Geschlechter darstellen, zum Ausdruck. Das Überklettern beginnt bei den Mädchen im 15., bei den Knaben im 18. Lebensjahr.

Aus dem Vergleich der ausgezogenen Linien (halbe Körperlängen) und den gestrichelten und punktierten Linien (Rumpflängen), ergibt sich, daß die Rumpflängen vom 18. Lebensjahre ab kaum mehr zunehmen, der wachsende Brustumfang

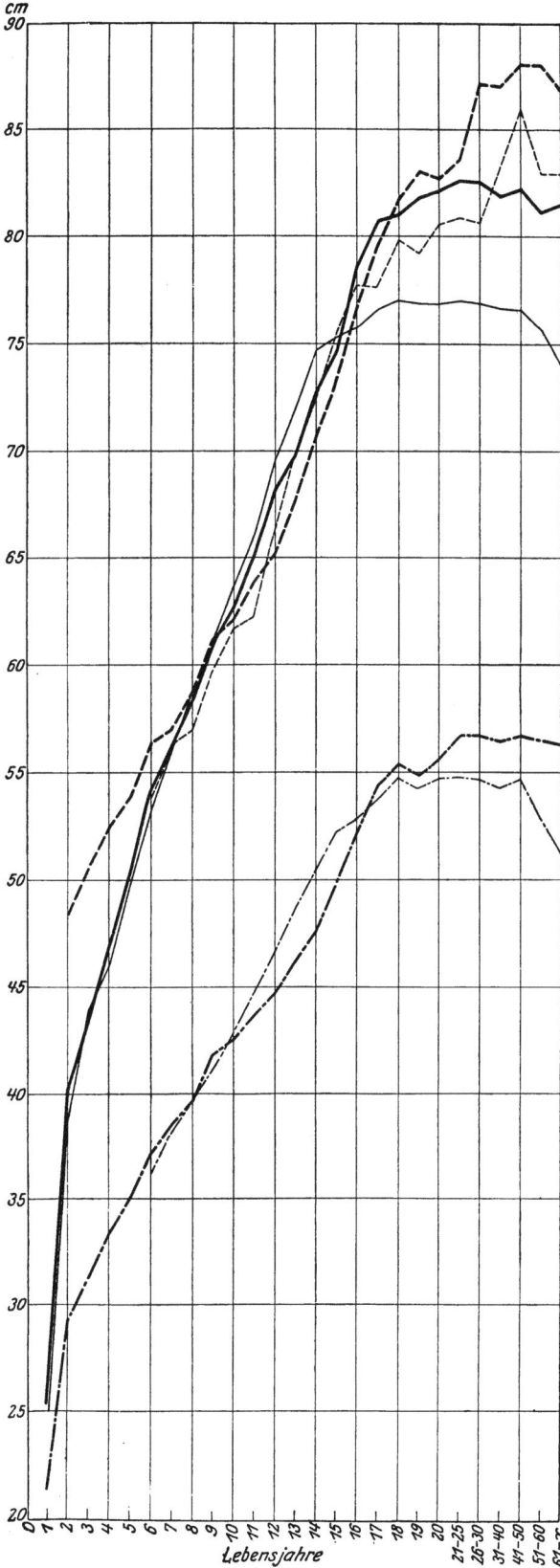

Abb. 31. Graphische Darstellung des Wachstums des Brustumfanges, der halben Körperlänge und der Rumpflänge vom 1. bis zum 60. Lebensjahr. [Nach WEISSENBERG (1911).]

Dicke Linien: Männer; dünne Linien: Frauen.

─────── ♂/♀ halbe Körperlänge; ─ ─ ─ ♂/♀ Brustumfang; ─·─·─ ♂/♀ Rumpflänge.

Körperlänge und Rumpflänge sind in ihrem Längenwachstum bis zum 18. bis 20. Lebensjahre abgeschlossen, der Brustumfang wächst bis zum 50. Lebensjahre weiter.

ist also lediglich auf die Vergrößerung des sagittalen und des frontalen Durchmessers des Brustkorbes, nicht auf seinen Längendurchmesser zurückzuführen.

29. Die Zwischenrippenräume.

Der Zwischenrippenraum erstreckt sich vom Rippenhöcker oder der Spitze
des Querfortsatzes bis zum Brustbein, man sagt, er beginnt an der Wirbelsäule und
endigt am Brustbein. Der einzelne Zwischenrippenraum ist auf dem Querschnitt
dreieckig, obere schmale Fläche, untere Spitze, Außen- und Innenfläche.

Die obere Fläche wird gebildet von der Rippenrinne, begrenzt von äußerem
und innerem unteren Rippenrand. Die Rippenrinne findet sich nur in der hinteren
Hälfte des Zwischenrippenraumes. Die untere äußere Kante springt weit nach
unten vor und kann den Zwischenrippenraum von außen auf die Hälfte verengen,
so daß sich derselbe beim Verschwinden des Sulcus und der Vereinigung der beiden
Außenränder zu einem einzigen unteren Rand ziemlich plötzlich erweitert.

Die Außenwand wird vom M. interacostal. ext. bzw. dem Lig. intercost. ext.
gebildet, die Innenwand vom M. intercostal. int.

Liefen die Rippen einander parallel, so würden die Zwischenrippenräume am
Anfang und Ende gleich hoch sein, das ist der Fall bei dem 2. und 3. Raum, der
1. Zwischenrippenraum wird gegen sein Ende zu niedriger, alle übrigen Zwischenrippenräume werden durch das Auseinanderweichen der Rippen nach vorn höher.
Die Höhenzunahme erfolgt bis zum Knorpelknickungswinkel, von da ab wird jeder
Zwischenrippenraum wieder niedriger, 6. bis 9. Zwischenrippenraum spitzen sich
sogar gegen das Brustbein zu.

Die Höhenzunahme des Zwischenrippenraums ist eine ganz beträchtliche,
in der Linie durch die Anguli cost. 5 mm, bis zur Axillarlinie 13,5 mm und bis zum
Knorpelknickungswinkel 15 mm.

2. und 3. Zwischenrippenräume sind die weitesten, die weiteste Stelle der unteren
Zwischenrippenräume liegt im Gebiet des Knickungswinkels.

Die Brustkorbwand steht unter einem Außen- und einem Innendruck.

Den Außendruck erzeugen der äußere Luftdruck und der Elastizitätszug der
Lunge. Dieser greift zwar von innen her an, wirkt aber in gleichem Sinne wie jener,
d. h. bewegt die Brustkorbwand nach innen. Nach seiner Zusammensetzung ist der
Außendruck in jeder Atemphase vorhanden, nur ist er während der Einatmung
etwas größer, weil mit der Dehnung der Lunge auch ihre elastische Spannung wächst.

Der Innendruck besteht aus dem Gewichtszug des zur Exspirationstellung
zusammensinkenden Brustkorbes und dem äußeren Luftdruck, der auf dem Wege
durch die Bauchdecken und durch Vermittelung der Baucheingeweide das erschlaffte
Zwerchfell in den Brustraum hineintreibt, und schließlich (bei aufrechter Körperhaltung) aus dem Druck der Bauchmuskulatur. Wieder geht aus der Zusammensetzung
hervor, daß der Innendruck nur während der Ausatmungsphase besteht. Solange
die Atmungsluft nicht vollständig aus der Lunge ausgetrieben ist, d. h. solange
der Brustkorb nicht in seine Ausatmungstellung gelangt ist, drückt der Innendruck
nicht bloß auf den Inhalt des Brustkorbes, sondern auch auf alle Wände des Brustraumes, mithin auch auf die Brustkorbwand. Der Innendruck wird vermindert
durch den Elastizitätszug der Lunge, der ja in der Richtung des Außendruckes
arbeitet.

An den Stellen, an denen die Brustkorbwand aus Hartgebilden (Rippenbogen)
aufgebaut ist, bleiben Außen- und Innendruck wirkungslos, wo sie aber, wie in den
Zwischenrippenräumen, aus Weichgebilden zusammengesetzt ist, treten beide Druck-
formen in Tätigkeit. Der Außendruck wird die Intercostalräume fortwährend ein-
buchten, während der Einatmungsphase stärker, der Innendruck wird nur während
der Ausatmung den Zwischenrippenraum nach außen ausbuchten und wird das um

so stärker tun, je langsamer die Ausatmung erfolgt und ein um so größeres Hindernis die austretende Luft auf ihrem Wege findet. Wenn Aus- und Einbuchtung der Zwischenrippenräume unter normalen Verhältnissen nicht sichtbar werden, so liegt das an der Zwischenrippenmuskulatur, deren eine Aufgabe es ist, auch die Zwischenräume gegen den Luftdruck unnachgiebig zu machen. Lähmungen dieser Muskeln werden Außendruck und Innendruck sofort zur Auswirkung gelangen lassen.

Störungen im Elastizitätszug der Lungen werden den Innendruck verstärken, weil jener in entgegengesetztem Sinne zu diesem wirkt. Füllt das Exsudat der Pneumonie die Alveolen einer Lunge aus, so wird der Elastizitätszug ihrer Wand ausgeschaltet, der erkrankte Lungenabschnitt kann nicht in die Ausatmungstellung übergehen, der Innendruck erlangt jetzt dauernde Wirkung und kann die Zwischenrippenräume zum Verstreichen oder zur Vorwölbung nach außen bringen. In gleicher Weise wirken Luft- und Flüssigkeitsansammlungen im Brustfellraum.

Der Hustenstoß, der eine aktive Ausatmung bei zunächst geschlossener Glottis ist, kann den Widerstand der Zwischenrippenmuskulatur überwinden und die Zwischenrippenräume vortreiben.

Bei gut fixierten Leichen sieht man an den Lungen deutlich breite, streifenförmige Eindellungen der Oberfläche. Es ist nach dem eben Gesagten in jedem Einzelfall zu untersuchen, ob diese Eindellung durch die Zwischenrippenräume, das wäre das Normale, oder durch die Rippenbogen hervorgerufen werden. Im ersteren Falle handelt es sich tatsächlich um Eindellung der Lungenoberfläche, im zweiten Fall liegt eine Täuschung vor, die Lunge ist gegen die Brustwand vorgeschoben und wölbt sich in die Zwischenrippenräume hinein.

30. Elastizität und Widerstandsfähigkeit des Brustkorbes.

Die Elastizität des Brustkorbes ist entsprechend der Elastizität des einzelnen Rippenbogens eine überraschend große. Sie ist am größten im wachsenden Individuum und kann mit der Verkalkung der Rippenknorpel und mit der Altersabnahme der organischen Substanzen des Knochens vollständig verschwinden.

Bei Kindern kann man durch die Belastung mit 90 bis 100 kg das Brustbein durch den ganzen Brustraum hindurch bis zur Berührung mit der Wirbelsäule eindrücken, ohne daß eine Rippe bricht. Das ist praktisch wichtig, weil bei Unglücksfällen junger Leute der unverletzte Brustkorb nichts über die unversehrte Beschaffenheit der Brustorgane aussagt.

Die Widerstandsfähigkeit des Brustkorbes ist an seiner vorderen Wand am stärksten. Durch die Einschaltung des Brustbeines erfolgt eine Zusammenkoppelung von 14 federnden Bogen, die vereint und unterstützt von einer geblähten Lunge eine große Tragkraft besitzen. Wie groß sie werden kann, sieht man bei Zirkusvorstellungen, wo Leute in horizontaler Lage und in Einatmungstellung die schwersten Lasten auf ihrem Brustkorb tragen können.

Viel weniger widerstandsfähig ist der Brustkorb, wenn der Druck von der Seite kommt. Wenn der überfahrende Wagen an der einen Seite des Brustkorbs gleichsam bergauf und an der anderen Seite wieder bergab fährt, so wirkt sein Druck nur auf wenige Rippen und auf diese in ungünstiger Richtung ein. Es kommt nicht bloß zur Federung, sondern auch zur Verschiebung der Rippe innerhalb des Brustkorbverbandes und damit zu Zerreißungen im Intercostalraum und zu Brüchen der Rippen.

31. Asymmetrien des Brustkorbes.

Wir haben oben (S. 6) betont, daß ein Charakteristicum des normalen Brustkorbes seine Symmetrie ist, das gilt aber nur für das Grobe, gewöhnlich kommen auch am wohlgebildeten Brustkorb Asymmetrien vor und bestehen in einer stärkeren

Entwicklung der rechten Seite. Die häufigste Ursache für diese Asymmetrie ist die Händigkeit des Individuums, Rechtshändige haben rechts in der Sternalebene gemessen einen um 0,5 bis 2,0 mm größeren Umfang als links (WINTRICH, 1854). Das ist gleichzeitig ein Beweis für den formgestaltenden Einfluß der Muskulatur auf den Brustkorb.

Die stärkere Entwicklung der rechten Brustkorbhälfte ist häufig mit der normalen Rechtskoliosis der Brustwirbelsäule verbunden.

Einflüsse auf die Form des Brustkorbes.

32. Allgemeines.

Die Form des normalen Brustkorbes geht aus der Gleichgewichtslage der Kräfte hervor, die in der Richtung Außen-Innen (Druckkräfte) und der Kräfte, die in der Richtung Innen-Außen (Gegendruckkräfte) wirken.

Die Kräfte des Außen-Innendruckes werden geliefert von:

a) der Schwerkraft, sei sie als Eigengewicht des Brustkorbes, sei sie als Gewicht der zugehörigen Muskeln, als Gewicht der Brust- und Baucheingeweide, sei sie als Gewicht benachbarter Körperteile (Extremitäten) tätig.

b) durch den direkt von außen wirkenden äußeren Luftdruck und

c) von dem elastischen Zug der Lunge.

Die Gegenkräfte des Innen-Außendruckes setzen sich zusammen aus:

a) dem indirekt durch die Luftwege und die Lungen wirkenden äußeren Luftdruck,

b) dem Gegendruck der komprimierten Brust- und Baucheingeweide,

c) dem Tonus der Muskulatur und

d) dem Elastizitätszug der gespannten Hebebänder.

Der indirekt durch die Lunge wirkende Luftdruck muß zunächst die Elastizität der Lunge überwinden, ehe er an die Innenfläche des Brustkorbes gelangt, er hat also an Kraft verloren und kann dem von außen wirkenden Luftdruck nicht widerstehen. Der Gegendruck der Eingeweide kann erst von einem bestimmten Grade der Kompression eintreten, mithin müssen Muskulatur und Hebebänder den Hauptteil des Gegendruckes leisten.

Jede Änderung, die in der Wirkung einer dieser Kräfte eintritt, gleichgültig, ob sie zur Druck- oder Gegendruck-Gruppe gehören, muß eine Änderung der Brustkorbform herbeiführen. Die Einflußmöglichkeiten sind daher groß und die einzelnen Möglichkeiten lassen sich in der mannigfachen Weise zusammenkoppeln. Wir können deswegen hier nur im gröbsten auf die Beeinflussung der Brustkorbform eingehen.

33. Änderung der Brustkorbform durch die Körperhaltung.

Stehen.

Die bisherige Beschreibung der Brustkorbform bezog sich auf den Brustkorb im Stehen. Das Gewicht der oberen Extremitäten, die durch den Schultergürtel mit dem Brustkorb verbunden sind, und das Gewicht der Brusteingeweide und der Brustwand selbst drücken die Rippen nach abwärts. Durch die Befestigung der Rippen an der Brustwirbelsäule kann nur das vordere Ende des Brustkorbes dem Gewichtszug nachgeben. Der Brustkorb wird länger, flacher und im oberen Teile schmaler. Der untere Teil kann breiter werden, weil der größere Seitenstoß der unteren Rippen sich geltend machen kann. Der sinkende Brustkorb drängt die Baucheingeweide nach abwärts, bis die Spannung der vorderen Bauchwand das verbietet. Dadurch, daß die Bauchmuskulatur aktiv das weitere Herabsinken der Baucheingeweide verhindert, hebt sie den Zug derselben auf, das ist aber nur eine scheinbare Entlastung des Brustkorbes, da die Kontraktion der Bauchmuskulatur Brustbein und Rippen herabzieht.

Durch das Stehen werden die normale Kyphosis verstärkt und die Zwischenwirbelscheiben komprimiert, auch das kann die Senkung der Rippen verstärken; auf jeden Fall werden die oberen Rippenbogen durch die zunehmende Kyphosis schräger gestellt.

Die Atmung im Stehen erfordert eine größere Leistung der Atemmuskulatur als in allen übrigen Lagen. Die Einatmung hat den Zug der Baucheingeweide zu bekämpfen und die vermehrte Belastung, welche die Rippen nach abwärts drückt.

Sitzen.

Wir haben lässigen und gestreckten Sitz zu unterscheiden. Im lässigen Sitz tritt die Totalkyphosis ein, Lendenwirbelsäule und Brustwirbelsäule bilden nur einen kyphotischen Bogen. Das bedeutet für die oberen Brustwirbel Vergrößerung des horizontalen Kreuzungswinkels (s. S. 40). Der Raumverlust, der dadurch im Brustkorb entsteht, wird durch den tieferen Stand des Zwerchfells ausgeglichen, das tiefertretende Zwerchfell drängt die Baucheingeweide gegen die durch das Sitzen erschlaffte vordere Bauchwand, trotz deren Einbiegung (HOFBAUER und HOLZKNECHT, 1907). Es findet eine Zusammendrängung der Rippenringe von oben und von unten her statt. Die Masse der zusammengedrängten Baucheingeweide wirkt dabei wie ein Keil, der die untere Brustkorböffnung auseinander drängt. Der Brustkorb wird in seinem oberen Teil schmaler und flacher, in seinem unteren Teil breiter und tiefer. Der Gewinn für die Erweiterung des Brustraumes durch die Erweiterung der unteren Brustkorböffnung ist aber nur ein scheinbarer, da diese Vergrößerung nur den Baucheingeweiden zugute kommt.

Beim aufrechten geraden Sitz fällt die Totalkyphosis weg und die Einwirkung der vorderen Bauchwand geht auf ein Mindestmaß zurück.

Beide Sitzformen behindern die Zwerchfellatmung, der lässige mehr wie der aufrechte. Beim aufrechten Sitz können die Hilfseinatmer unter günstigeren mechanischen Bedingungen benutzt werden.

Rückenlage.

Das horizontale Liegen auf dem Rücken bewirkt eine Umlagerung des Gewichtszuges. Das Eigengewicht des Brustkorbes, das Gewicht der oberen Extremitäten, das Gewicht der Brust- und Baucheingeweide zieht nicht mehr caudalwärts, sondern dorsalwärts, die Folge ist 1. das Zurückschnellen der Rippenringe gegen ihre neue Gleichgewichtslage, d. h. die Rippen werden gehoben, 2. eine geringe dorsale Verlagerung des Brustbeines, die die Rippen zunächst etwas senkt, gleichzeitig aber auch stärker biegt, zur Seite stößt und dadurch wieder etwas hebt, 3. eine Abflachung der Brustwirbelsäulenkyphose, die die Hebung der Rippen begünstigt, 4. eine Aufwärtsdrängung des Zwerchfelles durch die Baucheingeweide. Das Zwerchfell kommt also in Ausatmungsstellung und hat schwerere Arbeit zu leisten als im Stehen, weil es die Baucheingeweide horizontal verschieben muß.

Seitenlage.

Der Gewichtszug, der auf den Brustkorb wirkt, bekommt jetzt die Richtung gegen die aufliegende Seite, diese wird belastet, die freie Seite entlastet. Die Rippenbogen der aufliegenden Seite werden gesenkt, die der freien Seite gehoben. Die dadurch entstehende Schiefstellung der rechten und linken Rippen zueinander schiebt auch das Brustbein etwas gegen die freie Seite. Durch die Abplattung und Behinderung der aufliegenden Seite kann die Atmung mehr einseitig werden, auf jeden Fall ist die der freien Seite die ausschlaggebende. In dieser ist die Ausatmung begünstigt und die Einatmung etwas verschlechtert, weil aus ihrer neuen Gleichgewichtszulage heraus der Weg der Rippe zur tiefsten Ausatmungstellung länger, der Weg zur höchsten Einatmungstellung kürzer geworden ist.

Liegt eine schmerzhafte Erkrankung der Lunge vor, so wird der Erkrankte, solange die kranke Lunge noch hinreichend atmen kann, der Schmerzen wegen auf der gesunden Seite liegen, atmet aber die kranke Lunge schlecht oder gar nicht, dann wird der Kranke ohne Rücksicht auf Schmerzen seiner gesunden Lunge die höchste Entfaltungsmöglichkeit gewähren und sich auf die kranke Seite legen.

Hängen des Körpers.

Das Aufhängen des Brustkorbes an den Armen wird das Gewicht, das im Stehen die Rippen nach abwärts zieht, noch teilweise durch das Gewicht der beiden Beine vermehren; die Übertragung des Gewichtes auf den Brustkorb erfolgt durch die Bauchmuskulatur. Es werden also hier die unteren Rippenringe stark nach abwärts gezogen. Der Rumpf hängt aber an den Armen, deswegen werden in dieser Stellung M. pectoral. maj. und min., der M. serrat. ant., die oberen Rippen nach aufwärts ziehen, der Brustkorb wird so stark in die Länge gezogen, seine obere Hälfte nach oben, seine untere Hälfte nach unten. Der M. latissimus dorsi dagegen, dessen Rippenzacken sehr häufig nur schwach entwickelt sind, wird durch seinen Ursprung an der Fascia lumbodorsalis und an dem Darmbeinkamm den Brustkorb teilweise von der Last der unteren Körperhälfte befreien.

Trotz der hebenden Wirkung der Brust-Gliedmaßenmuskeln wird es im großen und ganzen zu einer Ausatmungstellung namentlich der unteren Rippenringe kommen. In bezug auf die Elastizität der Hebebänder wird das Aufhängen an den Armen die Einatmung begünstigen, es verschlechtert aber die Atmung durch die Vermehrung der zu bewegenden Lasten.

Was von dem Aufhängen an den Armen gilt, gilt in noch höherem Grade vom Aufhängen nur am Kopf. Hier kommt jetzt die volle Last von Rumpf, 4 Extremitäten und Eingeweiden auf den Brustkorb zur Auswirkung.

Seitwärtsbiegung des Rumpfes.
(Abb. 14.)

Bei der Seitwärtsbiegung des Rumpfes nach rechts (F. W. MÜLLER, 1923) werden die Rippen der konkaven Seite zusammengedrängt, die der konvexen Seite auseinandergezogen. Die Verschiebung an den oberen Rippen ist nicht groß, aber deutlich, die der konvexen Seite werden gehoben, die der konkaven Seite gesenkt. Die Verschiebung der unteren Rippen springt deutlicher ins Auge, hier werden die Rippen der konkaven Seite gehoben und die der konvexen gesenkt.

Die Versuche F. W. MÜLLERs haben gelehrt, daß eine postmortale Beugung eines Rumpfes mit nicht mehr kontraktionsfähiger Muskulatur ganz andere Ergebnisse hervorruft, als die postmortale Beugung des Rumpfes eines Hingerichteten mit noch kontraktionsfähiger Muskulatur. Es sind also alle Ergebnisse, die an Leichen nicht unmittelbar nach dem Tode gewonnen sind, nicht mit den Verhältnissen am Lebenden zu vergleichen.

Einfluß des Füllungszustandes der Bauchhöhle auf den Brustkorb.

Die Masse der Baucheingeweide hat Birnenform, der breite Kopf, gebildet von Leber, Magen und Milz, liegt in der unteren Brustkorböffnung. Starke Fetteinlagerung in die Darmwand, in die Mesenterien und in das Retroperitoneum, chronische Überfüllung des ganzen Darmtraktus, Gasfüllung der Bauchhöhle, Ascites,

Schwangerschaft und Tumoren treiben den Kopf der Bauchmasse in die untere Brustkorböffnung hinein, heben sie, erweitern sie gleichzeitig und können so einen Thorax emphysematicus vortäuschen (WENCKEBACH, 1920).

Umgekehrt verkleinern starke Abmagerung, abnorme Entleerung des Darmtraktus die Eingeweidemasse, sie zieht sich aus der unteren Brustkorböffnung zurück und gibt so Anlaß zur Senkung des Brustkorbes, ohne gleichzeitige Erweiterung seiner unteren Öffnung.

34. Einfluß der Belastung des Brustkorbes durch Kleidung und Ausrüstung.

Allgemeine Belastung.

Hieher gehört die Wirkung des Rucksackes, des Tornisters, größerer Verbände, die sog. Reformkleider unserer jungen Mädchen. Alle drei Schädlinge haben gemeinsam, daß sie Gewichte an die Schulter hängen, die von oben her auf den Brustkorb drücken und deshalb die Rippen senken und die Einatmung durch das neu hinzugefügte Gewicht erschweren.

Während Rucksack und Tornister mit Gewichten, die schädlich wirken, nur vorübergehend und meist nur von Ausgewachsenen getragen werden, drückt eine Kleidung, die das Gewicht der Wäsche, Unterröcke und Röcke an Schulterträgern aufhängt, Tag für Tag auf den Brustkorb heranwachsender Mädchen. Wer das Korsett mit dem Reformkleid bekämpft, dem muß man sagen, daß er den Teufel mit Belzebub austreiben will und daß der Belzebub der mächtigere im schaden ist.

Spezielle Belastung einzelner Stellen des Brustkorbes.

In diesen Abschnitt gehört die Uniform, die auf Taille sieht, das enge Korsett, die verschiedenen Leibgurte und die Werkzeuge, die im täglichen Beruf gegen die Brustwand angestemmt werden.

Uniform, Korsett und Leibgurt schnüren den unteren Teil des Brustkorbes zusammen und behindern die unteren Rippen in ihrer Bewegung, also gerade diejenigen, die infolge ihrer größeren Schrägstellung und ihrer größeren Länge die größere Raumzunahme des Brustkorbes bedingen.

Durch diese Einengung des Brustkorbes bekommen alle enge Korsette tragende Mädchen den sagittalen Brustkorbtypus künstlich aufgezwungen.

Die Umgestaltung des Brustkorbes durch das Korsett ist keine gleichmäßige, infolge des verschiedenen Widerstandes, den die Einschnürung von den einzelnen Organen erfährt. Die Leber leistet einen größeren Widerstand als Magen und Milz, deswegen wird das Korsett die linke Seite mehr eindrücken als die rechte.

Der Leibgurt sieht ungefährlicher aus als das Korsett, dennoch beobachtete MERKEL (1899) an der Leiche eines Tagelöhners eine männliche Schnürleber als Folge des Leibgurtes.

35. Umgestaltung des Brustkorbes durch pathologische Belastung.

Hier kommen hauptsächlich zwei Prozesse in Betracht, erstens der Einfluß der Schiefstellung des Beckens durch Verkürzung eines Beines und zweitens Zerstörung von Wirbelkörpern durch krankhafte Prozesse.

Ein in seiner Verkürzung nicht kompensiertes Bein muß das Becken schrägstellen. Die Schrägstellung des Beckens schafft eine schiefe Basis für die Wirbelsäule, die durch eine Skoliosis der Lendenwirbelsäule automatisch ausgeglichen wird. Eine Linkskoliosis kann eine unter Umständen schon vorhandene physiologische Linkskoliosis der Lendenwirbelsäule verstärken. Die starke Linksbiegung in der

Lendenwirbelsäule wird ihrerseits eine Verstärkung der physiologischen Rechtskoliosis der Brustwirbelsäule herbeiführen. Eine starke Skoliosis in der Brustwirbelsäule muß aber eine Form des Brustkorbes bedingen, wie sie eine Seitwärtsbeugung des Rumpfes erzeugt.

Erkrankungen der Wirbelkörper führen gleichfalls zur Kyphoskoliosis der Brustwirbelsäule. Wir haben bei Besprechung der Brustwirbelsäule festgestellt, daß durch die normale Abänderung der Form der Brustwirbelkörper im Gebiet des 4. und 5. Brustwirbels eine schwache Stelle der Wirbelsäule entsteht, wir haben ferner von der Impressio aortica gesprochen, die durch die Anlagerung der Aorta an die linke Seite des 4. oder 5. bis 12. Brustwirbels, deren linke Körperhälfte nicht zur gleichen Ausbildung wie rechts gelangen läßt. Endlich haben wir den Krümmungscheitel der normalen Brustwirbelsäulenkyphosis als veränderlich gefunden und sein Auftreten zwischen 5. und 8. Wirbel schwanken sehen.

Alle drei Umstände werden im Gebiet des 4. oder 5. bis 7. Brustwirbels einen Locus minoris resistentiae schaffen und die in seinem Gebiet auftretende Erkrankung eines Wirbelkörpers besonders verhängnisvoll machen.

Jede Lordoskoliosis und jede Kyphoskoliosis ist mit einer stärkeren Kreiselung der Wirbelsäule vergesellschaftet und diese Drehung erfolgt gleichsam isoliert innerhalb des Brustkorbgerüstes. Die Drehung des Einzelwirbels bei unbeweglich angenommenem Rippenring verändert die Stellung seiner Querfortsätze und damit die der Rippenhalsachse. Der frontale Kreuzungswinkel nimmt auf der konvexen Seite zu, auf der konkaven ab.

Die Rippenbogen werden dadurch in ihrer hinteren und ihrer vorderen Hälfte umgestaltet. Auf der Wölbungseite der Skoliose werden die Rippenbogen in ihrer hinteren Hälfte eingeknickt, ihr normalerweise flacher Angulus costae verkleinert sich zu einem rechten oder gar spitzen Winkel. Auf der Hohlseite wird der Angulus costae so abgeflacht, daß er bei Betrachtung von außen überhaupt nicht mehr festzustellen ist.

Vorn flacht sich im Gebiet der Knochenknorpelgrenze der Rippenbogen auf der Wölbungseite ab, an der Hohlseite dagegen tritt an gleicher Stelle ein neuer Winkel auf, dessen Größe von dem Grad der Skoliose abhängt.

Durch die Umgestaltung des einzelnen Rippenbogens durch Kreiselung und Seitwärtsneigung wird auch der ganze Rippenring geändert. Er erscheint auf der Wölbungseite vorn und auf der Hohlseite hinten eingedrückt. Sein Brustbeinteil springt schief kielförmig vor, der Kiel selbst, d. h. der am weitesten ventral vorspringende Abschnitt, liegt nicht mehr im Brustbein, sondern in den Rippenknorpeln der Hohlseite.

Ferner machen die einzelnen Rippen die Seitenneigung ihrer Wirbel mit. Ihre Halsachsen fallen deshalb auf der Hohlseite im oberen Krümmungsteil ab und steigen im unteren Teile an, auf der Wölbungseite steigen sie im oberen Krümmungsteil an und fallen im unteren ab.

Vom Rippenhöcker ab gleichen paravertebraler Abschnitt und Rippenkörper die abnorme Schiefstellung der Rippenhalsachse dadurch aus, daß der erste Abknickungswinkel der Rippenkante auf der Hohlseite im oberen Teil der Brustwirbelsäule kleiner, im unteren Teile größer wird, auf der Wölbungseite findet das umgekehrte statt.

Mit diesen Änderungen im Gebiet der Rippenbogen gleicht der Brustkorb die abnorme Form der Brustwirbelsäule aus, so daß bei nicht zu hochgradiger Skoliose noch keine sofort in die Augen springenden Veränderungen am Brustkorb selbst vorhanden sind.

Am wenigsten wird von all den Umlagerungen das Brustbein berührt. Es bleibt in auffallender Ruhe und kommt selbst bei starker Verkrümmung der Wirbelsäule nur wenig aus seiner medianen Lage heraus. Durch die Zusammenpressung der Rippenringe auf einen kleineren Raum wird es im ganzen von der Wirbelsäule entfernt, am oberen Ende in geringerem, am unteren Ende in stärkerem Grade; seine Schrägstellung nimmt also zu.

Durch die Stellungsänderung der Rippenhalsachsen muß auch die Form der Rippenbewegung beeinflußt werden. Auf der Wölbungseite, an der ihr frontaler Kreuzungswinkel größer wird, erfolgt die Erweiterung des Brustkorbraumes fast rein frontal, auf der Hohlseite, an welcher ihr frontaler Kreuzungswinkel kleiner wird, muß der Vorstoß auf Kosten des Seitenstoßes zunehmen.

Die Atmung geht infolgedessen bei einem skoliotischen Brustkorb gleichsam in schiefer Richtung.

Einflüsse von innen.

36. Einflüsse der Massen- und Lagerungsänderung der Brust- und der benachbarten Bauchorgane.

Jede Änderung in Größe und Lagerung der vom Brustkorb eingeschlossenen Organe (Massen-Vermehrung oder -Verminderung an Herz und Lunge, Tumoren, fremde Einlagerungen in die Brustfellräume, Fettanhäufungen, Verwachsungen der beiden Brustfellblätter), chronische Überfüllung und Vergrößerung des Magens, Vergrößerung oder Verkleinerung der Leber, Schwangerschaft, Fett- oder Flüssigkeitsanhäufung in der Bauchhöhle usw. werden den Gegendruck (S. 62) auf den Brustkorb abändern und damit auch bei seiner labilen Gleichgewichtslage seine Form. Die Einflüsse werden je nach der Ursache sich auf den ganzen Brustkorb, auf nur eine Hälfte oder Teile dieser geltend machen. Es kann im anatomischen Teil nur auf ganz wenige pathologische Brustkorbformen eingegangen werden.

37. Wie antwortet der Brustkorb auf Einflüsse?

Allgemeines.

Die Brustkorbform ist abhängig von der Länge des Rippenbogens, von den Halbmessern seiner zwei Flächenkrümmungen (S. 32), von seiner Kantenkrümmung und von der Größe des Rippenneigungswinkels, d. h. von der Ruhestellung der Rippe im Rippenwirbelgelenk.

Länge, Flächen- und Kanten-Krümmungen sind Anpassung an den Inhalt, sie sind also bestimmt durch den Ausbildungszustand von Lungen und Herz. So lange der Brustkorb wächst — und das tut er bis zu seinem 50. Lebensjahr — kann der Inhalt seine Form ändern. Nach dem 50. Lebensjahr ändert sich die Länge überhaupt nicht mehr, dagegen können die Krümmungen auch im späteren Alter unter Ausnützung einer noch vorhandenen Elastizität von Knochen und Knorpeln um ein geringes stärker oder schwächer werden.

Die Längenwachstumszone des Rippenringes liegt in der Knochenknorpelgrenze.

Der Neigungswinkel der Rippe kann jederzeit abgeändert werden, solange der Zustand des Rippenknorpels eine Drehung der Rippe um die Rippenhalsachse gestattet. Die Drehung erfolgt aber nur um eine Achse, die Rippe kann nur nach aufwärts oder nach abwärts gedreht werden.

38. Thorax emphysematicus (apoplecticus).

Der Thorax emphysematicus ist ein Brustkorb in dauernder Einatmungstellung. Der Name ist nach der Krankheit, die ihn am häufigsten verursacht, gewählt. Die Rippen sind in der Ruhestellung gehoben und können solange weiter gehoben werden, als Lunge und Brustfellsack an Größe zunehmen. Die Hebung findet ihre Grenze, wenn die Rippe in ihrer Halsachsenebene (S. 38) eingedreht ist; eine Weiterdrehung über diese Ebene hinaus würde ja zur Verengerung des Brustkorbes führen. Auch ein unbeweglich gewordener Rippenknorpel kann eine weitere Drehung im Rippenwirbelgelenk verhindern.

Die dauernde Einatmungstellung bedingt: 1. die mehr oder weniger ausgesprochene Horizontalstellung der Rippenbogen. Das hat zur weiteren Folge 2. die Abflachung oder Verstreichung ihrer Knorpelknickungswinkel, 3. die Hebung des gesamten Brustbeines, die ihrerseits wieder 4. den Schultergürtel höher stellt, 5. die Vergrößerung des Angulus infrasternalis (epigastricus), diese wiederum veranlaßt 6. die Höherstellung des Zwerchfellursprungs und 7. die Erweiterung der unteren Brustkorböffnung, der 8. die Streckung des Zwerchfelles und die Tieferstellung der Zwerchfellkuppen folgt, 9. die ausgesprochene Frontalstellung des Schulterblattes, die sich aus der Verbreiterung und Abflachung der hinteren Brustkorbfläche ergibt.

Der Thorax emphysematicus ist deswegen kurz, tief und breit.

Die dauernde Hebung des Gesamtbrustkorbes erzeugt eine scheinbare Verkürzung des Halses, die durch die Verkürzung und Verdickung der Mm. sternocleidomast. und trapezius noch auffälliger gemacht wird.

Kurzer und breiter Brustkorb, kurzer und dicker Hals ergeben dann den sog. Habitus apoplecticus.

Rötung und Schwellung des Gesichtes, die häufig mit einem Thorax emphysematicus verknüpft sind, haben mit der Änderung der Brustkorbform nichts zu tun, sie sind wie diese Folge der Lungenerkrankung.

Die Feststellung des Thorax emphysematicus geschieht am schnellsten durch Messung des Angulus infrasternalis. Er ist normal beim Mann, wenn er um 76°, beim Weib, wenn er um 67° schwankt (H. FREY, im Manuskript). Bei der Messung ergibt sich, daß er beim Mann auf 110°, beim Weibe dagegen nur auf 85° steigen kann (H. FREY, im Manuskript). Der Thorax emphysematicus ist also in seinem Auftreten und in seiner Ausbildung bei beiden Geschlechtern verschieden.

Ob bei diesem Geschlechtsunterschied die Kleidung eine Rolle spielt, sei dahingestellt.

Der Thorax emphysematicus in voller Ausbildung verunmöglicht die Rippeneinatmung und schwächt die Zwerchfelleinatmung. Die Ausatmung dagegen kann, wenn es die gedehnte Lunge gestattet, in verstärkter Form von beiden Atmungsfaktoren ausgeführt werden.

39. Der starre Brustkorb.

Der starre Brustkorb hat auf der Höhe seiner Ausbildung die gleiche Form wie der Thorax emphysematicus, er ist in dauernder Einatmungstellung. Die Störungsursache liegt bei dem Thorax emphysematicus in einem pathologischen Zustand des Brustkorbinhaltes, beruht dagegen beim starren Brustkorb auf der frühzeitigen Erstarrung der Rippenknorpel durch Verkalkung.

Im Kapitel 11 wurde betont, daß die Verkalkung der Rippenknorpel keine Alterserscheinung ist, weil sie im gleichen Prozentsatz bei Alt und Jung auftritt.

Die beginnende und allmählich über den ganzen Rippenknorpel fortschreitende Verkalkung zwingt den Kranken zum Gebrauch seiner Hilfseinatmer, auch bei gewöhnlicher Atmung und diese Hilfseinatmer haben Kraft genug, die allmählich verkalkenden Rippenknorpel von Stufe zu Stufe in die höchste Einatmungstellung zu bringen.

Die Folgen für die Atmung sind die gleichen punkto Einatmung, wie bei dem Thorax emphysematicus. Behinderung oder Aufhebung der Rippenatmung, Erschwerung der Zwerchfellatmung. Neu hinzu kommt auch die Verhinderung der Rippenausatmung.

40. Thorax asthenicus (Hängebrustkorb) (STILLER, 20).
(Abb. 32.)

Der Hängebrustkorb ist bei verschiedenen Krankheiten festgestellt und deswegen verschieden bezeichnet worden. Heute ist man wohl allgemein der Ansicht, daß Thorax asthenicus, paralyticus und phthisicus Namen für die gleiche Brustkorbform sind. Wenn ich den jüngsten Namen benutze, so tue ich es, weil er die umfassendere Bedeutung hat; der Thorax asthenicus ist nur eine Erscheinungsform des Habitus asthenicus.

Der Thorax asthenicus ist eine Brustkorbform in dauernder Ausatmungstellung. Er entsteht aus einer wahrscheinlich angeborenen Schwäche des gesamten Bandapparates und aus der Herabsetzung des Muskeltonus.

Die dauernde Ausatmungstellung bedingt: 1. eine starke Senkung der Rippen, die so weit führen kann, daß sich die unteren Rippen dem Darmbeinkamm anlegen und in noch extremeren Fällen in die Höhle des großen Beckens vorspringen, 2. eine Verkleinerung des Knorpelknickungswinkels, die man durch die bei dieser Brustkorbform schwach entwickelte Bauchmuskulatur hindurch sehen kann, 3. eine Verkleinerung des Angulus infrasternalis (epigastricus). Die unteren Brustkorbränder können nebeneinander in fast senkrechter Linie zum Brustbein emporsteigen, 4. eine Senkung und geringere Schrägstellung des Brustbeins, 5. eine Senkung des ganzen Schultergürtels, einmal bedingt durch die Tieferstellung des Brustbeins und zweitens durch das Abwärtsgleiten der Schulter. Das Schlüsselbein kann von innen oben nach unten außen verlaufen. Die Schulterblätter passen sich in ihrer Stellung dem mehr zylindrischen Brustkorb an und stehen in einer Mittelstellung zwischen sagittal und frontal, 6. eine Verengerung der unteren Brustkorböffnung, 7. eine Tieferstellung des Zwerchfellursprunges infolge des Herabsinkens der Rippen und einer stärkeren Wölbung desselben, hervorgerufen durch die Verkleinerung der unteren Brustkorböffnung und der mit dieser verbundenen Entspannung des Muskels.

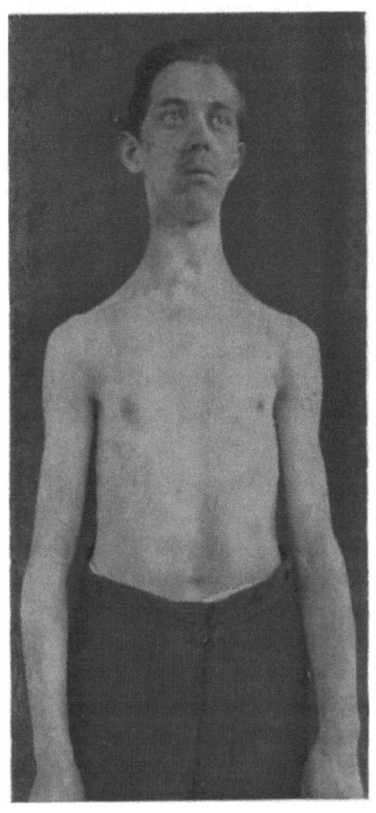

Abb. 32. Asthenischer Brustkorb.
(Aus J. BAUER: Vorlesungen über allgemeine Konstitutions- und Vererbungslehre. 2. Aufl. Berlin: Julius Springer 1923.)

Alle diese Einzeländerungen ergeben einen außerordentlich langen, schmalen und flachen Brustkorb. Der Tiefstand des Brustbeins und das Herabsinken der Schulter führen zu einer scheinbaren großen Verlängerung des Halses (Abb. 32). Die Schwäche des Bandapparates der Wirbelkörper führt zu einer Verstärkung der Brustwirbelkyphosis und damit zu einer Neigung des Halses nach vorn. Um den Blick voraus frei zu bekommen, drehen die Astheniker den Kopf nach rückwärts. Der lange, etwas nach vorn gestreckte Hals und der Winkel zwischen Hals und Hinterkopf ist mit ein bezeichnendes Charakteristicum für den asthenischen Habitus.

Die Bestimmung des Thorax asthenicus führt der Praktiker am besten wieder durch Messung des Angulus infrasternalis (epigastricus) aus. Sinkt dieser Winkel beim Mann unter 76° und beim Weib unter 67°, so kann ein beginnender Asthenicus vorliegen.

Während in der Ausbildung des Emphysematicus ein deutlicher Geschlechtsunterschied festgestellt ist, beim Mann steigt der Angulus infrasternalis bis zu 110°, beim Weib nur bis zu 85°, ist die Ausbildung des Asthenicus bei beiden Geschlechtern gleich. Der Angulus infrasternalis sinkt bei beiden auf 35° und in extremen Fällen noch darunter.

Ein asthenischer Brustkorb kann vorgetäuscht werden, durch eine starke Abmagerung (WENCKEBACH, 1920), — man sprach früher in einem solchen Fall von einem Thorax marasticus — die den Bauchraum so leer macht, daß seine Organe keine Stütze mehr für die untere Brustkorböffnung bilden können.

Der Asthenicus begünstigt die Einatmung und da bei ihm infolge der Schiefstellung der Rippen die Rippenatmung einen günstigeren Atmungserfolg ermöglicht als die Zwerchfellatmung, so wird die Rippenatmung vorgezogen. Dabei ist zu erinnern, daß die untere Rippenatmung auch eine passive Bewegung des Zwerchfells herbeiführt (Kapitel 50, S. 97).

Wenn der Asthenicus allmählich auftritt und wenn er mit einem marasticus verwechselt werden kann, so ist es begreiflich, daß der Kliniker nach einwandsfreien Zeichen sucht, die ihn auch einen geringgradigen Asthenicus mit Bestimmtheit unterscheiden lassen. Ich verstehe die Freude STILLERs (1920), als er in der Costa decima fluctuans ein solches „souveränes Stigma" fand, später reduziert er allerdings die Bedeutung dieses Stigmas und kennzeichnete es als nur eines unter den zahlreichen Stigmata, welche der Habitus asthenicus darbietet. „Seinen souveränen Wert behält es jedoch noch immer in denjenigen Fällen, wo die Architektonik des Brustkorbes sich dem Normaltypus nähert." „Jedenfalls stempelt es auch allein den Organismus zu einem asthenischen."

Der Nachweis, daß die Costa decima fluctuans nichts mit dem Thorax asthenicus zu tun hat, ist ein Verdienst H. FREYs (im Manuskript).

Die Lockerung des Brustkorbgefüges, die Variationen in der Länge der letzten Rippen, das Verschwinden von sternalen und nichtsternalen Rippen, die variierende Zahl der präsakralen Wirbel, die Variabilität gewisser Arterien, der Intercostalcharakter gewisser Hautnerven der unteren Extremität führten RUGE zur Feststellung des metameren Verkürzungsprozesses des Rumpfes. Dieser Verkürzungsprozeß läßt sich in seinen einzelnen Kennzeichen fast bei jedem Menschen finden, unabhängig von der Gruppe, in die ihn die Konstitutionslehre einfügt. Die Costae fluctuantes, ob es nun zwei oder ob es vier (fünf) sind, gehören zum metameren Verkürzungsprozeß und haben nichts mit einem Thorax asthenicus zu tun.

WENCKEBACH (1918) hat den Thorax asthenicus bei den Friesen als etwas „ungemein häufiges" festgestellt und ist deswegen geneigt, in ihm einen Rassencharakter zu sehen. Auf jeden Fall ist es vererbbar und kann bei gesunden Menschen vorkommen.

Man hat den Thorax asthenicus in Beziehung gebracht zu der Lungenphthise, daher auch seine Beziehung als Thorax phthisicus. BRUGSCH (1918) hat zunächst festgestellt, daß der verengte Brustkorb bereits v o r dem Auftreten einer Lungenphthise vorhanden ist und deswegen nicht eine Folgeerscheinung der Lungentuberkulose sein kann. Dagegen begünstigt der enge Brustkorb ihr Auftreten, $2/3$ der Tuberkulösen haben den engbrüstigen Typus (BRUGSCH, 1918). Auch FLORSCHÜTZ (1914) konnte aus der Versicherungsstatistik nachweisen, daß $2/3$ der später an Lungentuberkulose Verstorbenen bezüglich der Brustmaße sich als subnormal erwiesen haben.

Der Thorax asthenicus kann von einer besonderen Verengerung des 1. Rippenringes begleitet sein (s. Kap. 53, S. 101).

41. Die Trichterbrust (EBSTEIN, 1882).

Die Trichterbrust ist eine in der vorderen Medianebene gelegene Eintiefung der Brustwand. Die Trichteröffnung kann von der Synchondrosis sternalis bis unterhalb des Proc. xiphoides reichen und eine Tiefe und Breite aufweisen, in die

eine Männerfaust eingelegt werden kann. Die Trichterspitze liegt in der Höhe
der Synchondrosis sternoxiphoides oder auf dem Proc. xiphoides selbst (Abb. 33).

Als Trichterbrust sind
Mißbildungen zusammenge-
faßt, die offenbar ganz verschiedene Entstehung haben.
Wir sollten unterscheiden
zwischen angeborener und erworbener Trichterbrust (Schu-
sterbrust usw.).

Die angeborene Trichterbrust.

Die angeborene Trichter-
brust kann auf einer sog.
Disposition beruhen oder auf
einem mechanischen Einfluß
oder auf beiden zusammen.
Eine Disposition zu ihrer Erwerbung liegt in der Ent-
wicklung des Brustbeins
(S. 29). Das unpaare knorpelige
Brustbein entsteht aus den

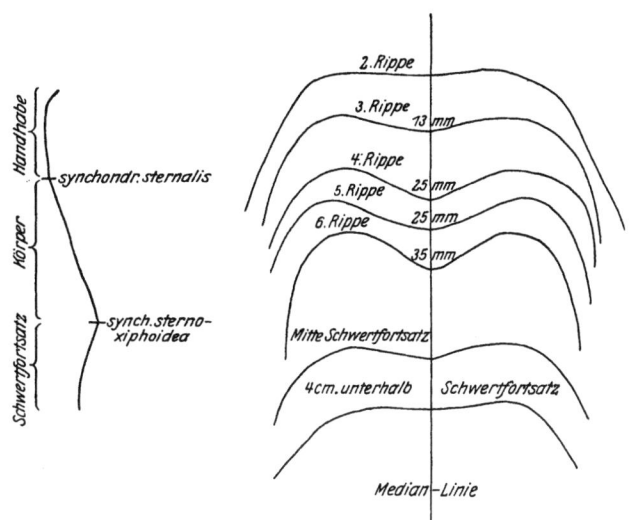

Abb. 33. Trichterbrust.
Brustbeinprofil und Querschnittsprofile nach EICHHORST (1891).

beiden Sternalleisten, die nach ihrer Vereinigung noch eine Längseindellung zeigen
(CH. MÜLLER, 1906), die von BIEN (1911) als physiologische Trichterbrust aufgefaßt wird.

Zu dieser physiologischen Disposition kann als auslösendes Moment ein Druck
kommen, der die physiologische Eintiefung zur pathologischen macht. In den Fällen
von ZUCKERKANDL (1890) und RIBBERT (1984) paßte bei den Neugeborenen das Kinn
genau in den Trichter ein. Das auslösende Moment braucht nicht immer schon
in der Fetalperiode wirksam zu sein, solange die paarigen Knochenkerne nicht
vereinigt sind, und das geschieht erst im 6. Lebensjahre, solange besteht in dem
unteren Brustbeinabschnitt (unterhalb der 3. Rippe) eine schwache, längsverlaufende,
knorpelige Stelle als locus minoris resistentiae, der die Grundlage zur Erwerbung
einer Trichterbrust geben kann.

Die erworbene Trichterbrust.

EICHHORST (1891) veröffentlicht einen Fall von im späteren Leben erworbenen
Trichterbrust. Ein 49 jähriger Wagenschieber bei der Eisenbahn, der wiederholt
ärztlich untersucht wurde, ohne daß etwas Abnormes festzustellen war, erwarb
erst in seinem 37. Jahr eine Trichterbrust. Als Ursache der Deformität gab Patient
das häufige Anstemmen der vorderen Brustfläche gegen die Eisenbahnwagen, welches
er seit seinem 25. Lebensjahre täglich stundenlang im Eisenbahndienst auszu-
üben hatte. EICHHORST wird wohl die Zustimmung Aller finden, wenn er seinen
Fall als Beweis verwendet, daß neben der angeborenen Trichterbrust eine erworbene
bestehen kann. Daß auch diese Anomalie in einer erhalten gebliebenen Entwicklungs-
störung ihren letzten Grund haben kann, muß zugegeben werden, da eine Sektion
des Falles nicht stattgefunden hat.

Die Trichterbrust ist nach EICHHORST (1891) eine seltene Anomalie. Er fand
sie unter 14000 Fällen nur 6 mal. Das Geschlecht hat großen Einfluß, unter 97 von
EBSTEIN zusammengesuchten Fällen fanden sich 87 Männer und nur 10 Frauen.
Die Trichterbrust ist in einem Teil der Fälle sicher erblich. EBSTEIN zitiert einen
besonderen Fall, in dem neben 4 Geschwister, der Vater und die Großmutter eine
Trichterbrust besaßen.

Die Trichterbrust ist sehr häufig mit anderen Anomalien vergesellschaftet, das spricht für ihre kongenitale Entstehung.

Die Trichterbrust drängt das eingedellte Brustbein gegen die Wirbelsäule zu und kann im Bereich der Trichterspitze den sagittalen Brusthöhlendurchmesser auf 13 cm verkürzen. Die unmittelbar unter ihr gelegenen Organe werden gedrückt und schließlich verschoben, das sind Herz und Leber; an ihnen können Schwartenbildungen auftreten.

Mit der Trichterbrust darf der Zustand nicht verwechselt werden, wo die beiden untersten Rippen ihre Gelenkflächen nicht an der Seitenkante, sondern auf der vorderen Fläche des Brustbeinkörpers haben. In diesem Falle bildet sich zwischen den vier Rippenansätzen, entsprechend der Mitte des Brustbeines, auch eine Eindellung aus, die aber mit einer Verkrümmung des Brustbeines nichts zu tun hat.

Anatomische Veränderungen am Brustkorb durch die Rhachitis.

Die Nachgiebigkeit der Knochen, bedingt durch die Rhachitis, kann zur Bildung des Pectus carinatum (gallinaceum, Hühnerbrust) führen; das Brustbein springt kielartig vor, der Brustkorb ist schmal und tief, seine Seitenwände abgeflacht oder gar eingedrückt.

Die Linea diaphragmatica (S. 11) kann bei Rhachitis zu einer bleibenden Rinne rings um den Brustkorb, entsprechend den Zwerchfellursprüngen führen.

C. Die Zwerchfellwand.

Die Zwerchfellwand besteht aus Zwerchfell, Pleura parietalis diaphragmatica und Peritoneum parietale diaphragmaticum.

42. Das Zwerchfell.

Das Zwerchfell liefert die bewegliche, 3—4 mm dicke Scheidewand zwischen Brust- und Bauchhöhle. Es bildet eine widerstandsfähige Wand, da es unabhängig von der Atmung stets in Spannung ist und unter dem Zug des auf Einatmung (d. h. hier Erweiterung der unteren Brustkorböffnung) eingestellten Brustkorbes steht. Seine Mitte wird durch die unverschließbaren Öffnungen zum Durchtritt der unteren Hohlvene und der Aorta descendens geschwächt, seine beiden Seitenhälften bilden ein einheitliches Ganzes, das dem Luftdruck und dem Elastizitätszug der Lunge eine geschlossene Fläche entgegenstellt.

Seine Form gleicht, grob genommen, einer quergestellten Walze, mit breitem dorsalem und ventralem Mantel und schmaler rechter und linker abgerundeter Seitenfläche. Der ventrale Abfall der Walze wird durch den Angulus infrasternalis (epigastricus) dreieckig ausgeschnitten. Der dorsale Abfall wird durch die fast zur Achse des Rumpfes vorspringende Wirbelsäule so eingetieft, daß man praktisch von einer linken und rechten Zwerchfellhälfte sprechen kann; die Zweiteilung wird noch dadurch sinnenfälliger, daß die Wölbung durch das aufgelagerte Herz in der Impressio cardiaca eingedrückt und in zwei Kuppen getrennt wird.

Der Grad der Wölbung des Zwerchfelles ist abhängig von der Brustkorbform, der Thorax emphysematicus bewirkt Abflachung, der Thorax asthenicus stärkere Wölbung.

Die normale Wölbung ist so groß, daß Leber und Milz vollständig, der Magen größtenteils von ihr aufgenommen wird. Um Milz, oberen und hinteren Abschnitt der Leber, um die Kardia des Magens zu erreichen, ist es technisch viel leichter, transpleural als durch die Bauchhöhle vorzugehen.

Die Gleichgewichtslage des Zwerchfelles wird durch folgende Kräfte bestimmt: 1. durch den Tonus seiner Muskelbündel, der seine Wölbung abzuflachen sucht, 2. durch den Elastizitätszug der Lunge, der seine Wölbung zu heben sucht, 3. durch den äußeren Luftdruck via Bauchhöhle, der die Kuppen des Zwerchfelles brusthöhlenwärts treibt und 4. durch die Spannung der Bauchmuskulatur, die die Wirkung des äußeren Luftdruckes unterstützt, 5. durch den Füllungszustand der Baucheingeweide, der das Herabtreten des Zwerchfelles fördert oder verhindert.

Die rechte Kuppe ist über die Leber in ganzer Ausdehnung ausgespannt, die linke bedeckt Magen, Milz und bei leerem Magen noch Omentum majus und die Flexura coli sinistra (Abb. 34).

Die rechte Kuppe steht normalerweise höher wie die linke. Legt man unter Benützung von Gefrierschnitten Tangentenebenen an beide Zwerchfellkuppen, so schneidet die Ebene der rechten Kuppe vorn den unteren Teil des 4. Zwischenrippenraumes, in der Axillarlinie die 4., und in der Scapularlinie die 8. Rippe. Die linke Kuppe steht 14 bis 27 mm tiefer als die rechte. Ihre Tangentenebene schneidet vorn den 5. Zwischenrippenraum, in der Axillarlinie den 5. Zwischenrippenraum oder den oberen Rand der 5. Rippe.

Am Lebenden steht nach JAMIN (1914) bei Röntgenbestimmung die rechte Zwerchfellkuppe am oberen, die linke am unteren Rand der 5. Rippe, bei schlaffer Bauchdecke noch tiefer. Für den Praktiker ist die Linea sterno-xiphoides (KEITH, 1903,

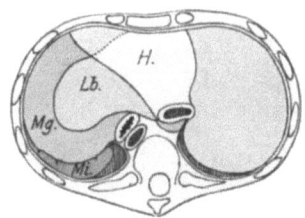 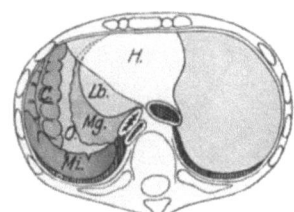

Abb. 34. Organe in der Zwerchfellwölbung von oben gesehen. [Nach BRAUNE (1875).]
a) bei stark gefülltem Magen, b) bei leerem und kontrahiertem Magen. H Herzbeutelfeld der Zentralsehne. Lb linker Leberlappen. Mg Magen. Mi Milz. O Omentum majus. C Flexura coli sin.

Das Zwerchfell ist weggeschnitten bis auf das Stück der Zentralsehne, mit dem der Herzbeutel verwachsen ist. In der linken Zwerchfellwölbung liegen bei gefülltem Magen: linker Leberlappen, Magen und Milz. Bei leerem Magen: linker Leberlappen, Magen, Milz, Omentum maj. und Flexura coli sin. In der rechten Zwerchfellwölbung liegt stets der rechte Leberlappen.

s. S. 52) ein bequemes Hilfsmittel, die rechte Kuppe soll normalerweise unmittelbar über, die linke unmittelbar unter ihr stehen.

Bei starker Gasfüllung der Flex. coli sin. kann die linke Zwerchfellkuppe so gehoben werden, daß sie höher steht wie die rechte; nach Abgang der Gase kehrt sie in die Stellung tiefer wie rechts zurück (SCHINZ, 1928).

Mit zunehmendem Alter sinken die Rippen infolge Erschlaffung ihrer Hebebänder herab, dadurch wird das Zwerchfell im ganzen gesenkt, seine Wölbung aber verstärkt.

Beim Weib steht das Zwerchfell durchschnittlich höher als beim Manne (KEITH), sein Hochstand wird durch zu enge Kleider noch verstärkt.

Die Stellung des Zwerchfelles muß mit der Lage des Körpers wechseln. In der Rückenlage steht es am höchsten, weil in ihr der caudalwärts gerichtete Gewichtszug der Baucheingeweide wegfällt; rechts kann dann die Kuppe am unteren Rand der 4., links am unteren Rand der 5. Rippe bestimmt werden (JAMIN, 14). Die Differenz in der Höhenlage von rechter und linker Zwerchfellkuppe ist im Liegen am größten, weil der wegfallende Gewichtszug der Leber nur die rechte Kuppe befreit.

Im Stehen ist das Zwerchfell tiefer gestellt. Es steht bei ruhiger Atmung in der Mamillarlinie beidseitig im 5. Zwischenrippenraum, bei starker Einatmung in der Höhe der 7. und bei starker Ausatmung in der Höhe der 4. Rippe (DE LA CAMP, 1903).

Im bequemen Sitzen sinkt das Zwerchfell noch tiefer, weil die Entspannung der Bauchmuskulatur keinen Druck mehr auf die Baucheingeweide ausübt und

weil die Totalkyphosis der Wirbelsäule auch dorsalwärts für die absinkenden Baucheingeweide Raum schafft. Tritt die Entspannung der Bauchmuskulatur nicht ein,
so sinkt auch das Zwerchfell nicht ab.

Die Brustkorbform beeinflußt gleichfalls die Zwerchfellwölbung, der Thorax
emphysematicus erweitert die untere Brustkorböffnung, hebt das Zwerchfell im
ganzen und senkt die Zwerchfellkuppen, der Thorax asthenicus verengt die Öffnung,
senkt das Zwerchfell im ganzen, läßt aber die Kuppen höher steigen.

Die Lagebestimmung der Zwerchfellkuppen nach Rippen und Zwischenrippenräumen hat daher nur relativen Wert.

Endlich hat noch das Geschlecht Einfluß: Bei Frauen steht das Zwerchfell
im allgemeinen höher als bei Männern.

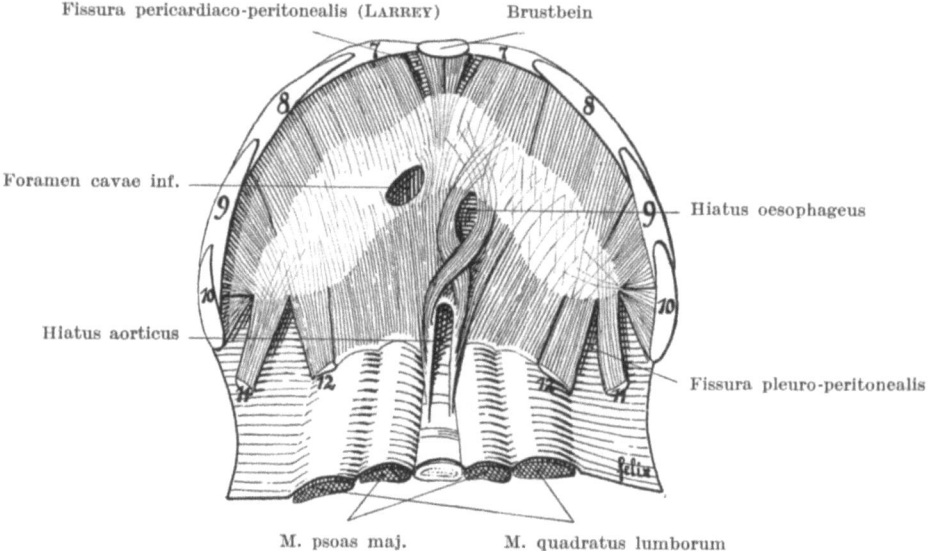

Abb. 35. Zwerchfell auspräpariert von unten und vorn gesehen.

Im Vordergrund die Muskeln neben der Lendenwirbelsäule: M. psoas maj. und M. quadrat. lumb.
von der Fasc. endabdominalis bedeckt. Man sieht die breite Zentralsehne, die sich auf den linken und
rechten Abfall der Zwerchfellkuppe erstreckt. Die Pars lumbalis des Zwerchfells entspringt von dem
haarnadelförmigen Sehnenbogen um den Hiatus aorticus, von den Wirbelkörper und von den Fascien
des Psoas und des Quadrat. lumb., die sie zu den Arcus lumbocostales verdickt. Die Pars costalis
hat dorsale, ventrale und laterale Bündel, die dorsalen entspringen von 12. und 11. Rippe, die ventralen
von 9., 8. und 7. Rippe, die lateralen von der 10. Rippe. Die Pars sternalis entspringt vom Proc.
xiphoides und den Aponeurosen beider Mm. transvers. abdom.

Die Spalträume des Zwerchfells, Fissura pericardiaco-peritonealis (LARREYsche Spalte) und Fissura
pleuro-peritonealis, sind schärfer herausgezeichnet als sie in Wirklichkeit sind.

Die Wölbung des Zwerchfelles ist abhängig: 1. von dem äußeren Luftdruck,
auf dem Wege durch die Lungen und die Fossae infraclaviculares, 2. von dem äußeren
Luftdruck auf dem Weg durch die Bauchhöhle, 3. von dem Elastizitätszug der Lunge,
4. von dem Gewichtszug der Baucheingeweide und 5. von dem Gegendruck der
vorderen Bauchmuskulatur.

Der äußere Luftdruck hält sich auf beiden Wegen das Gleichgewicht.

Der elastische Zug der Lungen bewirkt einen Unterdruck im Brustraum und
zieht dadurch das Zwerchfell in die Höhe, der Zug der Lunge ist stets vorhanden,
steigt aber während der Einatmung um ein geringes.

Gewichtszug der Baucheingeweide und Druck der vorderen Bauchmuskulatur
bekämpfen sich gegenseitig. Die im Stehen immer im Absinken begriffenen Baucheingeweide ziehen das Zwerchfell abwärts und buchten die vordere Bauchwand,

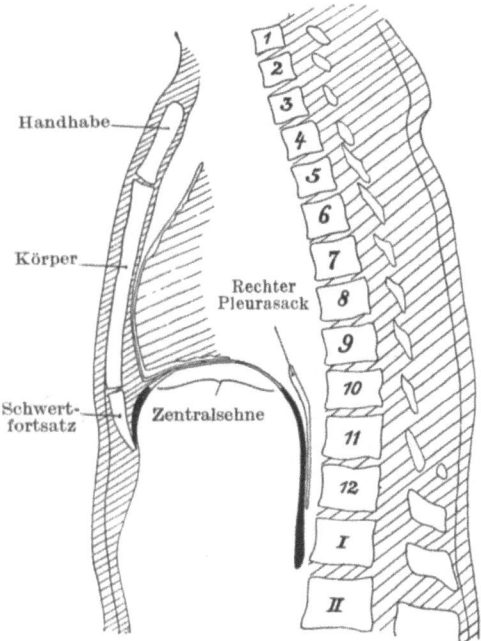

Abb. 36. Medianschnitt durch das Zwerchfell.

Muskelteil schwarz, Zentralsehne weiß. Die **Pars lumbal.** steigt senkrecht mit leichter dorsaler Neigung empor und biegt dann im Bogen zur Zentralsehne um. Die **Pars sternalis** läuft im Winkel von 45° zur Horizontalebene. Die Zentralsehne bildet die Zwerchfellkuppe.

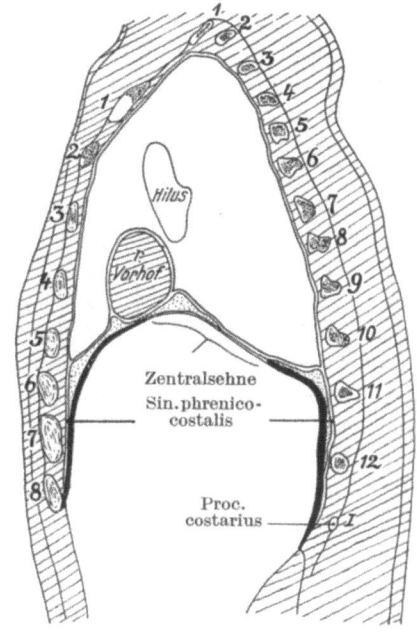

Abb. 37. Sagittalschnitt des Zwerchfells in der Parasternallinie.

Hinten sind die **lumbalen** Bündel vom Arcus lumbocostal. getroffen, vorn die **costalen** Bündel von der 7. Rippe. Die Zentralsehne bildet den Scheitel und einen Teil des dorsalen Abfalles der Zwerchfellkuppe. Die Ausdehnung des Sin. phrenicocostal. ist zu übersehen.

die einzige nachgiebige Wand der Bauchhöhle außer dem Zwerchfell, nach außen vor. Der Druck der vorderen Bauchmuskulatur dagegen drängt das Zwerchfell nach aufwärts, er ist veränderbar und wird mit zunehmender Dehnung der Bauchwand steigen. Das Gleichgewicht zwischen Elastizitätszug der Lunge und Gewichtszug der Baucheingeweide wird also durch die Bauchmuskulatur hergestellt.

Oberhalb des Zwerchfelles herrscht Unterdruck, unterhalb des Zwerchfelles kann Unterdruck oder Überdruck herrschen, je nach der Wirksamkeit der Bauchmuskulatur, für gewöhnlich ist im Stehen und bei normaler ruhiger Atmung kein nennenswerter Überdruck in der Bauchhöhle vorhanden (PFUHL, 1926). Die Wölbung des Zwerchfelles hängt dann einzig von dem

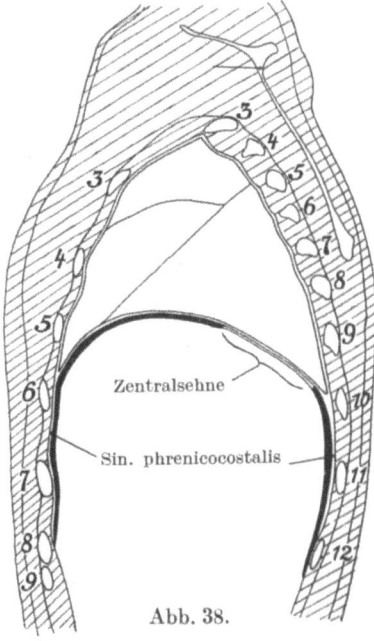

Abb. 38. Sagittalschnitt durch das Zwerchfell in der Mamillarlinie.

Hinten ist das costale Bündel von der 12. Rippe, vorn das von der 8. Rippe getroffen. Man sieht die große Länge des 8. Rippenbündels. Die Zentralsehne bildet nicht mehr den Scheitel der Zwerchfellkuppe, sondern ist ganz auf den dorsalen Abfall gerückt. Die Ausdehnung des Sinus phrenicocostal. ist zu übersehen.

Elastizitätszug der Lunge ab, das läßt sich bei der Präparation des Zwerchfelles beweisen; wird ungeschickt gearbeitet, kann der eine Brustfellsack eingeschnitten, die Lunge freigemacht und ihr Elastizitätszug aufgehoben werden; die entsprechende Zwerchfellhälfte sinkt dann wie ein schlaffes Segel zusammen.

Die Form des Zwerchfelles wird endlich bis zu einem gewissen Grade von der Form der seine Höhlung ausfüllenden Organe abhängen.

Der Muskel hat in seiner Mitte die Zentralsehne (Centrum tendineum). Die Sehne hat Dreieckform (Abb. 35), wir unterscheiden die dorsale Basis, rechte und linke Seitenflächen, rechte, linke, und vordere abgerundete Ecke. Die Basis ist in Anpassung der Wirbelsäuleneintiefung des ganzen Zwerchfelles gleichfalls eingebogen. Die Zentralsehne reicht rechts wie links über die Zwerchfellkuppen lateralwärts hinaus, beteiligt sich also am Aufbau des linken und rechten Zwerchfellabfalles.

Die Lage der Zentralsehne hat Bedeutung für uns. Im Medianschnitt (Abb. 36) liegt sie in der Mitte der Wölbung und kommt noch an den dorsalen und ventralen Abfall heran, im Sagittalschnitt durch die Parasternallinie (Abb. 37) beginnt sie aus der Mitte der Wölbung abzuwandern, noch bildet sie zwar den höchsten Punkt der Wölbung, liegt aber größtenteils auf dem dorsalen Abfall, im Sagittalschnitt durch die Mamillarlinie (Abb. 38) rückt sie ganz auf den dorsalen Abfall und liefert nicht mehr den Scheitel. Die beiden Zwerchfellkuppen werden also nicht von der Zentralsehne, sondern von den ventralen costalen Muskelbündeln gebildet.

Die Muskelbündel des Zwerchfelles ordnet man nach ihrem Ursprung in die lumbale, costale und sternale Abteilung (Abb. 35). Länge und Verlaufsrichtung der einzelnen Muskelbündel sind entscheidend für die Kontraktionsform des ganzen Muskels.

Die lumbalen Bündel sind lang, sie entspringen von den Lendenwirbelkörpern, dem Sehnenbogen um die Aorta descendens, den beiden Arcus lumbocostales (Abb. 35). Die Bündel steigen gerade und senkrecht mit kleiner dorsaler Neigung (Kyphose der Brustwirbelsäule) in die Höhe an und liegen im Bereich des 1. Lenden- bis untere Hälfte des 10. Brustwirbels (Wirbelkörper-Bündel), bzw. vom Proc. accessorius des 1. Lendenwirbels bis 11. Rippe (Arcus lumbocostales-Bündel) der Wirbelsäule bzw. Rippen und Zwischenrippenräumen unmittelbar an und biegen kurz vor ihrem Ansatz an die Zentralsehne mit einem kurzen Schenkel ventralwärts um (Abb. 36 u. 37).

Alle lumbalen Bündel inserieren sich an der Basis der Zentralsehne, mit Ausnahme der beiden dorsalen Ecken (Abb. 35).

Die costalen Bündel sind in dorsale (12. und 11. Rippe), ventrale (9., 8. und 7. Rippe) und laterale (10. Rippe) zu trennen, sie entspringen von der Innenfläche der 6 unteren Rippen, ungefähr in einer Bogenlinie, die von der Spitze der 12. Rippe nach vorn zur Mitte des 7. Rippenknorpels verläuft.

Durch die allmähliche Verlagerung der Zentralsehne vom Scheitel auf den dorsalen Abfall werden die ventralen costalen Bündel lateralwärts immer länger, die dorsalen costalen immer kürzer. Die Bündel von der 8. Rippe sind die längsten im ganzen Zwerchfell.

Die costalen Bündel steigen zunächst senkrecht empor und liegen gewöhnlich 3 Rippen und zwei Zwischenrippenräumen unmittelbar an und bilden so den Sinus phrenicocostalis, dann biegen sie fast rechtwinkelig um und erreichen mit kurzem horizontalem Schenkel die Zentralsehne (Abb. 37 u. 38). Den dorsalen costalen Bündeln von der 12. und 11. Rippe fehlt der horizontale Schenkel, weil in ihrer Sagittalebene die Zentralsehne schon auf dem dorsalen Abfall des Gesamtmuskels liegt (Abb. 38).

Die sternalen Bündel entspringen von der Innenfläche des Schwertfortsatzes und von der Innenfläche der Aponeurose des M. transvers. abdom. in einer Linie, die von der Spitze des Schwertfortsatzes gegen die Spitze der 8. oder 9. Rippe gezogen wird (Abb. 39). Die sternale Abteilung des Zwerchfelles ist sehr variabel, die Ursprünge von der Aponeurose können vollständig fehlen.

Die costalen Bündel inserieren sich an rechter und an linker Kante der Zentralsehne (Bündel der 7. bis 9. Rippe), an die rechte oder linke Ecke derselben (Bündel der 10. [11.] Rippe) und an der Basis derselben (Bündel von der [11.] 12. Rippe).

Die sternalen Bündel sind die kürzesten des Zwerchfelles, sie laufen (Abb. 36) im Winkel von 45° zur Zentralsehne und befestigen sich an ihrer vorderen Ecke.

Alle dorsalen und ventralen Bündel des Zwerchfelles mit dem zwischen ihnen gelegenen Teil der Zentralsehne, bilden Bögen; sämtliche Bögen stehen in sagittalen Ebenen, nur die Muskelbündel von der 10. Rippe, welche die dorsalen und die ventralen costalen Muskelbündel am lateralen Abfall des Zwerchfelles miteinander verbinden, verlaufen in mehr frontaler Richtung, sie bilden den Halt für das Zwerchfell nach rechts und links.

Ordnen wir die Bündel nach den Ebenen in denen sie stehen, und nach der Richtung, die sie innerhalb dieser Ebenen einhalten, so erhalten wir:

1. Bündel, welche die Zentralsehne nach abwärts und etwas nach rückwärts ziehen, Lumbalbündel von den Wirbelkörpern,

2. Bündel, welche die Zentralsehne nach abwärts und ein wenig nach vorwärtsziehen, Lumbalbündel von den Arcus lumbocostales und costale Bündel der 12. und 11. Rippe.

3. Bündel, welche die Zentralsehne nach abwärts und stark nach vorwärtsziehen, sternale Bündel, costale Bündel, der 7. bis 9. Rippe.

4. Bündel, welche die Zentralzellen nach abwärts und lateralwärts ziehen, costale Bündel der 10. Rippe.

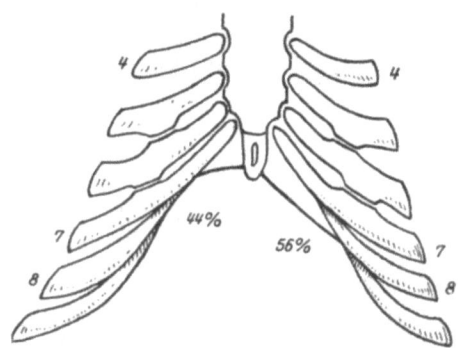

Abb. 39. Die Variabilität des Ursprungs der sternalen Zwerchfellportion. [Nach H. Frey (18).]

Rechte Seite: der von den Lehrbüchern als normal angegebene Ursprung (Proc. xiphoides-Spitze der 8. Rippe) kommt auf dem Züricher Präpariersaal nur in 44 % der Fälle vor, der Ursprung von einer Linie Proc. xiphoides-Spitze der 9. Rippe dagegen in 56 % der Fälle.

Das Zwerchfell besteht also in der Hauptsache nur aus sagittal gestellten Muskelbögen, deren dorsale Schenkel die Lumbalbündel und die costalen Bündel der 11. und 12. Rippe, deren ventrale Schenkel die sternalen Bündel und die costalen Bündel der 7. bis 9. Rippe bilden. Die Bündel von den 10. Rippen halten die Bögen nach rechts und links in ihren Sagittalebenen fest.

Die reine sagittale Stellung der Zwerchfellbündel beweisen die Kontraktionsfurchen (Chiari 1900), welche sich auf dem rechten Leberlappen finden, es sind drei und die äußerste verläuft unmittelbar am Übergang der oberen Leberfläche in den rechten Abfall. Alle Kontraktionsfurchen stehen sagittal.

Die Kontraktionsfurchen des Zwerchfell sind nur am rechten Leberlappen nachweisbar, links fehlen sie. Das kann zwanglos durch die Kleinheit des linken Leberlappens und seine Ausweichfähigkeit erklärt werden.

Auch am Lebenden sind bei tiefer und angestrengter Einatmung kleinere oder größere wellenförmige Konturen (Zwerchfellbuckel) zu sehen, die vorwiegend rechtseitig auftreten, in geringerem Grad auch links (Rieder, 1924).

Die Kontraktion aller Bündel des Zwerchfelles sollte theoretisch den Bogen ihres Verlaufes in die Sehne umwandeln. Das ist wegen der unterliegenden Bauchorgane nur in geringem Grade möglich. Die gebogenen Bündel bleiben auch im Kontraktionszustand stets Bogen. Es kann für die Bestimmung der Funktion nur der aufsteigende Schenkel des betreffenden Muskelbündels und nicht der horizontale Schenkel maßgebend sein.

Die Lumbalbündel und die Bündel von 12. und 11. Rippe werden die Zentralsehne ziemlich geradlinig nach abwärts bewegen, mit einer geringen Komponente

nach vorwärts, die costalen Bündel und die sternalen Bündel werden die Zentralsehne nach abwärts und vorwärts ziehen, in einer Richtung, die durch eine Linie
von der Mitte der Zentralsehne gegen den Nabel verläuft. Die Zentralsehne wird also
von dem dorsalen Bündel nach abwärts, von dem ventralen nach abwärts und vorwärts
gezogen, ihre caudo-dorsale Neigung, die schon in der Atempause an den Kuppen
deutlich ausgeprägt ist, wird durch die Einatmung noch vergrößert (Abb. 40).

Wechselt das Punctum fixum von den Rippenursprüngen zur Zentralsehne,
so werden die Rippen nach oben gedreht. Da die Rippe sich nur um eine Achse
bewegen kann, ist die Richtung der einzelnen Muskelbündel für die Rippenbewegung
gleichgültig. Da jede Hebung einer Rippe mit einem Vorstoß und einem Seitenstoß
(S. 39) verknüpft ist, so muß der Erfolg der Zwerchfellkontraktion zunächst mit
einer Dehnung der Muskelbündel einhergehen und dann erst mit der Senkung der
Zwerchfellkuppen in eine Verkürzung umschlagen.
Erweiterung der unteren Brustkorböffnung durch
Vor- und Seitenstoß und die Verkürzung der Muskelbündel wirken also in gleichem Sinne.

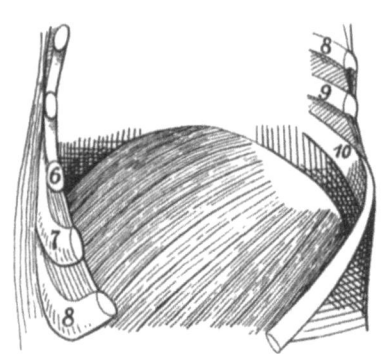

Abb. 40. Linke Zwerchfellhälfte
einer in situ gehärteten Leiche
von links her freigelegt.
Lage der Zentralsehne auf dem
dorsalen Abfall der Zwerchfellkuppe.
Sämtliche sichtbaren costalen Bündel
laufen in sagittalen Ebenen und parallel
zu den Rippen.

Die oberflächlichen Bündel der Pars lumbalis
des Zwerchfells umgeben sphincterförmig den
Hiatus oesophageus und können einzelne Muskelbündel in die Muscularis der Speiseröhre einstrahlen
lassen; sie sind deshalb imstande die Lichtung der
Speiseröhre zu schließen.

Zwischen den drei Abteilungen des Zwerch-
felles kommen regelmäßig Lücken vor, deren Größe
variabel und von einer stärkeren oder schwächeren
Ausbildung des Muskels abhängig ist. Zwischen
der sternalen und der costalen Abteilung liegt die
Fiss. pericardiaco-peritonealis (Abb. 35), dem
Praktiker als LARREYsche Spalte bekannt. In dieser
Spalte liegen Perikard und Peritoneum in un-
mittelbarer Nachbarschaft voneinander und die
Entfernung zwischen beiden hängt lediglich von dem
Fettreichtum des Individuums ab. Eine Infektion
des subphrenischen Raumes kann durch sie unmittelbar auf das Perikard über-
greifen, ohne daß wir für den Infektionsweg auf die perforierenden Lymphgefäße
KÜTTNERs (1903) zurückgreifen müßten.

Durch die Fiss. pericardiaco-peritonealis tritt die A. epigastrica inf. in die
Rectusscheide ein.

Zwischen den costalen Bündeln von der 12. Rippe und denen von der 11. Rippe
liegt die Fiss. pleuro-peritonealis [BOCHDALEK] (Abb. 35), die dem Ductus pleuro-
peritonealis des Embryo entspricht, der eine offene Verbindung zwischen Pleura
und Peritonealhöhle darstellt. Der Ductus wird regelmäßig zurückgebildet, Pleurahöhle und Peritonealhöhle voneinander abgeschlossen, die Zwerchfellspalte bleibt
aber erhalten.

Als Entwicklungshemmung kann auch der Ductus pleuro-peritonealis erhalten
bleiben und gibt dann Anlaß zu einer angeborenen Zwerchfellhernie.

In der Fiss. pleuro-peritonealis liegen sich Bauchfell und Brustfell unmittelbar
an und wieder kann durch sie eine Infektion unmittelbar von einer serösen Haut
zur anderen überspringen. Durch die Fiss. pleuro-peritonealis können verschluckte
spitze Gegenstände unter Durchbohrung der Wände beider Flexurae coli, die der
rechten bzw. linken Fissur anliegen, in den Brustfellraum überwandern, in die
Lunge eindringen und durch diese ausgehustet werden.

Alle Spalträume können Prädilektionsstellen für Zwerchfellrisse sein.

Für transpleurale Operationen an Milz und Magen-Kardia sei noch einmal der schräge Verlauf aller Muskelbündel des Zwerchfelles hervorgehoben, die infolge ihres fast parallelen Verlaufes zu den Rippen außerordentlich günstig für den vom Zwischenrippenraum hereindringenden Chirurgen liegen (Abb. 40).

43. Der Sinus phrenicocostalis.

Alle Muskelbündel des Zwerchfelles mit Ausnahme der sternalen, liegen eine Strecke weit der Brustkorbwand an. Die lumbalen Bündel tun das in einer Ausdehnung von 3 Rippen und zwei Zwischenrippenräumen (Abb. 37, 38), die costalen-ventralen Bündel manchmal noch in größerer Ausdehnung.

Brustkorbwand und Zwerchfell werden von der Pleura parietalis überkleidet.

Soweit das Zwerchfell der Brustkorbwand anliegt, stößt also Pleura parietalis direkt an Pleura parietalis, beide durch einen minimalen Spaltraum voneinander getrennt. Der Spaltraum ist der Sinus phrenico-costalis. Er ist an der vorderen Seite niedrig und nimmt über die Seitenwölbung nach hinten gleichmäßig an Höhe zu.

Die Höhe des Sinus phrenico-costalis und damit die Länge der Kontaktfläche zwischen Zwerchfell und Brustkorbwand wechseln im Exspirationszustand dadurch, daß die Kontraktion der Bauchmuskulatur neben dem Druck des zusammensinkenden Brustkorbes und neben dem elastischen Zug der Lunge das Zwerchfell über seine gewöhnliche Ausatmungstellung hinaus noch in die Höhe treiben kann (F. W. Müller, 1923).

44. Gefäße des Zwerchfelles.

Die Gefäße des Zwerchfelles stammen aus den Aa. phrenicae supp., A. musculo-phrenica, A. pericardiaco-phrenica, A. phrenica inf. und den Aa. intercostales.

Die Aa. phrenicae supp. sind unbedeutende Äste aus der Aorta thorac., unmittelbar vor deren Eintritt in den Hiatus aorticus des Zwerchfelles aus ihr oder aus ihrem Ast, der A. mediastinalis post. entspringend. Ihre Verzweigungen beschränken sich auf die nächste Umgebung des Hiatus aorticus an der Lungenseite des Zwerchfelles.

Die A. musculo-phrenica (Abb. 52) ist eine der beiden Endäste der A. mammaria interna. Die Arterie verläuft auf der Lungenseite des Zwerchfelles über die Ursprünge der costalen Bündel des Zwerchfelles hinweg lateral- und abwärts und gibt Äste an diese ab.

Die A. pericardiaco-phrenica ist ein Ast der A. mammaria int., der bei deren Eintritt in die Brusthöhle abgegeben wird. Sie begleitet den N. phrenicus bis zum Zwerchfell und verbindet sich durch ihre Äste mit den übrigen Zwerchfellarterien.

Die A. phrenica inf. wird von der Aorta abdominalis unmittelbar nach ihrem Austritt aus dem Hiatus in den ventralen Winkel desselben abgegeben. Der Ursprung aus der Aorta liegt stets oberhalb des Abganges der A. coeliaca und kann eventuell auf diese selbst herabrücken. Die rechte Phrenica inf. verläuft dorsal von der Cava, die linke dorsal von der Speiseröhre, beide auf der Bauchseite des Zwerchfelles. Jede Arterie teilt sich, bevor sie die Zentralsehne erreicht, in einen ventralen und einen dorsalen Ast. Der dorsale Ast der schwächere, zieht quer über die lumbalen Bündel bis zu dem 12. costalen Bündel, der ventrale Ast ist der stärkere, versorgt in erster Linie die Zentralsehne, umspinnt mit seinen Ästen das Foramen v. cavae und den Hiatus oesophag., wobei Anastomosen zwischen links und rechts ausgetauscht werden, zieht dann gegen die ventralen Bündel des Zwerchfelles und steht hier in Verbindung mit den Ästen der A. musculo-phren. und denen der Aa. intercostales.

Die A. phrenica inf. gibt Nebenäste an Nebenniere, Leber und Milz ab und stellt mit durchbohrenden Ästen eine Verbindung mit den Arterien des Herzbeutels her.

Die Äste aus den A a. intercostales werden von den vorderen Ästen der 7. bis 10. (11.) Arterie geliefert. Sie verbinden sich mit den Zwerchfellästen der übrigen Arterien.

Über Lymphgefäße des Zwerchfelles, siehe Lymphgefäße der Lunge (S. 199).

Die Nerven des Zwerchfelles.

Die Nerven des Zwerchfelles entstammen dem cerebrospinalen und dem sympathischen Nervensystem. Unter den cerebrospinalen Neuriten finden sich sowohl zentrifugale wie zentropetale Fasern. Ob auch die sympathischen Nerven ab- und zuleiten können, ist anatomisch noch nicht sichergestellt.

Die cerebrospinalen Nerven sind der N. phrenicus und die Nn. intercostales. Die Möglichkeit, daß auch Neuriten (parasympathische) des Vagus zum Zwerchfell gelangen (CAVALIÉ, 1898), muß zugegeben werden. Die Neuriten würden über das Ganglion coeliacum und dem Plexus phrenicus verlaufen. Die sympathischen Nerven gelangen auf doppeltem Weg zum Zwerchfell, einmal durch Vermittelung des N. phrenicus und zweitens direkt aus dem sympathischen Bauchgeflecht.

45. Der N. phrenicus.

Der N. phrenicus entspringt fast regelmäßig aus C. III bis C. V, die Mehrzahl der Neuriten aus C IV, Nebenwurzeln sind beschrieben aus C. II, C. VI bis C. VIII und Th. 1. Diese Nebenwurzeln brauchen nicht immer direkt zum Stamm des Phrenicus zu gehen, sie können ihre für das Zwerchfell bestimmte Neuriten zunächst einem benachbarten Nerven anschließen, der sie dann erst weiter peripheriewärts an den Phrenicus zurückgibt. So können die Wurzeln aus C. II und C. III zunächst in der Bahn des N. cervicalis descendens der Ansa hypoglossi, die Wurzeln aus C. VII, C. VIII und Th. 1 durch den Plexus suprapleuralis verlaufen. WRISBERG fand die Verbindung zwischen Cervicalis descendens und phrenicus in 37 Fällen 5 mal.

Hat der N. phrenicus mehrere Wurzeln, so ist gewöhnlich die aus C. IV die stärkste, selten die aus C. V. v. GÖSSNITZ (1901) fand, daß in 57 Untersuchungen C. IV nur 46 mal, C. V aber 53 mal eine Wurzel an den Phrenicus abgab. Man muß bei der Feststellung der Nichtbeteiligung von C. IV sehr vorsichtig sein. Ich gebe in Abb. 41 einen Sonderfall wieder; der N. phrenicus schien hier einzig aus C. VI zu kommen. Erst bei genauerer Präparation ergab sich, daß in diesem Fall die Wurzel aus C. IV in einer Anastomosenschlinge zwischen C. IV und C. V lag, die sonst gar nicht oder nur schwach vorhanden ist, in C. V eintrat, von dessen Epineurium umhüllt wurde, die Vereinigung von C. V und C. VI mitmachte und sich erst distal von dieser loslöste.

Ein sicherer Fall, daß C. IV an der Bildung des Phrenicus nicht beteiligt war, fand R. PETER (Zürcher Präpariersaal).

Verlauf des rechten N. phrenicus.

Der rechte Phrenicus zieht von seiner Wurzel aus C. IV senkrecht auf den unterliegenden M. scalenus ant. abwärts (Abb. 45). Da der Muskel schräg von oben innen

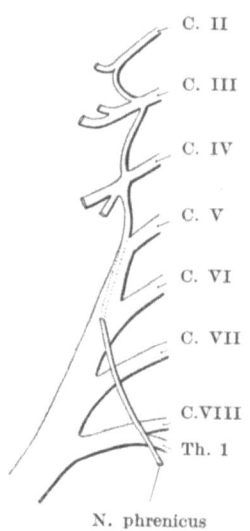

C. II
C. III
C. IV
C. V
C. VI
C. VII
C. VIII
Th. 1

N. phrenicus

Abb. 41. Rechter Plexus cervicalis und brachialis.

Der N. phrenicus entspringt aus C. IV, läuft als Schleife von C. IV zu C. V, liegt zwischen dessen Kabeln, geht mit ihnen bis zur Vereinigung mit C. VI und macht sich erst unterhalb derselben frei.

In diesem Falle kommt der Phrenicus tatsächlich als C. IV, scheinbar aus den vereinigten C. V und C. VI.

nach unten außen verläuft, überkreuzt ihn der Nerv und kommt gewöhnlich
noch oberhalb des aufsteigenden Schenkels der A. subclavia an seinen Innenrand
zu liegen. Auf diesem Weg wird er, meist an seiner Innenseite, auf kürzerer oder
längerer Strecke von der A. cervical. ascend. aus dem Truncus thyreo-cervical.
begleitet; die Arterie ist ganz verschieden stark entwickelt. Der Nerv liegt außerhalb der Fascia praevertebralis, welche den Scalenus und den Sympathicus umhüllt.

Neben und auf dem Phrenicus liegt die V. jugular. int. Je nach ihrem Füllungs-
zustande bedeckt sie den Nerv oder schiebt sich wenigstens mit ihrem äußeren Umfang
dicht an ihn heran. An welcher Stelle des Halses man auch den Phrenicus aufsucht,
man wird ihn stets in unmittelbarer Nähe der Vene oder bedeckt von ihr antreffen.

Der N. phrenicus kann in seltenen Fällen bis dicht an den Nervus vagus heran
medianwärts verlagert werden. Dann ziehen beide Nerven dicht nebeneinander
nach abwärts, der N. phrenicus ist dann immer der laterale, der N. vagus der stärkere.

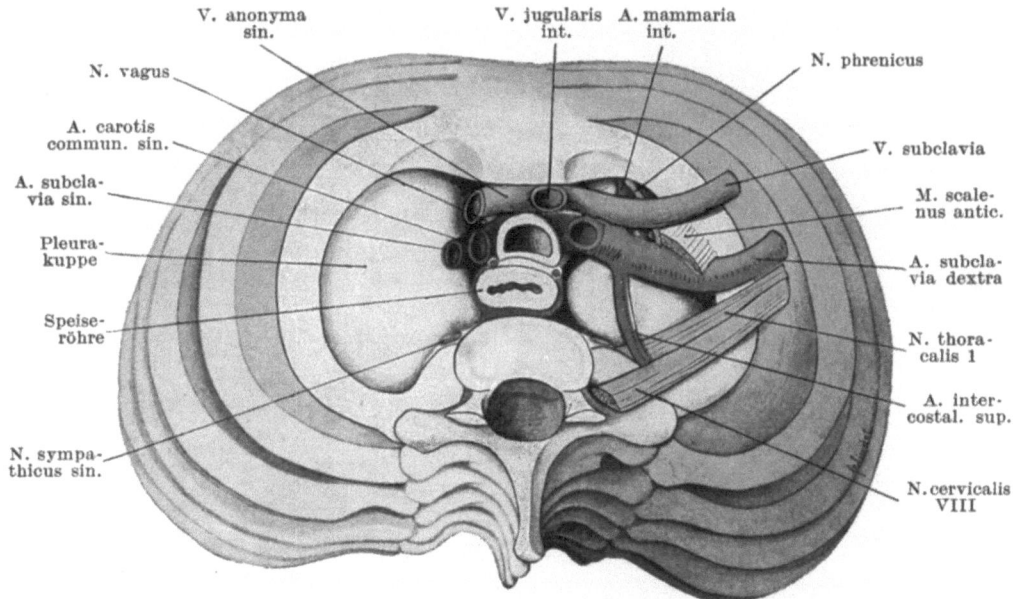

Abb. 42. Die obere Brustkorböffnung und die sie abschließenden Teile von oben präpariert.

Links ist nur die Brustfellkuppe eingezeichnet, rechts die erste Gitterschicht der Spitzenwand
des Brustkorbes. Man sieht auf dem ventralen Abfall der Brustfellkuppe die Gefäße gehäuft.

Mit der V. jug. ext., die verschieden verlaufen kann, meist in einer Linie senkrecht zur Mitte des Schlüsselbeins, hat der Nerv an dieser Stelle des Halses keine
Nachbarbeziehungen.

Vor seinem Eintritt in die Brusthöhle gibt ihm die medianwärts einbiegende
V. jugul. int. frei, der Nerv erscheint im Venenwinkel (Winkel zwischen Jugularis
und Subclavia) und wird von dem Ductus lymphaticus dext., dem Homologon des
Ductus thoracicus, oder den ihn bildenden, manchmal getrennt voneinander in dem
Venenwinkel oder die Vena subclavia einmündenden Trunci lymphatici überkreuzt.

Im Bereiche des Schlüsselbein-Brustbeingelenkes unterkreuzt der Nerv die
V. subclavia (Abb. 42) und eventuell auch die V. jugul. ext., die kranial von der
V. subclavia quer herüber verlaufen und in den Venenwinkel einmünden kann.
Er biegt dann am caudalen Umfang der V. subclavia medianwärts um, unterkreuzt
(das häufigere) oder überkreuzt (H. VIRCHOW, 1924) die A. mammaria int. auf der
Brustfellsackkuppe (Abb. 42) und schließt sich dem rechten Umfang der V. anonyma
dext. an (Abb. 65).

RUHEMANN (1925b) stellt 11 Fälle zusammen, in welchen der Phrenicus die V. subclavia bzw. anonyma überkreuzte.

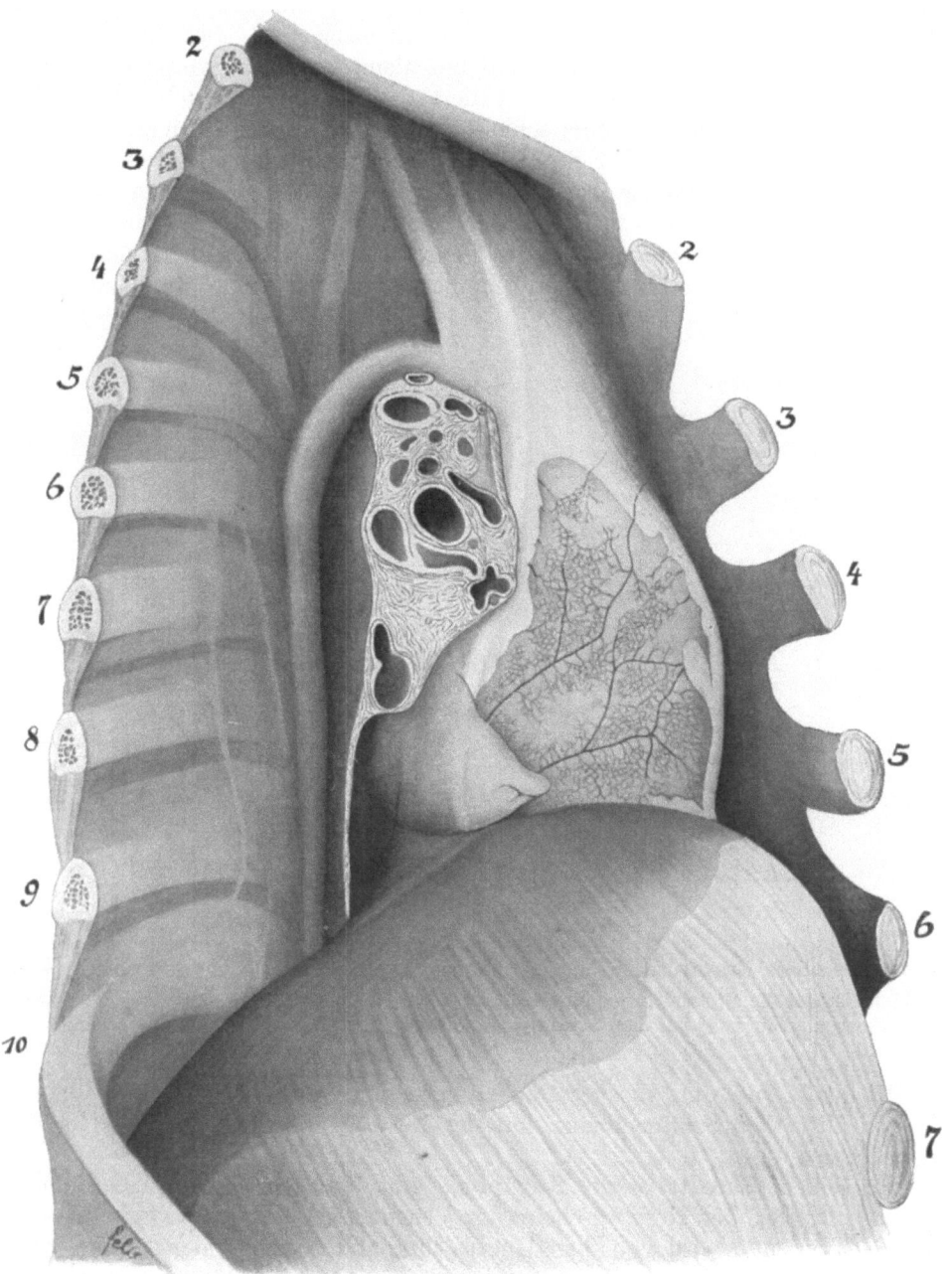

Abb. 43a.

Am rechten Umfang der V. anonyma bzw. der Cava sup. (Abb. 66) trifft der Nerv mit den Vasa pericardiaco-phrenica zusammen und bildet mit ihnen die Phrenicusfalte in der Pleura parietalis mediastinalis (Abb. 43 a, b). In der Falte werden Nerv und Gefäße von einer eigenen Scheide aus zirkulär verlaufenden Bindegewebs-zügen umschlossen.

Auf dem Wege vom medialen Rand des N. scalenus antic. bis zur Cava sup. liegt der Phrenicus der Pleurakuppe dicht an (Abb. 42). Diese Nachbarschaft soll bei frischer Lungenspitzentuberkulose nach DE LA CAMP und MOHR eine Schädigung

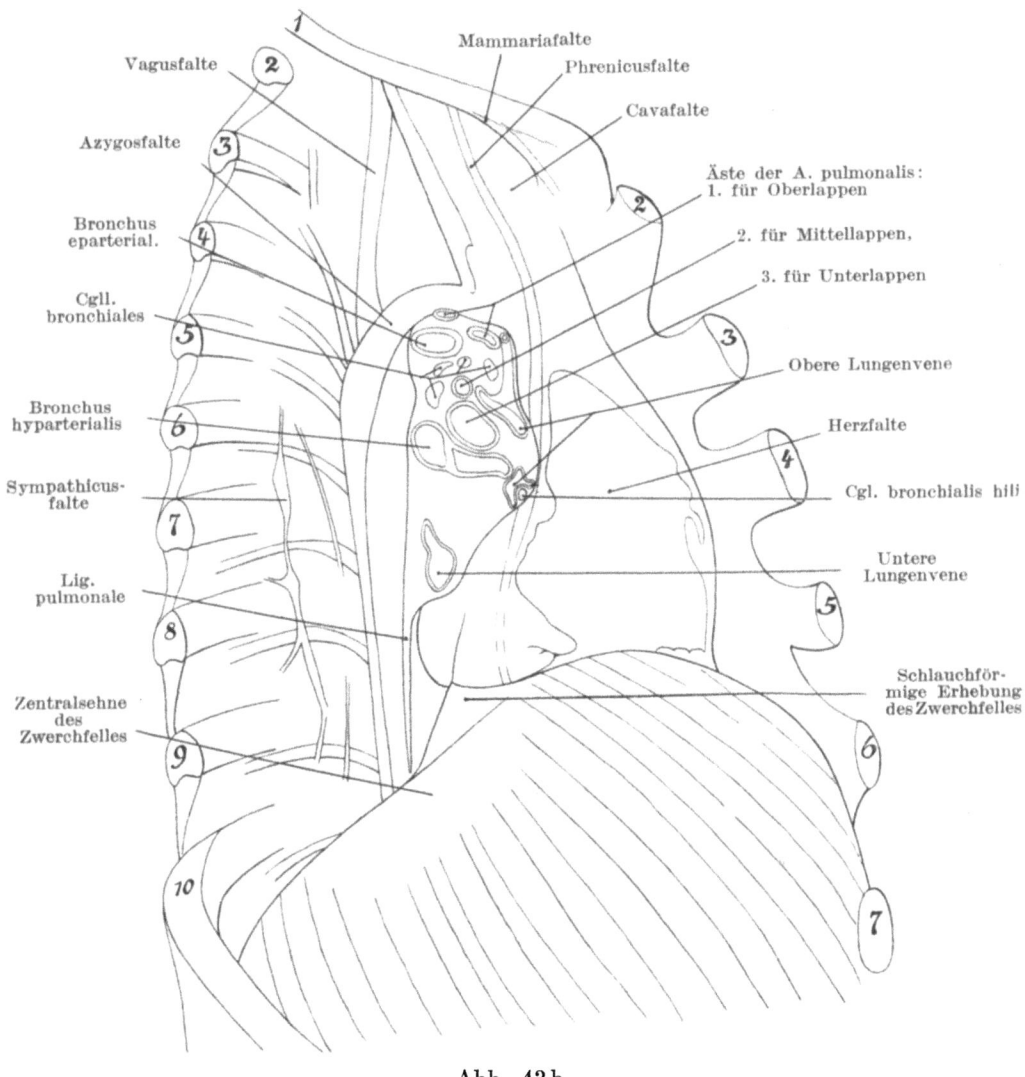

Abb. 43b.

Abb. 43a und b. Verlauf des rechten Phrenicus im Mediastinum.

Leiche eines 19jährigen Mannes in toto in 4%igem Formalin gehärtet. 2. bis 9. Rippenkörper sind weggenommen. Man sieht von der Seite in den rechten Brustfellraum. Die rechte Lunge ist an ihrer Wurzel abgeschnitten und so von außen die rechte Seite des Mediastinum dargestellt.

Man sieht die breite Herzfalte (ausgebuchtet durch den rechten Vorhof), die Cavafalte (ausgebuchtet durch V. cava sup. und V. anonyma dext.), auf beiden Falten die schmale Phrenicusfalte, sie beginnt unter der 1. Rippe in der Mitte der Cavafalte, läuft in flachem Bogen dicht vor der Lungenwurzel vorbei und endigt in der Fettmasse des rechten Herzwinkels.

des Nerven begünstigen und so das WILLIAMsche Phänomen erklären (Zurückbleiben des Zwerchfelles der erkrankten Seite bei frischer Lungenspitzentuberkulose).

In der Phrenicusfalte erreicht der Nerv in der Höhe der 2. Rippengrube des Brustbeins den Recessus ant. sup. des Herzbeutels (Abb. 43 u. 100), dann den Herzbeutel selbst und bleibt zwischen Herzbeutel und Brustfell bis zum Eintritt in das Zwerchfell. Er überkreuzt dabei die rechte Lungenwurzel, derselben dicht anliegend (Abb. 67, 68), dann liegt er etwas hinter dem Sulcus terminalis des rechten Vorhofs und tritt endlich in die Fettmasse ein, welche den rechten Herzwinkel (rechtes Vorhof-Zwerchfell) ausfüllt (Abb. 43).

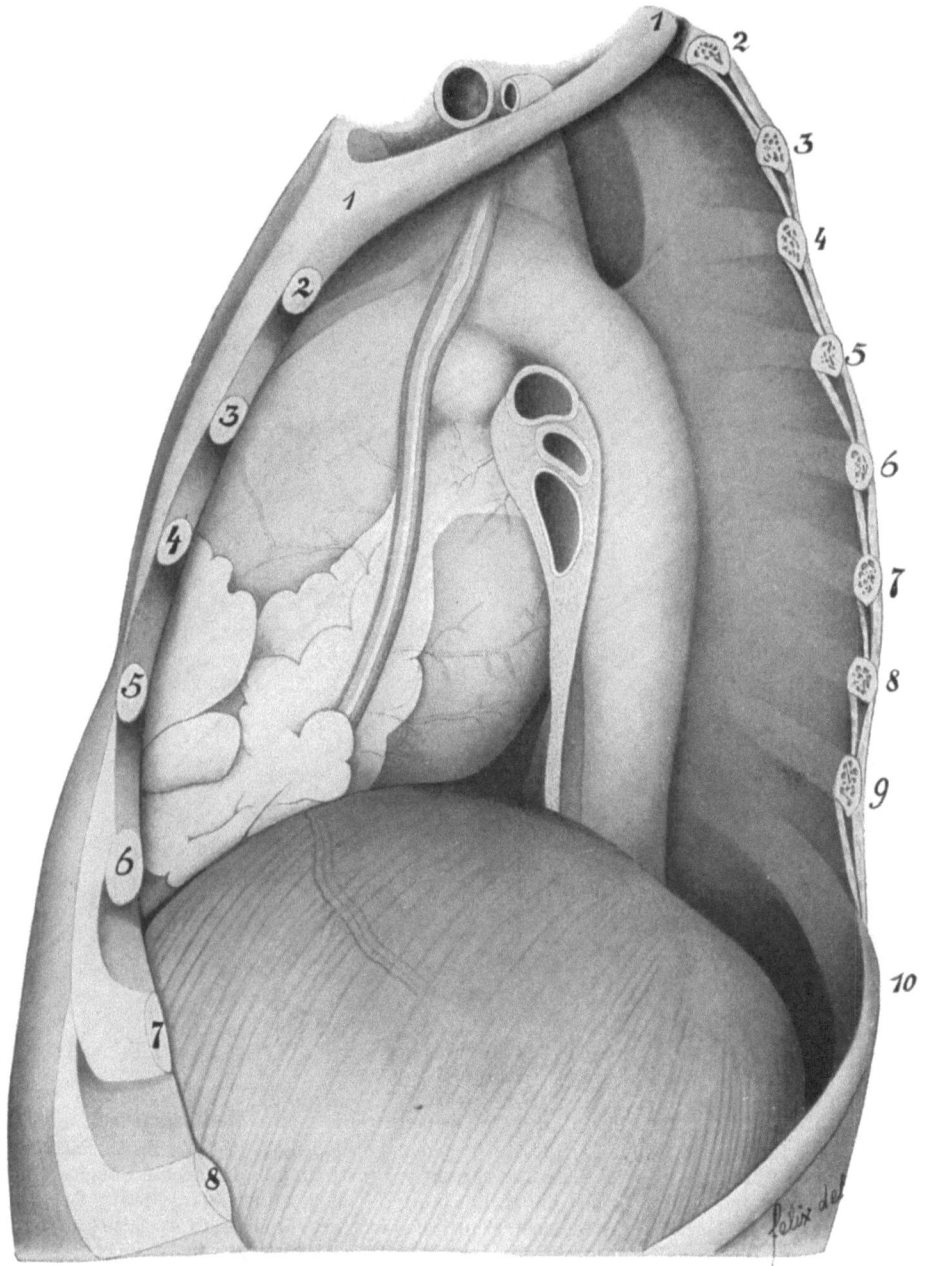

Abb. 44a.

In dieser Fettmasse verborgen erreicht der Nerv das Zwerchfell dicht neben dessen Foram. cavae inf. in einer durchschnittlichen Entfernung von 30 mm von der Medianebene (LUSCHKA, 1853).

Vor seinem Eintritt in das Zwerchfell, noch innerhalb der Fettmasse des rechten Herzwinkels, teilt sich der Phrenicus in zwei Äste, einen lumbalen und einen costalen.

Der lumbale Ast gelangt an den dorsalen Umfang der Hohlvene und spaltet sich hier in einen Muskelast und einen abdominalen Ast. Der letztere bildet mit den Sympathicusästen aus dem Plexus coeliacus den Plexus diaphragmaticus. Der costale Ast splittert sich noch oberhalb des Zwerchfelles in fünf bis sechs Zweige auf, welche das Zwerchfell durchbohren, auf seiner abdominalen Fläche weiter verlaufen und die sternalen und vorderen costalen Zwerchfellbündel versorgen (LUSCHKA, 1853).

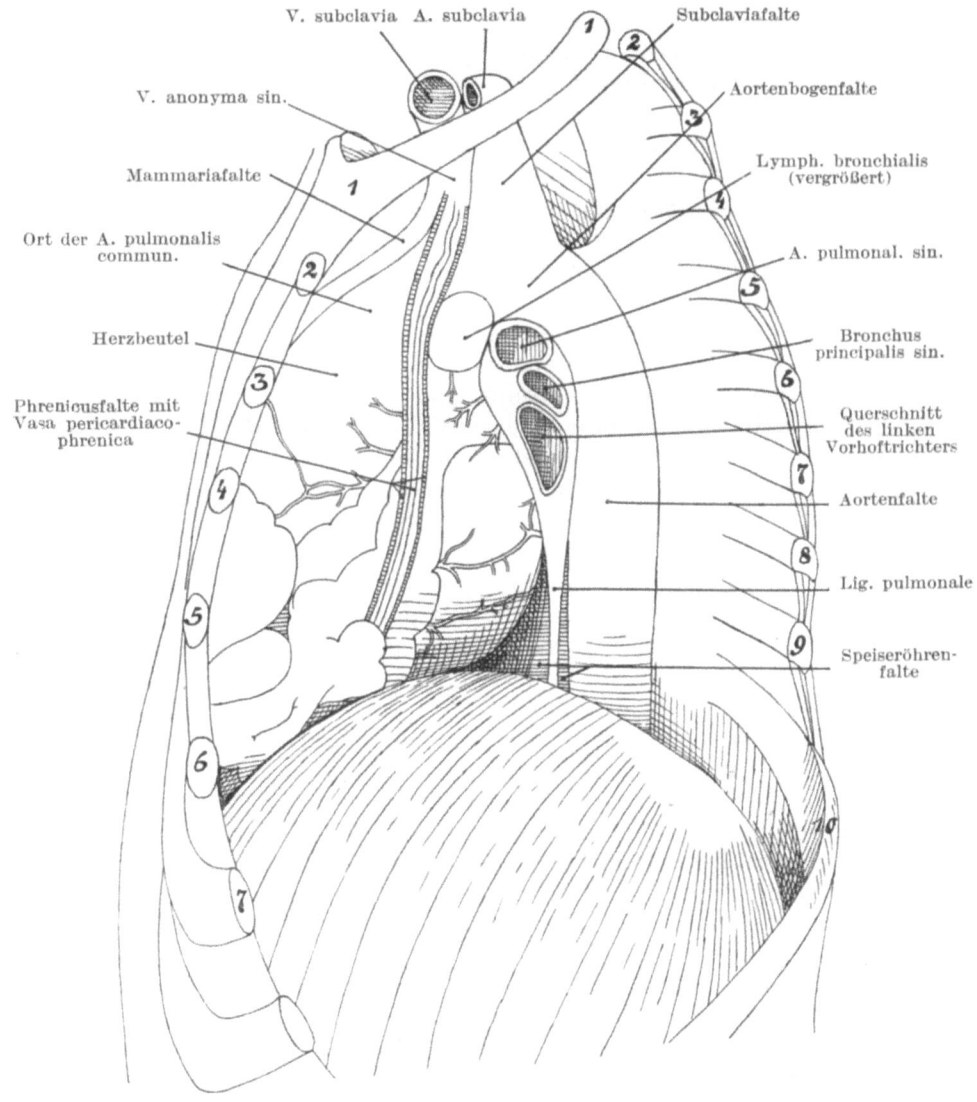

Abb. 44b.

Abb. 44a und b. Verlauf des linken Phrenicus am Mediastinum.

Dieselbe Leiche wie bei Abb. 43. Man sieht nach Wegnahme der 2. bis 9. Rippe und nach Amputation der Lunge an ihrer Lungenwurzel auf die linke Fläche des Mediastinum.

Man sieht die massige Vorwölbung des Herzens (Arteria pulmonalis, linker Vorhof und linker Ventrikel), die Subclaviafalte und die Aortenfalte.

Die Phrenicusfalte beginnt unter der 1. Rippe am vorderen Rand der Subclaviafalte, überkreuzt den Arcus aortae und läuft vor der Lungenwurzel, und zwar in ziemlicher Entfernung von ihr abwärts und verliert sich in der Fettmasse neben dem linken Ventrikels.

Die vorspringende Kugel vor dem oberen Rande der Lungenwurzel, welche eine Biegung der Phrenicusfalte verursacht, ist eine vergrößerte Lymphdrüse.

Auf seinem Weg am Halse kommt der N. phrenicus mit den Lgll. cervicales profundae und den Lgll. supraclaviculares in Nachbarbeziehungen, ebenso innerhalb der Brusthöhle mit den Lgll. bronchotracheales, am Zwerchfell mit den Lgll. mediastinales diaphragmaticae, die zu 3 bis 6 dicht um seine Eintrittstelle in den Muskel liegen.

Der linke Phrenicus.

Der linke N. phrenicus verläuft am Hals wie der rechte, er wird häufiger als der rechte nicht von der V. jugularis int. bedeckt.

Im Venenwinkel unterkreuzt er die V. subclavia und die Einmündungschlinge des Ductus thoracicus, überkreuzt dann die A. mammaria int. und den N. vagus, kommt an den linken Umfang der V. anonyma sin., zwischen ihr und der Pleura zu liegen (Abb. 66), läuft entlang der Vene zum Aortenbogen, da wo die Carotis sin. aus ihm entspringt (Abb. 66) und bildet an dessen linker Seite mit den Vasa pericardiaco-phrenica die Phrenicusfalte der Pleura parietalis mediastinalis (Abb. 44). Auch der linke N. phrenicus liegt in größerer Ausdehnung der Pleurakuppe an und wird wie rechts in der Phrenicusfalte mit seinen Begleitgefäßen von einer bindegewebigen Scheide umschlossen.

Der linke Phrenicus läuft weiter entlang der linken Seite der A. pulmonalis communis, überkreuzt in 10 bis 20 mm Entfernung vor ihr die linke Lungenwurzel (Abb. 67) und zieht zwischen Herzbeutel und Pleura mediastinalis über das linke Herzrohr, dann entlang dem Margo obtusus des linken Ventrikels (Abb. 68) und tritt in die Fettmasse des linken Herzwinkels (linker Ventrikel-Zwerchfell) ein und erreicht, in ihr verborgen, dicht links von der Herzspitze das Zwerchfell.

Die Eintrittstelle in den Muskel liegt durchschnittlich 70 mm von der Medianlinie und 50 mm weiter ventral als die des rechten Nerven (LUSCHKA, 1853).

Noch innerhalb der Fettmasse des linken Herzwinkels teilt sich der Phrenicus pinselförmig in bis zu sechs Äste auf, die alle das Zwerchfell durchbohren und auf seiner abdominalen Seite weiter verlaufen. Einer dieser 6 Äste entspricht dem lumbalen Ast des rechten Phrenicus, die übrigen versorgen die sternalen und costalen Muskelzacken.

Von dem lumbalen Ast zweigt sich ein abdominaler Ast ab (nicht immer vorhanden, LUSCHKA, 1853), der sich mit den sympathischen Ästen des Plexus coeliacus verbindet.

Beide Phrenici können im Zwerchfell durch feine Zweige miteinander in Verbindung stehen. Die Verbindungszweige enthalten aber wahrscheinlich keine motorischen Neuriten, denn SCHLÄPFER (1923) sah 2—4$\frac{1}{2}$ Monate nach Durchschneidung eines N. phrenicus Atrophie der gleichseitigen Zwerchfellhälfte eintreten mit einer scharfen Grenze an der Mittellinie.

Die Beziehungen zwischen linkem Phrenicus und Lymphdrüsen sind die gleichen wie auf der rechten Seite.

Abnorme Verlaufsformen des N. phrenicus.

1. Der am lateralen Rande des M. scalenus antic. verlaufende Phrenicus.

Zwischen C. IV und C. V, d. h. zwischen Plexus cervicalis und zwischen Plexus brachialis, besteht entweder keine oder nur eine sehr dünne Verbindung, die meist durch den N. phrenicus vermittelt wird. Ist eine starke Verbindung zwischen C. IV und C. V vorhanden, dann handelt es sich um einen abnorm verlaufenden Phrenicus. Die Phrenicus-Neuriten aus C. IV ziehen in dieser Verbindung zu C. V und mit diesen zur Vereinigung mit C. VI und lösen sich erst unterhalb derselben von der geschlossenen Strangmasse des Plexus brachialis ab (Abb. 41). Man könnte besser sagen, daß in einem solchen Falle der Hauptphrenicus fehlt und sämtliche Phrenicus-Neuriten in der Bahn eines gleich zu besprechenden Nebenphrenicus verlaufen.

Der sich erst tief unten vom Plexus brachialis freimachende abnorme Phrenicus bleibt dann am lateralen Rand des N. scalenus antic. bis dicht an die 1. Rippe heran, biegt rechtwinkelig um und überkreuzt erst hier den Muskel, um in die normale Bahn innerhalb der Phrenicusfalte zu gelangen. Auf diesem Wege unterkreuzt er die V. jugularis ext. post. dicht über dem Schlüsselbein und überkreuzt — im Gegensatz zum normalen Verlauf — die V. subclavia. CASALI (1911) fand diesen abnorm verlaufenden N. phrenicus unter 26 Fällen 2 mal.

Der lateralwärts verlagerte N. phrenicus bietet für die Phrenicotomie und die Exairese Gefahren. Kennt der Chirurg diesen abnormen Verlauf nicht, sucht er den Nerven am gewohnten Orte vergeblich, so geht er, wie Beispiele gezeigt haben, weiter medianwärts, stößt dabei auf den Grenzstrang des Sympathicus, bestimmt ihn fälschlicherweise als Phrenicus und operiert ihn. Er ist dann überrascht, wenn er als Ergebnis seines Eingriffes keine Zwerchfellähmung, sondern den HORNERschen Symptomenkomplex (Ptosis des oberen Lides, Pupillenverengerung, Störung der Schweißabsonderung, Enophthalmus) feststellt.

Deswegen soll als Gesetz aufgestellt werden: Findet der Chirurg am medialen Rande des Scalenus antic. nur einen Nerv, so ist das sicher nicht der Phrenicus. Eine Durchschneidung oder gar Exairesierung dieses Nerven ist so lange verboten, bis nicht mindestens der N. sympathicus n e b e n diesen Nerven nachgewiesen ist.

2. Der von Anfang an am medialen Rand des M. scalenus antic. verlaufende N. phrenicus.

Es kommt vor, daß der N. phrenicus gleich nach seinem Ursprung auf C. IV den M. scalenus ant. überkreuzt und sofort dessen medialen Rand erreicht. Auch RUHEMANN (1924) hat einen solchen Verlauf abgebildet. Der Nerv zieht dann dicht neben dem N. vagus am Halse herab. Eine Verwechslung zwischen beiden bei der Operation sollte für einen vorsichtigen Chirurgen ausgeschlossen sein. Der N. vagus liegt in die Gefäßnervenscheide der V. jugularis int. und der A. carotis communis mit eingeschlossen, muß mithin mit dieser beim Aufsuchen des Phrenicus medianwärts verschoben werden. Sollte aus Versehen die Gefäßnervenscheide in großer Ausdehnung eröffnet worden sein, dann liegt der N. phrenicus immer lateral und ist der dünnere von beiden.

Will der Chirurg die Verletzung der Gefäßnervenscheide vermeiden, so soll er die Fascia colli media (siehe Band II, 2. Auflage, Abb. 21, S. 36), welche die Gefäßscheide bildet, in größerer Ausdehnung entlang dem lateralen Rande der V. jugularis internus und parallel zu ihm durchschneiden und dann erst die Scheide medianwärts ziehen lassen.

3. Der N. phrenicus tritt durch eine Inselbildung in der V. subclavia hindurch.

Die V. subclavia kann sich kurz vor ihrer Einmündung in den Venenwinkel in einen schwächeren unteren und einen stärkeren oberen Ast teilen, beide Äste vereinigen sich vor ihrer Einmündung wieder zu einem Gefäß. So entsteht eine Insel in der V. subclavia dicht lateral vom Venenwinkel. Durch eine solche kann der Phrenicus hindurchtreten, und zwar so, daß er den oberen Ast unter- und den unteren Ast überkreuzt. Abb. 49 zeigt rechts ein gleiches Verhalten eines Nebenphrenicus.

Die Nebenphrenici.

Die Vereinigung der Phrenicuswurzeln zum Stamm des N. phrenicus erfolgt gewöhnlich unmittelbar neben dem Wurzelgebiet. Die Vereinigung der Wurzeln kann aber erst sehr tief unten, im extremen Fall erst oberhalb des Zwerchfelles erfolgen, dann spricht man gewöhnlich nicht mehr von Wurzeln, sondern von Nebenphrenici.

Der sog. Nebenphrenicus entspringt am häufigsten aus C. V, seltener aus C. II, C. III und C. VI (WILLY FELIX 1922). Auf einer Seite können sich bis zu zwei Nebenphrenici vorfinden.

Der Nebenphrenicus ist sehr häufig und wird um so häufiger festgestellt, je mehr in neuerer Zeit auf sein Vorkommen geachtet wird. Ich (1920) habe seinerzeit ihn in 20 bis 25% des Leichenmateriales unseres Präpariersaales festgestellt. WILLY FELIX (1922) fand ihn bei Leichen in 18% der Fälle, RUHEMANN (1924) in 24%, GÖTZE (1925) in 68% der Fälle und YANO (1925) in 77% der Fälle. YANO behauptet deswegen, daß das Vorhandensein des Nebenphrenicus das Normale, sein Fehlen das Anormale sei. Auch an den durch Exairese am Lebenden gewonnenen Phrenici fanden sich ein oder mehrere Nebenphrenici in 38% der Fälle (WILLY FELIX, 1925).

Die Zahlen sorgfältiger Untersuchungen, aus denen man die Häufigkeit des Vorkommens eines Nebenphrenicus berechnen könnte, sind noch viel zu klein, um ein gültiges Rechenergebnis gewinnen zu können. Immerhin darf man schon heute sagen, ohne fürchten zu müssen, von künftigen Statistiken widerlegt zu werden, daß bei jedem vierten oder dritten Individuum ein Nebenphrenicus erwartet werden muß.

Der Nebenphrenicus ist häufiger einseitig als beidseitig.

Die Vereinigung des Nebenphrenicus mit dem Hauptphrenicus erfolgt meist im Gebiet der 1. Rippe, gewöhnlich unter ihr, seltener über ihr, 6 bis 12 cm unterhalb der Abgangstelle des Phrenicus von C. IV (YANO, 1925). RUHEMANN (1924) hat einen Fall von HAASE (1793) gefunden, wo sich ein rechter Nebenphrenicus „ante et infra bronchum" mit dem Hauptstamm vereinigte.

Die Nebenphrenici kommen in zwei Spielarten vor: als Subclavius-Neben-Phrenicus, d. h. vereinigt mit dem motorischen Ast aus C. V für den M. subclavius und zweitens als selbständiger Nebenphrenicus aus verschiedenen Wurzeln. RUHEMANN (1924) fand unter 15 Nebenphrenici den Subclavius-Phrenicus 6 mal, den selbständigen Nebenphrenicus 9 mal, YANO (1925) stellt das Verhältnis von Subclavius-Phrenicus zu selbständigem Nebenphrenicus mit 12:5, GÖTZE (1925) mit 12:9 (GÖTZE selbst gibt 12:8 an, da er nach anderen Gesichtspunkten gruppiert), im ganzen also 30:23. Auch hier ist es noch nicht erlaubt allgemein gültige Zahlen aufzustellen, wir können nur sagen, daß der Subclavius-Nebenphrenicus etwas häufiger zu sein scheint als der selbständige Nebenphrenicus.

Der Nebenphrenicus, gleichgültig, ob er Subclavius-Nebenphrenicus oder selbständiger Nebenphrenicus ist, liegt stets lateral vom Hauptphrenicus, nur die seltenen selbständigen Nebenphrenici aus der Ansa hypoglossi (Abb. 48) liegen medial von ihm. Die Entfernung zwischen Haupt- und Nebenphrenicus wächst mit der Tiefe der Loslösung des Nebenphrenicus aus dem Plexus brachialis. Je weiter fußwärts der Nebenphrenicus sich aus dem Plexus freimacht, um so größer ist der Zwischenraum zwischen ihm und dem Hauptphrenicus.

Der Subclavius-Nebenphrenicus (Abb. 45).

Der Subclavius-Nebenphrenicus löst sich in verschiedener Höhe aus dem Plexus brachialis los, meist erst dann, wenn dessen sämtliche Wurzeln zu einem geschlossenen Ganzen vereinigt sind, das ist dicht oberhalb des Schlüsselbeines.

Der isolierte Nerv für den M. subclavius macht sich gewöhnlich tiefer frei, als wenn er mit dem Nebenphrenicus vereinigt ist. Darum wäre es besser von einem Ursprung des N. subclavius aus dem Nebenphrenicus zu sprechen als umgekehrt.

Der Subclavius-Nebenphrenicus läuft auch nach seiner Loslösung vom Plexus eine Strecke weit in der Richtung des Plexus brachialis weiter und macht dann erst dicht oberhalb oder unterhalb des Schlüsselbeins einen Bogen medianwärts. Er unterkreuzt dabei die V. jugularis ext. (Abb. 45) und die A. transversa scap., die meist dicht oberhalb des Schlüsselbeins und parallel mit ihm vorbeistreicht, dann

überkreuzt er die V. subclavia und kann dabei durch eine Insel derselben hindurchtreten (Abb. 49), dann drängt er sich zwischen V. subclavia und 1. Rippe in die
obere Brustkorböffnung hinein (Abb. 45) und vereinigt sich spitzwinkelig mit dem
Hauptphrenicus.

Die Überkreuzung der V. subclavia durch den Subclavius-Nebenphrenicus
findet in einer Minderzahl der Fälle nicht statt, das hängt mit dem Ort der Loslösung
des Nerven aus dem Plexus brachialis zusammen. Je höher diese Loslösung erfolgt,
um so mehr nimmt der Nerv den charakteristischen Verlauf des Hauptstammes
an und verläuft wie dieser dorsal von der V. subclavia, je tiefer die Loslösung eintritt,
um so sicherer kann man die Überkreuzung der Vene erwarten.

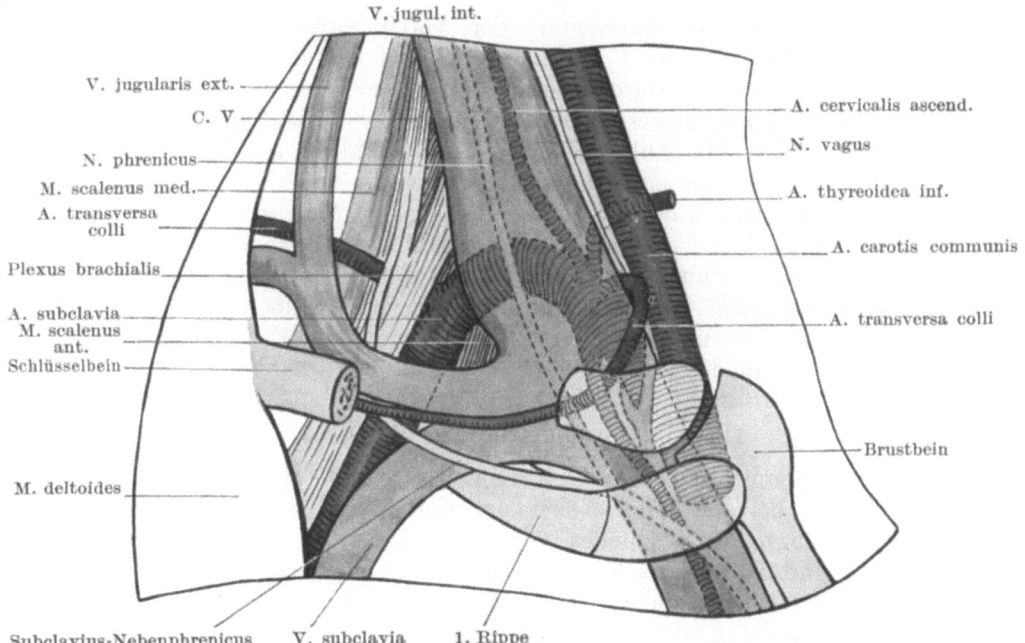

Abb. 45. Topographie des rechten Nebenphrenicus. (Aus WILLY FELIX [1925].)
Man sieht den Hauptphrenicus (punktierte Linie) durch die V. jugularis int. durchschimmern.
Der Nebenphrenicus löst sich aus dem absteigenden C. V los, überkreuzt in Schlüsselbeinhöhe den
Plexus brachialis, unterkreuzt die V. jugul. ext. post. und kommt im Bogen caudal vom Schlüsselbein
und die V. subclavia überkreuzend, zur oberen Brustapertur, in der er sich mit dem Hauptphrenicus
vereinigt.

Das Verhältnis des Subclavius-Nebenphrenicus zur A. mammaria int. ist nicht
beständig. Es ist bald Unterkreuzung, bald Überkreuzung, bald gar keine Kreuzung
festzustellen. Liegt der Hauptstamm dorsal, und der Nebenphrenicus ventral, dann
kommt die Arterie gerade in die spitzwinkelige Vereinigungsgabel beider zu liegen
(Abb. 100).

Die Vereinigung zwischen Haupt- und Nebenphrenicus vollzieht sich fast
regelmäßig im Gebiet der 1. Rippe, meist unter, selten über ihr. Die Entfernung
der Vereinigungstelle von dem Ursprung des Hauptphrenicus schwankte in 12 Fällen
zwischen 6,2 und 12 cm (YANO, 1925).

Der selbständige Nebenphrenicus.

Die selbständigen Nebenphrenici kommen nicht selten zu zweit auf derselben
Seite vor. Ihrem Ursprung nach müssen sie in zwei Gruppen geteilt werden, in eine
solche aus C. V und C. VI und eine solche aus C. III und C. II, oder systematisch-

anatomisch gesprochen, in eine Gruppe aus dem Plexus cervicalis und eine solche aus dem Plexus brachialis.

Die selbständigen Nebenphrenici aus dem Plexus brachialis liegen stets lateral vom Hauptphrenicus und können überall in dem Gebiet zwischen ihm und dem Plexus brachialis gefunden werden. Sie laufen entlang dem lateralen Rande des M. scalenus ant. oder auf dessen Vorderfläche. Sie unterkreuzen sämtlich die V. jugularis ext. und die A. transversa scap., die V. subclavia kann überkreuzt oder unterkreuzt werden. Das hängt wieder von dem Ort der Loslösung des Nebenstammes aus dem Plexus ab, je höher sie erfolgt, um so sicherer ist eine Unterkreuzung, je tiefer, um so wahrscheinlicher die Überkreuzung.

Ihre Vereinigung mit dem Hauptphrenicus erfolgt im Gebiete der 1. Rippe, manchmal auch höher. Die Entfernung der Vereinigungstelle vom Ursprung des Hauptphrenicus schwankte in 5 Fällen zwischen 6,2 und 9,2 cm (YANO, 1925).

Die selbständigen Nebenphrenici aus dem Plexus cervicalis werden fast immer von dem Ramus cervicalis descendens der Ansa hypoglossi abgegeben, d. h. von C. II und C. III (Abb. 48.) Auch in den Fällen, wo der Nebenphrenicus aus dem Scheitel der Ansa entspringt, liegen keine echten Hypoglossus-Neuriten vor, weil auch der Ramus descendens hypoglossi nur Neuriten aus C. I und C. II enthält, die ihm dicht unterhalb des Kopfes durch eine Anastomose zugeführt werden.

Alle selbständigen Plexus cervicalis-Nebenphrenici liegen medial vom Hauptstamme, ihre Vereinigung mit dem Hauptstamm variiert über eine lange Strecke von der Höhe des C. V bis unterhalb der 1. Rippe, ja in einem Fall von LUSCHKA (1853) erst bis dicht oberhalb des Zwerchfelles.

Die Verdoppelung des N. phrenicus.

Von den Nebenphrenici trenne ich diejenige Gruppe ab und bezeichne sie als doppelte Phrenici, bei denen der Nebennerv sich mit dem Hauptstamm erst unmittelbar oberhalb des Zwerchfelles vereinigt. LUSCHKA (1853), TURNER (1874), LARKIN (1889) und GÖTZE (1925) beschreiben Fälle, wo der Nebenphrenicus, im Falle TURNER und GÖTZE ein Subclavius-Nebenphrenicus, im Falle LUSCHKA ein selbständiger Nebenphrenicus aus der Ansa hypoglossi, erst unmittelbar oberhalb des Zwerchfelles, im Falle GÖTZE 3 cm über ihm sich mit dem Hauptphrenicus verband. Das wären also Nebenphrenici, die als doppelte Phrenici aufzufassen wären.

WILLY FELIX (1925) fand unter 116 exairierten Phrenici zweimal einen dicht oberhalb des Zwerchfelles eintretenden doppelten Phrenicus.

Die sympathischen Kabel im Stamme des N. phrenicus.

Sympathische efferente Neuriten zum Stamme des N. phrenicus sind immer vorhanden. Sie gehen nicht unmittelbar zum Phrenicus, sondern durchsetzen ein Nervengeflecht, das entsprechend seiner Lage Plexus suprapleuralis genannt wurde (WILLY FELIX, 1922).

Der Plexus suprapleuralis wird gebildet von Ästen: 1. aus den sympathischen Ganglien des Grenzstranges VI bis VIII und Th. 1, 2, zweitens aus den spinalen Nerven C. V bis C. VIII und Th. 1 unabhängig von den Rami communicantes cum N. sympathico (WILLY FELIX, 1922). In dieses Geflecht sind in der Nähe der A. subclavia und der von ihr ausgehenden Arterien regellos angeordnete kleine sympathische Ganglien eingelagert (WILLY FELIX, 1922).

Die Äste aus dem Plexus suprapleuralis erreichen den N. phrenicus im Gebiet zwischen A. und V. subclavia (GÖTZE, 1925). Sie können nach dem Gesagten cerebrospinale und sympathische Neuriten führen (WILLY FELIX, 1922).

In 8 N. phrenici von Erwachsenen konnte AOYAGI (1911) dicke und dünne marklose Neuriten sowohl in seinem Halsteil, als in seinem Brustteile nachweisen, die er mit Recht als sympathisch auffaßt. Eine bestimmte Kabeltopographie ließ sich leider nicht erkennen. Im oberen und unteren Drittel des Halsteils des N. phrenicus liegen die sympathischen Neuriten durchmischt mit markhaltigen cerebrospinalen Neuriten, im mittleren Halsteil finden sie sich an der Peripherie des Phrenicusquerschnittes, im Brustteil des Phrenicus sind die sympathischen marklosen Neuriten dünn und zahlreich, aber auch hier sind sie durchmischt mit markhaltigen Neuriten und liegen an der Peripherie des Nervenquerschnittes.

WILLY FELIX (1922) konnte die Angaben AOYAGIs (1911) bestätigen, daß der N. phrenicus in seiner ganzen Länge marklose Neuriten führe.

Die zentripetalen Neuriten des N. phrenicus.

LUSCHKA (1853) hat zentripetale Neuriten im N. phrenicus vom Perikard, der gesamten Pleura parietalis und vom Peritoneum diaphragmaticum beschrieben. Die neueren Untersuchungen haben die Angaben LUSCHKAs bestätigt, mit der einen Einschränkung, daß die Pleura parietalis costalis nur von den entsprechenden Intercostalnerven bedient wird und daß die Anteile der Zwischenrippennerven und des Phrenicus an der Versorgung der Pleura parietalis diaphragmatica und des Peritoneum diaphragmaticum topographisch geschieden sind. Der Phrenicus versorgt den Abschnitt, der auf dem Centrum tendineum und auf der Pars lumbalis aufliegt, die Intercostales das Übrige.

Für diese Einschränkung waren neben positiven und negativen anatomischen Untersuchungen entscheidend die klinische Erfahrung, daß die Leitungsunterbrechung in den Intercostalnerven bei intaktem Phrenicus eine vollständige Unempfindlichkeit der Pleura parietalis costalis ergibt.

Die Pleura parietalis mediastinalis wird durch die Äste des Phrenicus versorgt, ob sich noch andere Nerven an ihrer zentripetalen Versorgung beteiligen, ist mir nicht bekannt.

Der Einwand, daß die in Pleura und Peritoneum eintretenden Nerven zentrifugale Gefäßnerven seien, wird durch den Nachweis von Sinnesorganen — wenigstens im Peritoneum diaphragmaticum — hinfällig [TIMOFOJEW (1902) für Tiere, DOGIEL (1902) für den Menschen].

Von allgemeinem Interesse sind die Untersuchungsergebnisse FRANÇILLONs (1926). Er untersuchte die gleichen 9 Embryonen wie WILLY FELIX (1922) und bestätigte dessen Angaben, daß bei keinem der Embryonen sich Perikard- und Pleuraäste nachweisen lassen. Dagegen fand er bei einem 6-monatigen Embryo (243,3 mm er. Länge) Pleura- und Perikardäste. Es liegt deshalb im Bereiche der Möglichkeit, daß die einzelnen zentripetalen Äste eines Nerven sich nicht gleichzeitig entwickeln.

FRANÇILLON konnte bei allen Phrenicusästen, die zu den serösen Häuten zogen, Gefäßäste von zentripetalen Ästen unterscheiden.

Der N. phrenicus führt cerebrospinale und sympathische Neuriten. Es entsteht die Frage, zu welchem der beiden Systeme seine zentropetalen Neuriten gehören. Die Frage ist anatomisch noch nicht entschieden. MACKENZIE (1909) und WILLY FELIX (1922) sind nach experimentellen und klinischen Erfahrungen zu der Ansicht gekommen, daß die Zentripetalleitung des Phrenicus in seinen sympathischen Neuriten läuft. Bei Reizung und Verletzung des N. phrenicus tritt der charakteristische Schulterschmerz im Gebiet der Nn. supraclaviculares aus C. IV auf. Deswegen hat WILLY FELIX (1922) — unter klinischer Zustimmung — darauf hingewiesen, daß diese falsche Schmerzlokalisation in ein fremdes Nervengebiet ein Kennzeichen für auf sympathischem Wege vermittelte Reflexe sei (viscero-sensorischer Reflex).

Für eine Schmerzleitung durch die sympathischen Halsganglien spricht die Angabe JONNESCUs, daß die Schmerzen der Angina pectoris durch Resektion der sympathischen Halsganglien beseitigt wurden. Die Angabe gibt einen Fingerzeig, daß ein anatomisches erstes Neuron der sympathischen zentropetalen Bahn in peripheren Ganglien- oder Sinneszellen des Herzbeutels, der Brust- und des Bauchfelles zu suchen wäre. Das zweite Neuron könnte dann in den Ganglienzellen des Sympathicus liegen, deren Neuriten einen nicht bekannten Verlauf nehmen.

Einen anderen Standpunkt nimmt HITZENBERGER (27) ein. Er stellte zunächst fest, daß bei Mensch und Hund der Phrenicus kein von den übrigen Spinalnerven abweichendes Verhalten zeige, das würde bedeuten, daß der Phrenicus marklose Neuriten besitze, in der Abb. 94 zeichnet er aber den Phrenicus nur aus markhaltigen Neuriten aufgebaut. Dann weist er mit E. SPIEGEL (27) nach, daß nach Ausräumung des Sympathicus eine Reizung des zentralen Phrenicus-Stumpfes noch die gleichen charakteristischen Schulterschmerzen hervorrief. Er kommt deswegen zum Schluß, daß der Sympathicus die zentripetale Leitung nicht besorge.

Dazu habe ich zwei Einwände zu machen: Der Beweis, daß der N. phrenicus keine marklosen Neuriten führe, kann nicht durch Schnitte an einer beliebigen Stelle im Verlauf der Nerven geführt werden, dazu gehört eine systematische Untersuchung des ganzen Phrenicusverlaufes. Zweitens bezweifle ich, daß eine Ausräumung aller sympathischen Neuriten, die vom Zwerchfell zentripetal leiten, möglich ist.

Endlich sei an dieser Stelle noch erwähnt, daß HITZENBERGER (27) in manchen Zwerchfellpräparaten reichlich Muskelspindeln fand.

46. Die selbständigen sympathischen Nerven des Zwerchfelles.

Die selbständigen sympathischen Nerven des Zwerchfelles entstammen dem großen Plexus coeliacus und dem unpaaren Ggl. phrenicum.

Der Plexus coeliacus ist ein ausgebreitetes unpaares Nervengeflecht um die Wurzeln der Aa. coeliaca und mesenterica sup. herum. In ihm sind zahlreiche größere und kleinere Ganglienzellen eingelagert. Der Plexus hat Verbindung mit den beiden Nn. splanchnici, mit dem Stamm des Vagus, mit den unteren Thorakal- und oberen Lumbalganglien des Grenzstranges, dem Plexus renalis und suprarenalis und den benachbarten Eingeweideflechten. Im Plexus coeliacus liegen links und rechts von den beiden großen Bauchgefäßen die Ggll. coeliaca, die zu einem ringförmigen Ganglion um die Gefäße verschmelzen können, Ggl. solare.

Das Ganglion phrenicum liegt auf der unteren Fläche des rechten Lumbalschenkels des Zwerchfelles, da wo dieser in die Zentralsehne übergeht.

Die sympathischen Äste aus den Ggla. coelica und dem Ggl. phrenicum, umspinnen als Plexus phrenicus die Aa. phrenicae inff., sie bilden mit dem R. abdominalis des rechten Phrenicus im Subperitoneum des Zwerchfelles einen Plexus diaphragmaticus, der rechts von den Durchtrittstellen der Hohlvene, der Speiseröhre und der Aorta gelegen ist. Vom Ramus abdominalis des linken Phrenicus gehen feine Äste sowohl zum Plexus diaphragmaticus als zum Plexus coeliacus (LUSCHKA, 1853).

Aus dem Plexus diaphragmaticus gehen feine gemischte Nerven, gemischt aus Phrenicus- und sympathischen Neuriten, zum Bauchfell und zu den Muskelbündeln. Die Nerven zum Brustfell sind stets gemischt, die Nerven zum Muskel dagegen sind meist rein phrenisch, selten gemischt (WILLY FELIX, 1922).

Die sympathischen Neuriten zum Zwerchfellmuskel sollen nach KENKKURÉ und seinen Schülern den Tonus des Zwerchfelles bewirken, eine Ansicht, die wohl heute als widerlegt gelten muß (WILLY FELIX, 1923).

47. Die intercostale Nervenversorgung des Zwerchfelles.

Die Intercostalnerven beteiligen sich an der Versorgung der Zwerchfellwand, das steht außer Frage. Zentripetale Neuriten aus Intercostalis (6) 7—12 zur Pleura diaphragmatica und Peritoneum diaphragmaticum sind von allen Autoren anerkannt. Die Intercostaläste versorgen die Randpartien, der Phrenicus das Zentrum beider serösen Hüllen.

Eine motorische Versorgung des Zwerchfelles durch Äste der Intercostalis ist noch Streitfrage.

TIMOJEW (1902), ELLENBERGER und BAUM (1908) wollen bei Säugetieren motorische Äste aus Intercostalis VIII bis X gefunden haben. EISLER (1901), v. GÖSSNITZ (1901) und RAMSTRÖM (1906) verwerfen jede motorische Versorgung durch Intercostaläste. WILLY FELIX (1922) sah Neuriten aus dem Intercostalis 12 in die costale Ursprungszacke der 12. Rippe eintreten und sich genau wie die Phrenicusäste verhalten. Da es sich um Untersuchungen an jungen Embryonen handelte, konnte der allein gültige Beweis von motorischen Endplatten nicht erbracht werden.

48. Die Paraganglien des Zwerchfelles (WILLY FELIX, 1922).

ZUCKERKANDL und KOHN haben besondere Gebilde als Paraganglien oder chromaffine Organe beschrieben, welche in enger Beziehung zum sympathischen Nervensystem stehen. Sie sind aufgebaut aus chromaffinen Zellen, sympathischen Ganglien und Nervenfasern. Zu diesen Organen rechnen die beiden Autoren die Carotisdrüse, die Marksubstanz der Nebenniere, sowie die Nebenorgane des Bauchsympathicus zu beiden Seiten der Aorta abdominalis.

Solche Paraganglien hat WILLY FELIX (1922) auch im Plexus diaphragmaticus des Zwerchfelles in beträchtlicher Menge gefunden. Die Paraganglien treten isoliert oder zusammengekoppelt mit sympathischen Ganglien auf, ihre Bedeutung ist unbekannt.

49. Die operative Leitungsunterbrechung des N. phrenicus.

Die operative dauernde oder vorübergehende Lähmung einer Zwerchfellhälfte ist in den letzten Jahren so vielfach ausgeführt worden, daß sich zwei Methoden ausgebildet haben:

1. die Phrenicus-Exairese von WILLY FELIX und LEBSCHE (1922) und die radikale Phrenicotomie von GÖTZE (1925), der 1922 eine noch unzulängliche Methode vorausging.

Die anatomische Beurteilung beider Methoden ist eine beschränkte, sie hat wesentlich drei Punkte zu berücksichtigen: 1. die vom anatomischen Standpunkt leichtere oder schwierigere Ausführbarkeit des Eingriffes, 2. die Prozentzahl der möglichen totalen Unterbrechung; ein Operationsverfahren, das in jedem Fall mit Sicherheit sämtliche Phrenicusäste umfaßte, besteht noch nicht, es sei denn die epidiaphragmatikale Unterbrechung und 3. die Gefahren der ausgewählten Technik.

Die Phrenicus-Exairese[1] ist der Methode von THIERSCH für die radikale Entfernung sensibler Nerven nachgebildet. Sie sucht den Hauptphrenicus an der von der alten Phrenicotomie bevorzugten Stelle am lateralen Rande des Sternocleido oberhalb des Omohyoideus auf und dreht den peripheren Stumpf des zerschnittenen Nerven langsam heraus. Es wurden so Phrenicusstümpfe von 6 bis 32 cm Länge gewonnen.

Die radikale Phrenicotomie besteht darin, daß 1. ein Hautschnitt von der Mitte des hinteren Randes des Sternocleido bis zur Mitte des Schlüsselbeins angelegt wird, daß 2. der Nervus subclavius, der „an typischer, leicht auffindbarer Stelle" aus dem oberen vorderen Rand des Plexus brachialis heraustritt, dort wo sich die starke Wurzel aus C. V mit C. VI vereinigt, ausgeschnitten wird und daß 3. der Hauptphrenicus vorsichtig unter Abschieben der Weichteile bis zum Sichtbarwerden der zum Ggl. cervicale inf. des Sympathicus ziehende Nervenbündel vorgezogen und unterhalb dieser Stelle, d. h. zwischen A. und V. subclavia durchschnitten wird.

---

[1] Es heißt: αἱρέω, aber ἐξαιρέω, mithin Hairesis, aber Exairesis.

Die Exairese — namentlich wenn sie weiter kopfwärts als bisher ausgeführt wird — stellt eine kleine Operation dar, die radikale Phrenicotomie vereinigt zwei große Operationen in einem Hautschnitte.

Die Exairese sollte theoretisch alle Nebenphrenici ausschalten und das kann tatsächlich geschehen, wenn das ausgedrehte Stück des Hauptstammes lang genug ist; eine Länge von 12 cm genügte, um alle Nebenphrenici zu unterbrechen, die oberhalb der Lungenwurzel sich mit dem Hauptstamm vereinigen. Es sind aber Phrenici herausgedreht worden, die bei einer Länge von 30 cm und darüber schon die Aufteilung in die Endäste aufwiesen (siehe II. Bd., 2. Aufl., S. 695).

Unter den ausgedrehten Phrenici der Münchener Klinik fanden sich in 38% Nebenphrenici. Die Zahl kommt der Durchschnittszahl von 43%, die aus allen genauen anatomischen Untersuchungen berechnet ist, sehr nahe und fällt mithin in die Variationsbreite. Außerdem sind die von mir errechneten 43% sicher nicht die Norm.

Die Exairese kann auch einen Teil der doppelten Phrenici, wenn nicht alle, beseitigen. Unter 116 Exairesen fand sich zweimal ein doppelter Phrenicus (WILLY FELIX, 1925), bei der Seltenheit ihres Vorkommens eine auffallend große Zahl.

Die radikale Phrenicotomie schaltet alle Subclavius-Nebenphrenici aus, mit Ausnahme der tief im Gebiete des Schlüsselbeines sich aus dem Plexus brachialis loslösenden, ferner einen großen Teil der selbständigen Nebenphrenici, mit Ausnahme der seltenen Äste aus der Ansa hypoglossi und der nahe am lateralen Rand des N. scalenus antic. verlaufenden, endlich einen großen Teil der doppelten Phrenici.

Die Aussicht auf die totale Unterbrechung jedes N. phrenicus ist nach dem Gesagten bei der Exairese größer als bei der radikalen Phrenicotomie.

Die Gefahren der Exairese sind, was die eigentliche Operation anbetrifft, ganz gering. Es drohen ihr nur dieselben Gefahren wie bei der einfachen Phrenicotomie, die in der unmittelbaren Nachbarschaft der V. jugularis int. gegeben sind. Die Gefahren werden noch vermindert, wenn die Aufsuchung des Phrenicus so hoch wie möglich, und zwar in seinem unmittelbaren Wurzelgebiet vorgenommen wird.

Eine Verwechslung des Phrenicus, wenn man seine Wurzel übersehen kann, mit Vagus, Sympathicus und Thoracalis longus halte ich für ausgeschlossen, solange der betreffende Chirurg etwas von Anatomie weiß.

Die Gefahren der Exairese liegen im zweiten Akt der Operation, im Ausdrehen des peripheren Nervenstumpfes. Es könnten verletzt werden die V. subclavia, Äste des Truncus cervicalis, die A. mammaria int. und schließlich die den Nerven begleitenden Vasa pericardiaco-phrenica.

Die Verletzung der V. subclavia kann durch die Vereinigungsgabel des Subclavius-Nebenphrenicus mit dem Hauptphrenicus und durch den Durchtritt des einfachen Hauptstammes durch eine Insel in der V. subclavia entstehen.

Die Vereinigung des Subclavius-Nebenphrenicus, der ja meist ventral von der Vena subclavia verläuft, mit dem dorsal der Vene verlaufenden Hauptstamm bildet eine sehr weite Gabel um die Vene, es wäre aber doch denkbar, daß der mit dem Hauptstamm kopfwärts gezogene Nebenphrenicus die Venenwand einfalten und schließlich zerreißen kann. Die Venenwand ist aber gerade in der Gabel stärker wie an anderen Orten, die dorsale Venenwand ist mit der Fascie des M. scalenus antic. und dem Periost der 1. Rippe, die ventrale Venenwand mit der Fascie des M. subclavius verwachsen, wird dadurch verdickt und durch Knochen und Muskeln geschützt. Auch der Nebenphrenicus ist an das Periost der 1. Rippe angeschlossen und wird durch dieses festgehalten. Bei den über 300 in der Münchener Klinik ausgeführten Exairesen ist keine Verletzung der V. subclavia durch den Subclavius-Nebenphrenicus eingetreten, trotzdem er nach der Wahrscheinlichkeitsrechnung doch an die hundert Mal vorhanden gewesen sein muß. Das schließt nicht aus, daß er beim 101. Male Unglück anrichtet, sehr wahrscheinlich ist es aber nicht.

Wird eine Exairesis des Phrenicus-Hauptstammes ausgeführt, wenn dieser durch eine Insel in der V. subclavia verläuft, so soll nach GÖTZE (1925) das Schicksal des Patienten besiegelt sein. Auch RUHEMANN (1925) hält in diesem Fall die Verletzung der V. subclavia für sicher.

Auf dem Züricher Präpariersaal ist der Durchtritt des Phrenicus oder eine Subclavius-Nebenphrenicus durch eine solche Insel nicht allzu selten. Ich habe die Insel immer so weit gesehen, daß der durchtretende Nerv von einer dicken Bindegewebschicht umgeben war (Abb. 49). Die Gefahr ist vorhanden, aber sicher nicht so groß, wie sie GÖTZE und RUHEMANN annehmen. Die Entscheidung kann nur die Sektion eines solchen Unglücksfalles bringen; daß sie bis zur Stunde noch nicht ausgeführt werden konnte, spricht für die Exairese.

Die Schlingenbildung um Äste des Truncus thyreocervicalis und um die A. mammaria int. halte ich nicht für gefährlich, weil die Schlinge immer weit und die Arterie sehr verschiebbar ist.

Die Zerreißung der Vasa pericardiaco-phrenica ist möglich, aber nicht zu fürchten, weil Phrenicus und Begleitgefäße in eine dicke Scheide eingeschlossen sind, die eine Blutung durch ihren Spannungswiderstand im Entstehen unterdrückt.

Die radikale Phrenicotomie hat in ihrem ersten Teil, Aufsuchung des Subclavius-Nebenphrenicus, die zahlreichen kleinen und mittelstarken Venen zu fürchten, sie durchbohren die Fasc. colli superf. und med., können an der Durchtrittstelle mit den Fascien verwachsen und dadurch gespannt und offen gehalten werden und so bei ihrer Verletzung Anlaß zur Luftansaugung geben. GÖTZE selbst betont diese Gefahr.

Die V. jugularis ext., die V. transversa scapulae, der Arcus venosus juguli können bei sorgfältiger Arbeit und anatomischer Kenntnis keine Gefahr bilden, ebensowenig die in ihrer Zahl und ihrem Verlauf stark wechselnden queren Halsarterien.

Die Verwechslung des Nebenphrenicus mit einem der zahlreichen, bald hoch, bald tief liegenden Nn. supraclaviculares, mit thoracales antt. und thoracalis longus wird allerdings den Zweck der Operation vereiteln, die betreffende Hautpartie oder die Pectoralis bzw. den Serratus anterior lähmen, das Leben des Patienten aber nicht gefährden.

Der zweite Teil der radikalen Phrenicotomie, Freilegung des Hauptphrenicus bis zum Eintritt der Äste auf den Plexus suprapleuralis, würde bis an die V. subclavia heranführen, d. h. in ein Gebiet, das gehäuft Arterien, Venen, Lymphstämme und Nerven enthält (Abb. 48, 49).

Im Jahre 1920 (2. Auflage dieses Bandes) habe ich den Vorschlag gemacht, den Hauptphrenicus bis an die V. subclavia zu verfolgen, um einen Nebenphrenicus sicher zu beseitigen. LANGE (1922) von der Chirurgischen Klinik München erklärte meinen Vorschlag als zu gefährlich. GÖTZE (1925) zitiert diese Ablehnung und fügt bei, daß LANGE meinen Vorschlag mit Recht als zu gefährlich bezeichne. Dieser unbewußten Selbstkritik, die GÖTZE damit an seiner eigenen Methode übt, habe ich nichts hinzuzufügen.

Die Gefahr ließe sich sehr leicht vermindern, wenn GÖTZE auf die Ausschaltung von Ästen vom Ganglion cervicale inf. verzichtete. Er würde an der Radikalität seines Verfahrens nicht viel ändern.

Anatomische Vorschläge zur Aufsuchung des Nervus phrenicus.

Die leichteste und sicherste und mit geringsten Gefahren verbundene Methode zur Aufsuchung des N. phrenicus ist die in seinem Wurzelgebiet. Nur sie gibt die Sicherheit, alle Phrenici, auch die abnorm verlaufenden, zu finden.

Das Wurzelgebiet sind C. III, C. IV und C. V.

Der Hautschnitt hätte am hinteren Rand des M. sternocleido zu beginnen, und zwar in der Höhe des oberen Randes der Cart. thyreoidea, hätte parallel zum hinteren Rande des Muskels oder senkrecht abwärts zu verlaufen und etwas unterhalb seiner Mitte zu enden.

Im Schnitt erscheint sofort die Kreuzung des hinteren Randes des von oben außen nach innen unten gefaserten Sternocleido mit dem hinteren Rand des von oben innen nach unten außen gefaserten Platysma. Diese Kreuzungstelle ist der genaue Orientierungspunkt für N. occipitalis min., N. auricularis magnus und die cervicalen Wurzeln des Accessorius. Nach Durchschneidung oder Durchfaserung des Platysma und nach Durchschneidung der unter demselben liegenden Fascia colli superficialis verfolgt man die drei Nerven in horizontaler Richtung bis unter den hinteren Rand des etwas aufzuhebenden Sternocleido und findet sofort den Stamm von C. III. Der Stamm ist ganz plattgedrückt und erscheint deshalb außerordentlich breit (Abb. 48).

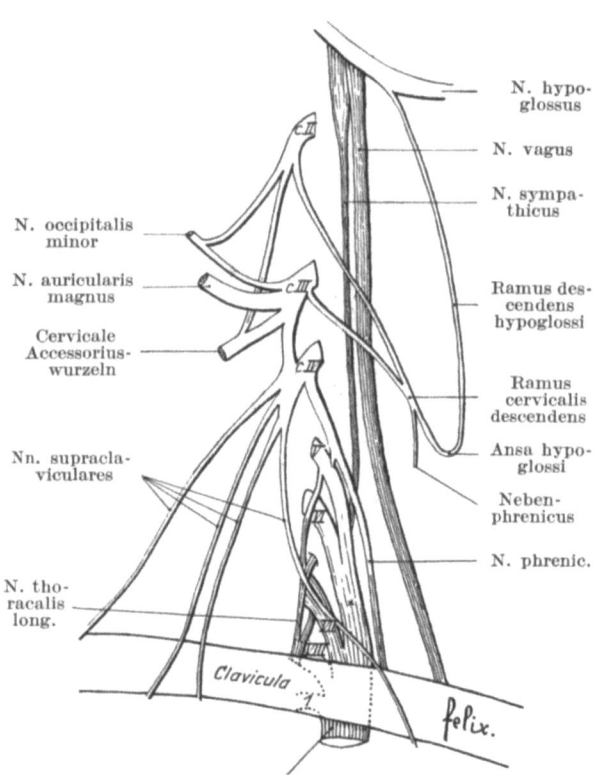

Vom Stamm des C. III kann man ventralwärts die untere Wurzel des Ramus cervicalis descendens der Ansa hypoglossi abgehen sehen. Mit C. III hat man das unmittelbar unter ihm liegende Tubercul. ant. des Proc. transvers. des 3. Halswirbels erreicht. An ihm beginnt sehnig der laterale Rand des M. scalenus antic., dem entlang die unteren Nn. cervicales erscheinen.

In einer Entfernung von durchschnittlich 12 mm (9 und 16 mm sind die Grenzwerte) von C. III taucht an dem lateralen Scalenusrand C. IV auf. Er ist gleichfalls ganz platt und erscheint deswegen, wie C. III, sehr breit. Von C. III geht gewöhnlich eine starke Anastomose zu C. IV, in welcher seine Neuriten zu den Nn. supraclavicul. verlaufen (Abb. 46); man kann diese stets vorhandene Anastomose zum Aufsuchen von C. IV benutzen.

Im Raume zwischen C. IV und C. V werden die Mm. scaleni antic. und medius massiger und liegen dicht aneinander. Da man aber von C. III her den lateralen Rand des Scalen. antic. bestimmt hat, ist ein Verlieren der Richtung nicht gut möglich, ist man doch im Zweifel, so braucht man nur das Tubercul. ant. III und das Tubercul. ant. IV abzutasten, miteinander zu verbinden und die Verbindungslinie zu verlängern, so ist man wieder in der genauen Richtungslinie.

19 mm im Durchschnitt (13 mm und 25 mm sind die Grenzwerte) unterhalb C. IV erscheint gerade an der Spitze des Scalenusdreieckes C. V. Er ist dick und rund

Abb. 46. Plexus cervicalis und brachialis mit ihren Hauptästen und die benachbarten Nerven in topographisch richtiger Lage zueinander.

Die oberflächlichen Nerven sind hell gelassen, die tiefen sind schraffiert. Auf dem Plexus brachialis ist durch ein Kreuz die Loslösungstelle des N. subclavius angegeben. Die Ansa hypoglossi gibt einen Nebenphrenicus ab.

und infolgedessen viel schmaler als C. III und C. IV. Zwischen C. IV und C. V besteht gewöhnlich gar keine Verbindungschlinge oder nur eine ganz schwache, die dann meist in der Phrenicuswurzel von C. IV verläuft und von diesen beim Vorbeistreichen an C. V. abgegeben wird (Abb. 46).

Mit der Freilegung von C. III, C. IV und C. V ist die Aufsuchung des N. phrenicus vorbereitet. An deren medialen Seite ihrer Verbindungslinie sucht man jetzt nach seinen Wurzeln aus C. IV und C. V, eine von ihnen ist stets vorhanden. Die V. jugularis int. liegt zwar in unmittelbarer Nähe, bedeckt aber die Wurzel noch nicht, höchstens bei ganz starker Füllung. Sonst liegt an dieser Stelle kein größeres Gefäß.

Man beginnt bei C. IV, bestimmt den breiten Strang der vereinigten Supraclaviculares, die von unten und etwas von lateral sich mit ihm verbinden und findet dann nach abwärts und etwas medial die Hauptphrenicuswurzel aus C. IV. Außer ihr, in der gleichen Richtung verlaufen nur unbedeutende Muskeläste zum Longus colli.

Die Wurzel aus C. IV verfolgt man abwärts bis C. V und kann noch die (häufig nicht vorhandene) Wurzel aus diesem bestimmen.

Unterhalb der Vereinigung kann dann der Nerv durchschnitten und exairiert werden.

Die Phrenicuswurzel aus C. V würde ich unbedingt aufsuchen, wenn die Wurzel aus C. IV auffallend schwach ist, dann ist die C. V-Wurzel sehr stark.

Mit dieser Methode sollte man jeden Phrenicus finden, gleichgültig ob er an normaler Stelle liegt, ob er nach medial oder lateral abweicht.

Ist weder aus C. IV noch aus C. V eine Phrenicuswurzel nachzuweisen, dann achte man auf die Anastomose aus C. IV und C. V, die für gewöhnlich nicht vorhanden ist und wenn sie vorhanden ist, ein unbedeutendes Fädchen darstellt. Die Anastomose ist dann außergewöhnlich stark und enthält die ganze Phrenicuswurzel aus C. IV, man folgt ihr nach bis zur Verbindung zwischen C. V und C. VI und sieht dann erst dort den N. phrenicus sich scheinbar vom Plexus brachialis ablösen (Abb. 41).

50. Die Funktion des Zwerchfelles.

Das Zwerchfell führt während der Atmung eine doppelte Bewegung aus, eine passive und eine aktive.

Die passive Bewegung kommt zustande, weil das Zwerchfell nicht von einer feststehenden, sondern von einer beweglichen Wand, der Brustkorbwand, entspringt. Wenn ein Atemzug den Brustkorb durch Vorstoß und Seitenstoß (s. S. 39) erweitert, werden die Ursprünge der costalen und sternalen Bündel des Zwerchfelles von der Zentralsehne entfernt, d. h. ihr bogenförmiger Verlauf (Abb. 37 u. 38) muß abgeflacht werden, d. h. weiter, die beiden Zwerchfellkuppen, die von der Pars musculosa gebildet werden, senken sich. Ihr bogenförmiger Verlauf bleibt aber dabei doch erhalten, weil sie über die Wölbungen von Leber, Magen und Milz nach wie vor ausgespannt bleiben. Eine Senkung der Zwerchfellkuppen setzt voraus, daß die Baucheingeweide zusammendrückbar sind und daß die muskulöse vordere Bauchwand nachgibt. Ist das nicht oder nur in beschränktem Maße der Fall, so muß die Lage des Punctum fixum der Zwerchfellmuskelbündel von den Rippen bzw. Brustbein auf die Zentralsehne hinüberwechseln. Ist die Zentralsehne punctum fixum geworden, kommt es nicht mehr zur Senkung der Zwerchfellkuppen, sondern zur Hebung der Rippen. Das bedeutet aber eine Dehnung des Zwerchfelles, denn die Hebung der Rippen führt stets zu einer Erweiterung des Brustraumes.

Die aktive Bewegung des Zwerchfelles erfolgt durch seine Kontraktion, sie muß alle Erscheinungen, wie wir sie für die passive Dehnung eben festgestellt haben, in verstärktem Maße zeigen. Die sternalen und die costalen Bündel der 7. bis 11. Rippe ziehen die Zentralsehne nach abwärts und vorwärts (die sternalen Bündel stärker, die costalen Bündel ganz wenig, Abb. 37 u. 38). Die lumbalen Bündel und die costalen Bündel der 12. Rippe ziehen sie rein nach unten, dadurch kommt die Zentralsehne in eine schiefe Lage, sie steht zur Horizontalen ungefähr in einem Winkel von 45° (Abb. 40), liegt auf dem dorsalen Abfall des Zwerchfelles und bildet also nicht die Zwerchfellkuppen. Ihre Gesamtbewegung erfolgt in der Richtung einer Achse von der Mitte der Zentralsehne gegen den Nabel.

Kontraktion des Zwerchfelles und Hebung der Rippen treten nicht gleichzeitig auf. Man sieht auf dem Röntgenschirm bei Beginn der Einatmung die beiden Zwerchfellkuppen sich senken (Kontraktion des Zwerchfelles), gegen Ende derselben aber wieder emporsteigen (Hebung des Gesamtzwerchfelles durch die Rippenhebung) HITZENBERGER, 1927. Ist der Hochstoß der Rippen sehr groß, können beide Zwerchfellkuppen trotz ihrer anfänglichen Senkung höher steigen, als sie vor Beginn der Einatmung standen (pseudoparadoxe Bewegung des Zwerchfelles).

Die Aufgabe des Zwerchfelles ist eine dreifache. Es hat 1. bei ruhiger Atmung zu sorgen, daß nur die Lungen von der Erweiterung des Brustraumes Nutzen ziehen, 2. hat es durch seinen Druck auf den Bauchraum und durch Vergrößerung des Mittelfellraumes den Ausfluß des venösen Blutes aus dem Bauchraum in die V. cava inf. intrathoracalis und den rechten Vorhof zu fördern und 3. hat es bei verstärkter Einatmung als Hilfseinatmer zu dienen.

1. Das Zwerchfell hat dafür zu sorgen, daß nur die Lungen von der Erweiterung des Brustraumes Nutzen ziehen.

Die Druckdifferenz zwischen Außenraum und Brusthöhle, die durch Abhebung der Brustwand vom Brusthöhleninhalt entsteht, kann durch den äußeren Luftdruck ausgeglichen werden, einmal durch Eindringen in die Lungen und zweitens durch die Eindellung der vorderen Bauchwand, Emportreiben der Baucheingeweide und des Zwerchfelles in die Brusthöhle. Die Aufgabe des Zwerchfelles ist es, dem äußeren Luftdruck den zweiten Weg unmöglich zu machen, indem es das Emporsteigen der Baucheingeweide in die Brusthöhle durch Spannung oder Kontraktion verhindert. Es bedeutet eine Erleichterung dieser Aufgabe, daß die Kontraktion des Zwerchfells vor der Hebung der Rippen eintritt.

Das Zwerchfell hat ferner die Aufgabe, den elastischen Zug der Lunge zu bekämpfen. Unabhängig von der Atmung herrscht in der Lunge ein elastischer Zug — selbst im Zustand tiefster Ausatmung — der die Lungenoberfläche zu verkleinern sucht. Der Zug hat sein Punctum fixum an dem Lungenhilus, seine Puncta mobilia an den Facies sternocostalis und diaphragmatica. Durch die Adhäsion zwischen den beiden Brustfellblättern wird der elastische Lungenzug auf die Brustrumpfwände übertragen. Der elastische Zug der Lunge ist also bestrebt, fortwährend die Zwerchfellwand brusthöhlenwärts zu ziehen und dieser Zug wird bei jeder Einatmung zunehmen. Es ist die Aufgabe des Zwerchfelles diesem Zug erfolgreichen Widerstand zu leisten.

Der Zug der Lunge wird im Röntgenbild bei beschränkter Verwachsung der beiden Pleurae diaphragmaticae (parietalis und visceralis) augenfällig. Das Zwerchfell wird an den Verwachsungstellen zipfelförmig lungenwärts gehoben. Diese Bilder findet man aber erst bei tiefer Atmung, ein Beweis, daß bei ruhiger Atmung keine wesentliche Senkung des Zwerchfelles eintritt.

Schutz der Brusthöhle gegen den durch die Bauchhöhle wirkenden äußeren Luftdruck und Schutz gegen den aus der Brusthöhle kommenden elastischen Zug der Lunge, das sind die Aufgaben des Zwerchfelles bei ruhiger Atmung.

Die Bewegung des Zwerchfelles, wie wir sie bei ruhiger Atmung auf dem Röntgenschirm beobachten, ist wahrscheinlich eine rein passive. Über das Maß der Bewegung täuscht man sich leicht, wenn man sich nicht vor Augen hält, daß hier eine doppelte Bewegung stattfindet, die Hebung der Rippen und die Senkung der Zwerchfellkuppen. Beide Bewegungen erfolgen dicht nebeneinander in entgegengesetztem Sinne und wer nur auf das Verhältnis von Zwerchfell zu den Rippen achtet, wird regelmäßig die Bewegung des Zwerchfelles zu groß einschätzen.

Was am Lebenden bei ruhiger Atmung als abdominaler Atemtypus erscheint, kann sehr häufig der Ausdruck nur dafür sein, daß die untere Brustkorböffnung durch Hebung der Rippen erweitert und dadurch das Zwerchfell gesenkt und die Bauchwand vorgetrieben wird.

Die epigastrischen Einziehungen, die während der Einatmung bei vielen Menschen zu sehen sind, können ungezwungen durch die Wirkung der sternalen Zwerchfellbündel erklärt werden. Bei ihrer ganz verschiedenen Ausbildung im Einzelfalle können sie die Aponeurose des M. transversus abdom. bald einziehen, bald nicht einziehen.

2. Unterstützung des Abflusses des venösen Blutes aus dem Bauchraum zum Herzen.

KEITH (1903, 1905), HASSE (1906, 1907), WENCKEBACH (1907), EPPINGER (1911) betonen, daß der Druck des Zwerchfelles auf die Baucheingeweide die Austreibung des Blutes aus dem Pfortadersystem in die V. cava inf. begünstigt. Die Beurteilung dieser klinischen Annahme hängt mit der Frage des intraabdominellen Druckes zusammen. S. 74 haben wir festgestellt, daß bei normaler ruhiger Atmung im Stehen und noch weniger im Liegen kein oder ein kaum nennenswerter positiver Druck in der Leibeshöhle herrscht. Wir sind deshalb einstweilen nicht berechtigt einen Druck auf die großen Venen der Bauchhöhle anzunehmen.

Dagegen wird bei jeder Einatmung durch die Verkürzung der Pars lumbalis des Zwerchfelles eine Druckdifferenz erzeugt, die allein dem Mittelfellraum zugute kommt und zur Ansaugung des Blutes aus dem Bauchraum führt. Zum sofortigen Ausgleich dieser Druckdifferenz haben wir nur die Füllung des rechten Vorhofes mit Blut durch die Hohlvenen und durch die Herzvenen.

Die Cava inferior durchbohrt das Zwerchfell im Bereiche der Zentralsehne, sie wird also immer offen gehalten. Unmittelbar unter dem Zwerchfell nimmt sie die Vv. hepaticae, den Abfluß des Eingeweideblutes, auf. Es werden also untere Hohlvene und Pfortader bei jeder Einatmung die günstigste Abflußbedingung erhalten. Der Abfluß entsteht aber durch Zug oberhalb des Zwerchfelles und nicht durch Druck unterhalb desselben, ich halte deswegen den Vergleich WENCKEBACHs mit der Hand (intraabdomineller Druck), die einen Schwamm (Leber) ausdrückt, nicht für gerechtfertigt.

Wenn die Abwärtsbewegung des Zwerchfelles sich mit der Kontraktion der Muskeln der vorderen Bauchwand vergesellschaftet, wie das beispielsweise während der Wirkung der Bauchpresse bei dem Stuhlgang der Fall ist, wäre der Zwerchfelleinfluß auf den Abfluß des Bauchhöhlenblutes viel stärker. Die Bauchpresse wirkt aber exspiratorisch, senkt die Rippen, verkleinert die untere Brustkorböffnung und begünstigt die Aufwärtsbewegung des Zwerchfelles.

Das Zwerchfell hat ferner die Aufgabe, die Aortenöffnung stets offen zu erhalten, es erfüllt dieselbe durch die Bildung eines Sehnenbogens um den Hiatus aorticus, der unabhängig von dem Zustand des Muskels immer so angespannt wird, daß die Öffnung offen bleiben muß.

3. Das Zwerchfell wirkt bei verstärkter Einatmung als Hilfseinatmer.

Tritt zu der passiven Senkung des Zwerchfelles seine aktive Kontraktion hinzu, so werden die einzelnen Muskelbündel des Zwerchfelles bemüht sein, ihren bogenförmigen Verlauf geradlinig zu gestalten. Da sie aber über die brustwärts gewölbte

7*

Masse der Baucheingeweide ausgespannt sind, wird ihr bogenförmiger Verlauf nur in unbedeutendem Maße geändert und es kommt zur Senkung des Gesamtzwerchfelles in der Richtung gegen den Nabel. Solange die durch das Abwärtsteigen des Zwerchfelles gedehnten Bauchmuskeln und die komprimierten Baucheingeweide dieser Dehnung keinen Widerstand leisten, können Zwerchfell und Baucheingeweide diese Senkung ausführen. Ist aber die Dehnung der vorderen Bauchwand an ihrer Grenze angelangt, und können die Baucheingeweide nicht mehr zusammengedrückt werden, kommt es zur Feststellung der Zentralsehne und damit zum Wechseln des Punctum fixum von der unteren Brustkorböffnung zur Zentralsehne, die costalen Bündel des Zwerchfelles heben jetzt die Rippen.

Die Größe der respiratorischen Bewegung des Zwerchfelles bei ruhiger und bei verstärkter Atmung zeigt merkliche Unterschiede, je nach der Stellung des Gesamtrumpfes. Beim Liegen auf dem Rücken sind seine Bewegungen bei Ein- und Ausatmung am größten, beim Stehen und Sitzen geringer (HOFBAUER und HOLZKNECHT, 1907). In der Seitenlage ist ein auffallender Unterschied zwischen freier und aufliegender Seite vorhanden. Die aufliegende Seite des Zwerchfelles steht höher wie die freie. Die Atmungschwankung des Zwerchfells ist nur an der aufliegenden Hälfte zu beobachten, seine freie Hälfte bleibt bei ruhiger Atmung nahezu unbeweglich, für sie genügt offenbar die Rippenatmung.

Wann die Rippenatmung und wann die Zwerchfellatmung eintritt, ist für den gleichen Brustkorb verschieden, weil bald die Rippenatmung allein, bald die Rippen- und Zwerchfellatmung das mögliche Optimum für den Gasaustausch darstellen.

51. Die Eröffnung des Sinus phrenico-costalis.

Eine Reihe von Einzelbewegungen summieren sich zur Eröffnung des Sinus phrenico-costalis des Brustfellraumes.

Durch die Hebung der unteren Rippenringe wird die Brustwand nach außen und oben, durch seine Kontraktion wird das Zwerchfell nach ein- und abwärts bewegt. Die Erweiterung der unteren Brustkorböffnung durch diese Bewegung der Rippenringe, verbunden mit dem Spannungswiderstand oder der Kontraktion des Zwerchfelles, lösen das Zwerchfell von der Brustkorbwand ab. Durch beide einander entgegengesetzte Bewegungen wird der Brustwand-Zwerchfellwinkel unter Bekämpfung der Adhäsion zwischen den beiden Brustfellen geöffnet. Der Kampf gegen diese Adhäsion wird unter mechanisch ungünstigen Bedingungen geführt, da der Zug auf beide Winkelschenkel senkrecht zur Adhäsionsfläche angreift.

Erweiterung des Brustraumes und Senkung des Zwerchfelles schaffen die Vorbedingung für das Eingreifen des äußeren Luftdruckes. Er füllt die unteren Teile der Lunge mit Luft und drückt dadurch die scharfe Bogenkante der Lunge abwärts, an deren Schärfe durch die Luftfüllung der Lunge nichts geändert wird. Das Absteigen der Bogenkante der Lunge in den Brustwand-Zwerchfellwinkel führt gleichfalls zur Eröffnung desselben. Die Überwindung der Adhäsion zwischen den beiden Brustfellblättern erfolgt jetzt unter mechanisch günstigen Bedingungen, weil die Bogenkante parallel zur Adhäsionsfläche einschneidet.

Der geschlossene Brustwand-Zwerchfellwinkel wird also einerseits durch seine Hebung und das dadurch erzwungene Auseinanderweichen seiner beiden Schenkel, andererseits durch das Eindrücken der scharfen Bogenkante der Lunge in ihn geöffnet.

D. Die Spitzenwand der Brusthöhle.
52. Allgemeines.

Die Spitzenwand des Brustkorbes ist kegelförmig, sie besteht aus dem 1. Rippenring als Basis, der Brustfellkuppe und aus drei über dieser liegenden Gitterschichten. Brustkorbwand und Zwerchfellwand bilden geschlossene Wände, die gegen den äußeren Luftdruck widerstandsfähig sind, die Spitzenwand ist wegen ihrer Gitterform nachgiebig und bietet zwischen den Gitterstäben gegen den äußeren Luftdruck keinen Widerstand.

53. Der erste Rippenring.

Der 1. Rippenknochen ist der einzige, der so gestellt ist, daß er eine äußere und innere Kante, eine untere und obere Fläche zeigt. Der 1. Rippenknorpel ist stark um die Achse gekreiselt, besitzt eine obere und eine untere Kante, wobei die

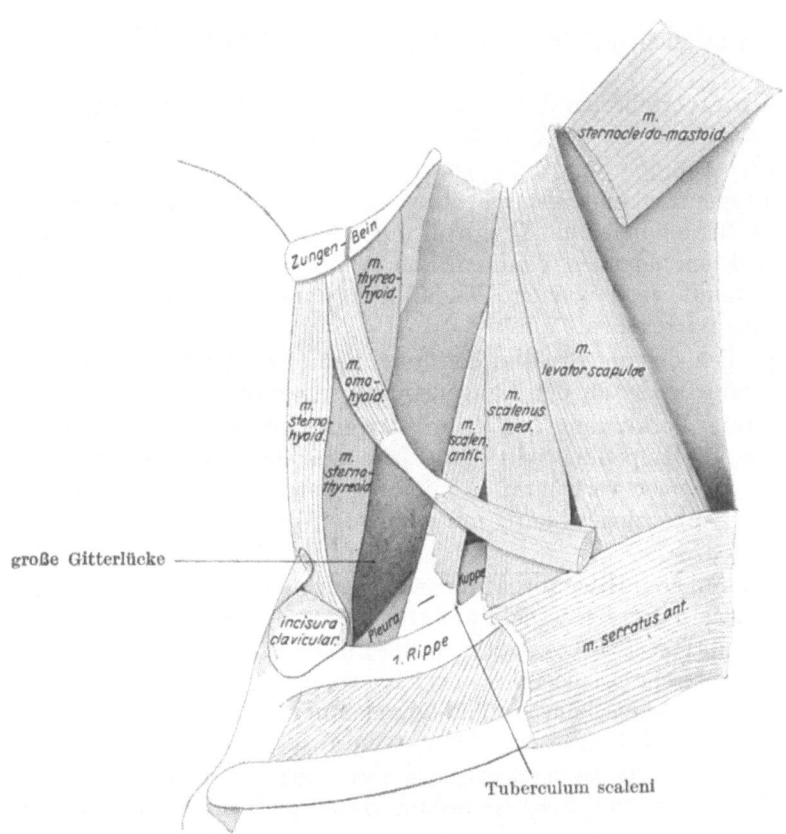

Abb. 47. Linke Brustfellkuppe und 2. Gitterschicht der Spitzenwand des Brustkorbes.
Die Brustfellkuppe überragt die 1. Rippe und wird überkreuzt von der Ansatzsehne des M. scalenus ant. Zwischen Scalenus ant. und dem Eingeweiderohr samt seinen Muskeln die große Gitterlücke, zwischen Scalenus ant. und med. die Scalenuslücke.

untere einen größeren Kreisbogen wie die obere beschreibt, außerdem — für ihn charakteristisch — eine dritte innere gegen die Brusthöhle vorspringende Kante.

Der 1. Rippenknorpel ist mit der 1. Rippengrube des Brustbeins durch Synchondrosis verbunden. Die kontinuierliche Verbindung mit dem Brustbein und die dreiseitig prismatische Form des Knorpels verleihen dem 1. Rippenring eine große Festigkeit, die er als Träger aller übrigen Rippenringe besitzen muß, und eine geringere Beweglichkeit als seine ihm folgenden Genossen. In der Mitte seiner inneren Kante (vom Köpfchen zur Rippengrube) zeigt der Knochen einen individuell verschieden stark ausgeprägten Höcker (Abb. 47), das Tubercul. scaleni. Dieser Höcker erlaubt dem Chirurgen den hinteren lateralen Rand des M. scalenus antic. abzutasten und damit die Lage der A. subclavia festzustellen, die unmittelbar hinter demselben die Scalenuslücke verläßt.

Medial und lateral vom Tuberculum scaleni können über die obere Fläche der 1. Rippe zwei Rinnen verlaufen, die durch A. und V. subclavia eingetieft werden. Die laterale Rinne ist regelmäßig vorhanden, sie entspricht dem Verlauf der Arterie, bei nur einigermaßen großem Durchmesser derselben ist sie tief und buchtet auch die innere Kante der Rippe ein. Die Arterie liegt so dicht am Knochen an, daß sie bei Durchschneidung der 1. Rippe von innen her schwer gefährdet ist.

Die mediale Rinne, für die V. subclavia bestimmt, ist nicht regelmäßig vorhanden, sie läuft von dem medialen Rande des Scalenus schräg nach unten und außen und trifft schon am äußeren Rippenrande mit der Arterienrinne zusammen. Auch die Vene liegt dem Knochen dicht an, ihre Adventitia ist mit dem Periost der 1. Rippe verwachsen.

Vor dem paravertebralen Abschnitt der 1. Rippe tritt die manchmal sehr starke A. intercostalis sup. in den 1. Zwischenrippenraum ein, sie kann bei Glättung des paravertebralen Stumpfes der 1. Rippe verletzt werden.

Der 1. Rippenring umkreist die obere Brustkorböffnung. Die Öffnung bildet unter normalen Bedingungen ein Queroval mit durch den Körper des 1. Brustwirbels leicht eingedrücktem dorsalen Umfang. Bei abnormer Kürze des 1. Rippenringes und bei dem damit verbundenen Wegfall der paravertebralen Nischen wird die Öffnung zu einem Längsoval.

Die Enge der oberen Brustkorböffnung kann so stark ausgeprägt sein, daß sie zu einer Schnürfurche an der Lungenspitze (subapicale Furche) führt.

Die abnorme Verkürzung des Rippenbogens betrifft Knochen und Knorpel. Die Kürze des 1. Rippenknorpels kann zur stärkeren Inanspruchnahme seiner Elastizität und zu einer verfrühten Abnützung derselben führen. Deshalb ist die Engigkeit des 1. Rippenringes häufig mit einer verfrühten Verkalkung seiner Rippenknorpel verbunden.

Die Enge der oberen Brustkorböffnung ist vererbbar und kann bei völlig normalen Lungen nachgewiesen werden. Die FREUNDsche (1859) Lehre, die dann von HART (1907) und BACMEISTER (1913) vertreten wurde, daß die Enge der oberen Brustkorböffnung die anatomische Disposition zur Erwerbung einer Lungentuberkulose darstelle, hat sich mit Recht nicht durchsetzen können. Eher wäre man mit BAUER berechtigt, von einem Infantilismus der oberen Brustkorböffnung zu sprechen.

Die obere Brustkorböffnung wird ausgefüllt durch die beiden Brustfellkuppen, die großen Gefäße, Luft- und Speiseröhre und durch die beiden Spinalnerven 8 und 9 (Abb. 42). Das Einschieben eines neuen Organes, wie es die retrosternale Struma darstellt, kann nur auf Kosten der anderen Organe, in erster Linie der Venen, erfolgen.

54. Die Brustfellkuppe.

Die Pleura parietalis steigt auf der dorsalen Seite in der paravertebralen Nische der 1. Rippe fast senkrecht vor der Wirbelsäule und dem Hals der 1. Rippe in die Höhe und erreicht die Mitte, bzw. den oberen Rand des 1. Brustwirbels. Auf der ventralen Seite geht die Pleura parietalis von dem inneren Rand der 1. Rippe in einem Winkel von ungefähr 45° zur Horizontalen (Abb. 47) hinter den großen Armgefäßen und dem Plexus brachialis in leicht halswärts konvexem Bogen gleichfalls zum oberen Rande des 1. Brustwirbels. Der Scheitel der Brustfellkuppe steht also ganz dorsal.

Wie weit die Brustfellkuppe die 1. Rippe und das Schlüsselbein halswärts überragt, hängt von der Stellung des 1. Rippenringes ab, also von der Brustkorbform. Im Thorax emphysematicus mit seiner gehobenen 1. Rippe ist der Abstand zwischen Kuppe und 1. Rippe gering, im Thorax asthenicus mit der gesenkten 1. Rippe wird er größer.

Die Beklopfung der Lungenspitze oberhalb des Schlüsselbeines täuscht über ihren anatomischen Höhenstand, weil der tympanische Schall nicht senkrecht zum aufgelegten Finger, sondern in abwärts schiefer Richtung gewonnen wird.

Die Brustfellkuppe füllt die obere Brustkorböffnung nicht aus. Ihr dorsaler steiler Abfall liegt allerdings dem Brustkorbskelet unmittelbar an, hier liegen zwischen ihm und dem Skelet nur der Sympathicus mit seinem ganz flach gedrückten Ggl. stellatum und die A. intercostalis supr. Der schiefe ventrale Anfall dagegen ermöglicht, daß vor ihm die großen Gefäße und der Plexus brachialis eingeschoben werden. Rechts dellt die V. anonyma dextr. die Brustfellkuppe ein, links die A. subclavia.

Außerdem liegen vor der Brustfellkuppe die A. mammaria int. und der N. phrenicus, die beide eine längere Strecke schräg abwärts über sie hinwegziehen (Abb. 42), ehe sie innerhalb der oberen Brustkorböffnung in ihre fast senkrechte Richtung umbiegen.

Lateralwärts liegt die Brustfellkuppe der innersten Gitterschicht, medianwärts der Luft- und Speiseröhre und dem zwischen beiden emporsteigenden N. recurrens an.

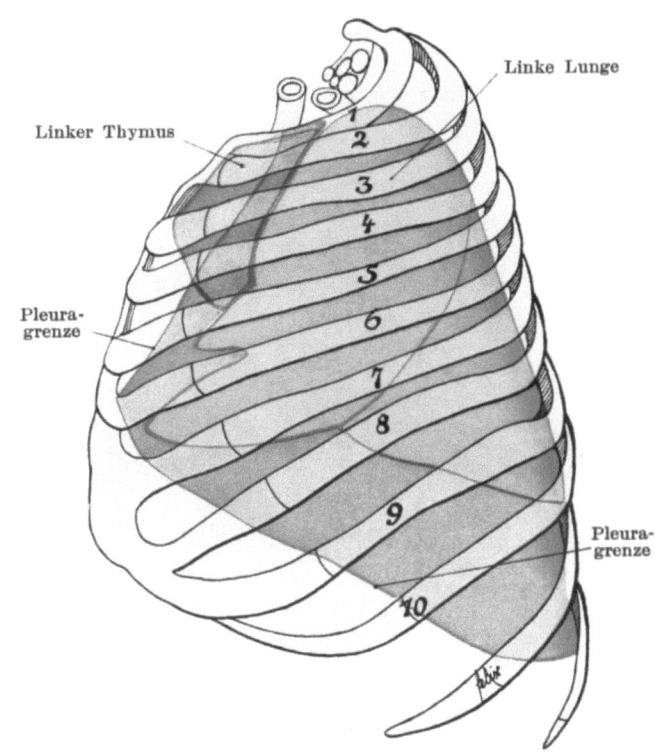

Abb. 48. Die Brustfellkuppe eines Totgeborenen, die mit der Lungenspitze zusammenfällt, ist noch nicht entwickelt, sie überschreitet noch nicht die 1. Rippe.

Die Brustfellkuppe des Neugeborenen (Abb. 48) ist noch nicht entwickelt, es besteht hier nur eine flache Wölbung, die vorn und an den Seiten den inneren Rand der 1. Rippe noch nicht erreicht und hinten den Körper des 3. (2.) Brustwirbels nicht überschreitet. Die Lungenspitze des Neugeborenen muß sich hauptsächlich in ihrer dorsalen Hälfte vergrößern, um die Form der Spitze des Erwachsenen zu erreichen.

55. Die Gitterschichten der Spitzenwand.

Über die Brustfellkuppe sind Muskeln, Nerven und Gefäße in drei Gitterschichten gelagert.

Die innere Gitterschicht (Abb. 42) wird von der V. subclavia, der A. subclavia und ihren Ästen, von dem N. thoracalis I und Cervicalis VIII überlagert. Zwischen Vene und Arterie klafft eine schmale Lücke, die lateralwärts sich verbreitert, weil die Vene vor, die Arterie hinter den M. scalenus antic. verlaufen. Zwischen Arterie und Spinalnerven ist eine große Lücke, die sich lateralwärts zuspitzt, weil Arterie und Plexus zusammentreten.

Die mittlere Gitterschicht wird 1. vom Eingeweiderohr des Halses, bedeckt von den unteren Zungenbeinmuskeln, 2. von den Scaleni und dem Levator

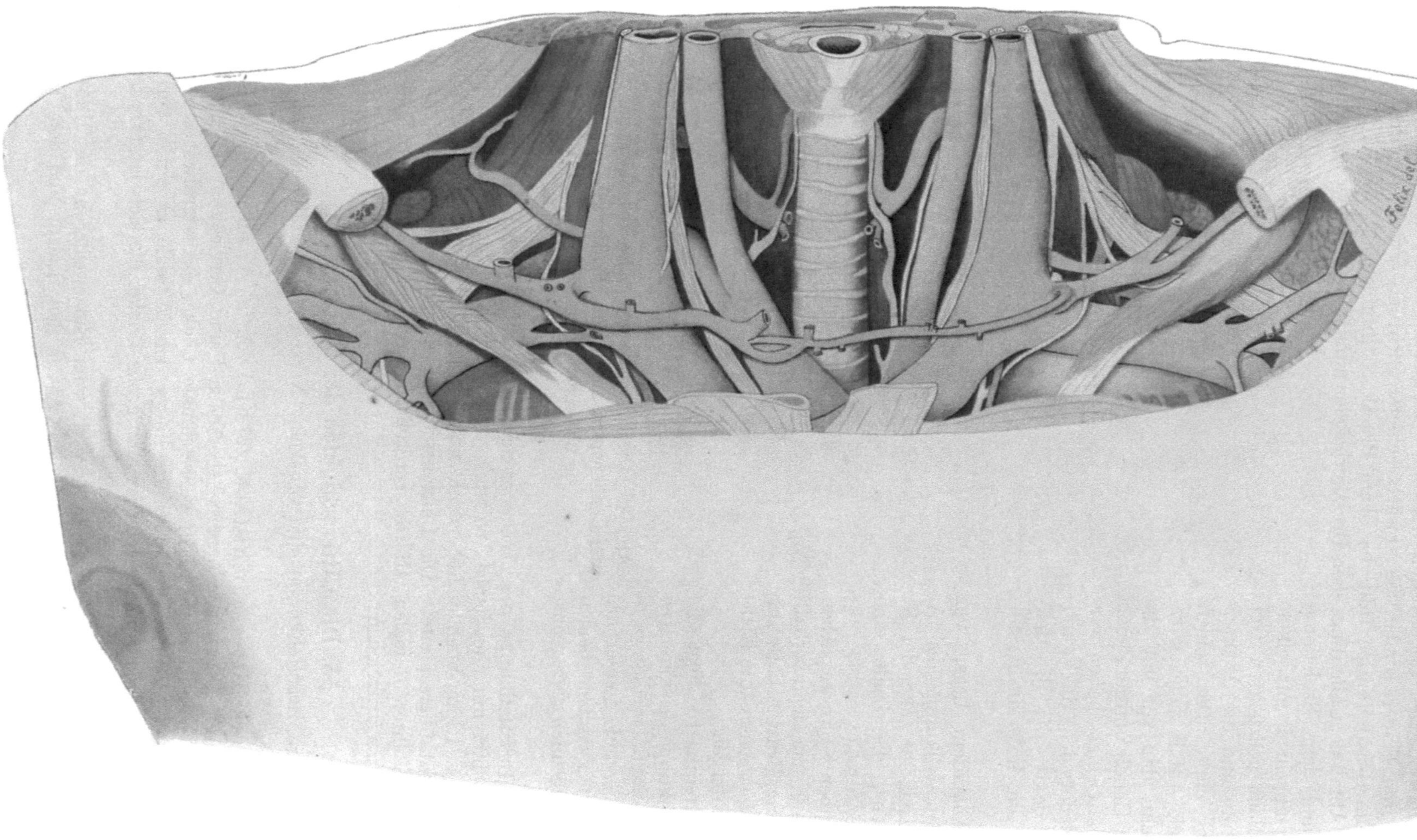

Abb. 49a.

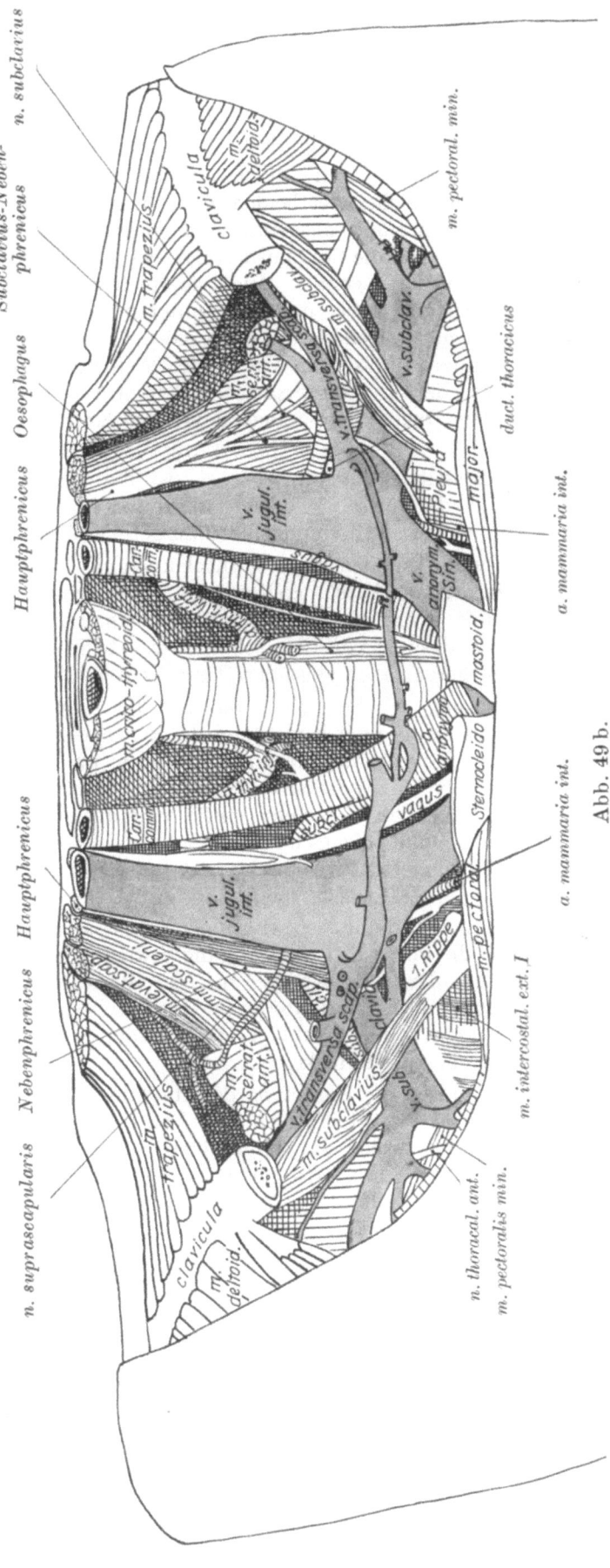

Abb. 49 a u. b. Die Venen der oberen Brustkorböffnung, im besonderen die Venen in der großen Gitterlücke.

Das Schlüsselbein ist durchsägt, der obere Rand der 1. Rippe ist teilweise abgetragen. Der M. subclavius ist auspräpariert. Die große Gitterlücke wird durch V. jugul. int., V. subclavia, V. transvers. scap. und Arcus venosus juguli ausgefüllt. In der V. subclavia eine Insel, durch welche ein Subclaviusnebenphrenicus hindurchtritt. Medial der Carotis sin. der Sympathicus, zu beiden Seiten der Luftröhre der N. laryng. inf., die A. thyreoidea inf. überkreuzend.

scapulae gebildet, die zeltstangenförmig die Brustfellkuppe umgeben (Abb. 47). Die einzelnen Stangen sind von hinten nach vorn der Levator scapulae, der Scalenus medius, der Scalenus anticus, die über einander gelegenen Mm. sternothyreoideus und thyreohyoideus, und schließlich der M. sternohyoideus.

Levator scapulae und Scalenus medius liegen einander unmittelbar an, die kleine Lücke, die durch das Auseinanderweichen der beiden Muskeln nach abwärts entsteht, wird von Bindegewebe und Fett völlig ausgefüllt und spielt mechanisch keine Rolle. Zwischen den beiden Scaleni liegt die Scalenuslücke, sie wird vom Plexus brachialis und der A. subclavia vollständig ausgefüllt. Auch sie spielt mechanisch keine Rolle. Die Lücke zwischen Scalenus antic. und dem unteren Zungenbein- muskel ist die größte. Ich will sie im nachfolgenden die große Gitterlücke nennen. Sie wird ausgefüllt von der A. carotis communis, dem Vagus, der V. jugularis int., der V. subclavia, der V. jugularis ext., der V. transversa scap., dem Arcus venosus juguli, dem Ductus thoracicus bzw. dem Ductus lymphaticus dext. und den in diesen einmündenden Lymph-Trunci.

Die Lücke wird gegen das Schlüsselbein immer tiefer, sie ist die Grundlage für die Fossa supraclavicularis. Gerade die tiefste Stelle liegt lateral und ventral von der Brustfellkuppe und wird nur von Venen und Lymphgefäßen ausgefüllt (Abb. 49).

Die äußere Gitterschicht wird von den Mm. sternocleido und trapezius gebildet. Zwischen beiden Muskeln ist die Fascia colli superf. ausgespannt, ein präparatorisch gut darstellbares Gebilde, aber zu schwach, um den äußeren Luftdruck genügend Widerstand entgegenzusetzen; deswegen die tiefe, scharf begrenzte Eindellung der oberen Schlüsselbeingrube bei mageren, aber muskelkräftigen Leuten (Abb. 4).

In Abb. 47 sind nur der Ursprung der Sternalportion und die Endportion des Sternocleido dargestellt. Man braucht aber nur beide durch Linien zu verbinden, um die Überkreuzung des Omohyoideus durch den Sternocleido gerade im Gebiete der Zwischensehne festzustellen. Die Clavicularportion des Sternocleido würde mit ihrem äußeren Rande dem medialen Rand des M. scalenus antic. entsprechen. Der Sternocleido liegt der Zwischensehne des Omohyoideus unmittelbar auf, schlüsselbein- wärts schieben sich die großen Venen und fetthaltiges Bindegewebe unter ihn ein und ermöglichen ein Eindringen des äußeren Luftdruckes gegen die große Gitterlücke.

Kommt es bei der Einatmung zur Hebung des 1. Rippenringes, so werden Vorstoß und Seitenstoß der 1. Rippe die obere Brustkorböffnung erweitern und die große Gitterlücke vertiefen. Dehnung der Lungenspitze und der Brustfellkuppe können die erweiterte Brustkorböffnung und die vertiefte große Gitterlücke nur zum allergeringsten Teil ausfüllen, man vergleiche nur in Abb. 47 den Umfang der Brust- fellkuppe mit der Ausdehnung der großen Gitterlücke.

Die Hauptausfüllung müßte also durch die Eintiefung der Haut in der oberen Schlüsselbeingrube erfolgen. Das ist aber tatsächlich nicht der Fall. Es muß also noch eine dritte Ausfüllmöglichkeit bestehen und die ist gegeben in der stärkeren Füllung der Venen und der Lymphgefäße (Abb. 49). Die Häufung großer Venen gerade an dieser Stelle ist eine Anpassung an die durch die Atmung erzeugten Volumen- schwankungen in der großen Gitterlücke.

Die nötige Zeit, die erweiterte Brustkorböffnung und die vertiefte große Gitterlücke aus dem Quellgebiet der aufgezählten Venen zu füllen, gibt die Spannung und eventuell Kontraktion des M. omohyoideus. Er ist in die Fascia colli media eingesetzt, kann sie von ihrer Unterlage abheben und damit dem eindringenden äußeren Luftdruck Widerstand leisten. In der Spannung der Fascia colli media sehe ich die wichtigste Funktion des M. omohyoideus.

E. Die Muskeln des Brustkorbes.

56. Allgemeines.

Der Brustkorb besitzt eigene Muskeln und wird bedeckt von fremden Muskeln, die zu Kopf, Hals, Rücken und Arm ziehen. Eigene Muskeln sind die Zwischenrippenmuskeln, das Zwerchfell und der M. transversus thorac. Bedeckt wird der Brustkorb auf allen Seiten von fremden Muskeln, vorn von den beiden Pectorales, dem Sternocleido, dem Subclavius und dem Rectus abdominis, vorn seitlich vom Serratus antic. und dem Obliquus abdom. ext., hinten seitlich vom Latissimus dorsi, rein hinten in einer ersten Schicht von Trapezius, in einer zweiten, oberhalb des Schulterblattes vom Levator scapulae, einwärts vom Schulterblatt von den Rhomboidei und unterhalb desselben vom Latissimus dorsi, in einer dritten Schicht von den Serrati postici und dann in vierter Schicht von den Levatores costarum und den langen Rückenmuskeln.

Auch die fremden Muskeln können zur Bewegung der Rippen benutzt werden. Es muß aber auch hier wiederholt werden, daß die Rippe, sich nur um eine Achse bewegen kann und daß die Verlaufsrichtung des Muskels zur Rippe für die Bewegungsform derselben ohne Bedeutung ist.

57. Die Zwischenrippenmuskeln.

In jedem Zwischenrippenraum liegen zwei Zwischenrippenmuskeln, der äußere (M. intercostalis ext.), dessen Muskelbündel von kranio-vertebral nach caudo-sternal verlaufend und der innere (M. intercostalis int.), dessen Bündel in umgekehrter Richtung von kranio-sternal nach caudo-vertebral ziehen.

Zwischen beiden Zwischenrippenmuskeln wird ein Raum ausgespart, der Zwischenrippenraum s. s.

Beide Muskeln füllen den Zwischenrippenraum nicht vollständig vom vertebralen Anfang bis zum sternalen Ende aus, der äußere beginnt wohl an der Wirbelsäule, überschreitet aber niemals die Knochen-Knorpelgrenze; er liegt also lediglich im Bereiche des absteigenden Schenkels des Rippenringes und hier nur zwischen den Rippenknochen. Der innere Zwischenrippenmuskel beginnt wohl am sternalen Ende des Zwischenrippenraumes, endigt aber bereits am Rippenwinkel und läßt das paravertebrale Stück der Rippenringe frei.

Der innere Zwischenrippenmuskel liegt also sowohl im Gebiet des absteigenden, als des aufsteigenden Schenkels der Rippenringe, sowohl zwischen den Rippenknochen als zwischen den Rippenknorpeln. Wir trennen ihn deshalb in einen Interosseus- und in einen Intercartilagineus-Abschnitt — und sprechen kurz von Interossei und Intercartilaginei.

Der Intercostalis internus ist am dicksten am sternalen Ende dieses Zwischenrippenraumes und verdünnt sich gegen den vertebralen Anfang desselben. Der Intercartilagineus ist deswegen trotz der geringeren Länge des absteigenden Schenkels des Rippenringes stärker wie der Interosseus.

Die Richtung der Muskelbündel beider Intercostales ist am vertebralen Anfang des Zwischenrippenraumes schräger als am sternalen Ende. Danach sollten die dorsalen Muskelbündel länger sein wie die ventralen. Das ist nicht der Fall, die ventralen Bündel sind — als Folge der Verdoppelung der Höhe des Zwischenrippenraumes gegen sein sternales Ende zu — doch die längeren.

Der M. intercostalis ext. hebt den unteren Rippenknochen gegen den oberen, weil er auf jenen mit dem größeren Hebelarm einwirkt (Abb. 50). Der M. intercartilagineus hebt den unteren Rippenknorpel gegen den oberen, weil er auf jenen mit dem größeren Hebelarm einwirkt (Abb. 50).

Intercostalis ext. und Intercartilagineus sind also Heber des Rippenringes, d. h. Einatmer. Der erstere hebt ihren dorsalen absteigenden, der andere ihren ventralen aufsteigenden Schenkel.

Intercostalis ext. und Intercartilagineus 1 heben den zweiten Rippenring und unmittelbar alle folgenden. Intercostalis ext. und Intercartilagineus 2 heben den dritten Rippenring und unmittelbar alle folgenden. Die Wirkung beider Muskeln in sämtlichen Zwischenrippenräumen summiert sich also, die Addition kommt im Röntgenbild nicht zur Beobachtung, weil man immer nur den sich bewegenden Rippenring in seiner Lage zum ganzen sich gleichfalls bewegenden Brustkorb und nicht das Verhältnis der Rippenringe zu einer feststehenden Linie außerhalb desselben beobachtet.

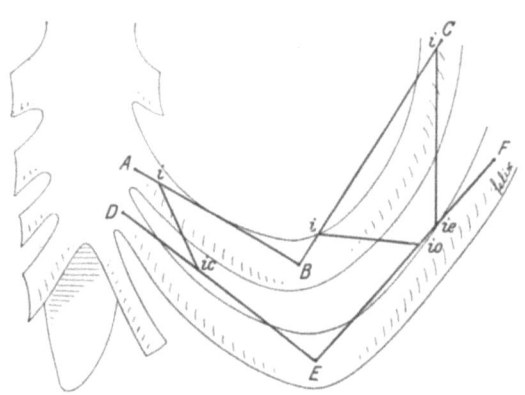

Abb. 50. Schema für die Wirkung der Mm. interossei.
iic Intercostalis int. intercartilagineus, iio Intercostal. int. interosseus, iie Intercostalis ext. AB der aufsteigende, BC der absteigende Schenkel der 5. Rippe, DE der aufsteigende, EF der aufsteigende Schenkel der 6. Rippe.

Kleinere Teilstücke der Zwischenrippenmuskulatur können chirurgisch ausgeschaltet werden, ohne daß die untere Rippe in ihrer Bewegung beeinflußt wird. Größere Ausschaltungen werden, je näher sie der Wirbelsäule liegen, um so mehr ein Nachschleppen des unteren und aller folgenden Rippenringe bewirken.

Was geschieht nun mit dem 1. Rippenring? Wenn 2. bis 7. Rippenring durch die Intercostalmuskulatur gehoben werden, so muß auch das Brustbein gehoben werden, dessen Hebung ist aber ohne gleichzeitige Hebung des 1. Rippenringes unmöglich.

Der Hochstoß der Incisura jugul. sterni, an dem man die Stellung des oberen Brustbeinendes bestimmt, ist aber bei ruhiger Atmung mit gewöhnlichen Mitteln des Arztes kaum meßbar.

Die Mm. intercostales interossei können nur den hinteren absteigenden Schenkel des Rippenringes bewegen, sie greifen mit dem längeren Hebelarm an der oberen Rippe an (Abb. 50), müssen sie also gegen die untere Rippe senken. Sie sind Ausatmer.

Der obere Intercostalis ext. bzw. der obere Intercartilagineus einerseits und der untere Interosseus anderseits gehören funktionell zusammen. Sie sind Antagonisten.

Die eben besprochene Funktion gilt nur, wenn die Intercostales sich allein ohne Mitwirkung anderer Muskeln zusammenziehen; wenn mit fremder Muskulatur obere oder untere Brustkorböffnung unbeweglich gemacht werden, kann sie in das Gegenteil umschlagen. Wenn die Kontraktion des M. quadratus lumborum die 12. Rippe nach abwärts zieht und sie in dieser Stellung festhält, dann können die Einatmer zu Ausatmern werden; das kann bei verstärkter Ausatmung der Fall sein. Der umgedrehte Fall kann durch die Kontraktion der Mm. scaleni und die Feststellung der 1. Rippe eintreten.

Endlich ist noch die Frage zu beantworten, ob die Intercostales ext. und die Intercartilaginei allein für die ruhige Atmung genügen. Für den Menschen hat sie SAUERBRUCH bejahend beantwortet, für das Tier ist sie in gleichem Sinne von R. FICK (1897) entschieden worden.

Der Vollständigkeit wegen sei erwähnt, daß STRASSER (1913) sich nicht von der Richtigkeit der Lehre FICKs überzeugen konnte und daß auch VAN GELDEREN

(1925) Einwände gegen die Alleinherrschaft der Intercostales bei ruhiger Atmung gemacht hat. Die Tatbestände SAUERBRUCHs und FICKs sind dadurch nicht widerlegt worden.

Die Kraft der Zwischenrippenmuskeln berechnet R. FICK (1911) nach E. WEBERs und v. EBNERs Messungen für sämtliche Intercostales extt. mit 1,94 kg/m und mit 1,5 kg/m für alle interni. Für die Intercartilaginei können wir mindestens die Hälfte dieser letzten Zahl, also 0,75 kg/m annehmen.

Neben der einen Aufgabe, die Rippen zu heben und zu senken, haben die Zwischenrippenmuskulatur außerdem die Brustkorbwand zu versteifen. Sie sind es, welche aus dem Gitter der einzelnen Rippenringe die geschlossene Brustkorbwand bilden, daneben haben sie bei der Einatmung dem äußeren Luftdruck, bei der Ausatmung dem Innendruck Widerstand zu leisten, die alle nachgiebigen Teile der Wand ein- oder auszudrücken versuchen. Diese zweite Funktion erklärt auch, warum bei Spaltung und Wiedervereinigung eines Rippenringes im Gebiet des dadurch entstandenen Rippenloches noch Zwischenrippenmuskeln erhalten bleiben, trotzdem von einer Bewegung der das Loch umgrenzenden Knochen gegen einander nicht mehr die Rede sein kann.

58. Der Musculus transversus thoracis.

Er entspringt vom Seitenrande des Corpus sterni und den Sternalenden der Rippen bis zum 3. Zwischenrippenraum und vom Rande des Proc. xiphoides. Die Muskelbündel steigen in schräger Richtung an und befestigen sich an (2.) 3. bis 6. Rippe in der Gegend der Knochen-Knorpelgrenze. Der Muskel zieht die Rippenbogen nach abwärts, ist also ein Ausatmer. Der Muskel geht bei guter Entwicklung in den M. transversus abdominis über und füllt die Anguli paraxiphoides (S. 7) aus.

59. Die fremden Muskeln des Brustkorbes.

Die fremden Muskeln des Brustkorbes sind Rumpf-Gliedmaßenmuskeln. Sie können als Hilfsmuskeln der Atmung wirken und sind sowohl bei der Einatmung als bei der Ausatmung beteiligt.

Ihr Einfluß auf die Rippenbewegung ist abhängig von ihrem Ansatzort am Rippenring und von der Stellung der Rippe im Brustkorb. Je näher der Ansatz zum sternalen Ende des Rippenringes liegt, um so größer wird der Hebelarm, mit dem sie auf das Rippenwirbelgelenk einwirken. Je weiter caudal die Rippe, an der sie sich ansetzen, im Brustkorb eingeordnet ist, um so mehr Rippen werden sie beeinflussen, da mit der Bewegung der einen Rippe die Bewegung aller übrigen kranial von ihr gelegenen Rippen verbunden ist.

Je mehr durch Körperübung die Hilfseinatmer gekräftigt werden, um so größer wird ihr Einfluß auf die Brustkorbform sein.

HÖSCH-ERNST (1906) führt die Tatsache, daß die Knaben der Züricher Schulen durchgehends etwas größere Ausdehnungsfähigkeit ihres Brustkorbes aufweisen als die Mädchen, auf den Einfluß des eingehender betriebenen Turnens und Schwimmens zurück.

Die Mm. scaleni heben 1. und 2. Rippe und mittelbar durch die Mm. intercostales die übrigen Rippen. Sie werden bei ruhiger Atmung, wie man sich am eigenen Körper überzeugen kann, nicht benutzt, dagegen beeinflussen sie durch ihre Spannung die Größe des Drehwinkels der beiden 1. Rippenringe und halten sie in einer bestimmten Stellung fest; VAN GELDEREN (1925) spricht von einem Aufhängeapparat für 1. und 2. Rippe, den sie bilden.

Erst bei verstärkter Atmung treten die Scaleni als Hilfseinatmer in Wirksamkeit. 1. und 2. Rippenring, an die sie sich ansetzen, sind entsprechend der

Elastizität ihres Bandapparates und ihrer eigenen Elastizität auf Einatmung ein-gestellt. Die geringste Verkürzung der Scaleni führt deswegen schon zum Hochstoß des Ringes. Der Angriffspunkt der Scaleni an den Rippen ist durch den langen Hebelarm günstig.

Die Arbeitsleistung der Scaleni berechnet R. FICK (1911) auf 0,35 bis 0,69 kg/m.

M. sternocleidomastoides entspringt von der Handhabe des Brustbeins und der Extremitas sternalis des Schlüsselbeines und setzt sich an dem Proc. mastoides des Schläfenbeines und an der Linea nuchae sup. fest. Der Ansatz liegt hinter der Drehachse der beiden Atlanto-Occipitalgelenke, der Muskel krümmt also den Nacken nach rückwärts und trägt seinen deutschen Namen „Kopfnicker" mit Unrecht. Bei festgestelltem Kopf hebt der Muskel Brust und Schlüsselbein und mittelbar die oberen Rippenringe. DUCHENNE (1885) hat einen Fall beschrieben, in dem bei Lähmung des Zwerchfelles und der Zwischenrippenmuskulatur die Ein-atmung allein durch den Sternocleido aufrecht erhalten wurde.

Wenn bei einem Keuchhustenanfall die Kinder den Sternocleido benutzen, so bohren sie den Kopf in das Kissen, um seinen Ansatz festzustellen, eine Bewegung, welche von ängstlichen Eltern irrtümlich als Krampf aufgefaßt werden kann.

M. serratus ant. (Pars convergens), Mm. pectorales, M. subclavius und M. latissimus dorsi sind bei Feststellung der oberen Extremität (Orthopnoe) imstande die Rippen zu heben. Diese fünf Muskeln sind es auch, die man mit Hilfe des Armes bei der künstlichen Atmung zur Rippenhebung benutzt.

Die Mm. serrati post. wirken gleichfalls als Einatmer. Für den Superior, der vom Nackenband und den zwei ersten Brustdornfortsätzen entspringt und an 2. bis 5. Rippe sich ansetzt, ist das ohne weiteres verständlich. Für den Inferior, der von der Lendengegend kommt und schräg ansteigend zu den 4 untersten Rippen geht, ist das nicht sofort einzusehen. Der Muskel zieht mit einer Komponente die Rippen nach auswärts und mit einer zweiten nach abwärts. Eine Auswärtsbewegung, d. h. ein Seitenstoß der Rippen ist aber nur mit gleichzeitigem Hochstoß möglich.

Die Hauptleistung des Serratus post. inf. für die Einatmung besteht aber in der Feststellung der 4 unteren Rippen. Er ermöglicht dadurch, daß die costalen Bündel des Zwerchfelles die Zwerchfellkuppe nach abwärts ziehen können. Serratus post. inf. und die hinteren costalen Bündel des Zwerchfelles stellen so eine einheitlich funktionierende Muskelmasse dar, in die die Rippen quer eingesetzt sind.

Von den Levatores costarum wirken die 5 oberen als Einatmer, die 6 unteren als Ausatmer (v. EBENER, 1880).

Die langen Rückenmuskeln können zunächst durch Fixation der Wirbel-säule die Einatmung unterstützen und dann durch Streckung der oberen Hälfte der Brustwirbelsäule, die mit einer Hebung ihrer Rippenringe einhergeht, sich un-mittelbar an der Einatmung beteiligen.

60. Die Hilfsausatmer.

Zur Ausatmung bei ruhiger Atmung genügt das Gewicht der ganzen Brustkorb-wand, der Brust- und Baucheingeweide, um die aktiv gehobenen Rippenringe wieder zu senken. Die Einatmung geschieht durch Muskelkraft, die Ausatmung ohne dieselbe. Das kommt in der Atmungskurve zum Ausdruck, sie steigt bei der Atmung rasch an und sinkt bei der Ausatmung ganz allmählich ab.

Die Hilfsausatmer treten erst in Tätigkeit, wenn das Ausströmen der Luft aus den Luftwegen ein Hindernis vorfindet und beim Hustenstoß.

Der M. quadratus lumborum, der von dem Hüftbein kommt und an der 12. Rippe sich ansetzt, wird die 12. Rippe senken und mittelbar durch die Zwischen-rippenmuskulatur alle übrigen.

Mm. obliqui abdom. ext. und int. senken die unteren Rippenringe direkt, die oberen Rippen durch die Vermittelung der Zwischenrippenmuskeln.

Der M. transversus abdominis senkt die Rippen mittelbar durch Verkleinerung des Angulus infrasternalis (epigastricus) und durch Verkleinerung der Knorpelknickungswinkel.

M. rectus abdominis senkt die 5. bis 7. Rippe und das Brustbein unmittelbar und mittelbar alle übrigen höher gelegenen Rippen.

Der M. latissimus dorsi kann bei fixiertem Arm- und Schultergürtel mittelbar die Rippen senken, er tritt schon bei leisem Husten mit seinem lateralen Rande deutlich hervor und wird von WENCKEBACH (1920) als eigentlicher Hustemuskel bezeichnet.

Mm. levatores costarum, s. unter Hilfseinatmer.

F. Die Gefäße des Brustkorbes.

Von topographischem Interesse sind die Aa. mammaria int., die Aa. intercostales antt. und postt., die A. intercostalis supr. und die A. thoracalis lat.

61. Die A. mammaria int.
(Abb. 51 und 52.)

Die Aa. mammaria int. ist ein starker Ast, den die A. subclavia vor ihrem Eintritt in das Scalenusdreieck abgibt. Sie läuft von ihrem Ursprung in caudomedialer Richtung (Abb. 42) gegen die Art. sternoclavicul. und liegt dabei zwischen der sanft ventralwärts abfallenden Brustfellkuppe und der V. subclavia. Am Brustbein-Schlüsselbein-Gelenk trifft sie mit dem von der lateralen Seite kommenden N. phrenicus zusammen, kann ihn kreuzen oder nicht kreuzen. Wenn sie kreuzt, kann das dorsal oder ventral vom Nerven geschehen. Dann tritt sie hinter der 1. Rippe, an dem lateralen Umfang der V. anonyma von hinten nach vorn vorbeistreichend, in den 1. Zwischenrippenraum ein und zieht nun in 10 bis 20 mm Entfernung vom lateralen Rande des Brustbeins abwärts bis zum 6. Rippenknorpel oder den 6. Zwischenrippenraum. Hier teilt sie sich in ihre beiden Endäste, die A. epigastrica sup. und die A. musculo-phrenica.

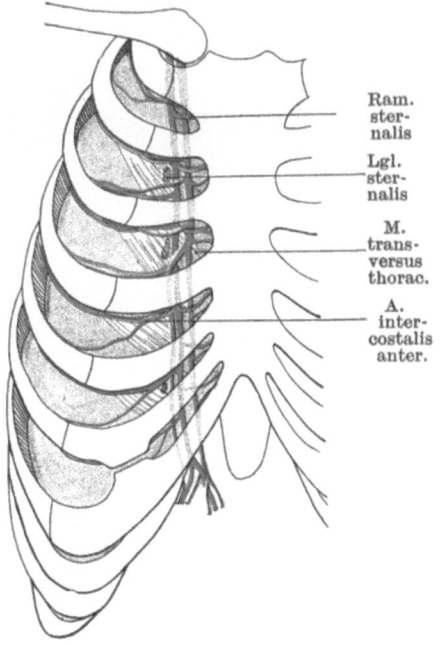

Abb. 51. Verlauf der A. mammaria int. hinter den Rippenknorpeln, vor dem M. transvers. thorac.
Die Vv. mammariae intt. vereinigen sich im 3. Zwischenrippenraum zu einer unpaaren V. mammaria int., Lgll. sternales.

Im Bereiche der 2 oberen Zwischenrippenräume liegen hinter der Arterie nur die schwache Fascia endothoracica und das äußere Brustfell, im Bereiche des 3. Zwischenrippenraumes kommt die entsprechende Zacke des Transversus thoracis hinzu, die teilweise die Arterie bedeckt, im 4. bis 6. Zwischenrippenraum bilden die Muskelzacken des Transversus thoracis hinter der Arterie eine geschlossene Muskelplatte. Die manchmal recht starken Muskelzacken des Transversus thoracis können einen gewissen Schutz dagegen gewähren, daß bei der Verletzung der Arterie gleichzeitig der Brustfellraum geöffnet wird.

Da der Brustbeinrand nicht senkrecht abwärts verläuft und außerdem Krümmungen macht, wechselt die Entfernung zwischen ihm und der Arterie. SAND-MANN (1894) fand die Entfernung zwischen beiden im Mittel für den 1. Zwischen-rippenraum mit 11,1 mm, im 2. mit 18,3, im 3. mit 15,6, im 4. mit 15,4, im 5. mit 16,9 und im 6. mit 19,8 mm.

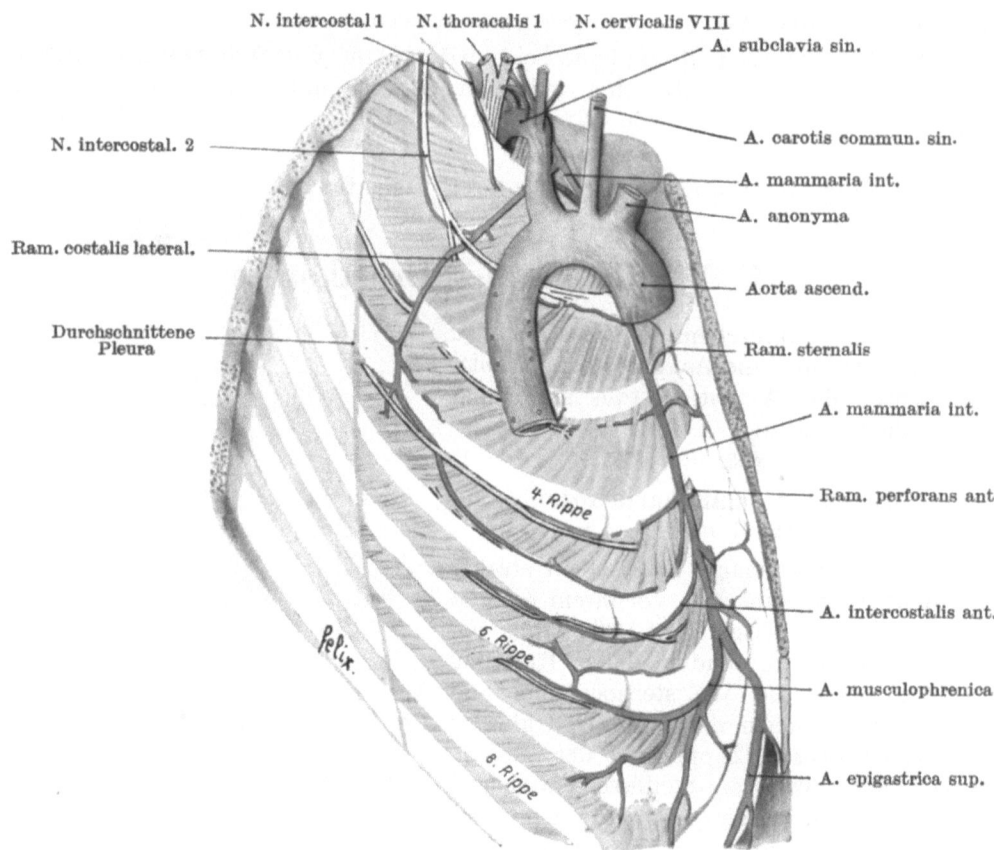

Abb. 52. Ramus costalis lateralis der A. mammaria int. (A. mammaria lat.).
    Linke Seite des Brustkorbs von innen gesehen. Die Pleura parietalis sternocostalis ist bis auf ein kleines linkes Stück abpräpariert.
    Ursprung und Verlauf der A. mammaria int. und ihrer Äste (Aa. sternales, Aa. perforantes antt., Aa. intercostales antt.). Die beiden Endäste der Mammaria int. sind bezeichnet (A. epigastric. inf. und A. musculo-phrenica). Der Ram. costal. lat. geht nur bis in den 4. Zwischenrippenraum.
    Unregelmäßigkeiten in der Abgabe der unteren Aa. intercostales antt. von der A. mammaria int., bzw. der A. musculo-phrenica.
    Die Nn. intercostales verlaufen zum Teil oberflächlich.

Als Äste gibt die A. mammaria int. ab die unbedeutenden Rr. sternales und Rr. mediastinalis antt. (Abb. 52), welche die im Mittelfellraum gelegenen Organe, Thymus, Herzbeutel, Luftröhre, Bronchen und Lunge und eventuell auch Zwerchfell versorgen, weiter die A. pericardiaco-phrenica, die Begleitarterie des N. phrenicus, weiter die Rr. perforantes, die nur beim Weib und auch bei diesem nur bei gut ent-wickelter Brustdrüse Bedeutung besitzen, vor allem der R. perforans des 2. Zwischen-rippenraumes und endlich Aa. intercostales antt. im 1. bis 6. Zwischenrippenraum.

Von den beiden Endästen zieht die A. musculo-phrenica in dem Winkel zwischen Brustkorb und Zwerchfell, und zwar kranial von letzterem schräg lateral abwärts (Abb. 52). Da die Höhe des Zwerchfellursprungs wechselt, wird die Lage der Arterie verschieden sein. Die Teilung der Mammaria int. findet zwar regelmäßig hinter dem 6. Rippenknorpel oder im 6. Zwischenrippenraume statt, die Musculo-phrenica setzt aber zunächst die Richtung des Hauptstammes fort, hinterkreuzt die 7. Rippe und biegt erst im Bereiche des Angulus paraxiphoides in die schräg-laterale Richtung ein (Abb. 52). Wie weit sie unterhalb der 7. Rippe noch nach abwärts verläuft, hängt von der Lage der Ursprungslinie der Pars sternalis von der Aponeurose des M. transversus abdom. ab (s. S. 76).

Die A. musculo-phrenica gibt die Aa. intercostales antt. für die 5 unteren Zwischenrippenräume ab.

Der 2. Endast der A. mammaria int., die A. epigastrica sup. durchsetzt die Fiss. pericardiaco-phrenica des Zwerchfelles und gelangt in die Rectusscheide. In ihr liegt sie dorsal vom Rectus abdominis und anastomosiert mit der A. epigastrica inf. prof. aus der A. iliaca ext. und stellt dadurch einen langen Kollateralkreislauf für die Aorta descendens her.

Zwischen den beiden Epigastricae supp. kann eine quere Anastomose liegen, die hinter dem Proc. xiphoides vorbeizieht (HYRTL, 1881). Sie ist praktisch von Bedeutung, einmal weil sie quer durch den Angulus paraxiphoides läuft, dem Ort für die Herzbeutelpunktion, und zweitens, weil sie ein Ausweichen der A. epigastrica mindestens erschwert.

Ganz seltene Varietäten der A. mammaria interna sind ihre Verdoppelung und Verdreifachung, ferner ihr Austritt aus dem Brustraum (Fall HYRTL, 1881) im 4. Zwischenrippenraum, Überkreuzung des 5. Rippenknorpels und Wiedereintritt in den Brustraum im Bereich des 5. Zwischenrippenraumes, und endlich ihre Verschiebung hinter das Brustbein.

Die A. mammaria int. wird in den beiden oberen Zwischenrippenräumen von nur einer Vene, und zwar gewöhnlich an der medialen Seite begleitet. Ab dem 3. Zwischenrippenraume sind es zwei Venen, welche die Arterie zwischen sich fassen.

Neben den Vasa mammaria finden sich regelmäßig Lgl. sternales, aber nicht in jedem Zwischenrippenraum (Abb. 51).

Die Verletzung der A. mammaria int. und ihrer Äste, selbst der kleinen, wird lebensgefährlich bei gleichzeitiger Eröffnung des Brustfellraumes, weil dieser eine große Menge Blutes aufnehmen kann.

Die Aufsuchung der A. mammaria int., wenn man die Freiheit der Wahl hat, sollte im 3. oder 4. Zwischenrippenraume vorgenommen werden, weil diese die weitesten sind. Hat man nicht die freie Wahl und muß man z. B. im 5. oder 6. Zwischenrippenraum die Unterbindung ausführen, dann sollten von Anbeginn an ein oder zwei Knorpel reseziert werden, um die nötige Übersicht zu gewinnen.

Der Ramus costalis lateralis der A. mammaria int. (A. mammaria lat.).

Der R. costalis lateralis ist ein häufig aber nicht regelmäßig vorkommender Ast der Mammaria int.; er kann auch aus der Intercostalis supr. entspringen. Er läuft, wenn er von der Mammaria abgegeben, schräg hinter der 1. Rippe bzw. des 1. Zwischenrippenraumes zur vorderen Axillarlinie und in dieser gewöhnlich bis zum 4., bei maximaler Entwicklung bis zum 6. Zwischenrippenraum und endigt, indem er in eine A. intercostalis übergeht (Abb. 52).

Auf seinem Wege durch die 6 oberen Zwischenrippenräume durchsetzt der Ramus costalis die einzelnen A. intercostales und wird durch diese Verbindung ziemlich unbeweglich gemacht. Deshalb sollte bei allen Punktionen und Incisionen die vordere Axillarlinie im 1. bis 6. Zwischenrippenraume vermieden werden.

62. Die Aa. intercostales.

Die Aa. intercostales postt. entspringen aus der Intercostalis suprema (1. und 2.) und aus der Aorta thoracica (3. bis 11., subcostalis). Die Arterien der unteren Zwischenrippenräume sind meist etwas stärker als die oberen.

Die Aa. intercostales antt. entspringen aus der A. mammaria int. (1. bis 6.) und aus der A. musculo-phrenica (7. bis 11.).

Die A. intercostalis ant. und post. gehen direkt ineinander über. Die Aa. mammariae intt. werden durch ihre Rami sternales hinter dem Brustbein verbunden. Es entstehen so geschlossene Arterienringe, die von der Aorta thoracica auf einer Seite auslaufen und auf der anderen zu ihr zurückkehren. Die 6 oberen Arterienringe sind geschlossene Ringe, die 5 unteren Arterienringe werden durch Vermittlung

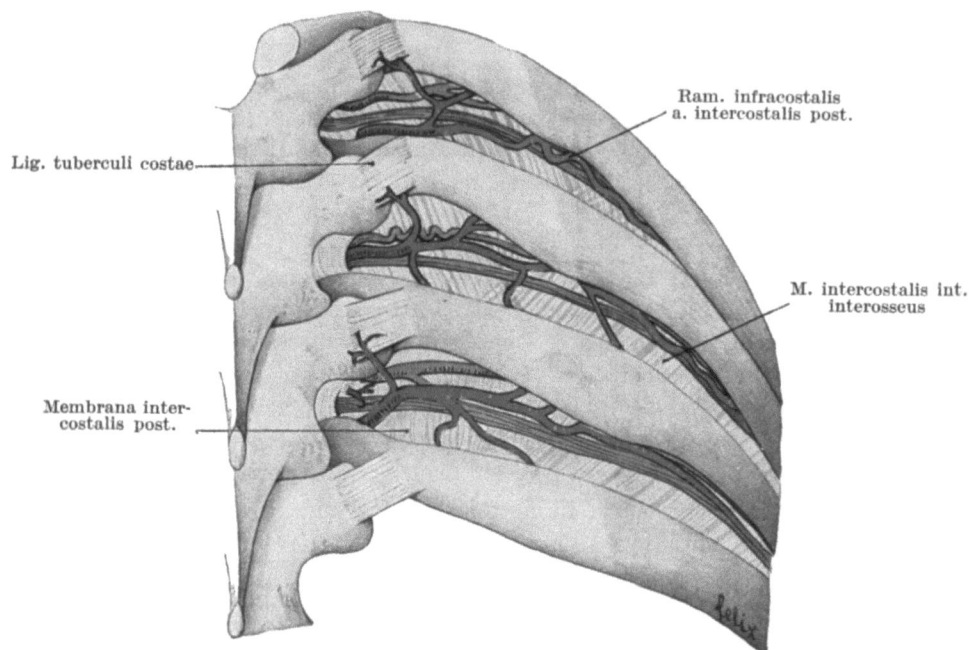

Abb. 53. Die Lage der Organe im vertebralen Anfang des Zwischenrippenraumes.
Der M. intercostalis ext. ist abpräpariert. V., A. und N. intercostalis liegen im paravertebralen Abschnitt in der Mitte des Zwischenrippenraumes und erreichen die zugehörige Rippe erst am Angulus costae. Im obersten Zwischenrippenraum liegt die Arterie caudal vom Nerven.

der beiden Aa. musculo-phrenicae dem 6. Arterienring angeschlossen und durch dessen Rami sternales verbunden.

Die A. intercostalis supr. entspringt lateral von der A. vertebralis aus der A. subclavia, gerade da, wo diese in das Scalenusdreieck eintritt. Sie läuft in leicht kopfwärts gerichtetem Bogen über die Pleurakuppe hinweg (Abb. 42), an der lateralen Seite des unteren Halsganglions des Sympathicus vorbei, überkreuzt oder unterkreuzt C. VIII und Th. 1, hinterkreuzt die 1. Rippe am Rippenhals dicht neben dem Rippenhöcker und endigt im 2. Zwischenrippenraum. Ihre beiden Aa. intercostales postt. verhalten sich genau wie die postt. aus der Aorta.

Die A. intercostalis suprema hat keine ganz konstante Lage, sie kann die beiden Rippen nicht medial, sondern lateral von der Tuberositas costae überkreuzen und käme dann in das Bereich der paravertebralen Rippenabschnitte und damit in die Gefahrzone bei deren operativen Glättung.

Die Aa. intercostales aortae entspringen von dem dorsalen Umfang der Aorta, die erste ungefähr in der Höhe des 4. Zwischenrippenraumes. Infolgedessen steigen Intercostales 3 bis 5 ziemlich steil an, um die Höhe des zugehörigen Zwischenrippenraumes zu erreichen, erst die Intercostalis 6 (die 4. aus der Aorta) verläuft horizontal.

Die Aorta liegt an der linken Seite der Wirbelsäule. Die linken Intercostales haben deswegen nur einen kurzen Weg bis zu ihrem Zwischenrippenraum, sie unterkreuzen (von vorn gesehen) den Grenzstrang des Sympathicus, der längs der Linie der Rippenköpfchen verläuft und sind damit bereits in ihrem Endgebiet angelangt.

Die rechten Aa. intercostales haben einen um so längeren Weg, sie müssen um den Wirbelkörper herumlaufen, unterkreuzen dabei den Ductus thoracicus und die V. azygos, dann den Sympathicus und sind damit auch an ihrem Endgebiet angelangt.

An der Eintrittstelle der Aa. intercostales in den Zwischenrippenraum wird derselbe nur von den M. intercostalis ext. auf der Außenseite und der Membrana intercostal. post. auf der Innenseite gebildet. Die Arterie liegt zunächst in der Mitte des Zwischenrippenraumes und teilt sich noch in ihr in ihre beiden Endäste, den stärkeren Ramus infracostalis und den schwächeren Ram. supracostalis (Abb. 53). Der Ramus infracostalis setzt die horizontale Richtung des Stammes so lange fort, bis er den unteren Rand, der über die Kante abgebogenen oberen Rippe erreicht, hier birgt er sich in dem Sulcus costae derselben und liegt dann nach der Verstreichung des Sulcus dicht unter dem unteren Rippenrand (Abb. 53). Der Ramus supracostalis steigt vom Stamm schräg herab bis zum oberen Rand der unteren Rippe und läuft diesem entlang nach vorn.

Als Varietät wäre zu erwähnen, die Vereinigung mehrerer Aa. intercostales postt. zu einem gemeinsamen Stamm, der sich erst später in die entsprechenden Einzelarterien teilt. So kann es möglich sein, daß eine Intercostalarterie aus einem höheren Zwischenrippenraume kommt und ein bis zwei Rippen überkreuzt, bis sie den ihm zugehörigen tieferen Zwischenrippenraum erreicht.

Die Metamerie der Intercostalarterien wird auch von ihrem Endgebieten gewahrt. Man kann Hautzonen parallel dem Rippenverlauf feststellen, die blutreicher sind als die anstoßenden, je nachdem man innerhalb des Gefäßbezirkes einer Intercostalarterie oder zwischen zwei Gefäßbezirken derselben vorgeht.

Die A. thoracalis lat. entspringt aus der A. subclavia, an der Stelle, wo sie vom unteren Rand des M. pectoralis min. bedeckt wird und läuft entlang dem Rande des letzteren, dann dem des Pectoralis major, fast senkrecht abwärts bis zum 6. Zwischenrippenraum, sie liegt also ungefähr in der vorderen Axillarlinie. An der dorsalen Seite der Arterie läuft der N. thoracalis long.

63. Vv. intercostales.

Die Vv. intercostales sind so angeordnet, daß zu jeder Arterie nur eine Vene gehört, die im Zwischenrippenraum über der Arterie, also an der geschütztesten Stelle desselben liegt (Abb. 53). Wie die Arterien haben die Venen nach beiden Seiten Abfluß, sternalwärts ergießen sie sich in die V. mammaria int. bzw. die V. musculo-phrenica und durch diese in die V. anonyma sin., oder die rechte auch in die V. anonyma dext., vertebralwärts ziehen sie rechts zur V. azygos, links zur V. hemiazygos oder zur hemiazygos accessoria.

Sie tragen an ihren Einmündungstellen in die abführenden Venen Klappen.

Die 1. bis 6. Intercostalvenen stehen von ihrem Mittelgebiete aus durch Rami perforantes mit dem Astgebiet der V. axillaris in Verbindung (BRAUNE, 1883).

G. Die Nerven der Brustwand.

64. Die Nn. spinales.

Die Nn. spinales thoracales teilen sich nach Austritt aus dem Foramen intervertebrale in einen Ram. post. und in einen Ram. ant. oder N. intercostalis (Abb. 54).

Die Rami posteriores gelangen durch die weite Lücke zwischen Wirbelkörper und Lig. costotransversarium ant. auf die Dorsalseite des Wirbels. Hier teilen sie sich je in einen lateralen und einen medialen Ast. Der laterale Ast geht an der lateralen Seite des Lig. costotransversarium post. vorbei und tritt in die Muskelmasse des Erector trunci ein und endet als Ramul. cutan. dors. lateralis in der Haut; über seinen Hautbezirk s. unten.

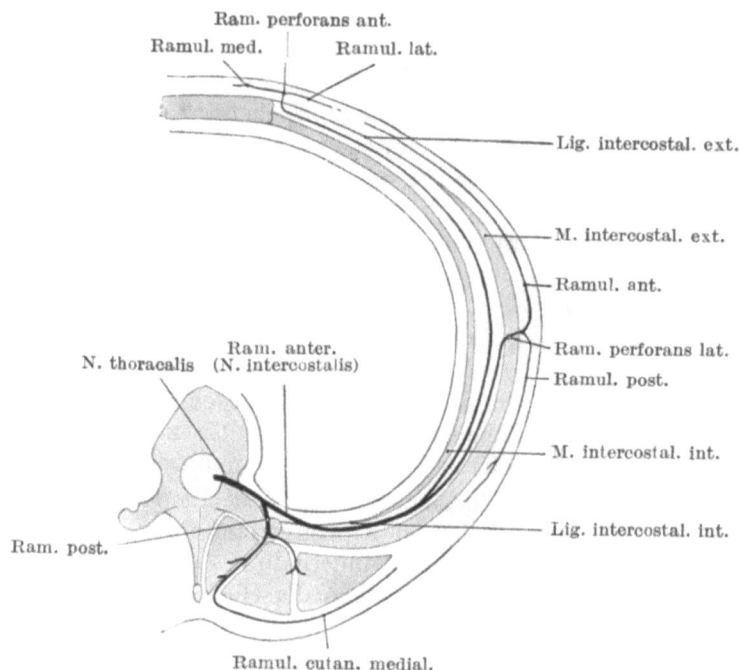

Abb. 54. Schema für die Äste eines N. spinalis thoracalis.

Die Rami anteriores der Thorakalnerven bilden die Nn. intercostales. Sie durchbohren die Membr. intercost. post. und treten in den Zwischenrippenraum ein. Hier splittert jeder in eine Reihe von Zweigen auf, die dicht nebeneinander liegen und dadurch dem Nerven die Form eines breiten dünnen Bandes geben.

Der Verlauf der Nn. intercostales im Zwischenrippenraum ist verschieden. Gewöhnlich liegen sie am unteren Rand der oberen Rippe, 2—3 mm von ihm entfernt. Die Nerven liegen bald im Zwischenrippenraum selbst, bald zwischen den Muskelbündeln des Intercostalis int., zwischen ihnen immer wieder an der inneren Fläche der Brustwand auftauchend (Abb. 52). Seltener treten sie gar nicht in den Zwischenrippenraum ein, sondern laufen der inneren Fläche der Rippe entlang, um erst später in den Zwischenrippenraum einzubiegen.

Außer Muskelästen zur Intercostalmuskulatur und den Bauchmuskeln geben die Intercostalnerven zwei Hautäste ab; den Ram. perforans cutan. lat. und den Ram. perforans cutan. med.

Der R. cut. lateralis ist einer der Zweige, in die sich der Intercostalis gleich bei seinem Eintritt in den Zwischenrippenraum aufsplittert. Er löst sich Abb. 54, noch im Bereiche des paravertebralen Abschnittes der Rippe, aus dem breiten Bande des Nerven los und läuft meist kranial von ihm am unteren Rande der Rippe nach vorn und tritt ventral von den Zacken des Serratus ant. und des Obliqu. abdom. ext., den M. intercostalis ext. durchbohrend, in das Unterhautfettgewebe der seitlichen Brustgegend ein. Hier teilt er sich in einen Ramul. lateral. post. und einen Ramus lat. ant., über die Hautbezirke beider siehe unten.

Der Ram. perforans ant. wird neben dem Seitenrande des Brustbeins abgegeben. Er durchbohrt die Membrana intercostalis ext., tritt in das Unterhautfettgewebe und teilt sich hier in einen Ramul. cutan. ant. medialis und lateralis. Über die Hautbezirke beider Ramuli siehe nächstes Kapitel.

65. Die Hautnervenbezirke des Brust-Rumpfes.

Die Hautbezirke der Nerven des Brust-Rumpfes lassen sich in drei große Felder trennen: ein ventrales, ein laterales und ein dorsales (Abb. 55 u. 56).

Die Grenzlinie zwischen ventralem und lateralem Felde läuft von der Mitte des Schlüsselbeines zur Brustwarze, von da zum Kreuzungspunkt zwischen unterem Rande des Brustkorbes und dem lateralen Rande des M. rectus abdom., dann entlang der letzteren und endigt ungefähr in der Mitte des Leistenbandes (Abb. 55).

Die Grenzlinie zwischen lateralem und dorsalem Felde beginnt am hinteren Rand des Proc. mastoides des Schläfenbeines, läuft zunächst entlang dem Außenrande des M. trapezius zur Mitte der Spina scapulae und zieht von da senkrecht gegen die Mitte der Crista iliaca (Abb. 56).

Die Grenzlinien stellen nur grobe Abgrenzungen dar, im einzelnen werden Übergriffe von einem Feld in das andere und umgekehrt festzustellen sein, wie das bei allen sensiblen Feldern der Haut der Fall ist.

Das ventrale Feld (Abb. 55).

Das ventrale Feld wird von den Rami perforantes antt. der Nn. intercostales und von den Nn. supraclaviculares versorgt. Die perforierenden 6 oberen Äste durchbohren den M. pectoralis maj. und teilen sich dann in ihren Ramulus medialis und lateralis. Vom 7. Intercostalnerven an tritt die Teilung des Ramus perforans ant. in die Ramul. lateral. und medial. vor der Durchbohrung der Deckmuskeln ein, jedes Ästchen durchbohrt für sich, die Ramuli mediales am medialen, die Ramuli laterales am lateralen Rand des M. rectus abdom. (Abb. 55).

Das Gebiet zwischen 1. und 2. Rippe wird von den Rami mediales der Nn. supraclaviculares aus C. III und C. IV versorgt. Doch kann sich an seiner Versorgung auch ein selten vorkommender Ramulus medialis des 1. Intercostalnerven und regelmäßig ein Ramulus lateralis des zweiten Intercostalnerven beteiligen (Abb. 55).

Die trennenden Linien zwischen den Teilfeldern der Ramuli lateral. und medial. der Rami perforantes antt. läuft im oberen Teil entlang dem Seitenrande des Brustbeins, am Bauche ungefähr in der Mitte des M. rectus abdominis.

Was die genaueren Ortsbestimmungen der Rami perforantes antt. anbetrifft, so versorgen die Ramuli laterales des Perforans 2 und 3 den oberen medialen Quadranten der Brustdrüse, die Ramuli laterales von Perforans 4 und 5 die Haut der Mitte der Brustdrüse bis zur Brustwarze, die Ramuli laterales von Perforans 6 und 7 den unteren medialen Quadranten der Brustdrüse.

Die Durchtrittstelle durch die Muskelplatte liegt bei Perforantes 4 und 5 in gleicher Höhe mit dem Warzenhof, die der Perforantes 6 und 7 neben dem Schwertfortsatz des Brustbeins, die des Perforans 10 in Nabelhöhe und die des Perforans 12 etwas unterhalb der Mitte der Verbindungslinie Nabel — Symphyse.

Das laterale Feld.

Das laterale Feld wird von den Rami perforantes laterall. der Intercostalnerven 2 bis 11 versorgt, welche in der Mitte zwischen vertebralem Anfang und sternalem Ende des Zwischenrippenraumes subcutan werden. Sie treten vor den Rippenzacken des Serratus aus der Tiefe, da diese bei geeigneter Bewegung des Armes (Erhebung des horizontal abduzierten Armes zur Senkrechten) immer sichtbar (Abb. 1) und

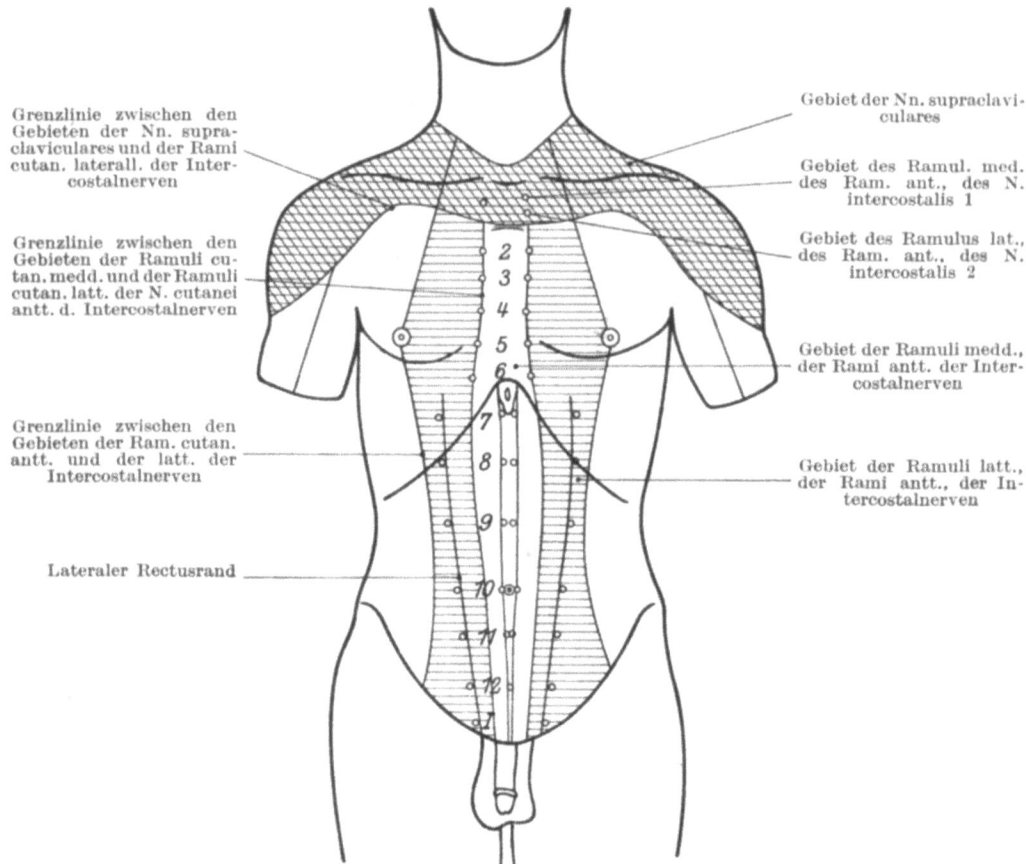

Abb. 55. Sensible Endfelder des Rumpfes von vorn.

Feld der Nn. supraclaviculares doppelt schraffiert; Feld der Ramuli mediall. aus Cutanei ant. intercostt. weiß in der Mittellinie; Feld der Rr. latt. der Cutan. ant. intercostt. einfach quer schraffiert; Feld der Rr. perforant. latt. aus Intercostales weißes Feld an der Seite. Die Zahlen geben die Ordnungszahlen der Nerven an.

die Rippen an dieser Stelle fühlbar sind, kann man die Durchtrittstellen der mittleren Perforantes lateralis am Lebenden ziemlich genau bestimmen. Man kann dann die Verbindungslinie der am Serratus durchtretenden Perforantes nach ab- und aufwärts ausziehen und so auch die Durchtrittstellen der unteren und oberen Perforantes einigermaßen feststellen.

Das dorsale Feld.

Das dorsale Feld wird von den beiden Ästen des Ramus dorsalis der Nn. spinales thoracal. versorgt. Von den 6 oder 7 oberen Rami dorsales gelangen nur die Ramuli mediales an die Haut (Abb. 56), von den 6 bis 5 unteren Rami dorsalis erreichen nur die Ramuli laterales die Haut.

Das Hautversorgungsgebiet eines N. spinalis thoracal. mit allen seinen Perforantes bildet einen Ring, entsprechend dem Verlauf der Rippe. Auch die Endausbreitung seiner Äste hält die Metamerie ein und so bekommen wir entsprechend den Ringen der Nerven ringförmige Hautstreifen, die im Brustkorbgebiet entsprechend der Neigung der Rippenringe schräg abwärts gestellt sind und in ihrer Breite von hinten nach vorn zunehmen. Im Bauchgebiet nimmt die Schrägstellung

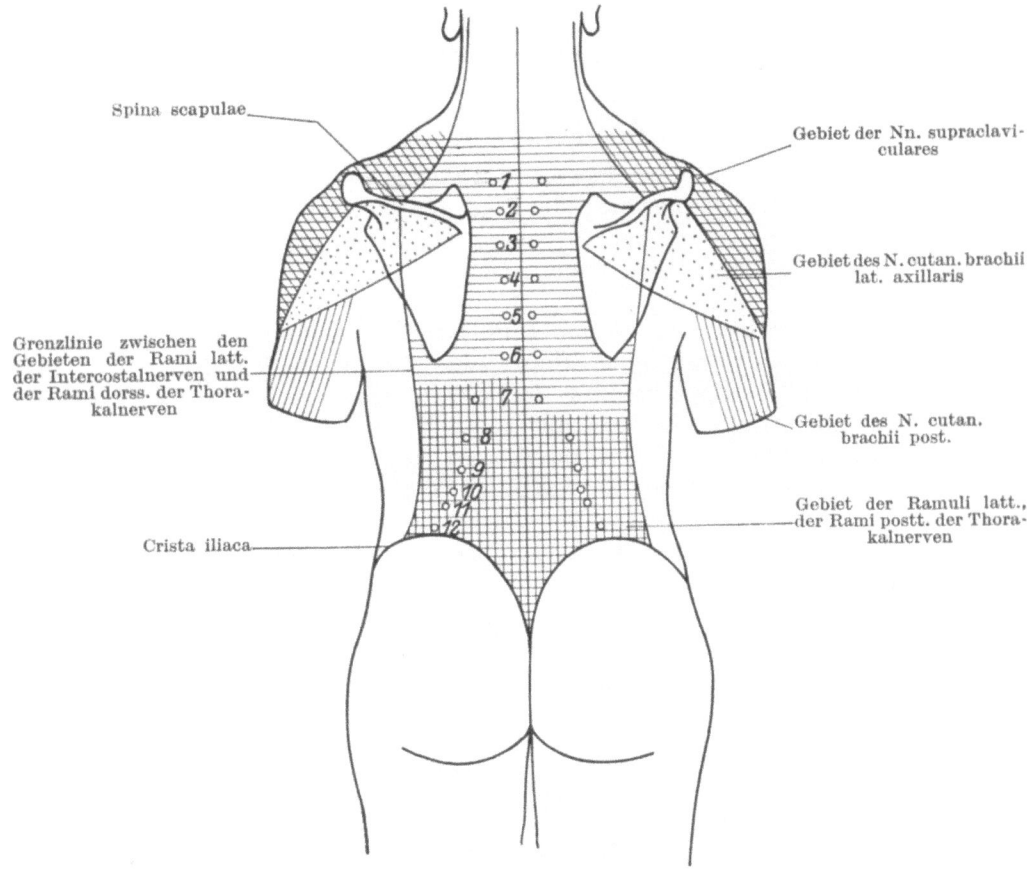

Abb. 56. Sensible Hautfelder des Rumpfes von hinten.

Feld der Nn. supra-clavicularis doppelt schraffiert; Feld des N. cutaneus brachii lat. aus Axillaris punktiert; Feld der Rr. perforantes latt. aus Intercostales weiß; Feld der Rr. perforantes dorss. aus Thoracales: einfach quer = Ramuli mediall., quer und senkrecht schraffiert = Ramuli latt. Die Zahlen geben die Ordnungszahlen der Nerven an.

zu und der ventrale Abschnitt des Streifens ist bedeutend breiter, entsprechend dem Auseinanderweichen der Nn. intercostales in der Bauchwand.

Außer der Haut versorgen die Nn. intercostales sensibel die Pleura parietalis costalis, die Pleura parietalis diaphragmatica und das Peritoneum parietale diaphragmaticum, bei letzteren beiden nur die Randabschnitte, während die zentralen Abschnitte von Phrenicus und Sympathicus versorgt werden (s. unter Phrenicus S. 51).

Die Anästhesierung der Nn. intercostales wird am besten im Bereich des paravertebralen Abschnittes (zwischen Tuberculum und Angulus costae) vorgenommen. Das Gefäßnervenbündel erreicht erst am Angulus costae den unteren Rand der oberen Rippe, es liegt also im paravertebralen Abschnitt in der Mitte des

Zwischenrippenraumes (Abb. 53). Durch vorsichtiges Abtasten mit der Injektions-
kanüle läßt sich der untere Rand der oberen Rippe leicht bestimmen.

Ich erinnere an die Angabe im Kapitel „Rippe" (S. 32), daß ein paravertebraler
Abschnitt an der 1. Rippe nicht besteht und daß er an der 2. Rippe noch ganz kurz ist.

Auch wenn man die Einspritzung dicht am Außenrand des Proc. transversus des
Brustwirbels vornimmt, ist die Ausschaltung des Ramus posterior des N. thoracalis
nicht ganz sicher, weil er durch die an seiner Außenseite liegenden Lig. costo-trans-
versalia geschützt wird. Man wird deshalb mit einer Schmerzreaktion im dorsalen
Hautfeld (Abb. 56) zu rechnen haben. Es sind deshalb außer dem Depot neben dem
Stamm des Ramus post. noch oberflächliche Depots für die Ramuli cutanei mediales
anzulegen.

66. Der Plexus brachialis.

Die beiden untersten Wurzelnerven des Plexus brachialis, C. VIII und Th. 1
beteiligen sich an der Bildung der innersten Gitterschicht der Spitzenwand des
Brustkorbes. Ebensogut wie der N. phrenicus durch entzündliche Prozesse an
der Brustfellkuppe gereizt werden kann, kann das mit diesen beiden Spinalnerven
der Fall sein.

Es ist weiter zu betonen, daß der Intercostalis 1 vom Thoracalis 1 abgegeben
wird und teilweise den Bogen der 1. Rippe etwas abkürzt, so daß er da, wo C. VIII
und Th. 1 über die 1. Rippe kreuzen, dem oberen Rand derselben und damit den
beiden Plexus brachialisnerven dicht anliegt (Abb. 52). Es können also mit Intercostalis 1 auch C. VIII und Th. 1 anästhesiert werden.

Das Versorgungsgebiet von C. VIII und Th. 1 wäre motorisch: Flex. carpi
ulnar., Flexx. digitorum, Hypothenarmuskulatur, Adductor pollicis, Lumbricales,
Interossei dorsales und volares, Pronator quadratus, Pectoralis major und minor,
sensibel, N. cutaneus brachii et antibrachii medialis, Ramus dorsalis nervi ulnaris.

67. Nervus sympathicus.
(Siehe unter Zwerchfellnerven und Lungennerven.)

H. Die Lymphgefäße und Lymphdrüsen des Brustkorbes.
(Abb. 57.)

68. Allgemeines.

Wir unterscheiden oberflächliche Lymphgefäße im Gebiete der Haut und im
Gebiete der Brust-Gliedmaßenmuskulatur und tiefe Lymphgefäße in der Brustkorbwand.

69. Die Lymphgefäße der Haut und der Deckmuskulatur.

Die Lymphgefäße der Haut und der Deckmuskulatur laufen:

1. zu den Lgll. pectorales, das sind Lymphdrüsen entlang dem lateralen unteren
Rande des M. pectoralis major in der Höhe des 3. bis 6. Zwischenrippenraumes,

2. in die Lgll. subpectorales, Lymphdrüsen unter dem M. pectoralis minor,
medianwärts vom Gefäßnervenbündel der Achselhöhle, in der Höhe der 2. und
3. Rippe, im Astgebiet der Vasa thoracoacromialia,

3. in die Lgll. infraclaviculares, Lymphdrüsen zwischen Schlüsselbein und
oberem Rand des M. pectoralis minor, neben den Vasa subclavia und durch deren
Vermittelung in die Lgl. axillares intermediae, den eigentlichen Achseldrüsen zwischen
dem großen Gefäßnervenbündel und dem N. thoracalis long.,

4. in die Lgll. sternales (BARTELS, 1909). Es handelt sich dabei in erster Linie
um Lymphgefäße aus der Brustdrüse.

Als besonders wichtig für den Chirurgen bei der Amputatio mammae wegen bösartiger Neubildung müssen zwei Lymphdrüsen gelten, die zu den Lgll. pectorales gerechnet werden können. Sie stehen gleichsam auf Vorposten gegen die Brustdrüse. Die eine Drüse, SORGIUSsche Drüse, liegt der Serratuszacke von der 3. Rippe auf. Sie wird vom M. pectoralis major je nach seiner Breitenentwicklung bedeckt oder nicht bedeckt.

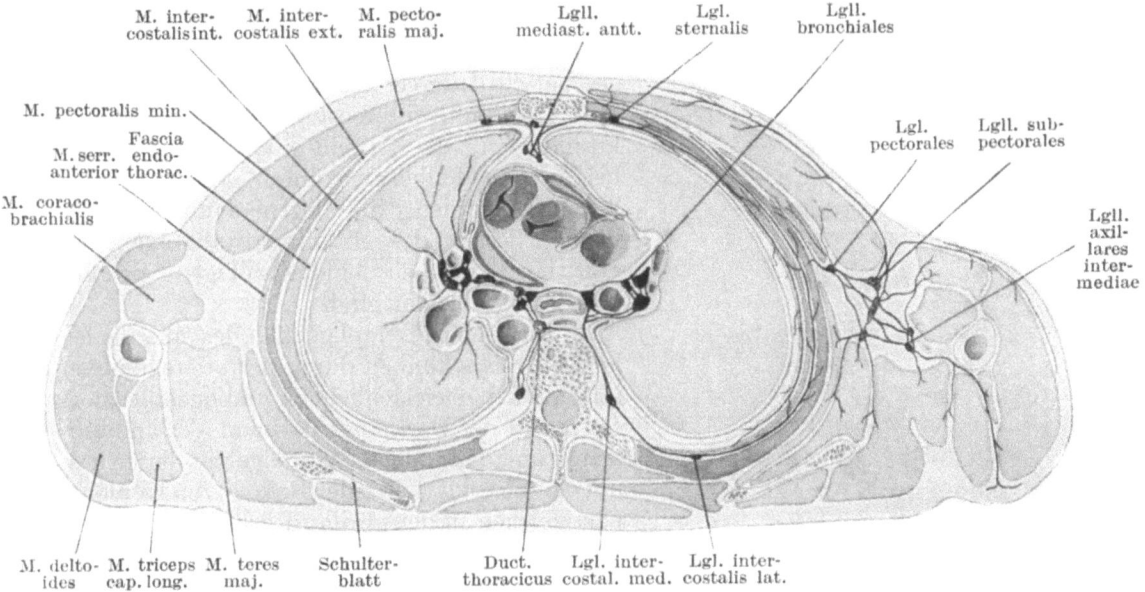

Abb. 57. Lymphgefäße und Lymphdrüsen des Brustkorbes, eingezeichnet in einen etwas schematisierten Querschnitt des Brust-Rumpfes dicht unterhalb des Sternalansatzes der 2. Rippe und der oberen Fläche des 6. Brustwirbels. (Nach BRAUNE [1875].)

Die subcutanen Lymphgefäße sammeln sich in den Lgll. pectorales, subpectorales und axillares intermediae, ferner in den Lgll. sternales bzw. mediastinales antt.

Die tiefen Lymphgefäße verlaufen in zwei Kreisen, einem äußeren, zwischen den Intercostalmuskeln und einem inneren Kreis in der Fasc. endothoracica.

Der Lymphstrom im äußeren Kreis geht gegen den Ductus thoracic. Schaltdrüsen sind die Lgll. intercostales. Der Lymphstrom im inneren Kreis läuft gegen die Lgll. sternales.

Die andere Lymphdrüse (Lgl. intercostalis ext., BARTELs, 1909) liegt subcutan, entsprechend dem unteren Rand der Brustdrüse, im 4. Zwischenrippenraume, am lateralen unteren Rande des Pectoralis major; sie ist nicht immer vorhanden.

HENSCHEN (1925) beschreibt als Lgll. thoracicae subcutaneae unter der Haut gelegene Lymphdrüsen im Gebiet des 2. bis 6. Zwischenrippenraumes, zwischen Mamillar- und hinterer Axillarlinie, die sich bei Erkrankungen der Haut in der Brust-Bauchzone und bei chronischer Entzündung des Rippen- und des Bauchfelles vergrößern.

70. Die tiefen Lymphgefäße.

Die tiefen Lymphgefäße liegen in der Brustkorbwand und sind dementsprechend in Kreisen angeordnet. Wir unterscheiden einen äußeren und einen inneren Lymphkreis. Der äußere Kreis liegt zwischen den beiden Intercostalmuskeln, innerhalb des Zwischenrippenraumes, der tiefe Kreis zwischen Intercostalis int. und parietalem Brustfell, außerhalb des Zwischenrippenraumes (Abb. 58).

Die Stromrichtung des äußeren Kreises geht gegen den vertebralen Anfang des Zwischenrippenraumes. Seine Lymphgefäße durchlaufen eine Reihe von Schaltdrüsen, zunächst die unbeständigen Lgll. intercostales laterales in der Gegend der

Anguli costarum, dann die Lgll. intercostales mediales in der Gegend der Rippenköpfchen, lateral vom Grenzstrang des Sympathicus und endlich die Lgll. mediastinales postt. Die Vasa efferentia dieser Drü-
sen münden dann in den Ductus thoracicus.
Die Vasa efferentia der Lgll. intercostales
mediales können ungeschaltet direkt zum Ductus thoracicus ziehen.

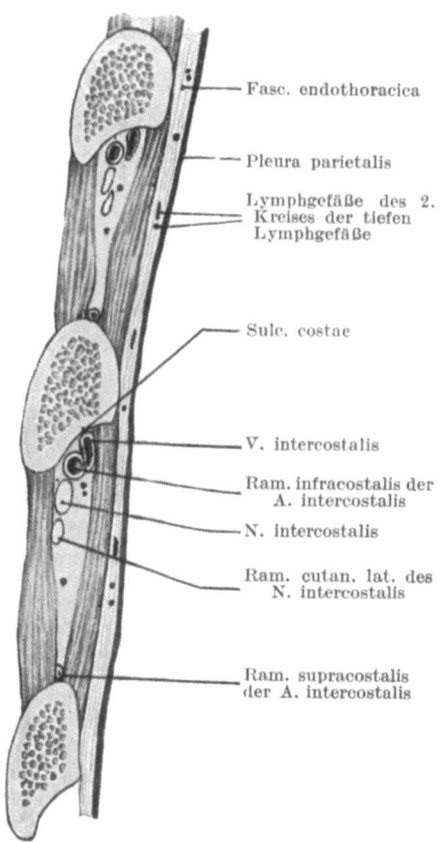

Fasc. endothoracica

Pleura parietalis

Lymphgefäße des 2.
Kreises der tiefen
Lymphgefäße

Sulc. costae

V. intercostalis

Ram. infracostalis der
A. intercostalis

N. intercostalis

Ram. cutan. lat. des
N. intercostalis

Ram. supracostalis
der A. intercostalis

Abb. 58. Topographie des Zwischen-
rippenraumes. Frontalschnitt zweier
Zwischenrippenräume im Bereiche der
Sulci costae.

In der Rippenrinne V. und A. intercostalis, der N. intercostalis liegt caudal vom
unteren äußeren Rippenrand. Die tiefen
Lymphgefäße sind durch schwarze Punkte
dargestellt, die des äußeren Kreises liegen
im Zwischenrippenraum, die des inneren
Kreises in der Fasc. endothoracica.

HENSCHEN (1925) beschreibt vor und
hinter der Axillarlinie noch je eine vorgeschaltete Intercostaldrüse.

Die Lgll. intercostales können bei Erkrankungen, die zu einer Verwachsung der
beiden Brustfellblätter führen, außergewöhnlich groß werden. Sie liegen dann in förmlichen Nischen des M. intercostalis ext., die
von einer eigenen bindegewebigen glatten
Wand ausgekleidet sind.

Die tiefen Lymphgefäße des oberflächlichen Kreises können durch perforierende Gefäße mit den oberflächlichen Lymphgefäßen der
Haut und der Deckmuskulatur in Verbindung
treten und dadurch das Abflußgebiet dieser benutzen. So erklärt sich der Befund von Kohlen-
partikelchen in den Axillardrüsen.

Die Lymphgefäße des inneren
Kreises sind zu mehreren entsprechend jedem
Zwischenrippenraum vorhanden. Die einzelnen
Lymphgefäße stehen untereinander durch
Nebenzweige in Verbindung, es entsteht so ein
weitmaschiges Lymphnetz in der Fascia endothoracica. Der Lymphstrom geht gegen das
sternale Ende des Zwischenrippenraumes, die
Einmündung erfolgt in die Lgll. sternales.
Von diesen Lymphdrüsen gehen die Vasa
efferentia zu den Lgll. mediastinales antt.
oder — von den Drüsen der oberen Zwischenrippenräume — zu den großen Lymph-
stämmen des Ductus thoracicus bzw. des
Ductus lymphaticus dexter.

Über die großen Lymphstämme s. Lymphgefäße und Lymphdrüsen der Lunge.

71. Fascia endothoracica und Pleura parietalis costalis.

An seiner Innenfläche wird der Brustkorb von der Fascia endothoracica und
der Pleura parietalis costalis ausgekleidet.

Die Fascia endothoracica ist eine Bindegewebschicht von verschiedener Dicke,
die bald deutlichen Fasciencharakter zeigt, bald die Bezeichnung Fascie nicht mehr
verdient. An der Seitenfläche des Brustkorbes ist sie von erheblicher Dicke, über
den Rippen derber als über den Intercostales intt. Gegen das Brustbein zu verdünnt
sie sich und lockert sich schließlich auf, so daß in der Gegend der Rippenknorpel
kaum noch von einer Fascie gesprochen werden kann. Gegen die Wirbelsäule lockert
sich die Fascie auch auf und verschwindet an den Rippenköpfchen.

Zwischen Zwerchfell und Pleura diaphragmatica liegt keine Fascie.

Das äußere Brustfell ist überall mit der Brustwand in Verbindung, fest wo keine oder eine derbe Fascia endothoracica vorhanden ist, locker in den paravertebralen Nischen, hinter den Rippenknorpeln und dem Brustbein.

Die Gefäße der Pleura parietalis stammen aus den Aa. intercostales, der A. mammaria int. und den Aa. bronchiales.

Die Nerven der Pleura parietalis costalis stammen aus den Nn. intercostales, die der Pleura diaphragmatica aus N. phrenicus und Nn. intercostales, die der Pleura parietalis mediastinalis aus dem N. phrenicus.

72. Die spezielle Topographie des Zwischenrippenraumes.
(Abb. 58.)

Die Topographie im Zwischenrippenraum ist entsprechend den einzelnen Abschnitten desselben eine verschiedene. Die Verhältnisse ändern sich, weil der Zwischenrippenraum von hinten nach vorn weiter wird, weil der Sulcus costae nur in der hinteren Hälfte der Rippe vorhanden und verschieden ausgebildet ist und endlich weil die Gefäße und Nerven im vertebralen Anfang des Zwischenrippenraumes eine andere Lage einnehmen als in den übrigen Abschnitten.

Unmittelbar neben der Wirbelsäule im paravertebralen Abschnitt liegen Gefäße und Nerven in der Mitte des Zwischenrippenraumes, die Lage ist meist so, daß am weitesten kranial die Vene liegt, dann die Arterie und dann der Nerv. In den oberen Zwischenrippenräumen, zu denen die Intercostalarterien ansteigen müssen, kann die Arterie ihre Lage kranial zum Nerven noch nicht erreicht haben, sie überkreuzt (von hinten gesehen) dann den Nerven erst in der Höhe des Angulus costae (Abb. 53).

Im Bereiche des Sulcus costae, der am Angulus costae beginnt, treten die Gefäße in denselben ein und werden von dem überhängenden unteren äußeren Rande des Rippenknochens geschützt. Der Nerv findet gewöhnlich keinen Platz im Sulcus und liegt unter ihm.

Verstreicht der Sulcus costae, was im Bereich der mittleren Axillarlinie gewöhnlich der Fall ist, so treten sämtliche Stränge, die unterdessen durch Abgabe von Ästen beträchtlich abgenommen haben, am unteren, einfach gewordenen Rippenrand hervor.

Die Intercostalnerven sind in ihrem Verhalten am unbeständigsten, manchmal treten sie gar nicht in den Zwischenrippenraum ein (Abb. 52), sondern bleiben im Gebiet der Fasc. endothoracica liegen und sind dann so unbehindert, daß sie der Innenfläche der Rippe und nicht der des Intercostalis int. anliegen. Die Unbeengtheit durch den Zwischenrippenraum erlaubt auch den Übertritt von einzelnen Kabeln des einen Nerven in solche des benachbarten Raumes.

Auch die Arterie kann außerhalb des Sulcus costae zwischen den Bündeln des M. intercostalis int. verlaufen und, wenn sie leicht geschlängelt ist, mit Schleifenscheiteln in die Fascia endothoracica vorspringen (Abb. 52).

Will man bei der Punktion des Pleuraraumes sicher gehen, so wähle man zum Einstich die hintere Axillarlinie, denn dann ist man im Bereiche des Sulcus costae und braucht weder Vene noch Arterie zu fürchten. Um den Nerven zu vermeiden, steche man etwas unter der Mitte des fühlbaren Zwischenrippenraumes ein.

Um den Sulcus costae grob am Lebenden abzugrenzen, ziehe man eine senkrechte Linie etwas medial vom Margo vertebralis des Schulterblattes bei herabhängendem Arm und dann die mittlere Axillarlinie. Innerhalb des so abgegrenzten Streifens liegt der Sulcus costae der oberen 10 Rippen.

Der Einstich im Gebiet des paravertebralen Abschnittes, wie ihn die Anästhesierung für die Thorakoplastik verlangt, muß am unteren Rand der oberen Rippe ausgeführt werden, weil hier die Gefäße und der Nerv in der Mitte des Zwischenrippenraumes liegen.

III. Inhalt der Brusthöhle.

A. Allgemeines.

73. Grobe Lagerungsverhältnisse der Brustorgane.

Inhalt der Brusthöhle bilden: 1. Luftröhre, Bronchen, Lungen und ihre Pleurasäcke, 2. Herz, Herzbeutel und große Gefäße, 3. Speiseröhre, 4. Nerven, 5. Lymphdrüsen und Lymphgefäße, 6. Thymus oder ihr Fettersatz.

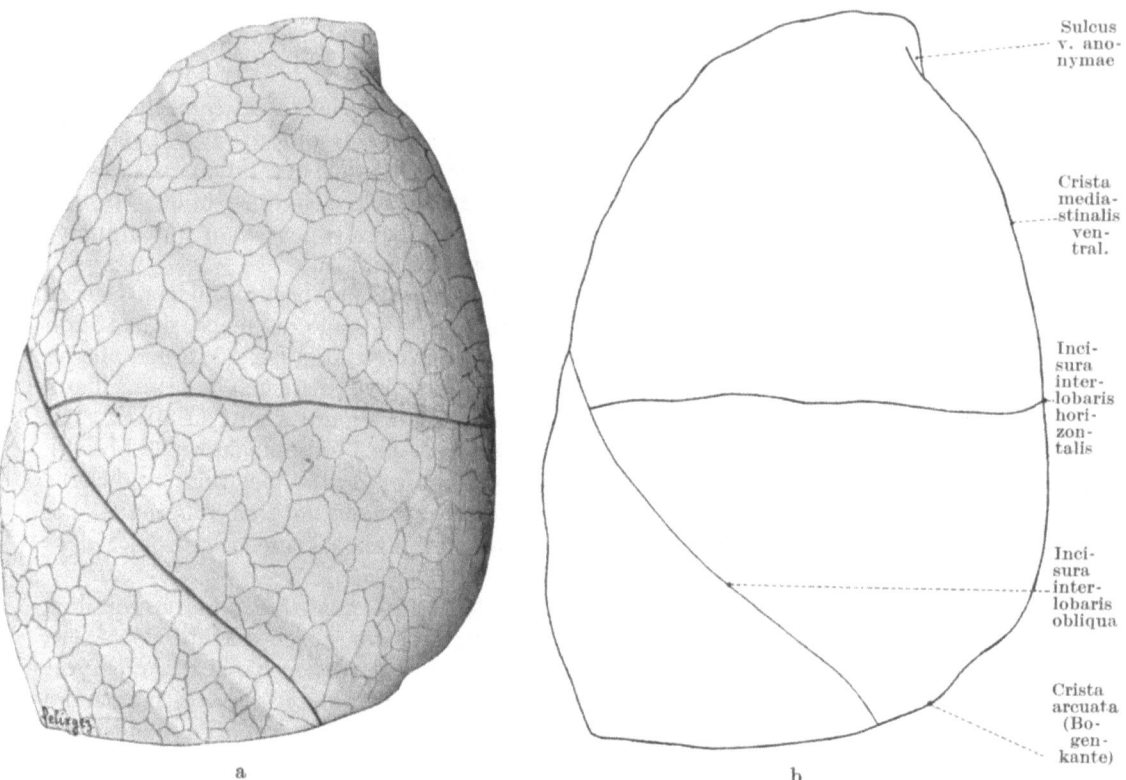

Abb. 59a und b. Rechte Lunge von vorn und rechts.

Die Incis. interlobar. horizont. und obliqu. grenzen die drei Lappen ab. Man sieht die lobuläre Zeichnung, die einzelnen Lobuli sind von ganz verschiedener Größe. Die breiten dunklen Streifen, die von oben außen nach unten innen verlaufen, sind die Eindrücke der Zwischenrippenräume auf die Lungenoberfläche.

In den Kreis unserer Besprechung gehören nur die unter 1. genannten Organe.

Die Gruppierung dieser Organe innerhalb des Brustraumes ist abhängig von Form und Lage der Brustfellsäcke. Jeder Brustfellsack hat die Form eines senkrecht und gleich geteilten Kegels. Beide Brustfellsäcke liegen mit ihren Mantel- und Basal-Flächen der Brustkorb- und der Zwerchfell-Wand unmittelbar an, lassen aber zwischen ihren „Schnittflächen" (Facies mediastinales) einen Raum frei, den Mittelfellraum, Mediastinum.

Wir unterscheiden an jedem Brustfellsack die Mantelfläche (Fasc. sternocostalis), die Basalfläche (Fac. diaphragmatica) und die dem Mediastinum zugekehrte Fläche (Fac. mediastinalis).

Die Fac. mediastinalis ist gegen die Fac. sternocostalis vorn durch die Crista mediast. ventr. und hinten durch den Margo mediastinal. dorsal., gegen die Fac.

diaphragm. durch die Crista mediast. caudal. abgegrenzt. Zwischen Fac. diaphrag. und Fac. sternocost. liegt die Bogenkante, Crista arcuata.

Jede Änderung in der Weite des Brustraumes muß die Größe der Brustfellsäcke und der Lungen beeinflussen. Umgekehrt können Vergrößerungen der Lungen oder Ergüsse in die Brustfellräume eine Rückwirkung auf die Form des Brustkorbes haben.

Der Mittelfellraum mit seinen Organen stellt ein Ganzes dar, dessen rechte und linke Grenzfläche durch die beiden Pleurae pariet. mediast. gebildet werden. Der elastische Zug der einen Lunge wird durch die geschlossene Masse der Mittelfell-

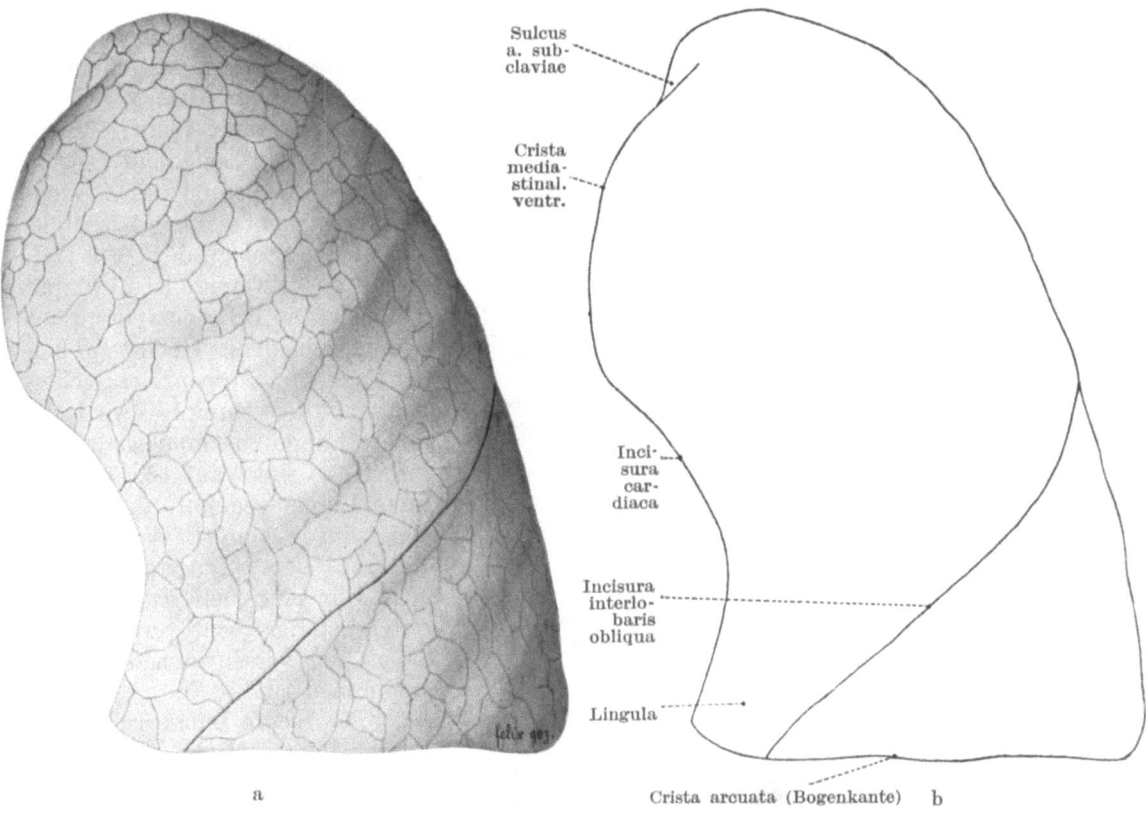

Abb. 60a und b. Linke Lunge von vorn und links.

Die Incis. interlobar. obliqu. erreicht die Bogenkante. Die Crista mediast. ventral. wird durch den andrängenden linken Ventrikel in ihrem unteren Teile als Incis. cardiac. eingebogen. Zwischen Incis. cardiac. und Bogenkante die Lingula des Oberlappens. Die Spitze der Lunge wird durch den Sulc. a. subclaviae eingedellt. Die dunklen Streifen von außen oben nach innen unten sind durch Druck der Zwischenrippenräume entstanden.

organe auf die andere Lunge übertragen. Die elastischen Zugkräfte beider Lungen werden so zu einer Kraft vereinigt, die die Außenwand des Brustraumes nach einwärts zieht. Wegfall der elastischen Kräfte der einen Lunge stört die Gleichgewichtslage der beiden Pleurae mediastinales und muß sich im Mittelfellraum und im Brustfellsack der anderen bemerkbar machen.

B. Lungen.

74. Form, Farbe, Oberfläche und Lappen der Lunge.

Die Form der Lunge entspricht der Form ihres Brustfellsackes, ein senkrecht und gleich geteilter Kegel. Wir unterscheiden an der Lunge die gleichen Flächen und Kanten, Fac. sternocost., diaphrag. und mediast., die Cristae mediastinales ventralis und caudalis, den Margo mediast. dorsal. und die Crista arcuata (Abb. 59 bis 62). Die Spitze der Lunge ist abgerundet und an ihrem ventralen Abfall durch die über sie hinwegziehenden großen Gefäße abgeplattet (Abb. 42).

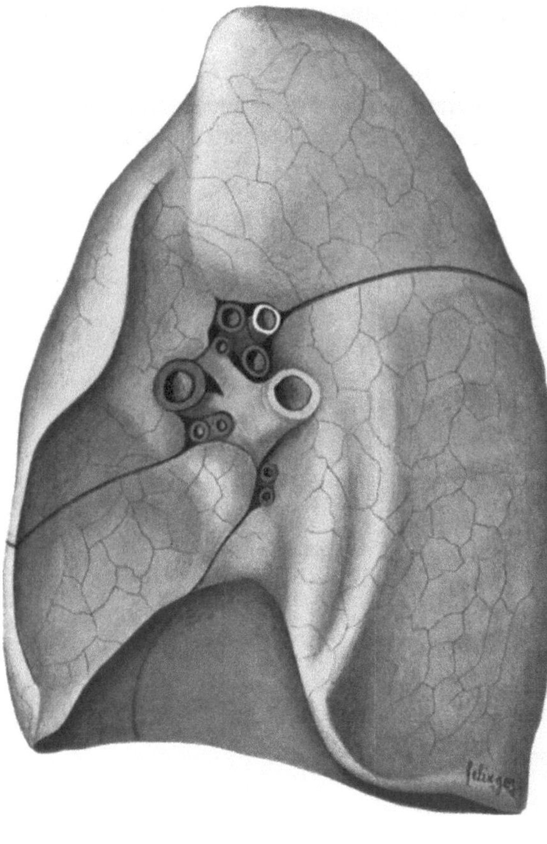

Abb. 61 a.

Abb. 61 a und b. Die Facies mediastinal. der rechten Lunge.

Arterien rot, Bronchen weiß, Venen blau. Der Hilus liegt in der Mitte der Fac. mediast. Vor dem Bronch. eparterialis liegen die 2 Arterienäste zum rechten Oberlappen, unter ihnen der Stamm der A. pulm. dext. Der obere Ast zum Oberlappen teilt sich in A. apicalis und A. dorsal. lobi sup., der untere geht in die A. ventral. lob. sup. über. Die Lungenvenen liegen in zwei Gruppen vor (obere) und unter (untere) dem Hauptbronchus. Entlang dem Margo mediast. dorsal. die Rinne für die Speiseröhre.

Die Lungen sind beim Weib im Durchschnitt fast genau um $1/4$ weniger umfangreich als beim Mann (1290 ♀, 1617 ♂, AEBY 1880); die Maße der linken Lunge finden wir um 15 % kleiner als diejenige der rechten, was dem allgemein angenommenen Verhältnis von 10:11 sehr nahe kommt (AEBY, 1880). Die Höhe der Lunge im Liegen, d. h. bei Hochstand des Zwerchfelles, beträgt rechts 17,5, links 20 cm, im Stehen, d. h. bei Tiefstand des Zwerchfells 21,0 und 23,5 cm. Die Differenz entspricht dem verschiedenen Hochstand beider Zwerchfellkuppen. Bei Rechtsbeugung des Rumpfes wird die rechte Lunge zusammengedrückt, ihre Höhe sinkt auf 12,5 cm, die linke Lunge gedehnt, ihre Höhe steigt auf 18,5 cm (F. W. MÜLLER, 1923).

Die einzelnen Zahlen sind untereinander nicht vergleichbar, da sie von verschiedenen Leichen genommen sind.

Die rechte Lunge ist in drei Lappen, Ober-, Mittel- und Unterlappen geteilt, die linke in zwei, Ober- und Unterlappen. Die Teilung ist eine vollständige, die Lappen hängen nur durch die Vereinigung ihrer Lappen-Bronchen zum Bronchus principalis zusammen.

Die beiden Lappen der linken Lunge sind durchschnittlich bei beiden Geschlechtern gleich groß, bald ist der obere, bald der untere der größere.

Bei der rechten Lunge nimmt der Unterlappen beinahe die volle Hälfte für sich in Anspruch, von der anderen Hälfte beansprucht der Oberlappen den größeren Teil. Oberlappen, Mittellappen und Unterlappen verhalten sich beim Mann wie 38,4 : 14,9 : 46,7, beim Weib wie 38,3 : 15,9 : 45,7 (AEBY, 1880).

An beiden Lungen haben wir eine Incisura obliqua, die den Unterlappen abgrenzt. Sie beginnt an der rechten Seite, neben der Wirbelsäule im 5. Zwischenrippenraume, durchsetzt ihn in seinem paravertebralen Abschnitt in schräger Richtung, kreuzt im Gebiet des Angulus costae die 6. Rippe, gelangt für eine kurze Strecke in den 6. Zwischenrippenraum, verläßt denselben ungefähr 3 cm lateralwärts vom

Angulus costae und tritt an die 7. Rippe, die sie nach abwärts und vorwärts bis zur Bogenkante begleitet. Ihr Zusammentreffen mit der Bogenkante liegt ungefähr in der Mamillarlinie. Die Projektion der Incisura obliqua am Lebenden führt man

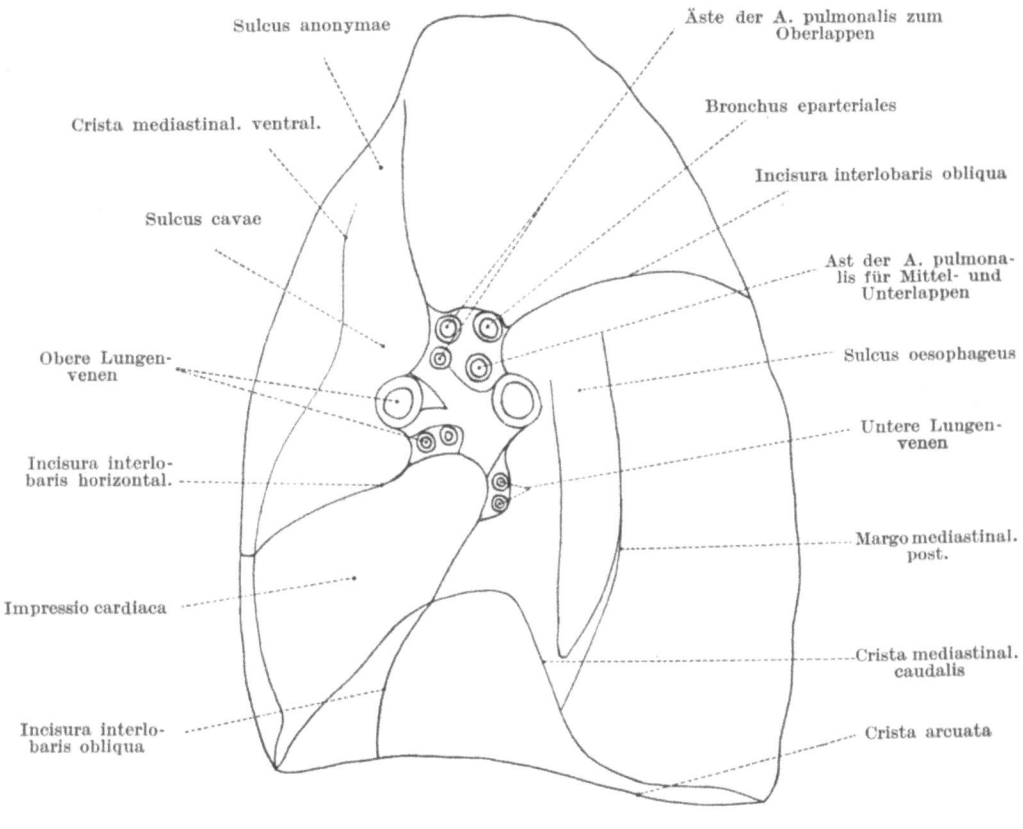

Abb. 61 b.

so aus, daß man zunächst den Kreuzungspunkt der Spina scapulae mit dem Margo vertebralis und dann den Kreuzungspunkt der Mamillarlinie mit der 7. Rippe bestimmt. Beide Punkte verbindet man durch einen gestrafften Faden; von dem Margo vertebralis des Schulterblattes zieht man eine horizontale Linie zur Wirbelsäule.

Die linke Incisura obliqua beginnt stets höher wie die rechte in der Höhe des 4. Zwischenrippenraumes, durchsetzt denselben in schräger Richtung, kreuzt ungefähr 2 cm lateralwärts vom Angulus costae die 5. Rippe, tritt in den 5. Zwischenrippenraum ein, durchläuft ihn eine große Strecke weit, kreuzt zwischen vorderer Axillar- und Mamillarlinie die 6. Rippe und endigt im 7. Zwischenrippenraum in der Mamillarlinie.

Für ihre Projektion auf die Haut haben wir nur die gleiche Konstruktionslinie wie für die rechte Incisur.

Beide Incisurae obliquae variieren in ihrer Lage um die Breite eines Zwischenrippenraumes, der oben ausgeführte Verlauf stellt die untere Grenze der Variationsbreite dar.

Der rechte Mittellappen wird durch die Incisura interlobaris horizontalis gegen den Oberlappen abgegrenzt, sie beginnt an der Incisura obliqua, da wo diese die Axillarlinie schneidet und zieht als Sehne zu dem leichten Bogen der 4. Rippe zum Brustbein. Zu ihrer Hautprojektion am Lebenden zieht man von der Mitte des Ansatzes der 4. Rippe am Brustbein eine Linie horizontal über die vordere Wand des Brustkorbes bis zum Zusammentreffen mit der Konstruktionslinie für die Incisura obliqua.

Die Lappen der Lunge sind so gelagert, daß der rechte Oberlappen auf der dorsalen Seite das oberste Viertel der Lungenhöhe, auf der ventralen die obere Hälfte derselben einnimmt (Abb. 59 u. 60). Der rechte Mittellappen ist auf der dorsalen Seite überhaupt nicht vorhanden, auf der ventralen nimmt er die untere Hälfte der Lungenhöhe ein (Abb. 59). Der rechte Unterlappen nimmt dorsal die unteren $^3/_4$ der Lungenhöhe ein und erscheint vorn gerade noch mit seiner unteren vorderen Ecke.

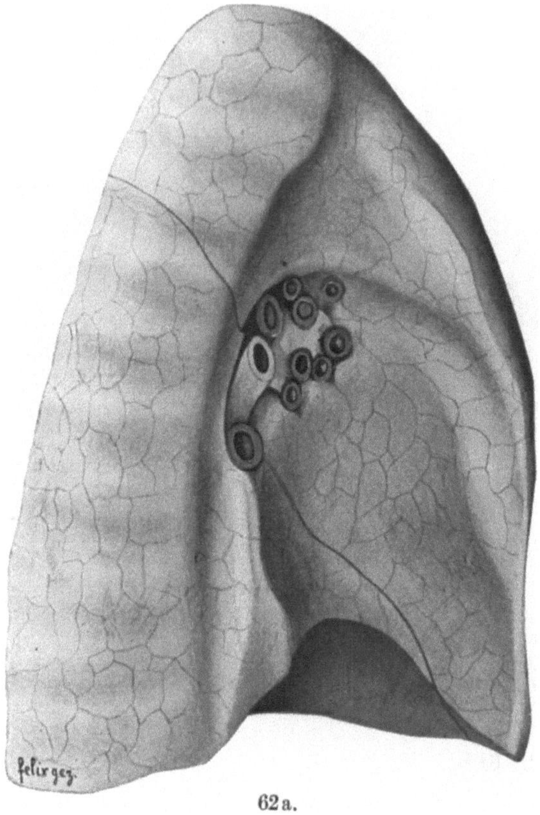

Der linke Oberlappen nimmt dorsal das oberste Viertel der Lungenhöhe, ventral die ganze Lungenhöhe ein (Abb. 60). Der linke Unterlappen nimmt dorsal die unteren $^3/_4$ ein, vorn erscheint er, wie der rechte, nur mit seiner vorderen unteren Ecke.

Beide Oberlappen sind also perkutorisch und auscultatorisch vorn, seitlich und hinten erreichbar, der Mittellappen nur vorn und unten, die beiden Unterlappen nur hinten und an der Seite. Die Lungenspitzen liegen zur Hauptsache in der paravertebralen Nische der 1. Rippe.

Der Lappenbronchus und die Lappengefäße treten untereinander durch Bindegewebe vereinigt, in den Lappen ein und bilden seinen Lappenstiel. Die einzelnen Lappenstiele vereinigen sich dann zum Lungenstiel.

Das Lungenfell, die Pleura visceral., dringt in alle Incisuren der Lungenoberfläche ein, erreicht aber nicht den Lappenstiel, sondern springt von der interlobaren Fläche des einen Lappens zur interlobaren Fläche des anderen Lappens hinüber und stellt so eine am Hilus gelegene pleurale Verbindung der getrennten Lappen her. Zwischen der interlobaren Umschlagstelle der Pleura einerseits und den Bronchen und Gefäßen des Lappenstieles anderseits sind Fett und Lymphdrüsen eingelagert. Bei der chirurgischen Freilegung des Lappenstieles durch eine Lungenincisur hindurch, muß also die Pleura visceralis durchtrennt werden.

62 a.

Abb. 62 a und b. Die Facies mediastinalis der linken Lunge.

Arterien rot, Bronchus weiß, Venen blau. Der Hilus liegt dem Margo mediast. dorsal. und dem Sulc. aortae dicht an. Die Arterien liegen über, die Venen unter dem Hauptbronchus. Die vorderen drei Arterienäste sind für den Oberlappen, der hintere, die Fortsetzung der A. pulmonalis, für den Unterlappen bestimmt. Die Scheidung der Venen in eine obere (4 Äste) und eine untere Gruppe (1 Ast) ist ausgeprägt. Der hintere obere Teil der Incis. obliqua läuft auf den Bronchus und den Arterienstamm für den Unterlappen zu. Die Eindrücke der Mediastinalorgane auf die mediastinale Lungenfläche sind bezeichnet.

Die Form der einzelnen Lungenlappen ist meist die einer dreiseitigen Pyramide. Beide Oberlappen haben die Basis unten, gebildet von ihrer Facies interlobaris, und die Spitze oben. Der rechte Mittellappen hat die Basis an der mediastinalen Fläche, seine Spitze lateral. Die beiden Unterlappen haben die Basis an der diaphragmaticalen Fläche, die Spitze hinten oben. Der linke Oberlappen, der normalerweise bis zum Zwerchfell herabläuft, bildet zu diesem Zweck eine zungenförmige Fortsetzung, die Lingula.

Varietäten in der Form der Lappen und ihre Incisuren sind nicht selten. Ich erwähne hier nur diejenigen, die praktisches Interesse haben.

Im Bereich der Inc. interlobar. horiz. der rechten Lunge kann es frühzeitig an einzelnen Stellen zur Verwachsung der Pleurae viscerales von Ober- und Mittellappen kommen. Die Incisur ist dann in zwei kurze Einschnitte zerlegt, die lateral

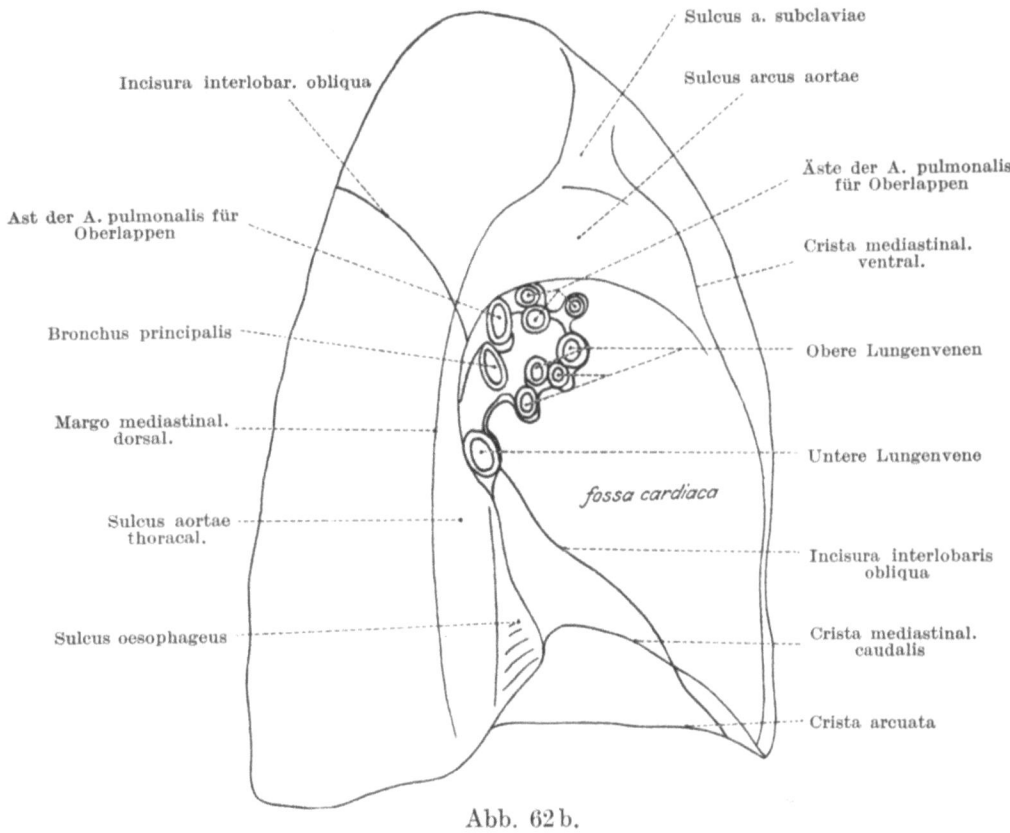

Abb. 62 b.

von der Incisura obliqua, medial von der Crista mediast. ventr. ein Stück weit in der Richtung der normalen Incisur verlaufen und dann verschwinden. Rechter Oberlappen und Mittellappen bilden unter diesen Umständen nur einen Lappen mit eingekerbten Rändern, der in seiner Form dem linken Oberlappen gleicht. Die Vereinigung zwischen den beiden Lappen beschränkt sich aber stets auf die Pleuraüberzüge.

Die Inc. horizontalis kann sich als accessorische Furche auf die Spitze des rechten Unterlappens fortsetzen und sie mehr oder weniger gegen den übrigen Lappen absetzen. Die Inc. horiz. accessoria kann die direkte Fortsetzung der normalen Horizontalis bilden oder etwas unter ihr liegen.

Der rechte Oberlappen wird (nicht häufig) durch eine Incisur, die sagittal und lateral neben seiner Spitze einschneidet, in einen medialen Teil (mit der Lungenspitze) und lateralen Teil zerschnitten. In der Incisur liegen dann die abnorm durch den rechten Oberlappen ziehende V. azygos und ihr pleurales Meso (W. Gruber, 1870).

Am linken Oberlappen kann eine Incisura horizontalis accessoria die Lingula von ihrer Basis ablösen und zum selbständigen Lappen machen.

Die Incis. obliqua der linken Lunge kann abnorm verlaufen, nicht die Crista arcuata, sondern die Crista mediast. vent. erreichen. Dadurch wird die Lingula des Oberlappens verkürzt und der Unterlappen nimmt auch den unteren vorderen Abschnitt der linken Lunge ein.

Ein zu enger 1. Rippenring kann an der Basis der Lungenspitze eine horizontale ringförmige Furche in die Lungenoberfläche eindrücken, die subapicale Furche (SCHMORL). Die Furche kann auch bei normaler Weite des 1. Rippenringes auftreten, wenn die Lungenspitze emphysematisch erweitert wird.

Die Fac. sternocost. beider Lungen liegt Rippen und Zwischenrippenräumen an. Je nachdem die Zwischenrippenräume aus- oder eingebuchtet sind, erscheinen auf der Lungenoberfläche breite seichte Rinnen, welche durch die Rippen (Ausbuchtung) oder durch die Intercostalmuskeln (Einbuchtung) eingedrückt sind.

Die Fac. diaphrag. beider Lungen werden durch die entsprechenden Zwerchfellkuppen eingetieft. Diese Eintiefung macht die Crista arcuata, die Bogenkante zwischen Facies sternocostalis und diaphragmatica, und die Crista mediast. caud., zwischen Fac. mediast. und Fac. diaphrag. (Abb. 61, 62) zu einer so außerordentlich scharfen. Die Schärfe bei der Kanten spielt bei der Eröffnung des Sinus phrenicus-costalis eine Rolle (S. 100).

Die Fac. mediast. liegt den Organen des Mittelfellraumes so dicht an, daß sie sich der Form seiner Organe anpaßt.

Facies mediast. der rechten Lunge: An der Fac. mediast. treten Bronchus principalis, Blut- und Lymphgefäße als geschlossene Masse (Lungenwurzel) in die Lunge ein und erzeugen den etwas eingedrückten Hilus pulmonis. Der Hilus hat die Form eines Rhombus und liegt in der Mitte zwischen Crista mediast. ventral. und Margo mediast. dors. (Abb. 61). Vor und unter dem Lungenhilus liegt die tiefe Impressio cardiaca, welche den rechten Vorhof aufnimmt. Diese Impressio schärft den unteren Teil der Crista mediast. ventr. zu. Fast senkrecht unter dem Lungenhilus und im Lungenhilus selbst, soweit in ihm die Vv. pulmonales liegen, ist das Anlagerungsfeld des linken Vorhofs (Abb. 63). Von dem Felde des rechten Vorhofs zieht eine breite und tiefe Rinne allmählich verstreichend gegen die Lungenspitze, deren ventralen Abfall sie noch eindrückt (Abb. 61), in diese Rinne sind eingelagert die V. cava sup. und die V. anonyma dextr. Der rechte N. phrenicus, der dem rechten Umfang beider Venen anliegt, kommt ungefähr in die Mitte dieser Rinne zu liegen.

Die Querschnitte des Rumpfes (Abb. 65—68) geben die genaue topographische Ergänzung zu dem eben Gesagten.

Abb. 68 zeigt den rechten Vorhof in der Impressio cardiaca der rechten Lunge, der N. phrenicus dext. liegt am dorsalen Umfang des rechten Vorhofes, die Tiefe der Impression gibt die Schärfung für die Crista mediast. ventr. (zwischen Herz und Brustbein).

Der Schnitt der Abb. 67 geht unmittelbar vor der Einmündung der Cava sup. in den rechten Vorhof durch den Brust-Rumpf. V. cava sup. und N. phrenicus überkreuzen die rechte Lungenwurzel, der Nerv liegt ventral der Vene.

Der Schnitt der Abb. 66 geht durch die Konkavität des Aortenbogens, die V. cava sup. liegt in ihrem tiefen Sulcus, zwischen ihr und der Pleura mediastinalis an ihrem lateralen vorderen Umfang der N. phrenicus.

Der Schnitt der Abb. 65 geht durch das Brustbein-Schlüsselbeingelenk. Man sieht den flacheren Sulcus v. anonymae an der ventralen Fläche der rechten Lungenspitze, zwischen ihm und dem Pleurasack der N. phrenicus.

Der N. phrenicus ist also auf der rechten Seite nicht nur durch eine Entzündung der Pleurakuppe, sondern der ganzen Pleura parietalis mediastinalis gefährdet. Ebenso kann jeder größere Erguß in die Brustfellhöhle einen Druck auf den Nerven ausüben.

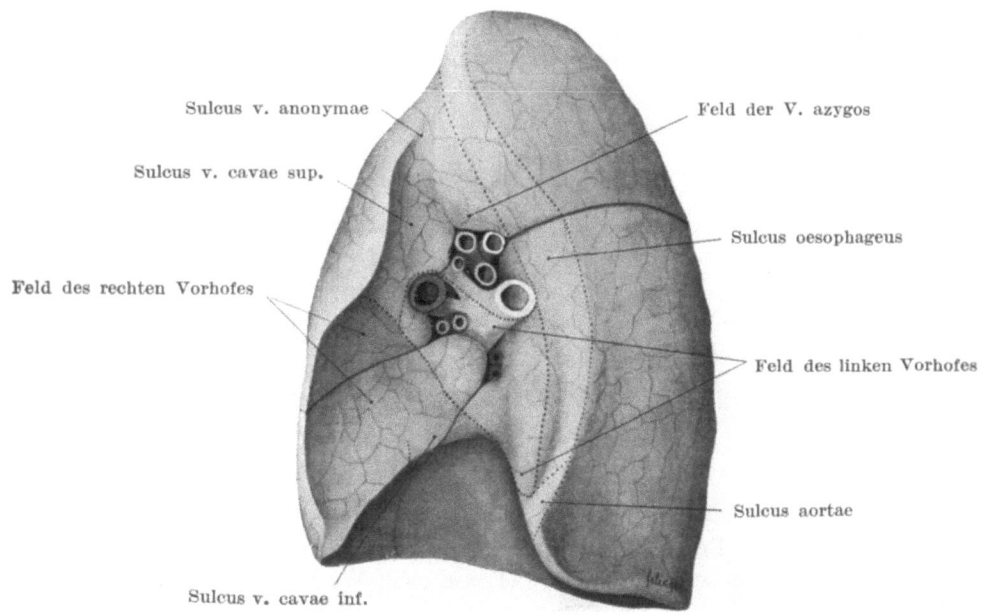

Sulcus v. anonymae

Feld der V. azygos

Sulcus v. cavae sup.

Sulcus oesophageus

Feld des rechten Vorhofes

Feld des linken Vorhofes

Sulcus aortae

Sulcus v. cavae inf.

Abb. 63. Die Herzfelder der Facies mediast. der rechten Lunge.

Beide Vorhöfe legen sich der rechten Lunge an, der linke von der oberen Venengruppe bis zur Bogenkante, der rechte in der eigentlichen Fossa cardiaca. Auch die Cava inf. macht einen breiten schwachen Sulcus, der von caudo-dorsal nach kranio-ventral auf die Fossa cardiaca zuläuft.

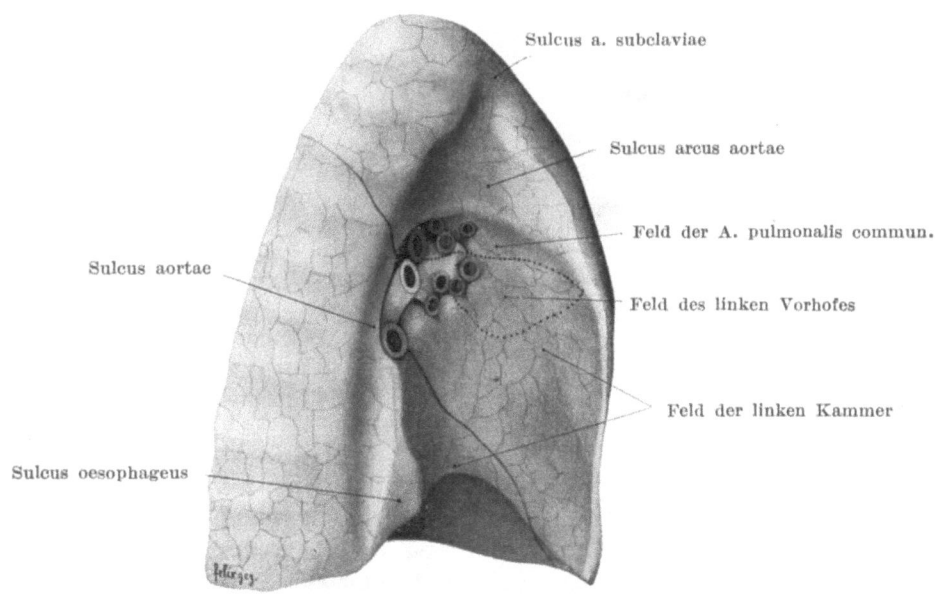

Sulcus a. subclaviae

Sulcus arcus aortae

Feld der A. pulmonalis commun.

Sulcus aortae

Feld des linken Vorhofes

Feld der linken Kammer

Sulcus oesophageus

Abb. 64. Die Herzfelder der Facies mediast. der linken Lunge.

Der linke Vorhof legt sich nur mit seinem Herzrohr der Lunge ventral von dem Hilus an, der linke Ventrikel in großer Ausdehnung. Über dem Herzohrfeld die horizontal verlaufende Rinne für die A. pulm. commun.

9*

Die Erweiterung eines Brustfellraumes durch einen Erguß kann sowohl durch Zusammendrücken der Lunge als durch Verschiebung der Organe des Mittelfelles sich auswirken. Diesem schiebenden Druck wird der Strang, zusammengesetzt aus unterer Hohlvene, rechtem Vorhof und oberer Hohlvene, Widerstand leisten. Auf diese Weise kommt der Nerv zwischen zwei gegeneinander wirkende Kräfte zu liegen.

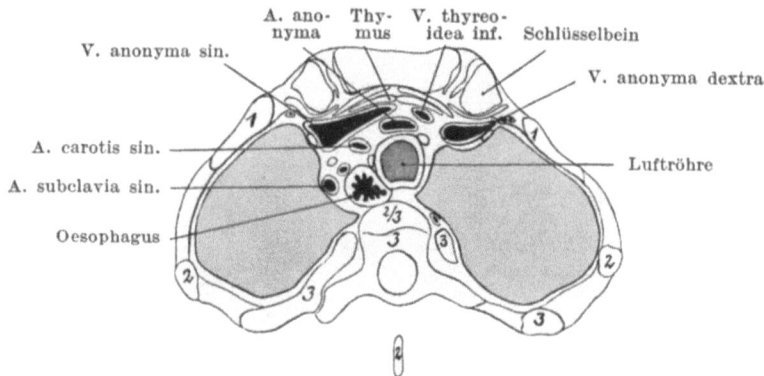

Abb. 65. Querschnitt des Brust-Rumpfes in der Höhe des 3. Brustwirbels und des Brustbein-Schlüsselbeingelenkes. (Pause nach W. BRAUNE, 1875.)
V. anonyma dext. und rechter Phrenicus liegen im Sulcus v. anonymae der rechten Brustfellkuppe. Die V. anonyma sin. und der linke Phrenicus berühren die linke Brustfellkuppe, drücken sie aber nicht ein. Die A. subclavia sin. liegt in einer breiten Rinne der linken Lunge.

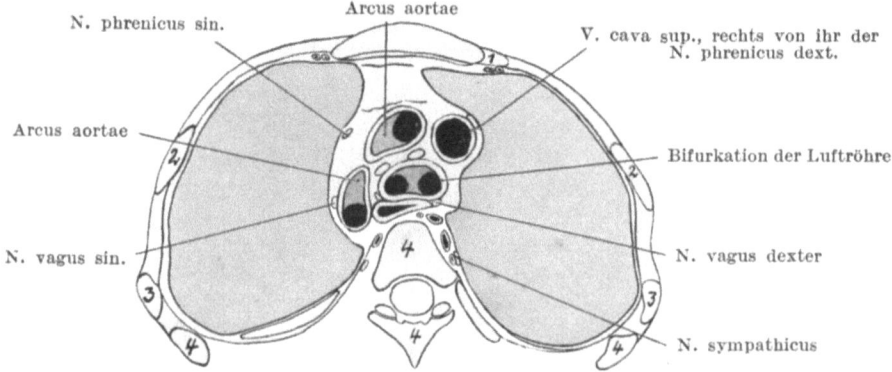

Abb. 66. Querschnitt des Brust-Rumpfes in der Höhe des 4. Brustwirbels.
(Nach W. BRAUNE, 1875.)
Die V. cava sup. und der r. Phrenicus liegen in der Cavarinne der rechten Lunge. Der Aorten-bogen erreicht die linke Lunge und beginnt sie einzudrücken. Zwischen Sulcus aortae der Lunge und der Aorta der linke Vagus. In den Rinnen zwischen Luftröhre und Speiseröhre rechts der rechte Vagus und links der linke Recurrens.

Hinter dem Hilus, entlang dem abgerundeten Margo mediast. dors. (Abb. 61 b) der Lunge verläuft die Speiseröhre, sie kann in ihrem ganzen Verlauf einen Sulcus oesophageus hervorrufen (Abb. 63), oder erst unterhalb des Hilus (Abb. 61). Im Sulcus oesophageus liegt der rechte N. vagus und ist hier ähnlichen Gefahren, wie sie dem N. phrenicus in der Hohlvenenrinne drohen, ausgesetzt.

Über den rechten Hauptbronchus hinweg tritt die V. azygos in die obere Hohl-vene ein. Auch sie kann manchmal eine Rinne, den Sulcus azygos, hervorrufen.

Linke Lunge: Der Lungenhilus hat ovale Form und liegt dicht dem Margo mediast. dors. an, von ihm nur durch den Sulcus aortae getrennt (Abb. 62). Das weit nach links vorspringende Herz erzeugt eine tiefe Grube, die Fossa cardiaca, die den ganzen Lungenhilus mit in ihren Bereich nimmt (Abb. 62). In Abb. 64 sind in der Fossa cardiaca die Felder für die A. pulmonalis commun., das linke Herzohr und den linken Ventrikel eingetragen. Auf dem Lungenhilus selbst liegt der linke Vorhof auf.

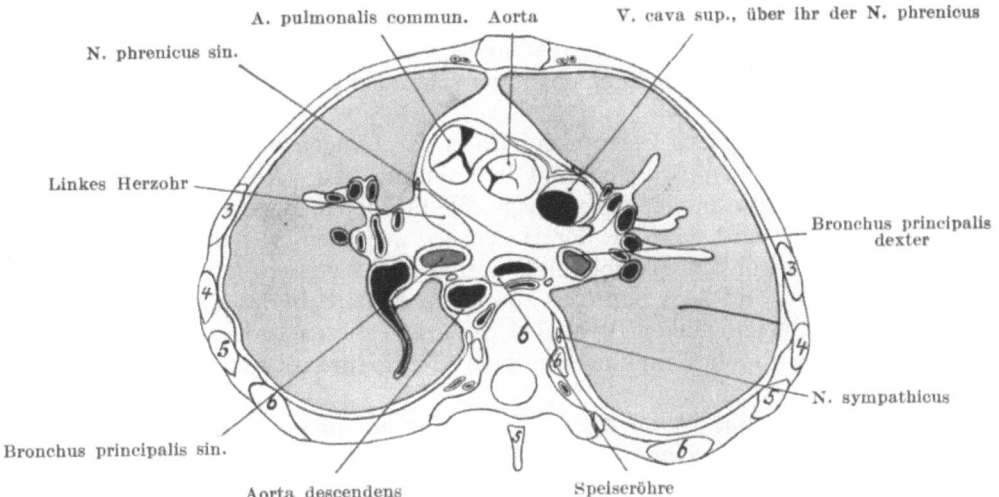

Abb. 67. Querschnitt des Brust-Rumpfes in der Höhe des 6. Brustwirbels. (Pause nach W. BRAUNE [1875].)

Die Cava sup. ist unmittelbar über ihrer Einmündung in den rechten Vorhof getroffen, sie liegt dicht ventral von der rechten Lungenwurzel und drückt deren Facies mediast. etwas ein. In ihrer Rinne wieder der rechte Phrenicus. An der linken Lunge ist sowohl der Sulcus Aortae als der Aorta descendens zu sehen. Der linke Phrenicus liegt unmittelbar vor der linken Lungenwurzel und dem linken Herzohr.

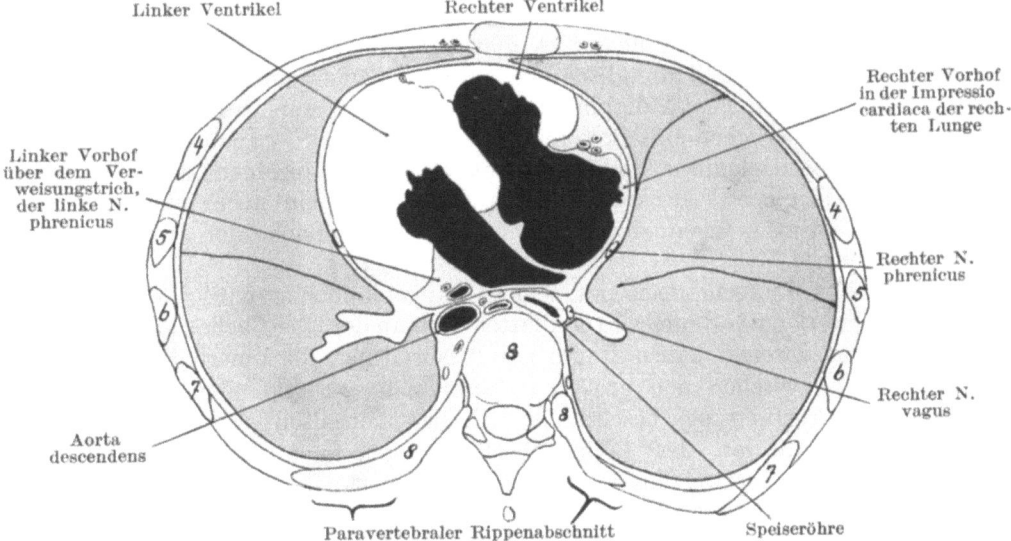

Abb. 68. Querschnitt des Brust-Rumpfes in der Höhe des 8. Brustwirbels. (Pause nach W. BRAUNE [1875].)

Rechter Vorhof in der Fossa cardiaca der rechten, linker Ventrikel in der Fossa cardiaca der linken Lunge. Sulc. oesophag. an der rechten, Sulc. aortic. an der linken Lunge. Der r. Phrenicus ist bezeichnet, der linke liegt gerade ventral vom Verweisungsstrich zum linken Vorhof.

Über und hinter dem Lungenhilus läuft in großem Bogen die Rinne für den Aortenbogen und die schmalere für die Aorta thoracica, Sulcus arcus aortae, Sulcus aortae thorac. (Abb. 62). Wo beide Sulci zusammentreffen, steigt entlang dem Margo mediastinal. dorsal. der Sulcus subclaviae empor, der allmählich auf den ventralen Abfall der Lungenspitze übertritt. Er ist bestimmt für die A. subclavia.

Dicht über dem unteren Rand der Lunge und vor dem Sulcus aortae erreicht die Speiseröhre auf ihrem Weg über die Aorta hinweg zum Magen die Fac. mediast. der linken Lunge und macht in ihr einen kurzen schmalen Eindruck, Sulcus oesophageus (Abb. 62 u. 68).

Der linke N. phrenicus liegt an der Basis der Lungenspitze, d. h. am Eingang der Brusthöhle, zwischen Brustfell und V. anonyma sin. (Abb. 65), kommt dann neben dem Aortenbogen in eine freiere Lage, bleibt aber in Berührung mit der Pleura mediast. (Abb. 66), wird dann an der Herzbasis, zwischen A. pulmonalis commun., Pleura mediast. und linkem Herzohr, alle drei bedeckt vom Herzbeutel, wieder eingeklemmt (Abb. 67) und liegt dann bis zu seinem Eintritt in das Zwerchfell zwischen Pleura mediastinalis und linkem Ventrikel bzw. dem diesen bedeckenden Herzbeutel (Abb. 68). Er ist durch Krankheitsprozesse der Pleura etwas weniger gefährdet als der rechte Phrenicus.

Der linke N. vagus ist an der Stelle, wo er am linken vorderen Umfang des Arcus aortae vorbeizieht, zwischen diesem und der Pleura mediastinalis eingelagert (Abb. 66).

Die beiden Grenzstränge, die vor den Rippenköpfchen verlaufen, liegen innerhalb der hier stark aufgelockerten Fasc. endothoracica und sind durch Erkrankungen der Pleura wenig gefährdet (Abb. 65—68).

Die Crista mediastinalis ventralis der rechten Lunge läuft fast gerade und senkrecht abwärts bis zu ihrem Übergang in die Crista arcuata (Abb. 59), die linke Crista mediastinalis ventralis läuft zunächst gleichfalls senkrecht abwärts, wird aber dann durch die Linkslagerung des Herzens im Bereiche der Lingula stark nach links gedrängt und verläuft mit einem nach rechts offenen Bogen, das ist seine Incisura cardiaca (Abb. 60).

Die Oberfläche beider Lungen ist glatt und da sie stets durch die Pleuraflüssigkeit befeuchtet ist, glänzend. An der ganzen Außenfläche — mit Ausnahme einiger Stellen an den Facies diaphragmaticae — sieht man größere und kleinere Vielecke zu einem zierlichen Mosaik vereinigt. Jedes Vieleck — auch die kleineren — entsprechen der oberflächenwärts gekehrten Außenfläche der einzelnen Lungenläppchen. Innerhalb des einzelnen Vieleckes kann man manchmal ein noch feineres Mosaik aus kleinsten Vielecken sehen, sie entsprechen der Außenfläche der Sublobuli eines Lungenläppchens.

Der einzelne Lungenlappen mit seinen Lungenläppchen entwickelt sich wie Äste und Zweigwerk eines Baumes. Die Blätter eines an der Oberfläche der Baumkrone sich entfaltenden Zweiges haben Raum zur Ausbreitung, die innerhalb der Krone, in den Winkeln zwischen den größeren Ästen sich entwickelnden Zweigsysteme sind in ihrer Ausbreitung beschränkt. Ähnlich verhalten sich die einzelnen Lungenläppchen, die an der Lappenoberfläche gelegenen finden Entfaltungsmöglichkeit, die im Verzweigungsgebiet der Bronchien gelegenen werden an ihrer vollen Entfaltung gehindert. Wir werden deshalb im einzelnen Lungenlappen ganz verschieden große Läppchen antreffen.

Die Farbe der Lunge ist abhängig von der Zusammensetzung der eingeatmeten Luft. Die Lunge des Neugeborenen ist hellrötlich, die des Erwachsenen zeigt im günstigsten Falle eine hellrotgraue Oberfläche, auf der die Läppchenzeichnung durch graue Linien und schwarze Flecke deutlich gemacht ist. Graue Striche und schwarze Flecke entstehen durch Einlagerung von Staubpartikelchen (gewöhnlich Kohlenstaub) in das interlobuläre Bindegewebe. Die Staubpartikelchen kommen entweder direkt durch die Stomata des respiratorischen Epithels oder indirekt durch die Phagocytose der Alveolarepithelien in die Lymphcapillaren und werden aus diesen in das umgebende Bindegewebe abgelagert. Je stärker die Einatmungsluft mit Kohlenstäubchen durchsetzt ist und je länger diese verunreinigte Luft eingeatmet wird, um so stärker wird die Schwarzfärbung der Lunge, sie geht dann von dem interstitiellen Bindegewebe auf die ganze Läppchenoberfläche über und verwischt durch einheitliche Schwarzfärbung der gesamten Lungenoberfläche die Läppchenzeichnung.

Wer durch seinen Beruf gezwungen ist, Luft mit anderen Staubpartikelchen als Kohle vermischt dauernd einzuatmen, der wird sich diejenige Farbe seiner Lungenoberfläche erwerben, die der Farbe der entsprechenden Staubpartikelchen entspricht. Ich erinnere an die Rostfarbe der Lunge von Eisenindustriearbeitern.

75. Wachstum der Lunge.

Die Lunge wächst wie der sie umschließende Brustkorb kontinuierlich bis zum 50. Lebensjahr. Ihr Wachstum läßt aber gleich dem des Brustkorbes zwei Perioden stärkerer Zunahme erkennen (AEBY, 1880). Die eine liegt im 1. Lebensjahre, die zweite in den Pubertätsjahren (Mädchen 12. bis 16., Knaben 14. bis 18. Lebensjahr). In den ersten Lebensmonaten macht die Lunge nur bescheidene Fortschritte, erst später kommt das Wachstum in einen lebhafteren Gang, so daß das Volumen der Lunge am Schlusse des 1. Lebensjahres das 4fache desjenigen des Neugeborenen beträgt, bis zum 8. Lebensjahre wächst das Volumen auf das 8fache, bis zur Pubertät auf das 10fache, mit der Pubertät auf das 20fache (AEBY, 1880).

Während des 1. Lebensjahres beginnt das Längenwachstum der Lungenspitze und ihr Emporschieben gegen die Fossa supraclavicularis des Halses, ihre Entwicklung ist erst mit der Pubertät abgeschlossen.

In den Nachpubertätsjahren entwickelt sich die Lunge wie der Brustkorb hauptsächlich in die Breite.

76. Verhältnis zwischen Brustfell und Lunge.

Jede Lunge ist in einen serösen, nach außen hermetisch abgeschlossenen Sack, den Brustfellsack, eingeschlossen. Dieser Sack ist embryologisch ein Teil der allgemeinen Leibeshöhle und ist vor der Anlage der Lunge als einfacher primärer Sack vorhanden, der die Innenwand der Brusthöhle auskleidet.

Die Lunge wächst vom Mittelfellraum aus allmählich in diesen primären Sack hinein und treibt seine mediastinale Fläche vor sich her; die Einstülpung geht so weit, daß das eingestülpte Blatt die sternocostale und diaphragmaticale Fläche des primären Sackes berühren. Durch diese Einstülpung ist ein zweiter Sack entwickelt worden, wir sprechen nunmehr von einem parietalen Brustfell (Brustkorbfell) das ist der primäre Sack und von einem visceralen Brustfell (Lungenfell), das ist der eingestülpte Sack.

Das Brustkorbfell ist mit der Brust-Rumpfwand verwachsen, mit Ausnahme seines Spitzenwandabschnittes. Das ist embryologisch selbstverständlich, denn das parietale Brustfell des Embryo allein bildet ursprünglich die ganze Brust-Rumpfwand. Die Verwachsung ist aber verschieden fest; an der Zwerchfellwand so fest, daß sie auch auf stumpfem Wege nicht gelöst werden kann, an der Innenfläche der Rippe und der des M. intercostalis int. ist die Verwachsung stumpf lösbar, nur an den Rippenrändern ist die Verbindung etwas fester. Zur Ablösung des Brustkorbfelles geht man am besten in der Mitte des Zwischenrippenraumes ein und hat nur vorsichtig an den beiden Rippenrändern zu sein, ist man an einer Stelle zwischen Rippe und Brustfell eingedrungen, kann man unter normalen Verhältnissen schnell und energisch ablösen.

Im Bereiche des Brustbeines und der Wirbelsäule ist die Verbindung mit dem Brustkorbfell ganz locker. Das Brustkorbfell kann hier mit den Fingern abgelöst werden.

Dringt man neben dem Brustbein ein und reseziert einen Rippenknorpel, so geht man am besten so vor, daß man zunächst ein keilförmiges Stück am Knorpel auszuschneiden beginnt. Den Keil läßt man zunächst nur wenig tief eindringen und vergrößert ihn ganz allmählich, bis die Schneide des Keiles gerade die dorsale Fläche des Knorpels berührt.

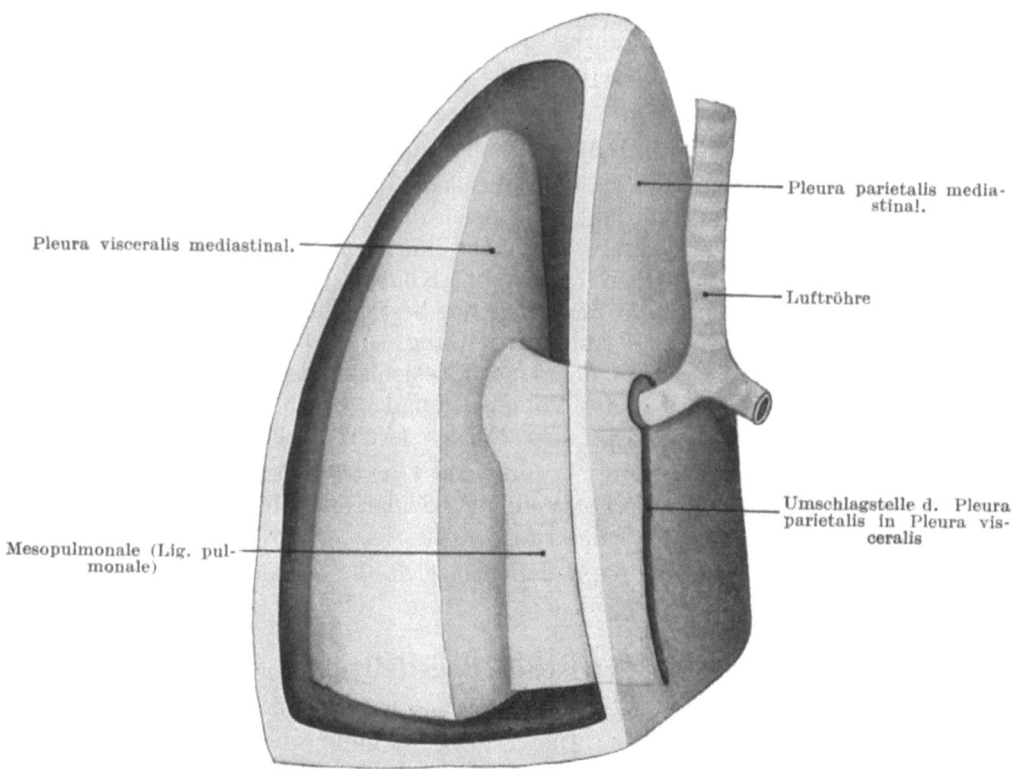

Pleura parietalis media-
stina!.

Pleura visceralis mediastinal.

Luftröhre

Umschlagstelle d. Pleura
parietalis in Pleura vis-
ceralis

Mesopulmonale (Lig. pul-
monale)

Abb. 69. Schema des Lig. pulmonale.

In die Vorderseite der Pleura parietal. sternocostalis ist ein großes Fenster eingeschnitten, man sieht in den Hohlraum des Brustfellsackes. Die etwas zusammengefallene Lunge wird bedeckt von ihrer Pleura sterno-costalis viscer. Zwischen den Pleurae mediastinal. parietal. und visceral. ist das Lungengekröse (Mesopulmonale) ausgespannt. Das Mesopulmonale reicht vom oberen Rand des Lungenhilus bis zum unteren Lungenrande, durch die Einlagerung von Bronchus, Arterien und Venen wird der Hilusteil des Mesopulmonale verdickt, unterhalb des Hilus bleibt das Mesopulmonale dünn und durchsichtig, diesen Teil nennt man das Lig. pulmonale.

Die Ablösung der Pleura mediastinalis von den Organen des Mittelfelles muß immer scharf erfolgen, nur wo sie dem Herzbeutel unmittelbar anliegt, ist eine stumpfe Ablösung möglich.

Die Verbindung zwischen der Pleura diaphragm. und dem Zwerchfell ist sehr fest. Über die Aneinanderlagerung von Pleura und Peritoneum in der Fissura pleuroperitonealis des Zwerchfelles siehe dort (S. 78).

Das Lungenfell ist mit dem Bindegewebe zwischen den Lungenlobuli und den Sublobuli untrennbar verbunden. Hier würde selbst eine scharfe Ablösung versagen.

Zwischen den beiden Brustfellen besteht ein kleinster Spaltraum, die Pleuraspalte. Sie ist von einer minimalen Menge Flüssigkeit, dem Liquor pleurae, erfüllt. Die Flüssigkeit wirkt wie ein Klebstoff und verbindet beide Pleurablätter derartig fest miteinander, daß bei der Erweiterung des Brustraumes durch die Einatmung das Lungenfell (Pleura visceralis) der Brustwand unmittelbar angeschlossen bleibt.

Der äußere Luftdruck, der via Luftwege die Lunge so blähen soll, daß ihre Oberfläche dem Brustkorb anliegt, hat mit der Adhäsion zwischen beiden Brustfellblättern nichts zu tun. ROTH (1906) konnte bei Hunden den atmosphärischen Druck aufheben, ohne daß die Lungen zusammensanken.

Der Chirurg hat häufig Mühe, das Brustkorbfell behufs Durchschneidung in einer kleinen Falte abzuheben; ein Unvorsichtiger kann bei Eröffnung des Brustfellraumes nicht bloß das Brustkorbfell, sondern auch das Lungenfell anschneiden.

Entsprechend dem Einstülpungsvorgang muß zwischen der mediastinalen Fläche des Brustkorbfelles und der des Lungenfelles eine Verbindung bestehen, das ist das Mesopulmonale (Abb. 69). Das Mesopulmonale erstreckt sich als ein ziemlich breites, frontal gestelltes Band vom oberen Rand des Lungenhilus bis zur Crista mediast. caudal. und inseriert sich an der entsprechenden Stelle der Pleura parietalis mediast., es besitzt eine Breite bis zu 3 cm. Die Lungenabschnitte oberhalb des Hilus liegen frei im Brustfellsack, sie sind also beweglicher, vor allen Dingen verschiebbarer als die unter dem Hilus gelegenen.

Die beiden Blätter des Mesopulmonale werden im Bereiche des Lungenhilus durch die zwischengelagerten Bronchus und Blutgefäße getrennt, unterhalb des Lungenhilus liegen sie einander dicht an und verwachsen miteinander zu einer ganz dünnen durchsichtigen Platte, die den Namen Lig. pulmonale trägt (Abb. 69).

Das Lig. pulmonale ist gefäßarm und ohne Schwierigkeit von Lunge und Mittelfell abzulösen, es gäbe als seröse Haut eine willkommene, leicht verwachsende Schutzdecke, für die nur schwer haltende Speiseröhrennaht. Belehrt durch die Erfahrung muß ich aber betonen, daß das Lig. pulmonale innerhalb des Pleurasackes liegt, sein Herausholen also die Erzeugung eines Luftbrustkorbes bedeutet.

Bei Verwachsung zwischen den beiden diaphragmaticalen Pleurablättern kann das Lig. pulmonale die Unverschiebbarkeit der Facies diaphrag. auf die Facies mediast. übertragen.

77. Die Hilusschatten des Röntgenbildes.

Das Herz liegt vor den beiden Lungenhili, sein rechter Vorhof tieft die rechte Lunge nur wenig, sein linker Ventrikel die linke Lunge sehr stark ein. Deshalb steht der rechte Hilus in einer Sagittalebene, die eintretenden Bronchus und Gefäße laufen zu ihm in frontaler Richtung, der linke Hilus dagegen im Winkel von 45° zur Sagittalen, die eintretenden Bronchus und Lungengefäße verlaufen unter Winkel von 45° zur Frontalebene zu ihm (Abb. 94, S. 172).

Die verschieden großen Vorsprünge von rechtem Vorhof und linkem Ventrikel, die verschiedene Stellung der Hili und endlich die verschiedene Verlaufsrichtung von Bronchus und Gefäßen machen den linken Hilusschatten im Röntgenbild bei dorso-ventraler Strahlenrichtung unsichtbar, während der rechte fast vollständig übersehbar ist.

78. Die Luftröhre.

Die Länge der Luftröhre schwankt zwischen 10 und 13 cm, beim Mann ist sie im Mittel 12, beim Weib im Mittel 11 cm lang; BRÜNINGS (1910) berechnet für das Weib nur 10 cm Luftröhrenlänge.

Die Länge der Luftröhre ist abhängig von der Stellung des Kehlkopfes, der beim Schlucken bekanntlich emporsteigt. Da das untere Ende der Luftröhre festliegt, bedeutet das Emporsteigen des Kehlkopfes eine Dehnung der Luftröhre; die Dehnungsgrenze liegt um 16 cm.

Die Luftröhre beginnt am unteren Rande des 6. Halswirbels oder an der Zwischenwirbelscheide 6/7, selten höher. Die Bifurkation liegt in der Höhe des 4. oder 5. Brustwirbels, auf die vordere Brustwand projiziert, im Gebiete der sternalen Ansätze der 1. bis 3. Rippe, bei jüngeren Individuen im 1. bei älteren im 2. Zwischen-rippenraum. Die Lage der Bifurkation wird durch die Atmung nur wenig beeinflußt, bei tiefster Einatmung sinkt sie nur um 1 cm, wobei die Größe des Bifurkations-winkels sich nicht ändert (BRÜNINGS, 1910).

Will man die Bifurkation und die beiden Hauptbronchen behorchen, so legt man am besten das Ohr neben die Kreuzungstelle zwischen Wirbelsäule und Ver-bindungslinie der inneren Enden der beiden Spinae scap. Zwischen Ohr und den Luftwegen liegt dann kein tonerzeugendes Organ.

Die Knorpel der Luftröhre, 16 bis 20 an Zahl, von denen 9 am Halse liegen, umgeben hufeisenförmig Vorderwand und Seitenwände der Luftröhre, die hintere Wand bleibt ohne Einlagerung, Paries annulatus und Paries membranaceus (ELZE, 1925); die Knorpeleinlagerung hält die Luftröhre stets offen.

Der Paries membranaceus ermöglicht die Schluckfüllung der Speiseröhre. In der Schluckpause ist die Speiseröhre fast lichtungslos, beim Durchwandern des Bissens wird die vordere Speiseröhrenwand und der Paries membranaceus der Luft-röhre in die Lichtung derselben eingedrückt und erzeugt so eine physiologische Stenose der Luftröhre.

Die Luftröhre bleibt in ihrem Verlauf in gleicher Lage zur Wirbelsäule, sie macht deren Kyphosis mit und entfernt sich infolgedessen immer mehr von der vorderen Hals- und Brustwand. Während sie unterhalb des Kehlkopfes ziemlich genau in der Mittellinie liegt, beginnt sie schon am unteren Hals allmählich nach rechts abzu-weichen, um für den Arcus aortae Platz zu schaffen. Die Speiseröhre, die der Aorta erst innerhalb der Brusthöhle ausweichet, tut das am Halse noch nicht und kommt deshalb mit ihrer linken Hälfte immer mehr an der linken Seite der Luftröhre zum Vorschein.

Die Rechtsabweichung der Luftröhre, die oberhalb der Bifurkation am stärksten ist, beeinflußt das Verhältnis zwischen Luftröhre und Hauptbronchen (siehe unten).

Die Weite der Lichtung ist in den einzelnen Abschnitten der Luftröhre ver-schieden, sie entspricht ungefähr einer Daumensdicke. Die männliche Luftröhre ist etwas weiter wie die weibliche, in Anpassung an das größere Volumen der männ-lichen Lunge. Im allgemeinen nimmt die Weite von oben nach unten gleichmäßig zu. In der Mitte ist die Lichtung ziemlich kreisrund, natürlich mit Ausnahme des Paries membranaceus-Abschnittes, nach oben zu wird der sagittale Durchmesser länger als der frontale, das ist einmal die Anpassung an die Lichtungsverhältnisse des Kehlkopfes und zweitens die Folge des Druckes der seitlich angelagerten Schild-drüse. Nach unten überwiegt der frontale Durchmesser, eine Folge der Vorbereitung für die Zweiteilung der Luftröhre und zweitens die Folge des Druckes der großen Gefäße. Die zunehmende Erweiterung zeigen die nachfolgenden Zahlen, am oberen Ende betragen $\frac{\text{sagittaler}}{\text{frontaler}}$ Durchmesser $\frac{16,0}{13,1}$ mm, am unteren Ende $\frac{19,1}{20.7}$ mm.

Die Luftröhre wird von dem lockeren perivisceralen Bindegewebe des Halses umgeben, das sich ohne Grenze in das Bindegewebe des Mediastinalraumes fortsetzt. Die Lockerheit des Gewebes erlaubt einmal die Dehnung der Luftröhre, zweitens ihre Kreiselung um die Längsachse und drittens eine seitliche Verschiebung. VON SKRAMLIK (1925) stellt nach laryngoskopischer Erfahrung eine Verschiebungs-möglichkeit nach beiden Seiten in einer Ausdehnung bis zu 5 cm fest.

Von den Nachbarbeziehungen der Luftröhre haben wir bereits die zum Aorten-bogen kennen gelernt. Auch der normale Aortenbogen kann bereits die linke Seite der Luftröhre etwas eindellen (Aortenfurche, OPPIKOFER 1912, 1913). Die A. anonyma entspringt aus dem Aortenbogen links von der Luftröhre, überkreuzt diese mithin auf ihrem Wege zum rechten Schlüsselbein-Brustbeingelenk und kann auch bei normaler Weite eine Eintiefung der vorderen Luftröhrenwand veranlassen (Anonymafurche). Sowohl der Aortenbogen als besonders die A. anonyma können ihren Puls auf die Luftröhrenwand übertragen, die Erschütterungen sind laryngoskopisch nachweisbar.

Am Eingang in die Brusthöhle wird die Luftröhre von der V. anonyma sin. überkreuzt, bei starker Füllung derselben oder bei übergroßem Thymus kann die Vene nach aufwärts verschoben werden und mit ihrem oberen Umfang kranial von der Inc. jugularis des Brustbeins zu liegen kommen.

In der Rinne zwischen Luftröhre und Speiseröhre liegen meist in doppelter Reihe die Lgll. paratracheales und je zwischen den beiden Reihen die Nn. recurrentes des Vagus.

Im unteren Teile des Halses liegen neben der Luftröhre die A. vertebralis und der aufsteigende Schenkel der A. thyreoidea inf.

In dem Bifurkationswinkel liegen die Lgll. bronchiales bifurcat. so dicht gelagert, daß sie eine einheitliche Platte bilden (Abb. 106). Schon ihre geringe Vergrößerung kann einen Druck auf Teilungswinkel und Hauptbronchen ausüben.

Die normalen Stenosen der Luftröhre bedürfen einer gesonderten Besprechung. Die vorübergehende Stenose durch einen die Speiseröhre herabgleitenden großen Bissen habe ich bereits erwähnt. Bleibt der Bissen infolge seiner Größe in der Speiseröhre stecken, so kann Rückwärtsbeugung des Kopfes und die dadurch bewirkte Dehnung der Luftröhre das Hindernis durch Druck auf die Speiseröhre verstärken. Eine normale Stenose der Luftröhre kann schon durch eine normale Schilddrüse hervorgerufen werden, Schilddrüsenenge (FRÄNKEL, 1914).

Von pathologischen Stenosen seien erwähnt, die Kompression der Luftröhre durch eine Struma und die Kompression durch ein Aneurysma des Aortenbogens.

Die Gefäße der Luftröhre.

Die Luftröhre wird aus der A. thyreoidea inf. und den Aa. bronchiales versorgt. Die Rami tracheales dieser Gefäße verlaufen in senkrechter Richtung längs den Seitenwänden der Luftröhre und geben an jedes Lig. annulare (Band zwischen zwei Trachealknorpeln) quere Äste ab. Die Äste beider Seiten können in der Mittellinie miteinander in Verbindung treten.

Die Venen, welche denselben Verteilungstypus wie die Arterien zeigen, ergießen ihr Blut in die unteren Schilddrüsenvenen und das übrige Astgebiet der V. anonyma sin.

Nerven der Luftröhre.

Die Nerven der Luftröhre entstammen den Nn. recurrentes vagi, dem Vagusstamm selbst und Cervicalnerven, vielleicht durch den Phrenicus vermittelt (Hund, BRÄUCKER, 1926) und endlich den Plexus sympathici caroticus und oesophageus. Den experimentellen Untersuchungen entsprechend, hat man auch für den Menschen besondere Kabel für Konstriktoren und Dilatatoren der Luftröhre angenommen, das Genauere s. unter „Nerven der Lunge".

Die feineren Nervenäste bilden an der Vorder- und Hinterseite der Luftröhre je ein Nervengeflecht, Plexus tracheales ventral. und dorsal.

Beim Hund sind in den Plexus trach. dors. zahlreiche Ganglienzellen eingelagert, die im Plexus ventral. fehlen (BRÄUCKER, 1926).

Die Lymphgefäße der Luftröhre.

Die Lymphgefäße der Luftröhre und des Kehlkopfes gehen mit einigen Stämmchen teils direkt zu den Lgll. cervicales profundae medd. unter den hinteren Bauch des Biventer, teils zu den Lgll. paratracheales und durch diese zu den Lgll. supraclaviculares (BEITZKE, 1906).

79. Die Bronchi principales, Hauptbronchen (AEBY, 1880).

Die Bifurkation liegt in der Höhe des 4. oder 5. Brustwirbels und des 1. bis 3. Zwischenrippenraumes. Die Größe des Teilungswinkels, Angulus bifurcat. (SUKIENNIKOW, 1903), schwankt zwischen 50⁰ und 100⁰ und beträgt am häufigsten 70⁰ (WEINGÄRTNER, 1920), die niedrigen Grenzwerte finden sich bei alten, die hohen

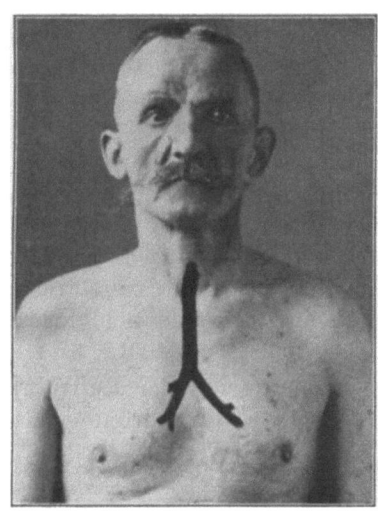

Grenzwerte bei jüngeren Individuen. Die Teilung der Luftröhre ist asymmetrisch, weil die Luftröhre über der Gabelung nach rechts abweicht (Abb. 70), infolgedessen setzt der rechte Hauptbronchus die Richtung der Luftröhre fort, der linke steht zu ihr im Winkel von 50 bis 55⁰ (WEINGÄRTNER, 1920). Der Winkel zwischen Luftröhre und Hauptbronchus wird als Angulus tracheo - bronchialis bezeichnet (SUKIENNIKOW, 1903).

Der rechte Hauptbronchus ist der weitere, sein Durchmesser beim Mann schwankt zwischen 12 und 16 mm, beim Weib zwischen 10 und 15 mm, der linke hat einen Durchmesser beim Mann von 10 bis 14 mm, beim Weib von 9 bis 13 mm (BRÜNINGS, 1910).

Weil der rechte Hauptbronchus die Richtung der Luftröhre fortsetzt und weil er der weitere ist, nimmt er gewöhnlich die eingeatmeten Fremd-körper auf. Aus der gleichen Ursache leitet HASSE (1892) die Häufigkeit der Entzündung des rechten Unterlappens ab.

Abb. 70. Orthodiagramm der Luft-röhre und der beiden Haupt-bronchen. (Aus BRÜNINGS [1910].)

Der rechte Hauptbronchus ist kürzer wie der linke, weil aus ihm der Bronchus eparterialis ent-springt. Der rechte hat eine mittlere Länge beim Mann von 2,5, beim Weib von 2,0 cm, der linke beim Mann eine Länge von 5, beim Weib von 4,5 cm. Die Zahl der Knorpelstücke in der Wand beider Hauptbronchen schwankt rechts zwischen 6 und 9 und links zwischen 9 und 12.

Von ihrem Ursprung aus der Bifurkation verlaufen beide Hauptbronchi in der Richtung auf den tiefsten Punkt der Lunge, d. i. die Mitte des hinteren Bogen-abschnittes der Crista arcuata.

Der Verlauf der beiden Bronchi innerhalb der Lunge ist kein geradliniger, der rechte Bronchus macht von vorn gesehen um den rechten Vorhof einen Bogen, dessen Scheitel nach rechts gerichtet ist, Herzkrümmung des rechten Hauptbronchus (Abb. 71), der linke Bronchus wird einmal durch den über ihn hinwegziehenden Aortenbogen caudalwärts eingebogen (Aortenkrümmung) und biegt dann um den linken Ventrikel herum (Herzkrümmung des linken Bronchus principalis, Abb. 71).

Der linke Bronchus ist also S-förmig gebogen, er ist durch seine Nachbar-beziehungen stärker wie der rechte bedroht. Ist eine Krankheit vorhanden, die gleichzeitig zur Erweiterung des Aortenbogens und zu einer Vergrößerung des linken Ventrikels führt, wie das bei dem Aneurysma des Aortenbogens der Fall ist, so wird die S-förmige Krümmung des Bronchus stärker ausgesprochen und der Bronchus schließlich an der Übergangstelle beider S-Schenkel ineinander abgeknickt.

Die Nachbarschaft der beiden Bronchi wird durch die A. pulmonalis commun. und ihre beiden Äste dargestellt. Die rechte Pulmonalis überkreuzt den rechten Bronchus unter dem Bronchus eparterialis, die linke Pulmonalis überkreuzt den linken Bronchus etwas oberhalb des Lappenbronchus zum Oberlappen (Abb. 71).

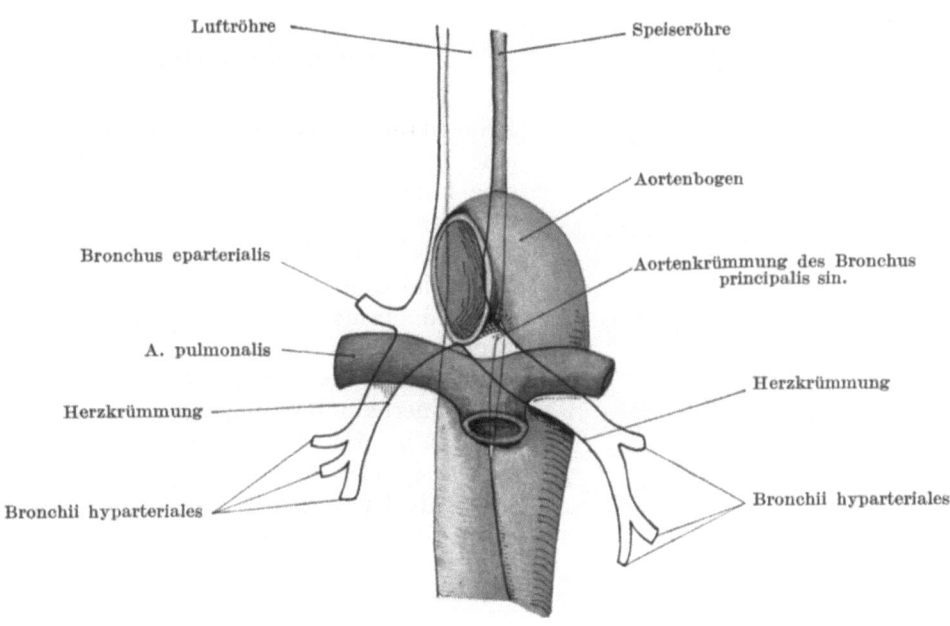

Abb. 71. Gabelung der Luftröhre in die beiden Hauptbronchen und ihre Nachbarbeziehungen.

Die Luftröhre weicht in nach rechts konkavem Bogen dem Arcus aortae aus. Der rechte Hauptbronchus krümmt sich um den rechten Vorhof, der linke in einer ersten Krümmung unter dem Aortenbogen, in einer zweiten um den linken Ventrikel. Die A. pulmonal. teilt sich in der Luftröhrengabelung in linke und rechte Pulmonalis. Die linke Pulmonalis tritt auf den Hauptbronchus und liegt weiter kranial als alle abgehenden Bronchen. Die rechte Pulmonalis legt sich in den Winkel zwischen Bronchus eparterialis und Hauptbronchus ein. Die Speiseröhre überragt den linken Rand der Luftröhre.

Über den rechten Hauptbronchus kreuzt die V. azygos, um ihre Einmündung in die obere Hohlvene zu erreichen. Die Luftröhre ist also oberhalb ihrer Gabelung zwischen Aortenbogen und Azygosbogen festgelegt.

Im Gabelungswinkel liegen die Lgll. bronchiales bifurcat., in den Anguli tracheo-bronchiales die Lgll. broncho-tracheales kreisförmig um die Hauptbronchen herum.

Die Blutgefäße der Hauptbronchen.

Die Arterien entstammen den Aa. bronchiales antt. aus dem Astgebiet der A. subclavia und den Aa. bronchiales postt. aus dem Astgebiet der Aorta oder aus ihr selbst. Weiteres s. im Kapitel „Lungengefäße". Die Vv. bronchiales münden in die V. mammaria int., die azygos und hemiazygos, selten in die Vv. intercostales.

Lymphgefäße und Lymphdrüsen der Hauptbronchen.

Lymphgefäße und Lymphdrüsen der Hauptbronchen können nur im Zusammenhang mit den gleichnamigen Gebilden der Lunge besprochen werden, s. dort.

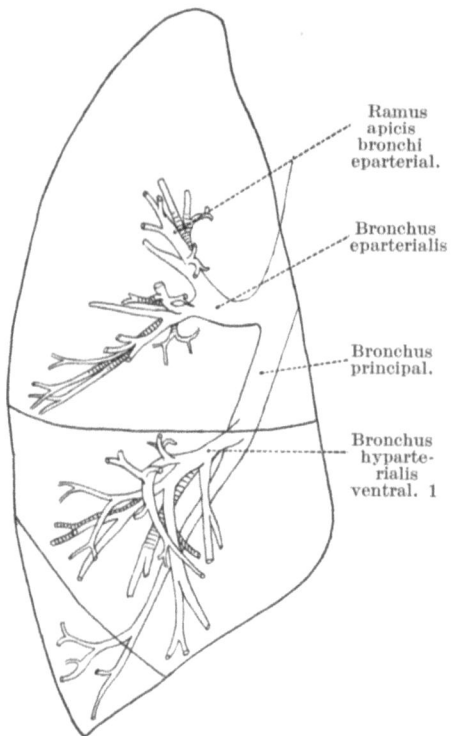

Abb. 72. Lage des Bronchialbaumes innerhalb der rechten Lunge von vorn gesehen. (Nach HASSE, 1892.)

Nerven der Hauptbronchen.

Die Nerven entstammen in letzter Instanz den Rami cardiaci des Vagus und den Nn. cardiaci des Sympathicus. Die Zuleitungsbahn geht durch die Plexus cardiaci und die Plexus pulmonales. Genaueres s. unter „Nerven der Lunge".

80. Der Bronchialbaum.

Die Benennung der einzelnen Äste des Bronchialbaumes ist bei den einzelnen Autoren eine ganz verschiedene, ich muß deshalb eine kurze Nomenklatur-Bemerkung vorausschicken.

Als Bronchus sind zu benennen alle Bronchialbaumäste außerhalb der Lunge, also Bronchi principales (Hauptbronchen) und Bronchi lobares (Lappenbronchen), als Bronchius sind zu bezeichnen alle Bronchialbaumäste innerhalb des einzelnen Lappens aber außerhalb des Läppchens, also Bronchii 1. bis 4. oder 5. Ordnung, Bronchii lobulares, als Bronchioli sind aufzuzählen alle Bronchialbaumverzweigungen innerhalb des

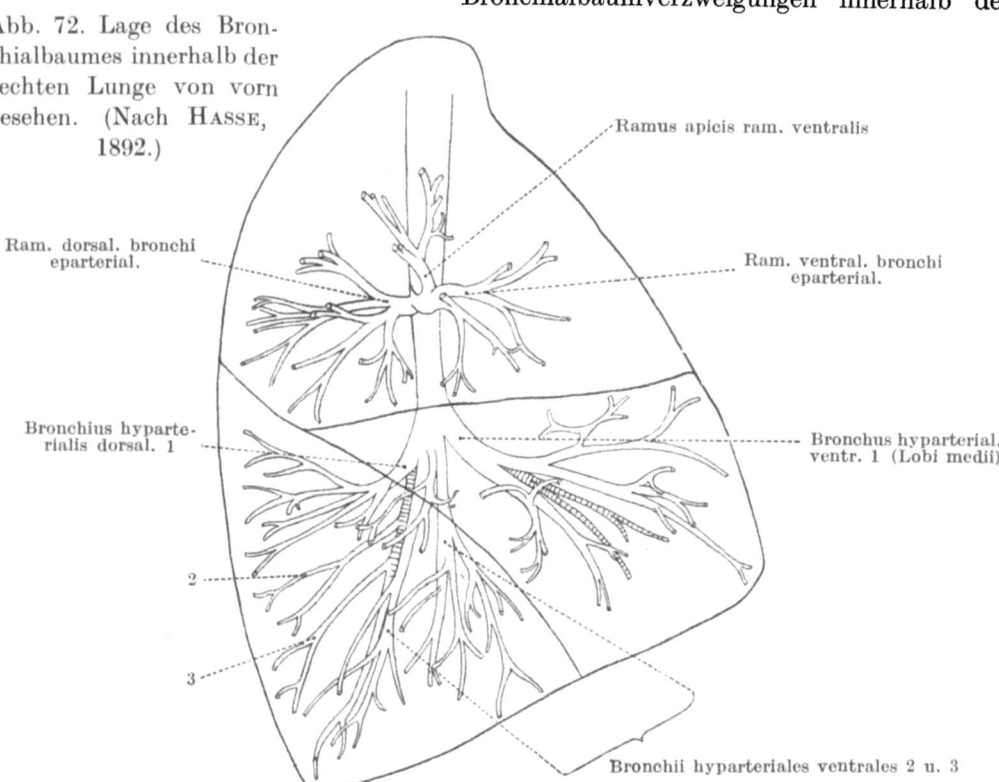

Abb. 73. Lage des Bronchialbaumes innerhalb der rechten Lunge von vorn und rechts gesehen. (Nach HASSE, 1892.)

Läppchens, also Bronchioli sublobulares 1. usw. Ordnung, Bronchioli respiratorii, Ductuli (besser Bronchioli) alveolares.

Die Bezeichnung „Stammbronchus" fällt am besten vollständig weg. Unter Stammbronchus verstand man früher den Stamm des Bronchialbaumes, zusammengesetzt aus dem Bronchus principalis, dem Bronchus lobaris des Unterlappens und seine Fortsetzung innerhalb desselben bis zum Bronchius terminalis; das ist eine Verlaufsform, die nur in der Minderzahl der Fälle beim Menschen vorkommt.

Die embryonalen Verhältnisse des Bronchialbaumes sind einfach und klar. Von jedem Bronchus principalis gehen rechts wie links eine Anzahl von Seitenästen ab, die so geordnet sind, daß sie 4 Ast-Paare bilden, immer einen Paarling in ventraler und einen Paarling in dorsaler Richtung (HIS älter, 1887). Zu diesen 8 Seitenästen für jede der beiden Lungen kommt für die rechte Lunge ein besonders gestellter unpaarer Ast hinzu, der kranial vom 1. Seitenastpaar des Bronchus principalis unter fast rechtem Winkel aus ihm entspringt und die Lungengefäße überkreuzt,

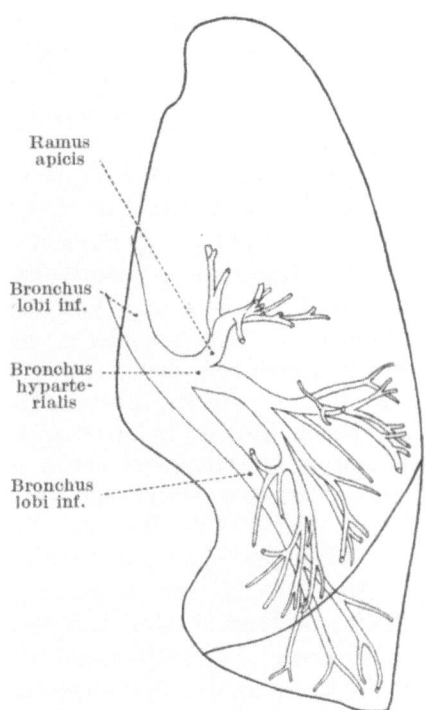

Abb. 74. Bronchialbaum der linken Lunge von vorn gesehen. (Nach HASSE, 1892.)

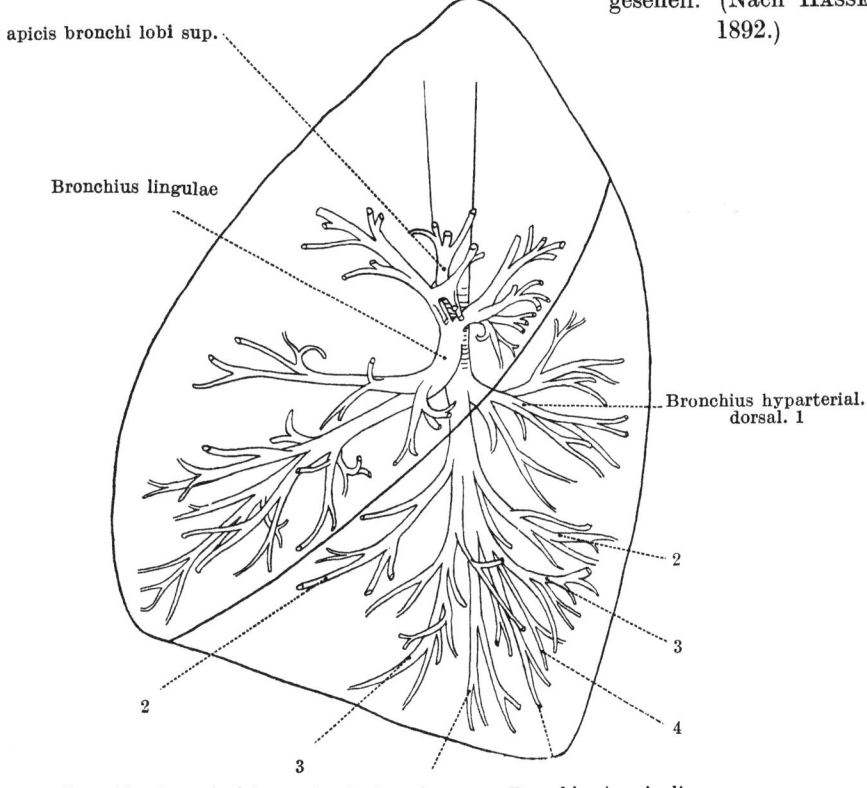

Abb. 75. Bronchialbaum der linken Lunge, von vorn und links gesehen. (Nach HASSE, 1892.)

während die vier paarigen Seitenäste die Lungengefäße unterkreuzen. Man bezeichnet deshalb diesen Sonderbronchus als Bronchus eparterialis und alle übrigen Seitenäste als Bronchi hyparteriales.

Sämtliche Äste der Bronchi principales sind in folgender Ordnung den fünf Lungenlappen zugeteilt:

Rechte Lunge: Oberlappen: Bronchus eparterialis, Mittellappen: 1. ventraler hyparterieller Bronchus, Unterlappen: sämtliche übrigen Bronchii.

Linke Lunge: Oberlappen: 1. ventraler hyparterieller Seitenast (Bronchus lobi sup.), Unterlappen: sämtliche übrigen Bronchii.

Aus diesen einfachen Verhältnissen des Embryo entwickeln sich bei dem Erwachsenen drei Typen: 1. der magistrale Typus (MELNIKOFF, 1923), der Lappenbronchus durchläuft den Lappen bis in den Lappenmantel und gibt Seitenzweige ab, 2. der zerstreute Typus (MELNIKOFF, 1923), der Lappenbronchus spaltet sich nach seinem Eintritt in den Lappen in eine Reihe gleichwertiger Bronchii auf, die radienförmig auseinanderweichen und Seitenäste abgeben und 3. der gemischte Typus, der eine Übergangsform zwischen zerstreutem und magistralem Typus darstellt. Die Zahl der Bronchii lobulares und ihre Anordnung innerhalb des Lappens ist bei allen drei Typen gewöhnlich dieselbe.

Alle Bronchii, mit Ausnahme der Bronchii des Oberlappens links und rechts verlaufen absteigend. Im einzelnen ergeben sich die folgenden groben Verhältnisse.

Rechte Lunge: Oberlappen: Der eparterielle Bronchus verläuft fast horizontal, tritt 4 cm unterhalb der Lungenspitze, ungefähr entsprechend der Grenze zwischen mittlerem und unterem Drittel des Lappens in ihn ein (Abb. 72). Nach einem Verlauf von etwa 1 cm teilt er sich in einen ventralen und einen dorsalen Ast, Bronchius I. O. ventral., Bronchius I. O. dorsal. bronchi eparterial. (Abb. 73). Der dorsale Bronchius versorgt die hintere Hälfte des unteren Lappendrittels, der ventrale Bronchius zerfällt in einen aufsteigenden Ast, Bronchius II. O. apicis (Abb. 72, 73) und einen vorderen Ast, Bronchius II. O. ventral. (Abb. 73). Der vordere Ast versorgt die vordere Hälfte des unteren Lappendrittels, der Spitzenast mit einem vorderen und hinteren Ast (Abb. 73) die Lungenspitze.

Rechter Mittellappen: Der erste ventrale hyparterielle Ast (Bronchus lobi medii) teilt sich in einen ventralen und einen lateralen Bronchius (Abb. 72). Der ventrale Ast bedient die vordere Fläche des Mittellappens bis ungefähr zur Mamillarlinie, der laterale den Rest.

Rechter Unterlappen: Der Lappenbronchus verzweigt sich meist nach dem zerstreuten Typus (Abb. 73).

Linke Lunge: Oberlappen: Der 1. ventrale Seitenast (Bronchus lobi sup.) tritt 11,5 cm unterhalb der Lungenspitze in horizontaler Richtung in den Lappen ein, seine Lage entspricht ungefähr dem 3. Zwischenrippenraum (Abb. 74). Er teilt sich in einen vorderen Ast, Bronchius I. O. ventral. (Abb. 74, 75), der die ganze Lingula und das untere Drittel des Lappens versorgt und einen Spitzenast, Bronchius apicis I. O. (Abb. 74), der mit einem vorderen Zweig, Bronchius apicis II. O. (Abb. 75) die Lungenspitze, die vorderen und seitlichen Abschnitte der beiden oberen Lappendrittel und mit einem hinteren Zweig Bronchius dorsalis II. O. (Abb. 75 nicht bezeichnet) die hinteren Abschnitte des Oberlappens versorgt.

Die horizontale Abgangsart der Lappenbronchen beider Oberlappen soll eine Disposition derselben zur Erwerbung der Tuberkulose darstellen. Das ist wohl kaum zutreffend, der Hauptgrund wird wohl in der mehr oder weniger vollständigen Ausschaltung der Oberlappen bei ruhiger Atmung und in der exspiratorischen Blähung derselben bei einem Hustenstoß liegen.

Unterlappen: Der Lappenbronchus kann sich sowohl nach dem zerstreuten als nach dem magistralen Typus teilen.

BRÜNINGS (1910) hat festgestellt, daß die großen Bronchen auch bei verstärkter Atmung kaum ihren Ort ändern.

Aus der Zahl der für den einzelnen Lappen vorhandenen Bronchii kann man einen Rückschluß auf die größere oder geringere Atmungstätigkeit der zu ihm gehörenden peripheren Abschnitte machen. Bei ruhiger Atmung wird fast nur die untere Hälfte der Lunge benutzt. Auch bei verstärkter Atmung wird die untere Lungenhälfte natürlich auch stärker benützt. Der Nachweis dieser stärkeren Benutzung ist röntgenologisch geführt worden. Bei tiefer Einatmung hellen sich die basalen Lungenfelder infolge ihrer stärkeren Luftfüllung deutlich auf, die Spitzen bleiben dunkel (SCHINZ 1928).

81. Der Bronchialbaum in seiner feineren Verzweigung bis zu den Alveolen.

Die feinere Verzweigung der Bronchii und der Aufbau der Lungenläppchen läßt sich mühelos an Lungen erkennen, die im geblähten Zustand getrocknet, mit Metall ausgegossen und dann präpariert wurden. Die Präparate verdanke ich Frl. Dr. ROSA PETER.

Die nachfolgende Beschreibung fußt auf den Verhältnissen des Unterlappens der rechten Lunge.

Der Aufbau der einzelnen Lungenlappen ist in Einzelheiten verschieden, die bedingt sind durch die Lappenform, die Lappengröße und seiner Lage in der ganzen Lunge, im wesentlichen stimmen aber alle Lappen in ihrem feineren Bau überein.

Grobe Einteilung des Lappens in Lappenkern und Lappenmantel.

Jeder Lungenlappen besteht aus einem Lappenmantel und einem Lappenkern (Abb. 76). Der Lappenkern beginnt mit schmaler Basis am Lappenstiel, verdickt sich zu einem massigen Gebilde und ist gegen den Lappenmantel durch eine Oberfläche begrenzt, die überall parallel zur Lappenoberfläche in etwa 40 mm Entfernung von ihr verläuft.

Der Lappenkern wird gebildet von den Lappenbronchii, von den Blutgefäßen, von Lymphgefäßen und Lymphdrüsen, von den Nervengeflechten und ihren Ganglien und endlich von dem Bindegewebe, das alle diese Gebilde umhüllt und untereinander verbindet. In der Nähe des Lappenhilus kann sich noch Fett finden. In der Außenzone des Lappenkernes (Abb. 76) treten in den Lungen Erwachsener noch rudimentäre Lungenläppchen auf, die eine Art Übergangszone gegen den Lappenmantel bilden; von ihnen soll weiter unten die Rede sein.

Die Abgangsart der Bronchien höherer Ordnung von denen niederer Ordnung ist verschieden und ist in erster Linie abhängig von der Lage des Versorgungsgebietes des einzelnen Bronchius. Liegt das Versorgungsgebiet in der Richtung des eintretenden Lappenbronchus oder nur wenig seitlich von derselben, ist die Teilung der Bronchii spitzwinkelig, liegt sie an der Basis, d. h. an der Fläche des Lappenhilus oder in Nähe derselben, so erfolgt der Abgang der Bronchii unter einem Winkel bis zu 90°. Zwischen direkter Fortsetzung des abgehenden Bronchus und Abgang desselben unter 90° finden sich alle Übergänge.

Der Lappenmantel umhüllt in etwa 40 mm breiter Schicht den Lappenkern, nur am Lappenstiel bleibt der Lappenkern unbedeckt (Abb. 76). Der Lappenmantel wird von voll ausgebildeten Lobuli gebildet, die in meist nur 2 Schichten übereinander gelagert sind, den Außen- und den Innen-Läppchen (Abb. 76). Die Höhen sämtlicher Außenläppchen und ebenso die der Innenläppchen stimmen auffallend untereinander überein; die Grenzfläche zwischen Läppchenaußenschicht und Läppcheninnenschicht läuft deswegen parallel zur Lappenoberfläche (Abb. 76, 78).

Die Außenläppchen (Abb. 77a, b) sind schlanke, meist vierseitige Prismen von 21 bis 27 mm Höhe und 9 bis 21 mm größter Breite, die eine Grundfläche (äußere Grundfläche) bildet die Lappenoberfläche und bewirkt die lobuläre Zeichnung der Lunge, die gegenüberliegende Grundfläche (innere Grundfläche) ist nur um ein geringeres kleiner wie die äußere, stößt an die Schicht der Innenläppchen und wird von ihr durch eine geringe Menge von Bindegewebe geschieden. Die 4 bis 6 Seitenflächen stoßen an die Seitenflächen benachbarter Läppchen; auch hier bildet eine minimale Menge von Bindegewebe die entsprechenden Scheidewände. Die Seitenflächen stehen senkrecht zu der Lappenoberfläche.

Zu jedem Außenläppchen gehört ein Bronchius lobularis, der gewöhnlich aus einem Bronchius 3. oder 4. Ordnung entspringt. Er verläuft nach seinem Austritt aus dem Lappenkern mit den Bronchii lobulares benachbarter Außenläppchen zu Gruppen vereinigt zwischen den Innenläppchen hindurch. Er senkt sich in sein zugehöriges Läppchen niemals an dessen innerer Grundfläche ein, sondern stets an einer Seitenfläche, häufig erst in deren Mitte (Abb. 77 b).

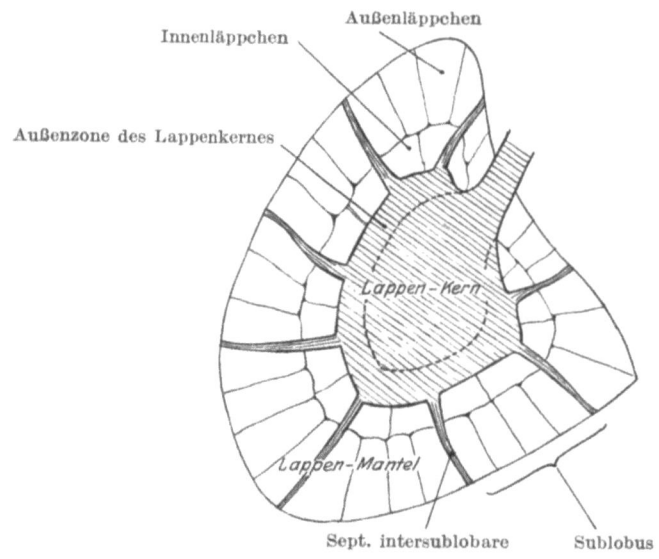

Abb. 76. Schema des Aufbaues des rechten Unterlappens der erwachsenen menschlichen Lunge.
Der Lappen besteht aus einem Lappenkern und einem Lappenmantel. Der Lappenkern ist schraffiert. Er enthält die Verzweigungen des Lappenbronchus, die Lappengefäße und die Lappennerven, ferner Bindegewebe, außerdem als Besonderes rudimentäre Lungenläppchen in seiner Außenzone. Vom Lappenkern ziehen zur Lappenoberfläche stärkere bindegewebige Septen (Septa intersublobaria), die große Venen (Vv. intersublobares) und Lymphstämme enthalten; durch sie wird der Lappenmantel in einzelne Sublobi zerlegt.

Sämtliche Flächen eines Außenläppchens werden von seinen Außenalveolen gebildet. Diese Außenalveolen sind Gebilde von verschiedener Form und Größe und liegen aber einander so dicht an, daß sie in ihrer Summe geschlossene glatte Flächen bilden, nur eine Körnelung deutet die Zusammensetzung aus einzelnen Teilstücken an. Der Zusammenschluß der Außenalveolen ist überall ein vollkommen gleichmäßiger. An der inneren Grundfläche des Läppchens ist er genau so dicht wie an der äußeren.

Die Seitenflächen und die innere Grundfläche sind nie ganz eben, sondern zeigen eine leichte Facettierung. Prägt sich die Facettierung stärker aus, erschwert sie die Bestimmung der Seitenzahl eines Läppchens. Die Facettierung ist sowohl in der Längs- als in der Querrichtung vorhanden, die einzelnen Facetten können nach einwärts oder nach auswärts vorspringen. Da die einzelnen Läppchen einander dicht anliegen, so entspricht die Facettierung des einen Läppchens der entgegengesetzten des benachbarten. Die Facettierung ist immer nur eine grobe, eine Läppchenfläche enthält höchstens drei Facetten. Eine Einkeilung einer vorspringenden Einzelalveole oder einer Gruppe derselben in ein benachbartes Läppchen kommt nicht vor.

Die Außenläppchen haben verschiedene Form und Lage, je nach ihrer Stellung im ganzen Lappen. Charakteristisch ist die Form der Außenläppchen an den scharfen Kanten der Lunge, der vorderen und unteren mediastinalen und der Bogenkante. Hier sind die Läppchen dreiseitig prismatisch, die Längsrichtung des Läppchens geht nicht senkrecht, sondern parallel zur Kante, eine Seitenkante des Läppchens bildet die Lappenkante und die beiden Grundflächen des liegenden Prisma stoßen an benachbarte Außenläppchen. Immer wird die Lungenkante nur von einem Läppchen gebildet, nur an denjenigen Kanten der rechten und linken Lunge, die vom Sulc. v. anonym., bzw. vom Sulc. a. subclav. gegen die Lungenspitze emporsteigen, wird die Kante von 2 Läppchen gebildet, so daß diese die interlobuläre Grenze darstellt.

Die Innenläppchen des Lappenmantels (stellen Abb. 76, 78), wie die Außenläppchen, mehrseitige, meist vierseitige Prismen dar. Sie sind bedeutend niedriger wie die Außenläppchen und stehen mit ihrer längsten Achse parallel zur Lappenoberfläche. Ihre äußere Grundfläche stößt an die innere Grundfläche der Außenläppchen, ihre innere Grundfläche an die Außenzone des Lappenkernes.

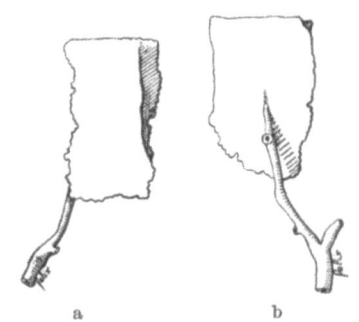

a   b

Abb. 77a und b. Metallausguß eines Außenläppchens des Lappenmantels, von zwei Seiten gezeichnet. Natürliche Größe.

Man sieht die vierseitige prismatische Form des Läppchens und den Eintritt des Bronchius lobularis etwas unterhalb der Mitte einer Seitenfläche, nicht wie bisher angegeben wurde, an der unteren Endfläche.

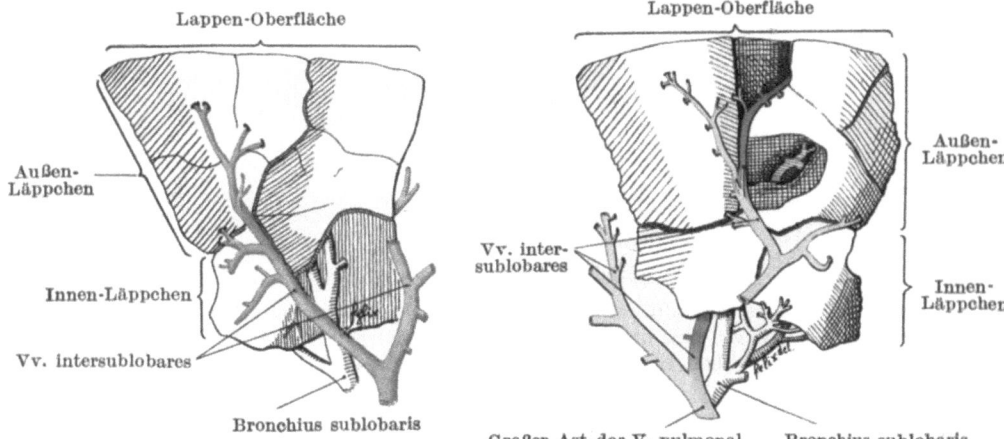

Abb. 78a und b. Metallausguß eines Sublobus des rechten Unterlappens der menschlichen Lunge, von zwei einander gegenüberliegenden Seiten gesehen. Natürliche Größe.

Jeder Sublobus eines Lungenlobus setzt sich aus mehreren Außen- und Innenläppchen zusammen. Die Sublobi werden voneinander abgegrenzt durch Vv. intersublobares, die an der Lappenoberfläche beginnen, durch den Lappenmantel hindurchlaufen und zur Bildung eines großen Pulmonalvenenastes des Lappenkernes zusammenfließen. Jede V. intersublobaris nimmt zahlreiche Äste aus benachbarten Außen- und Innenläppchen auf.

10*

Die Maße der einzelnen Innenläppchen sind wenig voneinander verschieden, ihr Längsdurchmesser (senkrecht zur Lappenoberfläche) schwankt um 11 mm, ihr Breitendurchmesser (parallel zur Lappenoberfläche) um 15 mm.

Auch die Innenläppchen sind mit ihren Außenalveolen noch so dicht gefügt, daß ihr Ausguß das Läppchen noch als gut abgegrenztes Ganzes erscheinen läßt. Im Vergleich zum Gefüge des Außenläppchens sind sie aber bereits sehr viel lockerer

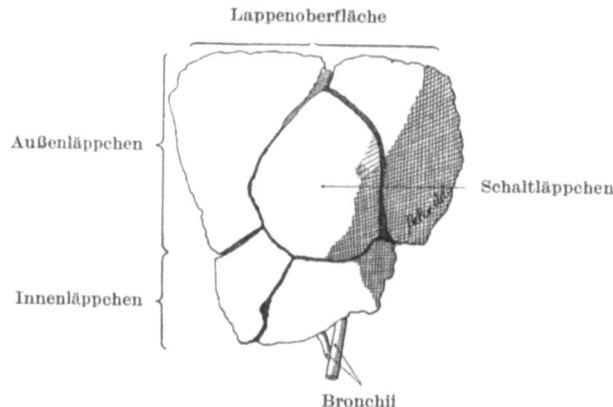

Abb. 79. Metallausguß eines Schaltläppchens des Lappenmantels.

Ein Sublobus des rechten Unterlappens einer erwachsenen menschlichen Lunge von der Seite gesehen. Zwischen der Schicht der Außenläppchen und der der Innenläppchen liegt ein Schaltläppchen, das gegen die Lappenoberfläche eine Kante kehrt, mit seiner inneren Grundfläche die unter ihm gelegenen Innenläppchen eindellt. Das Schaltläppchen erreicht die Lappenoberfläche nicht, zwischen seiner Außenkante und der Lappenoberfläche liegt ein — infolge der Maceration entstandener — leerer Raum, der an der unbehandelten Lunge von einem Bindegewebskeil ausgefüllt wird.

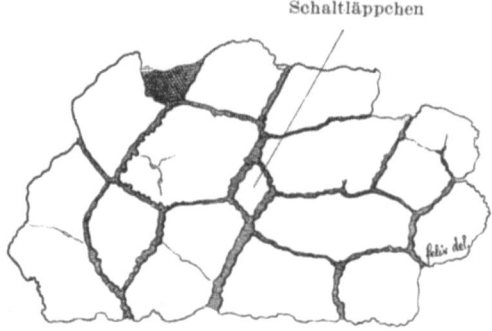

Abb. 80. Teilstück der Oberfläche des rechten Unterlappens. Metallausguß.

Man sieht die äußeren Grundflächen einer Reihe von Außenläppchen. Form und Größe dieser Grundflächen variieren etwas. Eine dieser Grundflächen ist durch ihre auffallende Kleinheit gekennzeichnet. Sie gehört einem Schaltläppchen an, das die Oberfläche des Lappens erreicht.

aufgebaut, dabei ist die äußere Hälfte des Läppchens gegen die Außenläppchen zu dichter gefügt als die innere Hälfte. Die Innenläppchen sind deswegen mit ihrer äußeren Grundfläche gegen die Außenläppchen scharf, mit ihrer inneren Grundfläche aber gegen die Außenzone des Lappenkernes häufig unscharf abgegrenzt.

Jedes Innenläppchen besitzt nur einen zuführenden Bronchius lobularis, er entspringt aus einem Bronchius 3. oder 4. Ordnung und senkt sich in sein zugehöriges Läppchen ganz selten im Bereich der inneren Grundfläche ein, meist, wie das auch an den Außenläppchen der Fall war, an einer der Seitenflächen.

Ab und zu wird die regelmäßige Zweischichtung des Lappenmantels dadurch unterbrochen, daß zwischen der Schicht der Außenläppchen und der der Innenläppchen Schaltläppchen eingeschaltet sind (Abb. 79 u. 80). Es sind dies vielgestaltige Läppchen, nur wenig kleiner wie die Außenläppchen, die mit ihrer Hauptmasse zwischen diese eingeschoben sind. Sie können bald an der Lappenoberfläche endigen, bald sie nicht erreichen. Im ersteren Falle bilden sie eine kleine äußere Grundfläche (Abb. 80), im zweiten eine abgestumpfte Kante (Abb. 79). Im ersten Falle sieht man an der Lappenoberfläche die regelmäßige lobuläre Zeichnung durch ein auffallend kleines Feld unterbrochen, im zweiten Falle wird der Raum zwischen Lappenoberfläche, Außenläppchen und Kante des Schaltläppchen durch einen Bindegewebskeil ausgefüllt, der an der aufgeblähten und getrockneten Lunge ganz zusammenschrumpft und an der Lappenoberfläche eine ziemlich tiefe Einsenkung macht und wie eine atelektatische Stelle aussieht.

Der Lappenmantel wird durch etwas stärkere bindegewebige Scheidewände (Septa intersublobaria), die vom Lappenkern zur Lappenoberfläche ziehen, in größere keilförmige Abschnitte, die Sublobi zerlegt, deren Basis an der Lappenoberfläche liegt, deren stark abgestutzte Spitze gegen den Lappenkern gerichtet ist (Abb. 76).

Jeder Sublobus besteht aus einer Anzahl von Außen- und Innenläppchen (Abb. 78a, b). In den bindegewebigen Scheiden zwischen den einzelnen Sublobi verlaufen große Venen, Vv. intersublobares und große Lymphgefäße (Vasa lymphatica intersublob.). Beide — Venen und Lymphgefäße — beginnen im Lungenfell, durchlaufen in ziemlich gerader Richtung den Lappenmantel und vereinigen sich an der Grenze zwischen Lappenkern und Lappenmantel zu größeren Gefäßstämmen.

Es sind meist 4 bis 5 intersublobulare Venen um einen Sublobus in regelmäßigen Abständen angeordnet. Sie bilden mit ihren aus den Läppchen der Sublobus austretenden Ästen eine Art von Gefäßkegel um den Sublobus.

An Embryonen sind die Grenzen eines Sublobus wegen der enormen Weite der Lymphgefäße desselben sehr viel leichter sichtbar.

Die Größe der einzelnen Sublobi und die Zahl der sie aufbauenden Außen- und Innenläppchen wechselt, je nach der Stellung des Sublobus im ganzen Lobus.

Feinerer Bau des einzelnen Läppchens.

Die Läppchen der einzelnen Lungenlappen sind übereinstimmend gebaut, Außenläppchen und Innenläppchen zeigen nur quantitative, keine qualitativen Unterschiede. Ich lege der nachfolgenden Beschreibung zunächst ein Außenläppchen des rechten Unterlappens der menschlichen Lunge zugrunde.

Das Läppchen wiederholt im Kleinen den Bau des großen Lappens, es besteht aus einem Läppchenkern und einem Läppchenmantel (Abb. 81). Der Läppchenkern wird von dem Bronchius lobularis, seinen Bronchioli, einem sich verzweigenden Ast der A. pulmonalis und einem nicht immer nachweisbaren Ast der A. bronchialis aufgebaut; eine zentrale Läppchenvene besteht nicht, das Blut aus den Läppchen fließt in Seitenästen der Vv. intersublobares ab.

Der Läppchenmantel enthält die eigentliche Drüsensubstanz der Lunge und zerfällt in scharf voneinander abgrenzbare Sublobuli (Abb. 81).

Zu jedem Läppchen gehört ein Bronchius lobularis. Er tritt, wie das schon oben betont wurde, niemals an der inneren Grundfläche des Läppchens, sondern immer an einer Seitenfläche ein (Abb. 77b). In besonderen Fällen, auf die ich weiter unten zu sprechen komme, liegt seine Eintrittstelle an der äußeren Grundfläche des Lobulus. Der Bronchius lobularis kann vor seinem Eintritt in das Läppchen in seiner Wand noch Knorpelstücke aufweisen.

Im Bereich des Läppchenkernes steigt der Bronchius lobularis in der Achse desselben empor, gibt in ziemlich regelmäßigen Abständen Seitenzweige ab und zerfällt an seinem Ende in 2 bis 4 Endäste; Seiten- und Endäste sind die Bronchioli sublobulares (Abb. 81). Wenn der Bronchius lobularis in der Mitte der Seitenfläche eintritt, muß ein Teil der Bronchioli sublobulares regelmäßig rückwärts verlaufen (Abb. 82 b, c).

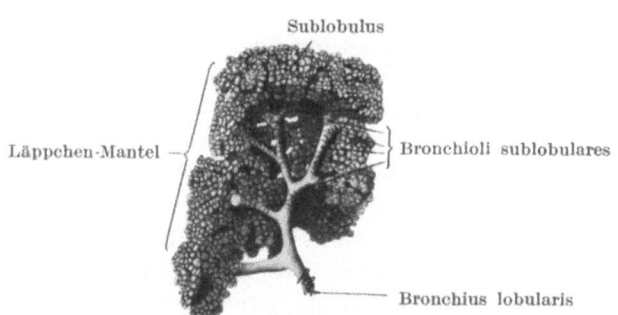

Abb. 81. Aufbau eines Lungenlobulus.

Metallausguß eines Außenläppchens des rechten Unterlappens einer menschlichen Lunge. Die eine Hälfte des Läppchens ist abpräpariert um dessen inneren Aufbau zu zeigen. Das Läppchen zerfällt wie der Lappen in den Läppchenkern und den Läppchenmantel, der Kern wird von den intralobulären Verzweigungen des Bronchius lobularis und den Arterien gebildet. Der Läppchenmantel wird in einzelne Sublobuli eingeteilt, die mit ihrer Außenfläche an die Läppchenaußenfläche, mit ihrer Innenfläche an den Läppchenkern und mit ihren intersublobulären Flächen an benachbarte Sublobuli angrenzen. Die Sublobuli bilden in einfacher Schicht den Läppchenmantel.

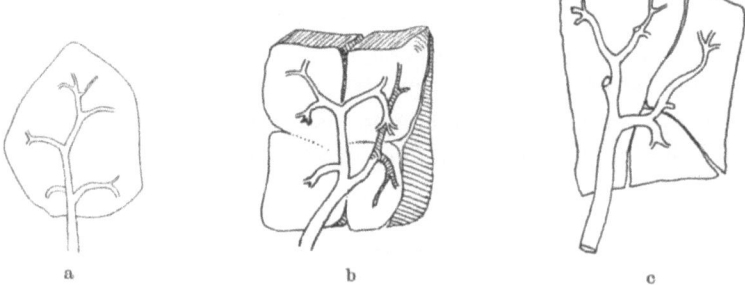

Abb. 82. Grobe Verzweigung des Bronchius lobularis in verschiedenen Läppchen.
Metallausgüsse.

Man beachte überall die rücklaufenden Bronchioli sublobulares.
a) Bronchioli sublobul. eines Schaltläppchens.
b) und c) Bronchioli sublobul. von Innenläppchen.

Der Bronchiolus sublobularis zeigt bei seinem Ursprung aus dem Bronchius lobularis noch den gleichen Bau wie dieser, nur trägt er keine Knorpelstücke mehr in seiner Wand und nimmt im Verlauf den Charakter eines Bronchiolus respiratorius an. Makroskopisch ist dieser Charakter an den Alveolen zu erkennen, die er an seiner Wand trägt. Die Alveolen sind in einer Reihe angeordnet und stehen dicht aneinander, die Reihe verläuft in der Längsrichtung des Bronchiolus (Abb. 83). Der Übergang des Bronchius lobularis oder seiner Bronchioli sublobulares in den Charakter eines Bronchiolus respiratorius erfolgt ziemlich plötzlich, nur sind bei Beginn der Alveolenreihe, die einzelnen Alveolen noch nicht dicht aneinander geschlossen.

Jedem Bronchiolus sublobularis entspricht im Läppchenmantel ein bestimmter, scharf abgegrenzter Abschnitt, der Sublobulus. Die Sublobuli liegen in einfacher Schicht im Läppchenmantel nebeneinander.

Der Sublobulus ist zusammengesetzt aus dem Bronchiolus sublobularis, seinen Verzweigungen und den zugehörigen Alveolen. Wieder, wie bei dem ganzen Lobulus, sind die Alveolen um den Bronchiolus sublobularis so angeordnet, wie die Blume des Blumenkohls um seinen Strunk; man könnte auch hier wieder von einem Kern und einem Mantel des Sublobulus sprechen.

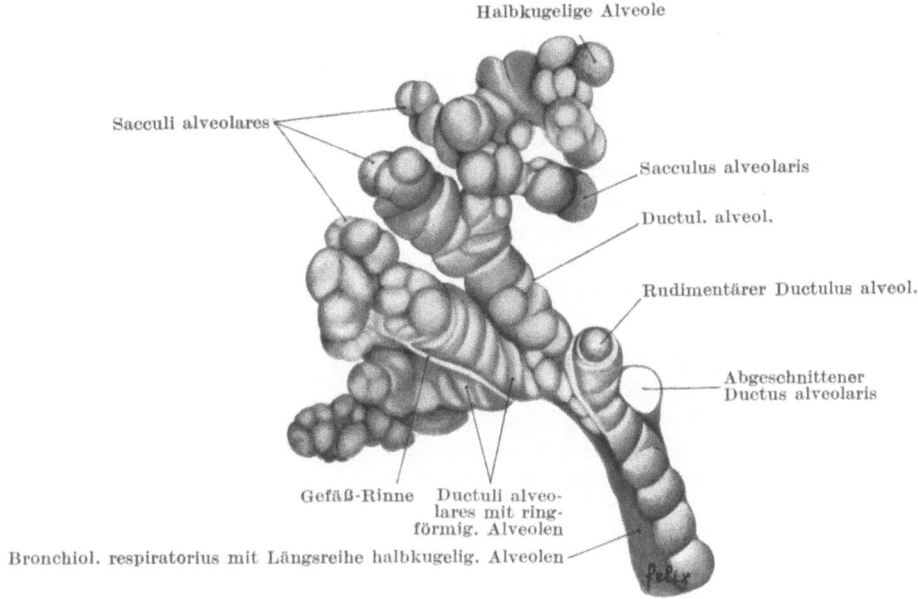

Abb. 83. Metallausguß eines Bronchiolus respiratorius und seiner peripheren Verzweigungen der menschlichen Lunge (Lungenacinus).

Der Bronchiolus respiratorius ist charakteristisch auf einem Teil seiner Außenwand mit einer Längsreihe dicht nebeneinander liegender Alveolen gleicher Form besetzt. Er teilt sich in zahlreiche Ductuli alveolares, die sich dadurch von den Bronchioli respiratorii und den Sacculi alveolares unterscheiden, daß sie an ihrer Außenwand mit ringförmigen alveolenartigen Gebilden besetzt sind. Die Ringe sind nicht an allen Stellen gleich dick und nicht alle vollständig. Das gibt der Oberfläche der Ductuli das unregelmäßig gewulstete Aussehen. Gerade Gefäßrinnen können über sämtliche Alveolen des Ductus alveolaris hinweglaufen und sie eindellen. An jedem Duct. alveol. hängen zahlreiche Sacculi alveol. mit verschieden großen, meist halbkugeligen Alveolen. Die Sacculi können gerade oder eingeknickt sein. Ein rudimentärer Sacculus mit nur einer Alveole ist rechts unten über dem abgeschnittenen Ductulus alveolaris zu sehen.

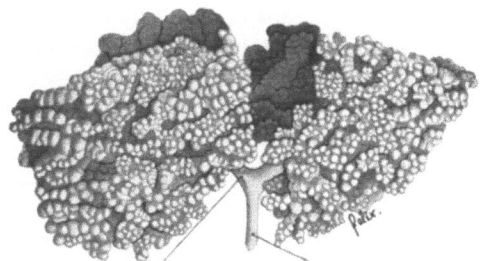

Abb. 84. Metallausguß zweier Sublobuli eines Außenläppchens des rechten Unterlappens einer erwachsenen menschlichen Lunge.

Die zwei Sublobuli sind künstlich auseinandergebogen, um ihre intersublobulären Flächen zu zeigen. Man sieht die gewaltige Zahl von Sacculi, die zu einem Bronchiolus sublobularis gehören. Gegenüber der Masse dieser Sacculi erscheint der zugehörige Bronchiol. sublobularis wie ein dünnes Anhängsel und man versteht, warum er sich so viele Male teilen muß, um für jeden Sacculus den Anschluß nach außen herzustellen.

Sämtliche Alveolen eines Sublobulus bilden eine geschlossene Außenschicht, die in scharf gegenüber benachbarten Sublobuli abgrenzt. Die Form des einzelnen Sublobulus ist meist ein vierseitiges Prisma (Abb. 84). Die Grundflächen stoßen an die Läppchenoberfläche, bzw. an den Läppchenkern, die Seitenflächen an die der benachbarten Sublobuli. Die Seitenflächen sind glatt, meist ziemlich eben und von einem dünnen Bindegewebsmantel umgeben, in welchem die abführenden Pulmonalvenen liegen. Die Abb. 84 ist insofern nicht naturgetreu, als hier die beiden Sublobuli künstlich auseinander gebogen wurden, um ihre Seitenflächen zeigen zu können.

Alle Sublobuli sind vollständig gleich gebaut, nur sind diejenigen, welche an die äußere Grundfläche angrenzen, etwas mächtiger entwickelt. Ihre äußeren Grundflächen feldern die Läppchenzeichnung der Lungenoberfläche aufs neue, so daß an der ganzen Oberfläche neben der lobulären Zeichnung und innerhalb derselben, eine zweite sublobuläre Zeichnung auftreten kann. Am Metallausguß ist die sublobuläre Zeichnung sehr deutlich, an der unbehandelten frischen Lunge ist sie nur dann ausgeprägt, wenn Kohlenpigment in die bindegewebigen Septen zwischen den einzelnen Sublobuli eingelagert ist oder wenn eine Stauung die in den Septen verlaufenden Venen stärker füllt.

Zwischen dem einzelnen Bronchiolus sublobularis und dem zugehörigen Sublobulus herrscht ein auffallender Größengegensatz. Ein Blick auf Abb. 84 genügt, um den Bronchiolus wie ein schmächtiges Anhängsel am Sublobulus zu erkennen. Deshalb ist der Bronchiolus sublobularis gezwungen, sich vielfach zu teilen, um allen Sacculi alveolares seines Gebietes die Verbindung mit der Außenwelt zu verschaffen.

Zunächst teilen sich die Bronchioli sublobulares in solche 1. und solche 2. Ordnung. Die Bronchioli 2. O. zeigen regelmäßig schon den respiratorischen Charakter. Die Bronchioli 2. O. teilen sich wieder in bis zu 6 Bronchioli 3. O., die sich durch eine besondere Gestaltung ihrer Wand von den übrigen Bronchioli unterscheiden; das sind die Ductuli (bronchioli) alveolares.

Die besondere Gestaltung der Wand der Ductuli (bronchioli) alveolares besteht in dem Auftreten von ringförmigen Ausbuchtungen, die sphincterenartig den Ductulus umfassen. Die einzelnen Ringe können vollständig sein, sie können aber auch nur einen Dreiviertelring oder gar nur einen Halbring bilden. Die Breite des Ringes ist nicht über die ganze Oberfläche des Ductulus die gleiche. An einzelnen Stellen sind die Ringe breiter, an anderen schmäler. Diese Breitenunterschiede der Ganzringe und die Einschaltung von Halb- und Zweidrittelringen gibt der Oberfläche des Ductulus das charakteristische unregelmäßig gewulstete Aussehen (Abb. 83).

Jeder Bronchiolus sublobularis wird von einem Arterienast der Pulmonalis begleitet. Wenn der Sublobularis sich teilt, so zerfällt auch der begleitende Gefäßast in einzelne Äste. Ob jeder Ductulus alveolaris einen Gefäßast erhält, ist nicht mit Sicherheit zu entscheiden. Ist er vorhanden, so kann er eine Längsrinne verursachen, die alle ringförmigen Wülste des Ductulus einschneidet (Abb. 83).

Im Bereiche der Ductuli alveolaris beginnt schon das respiratorische Capillarnetz des Sublobulus. Es kann für den ganzen Sublobulus ein einheitliches sein (s. unter „Lungengefäße"). In dieses gemeinsame Netz öffnen sich die Begleitarterien der Ductuli; deswegen ist es nicht nötig, daß jeder einzelne Ductulus seine Arterie bekommt.

Jeder primäre Ductulus alveolaris kann sich in 2 oder 3 sekundäre Ductuli teilen. Auch diese zeigen den charakteristischen Bau der primären.

Der Übergang des Wandtypus des Bronchiolus respiratorius in den Wandtypus des Ductulus alveolaris ist ein ziemlich scharfer (Abb. 83).

An seinem peripheren Ende setzt sich jeder sekundäre Ductulus in mehrere Sacculi alveolares fort. Der Sacculus ist nichts anderes als das stark erweiterte blinde Ende eines sekundären Ductulus. Der Sacculus ist nicht mehr mit ringförmigen

Ausbuchtungen, sondern wieder mit halbkugeligen Alveolen besetzt. Die Alveolen eines Sacculus sind von ungleicher Größe, sowohl was die Länge ihres Radius als was die Ausdehnung ihrer Oberfläche betrifft. Die großen Alveolen haben doppelt so große Radien wie die kleinen, die großen bilden Dreiviertelkugelflächen, die kleineren nur Bruchteile einer Halbkugel.

Der Wandcharakter des Ductulus verliert sich bei dem Übergang in den Sacculus nur ganz allmählich.

Die Zahl der Sacculi, die zu einem sekundären Ductulus gehören, ist schwer zu bestimmen. Das kommt 1. daher, daß die einzelnen Sacculi sich teilen können, und zwar mehrere Male und so ein Bäumchen für sich darstellen, es kommt weiter daher, daß die Sacculi, entsprechend der Anpassung an den vorhandenen Platz, sich häufig biegen müssen, manchmal sogar rechtwinkelig eingeknickt sind, und an der Knickungstelle ein oder zwei besonders große Alveolen tragen, die man als unvollkommen ausgebildete Sacculi auffassen kann und endlich kommt es daher, daß die Wand der sich mehrfach teilenden Sacculi kurz vor der Teilung den Ductuluscharakter zurückgewinnt, d. h. unregelmäßige, ringförmige Ausbuchtungen bildet. So sind die genauen Zahlenangaben immer etwas willkürlich. Ich habe bis zu 10 Sacculi gezählt, die zu einem sekundären Ductulus gehören.

Da im Bereich der Ductuli und Sacculi alveolares der Kampf um den vorhandenen Platz wächst, so kommen hier besonders häufig rudimentäre Anlagen zum Vorschein. So zeigt Abb. 83 einen rudimentären primären Ductulus alveolaris, der an seinem blinden Ende mit nur einer Alveole als Repräsentant eines Sacculus besetzt ist.

Bei der Vielgestaltigkeit des Sacculusgebietes ist die Beeinflussung eines Sacculus durch einen benachbarten nicht selten. Zwar habe ich auch hier niemals Ineinanderkeilung benachbarter Sacculi gesehen, dagegen eine gastrulaförmige Eindellung einer Alveole durch die benachbarte. Das könnte natürlich auch ein Kunstprodukt sein, das durch die maximale Blähung der Lunge entstanden ist.

Die Entwicklung der Lunge und ihrer Teile erfolgt ganz allmählich in den Brustfellraum hinein und es kann sich ein ganz stattlicher Bronchialbaum entwickeln, ehe es zur Ausfüllung des Brustfellsackes und zur Anlagerung des Lungenfelles an die Brustwand kommt. Auch bei älteren Embryonen des 7. und 8. Schwangerschaftsmonates sind zwischen den feinsten Zweigen des Bronchialbaumes noch ansehnliche Mengen von Bindegewebe vorhanden. Der Kampf der einzelnen Teile um den vorhandenen Platz tritt erst bei den ersten Atemzügen ein, durch die es in wenigen Minuten zur Entfaltung der Sacculi und ihrer Alveolen kommt. Es gibt dann zwischen den Läppchen und innerhalb des einzelnen Läppchens Sieger und Besiegte. Selbstverständlich spielt die mehr oder weniger günstige Stellung des Läppchen oder der Läppchenteile innerhalb des Lappens und des Läppchens eine einflußreiche Rolle, allein sicher nicht die einzige. Wenn man die merkwürdigen Bilder von neugeborenen Lungen, die ein- oder zweimal geatmet haben, sieht, wenn man an sonst normalen Lungen von Erwachsenen an großen Schnitten geblähte und zusammengefallene Abschnitte dicht nebeneinander sieht, und endlich bei künstlich geblähten Lungen die gleichen Bilder erhält, so kann man den Gedanken nicht von der Hand weisen, daß es sich hier um eine Wirkung der Bronchialmuskulatur handelt, die das eine Mal die Luft unbehindert einströmen läßt und das andere Mal durch ihre Kontraktion das periphere Gebiet abschließt.

Der Bau des Lungenläppchens ist ein etwas komplizierter und seine richtige Auffassung wird noch dadurch erschwert, daß man bei der Beschreibung und Einteilung seiner Abschnitte eine doppelte Rücksicht genommen hat, einmal die auf die rein topographische Einteilung der Astfolge des Bronchiolusbäumchens und zweitens die auf den charakteristischen Bau der Wandung; beide Einteilungsprinzipien vermitteln aber nicht das gleiche Ergebnis.

Die Wand des zu den Läppchen gehörenden Bronchius lobularis trägt außerhalb des Läppchens gewöhnlich einheitlichen Charakter, er ist nicht mit Alveolen besetzt und enthält noch kleinste Knorpelstücke. Innerhalb des Läppchens kann er in seinen einzelnen Abschnitten Unterschiede zeigen, er enthält allerdings nirgends Knorpel, er kann aber an einzelnen Stellen seiner Wand den Charakter des Bronchiolus respiratorius aufweisen, also eine Längsreihe von Alveolen tragen, und diesen Charakter weiter peripheriewärts wieder verlieren. Es können sogar an manchen Stellen des intralobulären Teiles des Bronchius lobularis Abschnitte vorkommen, die den Wandcharakter des Ductulus alveolaris besitzen.

Jeder Bronchius lobularis gibt Seitenzweige und Endäste ab, das sind die Bronchioli sublobulares primarii, wenn sie unmittelbar aus dem Bronchius lobularis, secundarii, wenn sie durch die Teilung der primarii entstehen. Die Sublobulares primarii können den Wandcharakter des gewöhnlichen Sublobularis ohne Knorpeleinlagerung tragen, können kontinuierlich oder diskontinuierlich den Charakter des Bronchiolus respiratorius zeigen und können selten und dann diskontinuierlich den Charakter der Ductuli alveolares besitzen. Die Bronchioli sublobulares secundarii tragen fast regelmäßig den Charakter, und zwar kontinuierlich, der Bronchioli respiratorii. Aus dem Bronchiolus sublobularis secundarius oder unmittelbar aus dem primarius entstehen die Ductuli alveolaris, die stets den Ductuluscharakter tragen.

Die spezielle Beschreibung des Läppchenbaues, die ich oben gegeben habe, bezog sich zunächst nur auf das Außenläppchen, die größten Läppchen, welche die Lunge besitzt. Die Schaltläppchen sind genau so gebaut wie die Außenläppchen (Abb. 82a). Die Innenläppchen sind bedeutend kleiner, deshalb nimmt die Zahl ihrer Bronchioli sublobulares ab, sie sind lockerer — namentlich in ihrer inneren Hälfte — gebaut, ihre Sublobuli stehen weit auseinander, das zwischen ihnen liegende Bindegewebe nimmt zu und der einzelne Sublobulus ist nicht mehr so reich gegliedert (Abb. 82b, c). Immerhin erscheint auch das Innenläppchen meist noch als gut abgrenzbares Gebilde.

Die Außenzone des Lappenkernes und die unausgebildeten Lobuli der Lunge.

Innerhalb des Lappenkernes teilt sich der Lappenbronchus in die Bronchien 1. bis 3. oder 4. Ordnung. An der Grenze gegen den Lappenmantel finden wir Bronchien 3. oder 4. Ordnung, die in den letzteren eintreten und sich in viele Bronchii lobulares teilen. Die Bronchien 3. oder 4. Ordnung sind fächerförmig in ziemlich gleichen Abständen an der Mantellappengrenze ausgebreitet. Sie werden von Ästen der A. und V. pulmonalis, A. und V. bronchialis, Lymphgefäßen und Nerven begleitet. Die begleitenden Stränge und das sie zusammenschließende Bindegewebe füllt aber die Räume zwischen den fächerförmig auseinanderweichenden Bronchien nicht vollständig aus. Es ist noch Platz für Lungenläppchen vorhanden, aber nicht so viel Platz, um diesen Läppchen eine größere Ausbildung zu gestatten. So finden wir im Lappenkern unvollständig entwickelte Läppchen in größerer Menge, die in ihrer Gesamtheit seine Außenzone bilden.

Die ersten rudimentären Läppchen beginnen an den Bronchii 2. Ordnung, zunächst nur in geringerer Anzahl, an den Bronchii 3. und 4. Ordnung werden sie zahlreicher und bilden an der Lappenmantelgrenze die einheitliche Außenzone des Lappenkernes.

Der Grad der Ausbildung oder vielmehr Nichtausbildung wechselt und ist abhängig von den zwischen den auseinanderweichenden Bronchien und Gefäßen vorhandenen Platz. Man kann sich, beginnend an der Zone der Bronchien 2. Ordnung bis zu der Zone der Bronchien 4. Ordnung eine in ihrer Aufeinanderfolge geschlossene Reihe rudimentärer Läppchen zusammenstellen, das eine Extrem ist ein Läppchen, das aus einem Bronchius lobularis besteht, der rechtwinkelig von seinem Bronchius niederer Ordnung entspringt, sich an seinem blinden Ende in einen etwas erweiterten Sacculus fortsetzt und an diesem eine oder mehrere halbkugelige Alveolen trägt. Das andere Extrem ist ein verzweigtes Läppchen (Abb. 85), sein Bronchius lobularis geht wieder rechtwinkelig vom Bronchius 2. Ordnung ab, dann teilt er sich in zwei Bronchioli sublobulares, welche den Wandcharakter eines Bronchiolus respiratorius tragen. Der untere Sublobularis geht direkt in einen kleinen Sacculus über, der obere Sublobularis teilt sich in zwei Bronchioli respiratorii, von denen der untere direkt in einen langen Sacculus übergeht; die Grenze zwischen Bronchiolus und Sacculus ist bei ihm nicht zu bestimmen; der obere Bronchiolus respiratorius ist mit einem Büschel schlecht ausgebildeter Sacculi besetzt; nur an dem mittleren, etwas tiefer liegenden Sacculus ist im proximalen Abschnitt der Wandcharakter der Ductulus alveolaris etwas ausgeprägt.

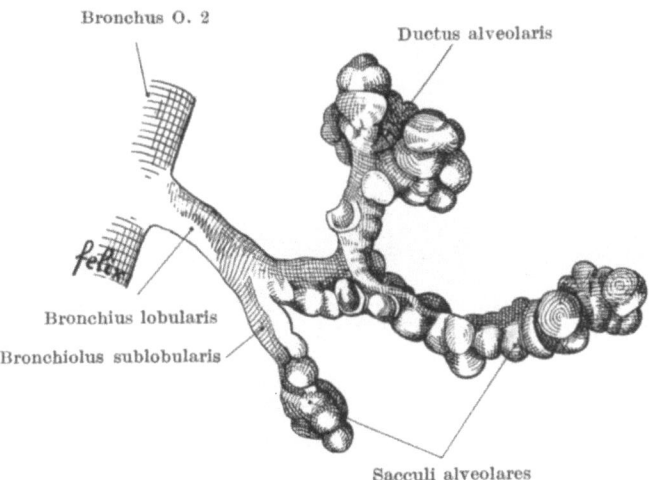

Abb. 85. Metallausguß eines rudimentären Läppchens aus der Außenzone des Lappenkernes des Unterlappens einer erwachsenen menschlichen Lunge.

Der enge Bronchius lobularis entspringt rechtwinkelig — das ist charakteristisch — von einem weiten Bronchius 2. oder 3. Ordnung und teilt sich schließlich in drei Bronchioli respiratorii, die mit einem oder mehreren Sacculi endigen. Auffallend ist, daß zwischen dem Bronchiolus respiratorius und den Sacculi kein Gangabschnitt vom Charakter des Ductulus alveolaris eingeschaltet ist. Auffallend ist ferner die geringe Zahl und das weite Auseinanderstehen der Sacculi.

Der rechtwinkelige Abgang des Bronchius lobularis und die auffallende Differenz zwischen seiner Weite und der des abgebenden Bronchius sind charakteristisch für die rudimentären Lobuli.

Es ist denkbar, daß die nicht ausgebildeten Läppchen unter günstigen Umständen sich nachträglich entfalten und so eine Art Regeneration von Lungenabschnitten einleiten können.

Überblickt man das atmende Lungengewebe noch einmal im Zusammenhang, so kann man von der Lappenoberfläche bis zum Lappenkern eine zunehmende Auflockerung desselben feststellen. Die Außenläppchen sind überall fest gefügt, die einzelnen Alveolen an der Oberfläche liegen einander in geblähtem Zustand so dicht an, daß sie einheitliche geschlossene Flächen bilden. Bei den Innenläppchen hatten wir eine beginnende Auflockerung festgestellt, während seine Außenhälfte noch so dicht gefügt war, wie die des Außenläppchens, begann in seiner inneren Hälfte die Auflockerung, so daß die innere Grundfläche des Läppchens nicht mehr eine geschlossene Fläche darstellt. Im Bereiche der Außenzone des Lappenkernes haben wir unter den noch am besten ausgebildeten rudimentären Läppchen kein einziges mehr, das fester gefügt wäre, die einzelnen Verzweigungen des Bronchius lobularis stehen weit auseinander und die Zwischenräume werden nicht mehr von Lungengewebe, sondern von Bindegewebe ausgefüllt.

Endlich muß an dieser Stelle noch die Tatsache betont werden, daß unter den drei Lungen, deren Metallausguß den topographischen Aufbau eines Lungenlappens zu studieren gestattete, zwei Lungen von erwachsenen Männern und eine Lunge eines 10jährigen Knaben sich befanden. Während die zwei erwachsenen Lungen in ihrem feineren makroskopischen Aufbau vollständig übereinstimmten, namentlich die rudimentären Läppchen in allen Ausbildungstufen aufwiesen, besaß die Lunge des 10jährigen Knaben kein einziges rudimentäres Läppchen.

Als Füllmasse der Räume zwischen den einzelnen auseinanderweichenden Bronchien traten hier Zwillingsläppchen mit je einem rücklaufenden Läppchen auf, sie sind in Abb. 86 dargestellt. Der Lappenbronchus verzweigte sich hier nach dem magistralen Typus. In dem Winkel zweier auseinanderweichender Bronchii 3. Ordnung liegen Zwillingsläppchen, die einen kurzen Bronchius 4. Ordnung haben, der sich in

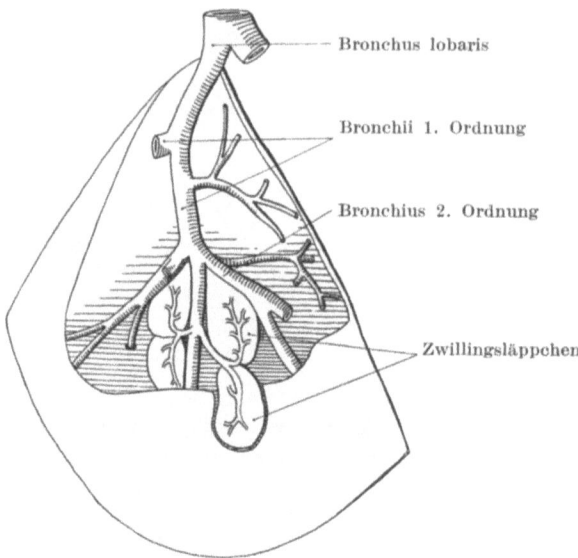

Abb. 86. Zwillingsläppchen aus dem rechten Unterlappen der Lunge eines 10jährigen Knaben. Metallausguß.

Der Bronchus lobaris verästelt sich nach dem magistralen Typus. In die Winkel zwischen die spitzwinkelig auseinanderweichenden Bronchii 2. Ordnung sind Zwillingsläppchen eingeschaltet. Der eine Zwilling kommt in den Lungenmantel, der andere mit einem rückläufigen Bronchius lobular. in den Winkel zwischen den Bronchii zu liegen. Der rückläufige Zwilling paßt sich mit seiner Oberflächenform dem Winkel der Bronchii an.

zwei Bronchii lobulares teilt, die in ihrem weiteren Verlauf miteinander einen Winkel von 180° bilden, der eine Bronchius lobularis läuft proximalwärts, d. h. rückwärts, der andere peripheriewärts. Das Läppchen des distalen Bronchius lobularis ist seiner Lage nach ein Innenläppchen des Lappenmantels, das des proximalen Bronchius ist zwischen die Bronchii 3. Ordnung eingeschaltet, liegt also im Lappenkern und bildet in ihm eine Art von Außenzone.

Hier ist also der vorhin schon erwähnte Fall vorhanden, wo der Bronchius lobularis das ihm zugehörende Läppchen an seiner äußeren Grundfläche betritt. Beide in der Abbildung dargestellten rücklaufenden Läppchen waren gut ausgebildet und zeigten geschlossene Außenflächen.

Der Lungenacinus (Abb. 87).

Für die Pathologen hat sich das Bedürfnis herausgestellt, innerhalb des Läppchens noch einen besonderen Abschnitt durch die Bezeichnung Lungenacinus herauszuheben. Die Bezeichnung ist ursprünglich von RINDFLEISCH (1886) gewählt worden und entspräche nach seiner schematischen Abbildung einem Sublobulus, nach der beigegebenen Beschreibung einem Bronchiolus respiratorius 2. Ordnung und seiner peripheren Verzweigung. Der Name Acinus wird in der Pathologie jetzt allgemein benutzt. Für den Anatomen ist er schwer benutzbar, da er nur für die gut ausgebildeten Läppchen gelten kann. Für die unausgebildeten Läppchen des Lappenkernes ist er ungenügend, hier wird das ganze Läppchen im Extrem von einem Bronchius lobularis und einem Sacculus alveolaris gebildet, stellt mithin ein Gebilde dar, das viel kleiner ist als ein sog. Acinus.

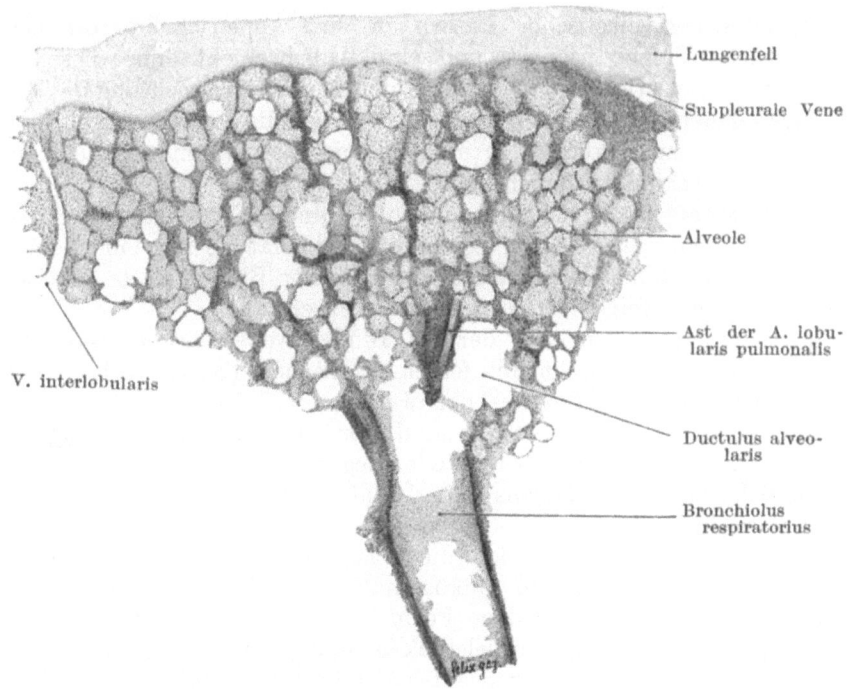

Abb. 87. Ein sog. Lungenacinus.
Schnitt durch einen Bronchiolus respiratorius und seine periphere Verzweigung. Lunge eines 4jährigen Knaben.

Wenn dann RINDFLEISCH noch hinzufügt, daß sein Lungenacinus eine weit konstantere Einheit der Lungenstruktur ist als das Lungenläppchen, so wird fast der Eindruck erweckt, daß er bereits die rudimentären Läppchen gesehen, aber falsch gedeutet hat.

82. Der feinere Bau der Lunge.

Die Äste des Bronchialbaumes verschiedener Ordnung teilt man funktionell in solche mit und solche ohne Knorpel ein. Die Grenze zwischen beiden Gruppen liegt bei den Bronchialästen mit 0,9 mm Durchmesser. Die Äste von 0,9 mm Durchmesser und darüber haben in ihrer Wand noch Knorpelstücke, die ihre Lichtung offenhalten können, die Bronchialäste unter 0,9 mm Durchmesser, zu ihnen gehören alle interlobulären Verzweigungen, haben keine Knorpelstücke mehr.

Die Bronchialäste mit Knorpeleinlagerung.

Die Wand ist dreischichtig, Schleimhaut, Muscularis und Faserhaut mit den eingelagerten Knorpeln.

Die Schleimhaut: Die Schleimhautoberfläche zeigt leichte Längsfalten oder nur wellenförmigen Verlauf, eine Anpassung an die exspiratorische, oder inspiratorische Form. Das Epithel der Schleimhaut ist verschieden, bald einschichtiges, mehrreihiges Cylinderepithel, bald ein zwei- bis dreischichtiges Cylinderepithel. Das mehrschichtige Epithel findet sich sowohl in den Bronchen als den Bronchien abwechselnd mit dem einschichtigen Epithel. Die Cylinderzellenschicht ist bei beiden Epithelien gemischt aus indifferenten schmalen, flimmernden Zellen und flimmerlosen Schleimzellen. Die Schleimzellen sind je nach ihrem Sekretionszustand bald ohne Schleim schmal, bald mit Schleim sehr breit.

Die Tunica propria der Schleimhaut wird durch zahlreiche zu einer Gruppe zusammengeschlossener elastischer Fasern in eine Innenschicht mit elastischen Fasern (eigentliche Tunica propria) und eine Außenschicht ohne dieselben (Submucosa) geteilt. Die elastischen Fasern verlaufen in der Längsrichtung des Bronchialastes in langgezogenen Spiralen oder gerade. Sie haben die Aufgabe die meist abwärtsziehenden Bronchen zu verkürzen, d. h. die Facies diaphragmatica der Lunge und mit dieser das Zwerchfell zu heben.

Die Muscularis ist eine netzförmig angeordnete Circularis, bald besteht sie aus mehrfach übereinander gelegten Schichten, bald hat sie nur eine Schicht, bald fehlt sie ganz, wie z. B. an vielen Teilungswinkeln der Bronchialäste. Zwischen den Muskelschichten liegen feine Netze elastischer Fasern.

Die Faserhaut besteht aus derbem Bindegewebe, dessen Bündel in verschiedener Richtung untermischt mit feinen elastischen Fasern verlaufen. Sie läßt sich noch an den Ductuli alveolares nachweisen.

Die Knorpelstücke der Faserhaut sind von verschiedener Größe und Form, sie können in doppelter Schicht übereinander liegen. Immer sind sie so angeordnet, daß sie Teilstücke eines Kreisbogens bilden und einen Verschluß der Lichtung des Bronchialastes verhindern.

Als zweiten Bestandteil enthält die Faserhaut zahlreiche Bronchialdrüsen. Sie sind bald rein serös, bald rein mukös, bald gemischt muko-serös. Die Drüsen haben je nach ihrer Lage verschiedene Form.

Liegen sie zwischen zwei Knorpelstücken und geben diese genügenden Raum, so ist der Drüsenkörper kompakt und entsendet aus seiner Mitte den Ausführungsgang, der senkrecht zur Schleimhaut, radienförmig zur Lichtung verläuft.

Liegt die Drüse im Bereich der Knorpelstücke, so bildet der Drüsenkörper einen langen Schlauch, der Ausführungsgang entsteht meist am distalen Ende des Schlauches und verläuft bis zu seiner Einmündung in die Lichtung parallel zur Längsachse des Bronchialastes.

Die Bronchialäste ohne Knorpeleinlagerung.

Zu ihnen gehören Teile des Bronchius lobularis und alle intralobulären Bronchiolen.

Die Bronchialäste unter 0,9 mm Durchmesser haben keine Knorpeleinlagerung mehr, oder nur noch so vereinzelte und so weit auseinander liegend, daß sie funktionell nicht mehr in Betracht kommen. Durch das Fehlen der Knorpel ist der Bronchialast widerstandslos der Wirkung seiner Muscularis ausgesetzt, seine Schleimhaut wird in hohe Längsfalten gelegt, deren Kuppen sich im Zentrum der Lichtung untereinander berühren können, und diese dadurch bis auf kleine Spalten zwischen den Falten schließen.

Das Epithel der Schleimhaut ist in den größeren Ästen, Bronchius lobularis, Bronchiolus sublobularis, noch ringsum ein einschichtiges, nicht flimmerndes, kubisches Epithel. Eingelagerte Schleimzellen fehlen gewöhnlich. In den Bronchioli respiratorii bleibt das Epithel auf der der Alveolenreihe gegenüberliegenden Seite kubisch, in den Alveolen und den zwischen denselben gelegenen Wandabschnitten werden zwischen Gruppen von kubischen kernhaltigen Zellen große kernlose Platten eingeschoben. Diese Mischung aus kleinen kubischen und großen Plattenzellen bezeichnet man als respiratorisches Epithel.

In den Ductuli alveolares, Sacculi alveolares und ihren Alveolen ist nur respiratorisches Epithel vorhanden. Das respiratorische Epithel läßt eine bestimmte topographische Lagerung seiner beiden Teile erkennen, die kubischen Epithelgruppen liegen zwischen den Blutcapillaren in ihren Maschen, die Plattenepithelien auf den Capillaren selbst.

Die Tunica propria verliert in dieser Gruppe immer mehr an Masse, schließlich bleiben im Bereiche der Sacculi und ihrer Alveolen nur noch die elastischen Fasern erhalten. Sie bilden um den Eingang in die halbkugelige Alveole einen elastischen Ring aus mehreren starken Fasern aufgebaut. Auf diesem Ring ist in der Alveolenwand selbst ein Spangenwerk von stärkeren und feineren elastischen Fasern aufgerichtet, ähnlich wie das Spangenwerk eines aufgespannten Schirmes.

Die Muscularis zeigt in dieser Gruppe von Lunge zu Lunge starke Verschiedenheiten. Bald ist sie schon in den Bronchii lobulares so schwach, daß in ihnen nur eine lückenhafte Muskelschicht nachzuweisen ist, daß sie in den Wänden der Bronchioli und der Sacculi fehlt, bald ist sie stärker ausgebildet, bildet in den Bronchioli eine geschlossene, schräg zur Längsachse des Bronchiolus verlaufende mehrschichtige Lage (HUCKERT - E. MÜLLER, 1913), und bleibt bis in die Sacculi erhalten, wo sie die Eingänge in die Alveolen sphincterenartig umgibt (BALTISBERGER, 1921, DUBREUIL, 1925). In den Alveolenwänden selbst fehlt die Muskulatur.

Außer diesen in der Wand der Bronchialverzweigungen vorhandenen glatten Muskelzellen finden sich in dem Lungenfell (Pleura visceralis) und dem interstitiellen Bindegewebe, namentlich desjenigen um die Sublobi herum und zwar immer an die Umgebung der Venen gebunden, größere Mengen von glatten Muskelzellen (BALTISBERGER, 1921).

Die Faserhaut verschwindet vollständig oder ist wegen der fehlenden Knorpeleinlagerung der fehlenden Muscularis und der fehlenden Drüsen nicht mehr von der Tunica propria zu trennen.

83. Funktion der elastischen Fasern in Alveolen und Bronchien.

Die Lunge ist außerordentlich reich an elastischen Fasern, sie finden sich in dem Lungenfell (Pleura visceralis), in den Alveolen und in der Wand sämtlicher Bronchialäste. Alle Fasern wirken in gleichem Sinn auf eine Verkleinerung des Lungenvolumens hin.

Wirkung auf die Brusthöhlenwand.

Die beiden Brustfellblätter sind durch Adhäsion aneinander gebunden. Die Adhäsion ist stärker wie der elastische Zug der Lunge und duldet keine Ablösung der Lunge von der Brustwand. Die Wirkung der elastischen Fasern der Lunge greift deshalb unmittelbar an der Brustwand an; Brustwand und Lunge bilden in dieser Beziehung funktionell ein Ganzes. Die elastischen Kräfte beider Lungen werden durch das Mittelfell und seiner Organe zu einer Einheit verbunden, ihre Puncta mobilia sitzen an der Brustwand, ihre Puncta fixa im Mittelfell. Der Zug aller elastischen Fasern der Lunge wird den Brustraum verkleinern, d. h. die Rippen senken und das Zwerchfell heben.

Die Wirkung der elastischen Fasern ist stets vorhanden, weil sie auch in der Ausatmung noch gedehnt sind und wird während der Einatmung nur vergrößert. Sie wird auf die einzelnen Wände des Brustraumes verschieden wirken, je nachdem diese geschlossene widerstandsfähige Wände sind oder nicht.

Die Brustkorbwand ist eine geschlossene, durch die Einlagerung der Rippen unnachgiebige Wand. Der elastische Zug auf sie bleibt wirkungslos, solange die Einatmungsmuskulatur in Spannung ist. Es werden höchstens die Zwischenrippenräume ein wenig einwärts gezogen, da auf sie der äußere Luftdruck in gleicher Richtung wie der Elastizitätszug der Lunge wirkt. Die Eindellung ist aber minimal, weil es Aufgabe der Zwischenrippenmuskulatur ist, dem elastischen Lungenzug und dem äußeren Luftdruck Widerstand zu leisten.

Entfernt man Rippenstücke in größerer Ausdehnung aus der Brustkorbwand, wie das bei der Thorakoplastik der Fall ist, so werden im Bereiche des Defektes die mechanischen Verhältnisse geändert. Das Punctum fixum liegt jetzt auf der nichtoperierten Seite, das Punctum mobile an der Defektstelle; die Brustkorbwand wird in ihrem Bereich durch die elastischen Kräfte beider Lungen eingezogen.

Wird die Adhäsion zwischen beiden Brustfellblättern aufgehoben, wie das bei einem Luftbrustkorb eintreten muß, so rückt das Punctum fixum für die elastischen Kräfte der Lunge der gesunden Seite an die Brustkorbwand, das Punctum mobile wird an die Facies mediastinalis der gesunden Seite verlagert, die Folge ist, daß das Mediastinum im ganzen nach der gesunden Seite verzogen wird.

Rechter und linker Luftbrustkorb haben wegen der größeren Elastizitätskraft der rechten Lungen quantitativ verschiedene Wirkung.

Die Zwerchfellwand ist eine geschlossene Wand, ihre Widerstandsfähigkeit wird durch Spannung oder Kontraktion des Zwerchfelles gegeben. Die Spannung ist in jeder Atmungsphase und der Atmungspause vorhanden. Auch an ihr bleibt der Zug der Lungenelastizität ohne Wirkung.

Lähmt man eine Zwerchfellhälfte, so verliert sie den Spannungswiderstand und wird durch den Elastizitätszug der Lunge und durch den äußeren Luftdruck via Bauchhöhle brusthöhlenwärts geschoben. Etwas Widerstand kann durch die gelähmte Zwerchfellhälfte noch geleistet werden, weil sie noch von der gesunden Zwerchfellhälfte aus angespannt werden kann. Die volle Wirkung einer einseitigen Zwerchfellähmung wird also erst dann eintreten, wenn sie zur doppelseitigen gemacht wird (WILLY FELIX, 1923).

Die Spitzenwand ist keine geschlossene Wand, weil die Brustfellkuppe nur durch die Gitterschichten der Gefäße, Nerven und Muskeln (S. 100) bedeckt wird. An ihr wird der elastische Zug der Lunge im Verein mit dem äußeren Luftdruck wirksam. Die Wirkung auf die Lungenspitze wird aber gleichsam aufgefangen, da in den Gitterlücken die Zusammenflußstelle der großen Halsvenen eingesetzt ist. Die Wirkung beider Kräfte wird also in einer Füllung der Halsvenen in der großen Gitterlücke zum Vorschein kommen und die Haut der Fossa supraclavicularis nur in geringem Grade eindrücken.

Wirkung auf die Füllung des Pulmonalkreislaufes.

Wird die Brustkorbwand durch die Einatmung erweitert und wird das Zwerchfell gesenkt, so folgt ihnen die Lunge wegen der Adhäsion zwischen den beiden Brustfellblättern unmittelbar nach. Die Dehnung und Erweiterung der Lunge schreitet also von den Facies sternocostalis und diaphragmatica allmählich gegen den Lungenhilus fort, geht also einen Weg, entgegengesetzt zu dem, welchen die vom Hilus lungenoberflächenwärts eindringende Luft einschlägt.

Die Luft wird durch die Einatmungstätigkeit der Brustwand eingesogen, nicht durch den äußeren Luftdruck in die Lunge hineingedrückt.

Die eingesogene Luft hat einen weiten Weg zurückzulegen, sie hat Nasenhöhle, Schlundkopf, Kehlkopf, Luftröhre, Hauptbronchen und die ganze Astfolge des Bronchialbaumes bis zu den Alveolen zu durchlaufen. Wenn daher die Erweiterung der Lunge von außen nach innen erfolgt, so muß in der Zeit, welche die einströmende Luft braucht, um die Alveolen der Außenläppchen zu erreichen, eine Druckdifferenz zwischen Binnenraum der erweiterten aber noch nicht mit Luft gefüllten Alveole und den Binnenräumen der Lungencapillaren in der Alveolarwand entstehen. Diese muß zwangsläufig zu einer Erweiterung der Capillaren führen. Die Erweiterung der Lunge in entgegengesetzter Richtung zu der des eindringenden Luftstromes muß deswegen als eine günstige Einrichtung für die Durchblutung der Alveolenwand aufgefaßt werden.

Die günstigen Verhältnisse betreffen aber nicht nur die Capillaren in den Alveolen der Außenläppchen, sondern ebenso die pleuralen Venen, die in sie einmündenden Vv. intersublobares und die Lymphgefäße. Von diesem Gesichtspunkt aus gewinnen auch die Muskelzelleneinlagerungen in das intersublobäre Bindegewebe gerade um die pleuralen Venen herum eine besondere Bedeutung, da sie den Abfluß des Blutes aus den Capillaren der Lungenläppchen in die pleuralen Venen erschweren oder ganz unmöglich machen können.

Die gleiche Wirkung wie auf den Blutstrom wird die Richtungsdifferenz zwischen dem Weg der Lungenerweiterung und dem Weg der einströmenden Luft auf den Lymphstrom in der Lunge ausüben, da ein beträchtlicher Teil der Lymphe über die pleuralen Lymphwege abfließt.

Diese rein theoretische Erörterung wird durch die Ergebnisse der experimentellen Arbeiten CLOETTAs (1912) gestützt. CLOETTA konnte zeigen, daß die beste Durchblutung der Lunge nicht im Exspirationstadium, sondern im ersten Drittel oder Viertel der Inspiration eintritt.

Auch die weitere Angabe CLOETTAs, daß die durch Unterdruck, also Zug von außen, erweiterte Lunge besser durchblutet sei als die durch Überdruck, also durch Druck von innen, geblähte Lunge, fügt sich ohne weiteres in unseren theoretischen Gedankengang ein.

Ist der Eintritt der Luft in das Respirationsystem durch ein mechanisches Hindernis beschränkt, so kann die eingeatmete Luft während der normalen Dauer einer Einatmung die Lufträume der Lunge nicht vollständig füllen. Die Folge wird sein, daß zunächst die Einatmungsphase verlängert und der einzelne Atemzug vertieft wird und daß schließlich, da das nicht genügen kann, eine Überfüllung des Capillarnetzes der Alveolen eintritt. Verlängerte und vertiefte Einatmung einerseits und die Zirkulationstörung andererseits müssen sich gegenseitig immer mehr verstärken.

Wirkung auf Herz und große Gefäße.

Die Organe des Mittelfellraumes, Herz und große Gefäße, sind einem fortwährenden Füllungswechsel unterworfen. Systole und Diastole derjenigen Herzabschnitte, welche in Nachbarbeziehung zu den Lungen stehen, Vorhöfe und der linke Ventrikel, ferner Füllung und Entleerung der beiden Hohlvenen und ihrer Zuflüsse stehen unter Einfluß der Lungenelastizität. Um diesen Einfluß zu studieren, teile ich die elastischen Fasern der Lunge in drei Gruppen.

1. Gruppe, Pleurafasern und Alveolenfasern: sie verkleinern das gesamte Lungenvolumen. Ihre Puncta fixa liegen in den Facies sternocostalis und diaphragmatica, ihre Puncta mobilia in den Facies mediastinales.

2. Gruppe (Abb. 88, 89): Die Fasern in der Wand derjenigen Äste des Bronchialbaumes, die vom Lungenhilus zu den Außen- und Innenläppchen an den Facies sternocostalis und diaphragmatica ziehen. Ihre Puncta fixa liegen — wieder infolge der Adhäsion zwischen beiden Brustfellblättern — an den Fac. costalis und diaphragmatica, ihre Puncta mobilia im Lungenhilus.

3. Gruppe (Abb. 88, 89): Die elastischen Fasern derjenigen Äste des Bronchial-baumes, die vom Lungenhilus zu Außen- und Innenläppchen an die Abschnitte der Facies mediastinales verlaufen, welche dem Herzen anliegen. Ihr Punctum fixum liegt im Lungenhilus, ihr Punctum mobile an der Facies mediastinalis.

Die Wirkung der Lungenelastizität auf den linken Vorhof ist am deutlichsten. Er ist (Abb. 88) eingeschaltet zwischen rechter und linker Lunge und mit beiden durch die Lungenvenen verbunden. Kontrahiert er sich, erfolgt seine Verkleinerung gegen den Elastizitätszug beider Lungen. Erschlafft er bei der Diastole, kommt er wieder unter die Zugkraft der Lungenelastizität, hauptsächlich der Gruppe 2 und wird durch diese erweitert.

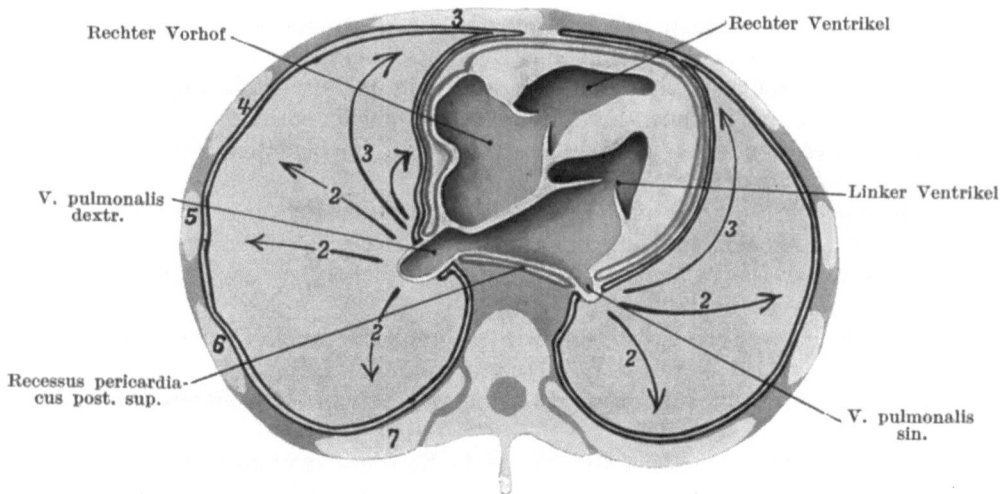

Abb. 88. Schema zur Erklärung der Elastizitätswirkung der Lungen auf linken und rechten Vorhof.

Horizontaler Gefrierschnitt des Brust-Rumpfes in der Höhe des Ansatzes der 4. Rippe am Brustbein. Man sieht von unten her auf die Schnittfläche, die rechte Seite der Abbildung entspricht der linken Körperseite.

Die Pfeile mit den Nummern 2 und 3, die radienförmig vom Lungenhilus gegen die Lungen-oberfläche ausstrahlen, entsprechen dem Verlauf von Bronchien. Die elastischen Fasern in der Wand der Bronchien verlaufen in der Längsrichtung derselben, sie werden also dauernd bestrebt sein, die Pfeile zu verkürzen. Die Puncta fixa für die Pfeile der zweiten Gruppe liegen an der Innenfläche der Brust-wand, die Puncta mobilia im Lungenhilus; die elastischen Fasern dieser Gruppe werden also die Lungen-hili beider Lungen und damit den zwischen beiden ausgespannten linken Vorhof auseinanderziehen. Die Puncta fixa der elastischen Fasern der Gruppe 3 liegen im Lungenhilus, die Puncta mobilia an der Pleura mediast. da, wo diese dem rechten Vorhof bzw. dem linken Ventrikel anliegt. Die elasti-schen Fasern dieser Gruppe werden die Wand des rechten Vorhofs nach rechts und die Wand des linken Ventrikels nach links ziehen und sich damit an der Herstellung der Diastole beider Herzhöhlen beteiligen.

Die Diastole des linken Vorhofes ist also in erster Linie eine Funktion der Lungenelastizität und erst in zweiter Linie der Kon-traktionskraft des rechten Ventrikels, die als vis a tergo durch den Pulmonalkreislauf die Füllung des linken Vorhofs besorgen kann.

Ähnlich verhält es sich mit dem rechten Vorhof. Er steht aber nur mit der rechten Lunge in Berührung. Seine Kontraktion erfolgt unter Dehnung der Faser-gruppe 3 (Abb. 88), in der Diastole wird er durch den Zug ihrer Faser erweitert.

Der starkwandige linke Ventrikel, der wie der rechte Vorhof unter der Wirkung der 3. Gruppe der linken Lunge steht, folgt dem Elastizitätszug derselben viel schwerer als der rechte Vorhof, seine Füllung wird viel mehr durch das aus dem Vorhof ein-strömende Blut als durch die Lungenelastizität bewirkt.

Die verschiedene Reaktion von rechtem Vorhof und linkem Ventrikel auf den Zug der Lungenelastizität, bedingt durch ihre verschiedene Wandstärke, kommt bei der Röntgendurchleuchtung zum Vorschein. Bei Beginn der Einatmung, die ja den elastischen Zug der Lunge erhöht, verbreitert sich der Herzschatten deutlicher nach rechts (rechter Vorhof), als nach links (linker Ventrikel).

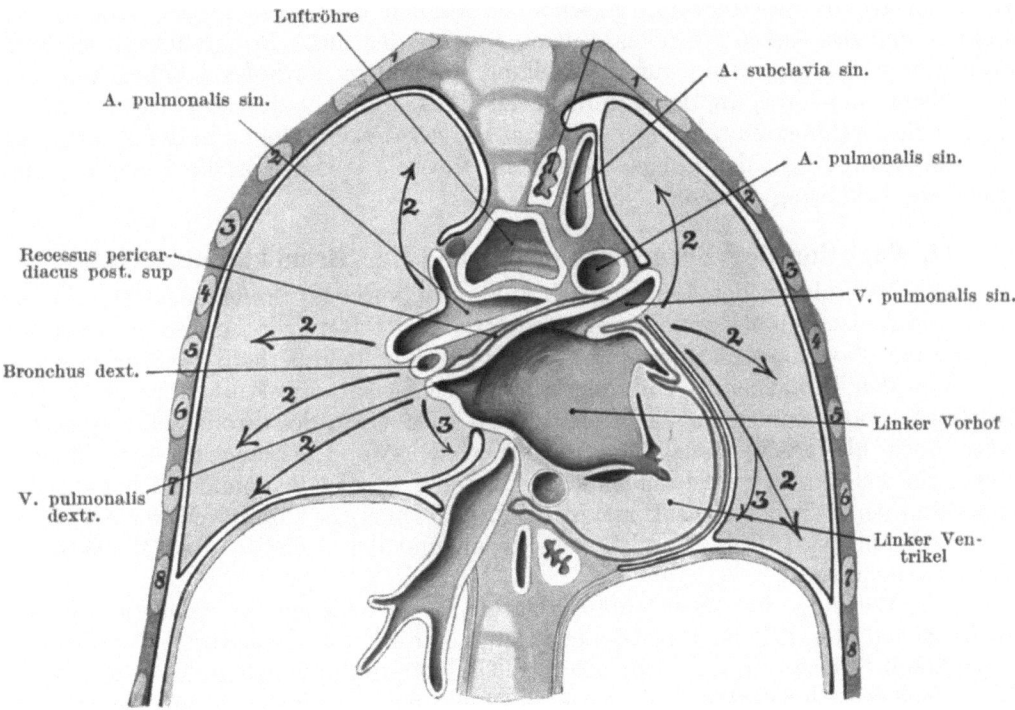

Abb. 89. Schematisierter frontaler Gefrierschnitt der Brust zur Erklärung des Einflusses der Lungenelastizität auf das Herz.

Das Bild ist unter Benützung der Tafel 13, des 3. Bandes der SOBOTTAschen Anatomie, 1914, gezeichnet. Die Pfeile geben den Verlauf der Bronchien vom Lungenhilus gegen die Lungenoberfläche an; die elastischen Fasern in der Wand der Bronchien laufen in der Längsrichtung derselben. Jeder Pfeil hat also das Bestreben sich zu verkürzen. Die Puncta fixa der Pfeile der 2. Gruppe liegen an der Innenfläche der Brustwand, die Puncta mobilia im Lungenhilus; die elastischen Fasern der Gruppe 2 werden also die Lungenhili und den zwischen ihnen ausgespannten linken Vorhof auseinanderziehen.

Die Puncta fixa der Pfeile der Gruppe 3 liegen im Lungenhilus, die Puncta mobilia an demjenigen Flächenabschnitt der Pleura mediastinalis, welche dem rechten Vorhof bzw. dem linken Ventrikel anliegt. Die elastischen Fasern der Gruppe 3 können also die Diastole des rechten Vorhofs und des linken Ventrikels herbeiführen.

Beobachtungen am Röntgenschirm zeigen die systolischen Bewegungen der Kammerkonturen rasch und ruckweise in Form einer Wellenbewegung, die diastolische Bewegung langsamer, gleichmäßiger und in allen Kammerabschnitten gleichzeitig erfolgend (TIGERSTEDT, 1921). Gleichmäßigkeit und Gleichzeitigkeit lassen sich durch den gleichmäßig angreifenden und mit allen Kräften gleichzeitig wirkenden elastischen Zug der Lunge erklären.

Die Ansammlung des Blutes in dem unteren Halsabschnitt in der Nähe der Venenwinkel ist, wie wir oben festgestellt haben, gleichzeitig eine Funktion der Lungenelastizität und der aktiven Einatmung. Das Einströmen des Blutes aus ihrem Stromgebiet in beide Hohlvenen, d. h. aus den extrathorakalen in die intrathorakalen Venen, wird durch die Einatmung ganz wesentlich unterstützt.

Die Füllung der Vorhöfe ist lediglich durch die Elastizität der Gruppe 2 und 3 bedingt; hier gibt die Einatmung nur einen geringen Zuschuß, der sich überdies auf diejenigen Diastolen beschränken muß, die während ihrer Dauer eintreten.

Die chirurgische Eröffnung eines Brustfellraumes hat also nicht nur die obenerwähnten Allgemeinfolgen auf den Mediastinalraum und alle seine Organe, sondern auch die spezielle Störung des Elastizitätszuges der betreffenden Lungen zu beachten. Wird der rechte Brustfellraum geöffnet, so können Störungen in der Füllung des rechten und des linken Vorhofes auftreten, wird der linke Brustfellraum geöffnet, werden sich die Störungen auf die Füllung des linken Vorhofes beschränken.

Nicht alles, was in der Literatur als Pleurareflex betrachtet wird, braucht ein wirklicher Reflex zu sein. Die schweren Herzstörungen können in der Beseitigung des elastischen Zuges der Lunge, welche die Diastole beider Vorhöfe bewirken, hinreichende Erklärung finden.

84. Funktion der Bronchialknorpel und der Bronchialmuskulatur.

Die Muskulatur der Lunge beschränkt sich auf das Bronchialsystem, sie ist glatt und findet sich als geschlossene Circularis in netzförmiger Anordnung zwischen Mucosa und Faserhaut. Drüsen und Knorpel liegen stets außerhalb des Muskelringes.

Von den Bronchien 1. Ordnung angefangen verliert die Muskelschicht lungenoberflächenwärts immer mehr an Mächtigkeit, ist aber an den Bronchioli respiratorii meist noch als geschlossene Lage nachweisbar. Am Übergang zu den Ductuli alveolaris soll sie sich zu förmlichen Sphincteren verdicken können; ich habe das nicht gesehen. An den Alveolengängen selbst ist eine geschlossene Muscularis nicht mehr vorhanden. In den Wänden der Sacculi und der Alveolen sind Muskelzellen nicht nachgewiesen.

Die Wirkung der Bronchialmuskulatur ist verschieden, je nachdem sie sich an Bronchialästen mit oder an Bronchialästen ohne Knorpel auswirkt. Wo Knorpel in größeren Stücken und in nicht allzu großer Entfernung voneinander in die Wand der Bronchien eingelagert sind, kann die Lichtung derselben niemals geschlossen werden. Selbst an ganz kollabierten Lungen bleiben die Knorpelbronchien weit offen. Wo dagegen nur noch vereinzelte Knorpelstückchen vorhanden sind oder wo sie ganz fehlen, wird durch die Muscularis die Lichtung des betreffenden Bronchialastes vollständig verschlossen. Jeder Histologe kennt das Bild der ganz zusammengezogenen Bronchialäste mit der in tiefe Falten gelegten Schleimhaut und der sternförmigen Spalt-Lichtung.

An den Bronchien 1. Ordnung bilden die Knorpel große, dicht aneinander oder übereinander stehende Platten, die sich über ihren ganzen Umfang verteilen, an den Bronchien 2. und 3. Ordnung werden die Knorpel kleiner und rücken auseinander, an den Bronchien 4. und 5. Ordnung, die unter Umständen schon Bronchii lobulares sein können, verschwinden sie, in keinem Falle sind sie an Bronchien unter 0,85 mm zu finden (KÖLLIKER, 1881). Ich bemerke in diesem Zusammenhang, daß die Bronchioli respiratorii durchschnittlich einen Durchmesser von 0,4 mm haben.

Man hat bislang die Wirkung der Bronchialmuskulatur als Sphincterenwirkung aufgefaßt und ihr nur eine Ausatmungstätigkeit zugesprochen.

Wo die Knorpel ein vollständiges Zusammenfallen der Lichtung verhindern, also an Bronchialästen über 0,9 mm Durchmesser, kann von einer Sphincterenwirkung nicht die Rede sein. Ich sehe die Aufgabe der Muskulatur dieser Bronchialäste in dem gleichmäßigen Druck, den sie auf die neu eingetretene Atemluft ausüben und ferner in dem weiteren Druck, den sie auf die stehende Luft ausüben, die durch sie lungenoberflächenwärts weitergeschoben wird.

In der Ausatmungsphase kann die Muskulatur dieser Bronchien ausatmend wirken, indem sie die stehende Luft austreibt und so Platz für die aus den Lappenmänteln kommende Luft schafft.

Die Muskulatur der Bronchien über 1 mm Durchmesser kann also ausatmend wie einatmend tätig sein. Eine vorzeitige Kontraktion ihrer Elemente, d. h. unmittelbar vor Beginn der Einatmung, kann keine große Atmungstörung hervorrufen.

Die Muskulatur der Bronchialäste unter 0,9 mm Durchmesser wirkt ganz anders, hier fehlen die Antagonisten, die Knorpelstückchen, sie kann deswegen einen vollständigen Verschluß der Lichtung herbeiführen.

Wir haben nur zu bestimmen, wann diese Kontraktion der Muskulatur bei normalem Ablauf der Atmung einsetzen muß. Die Luft aus den weiteren Bronchialästen kann in die engen Bronchien und in die Bronchiolen nur dann eintreten, wenn diese durchgängig sind, d. h. wenn ihre Muskulatur erschlafft ist. Eine Kontraktion der Muskulatur vor oder während des Eintrittes der Luft muß eine Atmungstörung hervorrufen. Die Muskulatur darf also während der Einatmung unter keinen Umständen in Tätigkeit treten.

Dagegen kann die Muskulatur von großem Nutzen bei der Ausatmung werden. Der Druck des herabsinkenden Brustkorbes und des ansteigenden Zwerchfelles wird die Luft aus den Außenläppchen in die Bronchiolen und in den Bronchius lobularis drängen, sind diese gefüllt, so kann ihre Muskulatur sich an der weiteren Austreibung der Luft beteiligen.

Die Gefahr, daß die Luft aus den Bronchii lobulares in das Läppchen zurücktritt, könnte durch die Sphincteren an dem Übergang der Bronchiolen in die Ductuli alveolaris beseitigt werden. In der Ausatmungsperiode kann eine vorzeitige Kontraktion dieser Muskulatur zum Atmungshindernis werden.

Die Muskulatur der Bronchialäste unter 0,9 mm Durchmesser wirkt also rein ausatmend.

Über die Nervenversorgung der Muskulatur der Bronchen s. Kapitel „Nerven der Lunge", S. 213.

Ob die Muskulatur der Bronchialäste ohne Knorpel insofern regulierend auf den Luftstrom wirkt, daß sie den Zutritt der Luft zu bestimmten Lungenläppchen verhindert und zu anderen erlaubt, ist nicht bekannt. Die Frage verdiente aber die Beachtung der Kliniker und Pathologen.

Hier sei nochmals betont, daß alle Drüsen der Bronchialwand außerhalb des Muskelringes liegen und deshalb dem Einfluß der Muscularis entzogen sind.

C. Blutgefäße der Lunge.

85. Allgemeines.

Die Lungen haben einen doppelten Kreislauf, den respiratorischen für den Gasaustausch, den nutritiven für die Ernährung.

Man nahm früher an, daß der respiratorische Kreislauf nur von den A. und V. pulmonales, den Vasa publica der Alten, der nutritive Kreislauf nur von den Aa. und Vv. bronchiales, den Vasa privata der Alten, besorgt würde und war der Überzeugung, daß jeder der beiden Kreisläufe eine abgeschlossene, vom anderen Kreislauf unabhängige Blutbahn darstelle.

Diese scharfe physiologische Trennung läßt sich heute nicht mehr aufrecht erhalten. Das lehrt schon eine einfache anatomische Betrachtung. Das Capillargebiet des respiratorischen Kreislaufes kann sich auf diejenigen Lungenteile beschränken, die für den Gasaustausch ausgebildet sind, d. h. auf die Wände der Alveolen, gleichgültig, zu welcher Abteilung des respiratorischen Systemes sie gehören, mithin auf die Alveolen der Bronchioli respiratorii, der Ductuli und der Sacculi alveolares.

Das Capillargebiet der Aa. bronchiales müßte sich überall in der Lunge finden, denn jeder ihrer Abschnitte macht Anspruch auf Ernährung. Tatsächlich versorgen aber die Aa. bronchiales nur den Bronchialbaum bis höchstens zu den Bronchioli respiratorii, was von Lungenabschnitten weiter oberflächenwärts liegt, die Ductuli und Sacculi alveolares, die für die Atmung funktionell wichtigsten Abschnitte, ist auf die Zufuhr von Nahrungstoffen durch die A. pulmonalis angewiesen. Damit ist festgestellt, daß der „respiratorische" Kreislauf in der Hauptfunktion den Gasaustausch, in der Nebenfunktion die Ernährung bestimmter Lungengebiete besorgt. Dabei beschränkt sich die ernährende Rolle der A. pulmonalis nicht bloß auf die eigentlichen Lungenabschnitte, sondern greift weiter. MELNIKOFF (1923) sah an seinen Präparaten drei recht bedeutende Äste der A. pulmonalis zu einer vergrößerten Lymphdrüse gehen.

An der Wand der Bronchioli respiratorii sind Alveolen, an der Wand der Ductuli alveolaris alveolenähnliche Gebilde entwickelt. Beide Gebilde dienen dem Gasaustausch, sie tragen respiratorisches Epithel und werden von Capillarnetzen umsponnen, genau so wie die Alveolen der Sacculi; beide Gebilde werden aber nur von den Aa. bronchiales versorgt (auf jeden Fall die Alveolen eines Teiles der Bronchioli respiratorii). Das führt zu der unmöglichen Annahme, daß die Aa. bronchiales, soweit sie die Alveolen der Bronchioli respiratorii versorgen, respiratorische Funktion ausüben. Die Annahme ist unmöglich, weil die Aa. bronchiales arterielles Blut führen.

Diese Widersprüche lösen sich von selbst, wenn man die Anordnung des Capillarsystems der Lunge kennt. Das Capillarsystem setzt sich nicht aus einzelnen Netzen zusammen, von denen jedes **eine** zugehörige Alveole umhüllt, jedes eine zuführende Arterie und eine abführende Vene besitzt, sondern wir haben für den einzelnen Sublobulus nur **ein** gemeinsames Capillarnetz, das die Hunderte von Alveolen des Sublobulus umspinnt. In dieses Capillarnetz münden an bestimmten Stellen sowohl Äste der A. pulmonalis als Äste der Aa. bronchiales ein und von diesem Capillarnetz entspringen an bestimmten Stellen Äste der Vv. pulmonales und vielleicht auch Äste der Vv. bronchiales.

Das Capillarnetz der Lungenalveolen ist also ein neutrales Gebiet und betätigt sich bald in respiratorischer bald in nutritiver Funktion. Durch dieses gemeinsame Capillarnetz kommt Blut aus den Aa. bronchiales bis an die äußersten Alveolen eines Sacculus und ebenso Blut aus der Pulmonalis bis an die Alveolen der Bronchioli respiratorii.

Da die Gefäßsysteme der A. pulmonalis und Aa. bronchiales durch ein Capillarsystem verbunden sind, so können sie sich gegenseitig vertreten. Vom anatomischen Standpunkt aus kann die A. pulmonalis die Aa. bronchiales und umgedreht vertreten. Funktionell kann nur die A. pulmonalis die Aa. bronchiales, aber nicht die Aa. bronchiales die A. pulmonalis vertreten, weil sie niemals venöses Blut in die Lunge bringen können.

Die Erfahrungen der Kliniker haben das längst bestätigt. Man kann, ohne daß Ernährungstörungen eintreten, einen ganzen Lappenast der A. pulmonalis unterbinden, der betreffende Lungenlappen wird weiter ernährt, ist aber damit funktionslos geworden.

86. Aa. und Vv. bronchiales.

Die Aa. bronchiales sind stets in der Mehrzahl vorhanden. Sie werden als Bronchial. antt. von dem Astgebiet der A. subclavia, als Bronchial. post. von der Aorta oder ihrem Astgebiet abgegeben.

Die Aa. bronchiales antt. entspringen aus den Aa. mediastinales antt. oder der A. pericardiaco-phrenica, der Begleitarterie des N. phrenicus. Sie sind unbeständig und wenn sie vorhanden sind unbedeutend.

Die Aa. bronchiales postt. sind in ihrer Gesamtheit stets vorhanden. Die einzelne Arterie dagegen kann bald vorhanden sein, bald fehlen. Die Arterien sind

bald paarig, bald unpaar. Sie können entspringen aus der Aorta, aus einer A. intercostalis, aus einer A. oesophagea, ganz selten aus einer A. thyreoidea inferior
(ZUCKERKANDL, 1883), aus der Mammaria int., aus der A. subclavia und endlich
aus der A. intercostalis suprem. (RAUBER-KOPSCH, 1923).

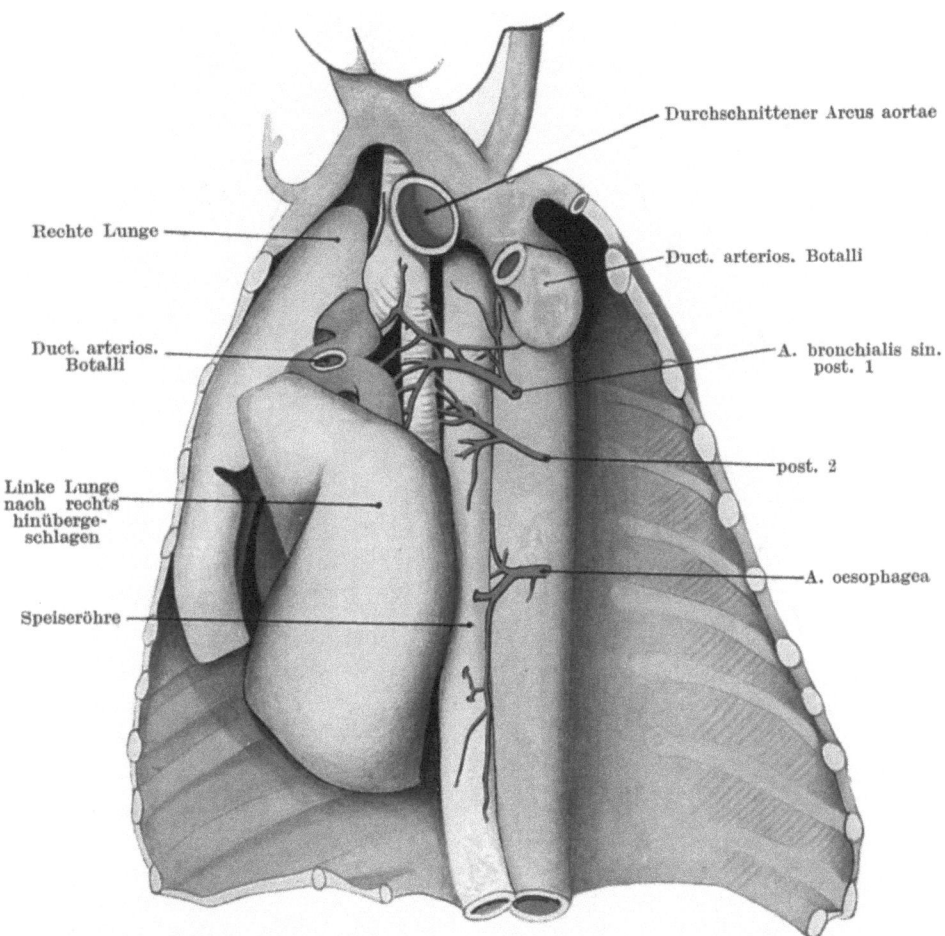

Abb. 90. Die linken Aa. bronchiales postt. eines Neugeborenen. (Nach einem Injektions-
präparat von Dr. VONWILLER.)

Der Brustkorb ist vorn breit geöffnet. Der Ductus arteriosus Botalli und der Arcus aortae wurden
durchschnitten; die linke Lunge wurde dann mit ihrer A. pulmon. sin. nach rechts hinübergeschlagen.
So wurden Luftröhrengabelung, Speiseröhre und Brustaorta freigemacht.

Man sieht zwei linke Aa. bronchial. postt. aus der Brustaorta entspringen — die obere ist von
auffallender Stärke — und sich an beiden Hauptbronchen verzweigen und mit ihnen zur Lunge ziehen.

Es sind gewöhnlich drei Aa. bronchiales postt., zwei linke (Abb. 90) und eine
rechte vorhanden. Die linken Gefäße entspringen meist an der konkaven Seite der
Übergangstelle des Arcus aortae in die Aorta thoracica. Die rechte A. bronchial.
post. kann mit einer der beiden linken einen gemeinsamen Ursprung aus der Aorta
haben, selbständig aus ihr entspringen oder von der A. intercostalis dext. 3 oder
4 abgegeben werden.

Die oben aufgezählten seltenen Ursprungsarten betreffen fast immer die rechte
A. bronchialis post.

Rechte und linke Aa. bronchial. postt. verlaufen von ihrem Ursprung eine
ganz kurze Strecke entlang der Innenseite der Pleura pariet. mediast. in sagittaler

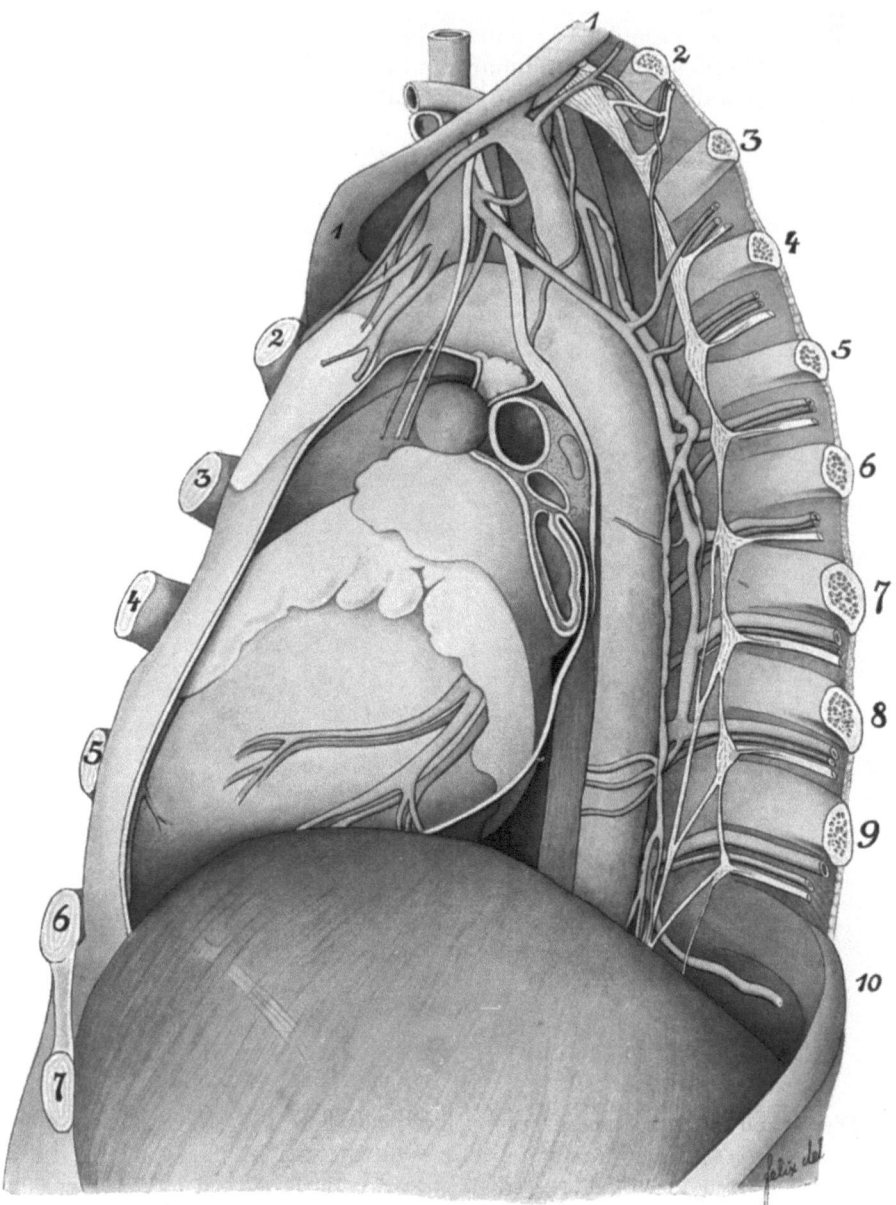

Abb. 91a.

Richtung nach vorn und gelangen sofort an die dorsale Seite des Bronchus principalis, dann teilen sie sich so, daß jeder Lappenbronchus je einen Ast bekommt, der meist zwischen Bronchus und dem begleitenden Pulmonalvenenaste liegt. Sobald der Lappenbronchus sich zu teilen beginnt, teilt sich auch der zugehörige Ast der Arterie, und zwar regelmäßig in mehrere untereinander anastomosierende Äste. Der einzelne Bronchius ist also von einem weitmaschigen, längsgerichteten arteriellen Netze umsponnen.

Noch vor Eintritt der Lappenbronchi in die Lunge stehen die Lappenbronchusäste der Arterie jeder Seite unter sich und mit denen der anderen Seite in arterieller Verbindung (MELNIKOFF, 1923).

Am Lungenhilus teilen sich die einzelnen Äste der Aa. bronchial. postt. in ein oberflächliches (pleurales) und ein tiefes Astgebiet.

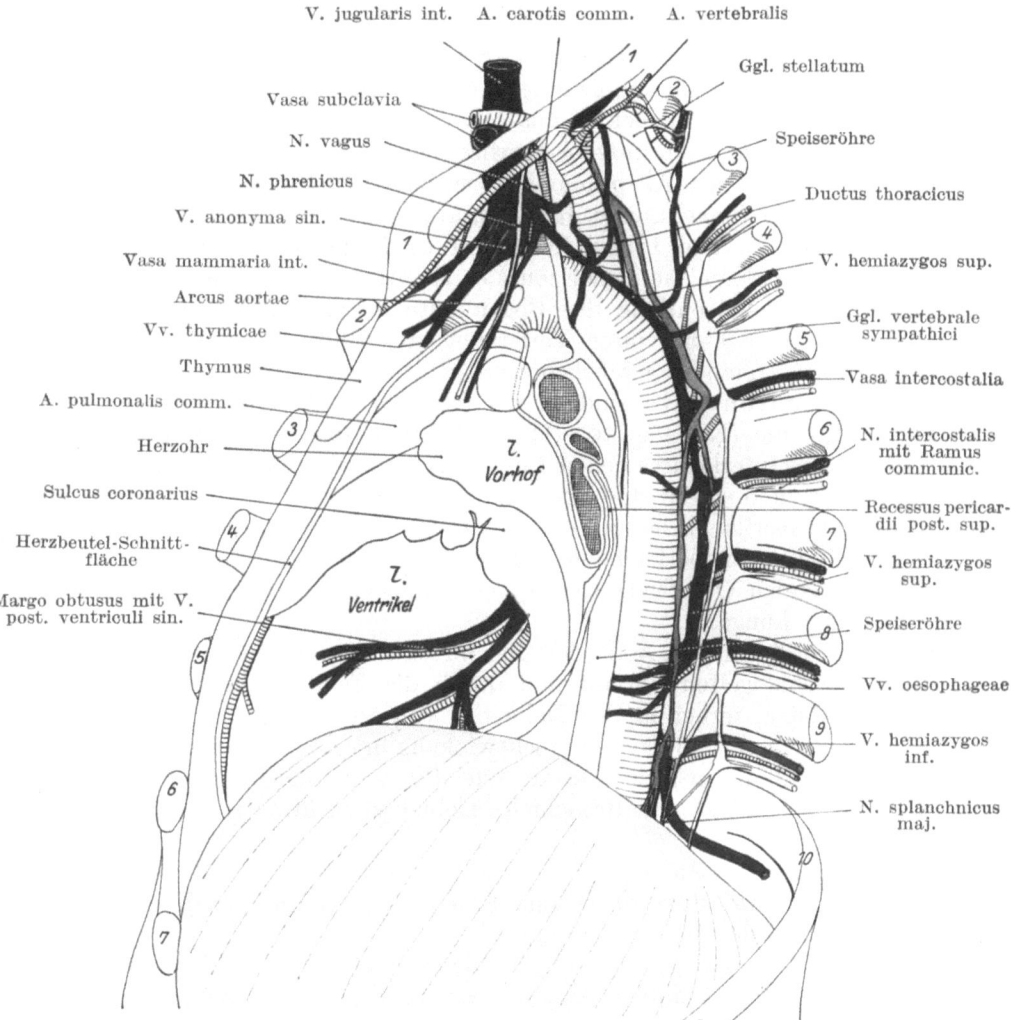

V. jugularis int.　A. carotis comm.　A. vertebralis

Vasa subclavia

N. vagus

N. phrenicus

V. anonyma sin.

Vasa mammaria int.

Arcus aortae

Vv. thymicae

Thymus

A. pulmonalis comm.

Herzohr

Sulcus coronarius

Herzbeutel-Schnitt-
fläche

Margo obtusus mit V.
post. ventriculi sin.

Ggl. stellatum

Speiseröhre

Ductus thoracicus

V. hemiazygos sup.

Ggl. vertebrale
sympathici

Vasa intercostalia

N. intercostalis
mit Ramus
communic.

Recessus pericar-
dii post. sup.

V. hemiazygos
sup.

Speiseröhre

Vv. oesophageae

V. hemiazygos
inf.

N. splanchnicus
maj.

l. Vorhof

l. Ventrikel

Abb. 91 b.

Abb. 91 a und b.　Die Organe an der linken Oberfläche des Mediastinums in situ präpariert.

　　Leiche eines 19 jährigen Mannes in toto in 4%iger Formalinlösung gehärtet. 2. bis 9. Rippe sind in großer Ausdehnung entfernt, ihre Ordnungszahlen sind eingeschrieben. Die linke Lunge ist weggenommen, ihr Mesopulmonale mit der Lungenwurzel blieb erhalten. Die ganze linke Wand des Herzbeutels ist entfernt.

　　Über dem linken Vorhof liegt die A. pulm. commun., sie läuft dorsal und etwas kranial und gibt die A. pulmon. sin. direkt gegen den Beschauer zu ab, die Sinistra ist deswegen nur auf der Schnittfläche sichtbar. Vor der Pulmonalis sin. eine vergrößerte Lymphdrüse (grün). Die A. pulmon. sin. liegt auf der Basis des linken Herzohres auf. Der Lungenstiel ist einfach aufgebaut, kranial die A. pulmon., in der Mitte des Hauptbronchus, unter ihm die zu einer Vene vereinigten beiden Lungenvenengruppen.

　　Der linke Phrenicus läuft an der Außenseite der zur Teilung in V. jugul. und V. subclav. emporsteigenden V. anonyma sin. und gelangt mit ihr zum Aortenbogen, dann an die linke Seite des Perikards, wo er in der Höhe der A. pulmonalis commun. der vergrößerten Lymphdrüse ausweicht.

　　Der N. vagus kommt an der linken Seite der Aorta commun. sin. herab, überkreuzt die linke Seite des Aortenbogens und tritt unmittelbar hinter die Lungenwurzel. Unterhalb des Aortenbogens gibt er die Rami cardiaci inff. ab; Stamm- und Herzäste fassen die A. pulm. sin. gabelförmig zwischen sich.

　　Die A. mammaria int. zieht eine große Strecke parallel der 1. Rippe, überkreuzt dann den linken Umfang der V. anonyma sin. und verschwindet hinter dem 2. Rippenknorpel.

　　Der Ductus thoracicus wird an der linken Seite der Speiseröhre über dem Aortenbogen sichtbar. Er nimmt einen Ductus accessorius auf, der vom Zwerchfell aus in die Höhe steigt.

Oberflächliches Gebiet der Aa. bronchiales.

Die an der Lungenoberfläche verlaufenden Äste der Aa. bronchiales laufen vom Hilus aus in dem subpleuralen Gewebe der Fac. mediast. und der Fac. interlobärr. und gelangen von beiden aus sowohl an die Fac. diaphragm. als an die Fac. sternocostal., wo sie nach kurzem oberflächlichem Verlaufe in die Tiefe tauchen und sich mit Ästen der A. pulmonalis verbinden. Es sind gewöhnlich drei mediastinale Äste (linke Lunge, KONASCHKO, 1926) vorhanden, ihr Durchmesser schwankt zwischen 0,3 und 1 mm (KONASCHKO, 1926). Ein oberer Ast geht zur Lungenspitze, ein mittlerer Ast in horizontaler Richtung zum vorderen Lungenrand, ein unterer, der stärkste, entlang der Bogenkante der Lunge bis zur Lingula. Die Äste sind klein, da aber bei ihrer Verletzung die Blutung in den Pleuraraum erfolgt, können sie trotzdem gefährlich werden.

Die interlobaren Äste sind in der Vielzahl vorhanden, ihr Durchmesser schwankt um 1,0 mm (KONASCHKO, 1926). Sie sind sehr beständig und verlaufen links auf den Facies interlobares beider Lungenlappen radienförmig vom Lungenhilus gegen die vordere und gegen die Bogenkante der Lunge.

Mediastinale oberflächliche und interlobäre Äste können an die diaphragmatikale und sternocostale Lungenoberfläche gelangen. Diejenigen mediastinalen Äste, welche zur diaphragmatikalen Oberfläche ziehen, verlaufen entlang der Insertion des Lig. pulmonale an der Lunge.

Sämtliche subpleuralen Äste der Aa. bronchiales zeichnen sich durch ihre Länge, ihren geschlängelten Verlauf und durch die Feinheit ihrer Seitenäste aus. An der Lungenspitze, ferner in der Nähe der vorderen Lungenkante und endlich an der Bogenkante biegen sie plötzlich rechtwinkelig um, treten in das Lungengewebe ein und gehen geradlinig in gleich starke Äste der A. pulmonalis über; eine Grenze zwischen Pulmonalis-Gebiet und Bronchiales-Gebiet ist nicht zu ziehen (KONASCHKO, 1926).

Man kann also die Aa. bronchiales subpleurales als lange Anastomosen auffassen, die entlang der Lungenoberfläche Endäste der A. pulmonalis mit den Aa. bronchiales im Hilus der Lunge verbinden.

Die feineren Seitenzweige aller subpleuralen Bronchiales-Äste bilden miteinander ein feines, weitmaschiges Capillarnetz.

Die tiefen Äste der Aa. bronchiales postt.

Die tiefen Äste der Aa. bronchiales begleiten die einzelnen Zweige des Bronchialbaumes und teilen sich entsprechend dessen Verzweigung; sie sind beim Menschen mit Sicherheit nur bis an die Bronchioli respiratorii nachzuweisen. Die Äste sind stark gewunden und bilden stellenweise knotenartige Gebilde (KONASCHKO, 1926).

Die einzelnen Äste am Bronchialbaum sind untereinander durch Anastomosen verbunden und bilden dadurch um die Wand der Luftwege ein in die Länge gezogenes arterielles Netz, von dem aus die Vasa vasorum zu den Pulmonalisgefäßen abgegeben werden (MELNIKOFF, 1923).

KONASCHKO (1926) konnte feine Ästchen der Bronchialarterien beobachten, die in den interalveolären Scheiden Netze von geringer Größe bildeten und dadurch auch an der Ernährung der Sacculi alveolares teilnahmen.

Die tiefen Äste der Aa. bronchiales unterscheiden sich makroskopisch von denen der Aa. pulmonalis durch ihre Feinheit und die Vielzahl der Seitenäste. Die A. pulmonalis-Äste sind weit, teilen sich wohl im Gebiet des Lungenkerns, geben aber erst im Gebiet des Lungenmantels zahlreiche Seitenzweige ab. Der mikroskopische Unterschied beider liegt in dem Bau der Media. Die Pulmonalis-Äste bis zu denen 3. bis 4. Ordnung, zeigen den histologischen Wandtypus der großen, die Bronchial-Äste den Wandtypus den der mittleren Arterien.

Das Blut aus den Capillaren fließt teils durch Vermittelung der Netze um die Alveolen der Sacculi, teils durch kleine Venen direkt in einen Ast der V. pulmonalis, teils sammelt es sich im Bereich des Lungenkernes zu kleineren Venenstämmchen, die wieder zu 2 bis 3 Vv. bronchiales zusammenfließen und in die V. azygos bzw. in die V. hemiazygos münden.

Da die Vv. bronchiales nicht das gesamte Blut, das die Aa. bronchiales der Lunge zubringen, zurückleiten, sind sie noch feiner als die bereits feinen Arterien.

Theoretisch kann es als möglich bezeichnet werden, daß die Vv. pulmonales und die Vv. bronchiales einander gegenseitig vertreten können. Funktionieren wird auf jeden Fall der Abfluß aus dem Astgebiet der Bronchiales in die Pulmonalis, da ein großer Teil des Bronchiales-Blutes bereits unter normalen Verhältnissen in die Pulmonalvene einströmt.

Ob eine V. bronchialis eine V. pulmonalis ersetzen kann, ist sehr zweifelhaft; auf jeden Fall müßte der Kollateralkreislauf geraume Zeit zu seiner Ausbildung haben, um diesen Ersatz leisten zu können.

87. Die A. pulmonalis communis.

Die A. pulmonal. commun. wird 40 bis 50 mm lang, sie liegt ganz auf der linken Körperseite. Ihr Ursprung aus dem Conus arteriosus des rechten Ventrikels, auf die vordere Brustwand projiziert, liegt hinter dem 3. linken Rippenknorpel, zwischen Sternal- und Parasternallinie (Abb. 91). Der rechte Umfang des Ursprunges erreicht die Sternallinie, der linke die Mitte des 3. linken Rippenknorpels. Der Scheitel des Teilungswinkels in rechte und linke Pulmonalis liegt am und unter dem linken Umfang der Konkavität des Aortenbogens, in einer frontalen Querlinie, die als Tangente an den hinteren Umfang der Aorta ascendens gezogen wird.

Die Communis läuft fast horizontal in sagittaler Richtung nach hinten (Abb. 92), der Teilungswinkel liegt nur wenige Millimeter höher als der Ursprung und fällt, auf die vordere Brustwand projiziert, in die Mitte des linken 2. Zwischenrippenraumes. Sie macht in ihrem Verlauf einen leichten Bogen, dessen Konkavität halb caudalwärts, halb nach rechts liegt. Mit diesem caudal gerichteten Bogen passiert sie über das Dach des linken Vorhofes hinweg, dellt dasselbe etwas ein und grenzt dadurch das Herzohr vom eigentlichen Vorhof scharf ab. Mit dem nach rechts gerichteten Bogen läuft sie um den linken Umfang des Ascendens herum (Abb. 93).

Die Communis ist auf ihrer rechten Seite mit der Ascendens bindegewebig verbunden; die Verbindung ist stumpf kaum zu lösen. An ihrer linken Seite grenzt sie an das Perikard, das von ihr leicht ablösbar ist.

Die Teilung der Communis in dextra und sinistra erfolgt so, daß die Dextra den Bogen um die Aorta ascendens fortsetzt und damit zur direkten Fortsetzung der Communis wird, in der Abb. 93 ist selbst bei genauester Betrachtung eine Grenze zwischen Communis und dextra nicht zu bestimmen. Die Pulmonalis sinistra dagegen geht unter rechtem Winkel von dem Bogen ab und bildet dadurch eine scharfe Ecke, die Carina pulmonalis. In Abb. 93 ist eben noch die Pulmonalis communis getroffen, in voller Ausdehnung die Pulmonalis dextra und die sinistra, man überzeuge sich, daß die sinistra sowohl mit der dextra als mit der Communis einen rechten Winkel bildet. Der vorspringende Winkel zwischen dextra und sinistra ist die Carina pulmonalis.

Die Pulmonalis dext. ist nicht nur die direkte Fortsetzung der Communis, sie ist auch in Anpassung an das größere Volumen der rechten Lunge das weitere Gefäß; die dextra hat einen Durchmesser von 21 mm, die sinistra einen solchen von 19 mm. Da ein Embolus meist in direkter Richtung in der Blutbahn fortgetrieben wird, so ist die Wahrscheinlichkeit, daß er in die rechte Pulmonalis kommt, sehr groß, begünstigt wird sein Eintritt in die rechte Arterie durch die größere Weite derselben.

Infolge des fast horizontalen Verlaufes der Communis ist ihre Projektion auf die vordere Brustwand sehr klein, gewöhnlich nicht größer als ihr Durchmesser,

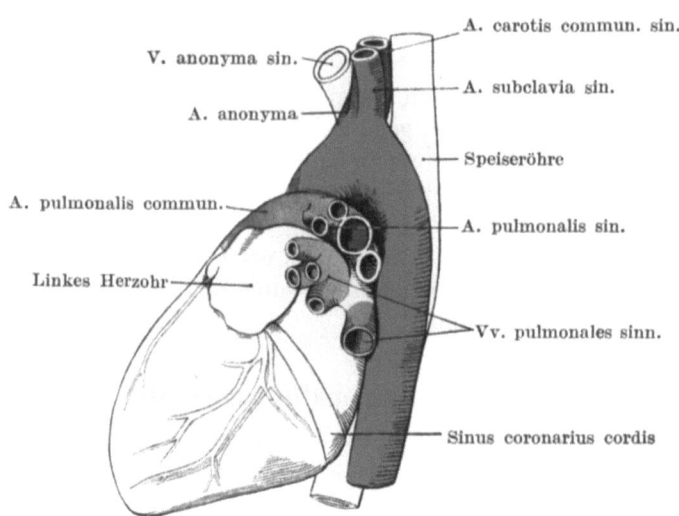

Abb. 92. Bildung und Lage der linken Lungenwurzel. Herz von der linken Seite gesehen.

Die A. pulm. commun. läuft in nach aufwärts konvexem Bogen in sterno-vertebraler Richtung über den linken Vorhof hinweg und gibt drei Äste für den Oberlappen der linken Lunge ab. Alle Arterienäste liegen kranial von dem (weißen) Hauptbronchus. Die Lungenvenen (blau) sind in die obere (4 Äste) und die untere Gruppe (1 Ast) getrennt.

Lungenarterien, linker Vorhof mit den beiden Lungenvenengruppen und dem Hauptbronchus bilden eine geschlossene Masse; die minimalen Spalträume zwischen ihnen werden von Bindegewebe und von Lymphdrüsen ausgefüllt.

der 30 mm beträgt. So kommt es, daß das ganze Projektionsfeld der Communis im linken 2. Zwischenrippenraume Platz findet.

Pulmonalis dextra und sinistra liegen fast in der gleichen Horizontalebene, die dextra gewöhnlich um ein geringes tiefer, weil sie den Aortenbogen zu unterkreuzen hat.

88. Die A. pulmonalis sinistra.

Die A. pulmonalis sin. entspringt aus dem Scheitel des Bogens, den Pulmonalis communis und dextra bilden. Sie ist unter scharfem rechten Winkel gegen die dextra abgesetzt (Abb. 94), von der Lichtung aus gesehen bildet der Winkel eine scharf vorspringende Kante, die Carina pulmonalis. Der Winkel, den sie bei ihrem Abgang mit der Communis bildet, ist nahezu ein rechter, wird aber abgerundet.

Von ihrem Ursprung bis zum Abgang des ersten Astes mißt sie 35 mm.

Die Pulmonal. sin. läuft über die horizontal gestellte obere Wand des linken Vorhofs schräg lateral und dorsal und hält dabei die Richtung auf die Anguli costarum ein. Ihre Achse bildet mit einer Frontalebene einen Winkel von 45°. Der schiefe, nach hinten gerichtete Verlauf läßt die Arterie bei der dorso-ventralen Projektion und auf dem in gleicher Richtung aufgenommenen Röntgenbild sehr kurz erscheinen. Bei dorso-ventraler Durchleuchtung wird sie in ihrem medialen Teil durch den Schatten des linken Ventrikels überdeckt.

An der abgerundeten Übergangskante der oberen Wand des linken Vorhofes in die hintere Wand erreicht die Arterie den in der Frontalebene herüberziehenden

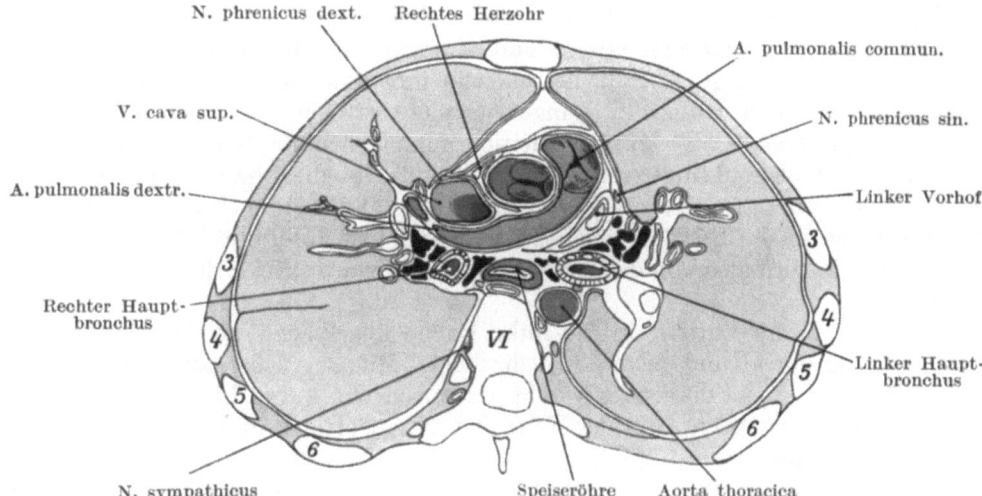

Abb. 93. Verlauf der Aa. pulmon. commun. und dext.

Querer Gefrierschnitt des Rumpfes unmittelbar unter dem Ansatz der 2. Rippe und durch die obere Hälfte des 6. Brustwirbelkörpers. Blick von unten her auf den Schnitt, die linke Seite des Bildes entspricht der rechten Körperseite. (Nach W. Braune [1875].)

Die A. pulm. commun., die A. pulm. dext. und ein Ast der letzteren (A. ventral. lob. sup.) bilden einen Bogen hinter der Aorta ascendens und hinter der V. cava sup. bis an den Lungenhilus heran. Grenzen zwischen den drei Gefäßen, die den Bogen bilden, sind nicht zu sehen, die A. ventral. lob. sup. ist also die direkte Fortsetzung der A. pulm. commun. Die A. pulm. dext. läuft fast rein frontal und liegt eingekeilt zwischen Cava sup., dem Hauptbronchus und den Verbindungsdrüsen zwischen Lgll. bronchial. bifurcat. und hili (im Bilde schwarz bezeichnet).

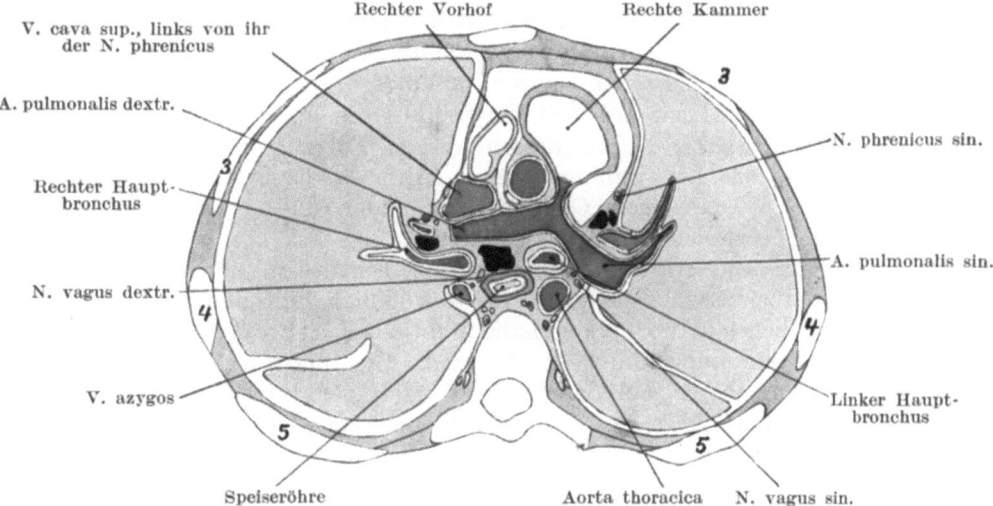

Abb. 94. Ursprung und Verlauf der A. pulm. sin.

Querer Gefrierschnitt des Rumpfes in der unteren Hälfte des 2. Zwischenrippenraumes und durch die obere Hälfte des 5. Brustwirbelkörpers. (Nach Potter [1905].)

Der Schnitt trifft eben noch die untere Wand der Pulmonalis commun. Auch er zeigt noch ihren direkten Übergang in die Pulmonalis dext. (vgl. auch Abb. 93). Die linke A. pulm. steht bei ihrem Abgang rechtwinkelig auf dem Pulmonalisbogen (Communis und Dextra). Zwischen rechter und linken Pulmonalis die Carina pulmonalis vor dem linken Hauptbronchus. Das Bild zeigt die Richtungsunterschiede im Verlaufe beider Aa. pulm., die rechte verläuft fast rein frontal, die linke im Winkel von 45° zur Frontalen. Infolge dieses Verlaufes gehen die Äste zur vorderen Hälfte der linken Lunge fast unter rechtem Winkel vom Hauptstamm ab.

Zwischen den auseinanderweichenden beiden Hauptbronchen die Platte der Lgll. bronchial. bifurcat. (schwarz ausgeführt). Die V. azygos macht eine Rinne in der rechten Lunge.

linken Hauptbronchus, tritt auf seine obere Seite und biegt in seiner Richtung um, d. h. läuft jetzt fast rein lateral und abwärts. An der oberen Peripherie des Hauptbronchus angelangt, zerfällt sie schon in ihre Äste, so daß die A. pulm. sin. streng genommen den Hilus der Lunge gar nicht erreicht.

Die A. pulmonalis sin. kommt mit den entsprechenden Lungenvenen nicht in Berührung. Die obere Lungenvenengruppe mündet in die obere Wand des linken Vorhofes, ein Stück weit ventral von ihr, ein. Die untere Lungenvenengruppe unterkreuzt den linken Stammbronchus und mündet in die hintere Wand des linken Vorhofes ein, sie wird also von der Arterie durch die ganze Dicke des Hauptbronchus getrennt.

Kurz vor ihrem Eintritt in die linke Lunge überkreuzt die Arterie die Aorta descendens, die dorsal und rechts von ihr liegt. Mit der Übergangstelle zwischen Arcus aortae und Aorta descendens steht sie durch das kurze Lig. arterios. Botalli in Verbindung, an dessen lateraler Seite der N. recurrens sin. seinen Lauf um den Arcus aortae beginnt.

In ihrem Verlauf auf dem Hauptbronchus liegt die Arterie hinter den Lgll. bronchiales hili und broncho-tracheales (Abb. 93 u. 94). Bei ihrem Eintritt in den Lungenhilus liegt dicht hinter ihr der Stamm des linken Vagus, dicht vor ihr dessen Rami cardiaci inff., so daß sie von der linken Seite gesehen, wie im Scheitel einer Nervengabel liegt, vorn die Rami cardiaci, hinten der Vagusstamm (Abb. 91). An ihrem kranialen Umfang wird die A. pulmonalis von ihrem Ursprung aus der Communis bis 1 cm lateral an ihrer unteren und vorderen Seite vom Herzbeutel überzogen.

Kurz vor ihrem Eintritt in die Lunge beginnt sie Äste abzugeben, die obere von den beiden Lungenvenen tut das gleiche. Die Äste der Arterie liegen kranial vom noch ungeteilten Hauptbronchus, die Äste der oberen Lungenvene ventral von ihm (Abb. 62), die untere Lungenvene läuft caudal vom Bronchus, so entsteht aus allen Gefäßen und dem Stammbronchus, die alle untereinander durch reichliches Bindegewebe zu einem geschlossenen Ganzen vereinigt werden, die Lungenwurzel.

Die Lungenwurzel hat auf dem Querschnitt die Form eines Ovals mit fast senkrecht stehender längster Achse, dessen unterer Pol zugespitzt ist. Hier geht die Lungenwurzel in das Lig. pulmonale über (Abb. 44, 62 u. 92). Innerhalb der Lungenwurzel sind die einzelnen Gefäße voneinander und vom Hauptbronchus schwer abzulösen, sie stellen eine Masse dar.

Die A. pulmon. sin. teilt sich noch vor ihrem Eintritt in den Lungenhilus im Gebiet der Lungenwurzel in 3—4 Äste, die gewöhnlich hintereinander in ventro-dorsaler Richtung liegen (Abb. 62) und die sämtlich den Bronchus principalis bei seinem Eintritt in den Lungenhilus überkreuzen. Die topographische Lage ist so, daß die Arterien am oberen Pol der Lungenwurzel, der Hauptbronchus und die Äste der oberen Lungenvene in der Mitte und die noch ungeteilte untere Lungenvene am unteren zugespitzten Pol der Lungenwurzel liegen (Abb. 62).

Von den 3 bis 4 Ästen der A. pulmonalis ist der am weitesten dorsal gelegene der Ast für den Unterlappen. Er stellt die Fortsetzung des Hauptstammes dar, die übrigen 2 bis 3 Äste sind sämtliche für den Oberlappen bestimmt. Der Ast für den Unterlappen liegt gerade an der Stelle, wo die Incisura interlobaris den Sulcus aortae und den Margo posterior der Fac. mediast. kreuzt (Abb. 62). Das ist von Wichtigkeit für die Aufsuchung dieser Arterie von der lateralen Seite her.

Die Arterien des linken Oberlappens.

Die 2 bis 3 Äste, die noch in der Lungenwurzel von der Pulmonalis für den Oberlappen abgegeben werden, spalten sich zum Teil und so entstehen peripheriewärts im ganzen 5 Arterien, deren Zahl, Anordnung und Verlauf als regelmäßig bezeichnet werden kann; mein Material und das von MELNIKOFF (1923) und BACKMANN (1924) ist groß genug, um diese Behauptung aufstellen zu können. Alle 5 Äste strahlen radienförmig vom Lungenhilus gegen die Oberfläche des Oberlappens aus (Abb. 95). Drei von ihnen sind für den eigentlichen Oberlappen, zwei für die Lingula bestimmt. Alle arteriellen Äste verlaufen mit den entsprechenden Bronchien und man bezeichnet sie deswegen am besten mit dem gleichen Namen.

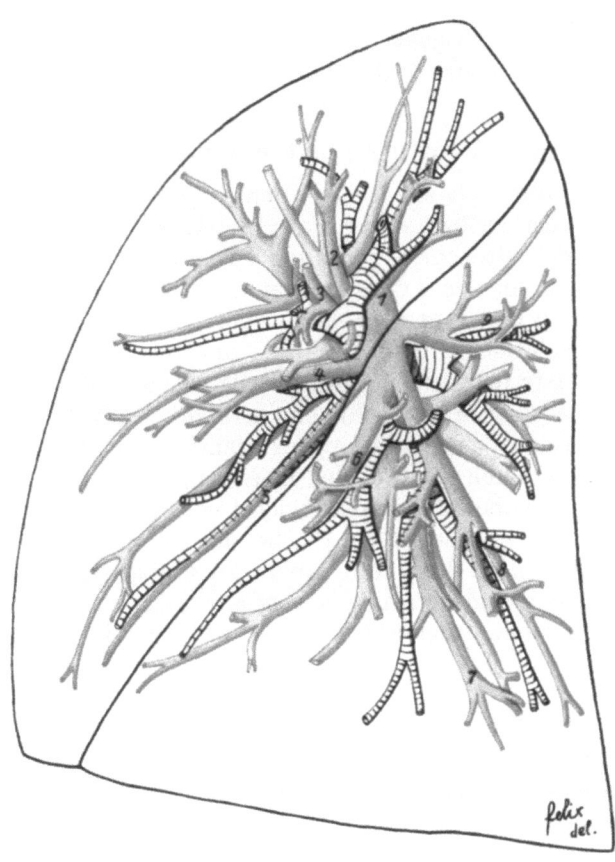

Abb. 95. Bronchialbaum, Arterien und Venen aus einer in situ gehärteten linken Lunge herauspräpariert.

(Präparat: Dr. ROSA PETER, aus RUGE: Präparierübungen, 5. Aufl., 1921, farbig ausgeführt.)
Der Oberlappen wird von 5 Arterien versorgt, 3 für den eigentlichen Oberlappen (A. dorsalis lobi sup. (1), A. apicalis (2), A. ventral. lobi sup. (3)), 2 für die Lingula (Aa. lingulae sup. 4 und inf. 5). Der Unterlappen wird von einem starken Ast, der sich in vier Unteräste spaltet, 3 oberflächliche und einen tiefen, versorgt. Die Äste sind 1. oberflächlich ventral absteigender Ast (6), 2. tiefer mediastinaler absteigender Ast (7), 3. oberflächlich mittlerer absteigender Ast (8) und 4. oberflächlich dorsaler aufsteigender Ast (9).
Infolge der Projektionszeichnung erscheinen die Abstände zwischen den Ursprüngen der Äste des Unterlappens kürzer als sie in Wirklichkeit sind.

Die A. dorsalis lobi sup. (Abb. 95) läuft vom Stamm der sinistra parallel der Incisura interlobaris dorsal- und kranialwärts und versorgt mit drei Ästen (MELNIKOFF, 1924) den dorsalen Abfall der Lungenspitze bis an die Incisur heran.

Die A. apicalis lobi sup. teilt sich in zwei Äste (MELNIKOFF, 1924), die auch getrennt aus der Pulmonalis entspringen können. Sie versorgt das über dem Hilus gelegene Gebiet der Lungenspitze und den größten Teil der Facies costo-vertebralis.

Die A. ventralis lobi sup. verläuft horizontal nach vorn, ungefähr dem Verlaufe der 3. und 4. Rippe entsprechend und versorgt mit 3 Ästen (MELNIKOFF, 1924) den zentralen dicksten Teil des Oberlappens.

Die A. lingulae sup. verläuft parallel der A. ventralis und etwa 30 mm caudal von ihr und versorgt die Basis der Lingula.

Die A. lingulae inf. verläuft am unteren Rand des Oberlappens parallel der Incisura interlobaris gegen die Spitze der Lingula und versorgt deren untere Hälfte.

Das Endgebiet der einzelnen Arterien ist nicht regelmäßig. Eine an der Grenze zweier Versorgungsgebiete gelegenes Endgebiet, kann das eine Mal zu dem einen, das andere Mal zu dem anderen Ast gehören (MELNIKOFF, 1924).

Die Arterien des linken Unterlappens.

Der Stamm der Pulmonalis sin. erreicht den Unterlappen auf der Grenze zwischen hinterem und mittlerem Drittel seiner Fac. interlobar. Er zerfällt in eine Reihe von Ästen, die mit den Bronchien verlaufen. Teilt sich der Bronchus des Unterlappens nach dem embryonalen Typus, so hat auch der Unterlappenast der Arterie eine Reihe von dorsalen und ventralen Ästen. Bleibt der embryonale Verzweigungstypus des Unterlappenbronchus nicht erhalten, und das ist das häufigere, so haben wir gewöhnlich vier Äste der Arterie, drei oberflächliche und einen tiefen. Die drei oberflächlichen sind so angeordnet, daß ein mittlerer absteigender Ast gegen die Mitte der Bogenkante des Unterlappens zieht, ein vorderer absteigender Ast in den vorderen unteren Zwickel des Unterlappens eintritt und ein hinterer aufsteigender Ast den oberen hinteren Zwickel versorgt; der tiefe mediastinale Ast geht näher an der mediastinalen Fläche des Unterlappens zur Bogenkante. In Abb. 95 sind die Äste nach der Photographie des Präparates gezeichnet. Abgangs- und Verlaufsrichtung der einzelnen Äste ist deshalb richtig, verzerrt dagegen sind die Entfernungen zwischen den Abgangstellen der Gefäße, sie liegen in Wirklichkeit weiter auseinander.

89. Die A. pulmonalis dextra.

Die A. pulmonalis dext. läuft von ihrem Ursprung aus der Communis in einer frontalen Ebene lateral und etwas caudalwärts zur rechten Lunge. Da sie von der linken Körperseite über die Mittellinie hinweg nach rechts verlaufen muß, ist sie bedeutend länger (50 mm) als die linke Pulmonalis (35 mm). Infolge ihres frontalen Verlaufes und der geringen Entwicklung des Herzschattens nach rechts kann sie auch bei dorso-ventraler Röntgendurchleuchtung außerhalb des Herzschattens zu liegen kommen.

Die Pulmonalis dextra ist die direkte Fortsetzung der Communis und führt den Bogen derselben um die Aorta ascendens bis an die rechte hintere Seite der oberen Hohlvene weiter, hier vollendet einer ihrer Äste die A. ventralis lobi sup. den Bogen bis an den ventralen Umfang der Hohlvene (Abb. 93). Auf ihrem Weg von der Communis bis in den Lungenhilus unterkreuzt sie den Aortenbogen, wobei sie sich etwas senkt.

Die Pulmonalis dext. liegt in einem scharf umgrenzten Raum (Abb. 96). Kranial von ihr liegen der Aortenbogen, die Luftröhrengabelung und die V. azygos, caudal von ihr findet sich das Dach des linken Vorhofs, ventral stoßen an sie an die Aorta ascendens und die Cava sup., die dorsale Grenzwand des Raumes bilden die zu einer frontal gestellten Platte vereinigten Lgll. bronchiales bifurcat., der Bronchus princip. dext. mit seinem Bronchus eparterialis und zahlreiche Lgll. tracheo-bronchiales.

Die Pulmonalis dext. wird dicht neben ihrem Ursprung aus der Communis an ihrem oberen Umfang noch vom Herzbeutel überzogen, der sich, um sie zu erreichen, an der linken Seite der A. ascendens fast senkrecht einsenkt.

Der Aufbau der rechten Lungenwurzel aus Bronchus princip. und den Lungengefäßen ist ein sehr viel lockerer wie auf der linken Seite. Wohl zerfallen die Arterie und die beiden Venen auch hier innerhalb der Lungenwurzel bereits in einzelne Äste, wohl liegen Bronchus princip. und Arterien dicht nebeneinander, aber schon die oberen Lungenvenenäste verlaufen ein ziemliches Stück weit von den Arterien getrennt und ebenso ist ein Zwischenraum zwischen oberen und unteren Lungenvenenästen vorhanden (Abb. 96). Alle Zwischenräume zwischen Bronchus und

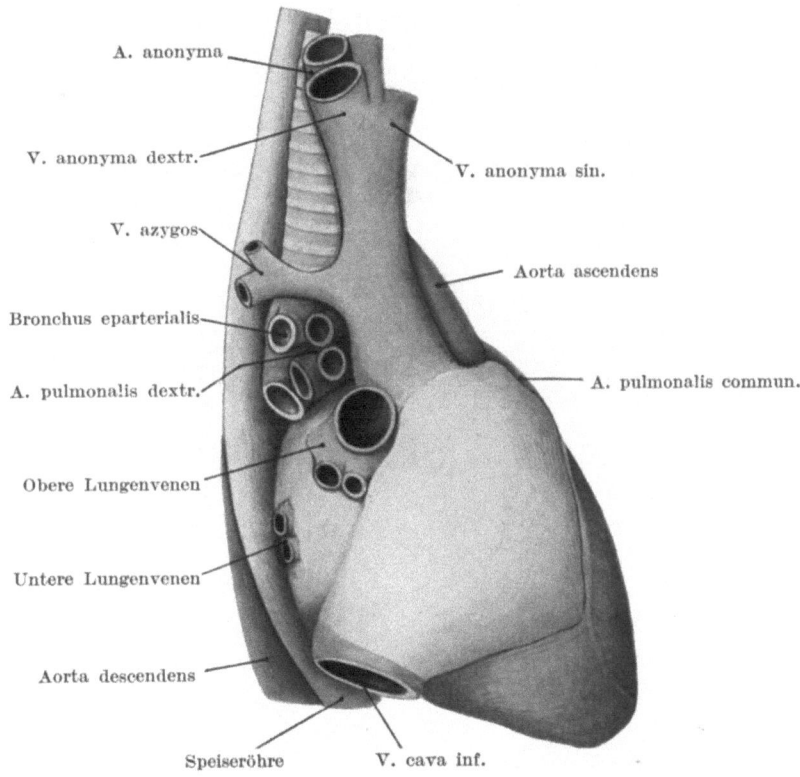

Abb. 96. Bildung der rechten Lungenwurzel. Herz von der rechten Seite gesehen.
Die Teilstücke der rechten Lungenwurzel liegen viel weiter auseinander als die der linken; Bronchi und Arterien liegen noch dicht beieinander, die Bronchi dorsal, die Arterien ventral. Die zwei vorderen arteriellen Äste versorgen den Oberlappen, der hintere Mittel- und Oberlappen. Der hintere Ast ist gerade im Begriff, sich in den Winkel zwischen Bronch. eparterialis und Bronch. principalis einzuschieben. Die lockere Struktur der rechten Lungenwurzel veranlassen die Venen. Sie sind in zwei Gruppen, eine obere und eine untere getrennt. Die obere Gruppe liegt schon in ziemlicher Entfernung von Arterien und Bronchen, die untere Gruppe weit caudalwärts.

Gefäßen werden durch derbes Bindegewebe mit eingelagerten Lgll. bronchiales hili ausgefüllt, entsprechend dem größeren Raum rechts sind die rechten Lgll. bronchiales zahlreicher vorhanden als die linken.

In der Lungenwurzel zieht die Arterie gleich Bronchus princip. und den Venen nicht horizontal, sondern etwas nach abwärts.

Die Pulmonalis dext. erreicht die rechte Lunge im Gebiet der Incisura interlobaris obliqua, da, wo der hintere Teil derselben in den Hilus eintritt (Abb. 61).

Die Pulmonalis dext. teilt sich vor ihrem Eintritt in den Lungenhilus gewöhnlich in drei Äste (Abb. 61), zwei kleinere obere, die nur für den Oberlappen und einen stärkeren unteren, der für Mittel- und Unterlappen bestimmt ist. Beide Äste sollen nach STIERLIN und CHAOUL im 3. Zwischenrippenraum des Röntgenbildes sichtbar sein.

Im Lungenhilus ist die Lage so, daß zu oberst der eine Arterienast für den Oberlappen liegt (Abb. 100), der sich später in zwei sekundäre Äste teilt, dann kommen caudalwärts als zweite Gruppe in gleicher Horizontallinie der Bronchus eparterialis und vor ihm der zweite Arterienast für den Oberlappen, der ungeteilt und direkt in die

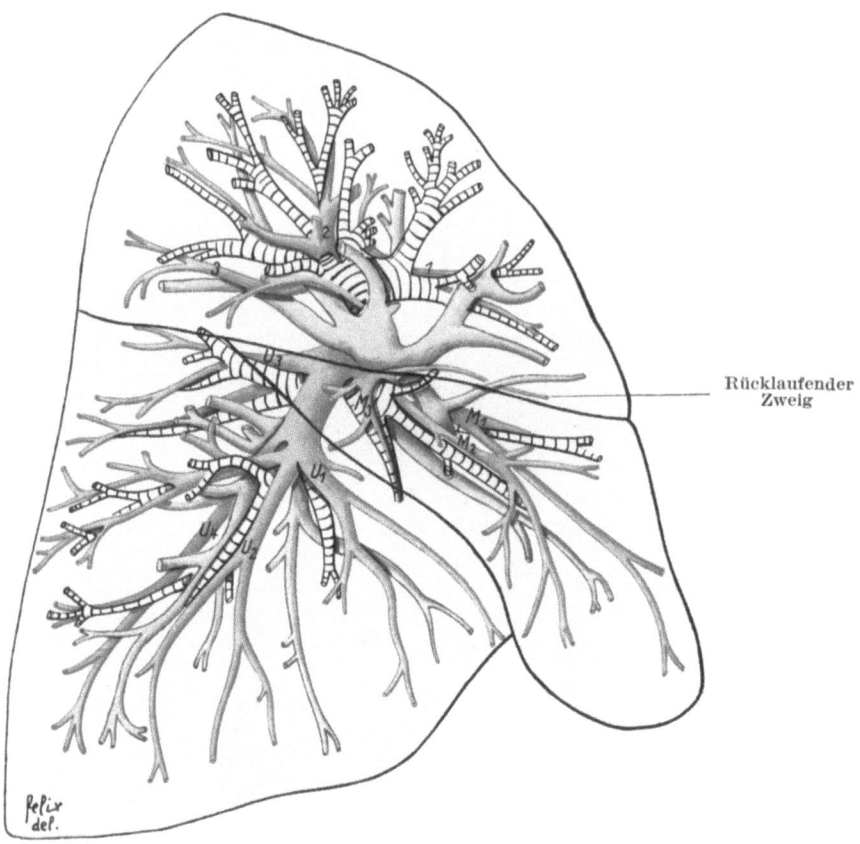

Rücklaufender
Zweig

Abb. 97. Bronchialbaum, A. und Vv. pulmonales aus einer in situ gehärteten linken Lunge herauspräpariert.

(Präparat: Dr. Rosa Peter, aus Ruge, Präparierübungen, 5. Aufl., 1921, farbig ausgeführt.)
Der Oberlappen wird von drei Arterien versorgt. Die A. apicalis (2), welche sich vielfach teilend die Lungenspitze und die angrenzenden Abschnitte des Spitzenmantels versorgt, die A. ventr. lob. sup. (1), welche die ventralen unteren und die A. dors. lob. sup. (3), welche die dorsalen unteren Teile des Oberlappens versorgt.
Der Mittellappen wird von der A. lobii medii versorgt, die sich häufig in drei Äste teilt, einen für den dorsalen Zwickel des Lappens (M 3), einen ventralen für die kraniale (M 1) und einen ventralen (M 2) für die caudale Hälfte des Mittellappens.
Der rücklaufende Ast zum Oberlappen wird vom dorsalen Ast (M 3) abgegeben.
Der Unterlappen wird von 4 Stämmen versorgt, drei oberflächlichen und einem tiefen. Die drei oberflächlichen Äste sind der ventrale absteigende Ast (U 1), für den vorderen unteren Zwickel, der mittlere absteigende Ast (U 2) und der dorsale ansteigende Ast (U 3) für die dorsalen oberen Abschnitte. Der tiefe Ast ist der mediastinale absteigende Ast (U 4), der näher zur mediastinalen Fläche verläuft.

A. ventralis lobi sup. übergeht, dann kommt die dritte Gruppe, gebildet von einzelnen Lgll. bronchiales hili und dem im Lungenhilus entspringenden Ast für den Mittellappen, die vierte Gruppe besteht aus dem Bronchus princip., der Arterie für den Unterlappen und den Venenästen der oberen Lungenvenen, dann kommt als fünfte Gruppe eine Abteilung Lgll. bronchiales hili, von denen gerade keine in die Schnittebene der Abb. 100 fiel, und dann erst die untere Lungenvene. Hinter der unteren

Lungenvene liegt der tiefe Recessus post. sup. des Herzbeutels, so daß die untere Pulmonalvene auf der vorderen und der hinteren Seite vom Herzbeutel überzogen wird.

Die Arterien des rechten Oberlappens.

Aus den beiden bei der Besprechung der Lungenwurzel erwähnten Arterienästen für den Oberlappen der rechten Lunge entwickeln sich durch Teilung des oberen im ganzen drei Hauptgefäße. Die entsprechen den drei oberen Arterienästen des linken Oberlappens und verlaufen mit den Ästen des Bronchus epart. Zahl und Ursprungsart der drei Äste können variieren.

Die A. apicalis entspringt unter fast rechtem Winkel von dem oberen Ast der A. pulmonalis im Lungenhilus, sie versorgt die Lungenspitze und Teile ihres ventralen und dorsalen Abfalles.

Die A. ventralis lobi sup. ist die direkte Fortsetzung des zweiten Astes der A. pulmonalis im Lungenhilus. Auf Horizontalschnitten sieht man sie in dem speziellen Fall der Abb. 93 den Bogen der Pulmonalis dext. um die Cava sup. vollenden und in den Oberlappen eintreten, den sie in sagittaler Richtung durchläuft. Sie versorgt den ganzen ventralen Abfall des Oberlappens bis zur Incisur.

Wenn die A. ventralis lob. sup. die direkte Fortsetzung der Pulmonalis dext. bildet, so ist die Blutzufuhr zu dem ganzen von ihr versorgten Abschnitt des Oberlappens außerordentlich günstig. Daß sie sehr häufig die direkte Fortsetzung der Pulmonalis dext. bildet, geht aus einer Mitteilung von Kretz (1918) hervor, der die kleinen Emboli typisch in den Arterien des Oberlappens findet.

Die A. dorsalis lob. sup. ist mit der A. apicalis ein Zweig des oberen Astes der A. pulmonalis in der Lungenwurzel (Abb. 100) und versorgt den dorsalen Abfall des Oberlappens bis zur Incis. interlob.

Außer von diesen drei typischen Arterien erhält der Oberlappen rücklaufende Äste von den Arterien zum Mittel- und Unterlappen.

Die Arterien des rechten Mittellappens.

Die A. lobii medii wird vom Stamm der A. pulmonalis dext. gewöhnlich unmittelbar nach Eintritt derselben in den Lungenhilus abgegeben (Abb. 100). Sie betritt den Lappen an der Fac. interlobaris gegen den Oberlappen im Bereich des dorsalen Lappen-Zwickels.

Sie teilt sich häufig in drei Äste, einen für den dorsalen Zwickel, einen für die kraniale und einen für die caudale Hälfte der Hauptmasse des Mittellappens (Abb. 97, M_1, M_2 u. M_3).

Der rücklaufende Ast zum Oberlappen wird vom Ast zum dorsalen Zwickel des Mittellappens abgegeben. (Abb. 97, M_3).

Die Arterien des rechten Unterlappens.

Der Bronchialbaum des rechten Bronchus für den Unterlappen zeigt häufiger wie der des linken den embryonalen Typus, d. h. es läßt sich ein Hauptstamm in der Richtung auf die hintere Hälfte der Bogenkante nachweisen, von dem dorsale und ventrale Bronchii 1. Ordnung abgehen; das kann mit der geringeren Höhe und der größeren Breite des rechten Unterlappens zusammenhängen.

Mit dem Stamm des Lappenbronchus verläuft unter allmählicher Abnahme ihres Durchmessers die direkte Fortsetzung der A. pulmonalis dext. Sie gibt an die vordere seitliche und an die hintere Hälfte des Unterlappens, die den Bronchii 1. Ordnung entsprechenden Äste ab.

12*

Man kann, wie bei der linken Lunge, vier Längstämme unterscheiden, die radiär von dem Hilus des Unterlappens verlaufen, und zwar drei oberflächliche, einen **vorderen absteigenden** (Abb. 97, U_1), einen **mittleren absteigenden** (U_3), und einen **hinteren horizontalen oder aufsteigenden** (U_3) und einen **tiefen absteigenden mediastinalen** Ast (Abb. 97 U_4).

Der bei den Arterien des Oberlappens erwähnte rücklaufende Ast von der Arterie des Unterlappens zum Oberlappen wird gewöhnlich vom ersten dorsalen Ast derselben abgegeben.

90. Verbindungen zwischen A. pulmonalis und Aa. bronchiales.

Die Beantwortung der Frage nach der Verbindung zwischen den Astgebieten der A. pulmonalis und der Aa. bronchiales ist praktisch von Wichtigkeit. Es besteht zwischen beiden Arterien eine doppelte Verbindung, eine capillare und eine arterielle (VIRCHOW, 1846, KÜTTNER, ZUCKERKANDL, KONASCHKO. 1926).

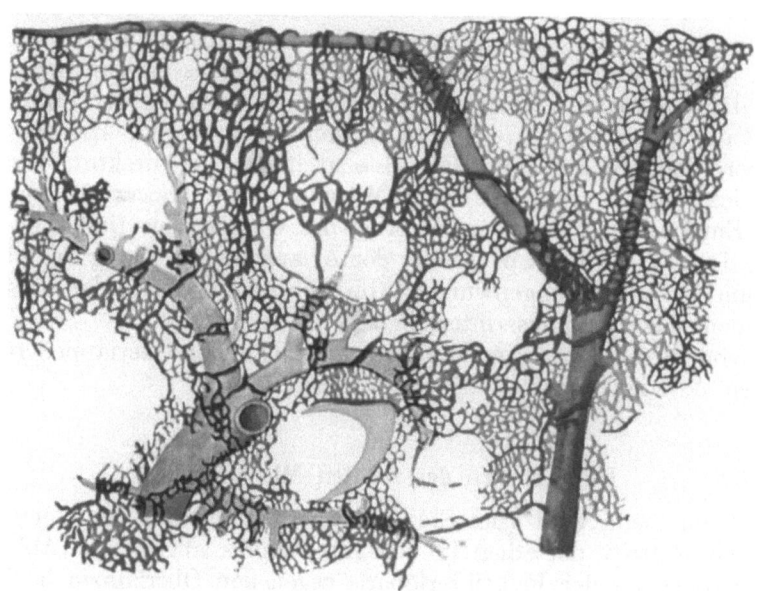

Abb. 98. Einheitliches Lungencapillarnetz des Sublobulus einer Hundelunge.
(Nach W. S. MILLER, 1900.)
Rot: A. pulmonalis, blau: Capillarnetz und Venen.
Das Capillarnetz ist ein einheitliches und läßt nur undeutlich die Zusammensetzung aus Netzabschnitten um die Alveolen erkennen. In der Pleura liegt links oben eine subpleurale Vene, die ihr Blut an eine V. intersublobaris abgibt. Die Arterie liegt von der Vene weit entfernt und teilt sich in zahlreiche Äste, die alle in das Capillarnetz einmünden.

Die **capillare Verbindung** haben wir bereits im allgemeinen Kapitel (S. 165) kennen gelernt. Wir hatten festgestellt, daß ein besonderes Capillarnetz um jede einzelne Alveole mit einer zuführenden Arterie und einer abführenden Vene **nicht** besteht, die Capillarnetze aller Alveolen, zum mindesten eines Sublobulus stellen ein einheitliches Netz dar (Abb. 98), in das die Endäste sowohl der A. pulmonalis als der Aa. bronchiales einmünden. Die Endäste beider Arterien sind also durch die Capillaren der Alveolen untereinander verbunden.

Die **arterielle Verbindung** zwischen A. pulmonalis und Aa. bronchiales erfolgt durch oberflächliche und tiefe Anastomosen (KONASCHKO, 1926). Die **oberflächlichen Äste** der A. bronchiales, die in der Pleura verlaufen, biegen nach längerem Verlauf in derselben plötzlich ab, treten zwischen die Außenlobuli der Lunge in die Tiefe und gehen so geradlinig in die Äste der Pulmonalis über, daß eine Grenze zwischen beiden nicht zu ziehen ist. Am beständigsten sind solche Anastomosen unter der Fac. mediast. und den Facies interlobares der einzelnen Lappen, ziemlich oft an der Fac. diaphragm., unbeständig am Margo mediast. dorsal. der Lunge und ganz selten an der Fac. sterno-costal. (Konaschko, 1926).

Die tiefen arteriellen Anastomosen verbinden Äste 3. oder 4. Ordnung der Aa. bronchiales mit größeren Ästen der A. pulmonalis, sowohl im Bereiche des Lungenkernes als des Lungenmantels. Durch diese tiefen Anastomosen wird die Tatsache erklärt, daß man bei Injektionen von einem der Stämme aus, sei es eine Pulmonalis, sei es eine Bronchialis, das ganze Capillarsystem einer Lunge füllen kann, ohne daß irgendein Teil der Injektionsmasse in die Venen abfließt.

Die Anastomosen, in erster Linie die tiefen, können Ernährungstörungen bei Embolie einzelner Pulmonalisäste oder der Pulmonalis selbst verhindern. Es können also Embolien vorkommen, die klinisch nicht nachweisbar werden.

Die Anastomosen zwischen Pulmonalis und Bronchiales und die Möglichkeit von den Aa. bronchiales aus das ganze Capillarsystem einer Lunge zu füllen, müssen bei der Entscheidung der Frage, ob bei einer Embolie der Lungenarterie eine Operation zur Entfernung des Embolus vorgenommen werden soll oder nicht, mit in Erwägung gezogen werden.

91. Der Verlauf der Pulmonalisäste innerhalb der Lunge.

Die Zahl der in das Innere der Lunge eintretenden Hauptäste einer A. pulmonalis ist individuell verschieden. Die linke Lunge wird gewöhnlich von 9 Hauptästen der Pulmonalis sin. versorgt, 5 für den Oberlappen, 4 für den Unterlappen. Die rechte Lunge erhält bis zu 12 Äste, 3 für den Oberlappen, 2 bis 3 für den Mittellappen und 4 bis 6 für den Unterlappen. Die Zahl der Hauptäste hat nichts zu tun mit der Ausgiebigkeit der Ernährung der betreffenden Lungenabschnitte; die Zahl ist abhängig von dem Verzweigungstypus der betreffenden Lungenarterien, der bald magistral, bald verzweigt, bald teilweise das eine und teilweise das andere sein kann.

Bei dem magistralen Typus haben wir für den Lappen zunächst nur ein Gefäß, das in der Lappenachse verläuft, aber zahlreiche und starke Seitenäste 1. Ordnung abgibt, die radienförmig durch den ganzen Lappen sich ausbreiten. Die Lungen, deren Gefäße sich nach dem magistralen Typus verzweigen, werden demgemäß weniger Hauptäste der A. pulmonalis besitzen, aber dieses Minus wird durch die Zahl der Nebenäste ausgeglichen.

Bei dem zerstreuten Typus gibt die Lungenarterie mehrere Hauptäste ab, die sich im Lungenhilus oder vor dem Eintritt in den zugehörigen Lappen teilen können und wieder radiär zur Lappenoberfläche im Lappen verlaufen, aber weniger und schwächere Seitenäste entwickeln. Die Lungen, deren Gefäße sich nach dem zerstreuten Typus verzweigen, besitzen wohl mehr Hauptäste, aber doch nicht mehr Nebenäste, als die Lunge, deren Gefäße den magistralen Verzweigungstypus einhalten.

Da die Arterien desselben Lungenlappens in den Lungen verschiedener Individuen bald nach dem magistralen, bald nach dem verzweigten, bald nach beiden Typen sich verästeln können, besteht eine große Variabilität in ihrem Auftreten.

Die bei der Besprechung der Äste für die einzelnen Lungenlappen mit Namen aufgezählten Arterien sind als Äste 1. Ordnung angesehen, die Aa. sublobares sind Äste 2. oder 3. Ordnung, die Aa. lobulares für die inneren Lobuli solcher 4. und die für die äußeren Lobuli solche 5. Ordnung.

Viel konstanter sind die peripheren Astgebiete, da ihre Ausbreitung durch den Aufbau des Lappenmantels bedingt ist. Der Lobusmantel, so hatten wir oben, S. 146 und Abb. 78, festgestellt, zerfällt durch die Anordnung der Vv. intersublobares und des sie umgebenden Bindegewebes in eine Anzahl von Sublobi. Jeder Sublobus erhält zunächst 2 oder 3 Aa. sublobares. Der Sublobus wieder ist aus zwei Schichten, den inneren und äußeren Lobuli, zusammengesetzt. Jeder dieser Lobuli wird von einer A. lobularis versorgt, die mit dem entsprechenden Bronchius lobularis verläuft und mit ihm an seiner Seitenwand in den Lobulus eintritt. Die A. lobularis des inneren Läppchens ist gewöhnlich ein Seitenzweig 2. Ordnung und die des äußeren Läppchens ein Seitenzweig 3. Ordnung. Die ganze Anordnung ist selbstverständlich keine starre, Abänderungen derselben werden sich stets nachweisen lassen, aber im großen und ganzen besteht sie zu Recht.

Zwischen den Ästen der A. pulmonalis bis zu den Aa. sublobares kommen arterielle Anastomosen vor, die Aa. lobulares dagegen sind untereinander nicht mehr verbunden.

Da äußere und innere Läppchen eines Lappens alle ziemlich gleich hoch sind, ist die Abgabe der Aa. lobulares eine gleichmäßige und MELNIKOFF (1923) ist im Recht, wenn er die ganze Lunge in drei Gefäßzonen einteilt, deren Grenzflächen parallel zur Lappenoberfläche verlaufen, die Grenze zwischen äußerer und mittlerer Zone entspricht der Grenze zwischen äußerem und innerem Läppchen, sie ist von der Lungenoberfläche 21 bis 27 mm entfernt; die Grenze zwischen mittlerer und innerer Zone entspricht der Grenze zwischen Lungenmantel und Lungenkern, sie liegt in einer Entfernung von 32 bis 38 mm von der Lungenoberfläche. Die Zahlen sind eher zu hoch gegriffen, denn sie sind der außerhalb des Brustkorbes stark geblähten Lunge entnommen.

Wenn auch die A. lobularis nicht an der unteren Fläche, sondern an einer Seitenfläche in das Außenläppchen eintritt, so bleibt sie doch immer mindestens 10 mm von der Oberfläche entfernt. Da Äste der A. pulmonalis in der Pleura sterno-costalis und diaphragmatica nicht vorhanden sind und die tiefen Äste der Aa. bron-chiales, welche die Lungenoberfläche erreichen, ganz unbedeutend sind, so kann man bei der Lungennaht mindestens 10 mm tief in die Lunge einstechen, ohne befürchten zu müssen eine A. lobularis zu verletzen. Die Gefahrlosigkeit des Einstiches gilt natürlich nur für die sternocostale und die diaphragmatikale Fläche der Lunge. Bei Eingriffen an der mediastinalen und den interlobären Flächen hat man die pleuralen Äste der Aa. bronchiales zu berücksichtigen. Man sollte diese Äste, wenn die Pleura nicht verdickt ist, auch am Lebenden sehen und vermeiden können. Wenn sie auch klein sind, so erfolgt die Blutung aus ihnen in den Brustfellraum, hat also eine große Ausdehnungsmöglichkeit.

Das sog. subpleurale Netz der Lunge, das man unter dem pleuralen der Aa. bronchiales sieht, ist tatsächlich subpleural und ist nichts anderes als das ge-schlossene Capillarnetz sämtlicher die Lungenoberfläche erreichenden Außenläppchen eines Lungenlappens. Die A. lobularis wurde bislang als Endarterie angesehen, neuerdings stellt KONASCHKO (1926) die Behauptung auf, daß arterielle Anastomosen zwischen Aa. lobulares und den Endzweigen der tiefen Äste der Aa. bronchiales vorkommen sollen. Sollte sich das bestätigen, so hätten wir unsere Ansicht (siehe oben) über den Endarteriencharakter der Aa. lobulares zu verbessern.

Die A. lobularis tritt mit dem Bronchius lobularis an der Seitenfläche des Lungenläppchens ein, innerhalb desselben finden wir neben jedem Bronchiolus sublobularis, Bronchiolus respiratorius und den meisten Ductuli alveolares ein oder mehrere Zweige der A. lobularis.

Im Bereiche des Bronchiolus respiratorius liegt sie derjenigen Seite seiner Wand an, welche der Reihe seiner Alveolen gegenüberliegt. An den Ductuli alveo-lares, die ringsherum mit ringförmigen alveolenähnlichen Aussackungen besetzt sind, gräbt sich der Arterienast in einer Längsrinne ein, die sämtliche Ringe eindellt (Abb. 83). Die Endäste der A. lobularis ergießen sich, an den Sacculi angelangt, in das einheitliche Capillarnetz derselben.

Der Anschluß eines peripheren Astgebietes an einen Ast der A. sublobaris oder an einen Hauptast der A. pulmonalis variiert, weil an der Grenze der einzelnen Sublobi das eine Astgebiet bald dieser, bald der ihr benachbarten A. sublobaris angehören kann.

92. Die Vv. pulmonales.

Die Wurzeln des pulmonalen Venensystems bilden die Vv. intersublobares. Sie kommen von der Pleuraoberfläche und umfassen gewöhnlich zu fünft, wie die Längstäbe eines Tragkorbes, einen Sublobus des Lungenmantels (Abb. 78). An der Grenze zwischen Lungenmantel und -Kern vereinen sich die Venen eines Sublobus zu ein bis zwei größeren Venen, die dann mit der aus der Mitte des Sublobus aus-tretenden Arterie und dem zugehörigen Bronchius sich vereinigen und zum Hilus der Lunge verlaufen.

Die Vv. intersublobares beginnen als feine Brustfellvenen, die im Bindegewebe der Läppchengrenzen parallel zur Oberfläche verlaufen (Abb. 98), untereinander anastomosieren und entsprechend der Läppchenzeichnung an der Oberfläche der Lunge weitmaschige Netze bilden. Jede Masche dieses Netzes entspricht einer Läppchenaußenfläche. Innerhalb dieser weiten Maschen findet sich ein zweites engmaschigeres Netz, dessen einzelne Maschen mit den Oberflächengrenzen der Sublobuli zusammenfallen. Endlich findet sich innerhalb der Maschen dieses zweiten Netzes ein drittes capillares Netz, dessen Maschen entsprechend den Grenzen der Sacculi alveolaris eines Sublobulus verlaufen und schon von den Capillaren gebildet werden. Das Ganze stellt ein großes pleurales Venennetz dar, das an allen Flächen der Lunge zu finden ist. In dieses pleurale Netz können feinste pleurale Zweige der Aa. bronchiales einmünden.

Alle diese Netze nehmen das Blut von der Außenfläche und teilweise der Seitenfläche der Außenläppchen auf, so daß ein großer Teil des Blutes aus den Capillarnetzen der Alveolen eines Läppchens durch die pleuralen Netze und die Pleuravenen in die Anfänge der Vv. intersublobares abfließen. Zwischen den Außen-läppchen und den Innenläppchen liegen parallel zur Oberfläche verlaufende Venen, die ihr Blut aus der inneren Hälfte des Außenläppchens und aus dem Innenläppchen beziehen und gleichfalls in die Vv. intersublobares abführen. Von der Seitenfläche und der Innenfläche der Innenläppchen an der Außenfläche eines Sublobus gehen Venenäste direkt zu den Vv. intersublobares.

So bilden die Vv. intersublobares den gesamten Abfluß des Blutes aus Außen-und Innenläppchen.

Es ist nach dieser Schilderung selbstverständlich, daß die Vv. intersublobares nicht mit den Arterien zusammen laufen können (Abb. 99), sie liegen ja an der Peripherie eines Sublobus, während die zugehörige Arterie in dessen Mitte eintritt. Es ist ein Verdienst BACKMANNs (1924), auf diese wichtige Lagebeziehung zwischen Venen und Arterien im Lungenmantel hingewiesen zu haben.

Sobald die Vv. intersublobares einen Sublobus verlassen haben, vereinigen sie sich zu ein oder zwei größeren Stämmen, die sich den Bronchien und Arterien in ihrem Verlauf bis zum Hilus anschließen.

Die im Lungenhilus austretenden Venen schließen sich in jeder Lunge zu zwei Gruppen zusammen, einer oberen und einer unteren. Die Gruppen können auch durch eine einzelne große Vene dargestellt werden, das ist häufig an den Venen der unteren Gruppe der Fall, selten — und dann nur links — bei beiden Gruppen (Abb. 91).

Der linke Vorhof erstreckt sich so weit nach rechts und links, daß er die Fac. mediastinales beider Lungen in den Impressiones cardiacae beider Lungen eintieft. Die Lungenvenengruppen liegen also bei ihrem Austritt aus dem Hilus der Lungen schon den Seitenwänden des linken Vorhofes unmittelbar an, daher kommt die auffallende Kürze der Lungenvenen. Der Mittelwert der Länge beträgt 15 mm (KRAUSE), der Durchmesser schwankt zwischen 13 und 16 mm, wobei die rechten entsprechend der größeren Masse der rechten Lunge die weiteren sind.

Die hintere Wand des linken Vorhofes hat ungefähr eine dreieckige Form, die Basis des Dreieckes liegt im Sulcus post. artriorum, die abgestumpfte Spitze setzt sich in das linke Herzohr fort. Die von der rechten Lunge herkommenden beiden Venengruppen münden entlang der Basis seiner hinteren Wand in den linken

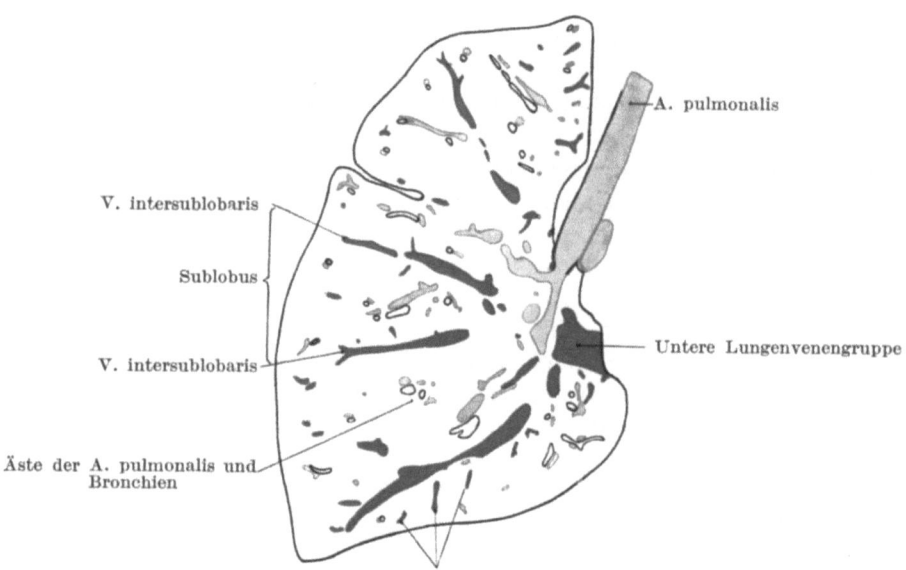

Abb. 99. Die Einteilung der Lungenlappen in Sublobi durch die Vv. intersublobares.

Frontalschnitt der linken Lunge, Blick von hinten auf die vordere Schnitthälfte. (Nach BACK-MANN, 1924.)

Bronchen weiß, A. pulmonalis rot, V. pulmonalis blau. Die Vv. intersublobares teilen den Unterlappen in mehrere große Abschnitte, die Sublobi. In der Mitte jedes Sublobus liegen die Äste der A. pulmonalis und die Bronchien.

Vorhof, die linken, an dem sich zuspitzenden Übergang des Vorhofes in das linke Herzohr. Die rechten Venen haben deswegen mehr Platz für ihre Einmündung und liegen weiter auseinander, als die linken Venen (Abb. 48, II. Bd., 2. Aufl.).

Die Verteilung des Astgebietes auf die beiden Lungenvenengruppen ist so, daß links die meisten Venen des Oberlappens zur oberen Gruppe, die des Unterlappens und ein oder zwei Äste des Oberlappens zur unteren Gruppe gehen, die Venen der oberen Gruppe vom Oberlappen überkreuzen nicht den linken Hauptbronchus, sondern bleiben an seiner medialen Seite.

Rechts münden die Venen des Ober- und Mittellappens in die obere, die des Unterlappens in die untere Gruppe ein. Die Venenäste der oberen Gruppe, drei vom Oberlappen und zwei vom Mittellappen, gehen ventral vor den Arterienästen zum Mittel- und Unterlappen vorbei. Die Venenäste vom Mittellappen und die vom Unterlappen haben zwischen sich die Arterie zum Mittellappen liegen.

Der Austritt der oberen Gruppe der rechten Lungenvenen erfolgt am vorderen Rand des Lungenhilus, sie muß also nach hinten verlaufen, um den dorsal gelagerten linken Vorhof zu erreichen, sie tut das der rechten und hinteren Wand der Cava sup. entlang und überkreuzt dabei den Stamm der rechten Pulmonalis und mündet an der abgestumpften Übergangskante von rechter Seitenwand in die obere Wand gerade über der Basis des rechten Herzohres in den linken Vorhof ein.

Die untere Gruppe der rechten Lungenvenen tritt ganz unten am dorsalen Rand des Lungenhilus aus, sie muß also nach vorn und nach oben verlaufen, um in den linken Vorhof einzumünden, sie unterkreuzt den Bronchus eparterialis und mündet etwas oberhalb des unteren Winkels der dreieckigen rechten Seitenfläche des linken Vorhofes in denselben ein.

Der Austritt der linken oberen Lungenvenen aus dem Lungenhilus erfolgt an dessen ventralem Rand. Sie verlaufen dorsal und medianwärts, liegen der oberen Kante des linken Herzohres auf und münden in die obere Wand des linken Vorhofes an der Basis des rechten Herzohres.

Der Austritt der unteren linken Lungenvenengruppen erfolgt wie rechts ganz unten am hinteren Rande des Lungenhilus. Sie verlaufen fast in reinen Sagittalebenen nach vorn und oben, überkreuzen den linken Hauptbronchus und münden in die hintere Wand des linken Vorhofes, da wo diese in die linke Seitenwand umbiegt.

93. Die Lagebeziehungen zwischen Bronchen und Lungengefäßen.

Die Darstellung der etwas verwickelten Lagebeziehungen zwischen Bronchen, Bronchien und Lungengefäßen läßt sich erleichtern, wenn man drei Abschnitte unterscheidet. Der erste Abschnitt fällt zwischen Mittellinie des Brustraumes und der Pleura pariet. mediast., entspräche also der Lage innerhalb des Mediastinums, der zweite Abschnitt wird von der Pleura parietalis mediastinalis auf der einen und der Innenfläche des Lungenmantels auf der anderen Seite begrenzt, in ihm hätten wir also die Lage in der Lungenwurzel und im Lungenkern klarzulegen, der dritte Abschnitt wäre der Lage innerhalb des Lungenmantels zu widmen.

1. Abschnitt. Lageverhältnisse im Mittelfellraum.

In dem Mittelfellraum sind die Bronchen, A. pulmonalis, Aa. bronchiales und Vv. pulmonales noch voneinander getrennt. Die Aa. pulmonalis kann hier schon Äste abgeben, aber die Äste verlaufen noch mit dem Hauptstamm und kreuzen sich noch nicht mit den Bronchen. An der Außenseite des Mittelfellraumes treten Bronchen und Gefäße zu einem Bündel zusammen und bilden die geschlossene Lungenwurzel. Sobald die Lungenwurzel gebildet ist, beginnt auch das Divergieren von Bronchen und Gefäßästen und damit die verschiedenen Kreuzungen.

Die Verhältnisse sind rechts und links nicht gleich.

Rechts.

Der Hauptbronchus verläuft in der dorsalen Hälfte des Mittelfellraumes von medio-kranial nach latero-caudal. Seine Achse bildet mit der Senkrechten einen Winkel, der zwischen 20 und 45° schwankt (WEINGÄRTNER, 1920) und unter Umständen noch beide Grenzwerte überschreiten kann.

Auf seinem Wege durch den Mittelfellraum gibt der Hauptbronchus den Bronchus eparterialis ab, der in seinem Verlauf in der gleichen Frontalebene mit ihm liegt.

Die A. pulmonalis dext. entspringt 1 bis 2 cm unterhalb der Luftröhrengabelung aus der Communis, läuft in einer Horizontalebene in fast frontaler Richtung und trifft hinter der Vena cava sup. auf der rechten Kante des Daches des linken Vorhofes auf den Hauptbronchus, sie läuft ventral von ihm und ventral vor dem Bronchus epart.; nur eine geringe Menge Bindegewebes trennt beide voneinander.

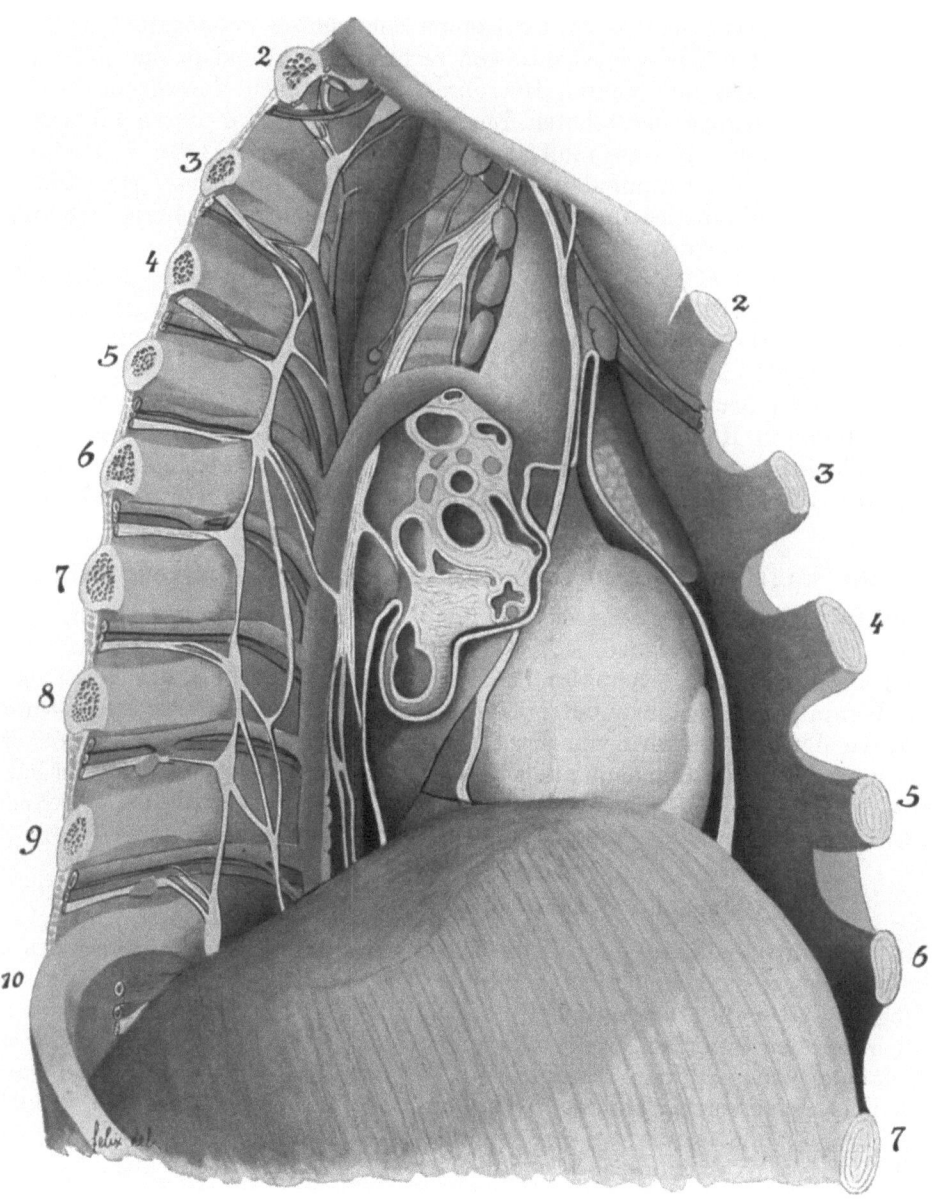

Abb. 100a.

Abb. 100a und b. Die Organe an der rechten Oberfläche des Mediastinums.

In situ präpariert. Leiche eines 19jährigen Mannes in toto in 4%igem Formalin gehärtet. 2. bis 9. Rippe sind in großer Ausdehnung entfernt, ihre Ordnungszahlen sind eingeschrieben. Die Lunge ist weggenommen, der Lungenstiel ist dicht am Lungenhilus durchschnitten. Die rechte Wand des Herzbeutels ist abpräpariert.

Man sieht den rechten Vorhof und die beiden in ihn schief von hinten einmündenden Hohlvenen. Die V. azygos nimmt die Vv. intercostalis 2 bis 9 auf und überkreuzt bei ihrer Einmündung in die obere Hohlvene die Lungenwurzel.

In der Lungenwurzel haben wir zu oberst den Bronchus eparterial., über und vor ihm zwei Äste der A. pulmonal. zum Oberlappen. Dicht unter dem Bronch. epart. liegen Lgll. bronchial. hili, welche im Halbbogen den Ast der Aa. pulmonal. zum Mittellappen umfassen. Unter dem Pulmonalisast zum Mittellappen in einer Horizontalebene: die obere Pulmonalvenengruppe blau, dann der Ast der A. pulmon. zum Unterlappen violett und am weitesten dorsal der Hauptbronchus, der gerade den Bronchus lobii

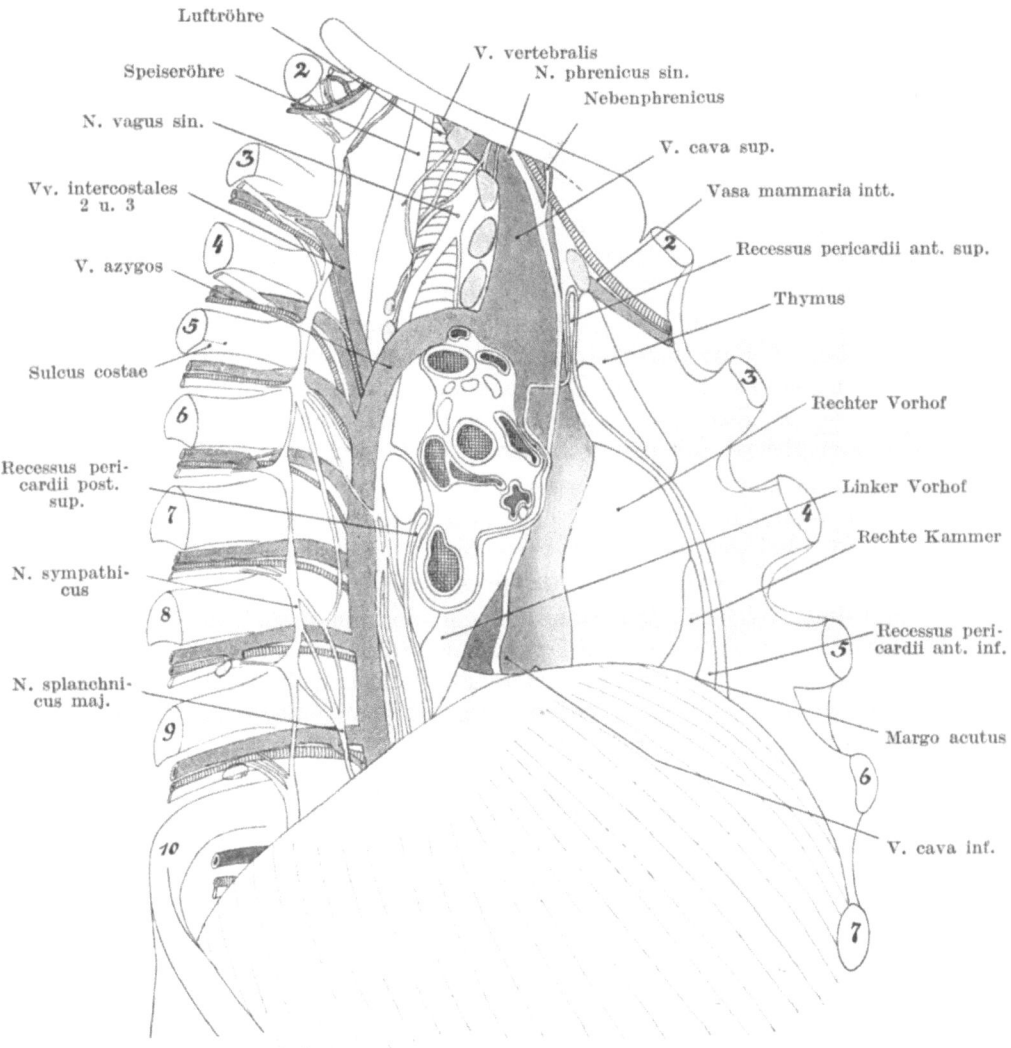

Luftröhre

Speiseröhre

N. vagus sin.

Vv. intercostales
2 u. 3

V. azygos

Sulcus costae

Recessus peri-
cardii post.
sup.

N. sympathi-
cus

N. splanchni-
cus maj.

V. vertebralis
N. phrenicus sin.
Nebenphrenicus

V. cava sup.

Vasa mammaria intt.

Recessus pericardii ant. sup.

Thymus

Rechter Vorhof

Linker Vorhof

Rechte Kammer

Recessus peri-
cardii ant. inf.

Margo acutus

V. cava inf.

Abb. 100 b.

medii abgibt. Dann kommt ein Abschnitt der Lungenwurzel nur aus Bindegewebe aufgebaut und dann
an der unteren Spitze der Lungenwurzel die untere Lungenvenengruppe, die vom Herzbeutel und seinem
Recess. post. sup. fast vollständig umfaßt wird.

Der N. phrenicus dext. kommt unter der 1. Rippe an der Außenseite der V. anonyma dext.
herab, erreicht den vorderen Umfang der Cava sup., nimmt hier einen Nebenphrenicus auf, läuft dann
dicht hinter dem Recess. pericard. sup. zur Lungenwurzel, vorderkreuzt sie, ihr dicht anliegend, liegt
dann dem rechten Vorhof auf und erreicht in der Mitte des rechten Umfanges der Cava inf. das Zwerchfell.

Der N. vagus dext. kommt unter der V. vertebralis zum Vorschein, überkreuzt in schräger Richtung
die rechte Wand der Luftröhre und erreicht die rechte Wand der Speiseröhre, an der er den Plexus
oesophageus bildet.

In dem Raum zwischen Cava sup. und Luftröhre sind drei vergrößerte Lgll. bronchotracheales
zu sehen. Im 8. und 9. Zwischenrippenraum sind Lgll. intercost. medd. präpariert. Der Ductus
thoracicus ist nur dicht über dem Zwerchfell sichtbar und überragt mit seinem vorderen Umfang
die V. azygos. Er verschwindet, um auf die linke Seite hinüberzutreten.

Der Winkel der Luftröhrengabelung schwankt zwischen 50 und 100⁰, mit
der Größe des Winkels verlängert sich verhältnismäßig die Luftröhre, so daß bei
großem Gabelungswinkel die Teilung der Luftröhre tiefer steht als bei kleinem
Gabelungswinkel. Je größer der Gabelungswinkel ist, um so mehr nähert sich der

Verlauf der Hauptbronchen der Horizontalen und um so mehr nähert sich die Gabelung der Luftröhre der Teilungstelle der Pulmonalis communis, je kleiner er ist, um so schräger verläuft die Hauptbronchi und um so mehr vergrößert sich die vertikale Entfernung zwischen Luftröhrengabelung und Teilung der Communis.

In dem einen Extrem laufen Stammbronchus und A. pulmonalis von Anfang an nebeneinander in der gleichen Horizontalebene, die Arterie vorn, der Bronchus hinten. In dem anderen Extrem liegen die Gabelung der Luftröhre und die der Arterie weit auseinander, Bronchen und Arterien treffen sich erst an der Pleura pariet. mediast.

Die Größe des Bifurkationswinkel hängt unter normalen Verhältnissen von dem Alter des Trägers ab. Junge Leute haben einen großen, alte einen kleinen Gabelungswinkel. Bei Kindern laufen Hauptbronchus und Arterie in ganzer Ausdehnung nebeneinander, bei alten Leuten können beide Aa. pulmonales und beide Hauptbronchen ein gleichschenkeliges Dreieck begrenzen, dessen Basis von den Arterien, dessen gleiche Schenkel von den beiden Hauptbronchen gebildet werden.

Die Altersverhältnisse beeinflussen auch die Lage der Arterien zu dem zu einer Platte vereinigten, im Winkel der Luftröhrengabelung gelegenen Lgll. bronchiales bifurcat. Bei jungen Leuten verlaufen die Pulmonales am unteren Rande dieser Platte, bei älteren liegen sie vor derselben.

Krankheiten, welche zu dauernder Hebung oder dauernder Senkung der Rippen, zum Hochstand oder Tiefstand des Zwerchfelles führen, ändern die vertikale Ausdehnung der Lunge, die Lage der Luftröhrengabelung und die Größe des Gabelungswinkels und können dadurch auch die Lagebeziehung zwischen Bronchen und großen Gefäßen im Gebiet des Mittelfellraumes verschieben.

Die Vv. pulmonales durchlaufen in 2 Gruppen den ersten Abschnitt. Die obere Venengruppe, entspringt aus dem linken Vorhof dicht hinter der oberen Hohlvene, die an der Grenze zwischen linkem und rechtem Vorhof in letztere einmündet, und liegt 1 cm unterhalb und etwas ventral von der A. pulmonalis. Die Gruppe läuft in einer Horizontalebene lateral und ventral und trifft erst in der Lungenwurzel mit Arterie und Bronchus zusammen. Die untere Venengruppe entspringt von dem linken Vorhof, etwas unterhalb seiner Mitte, liegt bis mehrere Zentimeter unter der oberen Gruppe und bleibt bis zum Eintritt in den Lungenhilus von der oberen Venengruppe, von Arterie und Bronchus getrennt.

Links.

Der Hauptbronchus zieht von der Gabelung der Luftröhre dorsal, lateral und caudal. Seine Achse bildet mit der Frontalebene einen Winkel, der um 45⁰ schwankt, mit der Sagittalebene einen Winkel, der zwischen 55 und 30⁰ (WEINGÄRTNER, 1920) mißt. Der Winkel mit der Frontalebene ist konstant, der Winkel mit der Sagittalebene schwankt und für seine Schwankungen gilt das gleiche, was wir über die Schwankungen des Winkels auf der rechten Seite angegeben haben (S. 187 u. 188).

Die A. pulmonalis sin. läuft nach ihrem Ursprung aus der Communis stets horizontal zum Lungenhilus. Ihr Verlauf bildet mit der Frontalebene einen Winkel, der 45 und mehr Grad betragen kann. Sie erreicht den Hauptbronchus erst an der Pleura pariet. mediast., tritt auf seinen kranialen Umfang und bleibt auf ihm liegen bis zum Eintritt in die Lungenwurzel.

Da der Winkel des Hauptbronchus mit der Sagittalebene zwischen 55 und 30⁰ schwankt, so liegt im ersten Extrem der Ursprung der Pulmonalis sin. aus der Communis mehrere Zentimeter von dem Ursprung des Hauptbronchus aus der Luftröhre, im zweiten Extrem dicht unter ihm.

Die linken Lungenvenen sammeln sich wie rechts in zwei Gruppen, einer kranialen und einer caudalen. Beide Gruppen liegen aber viel näher zusammen wie auf der rechten Seite. Die obere Venengruppe bildet in ihrem kurzen Verlauf vom Lungenhilus zum linken Vorhof mit Arterie und Bronchus eine geschlossene Gruppe (Arterie ventro-kranial, Vene ventro-caudal, Bronchus dorsal).

Die untere Venengruppe divergiert lungenhiluswärts mit der oberen Venengruppe, die Entfernung beider Venengruppen voneinander wächst also mit ihrem Abstand vom linken Vorhof. Infolgedessen bleibt die untere Venengruppe im ersten Abschnitt immer weit getrennt von der oberen Gruppe, bestehend aus Stammbronchus, Arterie und oberer Venengruppe.

2. Abschnitt. Lageverhältnisse innerhalb der Lungenwurzel und im Lungenkern.

Der 2. Abschnitt ist der chirurgisch wichtige, weil in seinem Gebiet die Unterbindung der Lappenarterie und der Lappenvene ausgeführt werden sollte.

Im 2. Abschnitt erfolgt die Astbildung sowohl des Bronchus als der Arterie und der beiden Venengruppen. Die Äste aller drei Systeme verlaufen vom Hilus radienförmig gegen die ganze Lungenoberfläche, die einzelnen Äste kreuzen sich dabei mit Ästen ihres eigenen Systems und mit den Ästen der beiden anderen Systeme und bilden im Bereich der Lungenwurzel einen schwer zu entwirrenden Knäuel von Gefäßen und Bronchen. Innerhalb des schon durch die zahlreichen Kreuzungen fest gefügten Knäuels werden alle Zwischenräume noch durch ein derbes Bindegewebe ausgefüllt, in das zahlreiche, oft verkalkte Lymphdrüsen eingelagert sind.

Im Gebiet dieses Knäuels, also im Gebiet der Lungenwurzel, ist jeder chirurgische Eingriff, vorausgesetzt, daß die Wahl des Ortes freisteht, zu vermeiden. Die Isolierung der einzelnen Äste aus diesem Knäuel ist anatomisch schon nicht leicht, chirurgisch fast unmöglich. Jeder Versuch, bestimmte Äste zu isolieren, bringt zunächst die dünnwandigen Venen in Gefahr. Ist diese Gefahr vermieden, der Ast ohne Verletzung isoliert, so ist die Unterscheidung, ob dieser Ast ein Bronchus oder ein Blutgefäß ist, schon schwer, und wird noch schwerer, wenn sie zwischen Arterie und Vene getroffen werden muß.

Erst bei dem Übertritt der Äste aus der Lungenwurzel in den Lungenkern entwirrt sich der Gefäß-Bronchusknäuel, die Astgruppen für die verschiedenen Lappen der Lunge und die Lappen-Abteilungen lösen sich voneinander und innerhalb der einzelnen Astgruppe nehmen die Teilstücke, Bronchus, Arterie und Vene, eine ganz bestimmte Lage ein. Damit ist der Ort des chirurgischen Eingriffes bestimmt, im Lungenhilus und den unmittelbar angrenzenden Abschnitten des Lungenkernes hat die Unterbindung von Bronchen, Arterien und Venen zu erfolgen.

In Abb. 101 sind Bronchen, Bronchien, Arterien und Venen im Bereiche des Lungenkernes auspräpariert worden. Bronchen, Arterien und Venen bilden zunächst ein scheinbar regelloses Durcheinander. Bringt man, wie das in Abb. 102 geschehen ist, alle Systeme in ein Schema, so ergibt sich eine auffallende Gesetzmäßigkeit ihrer gegenseitigen Lagebeziehungen.

Im Kreise der Abb. 102 sind die Gruppen aufgebaut aus Bronchius, Arterie und Vene als Sektoren eingetragen und innerhalb jedes Sektors sind die drei zusammensetzenden Gebilde mit Farbe hervorgehoben, rot die Arterie, weiß der Bronchius und blau die Vene. Die rechte Kreishälfte bildet das Schema für die Verteilung der Gefäße und Bronchien in der linken, die linke Hälfte dasjenige für die Verteilung in der rechten Lunge.

Gehen wir in der rechten Hälfte des Kreises von dem obersten Sektor aus, so liegt die Arterie medial, der Bronchius in der Mitte und die Vene lateral; die beiden seitlichen Sektoren zeigen die Arterie kranial, den Bronchius in der Mitte, die Vene caudal; endlich der unterste Sektor zeigt die Arterie lateral, den Bronchius in der Mitte und die Vene medial.

Ein Vergleich dieser vier schematisierten Sektoren mit den tatsächlichen Verhältnissen der Abb. 101 zeigt, daß das Schema — hält man sich nur an die größeren Gefäße, und die haben ja nur für den Chirurgen Interesse — absolut mit den wirklichen Verhältnissen übereinstimmt. Dasselbe ist auf der linken Seite des Kreises (Abb. 102) für die rechte Lunge der Abb. 101 der Fall. Auch hier ein oberer Sektor, in dem die

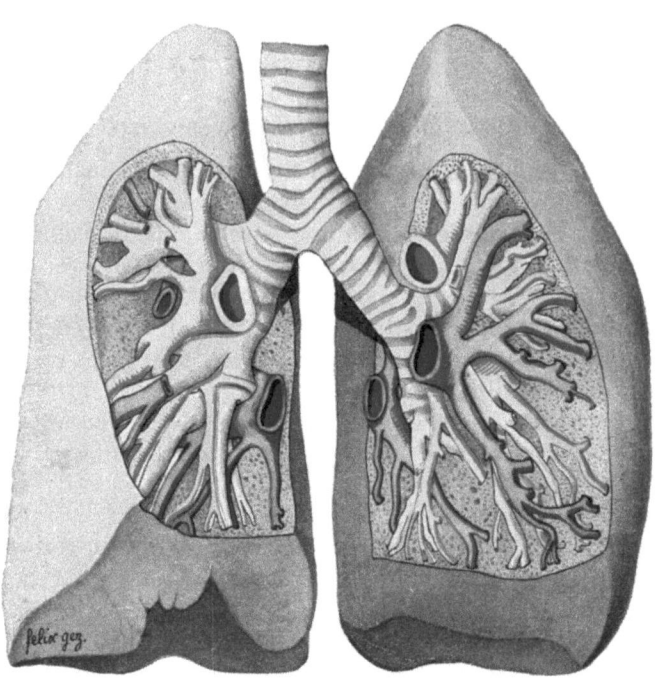

Abb. 101. Verteilung von Bronchien und Blutgefäßen im Lungenkern.
Beide Lungen sind von vorn her so weit abpräpariert, daß der Lungenkern mit den eingelagerten Bronchen, Bronchien und Gefäßen aufgedeckt ist.

Arterie medial, der Bronchius in der Mitte und die Vene lateral liegt, ein mittlerer Sektor mit Arterie kranial, Bronchius in der Mitte und Vene caudal und ein unterer Sektor, in dem die Arterie lateral, der Bronchius in der Mitte und die Vene medial liegt.

Man sieht, daß in allen Sektoren beider Lungen der Bronchius stets in der Mitte liegt; das ist praktisch genommen schon eine wichtige Tatsache. Um nun sicher zu bestimmen, welches von den beiden Gefäßen rechts und links vom Bronchius die Arterie und welches die Vene ist, hat man sich nur zu merken, daß rechts wie links im obersten Sektor die Arterie medial, und die Vene lateral liegt. Dreht man jetzt den obersten Sektor der rechten Lunge entgegengesetzt zum Uhrzeiger und den obersten Sektor der linken Lunge im Sinne des Uhrzeigers, ohne an der inneren Gruppierung des Sektors etwas zu ändern, so kann man für alle Stellen der Lungen die Lage von Bronchius, Arterie und Vene bestimmen und wird verstehen, wie die Lage von Arterie und Vene im untersten Sektor gerade umgekehrt wie die im obersten Sektor ist.

3. Abschnitt.   Die Lageverhältnisse im Lappenmantel.

Im 3. Abschnitt, im Lungenmantel, ändern sich die Verhältnisse dadurch von Grund aus, daß sich die bis dahin geschlossene Gruppe, bestehend aus Arterie,

Bronchius und Vene zweiteilt. Arterie und Bronchius bleiben auch weiterhin zusammen, die Vene geht ihren eigenen Weg (Abb. 99).

Die Hauptvenen des Lappenmantels, die Vv. intersublobares sind an der Peripherie des Sublobus gelagert, Arterie und Bronchus dagegen in seiner Mitte. Auch die Äste des Bronchius und der Arterien des Sublobus bleiben in der Mitte des Sublobus und teilen sich in ebensoviele Aa. lobulares und Bronchii lobulares, als Lobuli im Lobus vorhanden sind.

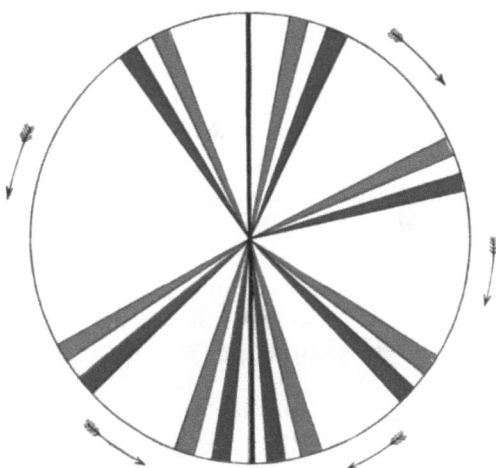

Abb. 102. Schema zur Anordnung der Bronchien und der Äste der A. und V. pulmonalis im Lungenkern.

In jedem Sektor bedeutet das blaue Feld die Vene, das weiße den Bronchius und das rote die Arterie. Rechte Kreishälfte entspricht dem Situs in der linken, linke Kreishälfte dem in der rechten Lunge.

Jede A. lobularis tritt mit dem Bronchius lobularis in den Lobulus ein, also an einer Seitenfläche desselben und teilt sich mit ihm in Aa. sublobulares, dann Aa. bronchioli respiratorii und schließlich in Aa. ductus alveolaris.

An den Sacculi alveolaris angelangt beginnt der Übergang der Aa. ductus alveolaris in die Capillaren.

Die Vv. intersublobares eines Sublobus bilden mit ihren Ästen ein korbähnliches Gebilde, dessen Öffnung gegen die Lappenoberfläche gerichtet ist, dessen stumpf zugespitzte Basis an den Lungenkern grenzt, in der Achse des Korbes liegen dann Bronchien und Arterien.

94. Aufsuchung der Lungengefäße.

Allgemeines.

Die Aufsuchung eines Lappenastes der Aa. pulmonales kann in Frage kommen bei einer Unterbindung zur Exstirpation eines Lungenlappens, bei der Unterbindung als technische Erleichterung anderer Lungenoperationen und bei seiner Eröffnung zur Entfernung eines Embolus.

Die Hoffnung, durch Unterbindung des Lappenastes den zugehörigen Lungenlappen funktionslos zu machen und dadurch zur Rückbildung zu zwingen (BRUNS und SAUERBRUCH, 1911) ist nicht erfüllt worden. Einmal ist es gar nicht leicht sämtliche Äste eines bestimmten Lappens zu unterbinden, die Folge ist, daß ein oder gar zwei Arterienäste stehen bleiben und dadurch die Außerfunktionsetzung des Lappens von Anfang an ausgeschlossen ist, zweitens ist die Herstellung eines

Kollateralkreislaufes auf dem Weg durch die Anastomosen mit den Aa. bronchiales postt. und dadurch ein, wenn auch unvollkommenes weiteres Funktionieren des betreffenden Lappens nachgewiesen worden. Die so häufig versagende Therapie der Bronchiektasie wird aber immer wieder den Gedanken, durch Unterbindung eines Pulmonalisastes doch noch zum Ziele zu gelangen, aufleben lassen. Die neu aus-zubildende Operationsmethode hätte dann eine doppelte Aufgabe, einmal die Aus-schaltung sämtlicher Äste, die den betreffenden Lungenlappen versorgen, und zweitens die Verhinderung der Wiederherstellung einer Funktion auf dem Wege durch die Anastomosen mit Aa. bronchiales postt.

Die Aufsuchung eines Pulmonalisastes ist von vorn, entlang dem Mediastinum und von der Seite aus durch die Lunge hindurch möglich. Soll gleichzeitig von demselben Schnitte aus eine Unterbindung der Aa. bronchiales postt. stattfinden, so kann nur das Eindringen von vorn zum Ziele führen.

Die Aufsuchung von vorn hat auf der lateralen Seite der Pleura pariet. mediast. zu erfolgen, da sie zum Ziel die Erreichung des Lungenhilus, unter Umständen sogar des Lappenkernes haben muß. Ein Eindringen medial von der Pleura mediast., d. h. im Mediastinalraum selbst, wäre nur angezeigt, wenn die Unterbindung der drei großen Arterien, A. pulmonalis communis, dextra und sinistra erstrebt wird.

Das Eindringen auf eine A. lobaris von der Seite her — es wird sich meist um die Axillargegend handeln — bedeutet ein Eindringen durch eine Lungenincisur gegen den Lungenhilus.

Ob ich nun an der lateralen Seite des Mediastinums oder durch eine Incisur vordringe, beide Male wird der Brustfellraum geöffnet und ein Luftbrustkorb erzeugt.

Das Eindringen an der medialen Seite der Pleura mediastinalis muß anatomisch als möglich bezeichnet werden, denn das Brustfell läßt sich sowohl vom Brustbein als vom Herzbeutel mit Leichtigkeit stumpf ablösen.

Die Aufsuchung der Pulmonalisäste von der Seite erfordert ein Eindringen durch die Inc. interlob. obliqua, sie setzt also normale Verhältnisse des Brustfelles voraus. Eine pleuritische Verwachsung des Unterlappens mit Oberlappen, bzw. mit Ober-lappen und Mittellappen, würde die Operation derartig erschweren, daß sie mit dem Eindringen von vorn nicht in Wettstreit treten kann.

Die Aufsuchung einer A. lobaris von der Seite bei normalem Brustfell ist technisch sehr viel leichter als die Aufsuchung von vorn. Die einzelnen Lappen beider Lungen sind vollständig voneinander getrennt und hängen mit den benachbarten Lappen nur dadurch zusammen, daß die Lappenbronchi sich zum Hauptbronchus vereinigen. Beim Eindringen von außen hat man nur das Verhalten des Brustfelles zu bedenken; es umhüllt die einzelnen Lappen nicht vollständig und geht nicht auf den Lappenstiel über, sondern springt noch an der interlobaren Fläche des einen Lappens zur interlobaren Fläche des anderen Lappens über. Zieht man zwei benach-barte Lappen auseinander, so sieht man in der Tiefe die Umschlagfalte des Brustfelles. Sie muß gespalten werden, wenn man den Lappenhilus erreichen will und man hat nach ihrer Spaltung noch gut 1 cm weiter vorzudringen, bis man auf die ein- und austretenden Gefäße und den Bronchus stößt.

Aufsuchung der A. lobaris des linken Unterlappens von der linken Seite.

Die Aufsuchung der A. lobaris des Unterlappens von der lateralen Brust-korbwand aus ist sehr viel leichter als die Aufsuchung von vorn.

Die erste Aufgabe, welche die Aufsuchung von der Seite zu lösen hat, ist, den Eingang in die Inc. obliqua zu finden. Die Incisur hat leider keine feste Lage und schwankt in Grenzen, die der Breite eines Zwischenrippenraumes entsprechen können. Sie beginnt (S. 125) unmittelbar neben der Wirbelsäule in der Mitte des 3. oder 4. Zwischenrippenraumes, durchsetzt denselben in schräger Richtung lateral und

abwärts, kreuzt ungefähr 2 cm lateralwärts vom Angulus costae die 4. bzw. die
5. Rippe, tritt in den 4. bzw. 5. Zwischenrippenraum ein, durchläuft ihn eine große
Strecke weit, kreuzt zwischen vorderer Axillar- und Mamillarlinie die 5. bzw.
die 6. Rippe und endigt im 6. oder 7. Zwischenrippenraum in der Mamillarlinie
an der Bogenkante der Lunge.

Diese Verlaufsbestimmung ist an einer Leiche vorgenommen worden, deren
Brustorgane in situ gehärtet waren; sie entspricht also einem Zustand stärkster
Ausatmung. Der Chirurg wird deshalb gut tun, von Anfang an die zweiten Zahlen
zu benützen, und muß dabei noch mit der Möglichkeit rechnen, zu hoch zu kommen.
Der Rippensperrer erzwingt aber eine so große Eingangspforte in den Brustfellraum,
daß selbst die Differenz von der Höhe eines Zwischenraumes kaum Schwierigkeiten
bereiten wird.

Also erstes Eindringen in der Achselhöhle im 5. Zwischenrippenraum!

Genügt die Länge eines Schnittes zwischen vorderer und hinterer Axillarlinie
nicht, so wäre er eher nach dorsal als nach ventral zu verlängern. Macht die Aufsuchung der Incisura interlobaris irgendwelche Schwierigkeiten, so vergrößere man
zunächst die Eingangsöffnung nach beiden Seiten, um ein möglichst großes Stück
der Lungenoberfläche übersehen zu können.

Das Eindringen in die Incisur selbst macht unter normalen Verhältnissen
keine Schwierigkeiten. Die durch Adhäsion verklebten Interlobarflächen von Ober-
und Unterlappen sind leicht durch Auseinanderziehen zu lösen. In der Tiefe der
Incisur stößt man dann auf die Umschlagstelle der Pleura visceralis vom Ober-
zum Unterlappen. Hier muß das Brustfell durchschnitten werden, man stößt dann
zunächst auf Bindegewebe, je nach dem Ernährungszustand mit viel oder weniger Fett
durchsetzt und kommt, etwa 1 cm in die Tiefe vordringend, auf die Lappenwurzel
mit dem Lappenbronchus und den Lappengefäßen.

Die Lage von Arterie, Bronchus und Vene ist nach dem Schema der Abb. 102
zu bestimmen. Die Vene liegt medial, die Arterie lateral vom Bronchus. Man hat
sich also von Anfang an der lateralen und dorsalen Seite des Bronchus-Gefäßbündels
zu halten und wird hier sofort auf eine große Arterie, das ist die A. lobaris des
Unterlappens, stoßen. Der Bronchus ist hier noch gut 1 cm dick, die Vene liegt
also noch weit von der Arterie entfernt und braucht gar nicht zu Gesicht zu
kommen.

Schwierigkeiten entstehen erst dann, wenn die Aufgabe auf die ganze Ab-
schließung der Pulmonalisversorgung des Lappens gestellt ist. Man trifft auch bei
der günstigen Verzweigung der Arterie nach dem magistralen Typus niemals nur
einen Stamm an. In Abb. 103 sind die sämtlichen Arterien des Unterlappens auf
die Außenfläche der Lunge projiziert, sie sind mit 3, 6, 7 und E bezeichnet und entsprechen dem oberflächlichen, hinteren ansteigenden (3), dem oberflächlichen mittleren
absteigenden (6) und dem oberflächlichen vorderen absteigenden Ast (7) und dem
tiefen absteigenden mediastinalen Ast (E) der Abb. 95. Hält sich der Chirurg lateral
vom Bronchus, so trifft er zunächst die Äste 7, E und 6 und oberhalb dieser ein
ziemlich großes astfreies Stück der Arterie. Würde er an dieser Stelle die Unterbindung ausführen — und sie ladet förmlich dazu ein — so bliebe der Ast 3 in die
Zirkulation eingeschaltet; die Ausschaltung des respiratorischen Blutkreislaufes im
Unterlappen wäre von Anfang an unvollständig und Ast 3 mit Unterstützung der
Anastomosen aus den oberflächlichen und tiefen Ästen der Aa. bronchiales könnte
die respiratorische Funktion des Lappens so weit aufrecht erhalten, daß der Rück-
bildungsprozeß nicht ausgelöst wird.

Der Chirurg darf sich also mit der Freilegung und Unterbindung des astfreien
Stückes der A. pulmonalis nicht begnügen, wenn er die Aufgabe hat, die ganze
Blutversorgung des Unterlappens aus der A. pulmonalis auszuschalten, sondern
muß immer an den lateralen Umfang der Arterie sich haltend weiter hiluswärts

dringen, er stößt dabei zuerst auf die Äste 4 und 5, die Aa. lingulae sup. und inf.
(Abb. 103), welche zur Versorgung der Lingula des Oberlappens bestimmt sind und
die er natürlich nicht ausschalten soll, solange es sich nur um die Unterbindung
der Arterien für den Unterlappen handelt. Erst bis zu 2 cm hiluswärts trifft er
auf den zweiten gleichfalls zu unterbindenden Ast zum Unterlappen, der in
Abb. 103 mit 3 bezeichnet ist.

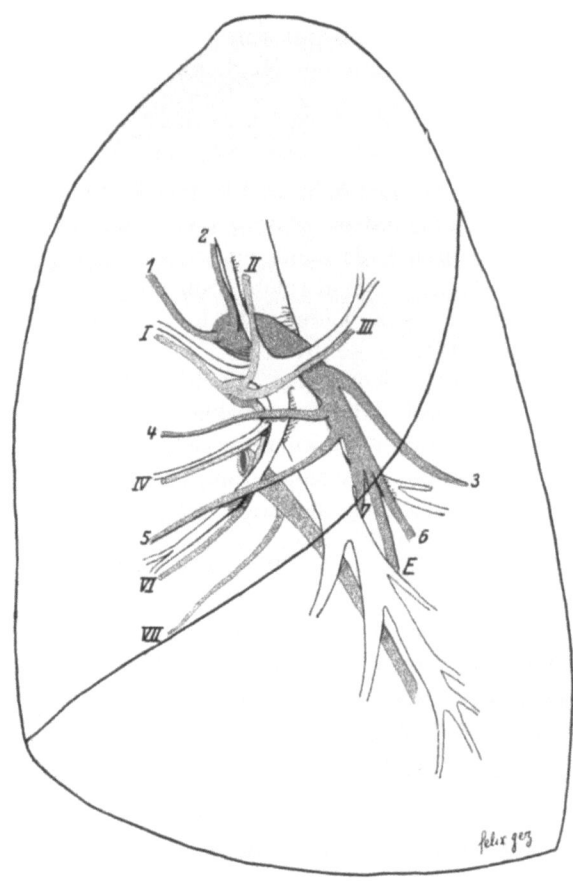

Abb. 103. Die Hauptverzweigung der linken Bronchien, der A. pulmonalis und der
Vv. pulmonales auf die Außenfläche der linken Lunge projiziert.
Arabische Zahlen: die Arterien; römische Zahlen: die Venen. 1 A. ventral. lobi sup., 2 A. apicalis lobi sup., 3 zweiter hochentspringender Lappenast für den Unterlappen, (er bildet im weiteren Verlauf den oberflächlich dorsal ansteigenden Ast des Unterlappens), 4 und 5 Aa. lingulae sup. und inf.,
6 oberflächlicher mittlerer ansteigender Ast, E tiefer mediastinaler Ast, 7 oberflächlicher ventraler
absteigender Ast für den Unterlappen.
I V. ventral. lobi sup. II V. apicalis. III V. dorsalis lobi sup. IV und VI Vv. lingulae. Die
Venenäste I bis III und die entsprechenden Bronchen kreuzen den Stamm der A. pulm. auf seiner
ventralen Seite.

Ich habe sieben Brusteingeweide auf diese Verhältnisse durchpräparieren
lassen und jedesmal fand sich das gleiche, daß weit hiluswärts noch ein Ast für den
Unterlappen entsprang und daß distal von ihm von dem gleichen Stamm noch Äste
für den Oberlappen abgegeben wurden, deren Zahl allerdings nicht regelmäßig war,
sondern zwischen 1 und 3 schwankte. Diese Variabilität in der Zahl der Oberlappenäste, die vom Hauptstamm entspringen, bringt aber keine neuen Schwierigkeiten;
man kann sofort erkennen, ob es sich um einen Ober- oder Unterlappenast handelt,
wenn man auf die Ursprungstellen achtet, alle Oberlappenäste entspringen von dem

ventralen Umfang des Hauptastes, der zweite Unterlappenast stets von ihrem dorsalen Umfang.

Bei Exstirpation des linken Unterlappens oder bei seiner funktionellen Ausschaltung sind also stets zwei Arterien zu unterbinden, erstens der große Hauptlappenast und zweitens der sehr viel höher entspringende Nebenast.

Aufsuchung der Arterien des Unterlappens links von vorn.

Die Aufsuchung der Lappenarterien des linken Unterlappens von vorn stößt auf die größten Schwierigkeiten. Man wird gut tun, sich von Anfang an eine große Öffnung zu machen und nicht bloß die 2., sondern auch die 3. Rippe entfernen. Erstes Ziel des Eingriffes wäre die Erreichung des Stammes der linken Pulmonalis, der dem Hauptbronchus bei seinem Eintritt in die Lungenwurzel von oben her aufliegt. Dann geht man zwischen A. pulmonalis sin. (unten) und dem Übergang des Arcus in die Aorta descendens (rechts), direkt an den oberen Umfang der A. pulmonalis sich haltend, nach hinten bis zum Beginn der Incisura interlobaris am hinteren Rand des Lungenhilus, öffnet hier den Eingang in die Incisur und unterbindet dasjenige Gefäß — eine Vene kommt hier nicht in Frage —, das am weitesten dorsal und direkt auf dem Stammbronchus aufliegt (Abb. 62), nachdem man sich überzeugt hat, daß die 3 Äste für den Oberlappen noch zentral von diesem Gefäße liegen.

Man muß sich aber dabei bewußt sein, daß man bei dieser Unterbindung nicht bloß die beiden Arterien zum Unterlappen, sondern auch die beiden Aa. lingulae ausschaltet, denn man unterbindet oberhalb des Astes 3 der Abb. 103.

Ich glaube nicht, daß der Platz zwischen Pulmonalis und Aorta in der eröffneten Incisur es zuläßt, so weit entlang der A. pulmonalis abwärts und lateralwärts vorzudringen, daß man die Äste 4 und 5 der Abb. 103 sehen könnte.

Die Aufsuchung der Pulmonalisäste für den linken Oberlappen.

Der linke Oberlappen hat eine sehr große Ausdehnung. Man erinnere sich, daß er die Lungenspitze bildet und mit seiner Lingula das Zwerchfell erreicht. Von den 5 Arterienästen, die ihn versorgen, werden 3, die A. apicalis, A. ventralis lob. sup. und die A. dorsalis lob. sup. bereits vor Eintritt in den Lungenhilus, die Äste 4 und 5, die Aa. lingulae erst weiter peripheriewärts abgegeben. Es ist nicht möglich, alle 5 Gefäße von dem gleichen Schnitt aus zu erreichen. Die ersten drei würden am besten von vorn, die beiden Aa. lingulae am sichersten von der Seite aufgesucht werden.

Eine planmäßige Unterbindung der Äste zum linken Oberlappen hat bislang nur in der Notchirurgie, und zwar mit Erfolg stattgefunden. Hier, wo es sich lediglich darum handelt, einen verletzten Ast zu verschließen, kommt es nicht darauf an, alle Äste zum Oberlappen zu unterbinden.

Für die drei oberen Äste wird man den Weg wie für die Unterlappenäste von vorn einschlagen, für die zwei unteren Äste das gleiche Verfahren wie bei den Unterlappengefäßen von der lateralen Seite.

Die Aufgabe sämtlicher Pulmonalisäste zum Oberlappen in richtiger Art und Weise zu unterbinden, harrt noch immer der praktischen Lösung.

Aufsuchung des Pulmonalisastes für den rechten Unterlappen.

Die Aufsuchung des Lappenastes für den rechten Unterlappen sollte, wenn möglich, nur von der lateralen Seite her erfolgen. Von vorn her ist er außergewöhnlich schwer zu erreichen. Versucht man das Eindringen von vorn und oben, so hindert

der Bronchus eparterialis sehr stark, weil die Arterie zwischen ihm und dem Hauptbronchus eingeklemmt ist, wagt man es von unten, so kommt man um die sehr tiefliegende untere Venengruppe kaum herum, die außerdem noch vom Herzbeutel
umfaßt wird (Abb. 100). Ist die Wahl des Ortes frei, sollte deshalb nur von der
lateralen Seite her eingegangen werden.

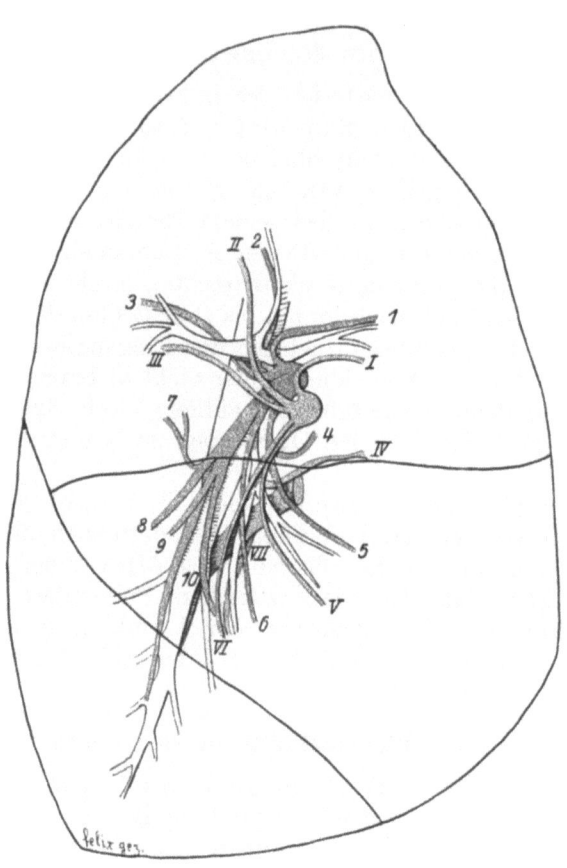

Abb. 104. Die Hauptverzweigung der linken Bronchien, der A. pulmonalis, und
Vv. pulmonales auf die Außenfläche der rechten Lunge projiziert.
Arabische Zahlen: Arterien; römische Zahlen: Venen. Bronchien: weiß. 1 und I A. und V. ventralis lobi sup. 2 und II A. und V. apicalis. 3 und III A. und V. dorsalis lobi sup. 4 rücklaufende
Arterie vom Astsystem des Mittellappens zum Oberlappen. IV Vene zwischen Ober- und Mittellappen.
5 und V, 6 und VI Aa. und Vv. lobii medii. 7 rücklaufende Arterie vom Astgebiet des Unterlappens
zum Oberlappen. 8 oberflächlicher dorsaler aufsteigender Ast des Unterlappens. 9 oberflächlicher mittlerer absteigender Ast des Unterlappens. 10 oberflächlich ventraler absteigender Ast des Unterlappens. Nicht bezeichnet der tiefe mediastinale Ast des Unterlappens zwischen 9 und 10.

Die erste Aufgabe wäre auch hier die Aufsuchung der Inc. obliqua. Sie beginnt
an der Wirbelsäule im 5. Zwischenrippenraum, liegt also ziemlich tiefer als auf der
linken Seite, durchsetzt ihn zwischen Tuberculum und Angulus costae in schräger
Richtung, kreuzt im Gebiet des Angulus die 6. Rippe, gelangt für kurze Strecke in den
6. Zwischenrippenraum, verläßt denselben etwa 3 cm lateral vom Angulus, tritt
hinter die 7. Rippe und begleitet sie abwärts und vorwärts bis zur Bogenkante der
Lunge. Der Schnittpunkt zwischen der Incisur und der Bogenkante fällt in die
Mamillarlinie.

Der Hautschnitt muß in dem 5. Zwischenrippenraum angelegt werden, und
zwar so, daß sein Mittelpunkt in die vordere Axillarlinie fällt. Weil der Schnittpunkt

zwischen vorderer Axillarlinie und dem 5. Zwischenrippenraum der Stelle entspricht, wo die Incisura horizontalis von vorn her kommend die Incisura obliqua erreicht. Man geht dann zwischen Oberlappen und Mittellappen einerseits und Unterlappen andererseits soweit in die Tiefe, bis man die Umschlagstelle des Brustfelles vom Mittellappen zum Unterlappen erreicht, schneidet sie ein und stößt nach etwa 1 cm weiteren Vordringens auf den Lappenstiel. Nach dem Gesetz im Schema der Abb. 103 muß man zuerst auf die Arterie, dann auf den Bronchus und zuletzt auf die Vene stoßen. Man hat also auch hier die günstigen Verhältnisse wie auf der linken Seite, daß man mit der Lappenvene gar nicht in Berührung kommt.

Die Arterie für den rechten Unterlappen zerfällt in 4 radiär zur Lappenoberfläche ziehende Äste (S. 179 und Abb. 97), die in verschiedener Höhe aus dem Stamm entspringen. Der höchstentspringende ist der oberflächliche dorsale horizontale Ast, auf den man — bezweckt man die Unterbindung die Ausschaltung des ganzen respiratorischen Kreislaufes des Unterlappens — zu achten hat und der besonders zu bestimmen ist. Er entspringt häufig in der gleichen Höhe auf dem dorsalen Umfang des Stammes, wo ventralwärts die Äste für den Mittellappen abgehen. Ist das der Fall, dann kann nicht der Stamm selbst unterbunden werden, sonst würde man auch den Mittellappen ausschalten, sondern der Ramus dorsalis horizontalis muß isoliert gefaßt werden. Wir hätten dann die gleichen Verhältnisse wie links, wo auch, um den ganzen respiratorischen Kreislauf zu unterbrechen, zwei Äste zu unterbinden sind.

Bei dem Eindringen in die Tiefe der Inc. obliqua soll die Incisura horizontalis nicht geöffnet werden, da in deren Bereiche ein Venenast liegt, der seine Wurzeln von den Facies interlobares des Ober- und Mittellappens bezieht (Abb. 104, Ast IV).

Aufsuchung der Pulmonalisäste für den rechten Mittellappen.

Die Aufsuchung der Arterienäste zum Mittellappen von der Seite durch die Inc. horizontalis hindurch ist nicht zu empfehlen, da man hier auf die schon oben erwähnte gemeinsame Vene für Ober- und Mittellappen trifft (Abb. 104, Ast IV), die mindestens je einen Zweig von dem Ober- und dem Mittellappen aufnimmt. Die Spannung dieser Vene wird die notwendige Auseinanderdrängung beider Lappen verhindern. Ob man die Vene unterbinden kann ohne Schädigung der von ihr versorgten Lungenabschnitte, weiß man noch nicht.

Man müßte also von vorn her unter Resektion der 4. Rippe in die Incisur eindringen und träfe dabei insofern günstige Verhältnisse an, als man zuerst auf die Arterie, dann auf den Bronchus und endlich auf die Vene stoßen würde. Es sind immer zwei versorgende Arterien.

Die Unterbindung der Arterie des Mittellappens hat bis zur Stunde noch keine praktische Bedeutung besessen.

Die Aufsuchung der Arterien zum rechten Oberlappen.

Die Aufsuchung der drei direkten Äste zum Oberlappen, der A. apicalis, der A. ventralis lob. sup. und der A. dorsalis lob. sup. kann nur von vorn her geschehen mit Eröffnung des Pleurasackes. Man geht am oberen Rand der Lungenwurzel ein, stellt Hauptbronchus und Bronchus eparterialis fest und kann dadurch die Lage sämtlicher Äste der Pulmonalis dext. zur Lunge bestimmen. Im Winkel zwischen Hauptbronchus und Bronchus eparterialis eingeklemmt liegt die Fortsetzung des Stammes der Pulmonalis, vor dem Bronchus eparterialis liegen die Äste für den Oberlappen. Da man bei diesem Vorgehen von vorn und von der mediastinalen Seite auf die Lunge zusteuert, kommt man von der medialen Seite auf das Bronchus-Gefäß-Bündel und trifft wieder zunächst auf die Arterie, in der Mitte auf den Bronchus und am weitesten lateral auf die Vene. Da die Arterien für den Oberlappen einzeln abgehen, immer mindestens 2 Arterien vor dem Bronchus eparterialis liegen, hat man auch immer 2 bis 3 Äste zu unterbinden.

Soll die Unterbindung der Oberlappenäste eine vollständige Ausschaltung des respiratorischen Kreislaufes im Oberlappen herbeiführen, begegnet die sonst nicht allzu schwierige Operation unüberwindlichen Schwierigkeiten, weil der Oberlappen der rechten Lungen von mindestens zwei rücklaufenden Ästen versorgt wird, und zwar je einen von der oberen Arterie des Mittellappens und der oberflächlichen dorsalen aufsteigenden Arterie des Unterlappens (Abb. 104, Ast 4 u. 7). Beide Arterien werden zwischen Oberlappen und Mittellappen bzw. Unterlappen abgegeben.

Die Aufsuchung der Aa. pulmonalis communis, dextra und sinistra.

Die Aufsuchung des Stammes der Aa. pulmonalis communis, der dextra und der sinistra wird heute nur zur Beseitigung einer Embolie genannter Arterien ausgeführt.

Der Zugang wird nach dem Vorschlag von TRENDELENBURG (1908) von vorn gewählt.

Die Projektion der ganzen A. pulmonalis comm. auf die vordere Brustwand fällt auf die mediale Hälfte des 2. linken Zwischen-Knorpel-Raumes. Die erforderliche Weite des Einganges wird durch die Resektion der 2. linken Rippe und eines entsprechenden Stückes der linken Brustbeinhälfte gewonnen. In der Öffnung der Brustwandung erscheint die A. mammaria int. mit gewöhnlich nur einer Begleitvene, meist auf der medialen Seite gelegen, in der Entfernung von 20 mm vom Seitenrand des Brustbeines. In dieser Lage wird sie festgehalten durch die medianwärts verlaufenden Rami sternales und die lateralwärts verlaufenden Aa. intercostales antt. Die Äste der A. intercostalis am oberen und unteren Rand der 2. Rippe müssen durchschnitten werden, um die Mammaria int. ganz an das Brustbein verschieben zu können. Unter der Mammaria int. könnte noch eine schwache Zacke des M. transversus thorac. liegen. Das Brustkorbfell kann, ohne es zu eröffnen, lateralwärts zurückgeschoben werden, da es entweder direkt am linken Brustbeinrand endet oder ihn nur um wenige Millimeter medianwärts überschreitet. TRENDELENBURG schlägt aber mit Recht vor, um Zeit zu sparen, das Brustfell direkt in senkrechter Richtung zu durchschneiden.

Den Herzbeutel soll man entsprechend der Mitte der A. pulmonalis commun. öffnen, dann werden der linke N. phrenicus und die Vasa pericardiaco-phrenica, welche die Pulmonalis im Winkel von Communis und Sinistra überkreuzen und an der linken Seite der Communis weiter verlaufen, sicher nicht verletzt.

Die A. pulmonalis communis liegt in ganzer Ausdehnung innerhalb der Herzbeutelhöhle, da der Umschlag des Perikard in das Epikard erst an ihrer Teilung in Dextra und Sinistra erfolgt. Der Herzbeutel muß soweit wie möglich noch oben geöffnet werden. In der Herzbeutelhöhle sieht man zunächst nur die A. pulmonalis comm. und links von ihr das linke Herzohr. Das genügt aber, um den linken Eingang in den Sinus transversus zu bestimmen, durch den die Sonde zur Einlegung des Gummischlauches um Pulmonalis und Aorta einzuschieben ist. Der rechte Eingang in den Sinus transversus — für diese Operation also seine Ausgangsöffnung — liegt zwischen Aorta und oberer Hohlvene.

Der Chirurg wird gut tun, sich über die Form des Sinus transversus zu vergewissern und danach die Form des den Gummischlauch einführenden Instrumentes zurecht biegen. Abb. 105 zeigt den Sinus transversus in der Ansicht von oben nach Abtrennung der Pulmonalis und Aorta dicht über den Klappen; Bildseiten und Körperseiten stimmen überein. Vom Eingang zwischen Pulmonalis und linkem Herzohr läuft der Sinus fast geradlinig nach rechts und etwas dorsalwärts, biegt dann aber rechtwinkelig um die Aorta ascendens herum und mündet zwischen rechtem Herzohr einerseits, Rinne zwischen A. pulmonalis und Aorta anderseits aus. Die Sonde sollte also die Biegung eines männlichen Katheters haben.

Der Schnitt zur Eröffnung des Gefäßes erfolgt nach TRENDELENBURG in die Communis, die Einführung der Polypenzange von dieser Öffnung aus in die Dextra, muß im Bogen (Abb. 93) um die rechts liegende Aorta ausgeführt werden. Hält man diese Bogenlinie bei der Einführung ein, so gelangt man ohne jedes Hindernis in die Dextra, weil diese die direkte Fortsetzung der Communis ist. Die Einführung der Polypenzange in die linke Pulmonalis dagegen kann auf Schwierigkeiten stoßen, weil die Sinistra unter rechtem Winkel von der Communis abgeht (Abb. 94). Die Zange wäre entlang der linken Wand der Communis vorzuschieben, bis sie an die Carina pulmonalis (S. 171) stößt, um dann unter rechtem Winkel nach links und hinten zu drehen.

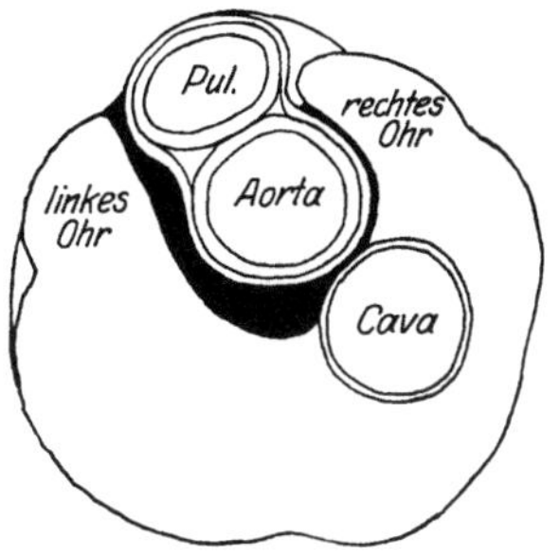

Bei der Einführung der Polypenzange in Dextra und Sinistra hat man noch zu wissen, daß beide Gefäße in gleicher Horizontalebene liegen.

Die Gefahr der TRENDELENBURGschen Operation liegt in der Schlinge, die gemeinsam um Pulmonalis und Aorta gelegt wird. So oft die Schlinge angezogen wird, um den Blutstrom in der Pulmonalis zu unterbrechen, wird gleichzeitig auch der Blutstrom in der Aorta ausgeschaltet und das ist nur 45 Sekunden lang gestattet. Wenn auch 45 Sekunden nach TRENDELENBURG eine überraschend lange Zeitspanne darstellen, so kann sie doch überschritten werden bis die Pulmonalis geöffnet, der Embolus entfernt und die Klemme um die Pulmonaliswunde festliegt.

Wenn eine andere Methode möglich wäre, die mit der Aorta gar nichts zu tun hätte, so wäre diese Gefahr beseitigt und Zeit gewonnen. Es scheint diese Möglichkeit gegeben, wenn man nicht die Communis, sondern die Pulmonalis sinistra öffnet und nicht von vorn, sondern von links eingeht. Der Weg ist praktisch noch nicht erprobt worden, er ist nur aus theoretischen Erwägungen gewählt.

Bei der Unterbindung des Lappenastes für den linken Unterlappen durch die Inc. interlobaris der linken Lunge hindurch fiel es auf, wie relativ leicht dieser Ast zu erreichen ist und wie lang seine astfreie Stelle ist (Abb. 103). Man kann von der Incisur aus, wenn man sich nur an die dorsale Seite der Arterie hält, bis an den Stamm der Pulmonalis sinistra gelangen, ohne mit Bronchen und Venen zusammenzustoßen (Abb. 95 u. 103). Wir haben ja oben festgestellt, daß die Pulmonalis sinistra den linken Hauptbronchus überkreuzt und eine Strecke weit auf ihm liegt. Entlang dieser Strecke kreuzt keine Vene die Arterie, sie liegen alle ventral vom Bronchus. Es müßte also keine Mühe machen, hier den Stamm der Sinistra für die temporäre Unterbindung zu isolieren. Die Eröffnung der Pulmonalis sinistra könnte auf der Strecke zwischen Ast 3 und Ast 2 der Abb. 103 erfolgen. Zwischen beiden ist eine astfreie Stelle von mindestens 2 cm Länge und diese Stelle liegt nahe genug zum Stamm der Sinistra, daß man von hier aus noch die rechte Pulmonalis erreichen kann.

Bei der Freilegung der A. pulmonalis sinistra von der Incisura interlobaris aus wird dem Vordringen durch den Arcus aortae eine Grenze gesetzt, hier stößt man auf den Stamm des Vagus, dann auf den Recurrens und schließlich auf das

Abb. 105. Verlauf des Sinus transvers. pericardii um A. pulm. und Aorta ascendens.

Man sieht, wie von der dorsalen Seite her beide Vorhöfe mit ihren Herzohren die beiden großen Arterien zangenförmig umfassen. Das bedingt die Verlaufsform des Sinus transversus, der schwarz ausgezeichnet ist. Eingang von links zwischen A. pulm. und linkem Herzohr, der Sinus verläuft fast gerade auf die Cava sup. zu, biegt dann rechtwinkelig um, geht zwischen Aorta und Cava nach vorn und öffnet sich zwischen Aorta und rechtem Herzohr. Da das rechte Herzohr nach rechts verschiebbar ist, kann man die letzte Biegung des Sinus um die ventrale Aortenfläche ausgleichen.

Lig. arteriosum Botalli, die alle dorsal und rechts von der hinteren Wand der Pulmonalis sinistra verlaufen.

Folgt der Embolus der Pulmonalis der allgemeinen Regel, daß er bei der Teilung eines Gefäßes denjenigen Ast bevorzugt, der die direkte Fortsetzung des Stammes bildet, so ist mit großer Wahrscheinlichkeit anzunehmen, daß er in die rechte Pulmonalis gelangt und erst wenn er durch Apposition wächst, auch die linke verstopft. Die Polypenzange wird dann durch die kurze Strecke der linken Pulmonalis in die rechte eingeführt. Sie kommt also in der linken Pulmonalis gegen, in der rechten Pulmonalis mit dem Blutstrom in die Arterie und verstopft dabei gleichzeitig etwas die Blutung.

Bei der Einführung der Polypenzange hat man wieder die Topographie der Mündung der Pulmonalis sinistra in die Communis zu berücksichtigen. Die Sinistra läuft von lateral und hinten her auf die Communis zu (Abb. 94), bildet auf ihrem rechten Umfang einen scharfen rechten Winkel, Carina pulmonalis, mit der Communis. Die eingeführte Zange wird nach kurzem Verlauf an die vordere Wand der Bifurkation der Communis anstoßen und muß dann um 45^0 nach vorn gedreht werden, um anstandslos durch die Gabelung hindurch in die rechte Pulmonalis zu gelangen.

D. Lymphgefäße der Lunge.

95. Allgemeines.

Das Lymphsystem der Lungen, der Luftröhre und der Bronchen ist gegeben in dem Astsystem des Truncus broncho-mediastinalis, der die abführenden Lymphgefäße der Lymphdrüsen der Lunge und des vorderen Mittelfellraumes in sich vereinigt.

Auf der linken Seite wird gewöhnlich kein Truncus bronchomediastinalis gebildet, weil der Großteil der abführenden Lymphgefäße der Lungen und des vorderen Mittelfellraumes in den Brustteil des Ductus thoracicus einmündet und nur ein kleiner Teil vereinigt oder unvereinigt direkt zur Mündung in den Venenwinkel (zwischen Jugularis und Subclavia) verläuft.

Der rechte Truncus broncho-mediastinalis steigt dorsal von der A. subclavia in die Höhe, biegt über ihren oberen Umfang hinweg und vereinigt sich 1. mit dem Truncus jugularis, der den Lymphabfluß aus Kopf und Hals sammelt und 2. mit dem Truncus subclavius, der die Lymphe der oberen Extremität herbeiführt, zum Ductus lymphaticus dexter, dem Homologon des Ductus thoracicus der linken Seite. Der Ductus lymphaticus dextr. mündet in den Venenwinkel. Bleiben die drei Trunci lymphatici unvereinigt, so mündet jeder für sich in den Venenwinkel oder in die Venen des Winkels selbst oder in eine unmittelbar benachbarte Vene.

In alle Lymphgefäße und den Truncus selbst sind Klappen eingesetzt, die den Lymphstrom in eine Richtung zwingen; die Stromrichtung ist nicht in allen Lymphgefäßen die gleiche, die Hauptrichtung geht gegen den Ductus lymphaticus. Der Widerstand der meist sehr zahlreichen und in kurzen Abständen einander folgenden Klappen ist so groß, daß er selbst von dem höchstgesteigerten Injektionsdruck, der gar nicht zu vergleichen ist mit dem geringen Druck, der normalerweise in den Lymphgefäßen herrscht, nicht überwunden wird. Im Gebiet der Lymphogll. aorticae und im Ductus thoracicus selbst ist es allerdings einige Male gelungen, gegen den Lymphstrom Lymphgefäße zu füllen, aber auch hier wurden nur die der Einspritzung nächstgelegenen Klappen auf einer Strecke von 1 bis mehreren Zentimetern überwunden, niemals gelang es, das Einzugsgebiet gegen den Lymphstrom zu füllen.

Theoretisch muß allerdings zugegeben werden, daß ein weißes Blutkörperchen infolge seiner Bewegungsfähigkeit und seiner Klebekraft entlang der Gefäßwand gegen den Lymphstrom wandern könnte und daß so die an dasselbe angeklebten Infektionskeime retrograd befördert werden könnten.

In das Lymphgebiet des Truncus bronchomediastinalis sind Lymphdrüsen eingeschaltet, die Lgll. subpleurales, die Lgll. pulmonales, die Lgll. bronchiales, hili et bifurcationis, Lgll. bronchotracheales und Lgll. paratracheales einerseits, die Lgll. sternales und Lgll. mediastinales antt. anderseits.

Die eingeschalteten Lymphdrüsen sind durch Lymphgefäße untereinander verbunden, wir unterscheiden kurze Lymphgefäße, die von der vorgeschalteten zur nächst nachgeschalteten Lymphdrüse ziehen, mittellange Lymphgefäße, die eine oder mehrere Schaltdrüsen überspringen und lange Lymphgefäße, die vom Einzugsgebiet ungeschaltet bis in das Mündungsgebiet des ganzen Systems verlaufen.

Die Lymphdrüsen sind entweder zerstreute Einzeldrüsen, Kettendrüsen in einfacher oder doppelter Reihe und Gruppendrüsen in geschlossenem Haufen liegend.

Das System des Truncus broncho-mediastinalis hat neben seiner Hauptausmündung noch Nebenverbindungen. Diesen zuliebe müssen wir in die topographische Besprechung des Lymphsystems der Lunge das System des Truncus jugularis, das des Truncus subclavius und endlich die Confluensdrüsen der Lgll. supraclaviculares einbeziehen.

Ich benütze die Baseler Nomenklatur, ergänzt durch BARTELS (1909) und weiche nur an zwei Stellen, alteingebürgerten Namen zuliebe, von beiden ab.

96. Lymphsystem des Truncus broncho-mediastinalis.

Das Quellgebiet des Truncus broncho-mediastinalis liegt in den Brustfellen, in den Wänden des Bronchialbaumes und der Lungengefäße, in der Thoraxwand, inklussive Brustdrüse, in dem Zwerchfell, in den Organen des vorderen Mittelfellraumes, in der Speiseröhre, in der Bauchwand und in der Leber. Die Lymphdrüsen sind die Lgll. subpleurales, die Lgll. pulmonales, die Lgll. bronchiales, hili et bifurcat., die Lgll. broncho-tracheales, die Lgll. paratracheales, die Lgll. sternales und Lgll. mediastinales antt.

Lymphogll. pulmonales.

Die Lgll. pulmonales sind kleine Einzel- oder Gruppendrüsen, die bei dem Erwachsenen die Größe einer Linse nicht überschreiten. Sie liegen stets in den Teilungswinkeln des Bronchialbaumes und sind in der rechten Lunge, entsprechend deren größeren Masse, zahlreicher.

Die Lgll. pulmonales liegen beiderseits außerhalb des Herzschattens.

Vom Lungenhilus aus breiten sich die Lgll. pulmonales mit dem Bronchialbaum im ganzen Lungenkern aus, überschreiten aber nicht eine Grenzfläche, die überall in 3 cm Abstand vom Lungenhilus liegt (BEITZKE, 1906). Außerhalb dieser Fläche, die im großen und ganzen mit der Grenzfläche zwischen Lungenkern und Lungenmantel zusammenfällt, liegen keine Lymphdrüsen.

Diese anatomischen Befunde stimmen mit röntgenologischen Angaben nicht überein. KÄSTLE (1924) in SCHITTENHELMs Lehrbuch der Röntgendiagnostik, gibt an, daß Lgll. pulmonales bis dicht unter der Pleura der Lungenkonvexität gefunden werden. Ob die weiter unten zu besprechenden Lgll. subpleurales Anlaß zu dieser Behauptung gegeben haben, ist mit Bestimmtheit nicht zu entscheiden.

Das Wurzelgebiet der Lgll. pulmonales ist der Lungenkern und ein Teil des Lungenmantels. Ihr Abfluß geht zu den Lgll. bronchiales hili.

Die Lymphgefäße der Lunge ziehen sowohl peripherie- als hiluswärts. Die oberflächenwärts verlaufenden Lymphgefäße gehen zu dem subpleuralen Lymphnetz oder zu dem in der Pleura visceralis gelegenen Lgll. subpleurales (Abb. 107). Die tiefen, gegen den Hilus verlaufenden Lymphgefäße ziehen mit den Vv. intersublobares zu den Lgll. pulmonales. Wo die Abflußscheide zwischen dem oberflächlichen und dem tiefen Gebiet liegt, ist unbekannt, sie muß aber im Gebiet des Lungenmantels oder an der Grenze zwischen Lungenmantel und Lungenkern liegen.

Das pleurale Lymphnetz liegt in allen Flächen, äußeren und interlobären, der Lunge. Es bildet ein gröberes Maschenwerk in der inneren Hälfte der Pleura visceralis, deshalb die Bezeichnung subpleurales Netz. Die Pleura visceralis, das Lungenfell, ist ein Gebilde von ansehnlicher Dicke. In ihrer äußeren Hälfte sind die elastischen Fasern derart gehäuft, daß sie eine gut abgrenzbare, geschlossene Lage bilden, in ihrer inneren Hälfte liegen die Blut- und Lymphgefäße; die Lgll. subpleurales buchten sich in das Lungengewebe ein. Der Durchmesser der einzelnen Masche schwankt zwischen 3 und 6 mm (BAUM, 1926); bisweilen läßt sich in den einzelnen gröberen Maschen des ersten Lymphnetzes ein zweites, feineres darstellen.

Das pleurale Netz nimmt Zuflüsse auf und gibt Abflüsse ab.

Die Zuflüsse stammen aus allen Lungenlobuli, welche eine der Lungenoberflächen erreichen. Das Quellgebiet dieser Zuflüsse liegt aber wahrscheinlich noch viel weiter hiluswärts und kann aus dem ganzen Lungenmantel und vielleicht auch noch aus Teilen des Lungenkernes stammen. Diese Behauptung stützt sich auf die Angabe MILLERs (1925), daß Lymphgefäße in der Lunge Klappen besitzen, deren Stellung nur die Stromrichtung pleuralwärts gestattet.

Die Möglichkeit, daß ein Lymphstrom in der Lunge besteht, der in der Richtung vom Hilus zur Lungenoberfläche läuft, muß eine wichtige Rolle in der Frage der retrograden lymphogenen Infektion der Lunge spielen. Als einwandfreien Beweis einer solchen retrograden Infektion bezeichnete man das Fortschreiten der Tuberkulose oder von Tumoren aus den Hilusdrüsen zur Lungenoberfläche, wie man es durch eine Serienaufnahme von Röntgenbildern nachweisen konnte. Bestätigt sich die Angabe MILLERs, so braucht es sich hier nicht um ein retrogrades, sondern kann es sich ebensogut um ein orthogrades Fortschreiten handeln.

Der Abfluß aus dem pleuralen Netz ist ein oberflächlicher und ein tiefer, die tiefen ableitenden Lymphstämme sind weit zahlreicher als die oberflächlichen (BAUM, 1926).

Der oberflächliche Abfluß erfolgt durch pleurale Lymphstämme, die sich in der Nähe des Hilus an allen Oberflächen der Lungenlappen (Abb. 107, linke Lunge) entwickeln können und in die Lgll. bronchiales hili einmünden.

Der tiefe Abfluß erfolgt durch intrapulmonale Lymphstämme, welche zunächst mit den intersublobaren Venen in der bindegewebigen Umhüllung eines Sublobus durch den Lungenmantel hindurch verlaufen, im Lungenkern sich den Bronchen und Arterien beigesellen, hier die Lgll. pulmonales durchsetzen und schließlich in die Lgll. bronchiales hili oder unter Überspringung dieser (BAUM, 1926) in die Lgll. bronchiales bifurcationis oder Lgll. broncho-tracheales einmünden.

Während die tiefen Lymphstämme an den Seitenwänden der Sublobi vorbeiziehen, nehmen sie zahlreiche Zuflüsse aus Außen- und Innenläppchen auf. Im Lungenkern stehen sie mit den Lymphgefäßnetzen in den Wänden der Bronchii und denen in den Arterien- und Venenwänden in Verbindung.

Ob die Lymphgefäße aus Bronchien und Blutgefäßen nur in die tiefen Abflüsse der pleuralen Lymphnetze abfließen oder auch unabhängig von ihnen die Lymphdrüsen des Hilus erreichen, kann ich nicht sagen.

Lymphogll. subpleurales.

Die Lymphogll. subpleurales sind kleine Einzeldrüsen von Mohnkern- bis Erbsengröße (LÜDERS, 1892, HELLER, 1895). Sie sind nicht regelmäßig vorhanden und liegen an den Lappenoberflächen immer da, wo die Grenzen mehrerer Außenläppchen zusammenstoßen.

Lymphogll. bronchiales hili (Abb. 106).

Die Lgll. bronchiales hili sind Gruppendrüsen. Die einzelnen Gruppen liegen in den Teilungswinkeln der Bronchii, näher dem dorsalen als dem ventralen Umfang derselben. Rechts liegen sie vollständig außerhalb des Herzschattens, links werden sie noch teilweise von ihm gedeckt.

Die Lymphdrüsen im Hilus lassen sich nicht scharf gegen die Lgll. pulmonales abgrenzen, ihre Zahl ist wechselnd, sie sind größer wie die Pulmonales. Ihre Lage zur A. pulmonalis ist links und rechts verschieden. Das hängt mit der Eintrittstelle und der Eintrittsrichtung der Arterie in den Lungenhilus zusammen. Rechts tritt die Arterie in frontaler Ebene an den in der Mitte der Facies mediastinalis gelegenen Lungenhilus, läßt also an ihrer dorsalen Seite mehr Platz, links tritt die Arterie in einer Ebene, die im Winkel von 45° zur frontalen steht, in den ganz am Margo mediastinalis post. liegenden Hilus ein, läßt also an ihrer ventralen Seite den weiteren Raum. So kommt es, daß rechts die Lgll. hili dorsal, links ventral zur A. pulmonalis liegen (Abb. 94).

Das Einzugsgebiet der Lgll. hili sind die abführenden Lymphgefäße der Lgll. pulmonales. Der Abfluß erfolgt beidseitig, sowohl in die Lgll. bronchiales bifurcationis als in die Lgll. bronchotracheales, wobei die Verteilung des Abflusses so erfolgt, daß die aus der unteren Lungenhälfte stammenden Lymphgefäße zu den Lgll. hili und die aus den mittleren und oberen Partien stammenden Gefäße zu den Lgll. bronchotracheales gelangen (MOST, 1908). Die verbindenden Lymphgefäße vom Hilus zu den Lgll. bronchotracheales verlaufen an der hinteren Wand der beiden Hauptbronchen, die verbindenden Gefäße zu den Lgll. bifurcationes an den oberen und unteren Rändern derselben.

Neben diesem Hauptabfluß besteht links noch ein Nebenabfluß, indem eine schmale Verbindungskette vom linken Hilus erst entlang der Pleura parietalis mediastinalis, dann entlang der linken Seite des Arcus aortae und der Carotis communis sin. zu den Lgll. supraclaviculares verläuft. Um einen kurzen Ausdruck zur Verfügung zu haben, will ich sie nach ihrem ersten Beschreiber die Mostsche Lymphdrüsen-Nebenkette nennen (Abb. 107).

Lymphogll. bronchiales bifurcationis (Abb. 106).

In dem Gabelungswinkel der Luftröhre liegt zwischen den beiden Hauptbronchen ein Lymphdrüsenhaufen von 9—12 Drüsen (POIRIER et CUNÉO, 1902). Die Drüsen sind einander so dicht angelagert, daß sie eine geschlossene, rechteckige Platte bilden und diese Platte ist in den Gabelungswinkel so hineingestellt, daß sie mit einer langen Seite dem rechten und mit einer kurzen Seite dem linken Bronchus principalis anliegt (Abb. 106).

Der Drüsenhaufen grenzt nach hinten an die Speiseröhre, nach vorn an den vom Perikard (Recessus post. sup.) bedeckten linken Vorhof. Da wo der Drüsenhaufen vom linken Hauptbronchus abweicht, in diesem Winkel zwischen seiner linken langen Seite und dem linken Hauptbronchus ist die Stelle, wo die Anlagerung der Speiseröhre an den Herzbeutel beginnt.

Wenn sich die Bifurkationsdrüsen vergrößern, so werden sie es, entsprechend den anatomischen Verhältnissen, zunächst nach links tun und so können sie einen unmittelbaren Druck auf die Speiseröhre ausüben; das erklärt die Spasmen der Speiseröhre bei Verkäsung der Drüsen.

Die Drüsen sind bei dem gleichen Individuum und bei Individuen verschiedenen Alters verschieden groß. Beim Neugeborenen nur hirsekorngroß, wachsen sie schon während der ersten Lebensmonate und erreichen mit der Pubertät ihre volle Ausbildung bis zu Bohnengröße (SUKIENNIKOW, 1903).

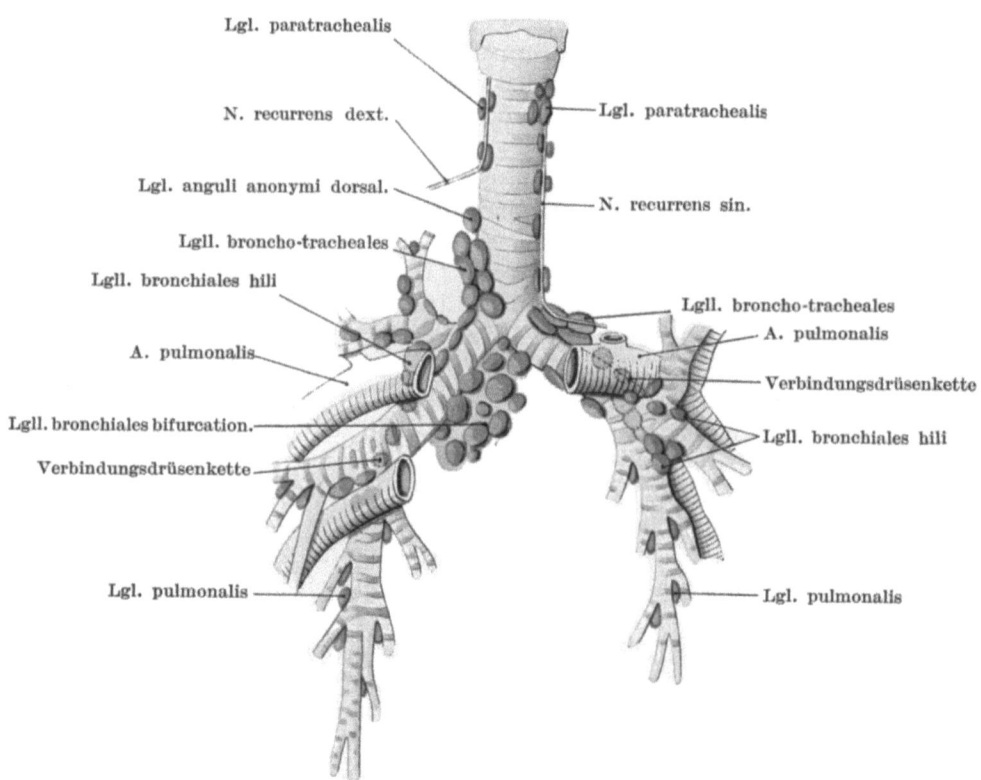

Abb. 106. Lgll. pulmonales, bronchiales hili et bifurcat., broncho-tracheales und paratracheales in ihrer Lage zum Bronchialbaum und Luftröhre, nach SUKIENNIKOW (1903).
Die Zahl und Größe der Lgll. broncho-tracheales ist links und rechts verschieden, weil die linke Gruppe durch Nachbarorgane, in erster Linie durch den Aortenbogen, in ihrer Ausdehnung beschränkt wird. Die Beziehung des N. recurrens zu den Lgll. paratracheales sind links wie rechts verschieden. Der Recurrens sin. macht seine Schlinge um den Aortenbogen und tritt schon zu den linken Lgll. bronchotracheales in Beziehung, der Recurrens dext. macht seine Schlinge um die A. subclavia und erreicht viel weiter kranialwärts die Luftröhre.

Das Einzugsgebiet der Lgll. bifurcationis bilden die Lgll. pulmonales und hili, und zwar aus den unteren Abschnitten beider Lungen (MOST, 1908).

Im Gebiet der Lgll. bifurcationis findet eine erste Verbindung zwischen den ausführenden Lymphgefäßen beider Lungen statt, so daß von einer Lunge aus sowohl die gleichseitigen, wie die gegenseitigen Lgll. broncho-tracheales infiziert werden können.

Lymphoglandulae broncho-tracheales.

Auf jeder Seite der Luftröhre liegen in den Winkeln, welche sie mit den beiden Hauptbronchen bildet (Anguli tracheo-bronchiales), Gruppen von Lymphdrüsen, die Lgll. broncho-tracheales, sie bilden die eigentlichen regionären Lymphdrüsen der Lungen und werden vom Herz und seinen Gefäßen völlig überdeckt. Sind sie im Röntgenbilde sichtbar, bei dorso-ventraler Aufnahmerichtung, so bedeutet das eine starke Vergrößerung des Drüsenhaufens. Das gilt stets für die rechte Seite, nicht immer für die linke.

Die Lgll. broncho-tracheales dextrae (Abb. 106) sind 5—7 Drüsen (SUKIENNIKOW, 1903), welche eine geschlossene Gruppe in der Form einer drei-seitigen Pyramide bilden. Die schmale Basis der Pyramide liegt auf der V. azygos auf, die caudal von ihr in die obere Hohlvene einmündet. Die Spitze wird von einer Drüse gebildet, die hinter der V. anonyma sin. liegt, da wo diese mit der anonyma dext. den Angulus anonymus bildet, und deswegen Lgl. anguli anonymi dorsal. (BARTELS, 1909) genannt wird.

Nach vorn grenzt die Drüsengruppe (Abb. 100) an die V. cava sup., hinten liegt sie entlang dem rechten N. vagus. Auf ihrer rechten Seite berührt sie die vordere Hälfte der rechten Wand der Luftröhre und der Aorta ascendens, nach links stößt sie unmittelbar an die Pleura parietalis mediastinalis (Abb. 100).

Das Einzugsgebiet der Lgll. broncho-tracheales dextr. bilden die ausführenden Lymphgefäße der Lgll. pulmonales und bronchiales hili, der Lgll. bronchiales bifurcationis, die der entsprechenden Wandabschnitte von Hauptbronchus und Luft-röhre und die entsprechenden Abschnitte des Oesophagus.

Zwischen den Lgll. bronchiales hili und den Lgll. bronchotracheales wird die Verbindung nicht nur durch Lymphgefäße hergestellt. Zwischen beiden Drüsen-gruppen spannt sich entlang erst des oberen und dann des hinteren Umfanges des Hauptbronchus eine einreihige Kette von aneinandergereihten Drüsen aus, die rechte Verbindungsdrüsenkette (Abb. 106). Die Kette überkreuzt den Bronchus eparterialis und tritt caudal von seiner Abgangstelle an die dorsale Wand des Hauptbronchus.

Die Kette wird von bis zu 9 Drüsen gebildet und stellt eine ununterbrochene Verbindung zwischen den Lgll. bronchiales hili und der Basis der broncho-tracheales her. Der Lymphstrom in der Kette ist durch zahlreiche Klappen in der Richtung von Hilus zu Bifurkation bestimmt.

Die Lgll. broncho-tracheales sind unter sich, mit denen der anderen Seite und mit den Lgll. bifurcationis durch zahlreiche Lymphgefäßstämmchen verbunden, welche vor und hinter der Luftröhre und den Hauptbronchen verlaufen. In diese Verbindungsgefäße sind zuweilen kleine Drüsen eingelagert, und zwar so zahlreich, daß förmliche Lymphdrüsenringe um die Abgangstellen der Hauptbronchen gebildet werden (BARTELS, 1909).

Die Lgl. anguli anonymi dorsalis ist mit einer oder mehreren Drüsen verbunden, die **vor** der V. anonyma sin. und vor der Einmündung der V. thyreoidea inf. in dieselbe nahe dem Angulus anonymus liegen (Abb. 107, linke Seite). Das sind die Lgll. anguli anonymi ventrales, sie gehören zu den Spitzendrüsen der Lgll. medi-astinales antt.

Der Abfluß der Lgll. broncho-tracheales dextrae erfolgt auf drei verschiedenen Wegen. 1. Durch die Kette der Lgll. paratracheales (das weitere siehe dort). 2. Durch lange Efferentia, entlang der Kette der paratracheales, die sich beim Austritt aus der Brusthöhle unter sich und mit den Efferentia der Lgll. mediastinales antt. zum Truncus broncho-mediastinalis vereinigen können. Die langen efferenten Gefäße der linken und rechten Broncho-tracheales-Gruppe können in der Höhe der V. anonyma sin. miteinander anastomosieren und so eine dritte Verbindung zwischen rechtem und linkem broncho-mediastinalem System herstellen, ja es kann so weit kommen, daß alle Broncho-tracheales der rechten Seite in dem Venenwinkel der linken oder in eine Lgl. supraclavicularis einmünden (Abb. 107, linke Seite). 3. Durch die Verbindung mit den Spitzendrüsen (Lgll. anguli anonymi dext. ventrales, der Lgll. mediastinales antt. und durch deren efferente Lymphgefäße, siehe dort).

Die Gruppe der linken Lgll. broncho-tracheales besteht aus 3—6 Drüsen, sie ist eingeklemmt zwischen dem Angulus tracheobronchialis und dem Aortenbogen und das erklärt die geringe Zahl und den geringen Umfang ihrer Drüsen, geringer wie rechts. Die Gruppe grenzt nach vorn an den vom Aortenbogen quer herüberziehenden N. recurrens sin. (Abb. 106) und an die Gabelung der A. pulmonalis communis, hinten an die absteigende Aorta, an ihrem oberen Ende geht sie unmittelbar in die Kette der Paratracheales über (Abb. 106), unten liegt sie dem linken Hauptbronchus auf, rechts berührt sie die vordere Hälfte der seitlichen Luftröhrenwand, links geht sie unmittelbar in die linke Verbindungskette mit den Lgll. bronchiales hili über.

Ihr Einzugsgebiet sind wie rechts die oberen und mittleren Abschnitte der linken Lunge durch Vermittlung der Lgll. pulmonales und bronchiales hili, die entsprechenden Wandbezirke des Hauptbronchus und der Luftröhre. Die Lymphgefäße aus der Lungenspitze sollen dabei unter Überspringung der Lgll. bronchiales hili direkt in die Broncho-tracheales münden.

Der Abfluß aus der linken Broncho-tracheales erfolgt zum Teil auf dem Wege durch die Kette der Paratracheales, teils direkt in den Ductus thoracicus, teils (selten) unter Bildung eines Truncus broncho-mediastinalis in den Venenwinkel, teils durch die Mostsche Nebendrüsenkette (s. unter Lgll. bronchiales hili) in die Lgll. supraclaviculares.

Auch auf der linken Seite besteht zwischen den Lgll. bronchiales hili und den Lgll. broncho-tracheales außer der Verbindung durch Lymphgefäße eine linke Verbindungsdrüsenkette (Abb. 106, Sukiennikow, 1903), die aus 5—6 hintereinander gereihten Drüsen besteht. Die Kette liegt an der dorsalen Seite des Bronchus principalis und unterkreuzt die A. pulmonalis sin. Der Lymphstrom in der Kette ist durch Klappen in der Richtung vom Lungenhilus zur Luftröhrengabelung gerichtet.

Lymphogl. paratracheales (Bartels, 1909).

Die Lgll. paratracheales sind Kettendrüsen, sie liegen links und rechts der Luftröhre, rechts zwischen ihr und der Wirbelsäule, links zwischen ihr und der Speiseröhre. Ihre Zahl ist individuell wechselnd und nimmt vom Neugeborenen bis zur Pubertät ab. Unter ihrem Namen werden Drüsen zu einer Gruppe zusammengefaßt, die nicht zusammen gehören. Wir haben nach Beitzke (1906) zwischen Paratracheales supp. und inff. zu unterscheiden. Beide Gruppen stehen untereinander durch keine Lymphgefäße in Verbindung, haben verschiedenes Einzugsgebiet und andere Abflußwege. Die Grenzlinie zwischen beiden Gruppen bildet beim Neugeborenen der untere Rand der Schilddrüse. Für unsere Zwecke hat nur die untere Gruppe Interesse, ich werde der Kürze wegen die Bezeichnung Paratracheales weiterführen, meine dabei aber immer nur die untere Gruppe.

In den verbindenden Lymphgefäßen der Kette ist der Lymphstrom von der Gabelung der Luftröhre gegen den Kehlkopf gerichtet, doch kommen Lymphgefäße vor, und zwar solche, die mehrere Schaltdrüsen überspringen, die man von den oberen Abschnitten der Luftröhre aus nach abwärts füllen kann, einmal sogar bis zu den Lgll. broncho-tracheales (Most, 1908).

Die Lgll. paratracheales dext. (Abb. 106) bilden eine Kette von 5—6 (Sukiennikow, 1903) kleinen Lymphdrüsen, kleiner wie die broncho-tracheales. Die Kette beginnt mit einer untersten Drüse in der Höhe der V. subclavia, da wo der rechte N. recurrens von der A. subclavia quer herüberkommend die Luftröhre erreicht (Abb. 106). Die oberste Drüse oder die obersten Drüsen liegen unterhalb der Schilddrüse.

Die Lgll. paratracheales dextr. stellen nicht die unmittelbare Fortsetzung der Lgll. broncho-tracheales dar, zwischen beiden besteht ein größerer, lymphdrüsenfreier Zwischenraum. Die Kette ist einreihig, an einzelnen Stellen zweireihig, wo zwei Drüsen nebeneinander liegen, nehmen sie den Recurrens zwischen sich. Durch diese Bezeichnung zum N. recurrens erhalten sie klinische Bedeutung.

Manchmal zeigen die rechten Paratracheales nicht den Kettentypus, sondern liegen unterhalb der Schilddrüse gehäuft, schieben sich vor die Luftröhre und werden als eine besondere Gruppe, Lgll. praetracheales, unterschieden. Die Praetracheales sind beim Neugeborenen zahlreicher, liegen in dem Raum zwischen Isthmus der Glandula thyreoidea und den oberen Hörnern des Thymus, im Gebiete der Vv. thyreoid. inff.; MOST (1908) zählte 3—6 Stück.

Ihr Abfluß geht zu den oberen Paratracheales und vor allem zu den Supraclaviculares (Abb. 107, linke Seite).

Die linken Paratracheales bestehen aus 5—11 (SUKIENNIKOW, 1903) kleinen Ketten-Drüsen. Ihre Kette beginnt in unmittelbarem Anschluß an die Gruppe der linken Broncho-tracheales (Abb. 106) und reicht mit dicht aneinandergereihten Drüsen bis zum unteren Rand der Schilddrüse. Die Drüsen am oberen Ende der Kette können gehäuft sein und sich an der Bildung der Praetracheales beteiligen.

Der linke Recurrens, der schon der vorderen Fläche der broncho-trachealen Gruppe unmittelbar anliegt, bleibt auch in unmittelbarer Nachbarschaft der ganzen Kette der Paratracheales und liegt, wo die Kette zwei Drüsen nebeneinander aufweist, zwischen diesen. Der linke Recurrens ist also in höherem Grade gefährdet wie der rechte, da er fast von seinem Ursprung bis zum Eintritt in den Kehlkopf in Beziehung zu Lymphdrüsen steht, erst der Broncho-tracheales und dann der Paratracheales.

Das Einzugsgebiet beider paratrachealen Ketten liegt in den Lgll. bronchotracheales und den ihnen nachgeordneten Drüsengruppen der Lgll. bronchiales und pulmonales. Außerdem beziehen sie Lymphe aus Luft- und Speiseröhre, wobei die einzelne Drüse den Abfluß des ihr topographisch entsprechenden Abschnittes beider Rohre aufnimmt und endlich aus der Brustfellkuppe, deren abführenden Lymphgefäße sonst in den Truncus broncho-mediastinalis oder in die Efferentes der Para-tracheales oder Broncho-tracheales einmünden.

Der Lymphstrom in beiden Ketten wird durch zahlreiche Klappen in den efferenten Lymphgefäßen gewöhnlich nur in einer Richtung, und zwar kranialwärts geleitet. Die entgegengesetzte Stromrichtung habe ich bereits oben erwähnt.

Der Abfluß der Paratracheales links wie rechts erfolgt in der Richtung auf die oberen Schlüsselbeingruben. Die rechten efferenten Lymphgefäße (2—6 Stämmchen) vereinigen sich mit den langen Efferentes der Broncho-tracheales zum Truncus bronchomediastinalis (Abb. 107, rechte Seite) oder bilden, wenn sie unvereinigt bleiben, ein geschlossenes Bündel, das in den Venenwinkel für sich oder vereinigt mit den Trunci jugularis und subclavius mündet.

Links, wo viele Efferentes der Broncho-tracheales und Paratracheales bereits in den Brustteil des Ductus thoracicus einmünden, erreichen nur wenig ausführende Gefäße von ihnen die obere Schlüsselbeingrube, verlaufen vor oder hinter der A. carotis communis, gewöhnlich alle nur hinter der V. jugularis int. und münden entweder in den Ductus thoracicus (Abb. 107, linke Körperseite) oder selbständig in den Venenwinkel (BEITZKE, 1906).

Rechte und linke Paratracheales besitzen noch Nebenabflüsse durch ihre Verbindung mit den Lgll. supraclaviculares und den Lgll. cervicales prof. medial., bzw. dem Truncus jugularis.

Der Lymphstrom geht aber durch diese Nebenverbindungen immer in der Richtung von unten nach oben, nie lassen sich von einer supraclavicularen oder einer Drüse der Cervicales prof. medial. aus die Paratracheales füllen, selbst wenn der Injektionsdruck ein sehr hoher ist (BEITZKE, 1906, MOST, 1908).

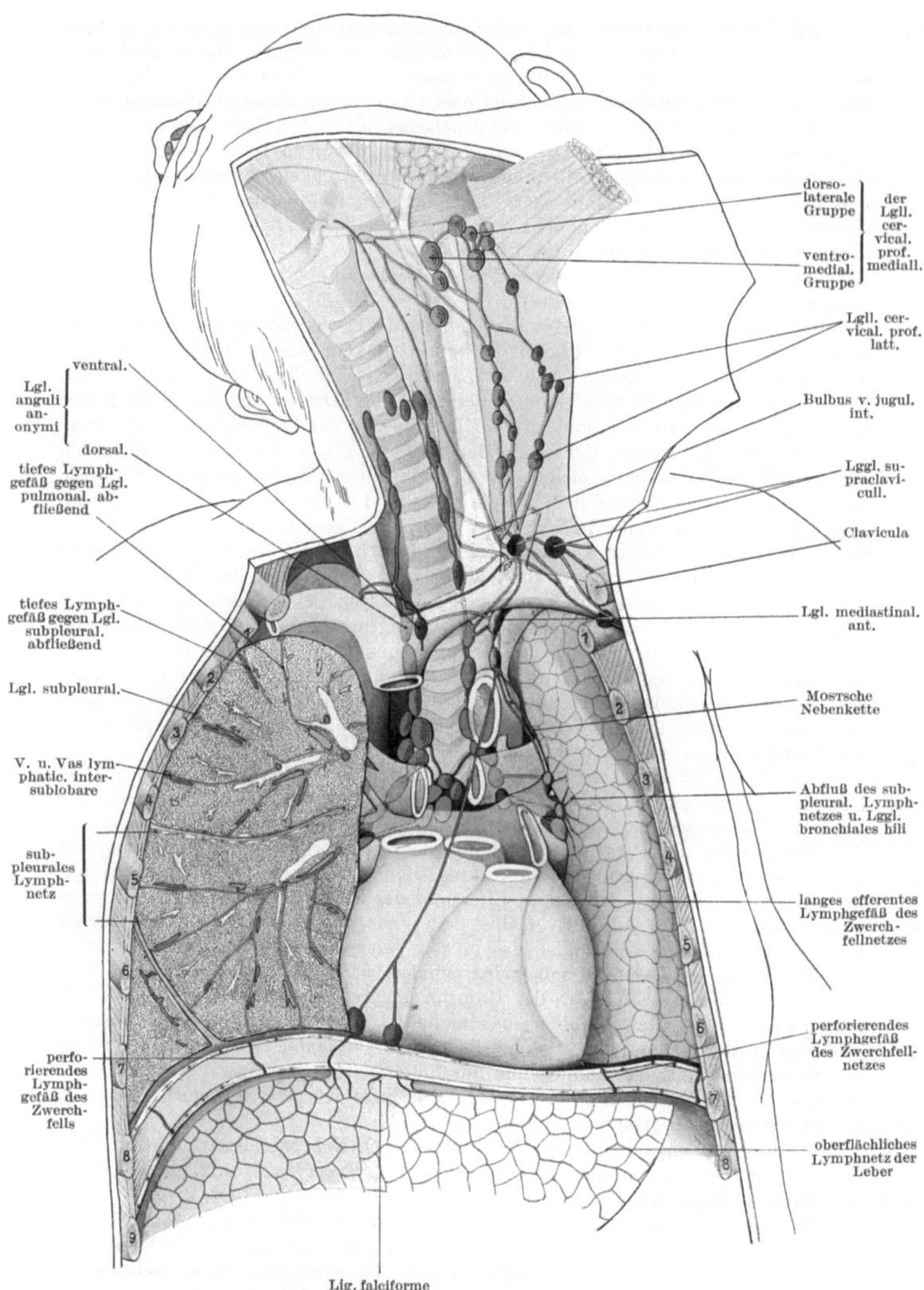

dorso-
laterale
Gruppe
}
der
Lgll.
cer-
vical.
prof.
mediall.

ventro-
medial.
Gruppe

Lgll. cer-
vical. prof.
latt.

Bulbus v. jugul.
int.

Lggl. su-
praclavi-
cull.

Clavicula

Lgl. mediastinal.
ant.

Mostsche
Nebenkette

Abfluß des sub-
pleural. Lymph-
netzes u. Lggl.
bronchiales hili

langes efferentes
Lymphgefäß des
Zwerch-
fellnetzes

perforierendes
Lymphgefäß
des Zwerchfell-
netzes

oberflächliches
Lymphnetz der
Leber

Lgl.
anguli
an-
onymi

ventral.

dorsal.

tiefes Lymph-
gefäß gegen Lgl.
pulmonal. ab-
fließend

tiefes Lymph-
gefäß gegen Lgl.
subpleural.
abfließend

Lgl. subpleural.

V. u. Vas lym-
phatic. inter-
sublobare

sub-
pleurales
Lymph-
netz

perfo-
rierendes
Lymph-
gefäß des
Zwerch-
fells

Lig. falciforme

Abb. 107. (Erklärung s. nächste Seite.)

Abb. 107. Schema der Lymphdrüsen und Lymphgefäße, die in Beziehung zu Luftröhre und Lungen stehen.

Bild unter Benutzung einer Abbildung von Most (1917) gezeichnet.

Grün: subpleurales Lymphnetz, Lgll. subpleurales, die intersublobären Lymphgefäße, Lgll. pulmonales, Lgll. bronchiales hili et bifurcat., Lgll. broncho-tracheales, Lgll. para-tracheales und Lgll. prae-tracheales.

Rot: Lymphnetz in der Leberkapsel, Lymphgefäße im Lig. falciforme, die perforierten Lymphgefäße und die Lymphnetze des Zwerchfells, Lgll. mediastinales antt., lange efferente Lymphgefäße des Zwerchfells, Lgl. anguli anonymi ventral., die Mostsche Nebenkette.

Blau ungestrichelt: Die Lgll. cervicalis profundae medd., mit ventro-medialer und dorso-lateraler Anfangsgruppe.

Blau gestrichelt: Lgll. cervicales prof. latt.

Schwarz: Lgll. axillares infraclaviculares, Lgl. supraclaviculares lat. und med.

Der Brustkorb ist breit eröffnet. Die rechte Lunge ist ventral vom Lungenhilus frontal durchschnitten. Man sieht die Einteilung der Lunge in Sublobi durch die Vv. intersublobar. und Vasa lymphatica intersublobar., in der Mitte jedes Sublobus die ihm zugehörigen Bronchien. Man sieht die subpleuralen Lymphnetze an den Fac. sternocost., diaphragm. und interlobares. Verlaufsrichtung des Lymphstromes im Bereich des Oberlappens durch Pfeile angegeben. Lgll. subpleurales und pulmonales.

Die linke Lunge ist nach links zurückgedrängt. An ihrer Oberfläche sieht man das subpleurale Lymphnetz und seinen Abfluß in die Lgll. bronchiales hili.

Am Herzen sind die großen Gefäße dicht über der Herzbasis abgeschnitten, von der Cava sup. ist der zentrale Teil entfernt, Aorta ascendens und rechte Hälfte des Arcus sind ausgeschnitten, die A. pulmonal. commun. (blaurot) ist entfernt, linkes Herzrohr ist dicht am linken Vorhof abgeschnitten, dadurch sind sichtbar gemacht die Gabelung der Luftröhre, der Verlauf der A. pulmon. dext. und sin., der linke Vorhof und die in ihn einmündenden Vv. pulmonales (blau).

Das Zwerchfell und seine beiden Serosaüberzüge sind der Klarheit zu Liebe zu breit gezeichnet. Die Leber steht durch das Lig. falciforme mit der unteren Zwerchfellfläche in Verbindung. Das pleurale und peritoneale Lymphnetz (rot) des Zwerchfelles sind eingetragen, beide stehen durch perforierende Lymphgefäße (rot) untereinander in Verbindung. Das Lymphgefäßnetz der Leber (rot) steht durch die Lymphgefäße des Lig. falciforme mit dem peritonealen Lymphnetz des Zwerchfelles (rot) und den perforierten Lymphgefäßen des Zwerchfells in Verbindung. Die diaphragmatikale Gruppe der Lgll. mediastinales antt. ist durch zwei Lymphdrüsen (rot) dargestellt. Ein langes efferentes Lymphgefäß der Lgll. mediastinal. ant. (rot) steht mit der oberen Gruppe der Lgl. mediast. antt. (Lgll. anguli anonymi ventrall.) und der Lgl. supraclavicularis med. in Verbindung. Die Mostsche Nebenkette (rot) verbindet die Lgll. bronchiales hili sin. mit den Lgll. anguli anonymi sin. ventrall. und der Lgl. supraclavicularis med.

In der Gabelung der Luftröhre liegen die Lgll. bronchiales bifurc. (grün), in den Anguli tracheobronchiales die Lgll. broncho-tracheales (grün), zu beiden Seiten der Luftröhre die Lgll. para-tracheales (grün). Die oberste Lgl. broncho-trachealis dext. (Lgl. anguli anonymi dorsalis) liegt dorsal vom Angulus anonymus in gleicher Höhe mit der obersten Lgl. mediast. ant. (Lgl. anguli anonymi ventral.).

Das tiefe Halslymphsystem (blau) zerfällt in die Lgll. cervicales prof. medd. (blau ungestrichelt) und die Lgll. cervic. prof. latt. (blau gestrichelt). Die Lgll. cervic. prof. medd. beginnen mit zwei Gruppen, der ventro-medialen an der Einmündung der V. facial. commun. in die V. jugul. int. und der dorsolateralen unter dem Ansatz des Sternocleido und endigen im unteren Drittel des Halses, in ihrer Fortsetzung liegt die Lgl. supraclavicul. med. (schwarz) dicht oberhalb des Venenwinkels (V. jugul. int. V. subclavia). Langes efferentes Lymphgefäß (blau) vom Boden der Mundhöhle zur Lgl. supraclavic. med.

Unterhalb des linken Schlüsselbeins ist eine Lgl. axillaris infraclavic. (schwarz) zu sehen, die auf der V. subclavia aufliegt. Oberhalb der V. subclavia sin. und des Schlüsselbeines sind eine Lgl. supraclavic. lat. und eine Lgl. supraclavic. med. (schwarz) gezeichnet.

Die Lgl. supraclavic. med. ist eine Konfluenzdrüse mit weitem Einzugsgebiet, sie kann aufnehmen: Efferente Lymphgefäße aus Lgll. cervical. proff., ungeschaltete Efferentia aus dem Boden der Mundhöhle, aus Lgll. para-tracheales, broncho-tracheales beider Seiten, aus Lgll. mediast. antt. und sternales, aus der Mostschen Nebenkette und aus den Lgll. axillares.

Lymphogll. sternales.

Die Lgll. sternales sind Kettendrüsen in Begleitung der Vasa mammaria interna. Ihre Zahl ist außerordentlich wechselnd (4—10), es sind regelmäßig Gl. sternales vorhanden, aber nicht jeder Zwischenrippenraum besitzt eine solche.

Die Kette beginnt in der Höhe der 7. Rippe am Zwerchfell und endigt im 1. Zwischenrippenraum. Die einzelne Drüse kann brustfellwärts von der betreffenden Rippe oder dem M. intercostal. int. liegen und kann medial oder lateral von den

Gefäßen gefunden werden. Zwischen den einzelnen Drüsen finden sich nur ein oder zwei verbindende Lymphgefäße (MOST, 1908).

Der Lymphstrom wird durch Klappen der verbindenden Lymphgefäße in die Richtung kranialwärts gezwungen.

Das Einzugsgebiet ist groß. Die Drüsen erhalten Zufluß von der vorderen Hälfte der äußeren Brustkorbwand (Haut, Muskeln, Knochen), aus den 6 oberen Zwischenrippenräumen, von der Brustdrüse (MOST, 1908, BARTELS, 1909), von Haut und Muskeln des Epigastriums, von Pleurae costalis und diaphragmatica, von Zwerchfell und seinem parietalen Bauchfellüberzug und schließlich von der Leber (KÜTTNER, 1903).

Der Abfluß läuft verschieden, 1. links wie rechts unabhängig von dem übrigen Lymphsystem, selbständig in den Venenwinkel (Abb. 107, rechte Körperseite), man spricht dann von einem Truncus mammarius oder 2. (nur rechts) in den Truncus broncho-mediastinalis oder in den Truncus subclavius. Der entsprechende Abfluß links ginge in den Ductus thoracicus.

Als Nebenabfluß kann die Verbindung der obersten Glandula sternalis mit der oder den obersten Lgll. mediastinales antt. (Lgll. anguli anonymi ventrales) dienen.

Lymphogll. mediastinales antt.

Die Lgll. mediastinales antt. liegen so zerstreut, daß man weder von einer Drüsengruppe noch von einer Drüsenkette sprechen kann. Sie liegen im vorderen Mittelfellraum, dicht hinter dem Brustbein und den Lgll. sternales, vom Zwerchfell angefangen bis zur Höhe des vorderen Umfanges des Angulus anonymus, auf dem Herzbeutel, dem Thymus, dem Aortenbogen und seinen Ästen (Abb. 107, rechte Körperseite). Auf dem Zwerchfell können sie eine Gruppe von 3 bis 6 Drüsen (BARTELS, 1909) bilden. Die letztere Gruppe hat insofern topographisches Interesse, weil ihre Drüsen die Eintrittstelle des N. phrenicus in das Zwerchfell umgeben.

Die oberste oder die obersten Drüsen, die vor dem Angulus anonymus, also ziemlich weit nach rechts liegen, werden als Lgll. anguli anonymi ventrales bezeichnet (Abb. 107).

Das Einzugsgebiet der Lgll. mediastinales antt. sind teilweise die Lgll. paratracheales, teilweise die broncho-tracheales, teilweise die sternales, der Thymus, Herzbeutel, Pleurae parietales costalis und mediastinalis, teilweise die Speiseröhre, teilweise das Zwerchfell und durch dessen Vermittlung für die Lymphgefäße des Peritoneum parietale und der Leber (SAPPEY, 1885).

Der Abfluß erfolgt rechts gemeinsam mit den Efferentia der Broncho-tracheales und der Paratracheales in den Truncus broncho-mediastinalis und durch diesen in den Venenwinkel oder in den Ductus lymphaticus dext., links in den Ductus thoracicus, oder wenn es zur Bildung eines Truncus broncho-mediastinalis kommt, in diesen.

97. Lymphdrüsen und Lymphgefäße des Zwerchfells.

Die Lymphgefäße des Zwerchfelles sind Vermittler zwischen dem Lymphgebiet der Brust- und Bauchhöhle. Sie bilden einen der Infektionswege für die Pleura bei subphrenischen Prozessen und müssen deshalb gleichfalls hier besprochen werden.

An beiden Oberflächen des Zwerchfelles sind klappenreiche Lymphgefäßnetze vorhanden (Abb. 107), im Subperitoneum mehrere, in der Subpleura zwei (KÜTTNER, 1903). Sie bilden entsprechend der Zentralsehne zarte, spärliche, entsprechend der Pars musculosa, grobe, in der Längsrichtung der Muskelbündel angeordnete Flechtwerke (SAPPEY, 1885). Die subpleuralen und subperitonealen Lymphgefäßnetze

der linken und der rechten Zwerchfellhälfte und die von ihnen ausgehenden Lymph-
gefäße gehen von einer Seite zur anderen nicht ineinander über, nur durch ver-
einzelte mediangelegene Lymphdrüsen wird eine gewisse Verbindung hergestellt
(KÜTTNER, 1903). Dagegen sind subpleurales und subperitoneales Netz der gleichen
Seite untereinander doppelt verbunden, einmal stehen die Netze durch besondere
Maschen und zweitens durch 15 bis 20 gröbere Lymphgefäße untereinander in Ver-
bindung. Die Stromrichtung in diesen größeren Anastomosen geht sowohl von dem
Subperitoneum zur Subpleura als umgekehrt.

Die Lymphgefäßnetze beider Seiten sind vollständig geschlossene Röhrensysteme, wenigstens konnte KÜTTNER (1903) weder im pleuralen, noch im peritonealen
Überzug des Zwerchfelles Stomata nachweisen.

Das Einzugsgebiet des diaphragmatischen Lymphgebietes sind Zwerchfell und
seine beiden Serosaüberzüge, die benachbarten Abschnitte des parietalen Peritoneums
und der Pleura parietalis costalis und durch zahlreiche ableitende Lymphgefäße
die Leber (SAPPEY, 1885), die auf dem Wege über das Lig. falciforme und über die
Ligg. coronaria in das Zwerchfell eintreten (Abb. 107).

Der Abfluß erfolgt sowohl in die Bauchhöhle (auch von der Pleura diaphragmatica), als in die Brusthöhle. In der Bauchhöhle sind die zugehörigen regionären
Gruppen einmal die Lymphdrüsen an dem Hiatus oesophageus, dem Foramen cavae
inf. und dem Hiatus aorticus und zweitens die in der Höhe der Zwerchfellschenkel
gelegenen Lgll. aorticae. In der Brusthöhle erfolgt der Abfluß in die Lgll. sternales,
die Lgll. mediastinales antt. und postt. KÜTTNER (1903) konnte lange Lymphgefäße,
von der Leber ausgehend, bis zur rechten, seltener den linken Lgll. supraclaviculares
füllen.

98. Lymphoglandulae cervicales prof. medd.

Die Lgll. cervic. prof. medd. sind hirsekorn- bis bohnengroß (MOST, 1917).
Sie sind Kettendrüsen mit eingeschalteten Drüsengruppen. Sie liegen ventral
lateral und dorsal der V. jugularis int. Die Kette beginnt an der unteren Ecke der
Gl. parotis, oder häufiger an zwei Drüsengruppen, von denen die eine (ventro-
mediale) aus 1 bis 3 Drüsen bestehend, im Winkel zwischen der einmündenden
V. facialis commun. und der aufnehmenden V. jugularis int. liegt, von denen die
andere (dorso-laterale) aus bis zu 4 Drüsen bestehend, unter dem Ansatz des Sternocleido am Proc. mastoideus dorsal vom hinteren Bauch des Biventer gelegen ist
(Abb. 107); beide Gruppen können durch wenige, quer verlaufende Lymphgefäße
verbunden sein.

Die Kette der Lgll. cervic. prof. medd. verläuft dicht am lateralen Umfang
der V. jugularis int. nach abwärts und endigt in der Regel mit einer Drüse an der
Überkreuzung der V. jugularis int. durch den Omohyoideus.

Diese Überkreuzungstelle wird gewöhnlich viel zu hochliegend angenommen;
solange der Omohyoideus nicht aus der Fasc. colli media herausgelöst ist, bilden
seine zwei Bäuche einen Winkel, dessen Scheitel, caudal- und medianwärts gerichtet,
ganz in der Nähe des Schlüsselbeines steht.

Unter der untersten Drüse der Cervic. prof. medd. kann manchmal noch eine
allerunterste Drüse liegen, die schon dicht am Venenwinkel liegt (BEITZKE, 1906).

Die Lymphstromrichtung innerhalb der Kette ist wieder durch zahlreiche
Klappen kranio-caudalwärts bestimmt.

Die efferenten Lymphgefäße sind kurze und mittellange. Sie können mehrere
Drüsen in der Kette überspringen und enden entweder zu einem Truncus jugularis
vereint oder bleiben bis zur Einmündung voneinander getrennt und münden dann
direkt in den Venenwinkel. Eine Einmündung in den Ductus thoracicus bzw. den
Ductus lymphaticus dextr. ist seltener (BEITZKE, 1906).

14*

Zahl und Größe der Drüsen variieren beträchtlich. Man trifft sie an den Präpariersaalleichen infolge ihres großen Einzugsgebietes selten normal an, gewöhnlich vergrößert und mit den Nachbardrüsen manchmal zu einem langen Strange verwachsen.

Das Einzugsgebiet kommt 1. aus den Lgll. submentales, submandibulares, parotideae und auriculares antt. und deren besonderen Einzugsgebieten, 2., vermittelt durch mittellange Lymphgefäße, aus der vorderen Hälfte des Gesichtes, oberer und vorderer Halsteil, Nasenhöhle, Mundhöhle (Zunge, Zähne), Gaumen (Tonsillae palatinae), Pharynx (Tonsilla pharyngea), Epiglottis und teilweise Kehlkopf.

Der Abfluß erfolgt in der Regel durch den Truncus jugularis in den Ductus lymphaticus dext. (rechts) und den Ductus thoracicus (links) und durch diesen in den Venenwinkel oder ohne Vermittlung dieser beiden unmittelbar in denselben.

Lymphogl. cervicales prof. latt.

Die Lgll. cervic. prof. latt. sind zerstreute Einzeldrüsen in der oberen Hälfte des seitlichen Halsdreieckes zwischen dem hinteren Rand des Sternocleido und dem vorderen Rand des Trapezius, im Fett und den Fascien über dem M. levator scapul. und den Mm. scaleni.

Ihre Zahl ist sehr variabel und soll bei Kindern größer als bei Erwachsenen sein.

Zwischen beiden Gruppen, der Cervicales proff., den medd. und latt., finden Anastomosen statt.

Einzugsgebiet: Hintere Hälfte des Kopfes, äußeres Ohr und Nacken.

Abflußgebiet: doppelt, bald in den Truncus jugularis, bald in die Lgll. supraclaviculares (Abb. 107, linke Körperseite).

99. Lymphogll. axillares infraclaviculares.

Die Lgll. axillares infraclavicul. sind Gruppendrüsen; ihre Zahl schwankt zwischen 1 und 11 (BARTELS, 1909). Sie liegen in dem Raum zwischen oberem Rand des Pectoral. min. und dem Schlüsselbein, entlang der V. subclavia auf- und medianwärts von ihr, unter der Fascia clavi-pectoralis (Abb. 107, linke Körperseite, unterste schwarze Drüse).

Einzugsgebiet: Sämtliche Lgll. axillares und ihr spezielles Einzugsgebiet.

Abfluß: Ihre ausführenden Lymphgefäße bilden den Truncus subclavius, der vereint mit den anderen Trunci oder selbständig in den Venenwinkel einmündet. Eine Nebenverbindung, und nur dieser zuliebe habe ich hier die Infraclavicularis berücksichtigt, geht auch zu der lateralen und durch diese zur medialen Gruppe der Supraclaviculares.

100. Lymphogll. supraclaviculares.

Die Lgll. supraclaviculares sind Gruppendrüsen dicht oberhalb des Schlüsselbeines in der Fossa supraclavicularis. Sie sind in eine mediale und eine laterale Gruppe getrennt. Die mediale Gruppe wird nur von wenigen, oft nur von einer Drüse gebildet, sie liegt hinter oder unmittelbar lateral vom Bulbus der V. jugularis int., (der Erweiterung der V. jugularis int. dicht oberhalb ihres Zusammenflusses mit der V. subclavia) in der Fossa supraclavicularis minor, die von den beiden Portionen des M. sternocleido und dem Schlüsselbein umgrenzt wird (Abb. 107, linke Körperseite).

Die laterale Gruppe, gleichfalls nur von wenigen Drüsen, manchmal nur einer, gebildet, liegt im Trigonum omoclaviculare, dem kleinen Dreieck zwischen hinterem

Rand des Sternocleido, dem unteren Bauch des Omohyoideus und dem Schlüsselbein. Topographisch entspricht das Trigonum omoclaviculare der vorderen Ecke der Fossa supraclavicularis major.

Beide Gruppen der Supraclaviculares werden durch kurze Lymphgefäße untereinander verbunden, die Stromrichtung geht von der lateralen zur medialen Gruppe.

Die mediale Gruppe der Supraclavicularis liegt in der geradlinigen Fortsetzung der Lgll. cervicales prof. medd. und wird deswegen von vielen Autoren zu diesen gerechnet. Literaturangaben sind deswegen genau zu prüfen.

Das Einzugsgebiet der Supraclaviculares ist wohl eines der größten im ganzen Lymphsystem unseres Körpers, sie bilden ein Confluens-Zentrum, dem von allen Seiten die Lymphe zuströmt.

Kurze und mittellange Lymphgefäße kommen: 1. aus den Lgll. cervic. prof. medd. und latt., das bedeutet den Zufluß der Lymphe aus den Gebieten des Kopfes, des Halses, seiner Hohlräume und Drüsen (Mundhöhle, Nasenhöhle, Mittelohr, Pharynx, Tonsillen Kehlkopf und Luftröhre, Schilddrüse und Speicheldrüsen);

2. aus den Praetracheales und den benachbarten Paratracheales;

3. aus den Lgll. axillares infraclaviculares, das bedeutet wieder das mächtige Stromgebiet aus der Achselhöhle, mit anschließender Schulter- und Brustkorbgegend, der Brustdrüse und des ganzen Armes.

Mittellange Lymphgefäße kommen:

1. aus den Lgll. broncho-tracheales und ihrem Einzugsgebiet;

2. aus den Lgll. bronchiales hili der linken Lunge (MOSTsche Nebenkette);

3. aus den Lgll. sternales und ihrem Einzugsgebiet, die vordere Brustkorbwand und die angrenzenden Abschnitte der Bauchwand; ·

4. aus den Lgll. medastinales antt. und ihrem Einzugsgebiet, Mediastinum und seine Organe, dem Zwerchfell und der Leber.

Lange ungeschaltete Lymphgefäße kommen aus Zunge, Leber und Zwerchfell.

Bei den mittellangen und langen Lymphgefäßen zeigt sich eine ausgesprochene Bevorzugung der linken Seite. Nur bei den langen Lymphgefäßen aus der Zunge wird weder die Seite, in der sie einmünden, angegeben noch gezeichnet. Bei den übrigen mittellangen Lymphgefäßen wird ausdrücklich die Bevorzugung der linken Seite betont und gezeichnet. Deswegen gehen die linken Supraclaviculares in der pathologischen und klinischen Literatur unter dem besonderen Namen der VIRCHOWschen Drüsen.

Abfluß: In den Truncus jugularis, in den Venenwinkel direkt, in den Ductus thoracicus oder den Truncus lymphaticus dext.

E. Die Nerven des Respirationstraktus.

101. Allgemeines.

Die Nerven zur Luftröhre, zu den Bronchen und Bronchien, zu den Lungen und zu beiden Brustfellen liefern Vagus, Sympathicus und Intercostales.

Wir unterscheiden eine Reihe von Bahnen:

1. Die efferente Bahn zu der glatten Muskulatur der Luftröhre und der Bronchen (efferente broncho-motorische Bahn). Sie ist doppelt:

a) die parasympathische bulbäre broncho-motorische Bahn, dargestellt durch den parasympathischen Kabel des Vagus, und

b) die sympathische (?) spinale broncho-motorische Bahn, geliefert von dem Tractus intermedio-lateralis der untersten Cervical- und der obersten Thorakalsegmente.

2. Die parasympathische und sympathische efferente sekretorische Bahn für die Drüsen der Luftröhre und der Bronchialwand. Sie läuft wahrscheinlich in den parasympathischen Kabeln des Vagus und des Hals- und oberen Brustsympathicus.

3. Die afferente Empfindungsbahn (Tast-, Schmerz- und Temperatur-Empfindung), sie zieht in dem afferenten Kabel des Vagus und der Intercostales.

4. Die afferenten Schenkel von Reflexbahnen. Sie haben einen verwickelten, nicht vollständig bekannten Verlauf und liegen in ihrem Anfangsteil in den Bahnen des Vagus, Sympathicus und der Intercostales.

Die nachfolgende Beschreibung ist in drei Abschnitte gegliedert, 1. die peripheren Nerven und ihre Kerne, 2. die Innervation der einzelnen Organe und 3. die Atmungszentren.

102. N. vagus.

Der N. vagus besitzt vier Kerne, zwei efferente und zwei afferente. Die Kerne liegen sämtlich unter dem Boden der Pars inf. fossae rhomboideae (Abb. 109). Ober-

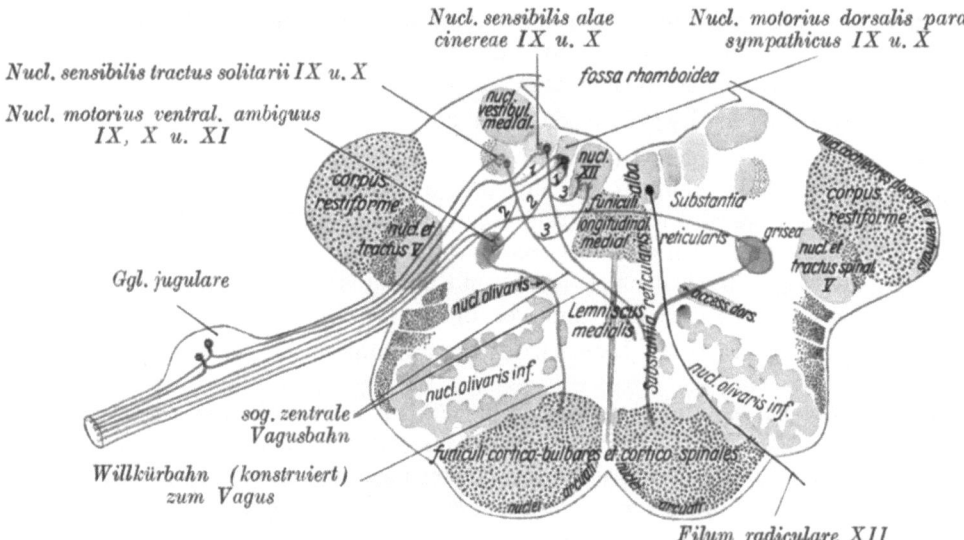

Abb. 108. Die Kerne des Vagus, die periphere Vagusbahn vom Ggl. jugulare bis zu den Rautengrubenkernen, die zentrale Vagusbahn mit ihren Kollateralen bis in den Lemniscus medialis.

Grau: Nucl. efferens hypoglossi, Nucl. afferens med. vestibularis. Schwarz: die austretenden Neuriten des Hypoglossus, hellblau: der Nucl. parasympathicus vagi, dunkelblau: die austretenden parasympathischen Neuriten. Hellgrün: die Nucll. afferent. alae cinereae (IX und X), und tractus solitarii. (IX und X). Dunkelgrün: die zentrale Vagusbahn bis an den Lemniscus medialis, Kollateralen 1. zum Nucl. parasympathic. vagi, 2. zum Nucl. efferens ambiguus vagi und 3. zum Nucl. efferens hypoglossi. Hellrot: die Nuclei efferentes ambigui beider Seiten (IX, X, XI). Dunkelrot: die Willkürbahn aus Funiculus cortico-bulbaris zu Nuclei ambigui, gleichseitige und gegenseitige austretende Neuriten des Nucl. ambiguus.

Die Hauptpunkte im Querschnitt des verlängerten Markes sind zur Orientierung ge- und bezeichnet. Das Feld zwischen dem dorsalen Kern der Hirnnerven und dem Olivenkern, zwischen der Mittellinie und dem lateralen Umfang des Hirnstammes wird durch die austretenden Fila ratical. des Hypoglossus in die Substantia reticul. alba und grisea geteilt.

flächlich, d. h. direkt unter dem zentralen Höhlengrau liegen nebeneinander (Abb. 108) von der Mittellinie nach lateral, der Nucl. efferens hypoglossi, der Nucl. efferens parasympathicus vagi (MARINESCO, 1897, 1898, MOLHANT, 1910), der Nucl. afferens alae cinereae IX et X und am weitesten lateralwärts und zugleich um ein weniges tiefer der Nucl. afferens tractus solitarii IX et X. Ganz in der Tiefe, oberhalb des

Nucl. olivaris inf. (Abb. 108) in der Subst. reticular. grisea der Nucl. efferens ambiguus IX, X et XI. Die Substantia reticularis grisea bildet die zentrale Fortsetzung der grauen Substanz der Vorderhörner des Rückenmarkes.

Histologisch zeigen die Kerne Unterschiede in der Größe der einzelnen Ganglienzellen, der Zellagerung, ferner in der Zahl und der Größe der NISSLschen Schollen und in der Anordnung des Neuropilems.

Der Nucl. hypoglossi, der nicht in den Bereich unseres Gebietes fällt und nur als Typ eines cerebro-spinalen Kernes zum Vergleich herangezogen ist, besteht aus sehr großen mononeuriten Ganglienzellen, in regelmäßiger geschlossener Gruppierung und zahlreichen großen, dicht gelagerten NISSLschen Schollen in ihrem Zelleib. Das Neuropilem ist wie eine Kapsel um den Nucleus angeordnet und bildet im Inneren des Kernes ein dünnes weitmaschiges Netz.

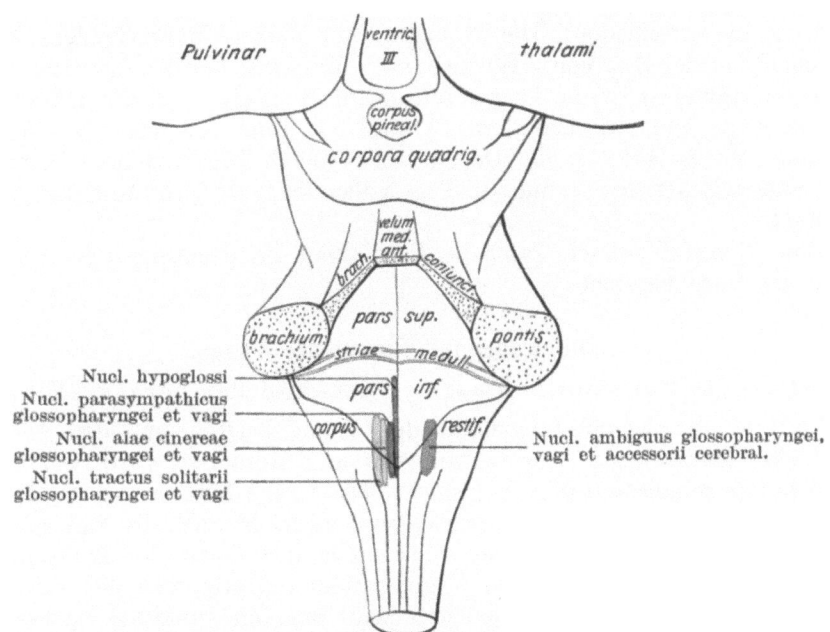

Abb. 109. Lage der Vaguskerne im Boden der Rautengrube.

Grau: der Nucl. efferens hypoglossi. Blau: Nucl. efferens parasympathic. vagi. Grün: die Nuclei afferentes alae cinereae und des tractus solitarii. Rot: der tiefer (Abb. 108) gelegene Nucl. efferens ambiguus vagi.

Die Kerne liegen im Bereiche der Pars inf. fossae rhomboideae.

Der Nucl. efferens parasympathicus vagi besteht aus auffallend kleinen Ganglienzellen in unscharf gegen die Umgebung abgegrenzter Gruppe. In den Ganglienzellenleibern finden sich kleine, nicht sehr zahlreiche, in Abständen voneinander angeordnete NISSLsche Schollen. Das Neuropilem ist innerhalb des Kernes außerordentlich dicht verfilzt und gibt bei Markscheidenfärbung den Kern eine dunkelgraue Färbung, die ihn sofort von dem hellen Kern des Hypoglossus unterscheiden läßt.

Der Nucl. afferens alae cinereae besteht aus mittelgroßen mononeuriten Ganglienzellen in geschlossener, nach außen gut abgegrenzter Gruppe. Die Ganglienzellen enthalten zahlreiche, kleinere, dicht gelagerte NISSLsche Schollen. Das Neuropilem innerhalb des Kernes ist auffallend gering, aber immer noch besser als das des Hypoglossus entwickelt.

Der Nucl. afferens tractus solitarii ist durch das geschlossene Nervenbündel des Tractus solitarius in seiner Form bestimmt. Seine mittelgroßen mononeuriten

Ganglienzellen bilden auf dem Querschnitt einen unscharf gegen die Umgebung abgegrenzten Halbmond, der von der lateralen Seite her den runden Tractus umfaßt. Das Neuropilem innerhalb des Kernes ist spärlich entwickelt.

Der Nucl. efferens. ambiguus besteht aus großen und mittelgroßen mononeuriten Ganglienzellen, die durch die Einlagerung in das dichte Neuropilem der Subst. reticul. grisea eine unscharf gegen die Umgebung abgegrenzte Gruppe mit unregelmäßig zerstreuten Ganglienzellen bilden.

Auch die aus den Kernen entspringenden oder zu den Kernen verlaufenden Neuriten zeigen histologische Verschiedenheiten, die Neuriten vom Nucl. ambiguus haben dicke Markscheiden, die Neuriten des Ggl. nodosum und jugulare zu den nuclei alae cinereae et tractus solitarii haben mittelstarke Markscheiden, die Neuriten vom Nucl. parasympathicus haben dünne Markscheiden (van Gehuchten und Molhant, 1910/1911).

Auch die Degenerationsdauer der einzelnen Neuriten nach ihrer Durchschneidung ist verschieden. Die Neuriten mit dicken Markscheiden degenerieren (Kaninchen!) in der Zeit von 3 Wochen bis 4 Monaten, bei den Neuriten mit mittelstarken Markscheiden ist die Degeneration am 10. Tage nach der Durchschneidung noch erkennbar und zwischen dem 13. und 15. Tage vollendet, bei den Neuriten mit dünner Markscheide ist die Degeneration am 6. Tage auf dem Höhepunkt angelangt und zwischen dem 9. und 10. Tage vollendet (van Gehuchten und Molhant, 1910/1911).

Ohne Kenntnis dieser Tatsache kann man bei Deutung von Experimenten schwere Irrtümer begehen.

Die Kabel im Stamm des Vagus.

1. Die afferente Bahn der Schmerz-, Tast- und Temperatur-Empfindung.

Die afferente Empfindungsbahn des Vagus besteht aus den Neuriten mit mittelstarker Markscheide (van Gehuchten und Molhant, 1910/1911). Sie bildet eine Kette von mindestens drei Neuronen. Das erste Neuron wird von der bineuriten Ganglienzelle des Ggl. jugulare vagi und vielleicht auch des Ggl. nodosum vagi gebildet. Ihre peripheren Neuriten beginnen in der Wand der Luftröhre und des Bronchialbaumes, durchlaufen den Vagusstamm und erreichen den Ganglienzellenkörper. Ein großer Teil dieser Neuriten zieht am Ggl. nodosum vorbei; über den Verlauf des Restes ist etwas Bestimmtes nicht anzugeben. Die zentralen Neuriten treten zum Teil in den Tractus solitarius ein und erreichen durch ihn den zugehörigen Nucleus, der andere Teil zieht zum Nucl. alae cinereae. Das zweite Neuron wird von den mononeuriten Ganglienzellen des Nucleus alae cinereae oder des Nucleus tractus solitarii gestellt. Ihre Neuriten gehen als sog. zentrale Vagusbahn in ihrer großen Mehrheit durch die gegenseitige, in ihrer kleinen Minderheit durch die gleichseitige mediale Schleife (Lemniscus medial.) und weiter in dieser großen afferenten Bahn zu den Ganglienzellen des Nucl. lateralis thalami. Das dritte Neuron bilden die mononeuriten Ganglienzellen des Nucl. lateralis thalami optici, ihre Neuriten gehen durch das Crus occipitale der Capsula int. und den Stabkranz zur Körperfühlsphäre der Großhirnhemisphäre.

Die zentrale Vagusbahn gibt wahrscheinlich in ihrem Verlauf Kollateralen zu den Nuclei parasympathicus und ambiguus vagi und dem Nucl. hypoglossi ab. Sie bilden dadurch das Schlußstück des zuleitenden Schenkels der bulbären Reflexbahn zu den efferenten Kernen des Vagus und des Hypoglossus (Abb. 108).

2. Die efferente Willkürbahn des Vagus.

Die efferente Willkürbahn des Vagus ist ein Teil der cortico-bulbären Bahn zwischen Hirnrinde und den Kernen der Hirnnerven im Boden der Rautengrube.

Ihr erstes Neuron sind die Pyramidenzellen in dem opercularen Abschnitt der Gyri centrales der Großhirnhemisphäre. Ihre Neuriten durchlaufen das Knie der Capsula int., die Basis der Hirnstiele, vereinigen sich in der Brücke mit der Pyramidenbahn (Cortico-spinalis) und steigen im Gebiet der Brücke zu dem gleichseitigen und gegenseitigen Nucl. ambiguus empor (Abb. 108). Das zweite Neuron beginnt in beiden Nuclei ambigui, die mononeuriten Ganglienzellen dieser Kerne sind ausgezeichnet durch dicke Markscheiden ihrer Neuriten (VAN GEHUCHTEN und MOLHANT, 1910/1911), sie senden ihre Neuriten zum gleichseitigen und gegenseitigen Vagusstamm.

3. Die efferente parasympathische Bahn des Vagus.

Die Neuriten der efferenten parasympathischen Bahn sind ausgezeichnet durch sehr dünne Markscheiden (VAN GEHUCHTEN und MOLHANT, 1910/1911). Die Bahn beginnt mit einem ersten Neuron in den mononeuriten Ganglienzellen des Nucl. parasympathicus (Abb. 108). Die Neuriten gehen ungeschaltet am Ggl. jugulare und nodosum vagi vorbei oder durchsetzen sie ungeschaltet, gelangen in den peripheren Vagusstamm und enden an den Ganglienzellen des intramuralen Systems der Luftröhre und des Bronchialbaumes (MOLHANT, 1910, LARSSEL und MASSON, 1923). Den genauen Verlauf der Bahn s. S. 222/223. Das zweite Neuron liefern die mononeuriten Ganglienzellen des intramuralen Systems, deren Neuriten, die Nervengeflechte in der Luftröhren- und Bronchialwand bilden, aus denen dann die Nerven für die betreffende Muscularis hervorgehen. Der lange Neurit des ersten Neurons läuft also vom verlängerten Mark bis in die Luftröhren- oder in die Bronchialwand. Das entspricht den allgemeinen Befunden über den Aufbau des parasympathischen Systems. Die präganglionären Fasern (vom Zentralorgan zum nächsten peripheren Ganglion) sind stets — im Gegensatz zu den präganglionären Fasern des sympathischen Systems — auffallend lang.

4. Die afferenten Reflexschenkel des Vagus.

Die afferenten Reflexschenkel des Vagus sind in ihrem Aufbau noch nicht hinreichend aufgeklärt, sie werden im Kapitel „Innervation der einzelnen Organe" besprochen.

Außer diesen echten Vaguskabeln laufen im anatomischen Vagus noch sympathische Kabel.

Der periphere Verlauf des Vagus.

Der periphere Vagusstamm läuft am Halse vom Ganglion nodosum senkrecht abwärts und liegt zwischen V. jugularis int. und A. carotis int. In der Höhe des Zungenbeins tritt er mit den genannten Gefäßen in die Gefäß-Nerven-Scheide der Fasc. colli med. ein (s. Abb. 21 der 2. Aufl. des 2. Bandes) und läuft in der dorsalen Rinne zwischen V. jugularis int. und A. carotis commun. nach abwärts.

Die Gefäß-Nerven-Scheide liegt vor der tiefen Halsmuskulatur, die von der pars praevertebralis der Fasc. colli prof. (Abb. 21 der 2. Aufl. des 2. Bandes) bedeckt wird. Zwischen der Gefäß-Nerven-Scheide und der Fascia praevertebralis klafft ein kleiner Spaltraum, Spatium colli retrovisceral. In der Fascia praevertebralis eingeschlossen verläuft der N. sympathicus dicht hinter der Carotis commun. Trotz unmittelbarer Nachbarschaft zwischen Sympathicus und Gefäß-Nerven-Bündel ist bei allen Eingriffen an Vene, Arterie oder Nerv der Sympathicus niemals gefährdet, solange man die Gefäß-Nerven-Scheide etwas emporhebt, man erweitert dadurch das Spatium retroviscerale und vergrößert den Abstand vom Sympathicus, der dem Abheben nicht folgen kann, weil er in der Fascia praevertebralis eingeschlossen ist.

Bei der Annäherung an das Schlüsselbein verläßt der Vagus seinen Platz am dorsalen Umfang beider Gefäße und nähert sich ihrer ventralen Oberfläche. Von hier ab ist der Verlauf des Vagus auf beiden Seiten verschieden.

Der rechte Vagus überkreuzt die A. subclavia dicht an der lateralen Seite der Carotis communis, dann unterkreuzt er die V. subclavia, tritt in die Brusthöhle ein und gelangt an die rechte Seite der Luftröhre. Er zieht an dieser in schief dorsaler Richtung (Abb. 100) herab, kreuzt die linke Seite der V. azygos, da wo sie in die obere Hohlvene einmündet und erreicht die Speiseröhre. Hier löst er sich in eine Reihe von längsverlaufenden Zweigen auf, die sich untereinander und mit den Längszweigen des linken Vagus verbinden und so das Speiseröhrengeflecht des Vagus herstellen.

Der linke Vagus tritt an der lateralen Seite der A. carotis communis in die Brusthöhle ein, zieht von ihrem ventralen zum dorsalen Umfang und kreuzt die linke Seite des Aortenbogens in der Richtung auf das Lig. arteriosum Botalli (Abb. 91). Jetzt liegt er der dorsalen Seite der linken Lungenwurzel unmittelbar an und tritt an ihrem unteren Rande nach rechts zur Speiseröhre hinüber und bildet mit dem rechten Vagus das erwähnte Speiseröhrengeflecht.

Im Speiseröhrengeflecht liegen die Äste des linken Vagus mehr vorn, die des rechten mehr hinten.

Die Äste des N. vagus.

Von den peripheren Ästen erwähne ich nur diejenigen, die zur Besprechung der Organversorgung nötig sind.

1. Rami cardiaci supp. Sie bestehen bei Kaninchen aus Neuriten mit dünnen Markscheiden (MOLHANT, 1910), das wäre das Zeichen für ihre parasympathische Herkunft. Die Rami entspringen makroskopisch aus dem Ggl. nodosum, ferner aus dem Stamm des Vagus unmittelbar unter jenem und endlich aus dem N. laryngeus sup.; letzteren Ast spricht man als Homologon des N. depressor des Kaninchens an, ein Beweis für diese Annahme ist aber noch nicht beigebracht.

Die Rami cardiaci supp. vereinigen sich noch am Halse mit den N. cardiacus sup. und med. des Sympathicus und bilden mit dem Rami cardiaci inff. des Recurrens und dem N. cardiacus inf. des Sympathicus das Herzgeflecht (Plexus cardiacus). An diesem Geflecht erhalten beide Plexus pulmonales Verbindungszweige.

2. Der N. laryngeus sup. Die Nervenbündel des Laryngeus sup. liegen in demjenigen Teil des Vagusstammes, der am Ggl. nodosum vorbeizieht, sie werden frei unterhalb desselben. Der Laryngeus enthält bei Kaninchen wenige Neuriten mit dicker Markscheide, in der Mehrzahl Neuriten mit mittelstarker Markscheide (MOLHANT, 1910). Das wäre das Zeichen für ihre Herkunft aus Nucl. ambiguus (dicke) und für die Neuriten zu den Nuclei afferentes vagi (mitteldicke).

Der Nerv teilt sich in einen Ram. ext. und einen Ram. int. Letzterer, der uns allein interessiert, durchbricht die Membrana hyo-thyreoidea unmittelbar ventral vom Lig. hyo-thyreoid. lat. und gelangt in den Recess. piriformis. Hier zerfällt der Nerv in seine Einzeläste, von denen ich nur den Ram. communicans cum n. laryngeo inf. erwähne, weil er dem rein motorischen N. laryngeus inf. die zentripetalen Äste von der Luftröhre und vielleicht auch von den Bronchi principales zuführt.

3. Der N. recurrens entspringt aus dem Vagusstamm, rechts am ventralen Umfang der A. subclavia, links an der linken Seite des Aortenbogens, etwas oberhalb seiner Konkavität. Er besteht aus Neuriten mit starker, mittelstarker und schwacher Markscheide, also nach unserer oben aufgestellten Regel ein Zeichen, daß sie aus dem Nucl. parasympathicus und ambiguus stammen und afferente Neuriten für die Nuclei alae cinereae und tractus solitarii enthalten.

Der Nerv biegt um den unteren Umfang der A. subclavia bzw. des Aortenbogens herum und gelangt in die Rinne zwischen Luft- und Speiseröhre. An Ästen gibt er ab: a) Rami cardiaci inff., b) Rami tracheales supp., c) Rami oesophagei supp., d) N. laryng. inf.

4. Nn. tracheales inff. entspringen aus dem Vagusstamm unmittelbar unter dem Abgang des N. recurrens. Sie gehen teilweise zum Plexus cardiacus, teilweise an die Vorderfläche der Luftröhre, wo sie sich untereinander und mit den Rami tracheales supp. aus dem N. recurrens zum Plexus trachealis verbinden.

Aus diesem Plexus gehen Rami bronchiales antt. hervor, die den Plexus bronchialis ant. bilden.

5. Nn. bronchiales postt. Es sind 3 bis 5 breite, abgeplattete Äste des Vagusstammes in der Gegend der Bifurkation, die sich unter sich, mit Ästen aus dem Plexus cardiacus und Ästen aus dem Ggl. cervicale inf. des Sympathicus zum Plexus bronchialis post. verflechten.

Die Nerven enthalten bei Kaninchen nur Neuriten mit mittelstarker und dünner Markscheide (MOLHANT, 1910), das Zeichen für afferente Neuriten und efferente parasympathische Neuriten.

Der Plexus bronchialis post. liegt der hinteren Fläche der Bronchi principales an und tritt mit ihnen in den Lungenhilus ein.

Äste eines Vagus gelangen in beide Lungen; das erklärt, warum die Durchschneidung nur eines Vagus ohne größeren Einfluß auf die entsprechende Lunge bleiben kann.

Verbindungen des Vagus mit anderen Nerven.

Die Verbindung des Vagus mit anderen Nerven kann von praktischer Bedeutung sein.

1. Verbindung. Das Ggl. jugul. vagi steht durch einen unbeständigen Ram. communicans mit dem Ggl. petrosum und dem Stamm des Glossopharyngeus in Verbindung. Ob in dieser Brücke Neuriten von Glossopharyngeus zum Vagus, oder umgekehrt, oder in beiden Richtungen verlaufen, ist nicht anzugeben. Auf jeden Fall kann man Neuriten aus dieser Anastomose makroskopisch ein Stück weit in Glossopharyngeus peripheriewärts verfolgen.

2. Verbindung. Der N. vagus nimmt ferner zwischen Ggl. jugulare und nodosum den Ram. int. accessorii auf. Die Accessoriusbündel ziehen aber am Ggl. nodosum vorbei und gelangen schließlich in den N. laryngeus inf.

3. Verbindung. Der Vagus steht ferner mit dem Hypoglossus in Verbindung, der dorsal vom Ggl. nodosum von dessen lateraler zur medialen Seite herüberzieht und mehrere Äste an den Vagus abgibt, über deren Verlaufsrichtung nichts angegeben werden kann.

4. Verbindung. Auch mit den oberen Cervicalnerven kann der Vagus in Verbindung stehen; diese Cervicaläste können eine Art spinale Wurzel des Vagus darstellen.

5. Verbindung. Die für den Praktiker wichtigste Verbindung des Vagus ist die mit dem Sympathicus. Es sind im ganzen in dem für uns in Betracht kommenden Gebiet 6 solche Verbindungen vorhanden.

a) Ram. communicans cum sympathico sup. Er ist beständig und verbindet den N. jugularis sympathici mit dem Ggl. jugul. vagi. Der N. jugularis entsteht mit zwei Wurzeln aus Ggl. jugul. vagi und Ggl. petrosum glossopharyngei und zieht zum oberen Ende des Ggl. cervicale supr.

b) Ram. communicans cum sympathico inf. Er ist beständig. W. FICK (1924) fand ihn unter 28 untersuchten Leichen in allen Fällen. Er zieht vom unteren Teil des Ggl. nodosum zum N. jugularis sympathici oder zum oberen Ende des

Ggl. cervicale supr.   Seine Neuriten verlaufen im Vagus vorwiegend zentralwärts, ein Teil umspinnt mit den Endbäumchen die Ganglienzellen des Ggl. nodosum, ein anderer Teil läßt sich im Vagusstamm peripheriewärts ein Stück weit verfolgen (W. Fick, 1924). Es ist also möglich, daß der Ram. communicans inf. Neuritenaustausch vom Vagus zum Sympathicus und umgekehrt vermittelt.

Viermal unter 28 Fällen fand W. Fick (1924) eine förmliche Verschmelzung zwischen Ggl. nodosum vagi und Ggl. cervicale supr. sympathici, wobei in einem Falle ein Teil der großen Ganglienzellen des Vagus im Gebiet des Ggl. cervicale supr. lagen.

c) Eine unbeständige kräftige Anastomose vom unteren Teil des Ggl. cervicale supr. schräg abwärts steigend zum Vagusstamm.

d) Eine Anastomose, über deren Beständigkeit oder Nichtbeständigkeit ich keine Aussage machen kann, geht vom Vagusstamm in der Höhe des Ggl. nodosum zum Ram. interganglionaris sympathici unterhalb des Ggl. cervicale supr.

e) Eine Anastomose mit Ggl. cervicale inf. bzw. Ggl. stellatum geht von diesem zur Ursprungswurzel des N. recurrens vor dem Arcus aortae bzw. A. subclavia. Durch diese Verbindung, der beim Hund eine Verbindung aus Ggl. cervicale med. zu entsprechen scheint, könnte die spinale efferente Bahn des Vagus gehen.

f) Quere Anastomosen vom Ggl. sympathicum thoracale IV und V (Abb. 100) zum Vagusstamm, da wo er hinter die Lungenwurzel tritt.

Durch diese zahlreichen Anastomosen zwischen Vagus und Sympathicus wird auch für den Menschen die vergleichend anatomisch festgestellte Tatsache bestätigt, daß es einen anatomisch reinen Vagus und einen anatomisch reinen Sympathicus nicht gibt. Beide Nerven sind gemischt und es wäre von vornherein klarer, wenn man statt Vagus von einem Vago-Sympathicus und statt Sympathicus von einem Sympathico-Vagus spräche, wobei das voranstehende Wort immer die Herkunft der Mehrheit der Neuriten angeben sollte.

Alle Experimente, die am Stamm des Vago-Sympathicus oder am Stamm des Sympathico-Vagus ausgeführt werden, sind von vornherein als zweifelhaft zu betrachten, weil sie auf die noch unbekannte Kabelverteilung in beiden Nerven keine Rücksicht nehmen können.

Anatomische Aufgabe für die nächste Zukunft wird es sein, die Kabelzusammensetzung beider Nerven zu untersuchen und ihren Übergang in die einzelnen Äste festzustellen. Erst dann wird die Funktionsprüfung beider Nerven Ergebnisse erzielen, die der Kritik standhalten können.

Aufgabe des Experimentators wird es sein, die experimentellen Eingriffe nicht am Stamm, sondern an den Ästen zu machen. Es ist Bräucker (1926) als Verdienst anzurechnen, daß er diesen mühsamen, aber einzig Erfolg versprechenden Weg eingeschlagen hat.

Auf Grund der bisher an den anatomisch unreinen Stämmen des Vagus und Sympathicus ermittelten Tatsachen hat man den bisher festgehaltenen Antagonismus zwischen Parasympathicus (Vagus) und Sympathicus anzuzweifeln begonnen (Dixon und Brodie, 1903, Weber, 1914, Bräucker, 1926). Ich kann diesen Zweifeln zur Stunde keine Berechtigung zusprechen, weil man in den beiden Stämmen miteinander parasympathische und sympathische Neuriten reizt.

103. N. sympathicus.

Der Sympathicus des Menschen weist makroskopisch erhebliche Abweichungen vom Bau des Sympathicus der am häufigsten zu Experimenten benutzten Säugetiere ab, so daß es nicht angeht, Tatsachen, die bei diesen Tieren gefunden worden sind, ohne besondere Nachprüfung auf den Menschen zu übertragen. Das muß gegenüber den experimentellen Ergebnissen der Physiologen und Pharmakologen mit Nachdruck betont werden, viel wichtiger für die Anatomie des menschlichen Vagus und Sympathicus sind die Beobachtungen, welche der Chirurg während einer Operation macht.

Der Grenzstrang des Menschen ist ein viel geschlosseneres, einheitlicheres Gebilde als bei Tieren. Für uns kommt hier nur sein Hals- und seine oberen Brustabschnitte in Frage.

Die Zahl der sympathischen Halsganglien entspricht ursprünglich der Zahl der cervicalen Spinalganglien. Die 8 embryonalen Ganglien verschmelzen aber untereinander, oder ihre Ganglienzellen zerstreuen sich über ein größeres Gebiet des Grenzstranges derartig, daß ihr Vorhandensein makroskopisch nicht mehr nachweisbar ist. So kommt es, daß die Zahl der Halsganglien des Sympathicus zwischen 5 und 1 schwankt. Gewöhnlich sind 2 bis 3 vorhanden, die die systematische Anatomie als Ggl. cervicale supr., med. und inf. aufzählt. Das Ggl. cervicale suprem. ist immer vorhanden.

Das Ggl. cervicale supr. entsteht aus der Verschmelzung von 3 bis 4 embryonalen Ganglien, infolgedessen steht es auch durch 3 bis 4 Rami communicantes grisei mit C. I bis C. III (C. IV) in Verbindung. Die Länge des Ganglion schwankt zwischen 20 und 30 mm, die Breite zwischen 3 und 8 mm. Es liegt vor den Proc. transversi des 1., 2. (3. und 4.) Halswirbels.

Das Ggl. cervicale med. ist makroskopisch unbeständig, seine Ganglienzellen sind aber mikroskopisch stets nachweisbar. Es entsteht aus der Verschmelzung des (4.) 5. und 6. embryonalen Ganglion und steht mit C. V und C. VI durch Rami communicantes grisei in Verbindung. Es liegt meist in der Höhe des Proc. transversus des 6. Halswirbels, an der medialen Seite des Truncus thyreo-cervicalis oder der lateralen Seite A. vertebralis.

Das Ggl. cervicale inf. ist regelmäßig vorhanden, verschmilzt aber häufig mit den Gglia. thoracalia 1 und (2) und geht dann unter dem Namen des Ggl. stellatum. Es liegt in einer deutlichen Vertiefung zwischen dem Proc. transversus des 7. Halswirbels und der 1. Rippe, dorsal vom dorsalen Umfang der A. subclavia.

Ggl. supr. und Ggl. med. werden durch einen Ram. interganglionaris verbunden, Ggl. med. und Ggl. inf. durch zwei, durch einen langen vorderen, der im Bogen um den unteren Umfang der A. subclavia herumläuft und dann zum Ggl. inf. wieder ansteigt und durch einen kurzen hinteren, der geradlinig zum Ggl. inf. zieht. Beide Rami interganglionares bilden den geschlossenen Ring der Ansa subclaviae.

Die thorakalen Ganglien liegen auf den Artt. capituli costae auf, bald in der Mitte, bald am oberen, bald an ihrem unteren Rand, bald nur auf der Rippe, bald auf Rippe und nächsthöherem oder nächstunterem Zwischenrippenraum (Abb. 100). Jedes steht durch 1 bis 3 Rami communicantes albi et grisei mit dem entsprechenden Spinalganglion gleicher Ordnungszahl in Verbindung. Man hat die Rami communicantes der Brustgegend in graue und weiße eingeteilt, das ist makroskopisch schon häufig unmöglich, mikroskopisch stets, da in den grauen Rami sich markhaltige Nervenfasern und umgedreht marklose in den weißen Rami vorfinden.

Die Äste des Sympathicus.

Ich bespreche die Äste des Sympathicus nur soweit, als es für das Kapitel „Organversorgung" nötig ist.

1. Äste des Ggl. cervicale supr. a) Der N. jugularis sympathici vermittelt die Verbindung mit Ggl. petrosum glosso-pharyngei und Ggl. jugulare vagi. Ob die Neuriten dieses Nerven nur in einer oder in beiden Richtungen leiten, ist unbekannt. b) Der Hypoglossus gibt gleichfalls einen Zweig unbekannter Leitung an das Ggl. supr. ab. c) Der N. cardiacus sup. entspringt mit dem Großteil seiner

Neuriten aus dem Ganglion, bezieht aber auch Wurzeln aus dem R. interganglionaris. Es kommt wahrscheinlich nur auf der linken Seite vor. d) Ein Ast des Ggl. supr. schließt sich dem N. laryngeus sup. vagi an.

2. Ast des Ggl. cervicale med. Das Ggl. cervicale med. oder die entsprechende Stelle des R. interganglionaris gibt den N. cardiacus med. ab.

3. Äste des Ggl. cervicale inf. Aus dem Ggl. cervicale inf., bzw. dem Ggl. stellatum entspringen a) der N. cardiacus inf., b) ein besonderer Ram. cardiacus kann als Imus gesondert aus dem Ggl. thoracale 1 entspringen. c) Verbindungszweige zum N. recurrens vagi. Die Neuriten dieser Anastomose laufen wahrscheinlich vom Sympathicus zum Vagus.

104. Der Plexus cardiacus und der Plexus pulmonalis.

Die eigentlichen Lungennerven gehen aus dem Plexus cardiacus und den Plexus pulmonales hervor. Sie enthalten eine Vagus- und eine Sympathicus-Komponente. Alle Äste, die zur Lunge ziehen sind also parasympathisch und sympathisch gemischt.

Der Plexus cardiacus steht in Verbindung 1. mit dem Plexus bronchialis ant. (S. 218), 2. mit dem Plexus bronchialis post. (S. 218), 3. mit den Plexus pulmonales und 4. mit den Rr. cardiaci des Vagus und den Nn. cardiaci des Sympathicus.

Dadurch, daß die Plexus um die Bifurkation herum alle untereinander in Verbindung stehen, ist die Möglichkeit gegeben, von einem Nervenstamme aus beide Lungen zu versorgen.

Die Kabel im Sympathicus.

Die efferente sympathische Bahn muß sich aus mindestens zwei Neuronen zusammensetzen. Das erste Neuron wird von den mononeuriten Ganglienzellen des Tractus intermedio-lateralis gebildet, der Neurit läuft durch ein Filum radiculare der vorderen Wurzel zum N. spinalis cervicalis 8 und thoralis 1—4, dann durch einen R. communicans zu einem der vertebralen Ganglien des Grenzstranges oder einem prävertebralen sympathischen Ganglion. Das zweite Neuron besteht aus einer mononeuriten Ganglienzelle eines vertebralen oder prävertebralen sympathischen Ganglions, der Neurit tritt in einen der sympathischen Plexus ein und ist nicht weiter zu verfolgen.

Die afferente sympathische Bahn ist noch ganz unsicher. Es ist möglich, 1. daß eine afferente durchgehends sympathische Bahn überhaupt nicht besteht, 2. daß die afferenten Neuriten durch die peripheren Neuriten der bineuriten Spinalganglienzellen geliefert werden, die in der anatomischen Bahn des Sympathicus verlaufen und 3. daß ein erstes afferentes Neuron von einer peripheren Ganglienzelle des Sympathicus gebildet wird, die ihren Neurit durch die Plexus zum Grenzstrang und von diesem durch einen R. communicans zum Spinalganglion weitergibt. Dann würde das zweite Neuron der afferenten sympathischen Bahn von der cerebrospinalen Spinalganglienzelle gebildet werden. Auf jeden Fall sind Neuriten nachweisbar, die aus einem R. communicans kommen und mit ihren Endbäumchen den Körper einer Spinalganglienzelle umspinnen.

Afferente Reflexschenkel des Sympathicus müssen nach den physiologischen Tatsachen vorhanden sein, sie sind aber anatomisch nicht nachgewiesen.

Außer diesen echten sympathischen Kabeln laufen im Sympathicus noch parasympathische Kabel des Vagus.

105. Die Nerven der Luftröhre und des Bronchialbaumes.

Von den Plexus trachealis und pulmonales dringen gemischtfaserige (Vagus, Sympathicus) Nervenstämmchen in die Wand der Luftröhre, der Bronchen und der Bronchien ein.

Sie bilden in der Faserhaut der Bronchien ein außerhalb der Knorpeleinlagerung gelegenes, derbes, makroskopisch noch eben darstellbares Geflecht (extrachondraler Plexus). Das Geflecht enthält viele Ganglienzellen, die an den Teilungstellen der Bronchien bis zu denen 3. Ordnung (Kaninchen, LARSSEL, 1921) liegen (KANDARAZKI, 1881, BUDDE, 1904, LARSSEL, 1921). In Verbindung mit diesem extrachondralen Netze stehen drei weitere Netze an der Außen- und Innenseite der Muscularis und in der Mucosa (GLASER, 1924), die auch noch vereinzelt kettenartig angeordnete (Luftröhre, PLOSCHKO, 1897) Ganglienzellen enthalten (ISMAJLOFF, 1873, LARSELL, 1921). Von diesen Netzen gehen dann einzelne Nervenfasern zu Bronchen, Bronchien, Bronchiolen und den Ductus alveolares, und zwar in das Epithel und an die glatten Muskelzellen der Muscularis und enden an ihnen mit kleinen Knöpfchen (PLOSCHKO, 1897, LARSELL, 1921).

In den Geflechten verlaufen markhaltige dickere und feine marklose Fasern. Die markhaltigen Fasern gehen an den Ganglienzellen vorbei und werden als afferente Neuriten gedeutet (PLOSCHKO, 1897, LARSELL, 1921). Die marklosen Neuriten werden als Neuriten der mononeuriten Ganglienzellen der Geflechte und als efferente Fasern zu den Muskelzellen angesprochen, für beide Deutungen sind schlagende Beweise nicht geliefert. An den Ganglienzellen der Geflechte in der Wand der Bronchien enden mit pericellulären Endbäumchen efferente Fasern, die als präganglionäre Fasern des parasympathischen Kabels des Vagus gelten, weil sie nach Durchschneidung des Vagus degenerieren (LARSELL und MASSON, 1921).

Die Ganglienzellen im Astwerk des Bronchialbaumes können unabhängig von den efferenten parasympathischen und sympathischen Neuriten funktionieren, sie und ihre Nervengeflechte entsprechen also einem autonomen Nervensystem, ähnlich wie die Plexus myentericus und submucosus des Darmes. Bei Tierexperimenten sah EINTHOVEN rhythmische Kontraktionen der Bronchialmuskulatur auftreten, die nicht verschwanden, auch wenn man die Vagi und die Nn. bronchiales postt. (durch welche, wie wir weiter unten hören werden, beim Hund die broncho-motorische sympathische Bahn verläuft, BRÄUCKER, 1926) durchschnitt. BRÄUCKER nimmt deshalb an, daß diese Kontraktionen von den Ganglienzellen der Lungenganglien selbst unabhängig vom cerebro-spinalen und sympathischen System ausgelöst werden.

Die Nervenbahnen zwischen Zentralorgan und diesen Nervengeflechten in der Wand der Bronchien und der Luftröhre sind 1. zwei efferente motorische zu den betreffenden Musculares (broncho-motorische Bahn), 2. eine hypothetische efferente sekretorische Bahn zu den Drüsen, 3. eine afferente Empfindungsbahn und 4. afferente Schenkel von Reflexbahnen.

Die efferenten broncho-motorischen Bahnen von Luftröhre und Bronchialbaum.

Wir unterscheiden eine efferente bulbäre und eine efferente spinale broncho-motorische Bahn. Die bulbäre Bahn verläuft in dem parasympathischen Kabel des Vagus durch den Plexus trachealis zur Luftröhre und durch die Nn. bronchiales antt. und postt., Plexus bronchiales und pulmonales zur Lunge.

Die efferente spinale Bahn (für den Hund von BRÄUCKER [1926] sicher nachgewiesen) ist für den Menschen noch hypothetisch. Sie könnte, wie beim Hund, aus dem untersten Cervicalsegment und dem oberen Thorakalsegment stammen und könnte über die Rami communicantes zum Ggl. stellatum gelangen. Hier bieten sich für ihren weiteren Verlauf zwei Möglichkeiten: 1. die Bahn könnte über die Nn. cardiaci zu dem Plexus cardiacus gelangen und von diesem über die Plexus pulmonales die Nervengeflechte in der Wand der Bronchien erreichen (DIXON und RANSOM, 1912).

Die zweite Möglichkeit ginge durch die Anastomose zwischen Ggl. stellatum und Vagus zum Vagusstamm, aus diesem durch die Nn. bronchiales postt. zu den Plexus bronchiales und pulmonales.

Die erste Möglichkeit über die Nn. cardiaci konnte BRÄUCKER (1926) beim Hund sicher ausschließen, da eine Reizwirkung der spinalen Bahn auf die Bronchialmuskulatur auch nach Durchschneidung der Nn. cardiaci fortbestand. Den zweiten Weg, der beim Hund allerdings über das Ggl. cervicale med. geht, konnte BRÄUCKER (1926) anatomisch und experimentell sicherstellen.

Bulbäre und spinale broncho-motorische Bahnen verlaufen gekreuzt und ungekreuzt (Hund, MÖLLGAARD, 1912).

Die bulbäre und spinale motorische Bahn scheinen auch für die Luftröhre vorhanden zu sein. Die bulbäre darf wohl als zurecht bestehend angenommen werden, sie würde dann über den Vagus verlaufen.

Die Möglichkeit einer spinalen Bahn für die Luftröhre eröffnen die Reizergebnisse von GOLLA und SYMES (1913), die auf Reizung der Ansa subclaviae die Trachealmuskulatur erschlaffen sahen.

Beiden efferenten Bahnen entspricht beim Hund je ein afferenter Reflexschenkel. Der afferente Schenkel der bulbären Bahn wird wahrscheinlich nur von einem Neuron gebildet, der bineuriten Ganglienzelle des Ggl. nodosum, der periphere Neurit beginnt in der Bronchialwand und läuft durch den Vagusstamm zum Ganglienzellenkörper, der zentrale Neurit endet selbst oder schickt Kollateralen zu dem Nucl. parasympathicus vagi (BRÄUCKER, 1926).

Zentraler und peripherer Neurit werden unter der Bezeichnung BREUER-HERINGsche Fasern zusammengefaßt.

Der afferente Reflexschenkel für die spinale Bahn hat beim Hund auch nur ein Neuron, eine bineurite Ganglienzelle des 2. und 3. thorakalen Spinalganglions (MÖLLGAARD, 1912). Der periphere Neurit zieht über den Plexus pulmonalis, Plexus cardiacus, Nn. cardiaci inff., Ggl. stellatum und Ggl. cervicale med., R. communicantes zu dem Spinalganglienzellenkörper, der zentrale Neurit benutzt zum Weiterverlauf die große afferente Rückenmarksbahn.

Funktionell wird die broncho-motorische Bahn in eine broncho-constrictorische und eine broncho-dilatatorische eingeteilt. Man ist allgemein geneigt, die Broncho-Constrictoren dem Vagus und die Broncho-Dilatatoren dem Sympathicus zuzuteilen.

Die broncho-constrictorische Bahn ist die bulbäre efferente bronchomotorische Bahn des Vagus. Reizung des Vagus führt zur Verengerung der Bronchien und Verkleinerung der Lunge, seine Durchschneidung zur Erweiterung der Bronchien und zur Vergrößerung der Lunge. Beide Beobachtungen lassen sich an der bluthaltigen und an der entbluteten Lunge machen, ein Beweis, daß die Erscheinung nicht auf einer Kontraktion der Gefäßmuskulatur beruhen kann.

Ein Vagus versorgt die Bronchialmuskulatur beider Lungen, die gleichseitige besser wie die gegenseitige (E. WEBER, 1914). Der Gehalt beider Vagi an bronchoconstrictorischen Neuriten kann sehr verschieden sein, sie können z. B. in dem einen Vagus fast vollständig fehlen (DIXON und RANSOM, 1912). LOHMANN und MÜLLER (1913) fanden, daß bisweilen die gleichzeitige Reizung beider Vagi eine größere Wirkung auf die Bronchialmuskulatur hatte als die nur einseitige.

Die Bezeichnung Broncho-Dilatatoren, wie sie häufig benutzt wird, sagt zu viel. Wollen wir ehrlich sein, so müssen wir sagen: Broncho-Dilatator ist ein physiologischer Begriff ohne anatomischen Inhalt. Streng genommen können wir nur einen broncho-dilatatorischen Reiz anerkennen, eine broncho-dilatatorische Bahn ist noch nicht sichergestellt, noch viel weniger das Erfolgsorgan. Wir können nicht mit Bestimmtheit angeben, an welcher Stelle der broncho-dilatatorische

Reiz angreift, ob direkt an der Muscularis oder indirekt irgendwo im Verlaufe der broncho-constrictorischen Bahn als Hemmung.

Würden direkte broncho-dilatatorische Neuriten an den Zellen der Muscularis angreifen, müßten wir zwei verschiedene Nervenendigungen an der gleichen Muskelzelle annehmen, eine broncho-constrictorische und eine broncho-dilatatorische. Das wäre anatomisch nicht undenkbar, ist aber völlig unbewiesen. Das hemmende Eingreifen an der broncho-constrictorischen Bahn könnte im Laufe der ganzen Bahn erfolgen, vom Nucl. parasympathicus angefangen, bis zu den Ganglienzellen der Nervengeflechte in der Bronchialwand. Irgendwelche anatomische Tatsachen liegen nicht vor.

Wer eine broncho-dilatatorische Bahn als gegeben annimmt, verlegt sie in die oben dargestellte spinale broncho-motorische Bahn. Wir haben oben festgestellt, daß der Mensch keinen anatomisch reinen Vagus und keinen anatomisch reinen Sympathicus besitzt, sondern daß beide Nerven parasympathische und sympathische Kabel in ihren Stämmen besitzen. Diesen Tatsachen entsprechen die experimentellen Ergebnisse, wir haben im Vagus in der Mehrheit broncho-constrictorische und in der Minderheit broncho-dilatatorische Neuriten (DIXON und RANSOM, 1912, WEBER, 1914, BRÄUCKER, 1926), im Sympathicus neben dilatatorischen Neuriten (E. WEBER, 1914) auch constrictorische (DIXON und BRODIE, 1903). Nach BRÄUCKER (1926) ist die broncho-constrictorische Wirkung im Sympathicus des Hundes stärker als die broncho-dilatatorische ausgeprägt.

Das sind für die Anwendung am Lebenden ungenügende Ergebnisse. Der Chirurg, der sich bei seinem Operationsplan auf eine so schwache anatomische Grundlage stützt, darf von vornherein nur mit einem Zufallserfolg seines Eingriffes rechnen.

Die efferente sekretorische Bahn der Luftröhre und des Bronchialbaumes.

Die Anwesenheit von zahlreichen Drüsen in der Wand der Luftröhre und des Bronchialbaumes verlangte den anatomischen Nachweis von efferenten sekretorischen Neuriten. Wir können ihn nicht liefern, wir können nur in Analogie zu anderen Drüsen, deren Nervenversorgung anatomisch oder physiologisch bekannt ist, schließen, daß auch zu den Drüsen des Respirationstraktus parasympathische und sympathische Neuriten gelangen und wir können schließlich so weit gehen, daß wir die parasympathischen Neuriten im Vagus vermuten.

Die afferente Empfindungsbahn aus Luftröhre und Bronchialbaum.

Die afferente Empfindungsbahn aus der Luftröhre besitzt mindestens drei Neurone. Das erste Neuron bildet die bineurite Ganglienzelle des Ggl. nodosum (MOLHANT, 1913), der periphere Neurit zieht durch die Nn. tracheales inff. oder supp. zum N. laryngeus inf., durch die Anastomose zwischen N. laryngeus inf. und sup. und durch den N. laryngeus sup. gleichseitig und gegenseitig zum Ggl. nodosum. Der zentrale Neurit läuft zu den Nuclei alae cinereae oder tract. solitarii. Zweitens und drittens Neuron s. S. 216.

Die Empfindlichkeit der Luftröhre ist an ihrem oberen Ende sehr stark, nimmt in den Hauptbronchen und dem Bronchialbaum distalwärts ab und ist nach den Lipiodol-Versuchen STÄHELINs (1926) schon an den Bronchien zweiter Ordnung minimal.

Die afferente Empfindungsbahn des Bronchialbaumes muß vorhanden sein, weil der Chirurg festgestellt hat, daß Betupfung peripherer Bronchien Schmerzen hervorruft. Sie ist anatomisch unbekannt und wird wahrscheinlich, wie die afferente Empfindungsbahn der Luftröhre durch den Vagus ziehen.

Die afferenten Schenkel von Reflexbahnen aus Luftröhre und Bronchialbaum.

Die afferenten Reflexbahnen gehen durch Vagus und Sympathicus. Ich habe S. 224 die afferente Reflexbahn für die bulbäre und für die spinale bronchomotorische Bahn angegeben.

106. Die Nerven des Brustfells.

Das Lungenfell (Pleura visceralis) und das sog. Lungengewebe sind nach den Erfahrungen des Chirurgen unempfindlich, dagegen müssen von ihnen aus anatomisch unbekannte afferente Reflexschenkel bestehen, von denen aus Reflexe in Lunge und Herz hervorgerufen werden können.

Das Brustkorbfell (Pleura parietalis) ist sehr empfindlich. Die Leitung geht von der Pleura sternocostalis durch die entsprechenden Zwischenrippennerven zur großen afferenten Bahn des Rückenmarkes (lokalanästhetische Erfahrungen der Chirurgen), von der Pleura diaphragmatica durch die Zwischenrippennerven und den Phrenicus, von der Pleura mediastinalis durch den Phrenicus allein.

107. Die Atmungszentren.

Die Atmungszentren sind bei Katze und Kaninchen experimentell untersucht und deswegen bei ihnen in ihrer Lage genauer bestimmt als beim Menschen. Man hat ein tecto-bulbäres Zentrum und daneben ein unvollkommenes spinales Zentrum festgestellt.

Das tecto-bulbäre Zentrum liegt in der Substantia grisea reticularis der Rautengrube. Die Substantia reticularis ist eine Zone, ausgezeichnet durch sich gegenseitig durchflechtende Nervenfasern, in deren Maschen zahlreiche Ganglienzellen, bald gruppiert, bald einzeln liegen. Sie wird begrenzt (Abb. 108) auf ihrer dorsalen (gegen den Hohlraum des 4. Ventrikels) Seite durch die Kerne im Boden der Rautengrube (Nuclei gracilis und cuneatus, Nucl. hypoglossi, Nucl. vagi, Nucl. abducentis und Nucl. vestibularis), auf ihrer medialen Seite durch die in der Mittellinie gelegene Raphe, auf ihrer ventralen Seite durch den Nucl. olivaris inf., auf ihrer lateralen Seite durch den Nucl. und Tract. spinalis trigemini und die Bahnen vom Rückenmark zu Kleinhirn und Hirnstamm und umgekehrt. In ihrer unteren Hälfte ist die Substantia reticularis ziemlich gut abzugrenzen, in der Pars sup. fossae rhomboideae ist sie das nicht mehr.

Das tecto-bulbäre Atmungszentrum liegt in der ganzen Rautengrube (bulbär) und erstreckt sich noch bis in dasjenige Mittelhirngebiet, das unmittelbar vor der Brücke liegt (tectal).

Die obersten Abschnitte des Atmungszentrums im Mittelhirngebiet sind das eigentliche Atmungszentrum (LUMSDEN, 1923), von denen die rhythmischen Atembewegungen abhängen. Die in der Rautengrube gelegenen Abschnitte können auch noch die Atmung regeln, aber nicht mehr in der vollkommenen Form, wie es das tectale Zentrum tut.

Rechtes und linkes Atemzentrum müssen durch Commissurenfasern koordiniert sein (LEWANDOWSKY, 1881).

Beim Menschen ist das Atmungszentrum durch die Untersuchungen von WICKMANN (1907) einerseits und HARBITZ und SCHEEL (1907) andererseits über die Atmungstörungen bei Polymyelitis gleichfalls in der Substantia reticularis der Rautengrube festgestellt worden. Über die Ausdehnung des Zentrums beim Menschen ist noch nichts bekannt.

Die efferente Atmungsbahn des tecto-bulbären Zentrums geht mit den Neuriten ihres ersten Neurons durch den Proc. reticularis des Seitenstranges des Rückenmarkes, zunächst der gleichseitigen Seite, da wo er der Basis des

Vorderhorns anliegt (MARINESCO). Die Neuriten enden entweder unmittelbar an den efferenten Kernen der einzelnen Atemmuskeln oder an einem zweiten Zentrum, dem spinalen Atemzentrum, dessen Vorhandensein auf experimentellem Wege bei Tieren sehr wahrscheinlich gemacht ist.

Die Endigung der Neuriten der ersten Neurone erfolgt wahrscheinlich an den Ganglienzellen der zweiten Neurone beider Seiten, so daß von einem tecto-bulbären Atemzentrum aus rechte und linke Kerngruppen der Atemmuskulatur innerviert werden.

Innerhalb des Gebietes des tecto-bulbären Atmungszentrums ist noch ein Sonderzentrum für die aktive Exspiration klinisch von LEWANDOWSKY (1886) begründet und von LUMSDEN (1923/1924) in der Pars inferior der Rautengrube bei Tieren nachgewiesen worden.

Ein Fall der Klinik WAGNER-JAUREGG (HITZENBERGER, 1927) läßt die Vermutung zu, daß der Phrenicus ein homolaterales Rindenzentrum besitzt.

Die afferente Bahn für das Atmungszentrum geht durch den afferenten Reflexschenkel des Vagus (LUMSDEN, 1924). Durch diesen afferenten Reflexschenkel des Vagus soll nach HERING und BREUER (1868) die Selbststeuerung der normalen Atmung erfolgen. Bei der inspiratorischen Dehnung der Lunge soll es zu einer Reizung der peripheren Vagusendigungen in der Lunge kommen, die dem tectalen Atmungszentrum zugeleitet und dort in Hemmung der Einatmung umgesetzt wird. Ein gleicher Vorgang soll sich bei der Entspannung der Lunge und der dadurch verursachten Einleitung der neuen Einatmung abspielen.

108. Projektion der Lungen und der Brustfelle auf die Brustwand.

Die Projektion von Lungen und Brustfellen auf die Brustwand führt man am besten unter Benutzung einzelner Projektionspunkte aus.

Ich benütze 10 Projektionspunkte. In den nachfolgenden Tabellen 9 und 10 sind die Bestimmungen für die Punkte in drei Kolonnen gesetzt, alle Punkte der

Tabelle 9. Projektionspunkte für die Lunge.

Punkt	rechte Lunge	beide Lungen	linke Lunge
1	—	obere Hälfte des 1. Brustwirbels	—
2	—	Mitte des Sterno-Clavicular-Gelenkes	—
3	—	linke Sternalhälfte Höhe Mitte Foss. costal. 2	—
4	—	linke Sternalhälfte Höhe Mitte Foss. costal. 4	—
5a	Sternallinie obere 6	—	Mitte des 4. Rippenknorpels
5b	fehlt	—	Mitte des äußeren Randes des 5. Rippenknorpels
5c	fehlt	—	Mitte des 6. Rippenknorpels
6	—	Parasternallinie untere 6	—
7	—	Mamillarlinie obere 7	—
8	—	Axillarlinie untere 7	—
9	—	Scapularlinie 9. Rippe	—
10	—	Proc. spinos. des 10. Brustwirbels	—

ersten Kolonne beziehen sich nur auf die rechte Lunge oder das rechte Brustfell, alle Punkte der mittleren Kolonne auf beide Lungen und Brustfelle und schließlich alle Punkte der dritten Kolonne nur auf die linke Lunge und das linke Brustfell.

Tabelle 10. Die Projektion der Lungenfelle.

Punkt	rechtes Brustfell	beide Brustfelle	linkes Brustfell
1	—	obere Hälfte des 1. Brustwirbels	—
2	—	Mitte des Sterno-Clavicular-Gelenkes	—
3	—	1. Sternalhälfte Mitte Foss. costal. 2	—
4	—	1. Sternalhälfte Mitte Foss. costal 4.	—
5	linke Sternalhälfte 6. Rippengrube	—	fehlt
6	Sternallinie obere 7	—	Mitte des unteren Randes des 6. Rippenknorpels
7	—	Parasternallinie Mitte 7	—
8	—	Mamillarlinie untere 7	—
9	—	Scapularlinie 11. Rippe	—
10	—	Proc. spinos. des 11. Brustwirbels	—

Punkt 5 ist für die linke Lunge als 5a, 5b und 5c angegeben, damit einander entsprechenden Punkte beider Lungen die gleichen Ordnungszahl tragen. Die Angabe „Mitte des Rippenknorpels" bedeutet sowohl Mitte zwischen oberem und unterem Rand, als Mitte zwischen lateralem Beginn und medialem Ende des Knorpels.

Projektion der Lungenränder (Abb. 110 u. 111 blau).

Die Ausführung der Projektion der Lungenränder unter Benutzung der Tabelle 9 und 10 geschieht in folgender Art und Weise:

Punkt 1 und 2 werden beiderseits durch eine stark gekrümmte Bogenlinie verbunden, die ihre Konkavität medianwärts kehrt. Punkte 2, 3 und 4 werden beiderseits durch gerade Linien verbunden. Punkte 4 und 5 werden auf der rechten Seite durch eine winkelig eingeknickte Linie verbunden, der Scheitel des Winkels liegt in der Höhe des 5. sternalen Rippenansatzes und ist nach rechts zu offen. Links werden Punkte 4 und 5a durch eine schwache, kranialwärts konvexe Bogenlinie verbunden. Punkte 5a und 5b, 5b und 5c werden wieder durch ganz schwach gekrümmte Bogenlinien verbunden, deren Konkavität medianwärts gerichtet ist. Punkt 4, 5a, b, c umgrenzen so einen tiefen Einschnitt im vorderen Rand der linken Lunge, die Inc. cardiaca. Punkte 5, 6, 7 rechts und Punkte 5c, 6 und 7 links werden beiderseits durch fast gerade Linien verbunden. Punkt 7 und Punkt 9 würden am Lebenden durch einen Faden zu verbinden sein, in der Konstruktionszeichnung läßt man die Linie 6—7 in gleicher Richtung weiterlaufen.

Auf der dorsalen Seite verbindet man Punkt 10 mit Punkt 9 und läßt dann die Linie 10—9 in gleicher Richtung weiterlaufen.

Die Lungengrenzen sind nicht feststehende Linien, sie schwanken individuell und hängen in ihrem Verlauf in erster Linie von der Form des Brustkorbes ab.

Um die Lungenlappengrenzen nach außen zu projizieren, beginnt man mit der Projektion der Inc. interlob. obliqua. Man bestimmt beiderseits zuerst den Schnittpunkt der Spina scapulae mit dem Margo vertebralis scapulae, verbindet sie von links nach rechts und erhält dadurch die Linea interscapularis. Diese Linie entspricht ungefähr der Gabelung der Luftröhre in die beiden Hauptbronchen und dem horizontalen Teile der Inc. obliqua. Vom Schnittpunkt Margo vertebralis — Spina scapulae zieht man rechts die kürzeste Linie zum Schnittpunkt zwischen Mamillarlinie und oberem Rand der 7. Rippe. Links zieht man vom Schnittpunkt Margo vertebralis — Spina scapulae eine kürzeste Linie zu einem Punkte der Projektionslinie des unteren Lungenrandes ungefähr in der Mitte zwischen Lungenpunkt 6 und. 7.

Die Lage der Inc. interlob. obliqua ist nicht regelmäßig, sie kann um die Breite eines Zwischenrippenraumes schwanken, die in den Abb. 110 und 111 gezogenen Linien entsprechen dem unteren Grenzwert. Rechte und linke Incisura obliqua sind selten gleich hoch. Fast regelmäßig liegt die rechte tiefer wie die linke (2. Bd., 2. Aufl., Abb. 14).

Um die Incisura interlobaris horizontalis der rechten Lunge zu finden, zieht man von der Mitte der 4. rechten Rippengrube des Brustbeines eine Horizontallinie lateralwärts bis zu ihrem Schnittpunkt mit der Inc. obliqua. Die Linie fällt bei der geringen Biegung der oberen Rippen ungefähr mit der 4. Rippe zusammen.

Projektion der Brustfelle (Abb. 110 u. 111, rot).

Die auf Tabelle 9 und 10 eingetragenen Punkte werden untereinander folgendermaßen verbunden:

Punkte 1 und 4 genau wie die entsprechenden Punkte der Lunge. Die Entfernung der vorderen Grenzen des Brustfellsackes vom vorderen Lungenrand beträgt in der Leiche ungefähr 2 mm.

Rechts werden die Punkte 4 bis 8 durch gerade Linien verbunden. Punkte 8 und 9 werden am Lebenden durch eine kürzeste Linie verbunden. Bei der Konstruktionszeichnung hat man die Linie 7—8 in gleicher Richtung fortlaufen zu lassen.

Links, wo der Punkt 5 fehlt, sind die Punkte 4 und 6 in Abb. 110 durch eine doppelte Linie verbunden worden. Die linke (Körperseite) Verbindungslinie ist nach links konvex, die rechte Verbindungslinie nach links konkav. Beide Grenzen geben Varianten wieder, denen gerade an dieser Stelle, wo der Herzbeutel zwischen den beiden Pleurasäcken dem Brustbein unmittelbar anliegt, eine große Wichtigkeit zukommt. Der Herzbeutel wird, wenn die linke (Körperseite) Linie ausgebildet ist, in doppelt so breiter Fläche der vorderen Brustwand anliegen, als wenn die rechte Linie vorhanden ist. Ist bei einem Individuum die rechte Grenzlinie ausgebildet, so ist bei ihm die Punktion des Herzbeutels ohne Brustfellverletzung nicht möglich. Ist die linke Grenze vorhanden (was das gewöhnliche Verhalten ist), so kann der Herzbeutel im 5. Zwischenrippenraum erreicht werden, ohne daß das Brustfell durchstochen wird.

Punkte 6 bis 8 werden durch Gerade verbunden. Die hinteren unteren Brustfellpunkte 10 und 9 werden beiderseits verbunden und dann die Linie 10—9 in gleicher Richtung weitergezogen.

Die so ausgeführte Projektion der Lungen und Brustfellgrenzen zeigt die größere Ausdehnung der rechten Lunge, ihr vorderer Rand überschreitet die Mittellinie nach links und kommt hinter die linke Brustbeinhälfte zu liegen. Auch die Beeinflussung der linken Lunge durch das nach links gelagerte Herz kommt deutlich zum Ausdruck. Die vordere Grenzlinie des rechten Brustfellsackes läuft senkrecht abwärts, die vordere Grenzlinie des linken Brustfellsackes und noch viel mehr der vordere Rand der linken Lunge, weichen in der Herzgegend stark nach links aus.

Die Brustfell- und Lungengrenzen sind variabel. Ich erwähne hier nur die Varietäten, welche praktische Wichtigkeit haben.

Normalerweise liegen die vorderen Grenzlinien beider Brustfellsäcke im Bereiche der 2. bis 4. Rippe einander unmittelbar an (Abb. 110). Dieses dichte Aneinanderliegen kommt erst in der Pubertät zustande, wenn der Thymus zurückgebildet ist. Verspätet sich die Thymusrückbildung, so kommt es zur Diastase der Lungenfelle und es kann zwischen ihnen ein 2 cm bis brustbeinbreiter Raum auftreten, der vom Thymus oder seinem Fettersatz erfüllt ist (2. Bd., 2. Aufl., Abb. 2).

Der untere Brustfellrand kann auf der hinteren Seite stark nach abwärts geschoben werden, so daß er auf gleiche Höhe mit dem Proc. costalis des 1. Lendenwirbels zu liegen kommt (2. rote Linie der Abb. 111). Die rechte Niere reicht mit ihrem kranialen Pol bis in den 10. Zwischenrippenraum, die linke bis zum oberen Rand der 11. Rippe. Die abnorm verlängerten Brustfellsäcke werden also rechts mindestens die Hälfte und links die zwei oberen Fünftel der Niere bedecken.

Durch die verschiedene Lage des Herzens können die vorderen Grenzlinien der Brustfellsäcke von ihrem normalen Verlaufe abweichen.

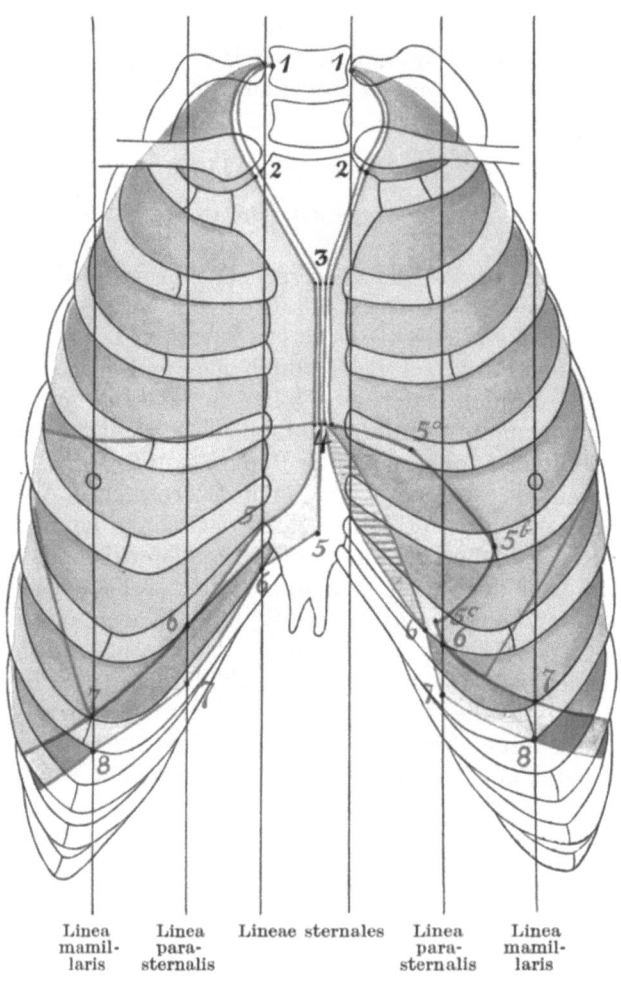

| Linea
mamil-
laris | Linea
para-
sternalis | Lineae sternales | Linea
para-
sternalis | Linea
mamil-
laris |

Abb. 110. Lungen- und Brustfellgrenzen auf die vordere Brustwand projiziert.
Blau: Lunge, rot: Brustfell. Für die Konstruktion der Punkte s. Tabelle 9, S. 227, und 10, S. 228.

Beim Situs cordis profundus (Abb. 112) bleibt die Grenzlinie zwischen den Punkten 1 und 2 normal, von Punkt 2 an laufen aber beide vorderen Grenzlinien dicht nebeneinander bis zum Schwertfortsatz des Brustbeines herab.

Beim Situs cordis superficialis (Abb. 113) läuft die rechte Grenzlinie normal, die linke aber beginnt ihre Incisura cardiaca schon an der 2. Rippe und läuft hinter den Mitten des 3. bis 7. Rippenknorpels nach abwärts.

Schon normalerweise macht sich die verschiedene Massenentwicklung beider Lungen durch Verschiebung der vorderen Grenzen beider Brustfellsäcke an die linke Seite des Brustbeins geltend. Diese Verschiebung kann als Varietät noch weiter nach links erfolgen, sie kann aber auch in seltenen Fällen nach rechts auftreten.

In Abb. 114 ist die Massenentwicklung der rechten Lunge so stark, daß die vordere Grenzlinie ihres Brustfellsackes bis fast an den linken Brustbeinrand gerückt ist. Die vordere Grenzlinie des linken Brustfellsackes erreicht unter diesen Umständen überhaupt nicht den linken Brustbeinrand und verläuft ungefähr hinter den Mitten der linken Rippenknorpel.

Umgekehrt hat sich in Abb. 115 die linke Lunge stark entfaltet und hat die rechte Lunge vom Brustbein abgedrängt. Die vordere Grenze des linken Brustfell-

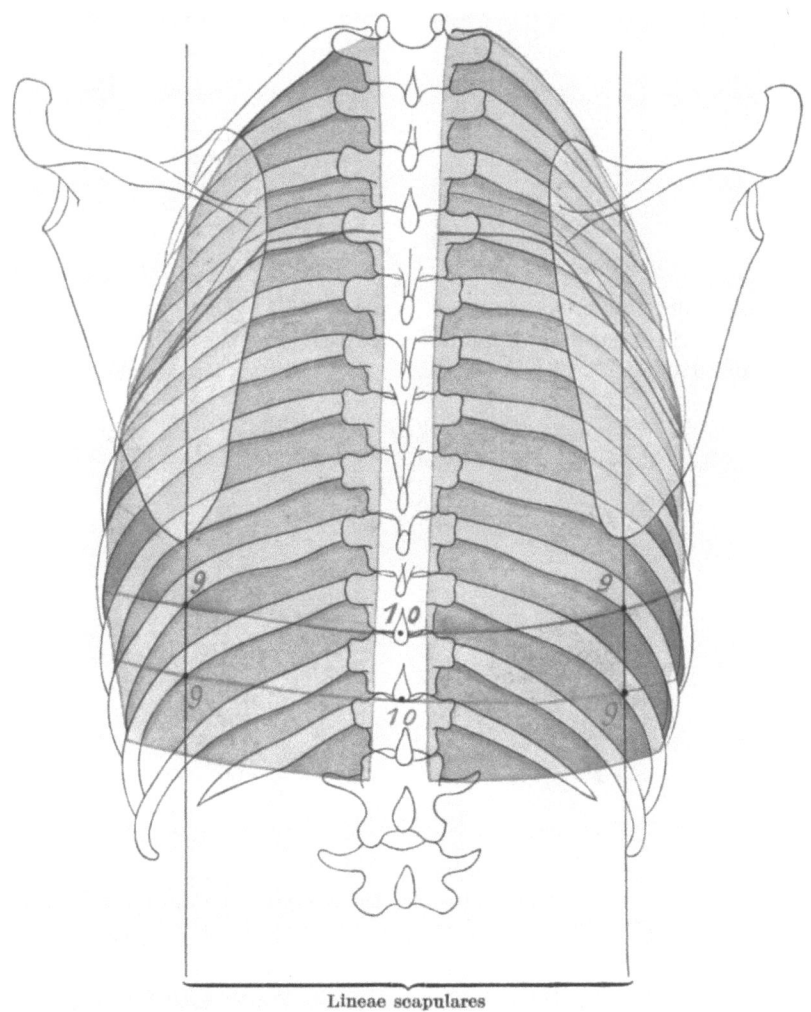

Lineae scapulares

Abb. 111. Lungen und Brustfellgrenzen auf die hintere Brustwand projiziert.
Blau: Lunge, rot: Brustfell. Für die Konstruktion der Punkte s. Tabelle 9, S. 227, und 10, S. 228.
Die zweite Linie unter rot 9—10 entspricht einer Varietät der unteren Brustfellgrenze, die bis zum Proc. costalis des 1. Lendenwirbels herabtreten kann.

sackes erreicht fast den rechten Brustbeinrand, während die Grenze des rechten Brustfellsackes in ihrem Verlaufe dem der A. mammaria int. entspricht.

Der Chirurg, der unter Berücksichtigung der normalen Verhältnisse etwas nach links von der Mittellinie die Grenze zwischen beiden Brustfellsäcken sucht, träfe in beiden Fällen auf die Vorderfläche eines Brustfellsackes und fände keine Brustfellgrenzen, deren Auffinden auch unter normalen Verhältnissen etwas schwierig ist. Über die Aufsuchung der Brustfellgrenzlinie s. 2. Bd., 2. Aufl., S. 3.

Wünscht der Chirurg von hinten im paravertebralen Abschnitt der Rippen einen Eingriff zu machen, ohne den Brustfellsack zu eröffnen, so hat er die Recessus

der Brustfellsäcke zu berücksichtigen. In vielen Fällen laufen die hinteren Grenzlinien der Brustfellsäcke einander parallel, senkrecht und nahezu geradlinig zu beiden
Seiten der Wirbelkörper.

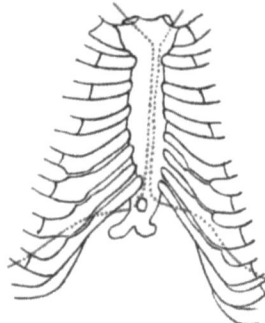

Abb. 112. Die vorderen und unteren
Brustfellgrenzen bei Situs cordis profundus.
(Nach RUGE, 1921.)

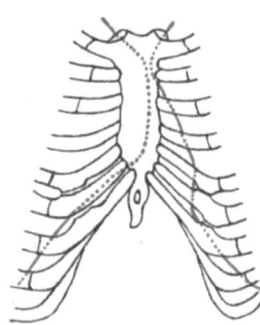

Abb. 113. Die vorderen und unteren
Brustfellgrenzen bei Situs cordis superficialis.
(Nach RUGE, 1921.)

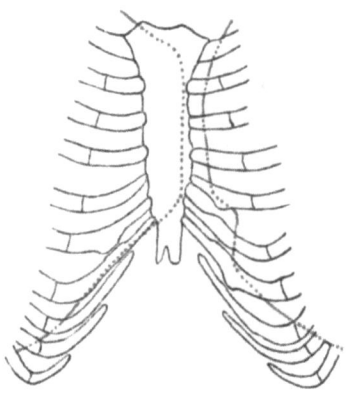

Abb. 114. Grenzstellungen der vorderen
Brustfellgrenzen an der linken Brusthälfte.
(Nach TANJA, 1891.)

Die Grenzlinie des rechten Brustfellsackes
ist bis an den linken Brustbeinrand vorgeschoben;
die Grenzlinie des linken Brustfellsackes erreicht
den linken Brustbeinrand nicht mehr und verläuft
hinter den Rippenknorpeln, entsprechend der
Projektionslinie der A. mammaria int.

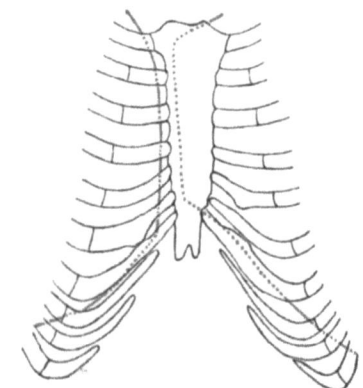

Abb. 115. Grenzstellungen der vorderen
Brustfellgrenzen an der rechten Brusthälfte.
(Nach TANJA, 1891.)

Die Grenzlinie des linken Brustbeinsackes
erreicht fast den rechten Brustbeinrand; die
Grenzlinien des rechten Brustfellsackes erreicht
den rechten Brustbeinrand nicht und läuft in der
Projektionslinie der A. mammaria int.

In anderen Fällen kann der rechte Brustfellsack die gleichen Übergriffe wie
an der vorderen Fläche machen. Er schiebt sich dann bruchsackartig sowohl vor
der Speiseröhre, Recessus prae-oesophageus dext. (CHARPY-JONNESCU, 1912), als
hinter der Speiseröhre, Recessus retro-oesophageus dext., gegen die Mittellinie vor
und kann in der Höhe des 8. und 9. Brustwirbels, das ist in der Höhe der Dornfortsätze 6 und 7, den linken Brustfellsack bzw. einen von diesem ausgehenden
unbeständigen Recessus praeoesophageus sin. (CHARPY-JONNESCU, 1912) erreichen.
In Abb. 116 gebe ich die Verhältnisse des Recessus retro-oesophageus dext. auf
dem Querschnitt wieder, der Recessus erstreckt sich handschuhfingerförmig hinter
der Speiseröhre bis fast zur V. azygos.

Von diesen drei Recessus ist der Rec. retro-oesophageus dext. der beständigste, er kommt nach den Erfahrungen des Münchener Präpariersaales in 70% der Fälle vor (HEISS, 1919). Er beginnt etwas unterhalb der Einmündung der Azygos in die obere Hohlvene, erreicht in der Höhe des 8. und 9. Brustwirbels seine stärkste, d. h. seine am weitesten nach links vorgeschobene Ausdehnung und geht dann bis in Zwerchfellhöhe allmählich wieder zurück (Abb. 117). Er liegt zwischen

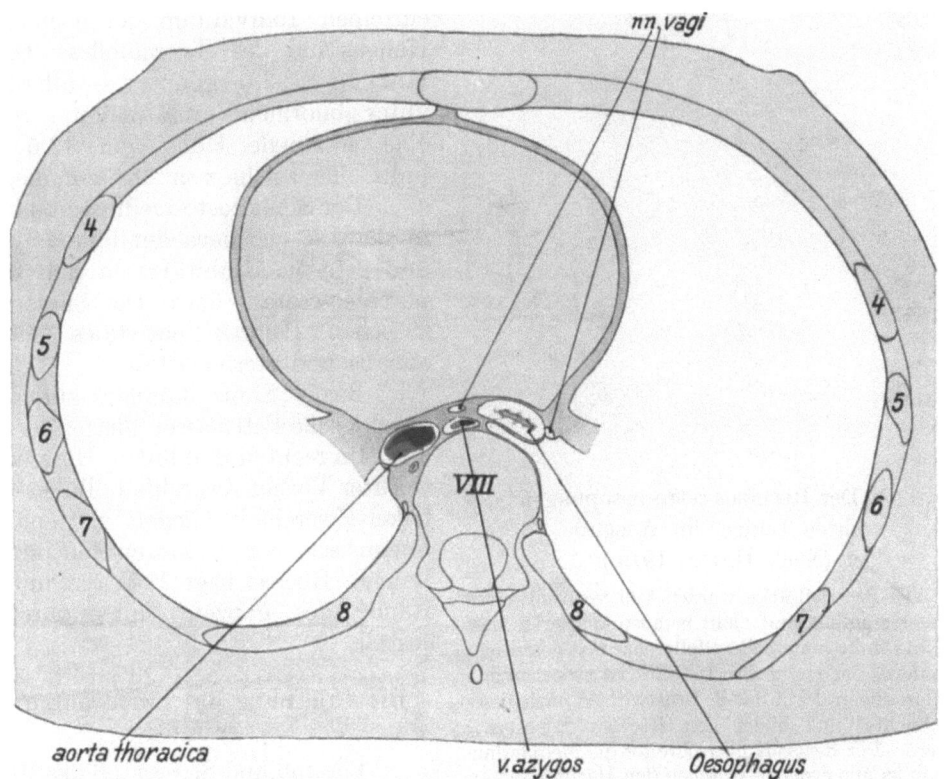

Abb. 116. Der Recessus retro-oesophageus des rechten Brustfellsackes auf dem Querschnitt.

Hinter der Speiseröhre (grün) schiebt sich der rechte Brustfellsack handschuhfingerförmig bis an die V. azygos heran, Recessus retro-oesophageus.

Ductus thoracicus und der V. azygos einerseits und der Speiseröhre andererseits und kann sich so weit nach links verschieben, daß er noch einen Teil des ventralen Umfanges der A. thoracica bedeckt (HEISS, 1919).

Durch dieses Verhalten sperrt der Rec. retro-oesophageus dext. den Zugang zum Mittelfellraum von der rechten Seite der Wirbelsäule aus vollständig, wenn eine Eröffnung des Brustfellraumes vermieden werden soll.

109. Die Komplementärräume.

Durch die farbige Ausführung der Lungen und Brustfelle in den Abb. 110 und 111 kommen zwei rote Streifen, der eine an der unteren Fläche der Lungen, der andere im unteren Teil des vorderen linken Lungenrandes zum Vorschein. Das sind die Sinus phrenicocostalis und Sinus costo-mediastinalis. Die Sinus sind dadurch ausgezeichnet, daß in ihnen bei Normalstellung der Lunge keine Lungenbestandteile liegen und daß hier Pleura parietalis an Pleura parietalis grenzt. Beide Pleurae parietales sind untereinander durch Adhäsionen verbunden.

Der Sinus phrenico-costalis liegt zwischen den Pleurae parietales sterno-costalis und diaphragmatica und erstreckt sich entlang der ganzen Bogenkante der Lunge. Seine Höhe nimmt allmählich von vorn über die Axillargegend nach hinten zu und ist beiderseits neben der Wirbelsäule am größten.

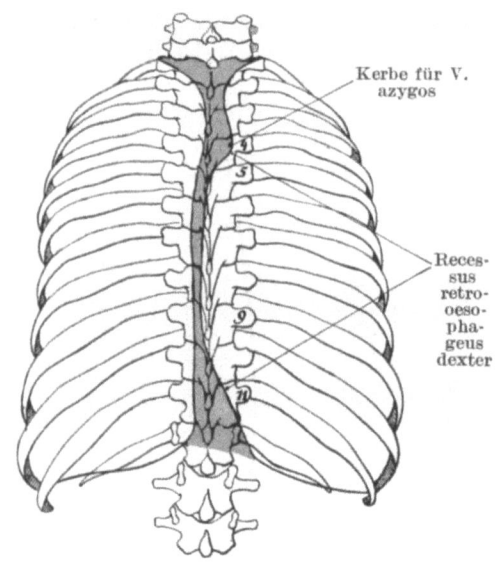

Abb. 117. Der Recessus retro-oesophageus der rechten Lunge, im Ausguß. (Nach HEISS, 1919.)

Die Brustfellsäcke wurden von vorn mit einer Gipsmasse gefüllt und dann herauspräpariert. Man sieht die linke hintere Brustfellgrenze fast geradlinig verlaufen. Der rechte Brustfellsack ist zwischen den Dornfortsätzen des 3. bis 9. Brustwirbels nach links ausgebuchtet und bildet den Recessus retro-oesophageus. Der Recessus überschreitet die Medianlinie nach links und erreicht zwischen den Dornfortsätzen des 4. bis 8. Brustwirbels seine stärkste Ausbuchtung. Er beginnt oben an einer deutlichen Einkerbung, die durch die V. azygos hervorgerufen wird, unten weicht er ganz allmählich zurück. Der Recessus sperrt den Zugang zum Mittelfellraum von hinten und rechts, wenn man ihn ohne Verletzung des Brustfelles gewinnen will.

Die Höhe des Sinus phrenico-costalis schwankt individuell und im einzelnen Individuum je nach dem Höhenstand des Zwerchfelles. F. W. MÜLLER (1923) konnte — allerdings unter abnormen Verhältnissen — rechts eine maximale Höhe von 13,5 und links eine solche von 11,5 cm messen.

Der Sinus costo-mediastinalis liegt in der Inc. cardiaca der linken Lunge und geht nach abwärts in den Sinus phrenico-costalis über. Der Sinus liegt zwischen Pleurae parietales mediastinalis und sternocostalis.

Beide Sinus können zum Teil durch große Fettmassen ausgefüllt werden. Im rechten und linken Herzwinkel (rechter Vorhof-Zwerchfell, linker Ventrikel-Zwerchfell) liegen zottenartige Fettmassen von mehreren Zentimetern Länge. Ebenso liegt Fett am unteren Rande des ganzen Sinus phrenico-costalis.

Die Eröffnung des Sinus phrenico-costalis.

Vorstoß und Seitenstoß des Brustkorbes führen zu einer allseitigen Erweiterung des Brustraumes, deren Ausmaß von Rippenring zu Rippenring infolge der Längenzunahme der Rippen und ihrer zunehmenden Schrägstellung wächst. Die Erweiterung der unteren Brustkorbhälfte muß zu einer Erweiterung des Ursprungsringes des Zwerchfelles und damit zur passiven Abplattung seiner Wölbung führen. Erweiterung des Brustkorbraumes, Abflachung der Zwerchfellwölbung sind aber einander entgegengesetzte Bewegungen, die zu einer Ablösung des Zwerchfelles von der Brustkorbwand und damit zur Eröffnung des Sinus phrenicocostalis führen müssen. In Abb. 118 sind die Verhältnisse unter den extremsten Bedingungen dargestellt. Schwarz sind Brustwand und Zwerchfell bei tiefster Ausatmung (Leichenstellung), rot bei höchster Einatmung ausgeführt. In der Ausatmungstellung liegen Brustwand und Zwerchfell von der Mitte des 6. Zwischenrippenraumes bis zur 9. Rippe einander unmittelbar an, der Sinus phrenico-costalis ist geschlossen. In der Einatmungstellung ist die neue Stellung der Rippen in dem richtigen Verhältnis eingezeichnet, das Zwerchfell ist unkontrahiert gedacht und nur auf seine passive Senkung Rücksicht genommen. Man sieht den Komplementärraum weit eröffnet. Die Pleura parietalis diaphragmatica ist fast senkrecht von der Pleura parietalis sternocostalis abgehoben. Da beide Brustfellblätter durch Adhäsionen aneinander befestigt sind und die Abhebung des Zwerchfelles fast senkrecht zur Brustwand erfolgt, würde das eine unnütze Kraftleistung von seiten der Zwischenrippenmuskulatur und des Zwerchfelles beanspruchen.

Mit dem Vorstoß und dem Seitenstoß der Brustwand ist aber gleichzeitig ein Hochstoß verbunden, alle Rippen und mit ihnen das Zwerchfell werden gehoben, und zwar gegen die scharfe Bogenkante der Lunge. Ob die Lunge in Einatmungstellung oder in Ausatmungstellung ist, bleibt sich für die Bogenkante gleich, sie bleibt in beiden Stellungen messerscharf; und gegen diese scharfe Kante wird jetzt der Komplementärraum gehoben und von ihr gleichsam gespalten.

110. Anatomisches zur Atembewegung.

Die Atmung besteht in einer rhythmischen Erweiterung und Verengerung des Brustraumes, die als Einatmung und Ausatmung bezeichnet wird.

Einatmung.

Die Erweiterung des Brustraumes, die Einatmung erfolgt nur durch die Abhebung der Wand vom Inhalt, sie ist eine Funktion der Zwischenrippenmuskeln und des Zwerchfelles, keine Funktion der Lunge. Die Lungen lassen sich passiv dehnen, leisten sogar infolge ihrer Elastizität dieser Dehnung Widerstand.

Wie kommt es zur Dehnung der Lunge? Die Pleura parietalis ist ein Wandbestandteil der Brustkorb- bzw. der Zwerchfellwand. Sie wird also ohne weiteres nach außen gezogen. Die Pleura visceralis ist durch Adhäsion an die Pleura parietalis befestigt. Da die Adhäsion stärker ist wie die Elastizitätskraft der Lunge — selbst bei stärkster

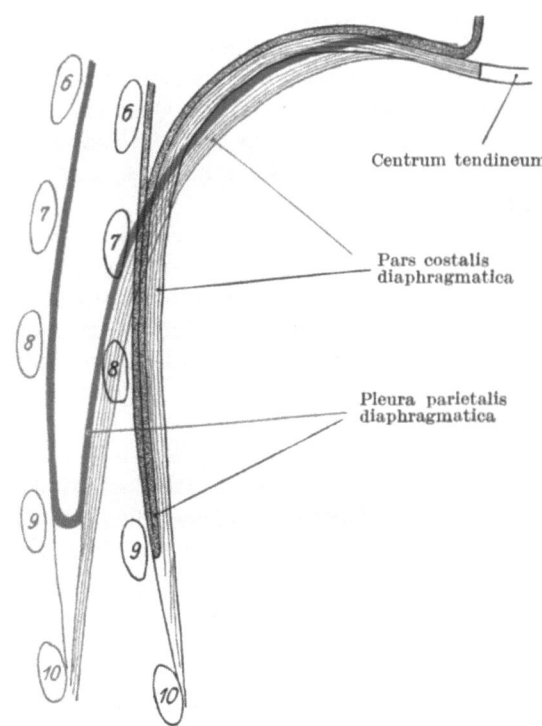

Abb. 118. Lagebeziehung zwischen Brustwand und Zwerchfell, Eröffnung des Sinus phrenicocostalis.

Brustwand und Zwerchfell auf dem Frontalabschnitt. Schwarz: bei tiefster Ausatmung, rot: bei höchster Einatmung.

In tiefster Ausatmung liegt das Zwerchfell der Brustwand von der 9. Rippe bis in den 6. Zwischenrippenraum unmittelbar an, Pleura parietal. sternocostal. und Pleura parietal. diaphragm. liegen einander an und sind durch Adhäsionen untereinander verbunden.

In höchster Einatmung wird die Brustwand nach außen und oben gehoben (Hochstoß und Seitenstoß), das Zwerchfell gesenkt, d. h. nach abwärts und einwärts verschoben. Der Sinus phrenico-costal. wird unter Überwindung der Adhäsion der beiden parietalen Pleurablätter geöffnet.

Einatmung — so bleiben die beiden Brustfelle aneinander befestigt und die Pleura visceralis folgt, als ob sie ein Wandbestandteil wäre, der sich abhebenden Brustwand nach.

Wie verhält sich nun die Pleura visceralis während der Einatmung? Es wäre denkbar, daß jeder Oberflächenpunkt der Lunge mit demjenigen Punkt der Brustwandinnenfläche in Berührung bliebe, dem er in der Ausatmungstellung gegenüberlag. Das wäre möglich, wenn die Erweiterung des Brustraumes eine gleichmäßige wäre. Aber schon Vorstoß und Seitenstoß zwischen den einzelnen Rippenringen und innerhalb des gleichen Rippenringes sind ungleich. Noch verschiedener ist der Hochstoß zwischen dorsaler und ventraler Hälfte des Rippenringes infolge der exzentrischen Befestigung der Rippen an der Wirbelsäule. Weiter maßgebend für die Bewegung der einzelnen Punkte der Lungenoberfläche ist das Verhalten des Zwerchfelles. Auch der kleinste Hochstoß der Brustwand und die geringste passive Bewegung des Zwerchfelles, die im Sinne eines Tiefstoßes erfolgt, müssen den Sinus phrenico-costalis öffnen und damit dem „alten" Brustraum einen neuen Abschnitt angliedern, dessen Wänden in der Ausatmungstellung überhaupt keine Lungenoberfläche anlag. Die Lungenoberfläche wird also bei jeder Einatmung nach abwärts verschoben und diese Abwärtsverschiebung muß von der Querschnittsebene des Lungenhilus gegen die Fac. diaphragmatica zunehmen. Die Adhäsion der beiden Brustfellblätter leistet dabei einen ganz geringen Widerstand, da ihre Verschiebung gegeneinander eine Parallelverschiebung ist.

Durch die Öffnung des Sinus entsteht ein luftleerer Raum, in diesen Raum drückt der äußere Luftdruck die untere Bogenkante der Lunge hinein. In die Lungenabschnitte dicht über der Bogenkante wird also die Atemluft nicht eingesogen, sondern eingedrückt.

Wir haben es also bei der einströmenden Atemluft in die untere Lungenhälfte mechanisch mit einem doppelten Vorgang zu tun. Die Luft wird eingesogen, solange es zu keiner Eröffnung des Komplementärraumes kommt, sie wird eingedrückt, sobald er eröffnet ist.

Die Lunge wird demnach in ihrer oberen und ihrer unteren Hälfte ganz verschieden gedehnt. Der Luftbedarf ist deswegen für beide Lungenhälften ganz verschieden und diese Verschiedenheit macht sich in der Anordnung der zuführenden Bronchen und Bronchien geltend, was ihre Weite, ihre Zahl und ihre Richtung anbetrifft. In Abb. 73 ist der Verteilungsmodus des rechten Bronchialbaumes wiedergegeben. Man sieht die geringere Zahl der zuführenden Bronchien in der oberen und ihre große Zahl in der unteren Lungenhälfte.

Bei ruhiger Atmung wird fast nur die untere Lungenhälfte benutzt. Der Zufall hat dafür einen Beweis geliefert. Während der Fütterung mit Röntgenbrei zur Untersuchung eines Speiseröhrenkrebses brach dieser in die Luftröhre durch und der Röntgenbrei wurde in zwei Atemzügen eingeatmet. Die photographische Aufnahme zeigte eine gute Füllung sämtlicher nach unten führender Bronchien und keine Füllung der Bronchien oberhalb des Hilus; die Photographie wurde mir von Herrn Prof. Schinz, Vorsteher der Röntgenabteilung des Kantonspitals Zürich, gütigst zur Verfügung gestellt.

Daraus folgt, daß alle aspirierten Fremdkörper in die untere und nicht in die obere Lungenhälfte gelangen, daß also eine Aspirationstuberkulose am wenigsten an der Lungenspitze eintreten kann. Über die mechanische Infektionsmöglichkeit der Lungenspitze während der Ausatmung s. unten (S. 238).

Ausatmung.

Die Ausatmung erfolgt durch das Zusammenwirken von vier Kräften, 1. durch das Gewicht des Brustkorbes, seiner Eingeweide und durch das Gewicht der an das Zwerchfell angeschlossenen Baucheingeweide, 2. durch den äußeren Luftdruck, 3. durch den elastischen Zug der Lunge und 4. durch die Kontraktion der Bronchialmuskulatur.

Das Gewicht des Brustkorbes und der Eingeweide senkt die Rippenringe, verkleinert dadurch den Brustraum und treibt die Atmungsluft aus der Lunge. Der äußere Luftdruck treibt auf dem Wege durch die Bauchdecken und die Baucheingeweide das erschlaffte Zwerchfell in die Höhe, die elastischen Kräfte der Lunge an der Lungenoberfläche und in der Wand der Alveolen werden bei dem Herabsinken des Brustkorbes frei, sie treiben einerseits die Luft aus der Lunge und ziehen durch die Adhäsion der beiden Brustfellblätter die Brustwand nach einwärts und abwärts. Die längs verlaufenden elastischen Fasern in der Bronchialwand ziehen die gesamte Verzweigung des Bronchialbaumes lungenhiluswärts und verkleinern dadurch die Lungenoberfläche, d. h. senken die Brustwand.

Die elastischen Fasern der Bronchien der unteren Lungenhälfte sind es, welche die Bogenkante und die darüberliegenden Abschnitte der Lunge aus dem Sinus phrenico-costalis zurückziehen.

Die Muskulatur der Bronchii und Bronchiolen wird durch ihre Kontraktion die Ausatmung fördern, weil sie die aus den Alveolen durch den Druck des herabsinkenden Brustkorbes herausgetriebene Atmungsluft hiluswärts weiterbefördern.

Die Ausatmung bei ruhiger Atmung erfolgt also ohne die Mitwirkung der quergestreiften Ausatmungsmuskeln. Diese kommen erst bei verstärkter Ausatmung zur Wirksamkeit.

Die wirksamen Kräfte bei der Atmung.

1. Die Einatmung.

Von der tiefsten Ausatmungstellung bis zur höchsten Einatmungstellung steigt bei gesunden Menschen die Inc. jugularis bei Versuchen an der Leiche um 17,5 bis 21,0 mm, bei Versuchen am Lebenden in ruhiger Atmung bei Männern um 1,0 bis 1,4 mm, bei maximal verstärkter Atmung um 3,0 bis 20,0 mm, unter pathologischen Verhältnissen kann das Ansteigen noch viel stärker sein.

Das Gleichgewicht der isolierten 1. Rippe wird erst erreicht, wenn die Inc. jugularis um 10 mm über die Stellung hinaus emporgehoben wird (S. 49), die sie im Verbande mit den anderen Rippen eingenommen hat. Man kann deswegen die ganze Einatmungsbewegung in zwei Phasen zerlegen, erste Phase: Hebung der Incisur von 0 mm auf 10 mm, zweite Phase: Hebung der Incisur von 10 mm auf 20 mm.

Als bewegende Kräfte für die erste Phase kommen in Betracht: Die Elastizität der Hebebänder der Wirbelrippengelenke (S. 37), die Elastizität der Rippenknochen und Rippenknorpel und endlich die Kontraktion der Zwischenrippenmuskulatur. Ohne diese Muskulatur, die das Mehr an Kraft hergeben muß, um den Brustkorb aus seiner Gleichgewichtslage zu bringen, bleiben die elastischen Kräfte unwirksam, ihr Eingreifen kann erst nach vorausgegangener Muskelwirkung eintreten.

Mit der Hebung des Rippenringes vermindert sich seine elastische Spannung und damit die hebende Kraft derselben und vergrößert sich infolgedessen der Anspruch an die Muskelkräfte. Da die Hebung der Incisura jugularis in ruhiger Atmung bei Männern zwischen 1 und 4 mm, bei Frauen zwischen 1,5 und 3 mm schwankt, ist also bei ihr die Beanspruchung von Muskelkraft sehr gering und kann von Bruchteilen der möglichen Arbeitsleistung der Zwischenrippenmuskeln bewältigt werden.

Bei der zweiten Phase zwischen 10 und 20 mm Hubhöhe wird die Gleichgewichtslage der Hebebänder, die ja bei 10 mm erreicht war, überschritten. Sie werden jetzt jeder weiteren Hebung entgegenarbeiten und ihre hemmende Wirkung wird mit jedem neuen Millimeter Hubhöhe zunehmen. Die Hemmung ist außerordentlich stark, wir haben ja festgestellt (S. 49), daß erst durch ein Gewicht von 1800 g der isolierte Rippenring aus 10 mm Hochstand in die Ausatmungstellung zurückgebracht werden kann. In der zweiten Phase der Einatmung kommt also für die Atembewegung nur Muskelkraft in Frage. Da die Muskeln nicht bloß das Gewicht des Brustkorbes, sondern auch den Widerstand der elastischen Kräfte zu überwinden haben, müssen sie Mehrarbeit leisten. Jetzt treten neben den Zwischenrippenmuskeln die akzessorischen Einatmer in Tätigkeit: Zwerchfell, Scaleni, Sternocleido, Serrati postici, Pectorales, Subclavius, Serratus ant. und die langen Rückenmuskeln.

2. Die Ausatmung.

Die Ausatmung läßt sich gleichfalls in zwei Phasen zerlegen. Erste Phase: Von der höchstmöglichen Einatmungstellung (20 mm) bis zur Gleichgewichtslage der Rippenringe (10 mm), zweite Phase: von 10 mm zu 0 mm.

In der ersten Phase sind es die elastischen Kräfte der Hebebänder der Rippen-Wirbelsäulengelenke und das Gewicht des Brustkorbes und der Eingeweide, die gemeinsam die Ausatmung besorgen. In der zweiten Phase, ist es nur der Gewichtszug des Brustkorbes und der Eingeweide, der die Bewegung fortführt, und zwar im Kampf mit den Hebebändern, die jetzt gedehnt werden.

Die Bewegung in der ersten Phase erfolgt deswegen mit einer höheren Kraft und infolgedessen auch mit einer größeren Geschwindigkeit als in der zweiten Phase.

Muß mit Muskelkraft ausgeatmet werden, so haben wir diese in den Bauchmuskeln, dem Quadratus lumb., dem Transversus thorac. und in dem Latissimus dorsi, nach WENCKEBACH, dem eigentlichen Hustenmuskel, gegeben.

Die Ausatmung durch den Druck des zusammensinkenden Brustkorbes kann nur dann gleichmäßig auf alle Teile der Lunge erfolgen, wenn alle Wände mit gleicher Kraft auf die Lunge drücken. Bleibt eine Wand zurück, kommt es sofort zu Ungleichmäßigkeiten.

Bei Besprechung der einzelnen Brust-Rumpfwände haben wir kennen gelernt, daß die Brustkorbwand und die Zwerchfellwand geschlossene Flächen darstellen, beide Wände werden also einen gleichmäßigen Druck auf die unterliegende Lunge ausüben.

Die Spitzenwand dagegen (S. 100) ist keine geschlossene Wand, sie wird von drei übereinander gelagerten Gitterschichten gebildet und in den Gitterlücken ist kein Widerstand vorhanden. Die von der Brustkorbwand und der Zwerchfellwand ausgetriebene Luft kann also gegen die Lungenspitze ausweichen, weil dieselbe nur unvollkommen und an einzelnen Stellen gar nicht bei der Ausatmung zusammengedrückt wird. Ist dann noch in den Luftwegen ein Hindernis vorhanden, das durch aktiven Exspirationsdruck überwunden werden muß, so kann ein Teil der aus der übrigen Lunge ausgetriebenen Luft in die Lungenspitze eingetrieben werden. Jeder Dozent des Präpariersaales weiß, daß er mit einem Druck auf den Brustkorb die Brustfellkuppe füllen und so seinen Schülern demonstrieren kann. Daß diese Verhältnisse bei der Infektion der Lungenspitze eine Rolle spielen müssen, bedarf keiner weiteren Aufklärung. Das zeigt auch die Durchleuchtung. Bei ruhiger und tiefer Atmung bleiben die Spitzenfelder der Lungen dunkel, während die basalen Felder deutlich aufgehellt werden; bei kräftigem Hustenstoß dagegen hellen sich die Spitzenfelder infolge der eingetriebenen Luft deutlich auf, während sich die basalen Felder verdunkeln (SCHINZ, 1928).

Bei der exspiratorischen Füllung der Lungenspitze braucht man nicht an besondere Krankheiten zu denken. Schreien der Kinder, lautes Singen von Erwachsenen erfolgen bei Verschluß der Stimmritze, der verstärkte Exspirationsdruck wird also hier die Möglichkeit der exspiratorischen Füllung der Lungenspitze setzen und in der Tat sehen wir in beiden Fällen, während des Schreiens oder des Singens eine Füllung der Fossa supraclavicularis eintreten.

Die Widerstandslosigkeit der Spitzenwand wird sich auch bei der Einatmung geltend machen. Während die geschlossene Brustkorbwand und Zwerchfellwand dem äußeren Luftdruck Widerstand leisten, kann dieser durch die Lücken der Gitterschichten der Spitzenwand die Haut eindrücken. So kommt es zur paradoxen Atmung der Lungenspitze. Bei der Einatmung drückt der äußere Luftdruck die Fossae supraclaviculares und jugulares ein und verhindert die Füllung der Lungenspitze, bei der Ausatmung treibt der sinkende Brustkorb die Ausatmungsluft teilweise in die Lungenspitze ein und füllt sie.

111. Die Atmungstypen.

Anatomisch kann man zwei Atmungstypen unterscheiden, der eine benützt die Rippenmuskulatur (Rippenmuskelatmung), der andere das Zwerchfell (Zwerchfellatmung, diaphragmatikale Atmung); wobei unter Rippenmuskeln alle diejenigen

Muskeln verstanden werden, welche die Rippen in ihren Rippen-Wirbel-Gelenken direkt, oder indirekt drehen können.

Die klinische Bezeichnung costale Atmung für Rippenmuskelatmung ist ungenau, weil jede Rippenbewegung automatisch auch eine Bewegung des Zwerchfells herbeiführt und dadurch die costale Atmung auch zu einer diaphragmatikalen macht.

Die ältere klinische Bezeichnung abdominale Atmung für Zwerchfellatmung sollte man fallen lassen, sie ist uncharakteristisch und trifft nicht den Kern der Sache.

Die Zwerchfellatmung macht sich bei der Inspektion geltend durch eine Vor- und Rückwärtsbewegung der vorderen Bauchwand, durch eine geringe Hebung und Senkung der Rippen und röntgenologisch durch ein Ab- und Aufsteigen des Gesamtzwerchfells mit Ausnahme der Pars lumbalis und einer Abflachung oder Stärkerkrümmung seiner Kuppen. Die Zwerchfellatmung erweitert den Brustraum in vertikaler Richtung.

Die Rippenmuskelatmung ist bei der Inspektion leichter festzustellen. Sie tritt auf als Hoch-, Vor- und Seitenstoß der Rippen, als Hebung des Gesamtzwerchfelles mit Ausnahme seiner Pars lumbalis und durch eine geringe Abflachung oder Stärkerkrümmung seiner Kuppen. Die Rippenmuskelatmung erweitert den Brustraum in horizontaler Richtung.

Bei der normalen Atmung der meisten Menschen besteht kein reiner, sondern ein gemischter Atmungstypus, gemischt aus Rippenmuskelatmung und Zwerchfellatmung. Von Mensch zu Mensch schwankt nur die Größe des prozentualen Anteils beider Typen an der Gesamtatmung. Man sollte deswegen von einem gemischten Atmungstypus mit vorwiegender Rippenmuskelatmung oder vorwiegender Zwerchfellatmung sprechen. Nach klinischen Angaben soll das männliche Geschlecht vorwiegend mit dem Zwerchfell, das weibliche Geschlecht und die meisten Kinder vorwiegend mit der Rippenmuskulatur arbeiten.

Ist der prozentuale Anteil der Rippenmuskulatur sehr groß und derjenige des Zwerchfells sehr klein, so kann die erstere bei der Einatmung das Gesamtzwerchfell so hoch heben, daß die geringe gleichzeitige Senkung der Kuppen durch die Kontraktion des Zwerchfells an der Aufwärtsbewegung desselben nichts ändert. Es entsteht ein Atmungstypus, bei dem das Zwerchfell sich entgegengesetzt zu seiner gewöhnlichen Atmungstätigkeit verhält, seine Kuppen gehen bei der Einatmung nicht abwärts, sondern aufwärts und bei der Ausatmung nicht aufwärts, sondern abwärts. Da der Name „paradoxe Atembewegung" schon für die entgegengesetzte Bewegung beider Zwerchfellhälften bei einseitiger Zwerchfellähmung vergeben war, hat man diese besondere Zwerchfellbewegung nicht gerade glücklich die „pseudoparadoxe Bewegung" genannt.

Der Atmungstypus der einzelnen Menschen ist nicht konstant, er wechselt und ist in seinem Wechsel abhängig, von der wechselnden Form des Brustkorbes, von dem verschiedenen Füllungszustand der Bauch- und Beckeneingeweide und dem nicht gleichbleibenden Spannungswiderstand der vorderen Bauchmuskulatur, abhängig endlich von dem Prinzip mit einem Mindestmaß von Muskelkraft ein Höchstmaß an Arbeitsleistung zu erzielen.

Bei normaler Atmung hängt die Menge der Atemluft — ceteris paribus — von der augenblicklichen Stellung, der Lunge und dem Maße der Schrägstellung der Rippen ab, von der Stellung des Rumpfes, von der Flächen- und Senkungsgröße des Zwerchfells und schließlich von der augenblicklichen Leistungsfähigkeit der Atmungsmuskulatur. Es muß sich für jeden Einzelfall bestimmen lassen, ob die Rippenmuskelatmung oder Zwerchfellatmung allein, ob beide zusammen und in welcher prozentualen Beteiligung die sparsamere Arbeit leisten.

Ich zeige das an einer Reihe von ausgewählten Beispielen.

1. Änderung der Brustkorbform. Im asthenischen Brustkorb sind die Rippen dauernd gesenkt, die untere Brustkorböffnung ist stark eingeengt, das

Zwerchfell steht tiefer, seine Fläche ist verkleinert, seine Kuppen sind stärker gebogen, die oberen Baucheingeweide sind nach abwärts verschoben, alle Baucheingeweide sind zusammengedrängt, die Bauchwandmuskulatur ist stärker gespannt. Infolgedessen können die Rippenmuskeln die Rippen höher heben als im normalen Brustkorb, das Zwerchfell ist schwächer und in seiner Bewegung gehemmter. Der asthenische Brustkorb arbeitet deswegen mit seiner Rippenmuskulatur günstiger, mit seinem Zwerchfell ungünstiger.

Im emphysematischen Brustkorb sind die Rippen dauernd gehoben, die untere Brustkorböffnung ist stark erweitert, das Zwerchfell ist gehoben, seine Fläche ist vergrößert, seine Kuppen sind flacher, die Baucheingeweide haben Entfaltungsraum, der Großteil der Bauchwandmuskeln ist nicht gespannt. Die emphysematische Form des Brustkorbes benachteiligt die Rippenmuskelatmung und begünstigt die des Zwerchfells.

2. Änderung der Rumpfstellung. Das Liegen auf der Seite hemmt die Rippenbewegung in der aufliegenden Seite und gibt ihnen in der freien Seite weiten Spielraum. Das Zwerchfell wird entsprechend der aufliegenden Seite stärker gewölbt, entsprechend der freien Seite etwas abgeflacht. Die Atmung auf der aufliegenden Seite vollzieht sich fast rein diaphragmatikal, auf der freien Seite gemischt, und zwar mit viel stärkerer Beteiligung der Rippenmuskulatur.

3. Augenblickliche Leistungsfähigkeit der Atmungsmuskulatur. Ermüdung der einen Atmungsmuskelgruppe bei Nichtermüdung der anderen Gruppe zwingt das Individuum zum Gebrauch der nicht ermüdeten Gruppe, auch wenn es diese unter gewöhnlichen Verhältnissen nicht, oder nur wenig benutzt. HUG (1928a) untersuchte die Teilnehmer am 1. schweizerischen Marathonlanglauf über 42 Kilometer vor Beginn und nach Beendigung des Laufes. Fast die Hälfte aller Konkurrenten zeigte vor Beginn des Langlaufes den pseudoparadoxen Atmungstyp (siehe oben), d. h. die Läufer atmeten gemischt mit großer Rippenmuskelkomponente und kleiner Zwerchfellkomponente. Am Ende des Laufes war der pseudoparadoxe Typus geschwunden, die Läufer atmeten mit einer großen Zwerchfellkomponente, bei der Einatmung wurde das Zwerchfell absolut gesenkt und bei der Ausatmung absolut gehoben. Das ließe sich auf doppelte Weise erklären. Die eine Annahme wäre: die ermüdete Rippenmuskulatur vermochte das Zwerchfell so wenig zu heben, daß die kleine Zwerchfellkomponente jetzt in der Senkung des Zwerchfells während der Einatmung sich auswirken konnte; die andere Annahme wäre: der prozentuale Anteil der Rippenmuskelatmung und der Zwerchfellatmung an der Gesamtatmung ändert sich, die vor Beginn des Laufes nicht voll ausgenützte Zwerchfellkraft tritt als Reserve für die vermindert leistungsfähige Rippenatmungsmuskulatur ein. Ich hatte die zweite Annahme ebenso wie HUG (1928a) und SCHINZ (1928) für die wahrscheinlichere.

Vergleiche zwischen den Untersuchungsergebnissen des Marathonlanglaufes und des Skilanglaufes der Olympiade von St. Moritz (HUG 1928b) zeigten, daß die Wahl des Atmungstypus, die während des Trainings unbewußt von dem Läufer getroffen wird, dadurch bestimmt wird, ob die betreffende Atmungsmuskulatur ganz zur Verfügung stand oder nicht. Die Marathonlangläufer hatten beide Atmungstypen ungeteilt zur Verfügung, sie haben zum großen Teil die Rippenatmungsmuskulatur ausgebildet, weil sie bei deren Gebrauch neben den gewöhnlichen Atmungsmuskeln noch die akzessorischen Einatmer ausnützen konnten; daher die eigentümliche Haltung von Armen und Kopf, wie sie die Momentaufnahmen der Läufer zeigen.

Die Skilangläufer der Olympiade unterstützten die Arbeit ihrer unteren Extremitäten durch starke Stockarbeit. Für ihre Atmung fallen also alle akzessorischen Einatmer hinweg, für sie war dadurch die Zwerchfellatmung die gegebene Atmung. Keiner der Skilangläufer zeigte vor Beginn des Laufes den pseudoparadoxen Typ, die Exkursionsbreite ihrer Zwerchfellbewegung war durchschnittlich um 30% größer als die der Marathonlangläufer.

Schrifttum zum anatomischen Teil.

AEBY, CHR. (1880): Der Bronchialbaum der Säugetiere und des Menschen. Leipzig: Engelmann.

ANTHONY: Zitiert nach H. STRASSER 1913.

AOYAGI, T. (1913): Zur Histologie des N. phrenicus, des Zwerchfelles und der motorischen Nervenendigungen. Mitt. med. Fakult. Tokio. Bd. 10.

BACKMANN, G. (1924): Gefäße der Lunge und Modus der Abzweigungen der Bronchien. Upsala läkareförenings förhandl. Bd. 29.

BACMEISTER (1913): Die FREUNDsche Lehre und der heutige Stand der Frage von der lokalen Disposition zur Lungenphthise. Brauers Beitr. z. Klinik d. Tuberkul. Bd. 28.

BALTISBERGER, W. (1921): Über die glatte Muskulatur der menschlichen Lunge. Zeitschr. f. Anat. u. Entwicklungsgesch. Bd. 61.

BARTELS, K. (1909): Das Lymphgefäßsystem. Aus Handb. d. Anat. des Menschen von Bardeleben.

BAUM, H. (1926): Die Lymphgefäße der Lunge des Pferdes, Rindes, Hundes und Schweines. Zeitschr. f. Anat. u. Entwicklungsgesch. Bd. 78.

BEITZKE, H. (1906): Über den Weg der Tuberkelbacillen von der Mund- und Rachenhöhle zu den Lungen, mit besonderer Berücksichtigung der Verh. beim Kinde. Virchows Arch. f. pathol. Anat. u. Physiol. Bd. 184.

BERLINER, MAX (1921): Untersuchungen über Beziehungen zwischen Thoraxform und Gesamtorganisation. Zeitschr. f. exp. Pathol. u. Therapie. Bd. 22.

BIEN, G. (1911): Zur Anatomie und Ätiologie der Trichterbrust. Beitr. z. pathol. Anat. u. z. allg. Pathol. Bd. 52.

BRÄUCKER, W. (1922): Die Nerven der Schilddrüse. Arch. f. mikroskop. Anat. Bd. 56.

— (1923): Die Nerven des Thymus. Zeitschr. f. Anat. u. Entwicklungsgesch. 1923.

— (1925/26): Experimentelle Erzeugung des Bronchialasthmas und seine operative Beseitigung. Arch. f. klin. Chirurg. Bd. 137 u. 139.

BRAUNE, W. (1875): Topographisch-anatomischer Atlas. Leipzig: Veit u. Co.

— (1883): Über die Intercostalvenen des menschlichen Körpers. Ber. kgl. sächs. Akad. d. Wiss.

— (1889): Das Sternum, ein Hemmungsapparat der Rippenbewegung. Arch. f. mikroskop. Anat. 1889. Supplement.

BRUGSCH, TH. (1918): Allgemeine Prognostik. Berlin u. Wien: Urban u. Schwarzenberg.

BRÜNINGS, W. (1910): Die direkte Laryngoskopie, Bronchoskopie und Ösophagoskopie. Wiesbaden: J. F. Bergmann.

BRUNS und SAUERBRUCH (1911): Die künstlichen Erzeugungen von Lungenschrumpfungen durch Unterbindung von Ästen der Pulmonalarterie. Mitt. a. d. Grenzgeb. d. Med. u. Chirurg. Bd. 23.

BUDDE, M. (1904): Untersuchungen über die sympathischen Ganglien in der Lunge. Anatom. Hefte. Bd. 23.

CASALI, R. (1911): Contributo allo studio dei rapporti del nervo vago con l'arterio carotide commune e con l'art. subcl. Anat. Anz. Bd. 39.

CAVALIÉ, M. (1908): Innervat. du diaphragma par les nerfs intercostaux. Journ. de l'anat. Tome 34.

CHARPY-JONNESCU (1912): Traité d'anatom. hum. Paris: Masson u. Co.

CLOETTA, M. (1912): In welcher Respirationsphase ist die Lunge am besten durchblutet. Arch. f. exp. Pathol. u. Pharmakol. Bd. 70.

DE LA CAMP (1903): Beiträge zur Physiologie und Pathologie der Zwerchfellatmung. Zeitschr. f. klin. Med. Bd. 49.

DE LA CAMP und MOHR (1905): Versuch einer experimentellen Begründung des WILLIAMschen Symptoms bei Lungenspitzentuberkulose. Zeitschr. f. exp. Pathol. u. Therap. Bd. 1.

DIXON and BRODIE (1903): Contributions to the physiol. of the lungs. Part. I: The bronchial muscles. Journ. of physiol. Vol. 29.

DIXON and RANSOM (1912): Broncho-dilatation nervs. Journ. of physiol. Vol. 45.

DOGIEL (1902): Die Nervenverzweigungen im Bauchfell. Arch. f. mikroskop. Anat. Bd. 59.

DUCHENNE, C. B. (1885): Physiologie der Bewegung. Deutsch von C. WERNIKE.

CHIARI (1900): Verhandl. d. dtsch. pathol. Ges.

EBENER, V. v. (1880): Versuche an der Leiche über die Wirkung der Zwischenrippenmuskeln. Arch. f. mikroskop. Anat. 1880.

EBSTEIN, W. (1882): Über die Trichterbrust. Dtsch. Arch. f. klin. Med. Bd. 30.

EGGELING, H. v. (1903): Über den oberen Rand des menschlichen Brustbeingriffes. Verhandl. der Anat. Ges. 17. Vers. Heidelberg, 29. Mai 1903.

EICHHORST, H. (1891): Erworbene Trichterbrust. Dtsch. Arch. f. klin. Med. Bd. 48.

EISLER, K. (1912): Die Muskeln des Stammes. v. Bardelebens Handb. d. Anat. des Menschen. Bd. 2, 2. Abt., 1. Teil. Jena: Fischer.

ELLENBERGER und BAUM (1908): Systematische und topographische Anatomie des Hundes. Berlin 1908.

ELZE, K. (1925): Anatomie des Kehlkopfes und des Tracheobronchialbaumes in Handb. d. Hals-, Nasen- u. Ohrenheilk. Berlin: Julius Springer.

EPPINGER (1911): Allgemeine und spezielle Pathologie des Zwerchfells. Nothnagel, Handbuch. Wien 1911.

FELIX, WILLY (1922): Anatomische, experimentelle und klinische Untersuchungen über den Phrenicus und über die Zwerchfellinnervation. Dtsch. Zeitschr. f. Chirurg. Bd. 171.

— (1923): Untersuchungen über den Spannungszustand und die Bewegungen des gelähmten Zwerchfelles. Zeitschr. f. d. ges. exp. Med. Bd. 33.

— (1925): Die Phrenicusausschaltung bei Lungenerkrankungen. Ergebn. d. Chirurg. u. Orthopädie. Bd. 18.

FICK, RUDOLF (1897): Über die Atemmuskulatur. Festschr. f. HIS. Arch. f. mikroskop. Anat. Supplement.

— (1911): Spezielle Gelenk- und Muskelmechanik. In BARDELEBEN: Handb. d. Anatomie.

FICK, W. (1924): Zur Kenntnis der Vagus-Sympathicus-Verbindung unterhalb des Schädels. Klin. Wochenschr. Bd. 3.

FLORSCHÜTZ, G. (1914): Allgemeine Versicherungsmedizin. Berlin: E. S. Mittler.

FRANCILLON, M. (1926): Über die Beziehungen des Phrenicus zu Perikard und Pleura pericardiaca. Anat. Anz. Bd. 61.

FRÄNKEL, E. (1914): Anatomisch-röntgenologische Untersuchungen über die Luftröhre. Fortschritte a. d. Geb. d. Röntgenstr. Bd. 21.

FREUND, W. A. (1859): Der Zusammenhang gewisser Lungenkrankheiten mit primitiven Rippenanomalien. Breslau 1859.

FREY, H. (1918): Beitrag zum Umbildungsprozeß des Brustkorbes. Vierteljahrsschr. d. naturforsch. Ges. in Zürich. Jg. 63.

FREY, HEDWIG (1927): Brustkorb und Wirbelsäule. Im Druck.

FRORIEP, A. (1917): Anatomie für Künstler. Leipzig: J. A. Barth 1917. 5. Auflage.

GERLACH, J. v. (1891): Handb. d. spez. Anat. des Menschen.

GLASER, W. (1924): Die Innervation der Bronchien. In: L. R. Müller, Die Lebensnerven. Berlin: Julius Springer.

GOLLA and SYMES (1913): The innervation of the bronchial muscle. Journ. of physiol. Vol. 46.

v. GÖSSNITZ (1901): Beitrag zur Diaphragmafrage. Denkschr. d. med.-naturwiss. Ges. Jena. VII.

GOETZE, O. (1918): Der postoperative Singultus. Münch. med. Wochenschr. 1918 und Verhandl. d. dtsch. Ges. f. Chirurg. 1921.

— (1922a): Die radikale Phrenikotomie als selbständiger therapeutischer Eingriff bei der chirurgischen Behandlung der Tuberkulose. Kongreßbericht dtsch. Ges. f. Chirurg. 1922 in Arch. f. klin. Chirurg. Bd. 121.

— (1922b): Die radikale Phrenikotomie als selbständiger therapeutischer Eingriff bei einseitiger Lungenphthise. Klin. Wochenschr. Jg. 1.

— (1923): Erfolge und Indikationen der radikalen Phrenikotomie bei Lungentuberkulose. 35. Kongr. d. dtsch. Ges. f. inn. Med. 1923.

— Die effektive Blockade des N. phrenicus (radikale Phrenikotomie). Arch. f. klin. Chirurg. Bd. 134.

GRÖDEL, F. M. (1914): Grundriß und Atlas der Röntgendiagnostik. München: Lehmann.

GRUBER, W. (1870): Fälle des Vorkommens eines Spitzenlappens an der rechten Lunge des Menschen durch einen supernumerären Einschnitt. Verlauf des Bogens der V. azygos in diesem Einschnitt. Mélanges biologiques, tirés du Bull. acad. imp. St. Petersburg T. 7.

— (1872): Verlauf des N. phrenicus durch eine sehr enge Insel der V. subclavia. Virchows Arch. f. pathol. Anat. u. Physiol. Bd. 56.

HARBITZ und O. SCHEEL (1907): Pathologisch-anatomische Untersuchung über akute Polymyelitis und verwandte Krankheiten. Christiania 1907.

HART (1907): Zur Frage der chirurgischen Behandlung der beginnenden tuberkulösen Lungenphthise. Münch. med. Wochenschr. 1907.

HASSE, C. (1892): Über den Bau der menschlichen Lungen. Arch. f. mikroskop. Anat. 1892.

— (1906): Die Atmung und der venöse Blutstrom. Arch. f. mikroskop. Anat. 1906.

— (1907): Die Mündungen der Lebernerven vor und nach der Geburt. Arch. f. mikroskop. Anat. 1907.

HEISS (1919): Über die hinteren Pleuragrenzen. Zeitschr. f. Anat. u. Entwicklungsgesch. 1919.

HELLER, A. (1895): Über subpleurale Lymphdrüsen. Arch. f. klin. Med. Bd. 55.

HENSCHEN, C. und TH. NAEGELI (1925): Die Chirurgie der Brustwand in Handb. d. prakt. Chirurg. von GARRÉ, KÜTTNER und LEXER. Stuttgart: F. Enke 1925.

HIS ÄLTER W. (1887): Zur Bildungsgeschichte der Lungen bei menschlichen Embryonen. Arch. f. Anat. u. Entwicklungsgesch. 1887.

HITZENBERGER, K. (1927): Das Zwerchfell. Berlin: Julius Springer.

HOFBAUER und HOLZKNECHT (1907): Zur Physiologie und Pathologie der Atmung. Holzknechts Mitt. H. 2.

HÖSCH-ERNST, L. (1906): Anthropologische und psychologische Untersuchungen an Zürcher Schulkindern. Diss. phil. I. Zürich 1906.

HUCKERT (E. MÜLLER) (1913): Zur Anatomie der Bronchialmuskeln (E. MÜLLER nach Untersuchung von HUCKERT). Marburger Sitzungsber. 1912.

HUG, OSKAR (1928a): Sportärztliche Beobachtungen vom 1. schweiz. Marathonlauf 1927. Schweiz. med. Wochenschr. 1928.

— (1928b): Die Herz-Größenverhältnisse und Zwerchfellfunktionen der olympischen Ski- und Eishockeymannschaften im Röntgenbild (erscheint in Buchform als Beitrag zu den sportärztlichen Gesamtergebnissen der Winterolympiade).

HYRTL, J. (1881): Lehrbuch der Anatomie. Wien: Braumüller.

ISMAJLOFF (1873): Zur Histologie der Nerven in den Atmungsorganen. Diss. med. Petersburg.

JAMIN (1914): Zwerchfell und Atmung in GRÖDEL, Grundriß und Atlas der Röntgendiagnostik. München, Lehmann.

KANDARAZKI, M. (1881): Über die Nerven der Respirationswege. Arch. f. Anat. u. Entwicklungsgesch. 1881.

KÄSTLE, C. (1924): Die Röntgenuntersuchungen der Atmungsorgane in SCHITTENHELM: Lehrb. d. Röntgendiagnostik. Berlin: Julius Springer.

KEITH, A. (1903): Contribut. to the human mechanism of respirat. Proc. anat. society 1903 in Journ. anat. and physiol. Vol. 37.

— (1905): The nature of mammalian diaphragma and pleural cavities. Journ. of anat. physiol. Vol. 49.

KOELLIKER, A. v.: Zur Kenntnis des Baues der Lunge des Menschen. Verhandl. d. physikal.-med. Ges. Würzburg Bd. 16. 1881.

KONASCHKO, P. J. (1926): Über Anastomosen zwischen der A. pulmonalis und den Aa. bronchiales. Zeitschr. f. Anat. u. Entwicklungsgesch. Bd. 78.

KRETZ, B. (1918): Spitzentuberkulose und Thorax phthisicus. Wien. klin. Wochenschr. Jg. 31.

KUHN (1899): Beiträge zur klinischen Thorakographie. Diss. med. Basel 1899.

KÜTTNER (1878): Beiträge zur Kenntnis der Kreislaufverhältnisse der Säugetierlunge. Virchows Arch. f. pathol. Anat. u. Physiol. Bd. 73.

— (1898): Über die Lymphgefäße und Lymphdrüsen der Zunge. Beitr. z. klin. Chirurg. Bd. 21.

— (1903): Die perforierenden Lymphgefäße des Zwerchfelles und ihre pathologische Bedeutung. Beitr. z. klin. Chirurg. Bd. 40.

LANDERER, A. (1881): Über die Atembewegung des Thorax. Arch. f. Anat. u. Entwicklungsgesch. 1881.

LANGE, K. (1922): Über pathologische und therapeutische Zwerchfellähmung. Dtsch. Zeitschr. f. Chirurg. Bd. 169.

LARKIN, J.: The accessory phrenic nerve. Journ. of anat.-physiol. Vol. 23.

LARSELL, O. (1921): Nerve termination in the lung of the rabbit. Journ. compar. neurol. Vol. 33.

— (1922): The ganglia, plexuses and nerve termination. Journ. of compar. neurol. Vol. 35.

— (1922): The innervation of the lung of the rabbit. Anat. record. Vol. 23.

LARSELL, O. et M. L. MASSON (1921): Journ. of compar. neurol. Vol. 33.

LINSER, P. (1900): Über den Bau und die Entwicklung des elastischen Gewebes der Lunge. Anat. Hefte. Bd. 13.

LOHMANN und MÜLLER (1913): Über die Wirkung des N. vagus auf die Bronchialmuskulatur. Marburg, Sitzungsber. 1913.

LÜDERS, C. (1892): Über das Vorkommen von subpleuralen Lymphdrüsen. Diss. med. Kiel 1892.

LUMSDEN, TH. (1923a): Observations on the respiratory centres in the cat. Journ. of physiol. Vol. 57.

— (1923b): The regulation of respiration. Part. I. Journ. of physiol. Vol. 58.

— (1923c): The regulation of respiration. Part. II. Journ. of physiol. Vol. 58.

LUSCHKA, H. (1853): Der N. phrenicus des Menschen. Tübingen: Lauppsche Buchhandl.

MARINESCO (1897): Les noyaux muscle striés et musculo-lisses du pneumogastr. Cpt. rend. des séances de la soc. de biol. Paris.

— (1898): Sur les phénoménes de la réparation. Presse méd. 1898.

MARTIN, RUDOLF (1914): Lehrbuch der Anthropologie. Jena: G. Fischer.

MELNIKOFF (1923): Die chirurgische Anatomie der intrapulmonalen Gefäße und der Respirationswege. Arch. f. klin. Chirurg. Bd. 124.

— (1924): Die Varianten der intrapulmonalen Gefäße des Menschen. Zeitschr. f. Anat. u. Entwicklungsgesch. Bd. 71.

MERKEL, FR. (1899): Handbuch der topographischen Anatomie. Bd. 2.

MEYER, H. v. (1873): Die Statik und Mechanik des menschlichen Knochengerüstes. Leipzig:
    W. Engelmann.
— (1885): Mechanismus der Rippen. Arch. f. mikroskop. Anat. 1885.
MILLER, W. S. (1896): The lymphatic of the lung. Anat. Anz. Bd. 12.
— (1900): Das Lungenläppchen. Sein Blut und Lymphgefäß. Arch. f. Anat. u. Entwicklungs-
    gesch. 1900.
— (1906): The arrangement of the Bronchial Blood Vessels. Anat. Anz. 1906.
— (1911): The distribution of lymphoid tissue in the lung. Anat. record. Vol. 5.
— (1925): Studies on the normal and patholog. Histology of the lungs. The Harwey
    Lectures 1924/25. Series XX.
MOLHANT (1910): Le nerf vague I. Le noyau dorsal du vague. Névraxe. Tom. 11.
MÖLLGAARD, H.: Studien über das respiratorische Nervensystem bei den Wirbeltieren. Skandinav.
    Arch. f. Physiol. Bd. 26.
MOST, A. (1899): Über die Lymphgefäße und Lymphdrüsen des Kehlkopfes. Anat. Anz. Bd. 15.
— (1900): Über den Lymphgefäßapparat von Kehlkopf und Trachea und seine Beziehungen
    zur Verbreitung krankhafter Prozesse. Dtsch. Zeitschr. f. Chirurg. Bd. 57.
— (1906): Die Topographie des Lymphgefäßapparates des Kopfes und des Halses und ihre
    Bedeutung für Chirurgie. Berlin: August Hirschwald 1906.
— (1907): Die Topographie der für die Infektionswege der Lungentuberkulose maßgebenden
    Lymphbahn. VI. Internat. Tuberkulosenkonferenz. Wien 1907.
— (1908): Untersuchungen über die Lymphbahnen der oberen Thoraxpartien und dem Brust-
    korb. Arch. f. Anat. u. Physiol. Anat. Abt. 1908.
— (1917): Chirurgie der Lymphbahnen und der Lymphdrüsen. Neue dtsch. Chirurg. Bd. 24.
MÜLLER, CHARLOTTE (1906): Zur Entwicklung des menschlichen Brustkorbes. M. J. Bd. 35.
MÜLLER, F. W. (1923): Untersuchungen über die Topographie der Rumpfeingeweide bei ver-
    schiedenen Stellungen des Körpers. Zeitschr. f. Anat. u. Entwicklungsgesch. Bd. 67.
OPPIKOFER, E. (1912): Paraffin-Wachsausgüsse von Larynx und Trachea. Arch. f. Laryngol.
    u. Rhinol. Bd. 26.
— (1913): Wachs-Paraffinausgüsse der Luftröhre in situ. Arch. f. Laryngol. u. Rhinol. Bd. 27.
PANSCH, A. (1884): Anatomische Vorlesungen. Teil I. Brust und Wirbelsäule. Berlin: Oppen-
    heim.
PFUHL, WILH. (1926): Zur Mechanik der Zwerchfellbewegung. Zeitschr. f. Konstitutionsl. Bd. 12.
POIRIER, P. et B. CUNÉO (1902): Étude spéciale de lymphatiques des différentes parties du corps.
    In POIRIER et CHARPY: Traité d'anat. hum. Tom. 2.
POTTER, P. (1905): Topography of the thorax and abdomen. University of Missouri, Science
    Series. Vol. 1.
PLOSCHKO, A. (1897): Die Nervenendigung und Ganglien der Respirationsorgane. Anat. Anz.
    Bd. 13.
RAMSTRÖM, M. (1906): Untersuchungen über die Nerven des Diaphragma. Anat. Hefte. Bd. 92.
    1906.
RAUBER-KOPSCH (1923): Lehrbuch der Anatomie. 12. Auflage. Bd. 3.
RIBBERT, H. (1884): Ätiologie der Trichterbrust. Berlin. klin. Wochenschr. 1884.
RIEDER, H. (1924): Röntgenuntersuchung des Pneumothorax, der Pleura und des Zwerch-
    felles. In SCHITTENHELM: Lehrbuch der Röntgendiagnostik. Berlin: Julius Springer.
RINDFLEISCH, E. (1886): Lehrbuch der pathologischen Gewebelehre. 6. Auflage. Leipzig: Engel-
    mann.
RITZMANN, SCHULTHESS und WIPF (1893): Untersuchungen über den Einfluß der Heftlage und
    Schriftrichtung auf die Körperhaltung der Schüler. Zürich: Friedr. Schultheß.
ROTH, J. (1906): Über den intrapleuralen Druck. Beitr. z. Klinik d. Tuberkul. Bd. 4.
ROTHSCHILD, D. (1899): Über die physiologische und pathologische Bedeutung des Sternal-
    winkels und eine Methode seiner Größenbestimmung. Verhandl. d. Kongr. f. inn. Med.,
    17. Kongreß Karlsbad.
RUGE, G. (1880): Untersuchungen über Entwicklungsvorgänge am Brustbein und der Sterno-
    clavicularverbindung des Menschen. Morphol. Jahrb. Bd. 6.
— (1892): Zeugnisse für die metamere Verkürzung des Rumpfes bei Säugetieren. Morph. Jahrb.
    Bd. 19.
— (1918): Die Körperformen des Menschen in ihrer gegenseitigen Abhängigkeit und ihrem Be-
    dingtsein durch den aufrechten Gang. Leipzig: W. Engelmann.
— (1921): Anleitungen zu den Präparierübungen usw. 5. Aufl. von W. FELIX. Leipzig:
    W. Engelmann.
RUHEMANN, E. (1924): Die Verlaufsvarietäten des sog. Nebenphrenicus. Verhandl. d. anat.
    Ges. Halle a. S. 1924 und Beitr. z. Klinik d. Tuberkul. Bd. 59.
— (1925a): Der akzessorische oder Neben-Phrenicus beim Tiere und seine praktische Bedeutung.
    Beitr. z. Klin. d. Tuberkul. Bd. 62.

RUHEMANN (1925b): Die Verletzbarkeit des Gefäß- und Lymphgefäßsystems bei den verschiedenen Methoden der operativen Zwerchfellähmung. Beitr. z. Klin. d. Tuberkul. Bd. 62.

— (1926a): Beitrag zur angewandten Anatomie des N. phrenicus. Münch. med. Wochenschr. 1926.

-- (1926b): Die Topographie des N. phrenicus unter abnormen Verhältnissen. Arch. f. klin. Chirurg. Bd. 139.

SANDMANN, S. (1894): Über das Verhalten der A. mammaria int. zum Brustbein. Diss. med. Königsberg.

SAPPEY (1885): Déscription et iconographie des vaisseaux lymphatiques considérés chez l'homme et les vertebrés. Paris 1885.

SCHINZ, BAENSCH und FRIEDL (1928): Lehrbuch der Röntgendiagnostik. Leipzig: Georg Thieme.

SCHULTHESS, W. (1906): Die Pathologie und Therapie der Rückgratsverkrümmungen. Handb. d. orthopäd. Chirurg. von JOACHIMSTHAL. Jena: Gustav Fischer.

SKRAMLIK, E. v. (1925): Herztätigkeit und osmotischer Druck. Klin. Wochenschr. 1925.

STAEHELIN, R. (1926): Die Darstellung von Bronchektasien im Röntgenbild mit Hilfe von Lipiodolfüllung der Bronchien. Schweiz. med. Wochenschr. Jg. 56.

STILLER, B. (1920): Die asthenische Konstitution. Zeitschr. f. angewandt. Anat. u. Konstitutionslehre. Bd. 6. 1920.

STRASSER, H. (1913): Lehrbuch der Muskel- und Gelenkmechanik. Berlin: Julius Springer.

SUKIENNIKOW, W. (1903): Topographische Anatomie der bronchialen und trachealen Lymphdrüsen. Diss. med. Berlin.

TIGERSTEDT, R. (1921): Die Physiologie des Kreislaufes. 1921—1923.

TIMOFEJEW (1902): Über die Nervenendigungen im Bauchfell und im Diaphragma. Arch. f. mikroskop. Anat. Bd. 59.

TRENDELENBURG (1908): Zur Operation der Embolie der Lungenarterie. Dtsch. med. Wochenschrift. 1908.

TSCHAUSSOW, M. (1891): Zur Frage über die Sternocostalgelenke und den Respirationstypus. Anat. Anz. Bd. 6.

TURNER, W. (1874): Further examples of variations in the arrangement of the nerves of the human body. Journ. anat. physiol. Vol. 8.

VAN GEHUCHTEN (1897): L'anatomie fine de la cellule nerveuse. Neurol. Zentralbl. 1897.

VAN GEHUCHTEN et MOLHANT (1910): Les lois de la dégénerescence wallérienne direct. Nevraxe. Tom. 11.

— — (1911): Contribution à l'étude anat. du nerv pneumogastr. Bull. acad. méd. belgique. Tom. 25.

VAN GELDERN, CHR. (1925): Die respiratorische Funktion der Zwischenrippenmuskeln. Anat. Anz. Bd. 60.

VIRCHOW, HANS (1923): Wirbelsäule und Thorax beim Menschen und Schimpansen. Zeitschr. f. Ethnol. Bd. 55.

— (1924): Diskussion zu ERNST RUHEMANN: Die Verlaufsvarietäten des Nebenphrenicus. A. V. Halle a. S.

VIRCHOW, R. (1846): Über die Verstopfung der Lungenarterien. Gesammelte Abhandlungen 1856.

VOLKMANN (1876): Zur Mechanik des Brustkastens. Arch. f. mikroskop. Anat.

WEBER, E. (1914): Neue Untersuchungen über experimentelles Asthma und über die Innervation der Bronchialmuskeln. Arch. f. Anat. u. Physiol. Phys. Abt. 1914.

WEINGÄRTNER, M. (1920): Physiologische und topographische Studien am Tracheobronchialbaum des lebenden Menschen. Arch. f. Laryngo- u. Rhinol. Bd. 32.

WEISSENBERG (1911): Das Wachstum des Menschen nach Alter, Geschlecht und Rasse. Stuttgart: Strecker u. Schröder.

WENCKEBACH, K. F. (1907): Über pathologische Beziehungen zwischen Atmung und Kreislauf. Volkmanns klin. Vorträge. Bd. 465 u. 466.

— (1918): Spitzentuberkulose und phthisischer Thorax. Wien. klin. Wochenschr. Bd. 31.

— (1920): Über pathologische Atmungs- und Thoraxformen. Wiener Arch. f. inn. Med. Bd. 1.

WICKMANN: Beiträge zur Kenntnis der HEINE-MEDINschen Krankheit. Berlin 1907.

WINTRICH, M. (1854): Krankheiten der Respirationsorgane. Virchows Handb. Bd. 5.

YANO, K. (1925): Zur Anatomie des Phrenicus und Nebenphrenicus. Fol. anat. Hefte. Bd. 3.

ZUCKERKANDL (1880): Eine merkwürdige Difformität. Wien. med. Blätter 1880.

— (1883): Über die Verbindungen zwischen den arteriellen Gefäßen der menschlichen Lunge. Sitzungsber. Wien. Akad. Bd. 87.

Allgemeine Vorbemerkungen über die Funktion der Lungen.

a) Physiologie.

Unter „Atmung" versteht man die fortlaufende Versorgung der Gewebe mit Sauerstoff und die Ausscheidung ihrer Kohlensäure. Dieser, für alle Lebensäußerungen der Organe wichtige Vorgang hat zur grundlegenden Voraussetzung geregelte Lüftung des Blutes. Die periodische Aufnahme und Abgabe der Gase in den Lungen nennen wir äußere Atmung. Ihr steht der Gasaustausch im Gewebe als innere Atmung gegenüber.

Die äußere Atmung kommt durch rhythmische Erweiterung und Verengerung der Lungenbläschen zustande. Die Einfügung der Blutcapillaren in die Alveolarwände ermöglicht den wichtigen Gaswechsel zwischen Blut und Lungenluft. Nur eine feinste Endothelschicht trennt beide voneinander (vgl. „Anatomie der Lungen"). Wie weit bei diesem Austausche der Gase Endothelzellen aktiv mitwirken, ist mit Sicherheit noch nicht entschieden.

Die Sauerstoffzufuhr zu den Organen erfolgt in reichem Maße. So kommt es, daß das zur Lunge zurückfließende venöse Blut gewöhnlich noch $60\,^0/_0$ des arteriellen Sauerstoffes enthält. Er scheint demnach dauernd im Überschusse notwendig zu sein, zumal sich der O_2-Gehalt des venösen Blutes selbst bei stärkster Körperarbeit nicht wesentlich vermindert.

Die regelmäßige Tätigkeit der Lungen ist an bestimmte anatomische Einrichtungen und physiologische Vorgänge gebunden.

Sie ermöglichen die Bewegung des Brustkorbes zur Ex- und Inspiration. Die Volumenschwankungen der Lunge vollziehen sich in der Hauptsache passiv. Aktive Arbeit wird von Brustkorb und Zwerchfell geleistet, die durch den Retraktionszug des in der Lunge strahlenförmig eingefügten elastischen Gewebes wesentlich unterstützt wird. Nur die Zuleitungsröhren des Bronchialsystemes erweitern, dank geeigneter Muskelanordnung, reflektorisch ihren Querschnitt.

Die für die **Einatmung** notwendige Vergrößerung des Brustkorbraumes wird im wesentlichen durch Bewegung der Rippen und des mit ihnen organisch verbundenen Brustbeines erreicht. Dieses wird gehoben, nach vorn gestoßen und gleichzeitig um eine frontale Achse, die durch sein oberes Ende verläuft, derart gedreht, daß sich sein unterer Abschnitt weiter von der Wirbelsäule entfernt als sein oberer. Das Brustbein nimmt die Rippen mit aufwärts. Folge dieser Rippenhebung ist Erweiterung des sagittalen und des frontalen Durchmessers. Im oberen Brustkorbabschnitt ist die sagittale Zunahme größer als die frontale, in dem unteren dagegen die frontale erheblicher als die sagittale. Gleichzeitig mit dieser Bewegung des knöchernen Brustkorbes wandert das Zwerchfell abwärts. Dadurch wächst der Brustraum. Für das Verständnis dieser Zwerchfelltätigkeit sind die Ausführungen des Anatomen bedeutungsvoll (vgl. S. 97ff.). Aus ihnen geht hervor, daß jede Hebung des Brustkorbes in der Einatmung die unteren Rippen aufwärts und auswärts zieht, den Sinus phrenicocostalis öffnet und gleichzeitig die Zwerchfellkuppel abflacht. Zu dieser passiven Veränderung des Zwerchfelles kommt noch seine eigene muskuläre Leistung. Sie äußert sich ebenfalls in Abnahme der Wölbung. Dadurch wird der Sinus phrenicocostalis entfaltet.

Die Inspirationsbewegung des Diaphragmas erfolgt nach bestimmten Gesetzen. Seine sämtlichen Fasern ziehen sich zu gleicher Zeit zusammen. Dabei bleiben anfänglich das Centrum tendineum und ebenso die knöcherne Brustwand in Ruhelage. Allmählich gehen die Muskelfasern aus ihrer winkeligen Stellung in eine gestreckte über. Die Oberfläche des Zwerchfelles hebt sich dabei fortschreitend von oben nach unten von der Brustwand ab. Die so entstehende Vergrößerung des Pleuraraumes wird sofort durch die nachrückende Lunge ausgeglichen. Diese selbst erweitert sich dabei entsprechend in allen ihren Teilen. Freilich gelangt die Luft nur langsam in die unteren Abschnitte. Der äußere Luftdruck kann darum hier auf der Höhe der Inspiration die Intercostalräume eindellen. Dort, wo die Scheidewand sich eben von der Brustwand entfernt, wird bei mageren Personen, namentlich bei Kindern, eine rings um den Thorax verlaufende Furche sichtbar, die „Linea diaphragmatica". Bei tiefem Atemholen bewegt sie sich über die Zwischenrippenräume abwärts, um in der Exspiration entsprechend aufwärts zu steigen (Phänomen von LITTEN).

Die Bedeutung des Zwerchfelles für die Atmung wird immer noch überschätzt. Die einschränkende Auffassung des Anatomen (vgl. S. 98, 236 u. 237) läßt sich noch weiter begründen.

Die klinische Erfahrung lehrt, daß nach der Phrenikotomie die Verminderung des Atemvolumens nur gering ist und leicht durch vermehrte Arbeit des Brustkorbes wettgemacht werden kann. Ja selbst nach doppelseitiger Zwerchfellähmung bei einem 12jährigen Knaben mit durchschnittlicher Atmungsgröße von 2000 ccm sahen wir nur eine Einbuße um 400 ccm.

Daß bei ruhiger Atmung die Kontraktion des Zwerchfelles wirklich nur für Versteifung der Scheidewand zwischen Brust- und Bauchraum sorgt, lehrt auch die unmittelbare Beobachtung des Muskels nach intrathorakaler Durchtrennung seines Nerven.

Schließlich sei daran erinnert, daß die Vögel trotz ihres großen Luftbedürfnisses überhaupt kein Zwerchfell haben.

Hebung und Erweiterung des Thorax sind Leistungen bestimmter Muskelgruppen. Die Hauptarbeit fällt den Intercostales zu. Sie haben die Aufgabe, den Brustkorb aus seiner Gleichgewichtslage zu bringen. Dabei werden auch passive elastische Kräfte für den Inspirationsvorgang frei, wie Elastizität der Rippenknorpel und der Bänder.

Die Musculi intercostales externi verlaufen von hinten oben nach vorn unten und sind zwischen den nach vorn aufsteigenden Rippenknorpeln durch das Ligamentum coruscans ersetzt. Unter diesem liegen die von vorn oben nach hinten unten ziehenden Musculi intercartilaginei, während sich die sogenannten Intercostales interni zwischen den knöchernen Rippen kaum bis zur Achsellinie erstrecken. Die Externi sind kräftiger entwickelt.

Nach den Untersuchungen von BAYLE und HAMBURGER wirken die Intercartilaginei zusammen mit den Intercostales externi inspiratorisch. Diese heben in der Hauptsache die Rippen, während jene Streckung des Rippenknorpelwinkels und damit Vorstoßen des Sternums auslösen. Beide Wirkungen summieren sich zur Erweiterung des Brustkorbes.

Dagegen haben die Intercostales interni wohl nur die Aufgabe, den Zwischenrippenraum zu versteifen (BORUTTAU).

Bei operativen Eingriffen im Bereiche der hinteren und der vorderen Rippenabschnitte läßt sich über die Bedeutung der Intercostalmuskulatur für die Atmung folgendes feststellen: Ihre Ablösung im vorderen Abschnitte beeinflußt die Bewegung der entsprechenden Rippen nicht. Dagegen bewirkt Durchtrennung der Intercostalmuskulatur zwischen den beiden Achsellinien Zurückbleiben der unteren Rippen bei der Inspiration und Erweiterung des Intercostalraumes. Man hat den Eindruck, als ob dann jeweils die untere Rippe nur noch passiv gehoben werde.

Mit WALTHER FELIX und FICK sind wir der Meinung, daß bei ruhiger Atmung die Musculi scaleni für die Hebung des Thorax nur untergeordnete Bedeutung haben. Trotz Ablösung aller Muskelansätze geht beim Tier und beim Menschen die Bewegung der ersten Rippe unverändert vor sich. Die Scaleni dienen nur zur Feststellung der ersten und der zweiten Rippe und ermöglichen dadurch die Hebung der unteren.

Der erste Rippenring wird vielmehr durch die Aufwärtsbewegung der unteren Rippen und des Brustbeines passiv in die Höhe getragen.

Bei tiefer Inspiration dagegen ist eine besondere Muskelleistung notwendig. Hier müssen außer dem Gewichte des Brustkorbes noch beträchtliche Widerstände elastischer Kräfte überwunden werden. Darum treten die Atemhilfsmuskeln, Scaleni, Serratus, Subclavicus, und die langen Rückenstrecker in Tätigkeit.

Im Gegensatze zur Einatmung ist die **Ausatmung** ein passiver Vorgang. Beim Nachlassen der inspiratorisch wirkenden Muskelkräfte sinken die Rippen in ihre alte Lage zurück und verkleinern den Brustraum. Gleichzeitig mit dem Erschlaffen der Brustkorbmuskulatur verliert auch das Zwerchfell seinen inspiratorischen Tonus. Es steigt nach oben oder wird vielmehr durch den intraabdominellen Druck gehoben. Diese Einwärtsbewegung der Brustwand und des Zwerchfelles läßt einen Teil der Eigenretraktionskraft der Lungen zur Geltung kommen. Hauptsächlich die längsgerichteten Fasern um und in den Bronchen verkürzen diese und ziehen die Rindenabschnitte der Lunge strahlenförmig gegen ihre Wurzel zurück. Das Volumen des Organes verkleinert sich; die Alveolen werden eingeengt, und die Luft weicht in die Bronchen und die Luftröhre aus. Erst mit Wiederbeginn der Inspiration hört die Verkleinerung der Lunge auf.

Der beschriebene passive Exspirationsvorgang genügt in der Ruhe vollständig. Indessen bei willkürlicher Steigerung der Ausatmung, beim Pressen oder Stöhnen und bei krankhaften Zuständen, die mit exspiratorischer Behinderung des Luftstromes einhergehen, treten Ausatmungsmuskeln in Kraft. Vor allem wirkt dann die Bauchmuskulatur. Sie nähert die Rippenbögen der Schoßfuge und zieht gleichzeitig die beweglichen unteren Rippen medialwärts; durch Verkleinerung der Bauchhöhle werden außerdem Eingeweide und Zwerchfell nach oben gedrückt. Das exspiratorische Volumen des Brustraumes nimmt weiter ab.

Dagegen führt gleichzeitige Kontraktion des Zwerchfelles und der Bauchmuskeln zu Kompression der Abdominalorgane. Es entsteht die Bauchpresse, die bei der Stuhlentleerung und dem Geburtsvorgange sich geltend macht. Gegenüber diesen mächtigen Kräften verlieren andere Muskeln, wie Quadratus lumborum und Transversus thoracis, wenigstens beim Menschen an Bedeutung.

Für den Ablauf der beschriebenen Atmungsbewegungen ist die besondere anatomische Einfügung der Lungen in den Brustraum grundlegend.

Dieser wird durch das „Mittelfell“, dessen Eigenart im zweiten Bande (vgl. S. 1ff. und 353) ausführlich beschrieben ist, in zwei geschlossene Hälften geteilt. Beiderseits liegt die Lungenoberfläche dicht der inneren Wand des Brustkorbes an. Der „Pleuraspalt“ ist capillär. An dieser Berührungsfläche wirken zwei Kräfte in entgegengesetzter Richtung. Das elastische, gedehnte Gewebe der Lunge hat das

Bestreben, sich nach ihrer Wurzel hin zusammenzuziehen. Die Brustwand mit den eingelagerten Rippen besitzt leichten Spannungsgrad mit Federung nach außen. Beiden hält die Adhäsion zwischen den glatten Pleuraoberflächen das Gleichgewicht, selbst bei stärkster Beanspruchung in der Einatmung (WEST, TENDELOO und ROTH).

Die eben beschriebene physikalische Gebundenheit von Lunge und Brustkorb verhindert die notwendigen Verschiebungen der Lunge bei der Atmung keineswegs. In weitem Ausmaße sind, ähnlich wie das bei spiegelglatten Flächen der Fall ist, Gleitbewegungen gegeneinander möglich.

Der andauernde Zug der Lunge wirkt nicht nur auf die Brustwand, sondern auch auf die anderen benachbarten Organe, insbesondere Mittelfell und Herz. Er läßt sich physikalisch als Saugwirkung auffassen und manometrisch bestimmen. Man spricht deshalb von einem „negativen Drucke" der Brustfellhöhle. Bei Mittelstellung des Thorax beträgt er etwa 6—8 mm Hg. Er muß sich in der Inspiration mit der Zunahme des elastischen Lungenzuges steigern (auf 12—20 mm Hg) und bei der Exspiration verkleinern (auf 5—3 mm Hg).

Bisher hat man angenommen, daß dieser „negative Druck" des Brustraumes erst bei der Geburt erworben wird. Solange sind die Lungen atelektatisch, also vollständig luftleer. An dieser Auffassung möchten wir auch heute noch festhalten. Wohl fand H. MÜLLER bei totgeborenen Kindern, die nicht geatmet hatten, fast durchweg negativen Pleuradruck. Damit ist aber noch nicht bewiesen, daß der intrapleurale Druck auch schon während des fetalen Lebens negativ war. LOESCHCKE hat treffend ausgeführt, daß ein im schwangeren Uterus herrschender überatmosphärischer Druck an der nachgiebigsten Körperstelle des Fetus, der Bauchwand, zur Wirkung kommt und die Baucheingeweide zwerchfellwärts preßt. Erst wenn der kindliche Körper, aus der Umklammerung des Uterus befreit, dem Atmosphärendruck ausgesetzt ist, sinken Eingeweide und Zwerchfell herab und erzeugen einen Spannungszustand zwischen Lunge und Zwerchfell.

Das Innere der Lunge steht mit der atmosphärischen Luft durch Bronchialbaum und Luftröhre in Verbindung. Jede Erweiterung des Brustraumes bringt Dehnung der Lunge mit gleichzeitiger Aufnahme von atmosphärischer Luft in sie mit sich. Umgekehrt engt eine folgende Verkleinerung des Brustkorbes die Lungen ein und läßt eine entsprechende Luftmenge austreten. Die gegebene physikalische Anordnung gestattet selbständige Volumenschwankungen von Brustraum einerseits und Lunge andererseits nicht. Beide stehen vielmehr in einem Abhängigkeitsverhältnisse, das nur gleichsinnige Veränderung der Größe beider Systeme erlaubt. Dieser Zwerchfellzug, der die ersten passiven Inspirationen liefert, muß also schon Lungenblähung auslösen. Gleichzeitig mit dem ersten aktiven Atemzuge hebt sich der Thorax. Sein Innenraum dehnt sich weiter aus.

Bei der ersten Exspiration des Neugeborenen will der Thorax in seine alte Lage zurückkehren. Das wäre nur möglich, wenn die Lunge ihren Luftgehalt wieder vollständig nach außen abgeben, also wiederum „atelektatisch" werden würde. Der primäre Zustand des Organes kann aber nicht mehr erreicht werden. Zunächst bleibt der auf das Zwerchfell wirkende Zug der Baucheingeweide bestehen; außerdem fallen, sobald eine bestimmte Luftmenge die Lunge verlassen hat, die Bronchioli an ihrer engsten Stelle, am Übergang in das Infundibulum, vollständig zusammen. Sie versperren dadurch klappenartig der Alveolarluft den Austritt. Die Lunge bleibt mäßig gebläht. Der Brustkorb gewinnt infolgedessen seine frühere Lage nie mehr. Vielmehr treten jetzt an der Berührungsfläche von Lunge und Brustwand zwei Kräfte in die Erscheinung, die sich das Gleichgewicht halten: Lungenzug und Spannung der Brustwand.

Die regelmäßigen Schwankungen des Lungenvolumens erfolgen nicht in allen Teilen gleich. Der Brustkorb erweitert sich in seinen unteren Abschnitten mehr

als in den oberen. Darum nimmt auch die Dehnung der Lunge von oben nach unten
zu. Diese Verschiedenheit in der Brustkorberweiterung wird durch den anatomischen Aufbau der Lunge ausgeglichen. Die Zahl der Lungenläppchen im Lungen-
querschnitte wächst von oben nach unten, ebenso die Zahl der zuführenden Bronchen.
Auf diese Weise wird bei größerer Dehnung des unteren Brustraumes ausgiebigere
Füllung der unteren Lungenabschnitte ermöglicht.

Den Respirationsvorgang beeinflussen außerdem Kräfte, die in der Lunge selbst
liegen. Das Vorhandensein von **Bronchialmuskulatur** läßt eine gewisse aktive Mitarbeit der Lunge vermuten. Namentlich sind die Stamm- und die mittleren Bronchen
mit mächtigen Muskelzügen zwischen Schleimhaut und Faserhaut ausgestattet.
Drüsen und Knorpel liegen stets außerhalb des Muskelringes. Die Muskelschicht
verliert zwar allmählich an Stärke, ist aber noch an den Bronchioli respiratorii zu
erkennen. An den Ductuli alveolares kann man geradezu von Sphincteren sprechen.
Die Nervenversorgung dieser Muskeln ist noch nicht sichergestellt. Wir wissen nur,
daß vom Plexus pulmonalis des Vagosympathicus Äste in die Lunge eintreten und
mit den Bronchen bis zu den Alveolen verlaufen. In ihre Bahnen sind mikroskopische
Ganglien reichlich eingeschaltet, was in der kritischen Beurteilung neuerer chirurgischer Eingriffe beim Asthma bronchiale leider übersehen worden ist.

Der Einfluß dieser Nerven auf die Bronchialmuskulatur wurde von LONGUET,
VOLKMANN und SCHIFF sowie neuerdings von BRÄUCKER nachgewiesen. Periphere
Vagusreizung löst pulmonale Drucksteigerung unter gleichzeitiger Verkleinerung des
Lungenvolumens aus. SAUERBRUCH zeigte, daß Durchtrennung beider Vagi, unter
Beibehaltung der physiologischen Druckdifferenz zwischen Lungeninnen- und Oberfläche, Volumenzunahme der Lunge bedingt. Diese Ergebnisse würden für exspiratorische Tätigkeit der Bronchialmuskulatur sprechen. Denkbar wäre aber auch,
daß ein Teil der Muskulatur entgegengesetzte Wirkung hätte. In dieser Beziehung
sind FELIX' Ausführungen über die Bronchialmuskulatur bemerkenswert. Nach
seiner Darstellung wirken die Muskeln der Bronchen von über 1 mm Durchmesser
während der Einatmung erweiternd, während der Ausatmung verengernd. Die
Muskeln der Bronchen unter 1 mm Durchmesser betätigen sich nur exspiratorisch. Dieses Verhalten folgert er aus anatomischen Tatsachen, vor allem aus
der Einfügung der Knorpellagen in die Bronchialwand.

Der gesamte Atmungsvorgang wird durch fein eingestellte anatomische und
physiologische Einrichtungen nach den Bedürfnissen des Körpers geregelt. Ihr Verständnis ist auch für das der pathologischen Änderungen der Atmung unerläßlich. Auf
Grund experimenteller Untersuchungen (GAD) wissen wir, daß nicht der FLOURENS-
sche Point central vital an der Spitze des Calamus scriptorius, sondern die gesamte
Formatio reticularis das doppelseitige koordinierende Atemzentrum darstellt. Erwiesen
ist ferner eine bilateral symmetrische Anordnung des bulbären Atemzentrums.
Jede Hälfte innerviert die Atemmuskulatur der betreffenden Seite (SCHIFF).

Nach LUCIANI teilt man den „**Komplex der nervösen Vorgänge**", von denen
die Atmungsmechanik abhängt, am besten in drei Abschnitte: in das **bulbäre**,
das **spinale** und das **cerebrale** Zentrum. Von dem ersteren gehen die Reize
zunächst zum Rückenmark, das sie dann auf peripheren Nervenbahnen an die
Muskeln weitergibt. Die rhythmische Tätigkeit des bulbären Zentrums wird wiederum
geregelt vom cerebralen Atmungszentrum. Freilich wissen wir Genaues über diese
Vorgänge nicht. Möglich wäre, daß Inspirations- und Exspirationsbewegungen
von zwei verschiedenen Bezirken aus angeregt würden, die allerdings miteinander
in Verbindung stehen müßten.

Die rhythmischen Erregungen der nervösen Zentren kommen nach der jetzt gel-
tenden Auffassung durch **automatische Antriebe** zustande. Alle Veränderungen
der Blutzusammensetzung, die sich bei Stoffwechselvorgängen oder hormonal

vollziehen, haben unmittelbare Wirkung. Dabei ist es sehr schwierig, Reizwirkung und Regelung scharf auseinander zu halten. Außer Frage steht heute nach den Versuchen von LANGENDORFF, LÖWY und FRANK, daß das isolierte, von sämtlichen sensiblen Verbindungen losgelöste Atemzentrum noch rhythmische Impulse versendet.

Diese unabhängige, automatische Tätigkeit kann aber durch die verschiedenen Abschnitte des Nervensystemes weitgehend beeinflußt werden. Willkürlich werden die Atembewegungen von der Großhirnrinde aus beeinflußt. Nach MAVRAKIS und DONTAS haben die oberen Abschnitte der vorderen Zentralwindung in dieser Beziehung besondere Bedeutung. Nach ASHER, LUESCHER und NIKOLAIDES bergen auch die Vierhügel Hemmungszentren für die Respirationsbewegung, die aber wohl unter gesunden Verhältnissen für die Regelung der Atmung nur geringen Wert haben.

Die gewöhnliche In- und Exspiration wird durch Atemreflexe ausgelöst. Hier spielt der Vagus mit seinen zentripetalen und zentrifugalen Fasern die Hauptrolle. Die älteste Theorie über seine Wirkung wurde in der Lehre von der mechanischen Selbststeuerung der Atmung von HERING und BREUER ausgesprochen. Diese Forscher fanden, daß beim normalen Säugetier mit unversehrten Nervi vagi jede künstliche Einblasung reflektorisch eine Exspiration, jedes Nachlassen des Blasebalgdruckes anscheinend reflektorisch eine Inspiration zur Folge hat. Das Tier paßt gewissermaßen seine natürliche Atembewegung dem Rhythmus der künstlichen an. Diese Erscheinungen fallen fort, sobald beide Nerven durchschnitten sind. HERING und BREUER nahmen darum an, daß bei der normalen Atmung jede Inspiration reflektorisch durch Vermittlung der Vagi unterbrochen und daß während jeder folgenden Exspiration wiederum durch ihren Einfluß reflektorisch eine neue Inspiration hervorgerufen wird. Sie bezeichneten diesen Vorgang als „Selbststeuerung der Atmung". Daneben glaubten sie, daß zwei besondere Arten von zentripetalen Vagusfasern vorhanden seien. Die einen sollten, durch Dehnung der Lunge in der Inspiration gereizt, die inspiratorische Tätigkeit des Atemzentrums hemmen. Die anderen würden dann, umgekehrt durch exspiratorische Lungenverengerung angeregt, das Atemzentrum zur Inspiration veranlassen. Die letztere Annahme ist mehrfach bestritten worden. Man neigt jetzt auf Grund vielfacher gleichartiger Ergebnisse der Auffassung zu, daß im Vagus lediglich inspirationshemmende Impulse verlaufen, während die inspirationsfördernden durch das Blut im Atmungszentrum ausgelöst werden.

Neben dieser „Selbststeuerung" gibt es eine Reihe anderer Möglichkeiten, die Atmung reflektorisch zu beeinflussen. So kann von allen sensiblen Bahnen aus ein Atemreflex entstehen. Einer Reizung der Haut folgt nicht selten unmittelbar reflektorisch Atemstillstand. Schädigungen der Nerven durch Druck und Zerrung wirken ebenso. Plötzliche Erregung des Trigeminus ruft Exspirationskrampf hervor. Heftige Schmerzen erzeugen tiefe Inspirationen, denen sich lange Atmungspausen anschließen.

Die nervöse Regelung der Atmung hängt wesentlich von der Zusammensetzung des Blutes ab. Physikalisch-chemische Untersuchungen haben hier manche Unklarheit und Begriffsunsicherheit beseitigt. HALDANE und sein Schüler HENDERSON, HASSELBACH, WINTERSTEIN und PORGES sind zu dem Schlusse gekommen, daß die Kohlensäure des Blutes nicht als Molekül, sondern in ihrer Eigenschaft als Säure wirkt, und daß der Blutsauerstoffmangel nur mittelbar durch Anhäufung saurer Stoffwechselerzeugnisse Einfluß gewinnt. Die Wasserstoffionen bilden demnach den besonderen Atemreiz, und die gleichmäßige Tätigkeit des Atemzentrums ist an eine bestimmte H-Konzentration im Blute gebunden (WINTERSTEIN). Das Atemzentrum kann durch Abhängigkeit von der physikalisch-chemischen Beschaffenheit des Blutes seine wichtige biologische Aufgabe, die Überwachung der flüchtigen Säuren, also der CO_2, ausüben.

Es lag nahe, die physikalisch-chemische Zusammensetzung des Blutes aus der jeweiligen alveolären CO_2-Spannung zu ermitteln (HASSELBACH). Da diese aber auch durch die jeweilige Erregbarkeit des Atemzentrums bedingt ist, so kann man nach ihr bei bekanntem Titrationsgrade des Blutplasmas bis zu gewissem Grade die Ansprechbarkeit des Atemzentrums beurteilen. Es gilt demnach als allgemeiner Maßstab die Ventilationsgröße, die in geradem Abhängigkeitsverhältnisse zur Konzentration des Blutes steht (H. STRAUB, BECKMANN, ROHRER). Daneben behält die nervöse Regelung des normalen Atmungsablaufes ihre große Bedeutung. COKKALIS und NISSEN zeigten, daß nach beidseitiger Vagusdurchschneidung die physikalische und chemische Blutbeschaffenheit sich weitgehend ändert, weil die Lunge unfähig wird, ihren Gasaustausch den jeweiligen Bedürfnissen des Blutes anzupassen.

Ihre Untersuchungen enthalten einen Hinweis auf das Wesen des sogenannten Vagustodes. Es tritt nach Vagotomie tödliche Verschiebung der ,,aktuellen Reaktion'' des Blutes nach der acidotischen Seite ein. Durch verminderte Ausscheidung kommt es zu Kohlensäurestauung, die, zunächst örtlich auf das Lungengewebe beschränkt, sich bald verallgemeinert.

Unter gewöhnlichen Umständen halten sich Größe und Schnelligkeit der aufeinanderfolgenden Atemzüge in bestimmten Grenzen. Das Kind atmet rascher als der Erwachsene. Das Neugeborene hat eine durchschnittliche Atmungszahl von 44. Sie nimmt allmählich ab und schwankt jenseits des 20. Jahres zwischen 16—24 in der Minute. Anstrengung, stärkere Muskelarbeit, vor allem fieberhafte Erkrankung vermehren die Atemzüge.

Zum Schutze ihrer respiratorischen Oberfläche verfügen die Lungen über besondere Einrichtungen. Schon dauernde Schleimabsonderung in den Luftwegen hat große Bedeutung. Durch die zähe und klebrige Beschaffenheit des Sekretes werden Staubteile, Fremdkörper und Bakterien festgehalten. Der Schleim ist außerdem ein schlechter Nährboden für Mikroorganismen (F. v. MÜLLER). Vielleicht hat er, ähnlich wie der Speichel, sogar keimtötende Eigenschaften. Bei Reizzuständen steigert sich die Schleimabsonderung. Die kleinen Teilchen werden nun aus den peripheren Abschnitten des Bronchus durch eine mundwärts gerichtete Flimmerbewegung des Epithels nach oben befördert. LOMMEL fand, daß die Geschwindigkeit der bewegten Massen 0,5 mm in der Sekunde beträgt. Narkosedämpfe beeinträchtigen diese Bewegung nicht. Überhaupt ist die Flimmerzellentätigkeit in hohem Maße unabhängig von äußeren Einflüssen.

Eine weitere Schutzvorrichtung stellen reflektorischer Glottisschluß und exspiratorischer Atemstillstand dar. Beide können namentlich durch Reizung des Trigeminus (stechende Gase) und durch Fremdkörper hervorgerufen werden. Die Stimmbänder legen sich aneinander, und Abschluß des Bronchialrohres wird so erreicht.

Im engen Zusammenhange mit den regelmäßigen Volumenschwankungen steht die **Durchblutung** der Lunge. Zwei getrennte Kreislaufsysteme, die aus der Arteria pulmonalis und aus den Bronchialarterien entspringen, durchziehen das Lungengewebe. Die anatomischen Einzelheiten sind von FELIX ausführlich auseinandergesetzt worden (S. 164ff.).

Beim Gesunden wird die Ernährung der Lunge wohl ausschließlich von der Arteria bronchialis besorgt; das Blut des Pulmonalgefäßsystemes dient nur der äußeren Atmung. So können die Äste der Arteria pulmonalis ohne Schädigung für die Ernährung des Organes bei Mensch und Tier unterbunden werden. Die anatomisch nachweisbaren Übergänge von dem einen zu dem anderen Systeme zeigen aber, daß gegenseitiger Ausgleich möglich ist.

Für das Verständnis der Lungendurchblutung ist grundlegend, daß die Gefäße genau so wie alle intrathorakalen Organe unter dem Zuge der Lungenelastizität stehen oder, anders ausgedrückt, dem negativen Druck ausgesetzt sind. Da auch das Mediastinum mit seinen Organen beiderseits an der Begrenzung der Lunge sich beteiligt, so ist es dieser Aspirationskraft in hohem Maße mit unterworfen.

Daraus ergibt sich, daß die Atmung und ihre in- und exspiratorischen Schwankungen von großem Einflusse auf die Blutbewegung in den Lungen sein müssen. Während der Einatmung werden Diastole und Rückfluß des venösen Blutes zum rechten Herzen erleichtert; die systolische Entleerung wird dagegen erschwert. Umgekehrt ist es bei der Ausatmung. Auf diese Weise kommen respiratorische Schwankungen des Blutdruckes zustande. Er wird auch durch nervöse Umstände beeinflußt, bisweilen sogar derart, daß statt der inspiratorischen Senkung und der exspiratorischen Steigerung des arteriellen Druckes geradezu das Gegenteil auftritt. Das Wichtigste an diesem Vorgange sind die inspiratorische Ansaugung des Blutstromes aus den großen Körpervenen in das rechte Herz und die bei mancher Art von mechanischer Atembehinderung stets sich einstellende venöse Stauung im peripheren Kreislaufe.

Gegenüber dieser Auffassung, die von VALSALVA und von HALLER begründet, durch DONDERS, LUDWIG, EINBRODT, KRONECKER, FUNKE und LATSCHENBERGER ausgearbeitet worden ist, können die Einwände BRAUERs nicht anerkannt werden. BRAUER verneint jeden befördernden Einfluß des negativen Druckes auf den Kreislauf. Die einzige dynamische Wirkung sei eine gewisse Verstärkung der Diastole des Herzens; sie ergebe sich mittelbar aus der Versteifung der Herzwand, die der Diastole einen größeren elastischen Widerstand entgegensetze.

Im Gegensatze dazu schätzt HOFBAUER die Unterstützung der Blutbewegung durch die Atmung außerordentlich hoch ein. Er weist vor allen Dingen darauf hin, daß während einer tiefen Einatmung der Herzschatten vor dem Röntgenschirme sehr beträchtlich anschwillt. v. ROMBERG ist derselben Meinung.

HASSE kommt auf Grund anatomischer Überlegungen zu dem Schlusse, daß die Einatmung das Zuströmen des Blutes aus dem Gebiete der oberen Hohlvene in das Herz und das Abströmen aus den Lebervenen in die Vena cava inferior begünstige. Die Ausatmung habe dagegen die umgekehrte Folge.

Die Ansicht HASSEs hat durch plethysmographische Untersuchungen von HOFBAUER und EPPINGER Bestätigung gefunden.

WENCKEBACH weist auf die Bedeutung der Zwerchfellbewegung für Entleerung und Füllung der Vena cava hin.

METTENLEITERs Untersuchungen aus unserer Klinik haben hier näheren Aufschluß gebracht. Er stellte fest, daß die Lichtung des Foramen venae cavae an Umfang unveränderlich und daß die Hohlvenenwand an der Durchtrittstelle starr angeheftet ist. Dadurch wird beim inspiratorischen Niedergange des Zwerchfelles der Brustabschnitt der Hohlvene verlängert; hieraus ergeben sich Beschleunigung der Blutströmung, Unterstützung des venösen Rückflusses zum rechten Herzen. Stromuhrversuche bekräftigten die theoretische Vorstellung.

Nach diesen Untersuchungen muß durch Phrenikotomie die Saugwirkung vermindert werden. Auch dafür hat unsere Klinik (NISSEN und WUSTMANN) experimentelle Unterlagen gefunden. Kleinste Mengen kolloidal gelöster schattengebender Flüssigkeit wurden in die Oberschenkelvenen des Versuchstieres eingespritzt und vor dem Röntgenschirm in ihrem Laufe bis zum rechten Herzen verfolgt. Man bemerkte nach rechtsseitiger Phrenikotomie eine Strömungsverzögerung von 10—25 Sekunden, nach beidseitiger Durchschneidung eine solche von 12—25 Sekunden. Lediglich die Untätigkeit des Zwerchfelles war Ursache der verlangsamten Hohlvenenströmung.

Es blieb für diese Frage gleichgültig, ob das Zwerchfell in In- oder Exspirationstellung verharrte.

Für den kleinen Kreislauf gelten dieselben allgemeinen Gesetze, die für die Blutbewegung im großen Kreislaufe maßgebend sind. So wird der Druck im Pulmonalsysteme beeinflußt von der aus der rechten Kammer ausgetretenen Blutmenge, der Kraft, mit der sie in das Pulmonalgebiet eingetrieben wird, und dem Widerstande, den sie in der Gefäßbahn findet. Hinzu kommt die Abhängigkeit der Strömung vom jeweiligen Blähungszustande der Lunge (s. unten).

Der Blutgehalt des rechten Herzens und damit des kleinen Kreislaufes richtet sich nach der Zufuhr aus beiden Hohlvenen. Mittelbar wird damit der kleine Kreislauf abhängig von den Verhältnissen im großen. So erklärt es sich, daß der Pulmonalisdruck bei Blutstauung im Stromgebiete der Bauchhöhle sinkt und bei rascher Entleerung steigt. Diese Beziehung des arteriellen Druckes zu den Schwankungen des Zuflusses zum rechten Herzen ist klinisch von großer Bedeutung.

Für die Durchströmungsverhältnisse im Lungenkreislaufe verdient Beachtung, daß der Widerstand in der Strombahn sehr gering ist. Das geht schon aus den grundlegenden Versuchen LICHTHEIMs hervor. Er stellte fest, daß etwa drei Viertel des Gefäßgebietes der Lungenarterie ausgeschaltet werden dürfen, ohne daß der Blutdruck im großen Kreislauf abnimmt. Es kann dann trotz dieser hochgradigen Sperre auf den noch vorhandenen freien Bahnen genügend Blut zum linken Vorhofe strömen. Heute, wo der Nachweis von Lungenvasomotoren erbracht ist, hat man diese Erscheinung nicht nur mechanisch zu erklären. Man muß sie vielmehr in Beziehung bringen zu reflektorischer Gefäßbahnerweiterung. Ferner werden vermehrte Kontraktion der rechten Kammer und eine damit zusammenhängende Drucksteigerung an dem Ausgleichsvorgange beteiligt sein.

Der geringe Widerstand in den Lungengefäßen geht auch aus der großen Geschwindigkeit hervor, mit der das Blut den kleinen Kreislauf durcheilt. Nach den Feststellungen STEWARTs braucht es 3—4 Sekunden von der Vena jugularis bis zum linken Vorhof.

Aus der mäßigen Reibung erklärt sich auch der schwache Blutdruck im Pulmonalsystem. Am Versuchshunde wurde er von FRIEDRICH und SAUERBRUCH mit 20—30 mm Hg gefunden. Am lebenden Menschen habe ich einmal mit Hilfe eines Federkompressoriums den Blutdruck des Hauptstammes der linken Pulmonalarterie gemessen; er betrug etwa 30 mm Hg. In der Einatmung wurde er geringer, in der Ausatmung größer. Die grobe Methodik der Untersuchung konnte nur Annäherungswerte ergeben.

Die Dünnwandigkeit der Lungengefäße macht den kleinen Kreislauf in hohem Maße abhängig von intraalveolären Schwankungen des Luftdruckes. So ist es beim Versuchstier möglich, durch Steigerung des intrapulmonalen Druckes auf 30—40 mm Hg die Lunge zu anämisieren. Der Blutdruck in der Carotis fällt dann fast bis auf Null. Aus diesen Beobachtungen folgt, daß Atmung unter starkem Überdrucke die Durchblutung der Lunge mechanisch behindert. NISSEN zeigte freilich, daß die Annahme einer Kompression der Lungencapillaren nicht zutrifft, daß die verminderte Blutzufuhr zur Lunge vielmehr bedingt ist durch Behinderung des venösen Einflusses zum Herzen. Erschwerte er künstlich die Ausatmung, wie bei einer exspiratorischen Ventilstenose, so trat in den peripheren Venen Blutstauung auf. Der Druck in der Pulmonalarterie sank ab, weil die Zuflußbahnen zum rechten Herzen abgedrosselt wurden. Überdruckatmung vermindert eben die Saugkraft des Thorax, kann sie sogar aufheben. Die Beseitigung der Aspiration in das rechte Herz war also Ursache für die Blutdrucksenkung. Umgekehrt führte verstärkte Saugatmung, also Erhöhung des negativen Druckes, zu oft mächtiger Erweiterung des rechten Vorhofes, der bald Vergrößerung der rechten Kammer folgte. Diesmal blieb der Druck in der Pulmonalis trotz vermehrten Blutzuflusses zum rechten Herzen auffälligerweise lange unbeeinflußt. Er stieg erst nach einiger Zeit an, weil das schwachwandige rechte Herz der gesteigerten Blutzufuhr sich nur langsam anpassen konnte.

Die physiologischen Schwankungen des intrapulmonalen Druckes sind in ihrer Bedeutung für den kleinen Kreislauf noch keineswegs durchsichtig.

Früher hatte man auf Grund der Arbeiten Funkes und Latschenbergers angenommen, daß bei inspiratorischer Dehnung die Capillargefäße in den Alveolarwänden gestreckt und verengert würden. Heger und Spehl fanden dagegen durch unmittelbare Messungen den Blutgehalt der Lunge auf der Höhe der Einatmung erheblich größer als am Ende der Ausatmung. Dieses Ergebnis haben de Jager, Poisseuille, Einbrodt, Quincke und Pfeiffer, namentlich aber Tendeloo zu erklären versucht. Tendeloo weist darauf hin, daß durch Lungenblähung die geschlängelten Alveolargefäße gestreckt, verlängert und verbreitert werden. Die hierbei wachsende Gefäßkapazität werde aber durch Abflachung ihres Querschnittes wieder eingeschränkt.

Nach Tendeloo führt mäßige Dehnung zur Zunahme, stärkere zur Abnahme der Kapazität der Lungengefäße. Er betont namentlich gegenüber Bohr, daß erhöhte Mittelstellung der Lunge Voraussetzung für leichtere Durchblutung sei, daß stärkere Dehnung, wie sie z. B. beim Emphysem vorkommt, immer Erschwerung der Durchblutung mit sich bringe.

Eigene Versuche über den Pneumothorax drängten mich zu der Annahme, daß ähnlich, wie die retrahierte, auch die exspiratorisch verkleinerte Lunge besser durchblutet werde als die geblähte.

Durch sehr eingehende Untersuchungen hat dann Cloetta diese Auffassung bestätigt. Er findet, wie Tendeloo, die beste Durchblutung bei einem Blähungszustande von etwa 3 cm H_2O.

Zu denselben Ergebnissen kam v. Rhoden.

Zu anderen gelangten de Jager, Haller, le Blanc, Weber und Straub.

In manchen dieser Arbeiten vermißt man die notwendige strenge Scheidung zwischen Retraktions- und Exspirationszustand der Lunge. Dadurch mögen sich Widersprüche der Befunde erklären. Sicherlich sind die respiratorischen Schwankungen des Blutgehaltes der Lungen nur unbedeutend, und Kretz wird recht haben, wenn er, gleich Lohmann und Müller, einen wesentlichen Unterschied in der Durchströmung der Lunge während des In- und des Exspiriums aus seinen Versuchen nicht herauslesen kann.

Dagegen halten Sauerbruch, Cloetta, sowie Gerhardt und Romanoff, Bruns und Müller grundsätzlich Aufblähung durch intrapulmonalen Überdruck und Entfaltung durch extrapulmonalen Unterdruck auseinander. Nach ihnen erschwert Drucksteigerung im Bronchialrohr den Blutumlauf, während Erniedrigung des Druckes über der Außenfläche zur Erleichterung führt. Diese Feststellung hat für die theoretische Bewertung des Über- und des Unterdruckverfahrens Bedeutung.

Es wäre kurz noch des Einflusses der Atmung auf die Höhe des Blutdruckes im Körperkreislaufe zu gedenken. Aus Kurven, die am Hunde aufgenommen wurden, ergibt sich, daß der Druck im Beginne der Einatmung abfällt und dann ansteigt (de Jager). Seine Zunahme erklärt sich aus besserem Zuflusse zum rechten Herzen und infolgedessen vermehrter Füllung des linken.

Bei den respiratorischen Schwankungen des Aortendruckes spielen aber auch nervöse Einflüsse eine Rolle. Dafür spricht schon die Abnahme der Pulszahl in der Ausatmung. Ob und inwieweit Lungenvasomotoren mitwirken ist unbekannt.

Auch für die **Bewegung des Lymphstromes** ist die Saugkraft des Brustraumes bedeutungsvoll. Ihr ist es zuzuschreiben, daß die Lymphe aus dem Ductus thoracicus

in die Vena subclavia eintritt und daß nicht umgekehrt das Blut in die Lymphbahnen sich ergießt. Untersuchungen über Einzelheiten wären erwünscht.

Der **Gasaustausch** zwischen den roten Blutkörperchen und der Lungenluft vollzieht sich zunächst nach den physikalischen Gesetzen der Diffusion und der Absorption der Gase. Daraus folgt, daß die diffundierende Gasmenge bestimmt wird
durch die Aufnahmefähigkeit des Blutes, durch die Größe der Berührungsfläche und
durch die Differenz der Gasspannung in beiden Schichten. Schließlich steht die
Menge des übergetretenen Gases in umgekehrtem Verhältnisse zur trennenden
Flüssigkeitschicht.

Das Blut vermag unabhängig von seiner Zusammensetzung 90—98% Gas aufzunehmen. Die Differenz der Gasspannungen ist am höchsten beim Eintritte des Blutes
in die Lunge und fast ausgeglichen beim Verlassen des Organes. Seine respiratorische
Oberfläche ist im Vergleiche zu der Aufgabe der Diffusion außerordentlich groß.
Infolgedessen kann sie ganz erheblich verkleinert werden, ohne daß der Gasaustausch
leidet. Voraussetzung ist freilich immer, daß der Blutumlauf in den übrig gebliebenen Lungenteilen genügt. Dafür spricht schon, daß die Sauerstoffspannung im
Blute höhere Werte zu erreichen vermag, als in der Alveolarluft, und daß, umgekehrt, der Kohlensäuregehalt im Blute niedriger werden kann als der der Lungenluft (BOHR). Das würde bedeuten, daß die Gase sich von den Orten mit niederer
Spannung zu solchen mit höherer Spannung bewegen. BOHR nimmt darum an,
daß Alveolarepithelien und Gefäßendothelien, die am Gasaustausch aktiv beteiligt
sind, sich ähnlich wie Zellen sekretorischer Drüsen verhalten. Die entsprechende
Leistung der Alveolarepithelien würde von der jeweiligen Beschaffenheit des Blutes,
außerdem auch von Nerveneinflüssen abhängen. Die Ansicht BOHRs hat in der
Folge Zustimmung gefunden, ist aber auch nicht unwidersprochen geblieben.
Kliniker, wie KRAUS und v. ROMBERG, erkennen jedenfalls die Möglichkeit sekretorischer Leistung der Lungenepithelien durchaus an.

b) Allgemeine Pathologie.

Unsere allgemeinen Vorstellungen über Entstehung und Verlauf pathologischer Vorgänge sind auch für die intrathorakalen Organe gültig. Mehr aber noch
als in anderen Körperhöhlen gewinnen im Brustraume bestimmte anatomische Anordnungen und mechanische Verhältnisse Bedeutung für Eigenart eines jeweiligen
Krankheitszustandes.

Die Folgen mechanischer Störungen treten oft frühzeitig und nachdrücklich in Erscheinung. Sie bestimmen die klinischen Zeichen der Krankheit.
Häufig rufen darum verschiedenartige innere Vorgänge dasselbe äußere Bild hervor.
Es besteht z. B. eine große Ähnlichkeit zwischen einem geschlossenen Pneumothorax
und einem erheblichen Ergusse der Brustfellhöhle.

Kenntnis und Beurteilung solcher Störungen haben überragenden praktischen
Wert.

Die Lunge stellt mit ihrem Bronchialsystem einen vielfach verzweigten Hohlraum dar. Er steht durch die Luftröhre mit der Außenwelt in freier Verbindung.
Darin liegt die Vorbedingung für den Gasaustausch im Lungeninneren. Wird der
Zugang zu ihm durch irgendein Hindernis mechanisch unterbrochen, so leidet
die Atmung. Es kann zum Beispiel eine an sich nicht bedrohliche Blutung aus
einer Kaverne in kurzer Zeit Erstickungstod herbeiführen. Das Blut füllt nämlich das
Bronchialrohr an und unterbricht Zu- und Ableitung der Lungenluft. Ähnlich wirkt

Einbruch von Abscessen. Nicht Ausbreitung der infektiösen Massen, sondern wieder nur mechanische Sperre der Luftleitung wird dann verhängnisvoll.

Auch bei Entzündungen der Lunge sammelt sich das ausgetretene Exsudat in den Alveolen an. Hier kommt zur Funktionstörung durch die Entzündung noch die Verstopfung. Die Luft wird durch das Exsudat von den erkrankten Bezirken abgeschnitten. Gasaustausch ist in den angeschoppten Alveolarräumen unmöglich geworden.

Diese Abhängigkeit von physikalischen Bedingungen sehen wir weiter bei Flüssigkeitsansammlungen in serösen Höhlen des Brustkorbes. Blutung oder Ausschwitzung großer Flüssigkeitsmengen in den Brustfellraum erlangt durch

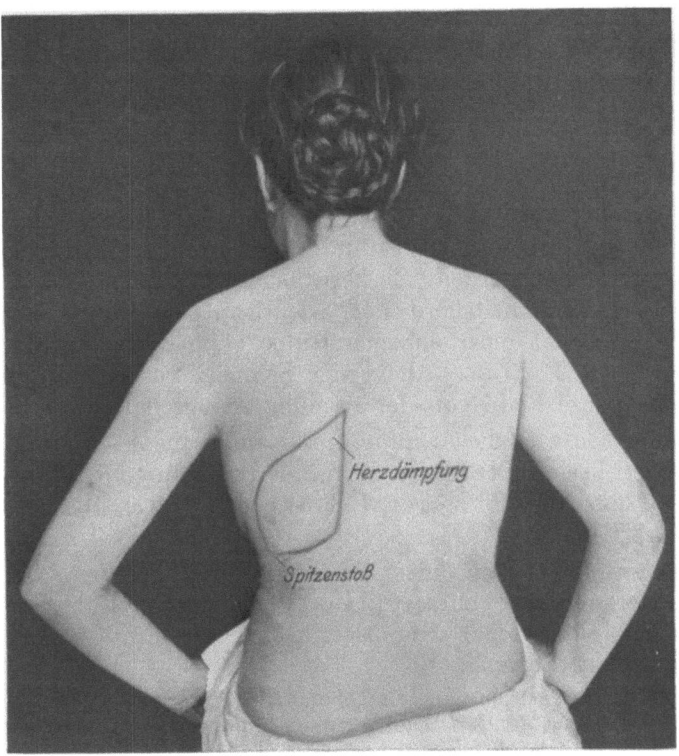

Abb. 119. Hochgradige Verziehung des Herzens.

mechanische Rückwirkung auf Lunge und Mittelfell selbständige klinische Bedeutung (siehe „Lungenverletzungen" und „Pleuraergüsse"). Die Tätigkeit des Herzens leidet durch Blutungen und Ergüsse in seinen Beutel. Zunehmender Druck führt zur sogenannten Tamponade und zum tödlichen Herzstillstande (vgl. Bd. II, S. 225).

Bei chronischen Entzündungen der Lunge und des Brustfelles treten ebenfalls mechanische Umstände oft in den Vordergrund. Neubildung fibrös-schwartigen Gewebes ist anatomische Grundlage aller Heilungsvorgänge in der Lunge. Alte Entzündungsherde oder Fremdkörper werden von einem manchmal zentimeterdicken schwieligen Wall umgeben, der den betreffenden Bezirk vollständig ausschaltet. Noch großartiger sind die schwartigen Verdickungen des Brustfelles, wie sie namentlich bei chronischen Entzündungen nach Empyemen und bei Tuberkulose entstehen.

Die Neigung zur Schrumpfung, die solchen Schwarten und Schwielen allgemein zukommt, tritt bei der Lunge und dem Brustfell in stärkerem Maße als anderswo in Erscheinung und gewinnt darum größere Wichtigkeit. Die normalen anatomischen Verhältnisse ändern sich weitgehend: Verziehungen des Herzens oder des Mittelfelles sowie Formveränderungen des knöchernen Brustkorbes stellen sich ein.

Von der Nachgiebigkeit der Umgebung hängt der Grad der Organverlagerung ab. Ist der Brustkorb starr, so kann der Lungenzug den Widerstand nicht überwinden. Trotz günstiger anatomischer Heilbedingungen bleibt der Erfolg aus. Umgekehrt folgen nachgiebige Rippen der schrumpfenden Lunge leicht und ermöglichen dadurch Einengung und Ausheilung umschriebener Erkrankung. Für dieses Verhalten liefert die kavernös-fibröse Lungentuberkulose klassische Beispiele (s. Bd. I. 2. Teil).

In den Heilaufgaben der Chirurgie spielen solche Vorgänge eine große Rolle: Überall da, wo es gelingt, durch zweckmäßige Eingriffe ungünstige mechanische Verhältnisse zu beseitigen oder zu verbessern, ist operative Behandlung besonders aussichtsvoll.

Bei der Einschätzung pathologisch-anatomischer Veränderungen und ihrer mechanischen Folgen dürfen selbstverständlich andere Wirkungen eines Krankheitsvorganges nicht übersehen werden. Zu berücksichtigen sind alle Wechselbeziehungen zwischen örtlichem Krankheitsherd und wichtigen Organfunktionen. Man denke an den subcutanen Bruch einer einzigen Rippe ohne Eröffnung der Brustfellhöhle oder an umschriebene Pleuritis. Allein der Schmerz vermag bei solchen Kranken reflektorisch eine ganze Seite von der Atmung auszuschalten.

Bei Lungenleiden wird die Atmung durch aufgesaugte Giftstoffe und durch das Fieber nennenswert beeinflußt. Andere Zustände rufen durch reflektorische Störungen ein eigenartiges klinisches Bild hervor. Klassische Beispiele sind bestimmte Formen der Lungenembolie.

Nach Verstopfung selbst eines kleinsten Lungengefäßes setzen hochgradige Atemnot und Herzschwäche blitzartig ein. Verfallenes Gesicht, Schweißausbruch, kühle Nase, nicht selten sogar Herabsetzung der Gehirntätigkeit sind Ausdruck schwerster allgemeiner Störung.

Ich sah eine 32jährige Frau nach einfacher Bruchoperation an Lungenembolie blitzartig sterben. Bei der Autopsie entdeckte man nur einen 3 mm dicken Embolus in einem kleineren Gefäßzweige nahe der Lungenoberfläche.

Verlegung des Gefäßes erklärt solche Störungen nicht. Die Unterbindung selbst eines Hauptastes der Lungenarterie wird glatt ertragen, sobald sie in Narkose ausgeführt wird und deshalb der Reiz auf die Intima wirkungslos bleibt. Auch lehrt klinische Beobachtung, daß gelegentlich größte Embolien nur geringe Erscheinungen machen. So fand sich bei einer Autopsie vollständiger Verschluß der linken Lungenschlagader. Er war während des Lebens nicht bemerkt worden.

SCHUMACHER und JEHN haben den experimentellen Beweis erbracht, daß bei Lungenembolie tatsächlich allein durch reflektorischen Herzstillstand der Tod eintreten kann.

Ein weiteres Beispiel vagosympathischer Reflexe beobachten wir bei Erkrankungen und Eingriffen im Wurzelgebiete der Lunge. Blutungen, Entzündungen, besonders mediastinale Empyeme reizen das dort liegende Nervennetz. Stürmische Erscheinungen treten auf. Unregelmäßige Atmung, schneller Puls stehen in keinem Verhältnisse zur geringen Ausdehnung des Grundleidens. Auch haben wir mehrfach gesehen, wie Tampons, Paraffinplomben durch unmittelbare mechanische Wirkung auf das Herz und sein Nervensystem Rhythmus und Schlagfolge des

Pulses schwer veränderten. Entfernung des drückenden Fremdkörpers brachte sofortige Besserung.

Bei klinischer Beurteilung aller Lungenerkrankungen verdient die Anpassungs-fähigkeit des Körpers an den bestehenden Zustand und die Möglichkeit weitgehenden Ausgleiches volle Berücksichtigung. Kommt z. B. Einengung der Lungenoberfläche allmählich zustande, so vollzieht sich die Anpassung der übrigen Abschnitte schleichend und unauffällig. Störungen werden dann überhaupt nicht erkennbar. So erklärt sich die nur geringe Atemnot bei ausgedehntem allmählichen tuberkulösen Zerfalle der Lunge. Erst wenn besondere Ansprüche an das erkrankte Organ gestellt werden, macht sich seine Insuffizienz geltend. In Ruhe aber besteht Gleichgewichtslage, in der sich Forderung und Leistung entsprechen.

Als bemerkenswertes experimentelles Ergebnis sei hinzugefügt, daß größere Abschnitte, ja ein ganzer gesunder Lungenflügel und mehr beseitigt werden dürfen ohne nennenswerte Beeinträchtigung der Lebensfähigkeit des Versuchstieres.

Auch operative Fortnahme erkrankter Lungenbezirke beim Menschen ist ohne bedrohliche Ausfallserscheinungen möglich und von mir bei zahlreichen Patienten mit Erfolg durchgeführt.

Ebenso kann Verschluß eines größeren Bronchus, z. B. bei intrabron-chialen Geschwülsten, lange Zeit unerkannt vorhanden sein.

Oben wurde schon auf die Gefahrlosigkeit operativer Unterbindung der zuführenden Arterie eines Lappens beim Menschen hingewiesen. Die hohe Anpas-sungsfähigkeit des pulmonalen Gefäßsystemes geht aus den erwähnten Versuchen LICHTHEIMs hervor. Ausschaltung weiter Bezirke der Arteria pulmonalis bleibt ohne Einfluß auf den Blutdruck im großen Kreislauf. Allerdings ändert sich auch hier das Bild, wenn vermehrte körperliche Arbeit geleistet wird.

Die Zwerchfelltätigkeit fällt aus, ohne daß der Kranke Beschwerden empfindet.

Nach Durchschneidung eines Nervus phrenicus stellen sich bestimmte Ände-rungen im Atemtypus ein: Hochstand und paradoxe Verschiebung des Zwerchfelles. Die Herabsetzung des Atmungsausmaßes wird sehr bald durch Vergrößerung der Rippenarbeit wettgemacht. Selbst beidseitige Zwerchfellähmung kann bei erhaltener Bauch- und Brustkorbatmung ohne nennenswerte Schmälerung des respiratorischen Gaswechsels ertragen werden. Das haben wir mehrfach bei Brüchen der Halswirbel-säule beobachtet.

Die reflektorische Empfindlichkeit der Brustorgane und ihre Einstellung auf neue Verhältnisse begründen gelegentlich widerspruchsvolles Verhalten bei krank-haften Zuständen. Embolische Verstopfung einer kleinsten Arterie kann zu shock-artigem Tode führen. Operative Unterbindung eines Hauptstammes ist ungefährlich, wenn der Intimareflex nicht ausgelöst wird.

Die Fähigkeit der Lungen, bei Erkrankungen funktionellen Ausgleich zu schaffen, ist bedeutungsvoll. Durch eine Reihe von Hilfskräften, die nach Art und Ausdehnung der Störung unter wechselvollen Bedingungen einsetzen, kann fast immer befriedigende Kompensation geschaffen werden. Dauernde Mehrleistung eines Lungen-flügels oder auch nur einzelner Lungenabschnitte vermag Arbeitsemphysem und sogar echte Hyperplasie der Lunge hervorzurufen.

Die wichtigsten Atemstörungen seien nunmehr im Zusammenhange beschrieben.

Die großartigste und eindrucksvollste Änderung sehen wir beim offenen Pneumothorax. Seine Pathologie muß der Chirurg kennen, weil er bei der Durch-führung aller intrathorakalen Eingriffe mit seinen Gefahren zu rechnen hat.

Der **offene Pneumothorax** entsteht durch breite Eröffnung des Brust-korbes. Die innige Berührung zwischen Lungenoberfläche und Brustwand wird aufgehoben.   Ferner erhält die Lunge nach Fortfall des Brustwandzuges die Möglichkeit, sich durch ihre Eigenelastizität zusammenzuziehen. So entsteht ein großer Hohlraum, der mit Außenluft angefüllt wird. Mit ihrem Eindringen in den Pleuraspalt gleicht sich der Druck zwischen dem Atmungsrohre und dem Brustfellsack aus. Der „negative Druck" in der Brustfellhöhle ist verschwunden. Es herrscht in ihr die Spannung einer Atmosphäre.

Der offene Pneumothorax ist ein ernstes Ereignis. Er vollzieht sich unter eigenartigen Erscheinungen. Im Augenblicke der Brustwanddurchtrennung dringt zunächst unter leichtem Zischen eine kleine Menge Luft ein. Gewöhnlich steht in diesem Augenblicke die Atmung auf kurze Zeit still. Dann löst sich die Lunge

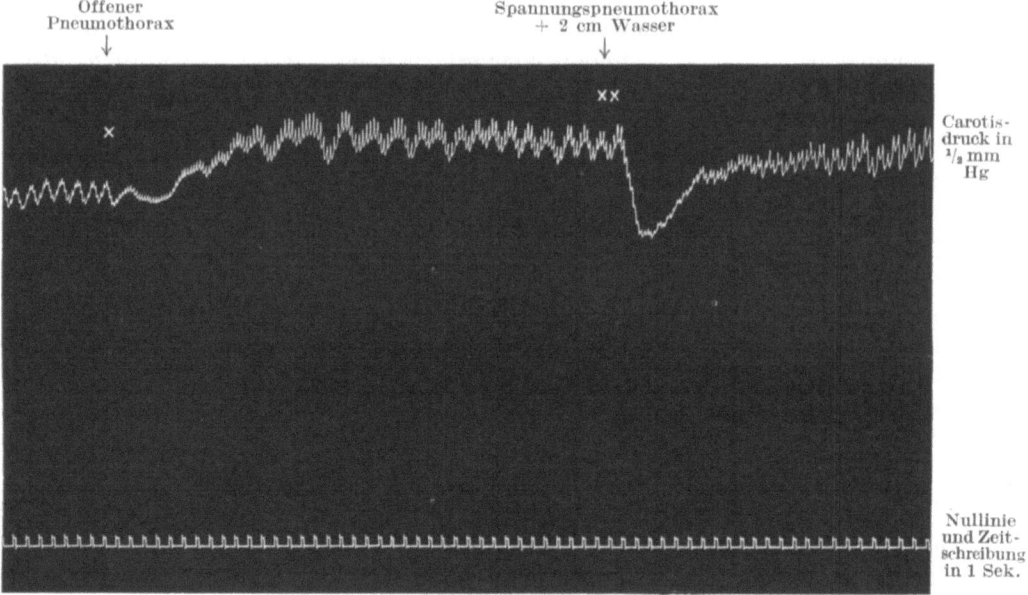

Abb. 120. Experimenteller Pneumothorax und Spannungspneumothorax. Nach anfänglich offenem Pneumothorax wird bei ×× ein Spannungspneumothorax von + 2 cm H_2O erzeugt. Der Blutdruck fällt wegen der sofortigen Erschwerung der Diastole plötzlich ab, um dann langsam wieder anzusteigen.

keineswegs plötzlich, sondern allmählich von der Brustwand im Laufe einiger Atemzüge ab (REINEBOTH, SAUERBRUCH, BRAUER, BITTORF und FORSCHBACH). Die Atmung ändert sich. Die einzelnen Züge, namentlich aber die Exspiration sind verlangsamt. Sie erfolgt aktiv unter starker Betätigung der Bauchpresse. Das klinische Bild ähnelt dem der exspiratorischen Dyspnoe. Nicht selten wird unter stürmischer Preßatmung die Lunge in der Ausatmung aus der Brustwunde herausgedrängt und in der Inspiration unter schlürfendem Geräusche wieder eingesogen. Das Organ wogt so hin und her ohne Schwankungen seines Volumens. Das Mittelfell bläht sich in der Exspiration wie ein Segel in die eröffnete Brusthälfte vor. In der Inspiration rückt es dann weit hinüber in die andere Seite. Nach kurzer Zeit wird die Atmung beschleunigt und oberflächlich; schließlich geht sie in CHEYNE-STOKESschen Typ über. Hochgradiger Lufthunger, Cyanose des Gesichtes und der Schleimhäute, starkes Hervortreten der erweiterten Halsvenen weisen auf behinderten venösen Abfluss und unzureichenden Gasaustausch in den Lungen hin. Die Herztätigkeit ist zunächst verlangsamt, der Puls voll und gespannt. Nach einiger Zeit wird er klein und unregelmäßig, ein Zeichen der Herzschwäche. Abgang von Urin und Kot, zentrales Erbrechen und Atemstillstand künden das Ende an.

Diese Störungen sind beim Versuchstier noch deutlicher. Namentlich beim Hunde werden infolge größerer Beweglichkeit des Mediastinums die Änderung der Atmung, das Hin- und Herflattern des Mittelfelles und die Beeinträchtigung der Herztätigkeit durch den Pneumothorax ausgesprochener. Die hochgradige Dyspnoe wird durch Nasenflügelatmung, Cyanose der Zunge und der Schleimhäute besonders eindrucksvoll. Der Blutdruck in der Carotis steigt; er sinkt mit Eintritt der Herzschwäche (SAUERBRUCH) (Abb. 120).

Wir können die Störungen auf das Zusammenwirken mehrerer Vorgänge beziehen.

Auffallend ist, daß funktionelle Ausschaltung der retrahierten Lunge Herabsetzung des Luftwechsels in der ersten Zeit jedenfalls nicht bedingt. Es lehrt schon eine einfache Beobachtung, daß nicht Einschränkung der Lungenatmungsfläche die Ursache der Dyspnoe sein kann. Sobald man nämlich den offenen Pneumothorax in einen geschlossenen verwandelt, nehmen die stürmischen Erscheinungen ab. Die Atmung wird ruhiger; die Herztätigkeit bessert sich, und die Dyspnoe schwindet. Hinzukommt, daß die Größe des Gaswechsels in den Lungen tatsächlich kaum sinkt. Volumenmessungen zeigen, daß durch Vermehrung und Vertiefung der Atemzüge die unversehrte Lunge sehr bald den gleichen Gesamtgaswechsel ermöglicht, bei unverändertem respiratorischen Koeffizienten (THOMA, WEIL, SACKUR, SAUERBRUCH). Auch ergibt ein einfaches Experiment, daß trotz vollständigen Ausfalles der Atmung eines Lungenflügels die klinischen Erscheinungen des offenen Pneumothorax fehlen können. Unterbindet man unter Anwendung des Druckdifferenzverfahrens den Hauptbronchus der eröffneten Seite im geblähten Zustande der Lunge, so bleiben schwere Erscheinungen, trotz funktioneller Ausschaltung des Organes, aus. Dieser Versuch beweist, daß nicht Ausfall der Atemfläche Ursache der Störungen beim offenen Pneumothorax sein kann. Sie sind vielmehr durch andere Vorgänge bedingt.

Unter physiologischen Verhältnissen heben sich in der Inspiration beide Hälften des Brustkorbes; er erweitert sich in allen Richtungen. Infolge der physikalischen Einfügung der Lunge in den Brustraum muß seiner Vergrößerung entsprechende Aufblähung des Organes folgen. Seine Oberfläche bleibt dabei in dauernder Berührung mit der Brustwandinnenfläche. Die Erweiterung der Lunge vollzieht sich also in letzter Linie durch den Zug der Brustwand unter gleichzeitigem Nachströmen der Luft in das Bronchialrohr. Nicht nur in den Rindenabschnitten, sondern auch im Wurzelgebiete dehnt sich die Lunge aus, wenn auch hier in etwas geringerem Grade. Da auf beiden Seiten gleichzeitig und gleichsinnig diese Brustkorbbewegungen vor sich gehen, besteht im Mittelfellraum ein Gleichgewichtszustand.

Volumenzunahme der Lunge bedeutet stärkere Beanspruchung ihrer Elastizität. Das Organ hat in der Inspiration vermehrtes Bestreben, sich in der Richtung der elastischen Faserzüge zusammenzuziehen. Es äußert sich diese Kraft, wegen der Gleichgewichtslage im Mittelfell, in einem Zuge nach dem Lungenstiele hin. Seine Wirkung auf Nachbarorgane kommt der Saugkraft verminderten Druckes gleich: „negativer Druck des Brustraumes".

Die folgende Exspiration ist ein passiver Vorgang. Die Rippen federn durch ihre anatomische Einfügung zwischen Wirbelsäule und Brustbein passiv in die Ausgangstellung zurück. Gleichzeitig zieht sich die Lunge kraft ihrer Elastizität zusammen, unter Abgabe einer entsprechenden Luftmenge nach außen. Da diese Bewegung wiederum gleichzeitig und gleichsinnig auf beiden Seiten vor sich geht, werden Mediastinum sowie rechtes und linkes Wurzelgebiet gleichmäßig belastet. Der Druck steigt beiderseits um ein Bestimmtes an. Das Mittelfell verharrt wieder in Gleichgewichtslage.

Sobald nun auf der einen Seite ein offener Pneumothorax hergestellt wird, ändern sich die Verhältnisse von Grund auf. Auch jetzt nimmt mit dem Anstiege der Brustwand das Volumen des gesunden Lungenflügels zu. Auf der eröffneten Seite hebt sich der Thorax im selben Sinne. Nur bleibt die Bewegung hier ohne Einfluß auf die in der Tiefe des Brustkorbes liegende retrahierte Lungenhälfte. Die Belastung des Mittelfelles wird jetzt ungleichmäßig. Auf der Pneumothoraxseite herrscht in allen Atmungsphasen der Druck der äußeren Luft. Auf der anderen bewirkt Zug der sich blähenden Lunge immer „Drucksenkung". Sie nimmt in der Inspiration zu und vermindert sich in der Exspiration. Es gibt also das Mittelfell während der Inspiration der stärkeren Belastung von der eröffneten Seite her nach und wird auf die gesunde Seite hinübergedrängt, oder, anders ausgedrückt: die Saugkraft des sich blähenden Lungenflügels zieht die Scheidewand in den entsprechenden Brustraum hinein. In der folgenden kräftigen Exspiration verkleinert sich dieser und mit ihm seine Lunge. Dieses Mal ist ein stärkerer Druck auf der uneröffneten Seite. Das Mittelfell weicht aus und wölbt sich in die eröffnete Brustfellhälfte vor. Bau und Einfügung des menschlichen Mediastinums bedingen, daß oberes und unteres Drittel mit den beiden „schwachen Stellen" ober- und unterhalb des Herzens die stärksten Bewegungen machen.

Dieses Hin- und Herflattern des Mittelfelles (GARRÈ) schränkt die Lüftung der Lunge wesentlich ein. Es behindert im besonderen ihre freie Entfaltung in der Einatmung, ihre Entleerung in der Ausatmung.

Zu dieser Hemmung des Gasaustausches in der arbeitenden Lunge kommt noch ein anderer ungünstiger Umstand hinzu. Die Saugkraft der sich inspiratorisch blähenden Lunge zieht unter gewöhnlichen Verhältnissen Luft aus der Trachea in die Lunge ein. Diese Wirkung macht sich in beiden Bronchen gleichzeitig und gleichmäßig geltend. Ganz anders beim offenen Pneumothorax. Hier fällt durch Retraktion des zugehörigen Flügels das Ansaugen in den entsprechenden Bronchus vollständig aus. Seine Lunge stellt vielmehr mit ihrem Luftgehalte nur einen Behälter dar, der durch den Hauptbronchus mit der Luftröhre und mit dem anderseitigen Bronchialrohr in freier Verbindung steht. Daraus folgt, daß sich die inspiratorische Saugkraft des unversehrten Lungenflügels an der Bronchusgabelung teilen muß. Einmal wird sie in der gewohnten Weise eine bestimmte Menge Luft aus der Trachea ansaugen. Außerdem wird Luft aus dem Bronchus der Pneumothoraxlunge aspiriert. Es dringt also während der Einatmung Luft nicht nur von außen, sondern gleichzeitig auch aus der Pneumothoraxlunge ein. In der folgenden Exspiration vollzieht sich dieser Vorgang im umgekehrten Sinne. Der aus der arbeitenden Lunge entweichende Luftstrom teilt sich an der Bifurkation. Ein Teil geht durch die Trachea nach außen als Exspirationsluft; eine kleinere Menge aber dringt durch den anderen Bronchus in den retrahierten Lungenflügel ein. Dieses Hin- und Herpendeln der Luft von der einen zur anderen Seite bedingt entsprechende Volumenschwankung des ausgeschalteten Organes. Es verkleinert sich in der Inspiration und vergrößert sich in der Exspiration. So entsteht paradoxe Atmung. BRAUER bezeichnet treffend diese Luft als „Pendelluft".

Die Luft des retrahierten Lungenflügels ist reich an Kohlensäure, arm an Sauerstoff. Sie vermischt sich auf der gesunden Seite mit der aus der Trachea angesaugten, so daß dieses Gemenge gegenüber der normalen Luft weniger Sauerstoff enthält.

Die günstige Wirkung des Bronchusverschlusses in dem oben beschriebenen Versuche beruht also auf Verhinderung des Mittelfellflatterns und auf Aufhebung der Pendelluft.

Indessen wird auch bei behindertem Luftaustausche die Atemgröße durch ausgleichende Leistung in dem gesunden Lungenflügel in regelrechter Höhe aufrecht erhalten. Wenn es also trotzdem zur Dyspnoe kommt, so trägt daran nicht mangelnde Atmung der gesunden Lungenhälfte, sondern ungenügende

Arterialisation des Gesamtblutes Schuld. Nach Untersuchungen von SACKUR und BRUNS ist der Sauerstoff des arteriellen Blutes fast um die Hälfte vermindert, der Kohlensäuregehalt dagegen annähernd normal. Das Sauerstoffdefizit wird verursacht durch Beimischung des aus der Pneumothoraxlunge zufließenden Lungenblutes. Die vermehrte Leistung des gesunden Lungenflügels bleibt darum unzureichend und kann Sauerstoffverarmung des Gesamtblutes und Dyspnoe nicht verhindern. Dem gut arterialisierten Blute der gesunden Seite wird eben das schlecht gelüftete der Pneumothoraxlunge beigemischt. Man versteht jetzt die große Abhängigkeit der Dyspnoe von der Durchblutungsgröße der Pneumothoraxlunge.

Leider sind unsere Kenntnisse über diesen wichtigen Vorgang noch lückenhaft. Im Schrifttume sind widersprechende Auffassungen und Untersuchungsergebnisse niedergelegt. Meine frühere Annahme, daß die Pneumothoraxlunge reichlicher durchblutet sei als die geblähte, haben CLOËTTA und v. RHODEN als richtig anerkannt; BRAUER, sein Schüler LE BLANC, ebenso BRUNS und PROPPING sind gegenteiliger Ansicht.

Man ist meines Erachtens bei der Prüfung dieser Frage zu summarisch verfahren. Trennung zwischen akutem und chronischem, offenem und geschlossenem Pneumothorax ist notwendig. Ebenso sollte man den Begriff der Durchblutung in zwei Teile auflösen: die jeweilige Blutmenge und die Strömungsgeschwindigkeit. Im Schrifttume ist diese Scheidung nicht mit der wünschenswerten Schärfe durchgeführt.

Daß die Lunge, die längere Zeit unter Pneumothoraxwirkung steht, schlecht durchblutet ist, unterliegt keinem Zweifel. Sie wird zum Teil atelektatisch; ihre Gefäße können durch Bindegewebswucherungen eingeengt werden. Diese fibröse Einmauerung der Strombahn haben wir besonders häufig dann gesehen, wenn ein künstlicher Pneumothorax zu Exsudatbildung im Brustfellraume geführt hatte.

Anders beim akuten Pneumothorax. Zunächst sei hier auf ein immer wieder beobachtetes Bild im operativ eröffneten Brustkorbe hingewiesen: die pralle Fülle der Pulmonalvenen an der Wurzel des retrahierten Lungenflügels. Die feineren Vorgänge, die dieser Venenstauung zugrunde liegen, erklären sich vielleicht aus den Ergebnissen bei capillarmikroskopischer Untersuchung der Froschlungenoberfläche (NISSEN und LAUX).

Bei ausgespannter Lunge sieht man gleichmäßige Bewegung der roten Blutkörperchen in den gut sichtbar gemachten Capillaren. Nach den kleineren Venen zu nimmt die Geschwindigkeit der Blutkörperchen gewöhnlich zu. Auch hier ist ihre Strömung vollkommen gleichmäßig. An den Arteriolen läßt sich synchron mit dem Herzschlage wellenartige Bewegung des Blutes beobachten.

Dieses Bild ändert sich mit dem Lungenkollaps schlagartig. In den Capillaren tritt erhebliche Stromverlangsamung ein. Die Blutkörperchen rollen nur träge und stockend weiter. Die Fortbewegungswellen sind ungleichmäßig. Nach den Venen zu verstärkt sich die Stauung. Die kleinen Venen werden infolgedessen stärker gefüllt und gedehnt. So versteht man auch die Stase in den großen, capillarmikroskopisch nicht mehr erfaßbaren Venenstämmen.

Mit Vorsicht könnte man daraus folgern, daß auch beim Menschen ein grundsätzlicher Unterschied im Blutumlauf zwischen ausgespannter und retrahierter Lunge besteht, und zwar im Sinne der Verlangsamung bei der Lungenretraktion.

Weiter würde man aus den beobachteten Stauungszuständen folgern, daß der absolute Blutgehalt in der Pneumothoraxlunge größer ist; jedenfalls gilt das beim offenen Pneumothorax, bei dem die Saugkraft des Herzens sinkt. Diesen Verlust kann verstärkte Atmung auf der gesunden Seite ausgleichen. Im retrahierten Lungenflügel führt dagegen die Einbuße an diastolischer Saugkraft zu Stauung in den Abflußbahnen. Beim geschlossenen Pneumothorax macht sich diese nachteilige Beeinflussung der Vorhoffüllung nicht so sehr bemerkbar.

Diese Auffassung wird unterstützt durch Untersuchungen von WEISS. Er stellte fest, daß bis 70% des gesamten Lungenblutes beim Hunde, der außerordentlich zarte Mediastinalblätter besitzt, durch die Pneumothoraxlunge fließt, und zeigte damit die große Abhängigkeit der Durchblutung von der Beweglichkeit des Mittelfelles.

Der arterielle Blutdruck beim offenen Pneumothorax bleibt lange Zeit unbeeinflußt. Sein Verhalten überrascht, wenn man an Rückwirkung auf die große Blutbahn denkt. Das Einströmen des venösen Blutes in das rechte Herz ist behindert, weil Saugwirkung des Thorax fortfällt und aktive Diastole des Herzens erschwert ist (SACKUR, SAUERBRUCH, O. BRUNS, GERHARDT). Flattern des Mediastinums, Tief- und Stillstand des Zwerchfelles hemmen ebenfalls den Rückfluß des Körperblutes. Man darf also aus der Ebenmäßigkeit des arteriellen Blutdruckes nicht gleichen Blutgehalt des arteriellen Systemes folgern. Sie ist vielmehr als Wirkung dyspnoischer Gefäßverengerung aufzufassen. Die Organe werden in Wirklichkeit schlechter arterialisiert als vorher.

Die beschriebenen Störungen in Atmung und Kreislauf lassen sich nicht restlos mechanisch erklären. Unklar ist noch die Rolle der Lungenvasomotoren. LOHMANN und MÜLLER, CLOËTTA und ANDERES, WOLFER, LIEBMANN u. a. schlossen aus der Wirkung bestimmter pharmakologischer Stoffe auf ihre Anwesenheit. Anatomische Befunde sprechen im selben Sinne (WALTHER FELIX). Bei intrathorakalen Eingriffen ändert die Lunge oft trotz gleichmäßiger Blähung vorübergehend ihre Farbe und ihren Blutgehalt. Es werden durch Berührungen umschriebene Gefäßverengerungen ausgelöst. Andere reflektorische Vorgänge sind verständlicher. Das vorübergehende Stocken der Atmung beim Eintritte des Pneumothorax wird von dem Brustfelle her ausgelöst. Ein zweiter Atemstillstand nach vollständiger Retraktion der Lunge kommt wiederum reflektorisch zustande. Er fehlt, wenn die Eröffnung unter Druckdifferenz erfolgt. Man darf annehmen, daß es sich hier um eine Funktion des Vagus handelt. Ähnlich wie bei der Selbststeuerung der Atmung, bei der der wechselnde Blähungszustand der Lunge den regelnden Reflex vermittelt, ist es auch hier; nur wird die Wirkung ins Krankhafte gesteigert, weil die Volumenschwankungen weit über das physiologische Maß hinausgehen. Auch experimentell ist der Einfluß des Vagus auf den Tonus der Lunge nachweisbar. Man bläht bei bestimmtem Drucke die Lunge auf ein entsprechendes Volumen. Durchtrennt man dann den Nerven einer Seite, so nimmt der Inhalt des ihm entsprechenden Lungenflügels deutlich zu. Seine Hohlräume haben sich erweitert. Man darf daraus folgern, daß die Muskulatur der Bronchen und auch der kleinsten Bronchioli nach Wegfall der Vaguswirkung erschlafft und daß dadurch der Querschnitt der Röhren vergrößert wird. Reizt man umgekehrt den Vagus, so verkleinert sich das Lungenvolumen deutlich. Der Einwand, daß diese Wirkung nur auf schwächerer oder stärkerer Füllung der Gefäße beruhe, ist dadurch entkräftet, daß sich der Versuch auch am ausgebluteten Tiere in derselben Weise wiederholen läßt. Der Einfluß des Vagus auf die Bronchialmuskulatur wird auch von WALTHER FELIX betont.

BRÄUCKER stellte dann fest, daß die wichtigste bronchomotorische Bahn in den Rami bronchioles posteriores des Plexus pulmonalis posterior verläuft. Nach ihrer Entfernung kann man die übergeordneten peripheren Bahnen reizen, ohne daß sich die Bronchiolen verengern.

Die beschriebenen Störungen des offenen Pneumothorax treten beim Menschen keineswegs immer in die Erscheinung. Oft sind sie so gering, daß ihnen praktische Bedeutung nicht zukommt. Einige Autoren haben aus solchen Beobachtungen den Schluß gezogen, daß die Gefahren des offenen Pneumothorax überschätzt werden. Demgegenüber muß ausdrücklich darauf hingewiesen werden, daß derartige Wahrnehmungen Ausnahmen sind. Sie erklären sich durch besondere Umstände.

So können z. B. mehr oder minder ausgedehnte Verwachsungen zwischen den beiden Brustfellblättern vollständige Retraktion eines Lungenflügels verhindern. Er fällt nur teilweise aus, und das Mittelfell verschiebt sich nicht.

Auch die anatomische Beschaffenheit des Mittelfelles spielt eine große Rolle. Durch chronische Entzündungen wird es verdickt und unnachgiebig. Die Scheidewand wird steif und büßt dadurch ihre Verschieblichkeit ein. Infolge ihrer Starrheit weicht sie dem Atmosphärendrucke nicht aus und gibt auch den Schwankungen der Atmung nicht nach.

Fixation der Lunge kommt hie und da auch ohne Verwachsungen der beiden Brustfellblätter durch günstige Zufälligkeiten zustande.

Ein überzeugendes Beispiel dafür sah ich bei einem Studenten. Er hatte auf der Mensur einen Säbelhieb erhalten, durch den der siebente linke Intercostalraum breit eröffnet wurde. Die Lunge blieb unverletzt. Es folgte unmittelbar ein schwerer Zustand mit Cyanose, Atmungstörungen und Herzschwäche. Dann kam es plötzlich zu einem heftigen Hustenanfall und zu Vorfall des retrahierten Lungenflügels durch die Wunde. Die Rippen klemmten ihn ein. Das Befinden des Kranken besserte sich augenblicklich so sehr, daß er zu Fuß die Klinik aufsuchen konnte. Als man dann bei der Versorgung der Wunde die Lunge zurücksinken ließ, trat sofort wieder ein bedrohlicher Zustand ein. Er wurde durch Aufblähung der Lunge unter Druckdifferenz endgültig beseitigt. Man schloß den Zwischenrippenraum durch pericostale Naht. Der Verletzte verließ nach 10 Tagen geheilt das Spital.

Auch andere mechanische Umstände spielen beim offenen Pneumothorax eine Rolle. Beim Ruhen auf der uneröffneten Seite unterstützt die Lunge durch ihre Schwerkraft das Retraktionsbestreben. Die Mediastinalverschiebung ist darum stärker und ausgiebiger. Umgekehrt erschwert gegenteilige Lage Retraktion der Lunge und Verdrängung des Mittelfelles. Bei linkseitigem Pneumothorax und linker Seitenlage zieht geradezu das Herz das Mittelfell nach unten, spannt es an und verhindert seine gefährliche Wanderung. Auf die klinisch-praktische Bedeutung dieser Beobachtungen haben GARRÈ und ELSBERG nachdrücklich hingewiesen.

Sehr viel hängt davon ab, ob der Pneumothorax plötzlich oder allmählich entsteht. Je schneller sein Eintritt, desto größer die Gefahren.

Rechtseitiger Pneumothorax ist bedrohlicher als linkseitiger. Bei Retraktion der rechten Lunge wird der Abfluß aus der Vena cava inferior behindert, während er bei linkseitigem Pneumothorax fast unbeeinträchtigt bleibt. Außerdem ist der Ausfall an Atemoberfläche rechts größer als links.

Auch Nebenverletzungen spielen mit.

Im Vergleiche zu dem weit offenen chirurgischen, hat im allgemeinen der **geschlossene Pneumothorax** nur geringere unmittelbare Folgeerscheinungen. Spontanpneumothorax beim Keuchhusten und bei Lungenrindenverletzungen gefährdet den Kranken nicht. Dagegen führt Durchbruch einer Lungenkaverne bei der Tuberkulose oder eines Abscesses wegen der begleitenden Pleurainfektion zu einem schweren Krankheitsbilde.

Besondere Formen des geschlossenen Pneumothorax sind der Ventilpneumothorax und der praktisch außerordentlich wichtige Spannungspneumothorax. Ihre Pathologie wird auf S. 765 u. f. und in Bd. II, S. 721 u. f. ausführlich besprochen.

Ähnlich wie Eintritt von Luft wirkt **Ansammlung von Flüssigkeit im Brustfellraume.** Je nach ihrer Menge zieht sich dabei die Lunge von der Wand mehr oder weniger zurück. Die alte Annahme, daß der passive Druck des Exsudates das Organ verdränge und zusammenpresse, ist unrichtig. Vielmehr wissen wir aus manometrischen Untersuchungen von WEITZ und namentlich von D. GERHARDT, daß der Druck in Brustfellergüssen „negativ" bleibt.

Diese überraschende Tatsache findet überzeugende Erklärung. Solange sich der Brustkorb auf der Exsudatseite bei der Einatmung noch weiten kann, wird der Druck im Brustfellsacke und damit auch der des Exsudates verringert. Erst wenn infolge Ansteigens des Ergusses die Rippen in äußerste Einatmungstellung passiv gedrängt werden oder wenn durch Schmerzen und andere Entlastungsreflexe die kranke Brustwand funktionell ausgeschaltet ist, so daß Dehnung unmöglich wird, kann der Eigendruck des Exsudates zur Geltung kommen. Aber auch jetzt noch bleibt er eine Zeitlang negativ und weist respiratorische Schwankungen auf. Die Einatmungsbewegung auf der gesunden Seite saugt dann, ähnlich wie beim offenen Pneumothorax, das Mittelfell herüber und führt so wiederum zur Erweiterung des erkrankten Brustfellraumes. Das Exsudat folgt ihm und verliert durch seine räumliche Ausdehnung ein bestimmtes Maß von Eigendruck. Umgekehrt wird während der Ausatmung das Mittelfell wieder etwas auf die andere Seite herübergedrängt, deren Brustfellraum verkleinert, der Druck des Ergusses erhöht. Das Überwandern des Mittelfelles auf die gesunde Seite findet Grenzen in seiner Nachgiebigkeit und Eigenelastizität. Ist weitere Raumzunahme der krankseitigen Brustfellhöhle unmöglich geworden, so hört die inspiratorische Abnahme des Exsudatdruckes auf. Dann ist der Punkt erreicht, an dem das Exsudat in beiden Atmungsabschnitten positiven Druck hat. Er führt zur Verdrängung der retrahierten Lunge, des Mittelfelles und des Zwerchfelles. Die so entstehende Behinderung des anderen Lungenflügels, die Rückwirkung auf den Kreislauf bedingen ein schweres Krankheitsbild. Die Kranken liegen mit ängstlichem Gesichtsausdruck auf der befallenen Seite, um der gesunden möglichst ausgiebige Bewegungen zu gestatten. Die Atmung selbst ist oberflächlich, stark beschleunigt, der Puls klein, unregelmäßig und sehr frequent. Es besteht allgemeine Cyanose. Durch Vermehrung der Atemzüge wird eine Zeitlang ausreichender Luftwechsel in der Lunge aufrecht erhalten.

Auch die hochgradige Dyspnoe bei Exsudaten wird durch mangelhafte Lüftung des Blutes verursacht. Die Entleerung der großen Venenstämme ist infolge Abnahme der Saugkraft des Brustkorbes gering. Hinzukommt, daß die großen Venen bei der Verlagerung des Mediastinums durch Druck oder Zug eingeengt, ja abgeknickt werden können. Auch hier sind rechtseitige Ergüsse gefährlicher. Das Herz rückt nach links; die dünnwandigen Hohlvenen werden angespannt und zusammengepreßt. Der Druck der Flüssigkeit lastet auf der schwachen rechten Vorhof- und Kammerwand. Füllung und Entleerung werden behindert, die dort befindlichen nervösen Zentren unmittelbar getroffen (GRÄFF, SAUERBRUCH). Dagegen führt Widerstand in den Gefäßen der retrahierten Lunge nach den LICHTHEIMschen Versuchen zu keiner Erschwerung des Blutumlaufes.

Nicht selten beobachtet man Pulsus paradoxus. Erschwerte Entleerung der großen Hohlvenen ruft ihn hervor.

Die beschriebenen Kreislaufstörungen bei den Brustfellergüssen treten mitunter plötzlich ein.

Die mechanische Wirkung umschriebener Exsudate kommt derjenigen einer künstlich angelegten Plombe sehr nahe: Einschränkung der respiratorischen Fläche und starke Einengung der Lunge. Auch über der Plombe ist die Brustkorbatmung ausgeschaltet. Die Zwischenrippenräume schrumpfen. Die Muskulatur schwindet. Man kann oft geradezu die Grenze der Plombe außen am Brustkorbe ablesen.

Die anatomischen und die physiologischen Voraussetzungen des normalen Atmungsvorganges werden weiterhin durch **Verletzungen** oder **Umgestaltung des knöchernen Brustkorbes**, am meisten bei ausgedehnten Rippenbrüchen gestört. Ganze Bezirke der Brustwand verlieren ihre Festigkeit, wenn ihre Knochen aus dem Zusammenhange einseitig oder gar beidseitig herausgebrochen werden (Stückbrüche der Rippen und des Brustbeines). Immer büßt die betroffene Brustwand die Fähigkeit normaler In- und Exspirationsbewegung ein. Aktives Heben des Brustkorbgitters bei der Einatmung wird unmöglich und Blähung der Lunge darum aufgehoben.

In der Ausatmung gibt die Brustwand der intrathorakalen Drucksteigerung nach und wölbt sich ballartig nach außen vor.

Dieses Verhalten kann mit dem Flattern des Mittelfelles beim offenen Pneumothorax verglichen werden. Es kommt dadurch zustande, daß im Verletzungsgebiete der inspiratorische Zug auf die Lunge wegfällt. Auf der unverletzten Seite bläht sie sich dagegen. Ihre Retraktionskraft tritt als Zugwirkung auf Mittelfell und Lunge der anderen Seite in Erscheinung. Da der haltlose Abschnitt der Brustwand dem äußeren Luftdrucke nicht, wie seine Nachbarschaft, widerstehen kann, muß er diesem und dem Zuge des Mittelfelles nach der anderen Seite folgen. Umgekehrt bleibt bei der Exspiration die physiologische Verkleinerung des Brustkorbes im verletzten Abschnitte aus. Vielmehr pflanzt sich der Druck von der anderen Seite her auf Mittelfell und auf die Lunge der verletzten Brustkorbhälfte fort. Das Organ wird verschoben und geradezu an der Lücke herausgepreßt. Wie beim offenen Pneumothorax pendelt unter den gegebenen Bedingungen in der Inspiration eine bestimmte Menge von Luft aus der Lunge der verletzten Seite in die andere hinüber und in der Exspiration auf demselben Wege zurück (Pendelluft).

Auf diese Weise tritt erhebliche Beeinträchtigung des Gaswechsels ein Namentlich bei doppelseitiger Verletzung wird sie nicht selten lebensbedrohlich, ähnlich wie bei einem offenen Pneumothorax. Genau wie hier entsteht schwere Dyspnoe; die Einatmung vollzieht sich ruckweise und krampfhaft; die Ausatmung ist verlangsamt und vermindert und erfolgt unter Mitwirkung aktiver Hilfskräfte, besonders der Bauchmuskulatur. Durch sie wird die Luft aus dem Brustkorbe förmlich herausgepreßt. Freilich findet sie in der durch den Schmerz reflektorisch verengten Glottis ein mechanisches Hindernis. Um so größer werden die Anstrengungen des Kranken zu seiner Beseitigung. Es entsteht das eigenartige Bild der Preßatmung.

Nicht selten führen die Kranken diese besondere Atmung absichtlich herbei. Erschwerung der Ausatmung verhindert ja zu schnelle und zu ausgiebige, daher schmerzhafte Bewegungen der Rippen.

Andererseits ruft aber aktive Preßatmung neue Störungen hervor. Mit steigendem Thoraxinnendrucke fließt das venöse Blut schlechter in das rechte Herz ab. Die Stauung wird an den geschwollenen Venen des Halses und der allgemeinen Cyanose kenntlich.

Die geschilderten Atmungstörungen machen sich auch nach ausgedehnter Rippenresektion geltend.

Entknochung der Brustwand bedeutet Aufhebung ihrer aktiven respiratorischen Bewegung und damit Ausschaltung der entsprechenden Lungentätigkeit. Darum darf man die Erscheinungen erwarten, die wir eben kennen lernten: Brustwandflattern und Mittelfellverschiebung mit paradoxer Atmung in der betreffenden Seite. In der Tat kamen solche Zustände nach der alten BRAUER-FRIEDRICHschen Plastik in ausgesprochenem Maße vor. Sie waren erheblich gemindert bei schwartig verdicktem Mittelfell und narbig veränderter Lunge. Immer aber war es notwendig, die paradoxen Bewegungen der Brustwand durch mechanische Gegenmittel einzudämmen (Lagerung, Bandagen).

Die anatomische Ausheilung ausgedehnter Rippenbrüche und die Knochenneubildung nach der Thorakoplastik lassen oft eine gänzlich starre Brustwand entstehen. Ausschaltung und Ruhigstellung der betreffenden Lunge werden so erreicht. Einseitige und umschriebene Erstarrung der Brustwand kommt auch nach chronisch-entzündlichen Veränderungen des Brustfelles und der Lunge vor (vgl. Kapitel der Lungentuberkulose). Der starke Zug der schrumpfenden Lunge und der Brustfellschwarten zwingt die Rippen abwärts und einwärts. Gleichzeitig erfolgt gewöhnlich Drehung um ihre Längsachse. Der untere Rippenrand rückt einwärts, der obere nach außen. Der Rippenquerschnitt wird selbst in den oberen Abschnitten ausgesprochen dreikantig. Die Intercostalräume werden immer enger.

Die Zwischenrippenmuskeln schrumpfen und verlieren ihre Kontraktionsfähigkeit. Schließlich liegen die Knochen dachziegelförmig übereinander.

Durch chronische Entzündungen entstehen Wucherungen, die benachbarte Rippen miteinander verlöten. Auch diese anatomische und mechanische Veränderung der Brustwand beeinträchtigt ihre respiratorische Beweglichkeit. Einatmung und Ausatmung des entsprechenden Lungenflügels sind so gut wie aufgehoben.

Chronische Schrumpfungsvorgänge an Lunge und Brustfell führen regelmäßig zur Verziehung des Mittelfelles und seiner Organe. Klinische Untersuchung und Röntgenbild geben darüber klaren Aufschluß. Die Verlagerung der großen Gefäße wird gewöhnlich gut ertragen, wenn nicht Stauung in den großen Venen hinzutritt und wenn nicht das Herz durch Schwarten in seiner diastolischen Entfaltung und systolischen Entleerung gehemmt wird. Dann freilich entstehen alle Folgen der mechanischen Herzinsuffizienz (vgl. Bd. II, S. 289).

Selbst kleine Stränge, die den Herzbeutel mit dem Zwerchfell oder der Brustwand verbinden, können erhebliche Beschwerden, Unregelmäßigkeit des Pulses, Angstgefühl und Beklemmung, auslösen. Sehr häufig sieht man z. B. bei schrumpfenden fibrösen Phthisen, daß die Trachea nach der kranken Seite verzogen ist. Dann ist der Lufthunger des Phthisikers weniger durch die Erkrankung an sich, als durch die mechanische Einengung und Verziehung der Luftröhre verschuldet.

Auch die Bewegung des Zwerchfelles leidet durch solche Schwarten. Seine Kuppe oder andere Teile werden nach oben verzerrt. Oft kommt es zu zipfelförmigen Ausziehungen, die an der Lunge oder der Brustwand angeheftet sind (Abb. 369 u. 370). Durch das Zerren solcher Stränge bei den Bewegungen des Zwerchfelles entstehen heftige Schmerzen, deren Sitz oft überrascht. Auch quälender Singultus wird so gerade bei Tuberkulösen hervorgerufen. Alle diese Beschwerden lassen sich leicht durch künstliche Lähmung des Muskels beseitigen.

Eine besondere Form der Verwachsung ist der ringförmige Abschluß des Sinus phrenicocostalis (ASCHOFF). Sie scheidet ihn gegen die übrige Brustfellhöhle vollständig ab.

Auch **Erkrankungen und chronische Veränderungen der knöchernen Brustwand** können die Atmung mehr oder weniger beeinträchtigen.

Die hochgradige Raumbeschränkung der Brusthöhle bei Kyphoskoliose engt die Lunge nicht selten bis zur Atelektase ein. Die veränderte Einfügung und der ungewöhnliche Verlauf der Rippen schalten inspiratorische Hebung des Brustkorbes aus. Auch seine exspiratorische Verkleinerung kann infolge der Starrheit der Rippen behindert sein. Vermehrte Tätigkeit der übrigen Brustkorbabschnitte schafft notdürftigen Ausgleich. Die Atmung bleibt darum selbst in der Ruhe beschleunigt. Das Exspirium ist verlängert, das Inspirium häufig verkürzt. Auch der Kreislauf leidet bei den Kyphoskoliotikern. Saugkraft des Thorax und des rechten Herzens ist vermindert. Ähnlich wie beim Exsudat und beim Pneumothorax genügt die Sauerstoffversorgung des Blutes nicht mehr.

Haben die Rippen durch Verknöcherung ihrer elastischen Knorpelansätze, durch Ankylosierung der hinteren Gelenke oder durch Schrumpfungsvorgänge der bewegenden Muskulatur ihre regelrechte Beweglichkeit eingebüßt, so wird wiederum die Brustatmung stark herabgesetzt (primäre Thoraxstarre; vgl. S. 746). Es treten dann Bauch- und Zwerchfellatmung in den Vordergrund.

Geschwülste der Brustwand, die sich über mehrere Rippen erstrecken, wie z. B. Rippensarkome, beeinflussen die Atmung anfänglich nur wenig. Allmählich aber schwindet die Muskulatur; die Brustkorbbewegungen leiden. Schließlich können sich die Rippen überhaupt nicht mehr ausgiebig betätigen. Die respiratorischen Schwankungen der Lunge werden herabgesetzt, besonders wenn auch noch das Gewicht der Neubildung die inspiratorische Hebung des Brustkorbes nachdrücklich behindert. Engt die weiter wachsende Geschwulst den Brustraum ein, so wirkt sie mechanisch, wie Erguß oder Plombe.

Von den **Lähmungen der Brustwand,** die sämtlich mehr oder weniger die respiratorische Tätigkeit einschränken, fesselt uns besonders die **Paralyse des Zwerchfelles.** Sie wird durch Erkrankung, in neuerer Zeit absichtlich durch operative Durchtrennung des Nervus phrenicus herbeigeführt.

Das Zwerchfell rückt dadurch in äußerste Ausatmungslage und verliert seine Eigenbewegungen. Es steht aber nicht still, sondern wird passiv während der Einatmung nach oben angesaugt, ähnlich wie das bewegliche Mittelfell beim Pneumothorax und die entknochte Brustwand nach totaler Thorakoplastik; in der Ausatmung weicht es dem erhöhten Drucke wieder nach unten aus.

Nach beidseitiger Zwerchfellähmung, wie wir sie bei tuberkulöser Meningitis oder bei gewissen Verletzungen der Halswirbelsäule beobachten, nimmt das Zwerchfell ebenfalls Exspirationstellung ein. Aus dieser folgt es, wie ein schlaffes Segel, den Lungenbewegungen, steigt also — umgekehrt wie in der Regel — bei Einatmung herauf, bei Ausatmung herab. Der vollständige Ausfall an muskulärer Mitarbeit des Zwerchfelles wird bei solchen Kranken wettgemacht durch vermehrte Brustkorbatmung. Das mächtige Auf- und Abwogen der Brustwand kann man als „Schaufeln" (Abb. 121) bezeichnen (SAUERBRUCH, FEER).

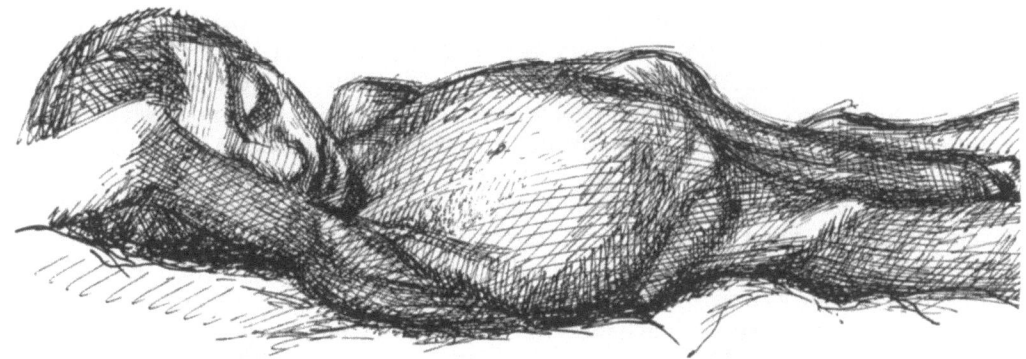

Abb. 121. Schaufelstellung des Thorax nach doppelseitiger Zwerchfellähmung.

Von diesem Zustand wohl zu unterscheiden ist der **doppelseitige Krampf** der Zwerchfellmuskulatur beim **Tetanus.** Auch hier ist die physiologische Bewegung des Muskels aufgehoben. Das Zwerchfell bleibt aber in Inspirationstellung starr zusammengezogen. Da sich gewöhnlich bald Spasmus der übrigen Atmungsmuskulatur hinzugesellt, hört schließlich jede Thoraxbetätigung auf. Die Atmung bricht ab. Erstickung droht.

Bei einem derartigen Kranken wurde an unserer Klinik die tetanische Starre des Zwerchfelles durch doppelseitige Phrenikotomie aufgehoben (JEHN). Es entstand die viel günstigere schlaffe Lähmung beider Zwerchfellhälften, die nunmehr künstlichen Atembewegungen der Lunge keinen Widerstand mehr leisten konnte. Wir erzielten sie durch stoßweises Aufblähen des Organes mit Überdruck und retteten das Leben des Knaben.

Auch **schmerzhafte Erkrankungen des Brustgitters,** die es mechanisch nicht behindern, können trotzdem die Atmung schädigen. Der Kranke versucht durch Einschränkung der Bewegungen die Schmerzen herabzusetzen. Am deutlichsten tritt dieses Verhalten nach operativen Eingriffen an der Brustwand: **Rippenresektion, Mammaamputation,** in die Erscheinung. Hier ist Einschränkung der Brustkorbatmung oft folgenschwer: mangelhafte Lüftung der Lunge leitet leicht postoperative Pneumonien ein.

Alle **Behinderungen des Kehlkopfes, der Luftröhre und der großen Bronchen**
rufen eigenartige Störungen hervor. Dabei ist es zunächst gleichgültig, in welcher
Weise der Querschnitt der Luftröhre eingeengt wird. Ihre Abknickung, Druck
eines Gewächses oder eines Kropfes von außen, entzündliche Schwellungen der
Schleimhaut, Geschwülste und Lähmungen beider Stimmbänder wirken in derselben
Weise. Da Ein- und Ausatmung behindert sind, schwanken intrabronchialer und
intrapleuraler Druck ungemein.

Bei jeder Stenose der oberen Luftwege, die über ein bestimmtes Maß hinaus-
geht, verändert sich sofort die Atmung. Sie verlangsamt und vertieft sich. Das
wird ermöglicht durch vermehrte Tätigkeit der gewöhnlichen respiratorischen Kräfte,
denen sehr bald die Hilfsmuskulatur sich anschließt. In dieser Umstellung liegt die
Voraussetzung für erfolgreichen Ausgleich. Das Hindernis kann nur langsam überwunden werden, während bei hastiger Einatmung der Nutzen ausbleiben würde. Der
Anstoß zu diesem zweckmäßigen Verhalten der Atembewegung, namentlich zu der
Vertiefung ist in verschiedenen Vorgängen zu suchen. v. KREHL glaubt, daß Änderung
des intrapulmonalen Druckes im Sinne der HERING-BREUERschen Selbststeuerung
die Atmung beeinflußt. BITTORF, FORSCHBACH und O. BRUNS weisen darauf hin, daß
die Umstellung der Atmung von höheren nervösen Zentren ausgeht. MORAWITZ und
SIEBECK, FORSCHBACH und BITTORF zeigten, daß die Stenosenatmung eintritt, bevor
die Zusammensetzung der Alveolärluft oder der Blutgase sich geändert haben kann.
In experimentellen Untersuchungen gelang es NISSEN und COKKALIS, den Weg des
bei der Trachealstenose nötigen nervösen Reflexes schärfer zu erfassen. Er verläuft im Vagus. Die Atmung wird nämlich nach seiner Durchschneidung flacher
und gleichmäßiger, der normalen ähnlicher. Ausfall der inspirationshemmenden
Vaguserregung und eine dadurch bedingte Reizinkoordination im Atmungszentrum
werden als Ursache angesehen.

Solange Muskelkräfte und Beschaffenheit des Thorax die wenn auch stridoröse
Atmung sichern, kann Gleichgewichtszustand bestehen. Nicht nur ausreichenden
Luftwechsel, sondern sogar **Hyperventilation der Lunge** stellten KÖHLER bei
Versuchstieren, MORAWITZ und SIEBECK am Menschen fest. Lassen die Hilfskräfte
nach, so wird bei Stenosen auch der Luftröhre die Atmung oberflächlich und sehr
beschleunigt. Das Blut überlädt sich mit CO_2.

Senkung des intrapulmonalen Druckes bedingt inspiratorische Einziehungen
an den nachgiebigen Teilen des Brustkorbes, den Zwischenrippenräumen, dem
Jugulum, dem Epigastrium und den Schlüsselbeingruben. Durch vermehrte
inspiratorische Ansaugung wird auch das Zwerchfell in seiner Tätigkeit beeinflußt.
Es entstehen **paradoxe Bewegungen** (BITTORF). Jede Inspiration wird von einem
schlürfenden, reibenden Geräusche der eindringenden Luft begleitet (**Stridor**).
Ihre Dauer ist deutlich verlängert. Die Erschwerung der Luftzufuhr wird vom
Kranken namentlich während der Einatmung stark empfunden. Die Behinderung
der Ausatmung tritt klinisch weniger in die Erscheinung. Man spricht darum von
inspiratorischer Dyspnoe. Sie wird, wie wir oben gezeigt haben, bei in- und
exspiratorisch gleichbleibendem Hindernisse durch nervös-reflektorische Vorgänge
ausgelöst. Oft aber läßt sich diese besondere Form durch mechanische Eigentümlichkeit der Sperre, ihren Sitz und ihre anatomische Beschaffenheit erklären. COHN-
HEIM hat dafür den Begriff der **Ventilatmung** geprägt. Am reinsten beobachtet man sie bei der Lähmung der Mm. cricoarytaenoidei postici. Die schlaffen
Stimmbänder werden in die Luftröhre angesaugt, so daß der Spalt zwischen ihnen
äußerst eng wird, während dem exspiratorischen Luftstrom ein Hemmnis nicht im
Wege steht.

Eine klinisch gleichwichtige Form inspiratorischer Ventilatmung entwickelt sich
bei der sogenannten **Tracheomalacie**. Die durch langdauernden Druck des Kropfes
erweichte Luftröhre verliert nach dessen Entfernung jeden Halt; sie gibt dem

Einatmungszuge in derselben Weise nach, wie es etwa die Stimmbänder bei Posticus-lähmung tun. Auch hier bleibt die Exspiration frei.

Umgekehrt kann lediglich die Exspiration mechanisch behindert sein: ex-spiratorische Dyspnoe. Klassisches Beispiel dafür ist der infraglottische, gestielte Polyp, der vom Exspirationstrome gegen die Stimmritze gedrückt wird und so den Austritt der Luft unmöglich macht, während er die Inspiration nur unwesentlich erschwert.

Hindernisse in einem Hauptbronchus verändern in ähnlicher Art die Atmung. Zunächst wird sie auch hier verlangsamt und vertieft. Erst bei voll-ständigem Bronchialverschluß oder beim Hinzutreten einer Verdichtung der Lunge wird das Atembedürfnis durch vermehrte oberflächliche Atemzüge geregelt. Die Dyspnoe bei Bronchialstenosen, insbesondere bei Bronchialgeschwülsten, ist vorwiegend inspiratorisch. Die Zwischen-rippenmuskeln auf der erkrankten Seite ziehen sich ein. Mittelfell und Zwerch-fell werden angesaugt.

Manchmal entsteht bei Verengerung eines Bronchialrohres auch exspiratorische Dyspnoe, der gegenüber die inspiratorische zurücktritt. Man hört dann ein Geräusch, das aus der Tiefe kommt und nicht selten in einen klingenden Ton übergeht.

Dieses Verhalten der Atmung läßt sich oft aus Sitz und Form des Hinder-nisses erklären, insofern, als z. B., ähn-lich wie bei der Trachea, ein bewegliches Gewächs sich nur in einer Richtung ver-schieben läßt. Ferner verlegt die physio-logische Querschnittsverkleinerung tiefe-rer Bronchen in der Ausatmung dem Luft-strome den Rückweg aus der Lunge noch mehr.

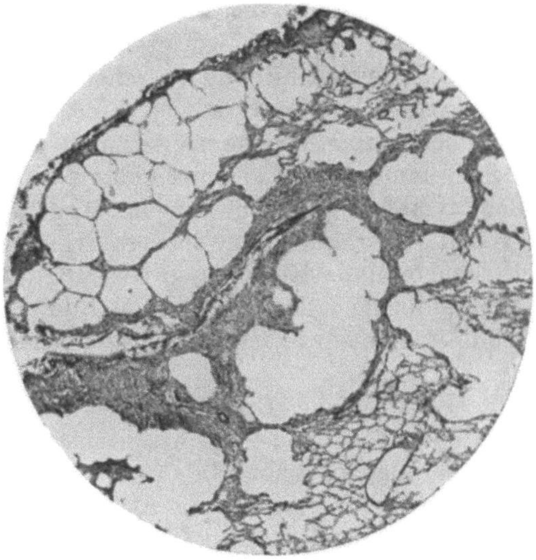

Abb. 122. Hundelunge. Emphysem bei experimen teller Trachealstenose. Obj. 1a. Ok. 2. Vergr. 35fach (Nach NISSEN.)

Chronische Verengerungen der Luft-röhre und des Bronchialbaumes bedingen ein Volumen auctum der Lunge (LIEBERMEISTER, SIEBECK, FORSCHBACH, BITTORF und O. BRUNS).

NISSEN hat nach langdauernder experimenteller Trachealstenose im Lungen-gewebe sogar echtes substantielles Emphysem gesehen (Abb. 122).

Bei allen Stenosen der oberen Luftwege wird auch die Herztätigkeit nachhaltig beeinflußt. Die Pulszahl sinkt; der Blutdruck steigt, und gegen Ende des Lebens stellt sich hochgradige Herzschwäche ein. Objektiv findet man fast regelmäßig Dilata-tion des rechten Herzens, manchmal auch Hypertrophie. Im Tierversuch ist es ge-glückt, alle Einzelheiten dieser mechanisch bedingten Herzvergrößerung aufzuklären.

Kann Behinderung der Luftwege durch vermehrte respiratorische Arbeitsleistung nicht überwunden werden, so macht sich die Insuffizienz der Atmung klinisch geltend. Am deutlichsten und ausgeprägtesten ist das bei plötzlicher vollständiger Unterbrechung der Luftzufuhr, z. B. bei Aspiration von Fremdkörpern oder bei media-stinalen Kröpfen, die zu plötzlicher hochgradiger Kompression der Luftröhre führen.

Das eindrucksvolle Bild eines solchen Erstickungstodes beginnt mit kurzem inspiratorischen Atemstillstand. Die Überladung des Blutes mit Kohlensäure oder wahr-scheinlicher der Mangel an Sauerstoff erregt nunmehr die Zentren für Atmung, Herz-tätigkeit und Kontraktionszustand der Blutgefäße. Mit einem Schlage treten alle Hilfskräfte in Erscheinung, um die lebenswichtigen Abschnitte der Medulla noch genügend mit Sauerstoff zu versorgen. Starken Einatmungsversuchen folgen angestrengte Exspirationen, die sich geradezu zu einem Krampfe steigern können. Das für die Blutverteilung so wichtige Gefäßgebiet des Splanchnicus wird entleert, während sich die Hautgefäße erweitern. Es steigt der arterielle Druck. Durch Vagusreizung kommt es zur Vermehrung des Schlagvolumens des Herzens unter gleichzeitiger Verlangsamung der Schlagfolge. So wird dem Gehirn eine Zeitlang noch eine gewisse Menge Sauerstoffblutes zugeführt. Nach diesem vorübergehenden, ungenügenden Ausgleichsversuche beginnt dann aber das Stadium allgemeiner tonischer und klonischer Krämpfe. Die Atmung wird immer langsamer. Schließlich erfolgen nur noch vereinzelte, schnappende, tiefe Inspirationsbewegungen. Nach der Atmung steht etwas später auch das Herz still.

Neben der plötzlichen Asphyxie gibt es eine langsame Erstickung.

Es fehlen bei ihr alle akuten bedrohlichen Erscheinungen. Vielmehr ist eine gewisse Gewöhnung eingetreten, so daß sich objektiver Befund und subjektives Verhalten auffallend widersprechen.

Selbst bei hochgradigen Einengungen der Luftwege ist dann die subjektive Dyspnoe gering. Andererseits rufen manchmal schon geringe Stenosen Angst und Beklemmung hervor. Immer kommt die Ateminsuffizienz bei körperlichen Leistungen dem Kranken zum Bewußtsein. Angestrengte, mühsame Atmung, Anschwellen der großen Unterhautvenen, hochgradige Cyanose des Gesichtes sind dann eindeutig. In hohem Maße beeinflussen Gesamtzustand des Nervensystemes und reflektorische Empfindlichkeit des Kranken das Bild. So erklärt es sich, daß oft Geschwülste, die die Luftröhre nur fesseln, aber nicht einengen, trotzdem subjektive Atemnot auslösen.

Entzündliche Erkrankungen der Bronchen schädigen die Atmung in recht verschiedenem Grade. Es hängt sehr viel davon ab, ob durch irgendwelche Leiden von vornherein schon die respiratorische Oberfläche beeinträchtigt ist. Bei ausgedehnter Bronchitis ist die Atmung meist beschleunigt, oberflächlich. Der Kranke vermag nur so den schmerzenden Reizhusten zu vermeiden. Chronische Leiden der Bronchen, selbst Bronchektasen brauchen die Form des Luftaustausches nicht zu beeinflussen. Nur bei reichlichem Auswurf oder bei gleichzeitiger pneumonischer Infiltration kann Insuffizienz der Atmung hervorkommen.

Ein eigenartiges Bild entsteht, wenn die feinen und feinsten Bronchen sich plötzlich allgemein verengern. Es liegen dann Krampf der Bronchialmuskulatur und gleichzeitig akute Schwellung der Schleimhaut vor (F. A. HOFFMANN, STRÜMPELL, F. v. MÜLLER). Dieses sogenannte **Bronchialasthma** führt zu schweren Anfällen von Dyspnoe. Das Inspirium ist dabei kurz und kräftig, die Ausatmung um das Zwei- und Dreifache verlängert und keuchend. Sie erfolgt mit Anspannung der gesamten exspiratorisch wirkenden Atemmuskulatur. Die Atempause fehlt. Das Zwerchfell tritt tief und verharrt in dieser Stellung. Es handelt sich aber nicht, wie man früher annahm, um Zwerchfellkrampf, sondern nur um Stillstand des Muskels infolge mangelhafter Bewegungen der Lunge. Oft sitzen die Kranken aufrecht in ihrem Bett und bieten in ihrer Atemnot ein beklagenswertes Bild.

Zweimal beobachtete ich nach operativen Eingriffen einen Zustand, der dem bronchialen Asthma außerordentlich ähnlich war. Bei einem Kranken wurde ein Fremdkörper aus dem linken Oberlappen der Lunge herausgezogen, bei einem anderen ein Lungenabsceß eröffnet. Es ist anzunehmen, daß beide Male der mechanische Reiz auf die Schleimhaut reflektorisch den Bronchialmuskelkrampf auslöste.

Von den akuten Erkrankungen der Lunge selbst stehen im Vordergunde die verschiedenen Formen der **Pneumonie**. Der Grad der Atemstörung bei akuten Lungenentzündungen richtet sich keineswegs nach der Ausdehnung des Leidens. Er hängt vielmehr von vielen anderen Bedingungen ab. Je rascher pneumonische

Infiltration einsetzt, desto mehr tritt der Ausfall atmenden Lungengewebes klinisch in Erscheinung. Begleitende Schmerzhaftigkeit, namentlich bei wandständigem Sitze der Entzündung, Allgemeinzustand, Beschaffenheit des Brustkorbes, Kraft des Herzens beeinflussen das Krankheitsbild wesentlich. Stets aber beobachtet man Beschleunigung der Atmung. Sie ist außerdem oberflächlich, angestrengt, und die erkrankte Seite schleppt nach. Die erhöhte Frequenz dient der Aufrechterhaltung der Atemgröße. Vertiefung ist wegen der Schmerzhaftigkeit und wegen des Hustenreizes ausgeschlossen. Trotz Mehrtätigkeit der gesunden Lungenabschnitte und trotz Beibehaltung der gewöhnlichen Atmungsgröße kann das Blut nicht mehr vollwertig arterialisiert werden. Große Strecken des Lungenkreislaufes sind durch Anschoppung der Alveolen von der Berührung mit Atmosphärenluft ausgeschaltet. Die Folgen prägen sich in allgemeiner Cyanose aus, die im Gesicht und an den Fingerspitzen leicht zu erkennen ist. Bedrohlich kann dieser Zustand werden, wenn bei schwerer chronischer Erkrankung eines Lungenflügels die Pneumonie in dem anderen sich abspielt. Besonders eindrucksvoll sind die Bilder, die der Chirurg nach Entknochung der Brustwand bei einseitiger Tuberkulose zu sehen bekommt. Die Lunge der nicht operierten Seite hat für den Gasaustausch allein zu sorgen. Wird ihre Atmungsfläche durch akute Pneumonien, z. B. nach Aspirationen, erheblich eingeengt, so treten ernste Störungen ein. Beschleunigte, oberflächliche Atmung, hochgradige Dyspnoe, Cyanose, kalter Schweiß und ängstlicher Gesichtsausdruck verraten die Gefahr. Um so düsterer ist die Lage, als meistens die Leistungsfähigkeit des Herzens schon durch die vorausgegangene Erkrankung erheblich herabgesetzt ist.

Die bedenklichste Form plötzlicher Einengung der Atmungsoberfläche ist das **Lungenödem.** Man versteht darunter einen starken serösen Erguß in die Alveolen und in das interstitielle Gewebe der Lungen. Hie und da beobachtet man überreichliche Absonderung aus den Bronchialschleimhäuten, die auf die Lungenlüftung ähnlich mechanisch einwirken und daher Lungenödem vortäuschen können. Wir selbst haben langanhaltende und bedrohliche, exsudative Bronchitis und Bronchiolitis in Begleitung eigentümlicher reflektorischer Herzstörungen nach rechtseitigen intrathorakalen Eingriffen erlebt. Das eigentliche Lungenödem, seröse Anschoppung in den Alveolen, tritt meist im Anschluß an vorausgegangene Erkrankungen auf und ist gewöhnlich Vorbote des Todes. Es kommt vor bei Vergiftungen, bei Herz-, Gefäß- und Nierenleiden, sowie bei krankhaften Zuständen des Gehirnes.

Für den Chirurgen besonders wichtig ist die Form, die bei plötzlicher Verlegung der Luftwege oder im Anschluß an bestimmte operative Eingriffe beobachtet wird.

So sah ich bei einem großen Tauchkropfe, der in den Mittelfellraum aspiriert wurde, schwerste Erscheinungen unter dem Bilde der Erstickung. Trotz sofortiger Entfernung des großen Kropfes erholte sich die Kranke zunächst nicht. Ausgedehntes Rasseln über beiden Lungen, starke Anschoppung der Luftröhre stellten sich ein. Es wurde tracheotomiert. Von der Wunde aus saugte man in kurzen Zwischenräumen regelmäßig große Mengen seröser Flüssigkeit aus dem Bronchialrohr ab. Dieser Zustand dauerte etwa 8 Stunden an. Dann ließ die Absonderung nach; die Atemnot nahm ab. Allmähliche Besserung und Heilung folgten. Bezeichnend war die Angabe der Kranken, daß sie einen ähnlichen Zustand schon früher einmal durchgemacht habe, als der „Kropf plötzlich von selbst verschwunden gewesen sei".

Dieses „Entlastungsödem", das nach Freigabe eingeengter Luftwege hin und wieder einsetzt, haben wir danach noch zweimal beobachtet. Ein Kranker ist ihm erlegen.

Nach operativer Abklemmung einzelner Lungenabschnitte entwickelt sich sehr leicht umschriebenes Lungenödem. Selbst Betupfen der Bronchialschleimhaut kann reichliche Absonderung hervorrufen, die bis in die kleinsten Alveolen und Bronchen sich erstreckt. Man darf daraus auf eine besondere Empfindlichkeit der Lunge für Kreislaufstörungen schließen.

Das diffuse Lungenödem faßt man als Folge von Stauung im Lungenkreislauf und von Schädigung seiner Gefäßwände auf. Die Annahme LUDWIGs und COHNHEIMs, daß es immer ein reines Stauungstranssudat darstelle, ist verlassen. Namentlich SAHLI wies darauf hin, daß Herzkranke trotz hochgradiger Stase im kleinen Kreislaufe nur selten davon befallen werden.

Heute drängen experimentelle Untersuchungen und klinische Überlegungen dazu, das Lungenödem mit dem Hydrops seröser Höhlen zu vergleichen. Das will sagen, daß Schädigungen der Alveolarwände die Gefäßepithelien zu pathologischer Tätigkeit veranlassen; diese werden z. B. durch krankhafte Zusammensetzung des Blutes gereizt oder unterliegen nervösen Einflüssen. Toxische Stoffe, die auf der Blutbahn oder von außen durch die Luftwege in den Körper gelangen, spielen eine Rolle.

Chronische Veränderungen des Lungengewebes haben wechselvollen Einfluß auf die Atmungsvorgänge. Auffallend ist, daß bei langsamer Zerstörung selbst großer Lungenabschnitte die Atmung nur sehr wenig leidet und Dyspnoe in der Ruhe überhaupt fehlt.

Unter diesen Erkrankungen verdient das **Emphysem** besondere Erwähnung.

Pathologische Überdehnung und Erweiterung der Lungenalveolen kommen in verschiedenen Formen vor. Am häufigsten treten sie im höheren Lebensalter als sogenanntes Altersemphysem auf. Hier handelt es sich recht eigentlich um einen Abnutzungszustand. Er beginnt mit allmählichem Nachlassen und endigt schließlich mit Verlust der Eigenelastizität des Lungengewebes. Das passive Zurücksinken der Rippen in der Exspiration wird dann wegen der ungenügenden Lungenretraktion unmöglich. Die Einatmung erfolgt nicht mehr aus der normalen Ausatmungstellung, sondern aus mittlerer Lage heraus. Hebung und Senkung der Rippen beschränken sich darum auf kleinste Ausschläge. Folgen dieser herabgesetzten Betätigung des Brustkorbes sind Ankylosierung der Gelenke der Rippen und Verknöcherung ihrer Knorpel. Der Thorax wird auf diese Weise starr. Da er außerdem die frühere Lage nicht mehr erreichen kann, ist er dilatiert. Sein Aussehen ist bezeichnend. Faßform, Verbreiterung des Rippenwinkels, weites Abstehen der unteren Brustkorbabschnitte fallen sofort auf. Da die Lunge auch nach unten zu überdehnt wird, steht das Zwerchfell entsprechend tiefer und verläuft flacher. Die Brustatmung wird fast vollständig durch Bauchatmung ersetzt.

Die anatomische Eigenart dieser Lungenblähung drückt sich auch in der Beschaffenheit des Gewebes aus. Man findet nicht nur starke Erweiterung der Alveolen, sondern auch hochgradigen Schwund ihres Zwischengewebes. Bedeutsam sind diese Veränderungen für die Gefäße. Sie sind in den erweiterten Alveolen gestreckt; ihr Querschnitt ist verringert, der Widerstand in ihnen darum erhöht. Selbst Rückbildungsvorgänge werden an ihnen beobachtet. Das führt zu größerer Beanspruchung des rechten Herzens. Ihr kann durch Mehrarbeit eine Zeitlang genügt werden. Allmählich aber läßt die Kraft der rechten Kammer nach, und Stauung im Lungenkreislaufe beginnt. Mangelnder Gasaustausch infolge ungenügender respiratorischer Volumenschwankungen und Behinderung des kleinen Kreislaufes verschulden so die chronische Dyspnoe des Emphysemkranken.

Scharf zu unterscheiden von dieser Altersüberblähung der Lunge ist das sogenannte juvenile Emphysem. Hier zeigt das Lungengewebe zunächst gesunden Bau. Es besitzt seine volle Elastizität und wäre an sich zu starker Retraktion befähigt. Durch krankhafte Umgestaltung der Rippenknorpel treten aber vermehrtes Längenwachstum und frühzeitige Verknöcherung ein. Erstarrung ihrer Knorpel verhindert regelrechte Beweglichkeit. Außergewöhnliche Streckung der Rippen führt zu

Vergrößerung des Brustinneren. Die Lunge paßt sich diesen neuen Raumverhältnissen durch Blähung und Volumenzunahme an. Trotz ihrer eigenen Fähigkeit, sich in die Ausatmungslage zusammenzuziehen, muß sie dauernd in inspiratorischer Stellung verharren, weil der unnachgiebige Thorax ihrer Verkleinerung nicht zu folgen vermag. Es kommt also schließlich zu demselben Endergebnisse wie bei der erstbeschriebenen Form des Emphysems. Freilich besteht immer der große Unterschied, daß die primäre Erkrankung hier in der Lunge, dort dagegen an den Rippen oder ihren Knorpeln

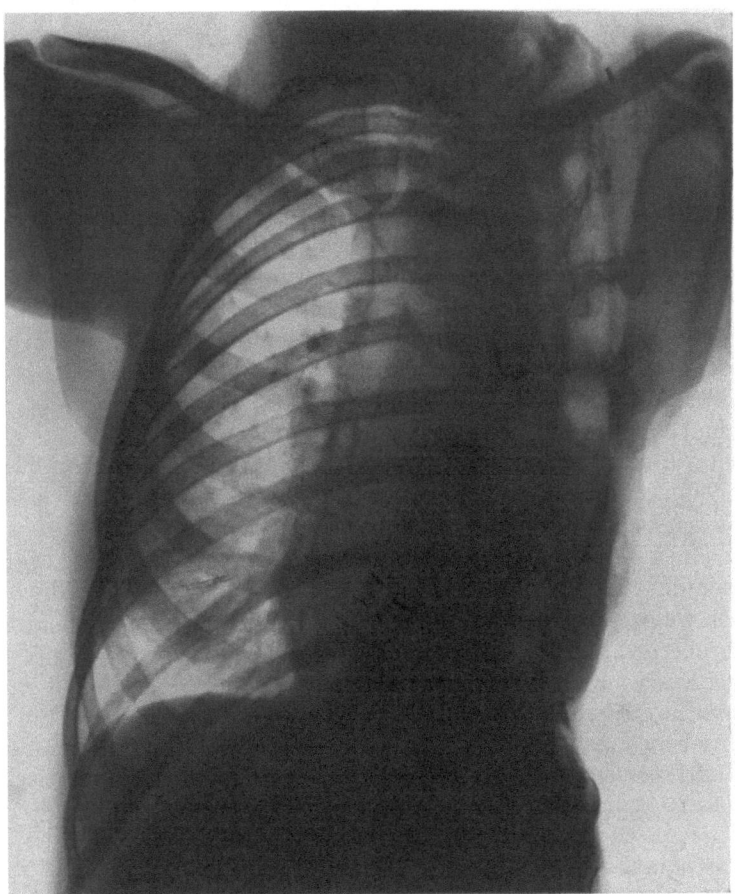

Abb. 123. Arbeitshypertrophie des rechten Lungenflügels einige Jahre nach Nekrose des linken.

beginnt. Im zweiten Falle bleibt die Lunge lange Zeit gesund und retraktionsfähig. Erst wenn ihre Überdehnung viele Jahre bestanden hat, mag sich auch hier Schwund des elastischen Gewebes einstellen, ähnlich wie bei der anderen Form schließlich auch die Rippen erstarren.

Chirurgische Beachtung verdient schließlich jenes Emphysem, das sich im Anschlusse an langdauernde Einengung der Luftröhre entwickelt. Hier kann das klinische Bild der Lungenblähung mit der Zeit so in den Vordergrund treten, daß es die übrigen Zeichen der Stenose überlagert. Das trifft in erster Reihe für alle Arten raumbeengender Vorgänge im Mittelfellraume zu.

Die Möglichkeit scharfer Scheidung der verschiedenen Formen des Emphysems umgrenzt die Aussichten seiner operativen Behandlung. Wo mechanische Behinderung der Luftwege die Blähung verursacht hat, ist der Entschluß zum chirurgischen Eingriffe leicht, der operative Weg klar vorgezeichnet. Anders steht es mit der künstlichen Sprengung eines starren Thorax. Nur, wenn es sich um bisher gesundes Lungengewebe bei primär starrem Thorax handelt, ist die Operation überhaupt zu erwägen. Sie wird eben nur dann zum Erfolge führen, wenn das Leiden noch nicht zu lange besteht und das Lungengewebe seine Elastizität noch bewahrt hat (vgl. S. 746ff.).

Neben diesen doppelseitigen und symmetrischen Erkrankungen der Lunge und des Brustkorbes kommt einseitige und umschriebene Erstarrung der Brustwand mit entsprechender Erweiterung der Lunge vor. Von ihrer Ursache und den durch sie bedingten Veränderungen wird noch eingehend die Rede sein (vgl. S. 730).

Zwischen dem Zustande äußerster Retraktion der Lunge beim Pneumothorax und ihrer dauernden Überblähung beim Emphysem gibt es alle Übergänge.

Umschriebener Pneumothorax und umschriebenes Emphysem entsprechen sich Der erstere entsteht, wenn durch Verwachsungen der Lunge mit dem Rippenfelle ihr vollständiges Zusammenziehen unmöglich ist und infolgedessen ihre Eigenretraktion sich nur in umschriebenem Bezirke auswirken kann.

Umschriebenes Emphysem tritt hauptsächlich dann ein, wenn sich die Lunge ausdehnen muß, um einen toten Raum im Brustkorbe auszufüllen. Nach Wegnahme eines Lungenlappens wird die entstehende Höhle dadurch beseitigt, daß die Nachbarorgane sich nähern und den Raum verkleinern. Einen besonderen Anteil an diesem Ausgleiche hat die emphysematöse Erweiterung der angrenzenden Lungenabschnitte.

Ähnlich wie nach Entfernung einer Niere die andere hypertrophiert, so kommt es auch bei funktionellem Ausfall eines Lungenflügels in dem verbleibenden zur emphysematösen Dehnung der Alveolen und sogar zu echter Arbeitshypertrophie.

Ein schönes Beispiel dafür konnten wir nach Fortfall einer ganzen Lungenhälfte beobachten. Wie das Röntgenbild (Abb. 123) zeigt, ist hier die andere Lunge, die allein den Gaswechsel besorgt, sowohl im Höhen- wie im Tiefendurchmesser erheblich vergrößert.

Weniger ausgesprochen, aber grundsätzlich in derselben Weise stellt sich diese kompensatorische Hypertrophie bei der chronisch-schrumpfenden Phthise ein.

Umschriebenes Emphysem sehen wir endlich bei unvollkommener Verengerung eines Luftröhrenastes durch phthisische, syphilitische, traumatische Narben im Lungengewebe. Seine klinische Bedeutung liegt in der Gefahr des Platzens einer übermäßig geblähten Emphysemblase. Spontanpneumothorax oder interstitielles Emphysem ist die Folge.

Eine besondere Form der Atmungsänderung, die oft noch in den Bereich des Physiologischen fällt, stellt der **Husten** dar.

Unter Husten versteht man eine heftige plötzliche Exspirationsbewegung bei geschlossenen Stimmbändern. Der Vorgang wird mit einer tiefen Einatmung eingeleitet. Dann sprengt heftige Drucksteigerung im Bronchialrohr die Stimmritze, so daß die Lungenluft austreten kann. Sie entweicht aus dem Kehlkopf explosionsartig und reißt bewegliche Teile aus der Luftröhre mit sich fort. Auf diese Weise können Schleim, Eiter und Blut, ja Fremdkörper ausgeworfen werden. Die Bronchen werden dadurch nicht beeinflußt. Vielmehr bringen Flimmerbewegungen ihren Inhalt bis an die Bronchusgabel. Erst von hier aus wird er durch den Husten nach außen geschleudert. Je nach dem Gehalte der Exspirationsluft an pathologischen Beimischungen kann der Husten trocken oder feucht sein. Zwischen dem trockenen Husten bei beginnender Tuberkulose und den großen Auswurfmengen bei Lungenabsceß oder bronchektatischen Eiterungen bestehen alle Abstufungen. Reichliche Beimengung von Sekret verleiht dem Husten eigentümlichen Klang. Neben dem

Geräusche der Hustenexplosion hört man Bewegungen des Schleimes oder des Eiters, die Rasselgeräuschen ähnlich sind. Bei Ulceration und Stenose des Kehlkopfes ist der Ton des Hustens oft rauh und bellend.

Unter Räuspern versteht man sehr schwaches Husten. Es werden dadurch Massen, die im Rachen und im Kehlkopfe sich befinden, herausbefördert.

Mit Hüsteln bezeichnet man oberflächliche, häufige Hustenbewegungen, bei denen Auswurf fehlt.

Husten kann willkürlich und reflektorisch ausgelöst werden.

Der willkürliche fällt in die Breite des Physiologischen.

Der reflektorische tritt bei mannigfachen pathologischen Zuständen auf. Weitaus am häufigsten ist er Ausdruck eines Reizzustandes im Bereiche der Luftwege. Am leichtesten kann er ausgehen von unterhalb der Stimmbänder gelegenen Teilen der Respirationsschleimhaut. Ihre Empfindlichkeit nimmt allmählich nach den peripheren Verzweigungen des Bronchialbaumes hin ab. Das Lungenparenchym selbst und sein visceraler Überzug sind unempfindlich. Alle die Bronchialschleimhaut treffenden Reize dagegen rufen krampfhaften Husten hervor. Sie werden durch sensible Vagosympathicusfasern zentralwärts geleitet.

Der Hustenvorgang wird von der Medulla oblongata aus geregelt. Die Fähigkeit, willkürlich zu husten, und das Auftreten von Husten bei Erregungszuständen sprechen für cerebrale Beeinflussung.

Auch vom Rippenfelle, namentlich von seinen unteren Abschnitten, können Hustenstöße reflektorisch ausgelöst werden. Bei intrathorakalen Eingriffen habe ich mich mehrfach davon überzeugt.

Schließlich wird von anderen Körperstellen aus nicht selten Husten hervorgerufen. So husten Frauen bei Erkrankungen der Geschlechtsorgane oder beim Herannahen der Menstruation. Manche Leute husten, wenn sie „kalte Füße" bekommen oder sich entkleiden.

Die aktive starke Ausatmung, mit der der Husten beginnt, wird im wesentlichen von der Bauchmuskulatur ermöglicht. Das Zwerchfell hat bei diesem Vorgange keine Bedeutung. So erklärt es sich, daß Kranke nach der Phrenikotomie leichter und erfolgreicher aushusten als vorher. Der erschlaffte Muskel gibt dem Drucke der Bauchpresse nach und erleichtert die plötzliche exspiratorische Verkleinerung der Lunge (vgl. Bd. II, S. 664).

Die Stärke des Hustens ist nicht immer Gradmesser für die Erkrankung. Bei akuter Entzündung der Lunge und der Bronchen ist er sehr lebhaft. Bei chronischen Veränderungen der Luftwege verringert sich allmählich die Erregbarkeit der Schleimhäute. Trotz reichlicher Sekretmassen ist das Bedürfnis der Entleerung dann gering. Auch im benommenen Zustande, in der Narkose und bei Asphyxie fehlt Hustenreiz. Große Schmerzen unterdrücken die Ausführung der aktiven Expektoration. Das ist von erheblicher klinischer Bedeutung. Nach operativen Eingriffen am und im Brustkorbe, vor allen Dingen in der Lunge ist es unerläßlich, die Schmerzen durch Morphium künstlich zu lindern und damit das Abhusten zu erleichtern. Gegenüber dieser wichtigen Wirkung tritt die allgemeine Herabsetzung der reflektorischen Erregbarkeit, die das Morphium mit sich bringt, zurück. Ungenügender Glottisverschluß, wie er bei Erkrankungen des Kehlkopfes, vor allen Dingen aber nach dem Luftröhrenschnitte vorkommt, setzt die Fähigkeit zum Aushusten erheblich herab. Schwachen oder erschöpften Kranken fehlt oft die Kraft zu erfolgreicher Expektoration. Die Gefahr der Sekretansammlung tritt namentlich dann in Erscheinung, wenn eiterige Massen in der Lunge zurückbleiben.

Manche Kranke mit mehreren Hundert Kubikzentimetern Auswurf entleeren ihn nur einmal täglich und werden im übrigen von ihm kaum belästigt. Gewöhnung, Zwang äußerer Verhältnisse und Selbsterziehung sind dabei von großem Einflusse.

Heftige akute Hustenanfälle führen mitunter durch plötzliche Steigerung des exspiratorischen Druckes zu Überdehnung, ja zu Zerreißung des Lungengewebes. Es entsteht dann interstitielles Lungenemphysem oder spontaner Pneumothorax. Selbst bei gesunden Lungen tritt dieses Ereignis hie und da ein.

Chronische Erkrankungen, die mit regelmäßigem Husten einhergehen, können schließlich Emphysem erzeugen. Weniger die Blähung in der aktiven Exspiration als die dem Husten vorausgehende tiefe Inspiration verursacht Überblähung des Gewebes. Auch Herz und Gefäße werden überlastet. Starke intrathorakale Drucksteigerung, die mit dem Husten verbunden ist, behindert den venösen Abfluß. Bei chronischen Erkrankungen findet man darum gewöhnlich auch Erweiterungen der großen Halsvenen und ausgesprochene Cyanose des Gesichtes. Außerdem bringt körperliche Anstrengung nicht selten mit sich langdauernden oder heftigen Husten und steigert den Blutdruck. Darum kann es nicht überraschen, daß erkrankte Gefäße gelegentlich zerreißen.

Zusammenziehungen des Zwerchfelles, wie sie durch cerebrale oder periphere Reizung des N. phrenicus hervorgerufen werden, erzeugen den **Singultus.** Auffallend ist, daß im allgemeinen Berührung des Muskels bei Operationen keine krampfhaften Kontraktionen, sondern nur reflektorisch Hustenstöße verursacht. Lediglich in der unmittelbaren Umgebung des Eintrittes des Phrenicus kann durch Druck plötzliche Abflachung des Diaphragmas bewirkt werden.

Es bleibt noch übrig, der Atemänderungen zu gedenken, die ohne eigentliche Erkrankung intrathorakaler Organe sich einstellen.

Schon **Fieber** beeinflußt die Atmung in typischer Weise. Sie wird beschleunigter und oberflächlicher, nicht selten ungleich und unregelmäßig. Hier ist die Umstellung zunächst bedingt durch gesteigerte Wärmebildung und verminderte Wärmeabgabe. Erhöhte Verbrennung kommt chemisch in Vermehrung der Kohlensäure des Blutes zum Ausdruck und erklärt an sich schon die Reizung des Atmungszentrums in der Medulla oblongata. Außerdem ist es durchaus möglich, daß die das Fieber bewirkenden Vorgänge — z. B. die Toxinüberschwemmung des Körpers — ihrerseits auch primär das Atmungszentrum treffen. Der respiratorische Quotient, das Verhältnis der ausgeatmeten Kohlensäure zum aufgenommenen Sauerstoff, wahrt auch im Fieber die physiologischen Grenzen (KRAUS).

Weiter ändert jeder **Schmerz** reflektorisch Tiefe und Schnelligkeit der Atmung. Bei besonders heftigen Anfällen wird der Atem krampfhaft angehalten. Immer handelt es sich dann um Reflexe, die von den sensiblen Nerven der schmerzhaften Körpergegend ausgehen. Es kann auf diese Weise sogar tetanische Kontraktion des Zwerchfelles entstehen.

Jede Atmung, die durch Schmerzen am oder im Brustkorbe beeinflußt ist, hat ihre besonderen Merkmale. Werden die Beschwerden durch Atmungsbewegungen erzeugt oder verstärkt, dann werden die erkrankten Teile, oft der ganze Brustkorb ruhiggestellt; die Bauchatmung überwiegt.

Umgekehrt schalten Schmerzen im Leibe die Bauchatmung aus. Das führt sogar zum Stillstande des Zwerchfelles und zu ausschließlich costaler Atmung.

Krankhafte Vorgänge im Atemzentrum selbst ändern die Atmung weitgehend.

So sehen wir beim Hirndruck eine eigenartige Abweichung: im Anfange Verlangsamung und Vertiefung, später Unregelmäßigkeit und schließlich das sogenannte CHEYNE-STOKESsche Zeichen.

Auch bei Geschwülsten in der Medulla oblongata oder deren Umgebung, ferner bei Vergiftungen mit CO_2 und anderen Gasen tritt diese typische Atmungsumstellung ein. Gewöhnlich finden sich dann bei zentralem Ursprunge der Respirationstörung auch noch andere Reiz- oder Ausfallserscheinungen, wie das z. B. bei der Apoplexie der Fall ist. Sehr häufig besteht Benommenheit. Die Pupillen sind eng und reaktionslos. Der Puls verhält sich verschieden. Bei intrakraniellem Druck ist er im Anfange verlangsamt und voll. Später nimmt seine Zahl zu unter Nachlassen der Spannung. Ähnliches erleben wir bei Kohlensäureüberladung des Blutes, wie sie etwa nach Ausschaltung größerer Lungenteile sich einstellt. Der Puls wird langsam, hart und erschwert das Urteil über die wahre Leistungsfähigkeit des Herzens.

Daß die Atmung auch übergeordneten Zentren unterliegt, lehrt die tägliche Erfahrung. Schreck, Furcht, Aufregung können zu plötzlichem Stillstande führen. Gewöhnlich folgen dann hinterher stoßweise beschleunigte Ausschläge.

Stoffwechselerkrankungen verändern Form und Ablauf der Atmung. Hier sei der urämischen Dyspnoe der Nephritiker gedacht, die vielleicht als eine Art urämischen Bronchialasthmas aufgefaßt werden darf. Ferner sehen wir im Coma diabeticum die Form der sogenannten „großen Atmung". Sie ist wahrscheinlich durch verminderte Alkalescenz des Blutes bedingt; die Gewebe werden nicht mehr genügend von Kohlensäure befreit.

Auch bei anämischen Zuständen beobachten wir sehr häufig Dyspnoe. Ihre Ursache ist geringe Hämoglobinmenge. Der Körper versucht durch Vertiefung und Beschleunigung der Atmung das vorhandene Hämoglobin möglichst auszunützen. Es kann auf diese Weise vollkommene Anpassung erreicht werden.

Auch **Zirkulationstörungen** beeinflussen die Atmung. Wir verstehen darunter Behinderung des Gasaustausches in den Lungen, die auf primärer Erkrankung des Herzens beruht. Sehr häufig wird dann der Lufthunger bei nachgewiesener Erkrankung der Lungen oder der Luftröhre irrtümlicherweise auf diese Veränderungen selbst bezogen. In Wirklichkeit sind sie nicht genügend groß, um den Grad der Dyspnoe zu erklären.

Am häufigsten trifft man Stauungszustände bei nicht kompensierten Klappenfehlern an. Der Gesamtblutumlauf ist verlangsamt. Stase in den Venen ist die Folge. Alle Organe, auch das Atmungszentrum werden ungenügend mit arteriellem Blute versorgt. Seine Erregung ruft beschleunigte, oft auch vertiefte Atmung hervor. Treten im Anschluß an Herzfehler oder Herzschwäche Stockungen im kleinen Kreislauf auf, so kommt noch ein anderer wichtiger Umstand hinzu. Die starke Füllung der zahlreichen Lungencapillaren erzeugt eine Art Lungenstarre (v. BASCH). Die Lunge wird künstlich der Inspirationstellung genähert und beschreibt nur noch kleine Ausschläge. Daneben wird der Luftgehalt der Alveolen durch ihre stark gefüllten Gefäße verringert. Es gesellt sich zu der zentral bedingten Erschwerung der Atmung unmittelbare mechanische Behinderung des Gasaustausches in den Lungen.

Alle Einengungen der Strombahn durch chronische Erkrankungen der Lungen schädigen die Kraft der rechten Kammer. Es können darum genau wie bei primären Herzleiden Stauungszustände sich einstellen.

Die beschriebenen Störungen bringen beim einzelnen Kranken in sehr verschiedener Weise **Dyspnoe** hervor. Man versteht unter Dyspnoe jede Form angestrengter Atmung, die eine Besserung der Blutlüftung zum Ziele hat. Unabhängig von der Größe der Störungen ist das Gefühl der Atemnot. Häufig findet sich ein Widerspruch zwischen „objektiver" und „subjektiver" Dyspnoe. Sobald durch Mehrleistung der Atmungseinrichtung für ausreichenden Ausgleich gesorgt ist, schwindet im allgemeinen die Empfindung des Lufthungers. Auch kann trotz ungenügender Blutlüftung subjektive Dyspnoe dann fehlen, wenn die Kranken an den Zustand gewöhnt sind. Umgekehrt sind oft die objektiven Abweichungen sehr gering, und trotzdem klagt der Kranke über starke Atemnot und Beklemmung. Hier gibt die individuelle Empfindlichkeit den Ausschlag.

Eine andere wichtige Folge bestehender Atemstörung tritt ebenfalls in wechselndem Maße hervor: die **Cyanose.** Blaufärbung der Haut, vor allen Dingen des Gesichtes beruht auf dem Durchschimmern dunklen, kohlensäurereichen Blutes und gleichzeitiger Venenerweiterung. Die Cyanose ist dann besonders ausgeprägt, wenn neben der Atemstörung Beeinträchtigung der Herztätigkeit besteht. Freilich kann sie selbst bei ausgesprochener Dyspnoe gering sein. Darum gibt sie auch nur ungenügenden Aufschluß über den Grad der Atmungsbehinderung.

Viel besser ist er an der Anstrengung zu erkennen, mit der der Körper die Atmungsinsuffizienz zu überwinden versucht.

Vermehrte Arbeit der Atemmuskulatur und größere Lüftung der noch gesunden Lungenabschnitte sind die hauptsächlichsten ausgleichenden Kräfte. Sie ermöglichen bald durch Umstellung der Form, bald durch Beschleunigung und Vertiefung der Atmung lange Zeit ausreichende Ventilation der Lunge.

Außerdem wird die Durchblutung der kompensatorisch tätigen Lungenabschnitte beeinflußt. Freilich weiß man nur wenig Sicheres über diesen Vorgang. Die veränderte Atmung steigert namentlich dann, wenn sie mit vertieften Inspirationen einhergeht, die Saugkraft des Brustraumes. Auch die pathologische Lage des Zwerchfelles bleibt nicht ohne Rückwirkung auf die Zirkulation (HASSE, METTENLEITER, NISSEN und WUSTMANN). Ebenso machen sich reflektorische Einwirkungen auf die Lungenvasomotoren geltend. Daß aber der kleine Kreislauf imstande ist, als Ausgleichsbehälter erhebliche Blutmengen aufzunehmen, geht aus den schönen Versuchen H. STRAUBs und aus neueren Feststellungen E. K. FREYs hervor.

Ein weiteres Hilfsmittel ist die Umstellung des Gasaustausches in den Geweben. Der vorhandene Sauerstoff wird hier besser als unter gesunden Verhältnissen ausgenutzt. Vermehrte Umlaufsgeschwindigkeit des Blutes, die durch Erhöhung der Pulszahl und Vergrößerung des Schlagvolumens (PLESCH, v. BERGMANN) gewährleistet wird, erleichtern die Sauerstoffversorgung des Gewebes erheblich. Hinzukommt, daß bei allen Zuständen ungenügender Atmung die Blutkörperchenzahl steigt. Auf diese Weise wird der Hämoglobinvorrat des Körpers vergrößert. Für die Atmung in verdünnter Luft ist diese Tatsache schon seit PAUL BERTs grundlegenden Versuchen bekannt. In der Folge ist sie durch MIESCHER, EGGER, ZUNTZ, v. SCHRÖTTER, MORAWITZ und andere erneut nachgewiesen. Auch das Aufnahmevermögen des Hämoglobins für Sauerstoff kann sich steigern.

Schließlich ermöglicht der Körper durch seine Anpassung an die respiratorischen Leistungen den Eintritt eines Gleichgewichtszustandes. Einschränkung der Muskelarbeit, Vermeidung von Aufregung und Überanstrengung jeder Art sowie geschickte Verwertung der vorhandenen Kräfte sind wesentliche Stützen.

Reicht die Kompensation nicht aus, so treten die Folgen ungenügender Blutlüftung voll in die Erscheinung. Sie führen, wenn Hilfe ausbleibt, schließlich in mehr oder minder kurzer Zeit zu Erstickung.

Immer aber bestehen beachtenswerte Veränderungen der Blutbeschaffenheit. Die Erniedrigung des respiratorischen Quotienten beweist chronische Kohlensäurestauung. Steigerung der osmotischen Spannung (KORANY) mit Gefrierpunktserniedrigung spricht im selben Sinne. Der Harn enthält Zucker und Milchsäure. Sie sind als Störungen der regelrechten Tätigkeit der Stoffwechselorgane, insbesondere der Leber (MINKOWSKI) anzusehen.

Die sich anhäufende Kohlensäure lähmt allmählich das Gehirn. Die Kranken werden teilnahmslos und benommen. Schließlich versagt das Atemzentrum.

Im Anschluß an pathologische Vorgänge oder operative Eingriffe ändert sich bemerkenswert die Brustfellbetätigung.

Fast alle Erkrankungen der Pleura kennzeichnen sich durch das Auftreten von **Transsudaten oder Exsudaten.** Der normale Inhalt der Brustfellhöhle kann nicht als ein Transsudat der Blutcapillaren bezeichnet werden; er stellt vielmehr eine Absonderung der ganzen Serosa dar. Erst dadurch, daß das Blutserum durch ihre Zellen hindurchtritt, wird es zu dem spezifischen Inhalte der Körperhöhle. Darum weicht seine Zusammensetzung von der der Bauch- oder der Gehirnlymphe ab.

Trotz der großen Druckschwankungen, wie sie in der Brusthöhle schon unter gewöhnlichen Verhältnissen vorkommen, hält sich ihre Flüssigkeitsmenge innerhalb ganz enger Grenzen. Es folgt daraus, daß große Ansammlungen nur bei geschädigter Tätigkeit der Endothelzellen vorhanden sein können.

Nach den Untersuchungen von TIGERSTEDT und SANDERSEN sind überlebende tierische Membranen im unversehrten Zustande selbst für physiologische Kochsalzlösung nicht durchgängig. So bleibt auch die Durchlässigkeit des Brustfelles weitgehend unabhängig von den Gesetzen des hydrostatischen Druckes.

Überall dort, wo ein Erguß in der Pleurahöhle auftritt, muß man an krankhaftes Verhalten der Serosa denken. Entzündungen mannigfacher Art, Stauungen im Blutgefäßnetze, namentlich in der Oberfläche der Lunge, Störungen in der Vasomotorentätigkeit, Behinderungen in der Lymphabfuhr führen zum Übertritte von Flüssigkeit in den Hohlraum.

Die Endothelmembran der Brustfellhöhle besitzt außerdem die Fähigkeit, bestimmte Stoffe aus der sie benetzenden Flüssigkeit auszuwählen; sie wirkt also wie eine Kolloidalmembran.

Die Kenntnis der Resorptionsvorgänge im Brustfellsack ist für das Verständnis der Pathologie der Transsudate und der Exsudate unerläßlich.

Die anatomischen und die physiologischen Verhältnisse der Lymphgefäße sind an Brustfell und Lunge einfacher und besser zu übersehen als in der Bauchhöhle. Wir können deshalb die Vorgänge, die sich unter physiologischen oder pathologischen Bedingungen am Brustfellepithel abspielen, leichter experimentell prüfen. Ihr Verlauf ist eindeutiger, ihre Bewertung sicherer.

Gewisse klinische Krankheitsbilder erlauben zudem durch die Regelmäßigkeit ihrer Entstehung und ihres Auftretens Rückschlüsse auf den Weg bestimmter Infektionen. Vollkommen befriedigend sind freilich diese Fragen auch hier noch nicht gelöst.

Zwischen dem Lymphgefäßnetze der Brust und dem des Bauches sind verschiedene Verbindungen vorhanden.

Der Ductus thoracicus, in den die Großzahl der intrathorakalen Saftbahnen mündet, erhält seinen Zufluß aus dem großen Lymphstromgebiete des Abdomens. Rückläufiger Übergang aus dem einen in das andere Netz auf diesem Wege ist unter physiologischen Verhältnissen nicht zu erwarten. Pathologische Zustände können dagegen die Bedingungen dafür schaffen. So beobachteten wir bei Unterbrechung des großen Lymphabzuges durch Geschwülste oder geschwollene Drüsen im Bereiche der Brusthöhle Umkehr des Stromes mit Verschleppung der Krankheit in die Bauchhöhle. Diese Fortleitung pathologischer Vorgänge ist aber selten.

Viel häufiger erfolgen Übergriffe in entgegengesetzter Richtung. Inwieweit dabei der Ductus thoracicus selbst beteiligt ist, entzieht sich unserer Kenntnis.

Aufschluß über die oft beobachtete Überwanderung infektiöser Vorgänge vom Bauchfell auf das Brustfell, besonders auf der rechten Seite (Appendicitis, Lebereiterungen), brachte die Entdeckung v. RECKLINGHAUSENs. Er beschrieb als Durchtrittspforten besondere Lymphstomata im Epithel des Rippenfelles. FRANK gelang es bei Einspritzungsversuchen retroperitoneale Verbindungswege aufzufinden, die durch das Zwerchfell hindurchgehen und in die hinter dem Pankreas gelegene Drüsengruppe einmünden. Auch KÜTTNER entdeckte Kanäle, die das Zwerchfell durchsetzen (Abb. 124). Diese Befunde wurden allerdings nicht allgemein anerkannt (MUSCATELLO, MARCHAND).

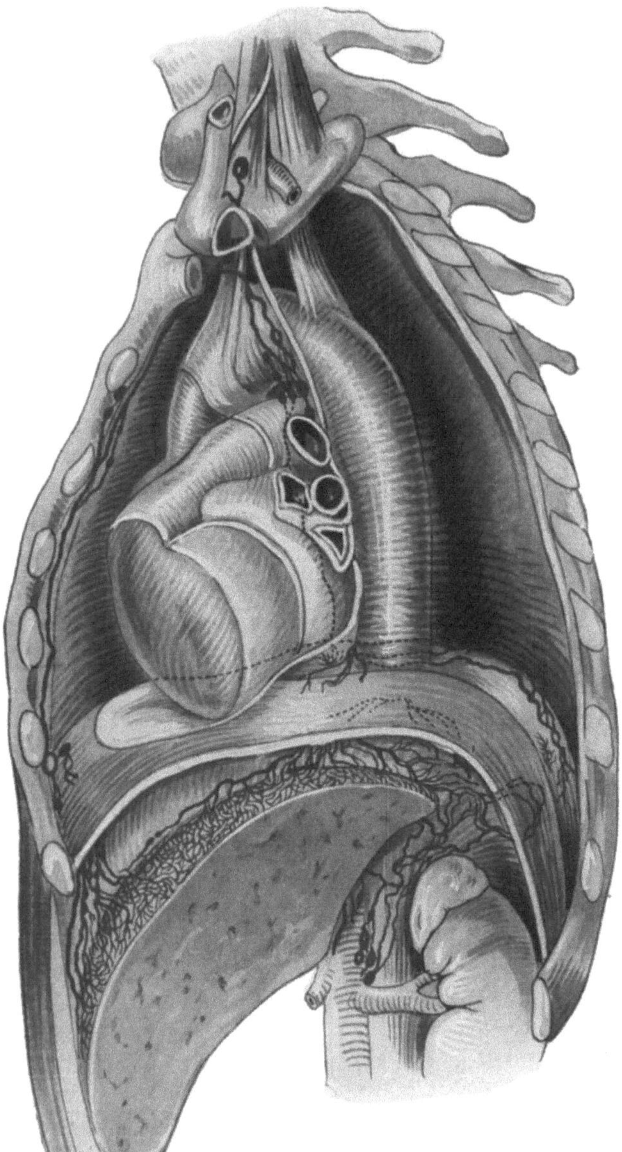

Da die Lymphgefäße der Brust- und der Bauchhöhle mit dem Lymphnetze der Brustwand und der Bauchdecken in Verbindung stehen, so ist schließlich auch auf dem äußeren Umwege ein Übergang möglich, entsprechend dem Kollateralkreislaufe beim Verschlusse der großen Körpervenen (Caput Medusae).

Im Bereiche der Brusthöhle selbst hat man drei Lymphstromgebiete voneinander zu trennen:

1. als wichtigstes das mediastinale,
2. das pulmonale und
3. das parietale.

Zwischen allen Gruppen bestehen Verbindungen.

Durch Einspritzungsversuche (BOIT und FRANK) ist sichergestellt, daß die Resorption aus der Brusthöhle zwei Wege gehen kann.

Der eine führt zentral entweder mittelbar in die Lymphspalten des Mittelfelles und von da in den großen Lymphabzug oder über die Pleura pulmonalis durch die Lunge zu den Mediastinaldrüsen und erst von ihnen aus zu den Hauptabführungsgängen. Die einzelnen Lymphgebiete innerhalb eines Lungenlappens erscheinen keineswegs abgegrenzt, sondern anastomosieren über ihre Grenzen hinaus (vgl. auch S. 199 ff.). Das wird ermöglicht durch zahlreiche Verbindungen zwischen den oberflächlich und den tiefer gelege-

Abb. 124. Transdiaphragmale Lymphgefäßverbindungen zwischen Brust- und Bauchhöhle. (Nach KÜTTNER.)

nen Lymphgängen. Außerdem hängen die Gefäße beider Seiten durch das Mittelfell hindurch zusammen, so daß man von der einen Brustfellhöhle zur anderen Farbstoffe spritzen kann.

Der zweite Weg, den die Resorption aus der Pleura einschlagen kann, geht peripher durch das viscerale Brustfell. Hier folgen die Bahnen besonders den Intercostalgefäßen und führen von da in den Mittelfellraum.

Unter bestimmten krankhaften Verhältnissen kann die Lymphe ganz besondere Straßen wählen. Schon RENVIER hat darauf hingewiesen. Es hängen nämlich die perivasculären Lymphscheiden durch die Foramina intervertebralia unmittelbar auch mit dem Subduralraume zusammen. Bei Verlegung des normalen Abflusses pflanzen sich daher krebsige Wucherungen oder infektiöse Vorgänge geradewegs von der Pleura auf die Hirnhäute fort (SAUERBRUCH, HEYDE). Wir sind überzeugt, daß häufiger als man annimmt, Hirnhautentzündungen, die man bei Lungengangrän, Bronchektasen und Empyemen zu sehen bekommt, auf diesem Wege entstehen. So beobachteten wir nach Empyemresthöhlenoperation jauchig-eitrige Meningitis im Bereiche der hinteren Schädelgrube, für die ein embolischer Herd im Gehirn nicht zu finden war. Durch genaue Obduktion würde gewiß manchmal diese Art der Verschleppung einwandfrei nachweisbar sein.

Es ist bemerkenswert, daß die Bahnen des Rippenfelles auch von der Brustwand her Zufluß erhalten. Erfahrungsgemäß können daher Krankheiten, die sich dort abspielen, wie subpektorale Phlegmonen, bösartige Neubildungen, sekundär die Pleura costalis befallen.

Für alle bisher genannten Lymphstromnetze ist das Mediastinum der Hauptsammelort. Seine Bedeutung ist damit aber noch keineswegs erschöpft. Aus den Versuchen BOITS wissen wir, daß besonders auch der Lymphabfluß des Herzens und seines Beutels durch das Mittelfell geht. Eingespritzte Farbstoffteilchen gelangen sehr rasch in die verzweigten Netze des Epikards und von dort in die Drüsen des vorderen und des hinteren Mittelfellraumes.

Schließlich stehen die mediastinalen Lymphgefäße auch mit dem großen retroperitonealen Lymphbezirk und vor allem mit dem des Halses in Verbindung. Es ist eine bekannte klinische Erfahrung, daß entzündliche und carcinomatöse Vorgänge an Hals und Mundboden sehr leicht auf das Mittelfell übergreifen. Umgekehrt machen nicht selten mediastinale Phlegmonen klinisch erkennbare Schwellung und Rötung am Halse.

Da der Brustkorb und die in ihm liegenden Organe in ständiger Bewegung sind, leuchtet es ein, daß alle in ihr Lymphnetz aufgenommenen Körper sich schnell verbreiten. Durch die Intercostalmuskeln werden die Lymphspalten rhythmisch geöffnet und geschlossen, während das ständige Vorbeigleiten der glatten serösen Flächen für rasche gleichmäßige Verteilung der Flüssigkeit sorgt. Die Brustfellhöhle ist von einem Lymphstrome durchspült, der an der Oberfläche zu der Pleura costalis, der Pleura mediastinalis und der Pleura diaphragmatica zieht.

In ihn sind gewisse Gruppen von Lymphdrüsen eingeschaltet, von denen die bronchialen und die mediastinalen voranstehen.

Der Blutreichtum der intrathorakalen Organe, verbunden mit den Saftströmungen, erklärt die Fähigkeit des Brustfelles, selbst auf kleine Reize mit verhältnismäßig starker Exsudation zu antworten.

Andererseits wird dadurch auch sein schnelles Resorptionsvermögen verständlich. Man kann heute wohl behaupten, daß Pleura pulmonalis und Pleura costalis gleichmäßig daran beteiligt sind. Wenigstens ist durch Versuche von DYKOWSKY, FLEINER und HAMBURGER der Gegenbeweis nicht erbracht. Ob die von KOSCH und BUCKY auf Röntgenuntersuchungen gegründete Ansicht zutrifft, daß nur bestimmte Rippenfellbezirke aufsaugen, erscheint fraglich.

Weiter ist durch STARLING und TUBBY festgestellt, daß die Blutgefäße bei der Resorption aus dem Brustfellraume die Hauptrolle spielen. Man glaubt aber, daß vorher die Flüssigkeiten auf den osmotischen Druck des Blutplasmas eingestellt werden, und zwar durch Diffusionsvorgänge in den Epithelzellen. Es käme also auch bei der Aufsaugung genau so wie bei der Bildung der Ergüsse eine gewisse

Bedeutung der spezifischen Tätigkeit des Serosaepithels zu. BURCKHARDT irrt sicherlich, wenn er dem Endothel jede Mitwirkung bei Exsudation und Resorption abspricht. In welcher Weise sich im einzelnen seine aufsaugende Arbeit vollzieht, ist trotz der großen Wichtigkeit dieses Vorganges nicht geklärt. Auch die Größe des Aufsaugungsvermögens der Brustfellhöhle ist bisher nicht bestimmt. NAEGELI fand sie kleiner als die der Bauchfellhöhle. Seine Versuche, die er an unserer Klinik durchführte, sind allerdings einseitig und nicht erschöpfend. Bedeutungsvoll erscheint uns der durch ihn erbrachte Nachweis, daß die Resorption in hohem Maße von der Änderung des Blähungszustandes der Lunge und von Kreislaufstörungen abhängt. So fand er Herabsetzung beim Pneumothorax, bei Unterbindung der Arteria pulmonalis und bei Zwerchfellähmung.

Die Annahme, daß die serösen Höhlen des Körpers gegenüber Infektionen besonders empfindlich sind, hat sich seit den grundlegenden Untersuchungen WEGENERs und später NOETZELs und PEISERs nicht bestätigt. Man erkannte vielmehr, daß man der Bauchfellhöhle sogar die Bewältigung schwerer Infektionen zutrauen darf, wenn nur ihre physiologischen Bedingungen nicht zu sehr geschädigt sind. Auch lehrten besonders die Erfahrungen bei Appendicitis, daß die Serosa der Bauchfellhöhle mit viel zahlreicheren und virulenteren Bakterien fertig wird als das Unterhautzellgewebe.

Es lag nahe, diese Erkenntnis auch auf die Brustfellhöhle zu übertragen und sie für die Beurteilung der **Pleurainfektionen** heranzuziehen. In der Tat haben die Versuche NOETZELs die verhältnismäßig große Widerstandskraft der Brustfellhöhle gegenüber Bakterien unter physiologischen Verhältnissen bewiesen.

Gleichwohl unterscheiden sich aber Pleura und Peritoneum in ihren Reaktionen auf entzündliche Reize grundsätzlich. Die Plastizität des Bauchfelles, seine Fähigkeit zu rascher Abkapselung und Verlötung sowie zur Ausschwitzung schaffen günstige Heilbedingungen. Diese Eigenschaften des Bauchfelles gestatten uns, nach einer Operation den Leib selbst da zu schließen, wo wir genau wissen, daß infektiöser Stoff zurückgeblieben ist, wie bei akuter Appendicitis oder frischem Darmdurchbruche. Ganz anders ist die Reaktion des Brustfelles. Hier tritt die Verklebung gegenüber der serösen Exsudation zurück. Dieser Unterschied beruht auf dem Blut- und dem Lymphgefäßreichtume des Brustfelles und der Eigenart seines Endothels. Hinzu kommt, daß in dem gleichmäßig geformten, starren Brustkorbe schon mäßige Flüssigkeitsmengen die normale Arbeit der Lunge und ihre Beziehungen zu den Nachbarorganen stören. In der Bauchfellhöhle ist das viel weniger der Fall. Bei Vermehrung des Inhaltes geben die weichen Bauchdecken nach, so daß die Eingeweide nur durch sehr große Ergüsse beeinträchtigt werden. Auch verhindert regelmäßige Bewegung bei der Atmung frühzeitige Verklebung. Die Neigung des Brustfelles zur Exsudation zeigt sich besonders nach operativen Eingriffen, selbst nach der Probethorakotomie. Hohlräume, wie sie nach Fortnahme von Lungenabschnitten entstehen, werden schnell mit Flüssigkeit ausgefüllt, und zwar dann, wenn die Lücke durch Verschiebung der Nachbarorgane zunächst nicht beseitigt wird (ROBINSON und SAUERBRUCH).

Bekannt sind ferner die sterilen Ergüsse in der Nähe entzündlicher Herde. Wir denken an die rechtseitigen Exsudate bei subphrenischen Abscessen und an die Mantelergüsse bei Lungeneiterungen und -gangränhöhlen.

Für die Ausbildung bakterieller Entzündungen im Bauche spielt der Darmkanal mit seinen Keimen eine wesentliche Rolle.

Die Pleura besitzt unter physiologischen Verhältnissen eine so unmittelbar gefährliche Nachbarschaft nicht. Dafür ist der Endothelbelag gegen mechanische Schädigungen empfindlicher. Die Ausschwitzungen, die im Anschluß an operative Eingriffe entstehen, erleichtern dann das Angehen selbst einer zunächst leichten Infektion.

Spontaninfektionen der Pleura benützen im wesentlichen die beschriebenen Lymphbahnen. So entstehen das metapneumonische Empyem und der Pyothorax bei Lungenabscessen. Auch Eiterungen unterhalb des Zwerchfelles, Entzündungsherde der Brustwand und des Halses werden nach dem Rippenfellraume fortgeleitet.

Man trifft je nach Ursache der Erkrankungen die verschiedensten Keime in dem Eiter an, oft sogar mit- und nebeneinander. Man denke nur an die Grippe. Besondere Erwähnung verdienen Bacterium coli und Anaërobier, die bei metastatischer, jauchiger Pleuritis vorkommen, (vgl. Bd. II, S. 879).

Die Ausbreitungswege pleuraler Infektion lassen sich schon aus dem Verlaufe tuberkulöser Erkrankungen ablesen. Wir verdanken GROBER eingehende Untersuchungen über diese Frage. Das Leiden geht von einem gegen die freie Oberfläche hin gelegenen Lungen- oder Drüsenherde aus. Plötzliche Überschwemmung kann nach Durchbruch größerer Kavernen sich einstellen. Oftmals wandern die Keime lymphogen von den Mediastinal- oder den Bronchialdrüsen her ein. Diese selbst werden entweder von der Lunge, dem Schlundeingang oder auch dem Darme her angesteckt. Ausnahmsweise kann unmittelbare Infektion der Pleurakuppe durch verwachsene käsige, axillare oder supraclaviculare Drüsen eintreten.

Wie für das Peritoneum gilt auch für das Brustfell der Satz, daß die Infektion prognostisch um so günstiger ist, je langsamer sie erfolgt. Auch das Brustfell wird bei allmählicher Bakteriendurchsetzung zur Abwehr der Erkrankung besser befähigt.

Alle postoperativen Entzündungen des Brustfelles hängen in ihrem Verlaufe in hohem Maße von den anatomischen und den physiologischen Verhältnissen ab, die nach dem Eingriffe zurückbleiben. So haben z. B. klinische Erfahrungen gezeigt, daß ein Pneumothorax die Entwickelung von Infektionen außerordentlich begünstigt, eine Erkenntnis, die NOETZEL, TIEGEL und BURCKHARDT auch experimentell stützten.

Die Frage, warum die Infektionsempfänglichkeit des Brustfells bei gleichzeitigem Pneumothorax wächst, ist schwer zu beantworten. Wir konnten zeigen, daß ein Pneumothorax fast immer Exsudation hervorruft.

Retraktion der Lunge und Wundschmerz beeinträchtigen die Atmung. Blut- und Lymphumlauf werden gehemmt. Dann folgt die Ausschwitzung, die man schon als beginnende Entzündung auffassen darf. Weitere Schädlichkeiten: Blutungen, Gewebsquetschungen, Abschaben des zarten Pleuraendothels steigern die Reaktion, die bei Hinzutritt infektiösen Stoffes sogar ernste Formen annehmen kann, zumal da die Resorption beim Pneumothorax verzögert ist (CLAIRMONT, V. HABERER).

In der Vermeidung des postoperativen Pneumothorax liegt darum eine wesentliche Bedeutung des Druckdifferenzverfahrens.

Unheilvoll sind die Entzündungen des Mediastinums. Besonders fürchtet man die Infektionen, die durch Senkung ausgedehnter Halsphlegmonen oder nach Durchbruch der Luft- oder der Speiseröhre entstehen. Sie führen unter dem Bilde fortschreitender Phlegmone gewöhnlich rasch zum Tode. Die schnelle Aufsaugung toxischer Stoffe in den weitmaschigen Bindegewebspalten des Mittelfellraumes erklärt diesen Verlauf. Alle Entzündungen des Mediastinums rufen im Anfange Verlangsamung der Herztätigkeit und der Atmung hervor. Meine Annahme, daß diese Erscheinungen allein reflektorisch ausgelöst würden, hat sich nicht bestätigt. Jedenfalls konnten JEHN und NISSEN zeigen, daß gesteigerter Mediastinaldruck die Zuflußbahnen des Herzens drosselt, ähnlich wie es bei der „Herztamponade" geschieht.

Bemerkenswert ist **das Verhalten ausgetretenen Blutes in der Brustfellhöhle.**
Der durch Verletzung entstandene Hämothorax wird gewöhnlich sehr langsam resorbiert. Der Reiz des ergossenen Blutes ruft sogar noch Ausschwitzung in den Brustfellraum hervor. Die Vermischung des Blutes mit dem Exsudat soll, nach früheren Annahmen, die Gerinnung verhindern.

Für diese Auffassung scheint in der Tat die Beschaffenheit des Blutes zu sprechen, das man durch Punktion einige Tage nach der Bildung eines Hämothorax entleeren kann. Man erhält eine dunkelrote, fast blauviolette, lackfarbene Flüssigkeit, die ein Gemenge von Blut und Exsudat darstellt. Beim Absetzen des Punktates tritt Gerinnung nicht ein. Sein spezifisches Gewicht liegt unter dem des gesunden Blutes. Der Gefrierpunkt ist kleiner als 0,52. Die mikroskopische Untersuchung ergibt vermehrte Leukocyten, namentlich einkernige, abgestoßene Epithelien und in großer Zahl wohlerhaltene Blutschatten. So fand JUILLARD in Hämatomen nach 5 Tagen noch 90 % normale Blutkörperchen.

Die Ansicht, daß das in die Brusthöhle ausgetretene Blut nicht gerinnt, wird von vielen Autoren geteilt.

ZAHN und CHANDLER brachten in Versuchen Unterlagen für diese Auffassung bei. Körpereigenes und artfremdes Blut, das sie in die offene oder die geschlossene Pleurahöhle leiteten, wurde schon nach 2—3 Minuten gerinnungsunfähig. Nötig war allerdings, daß es in ausgiebige Berührung mit dem Brustfell kam und daß die Bewegungen von Herz und Lunge nicht gestört waren. Selbst wenn das Blut mit gerinnungfördernden Stoffen versetzt wurde, blieb dieses Verhalten bestehen.

In einer anderen Versuchsreihe wurde nachgewiesen, daß das Blut auch außerhalb des Körpers gerinnungsunfähig wird, wenn es auf die Oberfläche einer Lunge geträufelt oder wenn die Lunge in dem Blute herumgerührt wurde. Im Gegensatze dazu ergab sich, daß Gewebsauszüge von Rippenfell und von Lunge die Blutgerinnung nicht verhindern, vielmehr beschleunigen.

Wurde das Pleurablut zu Fibrinogenlösungen zugesetzt, so trat stets Gerinnung ein. ZAHN und CHANDLER schlossen daraus, daß die notwendigen Fermente nicht fehlen, und daß die Aufhebung der Gerinnungsfähigkeit auf Veränderung des Fibrinogens beruhe. Schließlich fanden sie, daß Blut, dem Hirudin beigefügt ist, in der Brustfellhöhle dauernd gerinnungsunfähig wird. Sein Plasma kann dagegen auf Zusatz genügender Fibrinmengen nachträglich noch erstarren.

Aus ihren Ergebnissen folgern ZAHN, CHANDLER und PAGENSTECHER, daß die geformten Bestandteile des Blutes an der Gerinnungsaufhebung beteiligt seien.

DASTRE wies nach, daß das Blut in den Lungenarterien mehr Fibrinogen enthält als in den Lungenvenen. Demnach müßte in dem capillären Kreislaufe der Lunge das Fibrinogen verändert oder unwirksam gemacht werden. An sich wäre die Beeinflussung des Blutes durch Organgewebe nicht überraschend. Wissen wir doch, daß auch das Blut in den Venen der Leber flüssig bleibt. Überhaupt enthalten alle Eingeweide mit großem Capillarsystem und langsamer Blutströmung nur schwergerinnbares Blut (BENECKE).

Im Gegensatze zu den theoretischen Überlegungen und den experimentellen Erfahrungen steht nun aber die Beobachtung bei intrathorakalen Operationen. Sehr leicht kann man sich überzeugen, daß das Blut in der Pleurahöhle gerinnt. Bei Eingriffen im Brustraume, die nach Verletzungen notwendig werden, sieht man regelmäßig große Gerinnsel. Sie finden sich in den abhängenden Bezirken der Brustfellhöhle, im Sinus diaphragmaticus und in den Nischen des Mittelfelles.

Nach Fortnahme des gesamten Blutes sieht man dann die Zwerchfellkuppe gewöhnlich mit einem feinen Netze dunkelroter Fäden überzogen, die ausgefallenes Fibrin darstellen. Darauf haben schon TUFFIER und FORGUE hingewiesen. Durch schöne Versuche von HERZFELD und HENSCHEN an der Züricher Klinik ist der Beweis erbracht worden, daß tatsächlich das Blut in der Brustfellhöhle gerinnt, und zwar noch schneller als anderwärts. Die Beschleunigung ist Folge der rhythmischen Herz- und Lungenbewegung. Das durch Punktion aus einem Hämothorax entfernte Blut gerinnt deswegen nicht mehr, weil es mechanisch defibriniert worden ist. Die Gerinnung hat sich also bereits im Brustfellraume vollzogen.

Die Resorption ausgedehnter Blutergüsse geht im allgemeinen langsam vor sich. Das Auftreten eines Exsudates trägt zu dieser Verzögerung zweifellos bei. Die entzündliche Ausschwitzung ist keineswegs immer Ausdruck einer Infektion. Lange Zeit bestehende Blutansammlungen im Thorax führen manchmal zu auffallend starker Schwartenbildung. Rechtzeitige Entleerung des Hämothorax ist darum angezeigt (vgl. S. 781 und Bd. II, S. 767).

Nach Ablassen geringer Flüssigkeitsmengen kann in wenigen Tagen vollständige Aufsaugung erfolgen.

Mehrfach wurde schon die große praktische Bedeutung **intrapleuraler** und **pulmonaler Reflexe** erwähnt.

Vagus, Sympathicus, Rippennerven und Phrenicus vermitteln die sensiblen, die motorischen und die reflektorischen Leistungen (vgl. den anatomischen Teil S. 212).

Die Bedeutung des Vagus für die Regelung der Atmung und der Herztätigkeit steht fest. Es konnte weiter gezeigt werden, daß auch bei pathologischen Zuständen, z. B. beim Pneumothorax, oft durch Reflexe Änderungen in der Tätigkeit der Lungen und des Herzens ausgelöst werden. So bewirken mechanische Reize, Quetschungen, Zerrungen u. dgl., hochgradige Verlangsamung des Pulses, bis zu 10 Schlägen in der Minute. Gleichzeitig geht die Atmung bis auf wenige Züge zurück. Nach unseren Beobachtungen kann dieser Zustand mehrere Stunden anhalten. Dagegen ruft Durchschneidung selbst beider Nerven unterhalb der Lungenwurzel akute Ausfallserscheinungen nicht hervor.

Von HELLER und von HENSCHEN wurde vorgeschlagen, durch vorausgeschickte zeitweilige Blockierung der Nerven störende Reflexe bei Operationen auszuschalten.

Unter Pleurareflexen versteht man gewisse plötzlich eintretende schwere nervöse Erscheinungen. Sie können bei mannigfachen Eingriffen in der Brusthöhle entstehen. Schon bei Eröffnung des Brustkorbes hat man sie beobachtet. Häufiger treten sie bei Maßnahmen im Bereiche des Lungenstieles ein. Die Kranken werden bewußtlos. Selbst tonische und klonische Krämpfe stellen sich ein; die Atmung ist verlangsamt oder steht vorübergehend still. In einem solchen Anfalle kann der Tod erfolgen. Andere Kranke erholen sich schnell und vollständig.

Besonders empfindlich sind die Lungenwurzel und die Pleura mediastinalis. FRIEDRICH zeigte experimentell, daß Reize in dieser Gegend sofort Steigerung des Pulmonalis- und Sinken des Carotisdruckes hervorrufen. Es ist eine Frage nebensächlicher Umstände, ob eine solche akute Blutdrucksenkung tödlich ist oder nicht.

Sehr vorsichtig muß man bei allen Eingriffen im Bereiche des Lungenstieles sein. Seine Ausschälung, Abquetschung oder Durchtrennung, wie sie bei Lungenamputationen nötig wird, löst leicht reflektorisch Herzstillstand aus. Das habe ich mehrfach erlebt.

Vorübergehende Störungen sahen wir bei der Exstirpation von Unterlappen häufiger, ebenso bei der Entfernung einer großen Mittelfellgeschwulst, die innige anatomische Beziehungen zum Grenzstrange des Sympathicus hatte.

Auch die Commotio thoracis, die man nach stumpfen Gewalteinwirkungen auf den Brustkorb beobachtet, kann durch Lungenbrustfellreflexe erklärt werden (vgl. S. 754).

Experimentelle Untersuchungen, die HEUSNER und an unserer Klinik A. BRUNNER über die Pleurareflexe anstellten, beweisen, daß vom Brustfell aus Herztätigkeit und Atmung lebensbedrohlich beeinflußt werden können.

Diese Beobachtungen veranlassen uns, möglichst alle intrathorakalen Eingriffe in Allgemeinnarkose auszuführen.

Sehr große Ähnlichkeit mit den Pleurareflexen oder der sogenannten Eklampsie hat das klinische Bild, das sich im Anschluß an **kleinste Luftembolien** in die Hirnarterien einstellt.

Brauer und Forlanini erkennen Pleurareflexe überhaupt nicht an und glauben, daß es sich bei den beschriebenen plötzlichen und schweren Zuständen immer um Luftembolien handelt. Zweifellos kommen solche häufiger vor, als man bisher annahm. Schon Eröffnung einer kleinen Brustfell- oder Lungenvene durch Punktion kann tödliche Luftembolie hervorrufen. Das Pneumothoraxschrifttum enthält dafür zahlreiche Belege. Auch bei Eröffnung von Lungenabscessen und bronchektatischen Höhlen ereignen sich solche Zufälle. Ich habe leider mehrmals tödliche Luftembolien erlebt. Selbst oberflächliche Verletzung einer Lunge oder ihrer Brustfellschwarte kann ein solches Ereignis auslösen. So verloren wir zwei Kranke dadurch, daß beim Einführen eines Drains in eine Empyemhöhle die Lungenoberfläche geschädigt und ein kleines Gefäß eröffnet wurde.

Die Luft gelangt in das linke Herz und von da auf dem Wege der Carotiden in Gehirn- und Netzhautgefäße. In der Retina lassen sich die Luftblasen manchmal mit dem Augenspiegel nachweisen. Kleinere Mengen können aufgesaugt und unschädlich gemacht werden; größere sind wohl immer tödlich. Bei der Obduktion werden kleinste Bläschen in den Hirngefäßen an verschiedensten Stellen sichtbar.

Zur Vermeidung der Luftembolie empfiehlt es sich, die Durchtrennung von Lungengewebe grundsätzlich nur unter dem Schutze des Druckdifferenzverfahrens vorzunehmen.

Über die **Schmerzempfindung** der intrathorakalen Eingeweide liegen abschließende Beobachtungen noch nicht vor. Vom Kranken werden Schmerzen in alle Abschnitte des Brustkorbes verlegt und auf Organe bezogen. Bei operativen Eingriffen findet man das parietale Brustfell, ähnlich wie das Bauchfell, außerordentlich empfindlich, während die Organe selbst schmerzfrei sind. Nur ruft Zerren an ihren Befestigungen starkes Unbehagen hervor. Sehr empfindlich sind Luftröhrenwand und Stammbronchen. An den peripheren Bronchen verursacht nur Betupfen Schmerzen. Das Lungengewebe selbst dagegen hat keine Empfindung. Alle sogenannten „Lungenschmerzen" werden durch Pleura costalis und Pleura diaphragmatica vermittelt.

Der pleuritische Schmerz, der in der Praxis wohl die größte Rolle spielt, ist stechend oder brennend. Er strahlt in den Bauch, die Schulter und den Arm aus und täuscht dadurch über den eigentlichen Sitz der Erkrankung. Diese Irradiation wird durch die Rippennerven vermittelt. Im weiteren Verlaufe der Entzündung nimmt der Schmerz gewöhnlich ab. Die Pleuraschmerzen veranlassen die Kranken, den befallenen Abschnitt der Brustwand ruhig zu halten. Auch wird Husten ängstlich vermieden.

Bei entzündlichen Erkrankungen im Bereiche des Zwerchfelles wird die Schmerzempfindung auch durch den Phrenicus geleitet. Seine Durchschneidung wird deutlich „in der Lunge" oder „im Magen" empfunden. Es ist sehr wahrscheinlich, daß bei entzündlichen Erkrankungen im Oberbauche der eigenartige Schulterschmerz auf Erregung des Phrenicus zurückzuführen ist. Jedenfalls muß der Chirurg der sensiblen Eigenschaft des Nerven Beachtung schenken.

Von dem gesamten Brustfell und den Lungen aus läßt sich reflektorisch Husten auslösen. Ähnlich wie in den oberen Luftwegen gelingt es durch Berührung der Schleimhaut kleinster Bronchen Hustenreflex zu erzeugen. Das ist für alle Eingriffe an und in der Lunge von großer Wichtigkeit.

Allgemeine Diagnostik.

Unerläßliche Voraussetzung jeder ärztlichen Beurteilung ist genaue Kenntnis des Krankheitsbefundes. Dabei genügt es nicht, nur das objektive klinische Bild und seine pathologisch-anatomische Grundlage festzulegen. Darüber hinaus muß bei jedem Kranken versucht werden, Verständnis für die Eigenart zu gewinnen, mit der unter den besonderen Verhältnissen die Lebensvorgänge sich abspielen. Gegenseitige Abhängigkeit der Organe verdient beim kranken Menschen vollste Beachtung.

Der jeweilige Gesamtzustand ist nur unter Berücksichtigung solcher Beziehungen zu begreifen.

Dieser Grundsatz ärztlicher Kunst steht in der operativen und, wie wir wohl sagen dürfen, ganz besonders in der intrathorakalen Chirurgie obenan. Daraus folgt, daß wir alles, was zur Klärung der Allgemeinlage unserer Kranken dienen kann, heranziehen und bewerten sollen.

Die Notwendigkeit solcher Auffassung wird noch verständlicher, wenn man bedenkt, daß die Tätigkeit von Lunge und Herz im Mittelpunkte aller Lebensvorgänge steht. Störungen, wie sie bei Krankheiten und besonders nach operativen Eingriffen in der Brusthöhle vorkommen, beeinflussen die normale Arbeit dieser Organe oft in auffallender Weise. Ihre veränderte Funktion ist nicht selten ein frühzeitiger Hinweis auf pathologische Veränderungen, die als solche dem Arzte nicht unmittelbar vor Augen treten.

So wird bereits gründliche Erforschung der **Vorgeschichte** wichtig. Manches Krankheitsbild kann aus ihr schon ohne eingehende Untersuchung in seinen großen Umrissen und seiner wesentlichen Bedeutung erkannt werden. Ja, es gelingt sogar, durch geschicktes Ausfragen hie und da anatomische Einzelheiten des Leidens, seinen Sitz und seine Ausdehnung richtig zu erfassen.

Als überzeugendes Beispiel seien die Angaben des Kranken bei Absceß und Bronchektasen erwähnt. Man ist oft überrascht, mit welcher Genauigkeit das Heraufsteigen des Auswurfes aus einem scharf umschriebenen Bezirk gefühlt wird.

Bei Lungenkranken gewinnt auch die ältere Vorgeschichte erheblichen Wert. Wir erfahren häufig, daß das Leiden in seinen ersten Äußerungen viel weiter zurückliegt, als man ursprünglich annahm; das ist z. B. bei bronchektatischen Erweiterungen fast regelmäßig der Fall. Schon vor der sogenannten „auslösenden" Pneumonie, als deren Nachkrankheit die Bronchektasen sehr oft gedeutet werden, hören wir von rückfälligen Katarrhen, die man nach den heute vorliegenden Erfahrungen bereits als Zeichen umschriebener Erweiterung des Bronchialrohres ansehen muß.

Bei tuberkulösen Leiden der Lunge ist genaues Ausforschen nach Vererbung unerläßlich. Von ihr hängen in hohem Maße die Aussichten eines etwaigen operativen Eingriffes ab; denn oft genug kommt die Veranlagung zu dieser Erkrankung im Körperbau nur ungenügend oder gar nicht zum Ausdrucke.

So findet man bei Tuberkulösen keineswegs immer den bezeichnenden Thorax phthisicus oder Verkürzung oder Verknöcherung der ersten Rippe mit ihren freilich noch umstrittenen Folgeerscheinungen. Auch werden nicht allzu häufig eindeutige Muskelschwäche oder Lymphdrüsenveränderung angetroffen. Dagegen gibt eine genau und kritisch durchgeprüfte Vorgeschichte Hinweise auf Eigenart und vermutlichen weiteren Verlauf des Leidens. Ausgesprochen erbliche Belastung ist bei günstigen anatomischen Verhältnissen wohl keine Gegenanzeige chirurgischer Behandlung, trübt aber ihre Prognose.

Labilität der Psyche, allgemein gesteigerte Empfindlichkeit, Aufregungszustände, Neigung zu Schlaflosigkeit, hypochondrische Vorstellungen und ihr Gegenteil, Unterschätzung der Krankheit, werden namentlich bei Tuberkulösen beobachtet. Sie dürfen nicht mißachtet werden, weil ihr Einfluß in der Heilungszeit geradezu verhängnisvoll werden kann.

Neuralgische, stechende oder bohrende Schmerzen im Bereiche der Zwischenrippenräume oder im Halsgebiete, hinter dem Brustbein und der Wirbelsäule sind gewöhnlich klinischer Ausdruck entzündlicher Vorgänge in der Nähe einzelner Nervengruppen. Sie können aber auch dann auftreten, wenn eine Geschwulst auf gewisse Bahnen drückt oder sie infiltrativ durchwächst. Anamnestische Hinweise, Recurrensparesen, Lähmungen und Reizzeichen im Ausbreitungsbezirke des Sympathicus ermöglichen oft geradezu Lagebestimmung des Krankheitsherdes.

Eigene Beobachtungen der Kranken über Atemnot, die nur in bestimmter Stellung und Haltung des Brustkorbes auftritt, sind von größter Bedeutung. Sie verraten umschriebene Verwachsungen zwischen Lunge und Brustwand oder raumbeschränkende Vorgänge. Brustkorbbewegung und Lungenlüftung sind dann mechanisch behindert.

In den Arm ausstrahlende Schmerzen können als Zeichen bösartiger Geschwülste des Thorax bedenklich sein. Sie unterscheiden sich von dem nur unangenehmen Gefühl im linken Arme und seiner raschen Ermüdung bei Herzkrankheiten.

Plötzliche Erstickungsanfälle sind immer auf mechanische Behinderung der Luftwege zurückzuführen. Eine entsprechende Angabe des Kranken wird in diesem Sinne selbst dann gedeutet werden, wenn es sich nach dem sonstigen Untersuchungsergebnisse um einen Emphysematiker oder einen Herzkranken handelt. Akute Erstickungsanfälle werden ja in der Praxis überraschend oft als Atemstörung bei Emphysem angesehen. Immer wieder sehen wir Leute, die jahrelang erfolglos wegen chronischer Lungenblähung oder Bronchialasthmas behandelt wurden, denen operative Beseitigung eines tiefsitzenden Kropfes oder einer Mittelfellgeschwulst Heilung brachte.

Richtige Einschätzung der Art der Atmungsbehinderung, die meist von den Kranken selbst charakteristisch angegeben wird, schließt derartige Irrtümer aus.

Die schwere Dyspnoe bei Mediastinaltumoren wird gewöhnlich gut beschrieben. Die Kranken erzählen, wie ganz allmählich ein Gefühl von Enge entsteht: „als ob sich der Brustkorb gegen einen Widerstand hebe und ein Ring die Luftröhre umklammere". Ausführlich bin ich auf diese eigenartige Leidensgeschichte im Abschnitt über Mittelfellgeschwülste eingegangen (vgl. Bd. II, S. 384 u. f.). Demgegenüber sind die Empfindungen bei Lungengewächsen mit erheblicher Beeinträchtigung der Atmungsfläche ganz andere. Die Kranken berichten, „die Luft gehe zwar gut herein und heraus, aber sie dringe nicht tief in die Lunge ein".

Ein weiterer Unterschied zwischen diesen beiden Formen der Atmungsbehinderung kommt in der Lage zum Ausdrucke. Bei Mediastinaltumoren fühlen die Kranken, daß der Lufthunger in Rückenlage abnimmt, während er bei Lungengeschwülsten sich nicht bessert.

Selbst bei ausgedehnten Erkrankungen der Lunge können die Atembeschwerden sehr gering sein. Ihr Fehlen schließt also keineswegs anatomische Veränderungen der Lunge aus.

Auch die Art, die Zeit, die Form und die Stellung, in denen der Kranke aushustet, erlauben oft wichtige Rückschlüsse. Der bezeichnende Reizhusten des beginnenden Bronchialkrebses wird häufig verkannt, trotzdem er in seiner Eigenart leicht zu deuten ist und sich vom Hüsteln der beginnenden Tuberkulose durch seinen blechernen Klang abhebt. Außerdem tritt bei dieser der Reizhusten meistens

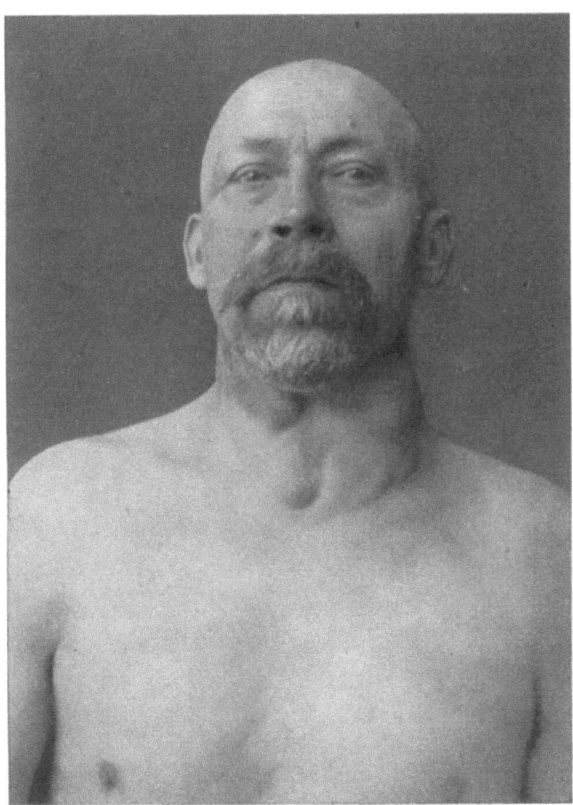 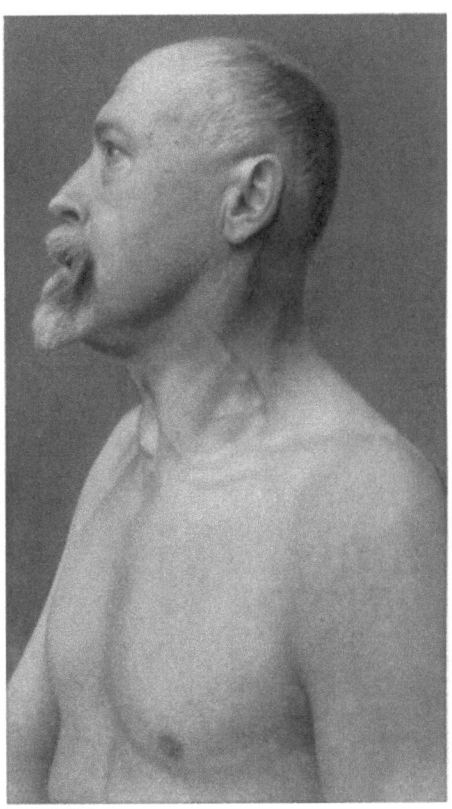

Abb. 125.   Abb. 126.
Gefäßstauung im Gesicht und am Halse bei substernalem Kropfe.

morgens auf; beim Carcinom dagegen besteht er immer. Auch der Auswurf fehlt beim Lungenkrebs im Anfange; höchstens wird etwas glasiger Schleim mit einigen Blutpunkten ausgeworfen.

Die Angaben der Kranken über die Entleerung des Sputums sind oft geradezu pathognomonisch. Größere Mengen, die sich nach längerer oder kürzerer Zeit anhaltender Abnahme einfinden, sprechen für vorhergehende Verhaltung. Meist wird dann von den Kranken stinkender Geruch des Auswurfes betont. Plötzliche Entleerung großer Massen spricht für ein in das Bronchialrohr durchgebrochenes Empyem. Das „maulvolle Sputum" wird gewöhnlich von den Kranken selbst erkannt. Die drei Schichten beschreiben sie meist richtig.

Willensstarke und intelligente Menschen lernen im Laufe ihres Leidens große Lungenhöhlen in regelmäßigen Zeitabständen zu entleeren. So erfährt man nicht selten, daß zu einer bestimmten Stunde des Tages ausgehustet wird, daß aber

19*

in der Zwischenzeit Ruhe herrscht. Übung und Gewöhnung, vielleicht aber auch die chronische Entzündung selbst dämpfen den Reflexvorgang.

Wir haben viele Bronchektatiker gesehen, die jahrelang unter der Diagnose einer Lungenschwindsucht von Sanatorium zu Sanatorium gingen. Gründliche Erhebung der Vorgeschichte hätte den Irrtum vermeiden lassen.

Angaben über Bluthusten müssen sehr genau und kritisch geprüft werden. Rötliche Streifen stammen sehr oft aus den Zähnen oder dem Rachen. Frühzeitig verrät Bluthusten eine beginnende Neubildung in Lunge und Mittelfell oder ein

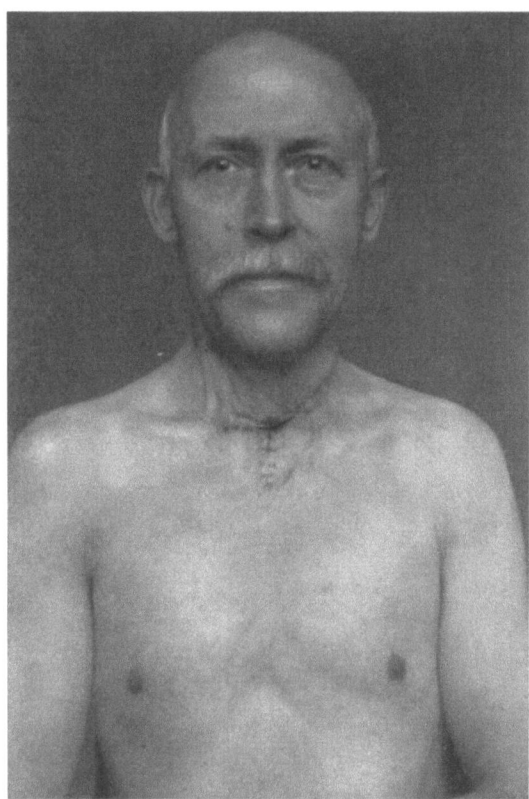 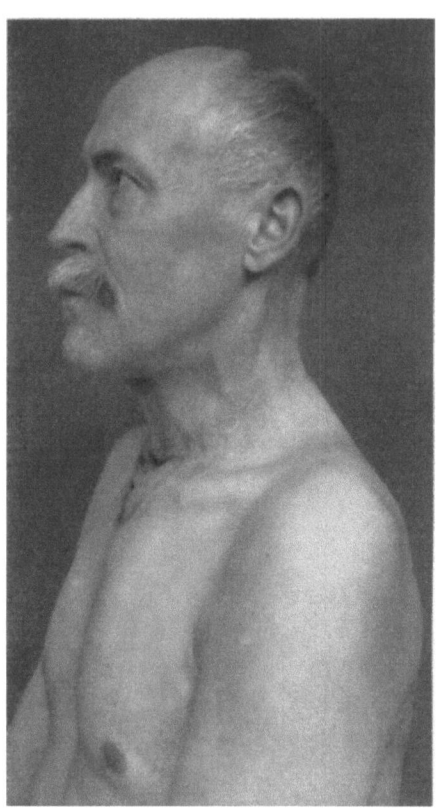

Abb. 127.   Abb. 128.
Derselbe Kranke wie in Abb. 125 und 126 nach der Kropfentfernung.

Aortenaneurysma. Das schaumige hellrote Blut bei kavernöser Hämoptoë wird vom Kranken meistens richtig beschrieben. Dunkleres Blut stammt aus gestauten Lungenteilen, wie sie namentlich bei chronischen Herzleiden und bei Geschwülsten vorkommen. Erbrochenes Blut ist an seiner dunkleren, mehr braunvioletten Farbe und seinem Geruche zu erkennen.

Auch andere bisher weniger beachtete Angaben haben diagnostische Bedeutung. So klagen an Mediastinaltumoren Erkrankte über reichliches Tränen. Gleichzeitig erwähnen sie, daß ihre Augen kleiner geworden seien, lange bevor der Umgebung Anschwellung der Halsgefäße und veränderte Farbe des Gesichtes auffallen (siehe Abb. 125—133 u. Bd. II, S. 384 u. f.).

Nicht zu vernachlässigen sind Mitteilungen über Magenstörungen. Bei der Lungentuberkulose treten sie als Folge chronischer Gastritis und allgemeiner Stoffwechselabweichungen häufig auf. Bei Pleuritiden aller Art, die mit Schwartenbildung einhergehen, können sie durch Verziehung des unteren Brustkorbabschnittes, insbesondere des Zwerchfelles, bedingt sein. Man sieht dann im Röntgenbilde, wie der Muskel zipfelförmig oder breit hochgezerrt ist und nur noch geringe Verschiebungen bei der Atmung aufweist. Gewöhnlich klagen die Kranken gleichzeitig über öfters einsetzenden Singultus, der durch mechanische Behinderung des Zwerchfelles oder seines Nerven hervorgerufen sein kann.

Stärkere Abmagerung, über die die Kranken berichten, muß bei fehlendem

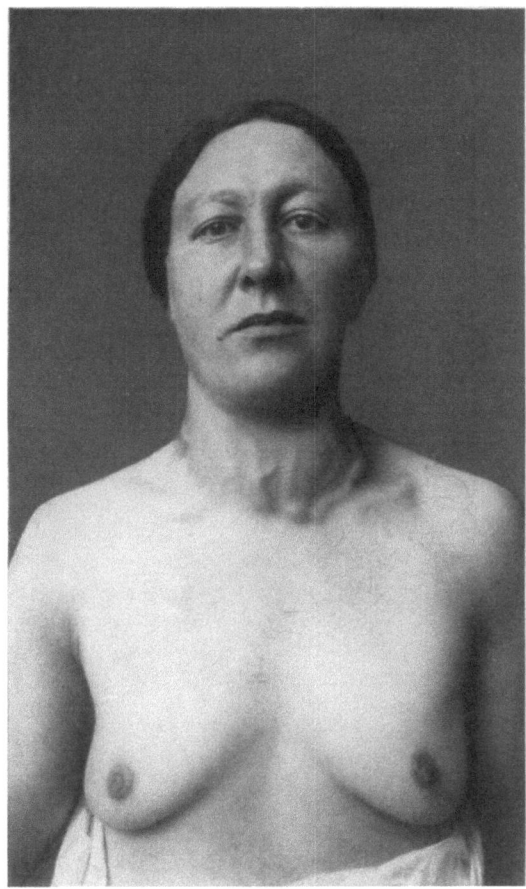 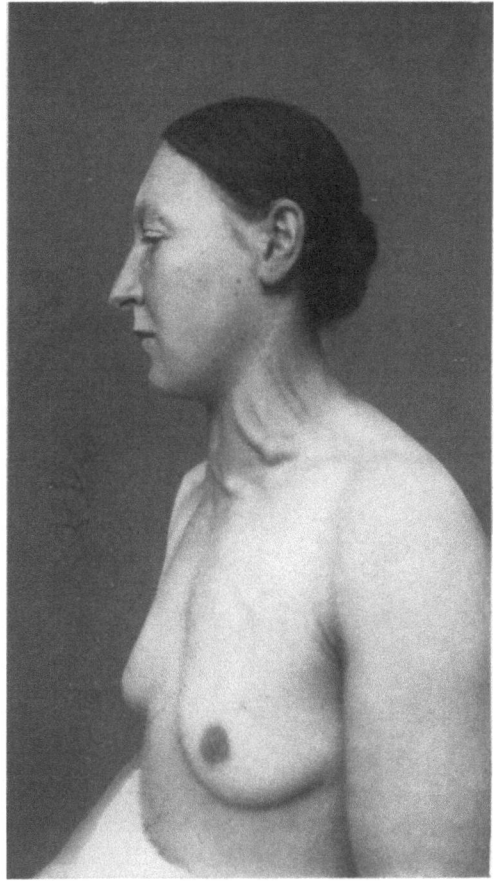

Abb. 129.   Abb. 130.
Starke Gefäßstauung bei intrathorakalem Kropfe.

Magendarmbefund und bei Anwesenheit eines trockenen Hustens in erster Linie an eine bösartige Lungengeschwulst denken lassen.

Schluckbeschwerden werden besonders bei Mediastinaltumoren, Bronchialcarcinomen, Aortenaneurysmen und chronischer Entzündung des Mittelfelles beobachtet. Sie sind nicht selten ein Frühzeichen des mediastinalen Lymphosarkoms. Bei ihm wird das Speiserohr durch einzelne Knollen bald mechanisch und spastisch eingeengt. Auffallend ist dann, daß die untersuchende Sonde höchstens einen elastischen Widerstand zu überwinden hat, aber nicht, wie beim Speiseröhrenkrebse, auf ein festes und umschriebenes Hindernis stößt.

Ungewöhnliche Schweißabsonderung kann sich verschieden äußern. Bekannt sind die Nachtschweiße der Phthisiker, deren eigenartiger Geruch sogar von ihnen selbst oft richtig empfunden und beschrieben wird. Halbseitige Hypersekretion ist durch Druck eines Tumors auf den Grenzstrang des Halssympathicus bedingt. Mittelfellgeschwülste, die zur Stauung in den Halsvenen führen, haben übermäßiges Schwitzen im Gesicht und am Halse zur Folge. Absonderung kalten Schweißes an Händen und Füßen wird von Trägern chronischer Lungenabscesse gemeldet.

An die Erhebung der Vorgeschichte schließt sich die **klinische Untersuchung** an.

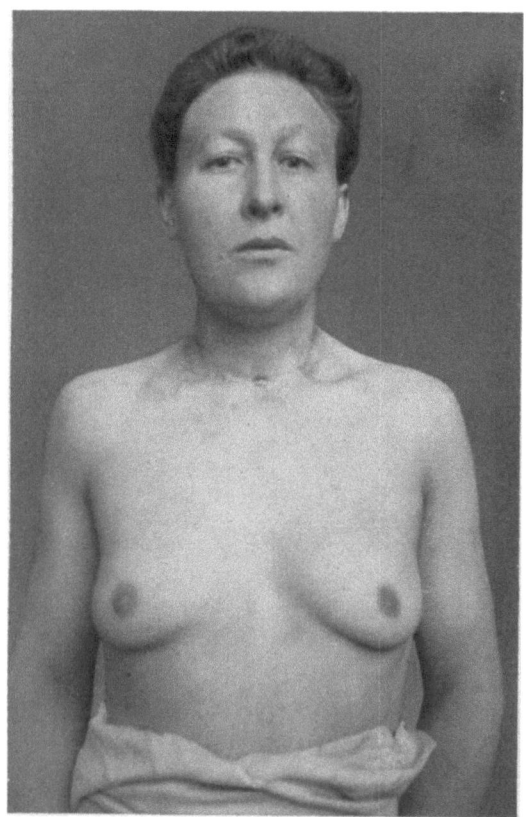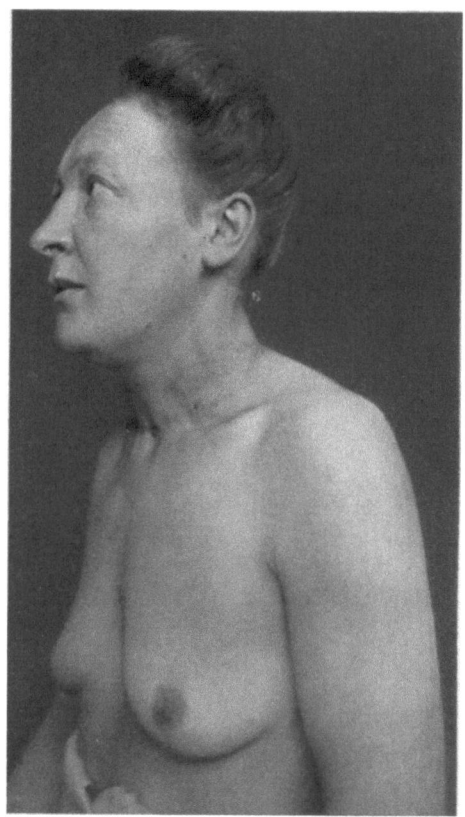

Abb. 131.　　　　　　　　　　　　　　　　Abb. 132.
Dieselbe Kranke wie in Abb. 129 und 130 nach der Kropfentfernung.

Vielleicht noch mehr als sonst ist der Allgemeinzustand von Bedeutung. Gründliche Prüfung aller Organe ist darum von besonderer Wichtigkeit. Der Gesamteindruck, dessen Deutung dem Erfahrenen leicht fällt, ist oft ebenso wertvoll wie bestimmte Einzelergebnisse.

Die Feststellung des Krankheitsherdes und seiner Ausdehnung gibt dem chirurgischen Heilplane die Grundlage. Nur wenige Eingriffe an intrathorakalen Organen sind typisch. Meist muß für die vorliegende Aufgabe erst ein besonderer Weg gesucht werden. Falsche Schnittführung ist dann viel verhängnisvoller als bei Operationen im Bauche. Der Zugang kann nicht mit derselben Leichtigkeit wie hier erweitert werden, wenn die Arbeit unter unrichtigen Voraussetzungen begonnen wurde. Oft gelingt es schon bei oberflächlicher Nachforschung für einen Teil der allgemeinen Angaben des Kranken die anatomische Erklärung zu finden. Trotzdem ist planmäßige Einzeluntersuchung unerläßlich. Sie beginnt mit der Betrachtung (Inspektion). Da fallen häufig schon an Gesicht und Hals Veränderungen auf, die wegleitend für die Diagnose sind. Es sei auf das eigenartige Aussehen der Kranken mit Mittelfellgeschwülsten oder tiefsitzendem Kropfe hingewiesen (Abb. 125 bis 133 und Bd. II Abb. 226—235). Das gedunsene, blaß-bläulich verfärbte Gesicht mit den gestauten, erweiterten Venen ist pathognomonisch. Eindeutig sind auch

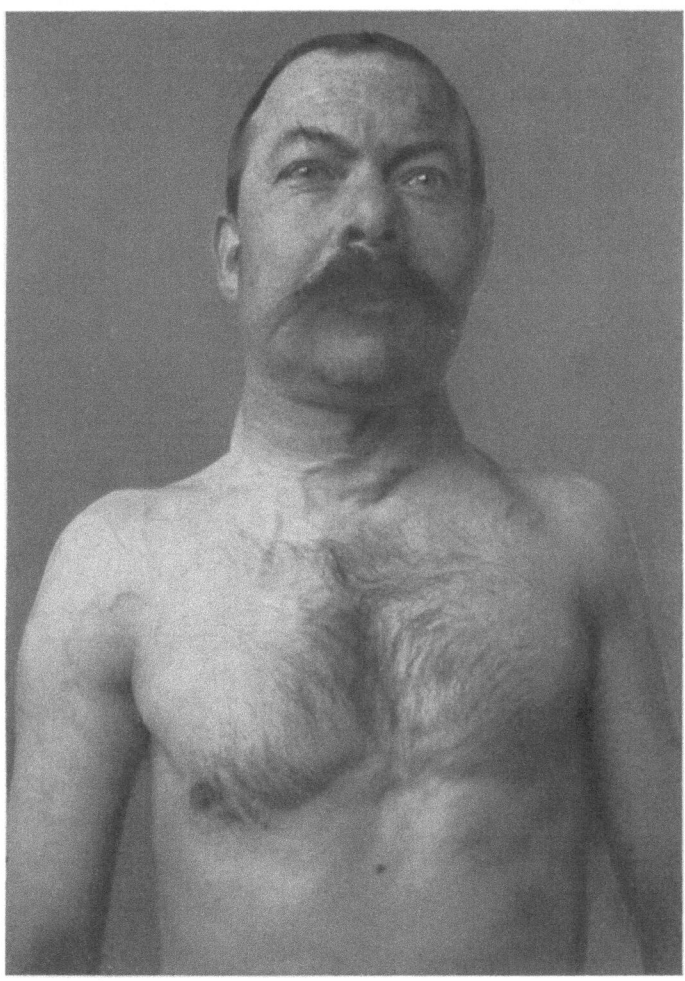

Abb. 133. Hochgradige Stauung bei Mittelfellgeschwulst mit bezeichnendem Gesichtsausdrucke.

hektische Röte der Wangen bei florider Tuberkulose und fahles, leidendes Gesicht bei ihrer chronischen Form.

Im Bereiche des Brustkorbes treffen wir sehr häufig grobe Veränderungen an, die uns Sitz, ja Art der Krankheit sofort erkennen lassen. So sind bei starker Lungen-Pleuraschrumpfung Asymmetrien des Brustkorbes mit Einziehung auf der kranken Seite bezeichnend (Abb. 134). Erweiterung des Thorax findet sich bei Emphysem (Abb. 135), bei Pneumothorax und bei Ergüssen. Einseitig abgeschwächte veränderte oder gar aufgehobene Atmungsbewegung, örtliche Ödembildung, Hochstand des Rippenbogens, umschriebene Pulsation, Verbildungen der Brustwand und Verbiegung der Wirbelsäule sind weitere wichtige Feststellungen.

Bestimmung von Form, Größe und Ausdehnung des Brustkorbes
ist wertvoll.

Krankhafte Veränderungen seiner Form haben oft einen bedeutsamen Einfluß auf die Tätigkeit der Organe. Noch häufiger führt umgekehrt eine Erkrankung im
Innern des Thorax zu pathologischer Beeinflussung seiner Weite und seiner Gestalt.

Besonderheiten in Ausdehnung und Umgrenzung der oberen und der unteren
Brustkorböffnung sind als Hinweise auf bestimmte mechanische Voraussetzungen
für die Entwickelung von Krankheiten zu beachten. In diesem Zusammenhange sei

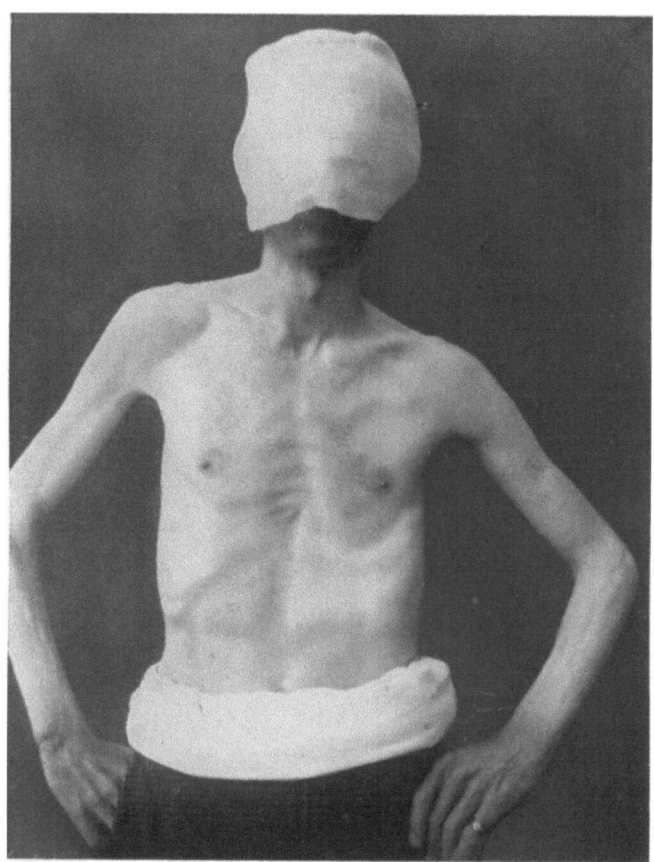

Abb. 134. Hochgradige Einziehung der linken Brustseite durch Schrumpfung bei Lungentuberkulose.

auf die eigenartigen Veränderungen der oberen Apertur bei der FREUNDschen Knorpel-
verknöcherung und die starke Erweiterung der unteren beim Lungenemphysem
aufmerksam gemacht.

Es erhellt, daß eine genaue Untersuchung objektiv Gestalt und Größenveränderungen des Brustkorbes festhalten muß. In sehr einfacher Weise lassen sich
die wichtigsten Verbildungen bestimmen. Schon Betrachtung von verschiedenen
Seiten verrät dem geübten Auge Abweichungen von der normalen Form: Verschmälerung einer Brustseite, Einziehung, krankhafte Vorwölbung und dergleichen.

Man ergänzt die Besichtigung durch genaue Messung. Es wird zunächst die
Breite des Thorax von der Kehlgrube bis zum Akromion beiderseits, dann von der
Mittellinie in Höhe der dritten oder der vierten Rippe bis zum Armbrustwinkel,
hierauf der wagerechte Abstand der Brustwarzen von der Mittellinie bestimmt.

Solche beschränkte Abweichungen werden auf die Mittellinie, die Brustwarzenlinie, die vordere und die hintere Achsellinie bezogen. Auf der Rückseite des Brustkorbes stehen die Mittellinie (Spinallinie), die Paravertebrallinie und die Scapularlinie zur Verfügung.

Die Feststellung der Höhe richtet sich nach den Rippen, die auf der Vorder- und der Seitenfläche sowie den unteren Abschnitten der Hinterfläche des Brustkorbes durchzutasten und leicht abzuzählen sind. Hinten geben außerdem die

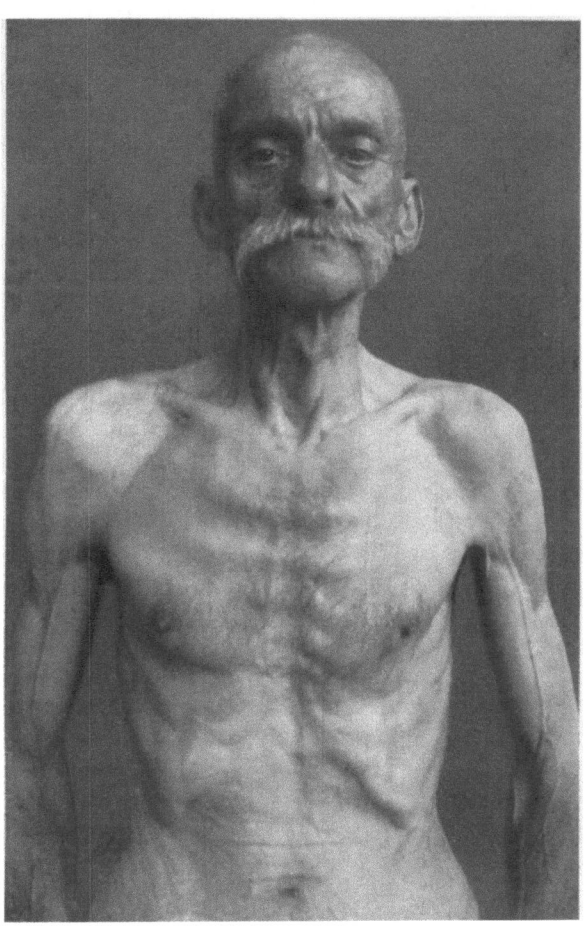

Abb. 135. Starrer, emphysematöser Brustkorb.

Dornfortsätze, der obere Rand des Schulterblattes, seine Gräte und sein unterer Winkel Anhaltspunkte.

Der Umfang des Brustkorbes in den einzelnen Abschnitten wird durch das Umlegen eines Bandmaßes in wagerechter Ebene ermittelt. Fehlen gröbere Veränderungen der Form, die ihn beeinträchtigen, so genügt einmalige Messung in Höhe der Brustwarze. Es werden dabei zwei Maße genommen: der Umfang bei stärkster Aus- und der bei tiefster Einatmung. Der Unterschied beträgt beim gesunden Erwachsenen durchschnittlich 6—8 cm. Er kann bei krankhaften Zuständen auf Bruchteile von Zentimetern heruntergehen (Emphysem). Die Durchschnittszahlen des Umfanges schwanken beim Erwachsenen zwischen 80 und 100 cm.

Um die Formveränderungen des Brustkorbes deutlich zur Anschauung zu bringen, bedient man sich der Kyrtometrie. Ein sehr einfaches, zweckmäßiges Instrument besteht aus zwei kleinfingerdicken Bleistangen, die miteinander durch einen kurzen Gummischlauch verbunden sind. Es lassen sich diese nachgiebigen weichen Stangen in der wagerechten Ebene an beliebiger Stelle um den Brustkorb herumlegen und genau der Oberfläche anpassen. Die Stangen werden nach Lösung der Gummiverbindungen einzeln vom Brustkorbe heruntergenommen; ihre Form wird auf Papier gezeichnet. Es kommen dann sehr schön alle Einziehungen und Vorwölbungen des Brustkorbes zum Ausdrucke (PERTHES).

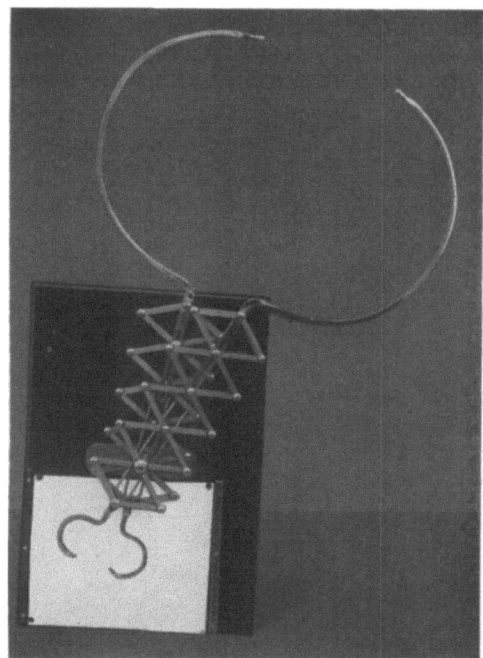

Abb. 136. Planimeter nach TEN HORN.

TEN HORN hat das Prinzip des „Storchschnabels" auf die Thoraxmessung angewandt. Mit seinem Instrument, dem sogenannten Planimeter, können die Umrisse eines Körperteiles genau und maßstäblich auf einer Ebene aufgezeichnet werden. Die Vorrichtung besteht aus zwei symmetrischen Teilen, die um eine gemeinsame Achse drehbar sind. Jeder Teil ist zusammengesetzt aus einer sogenannten Nürnberger Schere, die auf beiden Seiten in bogenförmigen Schienen endet. Die größeren Schienen tragen kugelförmige Fühler an der Spitze und sind zum Umfahren des Körpers bestimmt. Die kleineren Schienen mit entgegengesetzter Krümmung besitzen auswechselbare Zeichenstifte, die den Weg der Fühler aufzeichnen. Soll nun beispielsweise der Umriß des Brustkorbes aufgezeichnet werden, so legt man die beiden Fühler an den Brustkorb an und umfährt ihn, bis sich die Fühler wieder zusammenlegen. Die Stifte schreiben dabei die Kurve auf die Zeichenebene auf (Maßstab 1:4) (Abb. 136 u. 137).

Beide Verfahren bewähren sich besonders bei Brustkorbverbildungen und Brustwandgeschwülsten.

Die Spirometrie gibt einen guten Einblick in die Leistungsfähigkeit zunächst der gesunden Lunge. Sie zeigt uns ihre Faßkraft und damit die

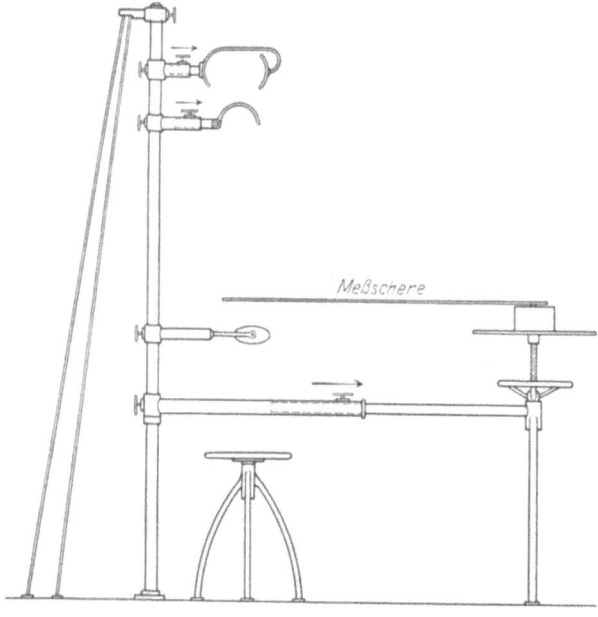

Abb. 137. Dazugehöriger Meßapparat nach TEN HORN.

Größe ihrer Arbeit an. Es wird die Menge der durch eine tiefe Einatmung in die Lunge eingetretenen Luft bei der Exspiration gemessen. Da aber Tiefe und Schnelligkeit der Atmung in hohem Maße von seelischen Einflüssen abhängen, ist dieses Verfahren immer nur von beschränktem Werte.

Das Spirometer besteht aus einem einseitig geschlossenen Hohlzylinder, der mit Wasser gefüllt wird. In ihn wird ein zweiter oben geschlossener, unten offener frei beweglich eingeführt, so daß er je nach der Menge des eingelassenen Wassers in den ersteren mehr oder weniger einsinkt. Durch den inneren Zylinder geht luftdicht ein Metallrohr, das rechtwinklig umbiegt und in den zweiten eintaucht.

Wird durch Einblasen eine bestimmte Menge von Luft durch das Zuflußrohr in den zweiten Zylinder eingeführt, so steigt dieser in die Höhe. Aus dem Grade der Hebung des Zylinders kann man die Menge der in sein Inneres eingetretenen Luft ablesen. Sie entspricht dem ausgeatmeten Volumen. Auf diese Weise läßt sich die Tätigkeit der Lungen in gewissen Grenzen bestimmen.

1. Vitale Lungenkapazität nennt man die Luftmenge, die bei tiefster Ausatmung in das Maßgefäß entleert werden kann. Sie beträgt bei gesunden Männern 3000—4000 ccm, bei Frauen 2000—3000 ccm und hängt von der Elastizität der Lunge, der Beweglichkeit und der Größe des Brustkorbes ab.

2. Als Respirationsluft wird die Luftmenge bezeichnet, die bei gewöhnlicher, ruhiger, nicht angestrengter Atmung ein- und ausgeatmet wird. Ihr Durchschnittswert beträgt 500 ccm.

3. Komplementärluft wird das Luftvolumen genannt, das nach gewöhnlicher Einatmung durch äußerste Anstrengung noch aufgenommen werden kann. Mittelwert: 1500—2500 ccm.

4. Reserveluft ist die Luftmenge, die nach ruhiger Ausatmung noch abgegeben werden kann. Ihre Größe entspricht der Komplementärluft (1500—2500 ccm).

5. Unter Residualluft versteht man das Luftvolumen, das auch nach angestrengtester Exspiration noch zurückbleibt (1000—1500 ccm).

Die Vitalkapazität setzt sich demnach aus Respirationsluft und Komplementärluft zusammen.

Residualluft + Reserveluft geben die Mittelkapazität der Lunge an.

In einer Minute verbraucht der ruhende Mensch bei Atmosphärendruck 5—8 Liter Luft.

Da aber die oben angeführten Zahlenverhältnisse großen persönlichen Schwankungen unterworfen sind und sich auch schon unter physiologischen Verhältnissen ausgiebig ändern, so haben die spirometrischen Untersuchungen keine besondere Bedeutung für die Erkennung bestimmter Lungenkrankheiten gewonnen. Nur als Maß für die Stärke der Atmungstörungen sind sie bei einzelnen Erkrankungen von Wert geworden (Emphysem, Pleuritis). Auch bringt die Spirometrie namentlich bei operativer Einengung des Brustkorbes und der Lunge das erzielte mechanische Ergebnis schön zur Anschauung.

Einzelheiten im Atemtypus, vor allem das Verhältnis zwischen Inspiration und Exspiration, lassen sich am besten graphisch darstellen. Die Pneumographie, die bildliche Wiedergabe der Atembewegungen bei den verschiedenen Krankheiten, wurde in neuerer Zeit namentlich durch HOFBAUER ausgebaut.

Man kann zu ihrer Ausführung die verschiedensten Vorrichtungen benutzen. In der Klinik von SAHLI wird gewöhnlich so verfahren, daß „eine kardiographische Aufnahmevorrichtung, z. B. der JAQUETsche Kardiosphygmograph, mittels eines Riemens so auf den Thorax geschnallt wird, daß die Pelotte der Luftkapsel, statt wie bei der Kardiographie auf die Stelle des Spitzenstoßes, sich auf eine von der Herzregion entfernte Stelle des Thorax stützt. Die Bewegungen der betreffenden Thoraxstelle werden dann von der Aufnahmevorrichtung mittels Luftübertragung auf eine MAREYsche Schreibkapsel bzw. auf die Schreibvorrichtung des ursprünglichen oder des einfachen JAQUETschen Kardiosphygmographen übertragen und auf einen berußten Streifen aufgezeichnet. Auch ein einfaches Trichterchen, wie es für die Aufnahme des Venenpulses dient, kann als pneumatische Vorrichtung für die graphische Aufnahme der Atmung dienen, wie MACKENZIE gezeigt hat. Man setzt hierzu das Instrument manuell auf das Jugulum oder die Fossa supraclavicularis. Man erhält durch alle diese Verfahren in einfachster Weise ganz brauchbare Atmungskurven. Man kann aber sehr gut, wenn man keine Simultanaufnahme einer anderen Bewegung wünscht, die Atembewegungen auch ohne besondere Vorrichtung und ohne Anwendung des Luftübertragungsverfahrens mit dem gewöhnlichen JAQUETschen oder einem anderen Sphygmographen aufnehmen, wenn man denselben mittels eines Riemens oder einer Schnur so auf dem Thorax festbindet, daß sich die Thoraxbewegungen auf die Pelotte übertragen."

Aufschluß über die Art der Atmung geben in dem Pneumogramme der Vergleich der Steilheit des an- und des absteigenden Kurvenschenkels, ferner Länge, Form und Richtungsänderung der Kurvenlinie.

An die Besichtigung und die Messung schließt sich die Betastung des Brustkorbes an. Dieses Untersuchungsverfahren wird immer noch zugunsten anderer vernachlässigt. Unsichtbare Veränderungen fühlt der Finger. Rauhigkeiten der Rippen, Unregelmäßigkeiten ihrer Formen werden so erkannt. Die Hand fühlt nicht selten Unterschiede in Größe und Kraft der beidseitigen Rippenbewegungen. Auch die Arbeit des Zwerchfelles, soweit sie sich in Hebung und Senkung des unteren Brustkorbes auswirkt, kann durch Auflegen der Hand sicherer als mit dem Auge beurteilt werden. Umschriebener Druckschmerz erleichtert das Auffinden entzündlicher Erkrankungen in Lunge, Brust- und Mittelfell.

Zur weiteren Feststellung intrathorakaler Erkrankungen bedienen wir uns der Auscultation und der Perkussion. Beide Methoden setzen große Übung und Erfahrung voraus. Nur auf dem Wege der Selbstkritik und häufiger autoptischer Nachprüfung lernt man seine eigenen physikalischen Untersuchungsergebnisse richtig einzuschätzen.

Besondere Vorsicht verlangt die Anwendung der Perkussion. Dem Chirurgen ist sie in Form der palpatorischen Perkussion zu empfehlen.

Ihm ist feineres Gefühl für veränderte Widerstände eigen, während dem Internen das bessere Gehör zuerkannt werden muß. Der Erfahrene wird durch feine Palpation die verschiedenen Widerstände einer Flüssigkeitsansammlung, einer pneumonischen Infiltration oder einer Neubildung in der Lunge unterscheiden können.

Perkussion, Auscultation und Palpation gewinnen erst dann ihren richtigen Wert, wenn sie in mehrfacher Untersuchung zu demselben Ergebnisse geführt haben.

Das gilt namentlich bei beginnender Tuberkulose. Es überrascht, wie außerordentlich häufig selbst erfahrene Praktiker bei dieser Krankheit irren. Leicht wird ein bedeutungsloser Schallunterschied in den Spitzengebieten als beginnende Tuberkulose aufgefaßt bei Leuten, deren Lungen gesund sind. Umgekehrt werden gerade auf Grund eines negativen Befundes Anfangstadien der Krankheit übersehen.

Für die Abschätzung der Größe und der Ausdehnung eines Krankheitsherdes ist physikalische Untersuchung unzuverlässig. So können große Höhlen in der Lunge mit sehr dicker Wand und kleine Höhlen mit dünner Wand ähnliche akustische Erscheinungen erzeugen. Bei Kindern kommt es vor, daß vielfache Erweiterungen der Bronchen für einen großen intrapulmonalen Hohlraum gehalten werden.

Erst in Verbindung mit der Röntgendiagnostik gewinnen Perkussion und Auscultation ihren vollen Wert. Das Schattenbild zeigt uns oft Veränderungen, die der physikalischen Ermittlung entgehen. Bei der beginnenden Tuberkulose im Lungenobergeschosse ist das besonders häufig der Fall.

Ebenso sicher ist aber, daß auch das Röntgenbild wegtäuschen kann über Veränderungen, die der Erfahrene auscultatorisch oder perkutorisch sicher wahrnimmt und im Zusammenhange mit anderen Feststellungen richtig wertet. Wir sind nicht überzeugt, daß bei der Tuberkulose die Röntgenaufnahme klinischer Untersuchung immer überlegen ist.

Nur beschränkte Bedeutung haben die speziellen Untersuchungsverfahren der Bronchoskopie und Ösophagoskopie.

Die Bronchoskopie verwenden wir außerordentlich selten. Ihre Bedeutung für die Erkennung intrapulmonaler Erkrankungen wird sicher überschätzt. Bei lokalisierbaren Veränderungen im Bronchialbaum, insbesondere bei Geschwülsten und Wucherungen in dem einen oder anderen Hauptbronchus leistet sie Dienste. Sie reicht aber ebensowenig wie die Ösophagoskopie für die Stellung einer einwandfreien Diagnose aus. Namentlich die Ausdehnung bösartiger Tumoren, die bei der Anzeige für eine Operation sehr genau bekannt sein sollte, bleibt bei diesen Verfahren unbestimmt. Dazu kommt, daß die Untersuchung, namentlich für dyspnoische Kranke, eine große Zumutung ist. Darum lehnen wir auch regelmäßige bronchoskopische Entleerung von Lungeneiterhöhlen ab, zumal sie wohl Besserung, aber niemals Heilung bringt.

Um so nachdrücklicher sei an die Vorzüge der Bronchoskopie und der Ösophagoskopie bei Bestimmung und Entfernung von Fremdkörpern in Lunge und Speiseröhre erinnert (vgl. S. 802).

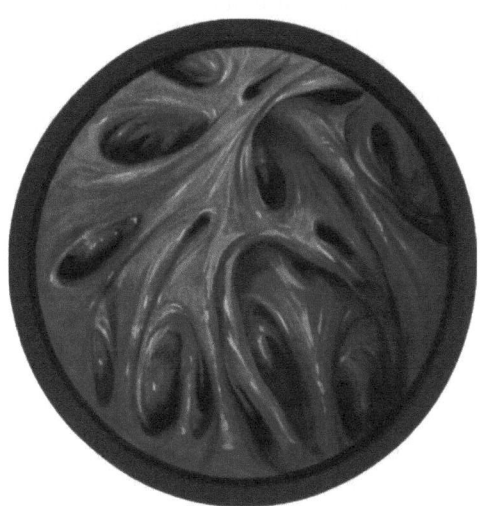

Abb. 138. Thorakoskopisches Bild der Gitterlunge.

Die von JACOBAEUS eingeführte Thorakoskopie, die unmittelbare Betrachtung des Brustfellraumes mit einem Endoskop, ist an unserer Klinik nur sehr wenig geübt worden. Sie leistet gute Dienste bei Besichtigung intrapleuraler und intrapulmonaler Höhlen, die durch eine Fistel mit der Außenwelt in Verbindung stehen. Ohne Voroperation läßt sich ein solches Cavum absuchen. Wertvolle Einzelheiten über Sitz, Ausdehnung und Eigenart können ermittelt werden. So gelang es bei einem uns zur Beurteilung überwiesenen Kinde mit großer „Empyemresthöhle", auf diese Weise eine Lungencyste zu erkennen. Trabekel, Buchten und Nischen der „Gitterlunge" waren schön zu sehen (Abb. 138).

Dagegen lehnen wir die Thorakoskopie durch die gesunde Brustwand hindurch als diagnostisches Hilfsmittel ab.

Probethorakotomie, die kaum mehr Gefahren bringt, gibt größere Klarheit und erlaubt bei günstigen Verhältnissen sofortige Vornahme der nötigen Operation.

Dieser Eingriff sollte überhaupt häufiger als bisher angewandt werden. Seine Gefahren sind unter dem Schutze der Druckdifferenz gering; sicherlich wäre bei rechtzeitig ausgeführtem Probeschnitte manche rettende Operation möglich gewesen, die unausführbar wurde, weil man durch Untersuchung mit unzulänglichen Verfahren kostbare Zeit verstreichen ließ.

Punktionen sind bei Luft- und Flüssigkeitsansammlungen im Brustfellraum und im Herzbeutel oftmals nötig. Die chemische und die bakteriologische Beschaffenheit der abgesaugten Flüssigkeit erlauben Rückschlüsse auf die Art des Leidens.

Punktion der Lunge zu diagnostischen Zwecken lehnen wir grundsätzlich ab. Die Gefahr des Einstiches in einen Lungenabsceß wird unterschätzt. Das gilt auch für die von LENHARTZ vorgeschlagene diagnostische Punktion bei Lungengeschwulst. Wir sahen mehrfach schwere Pleuraphlegmonen mit tödlichem Ausgange nach anderwärts vorgenommenen Probeabsaugungen. Diese sind nur nach breiter operativer Freilegung des Krankheitsherdes zulässig.

Entfernung kleiner Gewebstücke aus der Lunge mit Hilfe der Bronchoskopie ist kaum zu empfehlen.

Dagegen ist sorgfältige mikroskopische Untersuchung des Auswurfes unerläßlich. Hie und da gelingt es auf diese Weise, bezeichnende Befunde für die Diagnose zu verwerten. Das gilt z. B. für die Krebsnester beim alveolären Lungencarcinom. Auch der Nachweis von Tuberkelbacillen, Pneumokokken oder elastischen Fasern ist wichtig, wenn auch nicht immer ausschlaggebend. Insbesondere täuscht bei erweichten Geschwülsten der Gehalt des Auswurfes an Eiter und seinen bakteriellen Bewohnern über die wirkliche Art des Leidens hinweg. Es werden Lungengewächse häufig als Abscesse angesehen.

Von überwiegendem Werte ist die **Röntgendiagnostik**. Sie hat durch Feststellung bestimmter Veränderungen unsere Kenntnis intrathorakaler Erkrankungen und ihres Sitzes ganz erheblich gefördert.

Unrichtig ist es aber, die Ergebnisse der klinischen Untersuchungsverfahren ihr gegenüber zu unterschätzen. Radioskopie und Radiogramm allein genügen ebensowenig wie Befunde, die nicht durch Röntgenaufnahme ergänzt oder bestätigt werden.

Sicher ist, daß die allgemeine klinische Diagnostik noch bedeutend verbessert werden kann. Leider wird sie in vielen chirurgischen Arbeiten vernachlässigt. Differentialdiagnostische Überlegungen und Anzeigestellung kommen zu kurz gegenüber der Breite, mit der die operative Technik geschildert wird.

Erschöpfendes Erfassen des ganzen Krankheitsbildes ist eben für den chirurgischen Erfolg wichtige Voraussetzung.

Für die Diagnostik sollte darum von dem Röntgenbilde nicht alles erwartet werden. Die radiologische Darstellung ist trotz ihrer großen Entwicklung nur eine der vielen Untersuchungsarten geblieben. Sie wird erst in Anlehnung an klinische Beobachtung und ihre kritische Deutung zur festen Grundlage unserer Entschließungen.

Beherrschend und allen anderen Mitteln überlegen ist sie zur Bestimmung des Sitzes eines Krankheitsherdes. Aber auch hier darf nicht vergessen werden, daß das Röntgenlicht nur einen Schattenriß gibt und die wirklichen räumlichen Beziehungen einer Geschwulst zu den Nachbarorganen nur bedingt erkennen läßt. Selbst stereoskopische Aufnahmen liefern trotz ihrer plastischen Kraft nicht immer erschöpfenden Einblick in die wirklichen Zustände.

Zwischen Chirurgen und Röntgenologen ist harmonische Zusammenarbeit unerläßlich. Dieser gibt uns wertvolle Fingerzeige für unser Handeln, und wir vermitteln ihm Ergänzung seiner auf Grund des Bildes gewonnenen räumlichen und anatomischen Vorstellungen.

Herr Prof. CHAOUL, mein langjähriger Mitarbeiter und Berater, wird im folgenden Abschnitt zeigen, wie der Röntgenologe, der vor allem Arzt sein soll, zu einer klinischen Darstellung seines großen diagnostischen Gebietes befähigt ist.

Klinische Röntgendiagnostik der Erkrankungen der Brustorgane.

Von

Henri Chaoul-Berlin.

Einleitung.

Die radiologische Untersuchung ermöglicht unmittelbare Betrachtung der Brustorgane, soweit sie durch Kontrastunterschied von vorneherein sichtbar sind oder wenigstens sichtbar gemacht werden können. Sie unterscheidet sich dadurch wesentlich von der klinischen, die im allgemeinen nur mittelbar diagnostische Schlüsse auf Tiefenveränderungen zu ziehen erlaubt. Daher steht die Röntgenologie der pathologischen Anatomie, einer im wesentlichen beschreibenden Wissenschaft, fast näher als der Klinik. Während der Kliniker sich bisher anatomisches Verständnis für den Krankheitsbefund erst aus der Leichenschau verschafft, vermitteln Röntgenbild und Röntgendurchleuchtung ihm anatomische Krankheitsdeutung schon am Lebenden.

Zur Erkennung des Sitzes, der Ausdehnung und der Art tieferer Krankheitsherde stehen zunächst zwei besonders wertvolle Methoden zur Verfügung: Perkussion und Auscultation. Sie beruhen auf Wahrnehmung bestimmter akustischer Erscheinungen im Bereiche der Erkrankung.

Die Perkussion gestattet uns durch deutliche Schallunterschiede beim Beklopfen verschiedener Gewebe einen pathologischen Herd annähernd zu umgrenzen. Da aber bei der Perkussion auch der benachbarte gesunde Bezirk mitschwingt, ergibt sich die Unmöglichkeit, Grenzen oder Dichtigkeitsunterschiede innerhalb eines umschriebenen Abschnittes genau festzustellen. Erst recht werden sich darum zentral gelegene Herde dem perkutorischen Nachweis entziehen.

Noch schwieriger als bei der Perkussion ist bei der Auscultation die Beurteilung der Ergebnisse. Die hörbaren Äußerungen pathologischer Veränderungen des Lungengewebes stellen Abweichungen von den physiologischen Atemgeräuschen dar. Sache der Erfahrung ist es, diese akustischen Erscheinungen richtig zu deuten und aus ihnen Rückschlüsse auf bestimmte Krankheitszustände zu machen. In dieser subjektiven Deutung liegen Fehlerquellen verborgen.

Darum ist jedes Untersuchungsmittel, das schon am Lebenden unmittelbares Sehen krankhafter Veränderungen gestattet, eine wertvolle Ergänzung der Auscultation und der Perkussion.

Diese Möglichkeit besitzen wir in der Schirmbeobachtung. Typischen Bildern entsprechen typische anatomische Befunde. Es ist eine der wichtigsten Aufgaben der Röntgendiagnostik, beide miteinander in Einklang zu bringen.

Der Röntgenologe kann dann aus seinen Schattenzeichnungen Schlüsse ziehen, ähnlich wie der pathologische Anatom aus dem zerteilten Präparat.

Gleichwohl bestehen zwischen beiden grundlegende Unterschiede. Um den Sitz der Erkrankung in seiner ganzen Ausdehnung zu übersehen, muß der pathologische Anatom eine Anzahl Schnitte durch das Organ legen. Dann baut sich der Krankheitsherd aus einzelnen, im auffallenden Lichte durch Zeichnung und Farben bestimmten Flächen auf. Durch senkrecht zueinander verlaufende Schnitte kann ein Urteil über den Umfang der Krankheit schließlich nach allen Richtungen gewonnen werden. Die Röntgenaufnahme dagegen stellt ein Schattenbild dar und gibt daher nur zwei wesentliche physikalische Eigenschaften wieder: Form und Dichte.

So wird die Röntgenuntersuchung aus einem Verfahren unmittelbarer Betrachtung tiefer Krankheitsherde, gewissermaßen zu einer Art „pathologischer Anatomie am Lebenden".

Aber noch weniger, als der pathologische Anatom aus seinen Befunden die Krankheit restlos erfassen und beurteilen kann, vermag der Arzt aus dem Röntgenbilde unbedingte Schlüsse zu ziehen. Den Krankheitsvorgang wird man nie aus einem einfachen Zustandsbilde, das eine bestimmte Phase der Krankheit wiedergibt, erkennen. Pathologe und Röntgenologe sehen nur das anatomische Ergebnis krankhaften Geschehens.

Über diese grundlegende Anschauung der Röntgendiagnostik darf man sich auch durch besondere überragende Leistungen nicht hinwegtäuschen lassen. Es gelingt z. B. die beginnende zentrale Pneumonie, die durch klinische Untersuchung nicht einmal in bezug auf die Seite richtig bestimmt werden kann, im Röntgenbilde auf den ersten Blick zu erfassen. Das Gleiche gilt für Lungenmetastasen einer bösartigen Geschwulst. Aber selbst so überraschende Ergebnisse des Verfahrens bedürfen der Ergänzung durch andere Untersuchungen und großzügige klinische Betrachtungsweise.

Die Röntgenuntersuchung kommt als Radioskopie und als Radiographie in Anwendung. Beide Verfahren haben Vor- und Nachteile.

Der Vorzug der Durchleuchtung liegt vor allem in der Beobachtung der Organe während ihrer Tätigkeit. Die Atemausschläge der Rippen und des Zwerchfelles, die Ausdehnungsfähigkeit der Lungen, die Bewegungen des Herzens und der großen Gefäße können in den verschiedenen Richtungen verfolgt werden. Feinere Gewebsveränderungen sind dagegen meist nicht wahrzunehmen.

Im allgemeinen pflegen wir uns deshalb bei der Durchleuchtung auf Feststellung gröberer anatomischer Formabweichungen zu beschränken.

Die Röntgenaufnahme hingegen hält die Struktur im einzelnen fest, als Unterlage einer eingehenden anatomischen Betrachtung. Unterscheidung der Organe gegeneinander und Erkennung kleinerer Herderkrankungen sind auf der Platte viel leichter und genauer ausführbar, zumal wenn Bilder in zwei oder drei Ebenen vorliegen.

In zweckmäßiger Vereinigung von Skiagraphie und Skiaskopie liegt der Schwerpunkt des Verfahrens.

Die Röntgendiagnostik der Atmungsorgane baut sich darauf auf, daß sich gesundes und krankhaftes Lungengewebe durch verschiedenen Luftgehalt unterscheiden. Röntgenstrahlen werden um so stärker absorbiert, je dichter bei gleicher Dicke die durchstrahlten Körper sind. So zeigt die Platte Abweichungen in der Zeichnung gesunder und kranker Lungenabschnitte.

Bei gesunder Lunge ist besonders die Sichtbarkeit der Gefäße bis in ihre feinen Verzweigungen bemerkenswert. Genauer und gründlicher als im anatomischen

Präparat läßt sich eine Vorstellung ihres Verlaufes und ihrer Beschaffenheit vermitteln. Dank der Durchdringungskraft der Röntgenstrahlen spiegeln sich auf der Aufnahme alle Gebilde, die in einer unendlichen Zahl von Querschnitten verteilt sind. Durch wechselnde Strahlenrichtung oder noch besser durch stereoskopische Aufnahmen kann man sich sogar über die Gefäßverzweigung räumlich unterrichten.

Während auf einem gewöhnlichen Lungenbilde nur die größeren Gefäße erscheinen, lassen sich nach Einspritzung schattengebender Massen Bronchen und Gefäße eines Lungenpräparates bis in die feinsten Verzweigungen verfolgen.

Ihre Darstellung kann selbst beim Lebenden durch Kunstgriffe verbessert werden.

Wird die Aufnahme während der Anwendung von Überdruck ausgeführt, so heben sich infolge des erhöhten Luftgehaltes und des verstärkten intrapulmonalen Druckes die gestauten Gefäße erheblich deutlicher ab (FITTIG, SAUERBRUCH, CHAOUL).

Einen wesentlichen Fortschritt bedeutet die Einführung schwer resorbierbarer Jodlösungen in den Bronchialbaum (Lipjodol, Jodipin) durch SICARD und FORESTIER. Ihre Einverleibung in das Bronchialsystem ermöglicht z. B. sackförmige oder zylindrische Abweichungen festzustellen.

Genaue Kenntnis der normalen, durch Bronchen und Gefäße bedingten Lungenzeichnung ist Voraussetzung für Beurteilung krankhafter Veränderungen. Gerade bei beginnenden oder geringfügigen pathologischen Vorgängen, die der Auscultation und der Perkussion leicht entgehen, ist das Röntgenverfahren anderen Untersuchungsarten überlegen. Es ermöglicht nicht selten Frühdiagnose. Vor allem gestattet aber die Radiographie, die zu verschiedenen Zeiten erhobenen und in Platten oder Filmen niedergelegten Untersuchungsbefunde objektiv miteinander zu vergleichen. Diese Form der Untersuchung ist z. B. für die Beurteilung des Verlaufes einer tuberkulösen Lungenerkrankung von besonderem Werte. Zunahme oder Rückbildung eines Schattens, Veränderungen seiner Dichte erlauben bestimmte Schlüsse auf die Prognose. Dagegen sind schematische Zeichnungen von Auscultations- und Perkussionsergebnissen nur ein Notbehelf.

Wertvoll erweist sich die Röntgenuntersuchung für die Erkennung in der Tiefe sich abspielender Vorgänge. Das gilt außer für zentral gelegene Lungenherde und interlobäre Ergüsse vor allem für Mittelfellerkrankungen und -geschwülste, Aneurysmen, intrathorakale Kröpfe, Senkungsabscesse. Bei ihrer versteckten Lage sind diese den anderen Untersuchungsarten oft unzugänglich.

Der Chirurg hat für seine Anzeige zu operativen Eingriffen eine wesentliche Hilfe durch die Röntgendiagnostik gewonnen. Insbesondere ist sie für genaue Lagebestimmung des Krankheitsherdes unentbehrlich geworden. Der Sitz eines Lungenabscesses, eines abgesackten Empyemes oder eines Fremdkörpers in den Lungen läßt sich röntgenologisch so genau ermitteln, daß der Operierende zielbewußt vorzugehen vermag. Die Frage, ob ein Kranker mit kavernöser Phthise zur Thorakoplastik sich eignet und in welchem Umfange die Rippenresektion gemacht werden muß, kann kaum ohne Heranziehung des Röntgenbildes beantwortet werden. Es erleichtert die Beurteilung der sogenannten „gesunden" Seite und gibt einwandfreien Aufschluß über Art und Ausdehnung des Leidens, etwaige Schrumpfungsneigung sowie dadurch bewirkte Verziehung der Nachbarorgane.

A. Technik der Röntgenuntersuchung des Brustkorbes.

Kaum ein Körperteil ist für die Röntgenuntersuchung so geeignet wie der Thorax mit seinen Organen. Der knöcherne Brustkorb, die lufthaltigen Lungen und die mit Blut gefüllten Organe des Kreislaufes bedingen Schattenunterschiede, wie sie keine andere Gegend des Körpers in diesem Maße besitzt.

Wenn trotzdem die Röntgendiagnostik der Brustorgane erst verhältnismäßig spät einen gewissen Abschluß gefunden hat, so ist die Ursache vor allem in der Unzulänglichkeit der früheren Einrichtungen zu suchen. Sie genügten für Schirmbeobachtung, aber nicht für photographische Aufnahme. Die Expositionszeiten mußten so lang sein, daß die willkürlichen und die unwillkürlichen Bewegungen des Brustkorbes und seiner Eingeweide nicht ausgeschaltet werden konnten. Infolgedessen ging Schärfe der Zeichnung verloren; die Bilder wurden verwaschen und unklar. Es war unmöglich, den vor dem Schirm erhobenen Befund photographisch festzuhalten, um ihn genauer zu mustern. Voraussetzung für den Erfolg ist kurze Expositionszeit, unter Vermeidung zu geringer Belichtung der Platte. Diese Aufgabe wurde größtenteils durch Vervollkommnung der Einrichtung und der Röhren und fernerhin durch Einführung der Verstärkungschirme gelöst. Heute können innerhalb von Bruchteilen einer Sekunde gute Brustaufnahmen hergestellt werden.

Wesentliche Vereinfachung und zugleich bedeutende Verbesserung der Technik wurde in den letzten Jahren durch die Glühkathodenröhren, insbesondere die nach COOLIDGE erreicht. Die bis vor kurzem gebrauchten Ionenröhren, die dauernd geregelt werden mußten, wurden durch diese mehr und mehr verdrängt. Mit ihnen können durch einen einfachen Handgriff nach Belieben harte oder weiche Aufnahmen erzielt werden. Zahlreiche Abstufungen sind möglich, die für die Darstellung feinerer Einzelheiten von ganz besonderem Werte sind. So wurde dank der Zunahme der Bildgüte auch die feinere Diagnostik der Erkrankungen der Brusteingeweide gefördert.

I. Technik der Durchleuchtung.

Die Anforderungen, die bei Durchleuchtung des Brustkorbes an die Leistungsfähigkeit der Einrichtung gestellt werden, sind nicht groß, da sekundäre Belastung von 2—5 Milliampere in der Röhre genügt. Deshalb wurden in letzter Zeit kleine, sehr handliche Apparate für Glühkathodenröhrenbetrieb gebaut, die allen Ansprüchen einer Durchleuchtung gerecht werden. Sie können infolge ihrer beschränkten Größe auch in kleineren Räumen bequem aufgestellt werden und bieten weiterhin den Vorteil, daß der untersuchende Arzt den fahrbaren Reguliertisch selbst zu bedienen vermag. Dadurch ist dem Untersucher die Möglichkeit gegeben, während des Betriebes auf bequeme Weise jede gewünschte Lichtstärke und Strahlenhärte zu erreichen.

Für Aufnahmen sind diese kleinen Einrichtungen im allgemeinen ungeeignet. Zu diesem Zwecke empfiehlt sich Anschaffung einer leistungsfähigen Apparatur, die dann ebenso Durchleuchtung wie Aufnahme erlaubt.

Da die **Röhren** in einem größeren Betrieb oft sehr lange in Anspruch genommen werden, so daß Überheizung und Schädigung eintreten können, muß ihr Bau diesen Verhältnissen Rechnung tragen. Sehr gut haben sich COOLIDGE-Röhren mit Wasserkühlung bewährt, deren Gebrauchsfähigkeit, praktisch gesprochen, unbegrenzt ist.

Ferner muß von einer guten Durchleuchtungsröhre verlangt werden, daß sie scharfe Zeichnungen entwirft. Diese hängt ab von der Kleinheit des Brennpunktes.

Wer keine Glühkathodenröhreneinrichtung besitzt, findet guten Ersatz in sogenannten Dauerdurchleuchtungsröhren, die mit dem ziemlich einfach zu bedienenden BAUER-Luftventil versehen sind. Bequemer in der Handhabung und dauerhafter im Betriebe sind die COOLIDGE-Röhren.

Im allgemeinen soll die übliche Belastung von 2—5 Milliampere im sekundären Stromkreise bei mittelweicher Strahlung nur ausnahmsweise überschritten werden. Es besteht sonst, abgesehen von der Röhrenabnützung, die Gefahr der Hautschädigung für den Kranken.

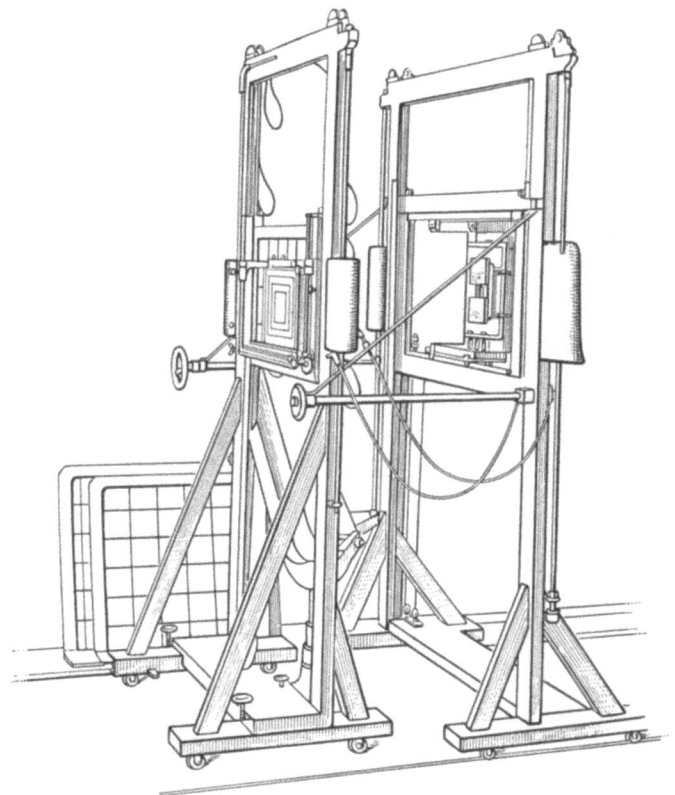

Abb. 139. WENCKEBACH sches Untersuchungsgestell.

Um diesen Kunstfehler tunlichst zu vermeiden, soll man einen leichten Aluminiumfilter von 0,5—1 mm anbringen. Er fängt die weicheren Strahlenteile ab. Als weitere Vorsichtsmaßregel sind zeitweilige Messungen notwendig. Am einfachsten werden hierzu die SABOURAUD-NOIRÉ-Pastillen benützt, die zwar keine sehr genauen, aber für diesen Zweck hinreichende Ergebnisse liefern. Jedenfalls darf während einer Durchleuchtung die „Erythemdosis" niemals erreicht werden.

Untersuchungsgestelle. Eine Reihe von Firmen hat brauchbare Durchleuchtungstative auf den Markt gebracht. Mit wenigen Ausnahmen sind es veränderte Zweisäulengestelle, die GUILLEMINOT, BECLÈRE und LEVY-DORN zuerst angegeben haben. Genannt seien vor allen das WENCKEBACHsche Untersuchungstativ (Abb. 139) und das in letzter Zeit von der Firma Veifa gebaute Kombinationsgerät (Abb. 140 a und b). Bei allen diesen Gestellen ist der Röhrenkasten in wag- und senkrechter

20*

Richtung beweglich, so daß jede Körpergegend in beliebiger Lage und Strahlenrichtung untersucht werden kann.

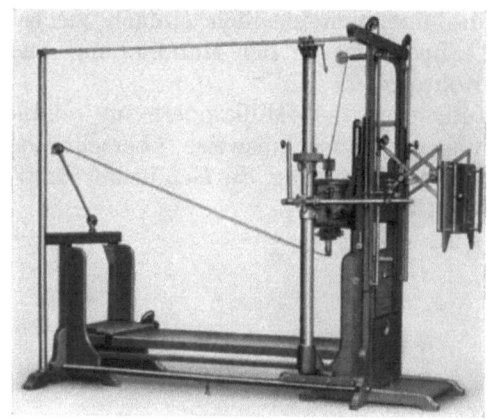

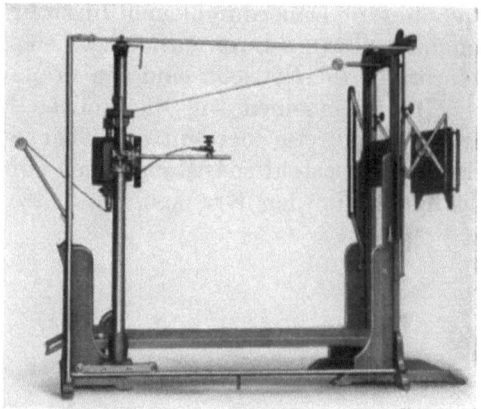

a) Normale Stellung.   b) Das gleiche. Eingestellt für Fernaufnahmen.
Abb. 140a und b. Kombinationsgerät. (Siemens-Reiniger.)

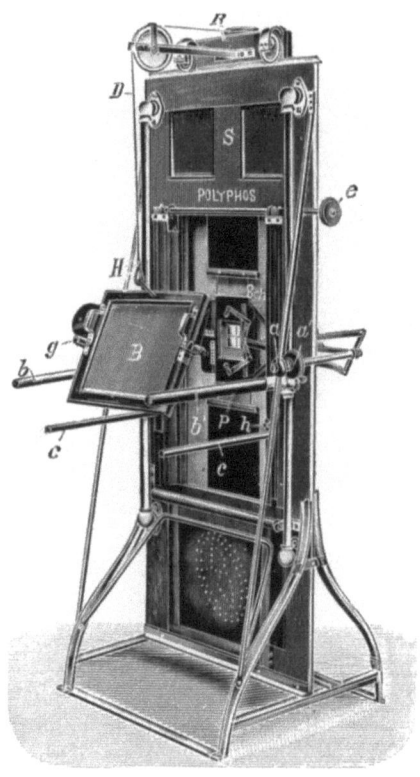

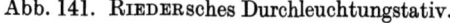

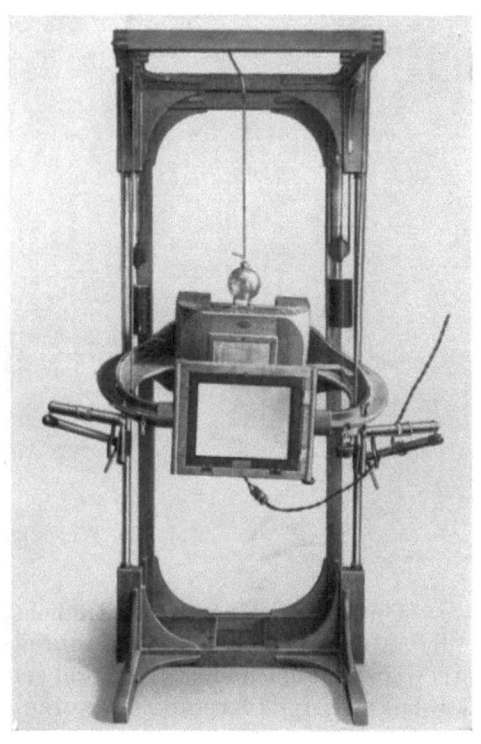

Abb. 141. Riedersches Durchleuchtungstativ.   Abb. 142. Stativ Grashey-Beyerlen.

Gleichzeitige Bewegung von Röhre und Schirm gestattet das vorzügliche Riedersche Gestell, das als weiteren Vorteil eine sichere Schutzvorrichtung besitzt (Abb. 141).

Die von Holzknecht und Kienböck angegebenen Hängestative eignen sich ebenfalls sehr gut für Brustdurchleuchtungen. Sie ermöglichen schnelles und bequemes Arbeiten.

Praktisch und gut gebaut ist Vorrichtung von GRASHEY-BEYERLEN, das in der Mitte zwischen Hänge- und Zweisäulenstativ steht. Schirm und Röhrenkasten sind durch einen Holzrahmen verbunden, der an einer Flaschenzugvorrichtung mit entsprechenden Gegengewichten hängt. Das Ganze wird durch ein Zweisäulengestell getragen (Abb. 142). Die leichte und ausgiebige Beweglichkeit des Rahmens in allen Richtungen gestattet besonders bei Brustdurchleuchtungen angenehmes Arbeiten.

Jede Durchleuchtungseinrichtung muß mit geeigneter Blende, am besten mit verstellbarer Schlitzblende, versehen sein. Der Röhrenkasten soll außerdem besonders bei Glühkathodenbetrieb einen möglichst lichtdichten Abschluß haben, da sonst die Glühspirale stört.

Untertischeinrichtung. Um Kranke auch in liegender Stellung durchleuchten zu können, haben HOLZKNECHT und ROBINSON als erste die sogenannten Trochoskope gebaut, bei denen sich die Röhre in einem leicht beweglichen Blendenkasten unterhalb des Tisches befindet. Das Gestell ist von HAENISCH wesentlich verbessert worden. Die heutigen zahlreichen Vorrichtungen für Untertischdurchleuchtungen sind mehr oder weniger glückliche Veränderungen seines Trochoskopes.

Ferner gibt es kombinierte Gestelle, die Untersuchung am liegenden und am stehenden Kranken gestatten. Als gute Muster dieser Art seien erwähnt: das Klinoskop [Abb. 143 (Veifa)], das Multoskop (Sanitas), das Universalstativ von Siemens und das Metroskop (BRÄUER).

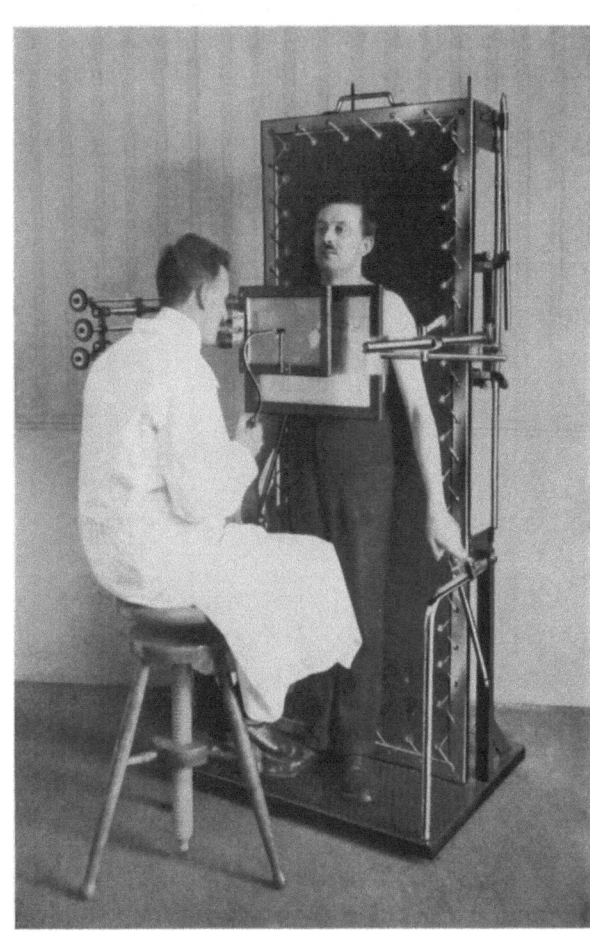

Abb. 143. Klinoskop.

Durchleuchtungschirme müssen zum Schutze des Untersuchers mit einer Bleiglasplatte versehen sein. Ihre Größe beträgt in der Regel 40×50 cm.

Sekundärstrahlenblende: Um ein möglichst kontrastreiches Durchleuchtungsbild zu erzielen, ist die Verwendung einer Lamellenbuckyblende angebracht. Sie wird zwischen dem Kranken und dem Durchleuchtungschirme befestigt und schaltet die Sekundärstrahlen aus. Bei richtiger Einstellung im Strahlenverlauf erscheinen die Lamellen als kaum sichtbare, feinste Streifen.

II. Technik der Thoraxaufnahmen.

Die Güte einer Brustkorbaufnahme hängt ab von leistungsfähigem Apparat und scharf zeichnender Röhre.

Die großen Einrichtungen waren notwendig, damit die Belichtungszeiten verkürzt werden konnten. Nur so werden störende Herz- und Atembewegungen

ausgeschaltet.   Scharf zeichnende Röhren brauchte man, um auch die feinsten
Einzelheiten der Lungengliederung auf die Platte zu bringen.

Die an Platten, Filmen und Verstärkungschirmen gemachten Verbesserungen
gestatten die Belichtungszeit zu verringern.   Vor allem gelingt dies durch Anwendung
doppelt begossener Filme und zweier Verstärkungschirme.   Letzteren wird vorgeworfen, daß die Bildgüte leide.   Indessen steht dem geringen Ausfall an Bildfein-
heit die beträchtlich kürzere Expositionszeit gegenüber.   Nach unseren Erfahrungen
wird dadurch der obige Einwand weitgehend entkräftet, so daß wir die kürzere
Expositionszeit mit Verstärkungschirmen vorziehen; denn die zarten Zeichnungen,

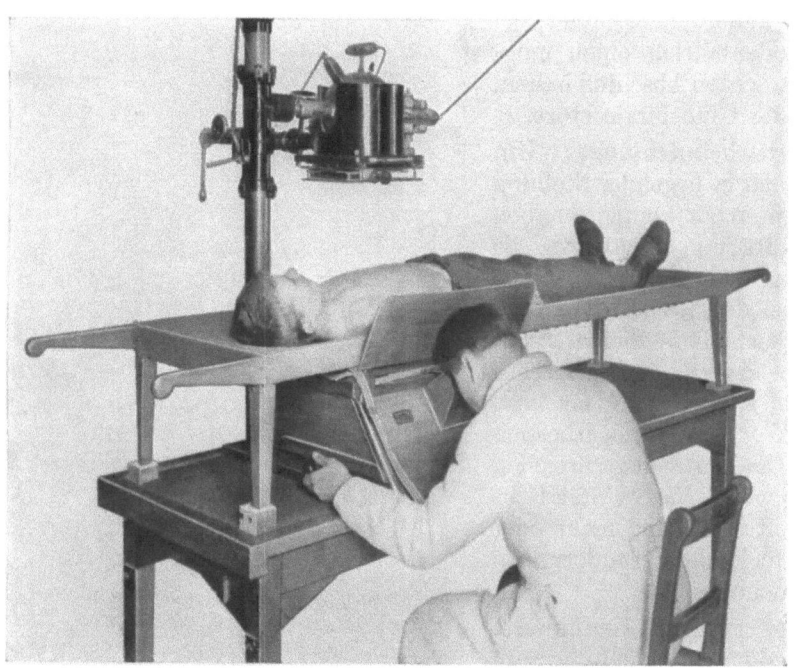

Abb. 144. Einstellung für stereoskopische Aufnahmen mittels Radioskop nach CHAOUL.

die man gelegentlich ohne Verstärkungschirm zu erzielen vermag, gehen oft durch
willkürliche oder unwillkürliche Bewegungen, Atmung, Herzschlag, Gefäßpulsation,
besonders im Bereiche der medianen Lungenabschnitte, verloren.

Hinzukommt, daß bei solchen Aufnahmen längere Expositionszeiten bei
geringerem Röhrenplattenabstande nötig werden (60 cm).   Die Folge davon ist, daß
die einzelnen Schattenzeichnungen, selbst wenn sie an sich sehr gut sind, nicht mehr
den tatsächlichen Verhältnissen entsprechen und die plattenfernen Gebilde weniger
scharf herauskommen.   Durch Aufnahme mit Verstärkungschirm erreicht man dagegen
bei größerer Röhrenplattenentfernung (2 m) naturgetreue Darstellung und außerordentliche Schärfe.   Wenn mit wachsendem Abstand auch die Expositionszeit sich
verlängert, so bleibt sie doch noch kurz genug, um störende Bewegungen ausschalten
zu können.

Was die für Brustaufnahmen geeignete Strahleneigenschaft anlangt, so sind
in der letzten Zeit zwei entgegengesetzte Ansichten vertreten und verteidigt worden.
Die einen befürworten ausgesprochen harte Strahlung (Hartstrahlentechnik) bei
kürzerer Expositionszeit; die anderen sind Anhänger besonders weicher Strahlen
(Weichstrahlentechnik).   Wir glauben, daß beide Richtungen zu einseitig sind.
Bei Hartstrahlenbenützung entstehen nicht stets plastische und reichhaltige Bild-

zeichnungen. Die Weichstrahlaufnahmen aber verlangen zu lange Expositionszeiten, so daß auch hier die Bildgüte aus den bereits angegebenen Gründen zu wünschen übrig läßt. Der Mittelweg ist vorzuziehen.

Unsere Technik für Brustkorb- und Lungenuntersuchungen ist folgende: Wir bedienen uns doppelt begossener Filme und zweier Verstärkungschirme. Der Plattenröhrenabstand beträgt 2 m, die Röhrenbelastung 200 Milliampere bei einer effektiven Spannung von 55—60 KV. Die Expositionszeit für mittelstarke Menschen schwankt zwischen $^1/_{20}$ und $^1/_{10}$ Sek. Wir benützen einen neuzeitlichen Glühventilapparat.

Zur genauen Einhaltung dieser Zeiten ist eine zuverlässige Momentschaltuhr unbedingt notwendig.

Brustaufnahmen sollen im allgemeinen am stehenden Kranken erfolgen. Nur bei schlechtem Allgemeinzustande läßt man ihn liegen. Meist wird aber Aufnahme im Sitzen möglich sein.

Da Licht- und Schattenverteilung mit dem größeren Luftgehalte der Lungen klarer werden, lasse man möglichst tief einatmen. Durch inspiratorische Zwerchfellsenkung werden auch die unteren Lungenteile und die basalen Herzschattengrenzen besser sichtbar.

Man wählt gewöhnlich dorsoventrale Strahlenrichtung mit Einstellung des Fokus in Höhe der Schulterblattgräte.

Von untergeordneter Bedeutung sind die Röhrengestelle, sofern keine besonderen Anforderungen vorliegen. Deshalb soll auf die vorhandenen Muster nicht eingegangen werden. Wichtiger sind die für die Einfügung der Plattenkassette bestimmten Einrichtungen. Sie müssen fest gebaut sein, um dem Kranken genügenden Halt zu bieten. Deshalb eignet sich am besten ein mit der Wand verbundenes Zweisäulen-

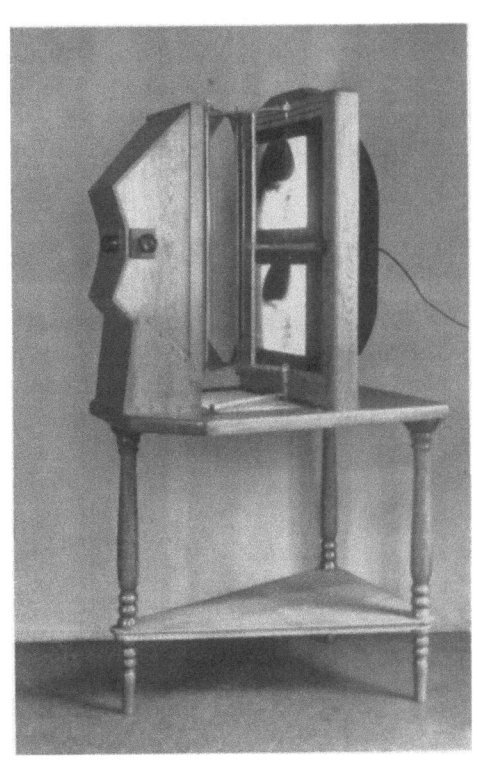

Abb. 145. Röntgen-stereo-ortho-diagraph von BEYERLEN.

gestell, an dem ein mit Gegengewichten und Sperrvorrichtung versehener beweglicher Rahmen zum Tragen der Kassette sich befindet. Der Rahmen kann auf diese Weise in beliebige Höhe gebracht werden. Zugleich wird dem Kranken eine sichere Stütze gewährt.

Nicht selten leisten **stereoskopische Aufnahmen** in der Röntgendiagnostik der Brustorgane wertvolle Dienste. Abgesehen von ihrer eigentlichen Anwendung zur Bestimmung von Fremdkörpern geben sie oft entscheidende Aufschlüsse über die Raumausdehnung intrathorakaler Veränderungen. So können Lungenabscesse, abgekapselte Empyeme, Kavernen u. dgl. nach allen Richtungen genau umgrenzt werden. Für operative Eingriffe ist das von großer Bedeutung.

Jedoch sind stereoskopische Brustaufnahmen nicht ganz einfach herzustellen. Da auch hier wenigstens leichte Einatmungslage des Brustkorbs gewählt werden muß, so ist eine Einrichtung erforderlich, die sicheres und rasches Arbeiten gestattet. Es gibt verschiedene Formen, die, meist mit abnehmbarem Obergestell und Doppelkassette versehen, rasches Verschieben der Röhre und schnellen Plattenwechsel erlauben.

Wir verwenden das Radioskop. Der Kranke liegt darüber auf einer Tragbahre. Während des Kassettenwechsels wird die Röhre, die an einem gewöhnlichen Gestelle verankert ist, verschoben. Der Vorteil des Radioskopes für die Stereoaufnahmen besteht in der Möglichkeit, durch vorherige Durchleuchtung beide Aufnahmen genau einzustellen (Abb. 144). Der Fokusplattenabstand beträgt in der Regel 60 cm, die Röhrenverschiebung $6^1/_2$ cm.

Stereobetrachtungsvorrichtung. Für Auswertung des Raumbildes sind besondere Vorrichtungen angegeben worden. Der Apparat von HASSELWANDER und der Röntgen-stereo-ortho-diagraph von BEYERLEN (Abb. 145) haben sich bewährt. Beide haben den großen Vorteil, daß man mit Hilfe eines Lokalisationslichtpunktes oder -Fadens das Raumbild abgreifen kann. Zugleich werden auf einer Zeichenfläche mit Schreibstift die Grenzen oder die Querschnitte des Bildes in natürlicher Größe festgehalten. Für die genaue Handhabung verweisen wir auf die Originalarbeiten.

III. Der Brustkorb bei verschiedenen Körperstellungen.

Zu ausreichender Erfassung der Raumausdehnung krankhafter Veränderungen der Brustorgane ist Nachschau in mehreren Ebenen notwendig. Im besonderen bedient man sich ihrer zur Darstellung von Abschnitten, die bei nur sagittaler Aufnahme durch das Herz und die Mittelfellorgane verdeckt werden. Durch Lageänderung des Kranken oder durch Verschiebung von Röhre, Schirm und Platte kann in einer beliebigen Anzahl von Ebenen untersucht werden.

Folgende Grundrichtungen des Strahlenganges werden unterschieden:

Untersuchung in sagittaler Projektion.
a) Dorsoventrale, sagittale Projektion: Röhre hinten, Brust des Kranken am Schirm, also Strahlengang von hinten nach vorne mit vertebrosternalem Verlaufe des Zentralstrahles (Abb. 146).

b) Ventrodorsale, sagittale Projektion: Röhre vorne, Rücken des Kranken am Schirm, also Strahlengang von vorne nach hinten, Verlauf des Zentralstrahles in sternovertebraler Ebene.

In diesen Strahlenrichtungen ist ein dunkler Mittelschatten zu sehen, der dem Herzen und den großen Gefäßen entspricht. Zu beiden Seiten liegen die hellen Lungenfelder, die unten vom Zwerchfell begrenzt sind.

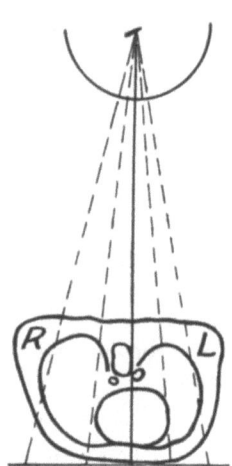

Abb. 146. Dorsoventraler sagittaler Strahlenverlauf. (Nach GROEDEL.)

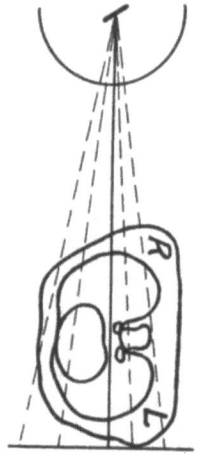

Abb. 147. Dextrosinistraler frontaler Strahlenverlauf. (Nach GROEDEL.)

Die dorsoventrale Strahlenrichtung eignet sich am besten für Übersichtsbilder, da die Lungenzeichnung bei ihr besser zum Ausdruck kommt, als bei der ventrodorsalen Aufnahme. Liegt nämlich die Platte auf der Brust des Kranken, so beeinträchtigen die ihr benachbarten knorpeligen Teile der vorderen Rippen das Bild wenig. Bei ventrodorsaler Strahlenrichtung dagegen geben die hinteren Abschnitte der Rippen und der Schulterblätter stärkere Schatten, wodurch Einzelheiten der Lungenzeichnung gestört werden. Außerdem ist der Herzschatten größer; er überdeckt einen beträchtlichen Teil der Lungenfelder.

Untersuchung in frontaler Projektion. a) Dextrosinistrale, frontale Projektion: Röhre rechts, linke Körperseite des Kranken am Schirm, Arme auf dem Kopfe, Strahlengang von rechts nach links mit biaxillarem Verlaufe des Zentralstrahles (Abb. 147).

b) Sinistrodextrale, frontale Projektion: Röhre links, rechte Körperseite des Kranken am Schirm, Arme auf dem Kopf. Also Strahlengang von links nach rechts mit biaxillarem Verlauf des Zentralstrahles.

Die in diesen Strahlenrichtungen aufgenommenen Brustbilder geben meist keine Einzelzeichnung. Namentlich trifft das für die sinistrodextralen Aufnahmen zu, weil das Herz infolge seiner größeren Entfernung von der Platte einen ausgedehnten, verschwommenen Schatten wirft.

Zur Verwandlung der Zentralprojektion in eine parallelstrahlige sind Fernaufnahmen angezeigt. Auf ihnen erscheint das Herz als ein von vorne unten schräg nach hinten oben verlaufender Schatten, der das Brustkorbbild in zwei Felder teilt: das hintere, sogenannte retrokardiale Feld, das zwischen Wirbelsäule und Herz gelegen ist, und das vordere, sogenannte retrosternale Feld (HOLZKNECHT). Letzteres hat die Form eines Dreieckes, das vorn durch die vordere Brustwand, hinten durch den Herz- und Gefäßschatten begrenzt ist.

Untersuchung in schrägem Durchmesser.

A. Erster schräger Durchmesser.

a) Dorsoventral: Vordere Fläche der rechten Schulter am Schirm. Linke Schulter entfernt sich vom Schirm, bis die biaxillare Ebene des Körpers mit der des Schirmes einen Winkel von ungefähr 45° bildet. Arme des Kranken auf dem Kopfe.

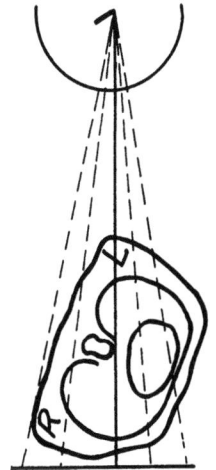 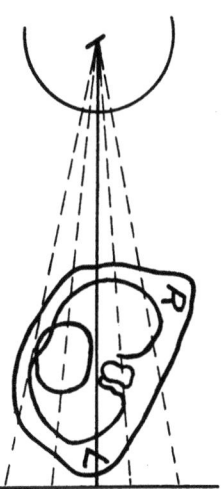 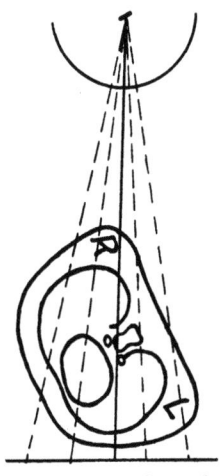 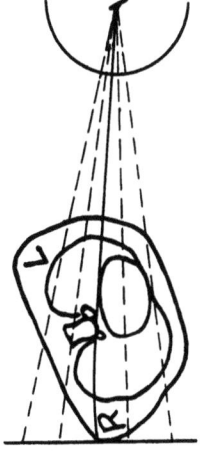

| Abb. 148. Strahlenverlauf im dorsoventralen ersten schrägen Durchmesser. (Nach GROEDEL.) | Abb. 149. Strahlenverlauf im ventrodorsalen ersten schrägen Durchmesser. (Nach GROEDEL.) | Abb. 150. Strahlenverlauf im dorsoventralen zweiten schrägen Durchmesser. (Nach GROEDEL.) | Abb. 151. Strahlenverlauf im ventrodorsalen zweiten schrägen Durchmesser. (Nach GROEDEL.) |

Strahlengang von links hinten nach rechts vorne. Zentrierung der Röhre so, daß der Zentralstrahl zwischen Brustwirbel und Herz einerseits und großen Gefäßen anderseits verläuft (Abb. 148).

b) Ventrodorsal: Hintere Fläche der linken Schulter am Schirm. Rechte Schulter entfernt sich vom Schirm, bis die biaxillare Ebene mit der des Schirmes einen Winkel von ungefähr 45° bildet; Arme des Kranken auf dem Kopfe. Röhre vorne. Die Strahlenrichtung ist hier der früheren entgegengesetzt; der Zentralstrahl dagegen verläuft in derselben Ebene (Abb. 149).

Bei der dorsoventralen Untersuchung im ersten schrägen Durchmesser teilen Mittel- und Wirbelsäulenschatten das helle Brustkorbfeld in drei Abschnitte.

Das linke Feld ist schmal und lang. Durch die der Platte näheren Rippenkreuzungen erscheint es dunkler. Es entspricht der Projektion der hinteren, seitlichen, rechten Lunge.

Das mittlere Lungenfeld besteht in einem breiten Bande und entspricht der Projektion der im hinteren Mittelfelle gelegenen Eingeweide, Luftröhre, Aorta, Speiseröhre. Die Luftröhre ist gewöhnlich gut sichtbar, manchmal auch die Bronchusgabelung und der Anfangsteil der Stammbronchen.

Das rechte Feld entspricht der Projektion der vorderen seitlichen linken Lunge.

Bei ventrodorsaler Strahlenrichtung erhalten wir ein Spiegelbild der dorsoventralen Aufnahme im ersten schrägen Durchmesser. Sie eignet sich sehr gut zur Untersuchung der Mittelfellorgane.

B. Zweiter schräger Durchmesser.

a) Dorsoventral: Vordere Fläche der linken Schulter am Schirm. Rechte Schulter entfernt sich vom Schirm, bis die biaxillare Ebene des Körpers mit der des Schirmes einen Winkel von 45° bildet. Arme des Kranken auf dem Kopfe. Röhre hinten. Strahlengang von rechts hinten nach links vorne (Abb. 150).

b) Ventrodorsal: Hintere Fläche der rechten Schulter am Schirm. Linke Schulter entfernt sich vom Schirm, bis die biaxillare Ebene mit der des Schirmes einen Winkel von 45° bildet. Arme des Kranken auf dem Kopfe. Röhre vorne. Zentrierung der Röhre so, daß der Zentralstrahl in derselben Ebene, wie vorhin, verläuft, aber mit entgegengesetzter Strahlenrichtung (Abb. 151).

Die bei Untersuchung im zweiten schrägen Durchmesser gewonnenen Bilder sind folgende:

Dorsoventral: Von links nach rechts sind ein helles Feld, dann ein dunkles (Medianschattenprojektion), ein schmales helles (Mittelfell), ein dunkles (Wirbelsäule) und schließlich wieder ein helles sichtbar.

Ventrodorsal: Hier sind wieder zwei dunkle und drei helle Felder wahrzunehmen.

Exzentrische Projektion (GROEDEL).
A. Linksexzentrische Projektion.

a) Dorsoventral: Der Kranke lehnt sich mit der Brust an den Schirm. Die Röhre ist hinten und seitlich links vom Kranken und so zentriert, daß die Strahlen von links hinten nach rechts vorne den Körper durchsetzen. Der Zentralstrahl verläuft zwischen Wirbelsäule und Herz einerseits und großen Gefäßen anderseits (Abb. 152).

b) Ventrodorsal: Der Kranke lehnt sich mit dem Rücken an den Schirm. Die Röhre ist vorne und seitlich links vom Kranken. Sie ist so zentriert, daß die Strahlen genau wie bei der ventrodorsalen Projektion im zweiten schrägen Durchmesser durch den Körper gehen, d. h. von links vorne nach rechts hinten (Abb. 153).

B. Rechtsexzentrische Projektion.

a) Dorsoventral: Der Kranke lehnt sich mit der Brust an den Schirm. Die Röhre ist hinten seitlich rechts und so zentriert, daß die Strahlen den Körper des Kranken durchwandern wie beim ventrodorsalen zweiten schrägen Durchmesser, d. h. von rechts hinten nach links vorne (Abb. 154).

b) Ventrodorsal: Der Kranke lehnt sich mit dem Rücken an den Schirm. Die Röhre ist vorn seitlich rechts vom Kranken und so zentriert, daß die Strahlen von rechts vorne nach links hinten durchtreten, wie beim ventrodorsalen ersten, schrägen Durchmesser (Abb. 155).

Die Bilder in exzentrischer Projektion dienen zur Untersuchung der median gelegenen Lungenteile, der Hilusdrüsen, der Speiseröhre und besonders der Aorta usw. Die linksexzentrische dorsoventrale, besser noch die rechtsexzentrische ventrodorsale Strahlenrichtung bewähren sich bei Untersuchung der Speiseröhre im Liegen.

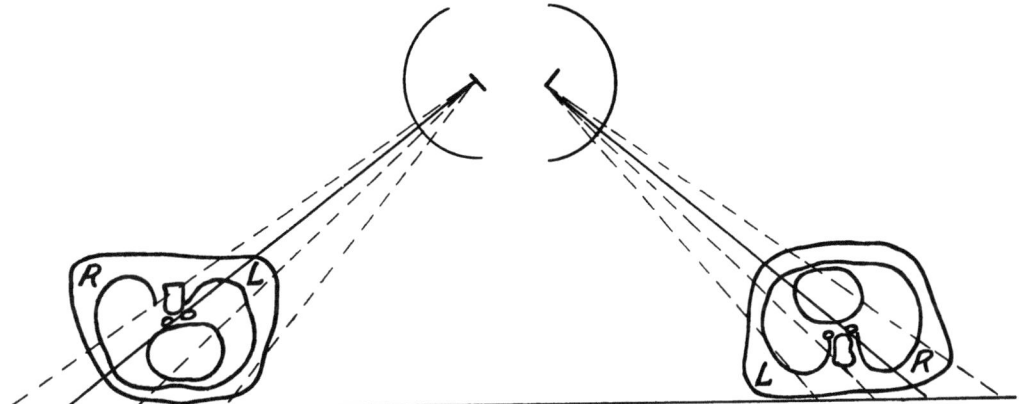

Abb. 152. Linksexzentrischer dorsoventraler
Strahlenverlauf. (Nach GROEDEL.)

Abb. 153. Linksexzentrischer ventrodorsaler
Strahlenverlauf. (Nach GROEDEL.)

Sehr wertvoll sind linksexzentrische ventrodorsale und rechtsexzentrische dorsoventrale Untersuchung zur Darstellung der Aorta. In der ersten Projektionsrichtung tritt der der Platte naheliegende, absteigende Teil, in der zweiten aus demselben

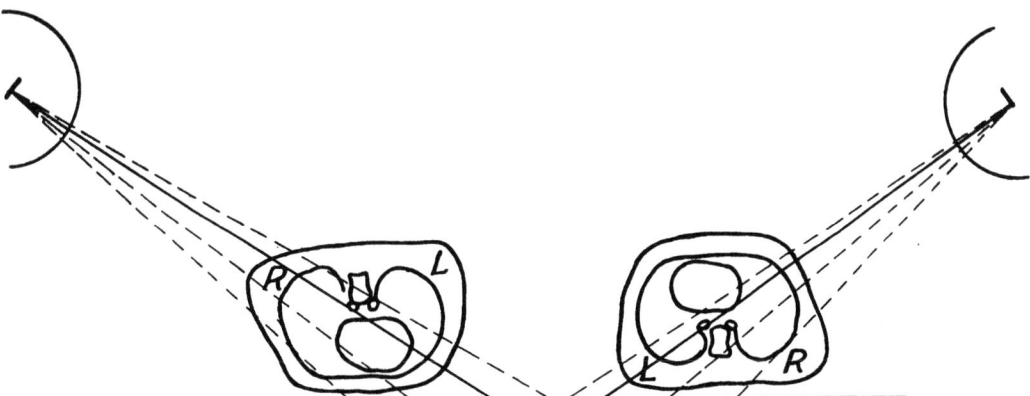

Abb. 154. Rechtsexzentrischer dorsoventraler
Strahlenverlauf. (Nach GROEDEL.)

Abb. 155. Rechtsexzentrischer ventrodorsaler
Strahlenverlauf. (Nach GROEDEL.)

Grunde der aufsteigende schärfer hervor. Auf diese Weise kann die Aorta, namentlich bei krankhaften Veränderungen, auf eine große Strecke hin verfolgt werden.

Neben den eben beschriebenen, allgemein bekannten und am meisten gebräuchlichen Durchleuchtungsrichtungen müssen bisweilen noch andere Projektionsarten verwandt werden, und zwar die kopf- oder caudalwärts gerichteten, ferner die tangentialen. Die ersteren kommen in Betracht zur Untersuchung der interlobären Spalten, die letzteren für die der äußeren Lungenteile, vor allem für die Darstellung der costodiaphragmatischen Winkel.

Caudal gerichtete Projektion. Am häufigsten wird die dorsoventrale Strahlenrichtung benötigt, besonders bei Untersuchung der interlobären Spalten. Der Kranke lehnt sich mit der Brust an den Schirm. Die Röhre befindet sich hinten und entspricht in ihrer Höhe ungefähr dem Kopfe des Kranken. Sie wird dann so geneigt, daß die Strahlen den Brustkorb von hinten oben nach vorne unten durchlaufen (Abb. 156).

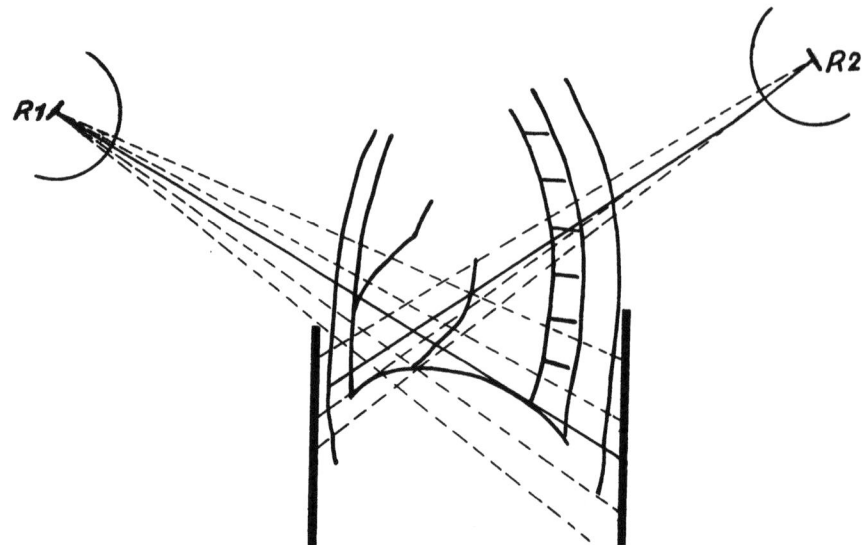

Abb. 156. R¹ Ventrodorsale caudalgerichtete Projektion.
R² Dorsoventrale caudalgerichtete Projektion.

Kopfwärts gerichtete Projektion. Hier kommt im Gegensatze zur caudal gerichteten meist die ventrodorsale in Betracht. Der Kranke lehnt sich mit dem Rücken an den Schirm; die Röhre ist in Beckenhöhe vor dem Kranken. Sie wird dann aufwärts geneigt und so zentriert, daß die Strahlen den Brustkorb von vorne unten nach hinten oben durchsetzen.

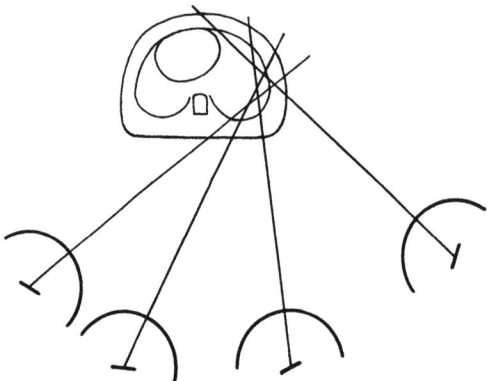

Abb. 157. Tangentiale Projektion.

Tangentiale Projektion. Der Kranke wird vor die Röhre so gestellt, daß der Zentralstrahl auf die Außenseite des Brustkorbes fällt. Die Höhe der Röhre ist dem Orte der Untersuchung anzupassen. Um z. B. den Zwerchfellwinkel vollständig übersehen zu können, braucht dann der Kranke vor der Röhre nur so gedreht zu werden, daß der Zentralstrahl immer tangential auf die Brustkorbwand fällt (Abb. 157).

IV. Brustuntersuchung.

Durchleuchtung. In der Regel wird die Untersuchung mit der Durchleuchtung beginnen. Jede der erwähnten Körperlagen des Kranken, jede Röhrenstellung und jede Strahlenrichtung kann dabei unter Umständen nötig werden. Es ist ja gerade der Vorzug der Durchleuchtung, daß sie die Brustkorbteile in verschiedenen Durchmessern in rascher Folge zu beobachten gestattet.

Am zweckmäßigsten verschafft man sich zunächst ein Übersichtsbild, wozu sich sagittale, dorsoventrale Projektion am besten eignet. Die Lungenfelder sind in ganzer Ausdehnung zu überblicken, da die schirmnahen, knorpeligen Rippenteile keine Schatten geben und der mäßig vergrößerte Herzschatten in dieser Strahlenrichtung die Lungenfelder am wenigsten überlagert. Es schließt sich sodann die Beobachtung in den anderen Projektionen an. Die Aufmerksamkeit wendet sich zuerst dem knöchernen Brustkorbe, seiner Breite, Länge, Form und Lage, den Rippen und den Intercostalräumen, sowie der Wirbelsäule zu. Seine Bewegungen bei ruhiger und bei angestrengter Atmung werden genauer geprüft. Es folgt Untersuchung der intrathorakalen Organe, zunächst der des Mittelfellraumes. Breite und Gestalt des Mittelschattens, sowie seine pulsatorischen Bewegungen werden besichtigt. Dann betrachtet man die Lungenfelder, ihre Breite, Begrenzung und Zeichnung, ihren Helligkeitsgrad bei einfacher und bei vertiefter Atmung. Ist ein Lungenfeld dunkeler als das andere, sind ungewöhnliche Schatten vorhanden, so muß genauere Untersuchung folgen.

Nach dieser allgemeinen Übersicht geht man zur Einzelbeobachtung der erkrankten Organe über. Zwei technische Hilfsmittel sind hierbei besonders zu beachten.

Erstens ist es von Wichtigkeit, den fraglichen Herd möglichst nahe an den Schirm zu bringen, weil er dadurch einen tieferen, schärfer begrenzten Schatten wirft. Man würde also zum Nachweise eines mehr ventral gelegenen Herdes die dorsoventrale Strahlenrichtung mit auf der Brust liegendem Schirme verwenden. Ist der Sitz der Krankheit unbekannt, so ist aus demselben Grunde stets die Vornahme zweier Durchleuchtungen in umgekehrter Strahlenrichtung angezeigt. Bei der einen wird oft ein ungewöhnlicher Schatten gefunden, der bei der anderen nicht oder nur undeutlich feststellbar ist.

Zweitens ist die Verwendung einer anpaßbaren Blende zu empfehlen, weil sie den Krankheitsherd deutlicher und schärfer hervortreten läßt.

Spitzenuntersuchung. Die tuberkulöse Erkrankung einer Lungenspitze kann nur durch systematische Untersuchung festgestellt werden. Im allgemeinen gilt Trübung als krankheitsverdächtig. Doch weist schon beim Gesunden das oberste Lungenfeld einen geringen Helligkeitsgrad auf. Ist leichte Spitzentrübung beiderseits vorhanden, so spricht das von vorneherein für physiologische Verhältnisse. Bevor aber Trübung als Folge einer Lungenerkrankung gewertet werden darf, müssen extrapulmonale Ursachen ausgeschlossen werden. Als solche kommen vergrößerte oder anderweitig veränderte Drüsen der oberen und der unteren Schlüsselbeingruben, Kropf, umschriebene Muskelhypertrophie, Sklerodermie, Adipositas und vor allem die knöchernen Spielarten der normalen oberen Brustkorböffnung in Betracht.

Liegen solche Anlässe nicht vor, so muß der Helligkeitsgrad der Spitzen während ihrer Tätigkeit geprüft werden. Gewöhnliche Einatmung ruft kaum eine Änderung hervor. Beim Husten dagegen klärt sich die gesunde Lungenspitze deutlich auf, während eine durch Infiltrationen, Narben oder Atelektasen veränderte oft gar keinen Wechsel erkennen läßt. Soll also angesichts einer leichten Trübung über deren krankhaften Ursprung entschieden werden, so läßt man den hinter dem Schirme stehenden Kranken husten. Tritt dabei Aufhellung ein, so spricht das im allgemeinen gegen anatomische Veränderungen.

Für diese Voruntersuchung gibt man der Blendenöffnung eine solche Weite, daß man beide Seiten vergleichsweise zu übersehen vermag. Dabei ist die ventrodorsale Strahlenrichtung am geeignetsten, weil sie den störenden Schlüsselbeinschatten besser ausschaltet, als die dorsoventrale. Doch müssen sich, wenn die Untersuchung erschöpfend sein soll, die Beobachtungen in beiden Strahlenrichtungen stets ergänzen, da ein etwa vorhandener Spitzenherd am deutlichsten immer in der Durchleuchtungs- oder Aufnahmerichtung hervortritt, in welcher Platte oder Schirm dem Herd am nächsten sind.

Für die Höhenstellung der Röhre gegenüber dem Körper des Kranken läßt sich keine bestimmte Regel geben. Bei dorsoventraler Strahlenrichtung wird die Röhre am besten in der Ebene des vierten oder des fünften Brustwirbels, bei ventrodorsaler in der des Manubrium sterni eingestellt. Im allgemeinen sind bei leicht caudal gerichteter ventrodorsaler Strahlenrichtung die Lungenspitzen am besten zu sehen. Indessen bestehen von Fall zu Fall Unterschiede.

Untersuchung des Atmungsvorganges. Der größte Vorteil der Durchleuchtung gegenüber der Aufnahme besteht in der Möglichkeit, die Atembewegungen, sowie ihre Einwirkung auf den Luftgehalt der Lungen unmittelbar zu verfolgen.

Die gesunde Lunge zeigt bei Einatmung gleichmäßige Aufhellung beider Felder. Diese ist in den abhängigen Teilen am stärksten, während die Spitzen kaum beeinflußt werden.

Fehlt inspiratorische Aufhellung in einem Bezirke, so muß eine krankhafte Veränderung vorliegen, die die natürliche Entfaltung und Luftfüllung dieses Lungenabschnittes verhindert. Es kann sich um Infiltration oder um Verstopfung des zugehörigen Bronchus handeln. Auch Brustfellerkrankungen oder Kompression des Lungengewebes durch eine benachbarte Neubildung kommen als Ursachen in Frage.

Das Verhalten der Rippen bei der Atmung ist in verschiedener Hinsicht beachtenswert. Ihre Stellung, ihre Bewegungen und die Größe der Zwischenrippenräume lassen wichtige Schlüsse zu. Mit den costalen Atemausschlägen kann man auch die Höhe der abdominalen Atmung vergleichen. Was die Lage der Rippen anlangt, so spricht ein mehr querer Verlauf mit breiten Zwischenrippenräumen und verminderter Bewegung für Emphysem, während steil gestellte Rippen mit schmalen Zwischenräumen an Schrumpfungsvorgänge in der betreffenden Brustkorbhälfte denken lassen.

Form und Lage des Zwerchfelles werden sowohl bei Ruhe als bei tiefer Atmung untersucht. Vermehrte Wölbung oder Abflachung, Hoch- oder Tiefstand, unregelmäßige Grenzen, zipfel- oder wellenförmige Ausbuchtungen geben wichtige diagnostische Anhaltspunkte. Von besonderer Bedeutung sind die Zwerchfellausschläge während der Atmung. Namentlich ist festzustellen, ob sie fortlaufend und regelmäßig erfolgen und ob die Ausschlagbreite die gewöhnliche ist. Bei tiefer Einatmung können Veränderungen, wie sie beispielsweise durch Verwachsungen bedingt sind, deutlich zum Ausdrucke kommen.

Die rechte Zwerchfellkuppe steht ungefähr um 2 Querfinger höher als die linke. Dieser Unterschied ist besonders beim liegenden Kranken deutlich, während er beim stehenden durch den Zug der Baucheingeweide vermindert wird. Ferner richtet sich das Augenmerk auf den Sinus costodiaphragmaticus. Gewöhnlich erweitert sich dieser Winkel mit inspiratorischer Senkung des Zwerchfelles und hellt sich dabei auf. Dies bleibt mehr oder weniger aus, wenn die beiden Brustfellblätter miteinander verwachsen sind. Durch sorgfältige Prüfung der Zwerchfellwinkel bei tiefer Einatmung gelingt mitunter auch der Nachweis kleiner Ergüsse. Sie verursachen Trübung. Zu deren Darstellung bedient man sich der Blende und der tangentialen Projektion. Man dreht während der Beobachtung den Kranken so, daß der Zentralstrahl die Brustkorbwand immer tangential trifft. Zuweilen gibt caudal gerichtete Projektion mit Hochstellung der Röhre wertvolle Aufschlüsse.

Die Aufnahmen. Dient die Durchleuchtung vor allem der Übersicht des ganzen Brustkorbraumes und der Betrachtung seiner Bewegungserscheinungen, so verdanken wir der Aufnahme Darstellung und Festlegung feinerer Einzelheiten.

Für die Lunge wird im allgemeinen dorsoventrale Strahlenrichtung gewählt, wie im Abschnitte „Technik der Brustkorbaufnahmen" bereits erwähnt wurde. Doch können besonders zur Wiedergabe krankhafter Veränderungen der Mittelfelleingeweide alle obengenannten Körperstellungen in Anwendung kommen. Ein Gewinn der vorherigen Durchleuchtung ist, daß vor dem Schirme die für das Plattenbild günstigste Strahlenrichtung genau festgelegt werden konnte.

B. Die gesunde Lunge.

I. Anatomische Unterlage der Lungenzeichnung.

Die gesunden Lungen heben sich im Röntgenlichte als leicht verschattete Felder ab. Sie werden von dunkleren Streifen durchzogen, die von der Lungenwurzel aus baumartig sich verzweigen und dabei an Größe abnehmen; in den Randteilen des Organes sind sie dann nicht mehr sichtbar.

In zahlreichen Arbeiten wurde versucht, die Unterlagen dieser eigenartigen Lungengliederung festzustellen. Die einen erblickten in ihr die Bronchen mit ihren mittleren und feineren Ästen. Andere sprachen die Gefäße als anatomische Unterlage an. Eine dritte Gruppe war der Ansicht, daß sowohl Gefäße als Bronchen in Betracht kommen.

Es ist erstaunlich, daß bei der meist sehr ähnlichen Versuchsanordnung, die zur Entscheidung dieser Frage gewählt wurde, die Schlüsse so verschieden ausfielen. Unzureichend sind Prüfungen ausschließlich an der Leiche; denn in ihr weichen Luftgehalt der Lunge und Füllung der großen Gefäße erheblich von den Verhältnissen im Lebenden ab. Solche Fehlerquellen konnten auch KÜPFERLE und ASSMANN selbst dann nicht ausschließen, als sie in Lungengefäße der Leiche Blut einspritzten.

Nur Vergleich der Verhältnisse an der Leiche mit denen am Lebenden kann befriedigend aufklären. Eigene einschlägige Versuche seien kurz mitgeteilt.

Untersuchung an der Leichenlunge. Eine aus dem Körper herausgenommene luftleere Lunge gibt auf dem Röntgenbilde gleichmäßige dichte Trübung. In der Gegend der Lungenwurzel ist eine bandartige Schattenaussparung sichtbar, die dem Hauptbronchus entspricht. Wird dieser Lungenflügel unter geringem Druck aufgebläht, so zeichnen sich die Bronchen mit ihren Zweigen als helle Streifen ab, die bis weit in die seitlichen Abschnitte reichen (Abb. 158). Sie sind um so deutlicher, je weniger Strahlen das benachbarte Gewebe durchläßt. Die Bronchialwand selbst hebt sich gegen den umgebenden Gewebschatten nicht ab. Wo ein Schatten als dunklere Grenzlinie neben der Bronchialaufhellung liegt, ist er wohl durch begleitende Gefäße bedingt.

Wird die Lunge stärker gebläht (Abb. 159), so bleibt das Bild der Bronchialäste der Lungenstielgegend unverändert. Die peripheren Ausläufer zeichnen sich aber nicht mehr so deutlich ab. Durch den vermehrten Luftgehalt der Alveolen werden die Bronchusendverzweigungen verdeckt. An ihre Stelle sind feine, dunkele Streifen mit zahlreichen Ausläufern getreten, die den Gefäßen entsprechen. In den mittleren Lungenabschnitten sind sie weniger gut oder gar nicht erkennbar, weil die stärkeren

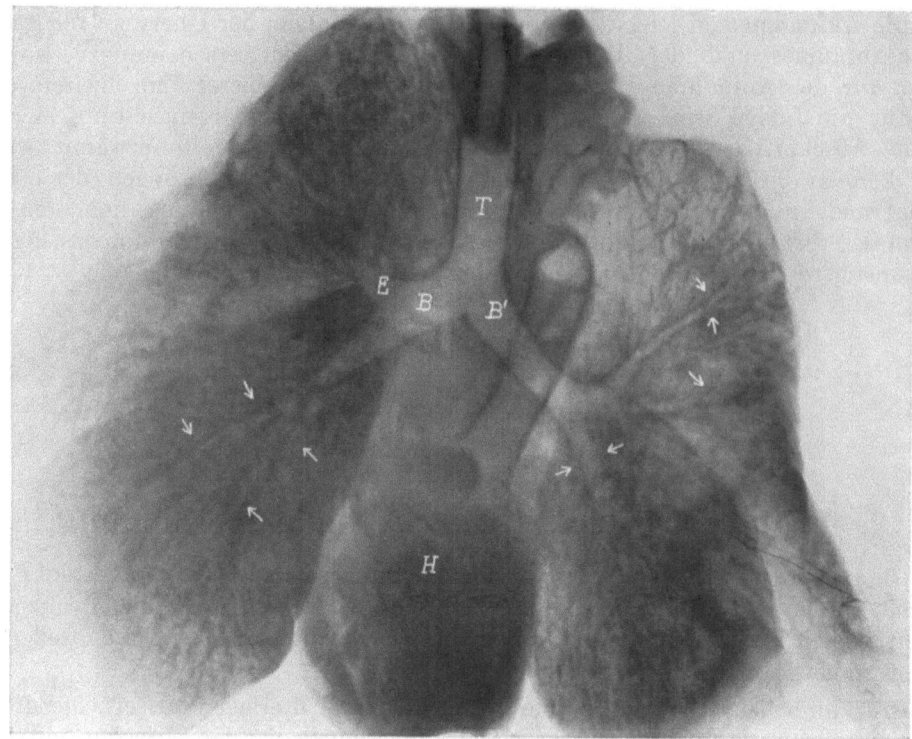

Abb. 158. Leichenlunge unter geringem Druck aufgebläht. T Luftröhre. B rechter Bronchus.
B′ linker Bronchus. E Bronchus eparterialis. Pfeile: Bronchiallichtungen.

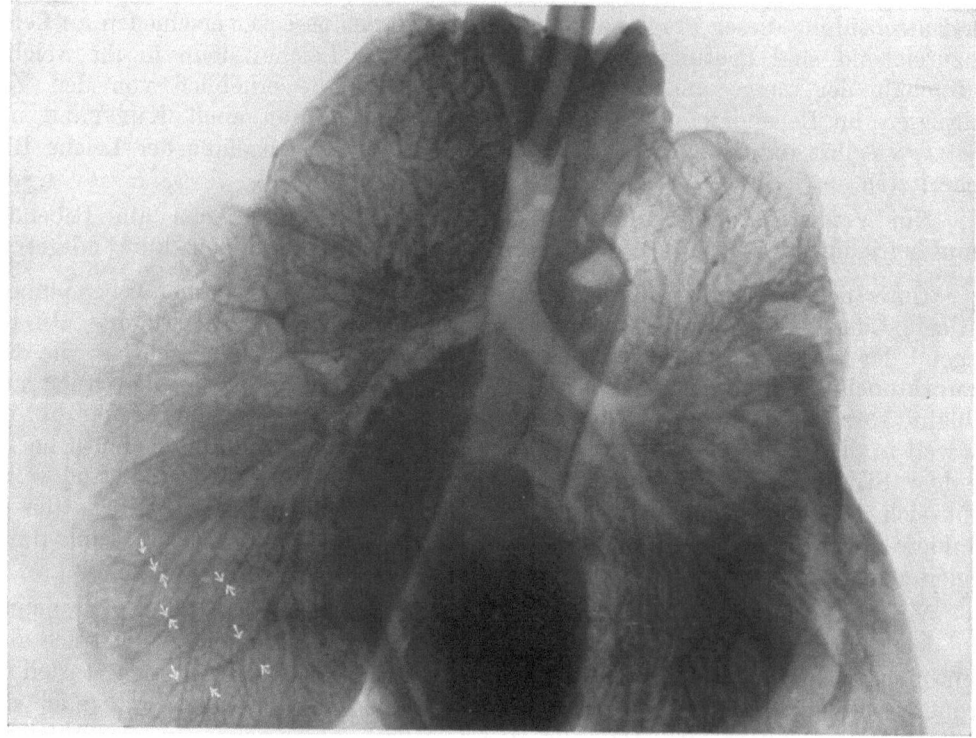

Abb. 159. Starke Aufblähung. Pfeile: Lungengefäße.

Gefäße in der Leichenlunge größtenteils entleert sind. Daraus ergibt sich, daß die peripheren Bronchen um so weniger wahrzunehmen sind, je mehr Luft in den Alveolen vorhanden ist. Umgekehrt steigt mit zunehmender Luftfüllung der Alveolen die Sichtbarkeit der Gefäße. Daß die beschriebenen Schatten den Gefäßen entsprechen, kann durch Füllung der Lungenarterien mit einem Kontrastmittel bewiesen werden (Abb. 160). Der Vergleich der Abb. 159 und 160 ergibt volle Übereinstimmung der Schattenverzweigungen der Endgefäße des rechten Unterlappens. **Die Lungenzeichnung ist also im wesentlichen durch die Gefäße bedingt.**

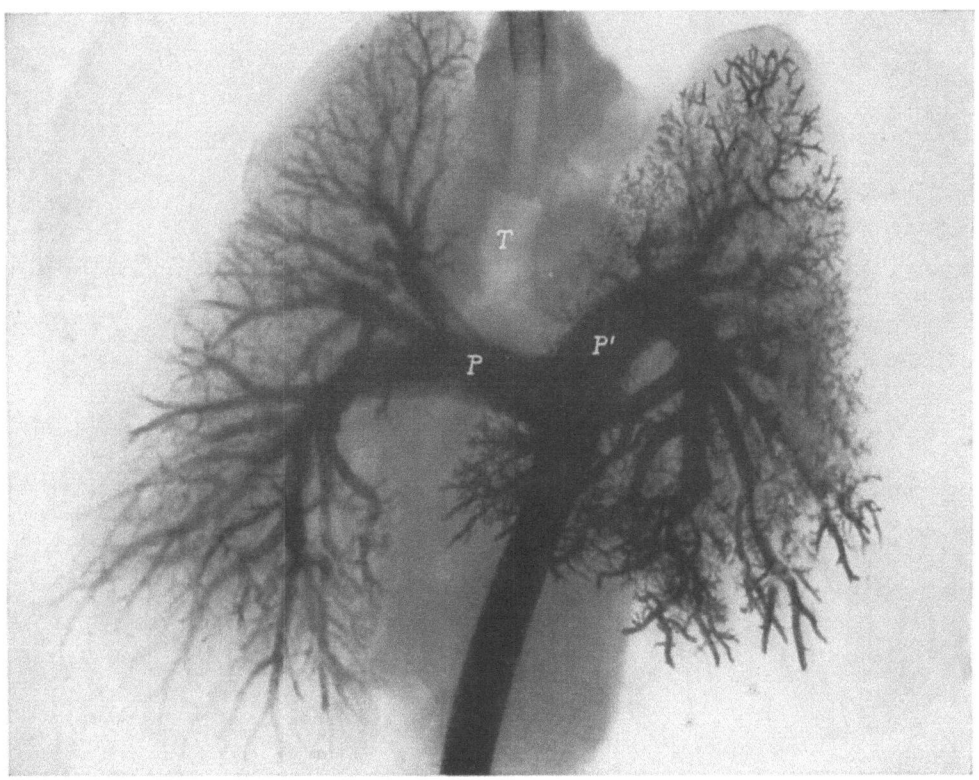

Abb. 160. Füllung der Lungenarterien mit Kontrastmasse. T Luftröhre. P rechte Arteria pulmonalis. P′ linke Arteria pulmonalis.

Die Bronchen mit ihren Ästen verraten sich höchstens als streifenförmige Aufhellungen. Sie können die begleitenden oder kreuzenden Gefäßschatten decken oder zum Verschwinden bringen. Die eigentümlich gegitterte Lungenzeichnung erklärt sich aus dem positiven Schatten der Gefäße. Beidseitig begrenzte helle Striche, die von manchen als Bronchen angesprochen worden sind, sind wohl parallel mit den Bronchen verlaufende Gefäßschatten. Die doppelte Begrenzung entspricht also nicht der Bronchialwand. Das veranschaulicht die halbschematische Abb. 161.

Untersuchung am Lebenden. Die gleichen Ergebnisse zeitigen Untersuchungen mittels Überdruckgerätes am Lebenden. Die gesunde Lunge weist bei gewöhnlicher Einatmung Schattenbänder auf, die sich von ihrer Wurzel nach der Rinde hin verästeln. Im unteren Lungenfelde sind sie am deutlichsten. Bei einem Überdrucke von 12—15 cm Wasserhöhe ändert sich das Bild kaum. Anders ist es hingegen bei 15—20 cm. Dann treten die von der Lungenwurzel rindenwärts sich verzweigenden Schattenstreifen besonders stark in Erscheinung. Daß es sich um

Gefäße handelt, geht zweifellos aus der in ihrem Verlaufe fehlenden Aufhellung hervor; eine solche müßte bei Bronchialschatten erwartet werden.

Diese Besonderheit der Überdrucklunge gegenüber der normalen läßt sich durch Zunahme des Luftgehaltes erklären. Genau wie an der Leiche wird der Gegensatz zwischen luftführendem Lungengewebe und blutgefüllten Kanälen vergrößert, wodurch sich diese klarer abheben.

Abb. 162 ist hiefür ein Beispiel: Die Aufnahme wurde unter 18 cm Überdruck gemacht und zeigt einen Gefäßast, der von der Lungenwurzel bis in die unteren Abschnitte des rechten Unterfeldes ausstrahlt. Hier löst er sich in feine Zweige auf.

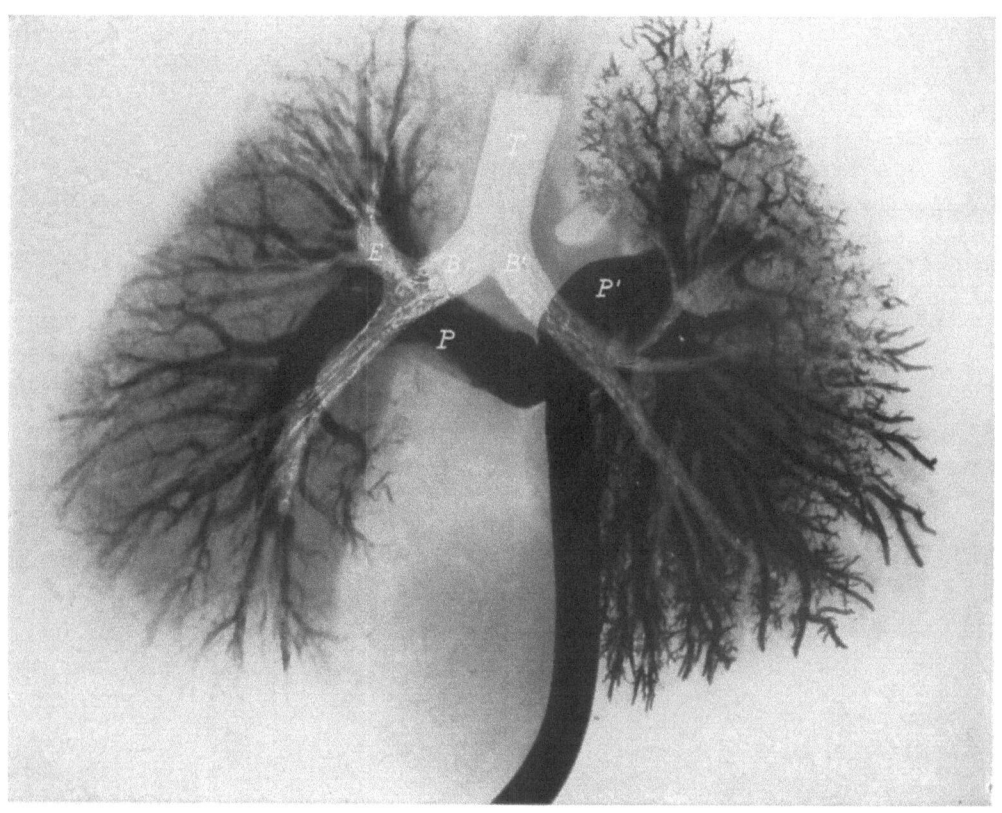

Abb. 161. Bronchen und Pulmonalgefäße in halb schematischer Ausführung. T Luftröhre.
B rechter Bronchus. B′ linker Bronchus. P rechte Arteria pulmonalis. E Bronchus eparterialis.

Das entsprechende, ohne Aufblähung bei tiefer Einatmung angefertigte Bild 163 läßt in dieser Gegend einen unregelmäßigen leichten Schattenstreifen erkennen.

Noch besser ist der Verlauf der Lungengefäße aus den Abb. 164 und 165 ersichtlich. Die Aufnahmen wurden unter 20 und 19 cm Überdruck hergestellt. In der rechten Lunge sind fast alle Haupt- und viele Nebenäste der Arteria pulmonalis wahrnehmbar. An der Lungenwurzel sieht man die Verzweigung des Hauptastes in einen oberen, nach der Spitze gerichteten und in einen stärkeren unteren, nach dem Unterlappen ziehenden Ast. Der obere teilt sich in mehrere kleine Arme, die vornehmlich den Oberlappen durchsetzen. Der untere verläuft nach innen konvex, eine kleine Strecke ungefähr lotrecht, um sich dann in drei deutlich sichtbare Ästchen aufzulösen, von denen der eine nach innen, der zweite nach unten und der dritte nach außen strebt. Nach dem Unterlappen hin gibt er zahlreiche noch kleinere Zweige ab. Beim Vergleiche dieser letzteren Aufnahmen mit dem Leichenbilde (Abb. 160) fällt die große

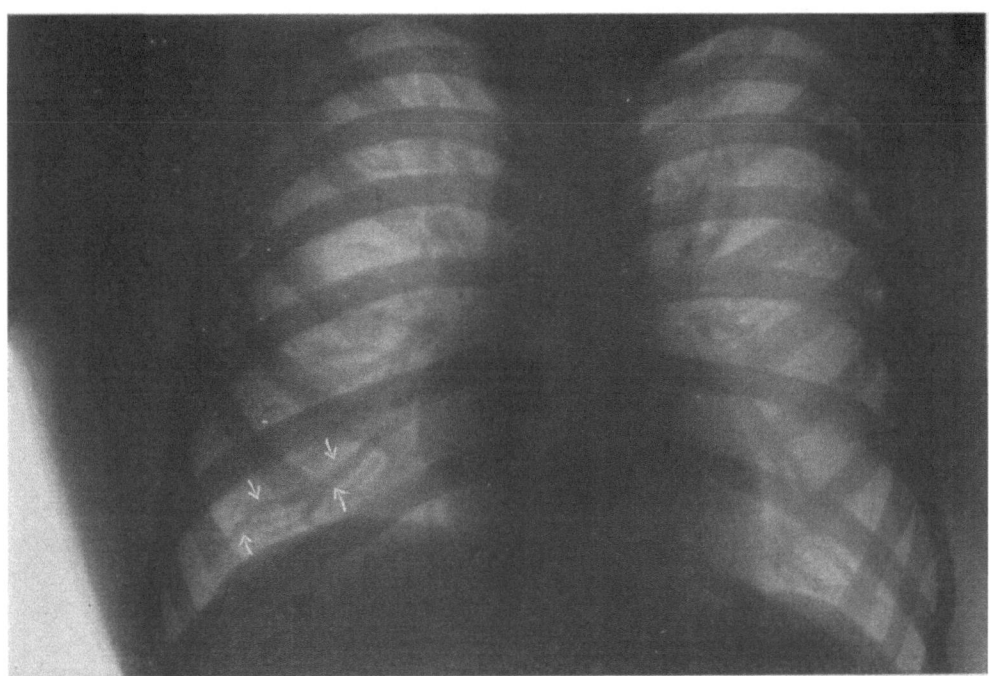

Abb. 162. Brustaufnahme bei Überdruck. Die Pfeile zeigen einen sekundären Ast der rechten Arteria pulmonalis, der sehr deutlich bis zur Rinde der Lunge zu verfolgen ist.

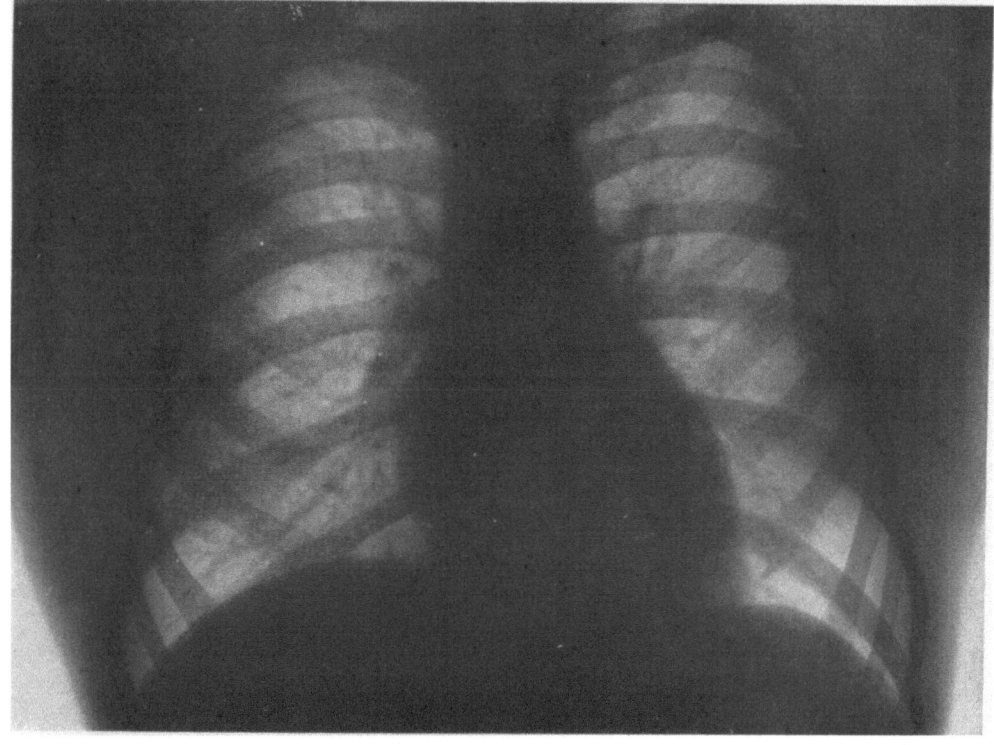

Abb. 163. Dasselbe ohne Überdruck.

21*

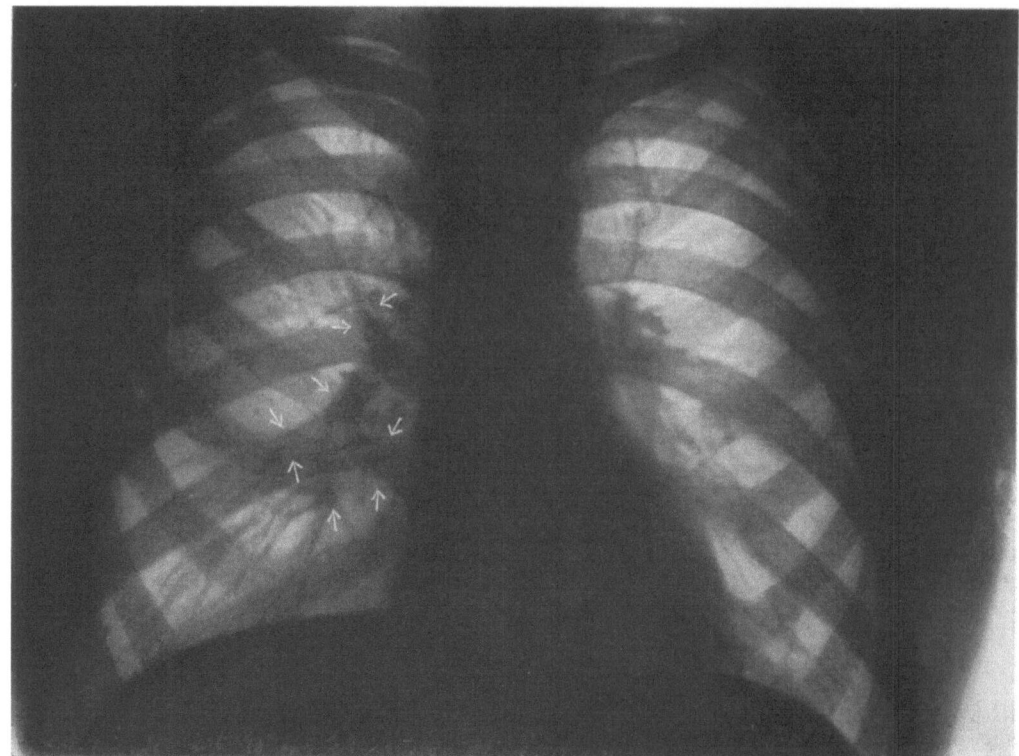

Abb. 164. Brustaufnahme bei 20 cm Wasser-Überdruck. Pfeile: Äste der rechten Arteria pulmonalis.

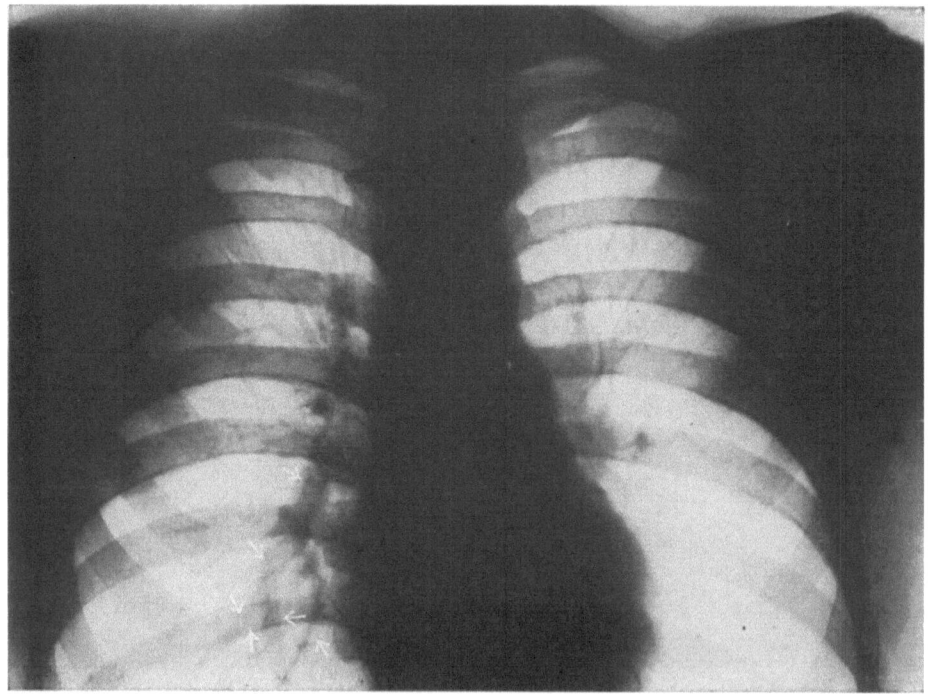

Abb. 165. Aufnahme bei 18 cm Überdruck. Pfeile: Äste der rechten Arteria pulmonalis.

Ähnlichkeit der Gefäßschatten auf. An manchen Stellen sind die Äste durch helle Streifen unterbrochen, die den sich überkreuzenden Bronchen entsprechen.

Die Ergebnisse am Lebenden und an der Leiche stimmen also weitgehend dahin überein, daß Hilus- und Lungenzeichnung, entgegen vielfach verbreiteter Anschauung, nicht durch die Bronchen und ihre Verästelungen bedingt sind. Diese geben keine positiven Schatten, sondern an manchen Stellen eine ihrem Verlauf entsprechende streifenförmige Aufhellung. Die positiven Hilus- und Lungenschatten sind verursacht durch die Gefäße, deren Hauptverzweigungen namentlich bei Verwendung des Überdruckes als Streifen besonders gut erkennbar sind. Kreuzen Bronchen Gefäße, so wird dadurch der Gefäßschatten hell unterbrochen.

Bestätigung dieser Befunde brachte uns in letzter Zeit die am Lebenden ausgeführte Kontrastfüllung des Bronchialrohres. Es zeigte sich einwandfrei, daß die durch das Jodöl hervorgerufenen tiefen Bronchenschatten den hellen Streifen der gewöhnlichen Aufnahme entsprechen.

Um aber das röntgenologische Lungenbild des Lebenden, seine positiven und seine negativen Schatten und ihre verwickelten Beziehungen restlos deuten zu können, muß man zuvor die Lage der Bronchen, der Lungengefäße und ihre Verzweigungen anatomisch genau klarstellen. Damit gewinnt man auch eine zuverlässige Unterlage für das Verständnis der krankhaften Veränderungen.

II. Topographische Anatomie der Bronchen und der Lungengefäße im Vergleiche mit dem Röntgenbilde.

Der rechte Bronchus, der kürzer und weiter ist als der linke, zieht zuerst über, dann hinter der Arteria pulmonalis zur Lungenwurzel. Im Röntgenbild ist er manchmal als heller, abwärts gerichteter Streifen zwischen dem äußeren Rande des Mittelschattens und dem der großen Gefäße zu erkennen. Kurz nach seinem Abgange aus der Luftröhre gibt er einen dem Oberlappen zustrebenden Bronchialast, den sogenannten Bronchus eparterialis, ab. Dieser teilt sich alsbald in Äste, die nach dem Oberlappen ausstrahlen. Unter ihnen ist besonders der der Lungenspitze zugewendete apikale Bronchus zu erwähnen. Des weiteren verdient ein in vorwiegend sagittaler Richtung führender Ast Erwähnung, der sogenannte ortho-röntgenologische Bronchus. Er erscheint im Röntgenbild als mehr oder weniger ringförmiger Schatten mit zentraler Aufhellung. Daß hier die Bronchialwand unter Umständen positiven Schatten geben kann, erklärt sich aus der mit dem Projektionstrahle zusammenfallenden Achsenrichtung des Bronchus. Der Bronchus eparterialis läßt sich in seinem Verlaufe meist gut erkennen. Etwa in Höhe der dritten Rippe, vom Mittelschatten ausgehend, ist ein heller Streifen zu sehen, der nach oben innen etwas konkav gebogen den Oberlappen erreicht, um sich in mehrere Zweige aufzulösen. Ihre stellenweis doppelte Begrenzung wird durch Gefäße bedingt, die den Bronchus begleiten.

Der linke Bronchus ist enger und bedeutend länger als der rechte. Er stellt sich steiler zur Luftröhre. Sein Ursprung liegt tiefer. Durch die benachbarten Organe wird seine Richtung etwas beeinflußt. Der auf seinem obersten Teile reitende Aortenbogen gibt ihm eine nach außen leicht konkav begrenzte Form. Mit seinen unteren Abschnitten berührt er das Herz und biegt sich dementsprechend etwas nach außen. Bei Verlagerung dieses Organes erscheint er im Röntgenlichte gewöhnlich nicht. Die erste hyparterielle Verzweigung des linken Hauptbronchus macht sich als bandförmige Aufhellung bemerkbar, die im dritten Zwischenrippenraum aus dem Mittelschatten herauskommt. Dieser hyparterielle Bronchus erstreckt sich mit leichter Konkavität nach oben und innen gegen den Oberlappen zu. Dabei kreuzt er sich mit dem Arterienschatten, den er teilweise auslöscht. Er teilt sich dann in verschiedene Arme, unter denen besonders der apikale Bronchus (NARATH) zu erwähnen ist. Außerdem besteht, wie rechts, ein vorwiegend sagittaler, „orthoröntgenologischer" Ast, der vom apikalen Bronchus abzweigt. Das Bronchialnetz des Unterlappens ist weniger sichtbar, weil es in seinen zentralen Abschnitten durch Mittel- und Herzschatten verdeckt wird.

Die rechte Pulmonalarterie ist etwas nach oben, quer gegen die Lungenwurzel angeordnet; hier ist sie dem rechten Bronchus in Höhe des Vorsprunges des eparteriellen Bronchus vorgelagert. Mit leichter Konkavität nach außen geht sie dann, den entsprechenden Hauptbronchus begleitend, nach innen und unten. Etwas vor dem Ursprunge des eparteriellen Bronchus schickt sie zwei Äste aus, die, dem Bronchus eparterialis folgend, sich im Oberlappen verbreiten. Diese sind öfters im dritten Zwischenrippenraum als strahlenförmige, aus dem Mittelschatten entspringende Verdunkelung sichtbar, die sich nach außen oben hin im Oberlappen in zahlreiche Ästchen auflöst. Weiterhin beschreibt die Lungenarterie einen leicht nach innen unten konkaven Bogen, der sich als breites Schattenband bis zur Ansatzstelle der fünften Rippe abwärts heraushebt. Dort löst sich der Arterienschatten entsprechend seinem anatomischen Verhalten in viele, ziemlich starke Zweige auf, die alle sich wieder mehrfach teilen. Dabei lassen sich im Röntgenbilde zwei oder drei unterscheiden, die ein ziemlich regelmäßiges Verhalten zeigen. Einer scheint die Fortsetzung der Lungenarterie nach unten hin zu sein. Ein anderer wandert nach innen. Ein dritter wählt die Richtung nach dem Sinus costodiaphragmaticus; im Gebiete seiner Verzweigungen sieht man an manchen Stellen rundliche Flecke, die für Herdschatten gehalten werden könnten. In Wirklichkeit entsprechen sie Gefäßen, die mehr oder weniger in der Strahlenrichtung liegen.

Die linke Arteria pulmonalis kreuzt nahe ihrem Ursprunge den linken Hauptbronchus und beschreibt einen Bogen — mit kleinem Radius —, der sich zunächst vom Bronchus entfernt, um sich ihm dann wieder zu nähern. Somit ist der Bronchus vergleichbar der Sehne eines von der Arterie gebildeten Kreisabschnittes. Vom Scheitel des Bogens geht ein Hauptast nach oben ab; kleinere Zweige ziehen seitwärts. Weiter unten löst sich die Arterie in reichliche, nach der Seite und nach unten ausstrahlende Zweige auf. Die linke Arteria pulmonalis selbst wird meist durch den Mittelfellschatten verdeckt und kommt deshalb wenig zur röntgenologischen Darstellung. Bei besonders günstigen Verhältnissen kann man den Arcus pulmonalis als eine in der Gegend des Hilus aus dem Mittelschatten hervortretende geschweifte Verdunkelung erkennen. Die aus der Pulmonalis entspringenden Verzweigungen der Lungenrandbezirke geben dem Lungenbilde das kennzeichnende marmorierte Aussehen. Die Lungenarterie und ihre Gabelungen sind in Abb. 164 und 165 wiedergegeben.

Nach AEBY verlaufen die Äste der Gefäße in den zentralen Lungengegenden vorwiegend in einer frontalen, in der Peripherie dagegen in einer sagittalen Ebene. Nach NARATH ist die gesamte Gitterung hauptsächlich frontal eingestellt. Dieses Schema entspricht wohl nicht den anatomischen Verhältnissen. Wie HASSELWANDER und BRÜGGEL betonen, sind Form und Stärke des Gefäßschattens verschieden, je nachdem er die sagittale oder die frontale Ebene bevorzugt. Ihrer Behauptung, daß in der sagittalen Ebene Gefäß- und Bronchialschatten sich zu einem besonders tiefen Schatten zusammenfügen, können wir, gestützt auf unsere Beobachtungen und Versuche, keineswegs beistimmen. Im Gegenteile werden, wie gezeigt wurde, bei dieser topographischen Lage der Gefäße und der Bronchen die Gefäßschatten durch die Bronchialaussparungen größtenteils ausgelöscht. Es wird z. B. das Bild der oberen Äste der Pulmonalarterie rechts in der Nähe der Lungenwurzel stellenweise durch den Bronchus eparterialis aufgehellt. An den unteren Ästen der Pulmonalis ist wegen der Überkreuzung durch die Bronchialäste dieselbe Erscheinung zu beobachten.

C. Die Erkrankungen der Brustorgane.

I. Bronchialerkrankungen.

Bei Beschreibung der normalen Lunge wurde erwähnt, daß die Bronchen im Röntgenlichte Schattenaufhellungen geben. Demnach beruhen Trübungen im Bereiche des Bronchialrohres oder seiner Wand auf krankhaften Veränderungen.

Verdickungen der Bronchialwand, wie sie bei Bronchektasen häufig sind, Kalkeinlagerungen, die bei älteren Leuten vorkommen, liefern auf der Röntgenplatte mehr oder weniger gleichlaufende dunkele Streifen. Sie begleiten die Lichtung des Bronchialrohres und finden sich am ausgeprägtesten an den großen Bronchen des Lungenstieles. Dessen Schatten ist deshalb deutlich verbreitert und weist eine ungleichmäßige, von dichten und scharf begrenzten Herdschatten durchsetzte Tönung auf. Bei Emphysematikern treten diese infolge des vermehrten Luftgehaltes der Lungen, der die Hell-Dunkelunterschiede steigert, noch deutlicher hervor.

Sind die Bronchen mit Schleim gefüllt, so kann unter Umständen die Klarheit des Rohres getrübt sein. Man sieht dann gelegentlich sogar ein Schattenband. Jedoch trifft die von manchen geäußerte Ansicht nicht zu, daß ein flüssigkeitgefüllter Bronchus eine Trübung geben müßte. Schaumige Absonderungen bewirken infolge ihres reichlichen Luftgehaltes fast nie Verschattung. Sie tritt erst ein, wenn das Sekret eindickt, vor allem, wenn es eitrig wird, z. B. bei Bronchektasen.

Auch bei dieser Erkrankung entsteht die Verdunkelung nicht allein durch den Eiter. Der meist vergrößerte Durchmesser des Bronchialrohres und die verdickte Wand wirken mit.

Die selten positiven Röntgenbefunde bei Bronchitis erklären sich so. Wenn sich bei stärkeren Katarrhen der Luftgehalt des Lungengewebes vermindert, ist oft Trübung der befallenen Lungenteile einziges röntgenologisches Zeichen. Es besitzt gewissen diagnostischen Wert.

1. Bronchektasen.

Unter Bronchektasen versteht man diffuse oder umschriebene Erweiterungen des Bronchialsystems. Bei der ersteren Form, die seltener ist, sind die mittleren und die feineren Bronchen beider Lungen befallen. Häufiger werden umschriebene Bronchektasen beobachtet. Sie beschränken sich meist auf einen Lappen oder Lappenteile.

Die Bronchialkanäle sind zylindrisch oder sackförmig erweitert. Ihre Wand ist verdickt und starr, die Schleimhaut meistens atrophisch, manchmal auch geschwürig zerfallen (vgl. S. 878 ff.).

Beginnende Bronchektasenbildung zu erkennen, bereitet auch dem erfahrenen Kliniker große Mühe. Bei kongenitalen Bronchektasen ist allerdings hartnäckige Bronchitis eindeutiges Frühzeichen. Der sichere klinische Nachweis gelingt freilich erst, wenn die Krankheit fortgeschritten ist.

Die Diagnose wird wesentlich gefördert durch Röntgenuntersuchung. Man ermittelt dabei außer der jeweiligen pathologischen Form der Erkrankung auch ihren Sitz und ihre Ausdehnung. Geringfügige Veränderungen im Beginne ließen sich bisher nur schwer röntgenologisch festhalten.

In dieser Hinsicht bedeutet die Einführung entsprechender Kontrastmittel in den Bronchialbaum (Bronchographie), die wir SICARD und FORESTIER verdanken, einen beträchtlichen Fortschritt. Es sind verschiedene, schwer resorbierbare Jodöllösungen in den Handel gebracht worden (Lipjodol, Jodipin). Die damit erzielten kontrastreichen Aufnahmen sind recht eindrucksvoll. Indessen liest der Erfahrene aus den gewöhnlichen Röntgenbildern vielfach nicht weniger ab, als aus dem Kontrast-bild. Er wird zur Bronchographie erst dann seine Zuflucht nehmen, wenn bei hinreichendem klinischen Verdacht, aber zweifelhaftem Röntgenbefunde die Diagnose: Bronchektasen nicht ganz sichergestellt werden kann, oder auch, wenn Sitz und Aus-dehnung des Leidens wegen bevorstehender Operation genau bestimmt werden müssen.

Es sei die Technik der Jodipinfüllung kurz besprochen. Während man in der ersten Zeit von außen in die Luftröhre einstach und durch die Hohlnadel hindurch das Kontrastmittel in sie einführte, gab man bald dieses etwas umständ-liche und nicht gefahrlose Vorgehen auf. Heute legt man Wert auf vorausgehende

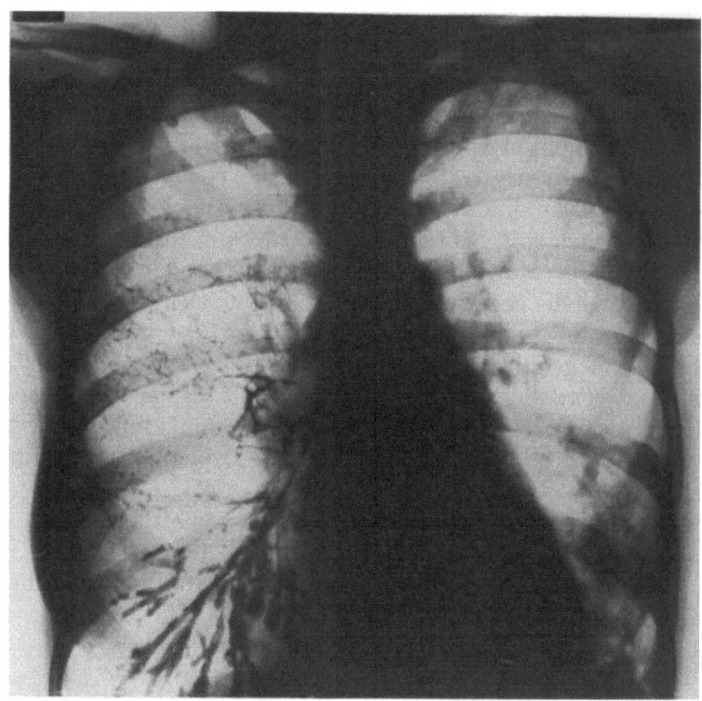

Abb. 166. Zylindrische Bronchektasen (Jodipinfüllung).

Anästhesierung von Rachen-, Kehlkopf- und Bronchialschleimhaut. Die Auffüllung mit geeigneten Mitteln erfolgt dann durch die Stimmritze hindurch entweder durch einen mit Hilfe des Bronchoskopes eingeführten Katheters oder durch die LOREYsche Sonde, einen mit Metallolive beschwerten Schlauch, oder einer mit spatelartiger Kanüle versehenen Rekordspritze (JOSEFSOHNspritze). Der Patient erhält eine Viertelstunde vor der Füllung 0,01 Morphium. Dann bepinselt man Rachen und Kehlkopf mit höchstens 5%iger Cocainlösung, besser mit 10%iger Alypinlösung, der etwas Adrenalin zugesetzt ist. Höhere Konzentration des Cocains ist gefährlich. Für Schmerzbetäubung der anschließenden oberen Luftwege benützen wir die mit 2—3 ccm einer 5%igen Alypin-Adrenalinlösung gefüllte JOSEFSOHNsche Spritze. Man drückt mit ihrem gebogenen, spatelförmigen Ansatze den Zungen-rücken nach vorn und entleert die Betäubungsflüssigkeit langsam in Kehlkopf und Luftröhre. In gleicher Weise verabreicht man hierauf das Kontrastmittel. Durch Halbseiten- oder Halbbrückenlage des Kranken läßt man es in den gewünschten Lungenabschnitt herunterlaufen. Dieses Verfahren ist zweckmäßig, einfach und belästigt den Kranken nicht.

Mit dem Nachlassen der Anästhesie wird das Jodöl zum größeren Teile aus-gehustet; zum geringeren Teile verbleibt es noch in den bronchektatischen Höhlen.

Es ist überraschend, daß dieses an sich gewaltsame Verfahren nur selten Schaden bringt. Das Jodipin selbst wird gut vertragen. Jodismus und Lungenentzündung auf örtlicher Reizung kommen kaum vor. Vielmehr sind Störungen und Todesfälle nur durch unzweckmäßige Anästhesierung, insbesondere Cocainisierung erfolgt. Darum warnen wir vor starken Lösungen und empfehlen das wesentlich ungefährlichere Alypin.

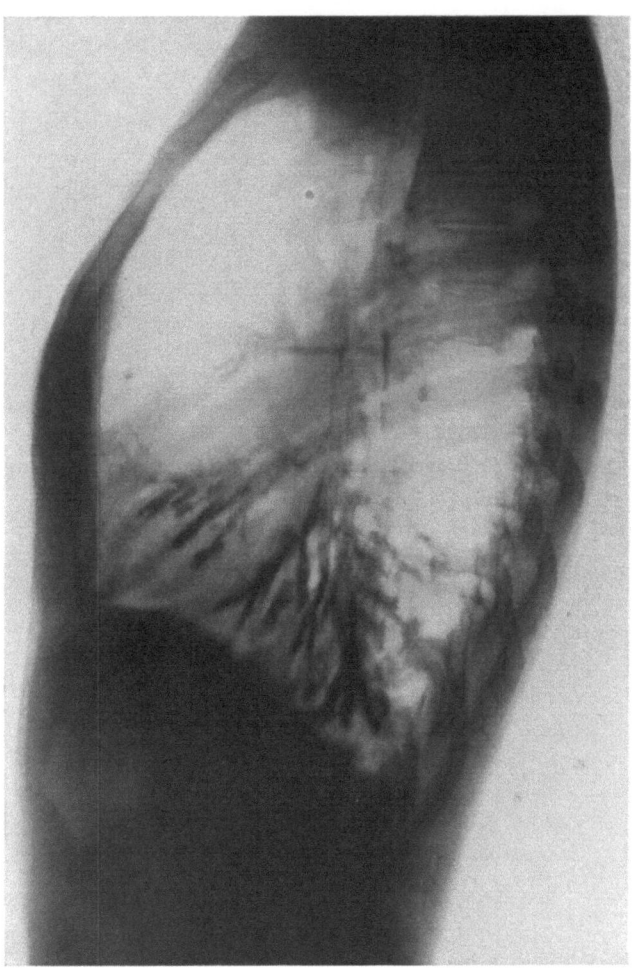

Abb. 167. Zylindrische Bronchektasen (Jodipinfüllung).

In der röntgenologischen Symptomatologie entsprechen die Merkmale der Bronchektasen ihren eigenartigen pathologisch-anatomischen Veränderungen.

Zylinderförmige Erweiterungen, soweit sie überhaupt rein vorkommen, sind im einfachen Röntgenbilde schwer zu erkennen. Ihr Nachweis gelingt dagegen leicht nach Jodipinfüllung (Abb. 166—168 b).

Sackförmige Erweiterungen kennzeichnen sich durch ringförmige Schattenaufhellungen mit scharfen Umrissen. Der erkrankte Abschnitt zeigt wabenartigen Bau (Abb. 169). Die einzelnen Buchten sind durch Wände getrennt. Bei fortgeschrittener Erkrankung sind nach Zerstörung der kleinen Räume die einzelnen Höhlen größer.

Es ist zuweilen angebracht, Aufnahmen vor und nach Entleerung der Höhle

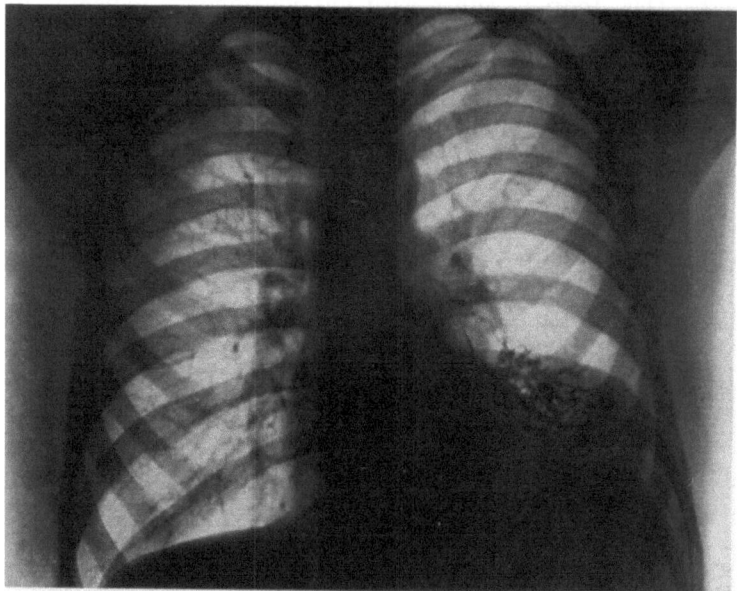

Abb. 168 a. Zylindrische Bronchektasen des linken Unterlappens (Jodipinfüllung).

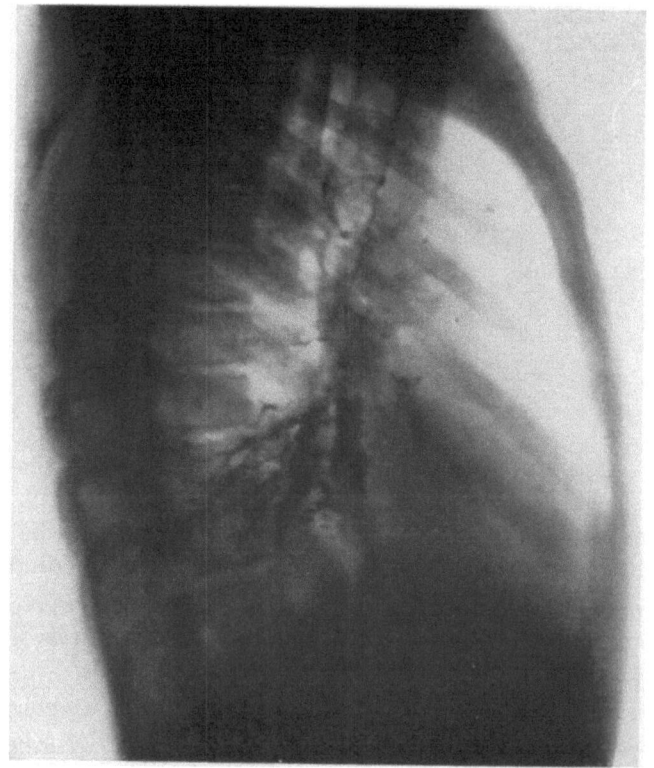

Abb. 168 b. Dasselbe. Frontales Bild.

zu gewinnen. Beim Vergleiche der Bilder sind dann die Kavernen deutlicher zu erkennen und zu umgrenzen.

Kleine, mit Sekret gefüllte bronchektatische Höhlen erzeugen zahlreiche und regelmäßige Schattenflecke, die in dem erkrankten Lungenteile dicht nebeneinander

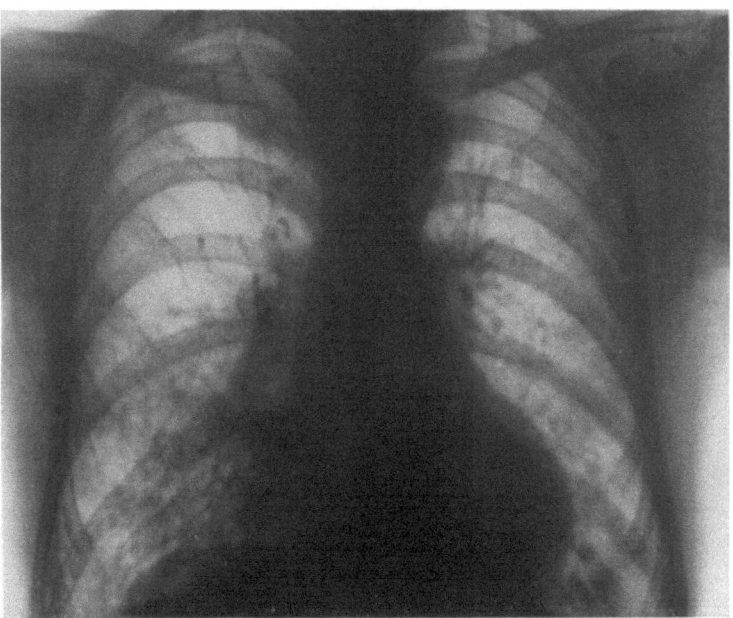

Abb. 169. Diffuse sackförmige Bronchektasen in beiden unteren und mittleren Lungenabschnitten, vor allem aber rechts unten.

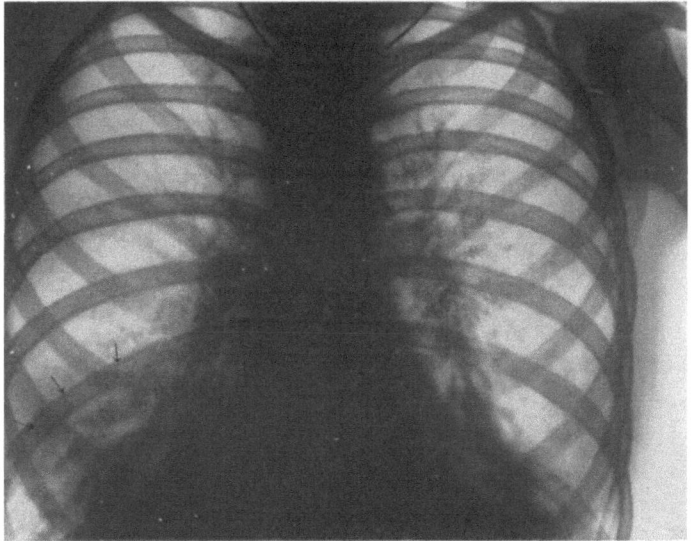

Abb. 170. Sackförmige Bronchektasen im rechten Unterlappen in gefülltem Zustande.

liegen (Abb. 170). Nicht selten findet man in seinem Bereiche eine verschwommene Trübung, die von aufgehellten Zonen durchsetzt ist (Abb. 171 a). Nur teilweise mit Eiter gefüllte Höhlen geben einen Flüssigkeitsspiegel mit darüber liegender Luftblase (Abb. 171 b).

Durch Füllung sackförmiger Bronchektasen mit Jodipin entstehen auf dem Röntgenbilde schattentiefe, rundliche, regelmäßige Ausgüsse der Höhlen, die in ihrer Anordnung mit den Beeren einer Traube vergleichbar sind (Abb. 172 u. 173).

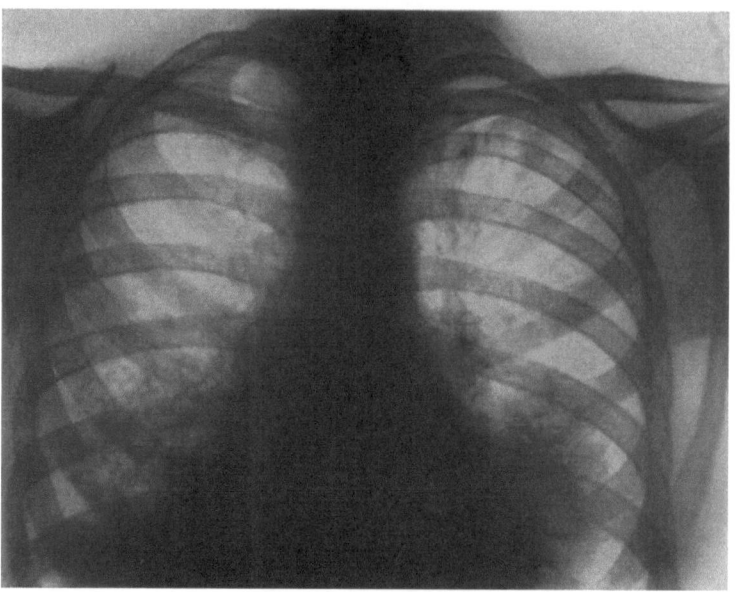

Abb. 171 a. Ausgedehnte Bronchektasen mit allseitiger Trübung in beiden unteren Lungenabschnitten.

Von Wichtigkeit ist röntgenologische Unterscheidung der Bronchektasen von anderen Erkrankungen, insbesondere von der Tuberkulose. Abgesehen davon, daß

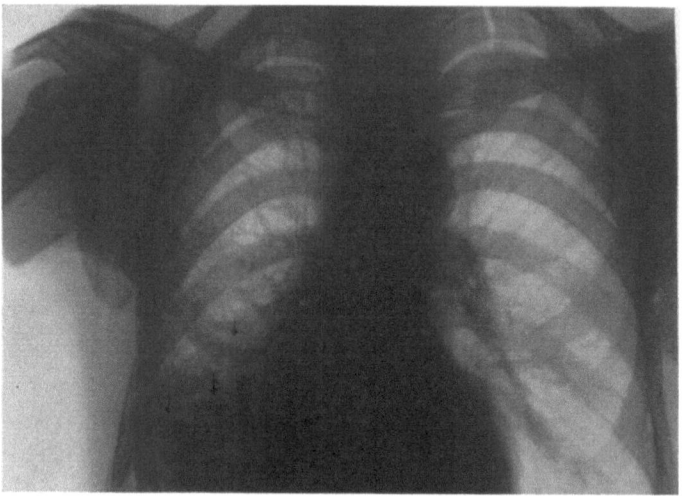

Abb. 171 b. Sackförmige Bronchektasen, teilweise mit Sekret gefüllt.

die bronchektatischen Höhlenbildungen mit Vorliebe im Unterlappen sitzen, fehlen bei ihnen die den tuberkulösen Kavernen eigentümlichen Herdzeichnungen in der Umgebung.

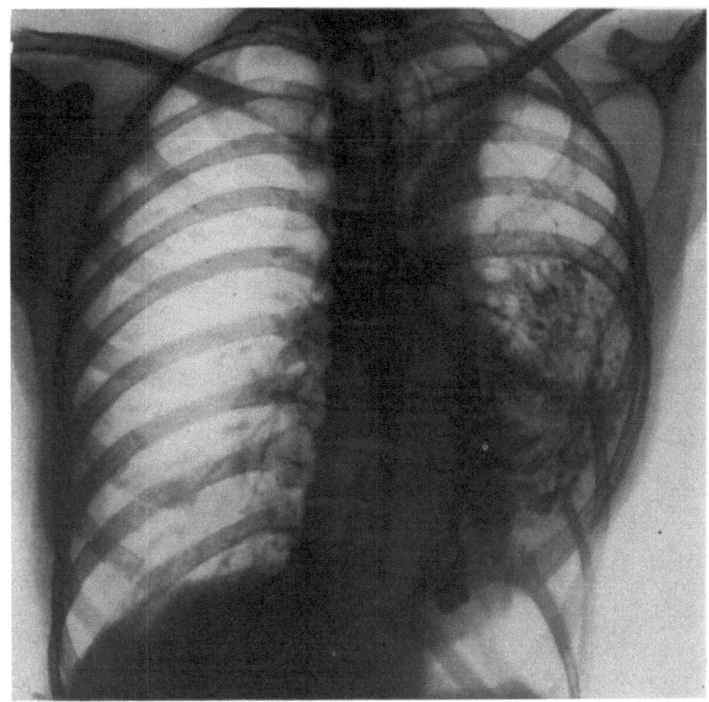

Abb. 172. Sackförmige Bronchektasen.

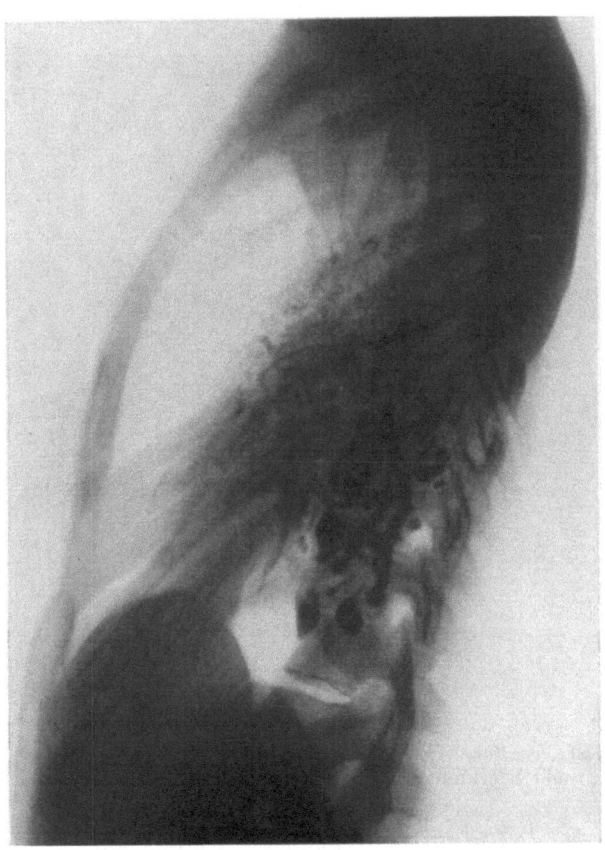

Abb. 173. Sackförmige Bronchektasen.

Schwieriger gestaltet sich die Differentialdiagnose zwischen größeren Bronchektasen, die, teilweise gefüllt, einen Flüssigkeitsspiegel zeigen (Abb. 171 b), und

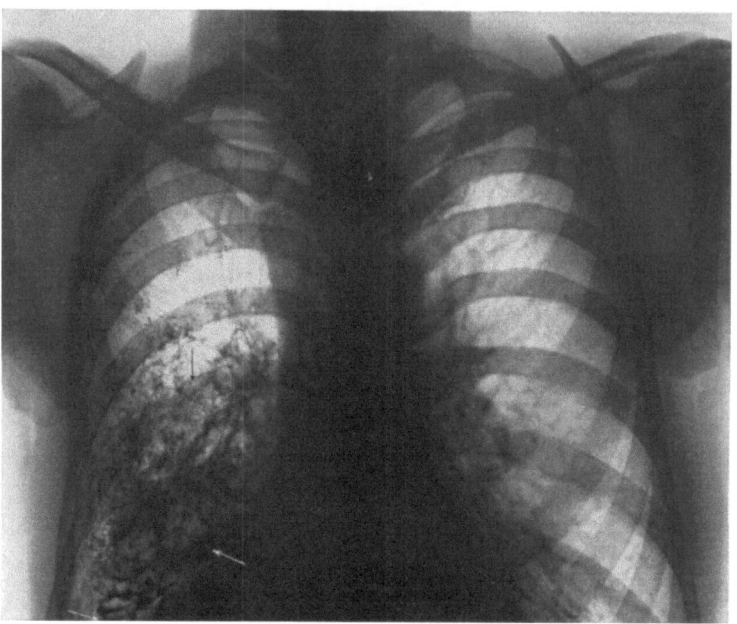

Abb. 174. Sackförmige Bronchektasen im unteren Lungenabschnitte rechts (Jodipinfüllung).

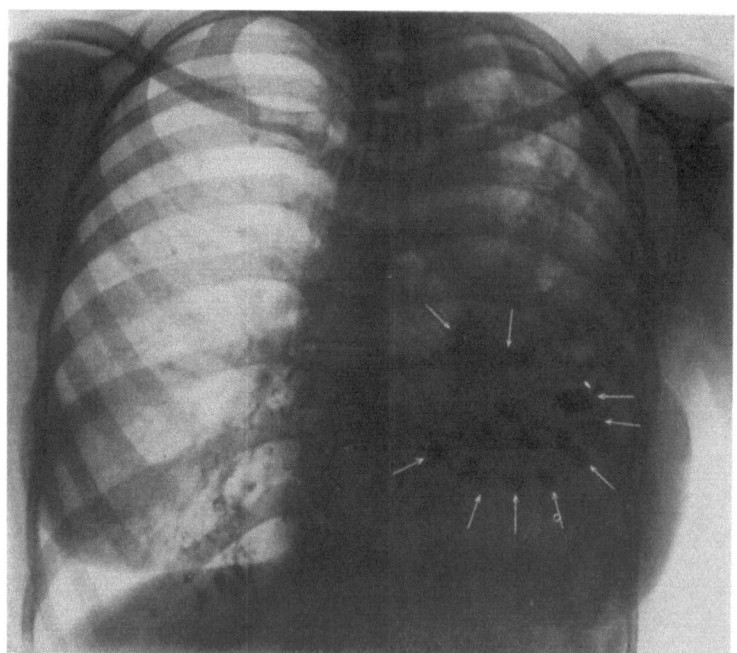

Abb. 175. Bronchektasen des linken Unterlappens (Jodipinfüllung). Ausgedehnte Schwartenbildung
und Schrumpfung. Geringerer Befund rechts unten.

Absceßhöhlen. Doch spricht Vielheit kleinerer Räume eher für Bronchektasen als
für Absceß. Im Zweifelsfalle klärt Bronchographie auf.

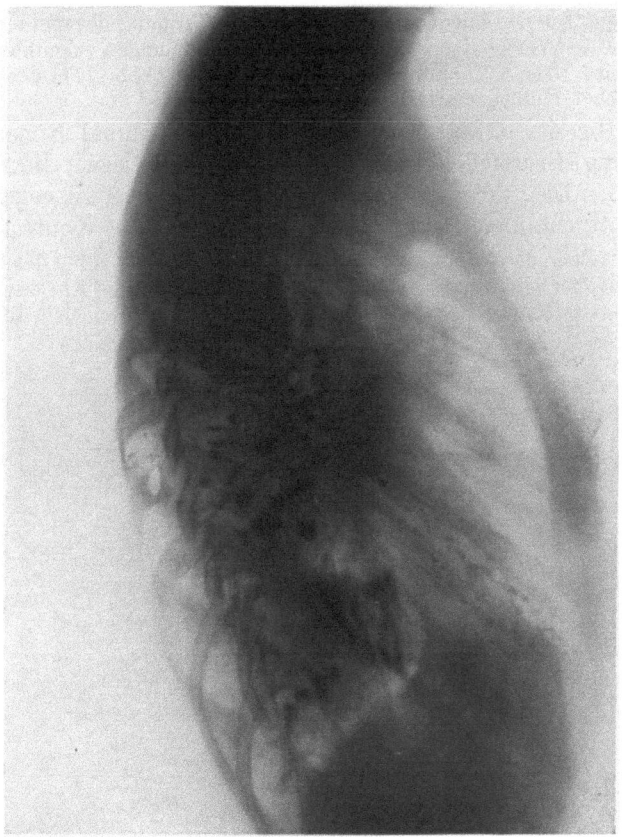

Abb. 176. Derselbe Kranke. Bronchektasen des linken Unterlappens (Jodipinfüllung). Frontales Bild.

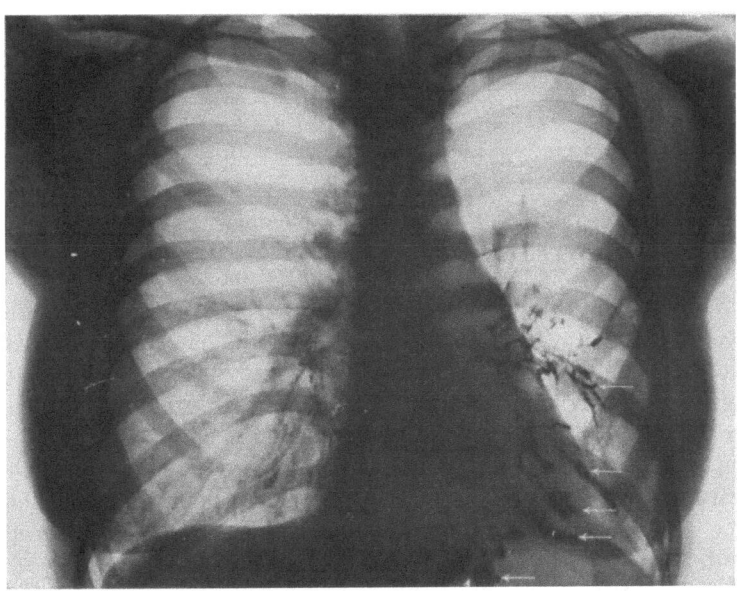

Abb. 177. Retrokardial gelegene Bronchektasen (Jodipinfüllung).

Bei einem jungen Arzte war das klinische Bild ebenso für Bronchektasen wie für Lungenabsceß zu verwerten. Die Durchleuchtung zeigte diffuse Trübung des rechten mittleren Lungenfeldes. Im Bereiche der Verschattung waren einzelne Aufhellungen erkennbar. Das Bild deutete
eher auf Absceß hin. Die Aufnahme nach Jodipinfüllung (Abb. 177) deckte jedoch eine Anzahl bronchektatischer Höhlen einwandfrei auf.

Wir haben bereits darauf hingewiesen, daß manchmal Nebenumstände, z. B.
Lungenverdichtung, Brustfelleiterungen, Schrumpfungen usw., die klinische Diagnose
unsicher machen. Die gleichen Veränderungen erschweren gelegentlich Deutung
des einfachen Röntgenbildes. Dann zieht man auch hier das Kontrastverfahren heran.

24jähriges Fräulein, das früher nie krank war. Im 14. Jahre Beginn des Leidens mit Lungenentzündung, der Rippenfelleiterung folgte. Durch Thorakotomie Entleerung eines jauchigen
Empyemes, das bereits in das Bronchialrohr durchgebrochen war. Die Bronchialfistel schloß

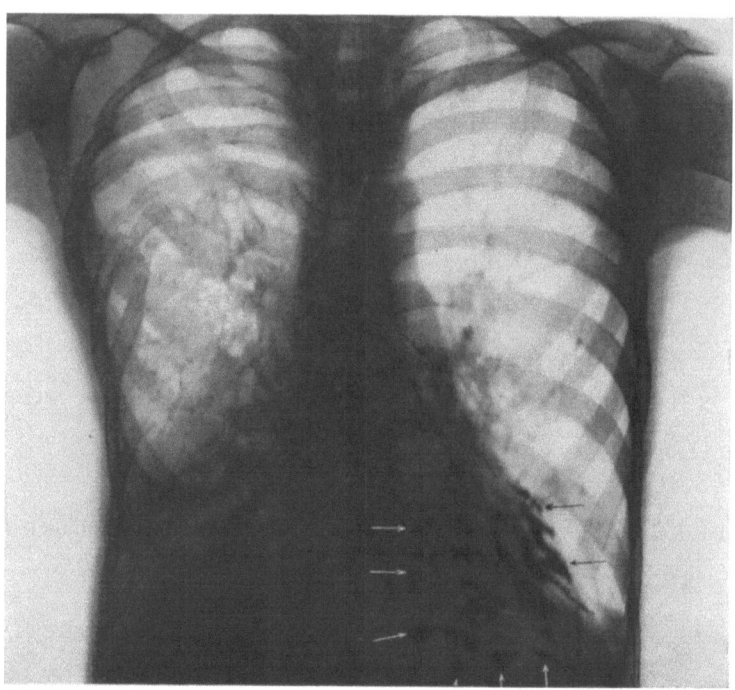

Abb. 178. Zylindrische und sackförmige Bronchektasen des linken Unterlappens (Jodipinfüllung.)
Rechts: Befund nach operativer Einengung des unteren Brustkorbes wegen Bronchektasen.

sich nach einem Jahre von selbst. 7 Jahre lang Wohlbefinden. Dann erneute Erkrankung mit
großen Auswurfmengen und einmaliger starker Hämoptoe ($1^1/_2$ Liter Blut). Der gelbliche Auswurf roch süßlich fad. Einweisung in die Klinik unter der Diagnose: Lungenabsceß.

Nach Vorgeschichte und klinischem Befunde bestand also die Möglichkeit, daß
ein Empyem in die Lunge durchgebrochen war und in ihr einen Absceß hervorgerufen hatte. Die einfache Röntgenaufnahme zeigte diffuse Verschattung des ganzen
linken Lungenflügels. Nur im oberen Abschnitte erkannte man aufgehellte Bezirke.
Verziehung des Herzens und des Mittelfellgebietes nach der kranken Seite, Verschmälerung der Zwischenrippenräume und leichte Skoliose sprachen für weitgehende Schrumpfung. Ein sicherer Anhalt für Bronchektasen war nicht zu erheben.

Füllung des Bronchialbaumes mit 30 ccm einer $40^0/_0$igen Jodipinlösung klärte
eindeutig auf.

Bei der sagittalen Aufnahme (Abb. 175) zeigten sich in der unteren Hälfte der
verschatteten linken Lunge vielfache, traubenförmig angeordnete, dunkle Fleckchen,
die nur bronchektatischen Veränderungen entsprechen konnten.

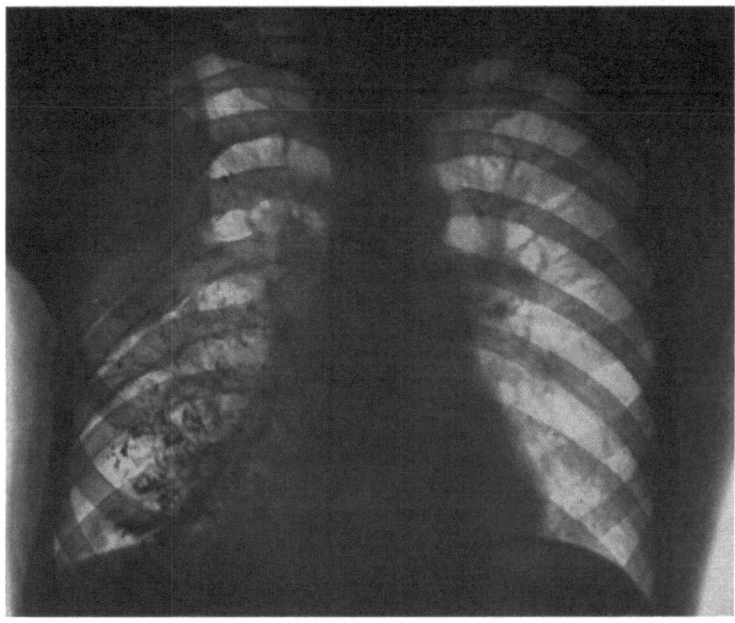

Abb. 179. Bronchektasen des rechten unteren Lungenabschnittes (Jodipinfüllung). Die einzelnen Höhlen sind zum Teil mit Sekret, zum Teil mit Kontrastöl gefüllt. Rechts oben wandständiges Exsudat.

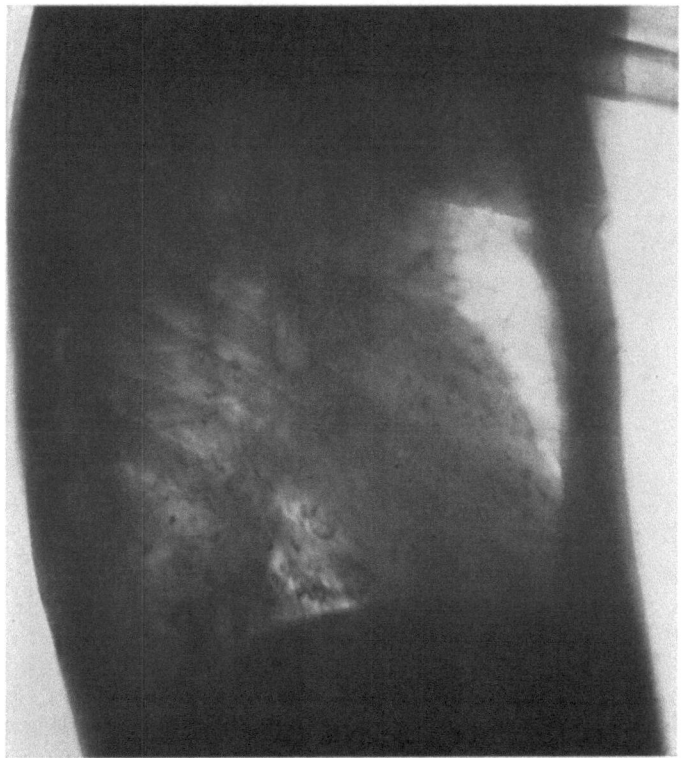

Abb. 180. Dasselbe. Frontales Bild.

SAUERBRUCH, Chirurgie der Brustorgane. I. 3. Auflage. 22

Noch besseren Aufschluß gab die seitliche Aufnahme (Abb. 176). Hiernach saß der Herd vorwiegend im Lungenwurzelgebiet und in den hinteren Lungenabschnitten. Es lagen Bronchektasen hauptsächlich des linken Lungenunterlappens vor.

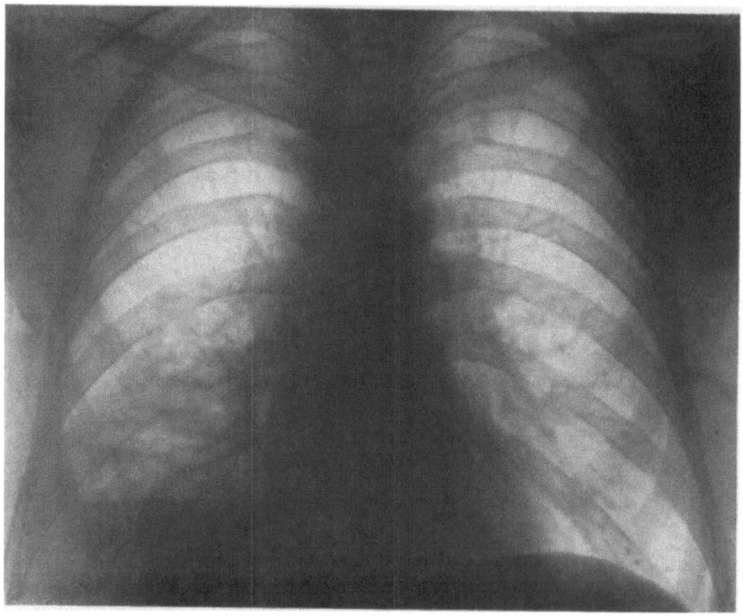

Abb. 181. Bronchektasen des rechten Unterlappens.

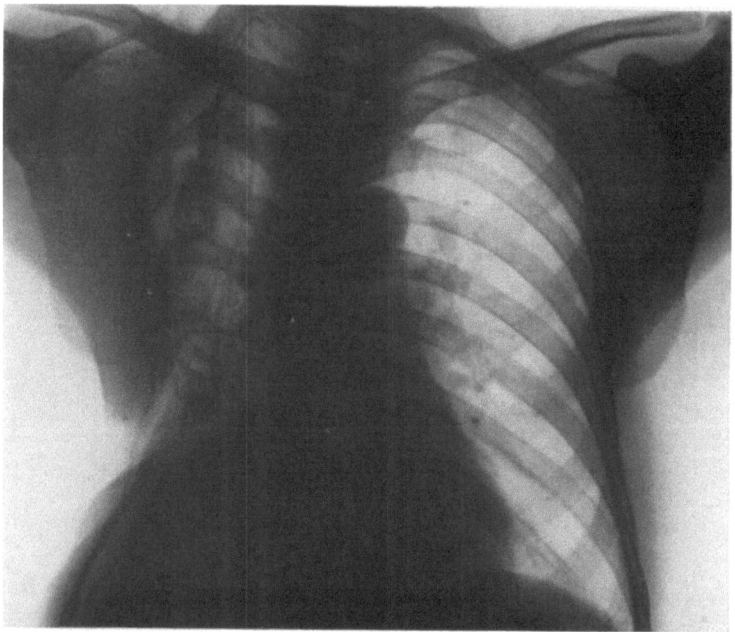

Abb. 182. Derselbe Kranke nach Resektion des rechten Unterlappens.

Bei Verziehung des Herzens, wie man sie bei Schrumpfungsbronchektasen be-obachtet, kommt es gelegentlich zu Überdeckung des unteren, besonders des linken Lungenfeldes. Der Röntgennachweis bronchektatischer Veränderungen ist dann schwer und nur mit Hilfe der Jodipinfüllung möglich. Man sieht z. B. in Abb. 177 und 178 durch den Herzschatten hindurch sackförmige, traubenartig angeordnete und daneben einzelne zylindrische Bronchialerweiterungen.

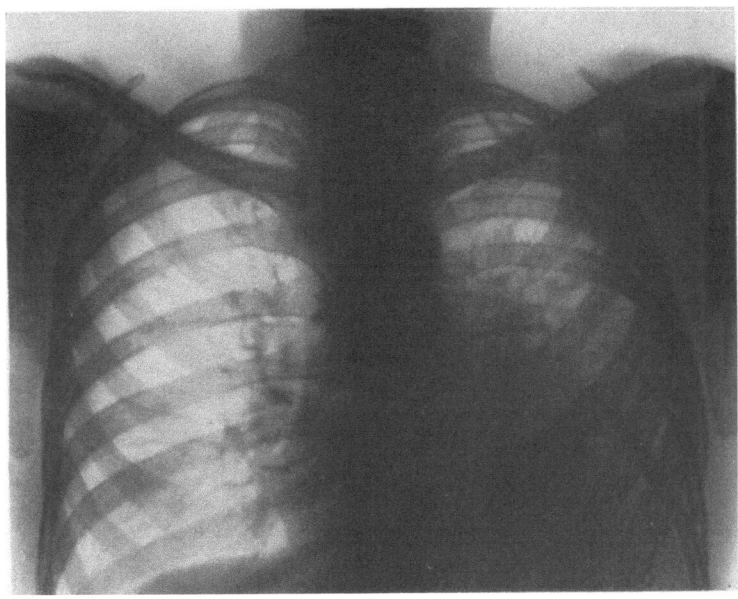

Abb. 183. Bronchektasen des linken Unterlappens.

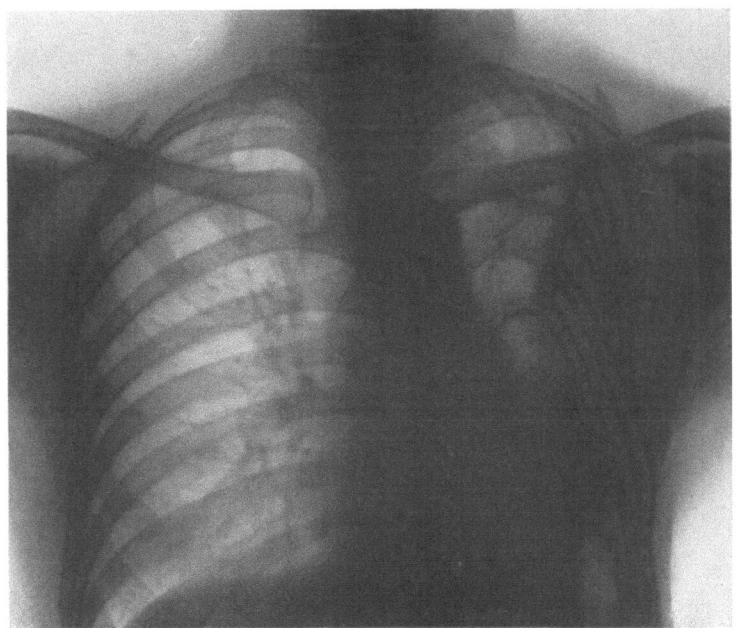

Abb. 184. Derselbe Kranke nach Lappenentfernung.

Nicht immer zeitigt die Jodipinfüllung massig Ausgüsse der Bronchektasen. Wenn diese mit Sekret gefüllt sind, fließt das Jodöl an ihren Wänden entlang und infolge seiner Schwere nach dem Boden der Erweiterungen, während deren übriger Teil von den keinen Kontrast gebenden Sekretmassen eingenommen wird.

22*

Auf diese Weise entstehen Bilder wie sie in Abb. 179 und 180 wiedergegeben sind, in denen der Jodipinschatten mehr oder weniger deutlich die Umrisse der Höhlen erkennen läßt.

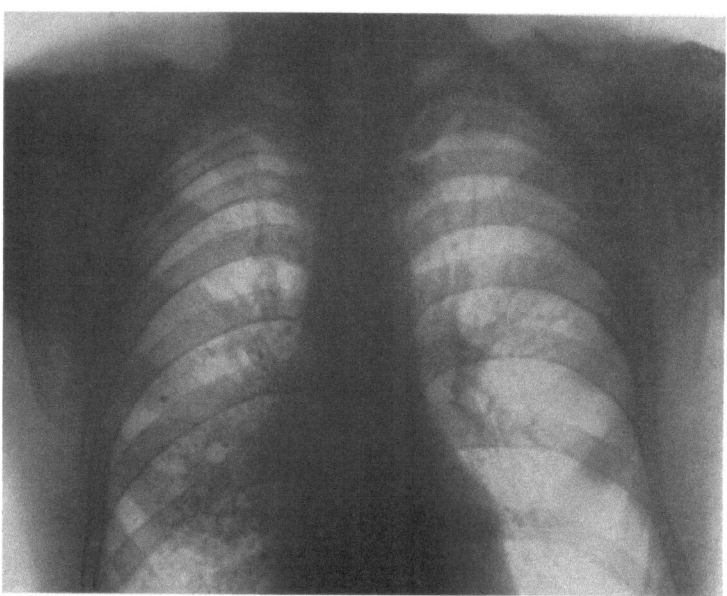

Abb. 185. Bronchektasen der rechten unteren Lungenhälfte und der unteren linken Lunge.

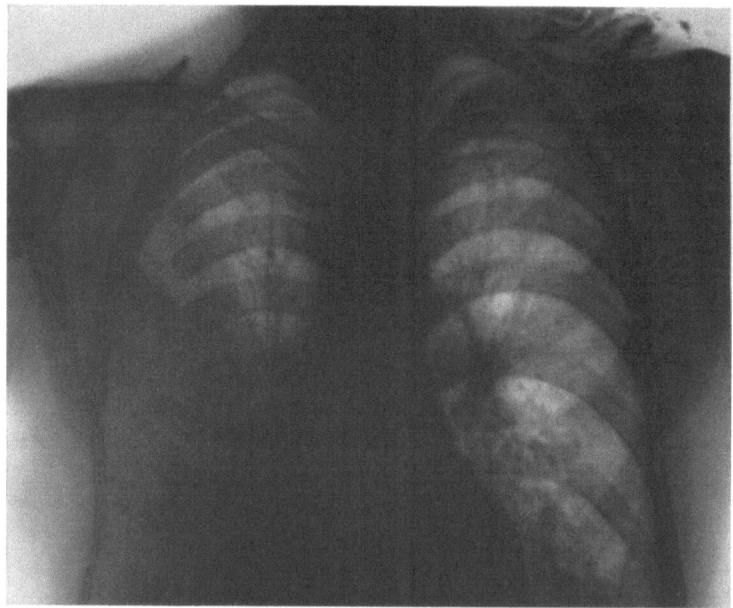

Abb. 186. Derselbe Kranke nach Anlegung einer Paraffinplombe rechts.

Es braucht kaum gesagt zu werden, daß eine so scharfe, genaue und umgrenzte Lokalisation krankhafter Bronchialerweiterungen die Anzeige zu etwaigen chirurgischen Eingriffen außerordentlich erleichtert, vor allem bei diffuser Ausbreitung des Leidens unzweckmäßige Operation verhindert.

31jähriger Lehrer, früher immer gesund, 1917 bis 1923 häufig Bronchialkatarrh mit Husten und geringem Auswurf. Juli 1924 Beginn einer fieberhaften Erkrankung von vierwöchiger Dauer. Husten mit reichlich übelriechendem Auswurf, der anfangs 300—400, später bis zu 1300 ccm im Tage betrug.

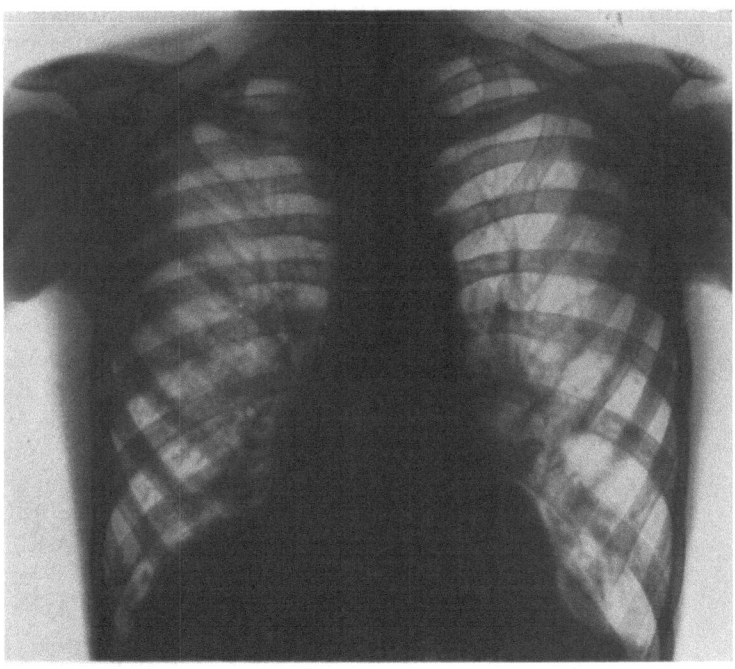

Abb. 187. Bronchektasen der rechten unteren Lunge und einzelne der linken Lunge.

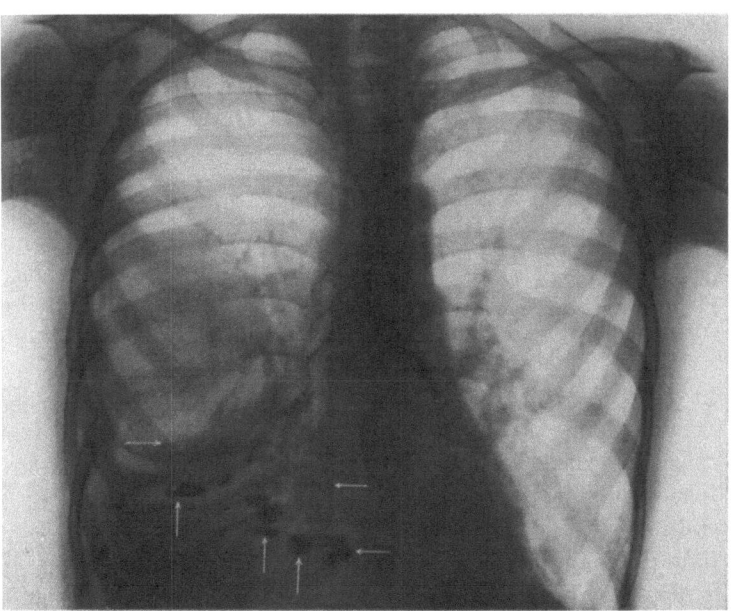

Abb. 188. Derselbe Kranke nach Anlegung einer Plombe rechts und nach Jodipinfüllung. Einzelne bronchektatische Höhlen im basalen Abschnitte der rechten Lunge noch erkennbar.

Das Röntgenbild (Abb. 181) zeigt die typischen Merkmale der Bronchektasen: Höhlenbildung mit wagerechtem Flüssigkeitspiegel im Bereiche der rechten unteren Lungenteile. Die seitliche Untersuchung ließ die Beteiligung vorwiegend des rechten Unterlappens erkennen.

Wegnahme des ganzen Lappens. Den Zustand nach der Operation erläutert Abb. 182. Seitdem ist der Auswurf verschwunden. Das Allgemeinbefinden hat sich weitgehend gehoben.

Bei einem 30jährigen Monteur wurde lediglich aus einer ausgedehnten Trübung des linken Unterlappens (Abb. 183) in Verbindung mit dem klinischen Befunde, die Diagnose Bronchektasen gestellt. In der Tat erwies sie sich als richtig. Der kranke Lappen wurde entfernt. Auch dieser Kranke wurde geheilt (Abb. 184).

Nicht nur für die Anzeigestellung, sondern auch für die Prüfung des operativen Ergebnisses kann das Röntgenbild herangezogen werden. Das gilt ferner besonders dann, wenn radikale Methoden durch einfachere Maßnahmen, wie z. B. Plombierung, ersetzt werden.

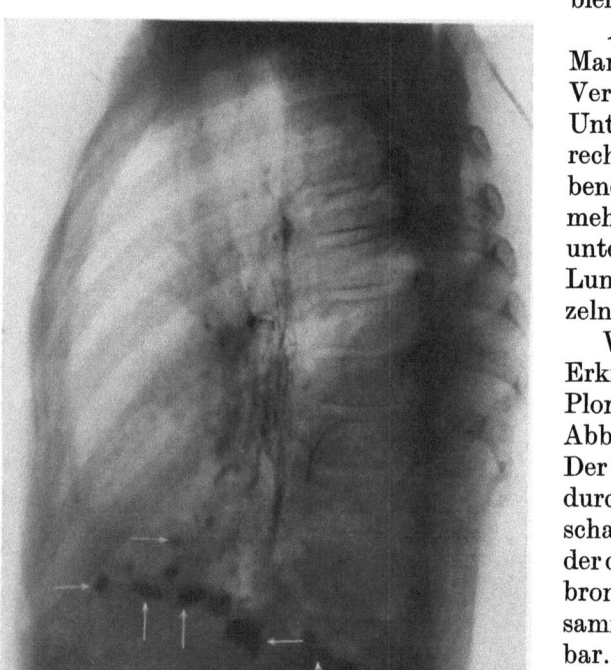

Abb. 189 (s. a. Abb. 187 u. 188). Derselbe Kranke. Aufnahme in frontaler Strahlenrichtung (Jodipinfüllung).

Abb. 185, die von einem 34jährigen Manne stammt, veranschaulicht diese Verhältnisse. Man sieht sowohl im Unterlappen, als im Wurzelgebiete der rechten Lunge einen wenig umschriebenen Schatten, der durch einige mehr oder weniger runde Aufhellungen unterbrochen ist. Im unteren linken Lungenabschnitte treten ebenfalls einzelne bronchektatische Höhlen hervor.

Wegen allseitiger Ausbreitung der Erkrankung erfolgte extrapleurale Plombierung, deren Auswirkung auf Abb. 186 ohne weiteres hervortritt. Der größere Teil der rechten Lunge ist durch einen gleichmäßig dichten und scharf begrenzten Schatten überdeckt, der der Paraffinplombe entspricht. Das bronchektatische Gebiet ist eng zusammengepreßt und kaum mehr sichtbar. In der linken unteren Lunge erkennt man noch deutlich einzelne teilweise mit Eiter gefüllte bronchektatische Räume.

Wir gewinnen öfters noch besseren Einblick in die Wirkung therapeutischer Eingriffe durch nochmalige Jodipinfüllung des Bronchialrohres und Aufnahme.

So erblickt man in Abb. 187 im Bereiche beider Unterlappen, besonders des rechten, eine Anzahl kleiner rundlicher, hie und da zusammenhängender Schattenflecke, den typischen Ausdruck beidseitiger, sackförmiger, mit Sekret gefüllter Bronchialerweiterungen.

Abb. 188 stellt den Zustand nach Einlegen einer Plombe über der rechten unteren Lungenhälfte dar (Aufnahme nach Jodipinfüllung). Zum Zusammenpressen der noch unterhalb des Plombenschattens zwischen Zwerchfell und Fremdkörper vorhandenen bronchektatischen Kavernen reichte der Plombendruck, wie aus dem Röntgenbilde sich ergibt, nicht aus. Einzelne Höhlen in den tiefsten Lungenabschnitten sind unbeeinflußt geblieben. Noch deutlicher veranschaulicht diese Verhältnisse die seitliche Aufnahme (Abb. 189).

Aus solchen Nachprüfungen kann Anzeige zu einem weiteren Eingriffe hergeleitet werden.

2. Bronchusstenose.

Bronchusstenosen entstehen unter verschiedenen Bedingungen, die das Röntgenbild eindeutig wiedergibt. In ihm prägen sich gutartige oder bösartige Geschwülste des Mittelfelles, der Lungen und der Bronchen, Schrumpfungsvorgänge im Bereiche des Hilus, Fremdkörper aller Art aus.

Während man im allgemeinen nur die mechanisch anatomischen Veränderungen, die die Erkrankung hervorrufen, erkennt, sieht man gelegentlich ein für die Stenose typisches röntgenologisches Merkmal. Dann können wir sowohl Einengung des Rohres, wie sekundäre Umwandlung des dazugehörigen Lungenbezirkes beobachten.

Die Lichtung größerer Bronchen zeichnet sich im Röntgenbilde bei schräger Projektion als bandförmige Schattenaufhellung ab. Seine Verzerrung spricht für Verziehung und Abknickung des Rohres. Ebenso wird bei Tumordruck umschriebene Verschmälerung sichtbar.

Die Bilder schattengebender Fremdkörper, die in das Luftrohr aspiriert wurden, lassen dagegen meist über den Grad der Einengung unmittelbare Schlüsse nicht zu.

Intrakanalikulär wachsende Neubildungen geben nur äußerst selten einmal Schatten. Die örtlichen Veränderungen des Bronchialrohres bleiben daher verborgen.

Besser als durch Betrachtung des gewöhnlichen Röntgenbildes gelingt der Nachweis der Bronchusstenose bei Einführung kontrastgebender Flüssigkeiten (Bronchographie). Bei geringer Einengung erscheint dann das Rohr verschmälert. Schattenaussparungen, die Geschwulstmassen entsprechen, sind oft erkennbar. Das Jodöl gelangt bei jeder Form von Stenose nur in geringer Menge bis zu den kleinsten Bronchialverzweigungen. Bei hochgradiger Verengerung staut sich die Kontrastflüssigkeit oberhalb des Hindernisses. Dadurch entsteht ein eindrucksvolles Bild.

Besonders bezeichnend sind die mittelbaren Veränderungen im Versorgungsgebiete des eingeengten Bronchus. Ist das Rohr nicht völlig verstopft, so ist infolge verminderten Luftgehaltes in dem betreffenden Lungengebiet ein mehr oder weniger ausgesprochener Helligkeitsverlust wahrzunehmen. Wird die Luft nach gänzlichem Verschlusse der Zufuhrstraße aufgesaugt, so äußert sich die Atelektase durch gleichmäßige Verschattung. Nach rechtzeitiger Beseitigung einer nicht zu lange bestehenden Stenose kann das Lungengewebe wieder voll lufthaltig werden; damit hellt es sich im Röntgenbilde wieder auf.

Eine besondere Form stellt die Ventilstenose dar. Sie ist dadurch gekennzeichnet, daß die Atemluft wohl ein-, aber nicht austreten oder aus-, aber nicht eintreten kann. Im Röntgenbilde zeigt sich im ersten Fall umschriebene Aufhellung, im zweiten Verdunkelung.

Verminderte Luftzufuhr und dadurch bedingte Saugwirkung führt bei Bronchusstenose zu eigentümlicher Atmungsweise, die man vor dem Röntgenschirme sehr schön verfolgen kann. Zwerch- und Mittelfell werden inspiratorisch von dem erkrankten Lungenflügel angesogen. Das Mittelfell wölbt sich vor. Das Zwerchfell stellt sich höher ein; seine Beweglichkeit ist herabgesetzt. Bei Ausatmung steigt es schnell und ruckartig empor (JAKOBSON, HOLZKNECHT), während das Mittelfell in seine Ausgangslage zurückpendelt.

Bei chronischer Bronchusstenose entwickelt sich schließlich infolge von Verkleinerung des zugehörigen Lungenabschnittes eine Schrumpfung, die Zwerchfellhochstand, Mittelfellverziehung und Einziehung der Brustwand mit sich bringt.

Nach JAKOBSON besteht deutliche Mittelfellverschiebung, solange die Lunge selbst nicht ergriffen ist, z. B. bei Aneurysma, Mediastinalgeschwülsten usw. Dagegen ist sie nicht oder nur in geringem Maße bei Erkrankung des Lungengewebes vorhanden. HOLZKNECHT und ASSMANN widersprechen dieser Auffassung.

Der Gegensatz erklärt sich aus anatomischen Verhältnissen. Voraussetzung einer Verziehung der Mittelfellgebilde ist ihre Beweglichkeit. Verwachsungen mit der Umgebung, Verdickungen seiner Brustfellschicht verursachen gelegentlich eine Starrheit, die der Lungenzug nicht zu überwinden vermag. Ist also zufällig bei Lungenerkrankungen dieser Brustfellabschnitt schwartig verdickt, so kann in der Tat das Mittelfell den Atembewegungen nicht folgen.

3. Asthma bronchiale.

Die röntgenologische Ergänzung der klinischen Diagnose des sogenannten Asthma bronchiale, jener häufigen Krankheit, deren Wesen wir nur ungenügend kennen, beschränkt sich auf den Nachweis bestimmter Veränderungen des Brustkorbes, der intrathorakalen Organe und des Zwerchfelles.

Vor dem Leuchtschirme sind die Lungenfelder aufgehellt und das Zwerchfell steht tief. Der Medianschatten ist schmal und langgestreckt. Die Rippen verlaufen mehr wagerecht. Die Intercostalräume sind breit.

Während des Anfalles treten diese Merkmale besonders hervor. Die Zwerchfellbewegung ist völlig oder wenigstens an einer Seite aufgehoben. Hie und da sieht man bei der Einatmung ruckartige Bewegungen des Muskels.

Wir glauben mit ASSMANN, daß dieses Verhalten des Diaphragma lediglich Folge des Bronchialkrampfes ist. Die durch ihn bedingte Luftsperre zwingt das Zwerchfell vorübergehend zu Ruhestellung. Beim Nachlassen des Bronchialverschlusses sind Abwärtsbewegungen mäßigen Grades möglich.

Die Verbreiterung des Hilusschattens, die man gelegentlich bei Asthmatikern sieht, ist wohl auf die gestauten und vergrößerten Gefäße des Lungenstieles zurückzuführen. Ähnlich wie beim Emphysem treten diese Gebilde infolge des größeren Gegensatzes zum aufgehellten Lungenfelde deutlich in die Erscheinung.

4. Fremdkörper der Bronchen.

Knöpfe, Knochen, Zähne, Metallteile, Nadeln, Steine, Münzen usw. werden infolge ihrer geringen Strahlendurchlässigkeit leicht erkannt. Hingegen sind Speisebröckel, Pflanzen, Fliegen und ähnliches nicht zu sehen.

Fremdkörper, die in einem größeren Bronchus stecken, machen dessen respiratorische Verschiebungen mit. Bewegliche werden außerdem durch die inspiratorischen oder durch die in- und exspiratorischen Luftströmungen verschoben.

Führt der eingeatmete Gegenstand zu Verengerung, so setzen sekundäre Erscheinungen ein. So entwickelt sich leicht aus einer Bronchitis Lungenverdichtung. Häufige Begleitstörung ist Absceßbildung. Der Schatten des entzündeten Gewebes kann dann den des Fremdkörpers überlagern, so daß dieser ganz unsichtbar oder mindestens undeutlich wird.

Verkennung der Fremdkörperaspiration ist kaum möglich. Meist ist die Vorgeschichte klar; die klinischen Erscheinungen sind eindeutig. Dem Röntgenologen obliegt nur, die Diagnose zu bestätigen und den Krankheitsitz zu bestimmen. Das ist wichtig für das Behandlungsverfahren.

Ein junges Mädchen aspirierte beim Spielen eine kleine Metallzwecke. Die Schrägaufnahme (Abb. 190) zeigt deutlich den Fremdkörper unterhalb der Gabelung im rechten Hauptbronchus. Die Entfernung gelang mühelos mit dem Bronchoskop.

Eine besondere Form von Fremdkörpern sind Bronchialsteine. Sie finden sich am häufigsten in bronchektatischen Höhlen, zuweilen auch bei Tuberkulose und Chalicose, wenn verkalkte Drüsenteile in den Bronchus durchgebrochen sind.

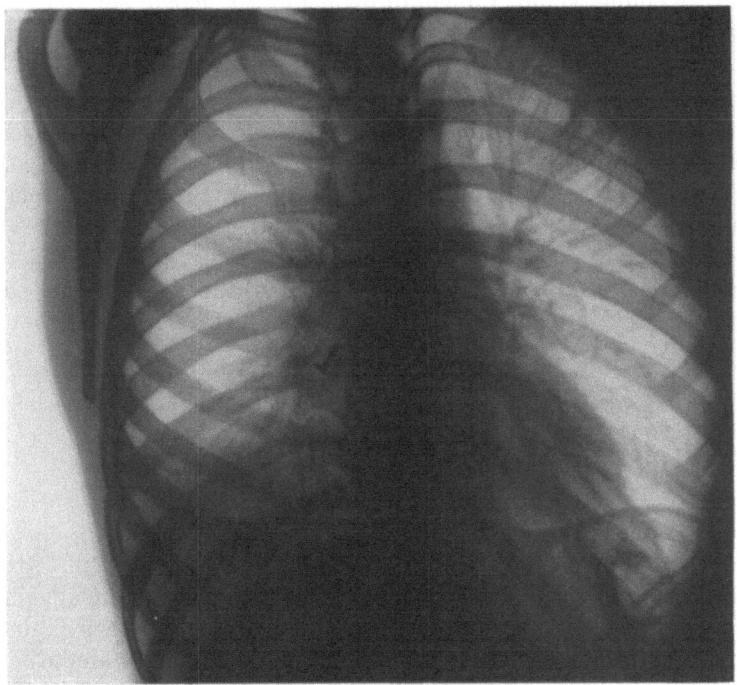

Abb. 190. Metallzwecke im rechten Bronchus.

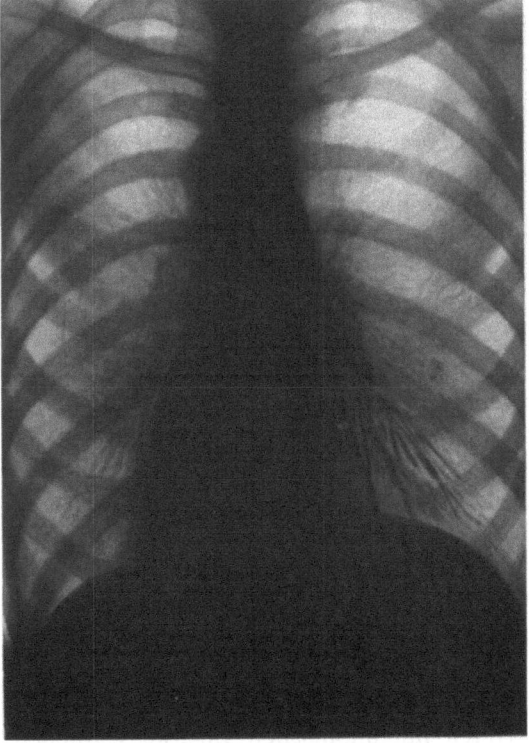

Abb. 191. In das Bronchialrohr aspirierter Kontrastbrei.

Besteht in der Umgebung keine Lungeninfiltration, so heben sie sich als dichte, scharf abgegrenzte Flecke ab. Klinisch treten Reiz- und Bluthusten, Erstickungsanfälle, Katarrh, umschriebene Lungenentzündungen mit Fieber auf.

Nicht allzu selten bekommt der Röntgenologe gelegentlich einer Magen- oder Speiseröhrenuntersuchung einzelne Abschnitte des Bronchialrohres zu sehen, die erstaunlicherweise das genossene Kontrastmittel enthalten. Dann ist ein Speiseröhrenkrebs oder -Divertikel in die Luftröhre oder in einen Bronchus durchgebrochen (vgl. S. 544 und 556).

Bei einer unserer Kranken, die an Bulbärparalyse litt, füllte der verschluckte Brei die Hälfte des rechten Bronchialrohres aus, das auf diese Weise sehr schön zur Darstellung gelangte (Abb. 191).

II. Die Erkrankungen der Lungen.

1. Die croupöse Pneumonie.

Bei Verdacht auf Lungenentzündung wird man gewiß nur im äußersten Notfall einen hochfiebernden Kranken an den Röntgenschirm bringen. Im allgemeinen ist diese Maßnahme auch überflüssig. Indessen sind besondere Formen und Stufen der Pneumonie klinisch nicht immer leicht zu deuten. Das gilt namentlich für die beginnende Entzündung und zentral gelegene Herde. Hier vermag Röntgenuntersuchung den klinischen Befund wertvoll zu ergänzen und ist darum auch ausnahmsweise angezeigt. Wertvolle Dienste leistet das Verfahren im Stadium der Lösung und im weiteren Verlaufe. Die Reste einer pneumonischen Infiltration können im Bilde noch zu einer Zeit beobachtet werden, in der klinische Untersuchung nichts Krankhaftes mehr festzustellen vermag. Dieses belehrt ferner über metapneumonische Krankheiten: herdförmige Rezidive, chronische Karnifikationen, Lungengangrän und -absceß, Ergüsse und klinisch schwer zu erkennende interlobäre Eiterungen.

Die Zeichnung der Pneumonie hängt von dem jeweiligen Stande der Erkrankung ab. Entsprechend der Verringerung des Luftgehaltes und der Zunahme des Exsudates in den Alveolen stellt sich mehr oder weniger erhebliche Verschattung der erkrankten Lungenabschnitte ein.

Im Beginne zeigt der Lungenlappen leichte Trübung, die in den folgenden Tagen langsam zunimmt. Auf der Höhe der Erkrankung ist die Verdunkelung tief; doch erreicht sie niemals jene eines Brustfellergusses. Der Schatten ist an der Grenze eines Lungenlappens ziemlich scharf abgesetzt (Abb. 192 und 193).

Da in der Regel verschiedene Stufen der Entzündung nebeneinander vorhanden sind, so ist die Dichtigkeit innerhalb des Gesamtschattens nicht überall dieselbe. Es finden sich in sonst gleichmäßig dunkelen Abschnitten zahlreiche kleinere, ungenau begrenzte Flecke, die verschwommen ineinander übergehen.

Schattendichte und Form, sowie Schärfe der Umrandung eines pneumonischen Lungengebietes hängen nicht nur von anatomischer Beschaffenheit des Gewebes, sondern auch von Stellung der Röhre und von Lage des ergriffenen Lappens ab.

Wie aus der schematischen Abb. 194 hervorgeht, ist dieser um so deutlicher umrissen, je näher sein Rand der Platte liegt. Der Schatten wird dunkeler, je größer der Durchmesser des hepatisierten Gewebes in der Strahlenrichtung ist.

Neben dem verschatteten pneumonischen Bezirke verdienen die Zeichnungen der an der Infiltration nicht beteiligten Lungenabschnitte Berücksichtigung. Sie ermöglichen weitgehende Schlüsse auf Sitz und Ausdehnung des Leidens.

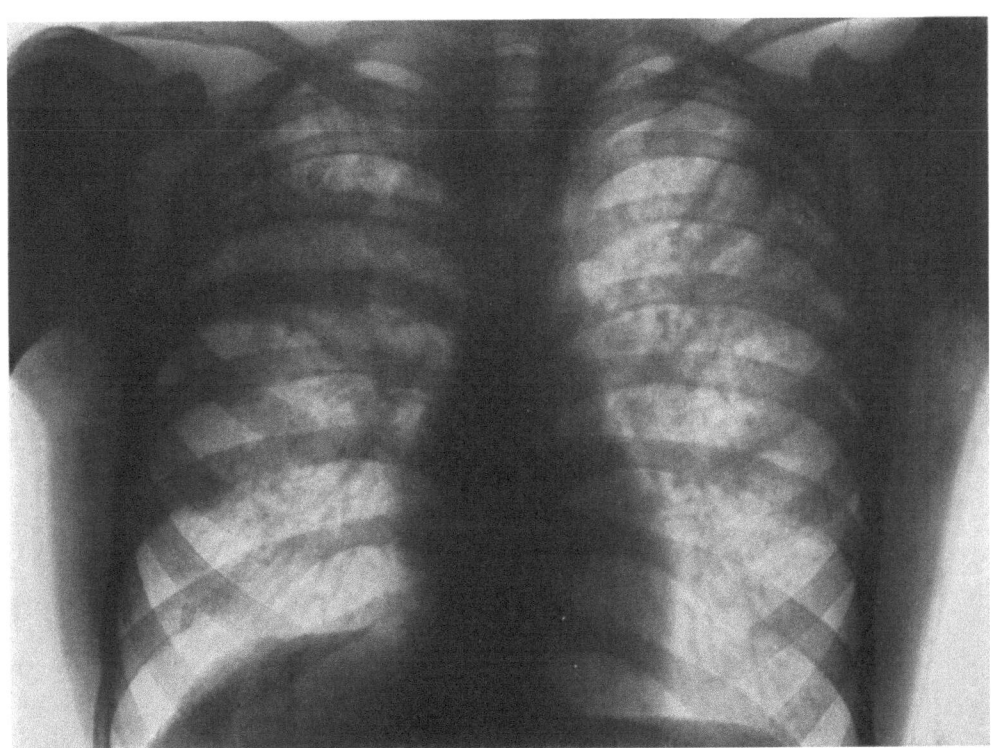

Abb. 192. Rechte Oberlappenentzündung. Daneben in beiden Lungen vielfache tuberkulöse Verdichtungsherde.

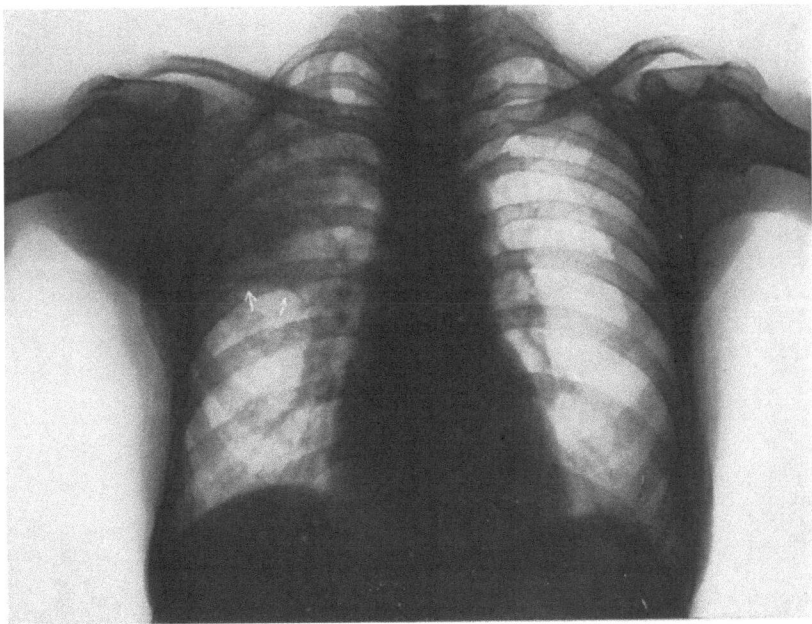

Abb. 193. Rechte Oberlappenentzündung mit scharfer unterer Grenzlinie.

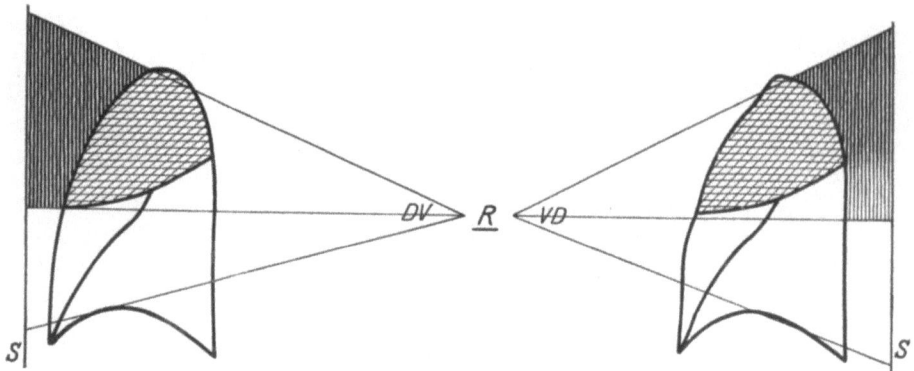

Abb. 194. Projektion eines pneumonisch veränderten Lappens. R Röhre. S Schirm. DV Dorsalventraler
Strahlenverlauf. VD Ventral-dorsaler Strahlenverlauf.

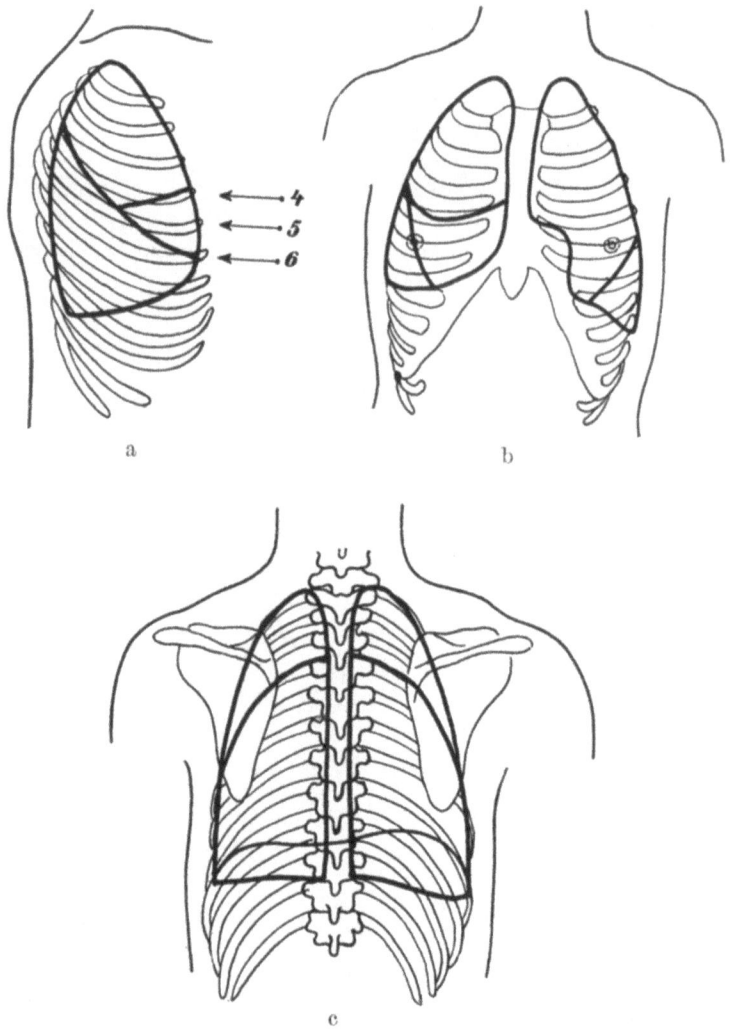

Abb. 195 a—c. Lappengrenzen. a seitlich. b vorne. c hinten. (Nach CORNING.)

Zur zuverlässigen Beurteilung der Bilder einer entzündeten Lunge ist Kenntnis der anatomisch topographischen Verhältnisse unentbehrlich. Eingehende Schilderung der röntgenologischen Lappengrenzen bei Pneumonie verdanken wir HOLZKNECHT.

Besser als alle Beschreibung zeigt Abb. 195 die Topographie. Im linken Lungenfelde nimmt der Oberlappen fast die ganze vordere Seite ein, während diese rechts im wesentlichen durch Ober- und Mittellappen gebildet wird. Hinten bedeckt beiderseits der Unterlappen die weitaus größere Fläche. Der Mittellappen erreicht die hintere Grenzlinie nicht.

Je nach Lage der Pneumonie in dem einen oder dem anderen Bezirke erstreckt sich im Brustbilde der Schatten über die eben beschriebenen Linien hin. Doch befällt die pneumonische Verdichtung nicht immer einen ganzen Lappen. Öfters

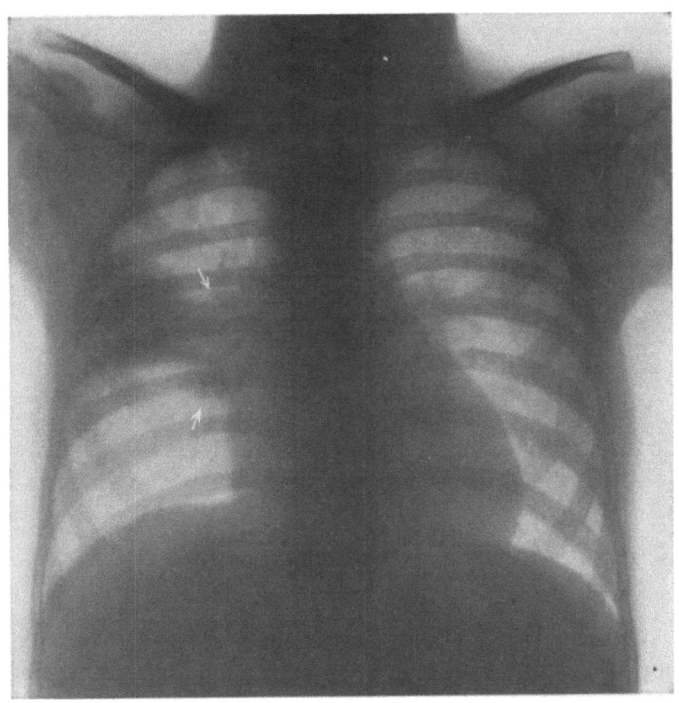

Abb. 196. Rechte Oberlappenpneumonie mit entzündlicher Schwellung der Lungenwurzeldrüsen (Pfeile).

bleiben einzelne Teile frei, so die Spitzen im Oberfelde, zwerchfellnahe Abschnitte bei den übrigen Pneumonien.

Entzündliche Schwellung der Lungenwurzeldrüsen begleitet fast alle Formen der Lungenentzündung (Abb. 196). Indessen wird sie nur bei umschriebenen Formen als Vergrößerung der Hilusschatten sicht- und erkennbar.

Zuweilen nimmt die Pneumonie ihren Ausgang vom Lungenstiele. Dann erscheint in seinem Bereich ein der Größe der Infiltration entsprechender, verschwommener Schatten, der sich aus vielen mehr oder weniger dichten Flecken zusammensetzt (Abb. 197).

Beobachtet man bei Pneumonie die Zwerchfellbewegungen vor dem Schirme, so fällt meist Nachschleppen der kranken Seite auf. Der Befund ist nur bei tieferer Lage des Herdes deutlich ausgeprägt. Er erklärt sich aus beschränkter Entfaltbarkeit des erkrankten Lungenteils. Zuweilen mögen auch reflektorische Vorgänge im Sinne des WILLIAMschen Zeichens eine Rolle spielen.

Über die Lösungsvorgänge einer Lungenentzündung gibt, wie bereits erwähnt wurde, das Röntgenbild viel besser Aufschluß, als klinische Untersuchung. Außer zunehmender Aufhellung des Gesamtschattens tauchen einzelne hellere Bezirke in seiner Mitte auf (v. JAKSCH-ROTKY), bis schließlich nur noch ein leichter Schleier die Stelle der früheren Erkrankung verrät.

Diese Überreste einer pneumonischen Infiltration sind häufig noch sichtbar, wenn klinisch keine krankhaften Verhältnisse mehr festzustellen sind. Auch Karnifikation bei unvollkommener Lösung, die namentlich bei älteren Leuten und Alkoholikern vorkommt, kann im Röntgenbilde sehr schön verfolgt werden. An Stelle der verwischten Zeichnung treten allmählich tiefere und umschriebenere Schattengebilde auf, die luftleerem Gewebe entsprechen.

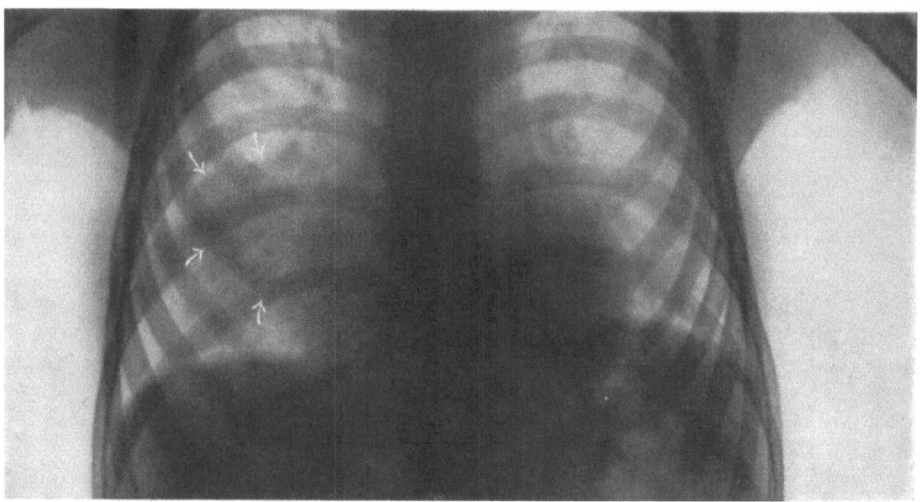

Abb. 197. Rechte Hiluspneumonie.

Die häufigste Begleiterscheinung der Pneumonie, der Brustfellerguß, läßt sich keineswegs immer im Röntgenlichte erkennen. Im allgemeinen pflegt der Gesamtschatten gleichmäßig dicht und tief zu werden, so daß die Umrisse des Zwerchfelles verschwinden. Die obere eigenartige Grenzlinie der Flüssigkeit ist nicht immer deutlich, wenn Pneumonie- und Exsudatschatten sich verwirren und überschneiden.

Größere oder rasch wachsende Ergüsse mit Herz- und Mittelfellverdrängung werden der Röntgendiagnose nicht entgehen.

2. Die Bronchopneumonie.

Viel weniger ausgesprochen als bei der croupösen sind die Veränderungen bei der Bronchopneumonie. Sie erscheint im Strahlenbild in Form kleiner, zerstreuter unregelmäßig begrenzter Schatteninseln, die der disseminierten exsudativen Tuberkulose ähneln. Meist sind sie über beide Lungenfelder, besonders über den unteren Abschnitt verteilt. RIEDER betont den paravertebralen Sitz der Keuchhustenpneumonie. Der röntgenologische Nachweis solcher Bronchopneumonien wird erleichtert, wenn die Herde ineinander übergehen. Sie bedingen dann mehr oder weniger deutliche, umschriebene, fleckige Verdunkelungen im Lungenfelde.

LIEBMANN und SCHINZ teilten während der letzten großen Influenzaepidemie die röntgenologischen Erfahrungen der Züricher Klinik mit.

Hiernach ist die massige konfluierende Bronchopneumonie die häufigste Form. Sie ruft einen ungleichmäßigen, mit zahlreichen unscharf begrenzten Flecken durchsetzten Schatten hervor, der sich über größere Lungenabschnitte erstreckt. Auch zentrale Pneumonie kommt nicht selten vor.

Eine besondere Form von Bronchopneumonie ist die sogenannte miliare oder die Bronchiolitis. Sie entwickelt sich im Anschluß an infektiöse Erkrankungen, Grippe, Masern usw., wird aber recht selten beobachtet. Die Bilder sind sehr eigenartig. Sie ähneln denen einer miliaren, tuberkulösen Aussaat. Die Lunge ist durchzogen von vielen kleinen, scharf voneinander abgesetzten Flecken. Zwischen ihnen findet sich normales, lufthaltiges Gewebe. Der Verlauf ist bezeichnend. Die Herde hellen sich nach und nach immer mehr auf, bis sie schließlich völlig verschwinden. Differentialdiagnostisch kommt Miliartuberkulose in Betracht. Vorgeschichte und Krankheitsverlauf lassen leicht die richtige Entscheidung treffen.

3. Die hypostatische Pneumonie.

Verdunkelung in einem Unterlappen oder in beiden ist meist die einzige Äußerung einer hypostatischen Pneumonie im Röntgenbilde. Da die Entzündung in der Regel mit Blutanschoppung und Ödembildung einhergeht, so ergibt sich meist eine diffuse Trübung, die den Nachweis einzelner Flecken nicht gestattet.

Man wird dem Kranken im allgemeinen die Anstrengung einer Röntgenuntersuchung ersparen, da ihr Ergebnis gering ist.

4. Lungenabsceß und Lungengangrän.

In der Regel ist die klinische Diagnose eines Lungenabscesses leicht. Vorgeschichte, Auscultations- und Perkussionsbefund, umschriebener Druckpunkt im Bereiche der Infiltration (SAUERBRUCH), Fieber und der meist sehr reichliche eitrige Auswurf sind genügende Merkmale.

Lungengangrän zeigt ätiologisch und symptomatologisch große Ähnlichkeit mit Lungenabsceß. Strenge Scheidung ist deshalb nicht möglich.

Die örtliche Diagnose der Absceß- und der Gangränhöhle verursacht dagegen zuweilen große Schwierigkeiten. Oft ist man erstaunt, daß durch physikalische Untersuchung selbst ausgedehnte Zerstörungen nicht nachgewiesen, geschweige denn ihre Lage ermittelt werden konnten. Namentlich im Unterlappen ist das der Fall.

Für innerliche Behandlung ist Herddiagnose nicht unbedingt nötig. Dagegen kommt ihr für operative Eröffnung ausschlaggebende Bedeutung zu.

In jedem Falle aber kann man aus dem Röntgenbilde den pathologisch-anatomischen Befund ausgiebig ablesen.

Bei einem Abscesse lassen sich zwei Entwicklungstufen unterscheiden. Pneumonischer Infiltration folgt eitrige Einschmelzung. Mit ihrem Fortschreiten entsteht eine mit Eiter gefüllte Höhle, die von einer pyogenen Membran ausgekleidet ist. Die weitere Umgebung stellen pneumonische Verdichtungen in den verschiedenen Graden der Hepatisation dar. Bei chronischen Erkrankungen finden sich im äußeren Grenzbereiche bindegewebig indurierte, ja sklerosierte Lungenschichten.

Von der Absceßhöhle unterscheidet sich die gangränöse durch das morsche, zerfallende, brandige Gewebe, das die innere Auskleidung bildet. Bindegewebstränge, Gefäße und Bronchen durchziehen den Raum, der buchtig, zerklüftet und unregelmäßig begrenzt ist. Der äußere Infiltrationswall kann verschieden stark sein. Zuweilen stellt er nur eine schmale Zone dar. Meist erstreckt er sich auf große Abschnitte der Lunge.

Ebenso mannigfaltig wie die Ätiologie ist auch die Lage dieser Eiter- und Gangränhöhlen. Embolische Abscesse sind vielfach und regellos über die eine oder beide Lungen verstreut. Dagegen bevorzugt der durch Aspiration und nach Pneumonie auftretende Lungenabsceß den rechten Unterlappen. Keineswegs selten indes sind auch Oberlappenabscesse.

Wenn der Herd nahe der Lungenoberfläche oder einem Interlobärspalte sitzt, ist gewöhnlich auch die Pleura an dem Entzündungsvorgange beteiligt. Verwachsungen der beiden Brustfellblätter mit späterer Schwartenbildung oder Durchbruch des Herdes in die Pleurahöhle und Empyembildung kommen dann vor.

Sitzt der Absceß im Unterlappen nahe der Lungenbasis, so kann durch Einbeziehung der Pleura diaphragmatica in die Narbenschrumpfung das Zwerchfell unregelmäßige Verziehungen erleiden, die seine Bewegungen erheblich beeinträchtigen.

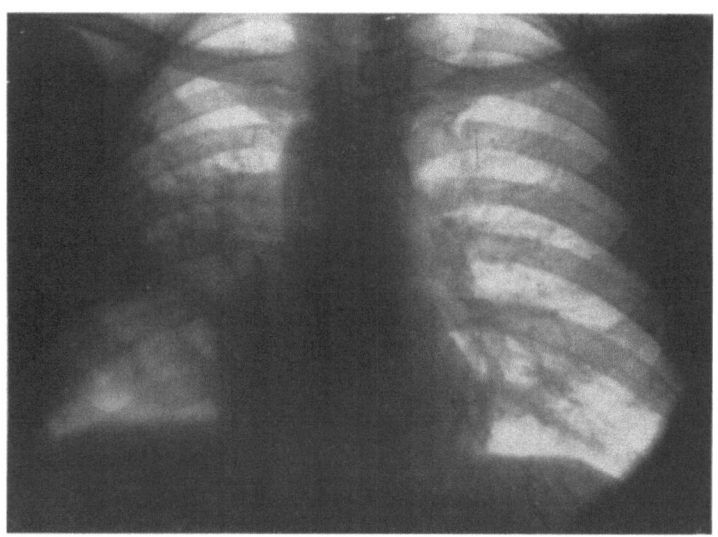

Abb. 198. Lungenabsceß. Frühe Stufe.

Die Ausdehnung der Höhle ist verschieden. Man sieht Lungenabscesse von Bohnen- bis Faustgröße. Manchmal gehen Einzelherde ineinander über, so daß eine weite unregelmäßige Bucht entsteht. Meist ist die Absceßhöhle aber annähernd kugelrund, während die Gangränhöhle infolge fortschreitender Zerstörung ihrer Wände und des Fehlens einer stärker ausgebildeten Demarkationszone unregelmäßige Gestalt hat.

Diesen pathologisch-anatomischen Eigenschaften von Lungenabsceß und Lungenbrand entsprechen durchaus die Röntgenbilder. Die Aufnahme gibt oft einen so genauen Einblick in Lage und Form eines Herdes, wie ihn genaueste klinische Untersuchung kaum ermöglicht.

Die Röntgenbilder der Anfangstufen eines Lungenabscesses und einer Gangrän unterscheiden sich im wesentlichen nicht von denen der einfachen Pneumonie. Sie zeigen einen verschwommenen, ziemlich gleichmäßigen, mehr oder weniger scharf begrenzten Schatten (Abb. 198).

Charakteristische Bilder entstehen erst, wenn eine Höhle vorhanden ist. Man erkennt sie in der Mitte eines Infiltrationsschattens an kreisrunder Lichte. Doch ist diese Erscheinung nicht gesetzmäßig. Ist die Kaverne z. B. morgens vor dem Aushusten mit eitrigem oder gangränösem Inhalte gefüllt, so kommt auf der

Platte keine Aufhellung zustande; es zeigt sich vielmehr eine verschwommene, annähernd gleichmäßige Verdunkelung; erst in leerem Zustand erscheint die Höhle (Abb. 199) wieder hell. Bei teilweiser Sekretfüllung sieht man im unteren Abschnitt einen dichten Schatten, der nach oben durch eine wagerechte, gerade

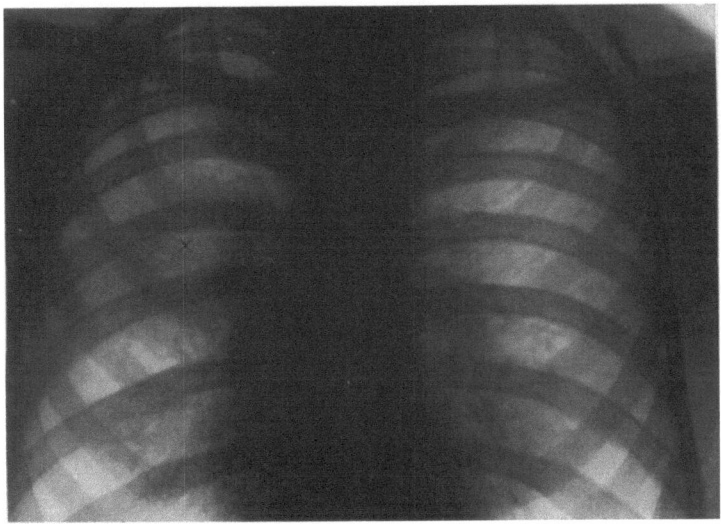

Abb. 199. Lungenabsceß mit Höhlenbildung an der rechten Lungenwurzel.

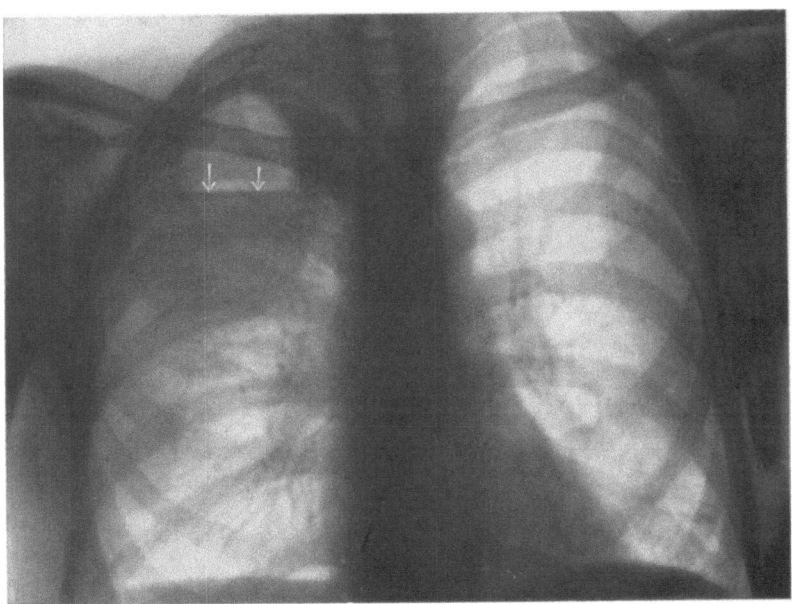

Abb. 200. Absceßhöhle mit Flüssigkeitsspiegel (Pfeile).

Linie abgegrenzt ist. Sie entspricht dem Eiterspiegel (Abb. 200). Die Absceß- oder Gangränhöhle bietet dann die radiologischen Erscheinungen eines abgekapselten Pyopneumothorax. Bei Untersuchungen in wechselnder Körperlage stellt sich die Flüssigkeitsoberfläche stets wagerecht ein. Durch Schütteln des Kranken

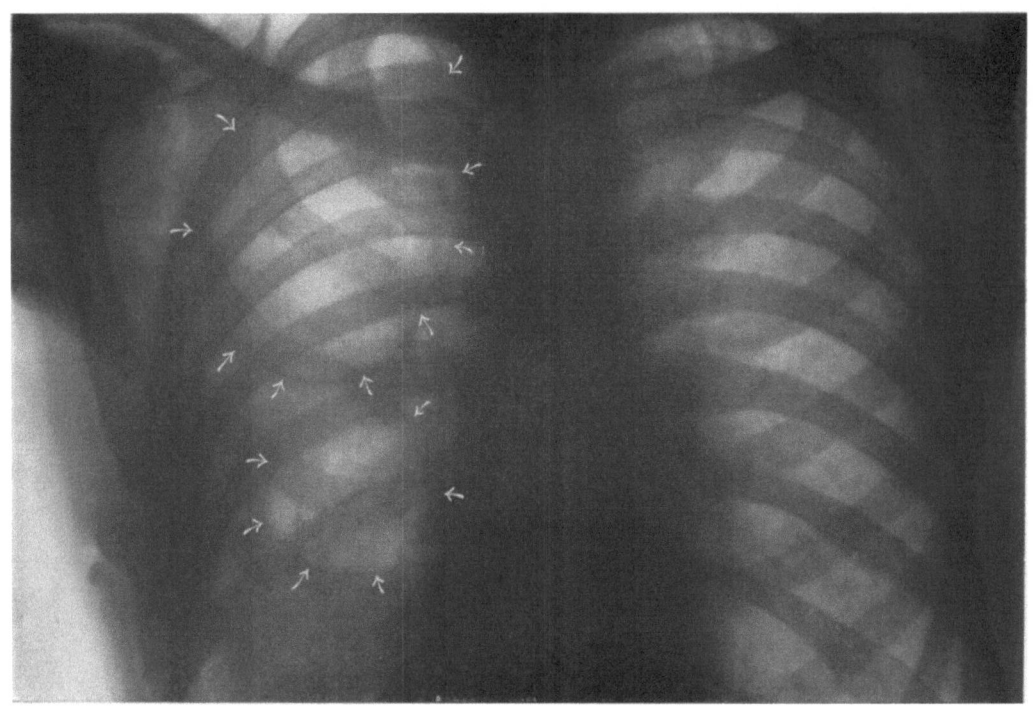

Abb. 201. Zwei ältere Absceßhöhlen von außerordentlicher Größe, die fast die ganze rechte Lunge ausfüllen. Pfeile: Absceßmembran.

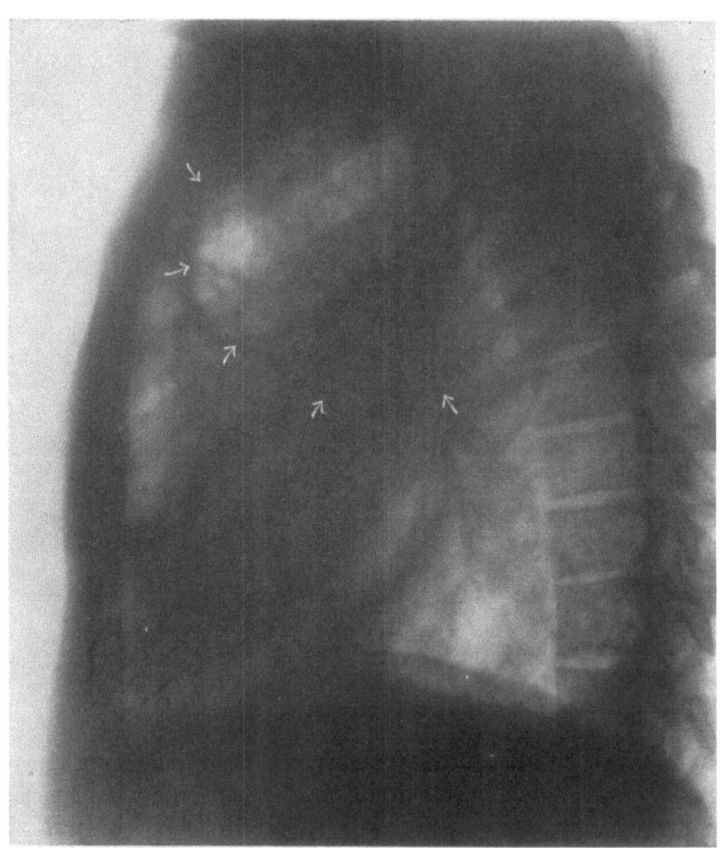

Abb. 202. Dasselbe in frontaler Strahlenrichtung.

vor dem Durchleuchtungschirme können in größeren Höhlen Wellenbewegungen des Spiegels erzeugt werden.

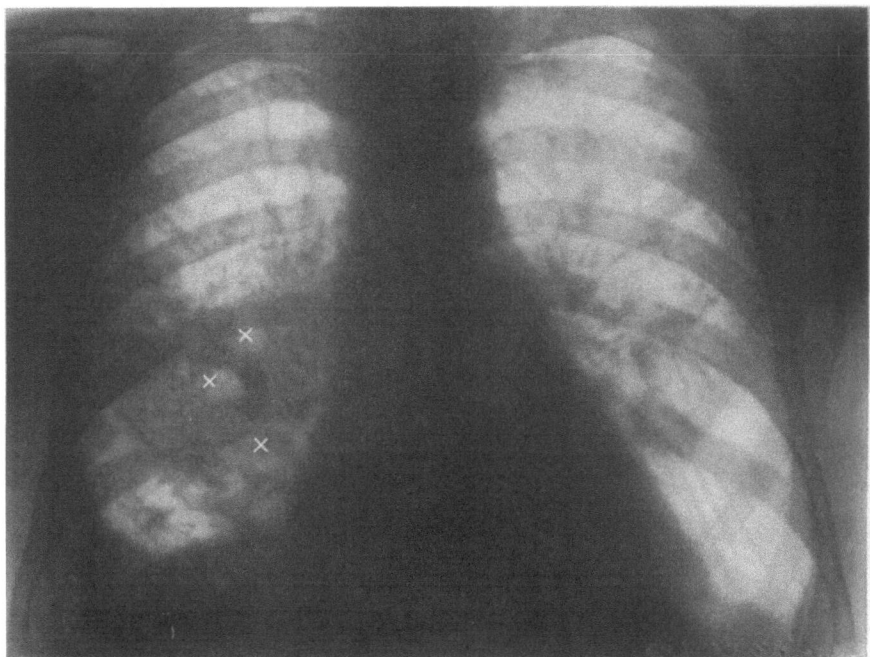

Abb. 203. Vielfache Absceßhöhlen in breiter Verdichtungszone. Kreuze: verschiedene kleine Höhlen.

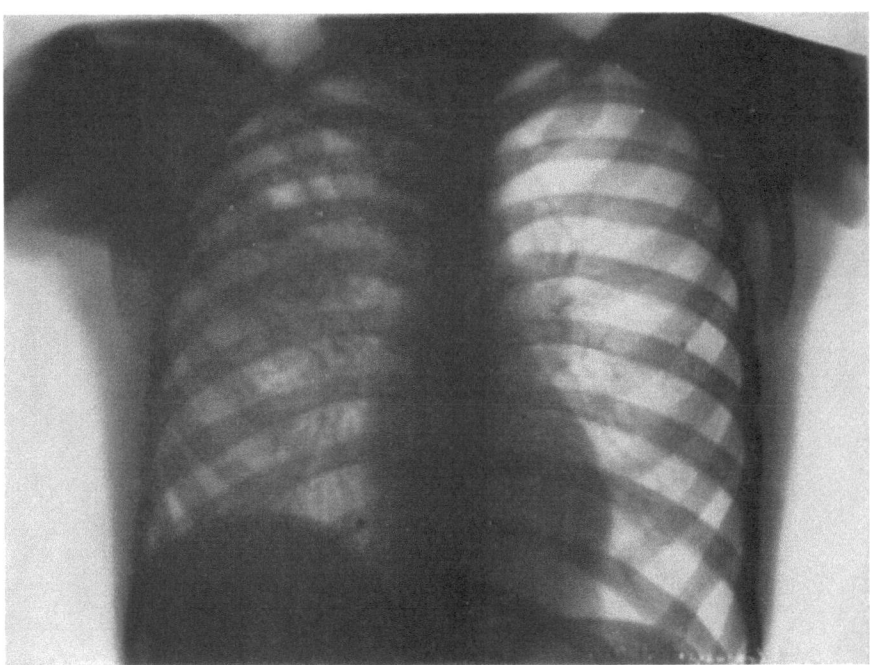

Abb. 204. Gangränherd der rechten Lunge im Beginne.

Die verschieden breite, entzündlich infiltrierte Schicht der Absceßwand bietet sich im Röntgenbilde als Trübung dar. Sie ist, wenn der pneumonische Zustand

23*

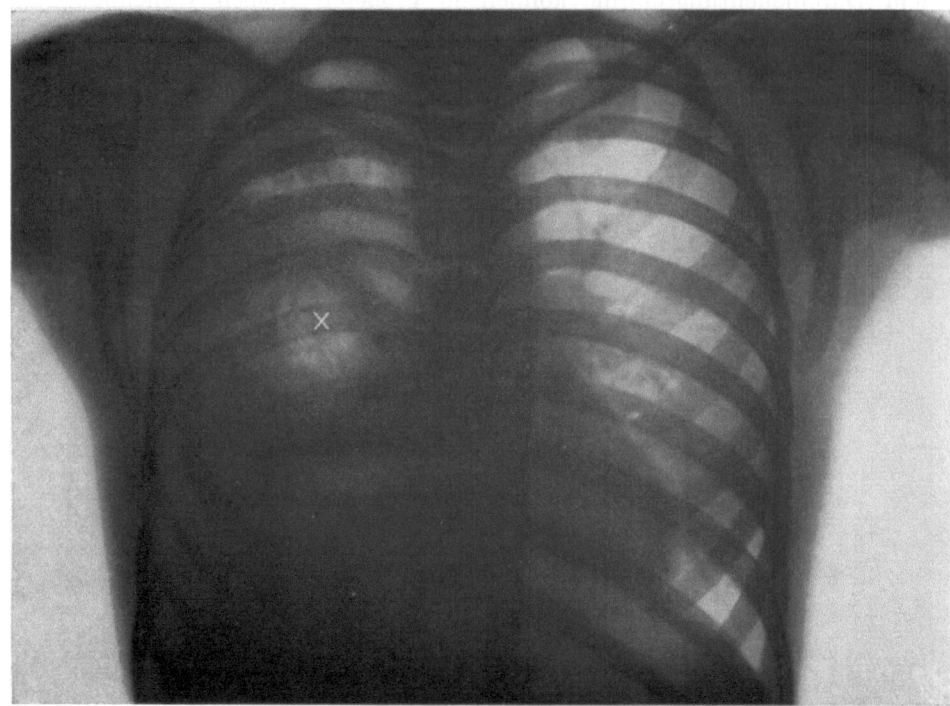

Abb. 205. Gangränhöhle (×) in ausgedehnt verdichtetem Lungenbezirke.

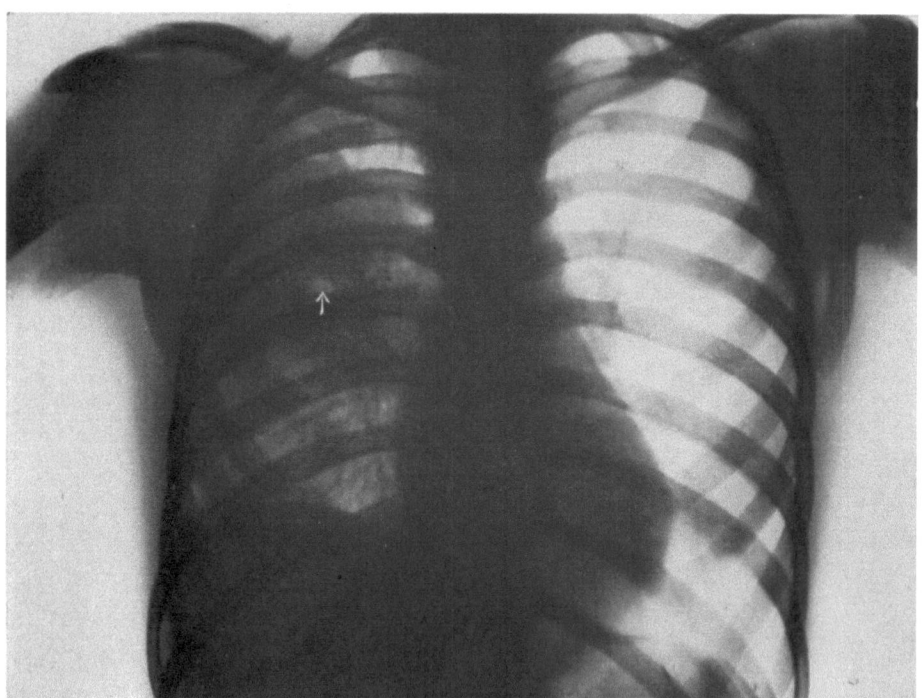

Abb. 206. Der gleiche Kranke, zwei Wochen später (Hochstand des rechten Zwerchfelles).
Pfeil: Absceßhöhle.

noch stark im Vordergrunde steht, breit. Ältere Höhlen zeigen dagegen meist nur einen schmalen Randschatten, als Ausdruck schwieliger Kapselbildung (vgl. Abb. 200).

Absceßhöhlen erreichen manchmal erhebliche Größen. Ganze Lungenlappen können durch mächtige Kammern ersetzt werden, die durch bindegewebige Wände getrennt sind (Abb. 201 und 202).

Oft tritt Kavernenbildung in der Vielzahl auf. Der Röntgenschatten erscheint dann wie durchlöchert (Abb. 203). Durch nachträgliche Vereinigung mehrerer solcher Höhlen entsteht eine einzige große. Dieser Vorgang läßt sich im Verlaufe des Leidens röntgenologisch schön verfolgen.

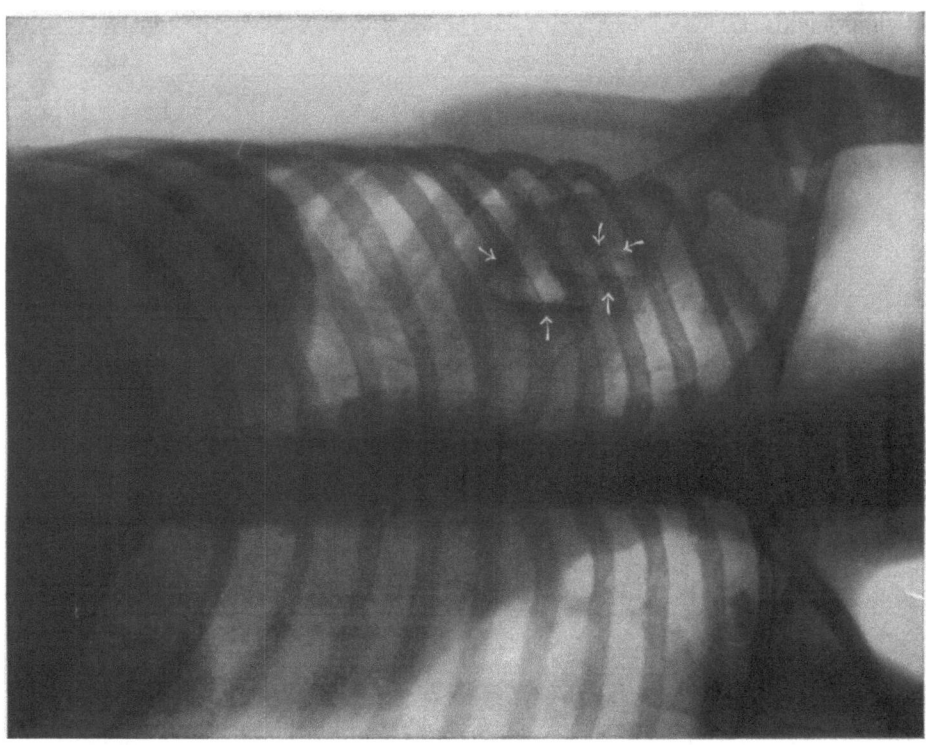

Abb. 207. Derselbe Kranke. Die Aufnahme wurde bei linker Seitenlage vorgenommen. Die Pfeile zeigen drei Höhlen mit wagerechten Flüssigkeitsspiegeln.

Im Gegensatze zu der Gleich- und Gesetzmäßigkeit der Bilder eines Abscesses stehen die innerhalb kurzer Zeitspannen verschiedenartigen Aufnahmen einer Gangrän. Größe und Form der Höhle, Ausdehnung und Tiefe der umgebenden Infiltrationsverdichtung schwanken erheblich.

Die Abb. 204—207 veranschaulichen das Gesagte. Sie stammen von einer an Lungengangrän erkrankten Frau, die innerhalb von 3 Wochen wiederholt untersucht wurde. Das erste Bild (Abb. 204) zeigt die beginnende Erkrankung, einen Infiltrationschatten im rechten Oberlappen. Abb. 205 läßt die weitere Ausdehnung nach unten und auch eine mächtige Höhle erkennen. 2 Wochen später scheint sich der Herd etwas verkleinert und umgrenzt zu haben. Die Infiltration in den unteren Abschnitten ist geringer geworden. Bereits sind Lungenzeichnung, marmorartige Fleckung und feine, nach allen Richtungen ausstrahlende Streifen deutlich wahrnehmbar. Zugleich hat der Raum eine wesentliche Änderung erfahren. Die Kaverne sieht kleiner aus (Abb. 206). In Wirklichkeit sind aber mehrere Buchten vorhanden, die untereinander in Verbindung stehen. Jede zeigt einen Flüssigkeitspiegel, am klarsten in Seitenlage (Abb. 207).

Besondere Erwähnung verdient der Hilusabsceß. Sein Sitz verleiht dem Röntgenbilde einen eindeutigen dreieckigen Schatten mit nach außen gerichteter Spitze. Die Grenzen sind meist unregelmäßig. Einzelne Ausläufer dringen wurzelförmig in das umliegende Gewebe ein (Abb. 208). Oft ist er von einem interlobären Empyem umgeben. Umgekehrt kann er nach Durchbruch eines solchen entstehen. Aus diesem Grunde ist die Differentialdiagnose nicht immer einfach; die an sich schwere operative Eröffnung eines solchen Abscesses wird durch Röntgenuntersuchung erheblich erleichtert.

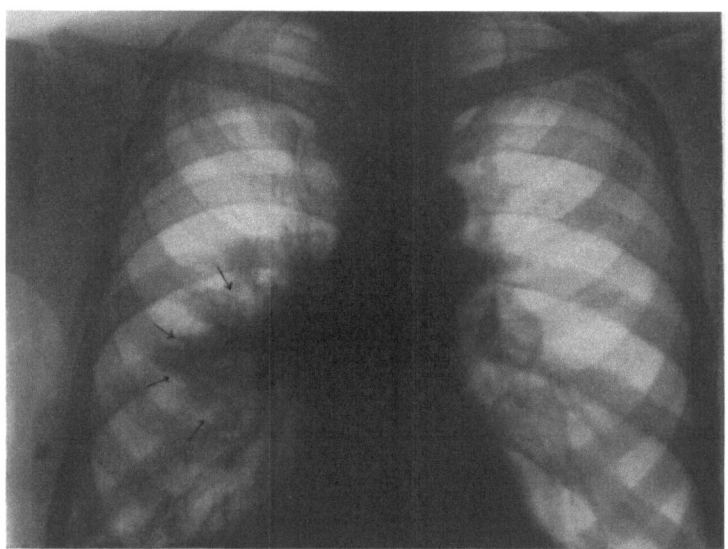

Abb. 208. Rechtseitiger Hilusabsceß.

Die chronische Entzündung in der Umgebung alter Abscesse verzieht infolge starker Schrumpfung, ähnlich wie bei Tuberkulose, die benachbarten Organe. So werden Mittelfell, Aorta, Herz und Zwerchfell höhlenwärts gezerrt. Bei Lage in dem Rindenbezirke wird namentlich auch die Brustwand muldenförmig eingebuchtet; sie verliert dadurch ihre freie respiratorische Beweglichkeit.

Das Röntgenbild zeigt außer einem verschmälerten Lungenfelde Verkleinerung der Intercostalräume und Schrägstellung der Rippen, sowie später Skoliose, deren Konkavität nach dem Krankheitsherde gerichtet ist.

Häufige Komplikationen des Lungenabscesses und der Lungengangrän sind Brustfellerguß, Pyopneumothorax und interlobäres Empyem. Der röntgenologische Nachweis der Absceßhöhle kann durch den verdeckenden Schatten dieser Erkrankungen ungemein erschwert, ja sogar unmöglich gemacht werden. Zuweilen bringt Untersuchung in verschiedenen Körperlagen oder nach Punktion und Entleerung des Empyemes Klärung.

Wenn ein abgekapseltes oder ein interlobäres Empyem gleichzeitig mit einem Lungenabscesse vorhanden ist, so läßt sich die Frage nach der primären Erkrankung schwer entscheiden. Durchbruch eines Abscesses in den Brustfellraum kann ebensogut ein Empyem hervorrufen, wie Durchbruch eines Empyems in die Lunge einen Absceß.

Bei der röntgenologischen Betrachtung eines Lungenabscesses sind die Unterscheidungsmerkmale gegenüber anderen höhlenbildenden Erkrankungen zu berücksichtigen. Am leichtesten ist Verwechslung mit einer tuberkulösen Kaverne möglich. Bei ihr sind aber in den übrigen Lungenfeldern die für die Erkrankung bezeichnenden kleinen Herde nachweisbar. Ferner sitzen Kavernen gewöhnlich im Oberlappen, während Abscesse vorwiegend die mittleren und die unteren Abschnitte befallen.

Auch würde das Fehlen eines Flüssigkeitsspiegels mehr für Kaverne als für Absceß sprechen. Wenn ein solcher bei Tuberkulosen ausnahmsweise nachweisbar ist, handelt es sich gewöhnlich um eine sekundär infizierte Höhle (Abb. 209). Endgültige Entscheidung kann manchmal nur durch die klinische Untersuchung, vor allem des Auswurfes erbracht werden.

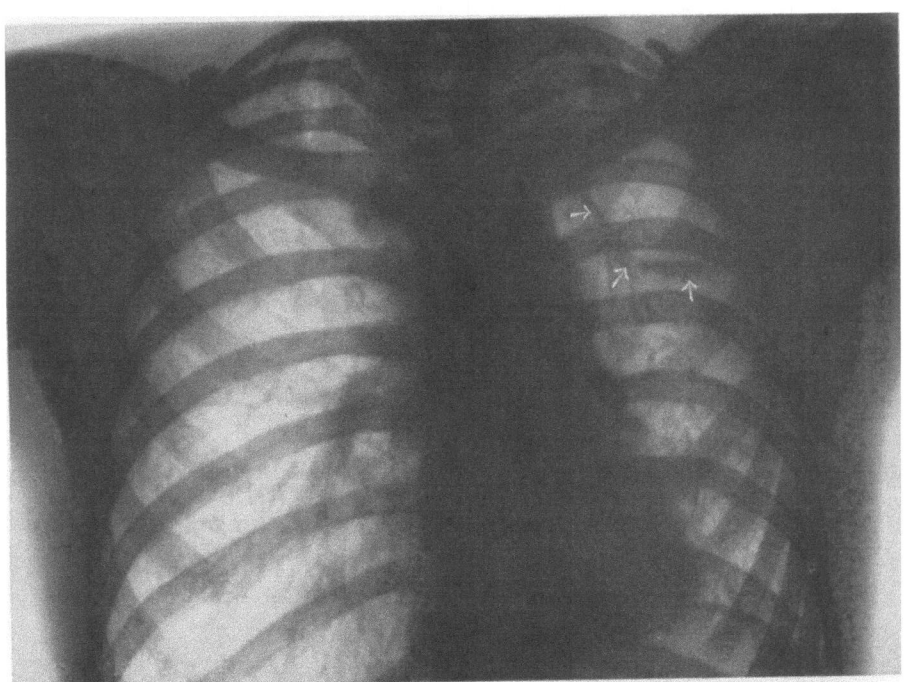

Abb. 209. Linkseitige tuberkulöse Kaverne mit Flüssigkeitsspiegel. Pfeile: Kavernengrenze.

Schwieriger ist es, ein Lungencarcinom auszuschließen. Gerade hier wird viel geirrt. Eine Reihe von Carcinomen neigt zu frühzeitigem Zerfall. In ihrem Innern entstehen mehr oder minder große Eiterhöhlen, die Fieber und reichlichen Auswurf veranlassen. Wenn die klinischen Erscheinungen eines solchen Vorganges sich an akute Erkrankung, z. B. Grippe, anschließen, ist es verständlich, daß der Arzt an Lungenabsceß und nicht an Carcinom denkt. Wir haben in den letzten Jahren eine große Zahl solcher Fehldiagnosen erlebt. Kranke mit fortgeschrittenen Lungengeschwülsten wurden uns zur Behandlung eines Abscesses überwiesen.

Daß umgekehrt Lungenabscesse mit diffuser Infiltration des umgebenden Lungengewebes Neubildungen vortäuschen können, wird später gezeigt werden (vgl. S. 390 ff.).

Bei diesen besonderen, keineswegs aber seltenen Formen der Lungenabscesse läßt leider nur allzuoft auch die röntgenologische Diagnose im Stich. Alle Veränderungen des gewöhnlichen Abscesses finden sich bei der carcinomatösen Zerfallshöhle, und Verwechslung der beiden Befunde sind nur zu begreiflich. Gerade darum ist es wichtig, die gesamten klinischen Untersuchungsergebnisse kritisch zu verarbeiten und mit dem Röntgenbild in Einklang zu bringen.

44jährige Lageristin. Vor 3 Jahren nach Erkältung Fieber, Husten und Auswurf. Dauer 2 Monate. Dann wieder beschwerdefrei. Juli 1924 unvermittelt leicht blutiger Auswurf, der auch kleine Gewebstücke enthält. Dezember 1924 plötzlich Aushusten größerer Mengen Blut. Ein Arzt stellt röntgenologisch Verschattung im Bereiche der linken Lunge fest. Zunächst Verdacht auf Tumor. Deshalb Röntgenbestrahlung. Auswurfmenge geht zurück. Nunmehr Schmerzen in der linken Brustseite und in der Magengrube. Abmagerung, Schwächegefühl. Januar 1925 klinische Behandlung wegen Verdachtes auf Lungenabsceß. Röntgenologisch deutlicher Flüssigkeitsspiegel, aber kein Auswurf. Zunahme der Schmerzen. Oktober 1925 zur Behandlung des „Lungenabscesses" Überweisung an die Chirurgische Klinik München. Hier wird nach klinischer und röntgenologischer Untersuchung Diagnose auf Lungengeschwulst gestellt. Ihre operative Entfernung gelingt (vgl. S. 390).

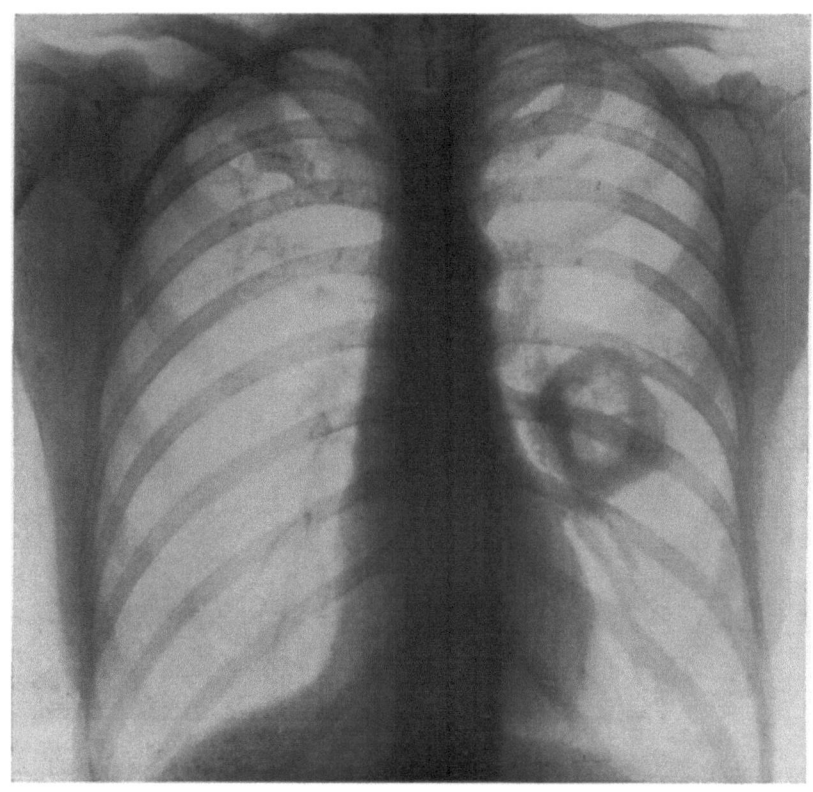

Abb. 210. Zentrales Lungencarcinom mit Höhlenbildung im Bereiche des linken Hilus.

Abb. 210 zeigt im Bereiche des linken Lungenstieles einen übertalergroßen, ringförmigen Schatten mit zentraler Aufhellung. Ihre Umrisse sind unregelmäßig und zackig, während die des Schattens sich mehr abrunden. Gegen die Lungenwurzel zu besteht eine scharfe Grenze. Die übrigen Abschnitte der linken Lunge weisen keine besonderen Veränderungen auf. Über der rechten Spitze vereinzelte Kalkherde.

Abb. 211, eine Aufnahme nach 4 Monaten, zeigt den Schatten größer und dichter. Die Aufhellung ist größtenteils verschwunden. Man erkennt nur noch an der Kuppe einen mandelförmigen hellen Saum, der sich nach unten wagerecht scharf absetzt. Der Schatten hat deutlich Beziehungen zum Hilus gewonnen.

Abb. 212: Die Geschwulst ist weiter gewachsen. Ihr Schatten reicht jetzt bei sagittaler Aufnahme fast bis zur seitlichen Thoraxwand und ist gegen das Mittelfeld zu nicht mehr abzugrenzen.

Abb. 213: Befund 4 Monate nach Entfernung des Gewächses. Sein Schatten ist verschwunden, im Hilusgebiet aber das beginnende Rezidiv zu erkennen.

Es wurde also bei dieser Kranken ein zerfallendes Lungencarcinom klinisch und röntgenologisch zunächst als Absceß gedeutet. Daß seine gesamten klassischen Zeichen: zentrale Aufhellung, periphere Infiltrationszone, sogar Flüssigkeitsspiegel, vorhanden waren, entschuldigt den Irrtum.

Klinische Untersuchung war zweifellos überlegen. Verlauf und Gesamteindruck des Leidens führten auf die richtige Spur. Bei vergleichender Prüfung der verschiedenen Röntgenbilder wurde dann freilich die Diagnose gesichert.

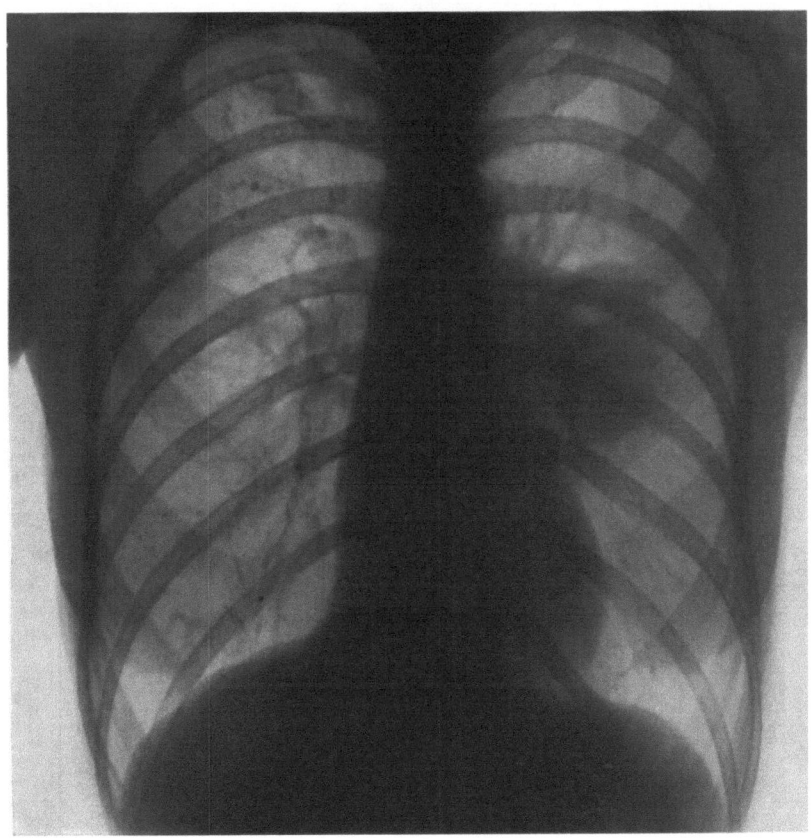

Abb. 211. Dieselbe Kranke 4 Monate später.

Die nächste Beobachtung lehrt, wie umgekehrt ein großer Lungenabsceß $1^1/_2$ Jahre lang als Lungencarcinom aufgefaßt und behandelt wurde.

55jähriger Verlagsbuchhändler. 1918 wegen Nierencarcinom operiert. September 1924 beginnendes Lungenleiden mit leichten Hämoptysen, Allgemeinbefinden kaum gestört. März 1925 Fieber, schleimigeitriger Auswurf ohne Blutbeimengung. Wegen Verdacht auf Lungengeschwulst 40 Röntgenbestrahlungen. Keine Besserung. September 1925 Aufnahme in die Klinik. Typische Lungenabsceßzeichen, Fieber bis 39, eitriger, manchmal blutiger Auswurf bis 100 ccm.

Die Röntgenuntersuchung, Abb. 214, zeigt im Bereiche des rechten unteren Lungenfeldes eine diffuse, dichte Verschattung, die sich unten im Zwerchfellschatten verliert, nach außen bis zur Brustwand reicht und oben unscharfe Begrenzung aufweist. In ihrer Mitte erkennt man eine kleine Aufhellung; sie spricht für eine Zerfallshöhle. September 1925 Eröffnung des Abscesses, rasche Entfieberung, Schwinden des Auswurfes. Abb. 215 zeigt den Zustand nach der Operation. Heilung der Wunde. November 1925 im besten Allgemeinzustande aus der Klinik entlassen. Der Kranke starb später an Embolie.

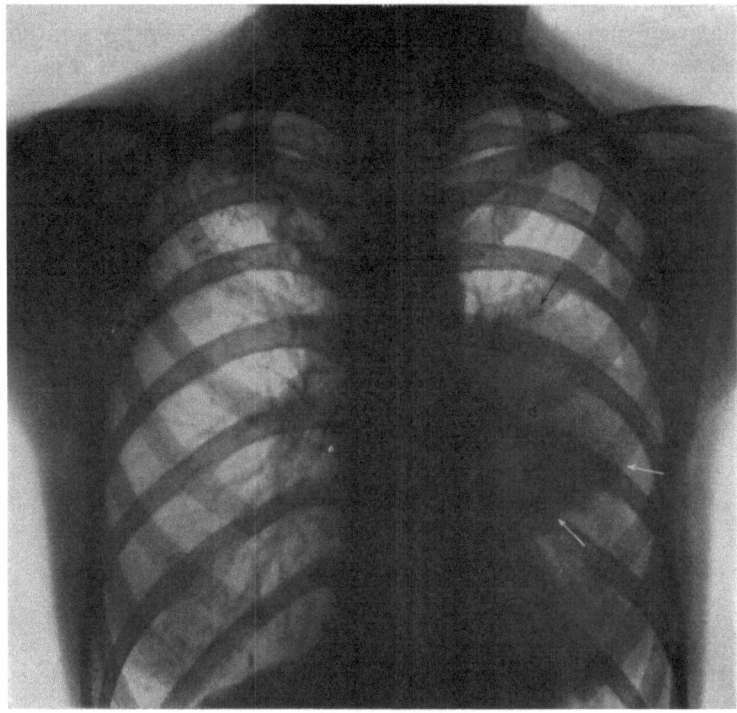

Abb. 212. Dieselbe Kranke 5 Monate später.

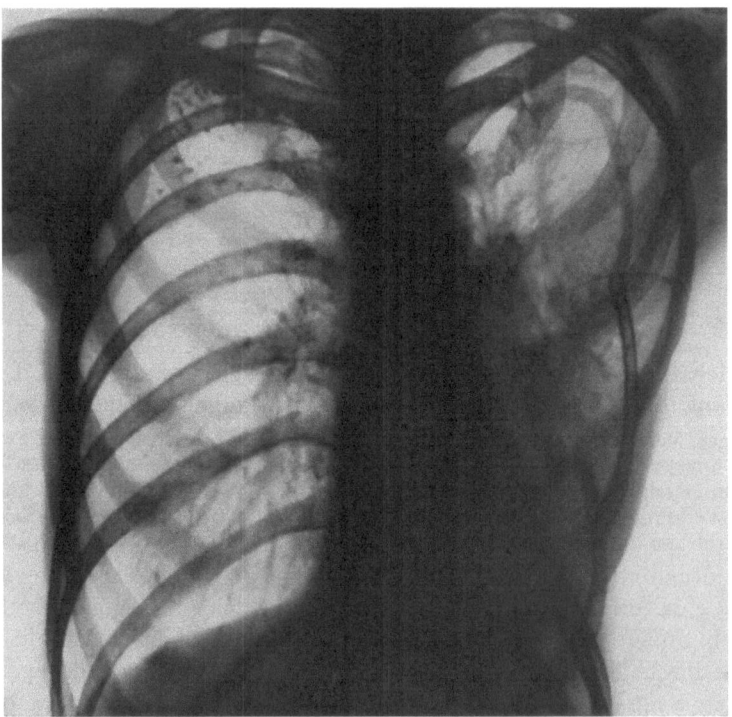

Abb. 213. Dieselbe Kranke 4 Monate nach der operativen Entfernung der Geschwulst.

Ähnlich wie bei Bronchektasen (vgl. S. 327) mag es auch bei Lungenabscessen gelegentlich angezeigt erscheinen, mit Kontrastverfahren den Hohlraum darzustellen.

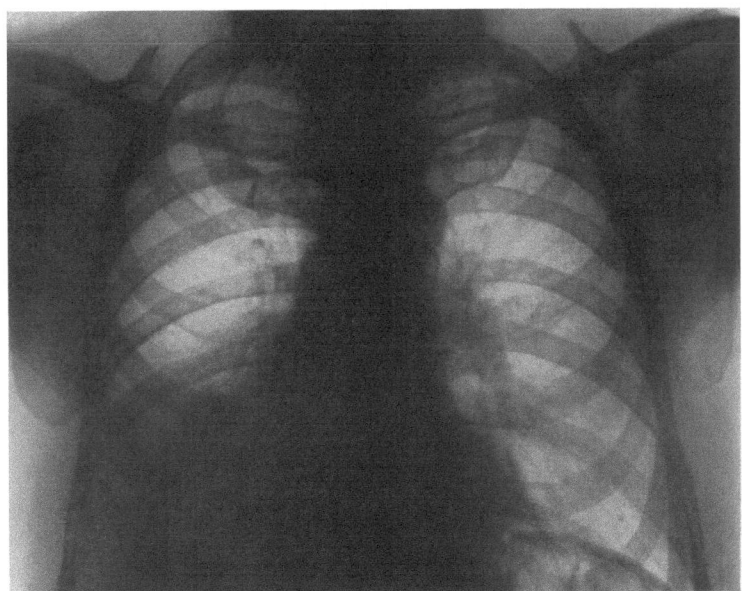

Abb. 214. Zentral gelegener Lungenabsceß in der unteren rechten Lungenhälfte.

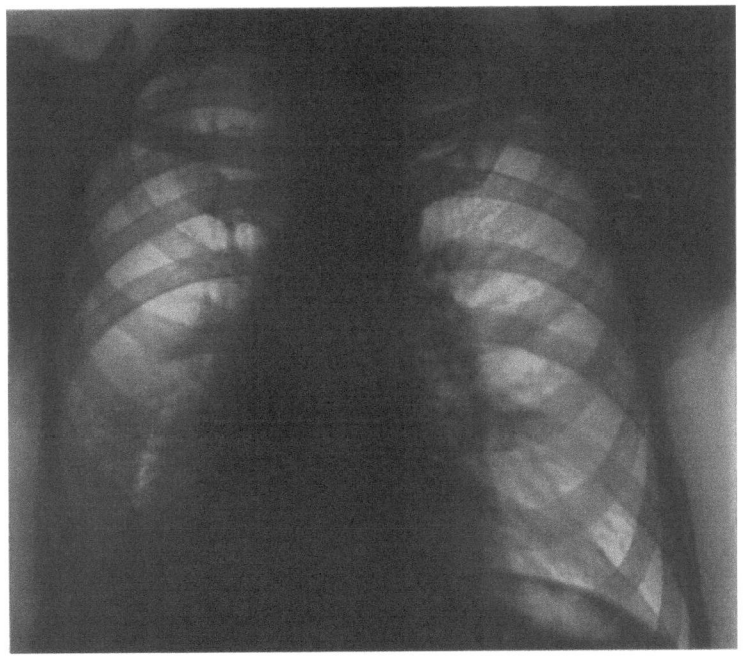

Abb. 215. Derselbe Kranke nach Eröffnung des Abscesses.

In der Regel braucht man jedoch dieses Hilfsmittel nicht; denn die röntgenologischen Zeichen eines Lungenabscesses sind meistens eindeutig genug; außerdem versagt es bei Abgrenzung gegen Tumor.

Ebenso wichtig wie röntgenologische Diagnose des Herdes ist genaue Lagebestimmung als Vorbereitung für den chirurgischen Eingriff.

Die Fortschritte der letzten Jahre in der operativen Eröffnung der Lungen-

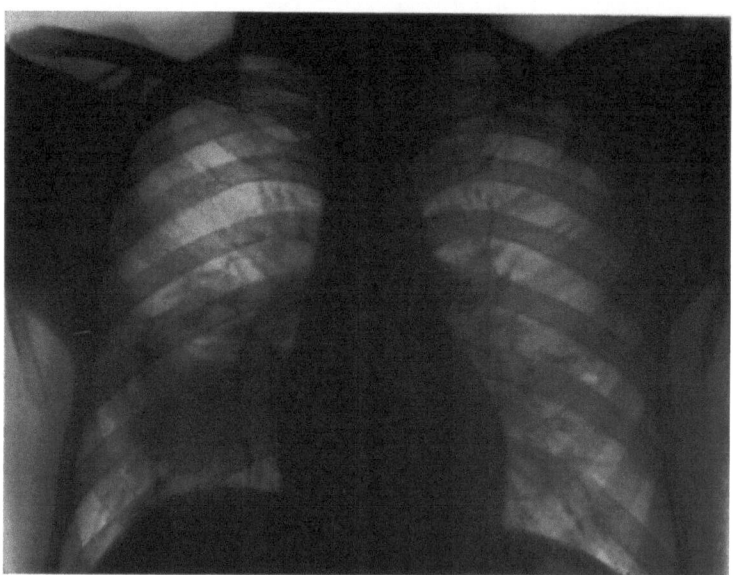

Abb. 216. Zentral gelegener Lungenabsceß in der unteren rechten Lungenhälfte.

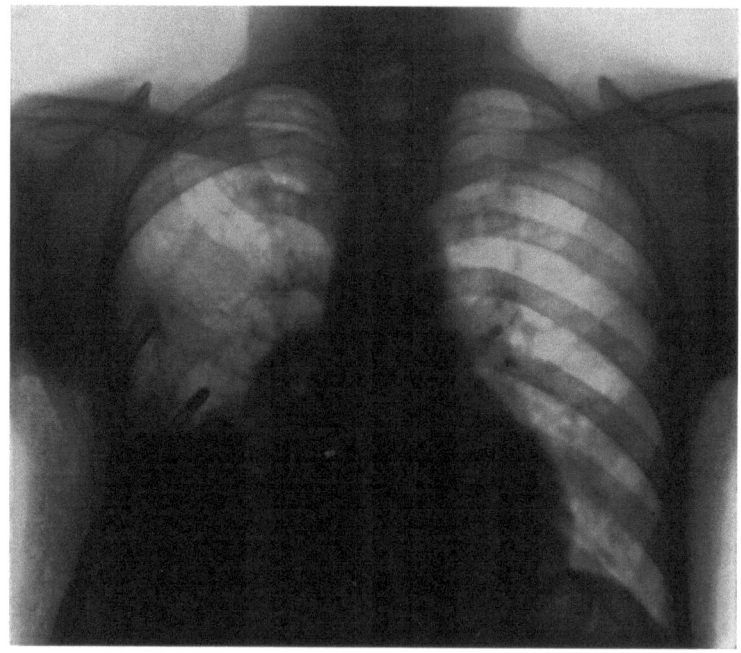

Abb. 217. Derselbe Kranke nach Eröffnung und Drainage des Abscesses.

abscesse beruhen auf der Ausarbeitung zweckmäßiger Verfahren, auf dem besten und schonendsten Wege an den Herd heranzukommen. Das Röntgenbild hat hier wertvolle Hilfe geleistet. Heute gelingt es, durch genaue Lokalisation festzustellen,

von welchem Punkte der Brustwand aus eingegangen werden muß. Ja das Röntgenverfahren hat sogar Einfluß auf Schnittführung, ein- oder zweizeitiges Vorgehen,

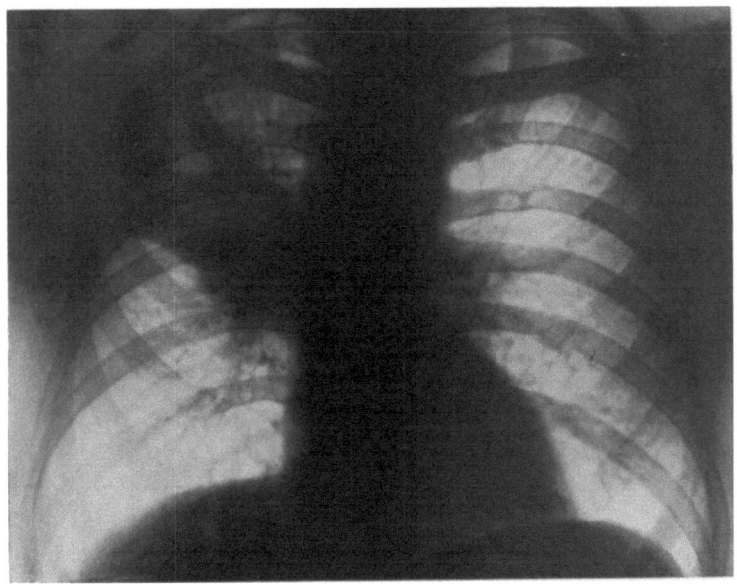

Abb. 218. Lungenabsceß mit interlobärem Empyem.

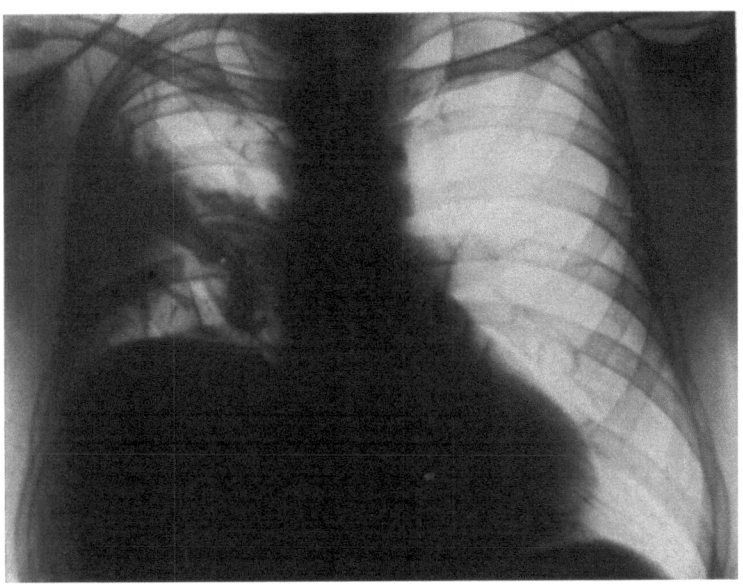

Abb. 219. Derselbe Kranke nach Phrenikotomie und Eröffnung des Abscesses.

Anlegen einer Plombe. Die Ortsbestimmung nimmt man im allgemeinen vor dem
Röntgenschirme bei verschiedenen Körperstellungen vor, ähnlich wie bei Fremdkörpern. Stereoskopische Aufnahmen können vorteilhaft sein, wobei Jodipin-
füllungen schärfere und klarere Bilder ergeben.

Im nachfolgenden seien einige der Absceßbehandlungsarten röntgenologisch
verfolgt.

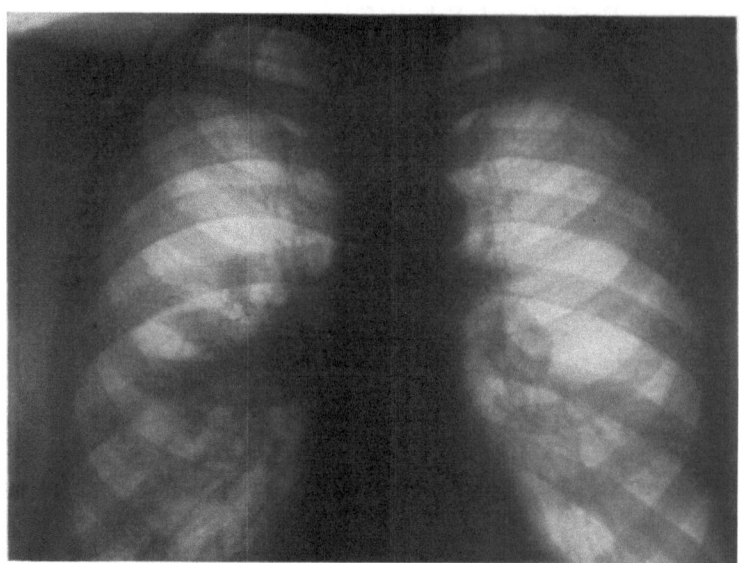

Abb. 220. Hilusabsceß.

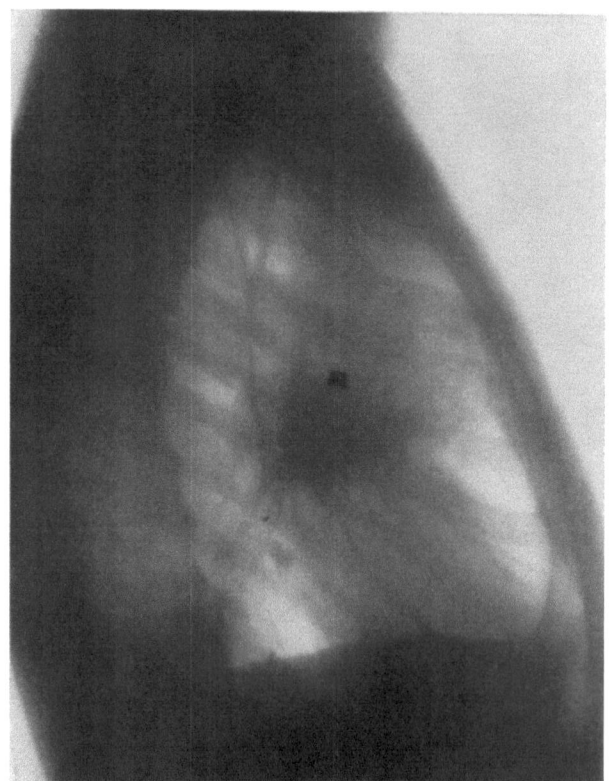

Abb. 221. Derselbe Kranke, frontale Aufnahme.

Bei einem 37jährigen Mann entwickelte sich im Anschluß an Pneumonie ein Lungenabsceß im rechten Unterlappen.

Abb. 216 zeigt im Bereiche der rechten unteren Lungenhälfte einen umschriebenen abgerundeten Schatten, der vom Herzen fast bis zur seitlichen

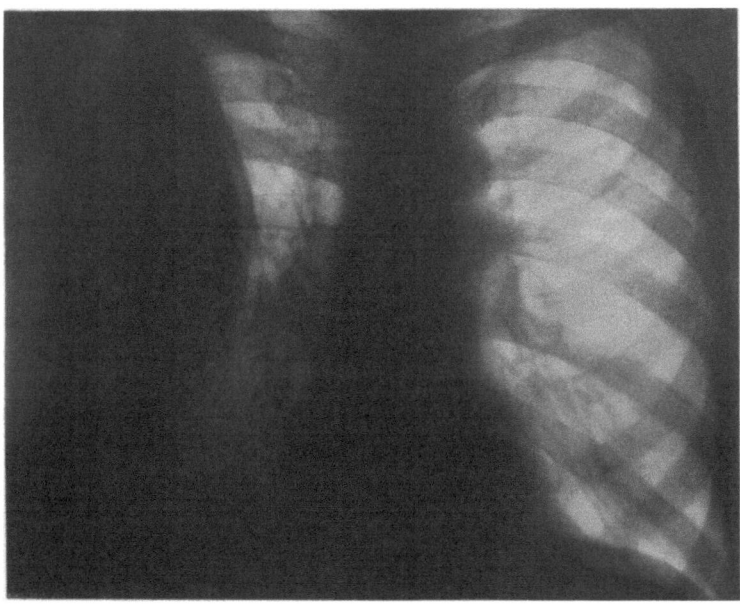

Abb. 222. Derselbe Kranke nach Anlegung einer extrapleuralen Plombe.

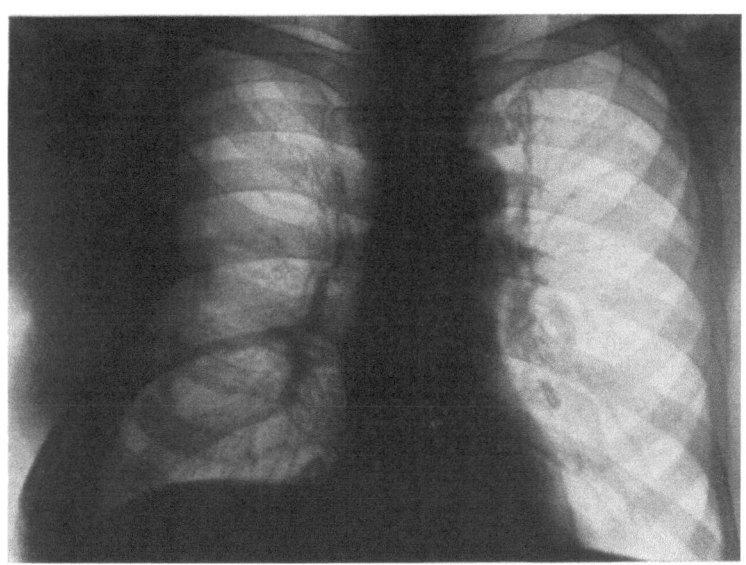

Abb. 223. Derselbe Kranke. Plombe nach Ausheilung des Abcesses entfernt.

Thoraxwand reicht. Im oberen Abschnitt erkennt man eine Aufhellung, die wagerecht nach unten abgesetzt ist.

Es handelt sich um eine Eiterhöhle in der rechten unteren Lungenhälfte. Die Ortsbestimmung ergab, daß sie sich von der 7. bis 9. Rippe ausdehnte und zentral gelegen war.

Die Behandlung begann mit Phrenikotomie. Dann Resektion der Rippen 5—9, Eröffnung der Höhle mit dem Thermokauter, Drainage.

Abb. 217 stellt den Zustand nach Eröffnung des Abscesses dar.

Der Verlauf war außerordentlich günstig. Der ursprünglich in Menge von 400—500 ccm entleerte Auswurf versiegte schließlich ganz. Der Kranke wurde geheilt.

Einen ähnlichen Befund zeigen Abb. 218 und 219. Dieser Lungenabsceß war mit einem interlobären Empyem zwischen Ober- und Mittellappen verbunden. Ob ein Lungenabsceß das Empyem verursacht hatte oder ob umgekehrt eine Brustfelleiterung in die Lunge eingebrochen war, ließ sich nicht bestimmen.

Abb. 218: Ein breiter parallelrandiger Schatten verläuft in der rechten Lunge von außen oben zu ihrer Wurzel hin. Er entspricht dem Gebiete des oberen Interlobärspaltes. In seinem Bereiche deutliche kleine Aufhellung mit wagerechtem Spiegel. Die Spitzenbezirke der Lunge sind größtenteils getrübt. Die Ortsbestimmung des Abscesses zeigte, daß er zentral gelegen war und in Höhe der 5. Rippe an die seitliche Brustwand heranreichte.

Er wurde nach Zwerchfellähmung und ausgedehnter Rippenresektion in der Achsellinie am Nahpunkte zur Brustwand mit dem Thermokauter eröffnet. Drainage.

Abb. 219 zeigt die Verhältnisse nach Spaltung der Absceßhöhle in der Genesungszeit. Die Kranke wurde geheilt.

Für die neuerdings eingeführte Plombenbehandlung der Lungenabscesse ist die Röntgenuntersuchung von ganz besonderem Werte. Gerade bei tiefliegenden Hilusabscessen, deren Eröffnung mit großen technischen Schwierigkeiten und mit Gefahren für den Kranken verbunden ist, kommt alles darauf an, in richtiger Lage und Stelle die vorbereitende Plombenmasse einzuführen. Dazu ist Röntgenbestimmung unerläßlich.

Während des weiteren Verlaufes erhält man im Röntgenlichte Einblick, ob die Plombe genügt, ob sie am richtigen Platze wirkt oder ob weitere Maßnahmen notwendig sind.

59jähriger Arzt. Vor drei Jahren Grippepneumonie, im Anschlusse daran langwieriges Lungenleiden mit eitrigem, gelegentlich hämorrhagischem, sehr übelriechenden Auswurfe, bis 200 ccm. Subfebrile Körperwärme. Klinische Diagnose: Rechtseitiger Lungenabsceß.

Abb. 220 zeigt im Bereiche des rechten Hilus einen nach der Seite zu verlaufenden Schatten, der nach oben wagerecht, nach unten bogenförmig abgegrenzt ist. Lungenwurzel diffus verschattet.

Diagnose: Hilusabsceß.

Ein seitlich aufgenommenes Bild (Abb. 221) ergibt seinen Sitz zentral und eher nach vorn als nach hinten.

Von operativer Eröffnung dieses ungünstig gelegenen Herdes wurde abgesehen. Man beschränkte sich nach vorausgeschickter Zwerchfellähmung auf Plombenbehandlung.

Abb. 222 läßt sehr schön die eingelegte Plombe und die hochgradige Kompression des Absceßgebietes erkennen.

Später brach der Eiter in das Plombenbett durch und entleerte sich. Vollständige Genesung. Gutes Allgemeinbefinden. Gewichtszunahme. Kein Auswurf.

Abb. 223 zeigt das nach Entfernung der Plombe ausgeheilte Absceßgebiet. Die Höhle ist verschwunden. Man erblickt nur noch eine interlobäre Schwarte, die vom Hilus gegen die seitliche Brustwand zieht.

5. Lungeninfarkt.

Hämorrhagische Infarzierung des Lungengewebes entwickelt sich im Anschluß an embolische oder thrombotische Verstopfung kleinerer und mittlerer Lungenarterien. Gewöhnlich ist der Infarkt nur kirsch- bis walnußgroß und sitzt in den Rindenabschnitten. Selten dehnt er sich über einen halben Lappen aus, um dagegen hie und da multipel aufzutreten. Die Form entspricht dem Versorgungsgebiete des verstopften Gefäßes, hat die Gestalt eines Kegels, dessen Spitze nach dem Hilus, dessen Basis nach der Brustwand gerichtet ist. Beim ausgeprägten Infarkt ist das betroffene Lungengewebe luftleer infolge von Ödem und Blutanschoppung.

Unter den Vorkrankheiten, die zum Infarkte führen, stehen an erster Stelle die Endokarditis, die Mitralstenose und mit Herzschwäche einhergehende Klappenfehler.

Für den Chirurgen von besonderer Bedeutung sind die postoperativen Embolien, die meist nach Entzündung im Operationsgebiete, nicht selten aber auch nach ganz glattem Heilverlaufe plötzlich sich einstellen.

Infarkte aller Arten können sich sekundär durch eitrige Einschmelzung des Herdes in Lungenabsceß und -gangrän umwandeln.

Während das klinische Bild des Infarktes, vor allen Dingen seine Entstehungsgeschichte eindeutig und bekannt ist, liegen nur wenige röntgenologische Beschreibungen vor (KOLLMANN, BOEHM).

Man findet entsprechend dem luftleeren keilförmigen Bezirk einen dreieckigen, mehr oder minder breiten Schatten, der mit seiner Basis nach der Brustwand, mit der Spitze nach dem Lungenstiele zu gerichtet ist. Je nach dem Sitze in der vorderen, der hinteren oder der seitlichen Lunge entstehen bei verschiedenen Projektionen wechselnde Schatten. So sehen wir bei sagittalen Aufnahmen an die seitliche Brustwand grenzende Infarkte in Dreieckform, während die der Hinter- und Vorderwand rundliche oder ovale Gestalt haben. Die kleineren Infarkte bevorzugen den unteren Teil des Ober- und den oberen Teil des Mittellappens. Auffallend ist bei vielen Kranken gröbere Zeichnung der Gefäße, besonders im Bereiche des Hilus, wie sie für Stauungslungen bezeichnend ist.

Eine eigene Beobachtung sei mitgeteilt.

47jährige Patientin, bei der sich von einer Thrombose des rechten Beines aus ein embolischer Infarkt der rechten Lunge einstellte.

Die Aufnahme 224 wurde wegen des schweren Allgemeinzustandes beim liegenden Kranken in ventrodorsalem Durchmesser gemacht. Im rechten Oberlappen ein dreieckiger Schatten, der mit der Basis nach außen und mit der Spitze hiluswärts gerichtet ist. Er ist gleichmäßig dicht und gegen die Umgebung ziemlich scharf abgesetzt.

Nach der Vorgeschichte, dem klinischen Befunde, dem typischen Röntgenbilde konnte es sich nur um Infarkt handeln.

4 Wochen später entwickelte sich ein Lungenabsceß, der sich klinisch durch Fieber und vermehrten Auswurf äußerte.

Das zweite Röntgenbild (Abb. 225) gibt im Bereiche des früheren Schattens einen typischen Absceß wieder. Unter abwartender Behandlung heilte er aus. Die Lungeninfiltration hat sich weitgehend zurückgebildet. Es ist nur mehr ein kleiner Schatten gegen die seitliche Brustwand hin zu erkennen (Abb. 226 und 227). Die Frau wurde geheilt.

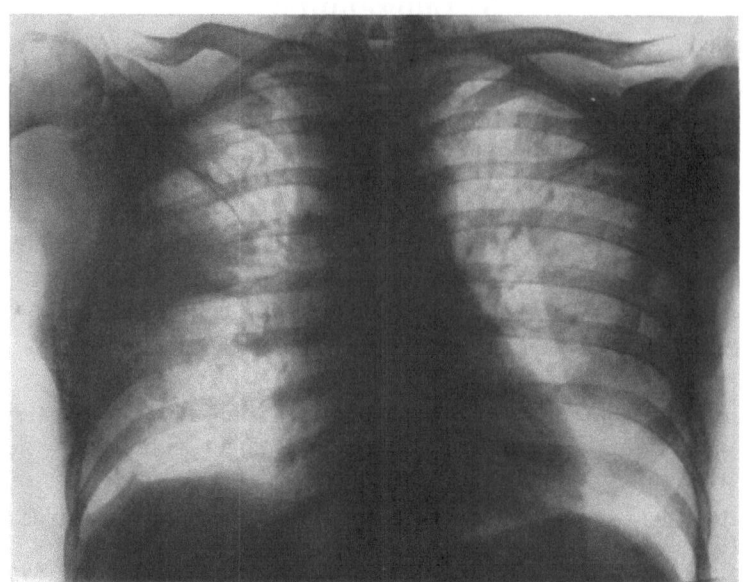

Abb. 224. Lungeninfarkt (ventrodorsale Aufnahme).

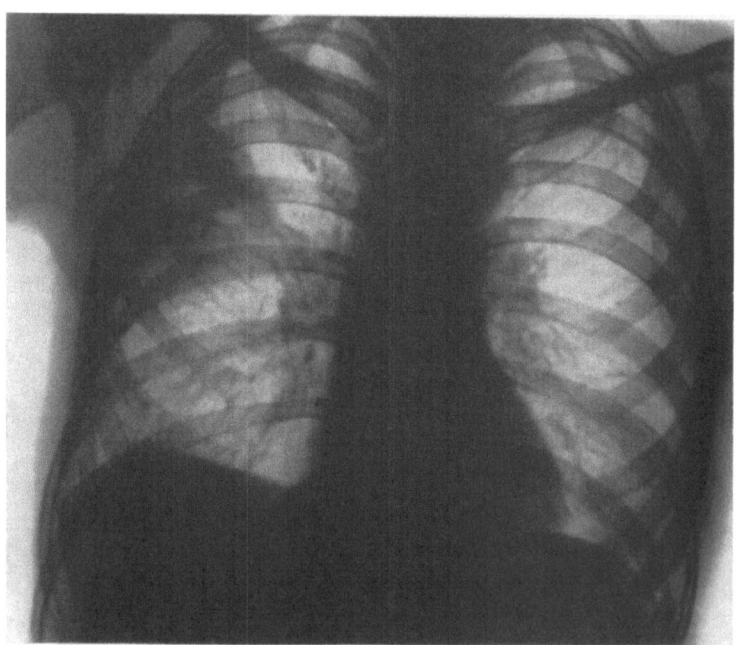

Abb. 225. Dieselbe Kranke, 2 Wochen später. Man erkennt Höhlenbildung im Bereiche
des Infiltrationschattens.

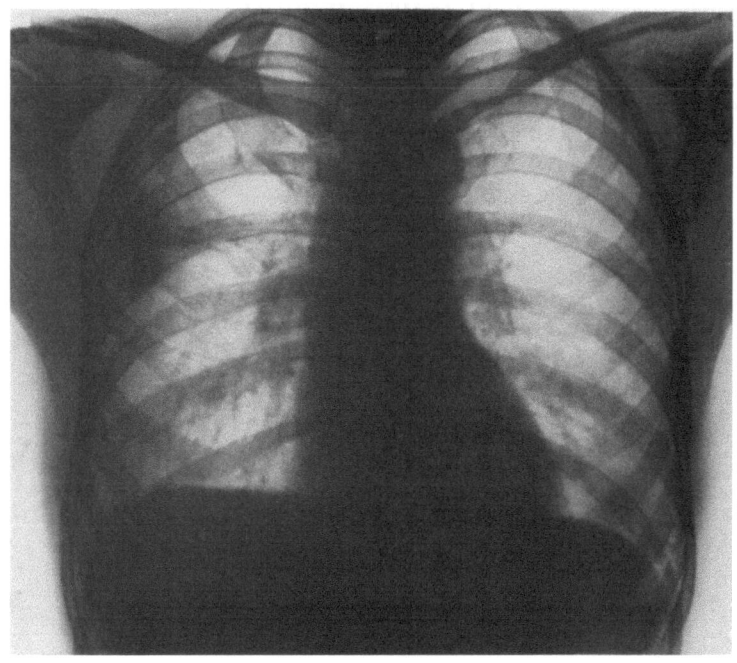

Abb. 226. Dieselbe Kranke, 8 Wochen später. Absceß ausgeheilt.

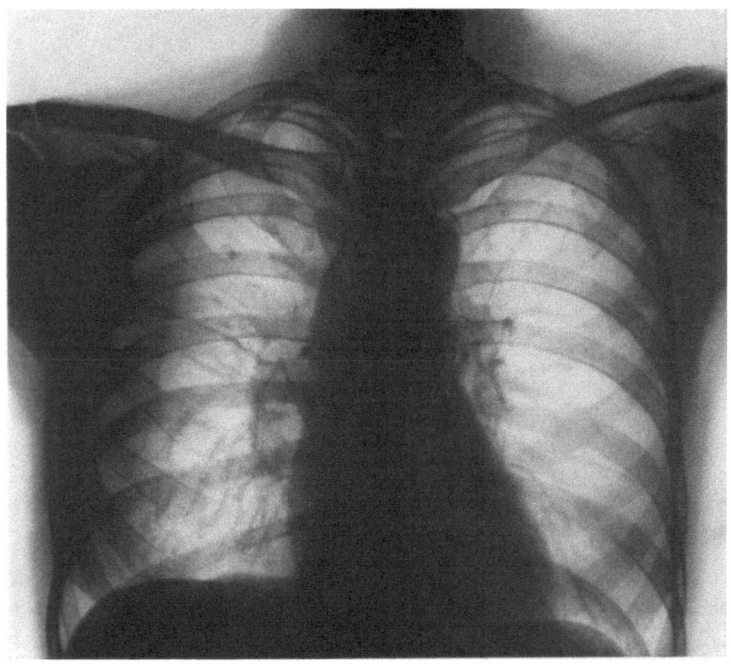

Abb. 227. Dieselbe Kranke nach weiteren 8 Wochen.

24*

6. Das Lungenemphysem.

Die klinische Erkennung des Lungenemphysems ist in der Regel leicht. Der faßförmige Brustkorb in dauernder Inspirationstellung, der eigenartige Perkussions- und Auscultationsbefund, die Zeichen chronischer Bronchitis, Kurzatmigkeit und asthmatische Beschwerden geben dem Krankheitsbilde das Gepräge.

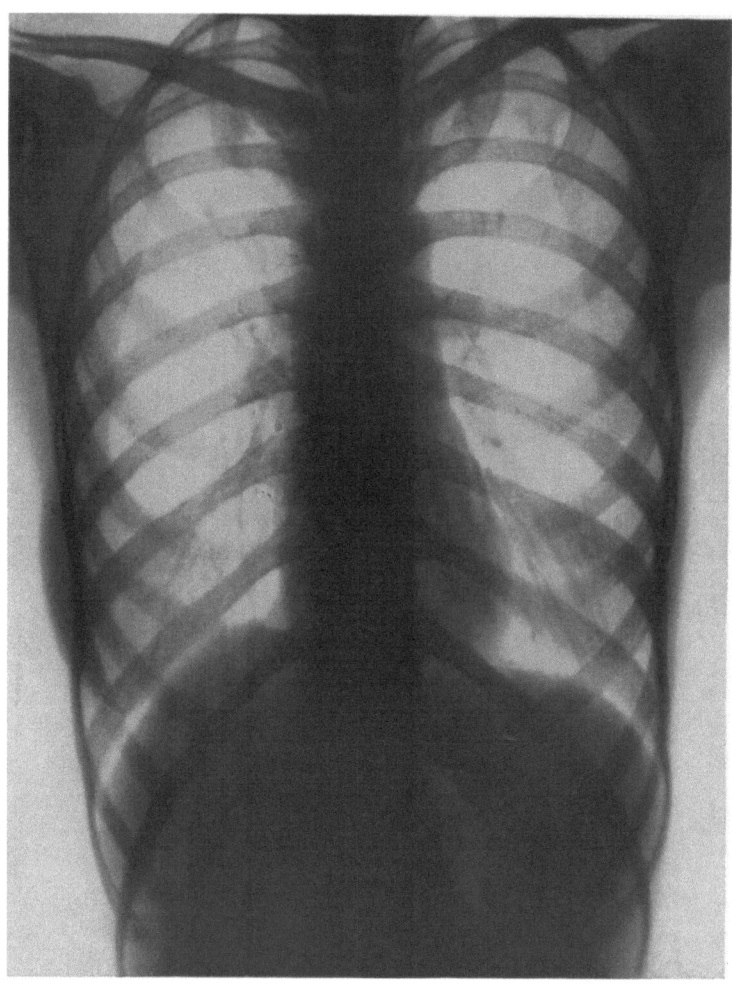

Abb. 228. Lungenemphysem. Pfeil: Verknöcherung des ersten Rippenknorpels.

Die röntgenologische Untersuchung zeigt die Anpassung des Brustraumes an die ihrer Elastizität verlustig gegangene überblähte Lunge.

Der Brustkorb fällt durch größere Längen- und Breitenmaße auf. Sie sind bedingt durch Drehung und Hebung der Rippen, die mehr wagerecht verlaufen und breitere Zwischenräume aufweisen. Die abgeflachten Zwerchfellkuppen stehen tief. Ihre Krümmungslinie streckt sich oft bis zur Wagerechten oder biegt sich sogar nach unten aus. Das Herz dreht sich um seine sagittale Achse, wird darum in der Ansicht von vorn länglich und schmal und reicht tiefer nach unten. Der mediane Mittelschatten ist ausgezogen (Abb. 228 und 229).

Der größere Luftgehalt der emphysematösen Lunge äußert sich bei Durchleuchtung in vermehrter Helligkeit beider Lungenfelder, wobei ihre feinere Zeichnung meistens verloren geht. Aus diesem Grunde sind auch Aufnahmen mit der gewöhnlichen Strahlenhärte und der üblichen Expositionszeit überbelichtet. Um gute Bilder zu erreichen, empfiehlt sich kurzfristige Belichtung. Dann erzielt man sogar bessere und schärfere Bilder infolge des gesteigerten Luftgehaltes.

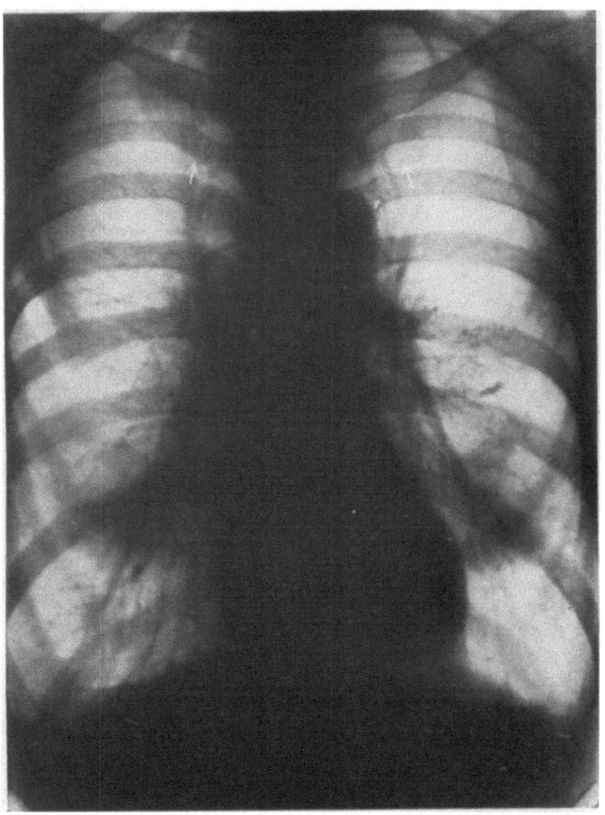

Abb. 229. Lungenemphysem.   Pfeil: Verknöcherung des ersten Rippenknorpels.

Bezeichnend ist das Aussehen einer emphysematösen Lunge vor dem Schirme. Die normale inspiratorische Aufhellung der unteren Lungenteile fehlt, weil der Luftgehalt bei Ein- und Ausatmung nur geringe Unterschiede aufweist. Die Ausschläge des Zwerchfelles sind stark vermindert. Ebenso ist die costale Atmung gehemmt. Beim Husten verdunkeln sich die unteren Abschnitte beträchtlich.

Leider vermag das Röntgenbild über die Genese der verschiedenen Formen des Emphysems nicht restlos aufzuklären. Insbesondere kann man damit nicht zuverlässig die primäre Starre des Thorax von der sekundären unterscheiden. Die Befunde FREUNDs und ihre Deutung sind vielfach angezweifelt worden. Freilich haben wir uns mehrfach überzeugen müssen, daß, wenigstens bei jugendlichen Kranken, die eigenartigen Veränderungen der sogenannten „primären starren Dilatation" vorkommen. Dann ist die Verkalkung der oberen Rippenknorpel unverkennbar. An Stelle des schattenfreien Raumes, der dem Ansatze der ersten Rippe entspricht, findet sich eine tiefe gesprenkelte, bandförmige Verdunkelung, die den verknöcherten Knorpelansatz der ersten Rippe darstellt. Er weist auch an den folgenden Rippen

oft Zeichen einer Verknöcherung auf (Abb. 229). Wichtig ist die Röntgenuntersuchung auch bei denjenigen Kranken, bei denen das Emphysem eine Folge-

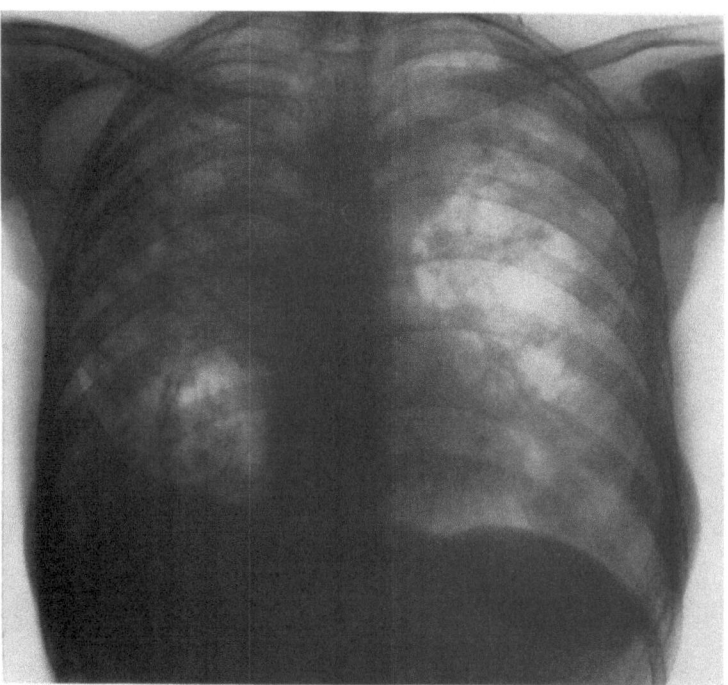

Abb. 230. Umschriebenes kompensatorisches Emphysem der mittleren und der unteren
rechten Lunge bei cirrhotischer Phthise.

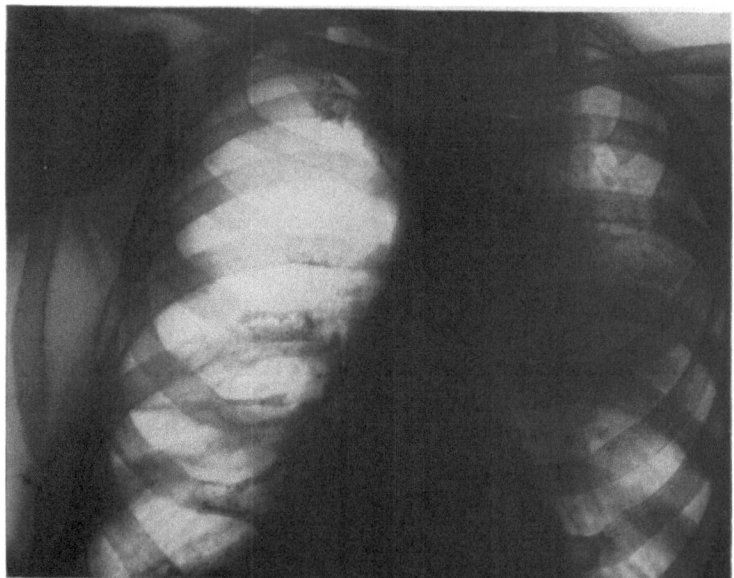

Abb. 231. Kompensatorisches Emphysem der rechten Lunge infolge eines ausgedehnten
Lungenwurzelkrebses der linken Lunge.

erscheinung raumbeengender Vorgänge im Mittelfell ist (Geschwülste, Kröpfe). Ihre
physikalischen Zeichen werden durch das Emphysem verdeckt.

Eine besondere Stellung nehmen die umschriebenen Lungenblähungen ein. Sie entstehen als Folge anatomischen Raumausgleiches und wohl auch unter dem Einflusse vermehrter funktioneller Beanspruchung.

Im Röntgenbilde erscheint dann der geblähte Lungenabschnitt besonders hell.

In zwei verschiedenen Formen kann dieses kompensatorische Emphysem auftreten: einmal als Erweiterungen gesunder Lungenabschnitte bei diffuser Erkrankung der anderen (Abb. 230), oder aber ein ganzer Lungenflügel wird emphysematös nach Ausfall des anderen (Abb. 231).

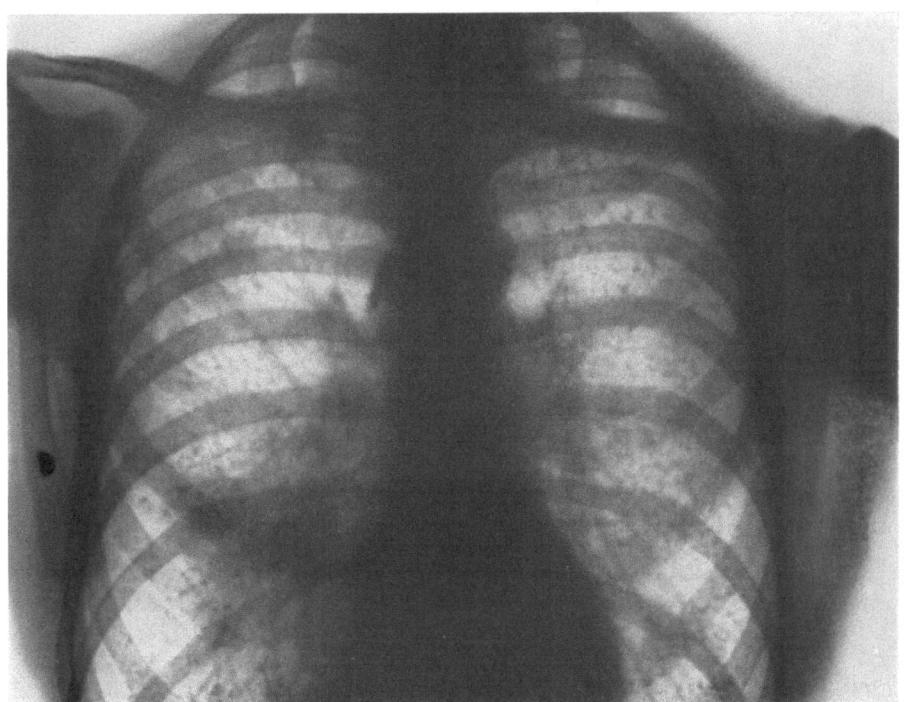

Abb. 232. Pneumokoniosis.

7. Pneumokoniosis.

Das klinische Bild der Staubinhalationskrankheit hat keine bezeichnenden Züge. Kleinste Staubteilchen reizen dauernd die Bronchialschleimhaut. Daher steht im Vordergrunde chronische Bronchitis. Die Beschwerden solcher Kranken werden nicht selten falsch gedeutet, manchmal auf Tuberkulose bezogen. Man findet solche Patienten deshalb öfters in Heilstätten.

Das Röntgenbild stellt ohne weiteres das Leiden sicher. Der Hilus erscheint getrübt und beträchtlich vergrößert. Da die Lunge zwischen den großen Gefäßen eine bindegewebige Umwandlung erfahren hat, ist es nicht mehr möglich, die einzelnen Schattengebilde genau zu unterscheiden. Die Verdunkelung entsteht vor allem durch die in den Drüsen abgelagerten Staubteile, die Vergrößerung durch perifokale entzündliche Reaktion. Von der Lungenwurzel weg strahlen zahllose, zum Teil scharf gezeichnete, feine Schatten aus. Diese ineinander verschlungenen, sich verzweigenden Streifen stellen entweder die mit Staub durchsetzten interstitiellen Lymphbahnen dar, oder sie sind Ausdruck reaktiver fibröser Umwandlung des Gewebes. Über die gesamten Lungenfelder verstreut, finden sich außerdem miliare,

dunkel getönte, scharf begrenzte, kleine Flecke, die Staubherden mit reaktiv ge-
wuchertem Zwischenbindegewebe entsprechen (Abb. 232 und 233).

Auch Brustfellveränderungen in Form von Schwarten kommen nicht selten
vor, besonders wenn das Leiden ausgedehnt ist und nahe an die Oberfläche der Lungen
heranreicht. Auf dem Röntgenbilde verraten sich Verwachsungen und Schrumpfungen
durch Unregelmäßigkeit der Zwerchfellinie, sowie durch Verdunkelung mehr oder
weniger großer Abschnitte des Lungenfeldes (vgl. Abb. 233).

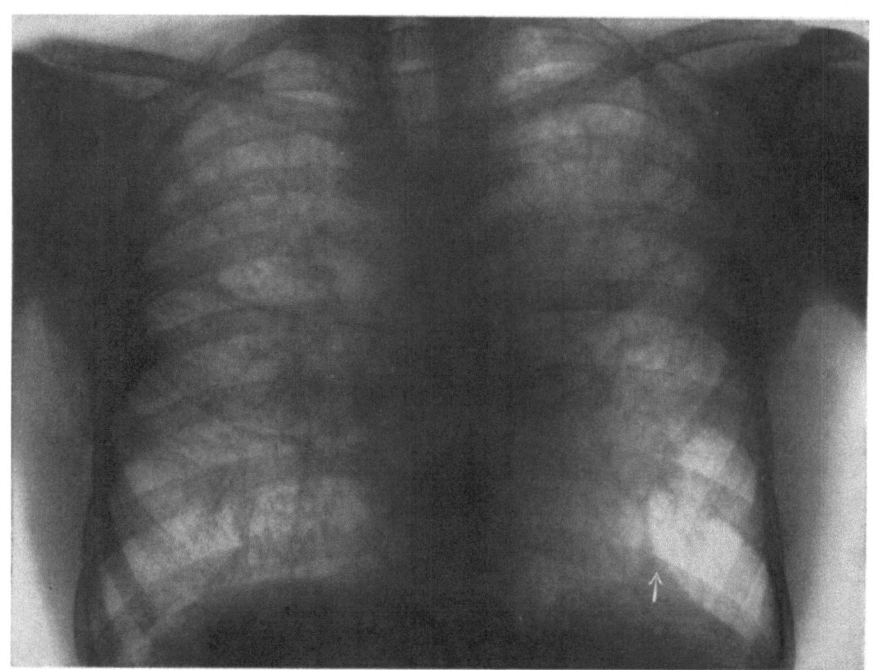

Abb. 233. Pneumokoniosis mit starker bindegewebiger Umwandlung in der Lungenstielgegend und
mit Brustfellschwartenbildung. Das linke Zwerchfell ist zipfelförmig emporgezogen (Pfeil).

8. Die Lungengeschwülste einschließlich der Cysten.

Für die frühzeitige und eindeutige Erkennung von Lungengeschwülsten hat
die Röntgendiagnostik viel geleistet. Sehr häufig gelingt ihr der Nachweis von
Tumoren, wenn klinische Untersuchung und Beobachtung versagen. Unklare Beschwerden werden öfters falsch gedeutet oder als nebensächlich betrachtet; rechtzeitige Durchleuchtung läßt dann nicht selten schon die Neubildung erkennen.
Auch eindeutige Symptome, die dem Kliniker die Diagnose einer Geschwulst nahe-
legen, werden überzeugend durch das Röntgenbild ergänzt; Verwechslungen mit
entzündlichen Erkrankungen, insbesondere mit Tuberkulose und Lungenabsceß
lassen sich endgültig aufklären.

Gutartige Lungengeschwülste.

Als rein gutartige Geschwülste wurden Fibrome, Fibroadenome, Lipome, Chondrome, Angiome und Cysten angetroffen, allerdings bisher meistens als Nebenbefunde
bei Sektionen.

Röntgenbeobachtungen solcher Gebilde stehen aus diesem Grunde nur ganz
vereinzelt da. Es lassen sich deshalb in bezug auf ihre Erkennung keine allgemein
gültigen Richtlinien aufstellen.

WEIL beschrieb einen benignen Tumor, der auf dem Röntgenbilde innerhalb seines scharf begrenzten runden Schattens dichtere Teile aufwies. Sie wurden als Verkalkungen gedeutet; damit wurde unter Ablehnung eines Echinokokkus die

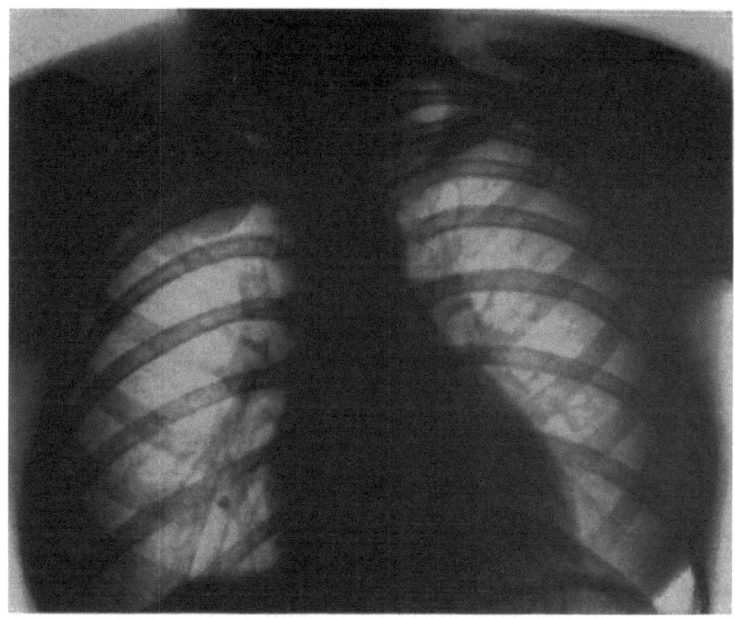

Abb. 234. Fibrom der rechten oberen Lunge.

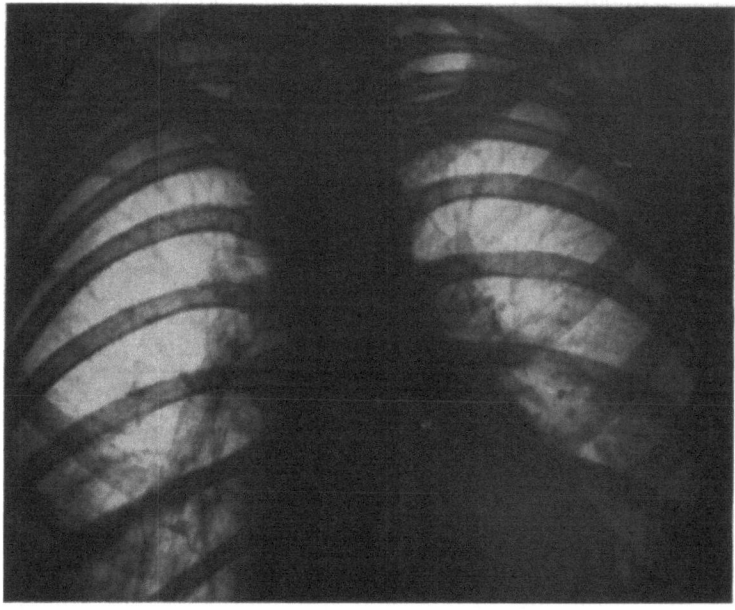

Abb. 235. Dieselbe Patientin nach Entfernung der Geschwulst.

Diagnose auf Cyste gestellt. Da aber ein autoptischer Befund und damit eine Bestätigung der Annahme einer von der Lunge ausgehenden Geschwulst fehlen, kann eine Dermoidcyste des Mediastinums nicht mit Sicherheit ausgeschlossen werden. So kommt der Mitteilung keine große Bedeutung zu.

In der Münchener Klinik haben wir wiederholt gutartige Lungentumoren, die sämtlich operativ und anatomisch durchgeprüft werden konnten, röntgenologisch verfolgt.

Ein besonders eindrucksvolles Beispiel soll erwähnt werden.

27jährige Verkäuferin erkrankte in den Jahren 1919 bis 1925 periodenweise mit stechenden Schmerzen in der rechten Brustseite, etwas trockenem Husten ohne Auswurf. Anfangs als Rippenfellentzündung, später als Tuberkulose gedeutet. Im Mai 1925 wurde nach erneut aufgetretenen, heftigeren Beschwerden eine Geschwulst im rechten Lungenoberfeld festgestellt. Im Dezember 1925 erstmals flache Vorwölbung unterhalb und außerhalb des rechten Schlüsselbeines und in der rechten Achselhöhle. Mäßige Druckempfindlichkeit hier sowie an der 2. und 3. Rippe und im 2. Zwischenrippenraum. Schallverkürzung, abgeschwächtes Atmen und leichtes pleuritisches Reiben über der rechten Spitze.

Das Röntgenbild zeigt einen scharf umschriebenen, fast kreisrunden Schatten mit dem Sitz im rechten Lungenoberlappen, der nach der Mitte zu das Lungenfeld freiläßt, aber nach außen an den Brustwandschatten grenzt (Abb. 234). Er wurde als Echinokokkus gedeutet.

Bei der Operation wurde ein in Höhe der 2. Rippe im Lungengewebe gelegener, etwa gänseeigroßer Tumor von derb elastischer und auf dem Querschnitt schleimig-gelatinöser Beschaffenheit, der mehrere cystische Hohlräume enthielt, entfernt.

Histologisch wurde er als Hamartom oder sogenannte Nebenlunge identifiziert (Borst).

Den Zustand nach der Operation zeigt Abb. 235.

Von einer operativ entfernten, histologisch untersuchten Geschwulst, die von einem versprengten Lungenkeim ausgegangen war, berichtet Lars Edling. Auf Grund des Röntgenbildes war auch sie als Echinokokkus aufgefaßt worden.

Wir haben gesehen, daß die Abgrenzung gutartiger Tumoren der Lunge gegenüber parasitären Cystenbildungen bei Echinokokkus schwierig ist. Deswegen soll der Echinokokkus hier im Zusammenhange besprochen werden.

Der Echinokokkus.

Seine Ansiedlung in der Lunge erfolgt gewöhnlich auf dem Blut- oder dem Lymphwege. Auch von der Brustfellhöhle oder von der Leber her kann er einbrechen.

Die Blasen treten in der Ein- oder Mehrzahl auf. Sie erreichen Kindskopfgröße.

Im allgemeinen sind sie im Röntgenbilde leicht zu erkennen. Sie rufen runde, regelmäßige, sehr scharf begrenzte Schatten, die sich gegen das helle Lungenfeld meist auffallend gut abheben, hervor (Abb. 236 und 237). Zuweilen werden diese Abstufungen abgeschwächt durch Atelektase des angrenzenden Lungengewebes, die entweder auf unmittelbaren Druck oder auf Kompression der zuführenden Bronchen zurückzuführen ist. Kleine Cysten verdrängen Nachbarorgane nicht; auch größere pflegen Herz und Mittelfell erst dann zu verlagern, wenn sie die unnachgiebige Brustwand erreicht haben. Diese zwingt sie dann zu einer mittelfellwärts gerichteten Druckauswirkung.

Bei Lage der Geschwulst in der Nähe des Mittelschattens kommen Verwechslungen mit Mediastinalcysten vor. Leichter ist die Differentialdiagnose gegenüber dem Aneurysma. Dieses zeigt in der Regel allseitige Pulsation; auch hängt sein Schatten mit dem der Aorta zusammen (vgl. S. 597).

Die röntgenologische Entscheidung, ob eine tiefe Cyste in dem basalen Abschnitte in der Lunge oder subdiaphragmal liegt, kann sehr schwer, oft unmöglich werden. Die Verhältnisse werden bei Sichtbarkeit der Linie des Zwerchfelles klarer, selbst wenn dessen Bewegungen fehlen oder herabgesetzt sind. Häufig gehen aber die Schatten des Diaphragmas und der Geschwulst ineinander über. Folgendes Merkmal kann uns dann noch helfen: Wenn bei tiefer Einatmung der obere Kuppelschatten sich abflacht, so weist das auf eine unterhalb des Zwerchfelles gelegene Cyste hin. Bei abgekapselten Blasen oberhalb des Muskels bleibt Abflachung aus. Im Zweifel

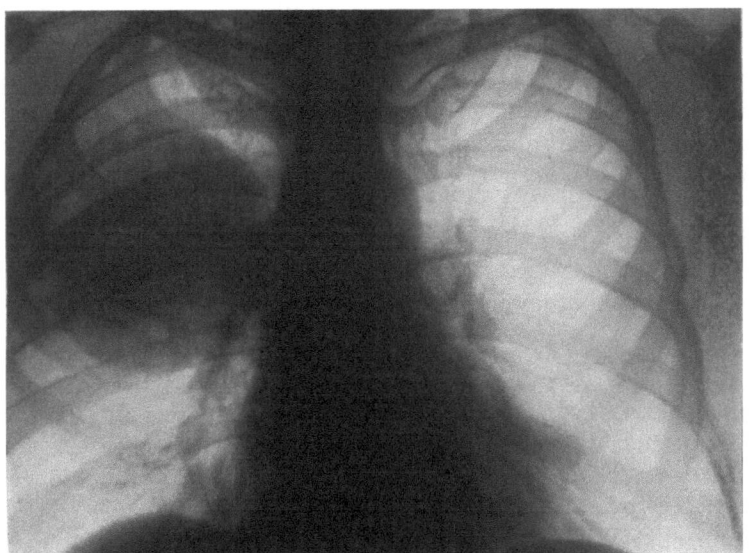

Abb. 236. Echinokokkuscyste der rechten Lunge.

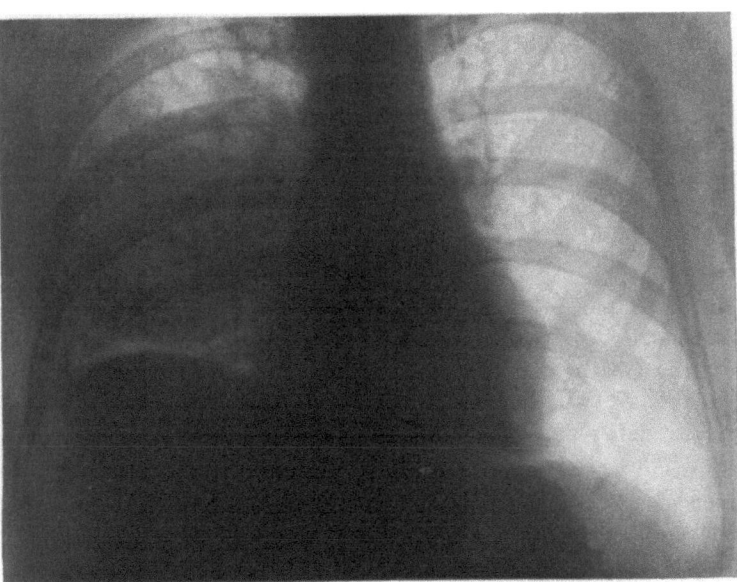

Abb. 237. Echinokokkuscyste der rechten Lunge.

über ihren Sitz bedient man sich mit Vorteil der Untersuchung in Lage auf der gesunden Seite, am besten gleichzeitig mit Beckenerhöhung. Seiner Schwere nach wird dann der Cystensack medianwärts verschoben, so daß die Zwerchfellumrisse besonders bei tiefen Atembewegungen deutlich hervortreten.

Große, subdiaphragmale Cysten können, wie wir öfters beobachteten, das Zwerchfell derart dehnen und emportreiben, daß die Lunge bis in den apikalen Raum verdrängt wird. Fast das ganze Lungenfeld ist dann verschattet. Feststellung der Zwerchfellinie mißlingt und damit auch die für den chirurgischen Eingriff so wichtige Lagebestimmung.

Eigenartige Bilder entstehen bei Durchbruch eines Echinokokkus in einen Bronchus. Der massive Schatten macht dann einer kreisrunden Aufhellung Platz, die sich mit der Zeit verkleinert und allmählich verschwindet. Wird der Cysteninhalt nicht ganz ausgehustet oder wird er infiziert, dann kann unter Umständen ein ähnliches Bild entstehen wie beim Lungenabsceß. Man erkennt bei solchen Kranken im unteren Segment der Höhle einen Flüssigkeitschatten mit wagerechter Begrenzungslinie. Die Ähnlichkeit mit einem Absceß kann noch größer werden, wenn sich um die Cyste herum, wie das gar nicht so selten ist, noch pneumonische Infiltration entwickelt.

Es liegen auch vereinzelte röntgenologische Mitteilungen vor über Leberechinokokken, die in die Lunge durchgebrochen sind. Das dadurch hervorgerufene Bild gleicht dem eines subphrenischen Abscesses.

Bösartige Geschwülste.

Große praktische Bedeutung kommt den häufigen bösartigen Lungengeschwülsten zu. Das Lungencarcinom macht $1-3\%$ (nach Otten $3,3\%$) sämtlicher Krebserkrankungen aus. In den letzten Jahren wurden noch höhere Verhältniszahlen ($10\%-15\%$) mitgeteilt.

Der Lungenkrebs kann vom Alveolar-, Bronchial- oder Drüsenepithel, schließlich auch vom Endothel der pulmonalen Lymphbahnen ausgehen.

Pathologisch-anatomisch ist dem Carcinom, das ausschließlich auf den Bronchialbaum beschränkt bleibt, eine ganz bestimmte Ausbreitungsform eigentümlich.

Es verzweigt sich vom Hilus her in der Wand und der Lichtung der Bronchen. Von der Lungenwurzel strahlen dann sich verdünnende carcinomatöse Röhrengebilde aus. Mit zunehmendem Wachstume des Krebses wird das Bronchialrohr immer mehr eingeengt. Die Folgen des Bronchialverschlusses sind Luftresorption und Atelektase in dem zugehörigen Abschnitte (vgl. S. 343).

Diese ausschließlich bronchiale Verbreitung ist jedoch selten. Meistens geht der Krebs schon frühzeitig auf das Lungengewebe über. In welcher Form das auch geschehen mag, immer erkennt man seinen Ausgangspunkt vom Hilus oder vom großen Bronchus.

Solange die Geschwulst im wesentlichen auf die Gegend der Lungenpforte beschränkt ist, pflegen wir sie als Hiluscarcinom zu bezeichnen, während wir beim Übergreifen auf den einen oder anderen Lungenlappen von einem Bronchialkrebs mit Beteiligung des Ober-, des Mittel- oder des Unterlappens sprechen.

Die meist sehr massigen Geschwülste sind ziemlich scharf gegen die Umgebung abgetrennt. Erweichung im Innern führt zu Höhlenbildung.

Wesentlich seltener ist das sogenannte zentrale Lungencarcinom, das vom Alveolarepithel entspringt. Es zeigt sich in der Regel zwischen der Geschwulst und der Lungenwurzel ein gesunder Lungenabschnitt.

Erleichtert wird manchmal die Diagnose eines Lungencarcinoms durch Komplikationen. So sind häufig Lymphdrüsen im Bereiche der Lungenwurzel und des Mittelfelles beteiligt. Ihre Veränderungen sind bisweilen so hochgradig, daß sie ernste klinische Störungen hervorrufen, wie bei Kompression von Bronchen, Verdrängung und Verengerung der Luftröhre und Recurrenslähmung. Öfters treten hämorrhagische Brustfellergüsse hinzu. Durch Schwartenbildung und Verwachsungen, durch Atelektase von Lungenbezirken erleidet die Brustkorbhälfte eine Schrumpfung, die an

Verschmälerung der Zwischenrippenräume und an Schrägstellung der Rippen schon äußerlich wahrnehmbar ist und ihre respiratorische Bewegungen sowie die des Zwerchfelles herabsetzt.

Für das Verständnis der verschiedenen Ausdrucksformen des Krebses im Röntgenlichte liefern die erwähnten pathologisch-anatomischen Veränderungen die beste Grundlage. So verrät sich das Bronchialcarcinom dadurch, daß vom Hilusschatten aus ein vielfach verzweigtes Netz sich verjüngender Streifen nach den Seiten ausstrahlt, bis es sich allmählich im normalen Lungenfelde verliert: diffuse Bronchialcarcinome (OTTEN) (Abb. 238).

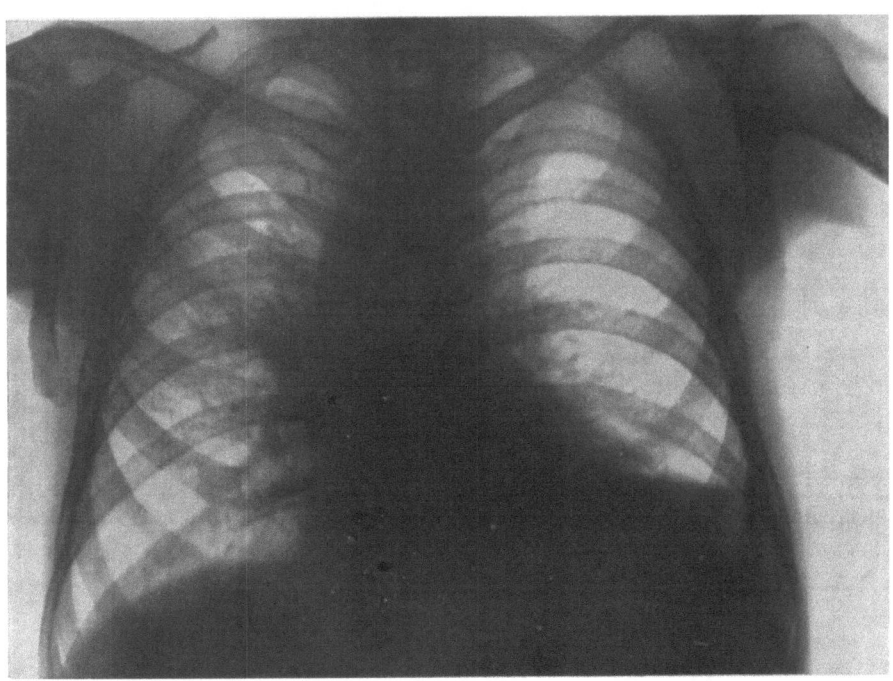

Abb. 238. Bronchialkrebs, ausgehend vom rechten Lungenstiel.

Im allgemeinen aber erfaßt der Krebs frühzeitig das Lungengewebe; oft so, daß die Lungenveränderungen sogar in den Vordergrund treten. Es ergeben sich im Röntgenbilde zwei eigenartige Schattenbilder: ein dichtes im Bereiche der carcinomatös infiltrierten Abschnitte und ein weniger dichtes, das das erstere umgibt und der Ausdruck von Atelektase oder entzündlicher Beteiligung der Lungen ist. Peripher schließt sich wieder annähernd normales Lungengewebe an. Die Atelektase wird verursacht durch Verlegung des zugehörigen Bronchus. Je vollständiger diese ist, um so dichter ist auch der Atelektaseschatten.

Ein Beispiel dafür ist Abb. 239. Man sieht, vom Hilus ausgehend und sich nach den rechten unteren Lungenteilen fortsetzend, ziemlich starke Verschattung mit unregelmäßiger, unscharfer Begrenzung und wechselnder Dichtigkeit. Sie hellt sich an den Rändern etwas auf. Die dunklen Teile entsprechen dem carcinomatös infiltrierten, die lichteren dem atelektatischen Lungenbezirke.

Abb. 240 ist ein Beispiel eines Hiluscarcinoms mit Übergreifen auf den Oberlappen. Man erkennt im Bereiche der Lungenwurzel, nach dem Oberlappen ziehend

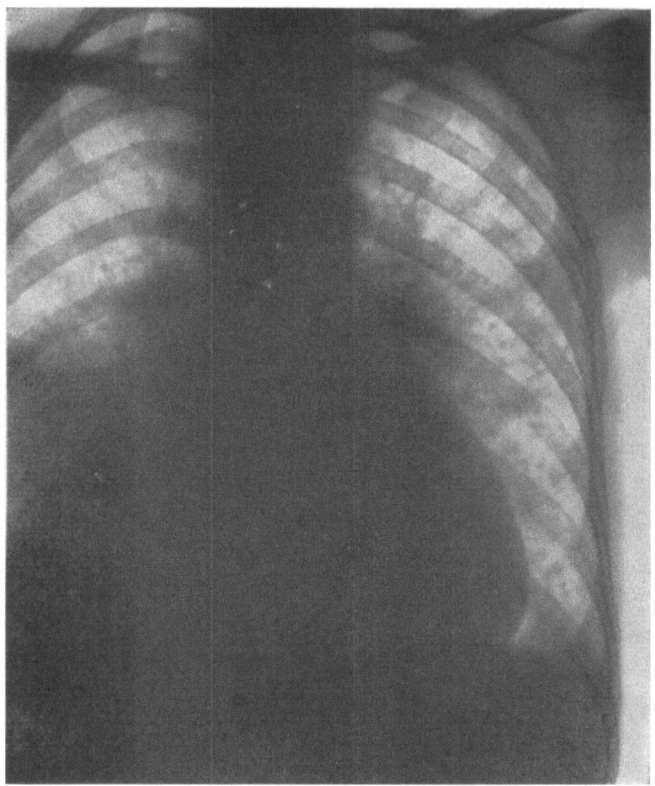

Abb. 239. Bronchialkrebs, auf die Lunge übergreifend. Rechts ist bereits ein großer Teil des unteren Lungenabschnittes infiltriert.

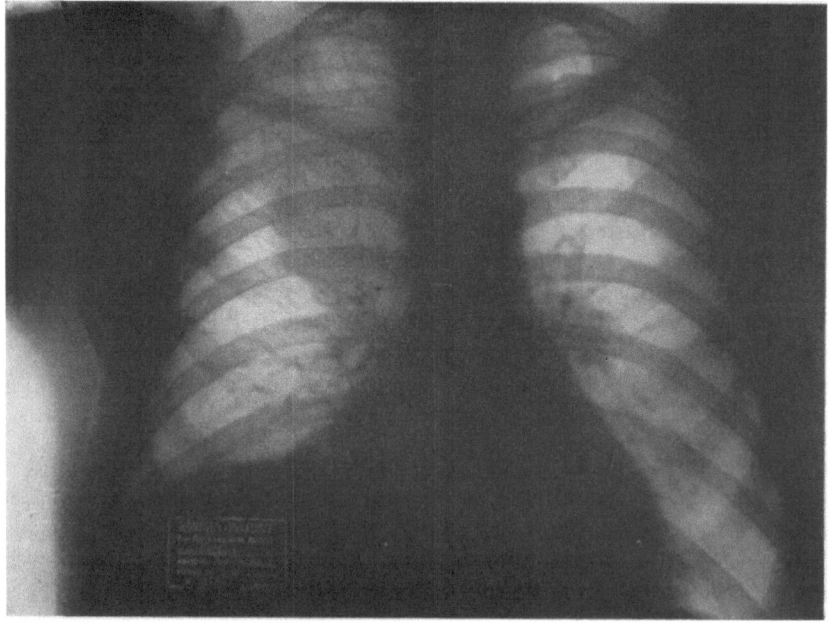

Abb. 240. Krebs der Lungenwurzel, auf den Oberlappen übergreifend.

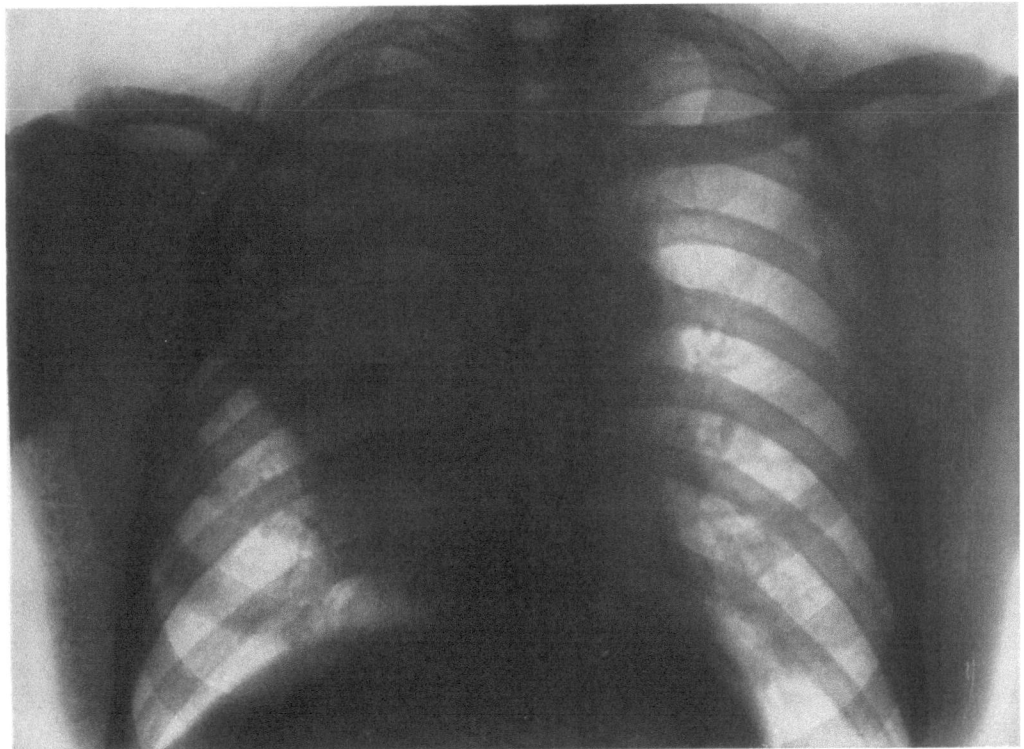

Abb. 241. Hiluscarcinom mit massiger Ausbreitung in die rechte Lunge, namentlich in den Oberlappen.

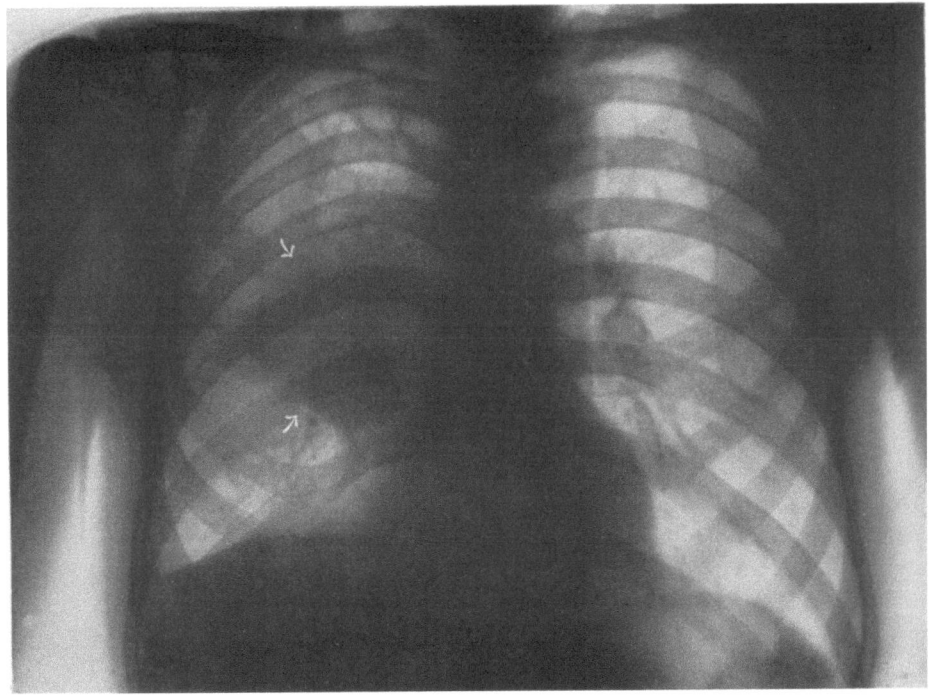

Abb. 242. Lungenwurzelkrebs.

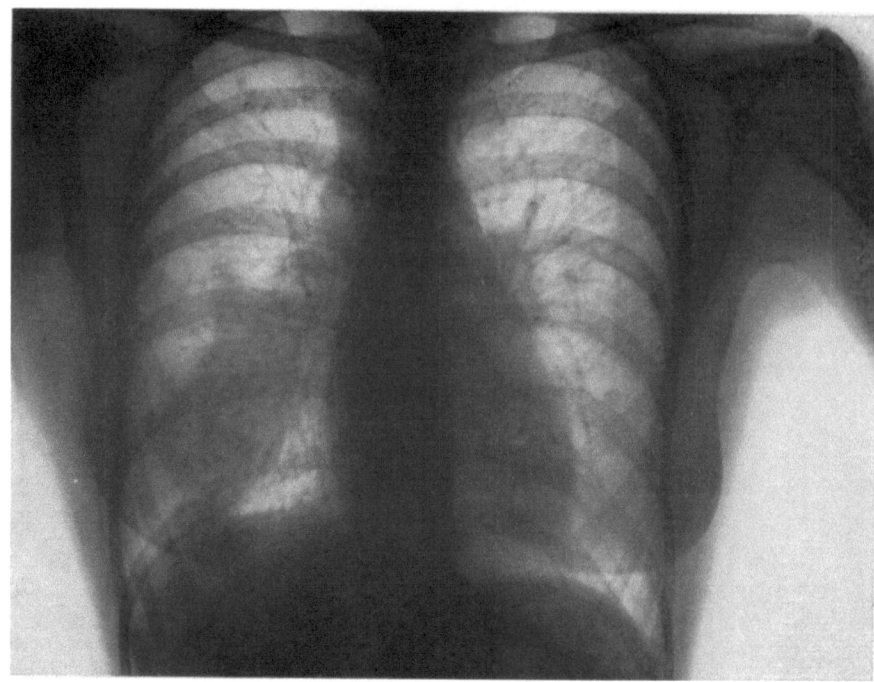

Abb. 243. Hiluscarcinom mit Ausbreitung in den Unterlappen.

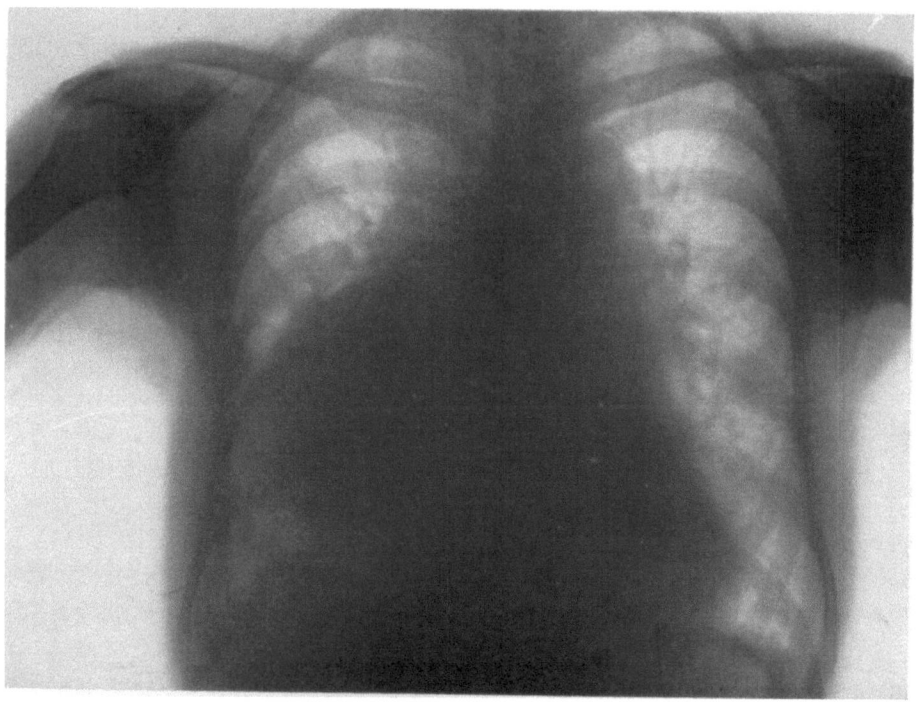

Abb. 244. Derselbe Kranke später. Krebs des rechten Unterlappens.

einen dichten, gleichmäßigen und nach der Seite ziemlich scharf begrenzten Schatten. Die Spitzenteile sind getrübt (Atelektase).

Nachdem solche Carcinome einen ganzen Oberlappen eingenommen haben, können sie auch andere Lungenabschnitte erfassen. Dann ist genaue Abgrenzung nicht mehr möglich (Abb. 241).

Abb. 242 gibt einen Mittellappenkrebs wieder. Der Schatten füllt das dem Mittellappen entsprechende Lungenfeld aus. In unmittelbarer Nachbarschaft sind wieder atelektatische Lungenbezirke an der geringeren Trübung erkennbar.

Abb. 243 zeigt ein vorwiegend den Unterlappen angreifendes Hiluscarcinom. Im weiteren Krankheitsverlaufe ging die Geschwulst auf die übrigen Lungenteile über.

Abb. 244 stellt diesen Zustand dar. Die Neubildung ist sowohl nach unten wie nach oben gewuchert.

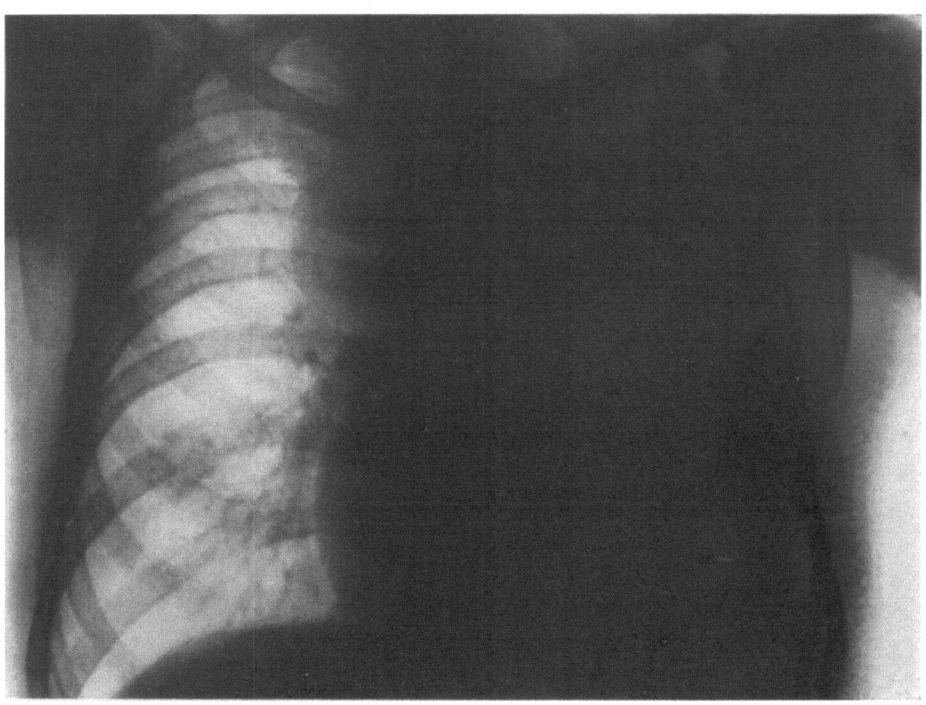

Abb. 245. Krebs der ganzen linken Lunge mit Übergreifen auf die rechte.

Wenn ein Hiluscarcinom nach und nach die ganze Lunge einbezogen hat, so findet man im Röntgenlichte allseitige, tiefe Verdunkelung; Lungen- und Mittelfellschatten sind voneinander nicht mehr zu trennen.

Solche Bilder dürfen nicht zu der Annahme verleiten, daß die gesamte Verschattung lediglich auf carcinomatöser Infiltration beruhe. Sie ist vielmehr zu einem großen Teile durch pneumonische Verdichtung des corticalen Lungengewebes und sekundäre Atelektase bedingt (Abb. 245).

Seltener ist das vom Alveolarepithel ausgehende zentrale Lungencarcinom. Im Gegensatze zum Bronchialkrebse besitzt es zunächst keine Beziehungen zur Lungenwurzel. Diese Gegend wird erst später auf dem Wege der Lymphbahnen erreicht. Der Alveolarkrebs zeigt ausgesprochene Neigung, auf das Brustfell überzugreifen. Er kommt als scharf umrissener, nicht besonders dichter, meist

rundlicher Schatten zur Röntgendarstellung. Zwischen der Herdverdunkelung und
dem Hilusbilde liegt normale Lungenzeichnung. Dagegen sieht man ihn allmählich
in die Brustkorbumrisse übergehen (Abb. 255—260).

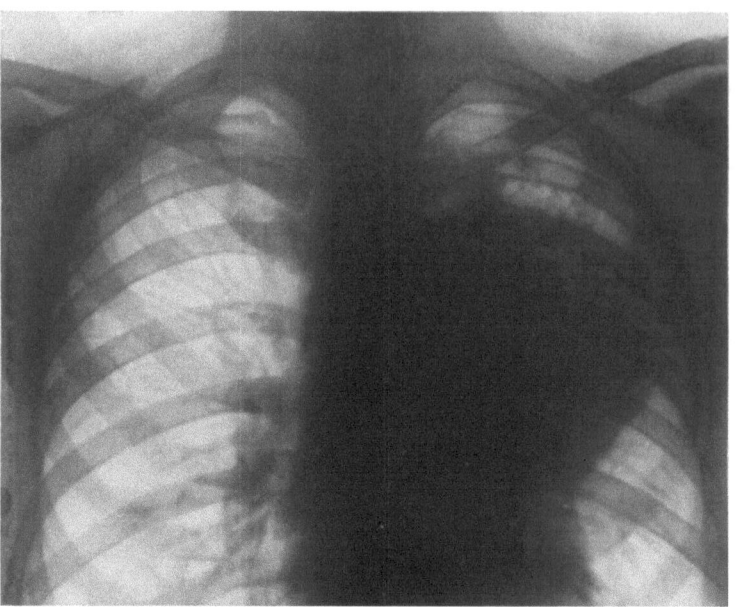

Abb. 246. Krebs der linken Lunge mit Atelektase und starker pneumonischer Infiltration in der
Umgebung der Geschwulst.

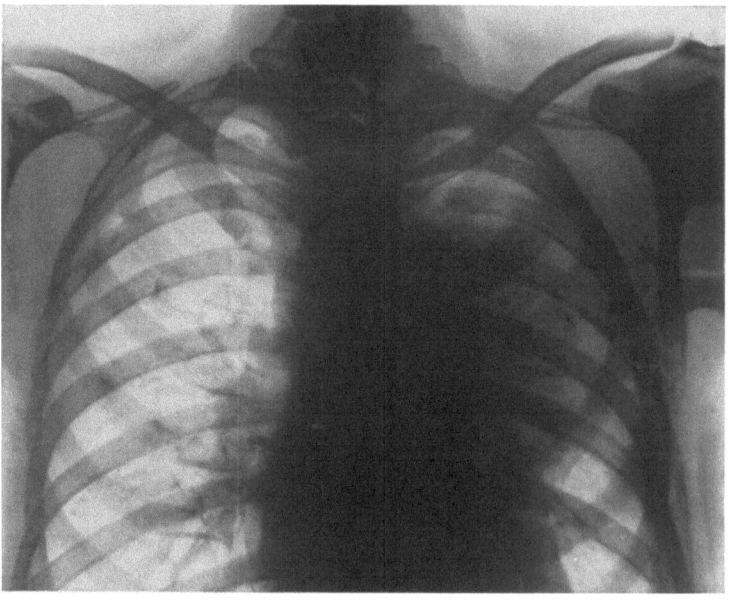

Abb. 247. Derselbe Kranke 3 Monate später. Beginnende zentrale Nekrose. Teilweise Rückbildung der
pneumonischen Infiltration und der umgebenden Atelektase.

Da die Aussichten der Frühoperation gerade dieser peripher gelegenen Carcinome nicht ungünstig sind (SAUERBRUCH), ist rechtzeitige Erkennung von größter
Bedeutung.

Sobald sich bei zunehmendem Wachstum im Innern der Geschwulst Ernährung-störungen einstellen, machen sich Nekrose und Einschmelzung auch im Röntgenbilde

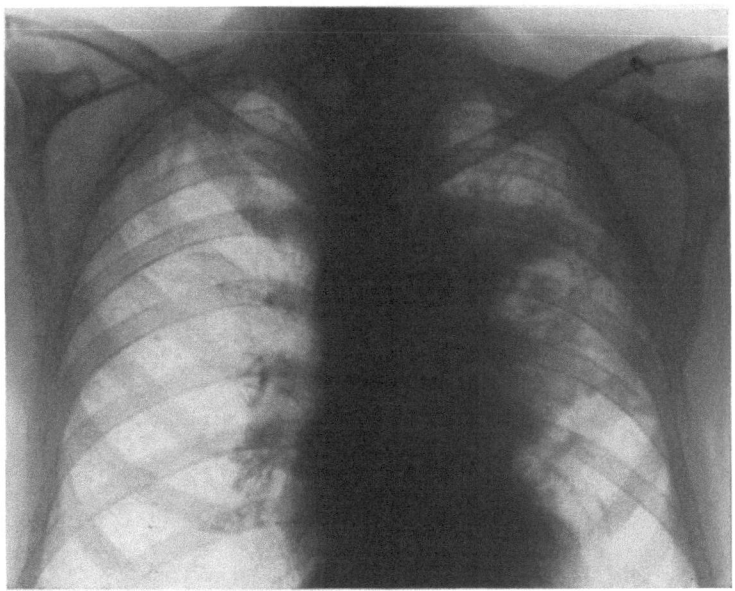

Abb. 248. Derselbe Kranke 4 Wochen später. Höhlenbildung mit eingeschlossenem Sequester. Deutlicher Rückgang der pneumonischen Infiltration.

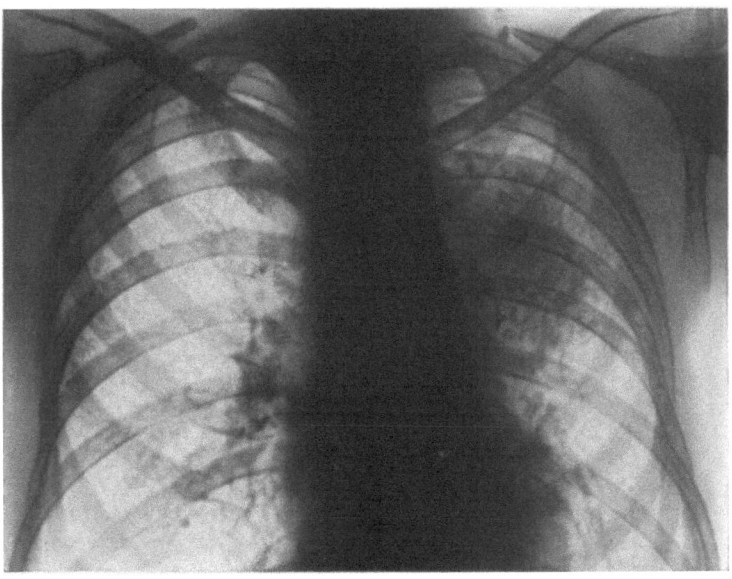

Abb. 249. Derselbe Kranke 8 Wochen später. Höhle mit Sequester nicht mehr vorhanden. Dichter Geschwulstschatten im Bereiche des Oberlappens. Nur noch geringe pneumonische Infiltration und Atelektase.

bemerkbar, und zwar durch Aufhellung wie bei einer Höhlenbildung. In diesem Stadium gehen nach Aushusten der Sequester Atelektase und Infiltration zurück, erstere weil mit Freiwerden der Bronchen die Luft auch zu den Rindenabschnitten wieder Zutritt hat, letztere weil die Reizwirkung des abgestorbenen Gewebes fortfällt.

25*

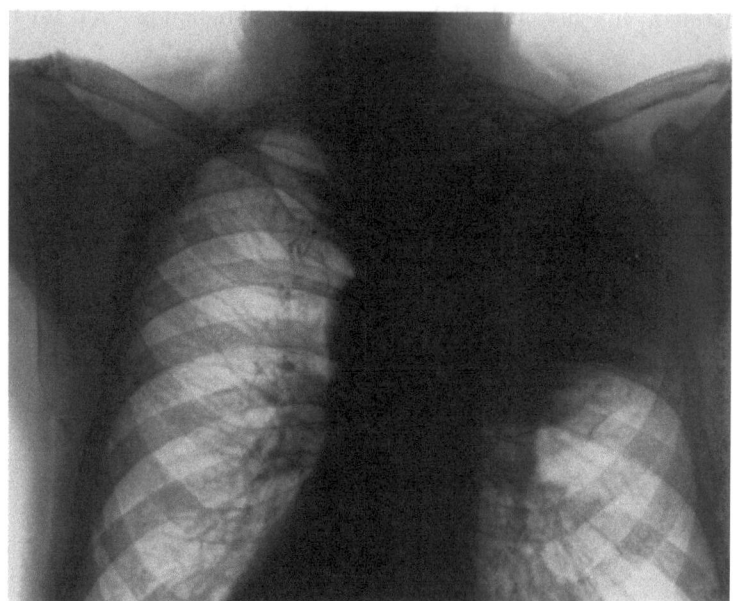

Abb. 250. Oberlappenkrebs (sagittale Aufnahme).

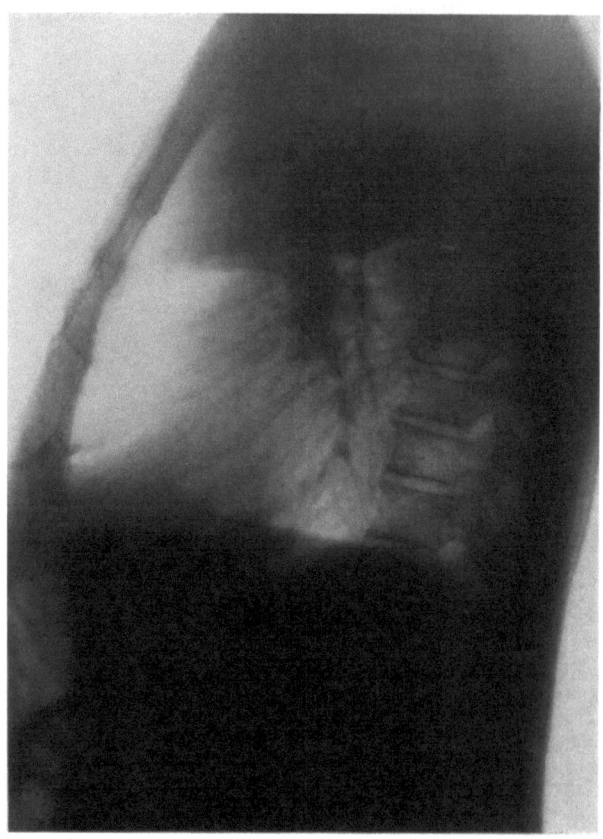

Abb. 251. Derselbe Kranke (frontales Bild).

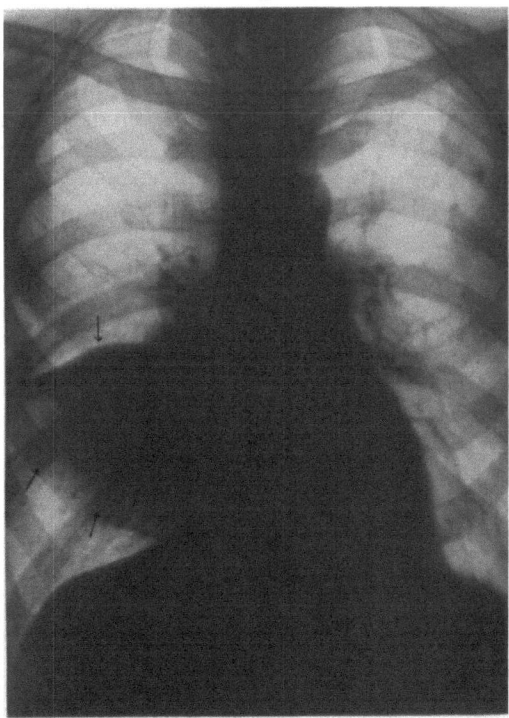

Abb. 252. Krebs des rechten Mittellappens sagittale Aufnahme).

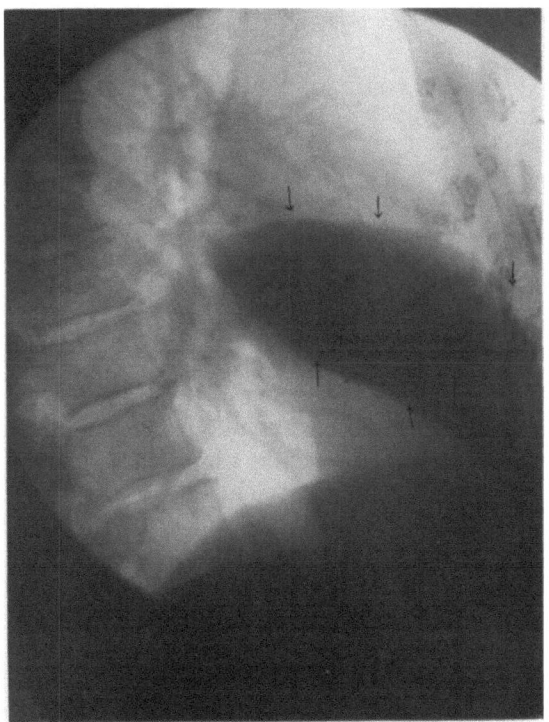

Abb. 253. Derselbe Kranke (frontales Bild).

Als Beispiel dient die Bilderreihe (Abb. 246—249).

Abb. 246: Befund bei der ersten Untersuchung. Ein mächtiger in das linke mittlere Lungenfeld vorspringender dichter Schatten reicht fast bis zur seitlichen Brustwand. Um die Geschwulst herum, besonders an den Spitzen, geringfügige Trübung.

Abb. 247: 3 Monate später: Der massige Schatten des ersten Bildes hat an seinen Rändern an Dichtigkeit verloren. Er erscheint im ganzen kleiner als früher. In der Mitte verrät eine rundliche Aufhellung beginnende Nekrose. Es hat also bereits Rückbildung der Atelektase und der begleitenden pneumonischen Infiltration eingesetzt.

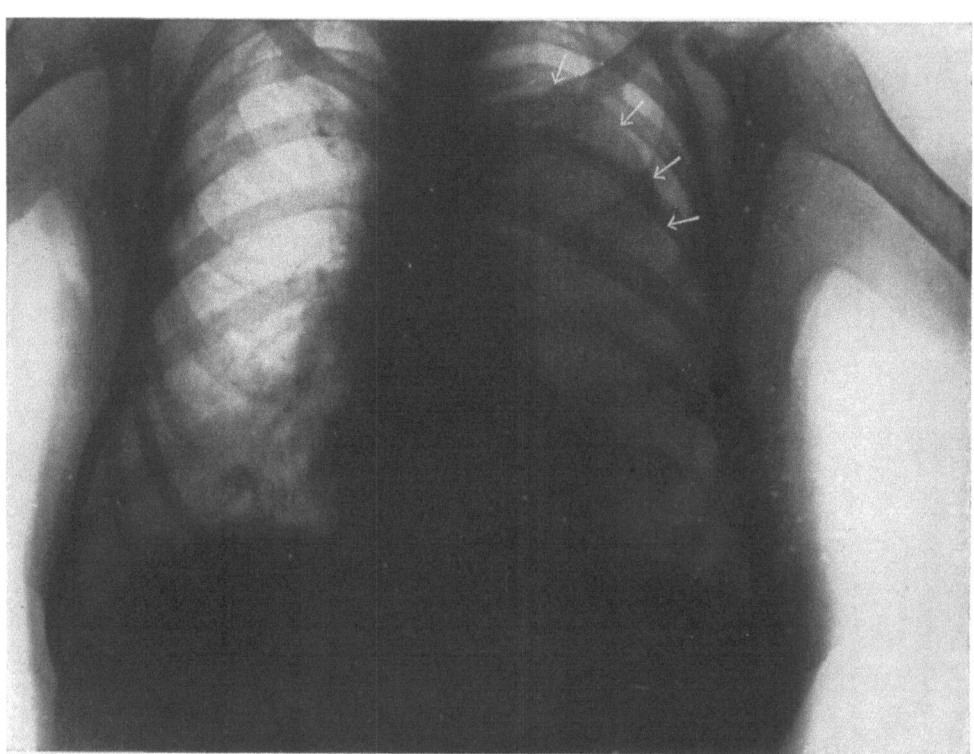

Abb. 254. Mächtiges Aortenaneurysma (Pfeile). Durchbruch in die Lunge, Atelektase ihrer unteren Abschnitte.

Abb. 248: 4 Wochen später. Ausgeprägte Höhle, die den Rest eines Lungensequesters enthält.

Abb. 249: 8 Wochen später. Höhle und Sequester nicht mehr nachweisbar. Der hilusnahe, tiefe Schatten hat sich im Vergleiche zur ersten Aufnahme wesentlich aufgehellt. Es ist in seiner Umgebung nur mehr leichte Trübung des Lungenfeldes zu erkennen, die geringgradiger Atelektase und Infiltration entspricht. Trotz dieser scheinbaren Besserung, die an der Diagnose zweifeln ließ, erlag der Kranke seinem Carcinom.

Eine ähnliche Beobachtung haben wir bereits in dem Abschnitte „Lungenabsceß" (S. 360) beschrieben. Auch hier stellte sich im Verlaufe des Leidens zentrale Höhlenbildung mit gleichzeitigem Rückgange des Geschwulstschattens ein (vgl. Abb. 210—213).

Im Gegensatze zu den eben beschriebenen Schattenformen von Lungenkrebsen, die gegen ihre Umgebung unregelmäßig und verschwommen begrenzt sind, finden sich andere mit auffallend scharfen Umrissen. Dann handelt es sich um diffuse Carcinome eines ganzen Lappens. Dieser Ausdehnung entspricht das Röntgenbild. Wertvolle

Aufschlüsse erhalten wir bei diesen Formen durch seitliche Aufnahme, weil sich hierbei die Lappenränder weniger überschneiden als bei sagittaler Sicht (Abb. 250—253).

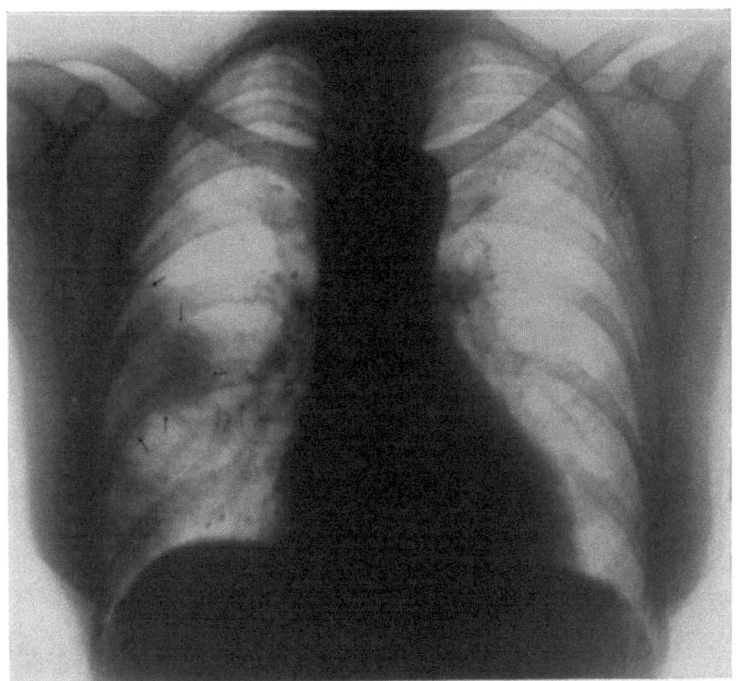

Abb. 255. Zentraler Krebs der rechten Lunge, übergreifend auf das Brustfell.

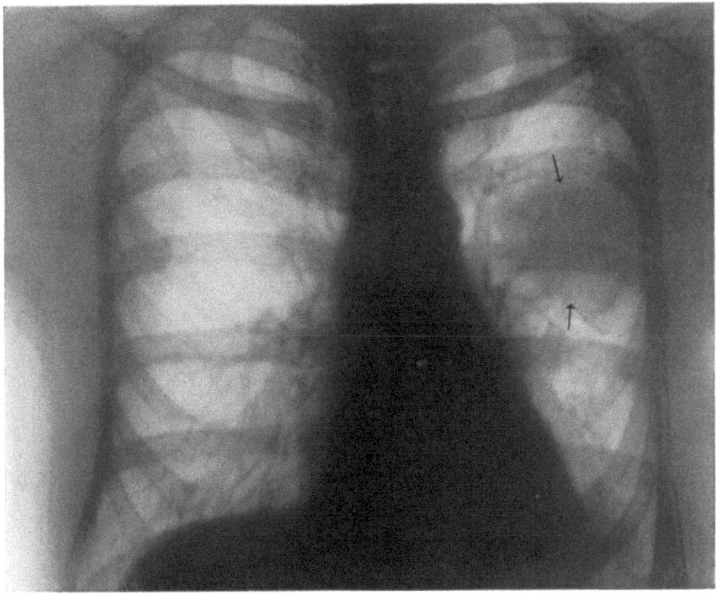

Abb. 256. Zentraler Krebs der linken Lunge.

Man versteht, daß das besondere anatomische Verhalten des Bronchialkrebses im Röntgenbilde zu Verwechslungen mit Lungenabsceß führt.

Differentialdiagnostisch kommt in erster Linie der Lungenabsceß in Betracht, namentlich dann, wenn das Leiden erst kurze Zeit spielt, wenn die Vorgeschichte unklar ist und wenn eindeutige klinische Zeichen fehlen. Große Schwierigkeiten

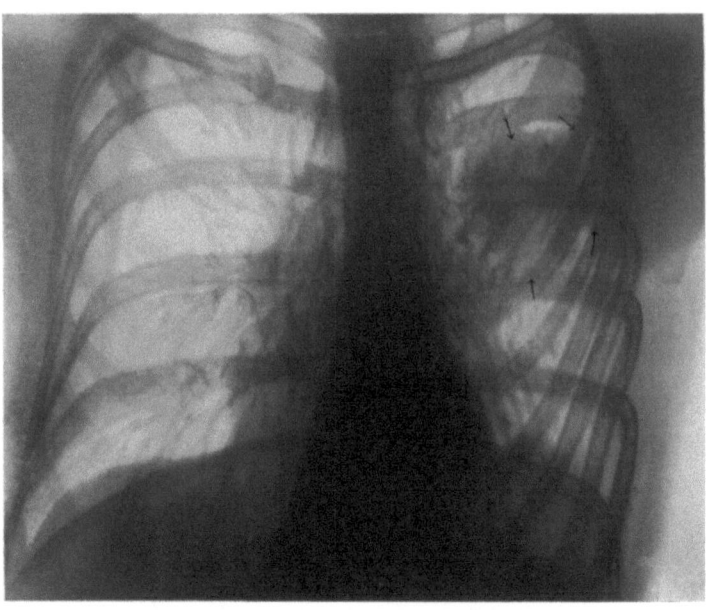

Abb. 257. Derselbe Kranke. Aufnahme in leichter schräger Stellung.

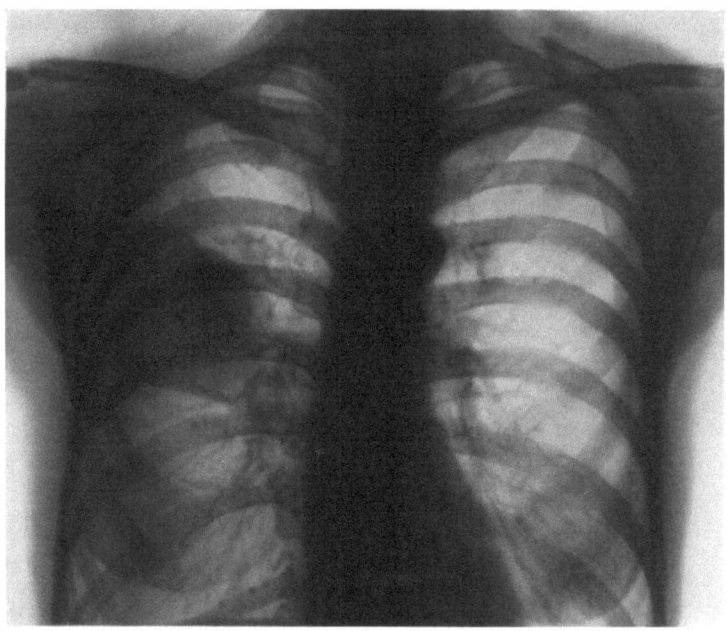

Abb. 258. Zentraler Lungenkrebs.

ergeben sich auch bei ausgesprochenem Höhlenbefunde (vgl. S. 359). Ausgedehnte Gewächse sind leichter zu erkennen; aber auch sie täuschen oft einen interlobären oder abgekammerten Erguß vor, infolge ihrer oft auffallend scharfen Begrenzung. Wenn die Ausdehnung des Carcinoms dem Verlaufe eines interlobären Spaltes

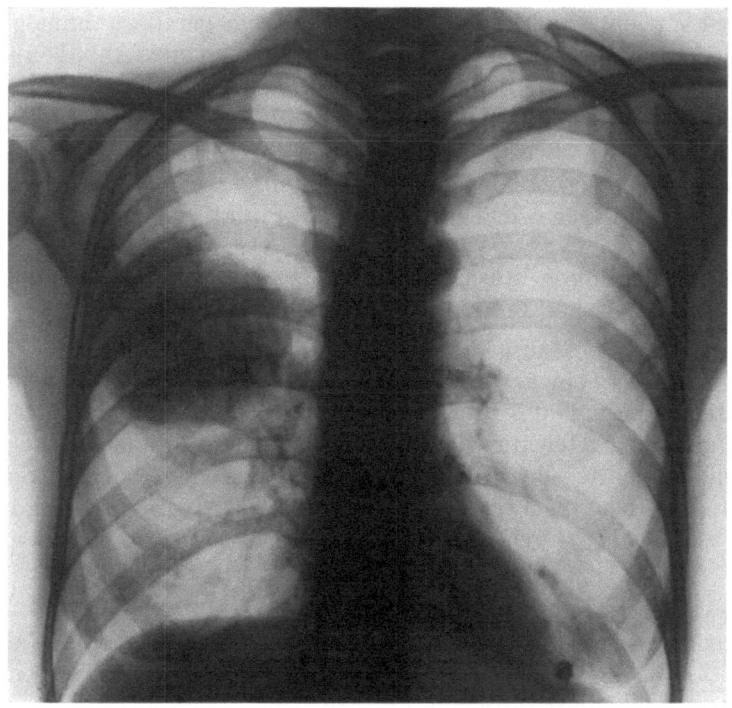

Abb. 259. Derselbe Kranke. Aufnahme einige Wochen später.

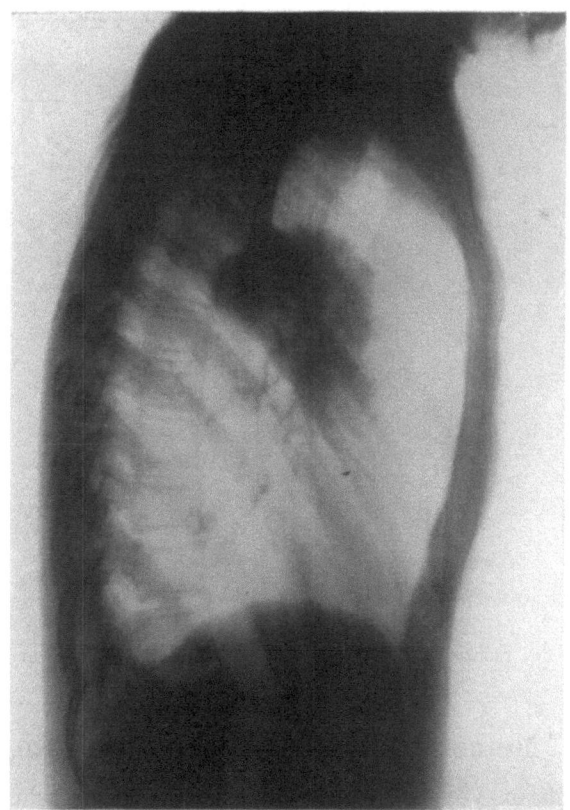

Abb. 260. Derselbe Kranke (frontales Bild).

entspricht, so kann die Unterscheidung von Empyem geradezu unmöglich werden. Bei einem von uns untersuchten Kranken lieferten sagittale (Abb. 252) wie frontale Aufnahme (Abb. 253) einen dem interlobären Ergusse so täuschend ähnlichen Befund, daß die Diagnose Krebs verfehlt wurde.

Große Ergüsse im Brustfellsacke führen ebenfalls zur Verwechslung mit ausgedehnten Carcinomen. Fehlen der Verdrängung spricht dann doch für Krebs. Außerdem stehen klinische Hilfsmittel, z. B. Punktion, zur Klärung zur Verfügung.

Hilusdrüsentuberkulose täuscht hie und da ein Bronchialcarcinom vor. Alter des Kranken und klinischer Befund verhindern falsche Deutung.

Schließlich kann ein ausgedehntes Aortenaneurysma, das eine ganze Brustkorbhälfte verschattet, einen diffusen Lungenkrebs vortäuschen (Abb. 254). Bei stark verdickter Wandung des Blutsackes mißlingt häufig der Nachweis der kennzeichnenden Pulsation. Atelektasen der benachbarten zusammengedrückten Lungenteile bedingen unscharfe Begrenzung. Kleine Blutungen können Schattenbilder erzeugen, die die Aneurysmaränder verwischen. Doch wird mit Hilfe der Durchleuchtung in schrägem Durchmesser die Gefäßerweiterung wohl richtig erkannt werden.

Viel seltener als das Carcinom ist das Sarkom der Lunge. Es nimmt seinen Ursprung meist von den peribronchialen Lymphgefäßen. Häufig beteiligt sich das Brustfell mit einem hämorrhagischen Ergusse.

Das Lungensarkom ruft im Röntgenbilde besonders tiefe und, seiner anatomischen Form entsprechend, scharf begrenzte runde Schatten hervor. Oft scheint sich die Verdunkelung aus mehreren kleineren Kreisen zusammenzusetzen (Abb. 261).

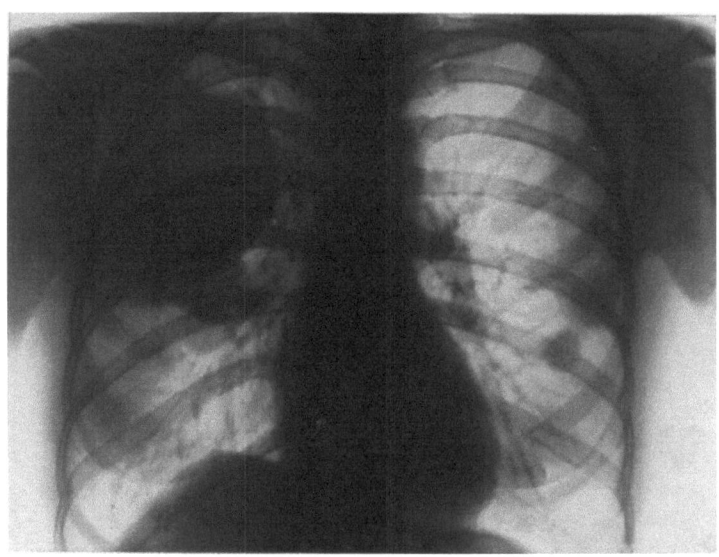

Abb. 261. Sarkom des rechten Lungenflügels mit vielfachen Metastasen auch im linken.

9. Metastatische Lungengeschwülste.

Durch Einbruch in Venen, in den Ductus thoracicus oder sonstige Lymphgefäße können Krebse und Sarkome der verschiedensten Organe Metastasen in der Lunge erzeugen. So bilden sich vielfache Herde in ihren beiden Hälften aus.

Für ihren Nachweis ist das Röntgenverfahren von hohem Werte, da besonders
kleine Nester der klinischen Untersuchung leicht entgehen. In der Regel sieht
man runde, ziemlich regelmäßig begrenzte Schatten von Erbsen- bis Kindkopf-
größe. Die Kreisform der Tochtergeschwülste kennzeichnet vor allem das Sarkom

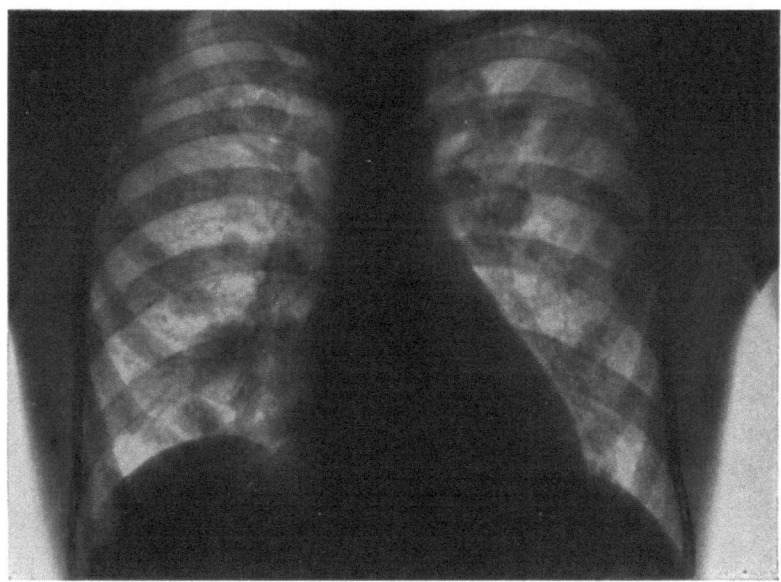

Abb. 262. Sarkommetastasen der Lunge.

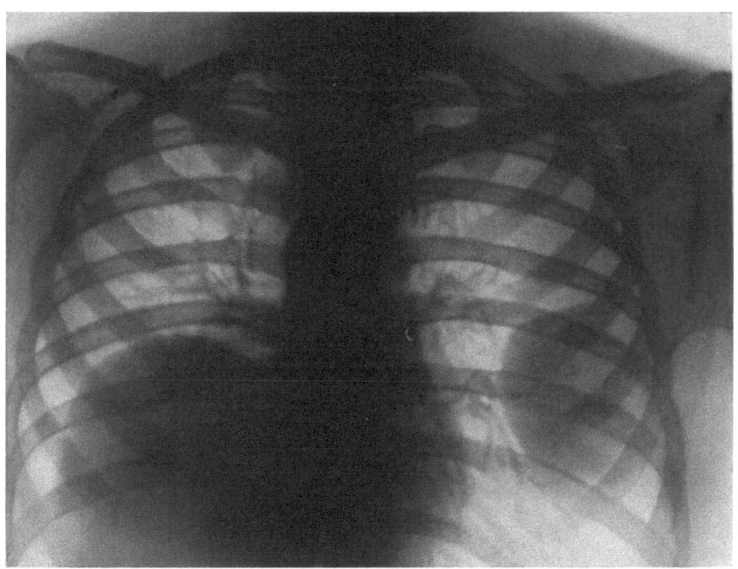

Abb. 263. Große Sarkommetastasen der Lunge.

(Abb. 262 u. 263), während beim Carcinom diese Gesetzmäßigkeit nicht gilt. Gewöhnlich
sind die Lungenfelder derart mit Flecken übersät, daß man sie fast mit einer Glas-
platte vergleichen könnte, an der nasse Schneeflocken hängen geblieben sind. Einzelne
scharf begrenzte und rundliche Gebilde lassen über die Art der Erkrankung keinen

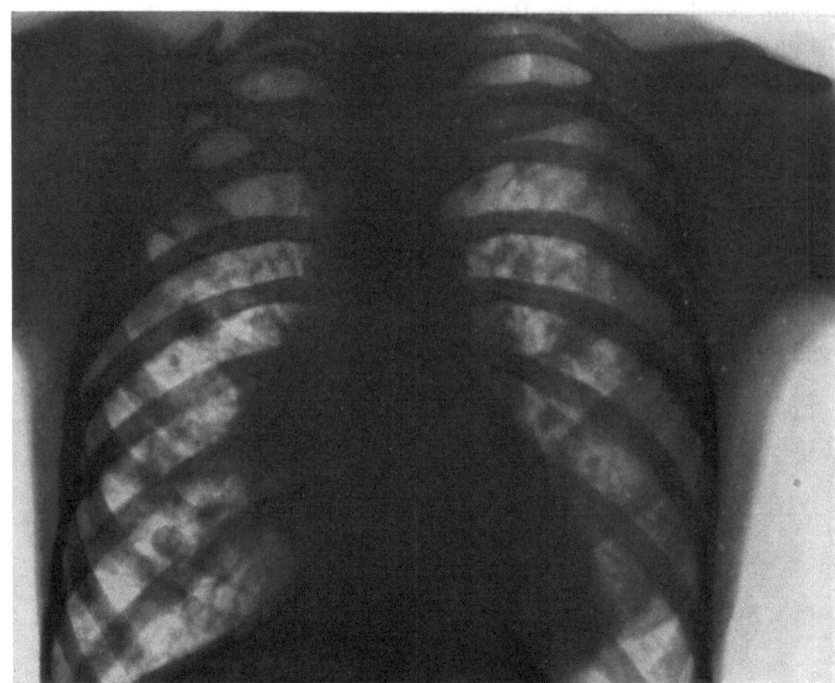

Abb. 264. Krebsmetastasen, die zum Teil zu größeren Herden zusammengeflossen sind.

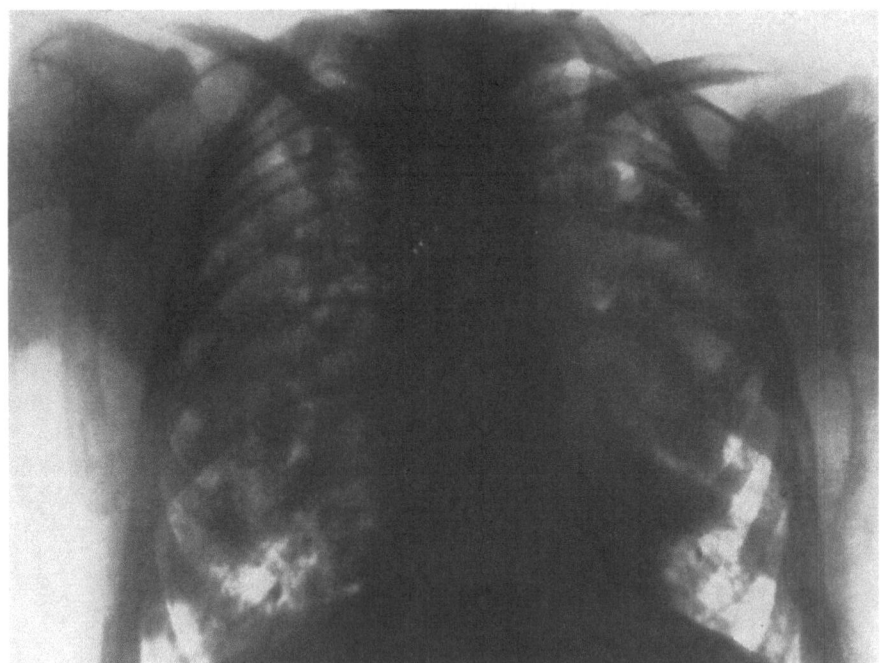

Abb. 265. Krebsmetastasen, die beide Lungenflügel fast ganz einnehmen.

Zweifel (Abb. 264). Bei weiterem Wachstume fließen sie zu ausgedehnten Verdunkelungen zusammen. Ungleichmäßige Tönung verrät ihre Entstehung aus einzelnen Herden (Abb. 265).

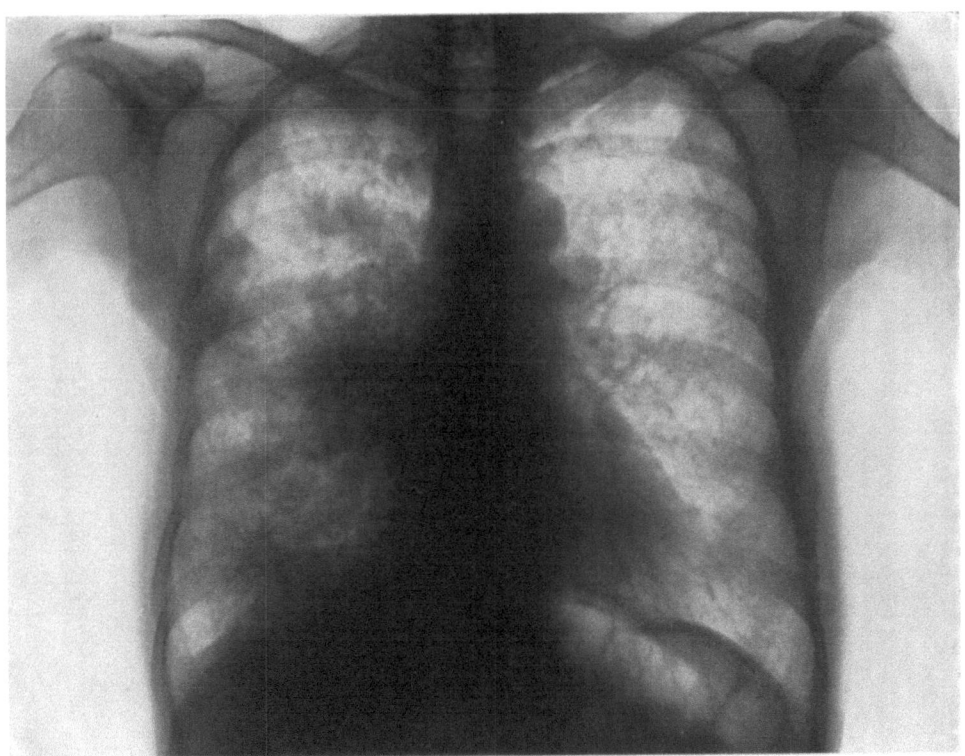

Abb. 266. Sarkomatose der Lunge.

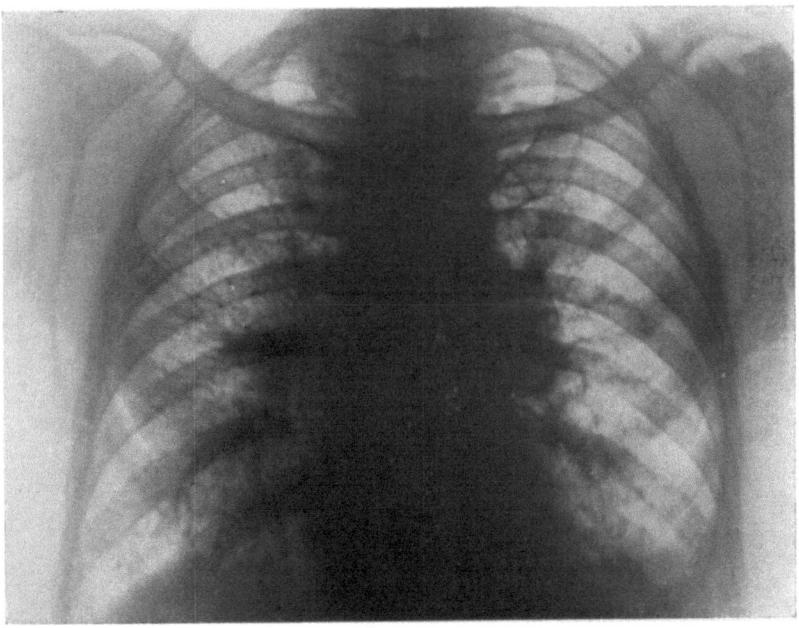

Abb. 267. Diffuse krebsige Lymphangitis der Lungen. Dorsoventrale Aufnahme.

Seltener als die noduläre Form ist die miliare. Die Bilder der Miliarcarcinose oder -sarkomatose sind denen einer Miliartuberkulose ähnlich. Über die ganzen

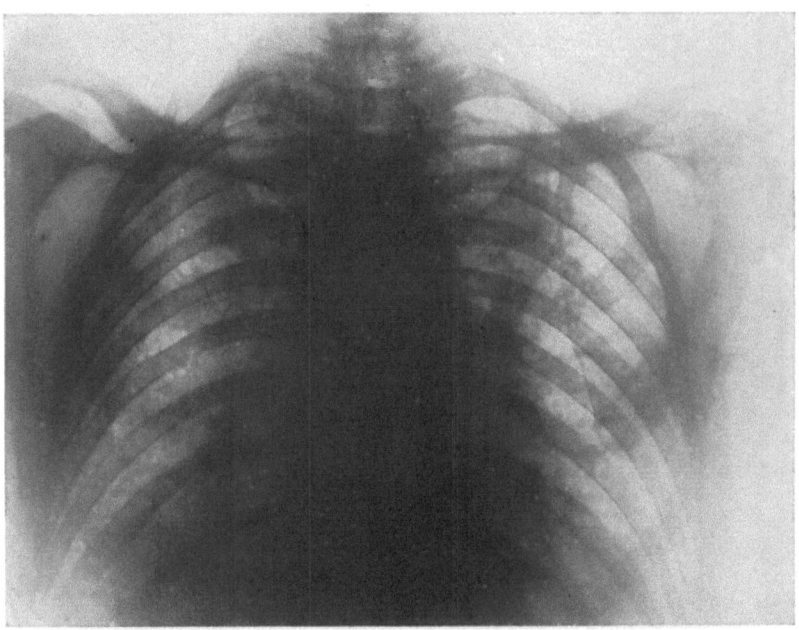

Abb. 268. Derselbe Kranke.   Ventrodorsale Aufnahme.

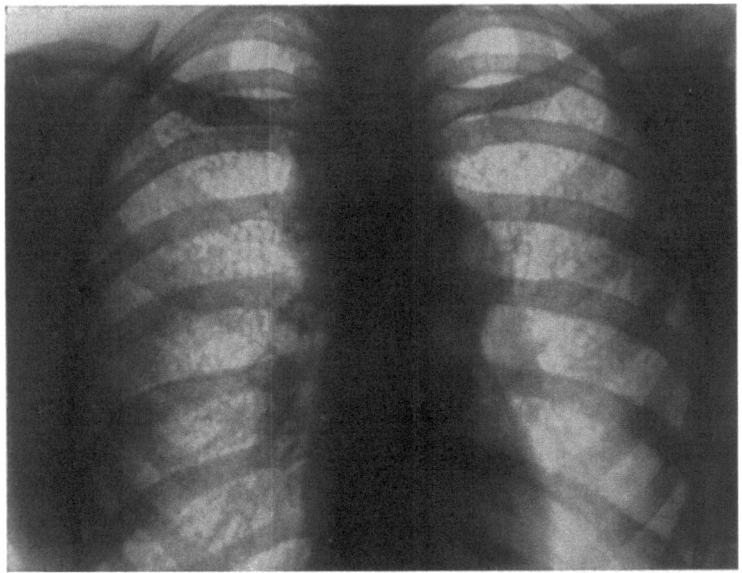

Abb. 269. Lymphogranulomatöse Lymphangitis.

Lungenfelder verstreut, finden sich geringfügige und größere runde Flecke (Abb. 266). Solange die einzelnen Herde klein sind, sind sie von tuberkulösen schwer abzutrennen. Erst der größere Herd gibt sowohl in der Schattentiefe, als namentlich in der Randschärfe ein Unterscheidungsmerkmal.

Kennzeichnende Bilder liefert die sogenannte diffuse carcinomatöse Lymphangitis. Beide Lungen werden von ihrer Wurzel aus von feinen Schattenstreifen durchzogen. Die Hilusgegend ist in der Regel am dunkelsten, und zwar infolge der Überlagerung der einzelnen Gebilde (Abb. 267 und 268).

Diffuse metastatische Lymphangitis kann, wenn auch sehr selten, bei Lymphogranulomatose eintreten. Wir haben einen solchen Kranken beobachtet. Die Ansicht (Abb. 269) ähnelt der der carcinomatösen Lymphangitis.

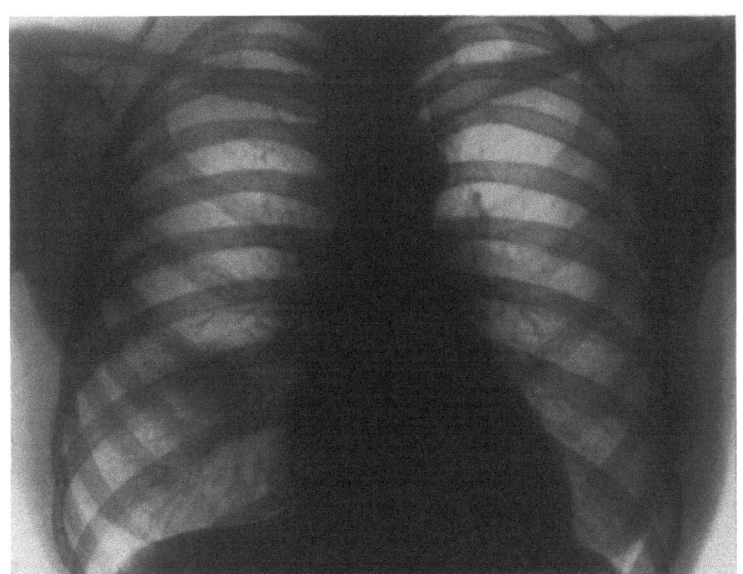

Abb. 270. Lungenmetastase (einzelne Geschwulst).

Nicht immer stellen sich Lungenmetastasen verstreut ein. Zuweilen liegt nur eine einzige Tochtergeschwulst vor (Abb. 270). Dann ist das Röntgenbild nicht bezeichnend. An die Möglichkeit, daß eine Verschleppung vorliegt, wird man zwar wegen der runden Gestalt des Schattens und seiner scharfen Begrenzung denken. Aber erst der Nachweis der primären Neubildung vermittelt richtige Deutung.

10. Die Lungentuberkulose.

Die verschiedene anatomische Form der Tuberkulose wird bestimmt durch die Eigenart der örtlichen geweblichen und der allgemeinen humoralen Reaktion des Körpers. Es ist Aufgabe des Arztes, in seinem klinischen Urteil beides gegeneinander abzuschätzen. Dann wird Überwertung sowohl des anatomischen Befundes wie auch dispositioneller und konstitutioneller Faktoren andererseits vermieden.

Vor Einführung des Röntgenverfahrens waren Vorgeschichte und klinische Untersuchungsergebnisse ausschlaggebend, während man dem anatomischen Befunde weniger Gewicht beimaß. Heute sind wir durch das Röntgenverfahren befähigt, selbst kleinste gewebliche Veränderungen der Lunge während des Lebens darzustellen. Dieser Fortschritt hat zu einer weitgehenden Ausgestaltung der ganzen Tuberkulosediagnostik geführt. Bei vielen Ärzten besteht sogar zu Unrecht die Neigung, das Röntgenverfahren mehr gelten zu lassen als die klinische Untersuchung.

So wertvoll das Röntgenbild für Deutung der anatomischen Abweichungen in der Lunge ist, so entspricht doch die streng durchgeführte Scheidung der drei Formen, in der die Phthise morphologisch im Schattenfelde zum Ausdrucke kommt, keineswegs immer den Erfahrungen am Krankenbett. Darum muß die Röntgendiagnostik ergänzt werden durch gründliche klinische Untersuchung. Es wäre beispielsweise gewagt, die Prognose einer fibrös proliferativen Tuberkulose günstig zu stellen bei einem Kranken, der erblich belastet ist. Außerdem zeigen gerade fortlaufende Beobachtungen im Röntgenlichte, in Übereinstimmung mit pathologisch-anatomischen Befunden, daß fibröse Phthisen ihre Art ändern, ebenso wie exsudative Formen durch Bindegewebswucherung gutartiger werden können.

Bevor wir die Röntgenbefunde der verschiedenen morphologischen Entwicklungsformen der Tuberkulose beschreiben, die auf Grund vergleichender pathologisch-anatomischer und röntgenologischer Untersuchungen gewonnen wurden, muß betont werden, daß ebensowenig, wie am Sektionspräparat, auch im Schattenbilde die eine oder die andere Form der Tuberkulose rein zur Beobachtung kommt. Fast immer handelt es sich um verwickelte Herdreaktionen, bei denen allerdings meist eine Form ausgesprochen im Vordergrunde steht.

Unter dieser Einschränkung besprechen wir

die morphologisch faßbaren Veränderungen der Lungentuberkulose im einzelnen, und zwar den exsudativen Herd, den produktiven Herd, den indurativen Herd, die Kaverne, die tuberkulöse Veränderung des Lymphsystems;

die aus den einzelnen Veränderungen zu einem Gesamtbilde verschmolzenen Hauptformen der Lungentuberkulose.

Schließlich muß als besonderer Wert der Röntgenuntersuchung hervorgehoben werden, daß mit ihr Entstehung, Ausbreitung und Rückbildung der Krankheitsherde so gut wie mit keinem klinischen Verfahren verfolgt werden können.

Die morphologisch faßbaren Veränderungen der Lungentuberkulose im Röntgenbilde.

Pathologisch-anatomisch tritt die Tuberkulose in zwei Formen auf: als produktive oder als exsudative Entzündung. Die Eigenart beider Veränderungen wird bestimmt durch die Reaktionsfähigkeit des befallenen Körpers. Alles, was wir unter Konstitution, Abwehrfähigkeit, Immunität und ähnlichen Schlagworten verstehen, spielt hier eine mehr oder minder große Rolle. Es war ein Fortschritt, diese eigenartigen Veränderungen der produktiven und der exsudativen Reaktion im Röntgenbilde wiederzugeben (GRÄFF und KÜPFERLE).

Neben genauer Feststellung des einzelnen Herdes lassen sich aus Lage, Form und Ausdehnung der Schattenzeichnung, sowie aus den Beziehungen der einzelnen Trübungen zueinander weitgehend Schlüsse ziehen auf pathologisch-anatomische Art, oft sogar auf klinischen Verlauf der tuberkulösen Erkrankung.

Verkäsung, fibröse Umwandlung, Verkalkung können ebensogut wie Kavernenbildung im Röntgenlicht erkannt werden.

Vor röntgenologischer Beschreibung der verschiedenen Herdbildungen seien ihre anatomisch-pathologischen Merkmale kurz erwähnt.

Die exsudative Entzündung kennzeichnet sich durch ein fibrinhaltiges, zelligflüssiges Exsudat innerhalb der Alveolen. Es fällt mit dem angrenzenden Lungengewebe bald der Verkäsung anheim (käsige Pneumonie). Der exsudative Herd kann verschiedene Größen annehmen. Sind nur wenige Alveolen ergriffen, so liegt miliare käsige Pneumonie vor. Sind dagegen, was meistens zutrifft, mehrere Acini oder ganze Lobuli befallen, so entsteht die Bronchopneumonie. Weitere Ausdehnung des Krankheitsvorganges führt schließlich zur lobär-exsudativen oder käsigen Pneumonie.

Die produktive Entzündung bildet den Tuberkel als ein festgefügtes Gewebe.

Im Gegensatze zum exsudativen Herde sitzt der produktive im Lungengerüste: bei bronchogener Ansteckung in der Wand eines Bronchiolus respiratorius,

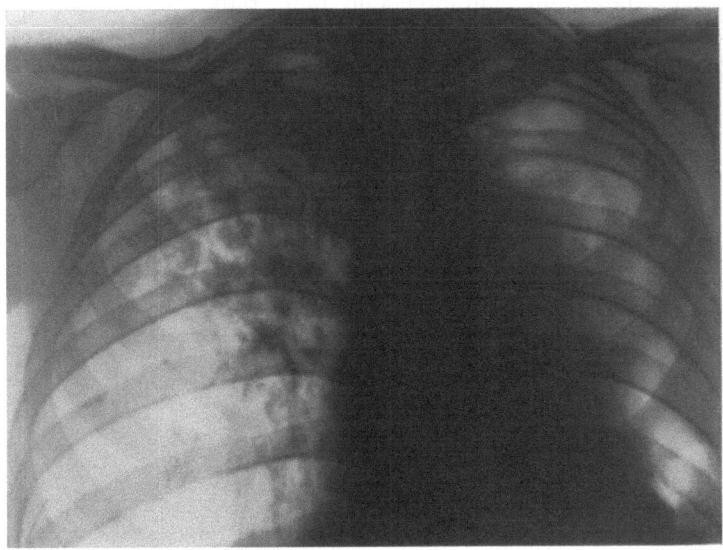

Abb. 271. Exsudativ-käsige Herdbildungen der rechten oberen Lunge. Große Zerfallshöhlen in der linken Lunge.

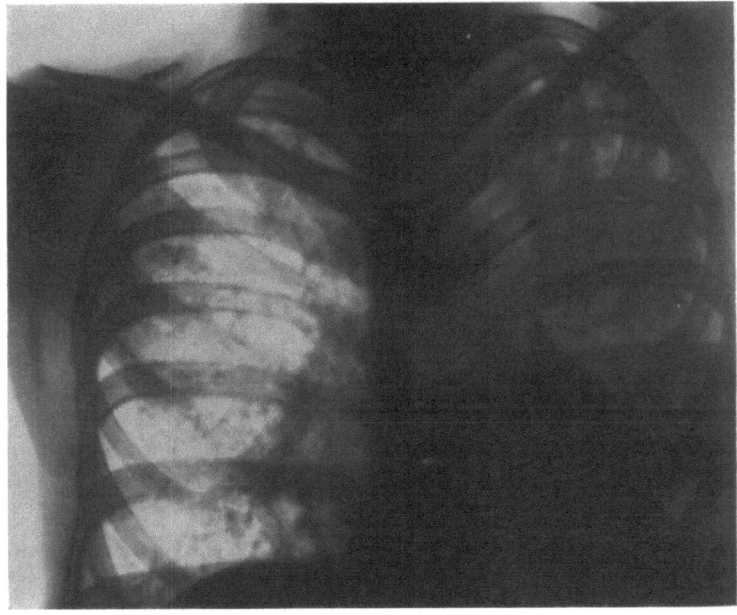

Abb. 272. Lobär-käsige Phthise der linken Lunge mit zahlreichen Zerfallschatten. Lobulär-exsudative und nodös-produktive Herde rechts.

bei hämatogener Aussaat als miliarer Tuberkel im interalveolären Gewebe. Eine interacinöse Ausbreitung kann jedoch nach Durchbruch eines Tuberkels in eine Alveole stattfinden.

Nach Wesen und Sitz stellt sich der produktive Herd makroskopisch auf dem Schnitt als ein Knötchen von gleichmäßig derber Beschaffenheit dar, das sich gegen das benachbarte Gewebe scharf absetzt (GRÄFF). Je nach seiner Ausdehnung zeigt es kleeblattartige Anordnung, entsprechend dem Baue des Acinus (acinös-produktiver Herd), oder es erscheint als größerer mehr, umschriebener Knoten (acinös-nodöser Herd) (GRÄFF und KÜPFERLE, BEITZKE).

Sowohl produktive wie exsudative Herde zerstören das Gewebe. Es verfällt der Nekrose und der Verkäsung. Im allgemeinen neigt aber der produktive Vorgang durch reaktive Narbenbildung zur Ausheilung, während der exsudative durch fortschreitenden Zerfall gekennzeichnet ist. Bei beiden Formen kann aber durch narbige

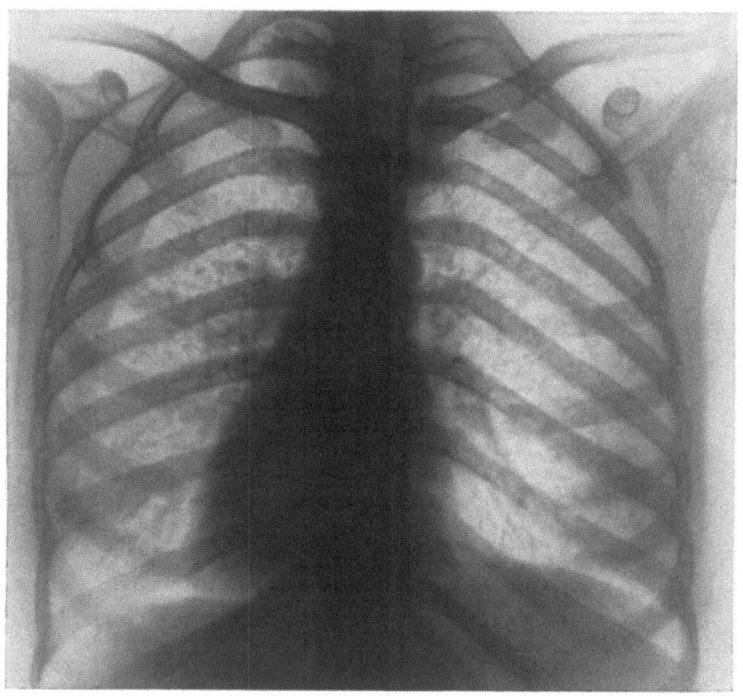

Abb. 273. Hämatogen disseminierte, acinös produktive Phthise. Miliartuberkulose (Bild seitenverkehrt).

Abkapselung, Schrumpfung und schließliche Verkalkung die Krankheit zum Stillstande kommen. Diesen natürlichen Heilungsbestrebungen unterliegen kleine produktive Herde leichter als ausgedehnte lobuläre oder gar lobäre. Hier kann meist erst nach Ausstoßung der verkästen Teile und Höhlenbildung Wiederherstellung einsetzen.

Eine besondere Form der proliferativen Tuberkulose ist die Induration. Sie entsteht, wie die Untersuchungen NICOLs gelehrt haben, durch Verwachsung und bindegewebige Verödung luftleerer Alveolen, die zwischen acinös-nodösen Herden verteilt sind. Hinzu kommt entzündliche Bindegewebsbildung, die ihre Ausbreitung längs den zwischen den Alveolen verlaufenden Gefäßen nimmt.

Die Vernarbung ist folglich ein reaktiver Vorgang, der nur in mittelbarem Zusammenhange mit dem eigentlichen tuberkulösen Krankheitsherde steht. Sie stellt die Art der Ausheilung einer proliferativen Tuberkulose dar.

Je nach Form und Ausdehnung des Leidens kann die Cirrhose knotig oder mehr verschwommen sein. Häufig führt sie zu band- oder streifenförmigen Narbensträngen, die die Lunge durchfurchen. Bindegewebszüge, mit indurierten Knoten durchsetzt, finden sich oft neben gesundem Lungengewebe.

Liegen fibröse Herde in großer Zahl nebeneinander, so breiten sich in dem dazwischen liegenden Gewebe Schrumpfungen aus; sie ergeben das Bild der fibrösen Phthise.

Es seien nun die Merkmale beschrieben, die im Röntgenlichte die verschiedenen Formen der Tuberkulose kennzeichnen.

Der exsudative Herd erscheint als ein Fleck, der sich um so deutlicher ausprägt, je weiter die Verkäsung fortgeschritten ist. Da sie meistens zentral liegt, so ist auch dort der Schatten am dichtesten.

Entsprechend der verschwommenen Begrenzung des verhältnismäßig großen Herdes erstreckt sich die Trübung über ausgedehnte Lungenbezirke, ohne gleichmäßige scharfe Absetzung gegen das Gesunde (Abb. 271).

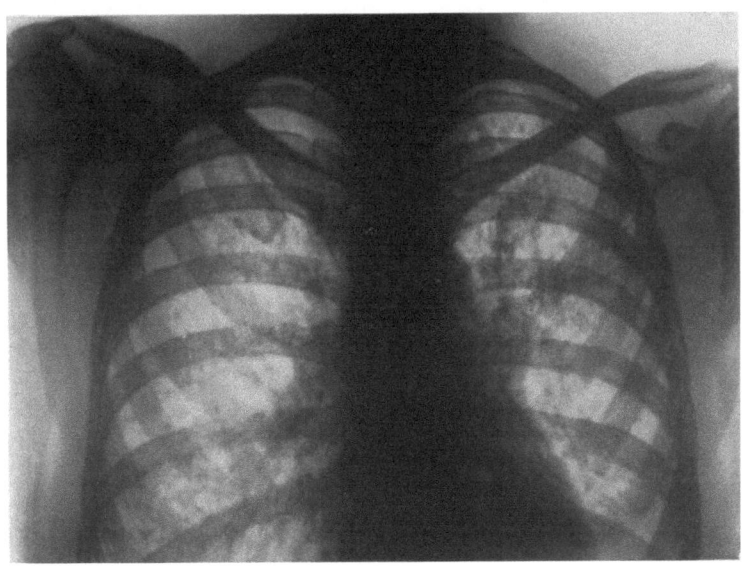

Abb. 274. Acinös-produktive und nodös-produktive Herde, zerstreut über beide Lungen.

Ein Lungenabschnitt birgt regelmäßig mehrere solcher Herde, die, neben- und übereinander gelegen, sich in der Projektion überdecken können. Dadurch erscheinen ganze Lungenfelder mehr oder weniger fleckig getrübt. Häufig sind in der verstreuten Verschattung dieser lobulär-exsudativen Formen noch einzelne Inseln als leichte Verdunkelungen sichtbar. Bei nicht sehr ausgedehnter Erkrankung zeigen sich zwischen den exsudativen Stellen oft noch gesunde Teile als Aufhellungen von wechselnder Größe.

Bei weiterer Ausbreitung der Exsudation, die einen ganzen Lappen, ja einen ganzen Lungenflügel befallen kann, wird dieser gleichmäßig getrübt. Übereinander gelagerte Verkäsungsherde verursachen stärkere, verwaschene Flecke, wodurch Dichtigkeitsunterschiede in der allgemeinen Verschattung erzeugt werden. Es ist das Bild der lobären Pneumonie (Abb. 272). Mit fortschreitender Verkäsung nehmen auch Tiefe und Gleichmäßigkeit der Schattentönung zu (käsige Pneumonie).

Im Gegensatze zum exsudativen stellt sich der produktive Herd als ein kleinerer runder Fleck dar, dessen Grenzen sich scharf gegen seine Umgebung absetzen. Doch ist auch seine Dichtigkeit nicht gleichmäßig. Entsprechend dem meist zu innerst gelegenen kleinzellig infiltrierten oder verkästen Gebiete und der größeren zentralen Masse erscheint er in der Mitte dunkeler, um nach den Seiten

26*

zu abzublassen (GRÄFF und KÜPFERLE). Er kann verschieden groß sein, je nachdem,
ob ein acinöser oder ein acinös-nodöser Herd vorliegt.

Winzige Schatten geben die auf hämatogenem Wege entstandenen miliaren

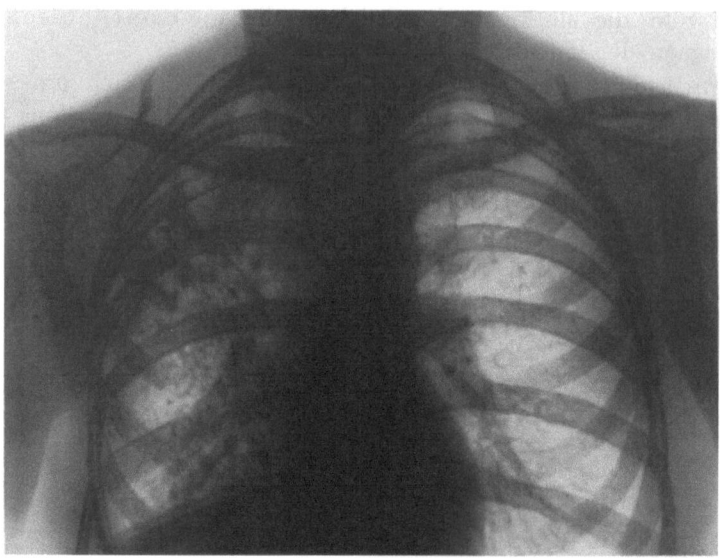

Abb. 275. Zahlreiche größere und kleinere fibröse Herde, zerstreut über die ganze rechte Lunge.
Indurierte Drüsen im linken Lungenstiele.

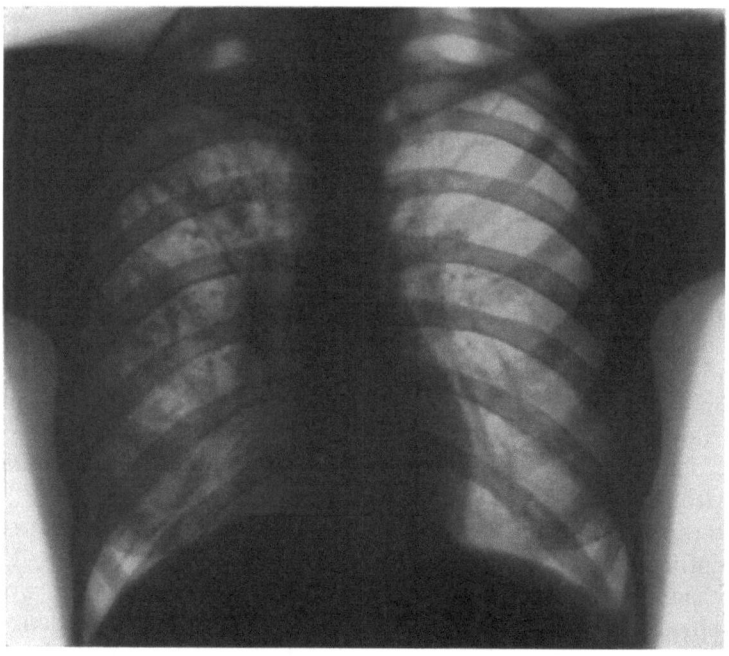

Abb. 276. Ausgedehnte fibröse Herde in der rechten Lunge.

Tuberkel. Sie sind bei frischer Aussaat infolge ihrer Kleinheit und geringen Dichtigkeit röntgenologisch oft nicht greifbar. Erst wenn sie wachsen oder infolge von Verkäsung mehr Strahlen absorbieren, werden sie sichtbar. Sie verursachen rundliche,

kleine Flecke, die, über die ganze Lunge verstreut, ihr ein feinmarmoriertes Aussehen verleihen (Abb. 273).

Abweichend von den exsudativen Herdschatten gehen die produktiven nicht ineinander über. Selbst wenn sie in größerer Zahl vorhanden sind, können die einzelnen Gebilde gut unterschieden werden, weil gesundes, lufthaltiges Lungengewebe sie trennt. Der Gesamteindruck ist härter, körniger als der der exsudativen Bezirke, die verwaschen aussehen (Abb. 274).

Produktive und exsudative Formen werden in der Regel gleichzeitig angetroffen. Nur überwiegt manchmal die eine, manchmal die andere Form. Der Kliniker kann darum bei den meisten Kranken von „vorwiegend exsudativer" oder „vorwiegend produktiver Tuberkulose" sprechen, eine Bezeichnung, die den praktischen Bedürfnissen Rechnung trägt, zumal wertvolle Schlüsse auf den weiteren Verlauf der Erkrankung möglich sind.

Als besondere Form der produktiven Tuberkulose gilt die sogenannte fibröse. Sie bietet ebenfalls eigene Merkmale.

Der dichte Schatten des indurativen Herdes setzt sich gegen seine Umgebung scharf ab. Ist ein größerer Lungenabschnitt fibrös umgewandelt, so entstehen tiefschwarze, breite Bänder, die die Lungenfelder durchstrahlen (Abb. 275). Meist gehen derartige Gebilde aus größeren fibrös veränderten Herden hervor (Abb. 276). Häufig sind an diesen Vorgängen nicht nur Lungengewebe, sondern auch Brustfell, insbesondere die interlobären Spalten beteiligt. So können völlig dunkele Streifen von beträchtlicher Breite entstehen. Auch in der Umgebung der Kavernen sind sie häufig als schalenförmige Gebilde sichtbar.

Die Kaverne.

Im weiteren Verlaufe der meisten Tuberkulosen kommt es durch Aushusten verkäster Massen zu Kavernenbildung. Von hanfkorn- bis zu mannfaustgroßen Löchern werden alle Übergänge beobachtet. Die Lunge kann sogar in einen oder mehrere große Säcke verwandelt werden.

Sitz der Kaverne ist meistens das obere Lungenfeld. Sie entsteht in den rückwärtigen Teilen des Lappens und schreitet nach vorne und unten fort. Bei weiterem Ausmaße vermag sie den ganzen sagittalen Durchmesser des Brustkorbes auszufüllen. Seltener finden sich Höhlen in den mittleren und den unteren Gegenden der Lunge.

Wenn ausgedehnte käsig-pneumonische Vorgänge im Vordergrunde stehen, so zerbröckelt das Gewebe in ganzen Stücken. Die Wände sind zerklüftet und rauh; sie stellen frische Bruchflächen dar, die mit schmierigen, brandigen oder morschen Massen belegt sind. Im Innern finden sich oft Sequester. Diese Veränderungen der „galoppierenden Schwindsucht" führen durch schnell zunehmenden Zerfall, durch Hämoptoe oder Durchbruch einer Kaverne in den Brustfellraum in wenigen Wochen zum Tode.

Bei den chronisch verlaufenden Formen der Lungentuberkulose sind die Höhlen anfangs klein. Sie vergrößern sich nach und nach durch Einschmelzung ihrer Umgebung oder durch Zusammenfließen mehrerer Kavernen. So entstehen Buchten, die mit Blut, Eiter oder käsigen Massen erfüllt sind. Die Wände sind von schmierigem Granulationsgewebe ausgekleidet. Häufig durchziehen Lungengefäße, die der Zerstörung am längsten Widerstand leisten, wie aufgespannte Seile den Hohlraum. Meist sind diese Gefäße verödet.

Mit dem Eintreten narbiger Veränderungen beginnt die Reinigung der Kaverne. Die Wände werden glatt; sie verlieren den tuberkulösen Einschlag und wandeln sich in derbes, schieferiges Bindegewebe um. Dieser Heilungsvorgang kann durch weitere Narbenschrumpfung abgeschlossen werden.

Der röntgenologische Nachweis der Kaverne ist wichtig für die Beurteilung der Form der tuberkulösen Erkrankung. Die Feststellung selbst einer kleinen Höhlenbildung deutet auf ein bereits fortgeschrittenes Leiden hin, dessen Prognose ernst zu stellen ist. Ist der Arzt von der Anwesenheit einer Kaverne schon

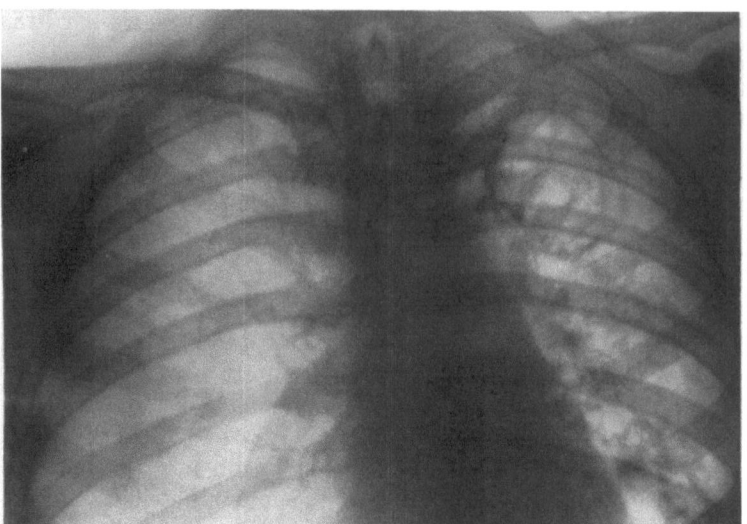

Abb. 277. Kaverne von geringem Tiefendurchmesser im linken Oberlappen. In ihrer Lichtung zeichnet sich das nicht zerfallene Lungengewebe ab.

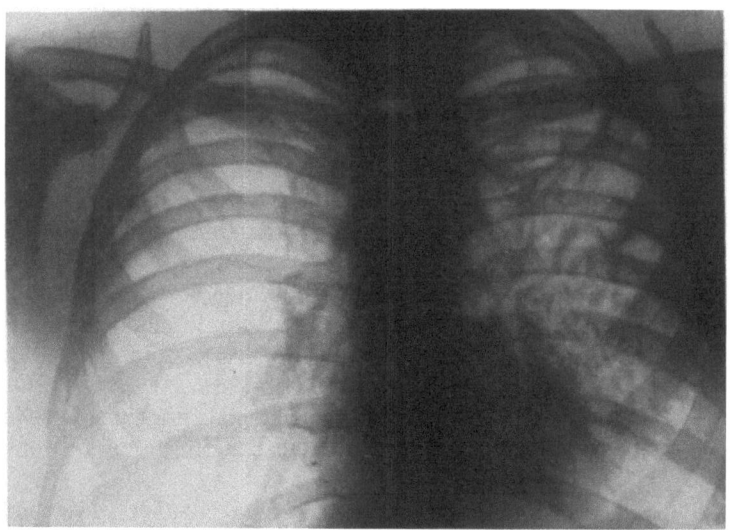

Abb. 278. Kaverne des linken oberen Lungenfeldes, deren Tiefendurchmesser sich von der vorderen bis zur hinteren Brustwand erstreckt. — Keine Lungenzeichnung in ihrer Lichtung wahrnehmbar.

unterrichtet, dann bestätigt das Röntgenbild den klinischen Untersuchungsbefund und ergänzt ihn in bezug auf Sitz und Größe der Höhle. Aber nicht allzu selten entgehen Kavernen dem Kliniker trotz genauester Nachforschung, weil sie entweder zu klein sind und zu tief liegen oder infolge zufälliger Füllung sich durch Auscultation und Perkussion von dem umliegenden infiltrierten Lungengewebe nicht unterscheiden lassen.

Indessen sind auch der Röntgendiagnose Grenzen gesetzt. Sie kann versagen, wenn beispielsweise die Verflüssigung des Käseherdes eben erst eingesetzt hat, wenn also eine eigentliche Höhle noch fehlt. Dies trifft namentlich dann zu, wenn sich die Kaverne im Innern eines infiltrierten größeren Lungenabschnittes entwickelt.

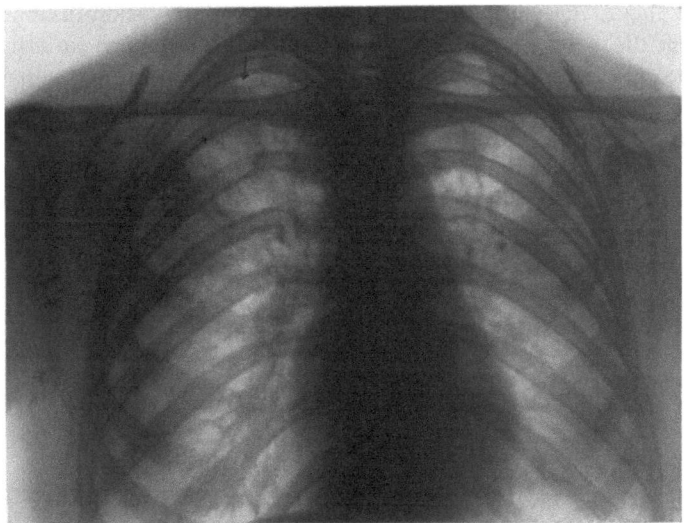

Abb. 279. Produktive Tuberkulose beider oberen Lungenabschnitte. In der rechten Spitze Bildung einer Kaverne; man erkennt in Mitte des ringförmigen Schattenstreifens Lungengewebszeichnung.

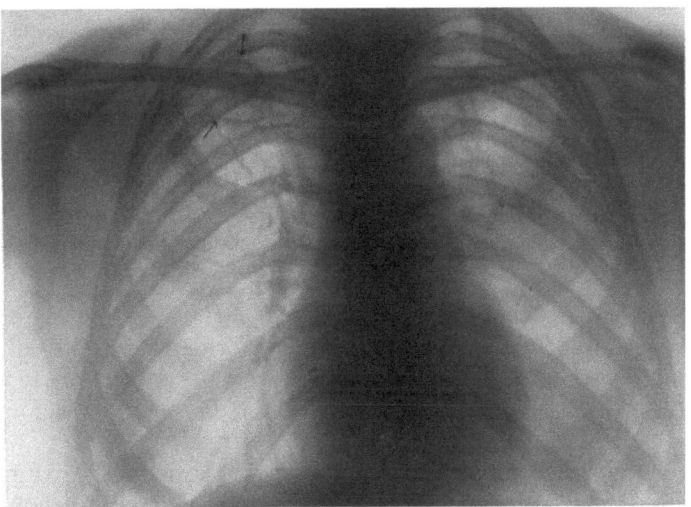

Abb. 280. Der gleiche Kranke 6 Monate später. Die Lungenzeichnung im ringförmigen Schattenstreifen ist fast völlig verschwunden; es tritt an ihre Stelle die Kavernenaufstellung.

Selbst ein kleiner lufthaltiger Raum braucht nicht zur Darstellung zu gelangen, wenn die starken Schatten der umgebenden Infiltrationen die geringfügige Aufhellung überlagern. Sogar größere Zerfallskammern inmitten käsig-pneumonischer Lungenbezirke entgehen hie und da der Feststellung. Das gleiche gilt für kleinere Hohlräume, die hinter dicken Brustfellschwarten oder stark fibrös induriertem Lungengewebe versteckt sind.

Auf dem Röntgenbild erscheint bald eine kreisrunde, bald eine eiförmige, mehr oder weniger scharf umschriebene Schattenaussparung im Lungenfelde. Die Helligkeit hängt von der Größe, dem Inhalt und nicht zuletzt den Veränderungen ab, die das umliegende Lungengewebe und das benachbarte Brustfell betroffen haben. Enge Höhlen zeigen meist keine ausgeprägte Aufhellung, weil vor und hinter ihnen Lungengewebe liegt, dessen Zeichnung dann deutlich erkennbar ist (Abb. 277). Besitzt dagegen die Kaverne einen großen Tiefendurchmesser, so tritt sie besonders klar hervor; von Lungenzeichnung ist nichts mehr wahrzunehmen (Abb. 278).

Bei wiederholten Röntgenuntersuchungen in gewissen Zeitabständen läßt sich die Entwicklung einer Kaverne eindrucksvoll zur Darstellung bringen.

Bei rasch fortschreitenden Formen, z. B. bei exsudativen Tuberkulosen, zeigt ein im übrigen dicht verschatteter Lungenabschnitt bereits innerhalb von Tagen

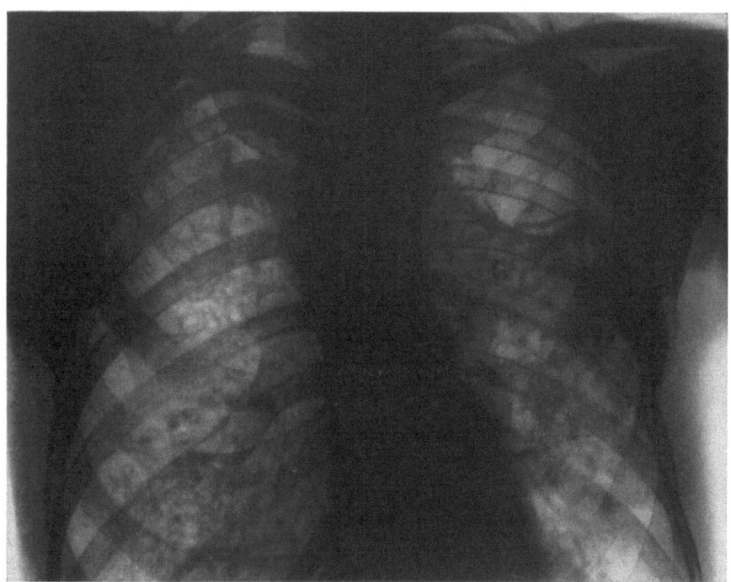

Abb. 281. Große Kaverne im linken oberen Lungenabschnitte bei ausgedehnter, doppelseitiger, fibröser Phthise.   In der Lichtung der Höhle sind dünne Streifen erkennbar, die sie durchziehen.

oder wenigen Wochen deutliche Aufhellung, die der rasch wachsenden Höhle entspricht. Der langsamere Zerfall bei produktiven Formen dagegen läßt in der Regel zuerst einen ringförmig gestalteten Streifen erkennen, dessen Mitte noch Lungengewebsbau aufweist. Erst nach Monaten wird die Parenchymzeichnung durch das Bild der Höhle völlig ausgelöscht (Abb. 279, 280).

Den Aufhellungsbezirk einer Kaverne durchziehen nicht selten dünne und dickere Streifen, wie aufgespannte Stränge (Abb. 281). Es sind die Reste fibrös umgewandelten Gewebes, meist obliterierte Gefäße, die balkenartig angeordnet sind.

Ist die Höhle noch nicht völlig gereinigt, liegt noch Gewebschutt in ihr, so bieten sich im Bereiche der Aufhellung unscharfe Flecke dar (Abb. 282).

Die Umgrenzung einer Kaverne ist verschieden, je nachdem ob Ausheilungs- oder Zerfallsvorgänge sich in ihren Wänden abspielen. Bei alten in Vernarbung begriffenen Höhlen, deren Einfassung fibrös-hyalin verändert ist, prägt sich scharf ein manchmal sehr schmaler, manchmal breiterer Ring aus, der die Kaverne oft plastisch hervortreten läßt (Abb. 283, 284).

Ist hingegen der Zerfall noch nicht abgeschlossen, so zeigen sich unscharfe Grenzen, deren Schatten meist von der Verdunkelung des umgebenden stark infiltrierten Lungengewebes kaum zu unterscheiden ist. Die Höhle weist häufig unregelmäßige Gestalt auf (vgl. Abb. 282).

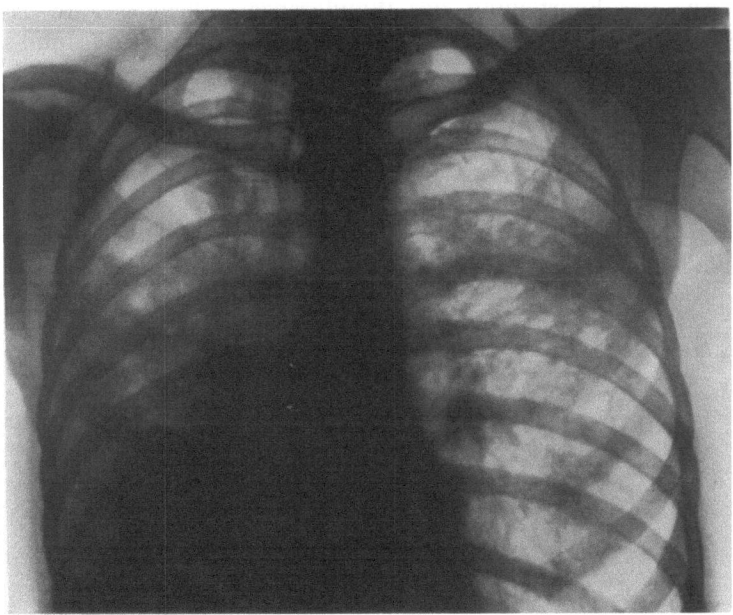

Abb. 282. Ausgedehnte Höhlenbildung der rechten Lunge bei vorwiegend exsudativer Phthise. Der Zerstörungsvorgang ist noch nicht abgeschlossen. Die Kaverne, deren Grenzen unscharf sind, zeigt in ihrer Lichtung große, verschwommene Schattengebilde.

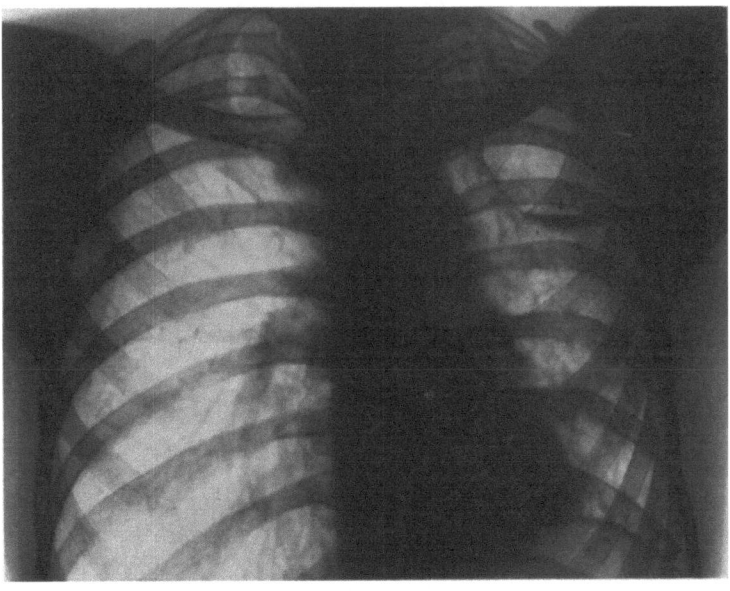

Abb. 283. Im linken oberen Lungenabschnitte große Höhle mit schmalen ringförmigen Grenzstreifen. Auf ihrem Grunde kleiner Flüssigkeitsspiegel. Linke Lunge und rechte Spitze zeigen acinös-nodöse und nodös-indurierte Herde.

Die beiden erwähnten Begrenzungsarten der Kaverne, die scharf gezeichnete und die verschwommene, ermöglichen weitgehende Schlüsse auf die Eigenart des

Leidens. Die erstere gehört der produktiven, somit der prognostisch günstigeren Form der Tuberkulose an; die letztere ist der exsudativen eigen.

Doch gilt auch für diese Unterscheidung die bereits früher gemachte Einschränkung. Aus der Beurteilung der Wandgrenzen allein ist ein sicheres Urteil über die eine oder andere Art nicht immer zu fällen. Betrachtung und Abschätzung des gesamten Lungenbildes sind erforderlich.

Zur Bestimmung der Lage einer Kaverne sind Aufnahmen in verschiedener Strahlenrichtung nötig. Indessen können auch durch Vergleich der dorsoventralen und der ventrodorsalen Bilder unter Berücksichtigung der Lungen- oder Septenzeichnung im Innern der Hohlräume und ihrer verschiedenen Größe gewisse Schlüsse auf den Sitz gezogen werden. Je kleiner und je schärfer sich diese Gebilde darstellen, desto plattennäher sind sie gelegen.

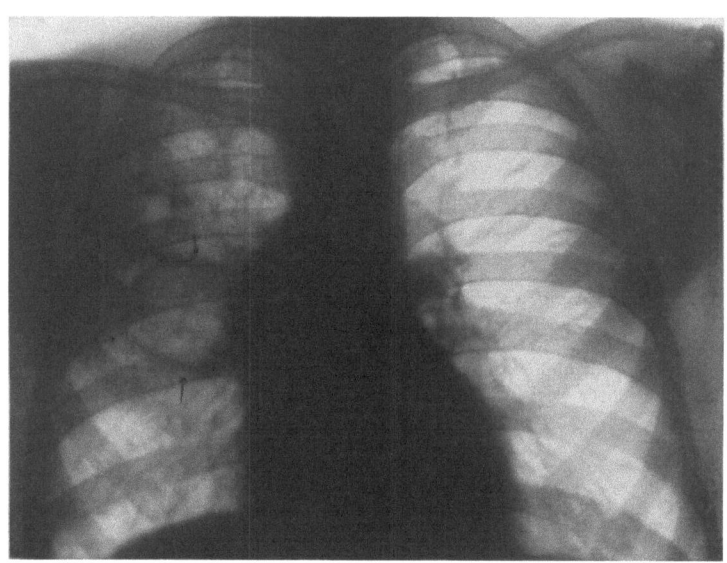

Abb. 284. Rechtsseitige cirrhotisch-kavernöse Phthise mit großer Höhle in Lungenwurzelnähe und einer zweiten im oberen Lungenabschnitte.

Am häufigsten sitzen die Kavernen im oberen Lungenabschnitt, nur ausnahmsweise im Unterlappen. Im mittleren Lungenfelde kommen sie nicht gerade selten vor, namentlich in der Nähe der Lungenwurzel (Hiluskavernen, Abb. 284, 285). Die von ihr ausgehenden fibrösen bogenförmigen Stränge dürfen nicht mit Kavernengrenzen verwechselt werden (Abb. 286). Die Unterscheidung kann zuweilen große Schwierigkeiten bereiten.

Als Vorteil der Röntgendiagnostik gegenüber der Perkussion und der Auscultation wurde bereits die Darstellbarkeit einer Höhle auch im gefüllten Zustande erwähnt. Selbst vollständige Füllung der Höhle mit eitrigem oder schleimigem Inhalt vermag die für den Röntgennachweis ausschlaggebende Schattenaufhellung nicht ganz zu verwischen. Es besteht ein Dichtigkeitsunterschied zwischen Kern und Umgebung fort. Ferner erzeugt der tuberkulöse Kavernenbrei nur ausnahmsweise im Bilde Flüssigkeitsspiegel (vgl. Abb. 209), wie dieses bei Lungenabscessen so häufig der Fall ist.

Nicht nur über Fortschreiten einer Höhlenbildung, sondern auch über Heilungsvorgänge werden wir durch regelmäßig wiederholte Röntgenaufnahmen unterrichtet. Kleinere Kavernen können nach TURBAN und STAUB in einen kalkig-fibrösen oder verkreideten Knoten umgewandelt werden. Die Verkalkung nimmt ihren Ausgang, wie Reihenaufnahmen erweisen, von der Wand. Auch Eindickung des Kavernensekretes nach Verschluß des zugehörigen Bronchus kann zur Verkreidung führen. Narbige Umwandlung selbst größerer Höhlen, Verkleinerung, ja sogar Verschwinden der Lichtung ist keine große Seltenheit.

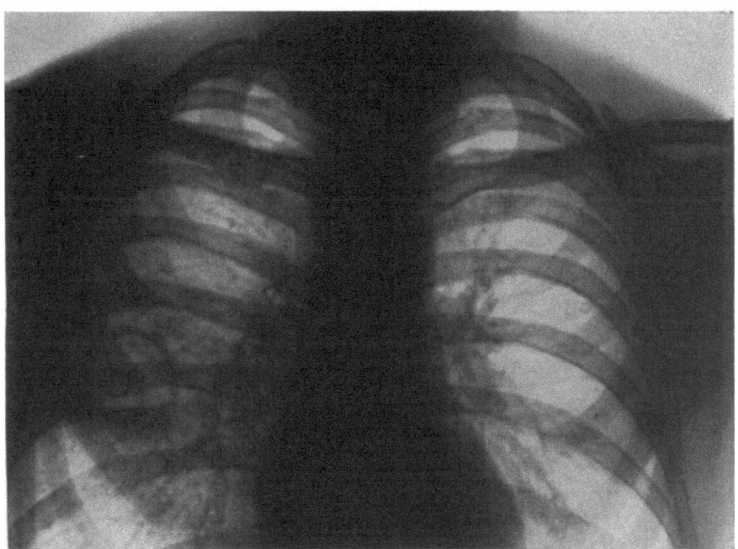

Abb. 285. Tuberkulöse Kaverne im mittleren Lungenabschnitte rechts.

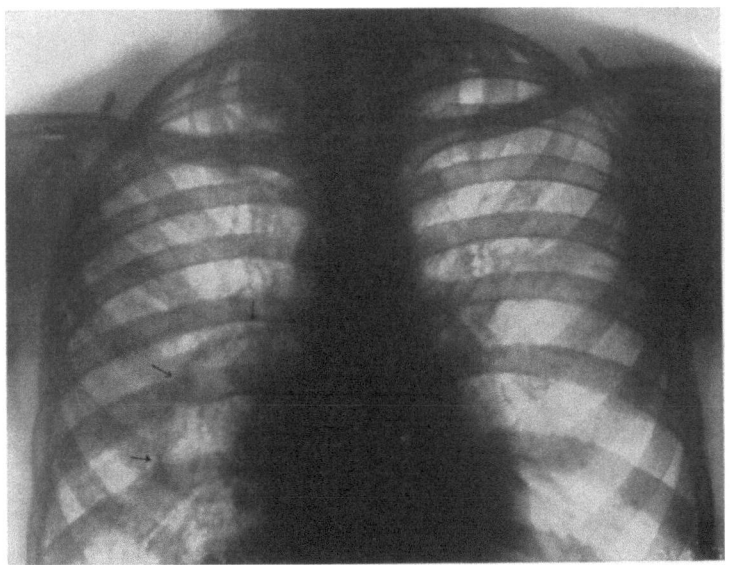

Abb. 286. Produktiv-cirrhotische Phthise mit einem bogenförmig gestalteten fibrösen Strang in Lungenstielnähe, eine Kaverne vortäuschend.

Differentialdiagnostisch kommt gegenüber größeren Lungenkavernen ein Teilpneumothorax in Betracht. Auch er zeigt eine durch Luft bedingte, strukturlose Aufhellung des Lungenfeldes inmitten einer Verschattung. Im Gegensatze zur Kaverne aber, deren heller Kreis unmittelbar den Schattenring der Höhlenwand umgibt, ist

beim Pneumothorax das benachbarte Lungenfeld gleichmäßig verdunkelt infolge
der durch ihn verursachten Atelektase. Weiter erscheint ein Teilpneumothorax mehr

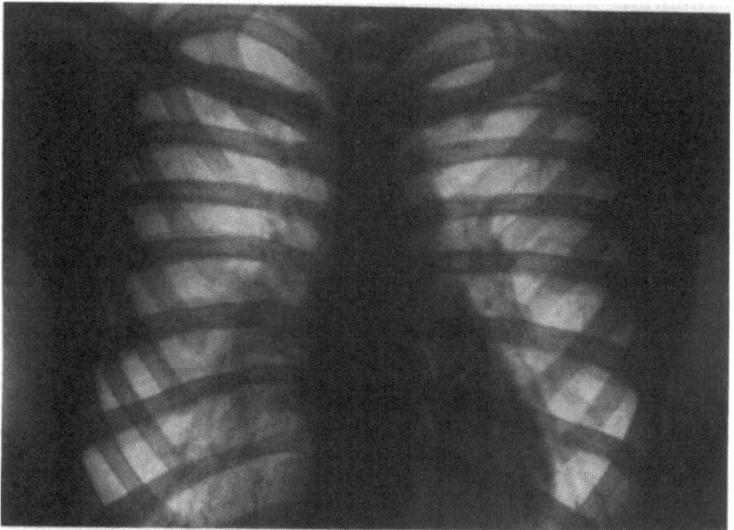

Abb. 287. Beidseitige tuberkulöse Hilusschwellung, Vergrößerung des Lungenstielschattens besonders
rechts. Hier sind die einzelnen Lungengefäße nicht mehr voneinander zu unterscheiden. Der
gewöhnlich helle Spalt zwischen Pulmonalgefäßen und Herz ist völlig getrübt.

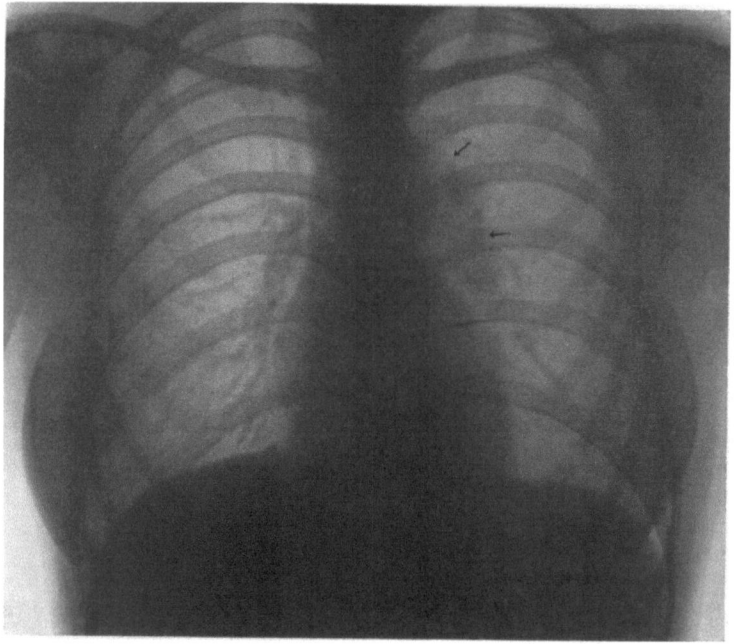

Abb. 288. Geschwulstartige Hilusdrüsenschwellung links teilweise mit beginnender Verkäsung.

eiförmig und seltener von Schrumpfungserscheinungen des Mittelfelles begleitet
(vgl. S. 464). Immerhin kann die Differentialdiagnose zuweilen schwer sein.

Die Tuberkulose des Lymphsystemes.

Die Anschauung, daß die Lungentuberkulose mit der Erkrankung des Lymphsystemes, vor allem der Hilusdrüsen beginnt, ist auf Grund pathologisch-anatomischer Forschung der letzten Jahre hinfällig geworden.

Trotzdem spricht man mit einiger Berechtigung von Tuberkulose des Lymphsystems, weil seine Beteiligung während eines gewissen Abschnittes der Erkrankung im Vordergrunde steht. Dieses gilt namentlich für die von RANKE als erstes und als zweites Stadium der Tuberkulose bezeichneten Zyklusvorgänge.

Im Primärkomplex sind außer dem stets vorhandenen Anfangsherde, der im Lungengewebe liegt, regelmäßig die örtlichen Lymphbahnen längs der Bronchen an der Lungenwurzel und der Luftröhre betroffen.

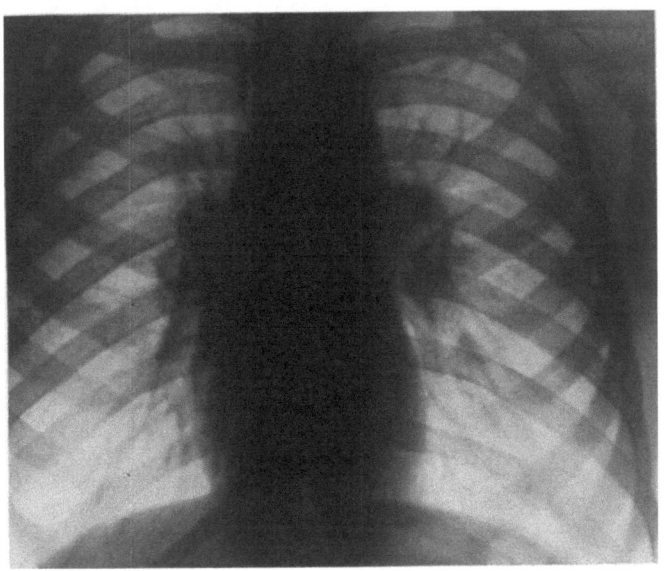

Abb. 289. Geschwulstartige Hilusdrüsenschwellung links teilweise mit beginnender Verkäsung.

Der anatomischen Anordnung der Drüsen entsprechend erkranken zuerst die Bronchial- und die Hilusdrüsen. Sie vergrößern sich und lösen auch im benachbarten Gewebe entzündliche Reaktionen aus. Mächtige Drüsenpakete können gelegentlich den Eindruck einer Geschwulst erwecken.

Oft ist der Primärinfekt schon mehr oder weniger in Rückbildung begriffen, während die Drüsenerkrankung unbehindert fortschreitet.

Die Art der Ausheilung einer tuberkulösen Drüse wechselt mit dem Stadium des Leidens. Drüsenverkalkung ist dem Primärkomplex eigen, während Lymphome bei generalisierter Erkrankung nach Verflüssigung verschwinden (RANKE).

Die tuberkulösen Veränderungen der Drüsen.

Die einzelnen anatomischen Formen der tuberkulösen Erkrankung der Drüsen ergeben verschieden gestaltete und verschieden dichte Schattenbilder. Entzündliche Schwellung, Verkäsung, Verkalkung und fibröse Umwandlung lassen sich darnach unterscheiden. Der Umfang der Trübung hängt von der Größe der Drüse, die Dichtigkeit dagegen vor allem von der Art der histologischen Veränderung ab.

Im allgemeinen ist sie gering bei einfach entzündlicher Schwellung. Der Hilusschatten ist dann unscharf begrenzt, verbreitert und dunkeler als gewöhnlich; die hellen Spalten zwischen den Gefäßen, sowie zwischen diesen und dem Herzrand sind verwischt. Die einzelnen Äste der herznahen Lungengefäße lassen sich nicht mehr voneinander trennen, sondern verlieren sich in der allseitigen Trübung (Abb. 287).

Bei sehr ausgedehnten geschwulstähnlichen Drüsenpaketen nimmt die Schattendichte zu, so daß man an ein Lungen- oder Mittelfellgewächs denken kann (Abb. 288, 289).

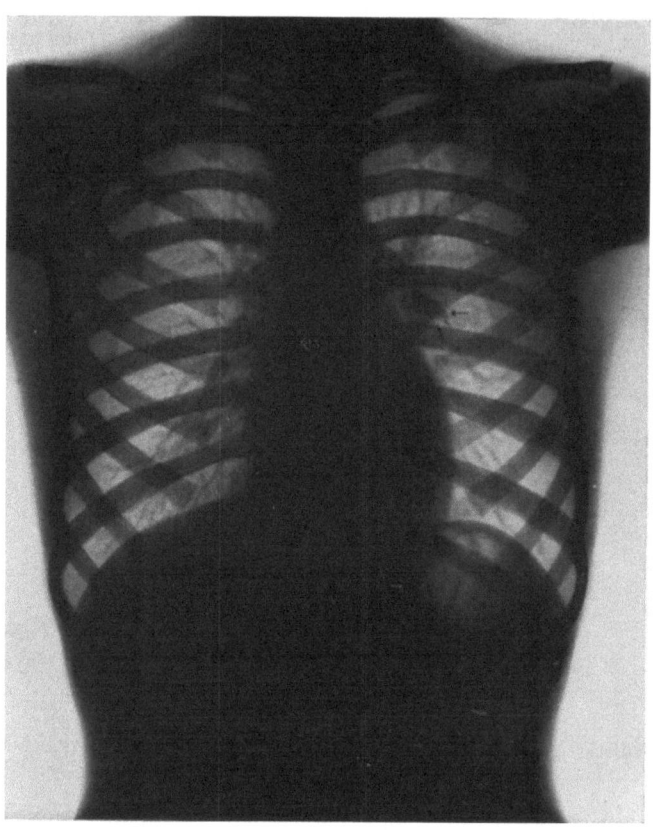

Abb. 290. Hilusdrüsentuberkulose. Am linken Lungenstiele eine größere verkäste Drüse, umgeben von Periadenitis.

Innerhalb dieser verschwommenen Schatten sind oft mehr oder weniger dichte Flecke sichtbar, die häufig in der Mitte gelegen sind. Sie verraten bereits beginnende Verkäsung.

Die verkäste Drüse, die in der Mitte eine tiefere Tönung zeigt, ist in der Regel von einem ringförmigen, unscharf begrenzten, dunklen Hof umgeben, der nach den Seiten zu abblaßt (perifokale Entzündung, Abb. 290). In der Mehrzahl entstehen umfangreiche mehr oder weniger gleichmäßige Formen, deren Dichtigkeit von der Masse der Drüsen abhängt.

Viele, recht dunkle, deutlich umrissene Flecke kennzeichnen die verkalkten Drüsen. Die Mineralablagerung ist nicht zu verkennen (Abb. 291). Ein abgekapselter Lymphknoten erscheint im Röntgenlichte von einem scharf gezeichneten, schmalen Saum umgeben (vgl. Abb. 294).

Die fibrös umgewandelte Drüse zeichnet sich durch einen tiefen gleichmäßigen und gut abgegrenzten Schatten aus.

Die tracheo-bronchialen Drüsen liefern, sobald sie zu Paketen zusammen-
schmelzen, sehr anschauliche Bilder. . Sie erzeugen Vorbuchtungen, die in bezeichnender Weise rechts oberhalb der Herzverdunkelung bogenförmig aus dem Gefäßschatten
vorspringen (Abb. 292). Kleinere paratracheale Drüsen sind oft im schrägen Durchmesser besser sichtbar.

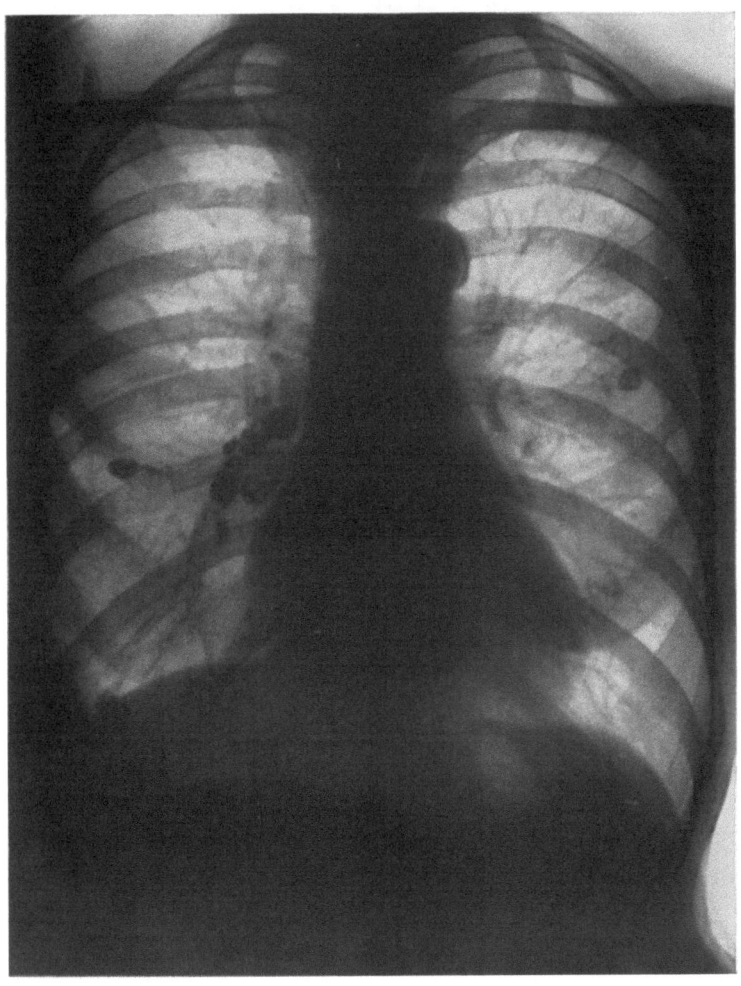

Abb. 291. Verkalkte Drüsenkette der rechten Lungenpforte. In der rechten Lunge im mittleren Abschnitt in der Nähe des Lungenstieles und dicht an der Zwerchfellkuppe verkalkte Herde (Primärinfekt?).
In der linken Lunge in Höhe der vierten vorderen Rippe ebenfalls ausgeheilter Herd.

Abb. 293 verrät eine ausgesprochene tracheobronchiale Drüsentuberkulose, bei
der durch Einbruch in einen Bronchus ausgedehnte käsige Pneumonie entstanden ist.

Bemerkenswert ist die Mitbeteiligung der Lymphgefäße.
Bei chronisch-aktivem Primärkomplex befinden sich nach RANKE zwischen dem
Primärherd und der Lungenpforte Stränge von Bindegewebswucherungen, die von
den Lymphscheiden der Gefäße und der Bronchen ausgehen.
In der Röntgenaufnahme erscheinen sie entsprechend ihrem anatomischen
Aufbau als Streifen, die bald vereinzelt, bald in Bündeln von den Seiten nach
der Lungenwurzel zusammenstrahlen. Diesen Gebilden entlang sind oft kleinere

knötchenförmige Flecke perlschnurartig angeordnet (vgl. Abb. 294, 295, 296). Laufen die Stränge nebeneinander, so können sie eine verdickte Bronchuswand vortäuschen.

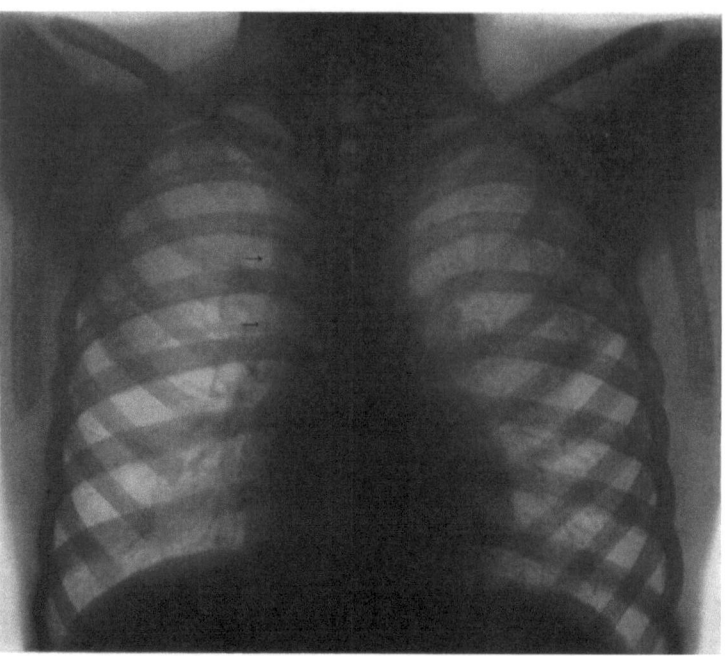

Abb. 292. Tracheobronchialtuberkulose. Rechts vom Gefäßbande bogenförmiger Schattenvorsprung.

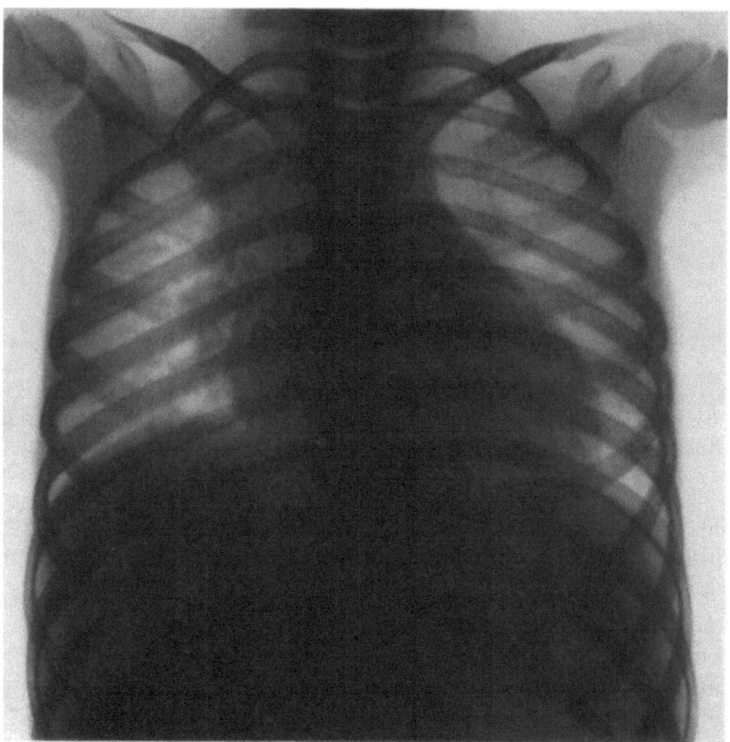

Abb. 293. Tracheobronchialtuberkulose mit Einbruch in den Bronchus und anschließender käsiger Pneumonie.

A. Das Gesamtbild der einzelnen Hauptformen der Lungentuberkulose.

Die neuere Forschung kehrt zu der Auffassung der alten Ärzte zurück, nach der die Lungentuberkulose ein gesetzmäßig verlaufendes Leiden ist, das den ganzen Körper befällt. Die in der Lunge auftretenden Veränderungen sind danach nur Teilbilder der allgemeinen Erkrankung. Nur wird mehr als früher der Vorgang der Infektion betont.

Ausschlaggebend für die Art, wie der Körper die Ansteckung beantwortet, sind weder Virulenz noch Menge der Tuberkelbacillen, sondern die ganze Eigenart des Betroffenen. Sie bestimmt auch die besondere Reaktion des Gewebes und der Säfte. Von ihr hängt es ab, ob exsudative, produktive oder cirrhotische Vorgänge überwiegen. Trotz dieser Verschiedenheiten vollzieht sich der Beginn des Leidens grundsätzlich in derselben Art und Weise. Wir folgen in der Darstellung der Entwicklung und des Verlaufes den Arbeiten RANKEs. Er grenzt voneinander ab: den Primärkomplex, das sekundäre und das tertiäre Stadium.

Der Primärkomplex stellt die Veränderungen nach der ersten Ansteckung dar. In irgendeinem Abschnitte der Lunge entwickelt sich der Ausgangsherd (vgl. S. 413).

Regelmäßig sind die zugehörigen Lymphbahnen und die Lymphdrüsen beteiligt. Primärherd und lymphogene Metastasen können durch „Kontaktwachstum" zur weiteren Ausdehnung führen.

Im zweiten Stadium schreitet die Erkrankung gleichzeitig durch Überschwemmung des ganzen Körpers auf dem Blutwege fort. Es kommt zu hämatogener miliarer Aussaat. Sie kann akut, subakut oder chronisch in Erscheinung treten. Auch Übergang auf intrakanalikulärem Wege mit Herdbildung in anderen Organen, z. B. Lunge, Kehlkopf, ist häufig (RANKE).

In diesem Abschnitte der Krankheit, der mit einer Anaphylaxie einhergeht, treten die exsudativen Vorgänge in den Vordergrund. Die einzelnen Herde und besonders die lymphogenen Metastasen des Primärherdes sind umgeben von einer entzündlichen Randzone (perifokale Entzündung). Auch in den benachbarten Bronchen spielen sich Entzündungen ab, die klinisch zu dem von RANKE beschriebenen „tuberkulösen Hiluskatarrh" führen (subfebrile Körperwärme, Hustenreiz, Bronchialkatarrh).

Überwindet der Körper diesen Zustand, so klingen die allgemeinen Krankheitserscheinungen ab. Er wird gewissermaßen immunisiert. Bei neuer Infektion vermag er den Krankheitsvorgang auf das befallene Organ zu beschränken. So entsteht in der Lunge als drittes Stadium die chronische Phthise, die sich dann wieder endobronchial oder durch Kontakt weiter ausdehnen kann.

Diese Auffassung RANKEs, selbst wenn sie umstritten ist, erleichtert dem Arzte jedenfalls die klinische Betrachtung der Tuberkulose. Auch die röntgenologische Deutung hat durch sie viel gewonnen. Das gilt vor allem für die beginnende Phthise und die Drüsentuberkulose.

v. ROMBERG hat die chronischen tertiären Lungentuberkulosen nach den großen anatomischen Grundzügen in verschiedene Formen abgesondert. In Anlehnung daran unterscheidet er

a) die exsudative Lungentuberkulose:
    α) die broncho-pneumonische Form,
    β) die pneumonische Form,
    γ) den isolierten infraclaviculären Tuberkuloseherd,

b) die proliferative (produktive) Lungentuberkulose:
    α) die rein proliferative Form,
    β) die proliferativ-cirrhotische Form,

c) die cirrhotische Lungentuberkulose.

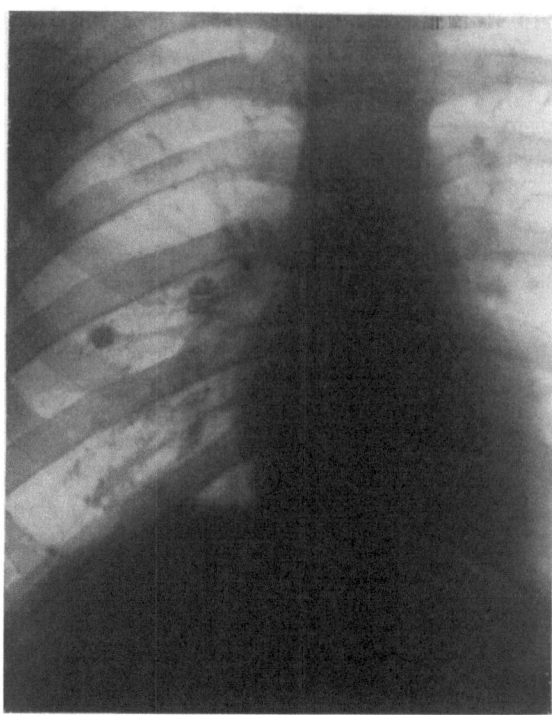

Abb. 294. Primärkomplex: In der rechten Lunge in Hilusnähe verkalkter Herd (Primärinfekt). Im rechten
Lungenstiele verkalkte Drüse.

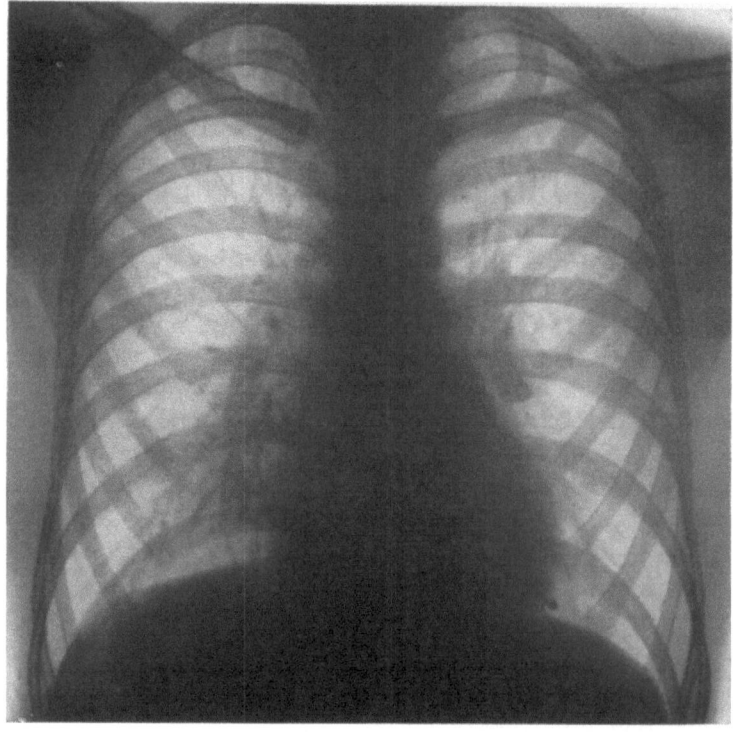

Abb. 295. Primärkomplex: Ausgeheilter Herd links im Herz-Zwerchfellwinkel, verkalkte Drüsenpakete
im linken Hilus.

1. Der Primärkomplex.

Der Primärkomplex, der besonders in der Jugend bei der ersten Infektion, aber auch im reiferen Alter vorkommt, setzt sich zusammen aus dem Primärinfekt und der Hiluserkrankung.

Der frische Primärinfekt stellt einen meist im Acinus gelegenen miliaren

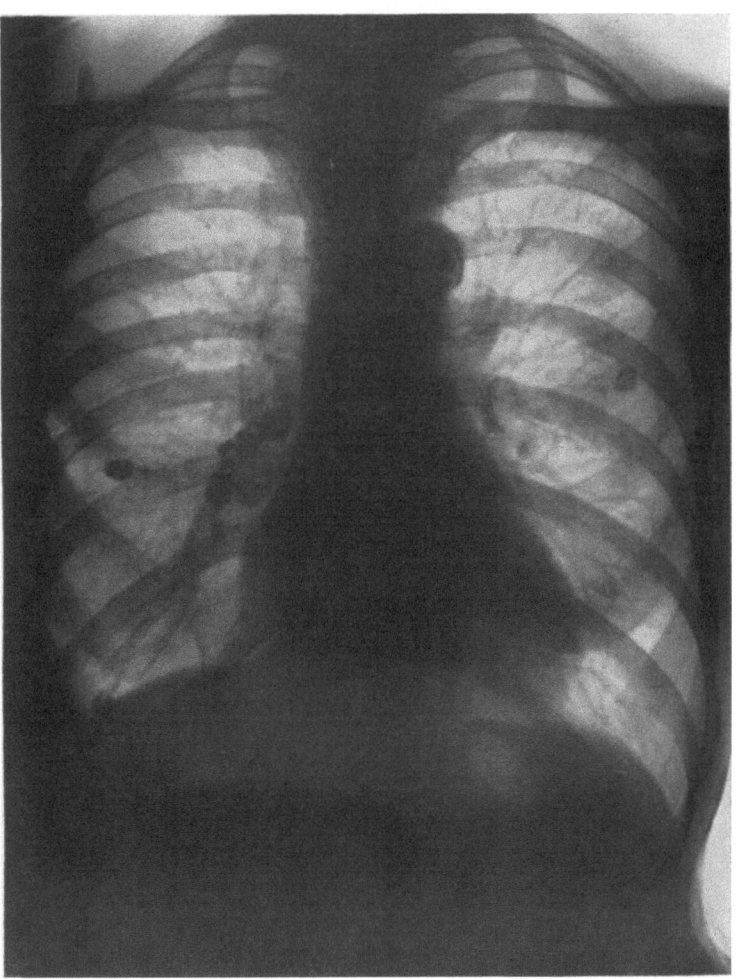

Abb. 296. Primärkomplex: Ausgeheilte Herde im mittleren und unteren Lungenabschnitte. Rechts der Lungenpforte kettenweise angeordnete verkalkte Drüsen. Links einzelne ausgeheilte Lungenherde.

pneumonischen Herd dar, der sich bei längerem Bestehen zu einem runden Konglomerattuberkel mit käsig-pneumonischem Kern abkapselt (RANKE). Seine Größe entspricht nach GHON gewöhnlich der einer Erbse. Oft ist er so klein, daß er makroskopisch nur schwer nachweisbar ist. Meist ist ein einziger solcher Herd vorhanden; manchmal werden aber auch zwei, sogar drei beobachtet.

Auf dem Wege der Lymphangitis werden nunmehr die Hilusdrüsen befallen. Die tuberkulöse Ausbreitung erfolgt stets zentripetal, nicht — wie früher angenommen wurde — in umgekehrter Richtung. Diese sekundären tuberkulösen Veränderungen des zugehörigen Lymphstromgebietes und der Lymphdrüsen sind meist viel ausgesprochener und schwerwiegender als die Erkrankung des Lungengewebes selbst.

27*

In dem peribronchialen und dem perivasculären Bindegewebe, in dem die Lymphgefäße verlaufen, finden sich kleinere oder größere knotige Herde, die durch Binde-
gewebsstränge untereinander verbunden sind.

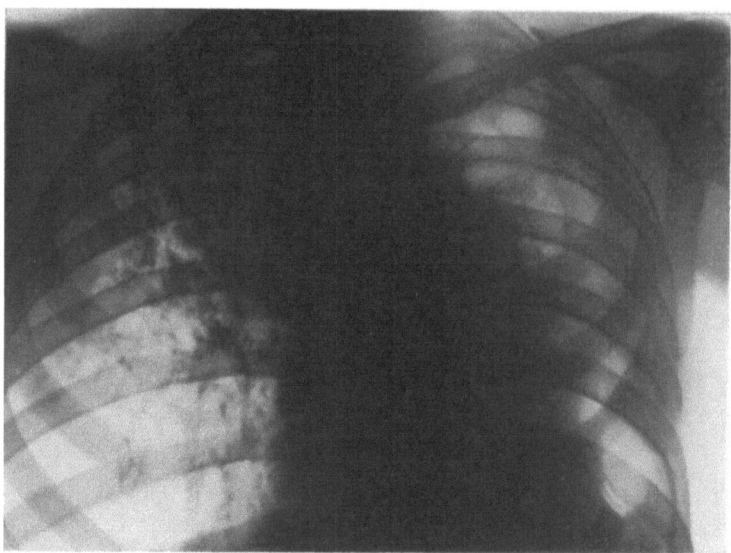

Abb. 297. Exsudative Phthise. Im oberen rechten Lungenfelde zahlreiche ineinander übergehende
broncho-pneumonische Herde. Links ausgedehnter kavernöser Zerfall.

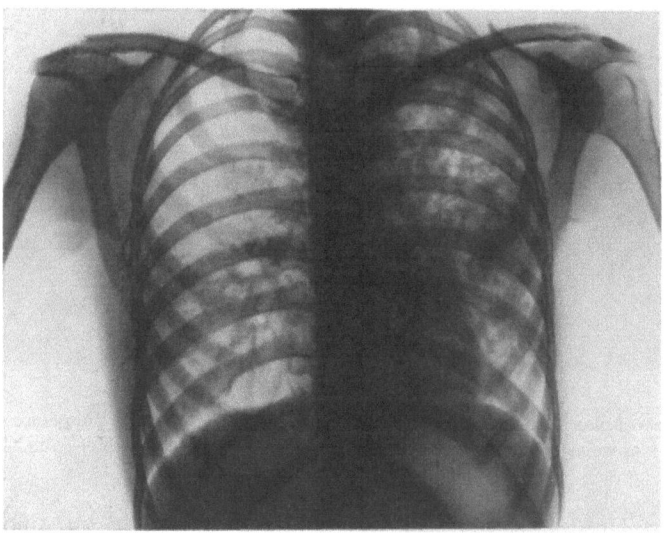

Abb. 298. Ausgedehnte exsudative Phthise in der ganzen linken Lunge. Zahlreiche bronchopneumonische
Herde. An der Spitzengegend kleinere Kavernen. Im rechten mittleren Abschnitt in Lungenwurzelnähe
kleinere nodös-produktive und indurierte Herde.

Bei ausgesprochen exsudativen Formen ist diese entzündliche Verdickung der
Saftgefäße nur angedeutet, während die Erkrankung der Drüsen im Vordergrunde
steht. Außer einzelnen Knoten kann das ganze Lymphsystem längs der Bronchen
und der Luftröhre die Zeichen tuberkulöser Erkrankung aufweisen.

Stärkere entzündliche Veränderungen in der Umgebung können zunächst fehlen. Bei weiterem Fortschreiten durch Kontaktwachstum vergrößern sich jedoch Ausgangsherd wie lymphogene Metastasen; dann geht das erste in das zweite Stadium über.

Ausheilung durch Verkalkung ist beim Primärkomplex die Regel [Petrefakt des primären Komplexes (RANKE)].

Seine Erkennung und richtige Deutung im Röntgenlichte ist durch pathologisch-anatomische Untersuchungen ermöglicht worden. Früher hat der Röntgenologe allein den auffallenden Veränderungen der Lungenwurzeldrüsen seine Aufmerksamkeit geschenkt und die kleinen, bereits verkalkten Lungenherde wenig oder gar nicht beachtet. Es wurde von verkalkten Hilusdrüsen gesprochen. Die Eigenart dieses Befundes blieb jedoch im großen und ganzen unklar; ein Zusammenhang mit dem Lungenherd wurde nicht vermutet.

Die pathologisch-anatomischen Forschungen der letzten Jahre, insbesondere die grundlegenden Arbeiten RANKEs, haben dazu geführt, auch auf diese unscheinbaren Herde bei Beurteilung des ganzen Bildes Wert zu legen. In der Regel kommt der Primärkomplex im Stadium der Abheilung zur Beobachtung. Ausgangsherd und Drüsenmetastasen sind dann verkalkt. Im Röntgenlichte liefern sie einen dichten, gegen die Umgebung scharf abgesetzten Schatten.

Als Beispiel eines bereits abklingenden Primärkomplexes diene Abb. 294. Die dunkelen, teilweise zusammenhängenden Schatten an der rechten Lungenpforte entsprechen verkreideten Drüsen. Im rechten mittleren Lungenfelde läßt sich in Hilushöhe deutlich der schon verkalkte Ausgangsherd in der Lunge erkennen.

Ähnliches zeigen die Abb. 295 und 296. In Abb. 295 ist ein ausgeheilter Primärherd links in der Gegend des Herz-Zwerchfellwinkels sichtbar. Die zugehörigen Lymphdrüsen an der Lungenpforte sind verkalkt. In Abb. 296 liegen zwei abgeheilte Primärherde im mittleren und im unteren rechten Lungenabschnitte vor. Die zugehörigen verkalkten Drüsen sind kettenweise im Lungenwurzelgebiet angeordnet. Links ist außerdem in Höhe der 4. Rippe ein weiterer Kreideherd vorhanden.

2. Chronische Lungentuberkulose.

a) Exsudative Lungentuberkulose.

Die exsudative Lungentuberkulose zeichnet sich aus durch einen mehr oder weniger plötzlichen Beginn, durch rasches Fortschreiten bei meist hohem, gewöhnlich remittierenden oder intermittierenden Fieber.

Im Gegensatze zur proliferativen sind hier größere Lungenabschnitte befallen; sie tragen Anzeichen zahlreicher Zerfallsvorgänge.

Die Prognose ist schlecht.

α) Die broncho-pneumonische (lobulär-käsige) Form.

Die tuberkulöse Bronchopneumonie erscheint im Röntgenlicht in Gestalt verschieden ausgedehnter Flecke. Die Herde weisen die bereits früher beschriebenen Merkmale der exsudativen Zustände auf. Ein dichter Kern blaßt nach den Seiten ab und verliert sich ohne scharfe Grenze. Derartige Flecke laufen ineinander über und überdecken sich. Je zahlreicher sie sind, desto ungleichmäßigere Verschattungen größerer Lungenabschnitte entstehen. Bereits verkäste Stellen geben entsprechend ausgedehnte dunkle Tönung (Abb. 297, 298).

Das Bild einer Bronchopneumonie ist indessen nie rein exsudativ. Zumeist finden sich in der übrigen Lunge verstreut noch einige kleinere, schärfer umrissene dunklere Flecke als Ausdruck proliferativer oder fibröser Herde.

Bei exsudativer Tuberkulose entwickeln sich Kavernen ziemlich rasch. Hat man Gelegenheit, die Untersuchung in verschiedenen Zeitabständen zu wiederholen, so ist der „galoppierende" Zerfall im Bereiche der Herde leicht erkennbar. Zunächst erscheint die Höhle als eine wenig ausgeprägte Aufhellung. Es sind in ihr unregelmäßige, verwaschene Flecke sichtbar, die von Trümmermassen im Innern herrühren.

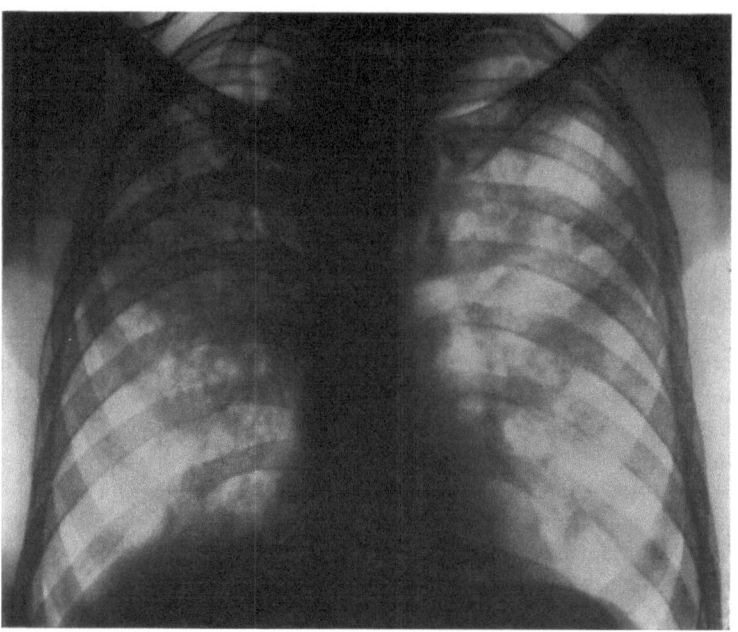

Abb. 299. Lobär exsudative Phthise der rechten oberen Lunge mit zahlreichen Zerfallsvorgängen. Oben bereits eine größere Kaverne im Bereiche der ausgedehnten Infiltration. In ihrer Umgebung eine Anzahl kleinerer ungleichmäßig gestalteter Aufhellungen als Ausdruck der weiteren Einschmelzung.

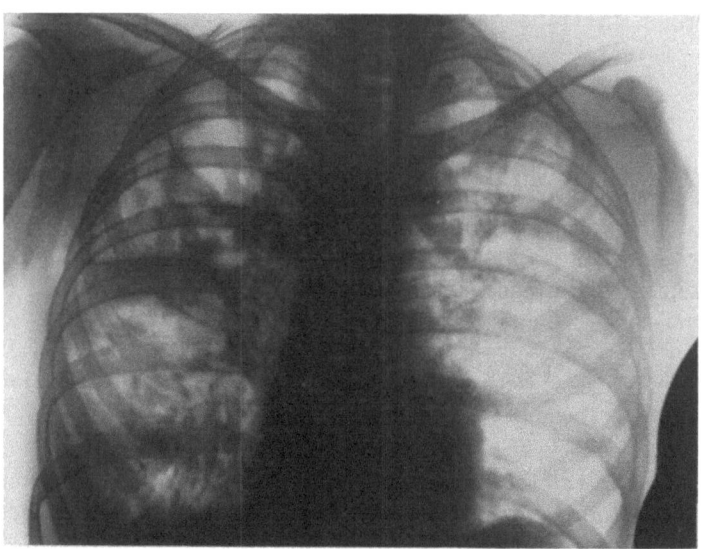

Abb. 300. Ausgedehnte doppelseitige käsig-exsudative und kavernöse Tuberkulose beider Lungen. Zahlreiche große ineinanderübergehende und unscharf begrenzte Höhlen in der oberen Hälfte der rechten Lunge.

Bei Kavernenbildung in größeren, käsig-pneumonischen Lungenteilen beginnt die Einschmelzung meist an mehreren Stellen gleichzeitig (Abb. 299). Oft sind anfänglich einzelne kleine Hohlräume wahrnehmbar, die bei späterer Untersuchung untereinander verbunden erscheinen. Bindegewebige Stränge und infiltrierte Gewebsteile stellen noch eine gewisse Trennung des Höhlensystemes dar, das auf dem Röntgenbilde den Eindruck eines groben Siebes hervorruft. Weitere Einschmelzung und Ausstoßung der Zerfallsmassen führen dann zu mächtigen Löchern, deren Begrenzung unscharf und von verschiedener Dichtigkeit ist (Abb. 300). Vielzahl, große Ausdehnung und unregelmäßige Gestalt derselben sprechen für exsudativen Vorgang.

β) Exsudative (lobär-käsige) Pneumonie.

Werden tuberkulöse Zerfallmassen in einen Bronchus oder seine Verzweigungen aspiriert, so bildet sich eine sogenannte Aspirationspneumonie aus. Bei Kindern wird sie infolge des Durchbruches verkäster Pfortendrüsen als selbständige Krankheit

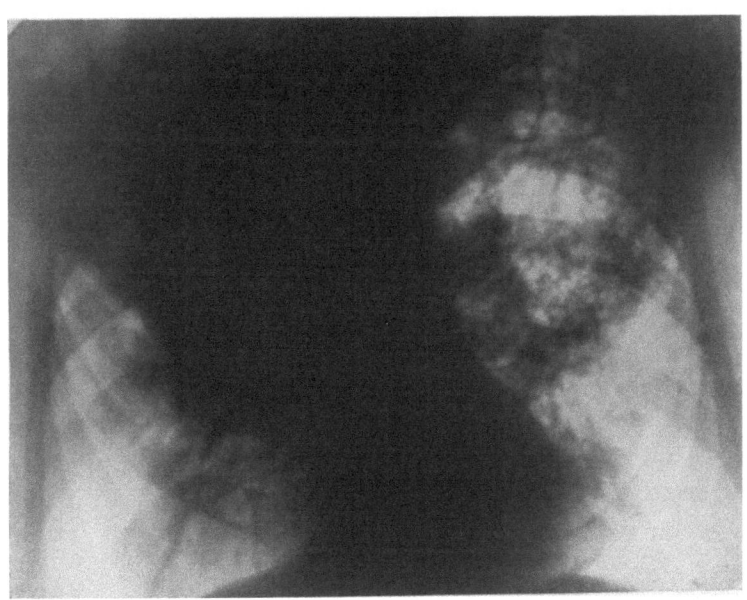

Abb. 301. Exsudative Phthise. Rechts oben käsige Pneumonie, links acinös-exsudative Herde und Zerfallshöhlen.

beobachtet, während sie bei Erwachsenen in der Regel im Verlauf einer chronischen Phthise entsteht.

Die Aspiration bewirkt Bildung einer pneumonischen Erkrankung, die sich über einen Lappen oder sogar über den ganzen Lungenflügel erstrecken kann.

Der erkrankte Abschnitt zeigt sich auf dem Röntgenbilde als verwaschene, ziemlich starke Verschattung, wie sie Abb. 301 wiedergibt. In der Regel sind in den nicht pneumonisch veränderten Lungenteilen die kennzeichnenden Bilder chronischer Phthise zu sehen.

Der röntgenologische Nachweis von Höhlenbildungen ist bei der käsigen Pneumonie schwer. Das erklärt sich aus dem rasch zum Tode führenden Verlaufe der Erkrankung, der größere Kavernen nicht entstehen läßt, während kleinere infolge der hochgradigen Strahlenabsorption des pneumonisch veränderten Gewebes oft nicht zur Darstellung kommen.

γ) Isolierter infraclaviculärer Tuberkuloseherd.

Der exsudativen Tuberkulose gehört auch eine als Frühform auftretende Infiltration der Lunge an, die im infraclaviculären Raum, also im Mittelfeld, gefunden wird. Nach H. ALEXANDER, der schon 1916 auf diese eigenartige und typische Lokalisation hinwies, haben dann später ASSMANN und REDEKER in ausführlichen Arbeiten klinische Bedeutung und röntgenologische Besonderheit des infraclaviculären Infiltrates erkannt und beschrieben. In den letzten Jahren fanden diese Befunde gesteigerte Beachtung durch ULRICI, VON ROMBERG, ICKERT u. a. Diese Kliniker bezeichnen das Frühinfiltrat schlechtweg als die Anfangsform der Lungentuberkulose.

Pathologisch-anatomisch handelt es sich um einen exsudativen, tuberkulösen Prozeß mit oder ohne Verkäsung. Häufig tritt zentraler Zerfall mit Bildung einer sogenannten „Frühkaverne" ein (Abb. 302). Allgemeine und örtliche klinische

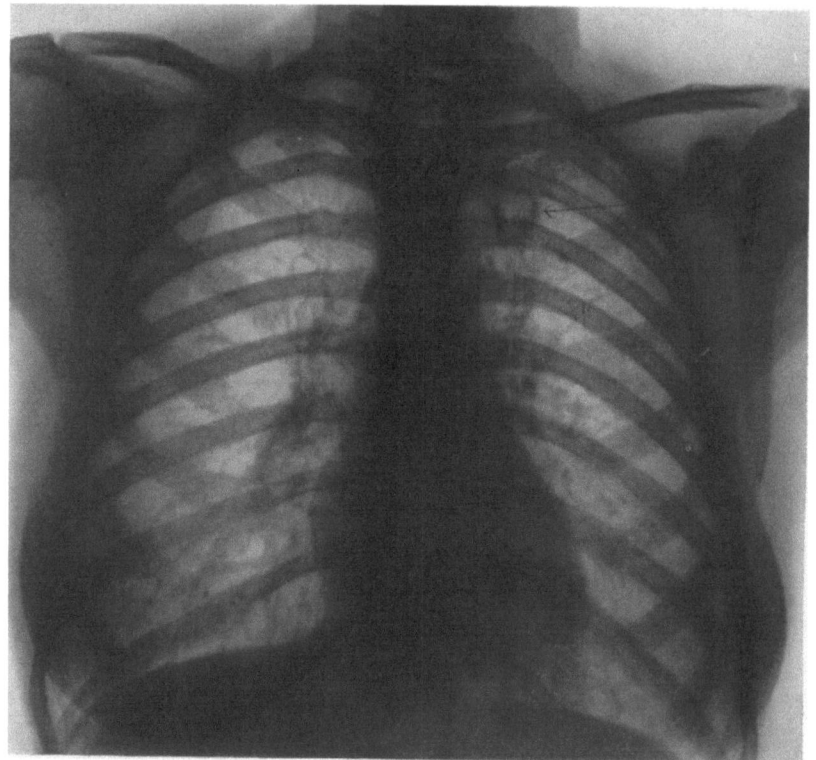

Abb. 302. Isolierter infraclavicularer Herd links.

Erscheinungen des Herdes sind meist gering. Erst, wenn sich aus dem Frühherd die „Spätkaverne" entwickelt hat, sind die Symptome eindeutig.

Die Auffassung, daß die bisherige Lehre vom Beginn der Lungentuberkulose des Erwachsenen durch diese Befunde erschüttert sei, hält kritischer Prüfung nicht stand. Man sollte auch hier die Ergebnisse der Röntgenuntersuchung nicht überschätzen, vor allem aber nicht gesicherte pathologisch-anatomische Feststellungen einfach ausschalten. Auch heute noch sind erfahrene pathologische Anatomen überzeugt, daß die Lungenphthise in der Regel durch Erstherde in der Spitze eingeleitet wird. Diese können so klein sein, daß sie der Röntgenuntersuchung auch bei bester Technik entgehen (GRAEFF).

b) Proliferative Tuberkulose.

Proliferative Tuberkulose läßt sich klinisch von exsudativer, weniger durch den örtlichen physikalischen Befund, der kaum merkliche Unterschiede aufweist, als durch den schleichenden Beginn und den langsamen Verlauf trennen. Sie weist vor allem niedrigeres Fieber mit nur geringen Schwankungen auf.

Die Neigung der proliferativen Form zu Bindegewebsentwicklung bietet die Möglichkeit, operativ unterstützend einzugreifen. Da aber eine aussichtsvolle Einengungsbehandlung an vorwiegende Einseitigkeit des Krankheitsvorganges gebunden ist, so ist von größter chirurgischer Bedeutung genaue Kenntnis der Form, des Sitzes und der Ausdehnung der Erkrankung. Darüber gibt nur das Röntgenbild weitgehend Aufschluß.

Die röntgenologischen Merkmale des produktiven Herdes sind bereits eingehend beschrieben worden. Geringere Ausbreitung, größere Dichtigkeit, schärfere,

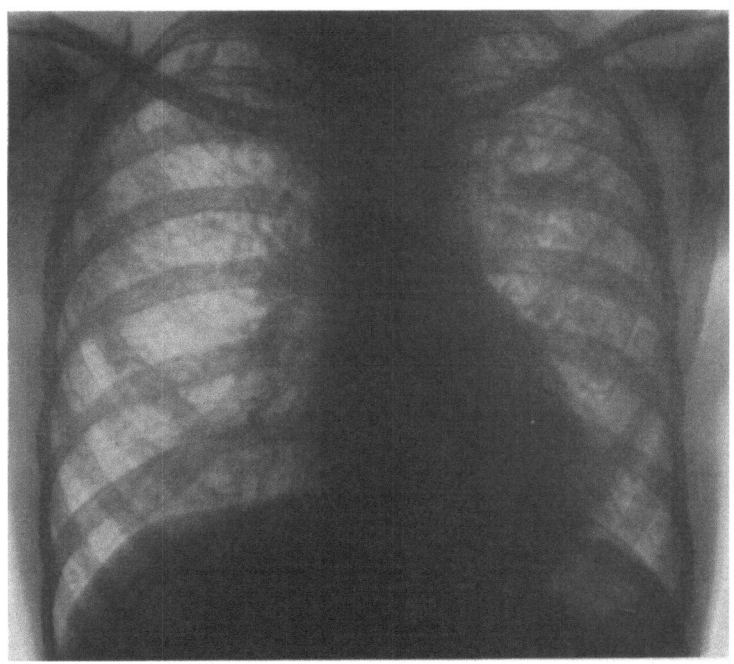

Abb. 303. Produktive Phthise. Über beide Lungen zerstreut und besonders in den oberen Abschnitten acinöse und nodöse produktive Herde. Links oben beginnende Höhlenbildung.

gegen das lufthaltige Gewebe deutlich wahrnehmbare Abgrenzung des Schattens erlauben, wenn auch nicht bei jedem einzelnen Flecke, so doch bei Betrachtung einer größeren Anzahl die produktive Spielart festzustellen (Abb. 303).

Freilich wird die Deutung dadurch erschwert, daß neben produktiven Herden fast regelmäßig exsudative oder cirrhöse vorhanden sind. So entstehen häufig verwickelte Bilder.

Einzelne für sich liegende Schatten finden sich meist bei produktiver Spitzentuberkulose. Bei weiter fortgeschrittenen Erkrankungen sind in der Regel größere Teile eines Lungenflügels oder beider von zahlreichen Schatten durchsetzt, die in Form und Größe den produktiven Nestern entsprechen. Infolge ihrer bronchogenen Entstehung zeigen diese Herdbildungen kranial-caudal gerichtete Ausbreitung, so daß gewöhnlich die oberen Lungenabschnitte von größeren und älteren Veränderungen betroffen sind als die unteren. Ja, es können in dem unteren Lungenfelde noch alle Anzeichen tuberkulöser Erkrankung fehlen, während das obere schwerste Umwandlungen aufweist.

Je älter die produktive Phthise ist, desto weniger treten exsudative Herde hervor. Vielmehr finden sich dunkele, scharf begrenzte Schatten entsprechend der Induration und der Cirrhose (proliferativ-cirrhotische, cirrhotisch-proliferative Form). Solche Befunde gestatten weitgehende Schlüsse auf günstigen Verlauf des Leidens.

Bei vielen Kranken sieht man neben den beschriebenen Veränderungen in der Spitze die Kavernen. Sie vergrößern sich nur langsam. Setzt in ihren Wandungen hyalinfibröse Vernarbung ein, so ist die Höhle von einem scharf begrenzten, oft auffallend zart gezeichneten Ringe umgeben.

Bei beginnender Cirrhose zeigt die ganze Lungenspitze Trübung, von der auch das Kavernengebiet befallen ist. Auch Brustfellschwarten tragen zu dieser Verschattung bei. Oft sieht man als Ausdruck fibröser Umwandlung Schrumpfung im Bereiche der Kaverne.

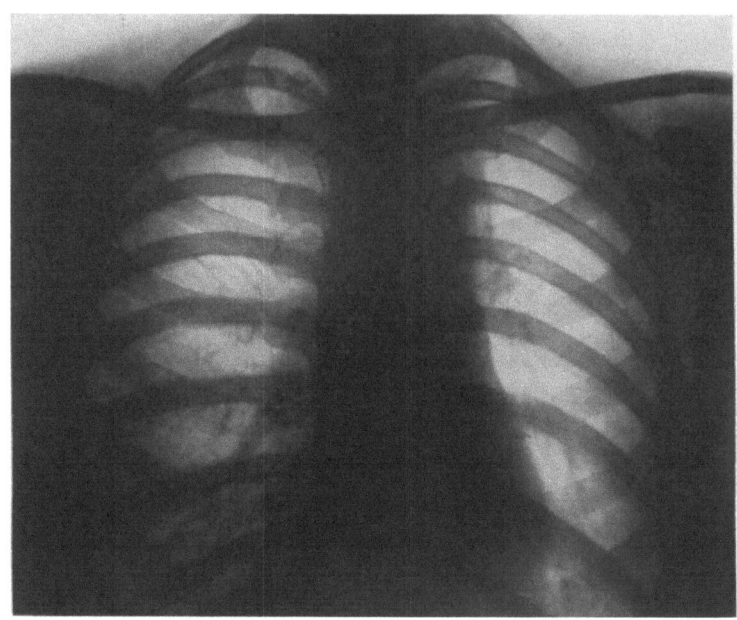

Abb. 304. Doppelseitige Lungenspitzentuberkulose. Trübung beider Spitzen, vor allem der linken. In der rechten Spitze ein bereits indurierter Herd.

Seit langem bemüht man sich mit allen Mitteln verfeinerter Lungendiagnostik, die oft sehr geringfügige Spitzenveränderung nachzuweisen. Erst durch die Röntgenuntersuchung ist frühzeitige Wahrnehmung möglich geworden. Darum ist das Strahlenbild heute unentbehrliche Ergänzung der Auscultation und der Perkussion.

Vor der Beschreibung der verschiedenen Schattenbilder, die bei der Spitzentuberkulose in Erscheinung treten können, soll der Röntgenbefund der gesunden Lungenspitze berücksichtigt werden. Seine Kenntnis ist wichtig, weil außerhalb der Lunge gelegene Veränderungen durch Projektion eine Erkrankung der Lunge vortäuschen können.

Die gesunde Lungenspitze prägt sich als helles Feld aus, das zuweilen von längsverlaufenden Gefäßschatten durchzogen wird. Die Höhe der Spitzen ist innerhalb physiologischer Grenzen gewissen Schwankungen unterlegen. Gleiches gilt für den Helligkeitsgrad, so daß leichte Trübung nicht unbedingt Ausdruck einer Erkrankung zu sein braucht.

Der Einfluß der Ein- und der Ausatmung auf Höhe und Helligkeitsgrad des Spitzenfeldes ist sehr gering. Die Bewegungen sind so klein, daß bei oberflächlicher Atmung selbst Zeitaufnahmen scharfe Bilder erzeugen.

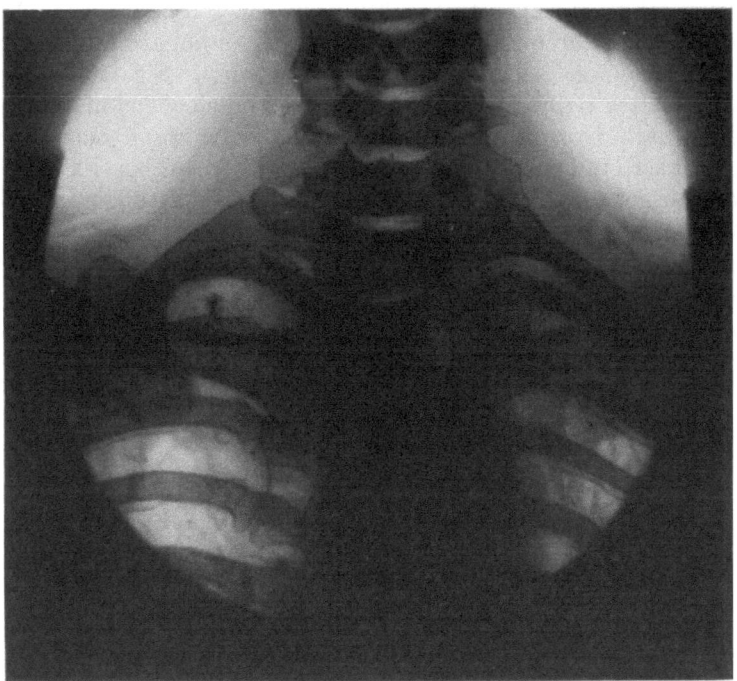

Abb. 305. Der gleiche Kranke. Ventrodorsale Spitzenaufnahme.

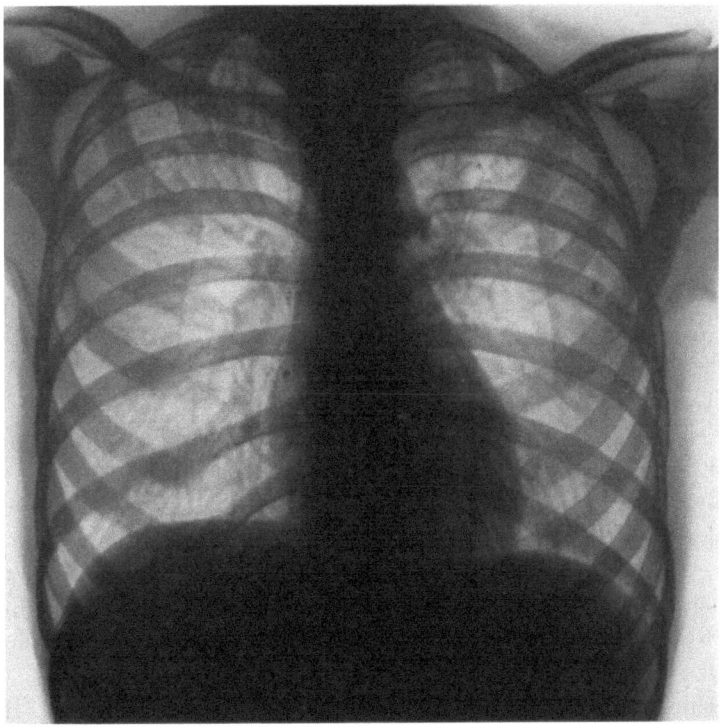

Abb. 306. Beidseitige Spitzentuberkulose mit peribronchitischen Strängen zwischen Spitze und Lungenstiel.

Das Spitzenfeld hellt sich normalerweise beim Husten etwas auf (KREUZFUCHS). Dieses Verhalten fehlt bei infiltrativen oder narbigen Veränderungen. Verdunkelung kann unter Umständen durch nahe beieinanderliegende Schatten der beiden obersten Rippen und des Schlüsselbeines hervorgerufen werden. Sie ist selbstverständlich dann kein krankhafter Befund. Gelegentlich kann auch gleichmäßige oder fleckige Verschleierung durch Drüsen der oberen Schlüsselbeingrube entstehen, wenn sie geschwollen, verkäst, induriert oder verkalkt sind. Auch bei Skoliosen, Kröpfen, selbst bei stark ausgebildeter Halsmuskulatur sind Verschattungen des Spitzenfeldes wahrnehmbar.

Während der ersten katarrhalischen Erscheinungen der Spitzentuberkulose weist das Röntgenbild schon kennzeichnende Veränderungen auf. Als Folgen acinös-nodöser Herdbildungen sind kleinere, über die Spitze verteilte, runde oder längliche,

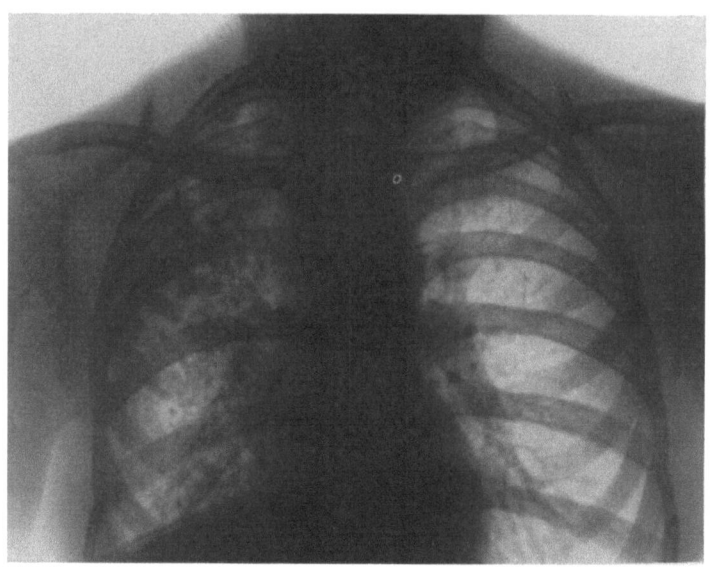

Abb. 307. Nodös-indurierende Phthise der rechten Lunge. Kavernenbildung im oberen rechten Lungenabschnitt. Am linken Lungenstiel einzelne indurierte Drüsen.

zuweilen auch kleeblattförmige Flecke sichtbar (Abb. 304 und 305). Sind sie dunkeler und schärfer begrenzt, so liegt Induration vor. Sie spricht für Heilung oder Latenz, wenn klinische Symptome fehlen (Abb. 306 und 307).

Neben solchen Flecken ist oft wechselnd starke, gleichmäßige Trübung des Spitzenfeldes nachweisbar. Dann hat sich das Brustfell sekundär schwielig verdickt. Trübung kann auch Folge einer Induration sein, die sich an Aufsaugung der Alveolarluft anschließt.

Unterscheidung beider Zustände ist bisweilen durch Vergleich von ventro-dorsaler und dorsoventraler Aufnahme möglich. Sitzt z. B. die Schwarte vorn, so ist die Verschleierung bei Aufnahme von hinten deutlicher und umgekehrt. Hingegen bieten bei Retraktionsinduration die Aufnahmen in verschiedenen Strahlenrichtungen meist gleich starke Verschattung dar.

Dieser Unterschied ist aus den Abb. 304 und 305 ersichtlich, die denselben Kranken betreffen. Die Trübung bei der ventrodorsalen Aufnahme ist viel ausgeprägter. Das erlaubt den Schluß, daß die Spitzentrübung im wesentlichen durch eine dorsal gelegene Brustfellschwarte bedingt ist.

c) Cirrhotische Lungentuberkulose.

Die vorwiegend cirrhotische Lungentuberkulose ist durch besondere Neigung zur Ausheilung gekennzeichnet. Sie entwickelt sich meist aus der produktiven, seltener aus der exsudativen Form.

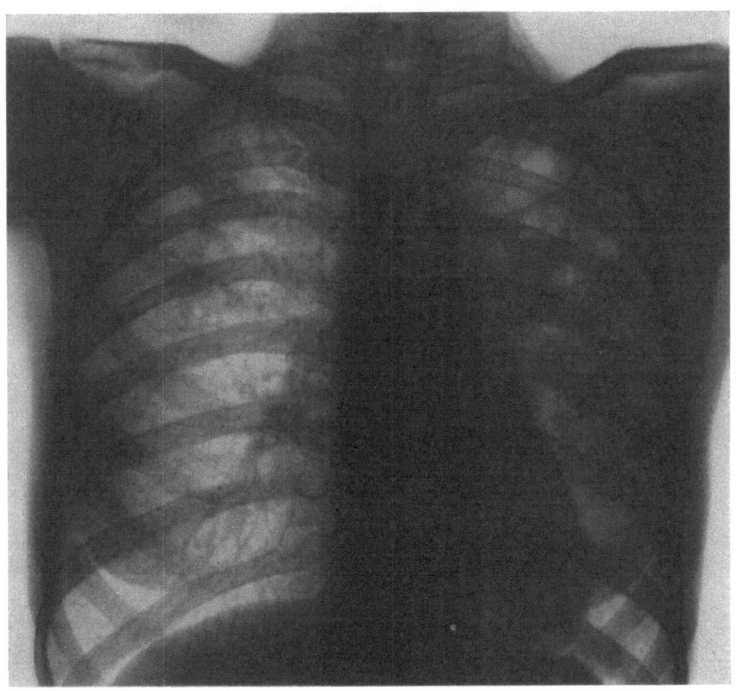

Abb. 308. Cirrhotische Phthise. Über der linken Lunge größere cirrhotische Herde. An der Spitze ein größerer Kavernenkomplex. Über der rechten Lunge vorwiegend in dem oberen Abschnitte nodös indurierte Herde. Diffuse Trübung der Spitze. Mittelfellgebilde nach links verzogen.

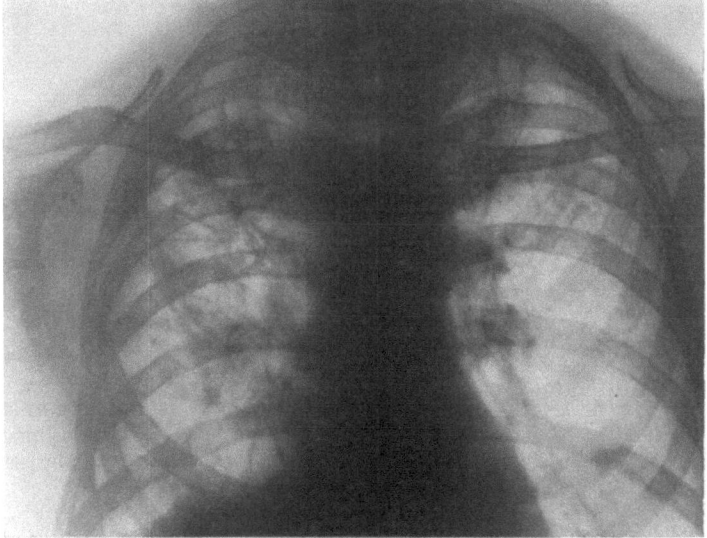

Abb. 309. Cirrhotische Phthise. Rechte Lunge enthält einzelne cirrhotische Herde. Sie ist durchzogen von einer großen Anzahl fibröser Schattenstreifen. An der Spitze Kavernensystem. Linke Lunge enthält einzelne nodös-indurierte Herde. An der Spitze ein kavernöser Vorgang.

Ihre klinische Erkennung bietet kaum Schwierigkeiten. Schleichender Verlauf der Erkrankung, nur geringes Fieber, leidlicher Allgemeinzustand, zunehmende Schrumpfung des Brustkorbes und die physikalischen Befunde liefern eindeutige Anhaltspunkte.

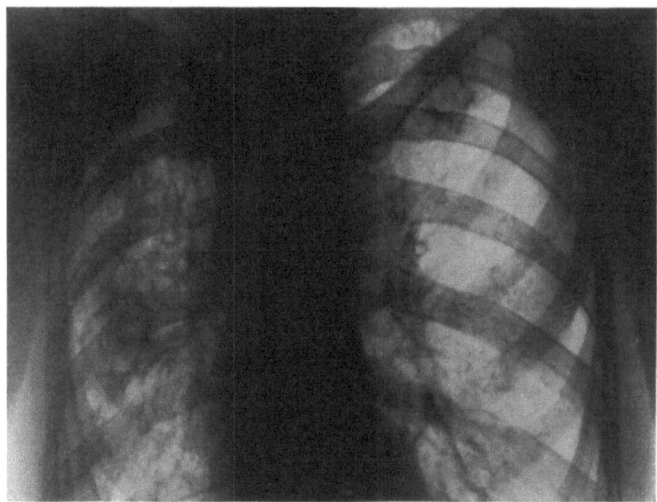

Abb. 310. Ausgedehnte cirrhotische Tuberkulose. Über der rechten Lunge zahlreiche, kreisrunde, kleinere Aufhellungen (Bronchialerweiterung). Daneben im Lungenstielbereich auch größere Kavernen.

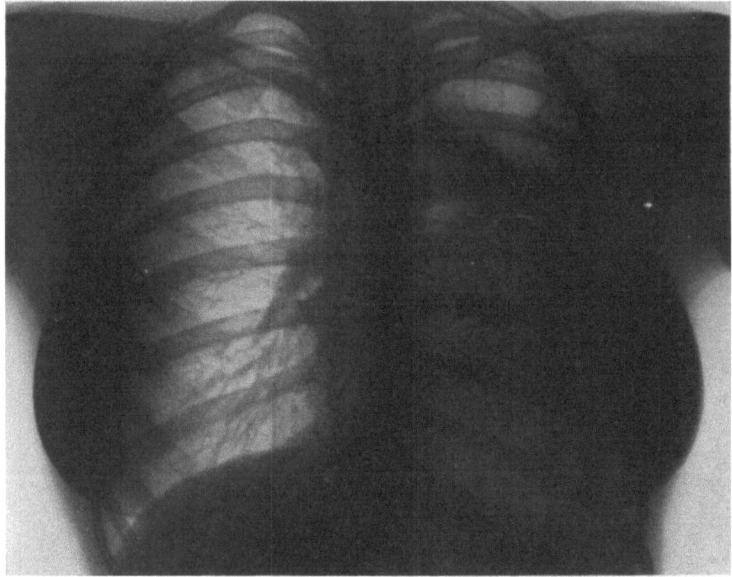

Abb. 311. Ausgedehnte einseitige cirrhotisch-kavernöse Phthise der linken Lunge. Mächtige Kaverne mit scharfer Begrenzung im oberen linken Lungenabschnitte. Trübung des ganzen linken Lungenfeldes. Verziehung der Mittelfellgebilde nach links. Rechts einzelne kleinere indurierte Herde.

Bei noch nicht vollentwickelter cirrhotischer Umwandlung bleiben im Vordergrunde die Reste indurativer Herdbildung (Abb. 308). Bei weiterem Fortschreiten findet man schmale oder breite, dunkle Streifen, die meist größere Herde miteinander verbinden (Abb. 308, 309). Oft verlaufen sie bandartig von der Lungen-

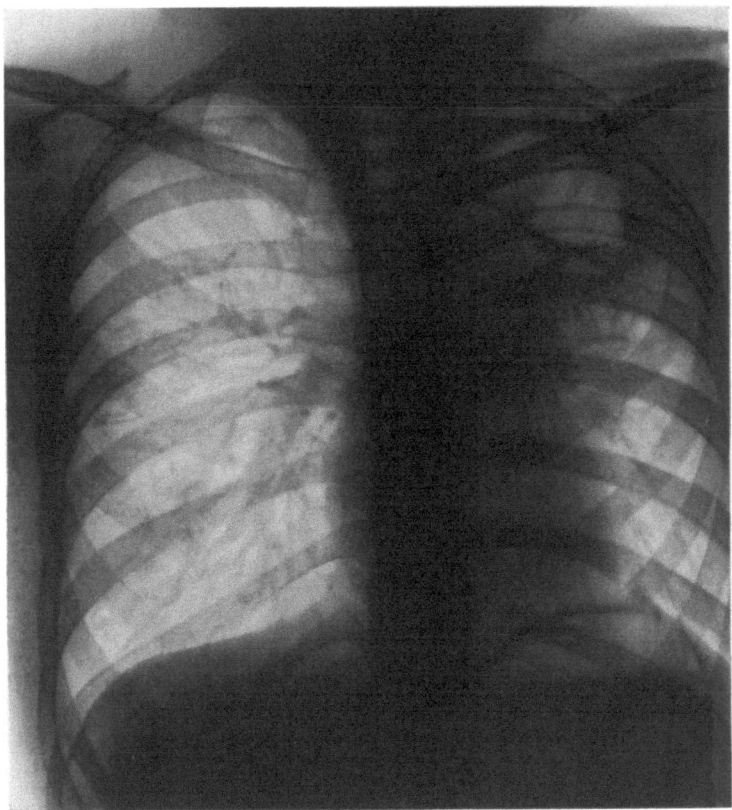

Abb. 312. Cirrhotische Phthise, besonders ausgeprägt links oben. Hier allgemeine Trübung, in der sich noch die Kaverne durch leichte Aufhellung unterscheiden läßt. Verziehung der Mittelfellgebilde in ihrem oberen Teile nach links.

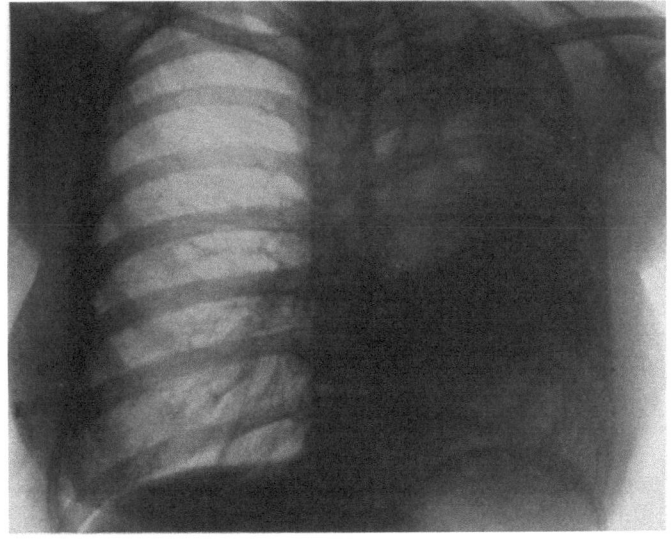

Abb. 313. Ausgedehnte linkseitige cirrhotische Tuberkulose. Linkes Lungenfeld völlig verdunkelt, im oberen Abschnitte kreisrunde Kavernenaufhellung. Herz fast völlig in der linken Brustseite verschwunden. Luftröhre bogenförmig nach links verzogen. Verschmälerung der Zwischenrippenräume.

wurzel zur Rinde oder auch im Bereich eines interlobären Spaltes. Der Hilusschatten ist in der Regel vergrößert, so daß die Pulmonalgefäße schwer zu erkennen sind. Häufig sieht man kleinere helle Stellen als Merkmale sekundärer Bronchektasen (Abb. 310).

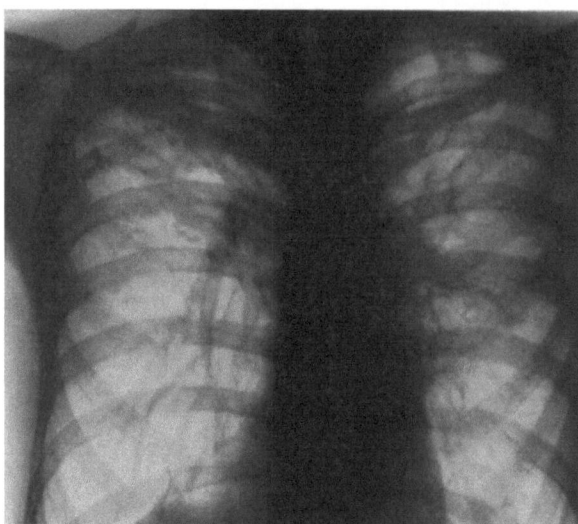

Abb. 314. Doppelseitige cirrhotische Phthise der beiden oberen Lungenabschnitte. Der rechte Lungenstiel samt seinen Gefäßen kopfwärts verzogen.

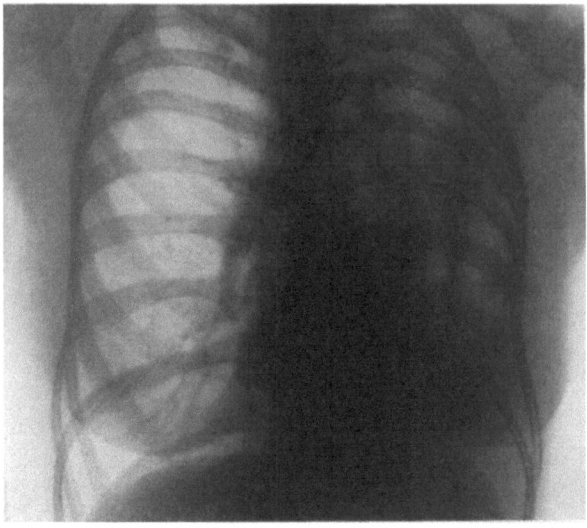

Abb. 315. Linkseitige exsudative Tuberkulose, eine cirrhotische Phthise vortäuschend.

Bei ausgeprägten Erkrankungsformen ist das Lungenfeld in weiter Ausdehnung gleichmäßig verdunkelt. Hie und da sind dichtere Flecke zu sehen, deren genauere Abgrenzung nicht möglich ist. Solche Bilder entstehen durch fibröse Umwandlung größerer Lungenabschnitte, an die sich fortschreitende Schrumpfung und Atelektase in der Umgebung anschließen. Zu dieser allgemeinen Verschattung des Lungenfeldes tragen noch Verschwartungen des Brustfelles bei.

Höhlen in ausgedehnter cirrhotischer Umgebung liefern ungemein kennzeichnende Bilder. Die Kavernenaufhellung liegt im oberen Abschnitt eines meist gleichmäßig verdunkelten Lungenteiles. In der Regel ist sie nicht sehr stark. Sie wird durch Verdickung des Brustfelles und des benachbarten Parenchyms getrübt. Infolgedessen ist Abgrenzung der Höhle nicht immer deutlich (Abb. 311 und 312).

Besonders eindrucksvoll wirkt auch im Strahlenlichte die für fibröse Phthisen kennzeichnende Schrumpfung der erkrankten Brustkorbhälfte. Die Zwischenrippenräume sind verschmälert, die Rippen stärker abwärts geneigt. Die Wirbelsäule ist nach der gesunden Seite konvex verbogen. Das Zwerchfell ist nach oben, Mittelfell, Herz und Luftröhre sind nach der kranken Seite verzogen (Abb. 313).

Eine wenig beachtete Erscheinung bei fibrösen Phthisen, die im oberen Lungenteile nisten, ist Verzerrung der großen Bronchen und der Lungenstielgefäße, deren Schatten dann kopfwärts verlagert erscheinen. Die Gefäße sind an ihrer Ursprungstelle abgeknickt (Abb. 314).

Ausnahmsweise verbirgt sich hinter hochgradiger Schrumpfung exsudative Phthise, wenn alte, überstandene Brustfellentzündungen durch mächtige Schwielen eine Cirrhose vortäuschen (Abb. 315). Solche Beobachtungen zeigen, wie vorsichtig Röntgenbilder einer Lungentuberkulose beurteilt werden müssen.

3. Akute Miliartuberkulose.

Die akute Miliartuberkulose entsteht durch Ausschwemmung tuberkulöser Keime in den Kreislauf. Sie führt fast immer in kurzer Zeit zum Tode, entweder unter schweren allgemeinen Vergiftungserscheinungen oder als räumlich umschriebene tuberkulöse Erkrankung (meningeale und pulmonale Form).

Die Tuberkelbacillen gelangen mit einbrechenden Käsemassen in eine Vene oder mit den Trümmern eines Intimatuberkels in den Ductus thoracicus.

Im Gebiete des kleinen Kreislaufes gehen von tuberkulöser Aussaat miliare oder submiliare Knötchen aus, die sich meist ziemlich gleichmäßig über beide Lungen verteilen. Sie sind interstitiell gelegen oder bestehen aus Granulationsgewebe, das zuweilen von einem exsudativen Hof umgeben ist (tuberkulär-exsudative Herde nach GRÄFF). Auch als produktive Herde mit intraalveolärem Sitz und selbst als exsudative in Form der miliaren Pneumonie kommen sie vor [hämatogen disseminierte, lobulär exsudative Phthise (GRÄFF)].

Diese verschiedenen Formen sind auch im Röntgenlichte wahrzunehmen; doch hat ihre Unterscheidung mehr pathologisch-anatomischen als klinischen Wert.

Die miliare hämatogene Tuberkulose hebt sich eigentümlich ab. Auf den ersten Blick fallen die kleinen, dichten Flecke auf, die einander völlig gleichen und regelmäßig über beide Lungenfelder verstreut sind. Die oberen und die mittleren Teile der Lungen sind damit meist stärker besetzt als die unteren. Doch kann auch das Gegenteil der Fall sein. Die Erklärung ist darin zu suchen, daß die unteren Lungenteile einen größeren Durchmesser haben. Infolgedessen projizieren sich die in zahlreicheren verschiedenen Schichten liegenden Herde in einer Ebene nebeneinander, wodurch Vielheit und Dichte vorgetäuscht werden.

Die hämatogene disseminierte Phthise ist also im Gegensatze zur bronchogenen durch gleichmäßige Verteilung der Schatten über beide Lungenflügel und durch Gleichartigkeit der einzelnen Flecke gekennzeichnet. Doch bestehen Unterschiede je nach dem Entwicklungszustand und der Form der Erkrankung.

Frische miliare Aussaat ist im Strahlenlichte nicht immer leicht zu erfassen. Gelingt der Nachweis ihrer Knötchen doch selbst dem Pathologen manchmal nur bei genauester Untersuchung. Besonders auf dem Leuchtschirme können beginnende Formen übersehen werden.

Ein 20jähriger Kranker wurde wegen Verdachtes einer Hilusdrüsentuberkulose zur Untersuchung eingewiesen. Er klagte über Mattigkeit und hatte geringes Fieber. Sonst war kein krankhafter Befund zu erheben. Sein Allgemeinzustand erlaubte ihm, zu Fuß in die Klinik zu kommen. Die Durchleuchtung der Lungen gab zuerst für Miliartuberkulose keine Anhaltspunkte.

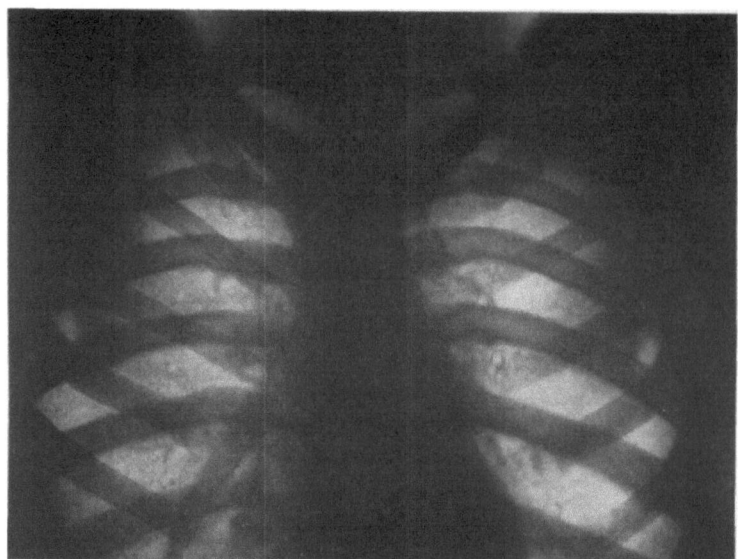

Abb. 316. Hämatogen disseminierte Phthise (Miliartuberkulose) im Beginne. Beide Lungenfelder, besonders das rechte, zeigen feine Marmorierung.

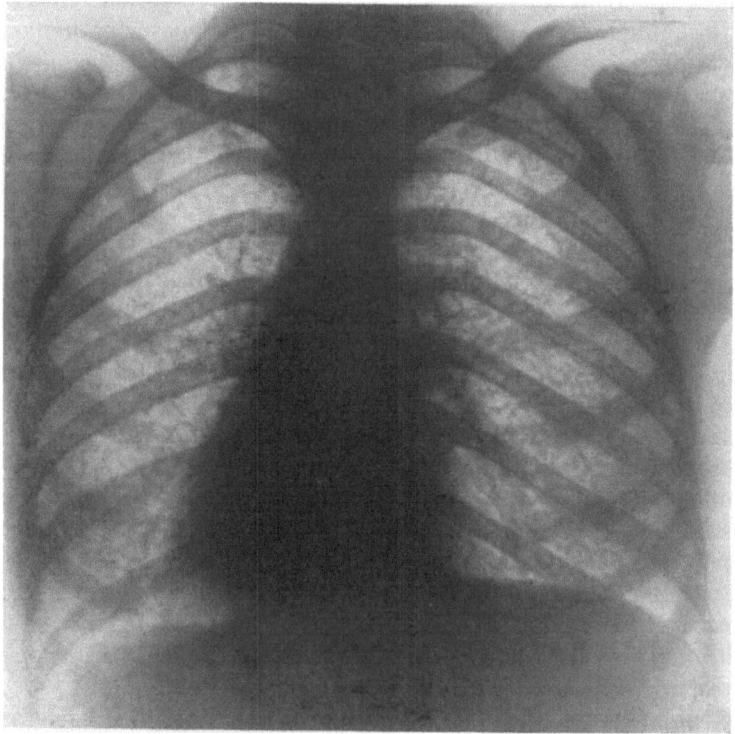

Abb. 317. Hämatogen disseminierte acinös-produktive Phthise.

Auffallend war nur fast völlige Aufhebung der respiratorischen Verschieblichkeit des Zwerchfelles. Die Aufnahme bot außer einem rechts stärker als links ausgeprägten Befunde am

Lungenstiele nur bei sorgfältigster Beobachtung eine ganz feine fleckige Marmorierung beider Lungen dar (Abb. 316). Die Vermutungsdiagnose beginnender Miliartuberkulose wurde eine Woche später durch Auftreten einer Meningitis gesichert und vier Tage darauf durch Autopsie bestätigt.

Derartige Vorkommnisse sind indessen selten. In der Regel wird die miliare Tuberkulose vom Röntgenologen leicht erkannt.

Auffallend kleine, fast punktförmige und scharf abgegrenzte Schatten kennzeichnen interstitielle Tuberkel (Abb. 317, 318). Sind sie größer und dichter, aber

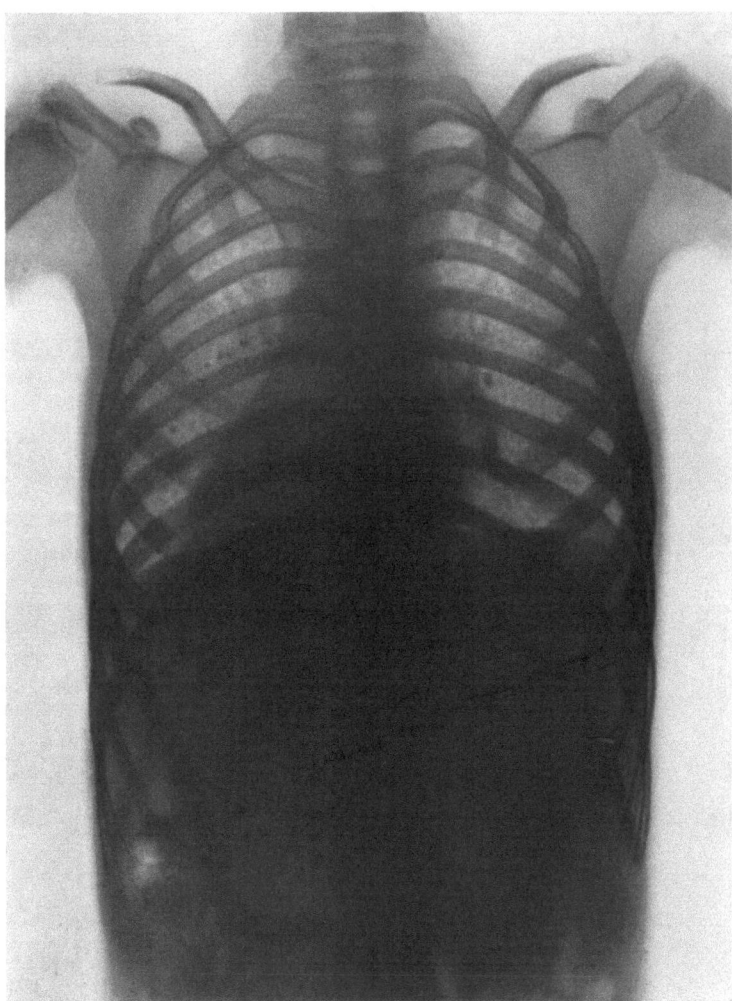

Abb. 318. Hämatogen disseminierte, acinös-produktive Phthise.

scharf abgegrenzt, so handelt es sich um nodös-produktive Herde (Abb. 319, 320). Sobald sich Exsudation hinzugesellt, liegt der einzelne Herd in einem trüben Hofe, der den ganzen Lungenabschnitt verschleiert.

Bei Miliartuberkulose können exsudative Vorgänge derart überwiegen, daß größere bronchopneumonische Herde entstehen. Es sind dann umfangreiche Schatten von wechselnder Ausdehnung sichtbar, die zu Verdunkelungen zusammenfließen. Rasche Verkäsung und Zerfall liefern infolge der Dichtigkeitsunterschiede sehr kontrastreiche Bilder (Abb. 321).

Die Aufnahme gestattet aber nicht nur auf Grund der Form und der Größe.

28*

der Stärke und der Ausbreitung der einzelnen Herdschatten Miliartuberkulose zu
erkennen.   Sie gibt unter Umständen auch wertvolle Hinweise auf den Ursprung

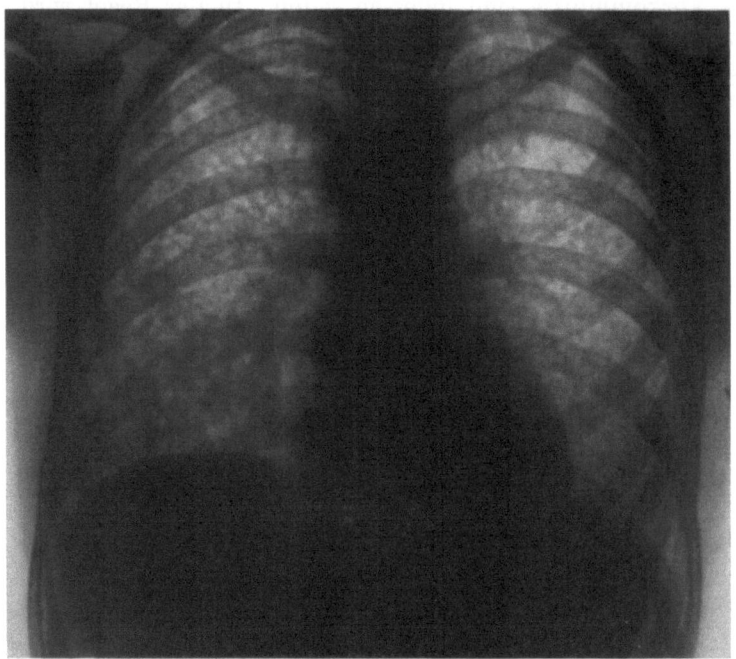

Abb. 319. Hämatogen disseminierte, nodös-produktive Phthise.

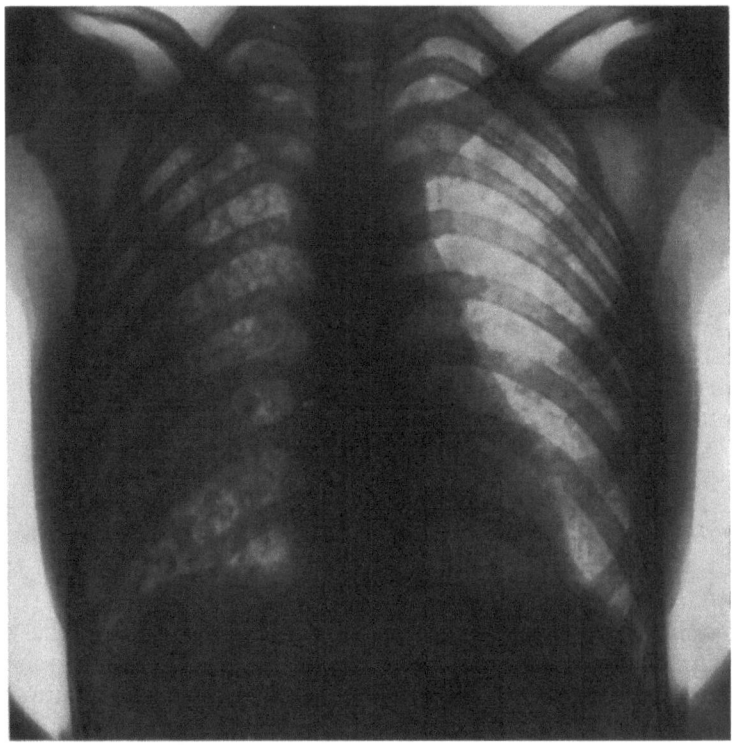

Abb. 320. Derselbe Kranke (ventrodorsale Aufnahme).

der akuten Erkrankung. Außer dem der Miliartuberkulose eigenen Lungenbefunde können stark vergrößerte Drüsen im Hilus oder besonders häufig bei Kindern längs der Luftröhre vorliegen, die durch tiefe Verschattung Verkäsung verraten. Abb. 322 ist ein Beispiel einer solchen tracheo-bronchialen Drüsenerkrankung bei einem Kinde. Infolge Durchbruches in den Kreislauf kam es zu disseminierter Miliartuberkulose.

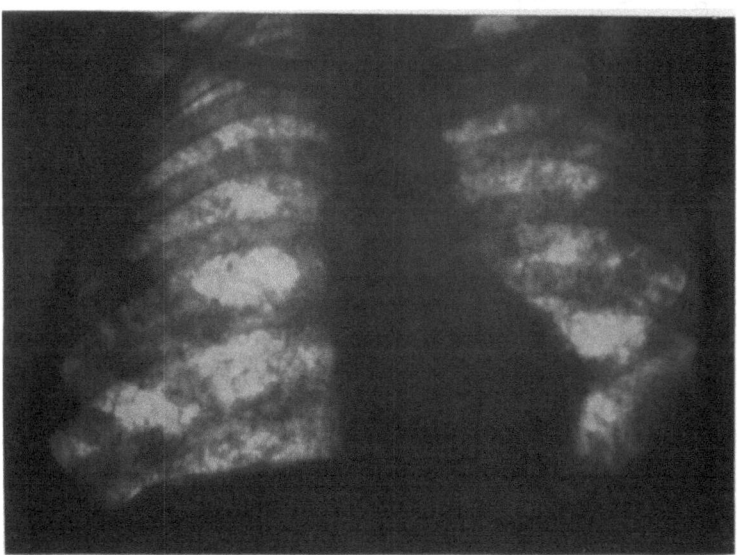

Abb. 321. Hämatogen disseminierte, exsudative Phthise.

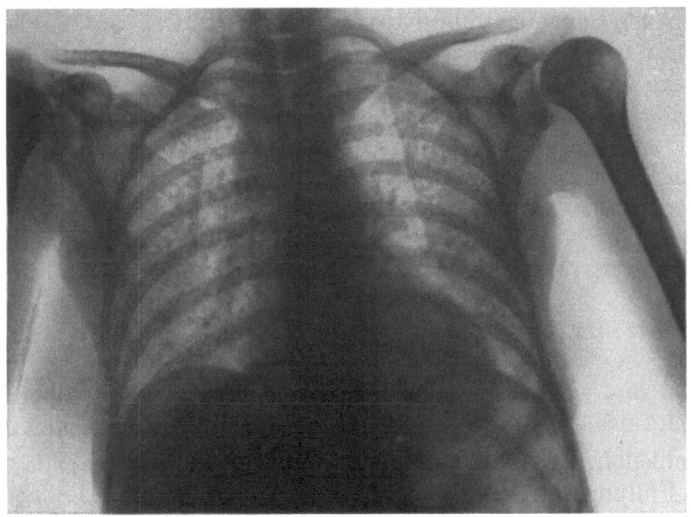

Abb. 322. Hämatogen disseminierte Phthise (Miliartuberkulose). Großes tracheobronchiales Drüsenpaket rechts vom Gefäßschatten.

Chronische Miliartuberkulose. Neben der akuten und der subakuten Form der Miliartuberkulose sei kurz auch die seltenere und weniger bekannte chronische Abart besprochen.

Nicht jede Aussaat führt zu schweren klinischen Erscheinungen, die raschen Tod verschulden. Von verschiedener Seite ist in letzter Zeit über chronischen Verlauf berichtet worden. Assmann teilt mit, daß bei einem Kranken physikalisch nichts, im Röntgenlicht aber miliare Ausstreuung nachweisbar war. Das Leiden begann mit nur langsam ansteigendem Fieber. Erst nach Monaten trat die Miliartuberkulose auch klinisch in Erscheinung. Solche Beobachtungen führten zu der Annahme, daß Ausheilung der Miliartuberkulose zwar selten, aber immerhin möglich sein könne. Daß miliare Tuberkel zum Stillstande kommen, beweist ihre autoptisch öfters festgestellte bindegewebige Abkapselung.

Differentialdiagnostisch sind bei Miliartuberkulose wegen der manchmal auffallenden Ähnlichkeit des Röntgenbefundes Miliarsarkomatose, Carcinose und unter Umständen auch Pneumokoniose in Erwägung zu ziehen.

Bei Sarkomatose und Carcinose können miliare Herde über beide Lungen verstreut sein (vgl. Abb. 266, 267), so daß röntgenologische Deutung gelegentlich versagt. Klinischer Nachweis der Ursprungsgeschwulst bringt dann Klärung.

Ähnliche Bilder liefert die Pneumokoniose. Auch hier sind kleine Schattenflecke über beide Lungen zerstreut, als Ausdruck von Staubablagerung im Lungengewebe.

Ernstere differentialdiagnostische Schwierigkeiten werden bei dem Fehlen akuter Allgemeinerscheinungen aber kaum in Betracht kommen. Die Vorgeschichte macht die Entscheidung leicht.

B. Bedeutung des Röntgenverfahrens für die chirurgische Behandlung der Lungentuberkulose.

Die chirurgische Behandlung der Lungentuberkulose, deren praktische Bedeutung heute allgemein anerkannt wird, ist ohne Röntgenverfahren kaum durchführbar. Bei der Anzeigenstellung erleichtert es die Entscheidung. Nach der Operation ermöglicht es Überprüfung des Erfolges.

Jede chirurgische Behandlung ist Einengungstherapie. Ihre Wirkung besteht in Entspannung des Lungengewebes, Ruhigstellung des Organes, Änderung der Blut- und Säfteströmung und vor allen Dingen in Verstärkung natürlicher anatomischer Heilungsvorgänge.

Hauptsächliche Vorbedingung jeder operativen Behandlung ist Einseitigkeit der Erkrankung; d. h. die andere Seite muß, wenn nicht ganz unberührt, so doch wenigstens ruhig, praktisch gesund sein.

Unentbehrliches Hilfsmittel zur Entscheidung dieser Frage ist die Röntgenuntersuchung. Sie zeigt nicht selten Krankheitsherde in der anderen Seite, die klinisch nicht erfaßbar waren. Wiederholte Nachschau stellt den Befund der „gesunden" Lunge sicher.

Auch die Art der Tuberkulose auf der kranken Seite wird am besten durch das Röntgenbild bestimmt.

Produktive und fibröse Formen eignen sich besonders zur operativen Behandlung. Ihr Nachweis erleichtert darum den Entschluß zum Eingriffe.

Auf verschiedenen Wegen kann die Lungeneinengung erreicht werden:
1. durch Füllung des Brustfellraumes mit Gas (Pneumothorax),
2. durch Veränderung der Brustwand (Zwerchfellähmung und Thorakoplastik),
3. durch extrapleurale Plombierung.

Je nach der vorliegenden Erkrankung, ihrer Lage und Ausdehnung werden die einzelnen Verfahren gelegentlich miteinander vereinigt. Ihre Befunde sollen an Hand der Erfahrung der SAUERBRUCHschen Klinik kurz beschrieben werden.

1. Der künstliche Pneumothorax.

Ein einfaches und schonendes Mittel zur Erzielung der Einengung und der Ruhigstellung tuberkulös erkrankter Lungen ist Anlegung eines künstlichen Pneumothorax. Er kommt vorwiegend in Betracht bei einseitiger, produktiv-cirrhotischer Tuberkulose (Abb. 323, 324). Breite Verwachsungen, die diese Form häufig begleiten, und die im Röntgenbilde an Verziehungen der Luftröhre, des Mittel- und des Zwerchfelles zu erkennen sind, schließen ihn aus.

Erfolge sind auch bei mittelschweren exsudativen Formen zu beobachten.

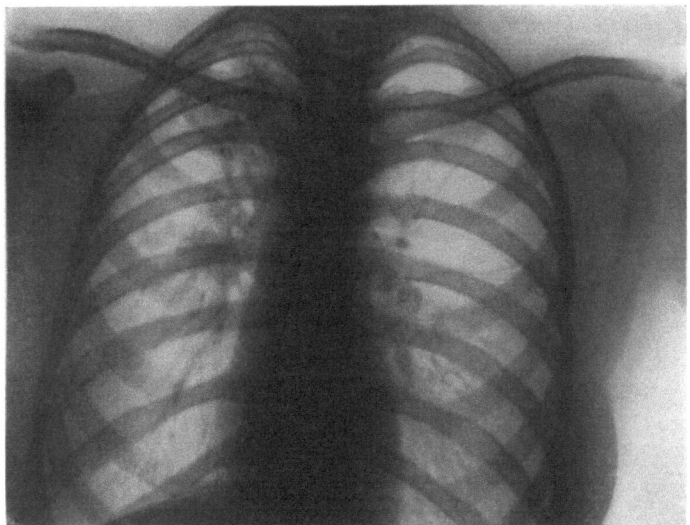

Abb. 323. Fibröse Tuberkulose des rechten oberen und mittleren Lungenfeldes. Fibröse Herde in der Umgebung des linken Lungenstieles.

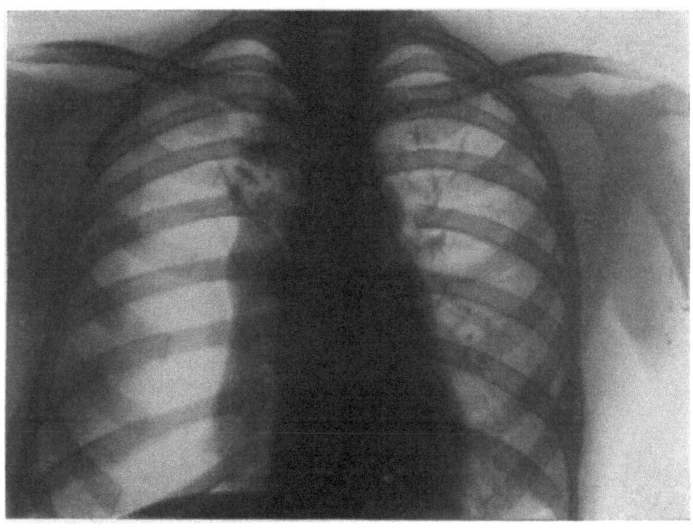

Abb. 324. Der gleiche Kranke nach Anlegung des Pneumothorax. Herz nach links verdrängt. Retraktion der rechten Lunge.

Aus später gewonnenen Röntgenplatten kann man häufig den Rückgang der Veränderungen als erstes Zeichen beginnender Heilung verfolgen.

Ein vorsichtiger Versuch kann mit dem Pneumothorax bei schwerer, einseitiger acinös-exsudativer und lobulär-käsiger Tuberkulose gemacht werden.

Wie bei allen Verfahren operativer Behandlung ist Gesundheit der anderen Seite erforderlich. Vereinzelte produktive Herde, ja selbst kleine exsudative Erkrankungen bilden indessen kein unbedingtes Hindernis.

Chronische Bronchitis, Bronchektasen, Emphysem und Asthma, die die Tätigkeit des anderen Lungenflügels beeinträchtigen, engen die Anwendung des Pneumo-
thoraxverfahrens ein.

Ausgedehnte Verschattungen, die eine lobäre Pneumonie verraten, bilden

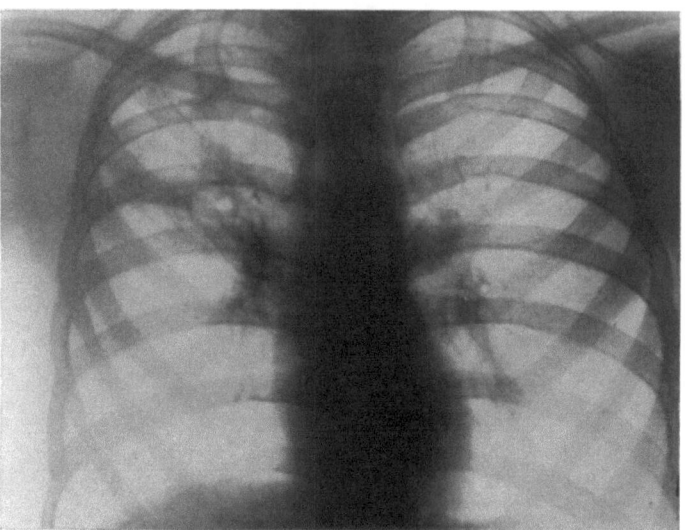

Abb. 325. Fibröse Tuberkulose des linken oberen Lungenfeldes mit interlobärer Schwartenbildung.

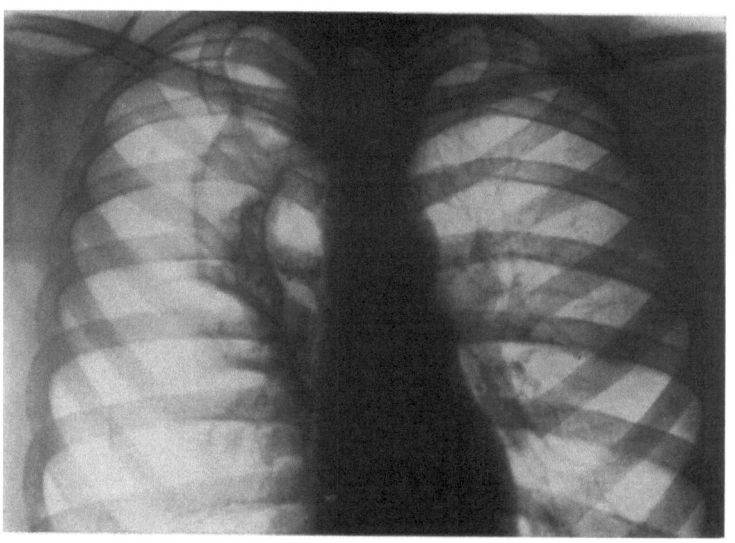

Abb. 326. Der gleiche Kranke nach Anlegung des Pneumothorax. Letzterer unvollkommen infolge
von Verwachsungen im Bereiche der interlobären Schwartenbildungen.

eine Gegenanzeige. Plötzlicher Zerfall mit anschließender Aspirationspneumonie
ist zu befürchten.

Entscheidend, ob bei gegebener Anzeige die Anlage eines Pneumothorax
überhaupt ausführbar ist, ist die Röntgenuntersuchung:

Spitzentrübungen als Ausdruck von Rippenfellschwarten, interlobäre Streifen,
starke Verschmälerung der Zwischenrippenräume, ausgesprochene Verziehungen des
Herzens und des Mittelfelles, Verlötung der Zwerchfellwinkel lassen Verwachsungen

der Brustfellblätter vermuten, die völlige Lungenretraktion verhindern (Abb. 325 und 326). Erfahrungsgemäß bedingen auch Höhlenbildungen und infiltrative Vorgänge, die nahe der Brustkorbwand liegen, Verwachsungen mit dem Rippenfelle. Hingegen sind zipfelförmige Zwerchfellausziehungen im allgemeinen nicht Zeichen ausgedehnter Verlötungen.

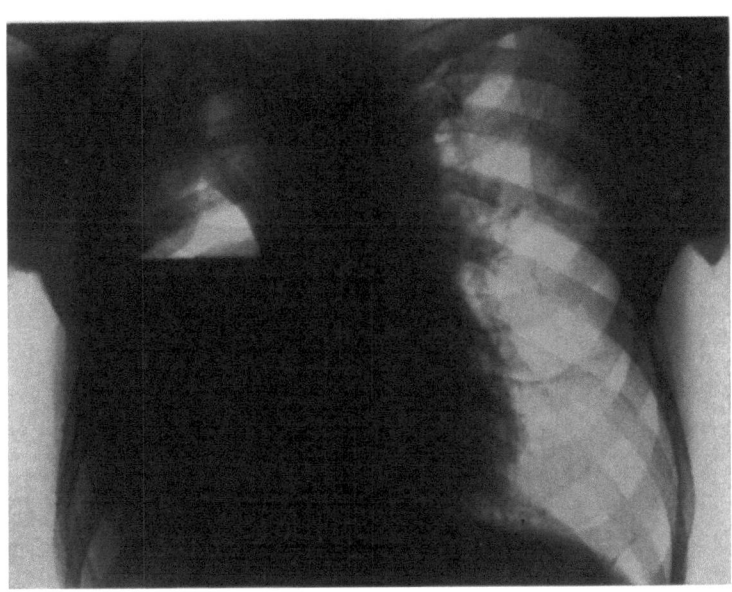

Abb. 327. Pyopneumothorax mit adhärenter Spitzenkaverne.

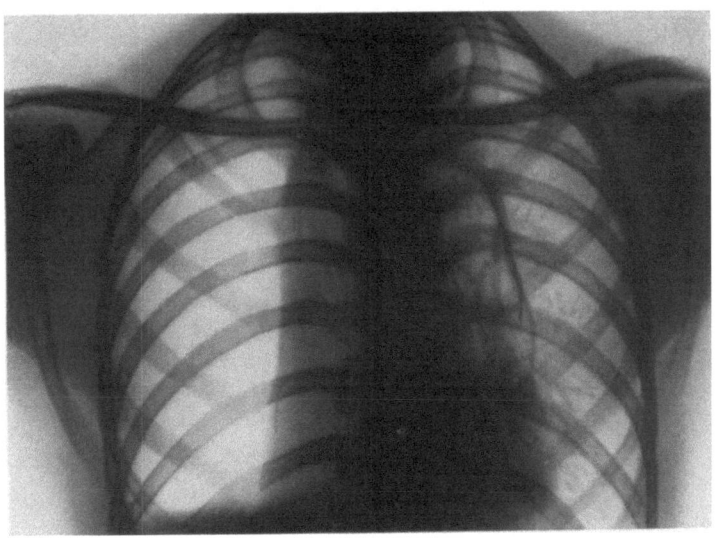

Abb. 328. Vordere Überblähung des Mittelfelles. Pneumothoraxerguß.

Freilich kann Röntgenuntersuchung täuschen. Nur der Pneumothoraxversuch entscheidet.

Gelingt er, so empfiehlt sich grundsätzlich vor der ersten Nachfüllung Durchleuchtung, die über Größe, Lage und Gestalt der Gasblase aufklärt.

Bedeutungsvoll sind die Beziehungen des Pneumothorax zu seitlich gelagerten Kavernen. Fast regelmäßig bestehen in ihrem Bereiche Verklebungen, die durch

Drucksteigerungen einreißen können, so daß dünnwandige Höhlen eröffnet werden. Es folgt Pyopneumothorax, der ohne richtige chirurgische Behandlung sehr oft tödlich ist (Abb. 327).

Es kommt alles darauf an, zu hohe Druckwerte zu vermeiden. Diese Werte sind nicht mit festen Zahlen wiederzugeben. Der Druck hängt ab von der

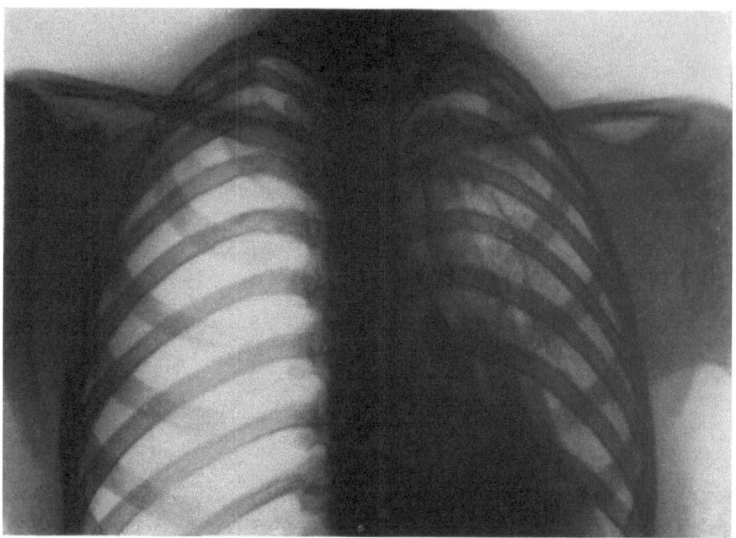

Abb. 329. Vordere und hintere Überblähung des Mittelfelles bei vollständigem Pneumothorax.

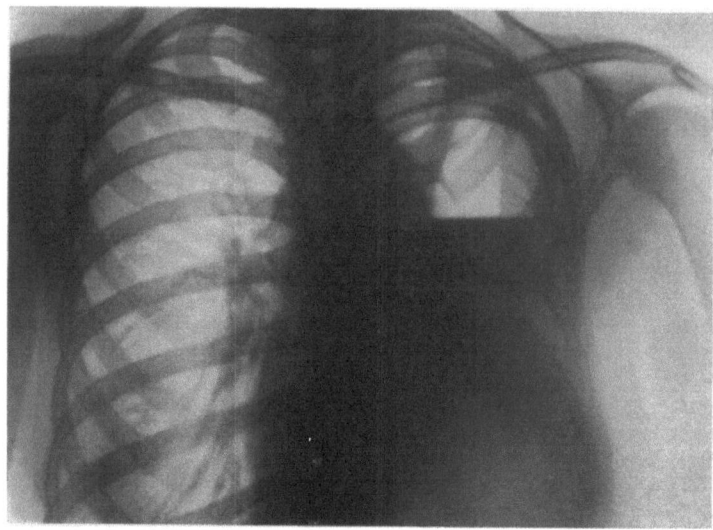

Abb. 330. Seropneumothorax mit Verdrängung des Herzens und angehefteter Spitzenkaverne.

anatomischen Beschaffenheit des Mittelfelles. Ist es zart, nachgiebig, so überbläht es sich schon bei negativem Drucke nach der anderen Seite. Sein Verhalten ist am besten im Röntgenbilde zu erkennen.

Es kann dabei als Ganzes verdrängt sein. Außer entsprechender Verlagerung des Herzens sieht man eine feine scharfbegrenzte Linie, die sich konkav nach der gesunden Seite vorbuchtet. Sie stellt die äußere Begrenzung des Mittelfelles dar. Eine seltenere Form der Überblähung ist die sogenannte vordere oder hintere Mediastinalhernie, d. h. eine umschriebene Vorstülpung der beiden schwachen Stellen des Mittelfelles. Sie finden sich nach NITSCH hinter dem oberen Brustbeine zwischen zweiter und vierter Rippe, entsprechend der Lage des Thymusrestes, und im hinteren unteren Mittelfellraume zwischen Aorta und Speiseröhre. Abb. 328 zeigt eine schwere vordere Überblähung.

Sowohl nach der Lage im oberen Retrosternal- oder im unteren Retromediastinalraum als auch an der Längsausdehnung lassen sich die beiden Überblähungsarten im

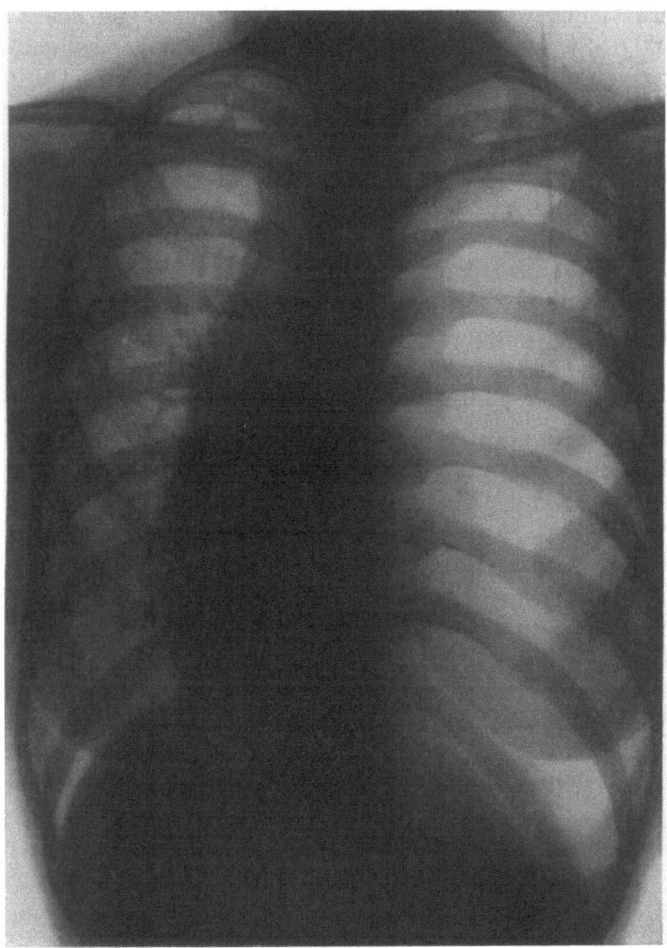

Abb. 331. Linkseitiger Spannungspneumothorax mit Verdrängung der Luftröhre, des Mittelfelles und des Herzens. Tiefstand des Zwerchfelles.

Röntgenlichte unterscheiden. Der Längsdurchmesser der hinteren ist stets größer (Abb. 329). Sie gelangt infolge Gasdrucksteigerung am besten bei stärkster Ausatmung zur Darstellung, während sie bei Einatmung mehr oder weniger verschwindet. So entsteht Hin- und Herpendeln des Mittelfelles, das bei verstärkter Atmung auf dem Schirme gut zu beobachten ist.

Häufige Komplikation des Pneumothorax ist Exsudatbildung (nach SPENGLER in 50%, nach DEIST sogar in 70%). Der Erguß ist verhältnismäßig harmlos, solange er serös bleibt und nicht allzu große Ausdehnung annimmt. Er wird gefährlich, sobald er vereitert.

Im Röntgenbild ist der Seropneumothorax an einem tiefen Schatten erkennbar, der dem Zwerchfell aufsitzt (Abb. 330). Bei tangentialer Projektion können selbst kleine Ergüsse ermittelt werden. Die obere Grenze ist der wagerechte Flüssigkeitspiegel. Darüber befindet sich der helle Gasraum. Mit der Atmung folgt die Höhe des Spiegels den Ausschlägen des Zwerchfelles, die wegen der besonderen Druckverhältnisse meist paradox verlaufen. Umspült die Flüssigkeit das Herz, so übernimmt sie in Wellenform dessen Bewegungen.

Große Ergüsse, die nur bei mehr oder weniger vollständigem Pneumothorax möglich sind, verursachen in der Regel starke Verdrängungen des Zwerchfells und der Mittelfellgebilde. Sie sind im Sinne der Überblähung ausgebuchtet. Das Herz kann bis an die gegenseitige Brustkorbwand gedrückt werden. Durch gleichzeitige Drehung seiner Achse kommt es zu Abknickung der großen Gefäße und zu schweren Kreislaufstörungen.

Eine weitere Gefahr ist der Spannungspneumothorax. Er entsteht, wenn eine Kaverne oder ein emphysematöser Lungenbezirk platzt oder wenn durch Drucksteigerung im Pneumothorax Verwachsungen gesprengt werden. Es bildet sich ein Ventilverschluß. Fehlt schwartige Mittelfellstarre, so kann der Spannungspneumothorax an der Verlagerung der Mittelfellgebilde röntgenologisch erkannt werden. Sie erreicht besonders bei gesunden Lungen die höchsten Maße (Abb. 331).

2. Die künstliche Zwerchfellähmung.

Lähmung des Zwerchfelles bedingt fast vollständige Erschlaffung des Muskels. Er folgt passiv den auf ihn wirkenden mechanischen Kräften: dem Lungenzug und dem auf seine Unterseite wirkenden abdominellen Drucke. Beträchtlicher Hochstand ist die Folge. Der betreffende Lungenflügel wird durch ihn eingeengt und in seiner Tätigkeit behindert (STUERTZ, SAUERBRUCH).

Unter den vielen Anzeigen, die sich für Anwendung der künstlichen Zwerchfellähmung im Laufe der Jahre herausgebildet haben, steht die zur therapeutischen Beeinflussung tuberkulös erkrankter Lungen im Vordergrunde. Hier hat sie dieselbe Aufgabe wie alle einengenden Operationen: das erkrankte Organ ruhig zu stellen und sein Gesamtvolumen einzuengen. Indessen ist der mechanische Erfolg beschränkt, so daß die Phrenikotomie nur ganz ausnahmsweise selbständige Bedeutung hat. An dieser Auffassung halten wir fest, obwohl auch wir nach der Phrenikotomie allein erhebliche Besserung gesehen haben.

Zur Entspannung von Zwerchfell und Herz, die nicht selten durch bandförmige Schwarten fixiert sind, hat sich ebenfalls die Phrenikotomie bewährt.

Eine besondere Anzeige fand SAUERBRUCH zur diagnostischen Klärung des Befundes der anderen „gesunden" Lunge, wenn die üblichen Methoden ihre Tragfähigkeit nicht klarstellen können. Als Testoperation ist sie dann besonders wertvoll.

Der Zustand nach Phrenikotomie tritt im Röntgenbilde deutlich hervor: Hochstand des Zwerchfelles und Verdrängung des Herzens (Abb. 332, 333). Ersterer nimmt zu mit wachsender Stärke des Lungenzuges und des intraabdominalen Druckes, z. B. in der Einatmung und beim Husten (LANGE). Die gelähmte Zwerchfellhälfte kann die gesunde um 10 cm überragen.

Vollkommener Stillstand ist selten. In der Regel beobachtet man paradoxe passive Bewegung. Saugwirkung des Brustraumes und auch Innendruck bedingen sie. Auf der Höhe der Einatmung kann infolge von Erweiterung der unteren Brustkorböffnung eine leichte Abflachung sichtbar werden, die durch den Zug der gesunden Hälfte noch verstärkt wird. Flächenhafte Verwachsungen besonders in den Zwerchfellwinkeln, hemmen diese Erscheinung. Ruhigstellung und Verkleinerung der Lunge sind im Röntgenbilde an den verminderten Bewegungen der Gefäßumrisse erkennbar. Hingegen ist trotz Einengung Verschleierung nicht nachzuweisen, weil die Volumenverminderung nur 300—400 ccm der Gesamtkapazität beträgt.

Die Test-Phrenikotomie erlaubt schon im Röntgenbilde wichtige Feststellungen. Wenn nach der Lähmung neue Schatten auftreten, bereits vorhandene Lungenherde sich ausbreiten und der klinische Befund damit übereinstimmt, so sind weitere operative Eingriffe für das erste wenigstens ausgeschlossen.

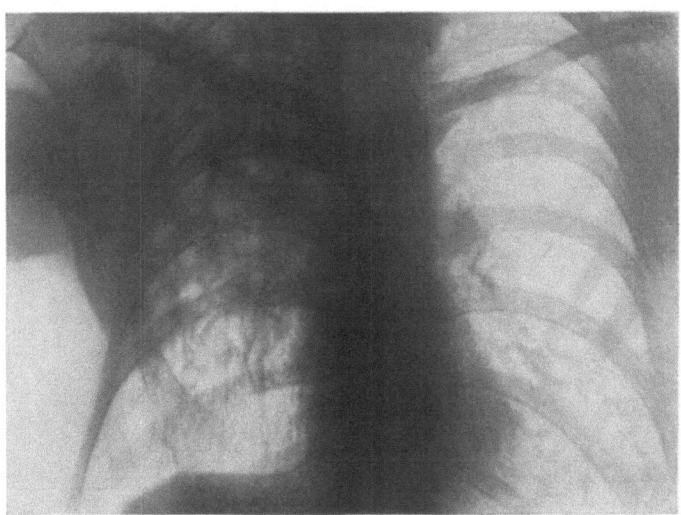

Abb. 332. Rechtseitige fibröse Phthise mit Zipfelbildung des Zwerchfelles.

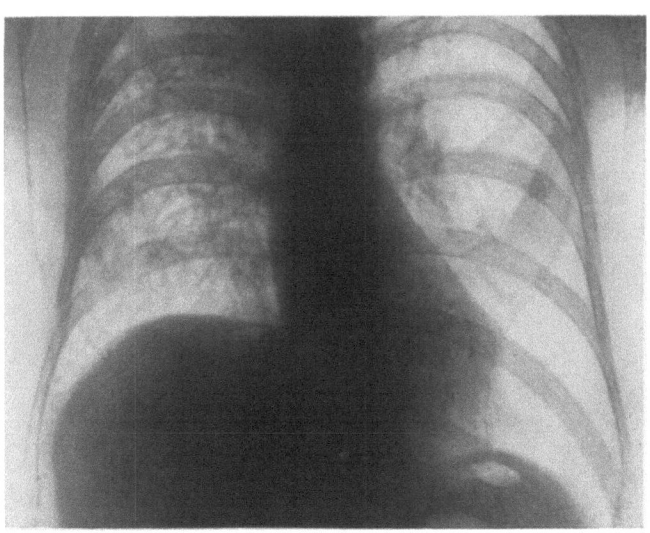

Abb. 333. Der gleiche Kranke nach Phrenikotomie. Zwerchfellhochstand. Der Zwerchfellzipfel ist verschwunden.

3. Operative Einengung des Brustraumes durch ausgedehnte Rippenresektion (extrapleurale, paravertebrale Thorakoplastik).

Dieser Eingriff besteht in mehr oder minder ausgedehnter paravertebraler Resektion der 1. bis 11. Rippe. Er kann in einer Sitzung, in zwei und mehreren ausgeführt werden. Sein Hauptanwendungsgebiet sind chronisch-fibröse und kavernöse einseitige Phthisen. Er ist auch bei leichteren Erkrankungen geboten, wenn

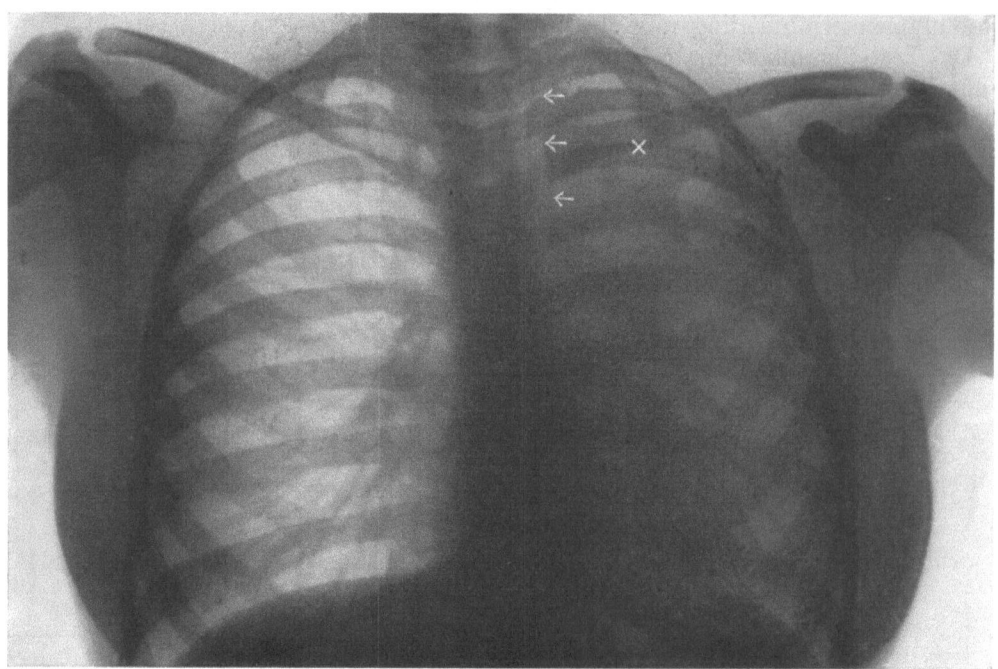

Abb. 334. Fibröse kavernöse Phthise mit ausgesprochener Schrumpfungsneigung. Verziehung der Luftröhre (Pfeile), des Herzens und des Zwerchfelles. Kreuz: Kaverne.

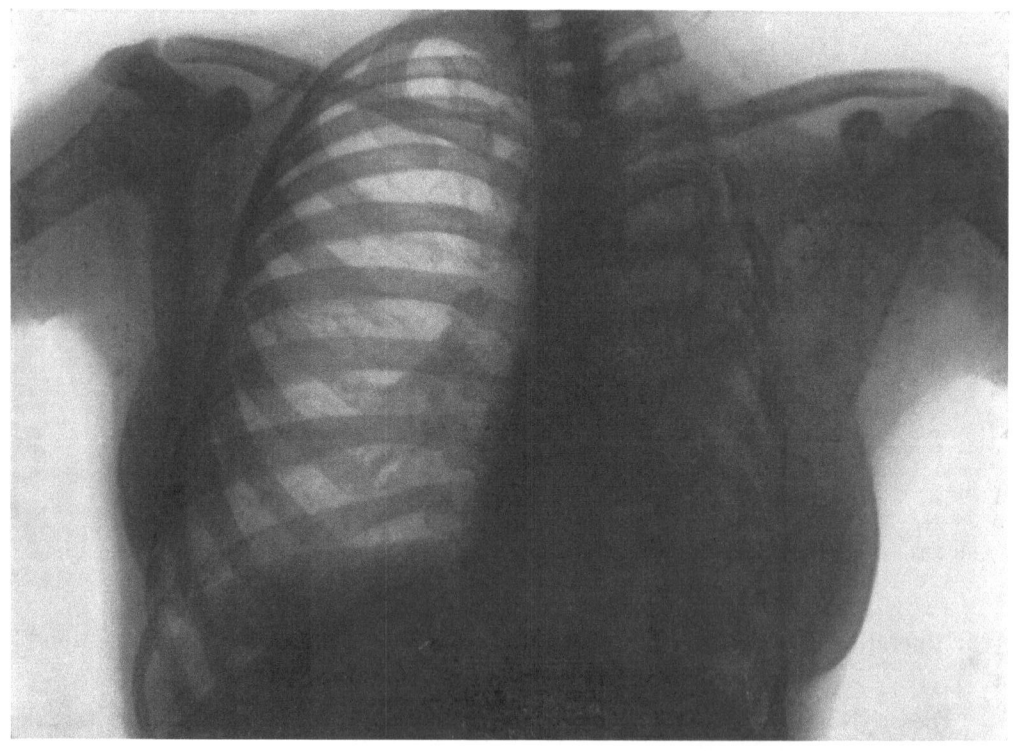

Abb. 335. Derselbe Kranke, 10 Monate nach vollständiger linkseitiger Thorakoplastik. Kaverne verschwunden.

Verziehungen des Mittelfelles Herz- oder Atembeschwerden auslösen. Selbst bei schweren, exsudativen, aber einseitigen Phthisen darf mehrzeitige plastische

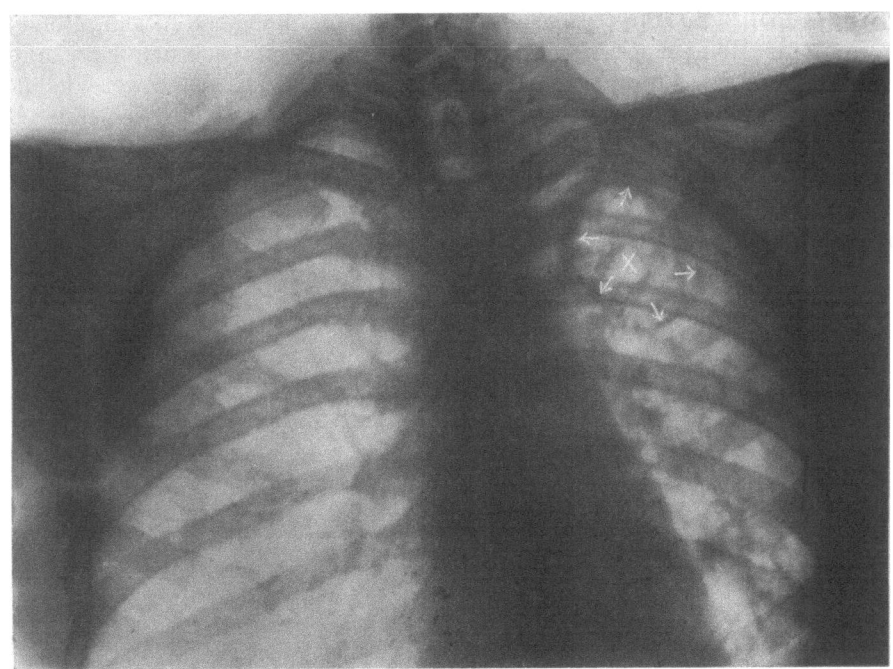

Abb. 336. Kavernöse Phthise. Mächtige Kaverne im linken Oberlappen (Kreuz).

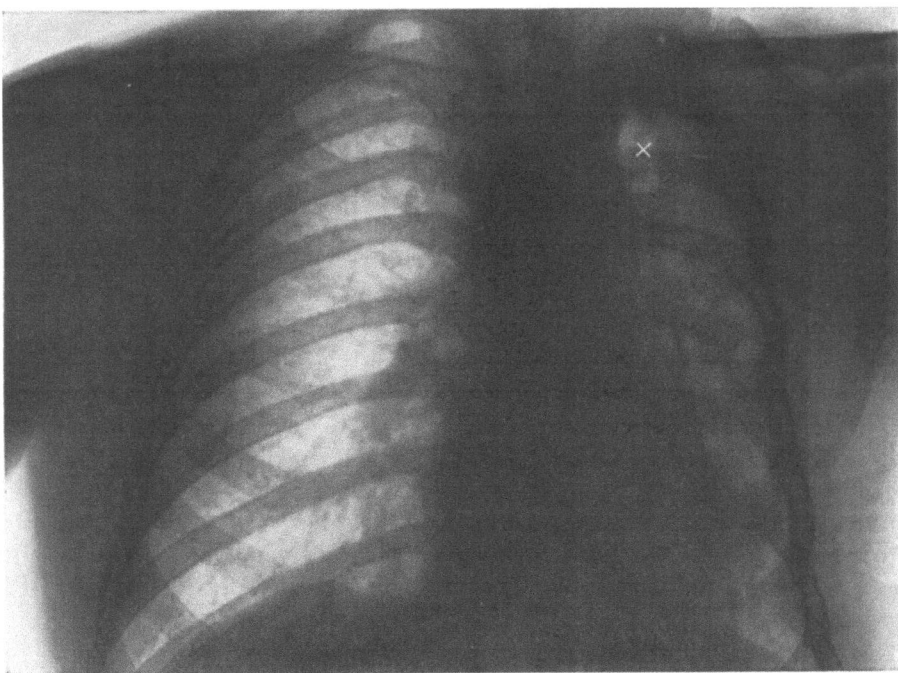

Abb. 337. Derselbe Kranke nach Thorakoplastik. Kollaps der linken Brusthälfte. Kaverne viel kleiner.

Einengung nach vorausgeschickter Zwerchfellähmung versucht werden, wenn Pneumothoraxbehandlung versagt hat. Besondere Bedeutung hat bei Spitzenverwachsungen

die Oberlappenplastik in Verbindung mit umschriebenem Pneumothorax über dem
Unterlappen erlangt.

Als Gegenanzeige sind ausgedehnte fortschreitende Herde des anderen Lungenflügels zu nennen. Zu ihrer Beurteilung genügt einmalige Röntgenuntersuchung
nicht. Nur eine Reihe von Aufnahmen in größeren Zeitabständen läßt erkennen,
ob die Erkrankung zur Induration oder zur Exsudation neigt. Die Zwerchfellähmung
als Testoperation kann die Beantwortung der Frage beschleunigen. Sehr ausgedehnte
lobuläre und alle lobär-käsigen Pneumonien kommen nicht in Betracht, da Einengung
hepatisierter Lungenteile mechanisch nicht möglich ist. Die Gefahr schnell zunehmenden Zerfalles mit folgenden Aspirationspneumonien und schweren toxischen
Allgemeinerscheinungen ist bei ihnen ernst zu würdigen.

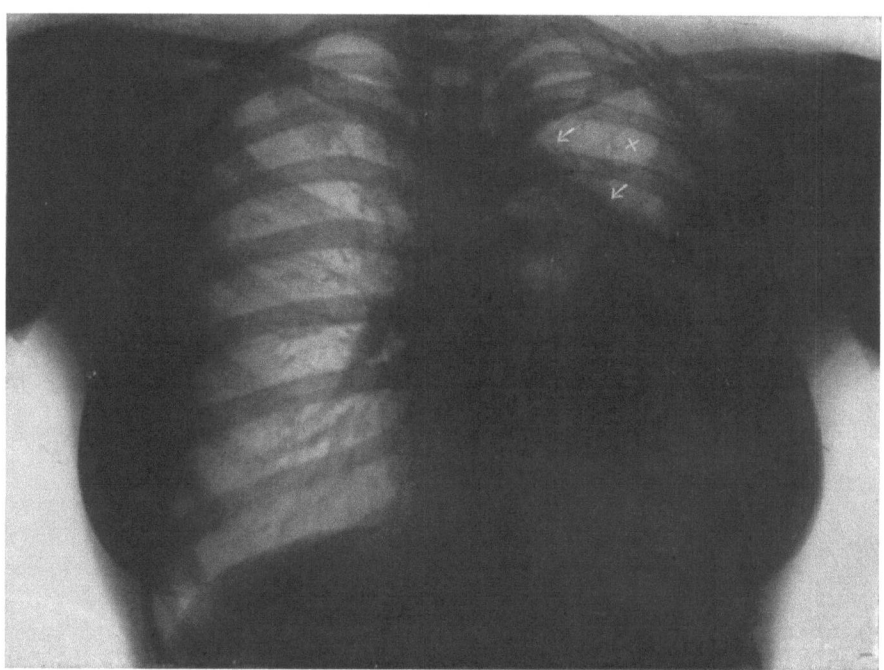

Abb. 338. Mächtige Kaverne des linken Oberlappens (×), unterhalb ausgedehnte, dicke Schwarten.

Ob in einer Sitzung oder in mehreren operiert werden soll, hängt vom klinischen
Befunde ab. Unsere Klinik bevorzugt tunlichst einzeitiges Vorgehen. Es ermög-
licht beste, gleichmäßigste und schnellste Gesamteinengung der erkrankten Lunge.
Das geht aus den Vergleichsbildern (334, 335 und 341—343) deutlich hervor.

Die Rippenregeneration, die selbst bei schnell aufeinanderfolgenden Sitzungen
zwischen den Knochenstümpfen sperrende Callusbrücken bauen kann, verhindert
oft ausgiebige und allseitige Einengung. Korrekturplastiken werden dann erforderlich. Über die notwendige Ausdehnung dieser mühsamen Operationen belehrt am
besten das Röntgenbild, das die Spangen häufig in Form gewaltiger Platten
wiedergibt.

Neugebildeter Knochen, Brustfellschwarten und entspannte Lunge liefern
ausgedehnte Verschattung. Erkennung der feineren Lungenzeichnung ist allerdings
nicht mehr möglich. Trotzdem gelingt es meistens, sich über Größe und Form der
erreichten Einengung hinreichend zu unterrichten (Abb. 334—337).

Wie sehr operative Einengung der Lunge die natürlichen Heilungsvorgänge
einer fibrösen Phthise zu unterstützen vermag, ist namentlich an Bildern von Kavernen

zu verfolgen. Man sieht wie nach der Brustwandmobilisation die Narbenschrumpfung langsam die Höhlen zusammenzieht, bis sie im Laufe von Monaten schließlich verschwinden (Abb. 338, 339 u. 340).

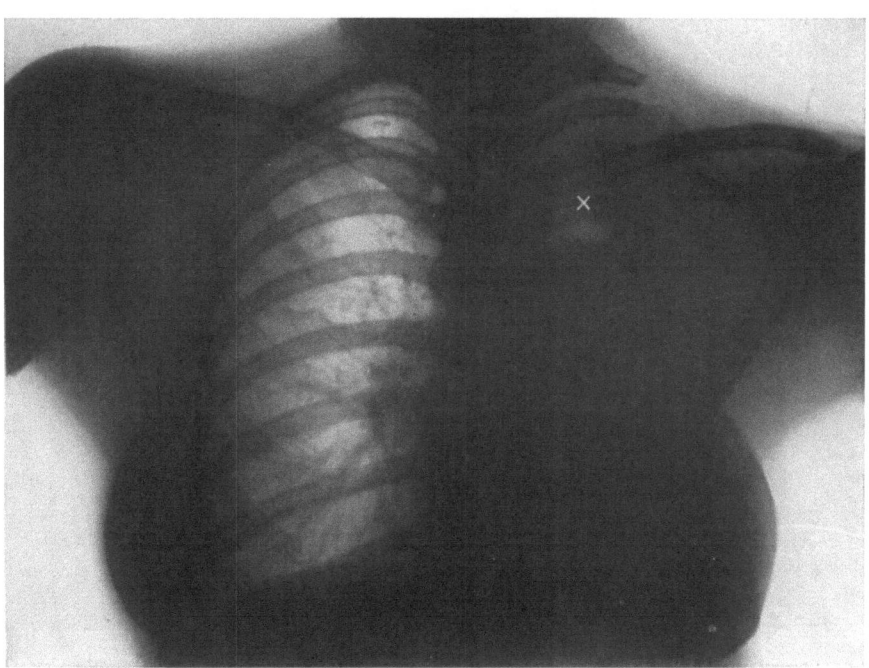

Abb. 339. Dasselbe nach Thorakoplastik. Kaverne (×) stark verkleinert.

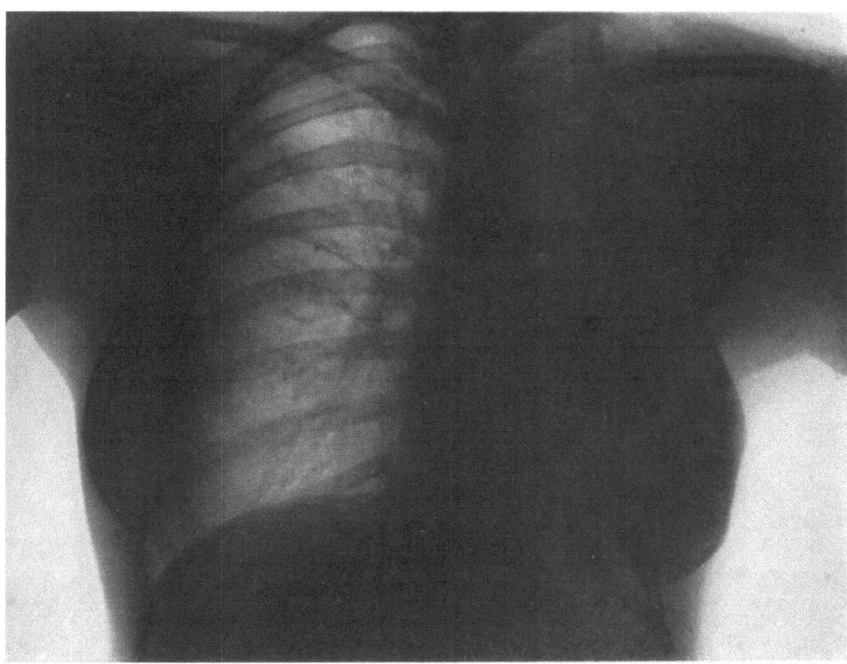

Abb. 340. Derselbe Kranke, später. Kaverne verschwunden. Schrumpfung der ganzen linken Brustseite (Kranker geheilt).

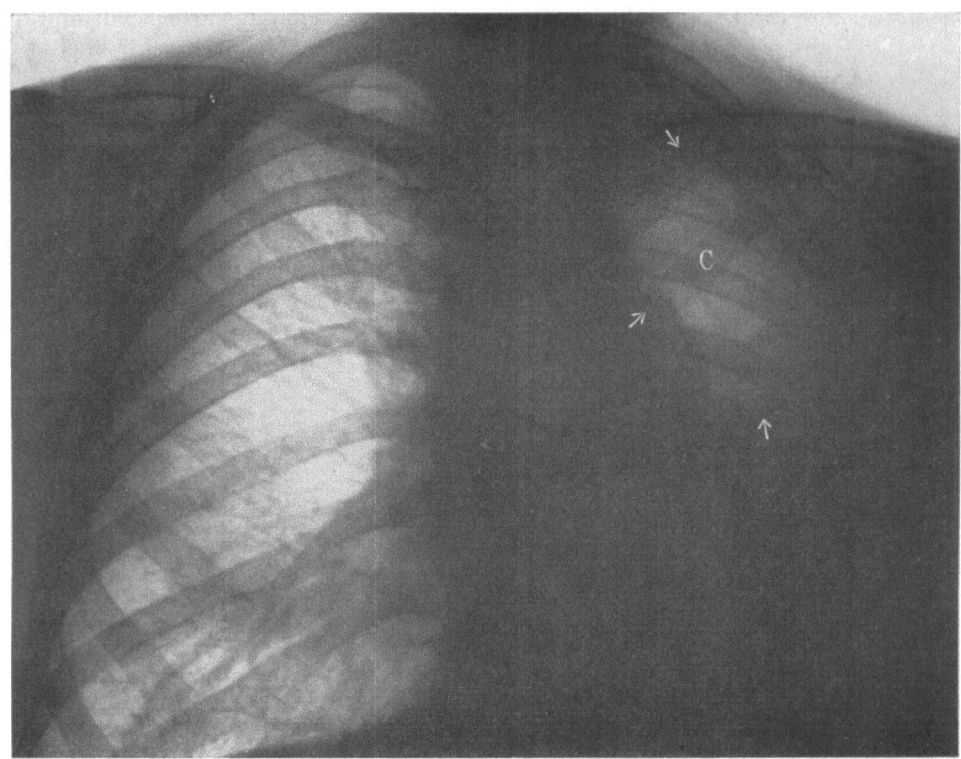

Abb. 341. Mächtige Kaverne des linken Oberlappens im Bereich ausgedehnter dicker Schwarten. C und Pfeile: Kaverne.

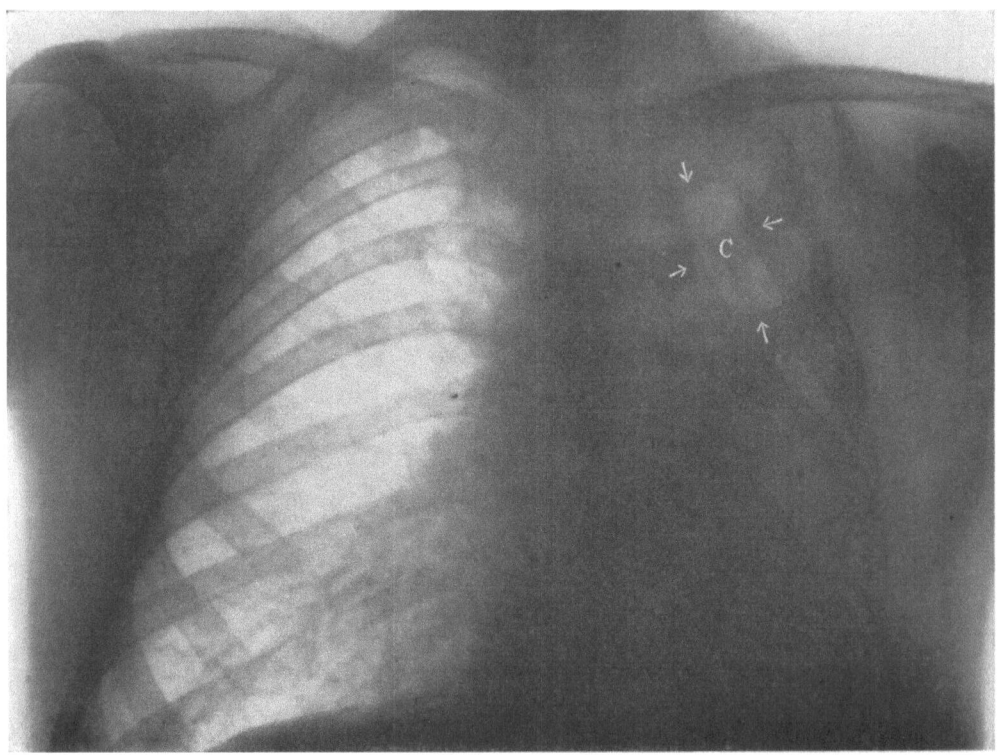

Abb. 342. Derselbe Kranke nach Thorakoplastik. Die Kaverne ist um ein Vielfaches kleiner. C und Pfeile: Kaverne.

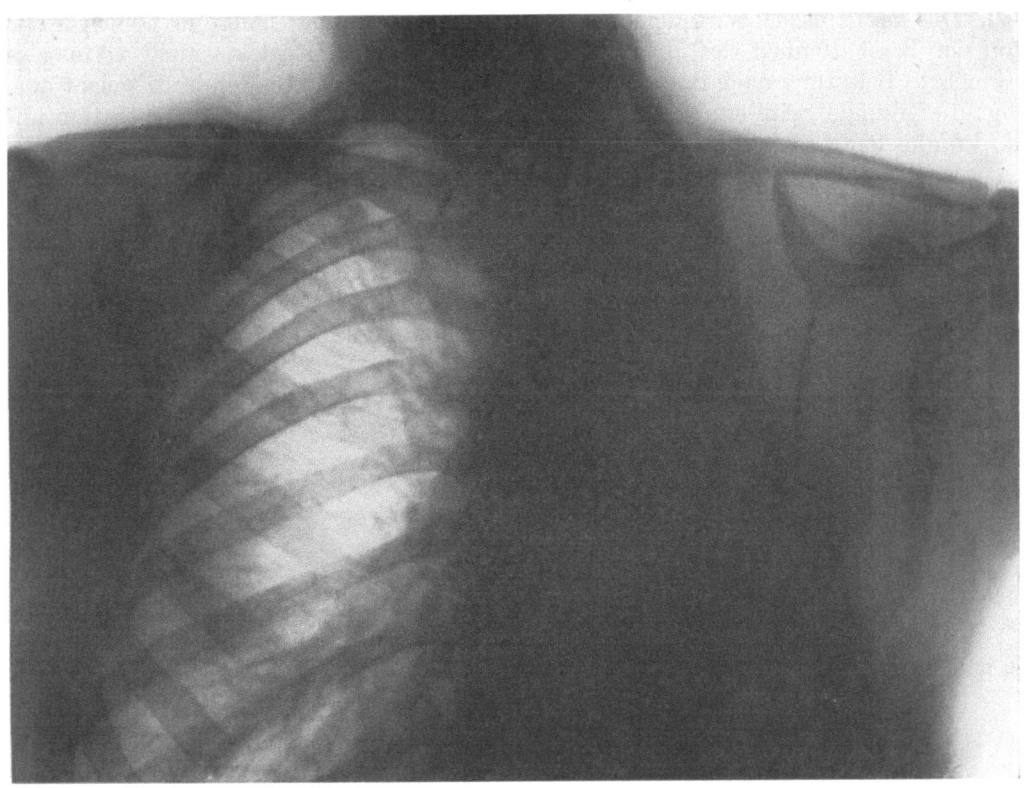

Abb. 343. Die gleiche Kranke 3 Monate später nach Korrekturplastik. Die Kaverne ist verschwunden. (Kranke geheilt.)

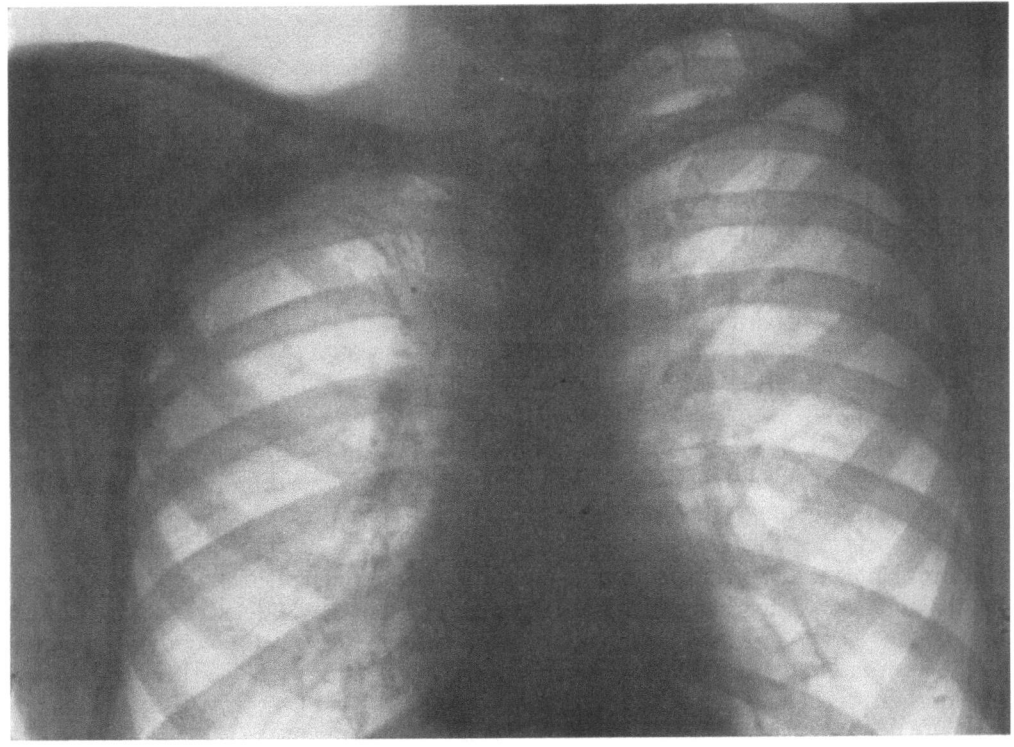

Abb. 344. Ergebnis einer teilweisen oberen Plastik mit Ablösung des Rippenfelles und Tamponade. Die erkrankte rechte Lungenspitze scheint infolge vollständiger Kompression verschwunden.

29*

Die mechanische Wirkung operativer Lungeneinengung hängt in hohem Maße von der Beschaffenheit des Mittelfelles ab. Je derber es ist, desto mehr vermag es vermehrte Belastung nach der Operation zu tragen. Eine zarte Membran weicht aus, engt die gesunde Seite ein und hebt die mechanische Einwirkung der Operation auf die kranke Seite nicht selten geradezu auf.

Wichtige Voraussetzung für das Gelingen des Eingriffes ist darum Mediastinal-starre. Sie ist im Röntgenbilde zuweilen an längsverlaufenden Schattenbändern erkennbar, die entlang der Grenze des Mittelfelles von der Lungenspitze zum Herzen ziehen. Auch angrenzende Trübungen im Lungenfelde, mögen sie auf Brust-fellschwarten oder Lungeninfiltrationen zurückzuführen sein, sind Ausdruck ent-zündlicher Verdickung und Verziehung des Mediastinums.

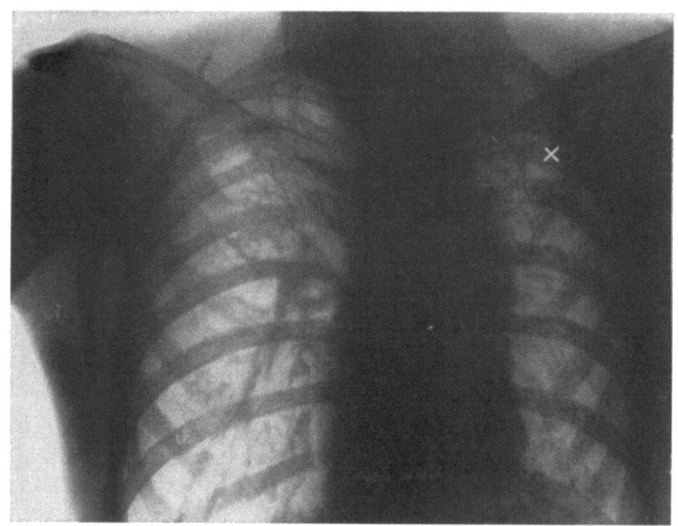

Abb. 345. Linkseitige kavernöse Phthise.

Noch sichereren Anhalt gewinnt man, wenn man vor dem Röntgenschirme die Stellung des Kranken wechselt. Liegt er auf seiner gesunden Seite, so weicht nach dieser hin der Herzschatten deutlich aus, falls das Mittelfell unverändert ist; er verharrt dagegen an seinem ursprünglichen Orte oder verschiebt sich nur ganz wenig bei schwartigem Mediastinum.

Große starrwandige Höhlen sinken manchmal ungenügend zusammen. Trotz allgemeiner Verschleierung sind die ei- oder spaltförmigen Räume noch erkennbar. Dann sind Korrekturplastiken oder Plomben erforderlich (Abb. 341—343).

Teilplastik dient am häufigsten der Ergänzung des Pneumothorax, wenn ein solcher durch strang-, band- oder flächenförmige Brustfellverwachsungen sich nicht voll ausgestalten kann. Diese verhindern dann die Retraktion gerade der aus-gespannten kranken Lungenteile. Besonders bei Spitzenerkrankungen beobachtet man häufig gut gelungenen Pneumothorax der unteren Bezirke, während die Lunge im oberen Felde angeheftet bleibt. In solchen adhärenten Lungenspitzen befinden sich oft Höhlen. Das Röntgenbild, zumal die Durchleuchtung in verschiedenen Ebenen gibt dann den besten Aufschluß über notwendige Größe der Ergänzungsplastik.

Es ist bereits erwähnt worden, daß bei starrwandigen Höhlen die Einengung nicht selten mißlingt. Auch Korrekturplastik vermag hier oft nicht das mechanische Ergebnis zu verbessern. Es empfiehlt sich unterstützende extrapleurale Tam-ponade oder Plombierung. Abb. 344 zeigt das Erreichte. Eine frühere Höhle einschließlich des ganzen Spitzenfeldes ist verschwunden. Abbildungsreihe 345—347 erläutert, wie eine durch eine Thorakoplastik nicht ausreichend beeinflußte Kaverne durch eine Plombierung geheilt wurde.

Tamponade oder Plombierung werden hie und da als selbständige Eingriffe ausgeführt. In der Spitze gelegene Höhlen bei an sich ausgeheilter Tuberkulose kann man auf diese Weise unschwer verkleinern (Abb. 348—351).

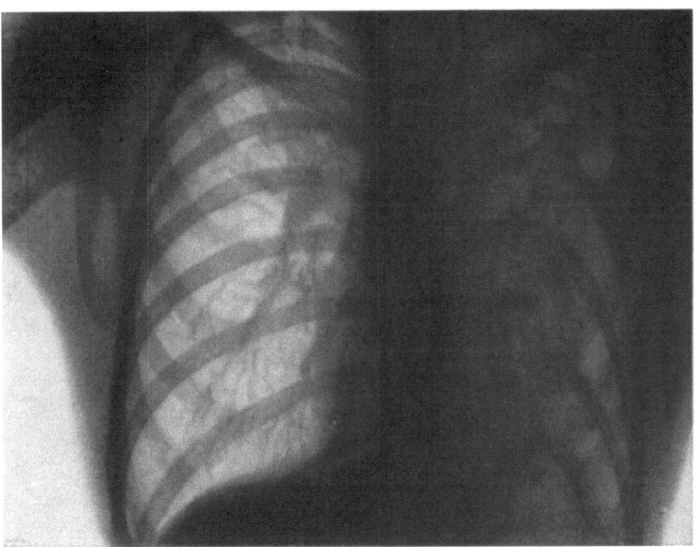

Abb. 346. Derselbe Kranke nach Thorakoplastik. Die Kaverne ist noch vorhanden.

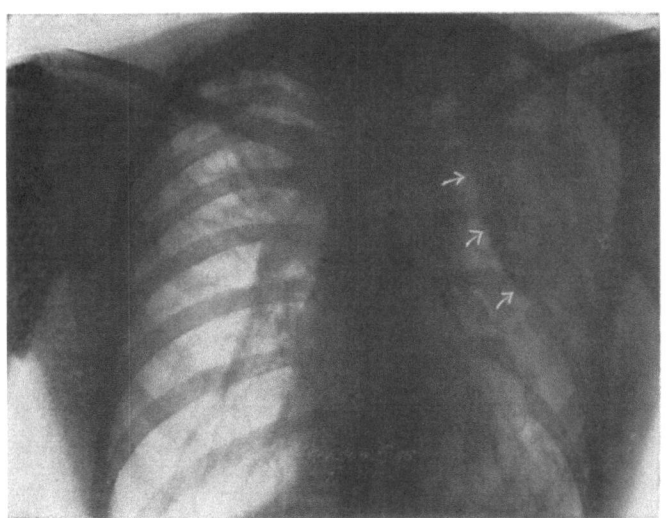

Abb. 347. Derselbe Kranke nach Plombierung (Pfeil). Kaverne verschwunden.

Voraussetzung für beide Verfahren sind Verwachsung des Brustfelles und genügende Widerstandsfähigkeit der Kavernenwand. Ihr Einreißen bedeutet Nachteil für den Kranken. Die Tragfähigkeit der Wand läßt sich im Röntgenbilde abschätzen.

Breite und Stärke der ringförmigen Schatten, die die Aufhellung umgrenzen, kennzeichnen ihre anatomische Beschaffenheit: je schmäler und je heller der Kreis, desto dünner die Wandung der Höhle.

Eine besondere Aufgabe hat die Röntgenuntersuchung vor beabsichtigter Kaverneneröffnung zu erfüllen.

Dieser Eingriff ist nach mißlungener plastischer Einengung bei großen subpleuralen Höhlen angezeigt, deren Wandung so dünn ist, daß sie bei der Pneumolyse höchstwahrscheinlich einreißen würde. Besonders für mischinfizierte Höhlen, die

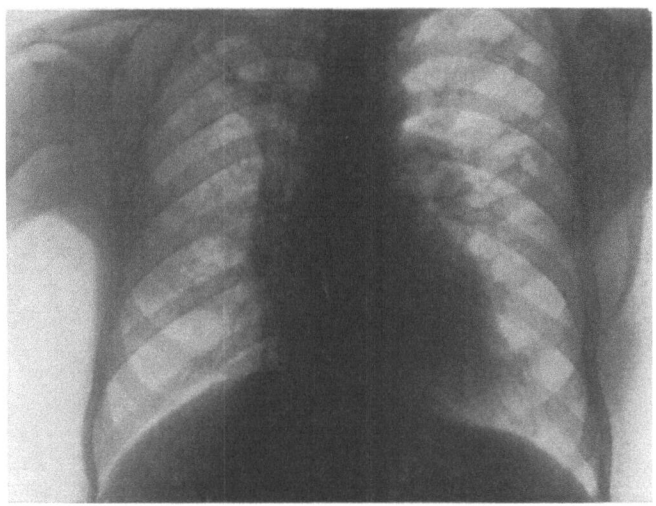

Abb. 348. Vorwiegend rechtseitige fibrös-kavernöse Phthise des Oberlappens.

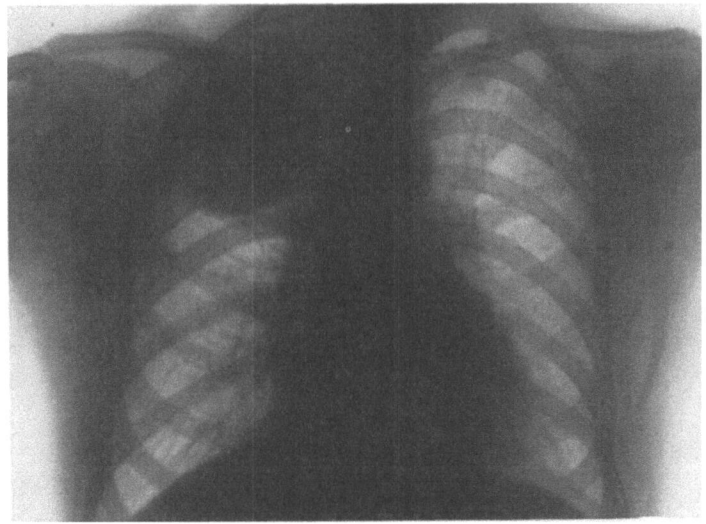

Abb. 349. Der gleiche Kranke nach der Plombierung.

klinisch einem chronischen Lungenabscesse gleichen, eignet sich das Verfahren (SAUERBRUCH). Es ist notwendig, ähnlich wie beim Lungenabsceß, die Lage der Höhle genau zu bestimmen. Die Erfolge sind gut.

4. Lues der Lunge.

Die angeborene Lungenlues (Pneumonia alba der Neugeborenen) kommt für die Röntgendiagnostik kaum in Betracht. Erworbene Lungensyphilis ist selten und wird noch seltener erkannt. DEUTSCH, LINDWALL und TILLGREN, ASSMANN, ULRICI, KRAUSE haben Beobachtungen mitgeteilt.

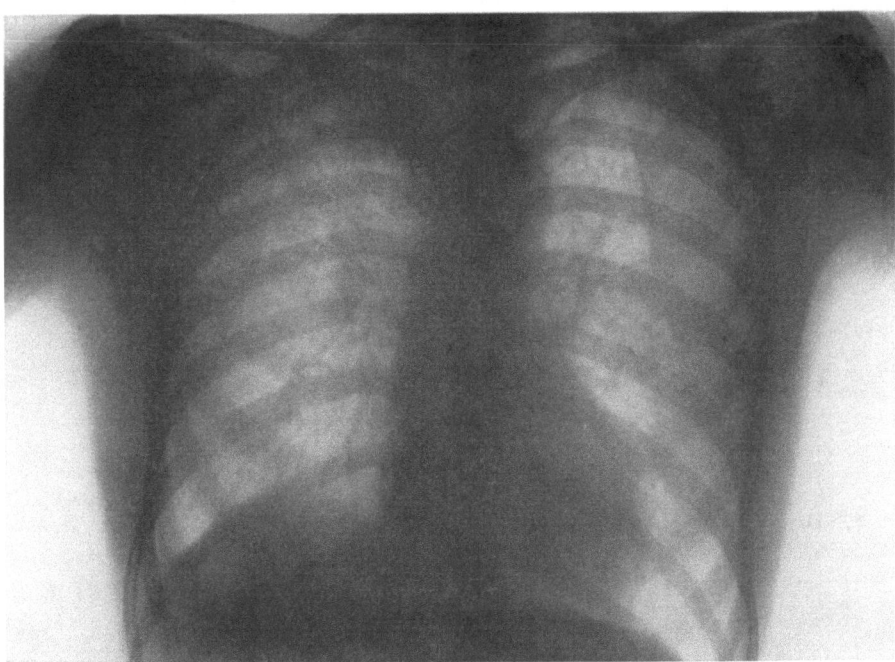

Abb. 350. Infiltrativ kavernöse Phthise der rechten Spitze.

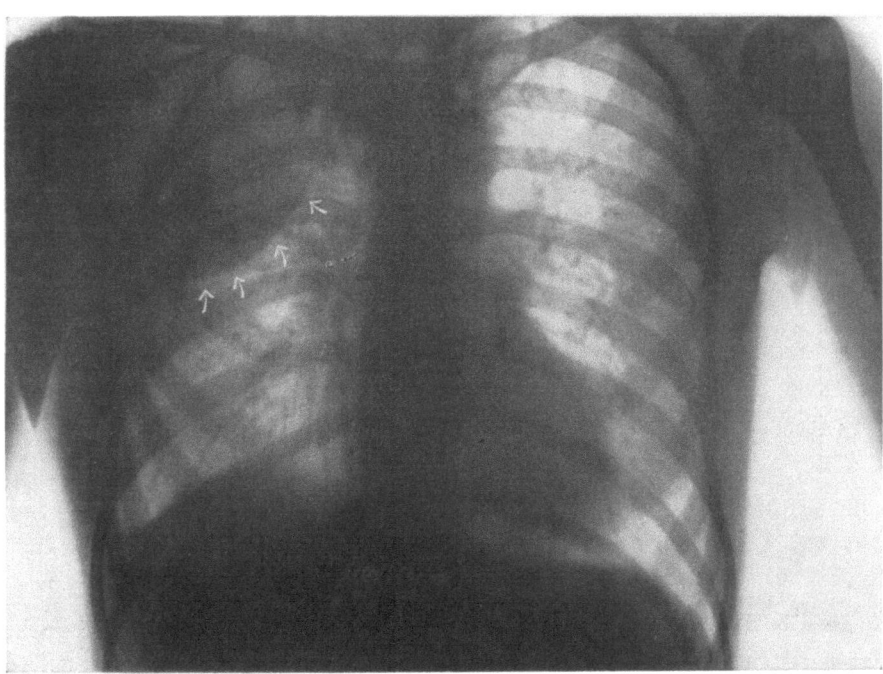

Abb. 351. Derselbe Kranke nach Plombierung.

Pathologisch-anatomisch kennzeichnet sich die Erkrankung in Form einzelner oder multipler Gummata von Erbsen- bis Walnußgröße. Die Knoten sind in der Mitte verkäst und gehen gern in Schwielen und schrumpfende Narben über. Zerfall und Höhlenbildung sind nicht häufig. Verkalkung bleibt im Gegensatze zur Tuberkulose aus. Unterlappen und rechter Mittellappen werden bevorzugt. Periarteriitische und periphlebitische Rundzelleninfiltrate ermöglichen im Mikroskop Erkennung des seltenen und erst wenig durchforschten Krankheitbildes (BEITZKE).

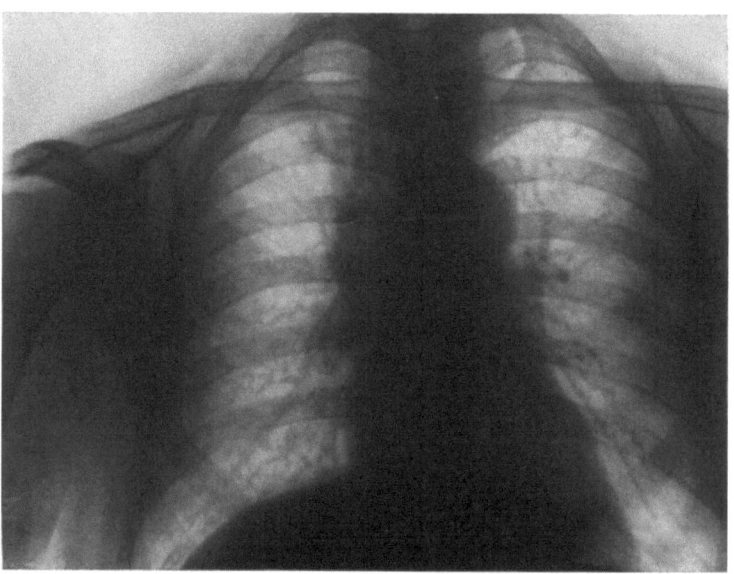

Abb. 352. Lues der Lunge. Interstitielle pneumonische Infiltration der rechten Lunge in ihrem oberen und medialen Abschnitte.

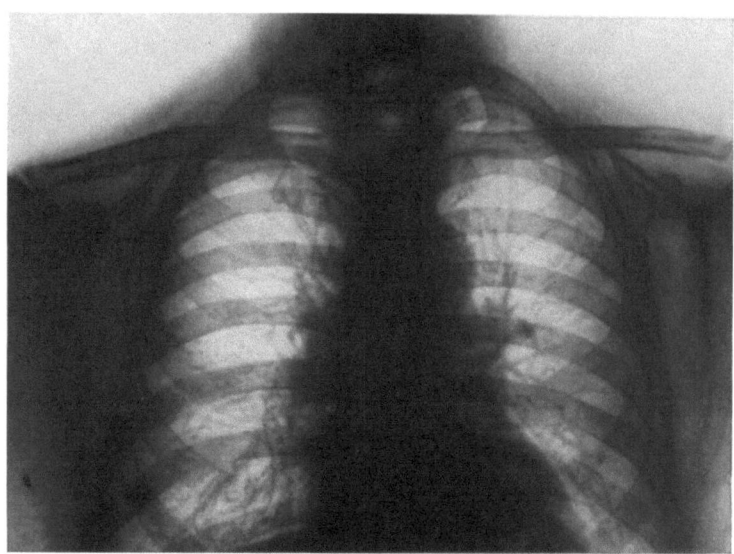

Abb. 353. Derselbe Kranke später nach spezifischer Behandlung. Infiltration fast völlig verschwunden.

Überraschend ist, daß diese klaren, pathologisch-anatomischen Befunde, die diffuse oder knotige Gummenbildung, im Röntgenlichte bisher kaum dargestellt wurden. Dagegen ist die interstitielle Infiltration im Bereiche der Lungenwurzel des öfteren beschrieben worden. Eine Schwierigkeit besteht immer in Verwechselung einzelner Gummen mit tuberkulösen Herden.

Auf dichte, ziemlich gut abgesetzte Schattengebilde mit Ausläufern in die Randabschnitte ist aufmerksam gemacht worden. Aufhellungen in diesen Verdunkelungen, die bronchektatischen Höhlen ähnlich sind, wurden von DEUTSCH beschrieben.

Bei einem unserer Kranken glich das Röntgenbild dem eines Hilusabscesses. Erst klinische Untersuchung und positive WASSERMANNsche Reaktion ließen die Veränderungen als Lues erkennen (Abb. 352). Weiterer Verlauf, besonders Rückbildung der Lungenerkrankung unter spezifischer Behandlung, bestätigte die Diagnose (Abb. 353).

Es bedarf noch weiterer Erfahrung, ehe allgemeingültige und einheitliche Regeln für das Röntgenbild der Lungenlues aufgestellt werden können.

III. Das krankhaft veränderte Brustfell.

1. Pneumothorax.

Unter Pneumothorax verstehen wir Luft- oder Gasansammlungen im Brustfellraume.

Sie kommen, wenn man von den seltenen gasbildenden Empyemen absieht, in der Hauptsache dadurch zustande, daß vorübergehende oder dauernde Verbindung des Brustfellraumes mit der atmosphärischen Luft vorhanden ist. Diese Kommunikation tritt von selbst ein (Spontanpneumothorax), sobald Erkrankungsvorgänge in Lunge oder Brustwand das zwischen Pleuraraum und äußerer Luft liegende Gewebe zerstört haben. Am häufigsten tragen tuberkulöse Lungenveränderungen, z. B. das Einreißen tuberkulöser Kavernen, Schuld. Seltener bringen krankhafte Hustenanfälle bei Kindern oder Emphysematikern oberflächliche Lungenalveolen zum Platzen. Hin und wieder vermag ein zerstörendes Leiden in der Brustwand, z. B. Tuberkulose, bösartige Geschwulst, den Verbindungsweg zwischen Atmosphärenluft und Pleurasack herzustellen.

Eine zweite, für den Chirurgen besonders wichtige Form ist der traumatische Pneumothorax. Er tritt auf bei jeder operativen Eröffnung des Brustraumes nach perforierender oder penetrierender Verletzung. Die Luft kann bei ihm sowohl durch die Brustwand- wie durch die Lungenwunde hindurch eintreten.

Eine besondere Form des traumatischen Pneumothorax ist der therapeutische, bei dem durch Punktionshohlnadel hindurch künstlich Gas in die Brustfellhöhle eingebracht wird.

Die Folge jedes Pneumothorax ist Volumenverkleinerung der Lunge. Durch Eindringen der Luft wird die Adhäsion beider Pleurablätter gesprengt, so daß die eigene Retraktionskraft der Lunge in einem, der Luftmenge entsprechenden Ausmaße zur Geltung kommt. Der Grad der Lungenverkleinerung hängt also im allgemeinen von der Masse des eindringenden Gases ab.

Wir unterscheiden danach zunächst einen vollständigen Pneumothorax, bei dem die ganze Retraktionskraft der Lunge sich auswirken kann.

Kleinere Gasmengen vermögen wohl die Lunge von der Thoraxwand abzuheben. Aber durch die schmale Luftschicht hindurch gewinnt der inspiratorisch gerichtete Zug der Brustwand noch Einfluß auf die Lunge. So entsteht der unvollständige Pneumothorax. Die Luft liegt dann in einem Mantel um das Organ herum (Mantelpneumothorax).

Bei anderen Kranken verhindern strang- oder flächenhafte Verwachsungen zwischen Lunge und Pleura parietalis das Zusammenfallen des Organes, so daß nach Eindringen der Luft die Retraktion nur streckenweise sich auswirkt (partieller

Pneumothorax). Je nach seiner Lokalisation spricht man dann z. B. von einem apikalen oder basalen Pneumothorax.

Diese drei Arten von Pneumothorax stellen Zustandsbilder dar, die sich klinisch

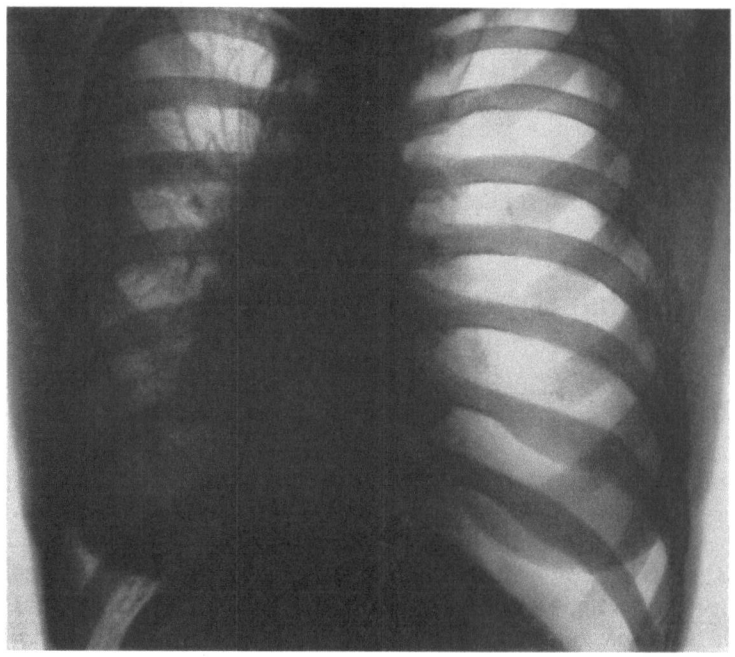

Abb. 354. Totaler Pneumothorax links mit Verdrängung der Mittelfellgebilde nach der gesunden Seite und des Zwerchfelles nach unten.

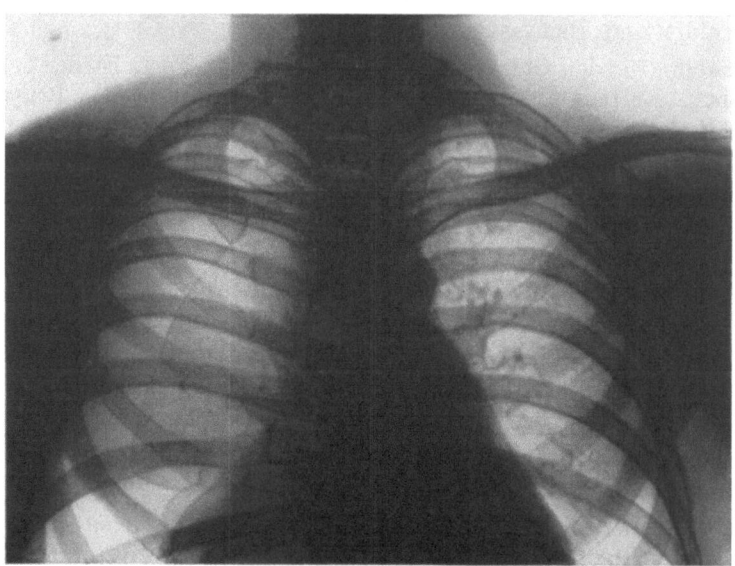

Abb. 355. Unvollständiger Pneumothorax. Begrenzung der einzelnen Lungenlappen sichtbar.

durch den physikalischen Befund nur in beschränktem Maße erkennen lassen. Im Röntgenlichte aber geben sie ein besonders eindrucksvolles Bild. Überall dort, wo sich zwischen Lungenoberfläche und Brustwandinnenfläche die Luftschicht eingeschoben hat, besteht gleichmäßige Aufhellung; die Lungenzeichnung ist verschwunden.

Bei vollständigem Pneumothorax ist der Bürzel des retrahierten Organes manchmal noch als kleiner Schatten im Lungenwurzelgebiete zu erkennen. Oder er verschwindet ganz hinter dem Medianschatten (Abb. 354).

Beim unvollständigen Pneumothorax folgt auf den Schatten der Brustwand ein leichter, mehr oder weniger breiter Saum, der allseitig den in seinen Rändern scharf herausgearbeiteten Lungenschatten umgibt. Nicht selten hebt sich in Strichform die Umgrenzung der einzelnen Lappen heraus (Abb. 355, 356). Die Tönung des Lungenschattens ist gemäß dem geringeren Luftgehalte des Organes dunkeler.

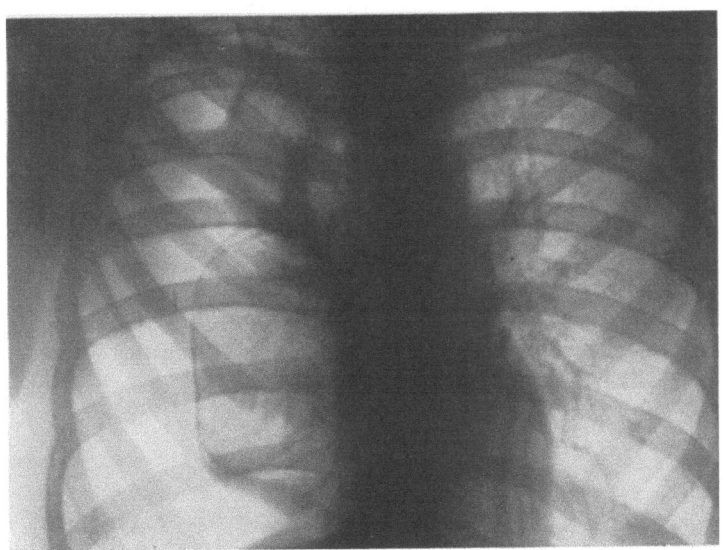

Abb. 356. Mantelförmiger Pneumothorax. Interlobärspalten als zarte Schattenstreifen sichtbar.

Der partielle Pneumothorax zeigt ein der Luftausdehnung entsprechend aufgehelltes Feld, das vom Brustwand- und Lungenrandschatten begrenzt wird.

Besonders kontrastreich wird das Bild bei gleichzeitiger Erkrankung der Lunge. Entzündliche oder narbige Veränderungen erzeugen tiefere Tönungen in ihrem Gewebe, die sich deutlich gegen den Luftraum abheben. Da ein derartiges Organ sich auch durch stärkeren Druck nicht zusammendrängen läßt, bewahren die einzelnen Lappen annähernd ihre Gestalt. Winkelige Vorsprünge des Mittelfeldschattens werden im Röntgenlichte sichtbar.

Sehr häufig verhindern bei der Tuberkulose Stränge oder flächenförmige Verwachsungen einen vollkommenen Pneumothorax. Von schmalen, kaum sichtbaren Bändern zwischen Lunge und Brustwand bis zu breiten Platten kommen alle Übergänge vor (Abb. 357—360). Besonders häufig ist der obere Lungenabschnitt festgeheftet, wenn eine Spitzenkaverne vorliegt (Abb. 361).

Ein ungemein kennzeichnendes Röntgenbild entsteht nach Rippenresektion wegen Pleuraempyems. Im unteren äußeren Abschnitte des Lungenfeldes ist eine dreieckige Aufhellung mit leicht bogenförmigen Grenzen sichtbar. Die äußere entspricht der Brustwand, die untere dem Zwerchfelle. Medianwärts schließt sich ein verschwommener Schleier an, der durch die zusammengefallene Lunge und zum Teile wohl auch durch schwartige Veränderungen des Brustfelles hervorgerufen wird (Abb. 362).

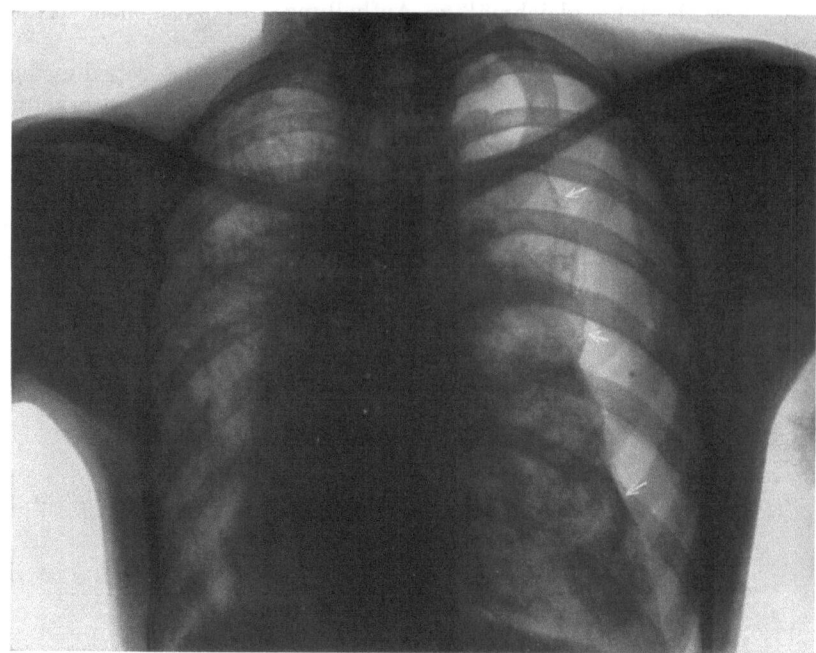

Abb. 357. Mantelförmiger linkseitiger Pneumothorax mit flächenhaften Verwachsungen an der
Lungenunterfläche und mit Verdrängung des Herzens nach rechts.

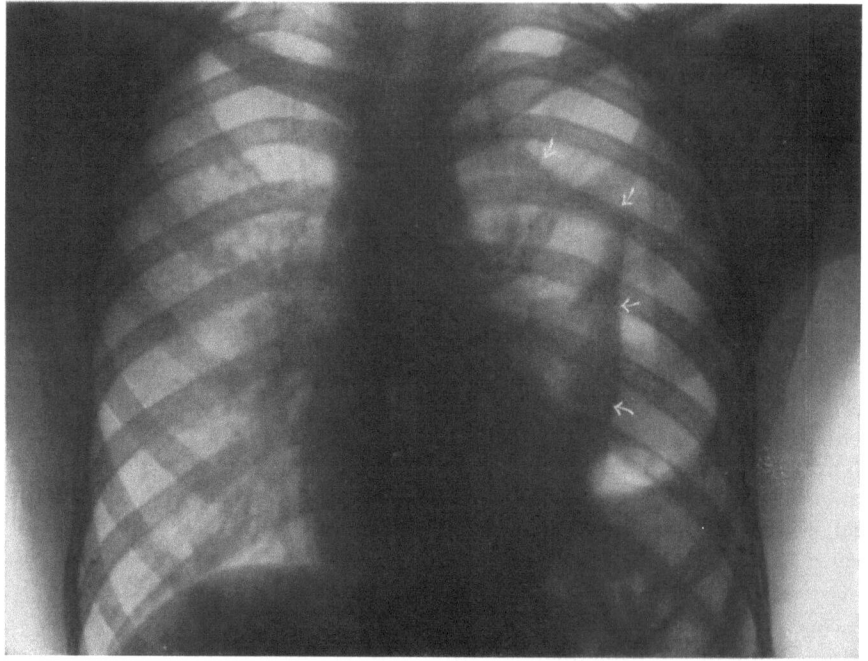

Abb. 358. Unvollständiger Pneumothorax. Lunge durch flächenhafte Verwachsungen an völliger
Retraktion verhindert. (Pfeile: Lungengrenze.)

Es ist nicht immer leicht, Form und Ausdehnung von Empyemresthöhlen aus der
gewöhnlichen Röntgenansicht zu ermitteln. Besonders bei schmalen spaltförmigen,

mehrkammerigen Hohlräumen, die teilweise miteinander in Verbindung stehen und von schwartigen Brustfellblättern umrahmt sind, kann die Diagnose schwer werden.

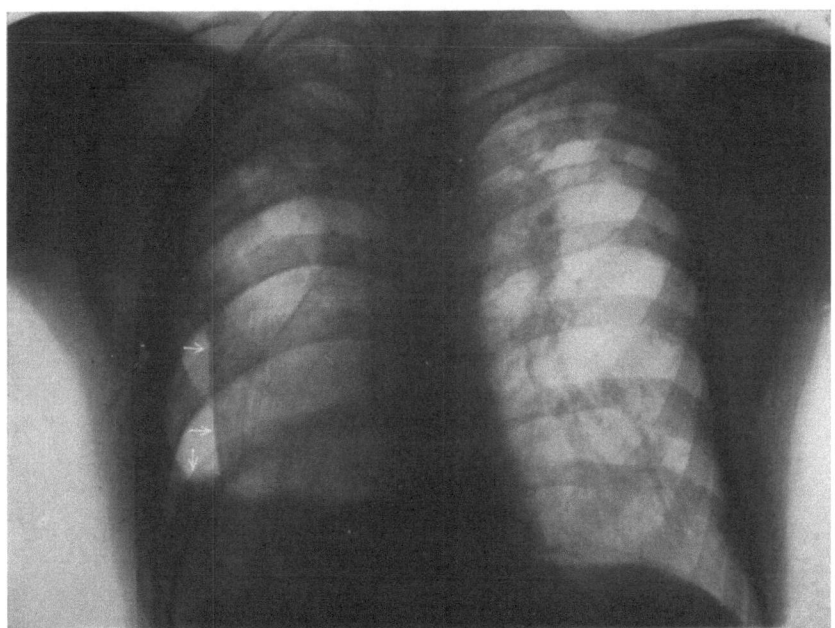

Abb. 359. Partieller Pneumothorax rechts. Lunge durch Verwachsungen an Retraktion verhindert. Wagerechte Pfeile: Lungengrenze, senkrechter Pfeil: Erguß.

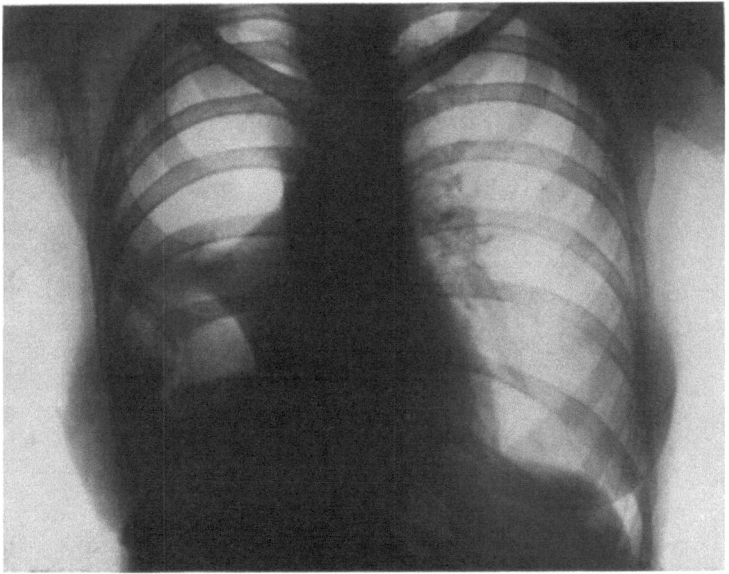

Abb. 360. Rechtseitiger Pneumothorax. Strangförmige Fixation der Lunge an der seitlichen Brustkorbwand.

Jodipinfüllung, die die Luftsäcke sehr gut sichtbar macht und sie von den übrigen Lungenbezirken abhebt, kann hier oft wertvolle Dienste leisten (Abb. 363—365).

Genaue Bestimmung der Lage und der Größen eines partiellen, vorn oder hinten gelegenen Pneumothorax ist manchmal schwer. Denn der entsprechende Lungen-

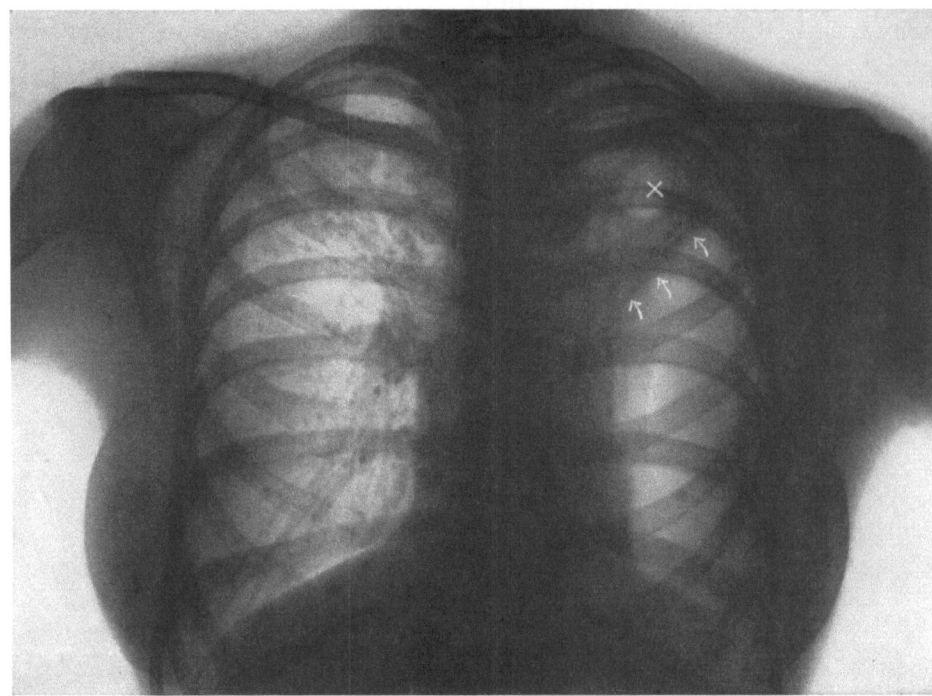

Abb. 361. Linkseitiger Pneumothorax. Oberer Lungenabschnitt infolge von Verwachsungen an Retraktion verhindert. Pfeile: Grenze zwischen Pneumothorax und nicht retrahierter Lunge. ✕ Kaverne.

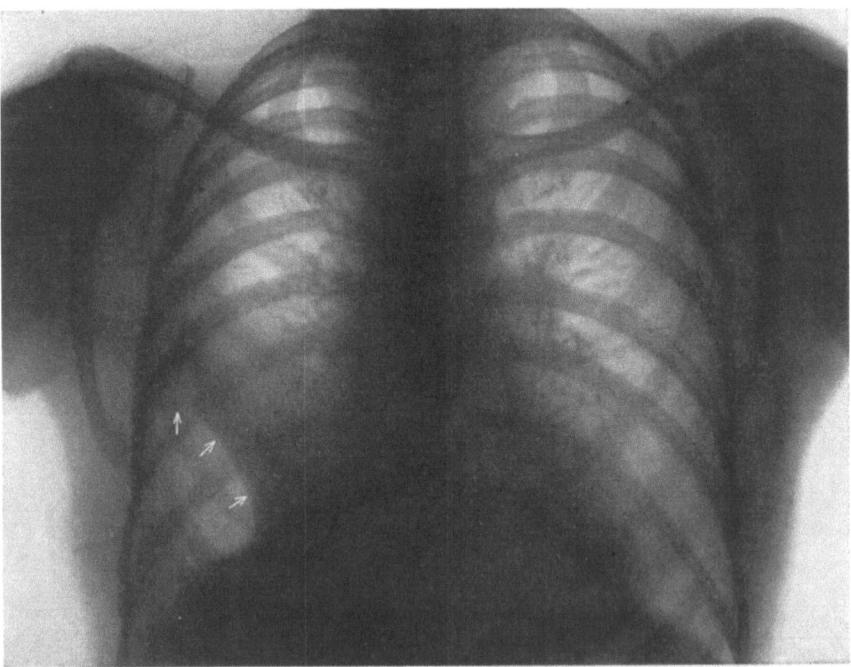

Abb. 362. Partieller Pneumothorax nach Entleerung eines Empyems durch Rippenresektion. Pfeile: Lungengrenze.

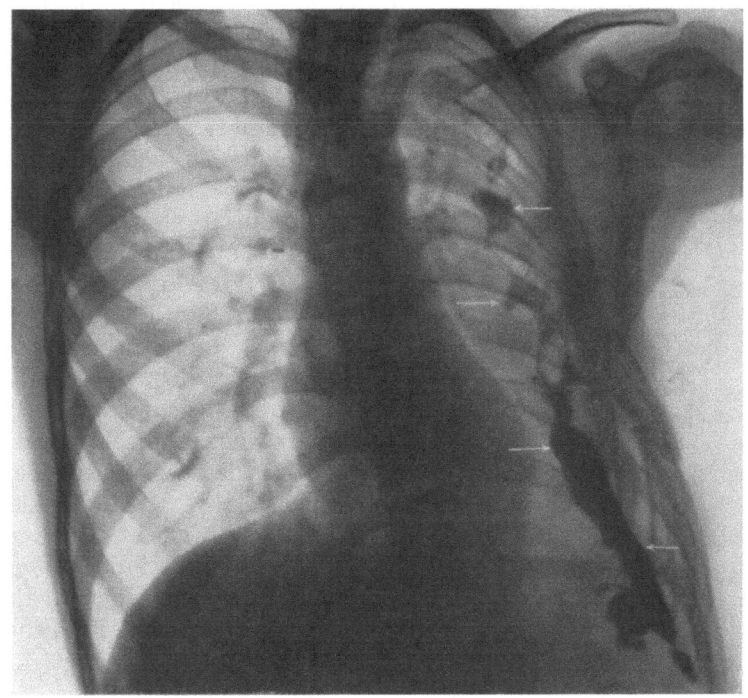

Abb. 363. Empyemresthöhle (Jodipinfüllung).

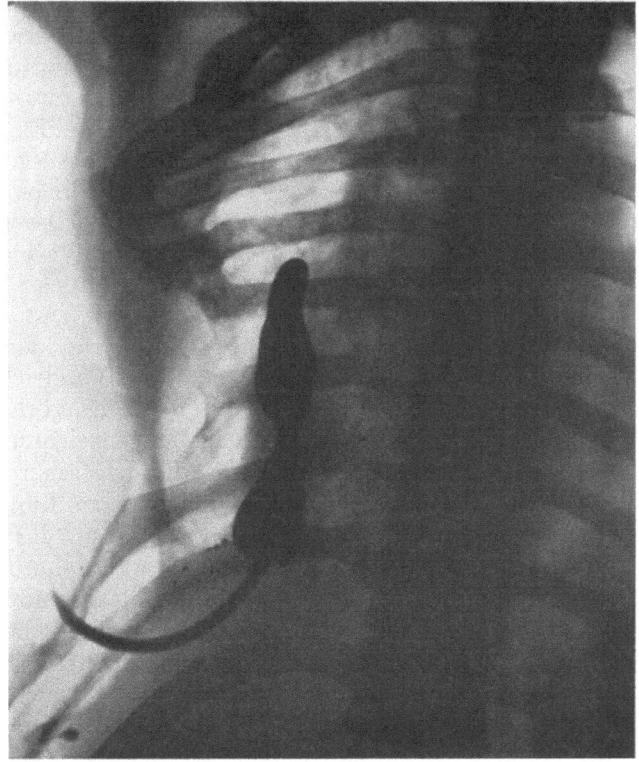

Abb. 364. Empyemresthöhle (Jodipinfüllung).

abschnitt ist nur teilweise retrahiert. Auf der dorsoventralen Aufnahme ist die Luftblase von der Lungenzeichnung überlagert. Frontale Untersuchung klärt auf. Am besten lassen sich die Grenzen durch Drehen des Kranken hinter dem Schirme feststellen.

Bei mediastinalem oder interlobärem Pneumothorax, den die Lunge völlig umkleidet, kommen Verwechselungen mit sekretfreien Abszeß- oder tuberkulösen Höhlen innerhalb der Organe vor. Erstreckt sich ein teilweiser Pneumothorax bis zum Mittelfell, so wird der Nachweis der früher beschriebenen Pulsationsart des Herzens die Diagnose erleichtern.

Differentialdiagnostisch stehen große tuberkulöse Kavernen in Frage. Das gilt besonders beim Sitze des partiellen Pneumothorax in den oberen Abschnitten des Brustkorbes. G. MICHELS machte darauf aufmerksam, daß vor allem Schrumpfungsmerkmale, z. B. Verziehungen des Herzens nach der kranken Seite, höherer Stand der unteren Lungengrenzen, eher für tuberkulöse Hohlräume sprechen. Ein genügend großer Pneumothorax pflegt die Nachbarorgane zu verdrängen.

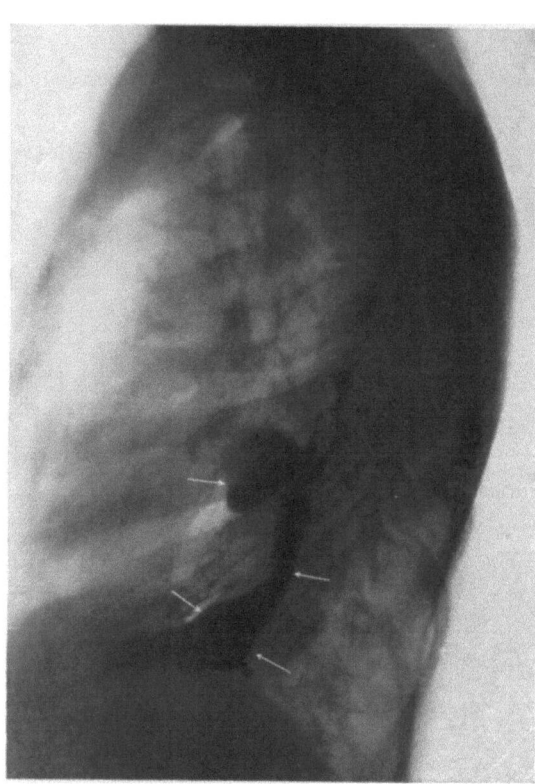

Abb. 365. Derselbe Kranke (frontales Bild).

Schrumpfungserscheinungen sind jedoch nach unseren Erfahrungen kein gesetzmäßiges Unterscheidungmerkmal; denn bei ausgedehnten Brustfellveränderungen, Verwachsungen u. dgl., die zur Verziehung des Mittelfelles geführt haben, kann ein Pneumothorax nur partiell sein. Ein Beispiel dafür ist Abb. 366: linkseitiger oberer Pneumothorax mit Verziehung des Herzens und des Mittelfelles nach der kranken Seite, zugleich Verbiegung der Wirbelsäule als Ausdruck starker Brustkorbschrumpfung.

Für die röntgenologische Differentialdiagnose sind Grad der Aufhellung und Form der angrenzenden Schattengebilde maßgebend. Im Vergleiche zum Pneumothorax ist die Aufhellung einer Kaverne meist durch bereits vorhandene Brustfellschwarten getrübt; gelegentlich kann in ihr auch Lungenzeichnung sichtbar sein. Die Form einer Kaverne ist in der Regel rundlich, die der Gasbrust eher eiförmig. Schließlich erscheint das zusammengedrängte umgebende Lungengewebe beim Pneumothorax stark und gleichmäßig verschattet, während um Kavernen herum oft noch mehr oder weniger regelrechte Lungenzeichnung wahrnehmbar ist.

Der seltene basale Pneumothorax kann mit Luftansammlungen unterhalb des Zwerchfelles verwechselt werden, z. B. mit einem gashaltigen, subphrenischen Abszeß oder bei linkseitigem Sitze mit einer Relaxatio oder Hernia diaphragmatica. Kontrastuntersuchungen des Magendarmkanales werden die Diagnose fördern.

Ab und zu enthält ein Pneumothorax Fibringerinnsel, die in den unteren Abschnitten, in den Komplementärräumen oder auf dem Zwerchfelle liegen. Sie erscheinen als rundliche gleichmäßige Schatten innerhalb der Pneumothoraxaufhellung. Bei der Schirmbeobachtung sieht man diese Gebilde ballähnlich mit jeder Bewegung des Kranken auf dem Zwerchfelle hin- und herrollen oder in den Komplementärraum hinabgleiten (Abb. 367).

Beobachtung im Röntgenlichte läßt die bei den verschiedenen Arten des Pneumothorax herrschenden Druckschwankungen im Brustraume gut erkennen. Es kommt unter ihrem Einflusse zu eigenartigen Lage- und Bewegungstörungen seiner einzelnen

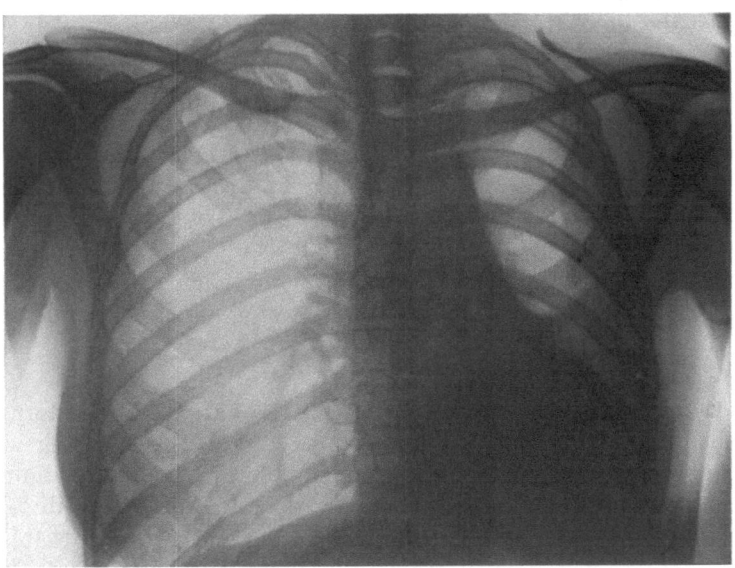

Abb. 366. Oberer partieller linkseitiger Pneumothorax.

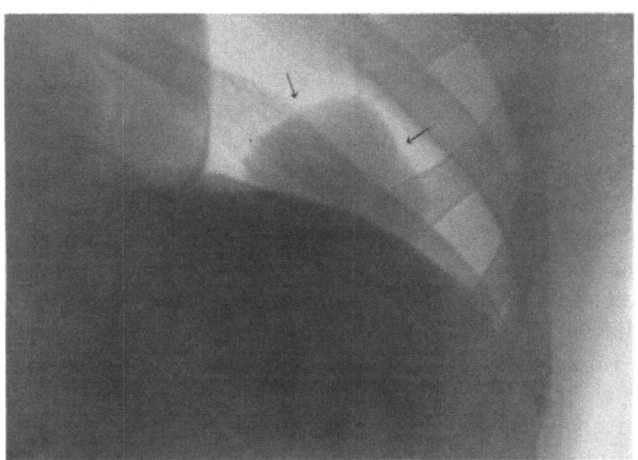

Abb. 367. Fibringerinnsel bei Pneumothorax.

Gebilde, die vor dem Röntgenschirm in ähnlich klarer Weise erfaßt werden können wie durch unmittelbare Besichtigung.

Jede, durch die besondere Art der Druckverhältnisse bedingte Form des Pneumothorax zeigt eigenartige Bewegungsvorgänge.

Beim nach innen offenen Pneumothorax, wie er z. B. nach Kavernendurchbruch auftritt, befindet sich die kranke Brusthöhle unter Atmosphärendruck, die andere dagegen unter physiologischem, negativem Drucke. Es kommt also, wenn nicht Brustfellverwachsungen es verhindern, zur vollständigen Retraktion der Lunge.

Respiratorische Volumenveränderungen des Organes sind kaum erkennbar, weil Druckdifferenz zwischen ihrer Oberfläche und der Bronchialluft in keiner Atemphase mehr besteht.

Das Mittelfell gibt der ansaugenden Kraft der gesunden Brustfellhöhle nach. Sein Schatten ist nach der gesunden Seite ausgebuchtet. Bei der Inspiration nimmt die Schattenwölbung zu. Bei der Exspiration flacht sich der Bogen wieder ab. Es entsteht dadurch die im Röntgenlichte gut verfolgbare mäßige Pendelbewegung des Mediastinums.

Eindrucksvoll — und bei allen Pneumothoraxarten wiederkehrend — ist die Änderung der Bewegungen des Herzens. Es findet unter physiologischen Verhältnissen an der geblähten Lunge eine Stütze, die wie ein elastischer Luftpuffer wirkt. Beim Pneumothorax dagegen zeigt sein Randschatten in Systole und Diastole flatternde und wellenförmige Pulsationen, wie ein teilweise mit Wasser gefüllter Gummisack, der durch leichte Stöße erschüttert wird (CHAOUL).

Der Zwerchfellschatten tritt in Ruhelage etwas nach abwärts. Er macht die Atembewegungen in physiologischer Richtung, wenn auch in verkleinertem Ausmaße, mit.

Beim weit nach außen offenen Pneumothorax bleibt die Lunge während der Einatmung in stärkstem Retraktionszustande. Bei der Ausatmung wird aus der gesunden Hälfte Luft in sie eingepreßt (Pendelluft); ihr Volumen nimmt zu. Wir sehen also bei der Exspiration Vergrößerung und leichte Aufhellung ihres Schattens.

Das Mittelfell wird während der Inspiration nach der gesunden Seite angesaugt; sein Schatten buchtet sich also dorthin vor. Der exspiratorische Druck treibt das Mediastinum wieder zur Pneumothoraxseite hin. Sein Rand wölbt sich dann zur kranken Brusthöhle hin vor. Diese Bewegungen des Mittelfelles erreichen oft ein erhebliches Ausmaß.

Der Zwerchfellschatten der kranken Seite tritt tiefer. Seine Atmungsbewegungen sind gering, aber denen der gesunden Muskelhälfte gleichsinnig. Bei schwersten Graden des offenen Pneumothorax kann es zu tetanischer Kontraktion des Muskels kommen (SAUERBRUCH). Man sieht dann nur mehr kleinste, unregelmäßige Bewegungen des in Inspirationstellung befindlichen Schattens.

Beim geschlossenen Pneumothorax ist für die Verlagerung der Organe der in ihm herrschende Druck wesentlich. Ist sein Druck noch negativ, dann weist die retrahierte Lunge inspiratorisch Dehnung und exspiratorisch Verkleinerung auf.

Das Mittelfell weicht, da der Druck in der gesunden Brustfellhöhle geringer ist, dorthin aus. Infolge Erweiterung des Brustkorbes und Senkung des Zwerchfelles fällt der Druck in der Pneumothoraxseite während der Einatmung. In diese wird dann das Mittelfell hineingesogen. Während der Ausatmung pendelt es in die gesunde Hälfte zurück. Sein Schatten macht also die respiratorischen Bewegungen der Brustwand gleichsinnig mit.

Das Zwerchfell, das häufig Bewegungs- und Lageveränderungen gegenüber den physiologischen Verhältnissen nicht erkennen läßt, weist bei anderen Kranken paradoxe Tätigkeit auf, deren Ursache nicht restlos geklärt ist. Diese Erscheinung hat KIENBÖCK zuerst beobachtet und beschrieben. Er nahm an, daß der Muskel aus irgend einem Grunde gelähmt sei. Indessen ließ sich beweisen, daß trotz paradoxer Atmung eine Lähmung fehlen kann. BITTORF zeigte, daß inspiratorische Erhöhung des negativen Druckes allein genügt, um das Zwerchfell während der Einatmung nach oben zu ziehen; denn die Saugkraft kann am Zwerchfelle weit stärker im luftgefüllten Pleuraraume zur Geltung kommen, als dann, wenn das Lungengewebe dem Muskel anliegt.

Indessen glauben wir doch, daß Innervationstörungen, die vielleicht durch den Eintritt des Pneumothorax bedingt sind, bei Auslösung der Erscheinung eine Rolle spielen.

ASSMANN beschreibt ferner eine Art von Zwerchfellwellen während der Atmung. Sie seien dadurch bedingt, daß das Centrum tendineum nur passiv bewegt wird. Bei stark negativem Drucke wird es inspiratorisch hinaufgesaugt, während die seitlichen Zwerchfellteile sich zusammenziehen und abflachen.

Wird der Druck im geschlossenen Pneumothorax positiv, dann fallen die

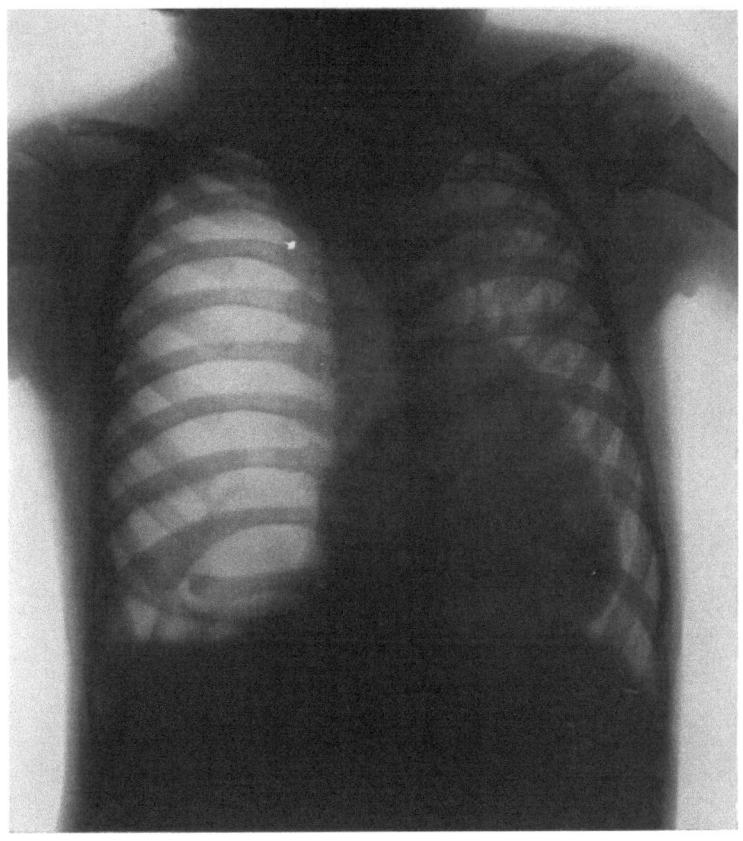

Abb. 368. Rechtseitiger Spannungspneumothorax. Inspiratorische Erweiterung des Brustkorbes. Tiefstand und Abflachung des Zwerchfelles. Bogenförmige Verdrängung des Mittelfelles nach links. Hintere Überblähung.

respiratorischen Volumenveränderungen der Lunge weg. Das Mittelfell wird entsprechend der Drucksteigerung nach der gesunden Seite verlagert; sein Schatten buchtet sich aus. Die respiratorischen Pendelbewegungen werden in der gleichen Weise wahrgenommen, wie beim negativen Pneumothoraxdrucke. Nur verläßt das Mittelfell bei der Einatmung kaum mehr die gesunde Brusthälfte.

Der Zwerchfellschatten liegt tiefer als unter normalen Verhältnissen. Er kann unter Umständen bauchwärts ausgebuchtet sein. Dann treten paradoxe respiratorische Bewegungen auf; die Wölbung nimmt während der Exspiration zu; während der Inspiration wird sie durch Erweiterung der unteren Thoraxapertur ausgeglichen.

In gesteigertem Maße beobachtet man die Erscheinungen beim Spannungspneumothorax. Die Ausbuchtung des Mediastinalschattens ist weit ausgeprägter; seine respiratorischen Bewegungen fallen ganz fort. Herz und Gefäße sind nach der gesunden Brusthälfte verschoben (Abb. 368). Dabei wird das Herz nicht nur seitwärts gedrückt, sondern auch um seine Längsachse gedreht.

Ein zartes Mittelfell kann derartig überbläht werden, daß es zu vorderer oder hinterer Mediastinalhernie kommt. Sie sind bei tiefer Exspiration besonders schön sichtbar (s. S. 442, 443).

Die Umstülpung des Zwerchfelles kann höchste Grade annehmen.

Häufigste Ursache des Spannungspneumothorax ist ein Ventilmechanismus, der durch die Art der Lungen- oder Brustfellwunde gegeben ist.

Spannungspneumothorax kann bei gleichzeitiger Verletzung der mediastinalen Pleura zum mediastinalen Emphysem führen (SAUERBRUCH).

2. Pleuritis sicca fibrinosa und adhaesiva.

Beginnende Pleuritis sicca fibrinosa gibt gewöhnlich keine auffallenden Schattenveränderungen. Dagegen lassen sich die Störungen der Atmung, die meist auch klinisch

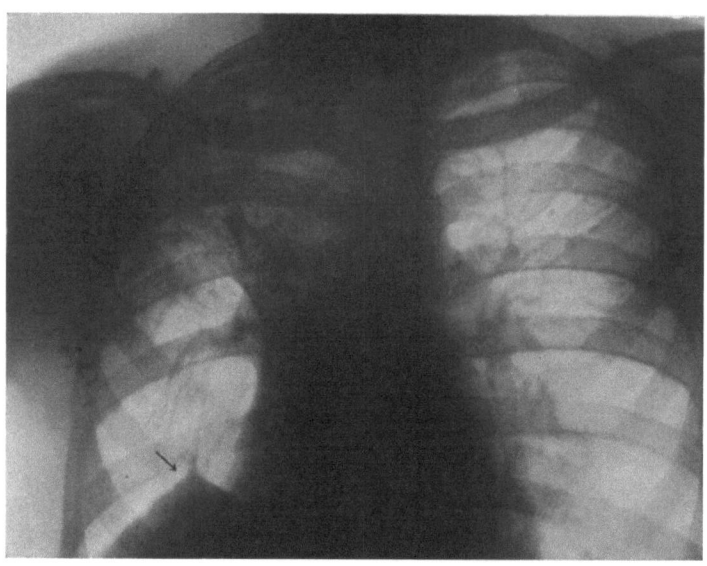

Abb. 369. Zipfelförmige Anheftung des Zwerchfelles.

nachweisbar sind, vor dem Leuchtschirme gut beobachten. Verminderte Zwerchfellausschläge und herabgesetzte Erweiterung der Zwischenrippenräume sind eindrucksvoller als bei Betrachtung des Kranken im Tageslichte. Im weiteren Verlaufe kommt es oft zu Schwartenbildung. Dann sind die Röntgenbilder besonders eindeutig. Hat die Rippenfellentzündung zu dickeren Auflagerungen geführt, so können mehr weniger ausgesprochene Schleier mit verschiedener Dichtigkeit und Ausdehnung bei wechselnder Strahlenrichtung entstehen. Besonders bei Durchleuchtung werden Verwachsungen der Brustfellblätter in den unteren Abschnitten deutlich. Sie sind umschrieben oder flächenhaft. Es zeigen sich Unregelmäßigkeiten der Bogenlinie des Zwerchfelles, das sich oft zipfel- oder zeltförmig ausbuchtet. Bei der Einatmung scheint es wie an einem Strang aufgehängt zu sein (Abb. 369). Ausgedehntere Verklebungen zwischen Pleura pulmonalis und diaphragmatica bedingen Hochstand der ganzen Zwerchfellhälfte. Ihre Bewegungsausschläge werden dadurch beträchtlich eingeschränkt. Am häufigsten findet sich Verödung der Zwerchfellwinkel. Sind die Verwachsungen mehr seitlich gelegen, so fehlt während der Einatmung die regelrechte, dreieckige

Aufhellung des Sinus: die Zwerchfellinie verläuft mehr oder weniger wagerecht (Abb. 370).

Der Nachweis dünner Brustfellschwarten gelingt meistens nicht; höchstens sind sie an einem leichten Schleier erkennbar. Erst dickere Schwielen erzeugen tiefere gleichmäßige Verdunkelung.

Zur Unterscheidung gegenüber Lungenherden empfiehlt es sich, in verschiedenen Strahlenrichtungen zu untersuchen. Folgt bei Drehung des Kranken vor dem Schirme der Schatten den Rippen und läßt er sich von ihnen nicht trennen, so liegt in der Regel eine Brustfellschwarte vor. Vergleiche zwischen ventrodorsaler

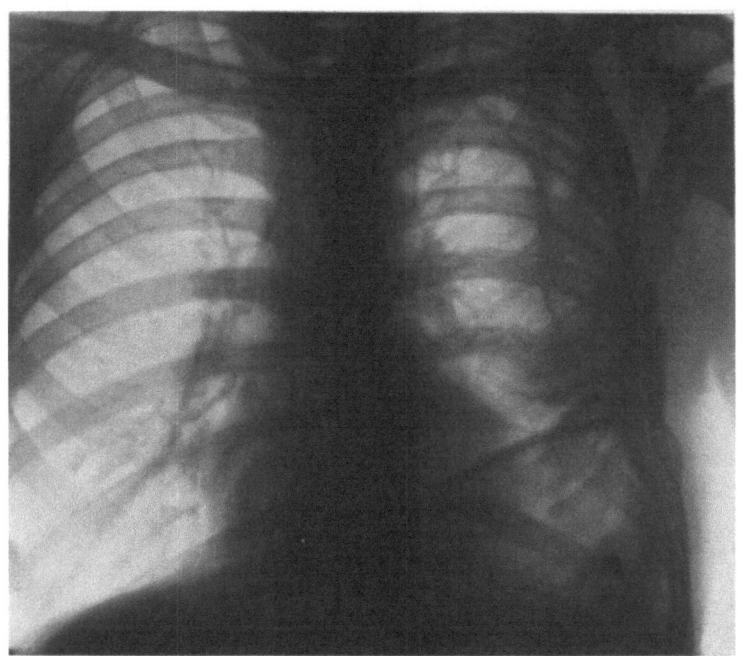

Abb. 370. Hochstand und Fixation des Zwerchfelles, besonders in seinen seitlichen Bezirken.

und dorsoventraler Aufnahmen ermöglichen oft Erkennung und Bestimmung ihrer Lage. Je näher sie der Platte ist, desto tiefer ist die von ihr erzeugte Trübung.

Größere Schwarten gehen in der Regel mit erheblichen Schrumpfungen einher. Herz und Mittelfell werden nach der erkrankten Seite verzogen; das Zwerchfell steht hoch und bewegt sich nur wenig. Die Wirbelsäule wird unter Drehung der Wirbel skoliotisch verbogen. Die Zwischenrippenräume verkleinern sich.

Nicht eben häufige Kalkablagerungen innerhalb von Brustfellschwielen zeigt Abb. 371.

3. Flüssigkeitsansammlungen im Brustfellraume.

Pleuritis exsudativa. Die klinischen Zeichen eines größeren Brustfellergusses sind in der Regel leicht zu deuten. Betrachtung und Betastung, Perkussion und Auscultation sowie schließlich Punktion geben meist genügende Hinweise.

Die Diagnose kleinerer Flüssigkeitsansammlungen gestaltet sich schwieriger; sie wird durch das Röntgenbild wesentlich gefördert.

Es ist ferner von erheblicher Bedeutung für Feststellung und Lagebestimmung bei abgekapselten und interlobären Ergüssen. Hier erweist es sich den übrigen Untersuchungsverfahren weit überlegen und oft maßgebend für die Wahl chirurgischen Vorgehens.

Beginnende Ergüsse pflegen sich in den hinteren und den seitlichen Abschnitten des Brustfellspaltes auszubreiten. Dabei liegen sie nach den Untersuchungen Aschoffs

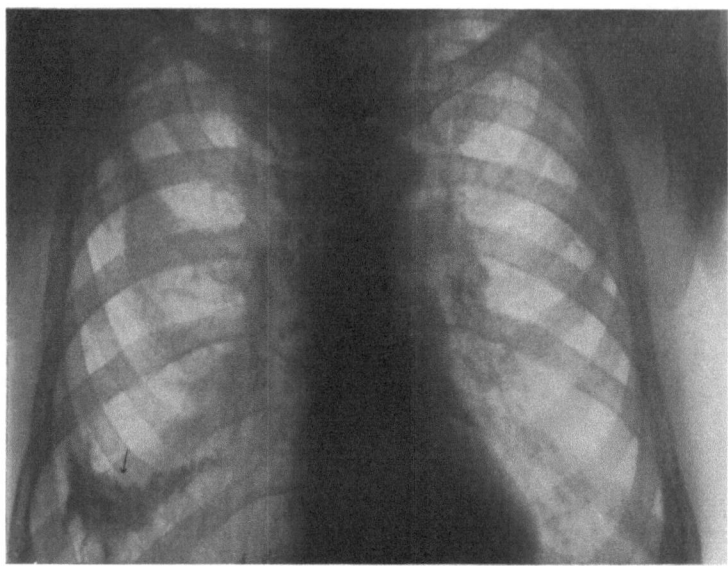

Abb. 371. Kalkablagerung in eine Brustfellschwarte rechts unten.

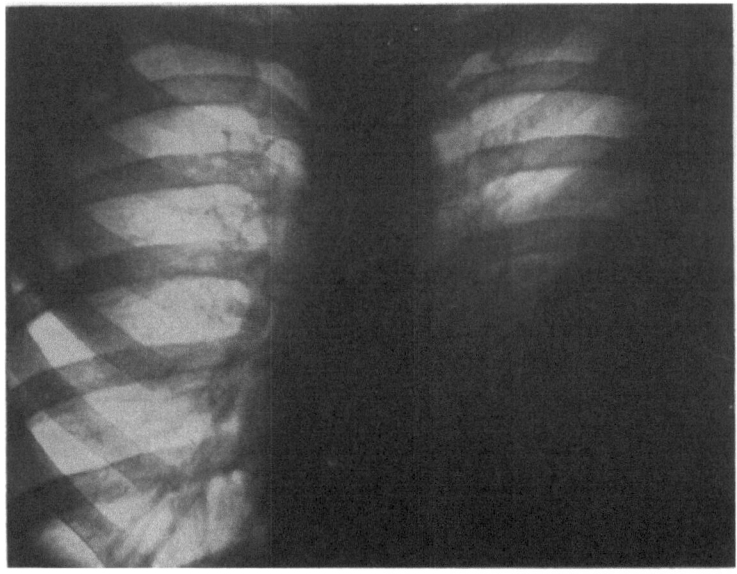

Abb. 372. Pleuritis exsudativa links.

an der Leiche zunächst nicht im Sinus, sondern etwas höher und sind daher bei der Röntgenuntersuchung in sagittaler Strahlenrichtung nicht ohne weiteres sichtbar. Ihr Schatten wird durch das Zwerchfell teilweise überlagert. Der Nachweis gelingt durch ventrodorsale Durchleuchtung bei hochgestellter Röhre, wobei die hintere Zwerchfellwölbung annähernd tangential getroffen wird. Beim Vergleiche mit der gesunden Seite ist dann der Sinusabschnitt verdunkelt. Noch übersichtlicher kann der untere Brustfellraum bei tangentialer Strahlenrichtung und langsamer Drehung des Kranken um seine Achse vor dem Schirme geprüft werden.

Nimmt der Erguß zu, so füllt sein Schatten den unteren Teil des Brustfellsackes immer mehr aus, wobei seine obere Begrenzungslinie an der seitlichen Wand emporsteigt und sein Spiegel einen merkwürdigen Verlauf annimmt. Im sagittalen Lichte verläuft sie bogenförmig mit kopfwärts gerichteter Konkavität von innen unten nach außen oben (Abb. 372, 373). Sie entspricht der sogenannten ELLIS-

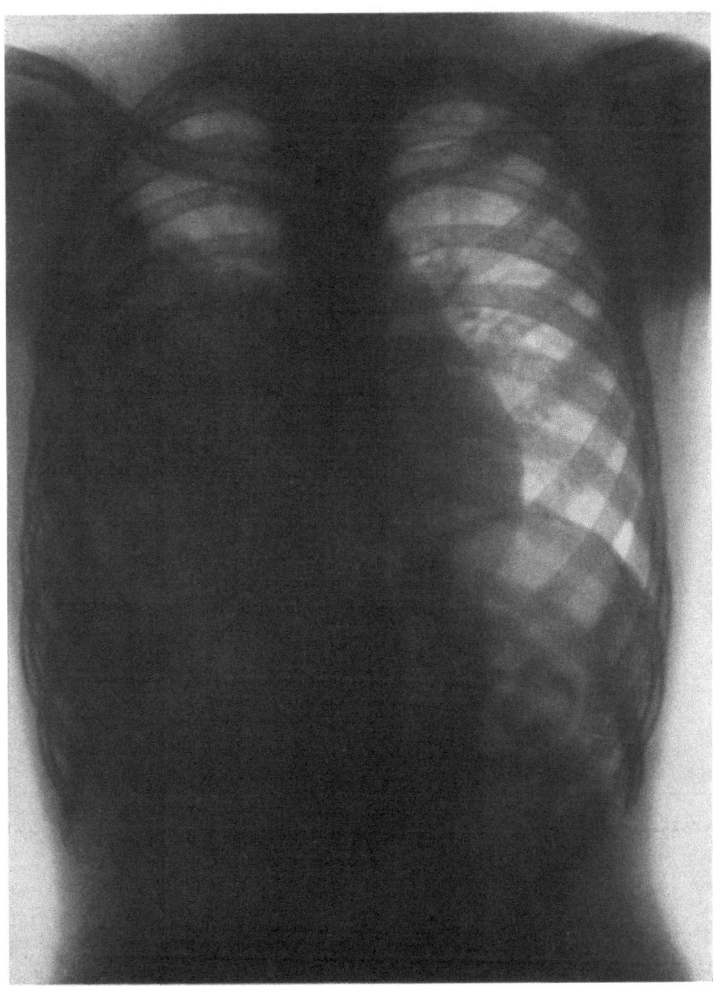

Abb. 373. Rechtsseitige Pleuritis exsudativa. Verdrängung des Herzens nach links.

DAMOISEAUschen Linie. Sie stellt sich unscharf dar, weil die benachbarten Lungenabschnitte sich zusammengezogen haben und die der vorderen und der hinteren Brustwand anliegenden Exsudatschichten oben einen nur geringen Tiefendurchmesser besitzen. Die Lungenzeichnung wird daher lediglich verschleiert.

Diese eigenartige Form des Ergusses hat mehrere Ursachen. Der Schwere folgend hat die Flüssigkeit die Neigung, sich in dem tiefsten Abschnitte der Brustfellhöhle, nämlich dem hinteren Spalt, anzusammeln. Weiterhin erfüllt sie die Räume, die ihrem Vordringen die günstigsten Bedingungen bieten. Am leichtesten geben ihr die Lungenteile nach, die fern von der Wurzel des Organes unter dessen größtem Retraktionszuge stehen, also die unteren und die Rindenabschnitte.

Nach Assmann drückt das von unten aufsteigende Exsudat zunächst auf den Unterlappen. Dieser gibt ihm Raum, indem er sich nach der Lungenwurzel zurückzieht. Ober- und Mittellappen werden dagegen erst eingeengt, wenn der durch den retrahierten Unterlappen geschaffene Platz nicht mehr ausreicht. Nähere Beweise für diese Annahmen liegen jedoch nicht vor. Im Gegenteile, bei beginnender Ausschwitzung fehlt Kompression, da die Flüssigkeit noch unter negativem Drucke steht. Nur dieser, der von der Retraktion der Lunge abhängt, bedingt die Art der Ausbreitung des Ergusses.

Fleischner und Sandera haben in letzter Zeit durch Einspritzungen von 8%iger Jodipinlösung in abgeschlossene Exsudate die Meinung widerlegt, der axillare Hochstand des Schattens sei durch den höheren Flüssigkeitsspiegel in den Brustkorbseiten verursacht; der Exsudatschatten soll vielmehr ventral oder dorsal am höchsten,

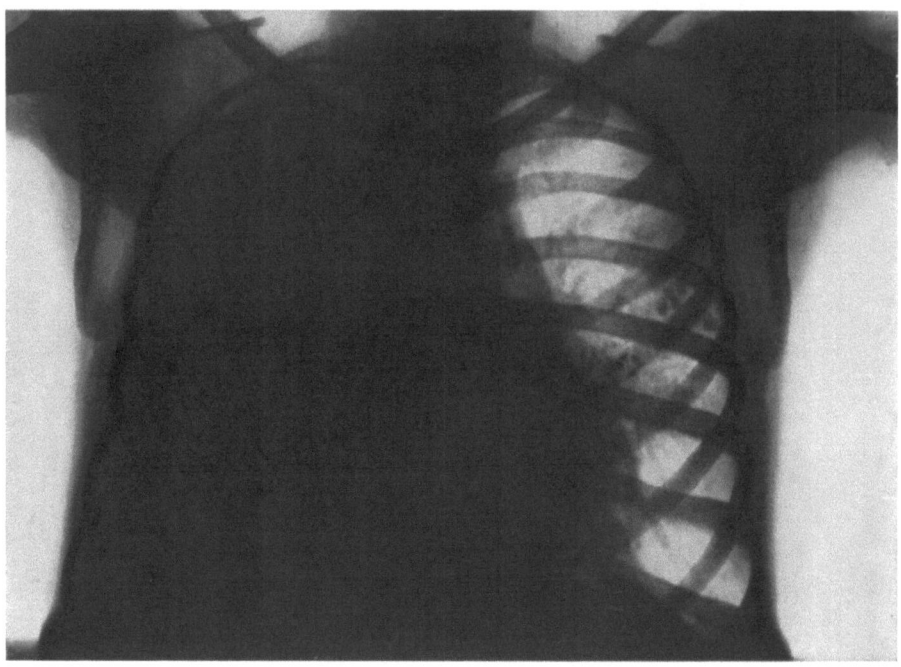

Abb. 374. Großer rechtseitiger Brustfellerguß. Verdunkelung des ganzen Lungenfeldes. Verdrängung des Herzens nach links.

lateral am tiefsten stehen. Daß man trotzdem bei gewöhnlichen Aufnahmen eine nach oben sich verjüngende Trübung vorfindet, läßt sich nach unserer Ansicht vielleicht damit erklären, daß bei sagittaler Strahlenrichtung die seitliche Flüssigkeitschicht, die tangential also in größerer Schichtdicke durchleuchtet wird, einen tieferen Schatten wirft, als die vorderen und die hinteren senkrecht durchstrahlten dünnen Strecken.

Die beschriebenen Eigentümlichkeiten gelten ebenso für größere Ergüsse. Auch diese zeigen in der Regel die eigentümliche obere Grenze. Nur pflegt der Bogen weniger gekrümmt zu sein und weniger steil abzufallen. Reicht die Flüssigkeit bis zur Spitze, so erscheint das ganze Lungenfeld getrübt. Eine Begrenzungslinie ist nicht mehr zu sehen (Abb. 374).

Jedoch haben wir Abweichungen beobachtet. Brustfellverklebungen, zusammengedrücktes Lungengewebe, fibrinöse und fibröse Veränderungen der Serosa, wie sie bei Aufsaugung von Empyemen entstehen, können die Schattenlinien unscharf und unregelmäßig gestalten. Infolge von Verwachsung der Brustfellblätter verläuft die obere Grenze bisweilen steiler. Es findet sich sogar ein Bogen, dessen Krümmung nach oben gerichtet ist (Abb. 375, 376).

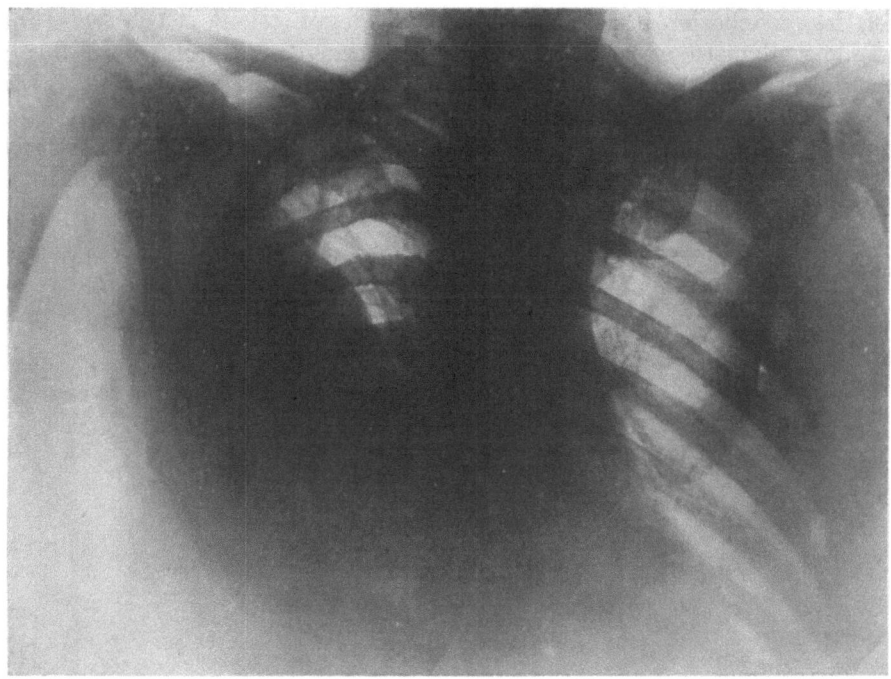

Abb. 375. Brustfellerguß rechts. Obere Grenzlinie des Schattens atypisch infolge von Verwachsungen.

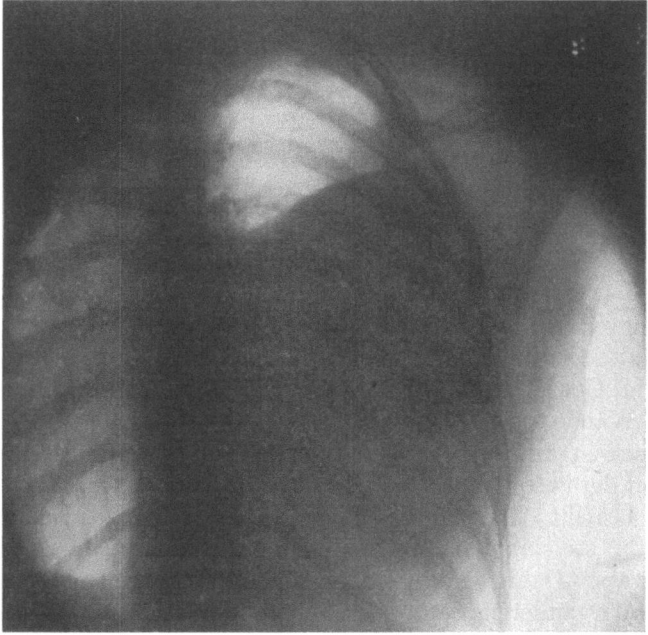

Abb. 376. Brustfellerguß mit scharfer, nach oben bogenförmiger Begrenzung.

Die Gleichmäßigkeit der Tönung eines Ergusses hebt sich gegen Schattenformen ab, die Lungenherden zukommen.

Das eindrucksvollste Röntgenbild innerhalb der Erkrankungen der Brustorgane gibt eine Flüssigkeitsansammlung im Pneumothorax. Sein helles Feld setzt sich scharf wagerecht gegen den Spiegel des Ergusses ab. Unten und median verliert sich dessen Schatten in den des Zwerch- und des Mittelfelles (Abb. 377). Die seitlichen Teile sind meist etwas heller infolge des geringeren Durchmessers der durchstrahlten Schicht. Der Spiegel ist leicht beweglich. Er stellt sich bei Seitwärtsneigen des Kranken stets in die Wagerechte ein. Wird dieser geschüttelt, so sieht man Flüssigkeitswellen. Sie sind der Ausdruck der hör- und fühlbaren „Succussio Hippokratis". Auch die Herztätigkeit vermag gelegentlich Pulsation auf den Erguß zu übertragen. Sie verläuft gleich mit denen der Herzbewegungen.

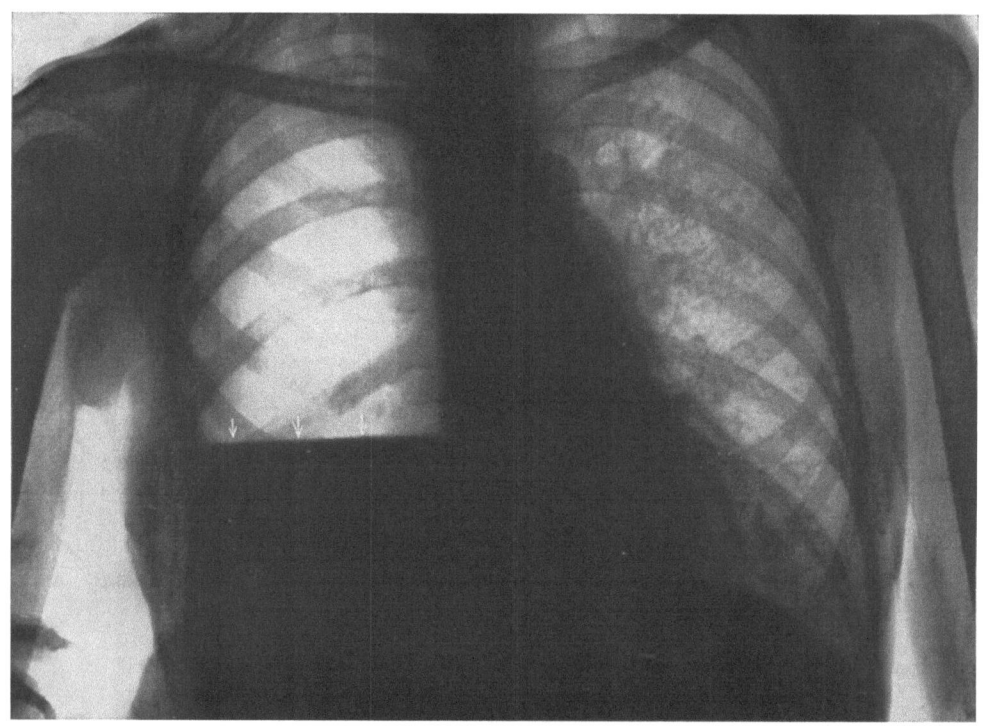

Abb. 377. Pyopneumothorax rechts. Pfeile: Spiegel des Ergusses. Verdrängung des Mittelfellgebietes und des Herzens nach links.

Verdrängungserscheinungen treten nur unter ganz bestimmten physikalischen Bedingungen ein. Die Spannung einer Flüssigkeit hängt nicht nur von ihrer Menge und ihrem Gewichte ab, sondern richtet sich auch nach dem Drucke der umschließenden Wände.

Diesen Gesetzen unterliegen auch die Exsudate im Brustfellraume. Solange der Brustkorb auf der betreffenden Seite atmet und darum negativer Druck im Innern der Brusthöhle besteht, können die Exsudate keinen Eigendruck ausüben. Erst wenn der Thorax stillsteht und seine inspiratorische Erweiterung fortfällt, tritt positiver Druck ein. Dann wird die Lunge völlig zusammengepreßt und mit dem Mittelfelle nach der anderen Seite verschoben, das Herz um seine Achse gedreht und bei rechtseitigen Ergüssen besonders weit verlagert. Die Zwischenrippenräume sind erweitert. Das Zwerchfell wird nach unten ausgebuchtet und in seiner Beweglichkeit beeinträchtigt. Bei Pneumothoraxexsudaten treten zuweilen gegenüber der Atmung paradoxe Ausschläge des Spiegels auf (KIENBÖCKsches Zeichen). Das durch die Schwerkraft der Flüssigkeit bereits nach unten vorgestülpte Zwerchfell kann bei der Einatmung nicht noch tiefer treten. Die Überspannung des Muskels wird durch die Dehnung der unteren Brustkorböffnung noch erhöht. Mithin steigt er inspiratorisch etwas herauf, und mit ihm der Flüssigkeitsspiegel.

Manche wollen aus den verschiedenen Schattentiefen auf seröse oder eiterige Art des Ergusses schließen. Dem vermögen wir nicht beizupflichten.

Die röntgenologischen Erscheinungen der seltenen beidseitigen Ergüsse richten sich nach der Menge des Exsudates. Verschiedene Größe führt zur Mittelfellverschiebung nach der Seite geringeren Druckes hin. Bemerkenswert ist, daß bei gleicher Druckhöhe der Exsudate es nicht zu einer gleichmäßigen Mediastinalkompression kommt. Das Mittelfell wird viel mehr nach rechts hin verdrängt.

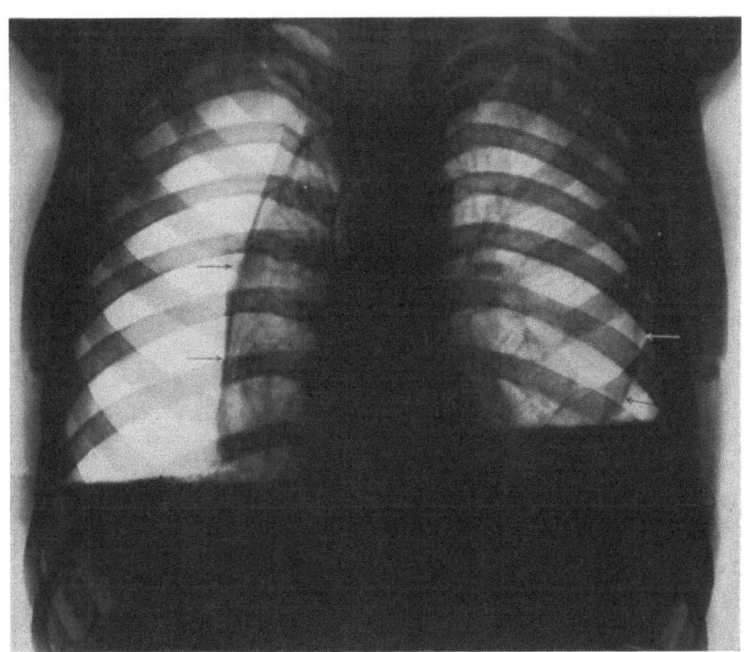

Abb. 378. Beidseitiges Pneumothoraxexsudat.

so daß klinisch und anatomisch die bei doppelseitigen Ergüssen auftretende Kreislaufstörung der bei rechtseitigen Ergüssen entspricht (NISSEN). Das nämliche Bild findet man, wenn der Erguß mit Pneumothorax vergesellschaftet ist (Abb. 378). Erreicht die Spannung in beiden Brustfellhöhlen hohe positive Werte, dann wird der Mittelfellraum allerdings gleichmäßig zusammengedrückt, das Gefäßband wird gestreckt, die Luftröhre mitunter zusammengequetscht. Gleichzeitig bestehende Ergüsse im Perikard, wie sie im Verein mit Transsudaten beider Brustfellblätter nicht selten bei dekompensierten Herzfehlern oder Nephritiden vorkommen, entziehen sich dann nicht nur häufig der klinischen, sondern auch der röntgenologischen Erkennung.

Abgekapselte Ergüsse. Bei Verklebungen der Brustfellblätter kann die Form des Flüssigkeitschattens von der beschriebenen Gestalt des gewöhnlichen Ergusses beträchtlich abweichen. Diese abgekammerten Exsudate weisen je nach Sitz und Größe mannigfaltigste Formen auf. Häufig entstehen sie im Anschluß an Grippepneumonie (LIEBMANN und SCHINZ).

Es sind meist wandständige (Abb. 379), seltener apikale oder basale Ergüsse. Sie verraten sich durch ihren tiefen, in der Regel scharf begrenzten, bogenförmigen Schatten. Solche Exsudate werden in der Regel aufgesaugt, ohne daß sichtbare

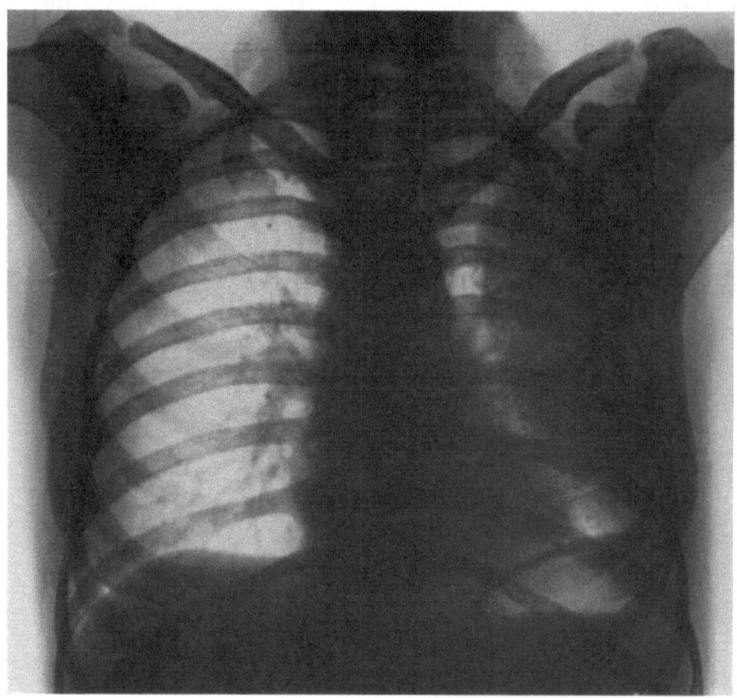

Abb. 379. Abgekapselter wandständiger Erguß.

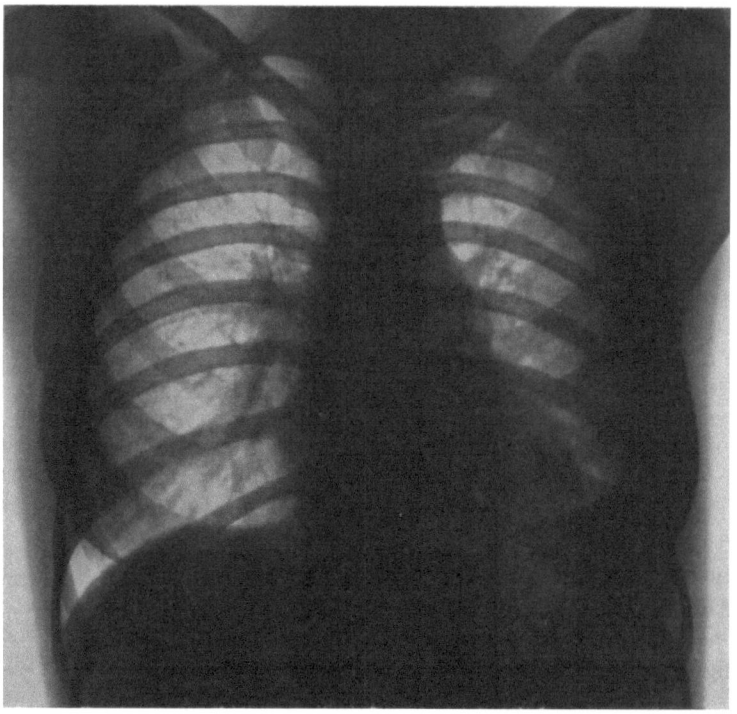

Abb. 380. Derselbe Kranke nach Rückbildung des Ergusses.

Spuren auf dem Röntgenbilde zurückbleiben (Abb. 380). Manchmal jedoch verrät sich das abgeklungene Leiden durch Verschmälerung einzelner Zwischenrippen- räume, durch Trübung infolge von Schwartenbildung und insbesondere bei basal gelegenen Ergüssen durch Unregelmäßigkeit der Zwerchfellkuppel und Verödung des phrenikocostalen Winkels.

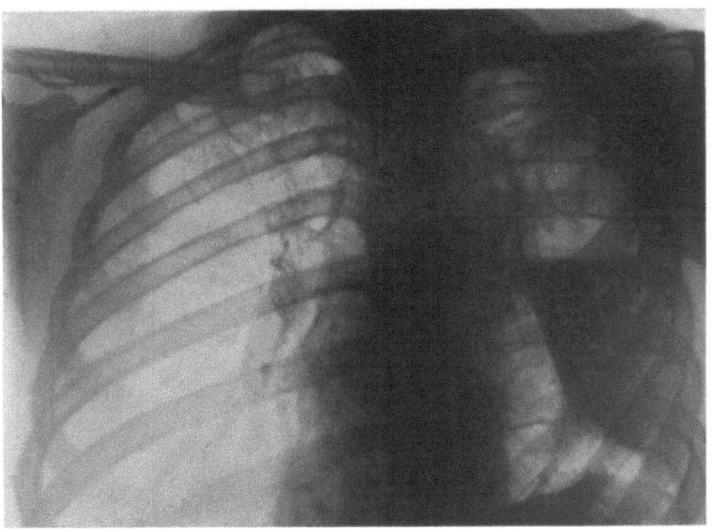

Abb. 381. Abgekapselter wandständiger Pyopneumothorax.

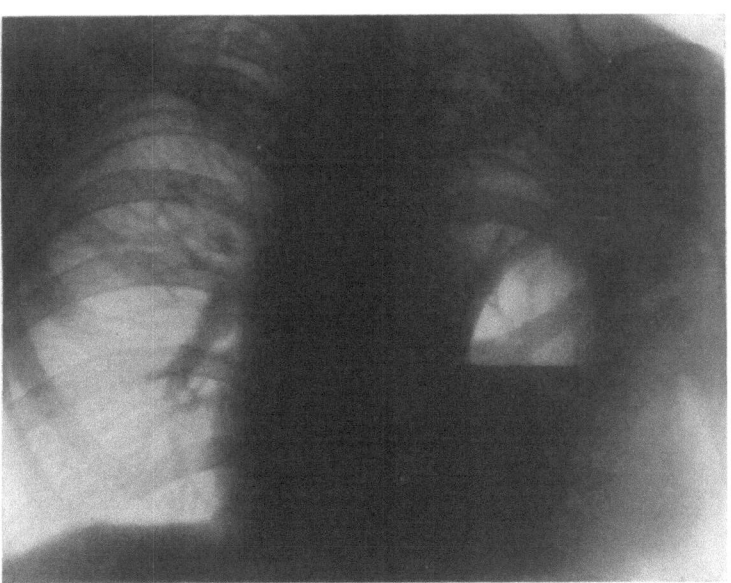

Abb. 382. Basaler Pyopneumothorax.

Ihre Lagebestimmung, die für chirurgische Eingriffe notwendig ist, wird am genauesten bei Durchleuchtung erzielt.

Ähnlich wie der gewöhnliche Brustfellerguß kann auch ein Pneumothorax- exsudat abgekapselt sein und basal, apikal oder wandständig sitzen. Die erzielten Bilder sind in der Regel sehr bezeichnend und unschwer zu deuten (Abb. 381, 382). Abgekammerte, miteinander in Verbindung stehende Pneumothoraxergüsse werden ebenfalls gelegentlich beobachtet (Abb. 383, 384).   Bei entsprechender Bewegung des Kranken vor dem Schirme kann ein Strom aus einer Kammer in die andere fließen.   Man mag diese mit „Kaskadenerguß" bezeichnen.

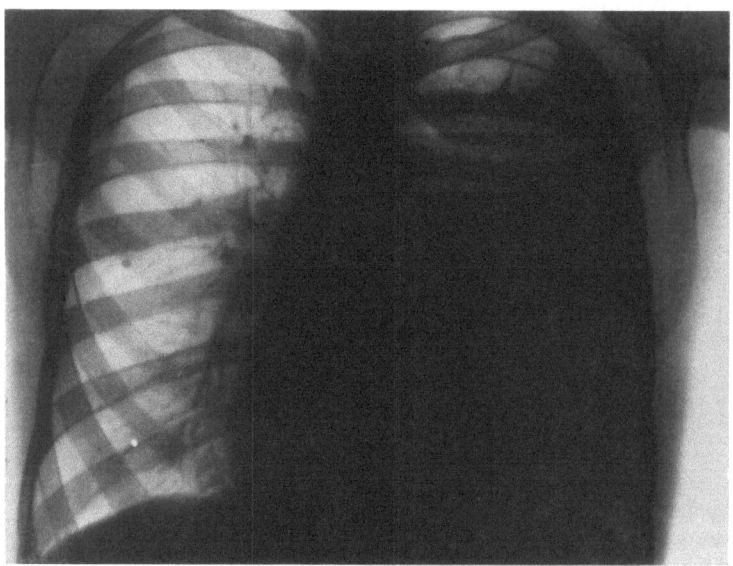

Abb. 383. Abgekapselter vielkammeriger Pyopneumothorax.

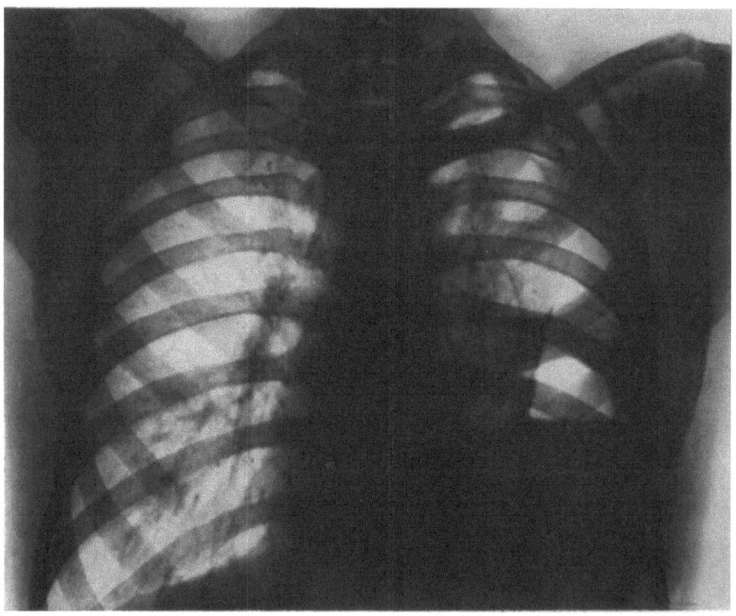

Abb. 384. Vielkammeriger communicierender Pyopneumothorax.

Mediastinale Ergüsse und Schwarten. Eine besondere, allerdings seltenere Gruppe abgekapselter Ergüsse sind die zwischen Pleura mediastinalis und Pleura pulmonalis gelegenen.   Bei Ausdehnung im vorderen Abschnitte der Brustfellhöhle erzeugen sie nach SAVY einen Schatten, der seitwärts die Verdunkelung des Herzens überlagert. Dadurch entsteht gleichsam ein doppelter Herzschatten (Abb. 385, 386).   Große

Ergüsse bewirken dreieckige Trübung, die dem Zwerchfell aufsitzt. Breitet sich die Ausschwitzung nach hinten aus, so kann ein paravertebrales Band beobachtet werden.

Werden die Ergüsse resorbiert oder handelt es sich von vornherein um fibröse Pleuritis, so entstehen derbe Schwielen; sie verlöten Mittelfell mit Pleura pulmonalis.

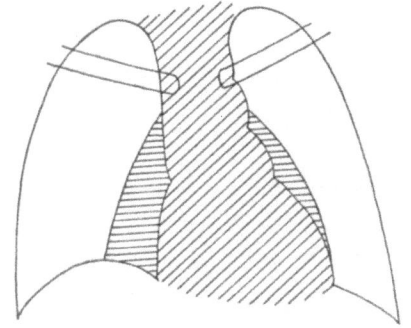 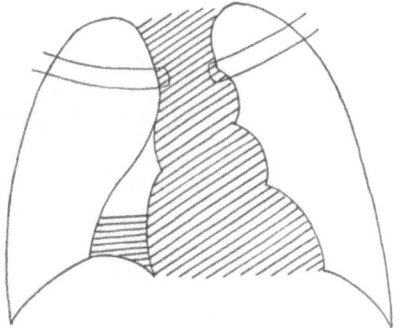

Abb. 385. Beiderseitige vordere Pleuritis mediastinalis. (Nach SAVY.) Scheinbare Verdoppelung der Herzumrisse.

Abb. 386. Pyopneumothorax mediastinalis anterior dexter. (Nach DEVIC und SAVY.)

Umschriebene Schwarten, die auf das Mittelfell beschränkt sind, verraten sich durch feine zeltförmige Zacken an dessen Rande. Sie fließen bei weiterer Ausdehnung gelegentlich zu breiten paravertebralen Dreiecken zusammen. Die Entscheidung, ob es sich nur um Schwarten handelt, oder ob dahinter ein Erguß steckt,

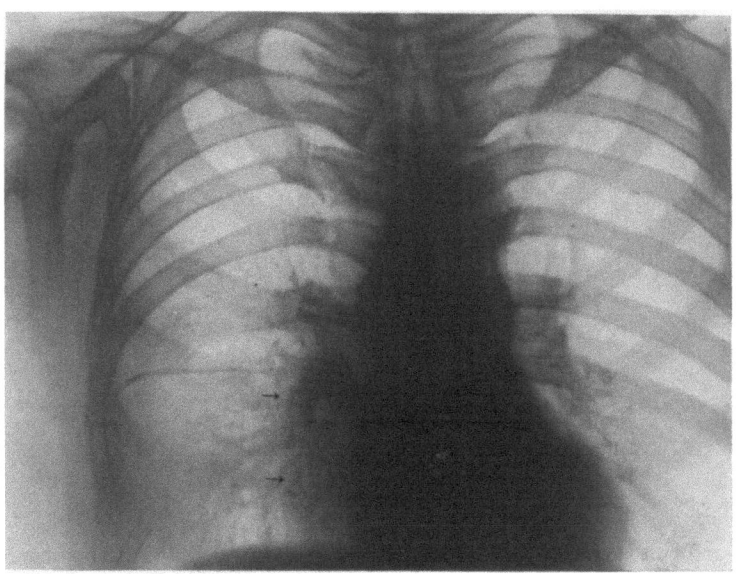

Abb. 387. Pleuritis mediastinalis posterior (Schwarte).

kann an Hand des Röntgenbildes allein nicht mit Sicherheit getroffen werden. Umgekehrt wird oft ein Erguß angenommen, wenn dicke Schwielen bestehen. Das zeigt folgende Beobachtung.

Abb. 387 wurde in leichter Schrägstellung eines Kranken gewonnen. Auf der rechten Herzseite wölbt sich ein ziemlich scharf begrenzter, dunkeler Schatten hohl gegen das rechte Lungenfeld vor. Abb. 388 ist im zweiten schrägen Durchmesser aufgenommen. Ähnlich wie bei einem paravertebralen Senkungsabscesse füllt ein Schatten den hinteren Mittelfellraum aus. Die wegen Absceßverdacht vorgenommene Operation ergab nur dicke Schwielen.

Bemerkenswert ist, daß gelegentlich Mediastinalschwarten im Röntgenbild ein Carcinom vortäuschen und umgekehrt. Einschlägige Beobachtungen unserer Klinik liegen vor.

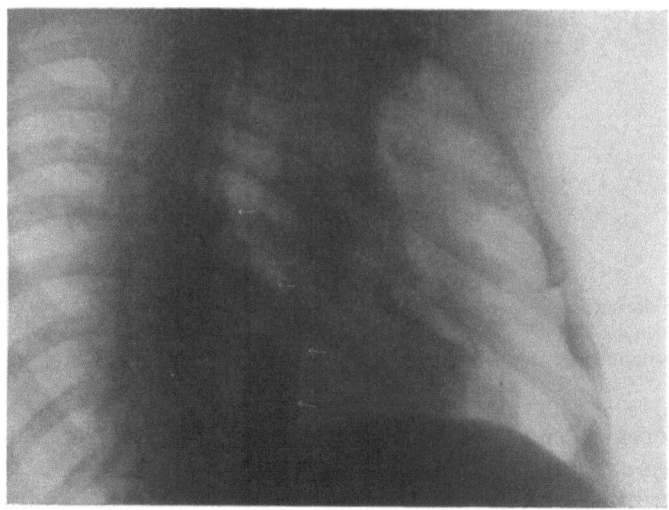

Abb. 388. Derselbe Kranke — Aufnahme im zweiten schrägen Durchmesser.

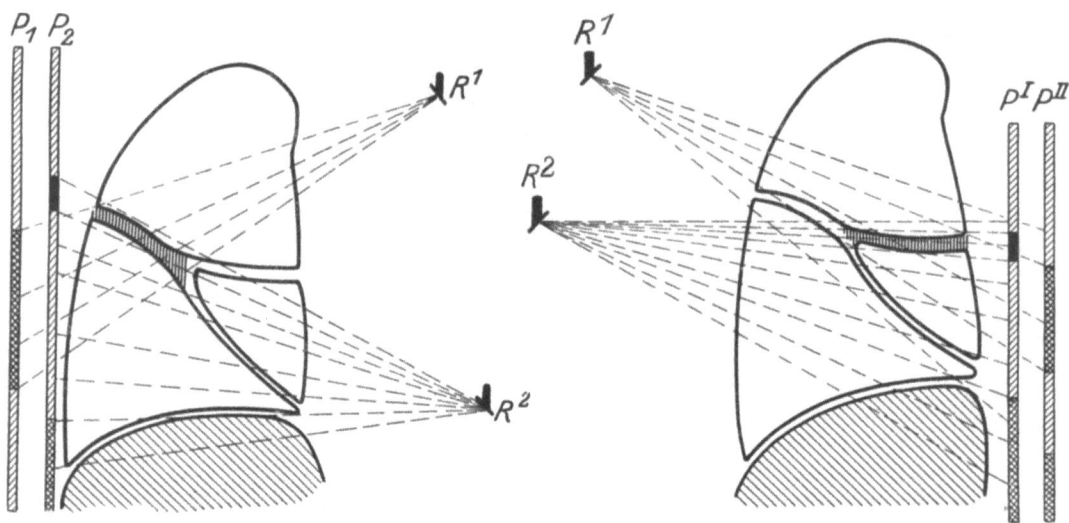

Abb. 389. Erguß zwischen Ober- und Unterlappen.   Abb. 390. Erguß zwischen Ober- und Mittellappen.
R² günstige Röhrenstellung.   R² günstige Röhrenstellung.

Interlobäre Ergüsse. Rechtzeitige Erkennung eines interlobären Ergusses ist für das Schicksal des Kranken von größter Bedeutung. In der Regel entgeht das Exsudat infolge seiner versteckten Lage klinischer Untersuchung. Die Schwierigkeiten der Röntgendiagnose beruhen namentlich auf der Mannigfaltigkeit des örtlichen Befundes. Genaue stereometrische Vorstellungen, sowie genaue Kenntnis der Topographie der Lungenlappen und ihrer Grenzspalten sind zur richtigen Deutung der Dämpfung erforderlich.

Die radiologischen Zeichen des interlobären Empyems können bei seinem wechselnden Sitze und seiner verschiedenen Tiefe nicht einheitlich sein. Hinzukommt, daß die Schattenbildung auch in hohem Maße von der Lage des Kranken und der Stellung der Röhre abhängt. Wichtig ist, daß flächenhafte Flüssigkeitsansammlung

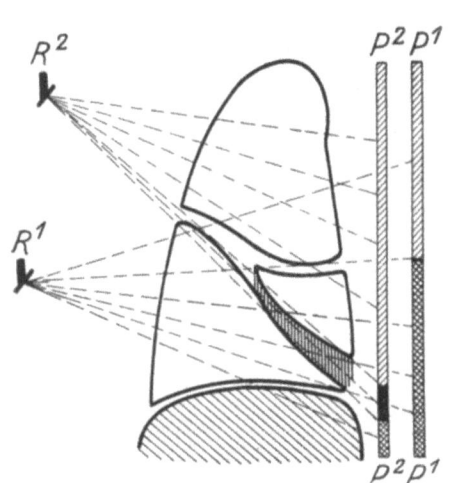

Abb. 391. Erguß zwischen Mittel- und Unterlappen.
R² günstige Röhrenstellung.

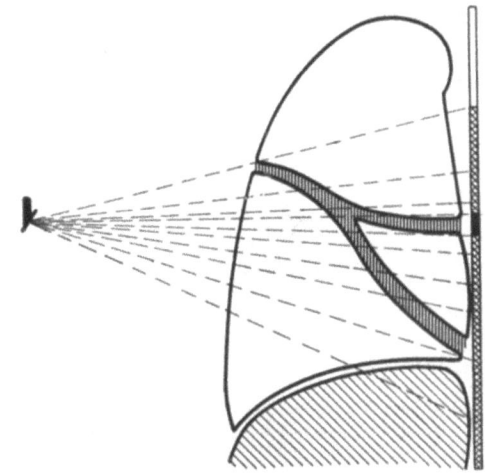

Abb. 392. Erguß zwischen Ober-, Mittel- und Unterlappen.

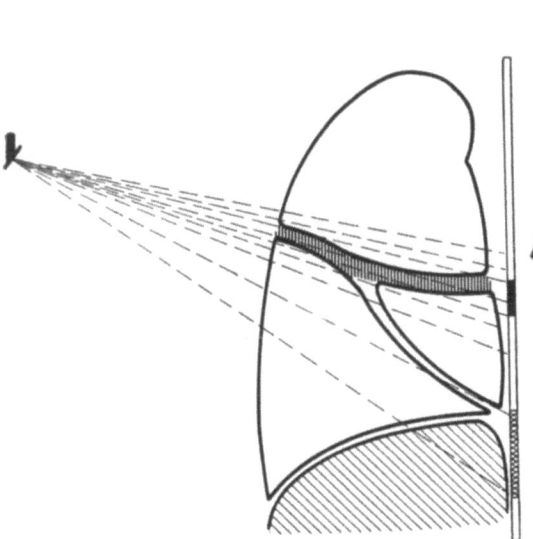

Abb. 393. Erguß zwischen Ober-, Unter- und Ober-Mittellappen.

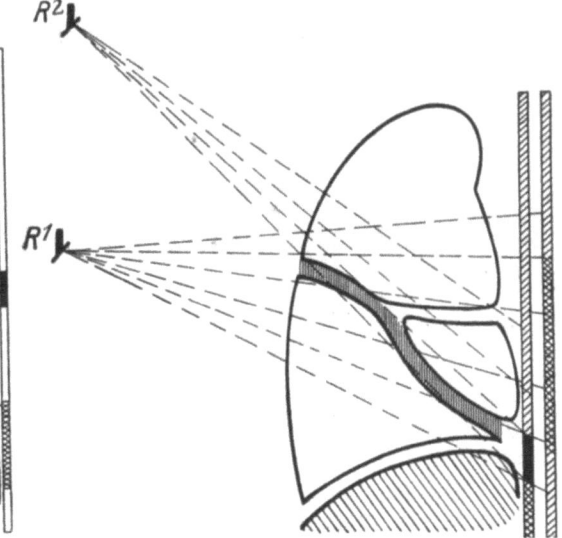

Abb. 394. Erguß zwischen Ober-, Unter- und Mittel-Unterlappen. R² günstige Röhrenstellung.

sich in mehreren Ebenen verschieden darstellt. Erfolgt die Aufnahme tangential zu ihr, so ist der Schatten tief und bandförmig; treffen die Strahlen auf die Fläche, so entsteht ein größerer gleichmäßiger Schatten von geringerer Dichte; dazwischen sind alle Übergänge möglich.

Aus den schematischen Abb. 389, 390 sind diese Verhältnisse klar ersichtlich. Bei R_1 ist das Röhrenlicht annähernd senkrecht auf die Ebene des Ergusses, bei R_2 tangential eingestellt.

Diese zweckmäßige Anordnung der Röntgenuntersuchung läßt sich in der Praxis leider nicht immer durchführen. Es gelingt oft nicht, die Röhre so zu heben, daß der Strahlengang mit der Ebene der Flüssigkeit zusammenfällt; nur bei gewissen Lokalisationen, z. B. bei solchen zwischen Ober- und Mittellappen, ist das technisch möglich. Die Skizzen (S. 480, 481) machen es verständlich, daß bei allen übrigen Formen unüberwindliche Schwierigkeiten bestehen. Der Zwischenlappenspalt verläuft zu steil.

Man wird sich deshalb für die Diagnose solcher Exsudate neben Verwertung des sagittalen Bildes vor allem an den Befund in frontaler Strahlenrichtung halten.

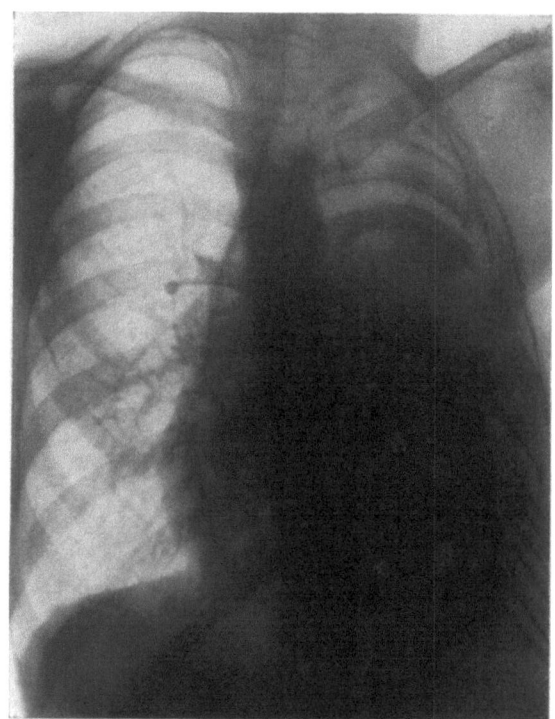 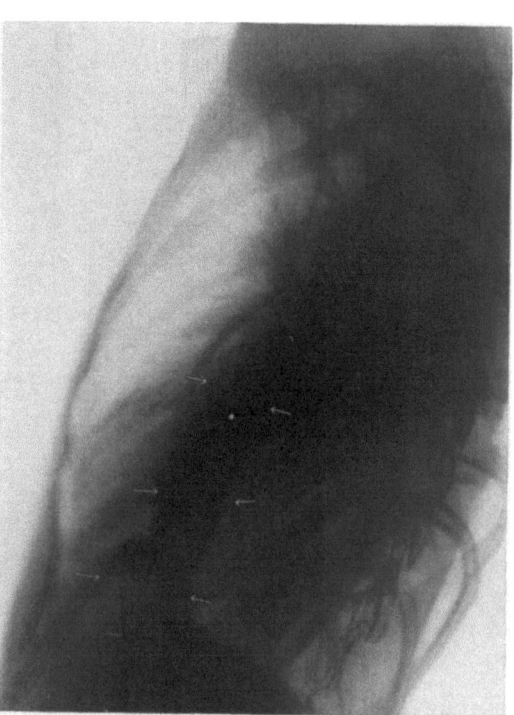

Abb. 395. Linkseitiges interlobäres Empyem.   Abb. 396. Dasselbe. Frontales Bild.

Diese ist nach unseren Erfahrungen für Darstellung eines interlobären Empyems unumgänglich notwendig und ermöglicht allein die Diagnose. Darüber hinaus gibt sie auch Aufschluß über Sitz und Ausdehnung des Ergusses.

Die Röntgenmerkmale eines interlobären Exsudates werden auch von Lage und Menge der Flüssigkeit bestimmt. Erstreckt sich z. B. ein größerer, linkseitiger Erguß zwischen zwei Lappen von hinten bis vorn, so liegt sagittal über dem Lungenfelde bei dorsoventraler Strahlenrichtung bis zur Spitze hinauf ein schwacher, mehr oder weniger gleichmäßiger Schleier. Er kann dann leicht zur Annahme eines Ergusses der wandständigen Brustfellhöhle verleiten.

Hier bringt frontale Aufnahme Klarheit. Sie läßt ein von hinten nach vorn abfallendes und dem interlobären Spalte entsprechendes Band erkennen (Abb. 395, 396).

Von den interlobären Ergüssen der rechten Lunge gibt der zwischen Mittel- und Unterlappen ein eigenartiges Bild. Sagittal sieht man im unteren Lungenfelde vom Mittelfelle bis zur seitlichen Brustkorbwand hin einen Keil, dessen Spitze nach außen gerichtet ist. In seinem unteren und mittleren Abschnitte geht er in die

Zwerchfelltrübung über. Bezeichnend für den Sitz dieser Ergüsse ist das Freibleiben eines dreieckigen seitlichen phrenikocostalen Lungenbezirkes (Abb. 397).

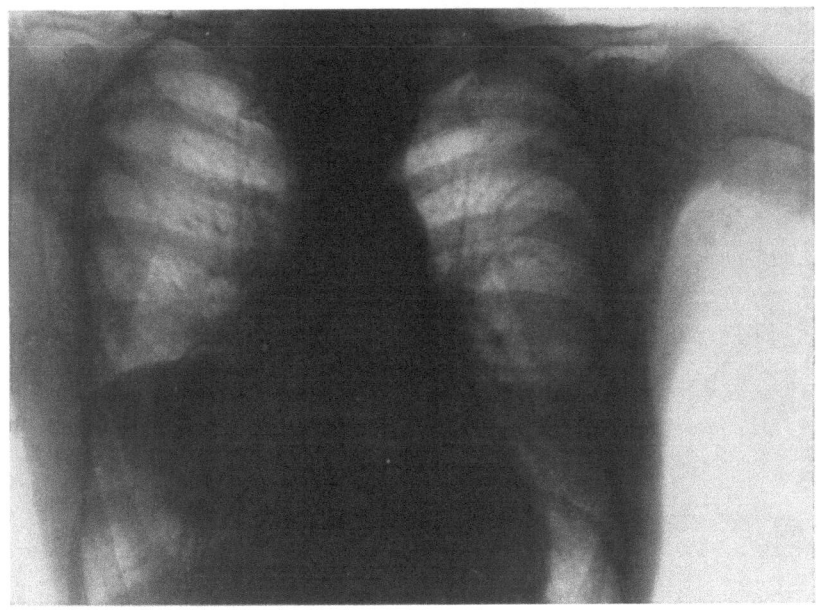

Abb. 397. Interlobärer Erguß zwischen Mittel- und Unterlappen. Sagittales Bild bei gewöhnlicher Röhrenstellung.

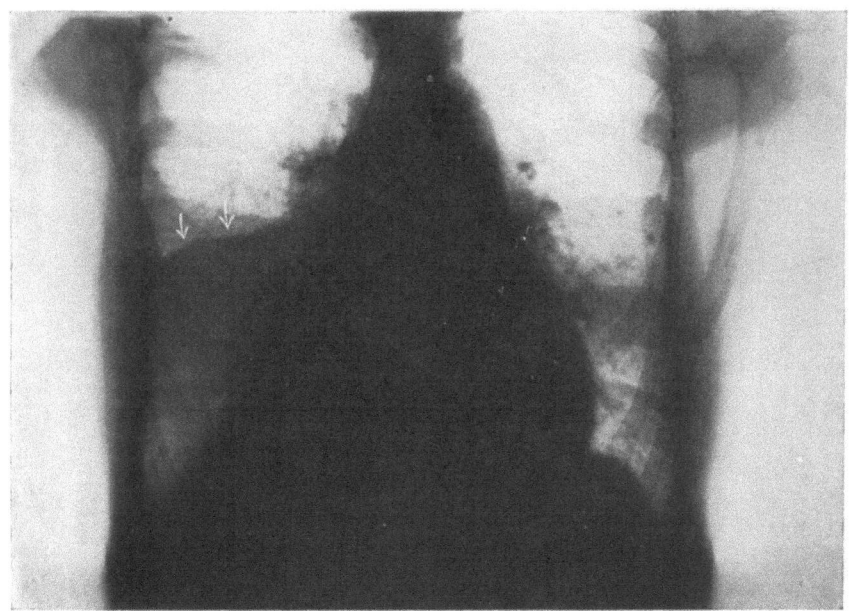

Abb. 398. Bild bei Hochstand der Röhre. Obere Grenze schärfer.

Bei Hebung der Röhre nehmen Schattendichtigkeit und Schärfe der oberen Begrenzung zu (Abb. 398). Wird der Kranke während der Durchleuchtung langsam aus der sagittalen Strahlenrichtung in die frontale gedreht, so geht die dunkele Fläche zuerst in ausgesprochene Keil- (Abb. 399), dann in Bandform über (Abb. 400). Ein

31*

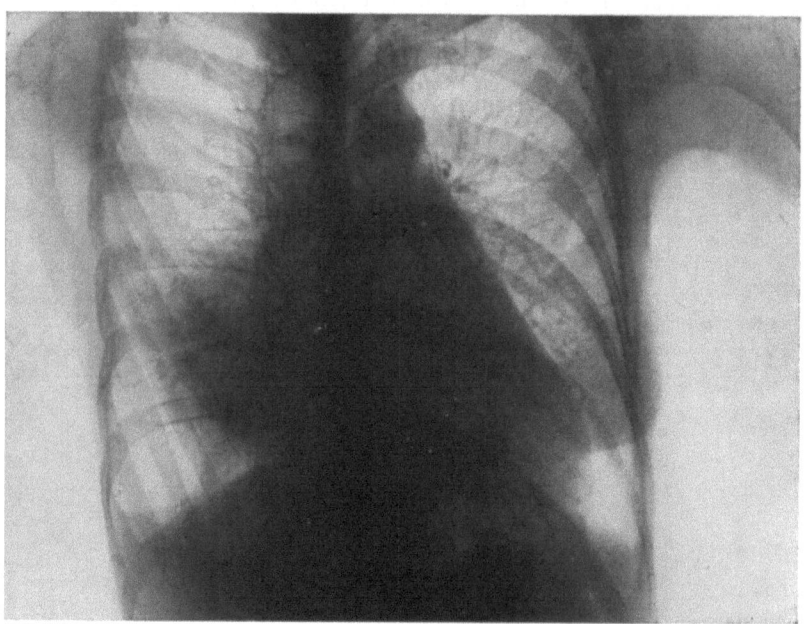

Abb. 399. Bild bei Drehung in Schrägstellung.

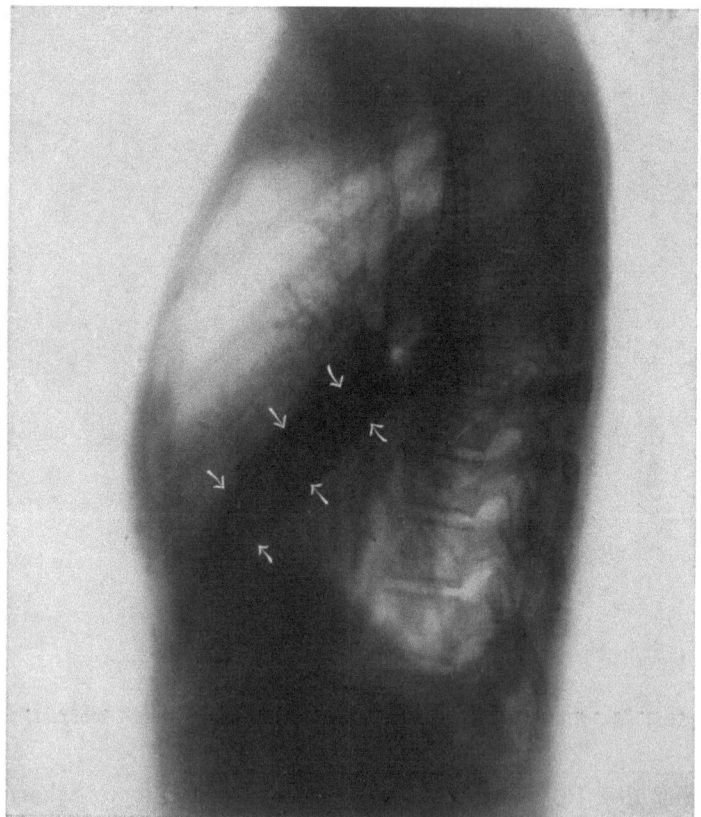

Abb. 400. Bild in frontaler Strahlenrichtung.

bei frontalem Lichtgange von der Lungenwurzel schräg nach vorn unten zum
Zwerchfell verlaufender Schatten ist solchen Exsudaten eigentümlich. Mit welcher

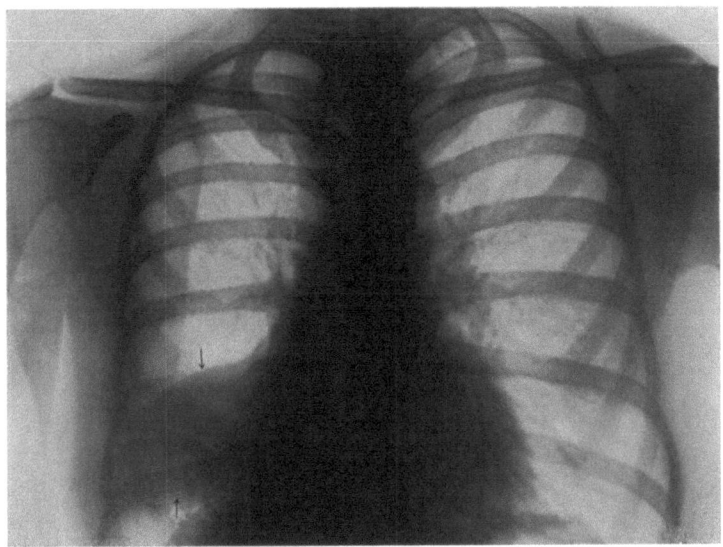

Abb. 401. Rechtseitiges interlobäres Empyem zwischen Mittel- und Unterlappen.

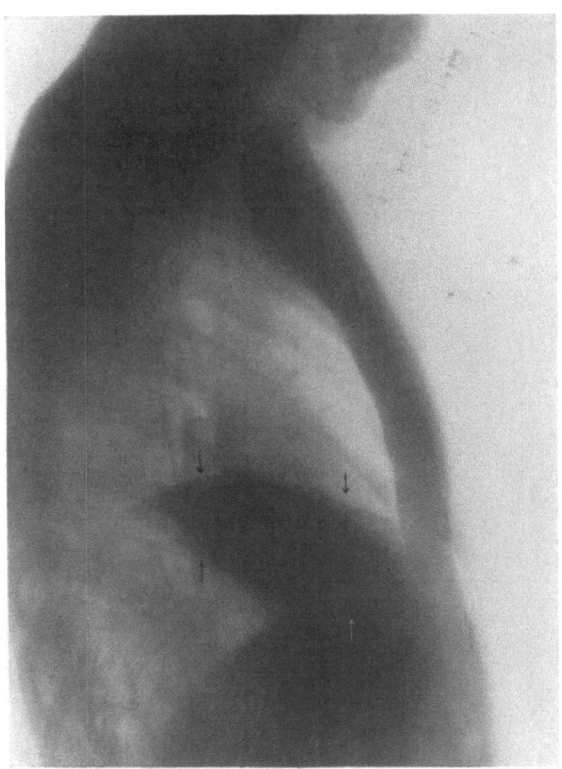

Abb. 402. Dasselbe.   Frontales Bild.

Regelmäßigkeit immer der gleiche Befund bei diesem Sitze des Ergusses vorgefunden
wird, zeigen Abb. 401—404, die von zwei anderen Patienten stammen.

Die zwischen Ober- und Mittellappen gelegenen Ergüsse gleichen im Bilde im großen und ganzen den eben beschriebenen. Nur liegt ihr Schatten bei sagittaler

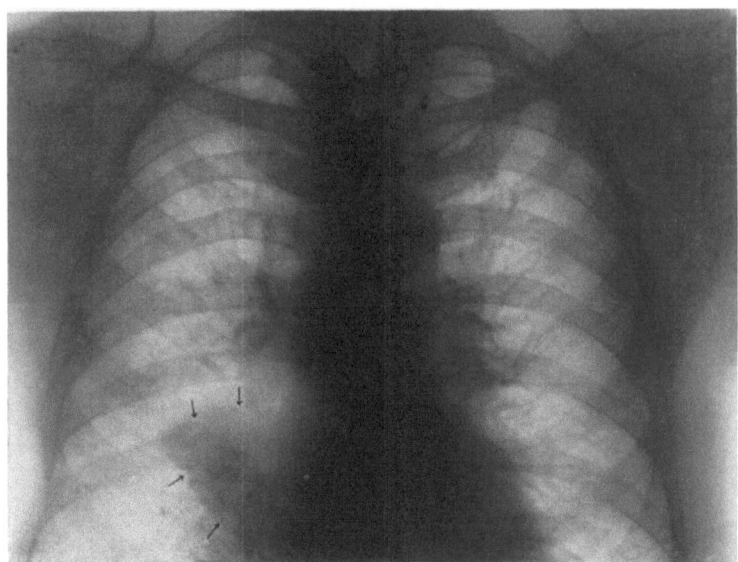

Abb. 403. Rechtseitiges interlobäres Empyem zwischen Mittel- und Unterlappen.

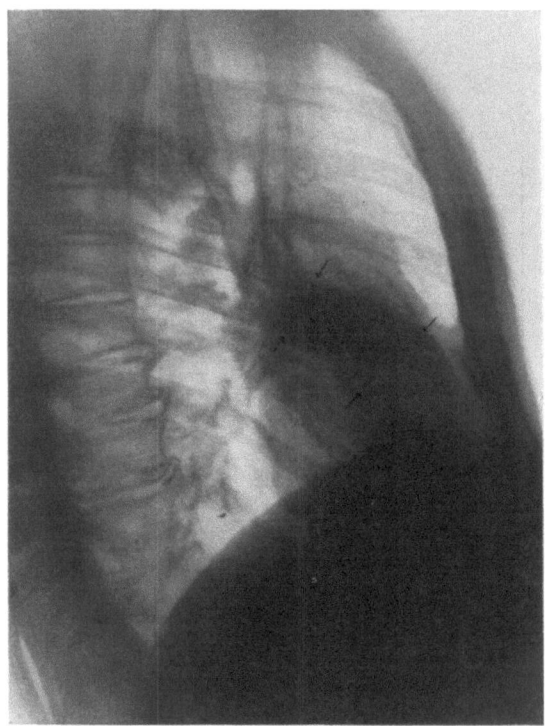

Abb. 404. Dasselbe.   Frontales Bild.

Strahlenrichtung etwas höher. Hier läßt sich noch am ehesten infolge der geringeren Neigung des Spaltes bei entsprechender Röhrenlage ein Band darstellen. Diese topographischen Verhältnisse kommen auch frontal zur Geltung. Der Streifen verläuft von der Lungenpforte zur vorderen Brustwand fast wagerecht. Zwischen Zwerchfell und Exsudat besteht im Gegensatze zu anderen Lokalisationen ein schattenfreier Abschnitt.

Die Haltung der Röhre spielt bei frontaler Untersuchung eine Rolle. Bei ihrem Tiefstande projiziert sich die ihr nahe Zwerchfellhälfte höher in das Lungenfeld. Dann geht das dunkele Band eines Ober- und Mittellappengusses in den Zwerchfellschatten über und führt leicht zu falscher Lagebestimmung. Es empfiehlt sich daher, stets so zu untersuchen, daß der Zentralstrahl frontal in die Höhe des Interlobärraumes fällt.

Bei Ergüssen in den übrigen Spalten finden wir, abgesehen von dem verschiedenen Sitze, im großen ganzen ähnliche Verhältnisse vor. Ausschlag gibt stets frontale Untersuchung.

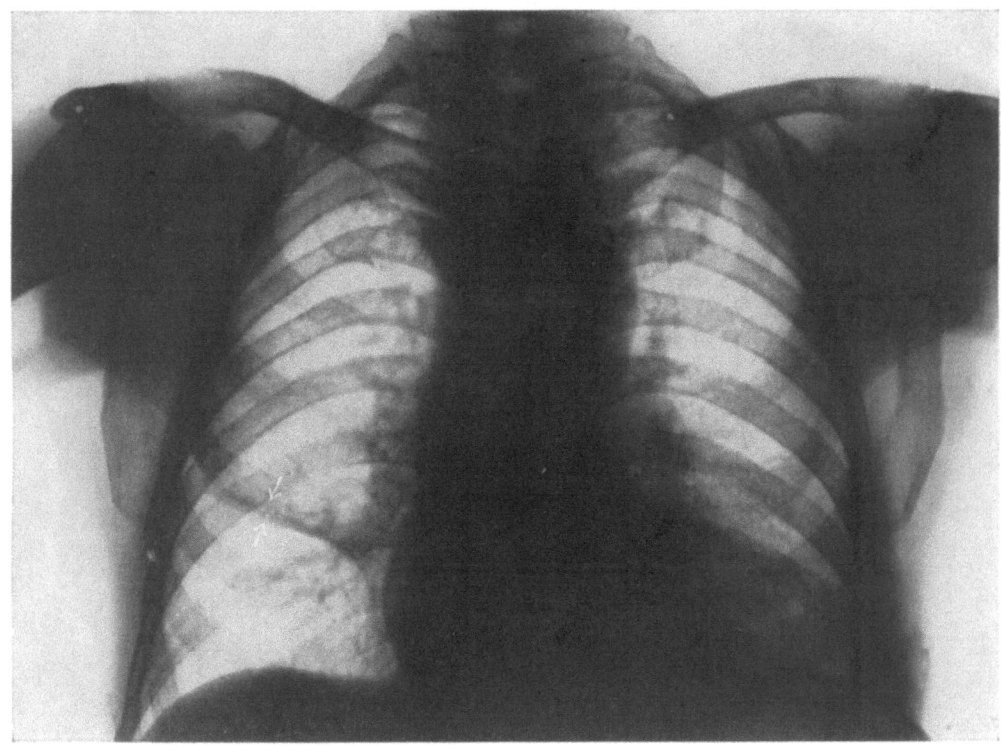

Abb. 405. Schmale interlobäre Schwarte. (Pfeile.)

Auch interlobäre Ergüsse können im Röntgenlichte mit Schwarten verwechselt werden. Diese verraten sich allerdings häufig durch feine Schattenlinien (Abb. 405).

Ganz abweichende, schwer zu deutende Bilder geben zuweilen interlobäre Empyeme, die innerhalb des Spaltes noch besonders abgekapselt sind.

Ein in die Bronchen durchgebrochener Erguß führt in der Regel zu einer durch Luftblase verursachten Aufhellung im Ergußschatten, die an ihrer unteren Grenze einen wagerechten Flüssigkeitsspiegel zeigt. Er ist besonders deutlich auf der Frontalaufnahme zu sehen; auf der Sagittalaufnahme kann er einen Lungenabsceß vortäuschen (Abb. 406, 407).

Manchmal bietet das sagittale Bild eines interlobären Exsudats die Merkmale einer Pleuritis exsudativa. Die seitliche Aufnahme allein klärt die Sachlage (Abb. 408, 409).

Carcinome können unter Umständen mit interlobären Empyemen verwechselt werden. Klinische Untersuchung ist hier zur Erkennung von wesentlicher Bedeutung.

Nicht selten ist ein interlobäres Empyem mit einem Lungenabscesse vergesellschaftet. Dann läßt sich auch im Bilde nicht entscheiden, ob ein in die Lungen durch-

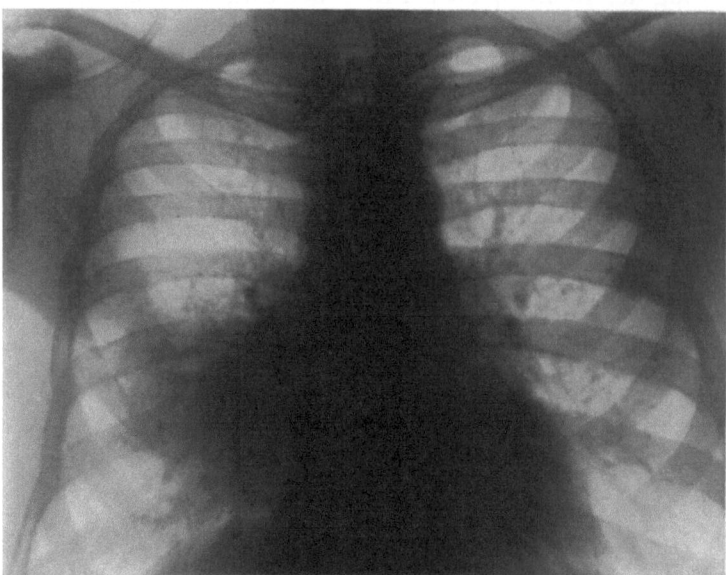

Abb. 406. Rechtseitiges interlobäres Empyem zwischen Mittel- und Unterlappen.

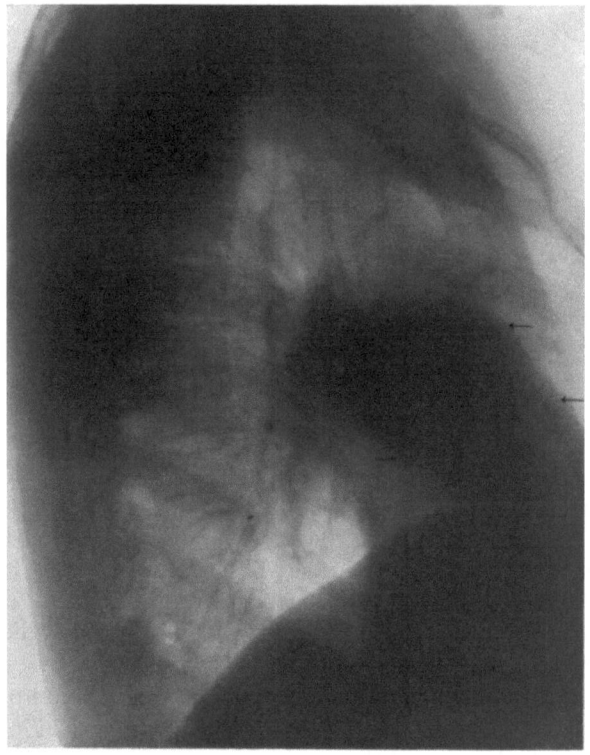

Abb. 407. Dasselbe. Frontales Bild.

gebrochenes Empyem oder ein im Anschluß an das Empyem aufgetretener Absceß
vorliegt. Wir haben bereits im Abschnitte „Lungenabsceß" darüber eingehend berichtet.

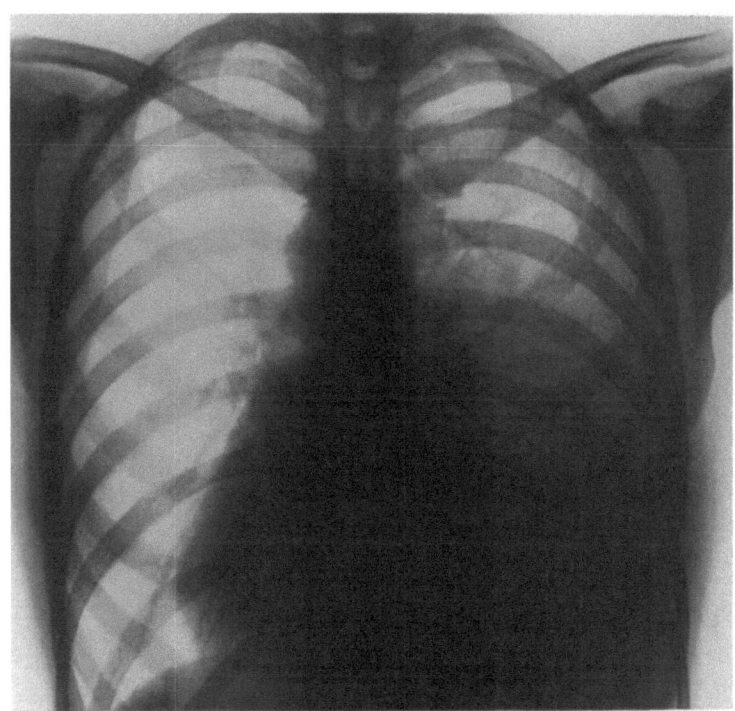

Abb. 408. Interlobäres Empyem zwischen Mittel- und Unterlappen.

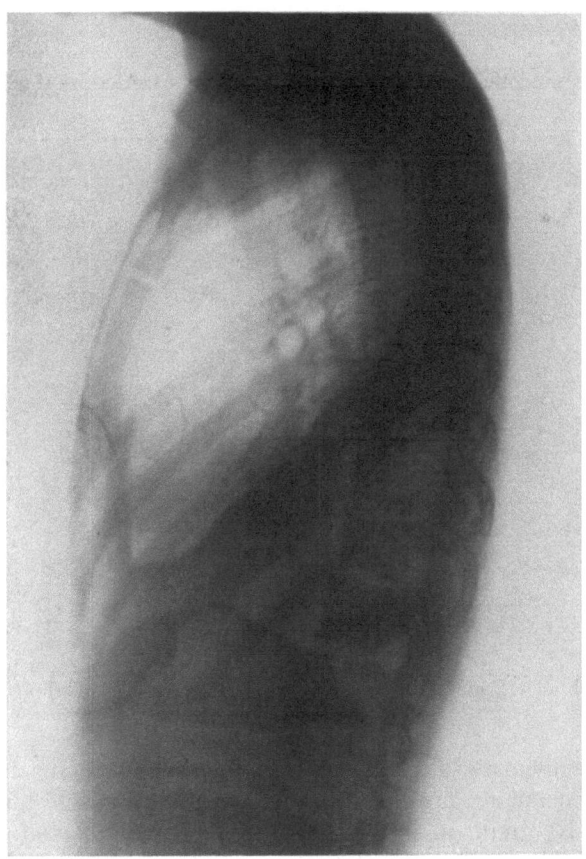

Abb. 409. Derselbe Kranke (frontales Bild).

4. Geschwülste des Brustfelles.

Gegen das Brustfell dringen besonders gutartige Neubildungen der Brustwand oder der Lunge, Lipome, Fibrome, Chondrome, Osteome vor. Oder es wird von fernher befallen in Form einer bösartigen Tochtergeschwulst (Carcinom, Sarkom).

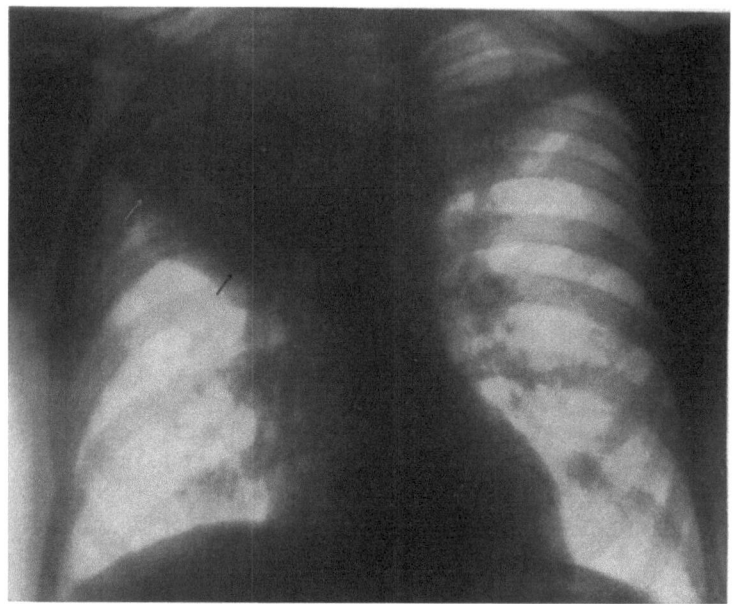

Abb. 410. Endotheliom des rechten Brustfelles im apikalen Abschnitte.

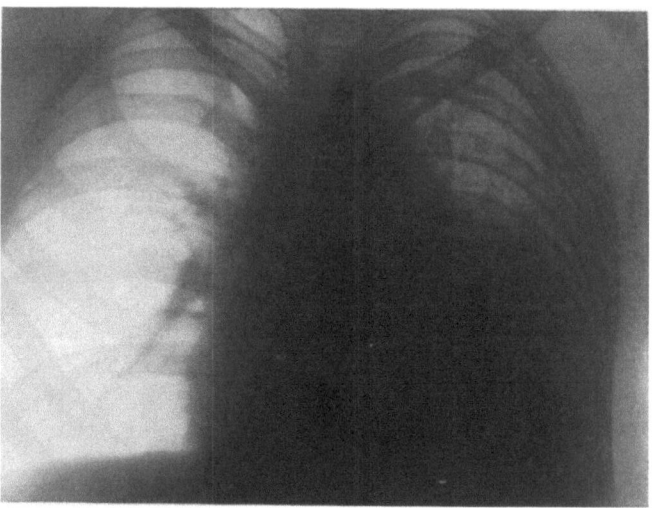

Abb. 411. Endotheliom des Brustfelles im basalen Abschnitte.

Primäre Geschwülste des Brustfelles sind sehr selten. Höchstens ist das Endotheliom zu nennen, das sich pathologisch-anatomisch als dicke Brustfellschwarte äußert. Es greift in der Regel auf die benachbarten Organe über.

Das Röntgenbild des Pleuraendothelioms hat nur wenige Kennzeichen.

Einer unserer Kranken wies ein Gewächs der rechten Spitzengegend auf. In seinem Bereiche war das Lungenfeld bis in den Mittelfellraum hinein stark verschattet bei schärferer unterer Grenze (Abb. 410).

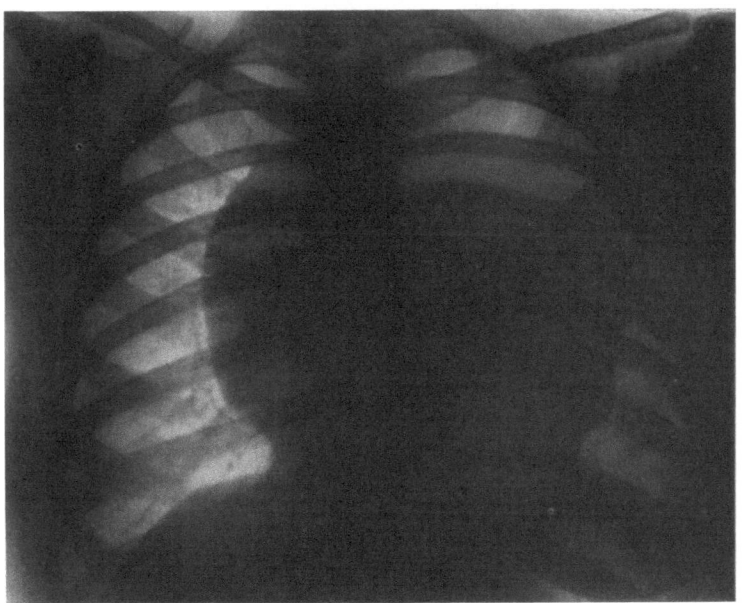

Abb. 412. Endotheliom des Brustfelles im mediastinalen Abschnitte.

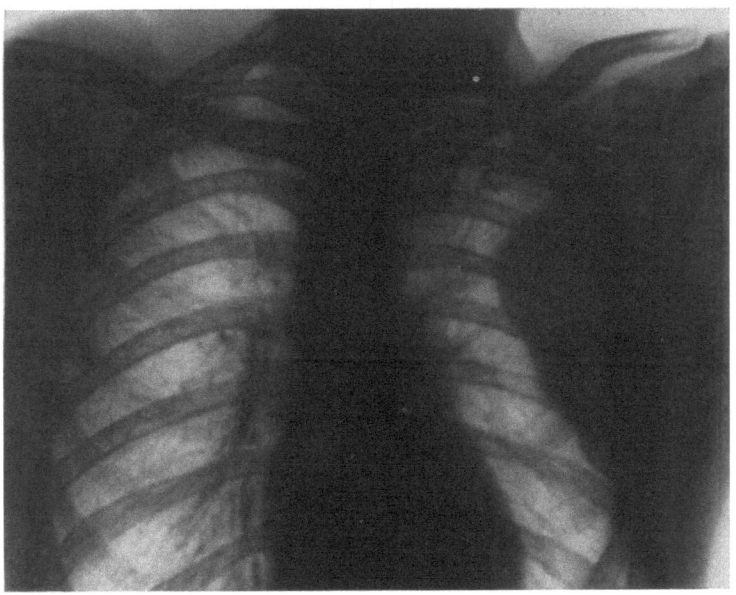

Abb. 413. Brustwandgeschwulst links.

Bei einem anderen Kranken, dessen Geschwulst basal saß, zeigte das untere Lungenfeld tiefe Verdunkelung, die sich im Zwerchfelle verlor. Die obere Umrandung war verschwommen, das obere Lungenfeld allseitig verschleiert (Abb. 411).

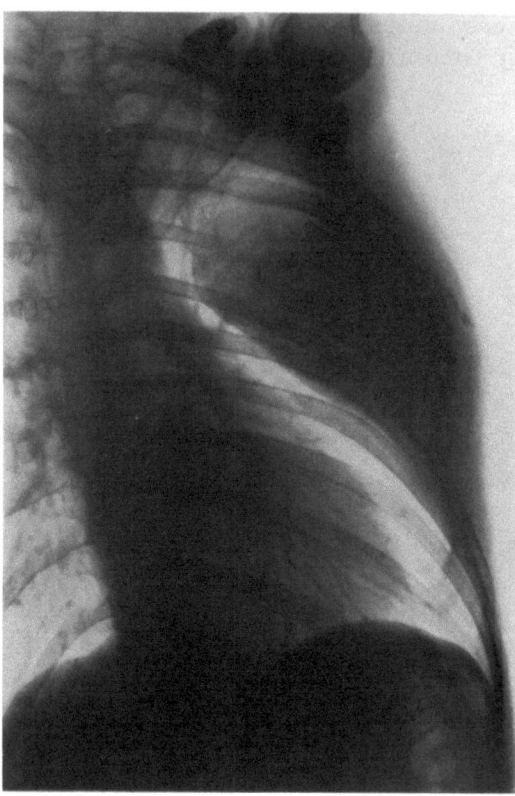

Abb. 414. Derselbe Kranke (Aufnahme in schräger Stellung).

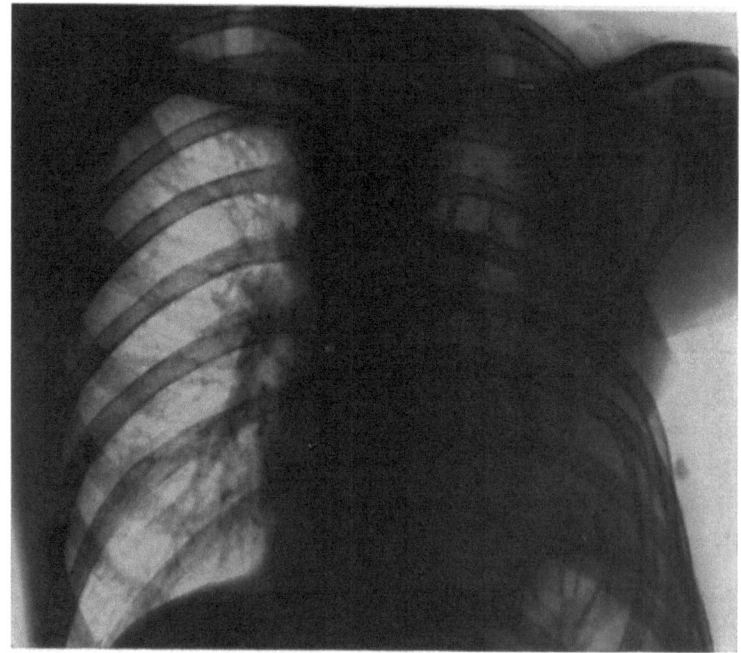

Abb. 415. Derselbe Kranke nach Entfernung der Geschwulst.

Bei einem dritten war die Pleura mediastinalis ergriffen. Ein mächtiger Geschwulstschatten überlagerte beiderseits das Mittelfeld. Er war abgerundet und

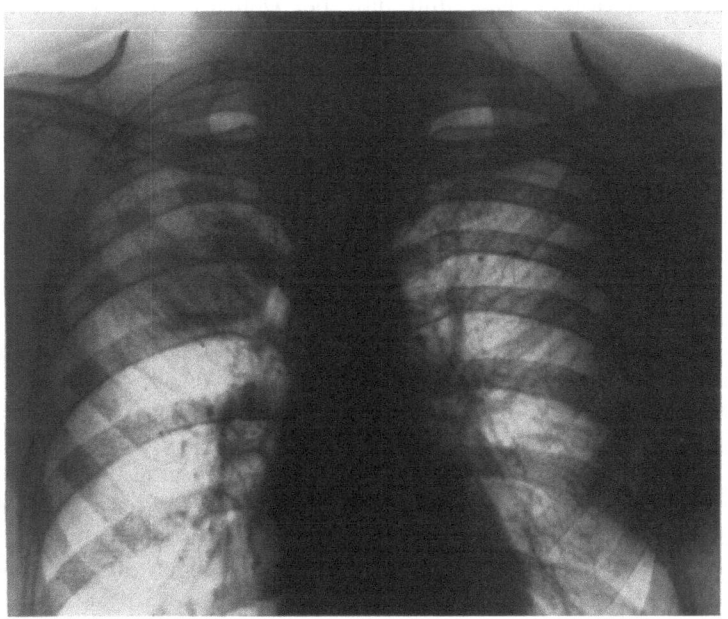

Abb. 416. Brustwandgeschwulst rechts.

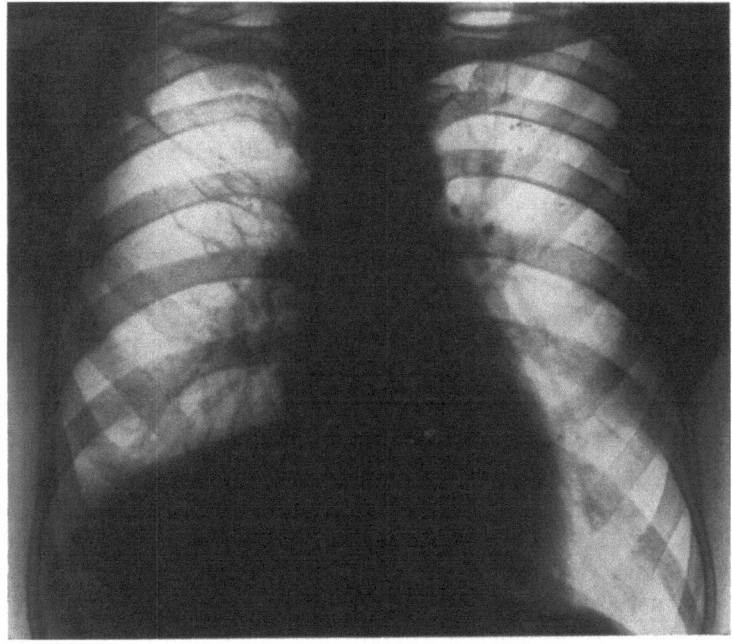

Abb. 417. Derselbe Kranke nach operativer Entfernung der Geschwulst.

bis auf eine kleine Stelle ziemlich regelmäßig und scharf abgesetzt. Herz und Gefäße waren im sagittalen Lichte nicht erkennbar; im frontalen füllten sie den ganzen retrosternalen Raum und große Teile des hinteren Mittelfellgebietes aus (Abb. 412).

Das gesamte klinische und röntgenologische Bild glich völlig dem einer großen mediastinalen Geschwulst. Erst bei der Operation wurde die richtige Diagnose gestellt.

Die angeführten Beobachtungen zeigen, daß in der Tat ein Pleuraendotheliom keine besonderen Merkmale hat, und daß bei Deutung der Befunde Vorsicht angezeigt ist.

Von großer praktischer Wichtigkeit sind gut- oder bösartige Brustwandgewächse, die auf Brustfell und Lunge übergreifen. Aus den reichhaltigen Beobachtungen der SAUERBRUCHschen Klinik seien einige bezeichnende Bilder beschrieben.

Abb. 413 zeigt die Brustwandgeschwulst eines 23jährigen Mannes. In der Achsellinie war ein apfelgroßes Gewächs zu tasten. Die Röntgenaufnahme weist an der seitlichen Brustwand in Höhe der dritten Rippe einen bis fast zur achten Rippe reichenden, in das linke Lungenfeld weit vorspringenden dichten Schatten auf. Er ist gegen das Lungengewebe scharf abgesetzt; brustwandwärts geht er in die Verdunkelung der Weichteile über. Innerhalb dieses Schattens der Neubildung erkennt man die von ihr zum Teil schon aufgelösten Rippen (Abb. 414).

Die Geschwulst wurde operativ mit Erfolg entfernt. Den Zustand bei der Entlassung zeigt Abb. 415.

Abb. 416 stellt das Brustwandgewächs eines 30jährigen Mannes dar, das unterhalb des rechten Schlüsselbeines als derbe Schwellung von der Größe eines Hühnereies zu tasten war. Ein kreisrunder Schatten liegt zwischen 1. und 3. Rippe vorn. Darunter zeigt das Lungenfeld normale Struktur. Dagegen ist es seitlich und nach oben getrübt infolge begleitender Pleuritis.

Herausnahme des Gewächses gelang. Man erkennt den Zustand nach der Operation in Abb. 417.

Schließlich kann das Brustfell auch noch in Form von Tochtergeschwülsten von vornherein befallen werden. Das Röntgenbild zeigt, abgesehen von dem meist sich einstellenden Exsudat, keine besonderen Merkmale.

IV. Der Mittelfellraum.

1. Der normale Mittelfellraum.

Unter Mediastinum oder Mittelfellraum verstehen die Anatomen ein Gebiet, das vorn durch das Brustbein, hinten durch die Brustwirbelsäule, nach rechts und links seitlich durch die Pleura mediastinalis, unten durch das Zwerchfell und oben durch die Kehlgrube begrenzt ist. Sein vorderer Abschnitt liegt vor, sein hinterer dorsal von Luftröhre und Lungenwurzel.

Diese anatomische, etwas schematische Einteilung bietet aber dem Röntgenologen nur ungenügende Anhaltspunkte. Denn die Strahlenuntersuchung beruht auf Schattenbetrachtung. Luftröhre und Bronchen sind oft kaum angedeutet und bestenfalls nur als Aussparungen erkennbar. Es fehlt somit die notwendige Schärfe. Man war deshalb gezwungen, eine den praktischen Bedürfnissen des Röntgenologen entsprechende Gliederung des Mittelfellraumes zu suchen.

Wird der Brustkorb vor dem Schirme frontal betrachtet, so ergibt sich ohne weiteres eine Trennung in einen vorderen und einen hinteren Abschnitt, die der Herzgefäßschatten erzeugt. Dieser selbst verläuft von hinten oben, sich allmählich verbreiternd, nach vorn unten. Er teilt den Brustkorb in ein vorderes dreieckiges Feld mit caudal gelegener Spitze und in ein hinteres Feld, das sich bandförmig zwischen Herz und großen Gefäßen einerseits und Wirbelsäule andererseits erstreckt. Das erstere wird als retrosternales, das letztere als retrokardiales Feld bezeichnet. Dieses entspricht annähernd dem hinteren Mittelfellraume der Anatomen

und enthält Luftröhre samt Lungenwurzel und Lymphdrüsen, Speiseröhre, Aortenbogen und Brustteil der Aorta, Ductus thoracicus und Nerven. Im Retrosternal-
felde dagegen liegt der Thymus. Der Mittelschatten, der die beiden Felder scheidet,
birgt das Herz samt den Anfangsteilen der großen Gefäße, Aorta, Arteria pulmonalis,
Vena cava superior und inferior.

Die Untersuchung des Mittelfellraumes gehört zu den schwierigsten Aufgaben
der Röntgendiagnostik. Man hat es mit Organen zu tun, die dicht übereinander
liegen, deren Schatten sich bei üblicher sagittaler Richtung überdecken und überkreuzen. Jede Änderung des Strahlenganges ruft neue Projektionen hervor, trifft
neue Organteile. Man bedarf großer Übung, um diese wechselnden Gebilde richtig
zu deuten.

Deshalb seien die Mittelfelluntersuchung gebräuchlichsten Richtungen und
die damit am gesunden Menschen erzielten Aufnahmen kurz beschrieben.

Sagittale Strahlenrichtung. Bei sagittaler Betrachtung
des Mittelfellraumes (Abb. 418) verläuft vom Halse her in
der Mittellinie ein schmales doppelt begrenztes helles Band
abwärts. Es liegt der Wirbelsäule auf und verliert sich in
dem dichten Schatten der großen Gefäße und des Herzens.
Es ist die Luftröhre, die zuweilen noch eine Strecke weit
hinter den Gefäßen zu verfolgen ist, so daß günstigenfalls
die Gabelung mit den beiden Hauptbronchen erkennbar
wird.

Mit Ausnahme der Trachealaufhellung erscheint das
Mittelfeld durch den bogenförmig begrenzten, gleichmäßig
dichten Schatten der großen Gefäße und des Herzens
überdeckt, der sich von der Brustkorböffnung bis zum
Zwerchfelle herab, oben enger, nach unten an Breite zunehmend, hinzieht. An Form, Bewegungen seiner Grenzen
und Schattendichtigkeit können einzelne Abschnitte unterschieden werden. Besonders eindrucksvoll wirken vor dem
Schirme die systolischen und die diastolischen Ausschläge.

Welches sind nun die Gebilde, die den Mittelschatten
hervorrufen? Zum leichteren Verständnisse mag an Hand
zweier schematischer Abbildungen (Abb. 419, 420) eine Erläuterung der von vorn betrachteten Mittelfellgebilde gegeben sein.

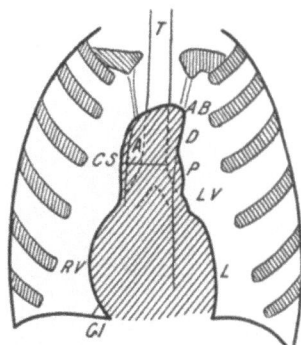

Abb. 418. Dorso-ventrales
Sagittalbild des Herzens und
großen Gefäße. L linker
Kammerbogen. LV linker Vorhofbogen. RV rechter Vorhofbogen. P Pulmonalisbogen. A
Aorta ascendens. AB Aortabogen. D Aorta descendens.
CS rechter Gefäßbogen (Vena
cava sup.). Cl Cava infer.
T Luftröhre.

Der rechte untere Bogen entspricht dem rechten Vorhofe, der linke der linken
Kammer. Der kleinere Bogen darüber gehört dem linken Herzohr an, während die
rechte Kammer, die sich in die Mitte des Herzschattens projiziert, bei sagittaler
Strahlenrichtung keine Schattengrenzen aufweist.

Etwas verwickelter sind die Verhältnisse beim Gefäßschatten. Hier verlaufen
nebeneinander und sich überkreuzend Arteria pulmonalis, Aorta und Vena cava
superior. Die Pulmonalis erscheint auf kurze Strecke als begrenzende Schattenlinie
oberhalb der kleinen Krümmung des linken Herzohres. Auf ihr reitet der Bogen der
Aorta, dessen aufsteigender Teil zwar den größten Abschnitt des Gefäßschattens einnimmt, dessen rechte Begrenzung aber von der weiter nach außen befindlichen Verdunkelung der Vena cava superior überlagert wird. Der Bogen der Aorta bildet den
eigentlichen Abschluß des oberen Mittelfellgebietes.

In dem Raume zwischen oberem Aortenbogenrand und erstem Brustwirbel ist
eine annähernd parallelrandige Verdunkelung sichtbar, die beiderseits die Wirbelsäule, rechts mehr als links, überragt. Dieser Schatten, dem meist wenig Aufmerksamkeit geschenkt wird, spielt bei Erkrankungen des oberen Mittelfellraumes,

besonders bei Kröpfen, Aneurysmen, Schrumpfungsvorgängen u. dgl., eine wichtige
Rolle. Seine anatomische Unterlage sind die Organe des oberen Mittelfellraumes:
Luft- und Speiseröhre, vor allem aber die großen Arterien und Venen. Rechts ergibt
sich in der Regel eine schärfere Begrenzungslinie, die kranial etwas nach außen umbiegt. Es ist der Umriß der Vena anonyma dextra.

  Frontale Strahlenrichtung. Ein übersichtliches Bild des Mittelfellraumes liefert
frontale Untersuchung, und zwar in dextro-sinistraler Projektion, d. h. bei Annäherung der linken Seite des Kranken an den Schirm. Bei umgekehrter Stellung
erscheint das Herz wegen seiner weiteren Entfernung von der Platte übertrieben groß.

  In dextro-sinistraler Projektion wird der helle Brustkorb durch den dunkelen
Herzgefäßschatten geteilt, der von hinten oben schräg nach vorn unten verläuft
(Abb. 421).

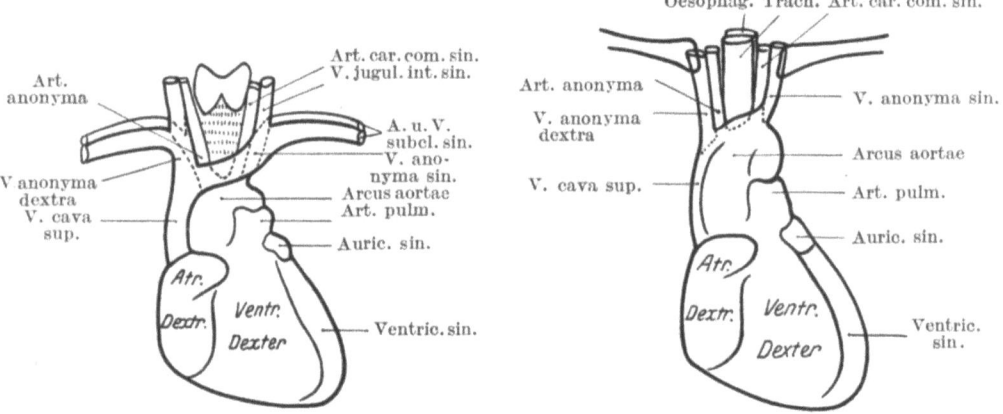

Abb. 419. Herz und Gefäße.   Abb. 420. Mittelfellgebilde, schematisch gezeichnet
      (Nach CORNING.)   am Mittelschatten eines Röntgenbildes.

  So entsteht ein lichtes, dreieckiges retrosternales Feld, das vorn von der Brustwand und hinten von dem Herzgefäßschatten umsäumt wird. Hinter diesem befindet
sich mit caudal gelegener Basis das retrokardiale Feld, das von Wirbelsäule und
Zwerchfell abgeschlossen wird.

  Unter günstigen Bedingungen können im oberen Teile des retrokardialen Feldes
Luftröhre und Bronchen erkannt werden. Letztere sind im Bereiche der Lungenwurzel im queren Durchmesser getroffen. Sie treten innerhalb eines dunkelen Ringes
kreisförmig hervor. Fällt die Projektion der Lungenpforte in den Herzgefäßschatten,
so ist sie in dessen Mitte durch runde Aufhellungen erkennbar.

  Unter Umständen kann man namentlich bei arteriosklerotischen Veränderungen
auch den Aortenbogen und die Aorta descendens mehr oder weniger weit verfolgen.

  Von den einzelnen Teilen, die den Herzgefäßschatten erzeugen, ist oben und
vorn der Aortenbogen zu erwähnen. Unmittelbar unter ihm liegt die gekrümmte
Pulmonalis, der sich die Vorbuchtung der rechten Kammer anschließt. Hinten wird
der obere Bogen durch den linken Vorhof, der untere durch die linke Kammer verursacht. In dem spitzen Winkel, den sie mit dem Zwerchfell eingeht, erscheint
auf kurze Strecke die Vena cava inferior.

  Man gewinnt in dieser Projektionsrichtung gute Übersicht über den Mittelfellraum zur Lagebestimmung mancher Erkrankungen. Genauere Untersuchung ist
dagegen nur in anderen Strahlenrichtungen möglich.

  Erster schräger Durchmesser, dorsoventral. Zur Prüfung der im hinteren Mittelfellraume gelegenen Organe wird am häufigsten der erste schräge Durchmesser

angewandt. Dabei gelingt es, Herz- und Wirbelsäulenschatten zu trennen, so daß der retrokardiale Raum zur Darstellung gelangt.

Wird der vor dem Schirm in der üblichen dorsoventralen Strahlenrichtung stehende Kranke derart gedreht, daß bei Anlehnung der rechten Schulter an den Schirm seine linke sich immer mehr von dessen Ebene entfernt, so entwickelt sich allmählich ein helles Band, das zwischen Wirbelsäule und Herzgefäßschatten gelegen ist (Abb. 422). Es verbreitert sich mit Zunahme der Drehung bis zu einem Winkel von 45°. So werden drei helle Felder zwischen zwei dunkleren erkennbar. Das rechts vom Untersucher gelegene dunkle, birnförmige entspricht dem Herzen und den großen Gefäßen, das links davon verlaufende bandförmige der Wirbelsäule. Das lichte Feld links vom Wirbelsäulenschatten wird durch einen Teil der rechten Lunge verursacht. Das am weitesten rechts gelegene helle stellt einen kleineren Abschnitt der vorderen linken Lunge dar. Das dritte hellere zwischen Wirbelsäulen- und Herzgefäßschatten entspricht der hinteren linken und der vorderen rechten

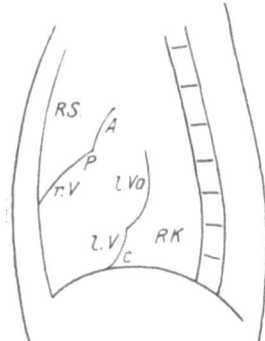 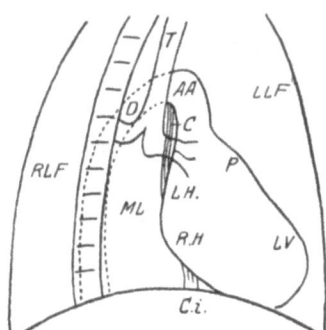 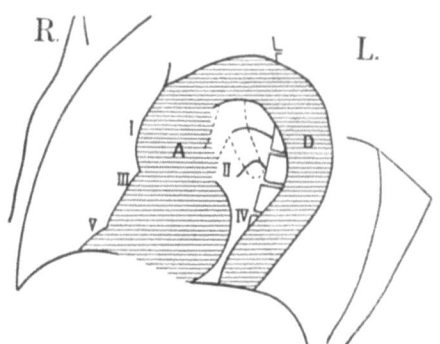

Abb. 421. Brustkorb in frontaler Strahlenrichtung. A Aortenbogen. P Pulmonalbogen. RV rechter Ventrikelbogen. LVo linker Vorhofbogen. LV linker Ventrikelbogen. C Cava inf. RS Retrosternalfeld. RK Retrokardialraum.

Abb. 422. Brustkorb im ersten schrägen Durchmesser. AA Aorta ascendens. D Aorta descendens. C Vena cava sup. Ci Vena cava inf. P Pulmonalisbogen. LV linker Ventrikelbogen. LH linker Vorhof. RH rechter Vorhof. ML mittleres Lungenfeld. T Trachea.

Abb. 423. Aufnahme im dorso-ventralen zweiten Durchmesser (pathologischer Fall). Links: IV linke Kammer, II Pulmonalis. Rechts: I Aorta, III rechter Vorhof, V Vena cava.

(Aus GROEDEL: Atlas der Röntgendiagnostik.)

Lunge. In ihm erscheinen alle Eingeweide des hinteren Mittelfellgebietes. Bei Erkrankungen im hinteren Mediastinum kommt dem Raume besondere Bedeutung zu. Bei Speiseröhrenleiden und Lymphdrüsenvergrößerung bieten sich deswegen im ersten schrägen Durchmesser sehr günstige Untersuchungsbedingungen. Die der vorderen Brustkorbwand zugekehrte untere Grenze des Mittelfeldes entspricht der linken Kammer. Darüber ist der Pulmonalisschatten sichtbar, der caudalwärts in den konischen Zapfen der Aorta ascendens ausläuft. Von den der Wirbelsäule zugewandten Schattenteilen entspricht der untere Bogen dem rechten, der obere dem linken Vorhofe.

Der der Wirbelsäule zugekehrte Saum der Gefäßtrübung wurde noch bis vor kurzem irrtümlicherweise als Aorta descendens gedeutet. Indessen, da diese anatomisch unmittelbar dem Rückgrat anliegt, kann sie in keiner Strahlenrichtung durch ein so breites Feld von seinem Schatten getrennt sein, wie es die Bilder im ersten schrägen Durchmesser zeigen. Wie THOYER-ROZART bewies, gehört der Schatten der Vena cava inferior an. Er verschwindet weiter unten in dem rechten Vorhof, um im Herzzwerchfellwinkel wieder auf kurze Strecke sichtbar zu werden.

Zweiter schräger Durchmesser, dorsoventral. Eine weitere Strahlenrichtung, die bei der Untersuchung des Mittelfellraumes wertvolle Dienste leisten kann, ist der zweite schräge Durchmesser. Der Kranke berührt den Schirm mit der linken vorstehenden Schulter derart, daß seine biaxillare Ebene mit der des Schirmes einen Winkel von 45⁰ bildet.

Der Herzschatten kann dabei in seinem unteren Abschnitte kaum von der Wirbelsäule getrennt werden. In dem dem Rückgrat zugewandten Rand erkennt man unten die linke Kammer, oben den linken Vorhof; auf der anderen Seite heben sich vorn unten die rechte Kammer, über ihr der rechte Vorhof und noch höher Aorta ascendens heraus (Abb. 423).

Bei krankhaften Zuständen der Aorta, namentlich bei Sklerose und aneurysmatischer Erweiterung, kann die Schlagader auf weitere Strecke hin verfolgt und an ihr aufsteigender Teil, Bogen und absteigender Teil unterschieden werden.

Unter günstigen Verhältnissen sind sogar die Luftröhre und ihre Gabelung sichtbar.

Diese Projektion eignet sich besonders zur Prüfung der großen Gefäße.

Die ventrodorsale Strahlenrichtung in beiden schrägen Durchmessern gibt ein Spiegelbild der dorsoventralen.

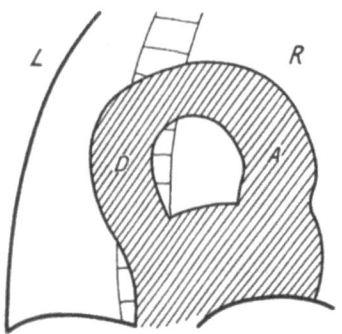 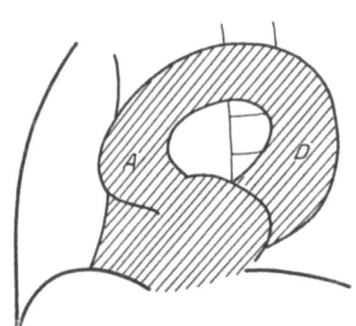

Abb. 424. Herz und Aorta bei ventrodorsaler linksexzentrischer Projektion. A Aorta ascendens. D Aorta descendens.

Abb. 425. Herz und Aorta bei dorsoventraler rechtsexzentrischer Projektion. A Aorta ascendens. D Aorta descendens.

(Aus Groedel: Atlas der Röntgendiagnostik.)

Exzentrische Projektion. Zur Darstellung der Aorta empfiehlt sich außer dem schrägen Durchmesser besonders die von Groedel vorgeschlagene sogenannte exzentrische Projektion (Abb. 424, 425).

Bei der linksexzentrischen ventrodorsalen befinden sich Platte und Schirm am Rücken des Kranken, die Röhre links vorne. Die krankhaft veränderte Aorta ist dann oft in ihrem ganzen Verlaufe zu sehen. Besonders die Pars descendens, die der Platte nahe liegt, zeichnet sich sehr deutlich ab.

Der rechtsexzentrische dorsoventrale Strahlengang ist zur schärferen Erfassung der aufsteigenden Aorta vorzuziehen, da sie sich dabei in der Nähe der Platte befindet.

2. Die Krankheiten der Mittelfellorgane.

Von großer Bedeutung für die röntgenologische Untersuchung sind alle die Erkrankungen des Mittelfellraumes, die mit Vergrößerung oder mit Einengung seiner Organe verbunden sind. In erster Reihe ist das bei reinen Geschwulstbildungen der Fall, kommt aber auch bei mannigfachen entzündlichen Erkrankungen vor. Senkungsabscesse, Vergrößerung des Thymus, Kröpfe können auf diese Weise bezeichnende Krankheitsbilder hervorrufen, deren diagnostische Erfassung durch die Röntgenuntersuchung erleichtert wird.

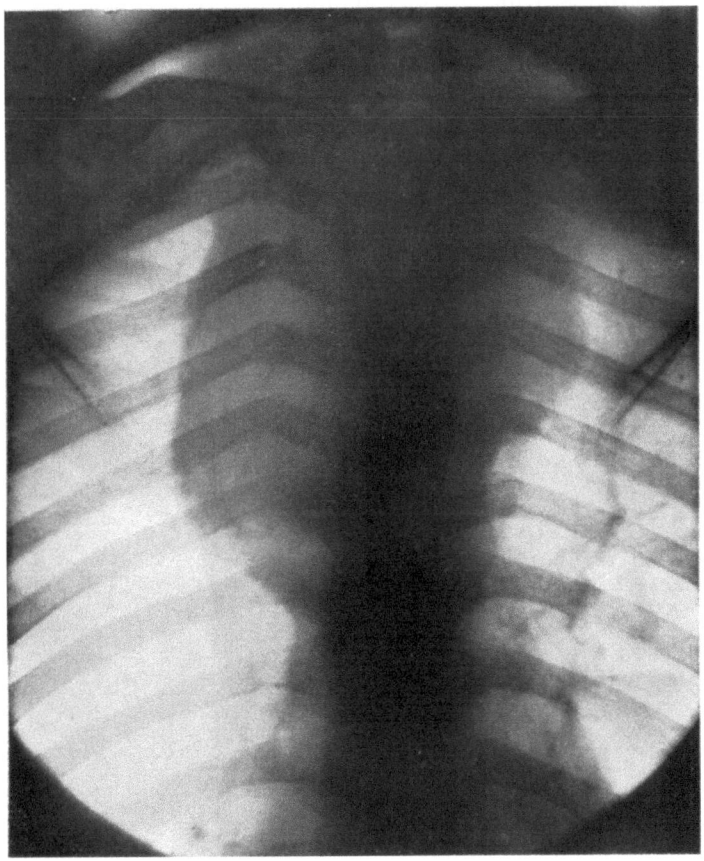

Abb. 426. Dermoidcyste des Mittelfellraumes.

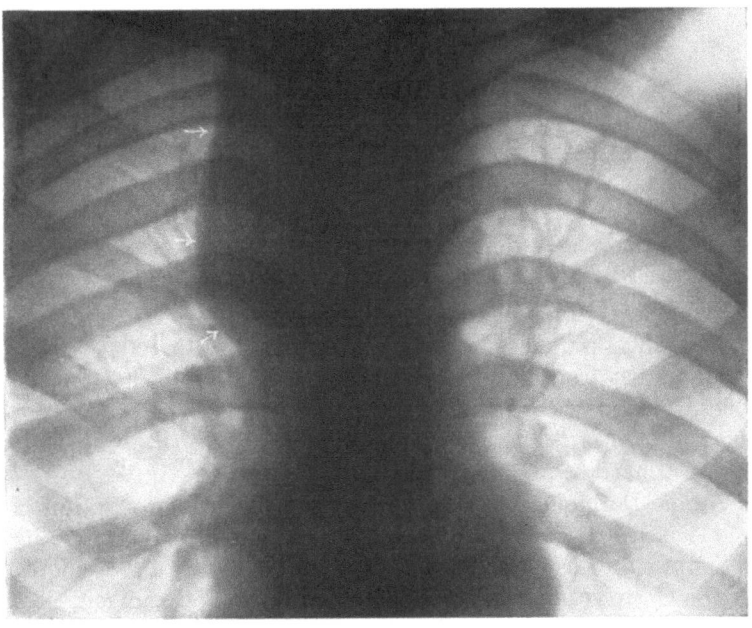

Abb. 427. Der Befund nach Punktion.

Besonders wertvoll ist frühzeitige Erkennung der Geschwülste für ihre operative Fortnahme. Auch therapeutische Bestrahlung, die gerade bei Lymphogranulomen und Lymphosarkomen des Mittelfellraumes aussichtsvoll ist, wird erst nach röntgenologischer Feststellung möglich und dann zumal am Beginne der Erkrankung nützlich.

a) Gutartige Erkrankungen des Mittelfellraumes.

Die Mediastinalcyste. Unter den gutartigen Mittelfellgeschwülsten ist die Dermoidcyste die häufigste und wichtigste. Ihre Größe ist verschieden. Kindskopfgroße Cysten verdrängen Lungen, Herz, große Gefäße oder gleichzeitig alle zusammen.

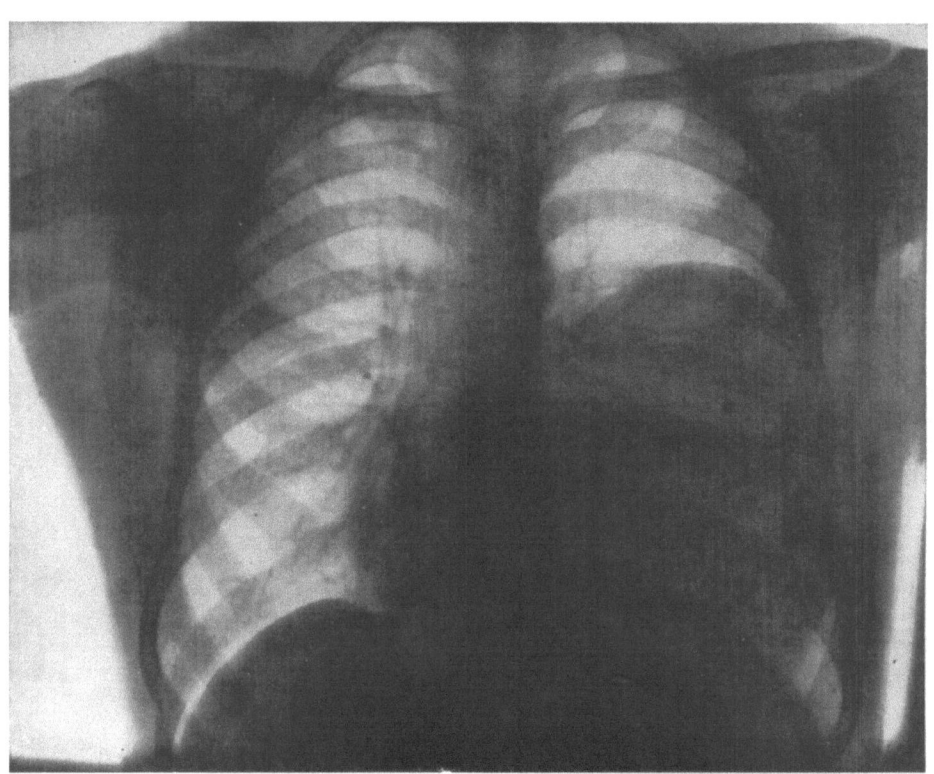

Abb. 428. Flimmerepithelcyste des Mittelfellraumes.

Durch den Druck des prall gefüllten Sackes können Nekrose der Nachbarorgane und Perforation verschuldet werden.

Die Dermoidcysten sitzen im vorderen, seltener im hinteren Mittelfellgebiete. Die oberen Abschnitte werden in der Regel bevorzugt.

Röntgenologische Befunde sind nur sehr spärlich mitgeteilt worden.

KAESTLE fand bei frontaler Untersuchung einen Kreisschatten, den ein Stiel mit den großen Gefäßen verband.

Bei dem von ASSMANN beobachteten Kranken bewirkte die Cyste auf dem Sagittalbilde eine scharf begrenzte Trübung.

Wir sahen eine Dermoidcyste, die ebenso wie die beiden erwähnten im Retrosternalraume gelegen war. Sie wurde zuerst für einen vom Brustbein ausgegangenen tuberkulösen Senkungsabsceß gehalten. Erst im Verlaufe des Leidens klärte sich die Diagnose. Die Cyste verursachte einen länglichen, becherförmigen, tiefen Schatten, der den ganzen oberen Brustkorbabschnitt ausfüllte (Abb. 426, 427). Seine scharfen Randbögen reichten von der Brustkorböffnung bis zur vorderen dritten Rippe.

Bei frontaler Untersuchung zeigte sich völlige Verdunkelung des Retrosternalbezirkes. Herzverdrängung war nicht nachweisbar.

Flimmerepithelcysten sind entweder angeborene Absprengungen oder Abschnürungen des Bronchialbaumes (STILLING, SAUERBRUCH, LOTZIN, JEHN) oder sie gehen von Divertikeln der Luftröhre aus. Eine solche hat SAUERBRUCH erfolgreich operiert.

42jähriger Mann. Vor 10 Jahren Fall mit der linken Lendengegend gegen ein Wagenrad. Anschließend an den Unfall einige Wochen lang blutiger Urin und starke Schmerzen. Dann bis vor einem halben Jahr völlig gesund. Damals stellten sich geringe Kurzatmigkeit beim Treppensteigen und stechende Schmerzen beim tiefen Atmen in der linken Brustseite ein; Husten und Auswurf fehlten.

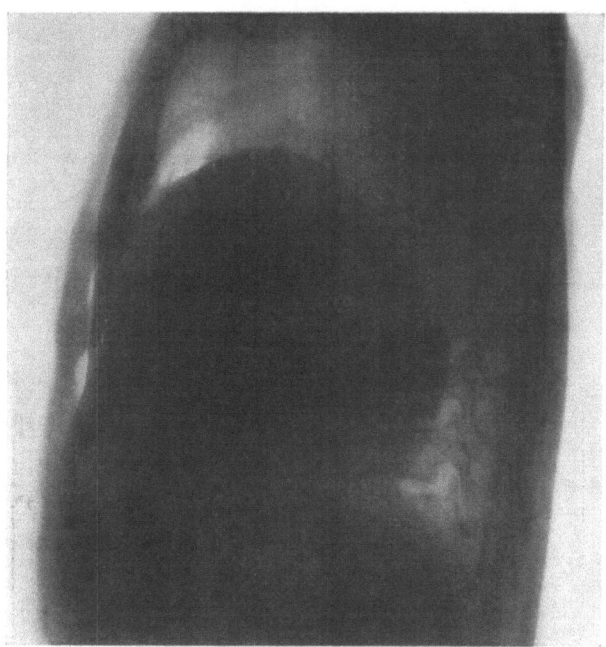

Abb. 429. Derselbe Kranke. (Frontale Strahlenrichtung.)

Das Röntgenbild zeigte einen mächtigen Schattenkreis, der, vom Mittelfell ausgehend, das ganze untere Lungenfeld ausfüllte. Das Herz war deutlich nach rechts verdrängt (Abb. 428, 429). Die seitliche Aufnahme ließ stärkere Entwicklung nach vorn zu erkennen. Vorn und lateral erreichte der Schatten unmittelbar die Brustwand.

Ein Aortenaneurysma konnte beim Fehlen jeglicher Pulsationsbewegungen und in Anbetracht der tiefen Lage des Schattens bei normaler Aortenbreite ausgeschlossen werden.

Die Differentialdiagnose gegen Echinokokkus war durch Röntgenuntersuchung unmöglich.

Ganglionneurom. Eine seltene gutartige Neubildung ist das Ganglionneurom des Sympathicus. In der Münchener Klinik wurden bei zwei Kranken derartige Geschwülste aus dem hinteren Mediastinum mit Erfolg entfernt. Je ein anderer von GULEKE und EINAR KEY. Von besonderer klinischer Bedeutung ist die Geschichte unseres ersten Kranken.

Im Röntgenlichte (Abb. 430) zeigte sich ein ausgedehnter, vom Mittelfell über die ganze Länge des Brustraumes sich vorwölbender Schatten mit scharfer, nicht pulsierender Begrenzung. Auf dem Seitenbilde ließ er sich vom Herz- und Gefäßschatten nicht trennen. In schräger und in frontaler Strahlenrichtung sprang er mit

breiter Unterlage aus dem Mittelfelle heraus (Abb. 431, 432). Der Krankheitsverlauf war außerordentlich bemerkenswert.

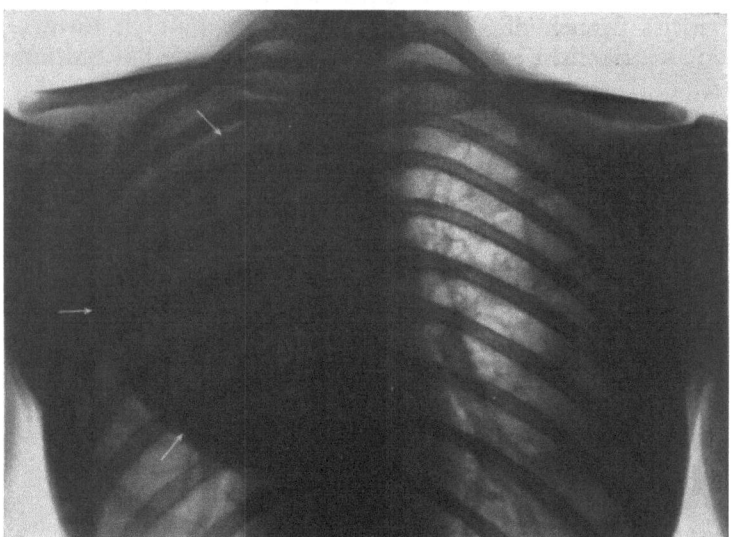

Abb. 430. Ganglionneurom des Sympathicus.

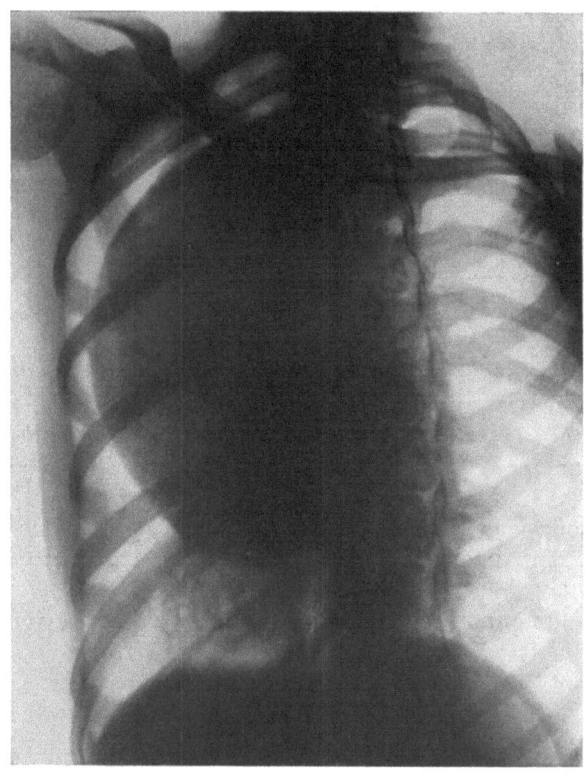

Abb. 431. Die gleiche Kranke in schräger Stellung aufgenommen.

Nach glücklicher Operation kam es zur Nekrose und später zur vollständigen Ausstoßung
der linken Lunge.

Die Kranke ist heute, 5 Jahre nach dem Eingriffe, geheilt. Zur Beseitigung der Resthöhle war dann Exstirpation der linken Brustkorbhälfte notwendig.

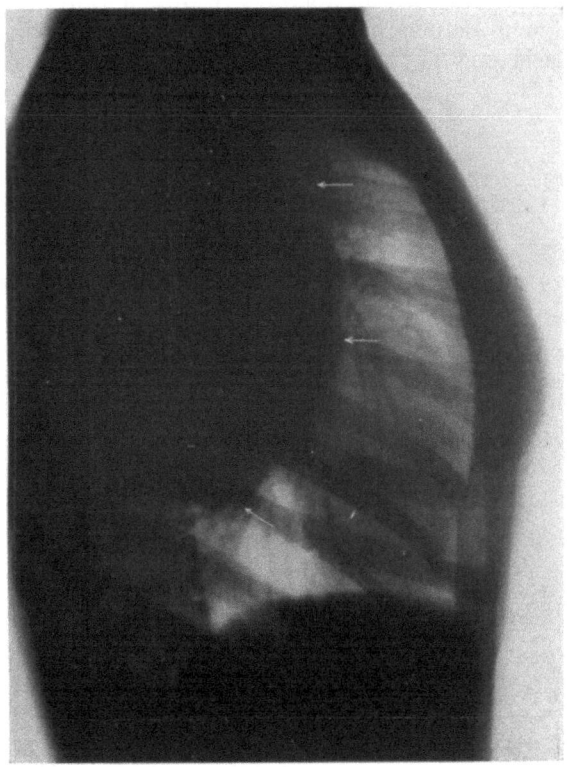

Abb. 432. Die gleiche Kranke in frontaler Stellung. Die Geschwulst dehnt sich in den hinteren Teilen des Mittelfellraumes von der Lunge aus.

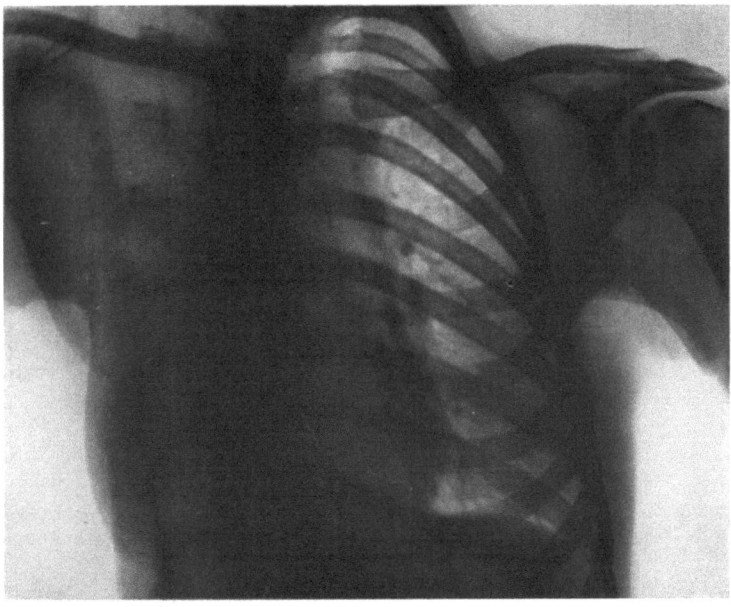

Abb. 433. Die gleiche Kranke nach vollendeter Operation (Exstirpation des Tumors, ausgedehnte Thorakoplastik wegen Restempyemhöhle nach vollständiger Lungensequestrierung).

Abb. 433 zeigt das Endergebnis dieser gewaltigen Eingriffe.

Abb. 434 stellt den Befund bei der zweiten Kranken dar.

Thymushyperplasie und Thymuspersistenz. Der röntgenologische Nachweis des

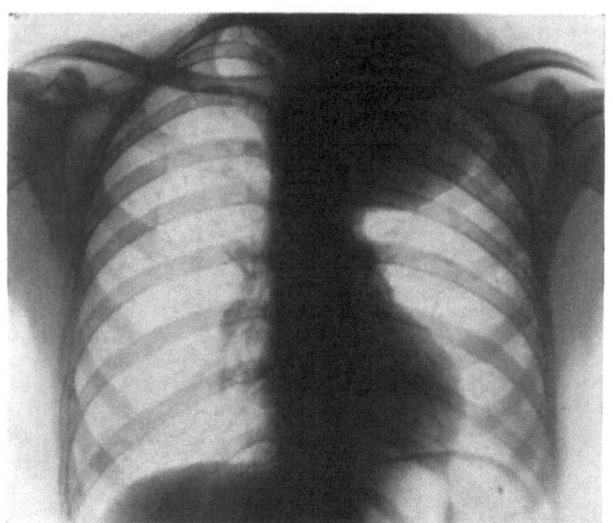

Abb. 434. Ganglionneurom des Sympathicus.

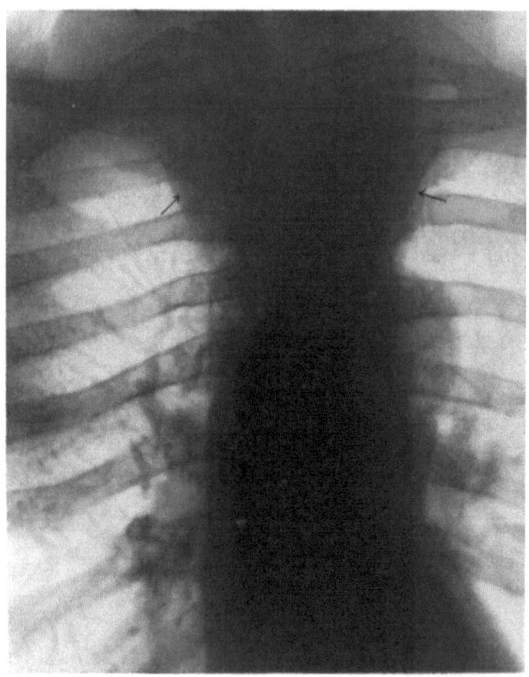

Abb. 435. Kleiner substernaler Kropf. Starkes Vorspringen des Aortenknopfes.

Thymus gelingt im Säuglingsalter überraschenderweise nicht. Nur seine Persistenz und andere pathologische Vergrößerungen sind an einem beidseitigen Schatten erkennbar, der die Mitte des obersten Brustkorbabschnittes einnimmt. Der Schatten des Mittelfellraumes wird nach rechts und links etwas überlagert. Bei schräger oder

frontaler Strahlenrichtung kann bisweilen eine der Thymusausdehnung entsprechende
Verdunkelung des retrosternalen Feldes festgestellt werden.

Struma substernalis. Von großer praktischer Bedeutung sind die Kröpfe des
Mittelfellraumes.

Ihre klinische Erkennung ist nur dann schwierig, wenn der Kropf als Ganzes
im Brustkorbe verborgen ist. Die Folgen der Verdrängung sind nicht immer so
eindeutig, daß sie ohne Röntgenbild klar erfaßt werden können. Dieses aber zeigt
uns Lage, Ausdehnung, Beziehung zu benachbarten Organen, zur Luftröhre und
zu den großen Gefäßen.

Kennzeichnend für den substernalen Kropf ist ein becherförmiger Schatten,
der sich von der Halsgegend bis zum Aortenbogen erstreckt. Seine Ränder werden
bei kleineren Kröpfen durch die auseinandergedrängten Gefäße, die Arteria anonyma
und die Arteria subclavia sin., gebildet (Abb. 435). Größere Strumen erzeugen die
Begrenzung selbst (Abb. 436).

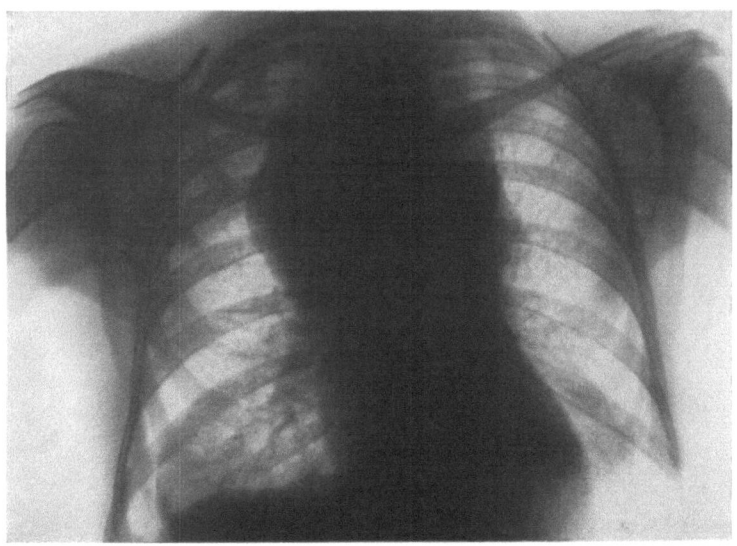

Abb. 436. Großer intrathorakaler Kropf.

Häufig drücken solche Kröpfe auf die Aorta. Durch erhebliche Verdrängung
kommt es zu Verkürzung des Mittelfellschattens, zu starkem Vorspringen des
Aortenknopfes nach links.

Bei einlappiger intrathorakaler Entwickelung der Struma ist die Verdunkelung
schmal. Liegen beide Lappen im Brustraume, so ist sie breiter und immer mehr oder
weniger symmetrisch. Scharflinige Umgrenzung ist bezeichnend. Sie beginnt im allgemeinen oberhalb der Schlüsselbeine und verliert sich, langsam abnehmend, im
Mittelschatten (Abb. 437).

Wertvolle Aufschlüsse über Lage des Kropfes und seine Beziehungen zu den
benachbarten Organen gibt frontale Untersuchung. Sie zeigt das Gebilde im Retrosternalraume und die Verdrängung der großen Gefäße und des Herzens nach hinten
(Abb. 438).

Eine fast nur einseitig entwickelte, außerordentlich große Struma profunda
stellt Abb. 439 dar.

Abb. 440 gibt den Befund nach Operation wieder.

Im Vordergrunde der klinischen Erscheinungen einer Struma profunda steht
die Verengung der Luftröhre, die meist mit seitlicher Abweichung verbunden ist.

Je nach dem Sitze des Kropfes wird die Luftröhre von vorn, von hinten oder von den Seiten her gedrosselt. Sie ist im Röntgenbilde als schmales, helles Band seitlich

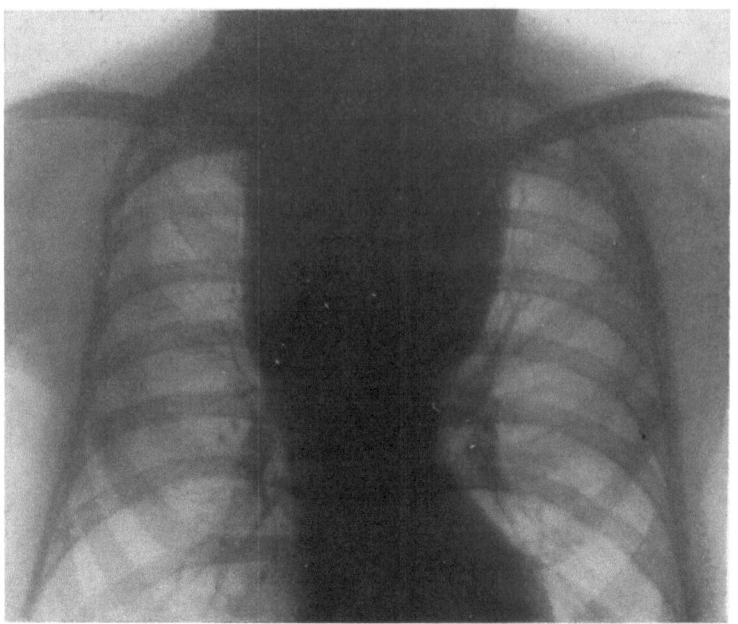

Abb. 437. Großer intrathorakaler Kropf.

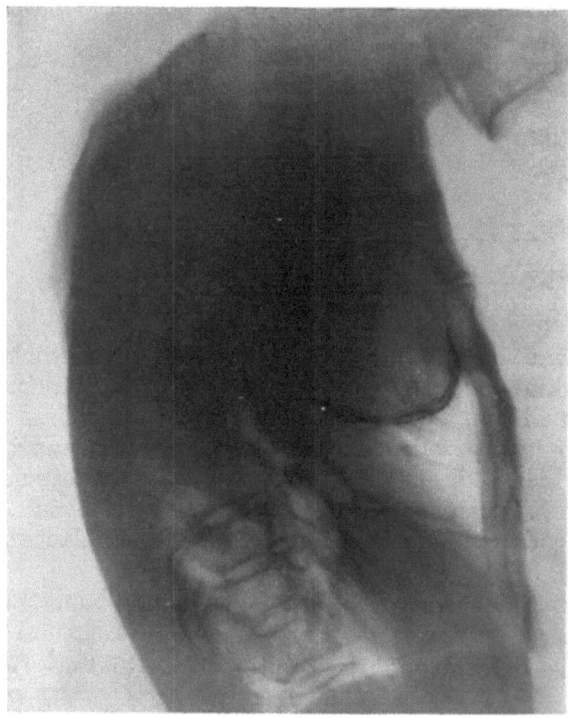

Abb. 438. Derselbe Kranke bei frontaler Untersuchungsrichtung.

vom Kropfschatten sichtbar (Abb. 441). Kommt zur Verdrängung noch Verschmälerung der Lichtung, so findet sich röntgenologisch Verdünnung des hellen

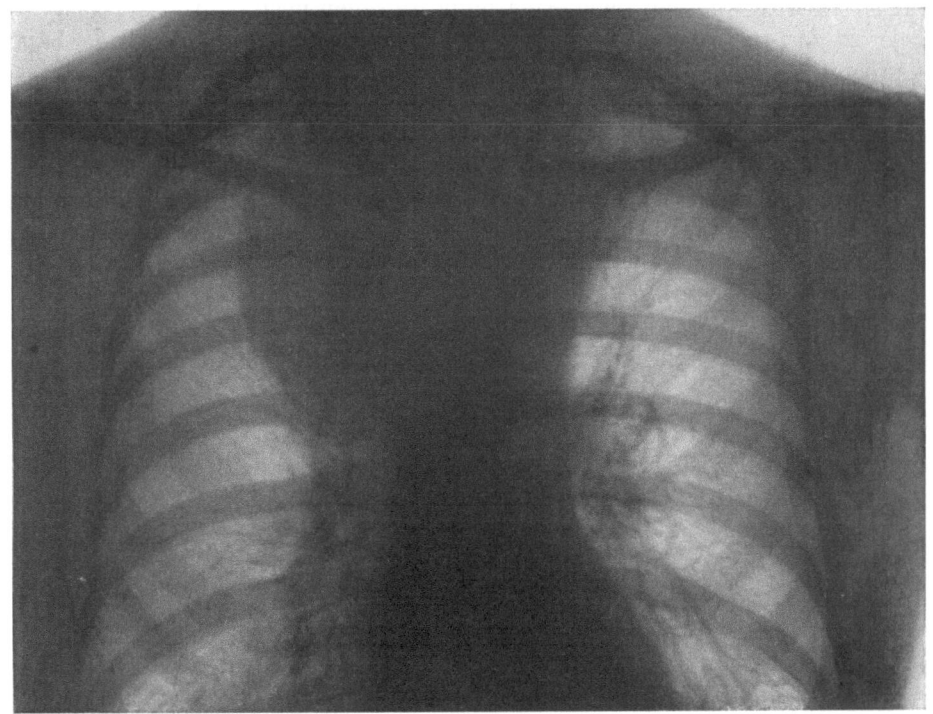

Abb. 439. Intrathorakaler Kropf.

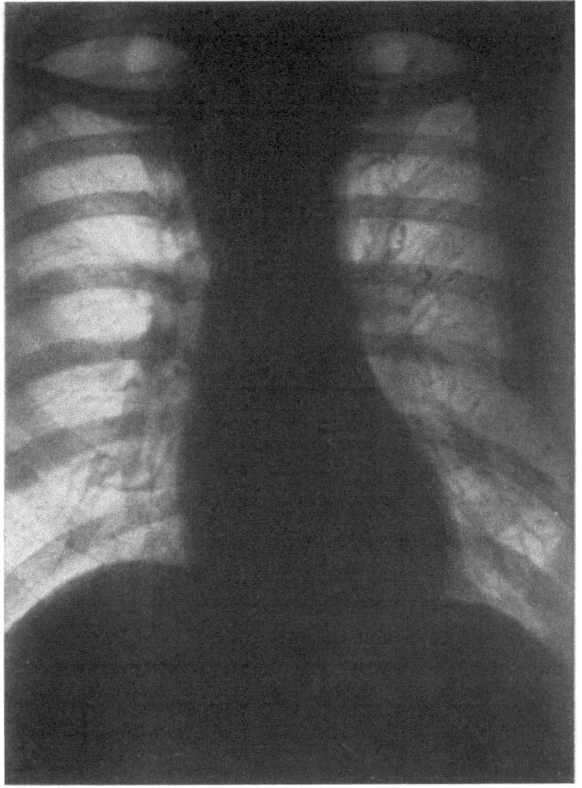

Abb. 440. Derselbe Kranke nach der Operation.

Streifens. Er wird während tiefer Einatmung zuweilen noch deutlicher. Bei Tracheomalacie ist inspiratorisches Ansaugen der erweichten Luftröhrenwände besonders
ausgeprägt.

Durch Kompression der Speiseröhre können gelegentlich Schluckbeschwerden
ausgelöst werden. Die Ursache solcher klinisch zunächst meist unklaren Schling-
störungen deckt dann Röntgenuntersuchung auf.

Kalkeinlagerungen im Kropfe sind nicht selten. Zuweilen stellen sie sich als
zierliche Schalen dar (vgl. Abb. 438), oder sie erzeugen runde Verdunkelungen. Beide
sind unverkennbar und für einen Kropf beweisend.

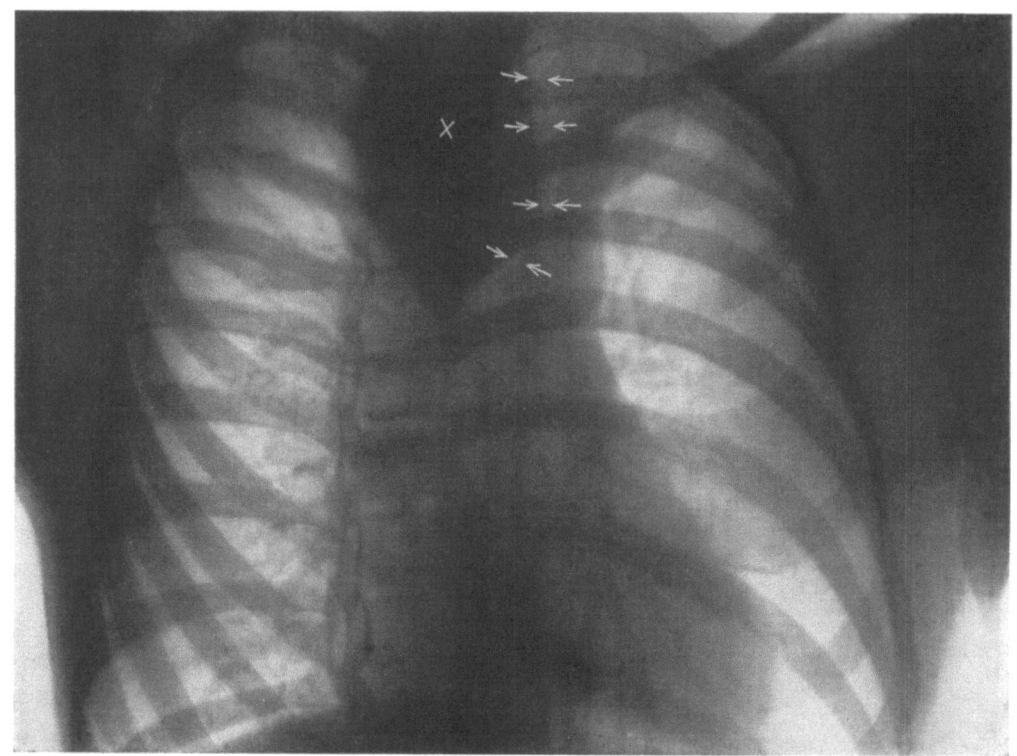

Abb. 441. Intrathorakaler Kropf (×) bei schräger Projektion. Verlagerung der Luftröhre (Pfeile).

So leicht im allgemeinen eine Struma profunda im Röntgenlichte festzustellen
ist, so kann es manchmal doch sehr schwer sein, sie von einer Mittelfellgeschwulst
zu unterscheiden. Auch Dermoidcysten, Senkungsabscesse, selbst Speiseröhrenkrebse
täuschen oft Schilddrüsenvergrößerung vor (Abb. 442). Die Lagebeziehung des
Schattens zur Luftröhre, vor allem aber sein Emporsteigen während des Schluckens,
das den intrathorakalen Kröpfen eigen ist, ermöglichen dann die Diagnose. Verwechslungen mit gutartigen Lungengeschwülsten kommen vor. Bei einem unserer
Kranken zeigten die Röntgenbilder Abb. 443 und 444 einen mächtigen scharf abgegrenzten runden Schatten, der das ganze rechte obere Lungenfeld einnahm. Die
Luftröhre war deutlich nach links verdrängt. Die großen Gefäße wiesen jedoch keine
Veränderungen ihrer Form und Lage auf. Die Verdunkelung zwischen ihnen und
der oberen Thoraxapertur schien nur durch die große Ausdehnung des Tumors bedingt
zu sein. Es wurde die Diagnose: „Cystische Lungengeschwulst" gestellt.

Bei der Operation fand man einen mächtigen intrathorakalen Kropf.

Schwierig ist Abgrenzung eines pulsierenden Kropfes von einem Aneurysma
der Aorta oder der Anonyma (vgl. S. 606, 607).

Der intrathorakale Senkungsabsceß. Der intrathorakale Senkungsabsceß ist keineswegs immer an die anatomische Begrenzung des Mittelfellraumes gebunden.

Seine klinische Erkennung ist noch schwieriger als die der Mittelfellgeschwülste. Das liegt daran, daß sogar große Eiteransammlungen selten Verdrängungserscheinungen machen. Auch das tuberkulöse Grundleiden, meist Spondylitis, kann mangels klinischer Merkmale selbst genauer Untersuchung entgehen. Nach BRENNERs Statistik fanden sich auf dem Sektionstisch unter 39 Spondylitiden 22mal (56%) schwere Wirbelveränderungen, die zu Lebzeiten keine oder nur unklare Zeichen verursacht hatten.

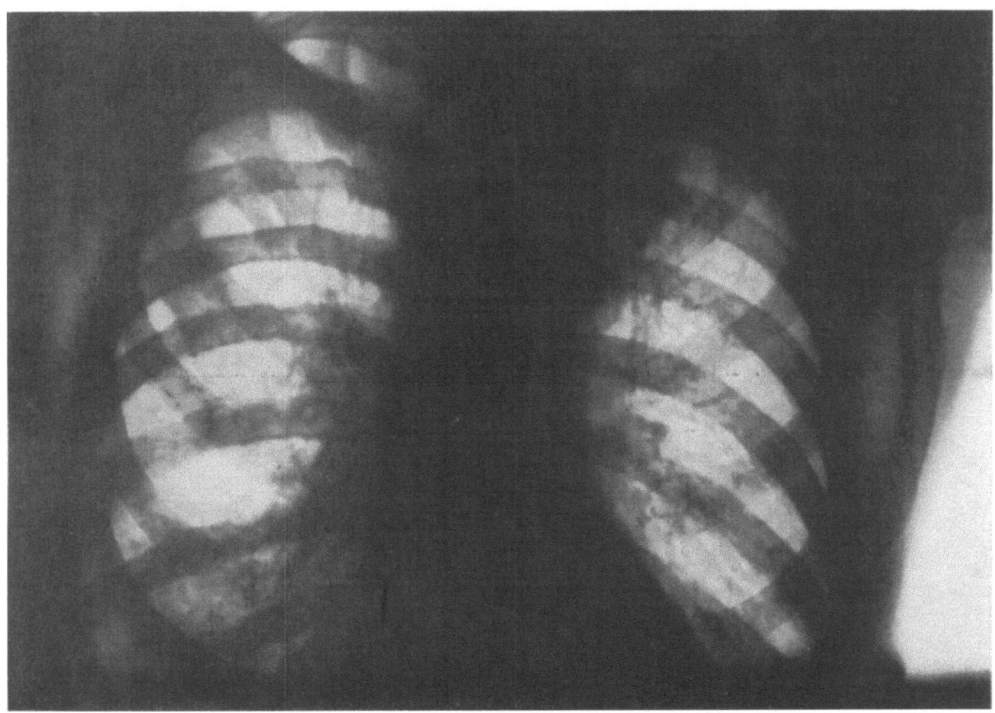

Abb. 442. Mittelfellgeschwulst (Oesophaguscarcinom), eine Struma profunda vortäuschend.

CHAOUL und LANGE entdeckten im Röntgenlichte 15mal große intrathorakale Abscesse, die klinisch nicht erkannt worden waren.

Die radiologische Darstellung der Senkungsabscesse ist bei ihrem versteckten Sitze, meist neben der Wirbelsäule, an einige technische Voraussetzungen gebunden. Die übliche ventrodorsale Brustkorbaufnahme genügt nur, wenn der Absceß in den mittleren Teilen der Brust gelegen ist und sich nach der einen Seite oder nach beiden so weit ausdehnt, daß er mit seinen Umrissen das Gefäßband überragt (Abb. 445, 446). Gewöhnlich trifft man aber die Eiteransammlungen tiefer an. Dann verdeckt der Mittelfellschatten den des Abscesses. Diesem Übelstande kann durch harte Aufnahmen begegnet werden. Die mit rahmigem Eiter und mit käsigen Zerfallsmassen gefüllten Höhlen, die oft von dicken, pyogenen Häuten umgeben sind, verursachen sehr dichte Schatten. Die Abscesse gelangen auch dann noch zur Darstellung, wenn Herz und große Gefäße durch die Härte der Aufnahme schon durchstrahlt sind. Auf diese Weise können auch tiefe Abscesse in ventrodorsaler Richtung erfaßt werden. Sie genügt aber nicht, wenn der Schatten des Eiterherdes sich als schmales Band längs des Rückgrates erstreckt oder nur einseitig vorhanden ist. Auch gibt sie keinen

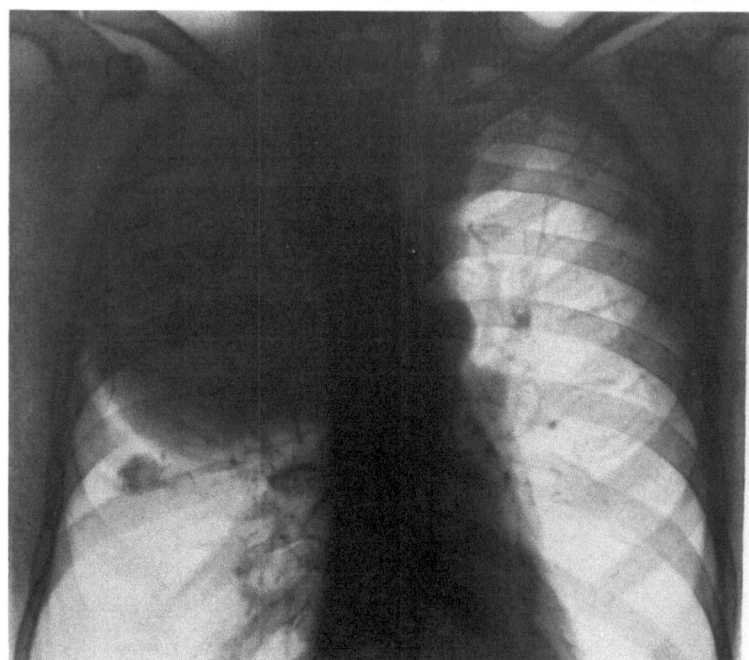

Abb. 443. Intrathorakaler Kropf, eine Lungengeschwulst vortäuschend.

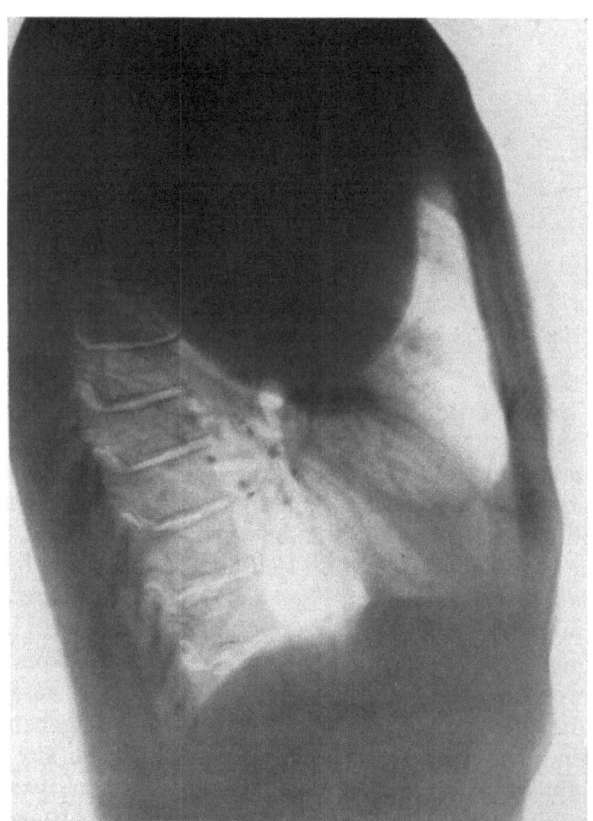

Abb. 444. Derselbe Kranke. (Frontales Bild.)

Aufschluß über Tiefe des Abscesses und Beziehungen zur Wirbelsäule. Hier werden Aufnahmen in schräger und vor allem in seitlicher Stellung notwendig (Abb. 446—448).

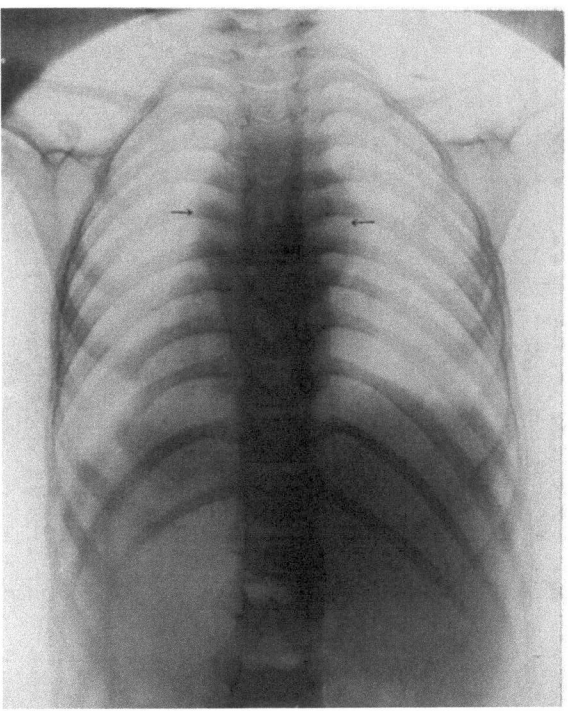

Abb. 445. Paravertebraler Senkungsabsceß im oberen Brustkorbabschnitte.

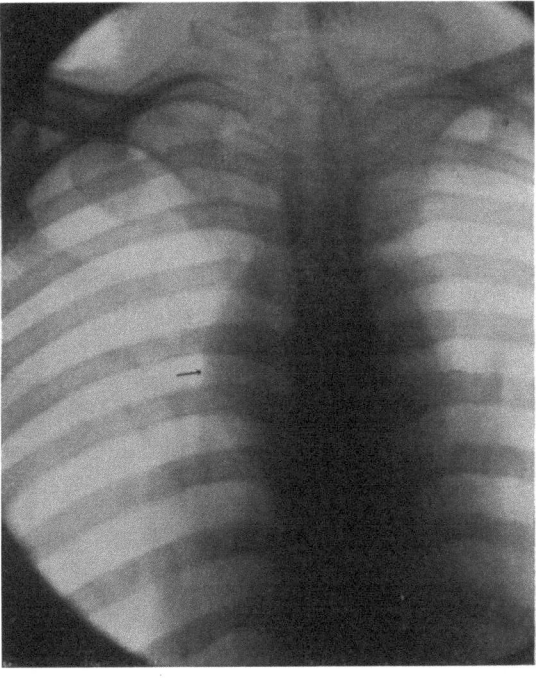

Abb. 446. Paravertebraler Senkungsabsceß, vom 7. Hals- und 1. Brustwirbel ausgehend.

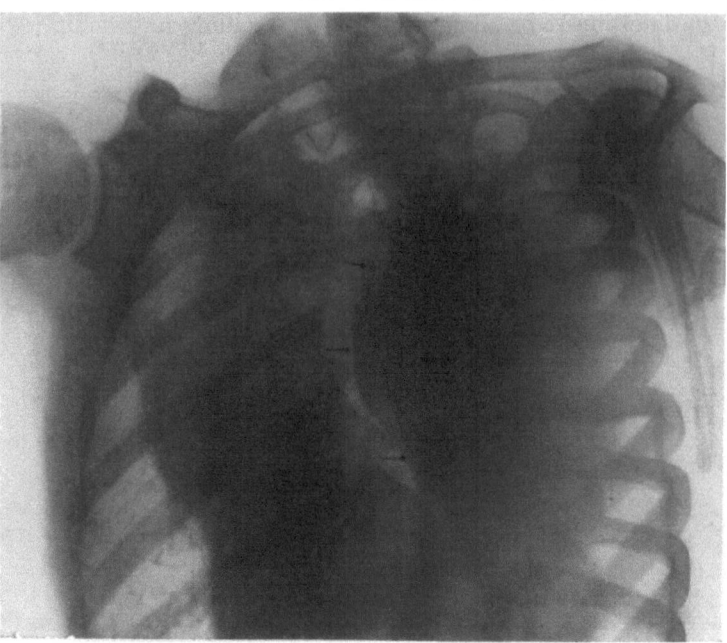

Abb. 447. Aufnahme desselben Kranken in schräger Stellung. Verdrängung der Mittelfellgebilde.

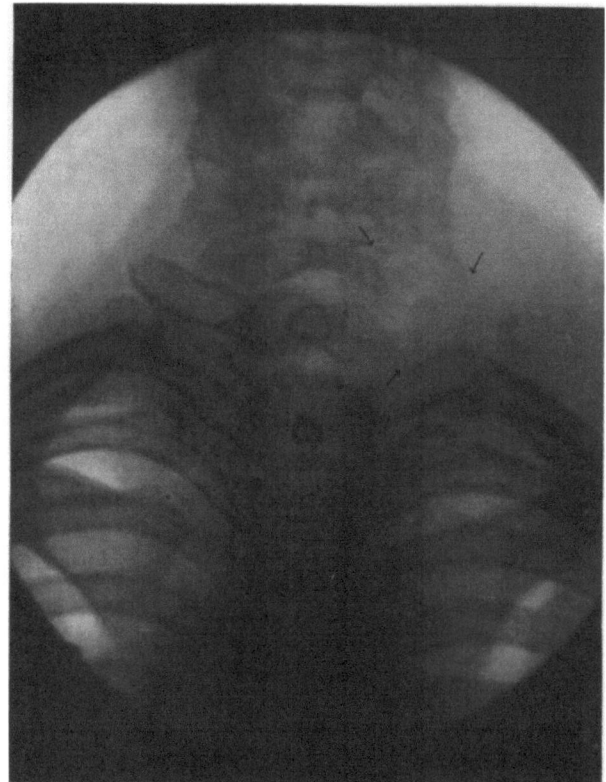

Abb. 448. Aufnahme desselben Kranken. Sitz des Herdes in Höhe des 1. Brustwirbels.

Zur Erzielung brauchbarer frontaler Röntgenbilder ist genaue seitliche Lagerung erforderlich. Zur möglichst vollständigen Ausschaltung des Schattens der Schulter-

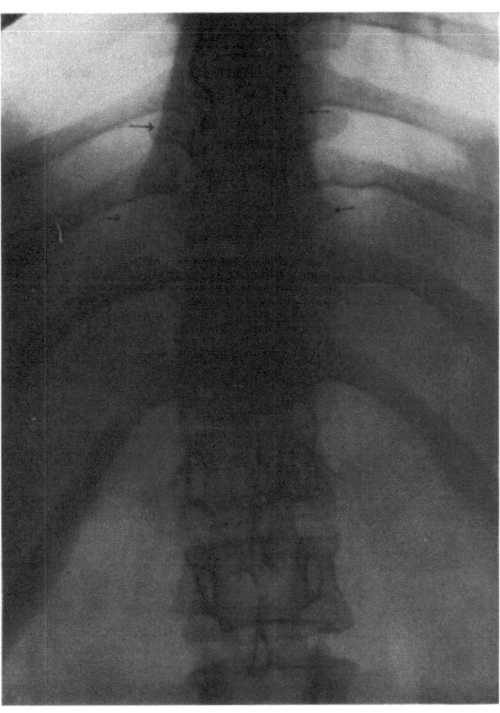

Abb. 449. Caries des 12. Brustwirbels mit aufsteigendem intrathorakalen Abscesse.

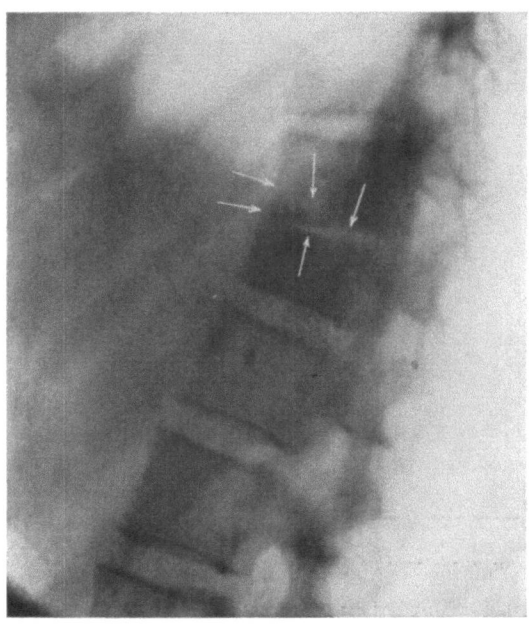

Abb. 450. Die frontale Aufnahme des gleichen Kranken zeigt die Zerstörung des 12. Brustwirbels.

weichteile müssen die Arme des Kranken erhoben werden. Anwendung der beweglichen BUCKY-POTTER-Blende ist unerläßlich. Mit ihrer Hilfe gelangen Tiefe,

Ausdehnung des Abscesses und Einzelheiten der Wirbelsäule zur Darstellung. Keilförmige Zerstörungen der Wirbelkörper, die sagittal nicht sichtbar sind, zeigen sich deutlich bei seitlicher Aufnahme (Abb. 449 und 450).

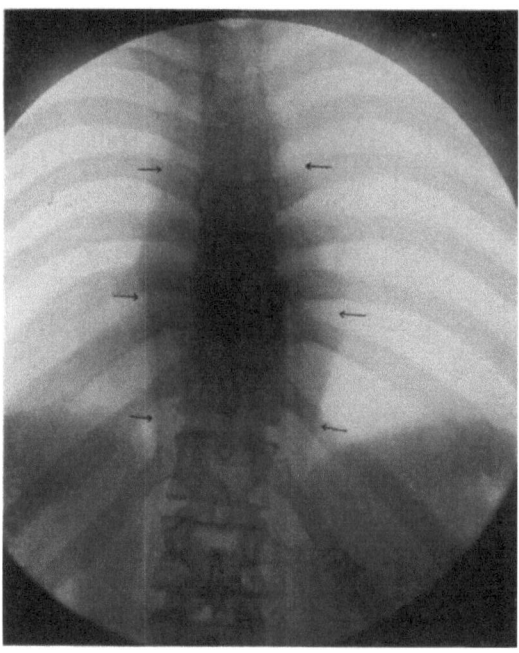

Abb. 451. Caries des 9. Brustwirbels mit paravertebralem Abscesse.

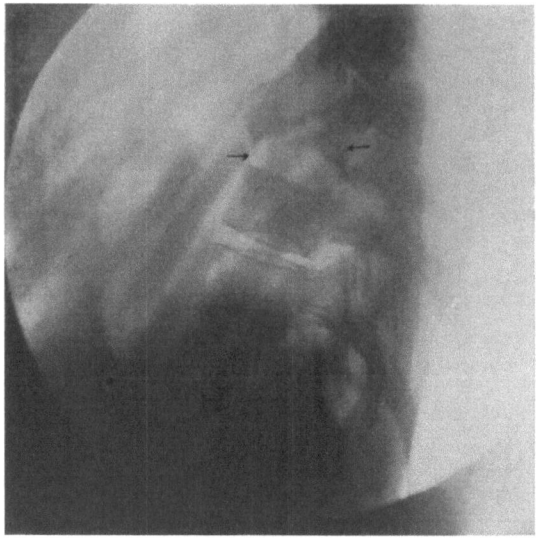

Abb. 452. Der gleiche Kranke im frontalen Bild.

Senkung des Abscesses nach dem Zwerchfelle zu läßt sich ebenfalls im Röntgenbilde verfolgen. Gewöhnlich macht die Eiterung vor dem Zwerchfelle halt. Erst später, wenn sie bestimmte Größe erreicht hat, bricht sie in die Psoasscheide ein. Manchmal dagegen schlägt der Absceß den umgekehrten Weg ein und steigt in den Brustraum hinauf.

Das wurde zuerst von BRENNER an Leichenbefunden festgestellt.

SGALITZER bestätigte am Lebenden BRENNERs Beobachtung.

CHAOUL und LANGE wiesen nach, daß nicht nur von den unteren Brustwirbeln,

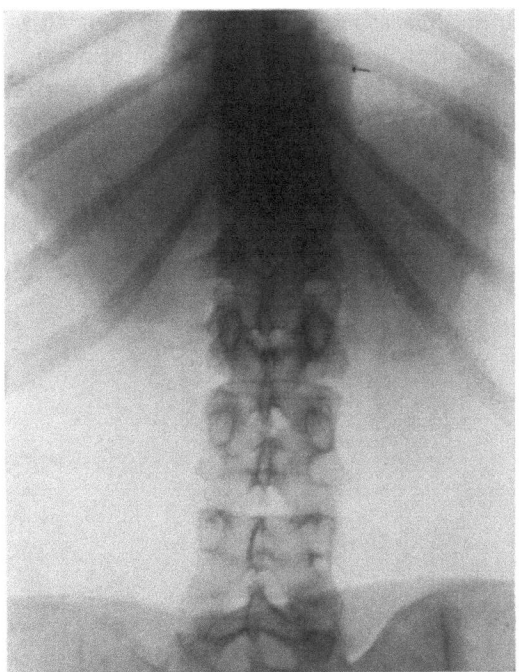

Abb. 453. Intrathorakale aufsteigende Abscesse, vom XI. Brustwirbel ausgehend.

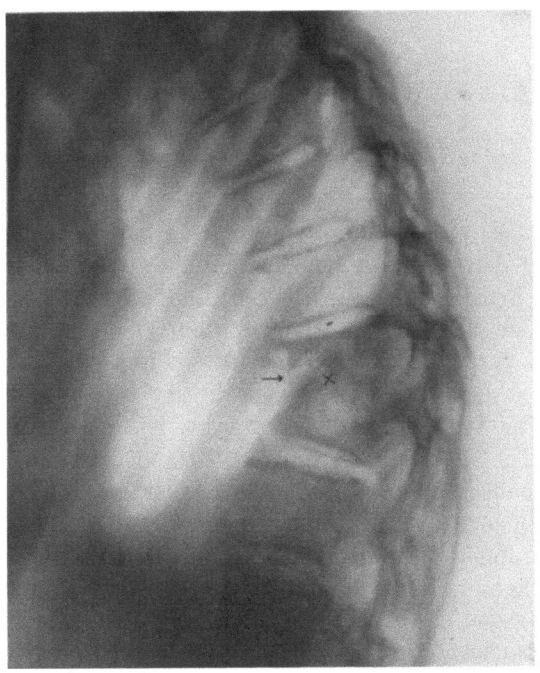

Abb. 454. Der gleiche Kranke in frontaler Strahlenrichtung (keilförmige Zerstörung des Wirbelkörpers).

33*

sondern auch von den ersten zwei Lendenwirbeln aus Eiter in die Brusthöhle
emporzukriechen vermag. Voraussetzung ist rein mediale Lage des Knochenherdes,
so daß der Einbruch unter das vordere Längsband der Wirbelsäule erfolgen kann.
Dann gelangt der Eiter nicht in die Psoasscheide, sondern steigt kopfwärts in den
trichterförmigen Schacht, der vorn durch das Zwerchfell, hinten durch die Wirbelsäule und seitlich durch die Fascia endothoracica begrenzt wird. Im sagittalen Lichte
betrachtet, gibt der Absceß wiederum einen birnenförmigen, nach oben sich verjüngenden Schatten. Da das untere Trichterende im Leberdunkel aufgeht, scheint
es breit auf dem Zwerchfelle zu ruhen. Dessen Bewegungsfähigkeit fanden wir nie
beeinträchtigt (Abb. 453, 454, 455).

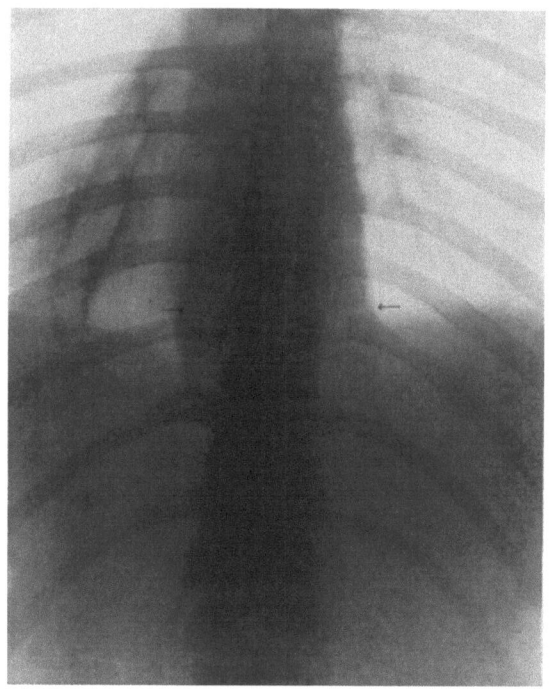

Abb. 455. Caries des 1. Lendenwirbels mit aufsteigendem intrathorakalen Abscesse.

Form und Lage des Abscesses sind bei diesen Bildern so eigenartig, daß sie ohne
weiteres Schlüsse auf den Sitz des Knochenherdes zu ziehen gestatten. Die Caries
muß die untersten Brust- oder die oberen Lendenwirbelkörper ergriffen haben.
Den Zusammenhang zu kennen ist insofern wichtig, als in dieser Gegend seitliche
Aufnahme infolge des verdeckenden Leberschattens unter Umständen im Stiche läßt.

Zur Darstellung der Abscesse genügt in der Regel einfache ventrodorsale
Strahlenrichtung. Für Umgrenzung des Herdes ist das seitliche Bild vorteilhaft.
Gelingt auch damit der Nachweis der Caries nicht, so wird man sich daran erinnern,
daß die größte Breitenausdehnung des Abscesses meist der Höhe des Herdes entspricht.

Vorherige Durchleuchtung ist stets angezeigt. Sie klärt über beste Stellung
des Kranken und über Zugehörigkeit der Verdunkelung zum Rückgrat auf
(Abb. 456, 457). In keiner Richtung gelingt es, den Absceßschatten von der Wirbelsäule zu trennen. Dagegen ergibt sich ein freier Raum zwischen ihm und dem Mittelfell. Auch die parallaktische Verschiebung liefert Anhaltspunkte für die Tiefenlage
des Schattens. Alle Gebilde, die nicht unmittelbar die Wirbelsäule berühren, können
dabei ausgeschlossen werden (Kröpfe, Mittelfellgeschwülste, Lungengewächse usw.).

Schwierigkeiten entstehen zuweilen bei Abgrenzung spindelförmiger Aneurysmen der Aorta descendens (Abb. 458). Doch wird man, selbst wenn die für ein Aneurysma bezeichnende Pulsation nicht vorgefunden wird, stets wenigstens den Zusammenhang des abgedunkelten Bezirkes mit dem Aortenbogen verfolgen können.

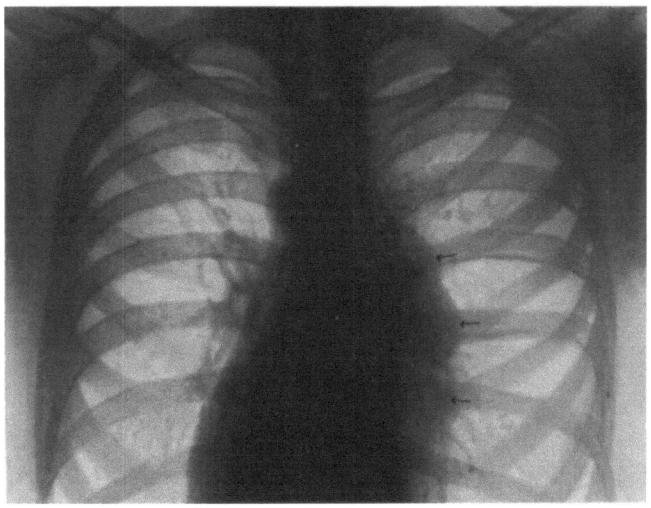

Abb. 456. Intrathorakaler Senkungsabsceß. (Bild seitenverkehrt.)

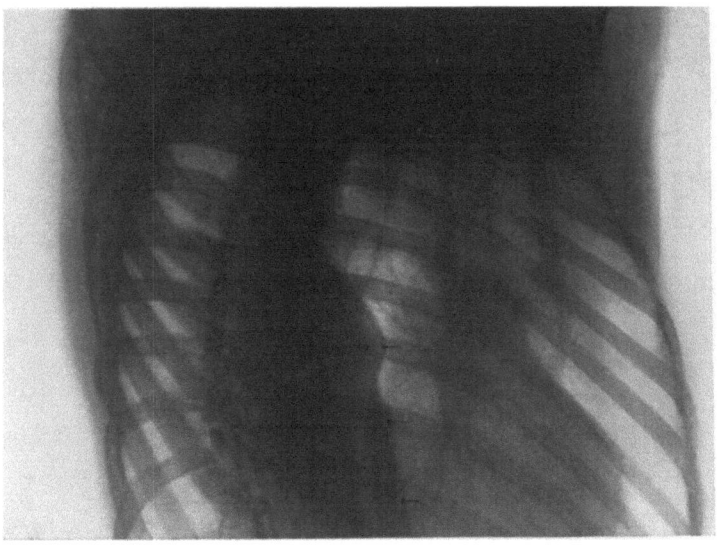

Abb. 457. Der gleiche Kranke im ersten schrägen Durchmesser. Der Absceßschatten liegt der Wirbelsäule an.

Hier seien die glattrandigen, schmalen KANKELEIT-Streifen erwähnt, die parallel der Wirbelsäule verlaufen und angeblich durch besondere optische Brechungsverhältnisse entstehen (MACH, WALTER).

Nichttuberkulöse Wirbelabscesse können ähnliche Röntgenbilder erzeugen. So hat SGALITZER eine durch Steckschuß entstandene Osteomyelitis des zehnten Brustwirbels mit mannsfaustgroßer Abscedierung beschrieben.

Ist die Feststellung der Senkungsabscesse im mittleren und im unteren Brustkorbabschnitte im allgemeinen leicht, so bereiten höhergelegene, zumal wenn sie
groß sind und den oberen Brustraum füllen, Schwierigkeiten.

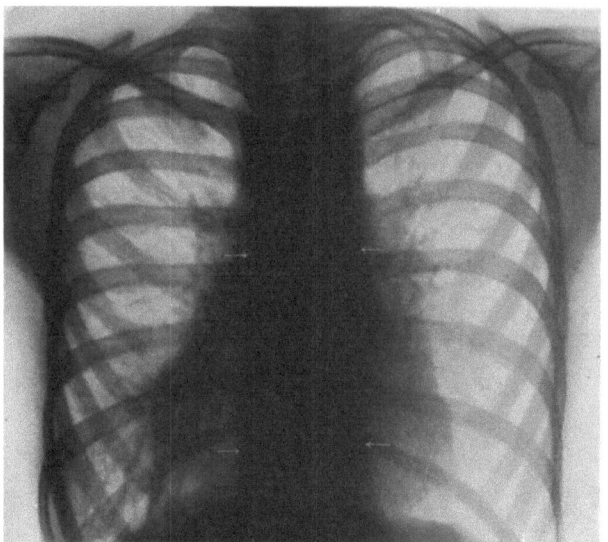

Abb. 458. Schmaler, bandförmiger, paravertebraler Senkungsabsceß. (Bild seitenverkehrt.)

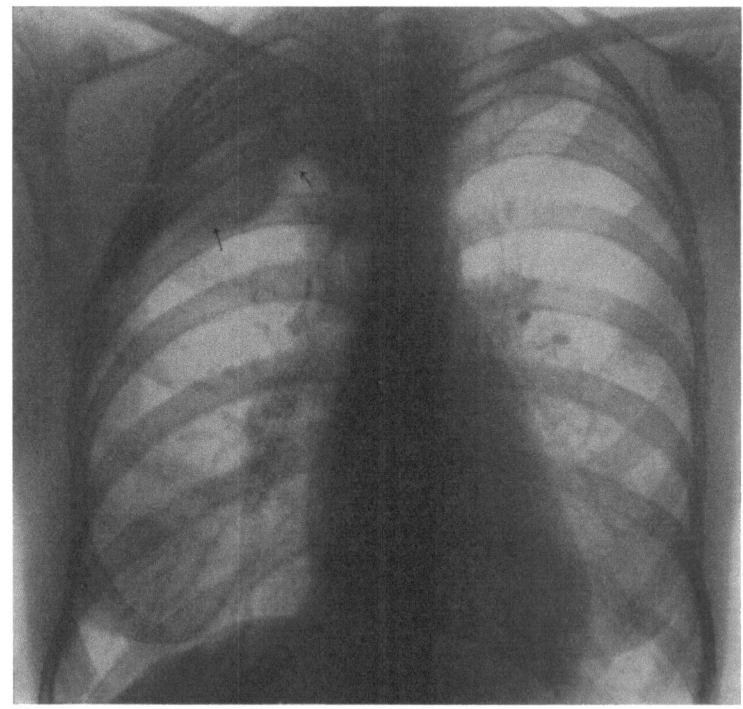

Abb. 459. Intrathorakaler extrapleuraler Senkungsabsceß, von den oberen Rippen ausgehend, mit
Durchbruch nach der Achselhöhle.

Besonders die Bestimmung der Zugehörigkeit des Schattens zur Wirbelsäule
läßt bei der Enge der oberen Brustkorböffnung öfter im Stiche, zumal genaue
Abgrenzung durch die verdeckende Trübung des Schultergürtels sehr erschwert

wird. Infolgedessen ist man gezwungen, mehr aus der Form der Veränderungen Schlüsse auf ihre Art zu ziehen.

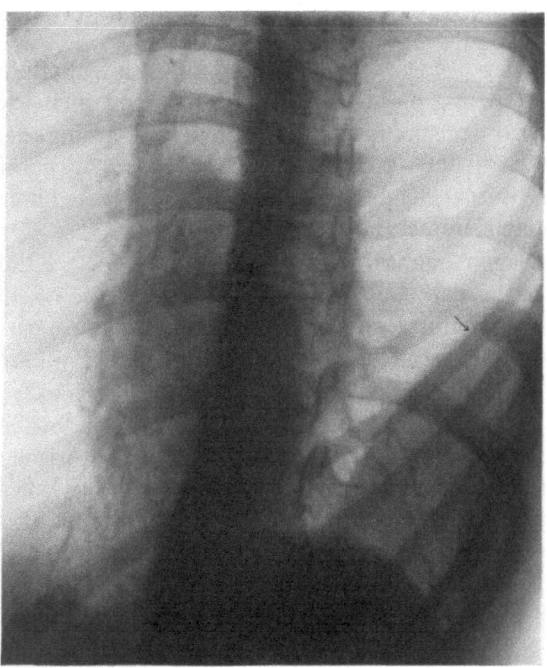

Abb. 460. Intrathorakaler, extrapleuraler Senkungsabsceß, von den unteren Rippen ausgehend.

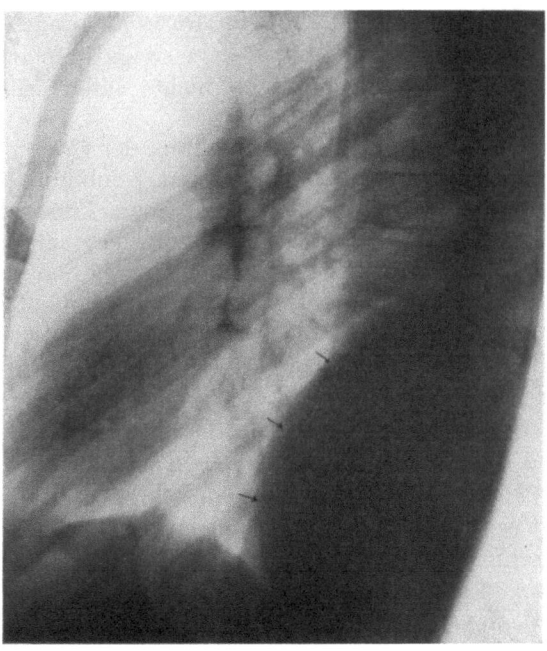

Abb. 461. Der gleiche Kranke in frontaler Stellung.

Außer von der Wirbelsäule stammen extrapleurale, in den Brustraum sich vor-wölbende Abscesse von Rippen- oder Brustbeincaries her. Zwar dringt der Eiter bei diesem Sitze der Tuberkulose öfters nach außen, so daß er als kalter Absceß durch Besichtigung und Betastung kenntlich wird. Doch kann er sich auch nach innen ausdehnen; diese Form ist häufiger bei Brustbein- als bei Rippentuberkulose. Umgekehrt schickt ein endothorakal entfalteter Rippenabsceß manchmal durch eine Muskellücke einen Fortsatz unter die Brusthaut.

Röntgenplatte oder Schirm zeigen einen vorderen Mittelfellschatten, der sich von der Brustbeinbegrenzung nicht trennen läßt. Seine Umrisse sind gewöhnlich glatt und regelmäßig. Die Form wechselt je nach Ausdehnung der Eiteransammlung. Dieses Schattenbild ist jedoch für Senkungsabsceß nicht bezeichnend. Verwechslungen mit anderen, unter gleichen Merkmalen einhergehenden Geschwülsten, wie z. B. Cysten, sind nicht immer zu vermeiden.

Auch wir unterlagen einmal einem solchen Irrtume. Klinische und röntgenologische Untersuchung sprach zugunsten eines retrosternalen Senkungsabscesses. Die Punktion, die rahmigen Eiter förderte, schien die Diagnose zu bestätigen. Bei der Operation zeigte sich eine vereiterte mediastinale Cyste (vgl. Abb. 426, 427).

Ebenso schwierig ist gelegentlich die Erkennung eines von einer Rippe ausgehenden Abscesses, wenn er sich ausnahmsweise rein endothorakal entwickelt. Er kann das Rippenfell abheben und perkutorisch, auscultatorisch und röntgenologisch einem abgekapselten Empyeme gleichen (Abb. 459—461). Das Lungenfeld ist meist völlig frei, selten durch Atelektasen verdichtet. Fast stets ist die Zwerchfellbewegung gut erhalten. Entscheidung bringt der Nachweis des cariösen Herdes.

b) Bösartige Neubildungen des Mittelfellraumes.

Bösartige Geschwülste pflegen infolge ihres infiltrierenden Wachstumes frühzeitig Kreislaufstörungen hervorzurufen. Gefäßstauungen, Ödeme, Cyanose können vorhanden sein, bevor Verdrängung auftritt. Auch baldige Nervenlähmungen (Sympathicus, Recurrens, Phrenicus) sprechen für Bösartigkeit der Geschwulst. Oft geben Allgemeinzustand und Dauer der Erkrankung wertvolle Fingerzeige.

Leider treten aber diese Unterschiede keineswegs immer zutage. Trotz sorgfältigster klinischer Untersuchung mißlingt nicht selten frühzeitige Erkennung. Das Röntgenverfahren kann hier aushelfen.

Form und Sitz ermöglichen die Unterscheidung der Cysten, der intrathorakalen Kröpfe und der Senkungsabscesse von bösartigen Neubildungen. Schwieriger gestaltet sich die Differentialdiagnose gegenüber Lipomen, Fibromen und Neurinomen; denn ihre Umgrenzung kann der bösartiger Geschwülste ähnlich sein. Immerhin aber sprechen Einheitlichkeit, Gleichmäßigkeit, Tiefe des Schattens und seine regelmäßige Randform für gutartigen Tumor, während unregelmäßig umsäumte und zusammengesetzte Bilder von wechselnder Tiefe Merkmale bösartiger Neubildungen sind.

Eindeutig wird das Röntgenbild erst, wenn die Geschwulst infiltrierend auch auf die benachbarten Organe, vor allem die Lunge übergreift. Dann entstehen Schatten mit unscharfer und unregelmäßiger Begrenzung. Entsprechend der Größe und der Ausdehnung der Geschwulst ragt der Schatten über den Mittelfellraum hinaus. Oft aber ist er nur in frontaler oder in schräger Strahlenrichtung sichtbar.

Fast nie gelingt es, die anatomische Eigenart der Geschwulst im Röntgenlichte zu erkennen. Immerhin wird die Besprechung der einzelnen Formen bösartiger Geschwülste Anhaltspunkte für ihre Ermittlung abgeben.

Sarkome und Lymphosarkome. Lymphosarkome und Sarkome verraten sich meist durch auffallende Größe, durch Tiefe des Schattens und durch Schärfe ihrer Ränder.

Das Lymphosarkom zeigt ausgedehnte Verdunkelung, die häufig das gesamte Mittelfellgebiet erfaßt. Sie ist Ausdruck infiltrierenden Wachstumes, das den Lymphosarkomen im besonderen Maße zukommt. In der großen mehr oder weniger regelmäßigen Trübung, die die ganze Länge des mittleren Brustraumes beansprucht, gehen Herz-, Gefäß- und Geschwulstschatten ineinander auf.

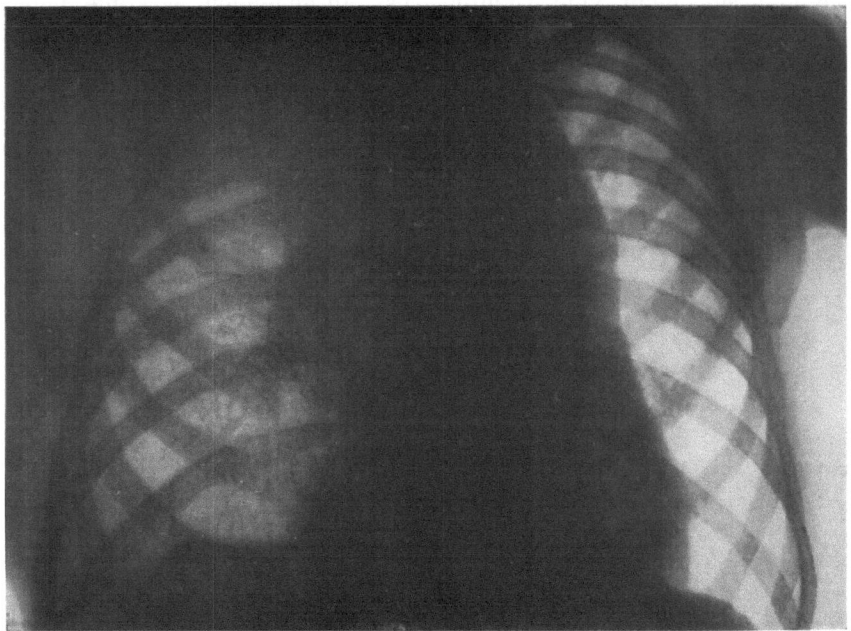

Abb. 462. Lymphosarkom des Mittelfellraumes mit Ausbreitung in der rechten Lunge und Brustfellhöhle.

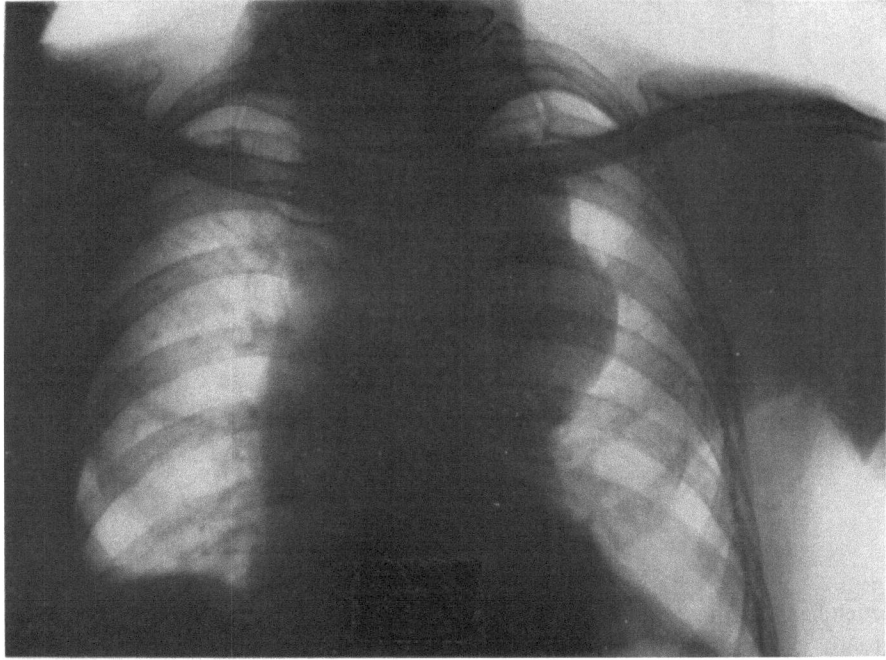

Abb. 463. Mittelfellgeschwulst (Sarkom).

Ausbreitung des Gewächses längs der Bronchen in das Lungengewebe kann bei Lymphosarkom röntgenologisch verfolgt werden. Der Geschwulstschatten

greift stellenweise auf das Lungenfeld über und verwischt die Zeichnung des betreffenden Abschnittes (Abb. 462). Der Saum der Neubildung ist infolge der begleitenden Atelektase meist unscharf.

Alle anderen, nicht vom Lymphgerüst ausgehenden Sarkome liefern, ihrer

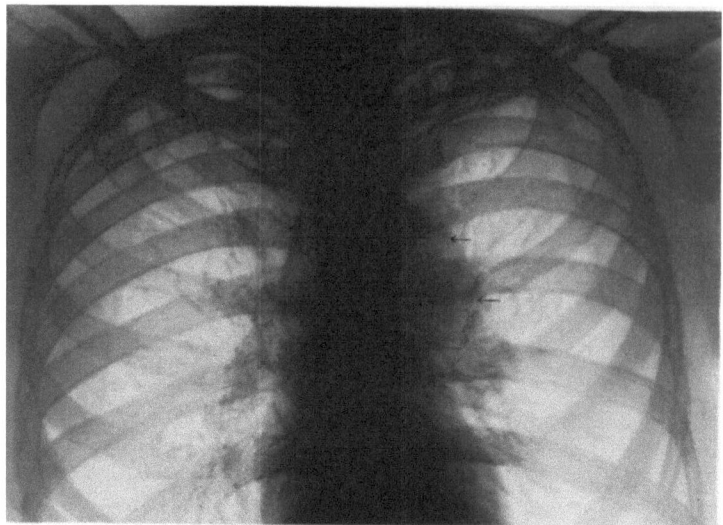

Abb. 464. Mittelfellgeschwulst (Lymphogranulomatose).

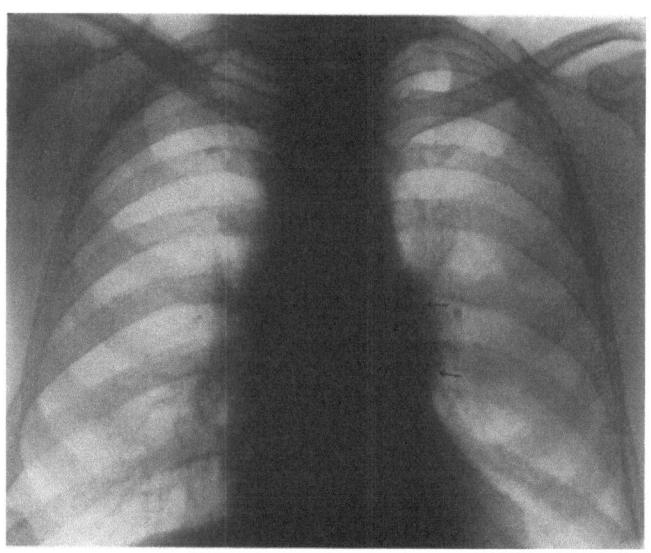

Abb. 465. Mittelfellgeschwulst (Lymphogranulomatose).

anatomischen Eigenart entsprechend, einen umschriebenen Schatten, dessen Rand
mit einem Bogen oder mehreren meist nur nach einer Seite vorspringt (Abb. 463).

Lymphogranulomatose. Das Bild der Lymphogranulomatose hebt sich nach
unseren Erfahrungen durch geringere Ausmaße der Mittelfellverschattung heraus.
Auch die meist kugeligen Gebilde, die gewöhnlich längs der großen Gefäße im
oberen Abschnitte des Mediastinums angeordnet sind, haben mäßige Schattentiefe
(Abb. 464, 465).

Granulomatöse Lungeninfiltration bietet die bereits beim Lymphosarkom beschriebenen Merkmale. Der Schatten strahlt reiserbesenartig von der Wurzel in die Lungenfelder hinein und verliert nach den Seiten zu an Dichtigkeit. Zeichen der Bronchostenose und der Atelektase sind hier ebenso wie beim Lymphosarkom wahrzunehmen (Abb. 466).

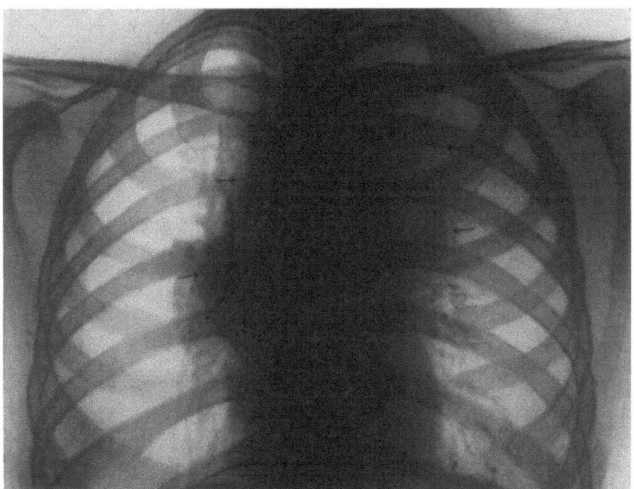

Abb. 466. Mittelfellgeschwulst. Lymphogranulomatose mit Übergreifen auf Lunge und Atelektase des oberen linken Lungenabschnittes.

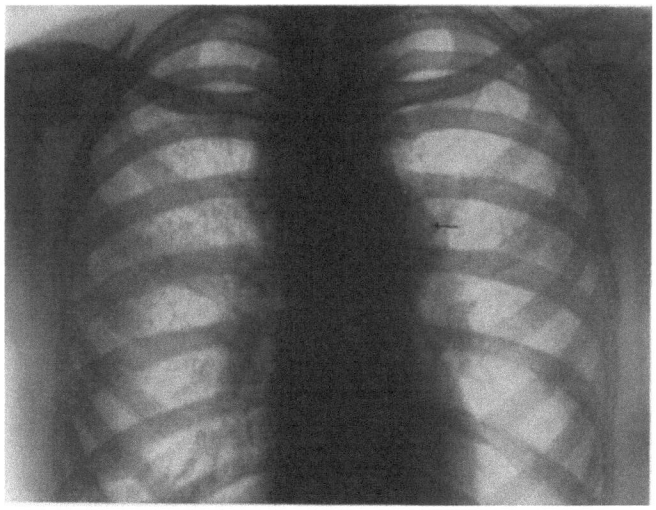

Abb. 467. Mittelfellgeschwulst. Lymphogranulomatose mit allseitiger lymphatischer Infiltration beider Lungenfelder.

Bei weit fortgeschrittenen Erkrankungen kann ein ganzes Lungenfeld fast völlig getrübt sein. Oft führt ein die Lungeninfiltration begleitender Erguß des Brustfelles zu dichterer Verschattung.

Wir beobachteten einmal eine fein verstreute wabenartige Zeichnung des gesamten Lungenfeldes (Lymphangitis granulomatosa, Abb. 467). Die Marmorierung war Ausdruck lymphogener Ausbreitung der Geschwulst. Auf Bestrahlung bildeten sich die Veränderungen in kurzer Zeit zurück.

Das Carcinom. Mittelfellcarcinome liefern keine bezeichnenden Schatten. Da sie häufig von der Speiseröhre her übergreifen, wird Kontrastuntersuchung die Diagnose ermöglichen (Abb. 468, 469).

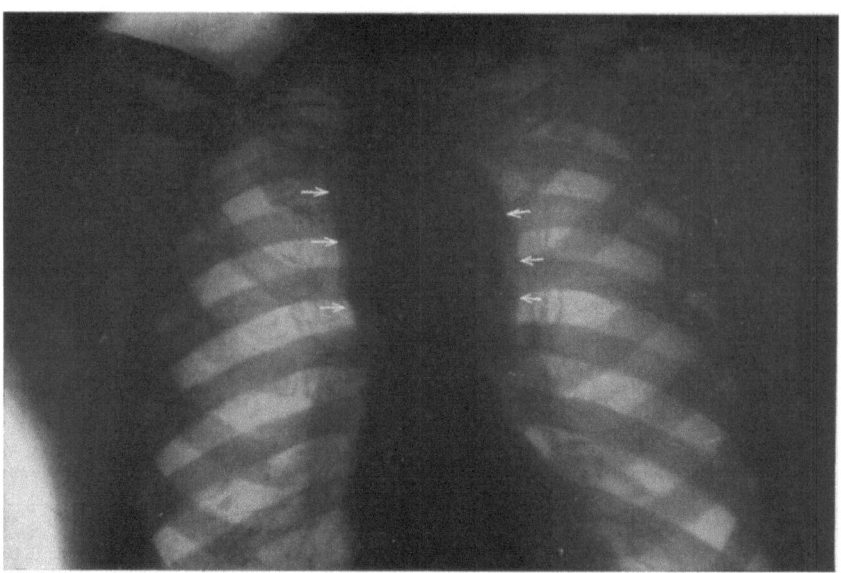

Abb. 468. Mittelfellgeschwulst. Von der Speiseröhre ausgehender Krebs (Pfeile).

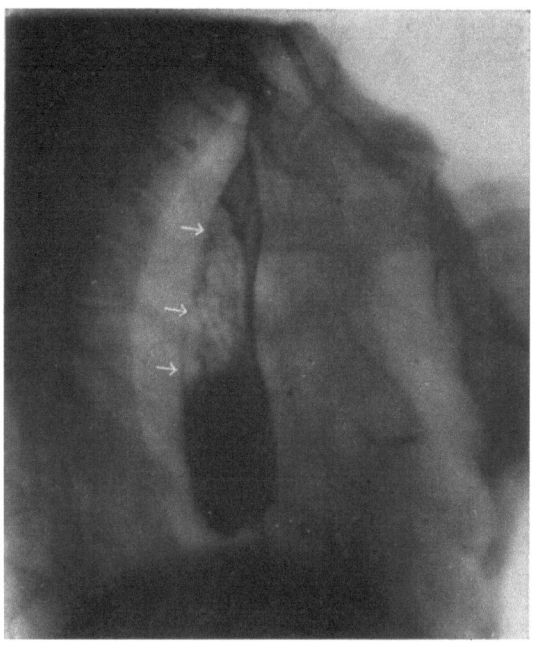

Abb. 469. Derselbe Kranke. Aufnahme der Speiseröhre. Füllungslücke in der Höhe der Geschwulst.

Bilder von Krebsmetastasen sind kaum von denen der Sarkome zu unterscheiden (Abb. 470).

Die **Endotheliome** der Pleura können, zumal wenn sie von der Pleura mediastinalis ausgehen, auch das Mittelfell einbeziehen. Bei einem unserer Kranken war

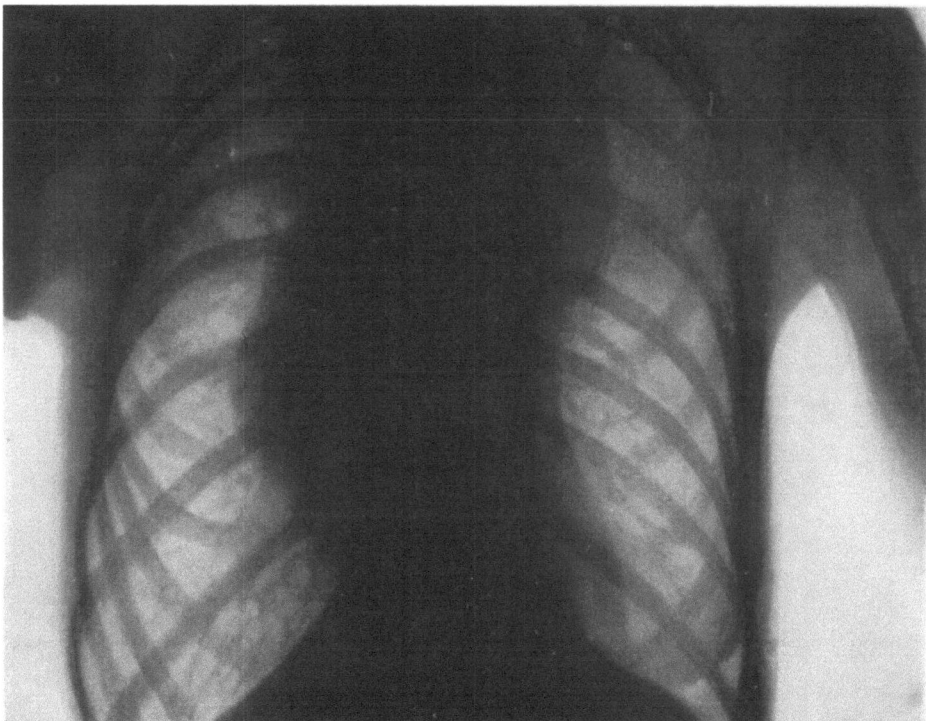

Abb. 470. Mittelfellgeschwulst (Metastase eines Brustwandkrebses).

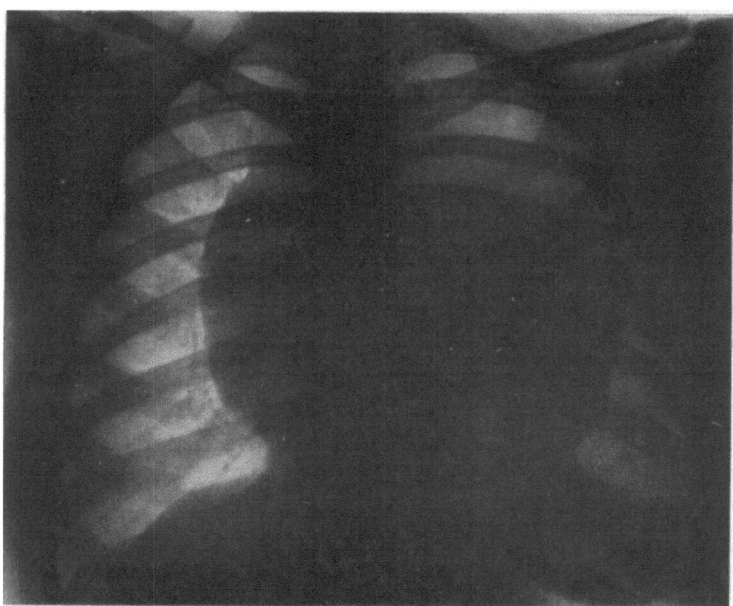

Abb. 471. Endotheliom des Brustfelles im mediastinalen Abschnitte.

mächtige Verdunkelung vorhanden, die den Mittelfellschatten rechts und links überlagerte. Die Grenzen der Geschwulst, die sich auf das vordere und das hintere
Mediastinum erstreckten, waren bis auf eine kleine Strecke scharf (Abb. 471).

3. Die Speiseröhre.

Methodik der Röntgenuntersuchung.

Die Speiseröhre entzieht sich infolge ihrer versteckten Lage im Mittelfellraume unmittelbarer klinischer Untersuchung. Zur Feststellung krankhafter Veränderungen ist man infolgedessen auf besondere Verfahren angewiesen. Aber auch deren Anwendung ist beschränkt.

Zwar gestattet die Ösophagoskopie das Innere des Schlundrohres zu besichtigen. Die Unbequemlichkeiten und gelegentlichen Gefahren dieses Vorgehens sind bekannt. Man wird es darum nur benutzen, wenn die anderen Untersuchungsarten versagt haben.

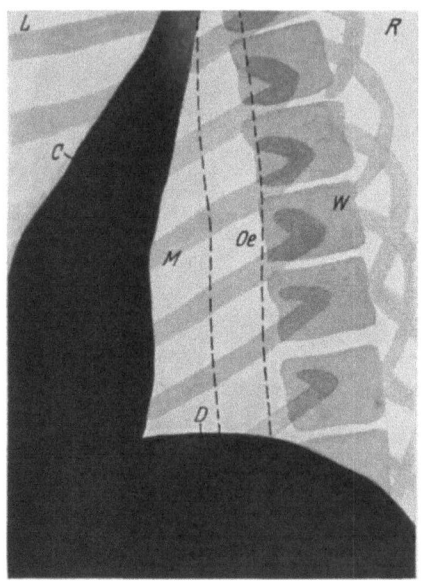 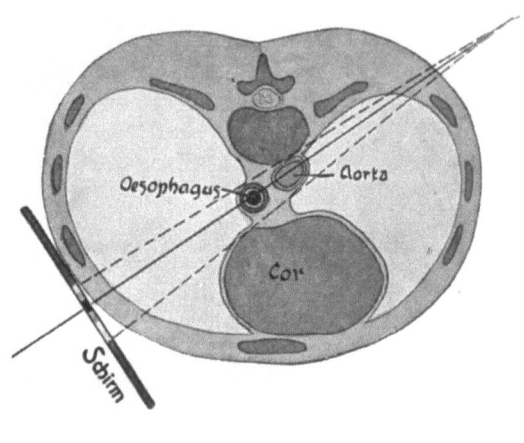

Abb. 472. Ventrodorsale Durchleuchtung im ersten schrägen Durchmesser. (Röhre rechts vorn, Schirm links hinten.) (Nach GROEDEL.)

Abb. 473. Frontalschnitt durch den Thorax in der Höhe des VII. Brustwirbels. Dorsoventrale Durchleuchtung im ersten schrägen Durchmesser. (Nach GROEDEL.)

Die an sich einfache Sondierung gestattet nur Sitz und Grad einer Speiseröhrenverengerung ausfindig zu machen. Überdies haftet ihr die Gefahr der Speiseröhrenverletzung an.

Kaum auf einem anderen Gebiete hat die Röntgendiagnostik solche Fortschritte gebracht wie hier. Leichtigkeit, Einfachheit, Gefahrlosigkeit der Untersuchung und Sicherheit ihrer Ergebnisse erheben sie weit über alle anderen hinaus und machen sie zum Verfahren der Wahl.

Die Methodik gründet sich auf das besondere anatomische und physiologische Verhalten der Speiseröhre. Ihre Lage zwischen der Wirbelsäule und dem Herzen mit seinen großen Gefäßen erschwert die Darstellbarkeit in sagittalem Lichte außerordentlich. In frontaler und in schräger Strahlenrichtung aber werfen Rückgrat, ausgefüllte Speiseröhre und Herz mit den Gefäßen drei getrennte Schatten. Der Oesophagus stellt sich dann als ein im Retrokardialfeld abwärts verlaufender, länglicher Streifen dar (Abb. 472, 473).

Frontale Strahlenrichtung eignet sich also zur Erkennung mancher Erkrankungen der Speiseröhre besser als sagittale. Sie hat aber den Nachteil, daß das Röntgenlicht einen viel längeren Weg im Körper zurückzulegen hat. Am besten gelingt Untersuchung in schräger Stellung des Kranken, und zwar entweder im ersten schrägen Durchmesser, von rechts vorne nach links hinten, der sogenannten Fechterstellung nach HOLZKNECHT, oder im zweiten schrägen Durchmesser von rechts hinten nach links vorne. Den subphrenischen Teil des Oesophagus, der unter dem linken Leberlappen verborgen liegt, die Pars diaphragmatica und die Pars abdominalis kann man besser sichtbar machen, indem man nach dem Vorschlage von STÜRTZ den Magen mittels einer Brausemischung aufbläht. Der linke Leberlappen wird dadurch verdrängt. Die Durchleuchtung erfolgt von rechts hinten nach links vorn bei tiefer Einatmung. In dem hellen subphrenischen Felde sieht man dann die kontrasthaltige Pars subphrenica oesophagi sich deutlich abzeichnen.

Die Zusammensetzung des Kontrastmittels verdient noch kurz Erwähnung. Früher wurden vielfach Pillen und Kapseln verwendet, die Bismut enthielten. Da aber solche Gebilde auch an den physiologischen Engen stecken bleiben, so eignen sie sich zu diagnostischen Zwecken wenig. Dünne Bismut- oder Bariumaufschwemmungen, wie sie für Magendarmuntersuchungen gebräuchlich sind, gehen durch mäßige Stenosen anstandslos hindurch und sind daher ebensowenig zu gebrauchen. Dagegen sind dicke, „steife" Breie zu empfehlen. Ob sie mit Stärke, Grieß, Kakao oder Marmelade hergestellt sind, ist Sache des Geschmackes. Um dichten Schatten zu erreichen, ist es ratsam, die Kontrastmahlzeit möglichst unverdünnt zu geben.

Die Röntgenuntersuchung der Speiseröhre wird zweckmäßig mit Schirmbeobachtung begonnen. Der im ersten oder zweiten schrägen Durchmesser stehende Kranke hat den Brei löffelweise zu schlucken. Man verfolgt dabei den Weg des Bissens durch die ganze Speiseröhre.

Nun wird die Aufnahme angeschlossen. Je nach dem besonderen Befunde verabreicht man unmittelbar vorher nochmals Bariumbrei.

Die Aufnahmen werden in der Regel im Stehen gemacht. Wenn wir dabei einen ausgedehnten Schatten auf der Röntgenplatte erhalten, so können wir mit Sicherheit auf Verengerung irgendwelcher Art schließen; denn für gewöhnlich durcheilt die verschluckte Speise den Oesophagus so rasch, daß im Röntgenlichte fast keine Verdunkelung zu sehen ist. Anders bei Aufnahmen im Liegen, die unmittelbar nach Bariummahlzeit gemacht werden. Der Breidurchgang verzögert sich dann etwas und es kann so ein ununterbrochenes Schattenbild auch der gesunden Speiseröhre oder eines großen Teiles zustande kommen. Diese Besonderheit der Aufnahme in Bauchlage machen wir uns zunutze, wenn es gilt, auch den unterhalb einer Verengerung gelegenen Abschnitt darzustellen, was zur Beurteilung der Länge einer Stenose und ihrer Operabilität wichtig ist.

Freilich gelingt der Nachweis kleiner Entzündungsherde, wie er am Magen und Darm röntgenologisch möglich ist, in der Regel nicht. Die Röntgenographie ist vor allem auf jene Zustände des Rohres beschränkt, die zu Ausbuchtung oder Verengerung führen. Vielleicht bringt weitere Ausbildung kinematographischer Technik Beiträge für Physiologie und Pathologie der Speiseröhre. Schon jetzt kann man jedoch an Hand von Reihenaufnahmen und namentlich mittels Durchleuchtung den Schluckvorgang prüfen.

Der Schluckvorgang im Röntgenlichte.

Durch die Tätigkeit der Zunge gelangt der Bissen von der Mundhöhle in den Rachen (bucco-pharyngealer Zeitabschnitt). Seine Rückkehr wird dabei durch Heben des Zungenrückens und straffes Anspannen der vorderen Gaumenbögen verhindert. Sobald er sich hinter diesen befindet, wird das Cavum pharyngo-nasale reflektorisch abgesperrt und der Eingang zum Kehlkopfe verschlossen. Ist er am Nasenrachenraum und am Kehlkopfeingange vorbeigeglitten, so gelangt er in die Gegend der mittleren und der unteren Schlundschnürer, die ihn in die eigentliche Speiseröhre hineintreiben (pharyngo-ösophagealer Zeitabschnitt).   Dann beginnen peristaltische Zusammenziehungen der glatten Muskulatur des Oesophagus, die eine Abwärtsbewegung des Bissens zum Magen verursachen (ösophagealer Zeitabschnitt). Flüssigkeiten werden nach KRONECKER und FALK allein durch die starken Kontraktionen der Mundhöhlenschließer durch den Rachen und die Speiseröhre hindurchgespritzt.

Die Schnelligkeit, mit der die flüssigen und die festen Speisen das Schlundrohr durcheilen, wechselt innerhalb weiter Grenzen.   Große zeitliche Schwankungen des Schluckvorganges sind bedingt durch Verschiedenheit der Bissen in Größe, Konsistenz,

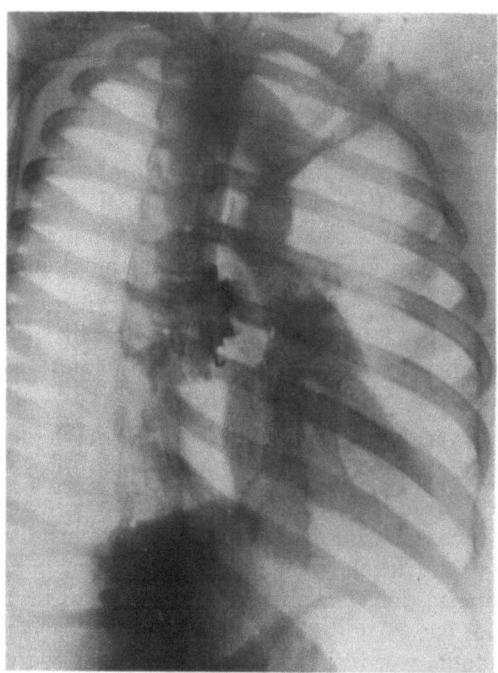

Abb. 474. Verschlucktes, im oberen Abschnitte der Speiseröhre steckengebliebenes Gebiß.
(Züricher Klinik.)

Geschmack, Temperatur, ferner durch Eßlust, Hunger- und Durstgefühl. SCHREIBER hat auf Grund von Beobachtungen an Menschen und Hunden nachgewiesen, daß der Schluckvorgang in Übereinstimmung mit der früher herrschenden Ansicht eine Art peristaltischer Bewegung ist. Röntgenuntersuchung von CANNON und MOSER an Menschen und Tieren haben unsere Kenntnisse erweitert.

Im Gegensatze zur übrigen Speiseröhre zeigt die der Kardia infolge ihrer Ganglien selbständige Tätigkeit (SINNHUBER, STARK und v. OPENCHOWSKY).

Aus zahlreichen klinischen und anatomischen Arbeiten (v. MIKULICZ, KELLING, BRAUNE, HIS, HASSE), vor allem aber aus den experimentellen Untersuchungen SAUERBRUCHs geht hervor, daß der Abschluß zwischen Speiseröhre und Magen durch die Kardia auf dreierlei Weise zustande kommt: zunächst durch den selbständigen Kardiaringmuskel, zweitens durch einen rein mechanischen Ventilverschluß und drittens durch die sogenannte Zwerchfellzwinge. Der physiologische Schluckvorgang läßt sich im Röntgenbilde gut verfolgen. Im ganzen dauert er nach kinematographischen Feststellungen (KRAUSE, SCHREIBER, RIEDER, ROSENTHAL u. a.) 4—6 Sekunden.

Sehr schön stellt sich im Schirmbilde die Peristaltik der Speiseröhre dar, wenn der Kranke ein halbflüssiges Kontrastmittel schluckt. Man sieht dann von oben nach unten rasch verlaufende wellenartige Bewegungen der Wände. Dabei erscheint das Rohr an verschiedenen Stellen vorübergehend eingeschnürt und leicht geschlängelt. Manchmal bleibt der Bissen an einem Kontraktionsringe mehrere Sekunden stecken. Aufnahmen in diesem Augenblicke können den Eindruck einer Stenose hervorrufen. Vor dem Sphincter cardiae findet regelmäßig ein kurzer Aufenthalt des Bissens statt; es braucht stets eine gewisse Zeit, bis sich der Schließmuskel öffnet.

Unterhalb eines Krankheitsherdes entleert sich die Speiseröhre langsamer als gewöhnlich. Mithin gelingt dann ihre röntgenologische Darstellung im ganzen

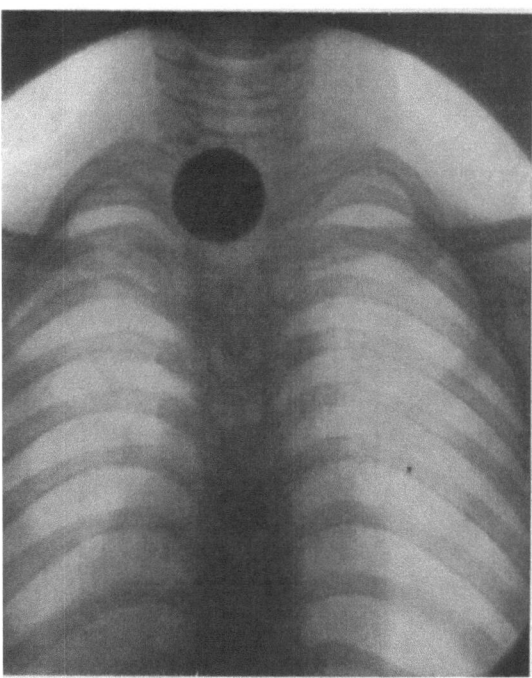

Abb. 475. Verschluckte Münze in der Speiseröhre.

Verlaufe. Kommt also ein solches Bild zustande, so ist das ein Hinweis auf eine krankhafte Veränderung oberhalb des Sphincter cardiae. Keineswegs darf aber wegen verzögerter Entleerungszeit Spasmus oder gar ein anatomisches Hindernis im Bereiche der Kardia angenommen werden.

Die krankhaft veränderte Speiseröhre.

1. Fremdkörper in der Speiseröhre.

Die verschiedenartigsten Gegenstände werden gelegentlich verschluckt und bleiben in der Speiseröhre stecken. Bevorzugte Stellen sind ihre drei physiologischen Engen: im Beginne, in der Gegend der Bronchusgabelung und an der Durchtrittstelle durch das Zwerchfell.

Je höher das spezifische Gewicht des Fremdkörpers ist, desto ausgeprägter ist sein Röntgenschatten. Am deutlichsten sind metallene Gegenstände nachzuweisen, wie Münzen, Metallknöpfe, Nadeln, Nägel usw. Doch auch Glasperlen, Steine, Knochen können bisweilen gut erkennbar sein. Zu ihrer Darstellung genügt jedoch die Durchleuchtung meist nicht. Aufnahmen sind notwendig. Strahlendurchlässige Fremdkörper, wie Knorpel und spongiöse Knochen, werden nach Kontrastaufschwemmung sichtbar. Das Mittel schlägt sich auf ihnen nieder.

Die heutigen künstlichen Gebisse sind auf dem Röntgenbilde leicht faßbar. Sie bleiben mit ihren Zacken und Kanten, Spitzen und Häkchen gern hängen

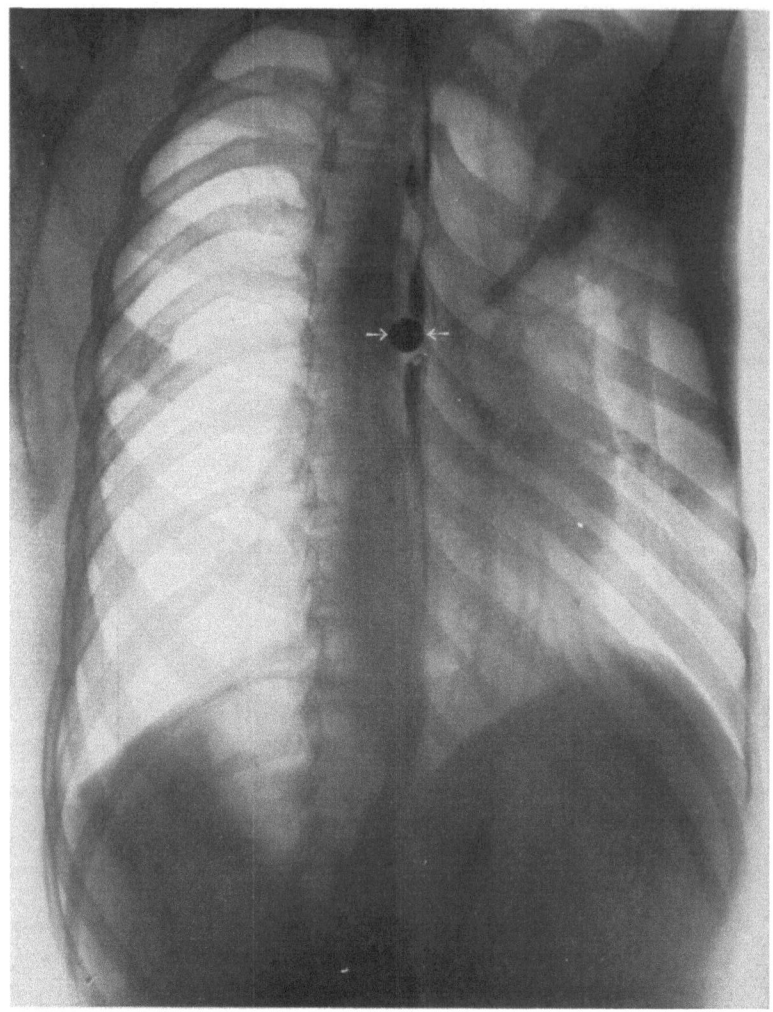

Abb. 476. Fremdkörper in der Speiseröhre.

und verletzen die Schleimhaut. Dadurch entsteht reflektorisch Spasmus, der die Weiterbeförderung des Fremdkörpers hindert. Das Röntgenbild zeigt außer Lage und Sitz noch die Verhakungsart an. Bei Entfernungsversuchen wird man an diese denken.

So gelang es bei einem 43jährigen Manne ein Gebiß, nachdem man es gedreht hatte, mit der Sonde vorsichtig herunter zu stoßen. Es war mit einem Häkchen versehen und hatte sich mit dessen nach oben gerichteter Spitze in der Wand verankert (Abb. 474).

Auch bei runden, glatten Fremdkörpern, wie z. B. Münzen, ermöglicht Röntgendurchleuchtung Nachweis (Abb. 475) und Herunterstoßen unter Leitung des Auges.

Ganz selten muß der Röntgenologe entscheiden, ob ein Fremdkörper, insbesondere ein Geschoß, in der Speiseröhre oder der Luftröhre haftet. Es empfiehlt sich dann, erstere durch Bariumbrei oder durch Sonde sichtbar zu machen. Der Fremdkörper zeigt sich hierauf inner- oder außerhalb des Kontrastschattens.

Abb. 476 läßt eine Schrapnellkugel zwischen den Enden des unterbrochenen Speiseröhrenschattens erkennen. In Abb. 477 stößt der Schatten der Kugel

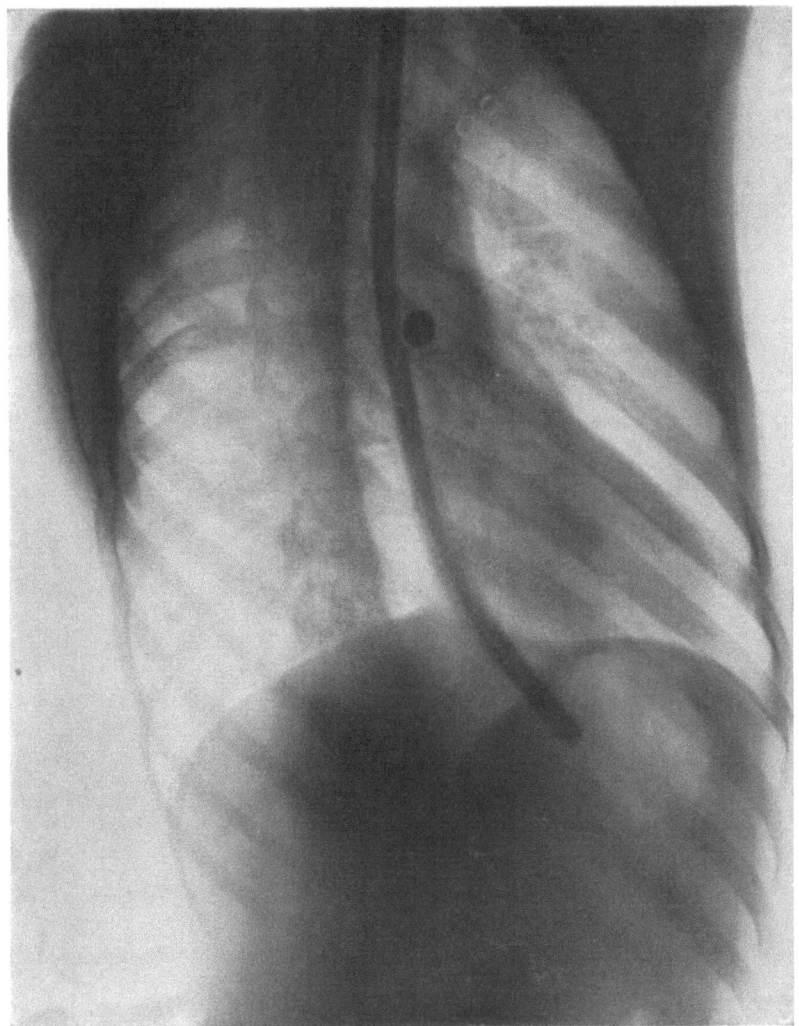

Abb. 477. Derselbe Kranke nach Sondeneinführung.

unmittelbar an den der eingeführten Schlundsonde; folglich muß das Geschoß in der Speiseröhre stecken. Wir verdanken diese lehrreichen Bilder Herrn Prof. RIEDER.

2. Narbige Verengerungen der Speiseröhre.

Sie entstehen meistens im Anschluß an Verätzungen. Nach ihrer anatomischen Form unterscheidet man leistenförmige, halbring- und klappenartige, ring- und röhrenförmige Strikturen. Mit Vorliebe sitzen sie an den drei physiologischen Engen der Speiseröhre. Nicht selten sind mehrere vorhanden. Besonders häufig sind die von der Kardia aufsteigenden. Sie erklären sich durch die Stauung der ätzenden Flüssigkeit oberhalb der Kardia infolge eines reflektorischen Kardiospasmus (v. MIKU-LICZ). Über der Stenose kommt es im Laufe der Zeit regelmäßig zur Erweiterung.

Die röntgenologische Untersuchung gibt in schonender Weise vollen Aufschluß über Sitz und Ausdehnung der Enge. Wir sehen oberhalb des Passes einen mehr oder weniger breiten Schatten, der sich nach unten kegelförmig verjüngt. Er kann plötzlich abbrechen oder fadenförmig sich verlieren.

Abb. 478 zeigt ein solches Beispiel. Die hochgradige Verätzungstenose machte Anlegung einer Magenfistel nötig.

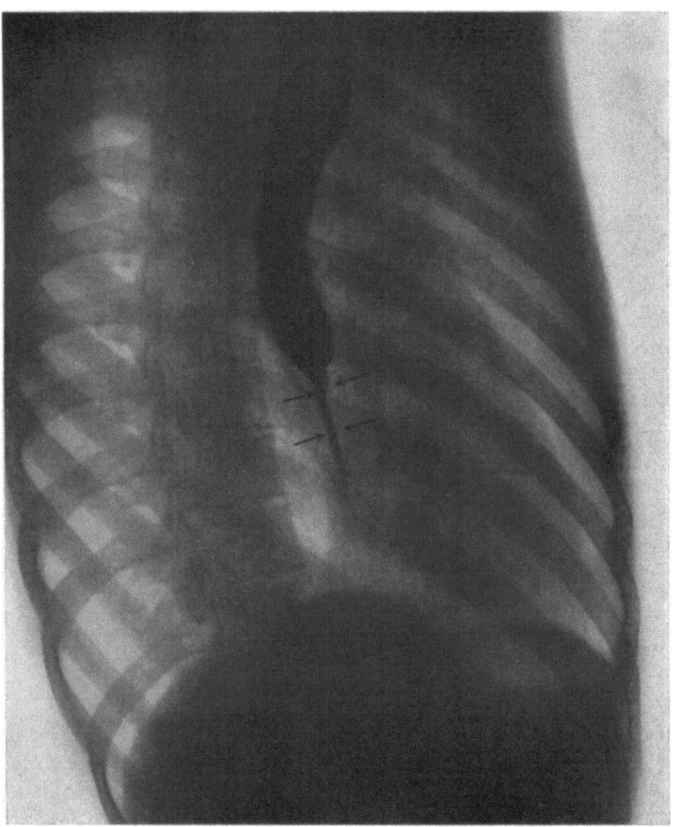

Abb. 478. Verätzungstenose, in Höhe der Luftröhrengabelung beginnend.

Einen ähnlichen Befund bei einem Kinde gibt Abb. 479 wieder.

Nicht so sicher ist die Art der Enge zu erkennen. In der Regel läßt sich jedoch, wie z. B. bei Verätzungen, durch Erhebung der Vorgeschichte die Diagnose ergänzen.

Die Länge einer Striktur ist aus dem Speiseröhrenschatten nicht immer zu ermessen. Der durch die Stenose getretene Brei sickert auch im gesunden Rohre als dünner Faden weiter.

Ein eindrucksvolles Beispiel dafür bietet uns die Abb. 480. Man könnte glauben, daß der dünne fadenförmige Schatten unterhalb des erweiterten Speiseröhren-anteiles in seiner ganzen Ausdehnung einer Verengerung entspräche. Das trifft nicht zu. Aus Operations- und aus Leichenbefunden weiß man, daß diese fast niemals so große Abschnitte befällt.

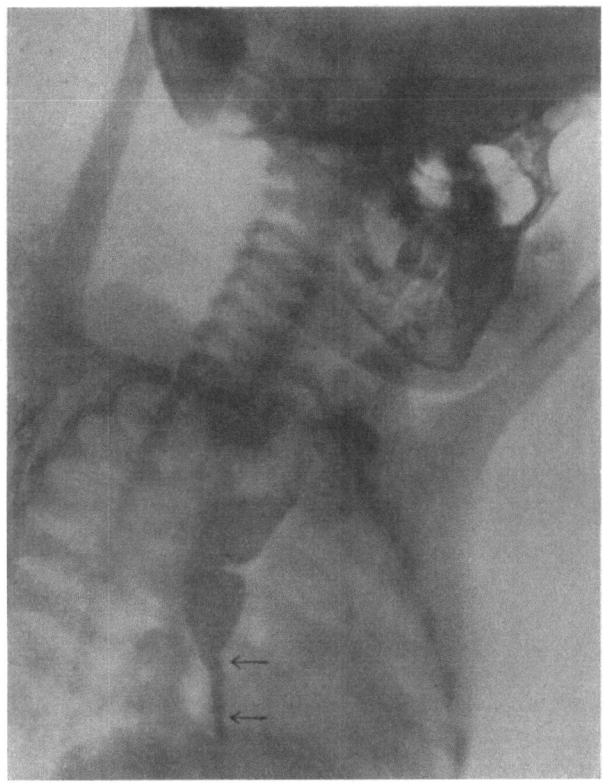

Abb. 479. Verätzungstenose bei einem 4 jährigen Knaben.

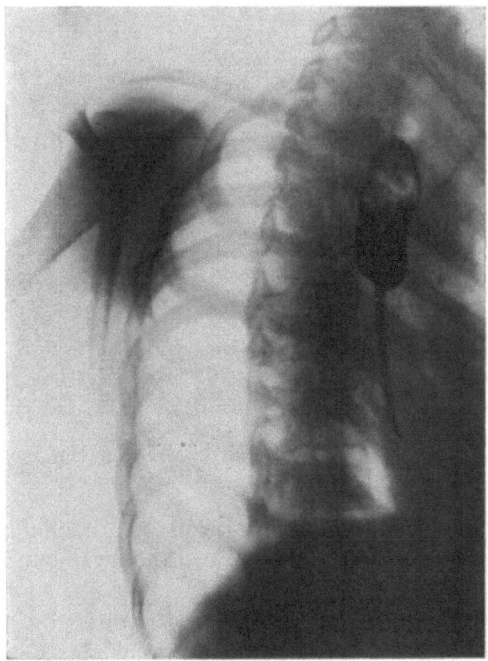

Abb. 480. Verätzungstenose in Höhe der Luftröhrengabelung.

3. Lage- und Formveränderungen der Speiseröhre durch Erkrankung in der Umgebung.

Verdrängung und narbige Verziehung der Speiseröhre sind häufig. Als Ursachen kommen in Betracht Verwachsungen infolge entzündlicher Vorgänge in der

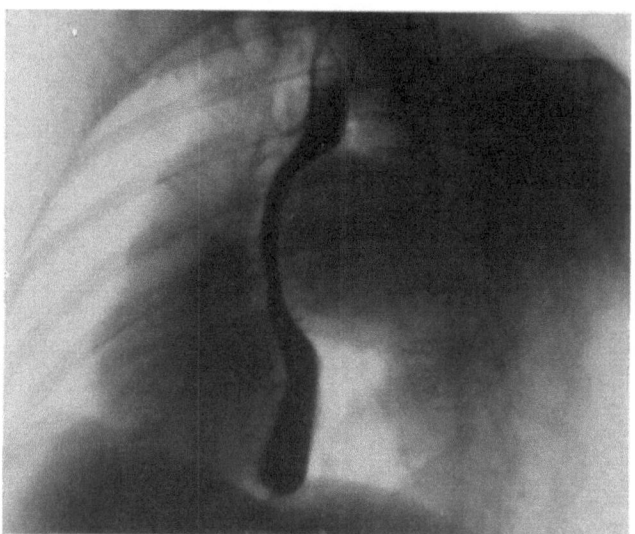

Abb. 481. Verdrängung und Kompression der Speiseröhre durch Aortenaneurysma (Bild im 2. schrägen Durchmesser).

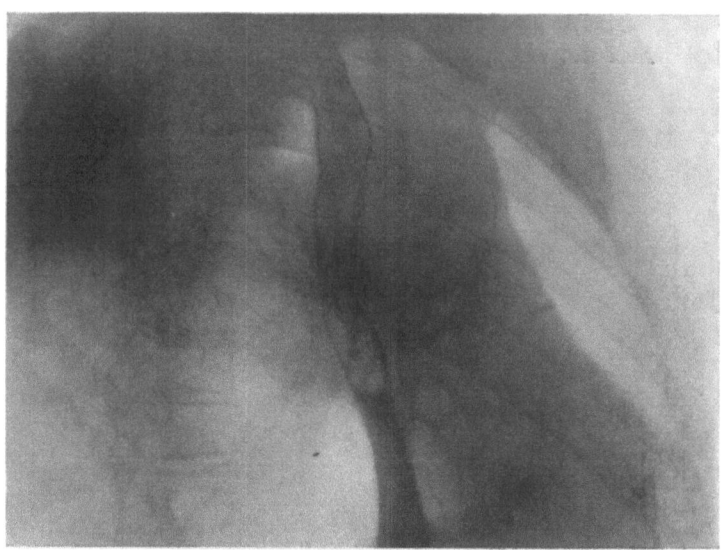

Abb. 482. Derselbe Kranke (Bild im 1. schrägen Durchmesser).

Umgebung, pleuritische und perikarditische Ergüsse, Mittelfellgeschwülste, namentlich Kröpfe, Verkrümmungen der Wirbelsäule, Aneurysmen, besonders der Aorta descendens.

Auch bei Herzerkrankungen, die zur Erweiterung des linken Vorhofes führen, kommen Verschiebungen der Speiseröhre infolge der Vergrößerung des linken Vorhofes nach hinten vor (KOVASC und STOERK). Sie führen jedoch kaum zu nennenswerten Schluckstörungen.

Kompressionserscheinungen der Speiseröhre bei Aortenaneurysma sind nicht häufig und hängen vor allem von seinem Sitze und seiner Größe ab. Die anatomischen Beziehungen der Speiseröhre zu Aorta descendens und Aortenbogen lassen erwarten, daß bei Aneurysmen dieser Abschnitte am ehesten Verdrängung und Kompression eintreten. Man wird sie seltener finden bei Aneurysma der aufsteigenden Aorta.

Schluckbeschwerden, die allerdings selten sind, können zu differentialdiagnostischen Schwierigkeiten führen. Röntgenuntersuchung ist dabei unerläßlich.

Ein 51jähriger Kaufmann wurde wegen Schluckbeschwerden und zunehmender Kurzatmigkeit unter Annahme einer Mittelfellgeschwulst der Klinik überwiesen. Er war erfolglos

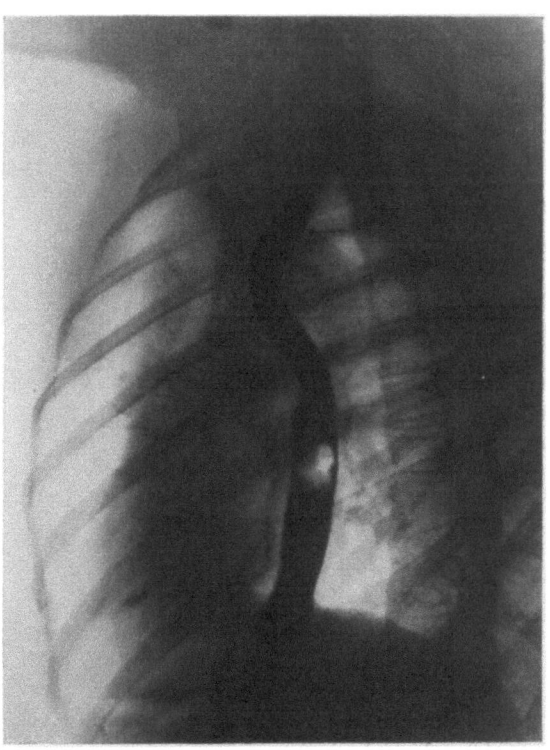

Abb. 483. Bogenförmige Verdrängung der Speiseröhre durch eine Mittelfellgeschwulst.

bestrahlt. Vor 25 Jahren war antiluetische Kur durchgeführt worden. Die klinische Untersuchung zeigte einen gut genährten, cyanotischen Mann mit stridoröser Atmung. Im Vordergrunde stand starke Verbreiterung des Herzens nach links. Man hörte ein systolisches Geräusch über der Aorta. Blutdruck war erhöht.

Die Röntgenuntersuchung klärte diesen Befund auf. Es zeigte sich ein faustgroßer, pulsierender, scharf begrenzter Schatten, der vom hinteren Mittelfeld in das rechte Lungenfeld vorsprang. Die Geschwulst war vom Schatten der Aorta descendens nicht zu trennen, saß sehr breit auf und zeigte allseitige Pulsationen. Es handelte sich also um Aneurysma der Aorta descendens. Es lag nahe, die Schluckbeschwerden auf Druck zu beziehen. Die Aufnahme ergab Eigentümlichkeit in Gestalt und Verlauf der Speiseröhre. Der äußeren Geschwulstbegrenzung entsprechend war sie bogenförmig von links hinten nach rechts vorn verdrängt. Ihre Lichtung war in diesem Bereiche zusammengedrückt (Abb. 481, 482).

Ein 25jähriger Kaufmann erkrankte mit Schmerzen, die vom Brustbein gegen den Hals und nach beiden Seiten ausstrahlten. In der Folge stellten sich Schlingbeschwerden ein. Er hatte das Gefühl, daß größere Bissen mitten in der Speiseröhre hängen blieben. Für Lues ergaben sich keine Anhaltspunkte. Der Kranke wurde unter der Diagnose Speiseröhren-divertikel der Klinik überwiesen. Bei der klinischen Untersuchung wurde nichts Wesentliches gefunden.

Dagegen zeigte das Röntgenbild (Abb. 483) im Bereiche des hinteren Mittelfell-gebietes etwas oberhalb der Bronchusteilung einen apfelgroßen, runden und glatten Schatten. Bei Kontrastfüllung war hier die Speiseröhre nach vorn bogenförmig abgedrängt und deutlich, wenn auch nicht hochgradig verschmälert. Der Schatten entsprach also wohl einer Neubildung des hinteren Mittelfellgebietes.

Manchmal werden Art, Ausmaß und Form der Verdrängung der Speiseröhre Anhaltspunkte geben für die anatomische Art der raumbeengenden Ursache. Aneu-rysmen und gutartige Neubildungen (Struma substernalis, Sympathicusneurome,

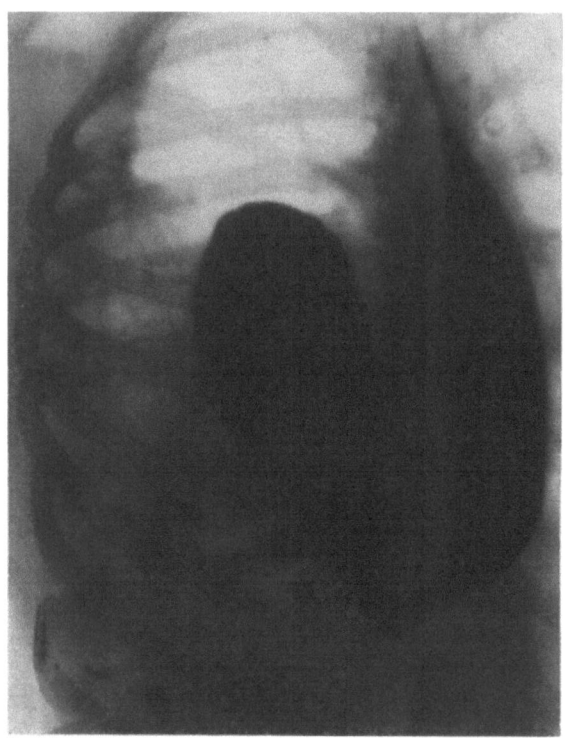

Abb. 484. Abknickung des unteren Abschnittes der Speiseröhre infolge von Verlagerung des Magens bei Hernia diaphragmatica.

Cysten usw.) verursachen die größte, bösartige, infiltrierend wachsende Geschwülste dagegen geringere Verdrängung. Letztere verraten sich eher durch Unregelmäßig-keiten der Speiseröhrenwand und ungleichmäßige Schattenlücken.

Abknickungen der Speiseröhre sind selten beobachtet worden. Ihr Grund liegt meistens in angeborener oder erworbener Veränderung des Zwerchfelles (Hernia diaphragmatica oder Relaxatio) (LEICHTENSTERN, G. SCHWARZ, FALTER und FREUD).

Auch wir hatten mehrfach Gelegenheit, solche Befunde zu erheben, insbesondere bei einem Kranken, der einen angeborenen, linkseitigen Zwerchfellbruch besaß (Abb. 484). Die Speiseröhre war in ihrem unteren Teile U-förmig stark abgeknickt. Der Magenkörper lag im linken Brustraum und war gleichzeitig um seine Längsachse gedreht, so daß die große Kurvatur, die in die Höhe gerückt war, den oberen Pol des Magens bildete. Dieses eigentümliche Bild legten wir uns folgendermaßen zurecht: Beim Emporsteigen des Magens durch die Zwerchfellbruchpforte wird sein Körper in die Brusthöhle verlagert. Die Pars cardiaca macht nur einen Teil dieser

Bewegung mit, da die Speiseröhre nur wenig nachgibt. Dann tritt an entsprechender Stelle die Knickung ein. Weitere Verlagerung erfolgt dann auf Kosten der beweglicheren und leichter dehnbaren großen Kurvatur.

4. Oesophagusdivertikel.

Man unterscheidet 2 Formen: das Pulsions- und das Traktionsdivertikel.

Das Pulsionsdivertikel sitzt mit Vorliebe im oberen Abschnitte der Speiseröhre an ihrem Übergange in den Pharynx (pharyngo-ösophageales oder Grenzdivertikel). Seltener wird es in den tieferen Abschnitten der Speiseröhre angetroffen (ösophageales, epiphrenales Divertikel). Ausgangspunkt ist meist die hintere Wand.

Die Größe kann recht verschieden sein. Es sind Erweiterungen von einer Länge bis zu 10 cm und mehr beschrieben worden.

SAUERBRUCH operierte einen Kranken, der einen Sack von 10 cm Längen- und 3 cm Querdurchmesser in ungefülltem Zustande hatte, einen anderen mit einer faustgroßen Ausbuchtung.

Das Pulsionsdivertikel wird oft jahrelang übersehen oder nicht richtig gedeutet. Seine Druckerscheinungen werden auf einen tiefen Kropf, auf eine Mittelfellgeschwulst, auf Drüsenpakete bezogen oder für nervöse Beschwerden gehalten. Die Sonde vermag, wenn sie anstandslos an dem Eingange des Sackes vorbeigleitet, den Irrtum nicht immer zu beseitigen. Auch der Zweisondenversuch versagt oft.

Das Traktionsdivertikel entsteht infolge chronischer Entzündungen und Schrumpfungen in der Umgebung der Speiseröhre.

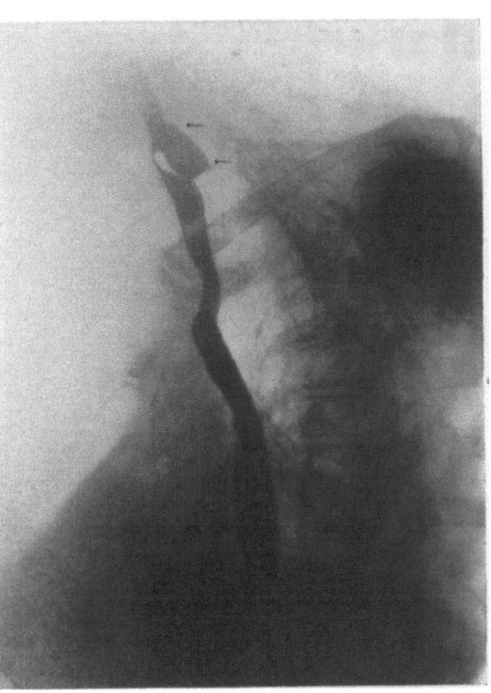

Abb. 485. Pulsionsdivertikel mit deutlich sichtbarem Abgang des Stieles (Pfeile: Divertikeltasche).

Am häufigsten sitzt es an der vorderen Wand in verschiedener Höhe. Klinisch wird es gewöhnlich erst nach Durchbruch in die Lunge oder in den Brustfellsack erfaßt.

Beide Formen lassen sich im Röntgenbilde darstellen. Das ist besonders wertvoll, wenn das Leiden mit unklaren Schluckbeschwerden beginnt, für die eine anatomische Unterlage zu fehlen scheint. Auffüllung mit Kontrastmassen verrät genau ihre Größe und ihre Form. Freilich gelingt die Füllung nicht immer, weil der Brei an der Nebenöffnung vorbeigleitet. Darum ist Einführung des Breies in verschiedenen Stellungen, besonders in Rückenlage, empfehlenswert. Manchmal muß die Untersuchung wiederholt werden.

Das pharyngo-ösophageale Pulsionsdivertikel gibt einen mehr oder weniger ei- oder kreisrunden Röntgenschatten, der sich von der oberen Brustkorböffnung abwärts erstreckt. In der sagittalen Ebene erscheint er infolge von Überlagerung meist als Ausbuchtung des Schattenbandes der Speiseröhre. Doch glückt es oft, beide Schatten bei Untersuchung in verschiedenen Strahlenrichtungen voneinander zu trennen, so daß der Stiel des Sackes sichtbar wird (Abb. 485). Kennzeichnend ist das Verweilen des Kontrastbreies in der Tasche auch nach vollständiger Entleerung der Speiseröhre.

Eine 60 jährige Gepäckträgerswitwe klagte seit vier Jahren im Anschluß an eine Kehlkopferkrankung über Schluckbeschwerden. Sie mußte häufig ohne Räuspern Speichelmassen ausspucken. Die Schluckbeschwerden nahmen in der Folge zu. Sie hatte das Gefühl eines Hindernisses im unteren Halsbereiche, das namentlich den Durchgang fester Bissen erschwerte. Öfters mußte sie auch bereits genossene Speisen wieder erbrechen, die nicht sauer rochen. Häufig war sie gezwungen, beim Essen nachzuschlucken. Tage, an denen sie verhältnismäßig gut zu schlingen vermochte, wechselten mit solchen, an denen der Durchgang wieder stärker behindert war.

Man gelangte mit mittelstarker, weicher Sonde 16 cm von der vorderen Zahnreihe entfernt auf einen Widerstand. Nach dessen Überwindung kam man in einen Blindgang von 4 cm Länge.

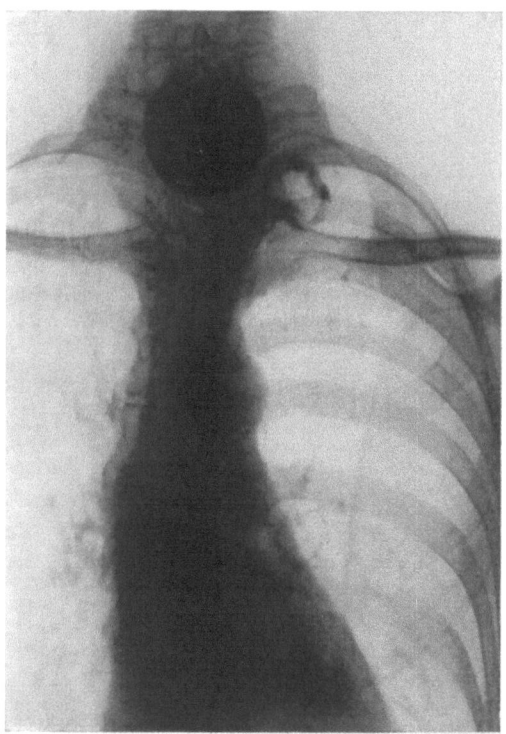

Abb. 486. Pulsionsdivertikel der Speiseröhre. Das Divertikel bleibt gefüllt, während die Speiseröhre bereits entleert ist.

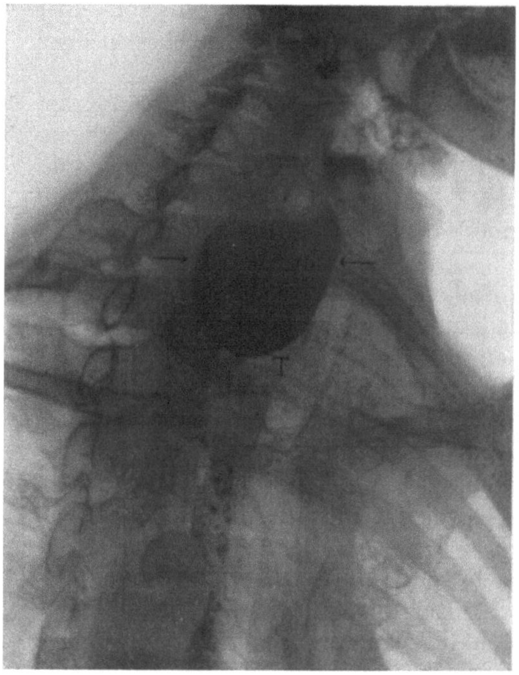

Abb. 487. Dieselbe Kranke im ersten schrägen Durchmesser (Pfeile: Divertikel, T Trachea).

Röntgenuntersuchung (Abb. 486, 487) ergab in dem Halsabschnitte der Speiseröhre einen kleinapfelgroßen runden Schatten, der nach Entleerung des übrigen Speiseschlauches noch lange Zeit sichtbar blieb. Die Umrisse waren scharf und regelmäßig. Die Röntgen- und die klinische Diagnose lauteten übereinstimmend auf Pulsionsdivertikel im pharyngo-ösophagealen Abschnitte.

Besonders große Ausdehnung eines Divertikels zeigt Abb. 488.

Sie stammt von einem 55jährigen praktischen Arzt, der seit 6 Jahren wegen Lungenerkrankung öfters in Sanatorien war. Vor 4 Jahren traten zum ersten Male Schluckbeschwerden auf. Beim Essen Hustenreiz und Druckgefühl. In der Folgezeit nahmen die Beschwerden zu. Seit zwei Jahren vermochte er feste Speisen, wie Brot und Äpfel, nicht mehr zu schlucken. Entsprechende Abmagerung. Vor 3 Jahren wurde nach Sondierung und Röntgenaufnahme ein Speiseröhrendivertikel angenommen. Da aber bei dem schlechten Allgemeinzustand und der starken Gewichtsabnahme Krebsverdacht bestand, wurde bestrahlt.

Einweisung in die Klinik. Schlecht und leidend aussehender Mann in stark abgemagertem Körperzustande. Ausgesprochene Schluckbeschwerden. Er vermag zur Not noch breiige Speisen unter Nachtrinken herunterzubringen. Nach dem Essen lästiger Druck, der in die Magengegend verlegt wird. Gefühl des Wiederkauens und fortwährendes Aufstoßen. Bei Rückenlage Erbrechen eben genossener Speisen. In der rechten Oberschlüsselbeingrube fühlte man vorn und medial eine scharf abgrenzbare, rundliche und leicht druckempfindliche Vorwölbung, die aber nicht immer vorhanden ist. Die Untersuchung der inneren Organe ergab keine Besonderheiten.

Röntgenuntersuchung: Nach Einnahme der Kontrastaufschwemmung zeigt sich, daß diese in Höhe der oberen Thoraxöffnung stecken bleibt. Bei erneutem Schlucken weitet sich der Schatten immer mehr aus, bis er schließlich zu Faustgröße angewachsen ist. Keine Verdunkelung in der unteren Speiseröhre (Ventilverschluß). Die Umrisse des Sackes sind, besonders im unteren Abschnitte, äußerst scharf, abgerundet und von regelmäßiger Gestalt. Die Trübung, die zuerst links auftrat, erstreckt

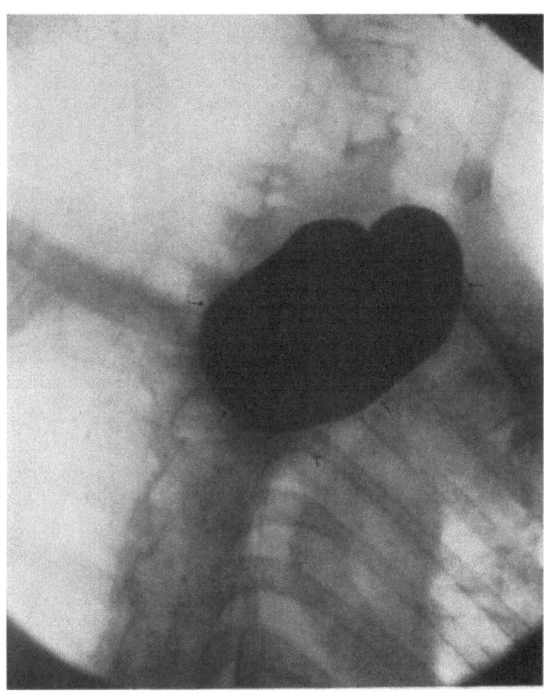

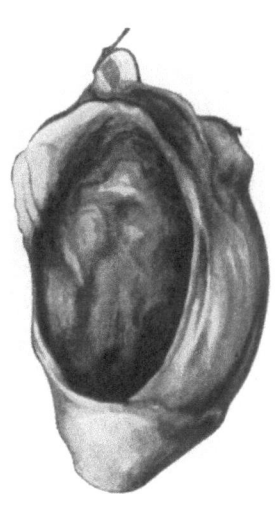

Abb. 488. Mächtiges Pulsionsdivertikel der Speiseröhre mit Ventilstenose.

Abb. 489. Entferntes, großes Speiseröhrendivertikel (geschrumpftes, gehärtetes Operationspräparat zu Abb. 488).

sich immer mehr nach rechts und liegt schließlich vorwiegend nach hinten und rechts von der Speiseröhre (Abb. 488).

Es saß also ein ungewöhnlich großes Divertikel im pharyngoösophagealen Abschnitte.

Wegen des geschädigten Körperzustandes wurde zur Entfernung des Divertikels schrittweise vorgegangen. Zunächst Anlegen einer Magenfistel, durch die der Kranke ernährt wurde. Dann Vorlagerung des Divertikels durch Mediastinotomia anterior. Vier Monate darauf Resektion und Verschluß. Nach weiteren 4 Monaten wurde auch die Magenfistel operativ beseitigt. Nach der Operation in kurzer Zeit Gewichtszunahme von 11 Pfund. Heilung.

Das freilich sehr geschrumpfte Operationspräparat zeigt Abb. 489.

Pulsionsdivertikel werden oft durch spastische Zustände im oberen Abschnitte der Speiseröhre vorgetäuscht. Darauf hat schon STIERLIN hingewiesen. Der zurück-

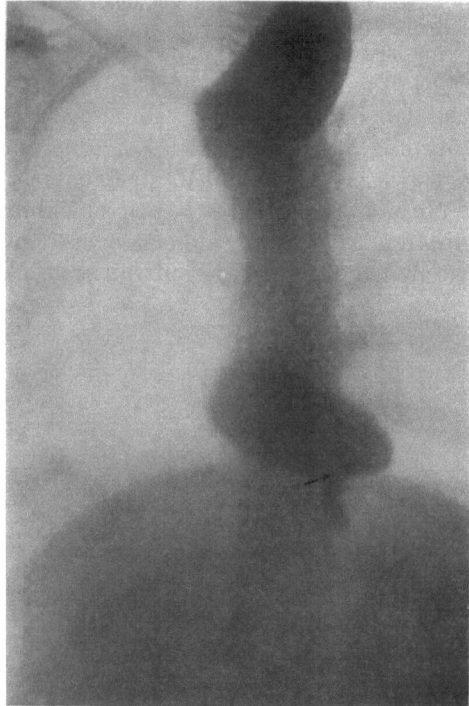 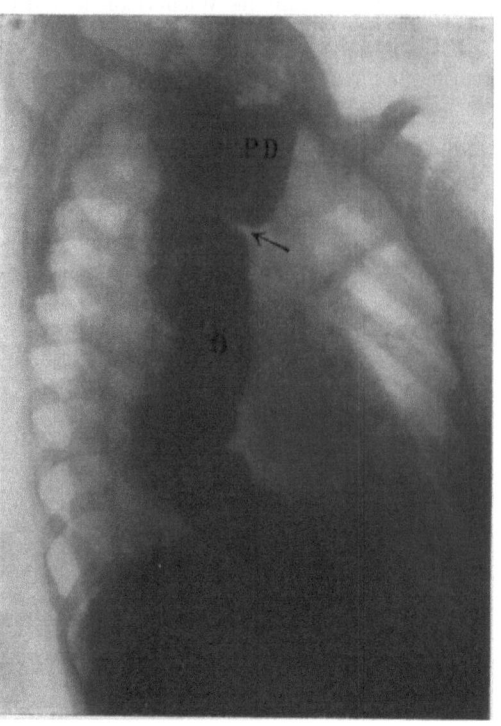

Abb. 490. Pseudodivertikel der Speiseröhre
und Kardiospasmus.

Abb. 491. Dieselbe Kranke. 5 Jahre später. Kardiospasmus. Starke Erweiterung der gesamten Speiseröhre (Ö). Funktionelles oder Pseudodivertikel (PD),
durch eine spastische Einziehung (Pfeil) teilweise
vom Oesophagus abgeschnürt.

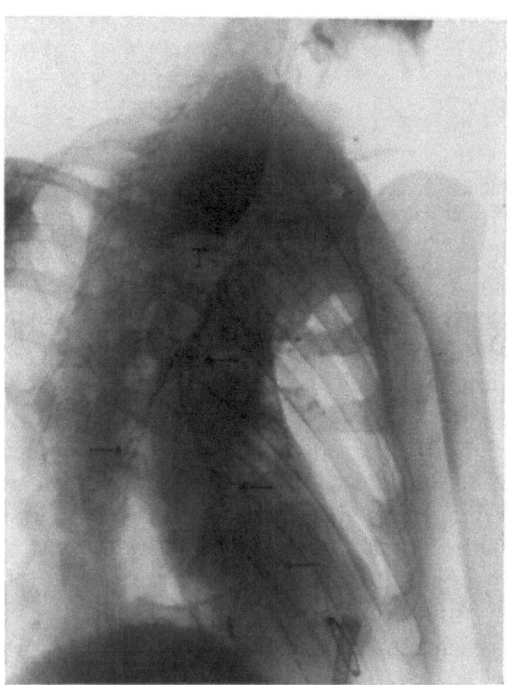

Abb. 492. Pulsionsdivertikel der Speiseröhre mit Durchbruch in die Luftröhre (T Trachea, Pfeile:
Bronchialwand).

gehaltene Kontrastbrei oberhalb der Enge gibt in der Tat ein divertikelähnliches Röntgenbild. Auch örtliches und zeitliches Verweilen des Schattens spricht dafür.

Ein 25jähriges Mädchen wird wegen zunehmenden Erbrechens sämtlicher Speisen, verbunden mit zeitweiligen Erstickungsanfällen, in die chirurgische Klinik Zürich gebracht. Das

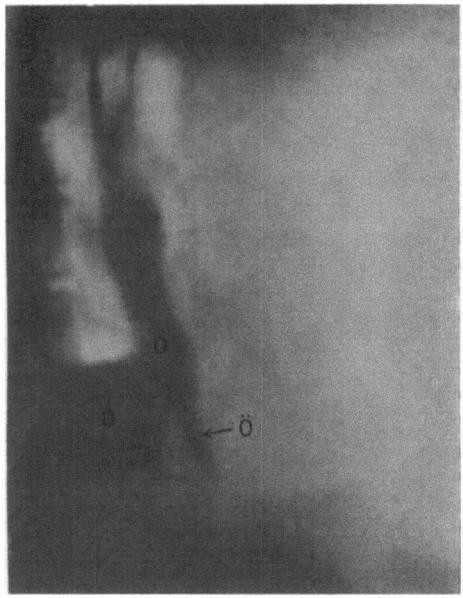

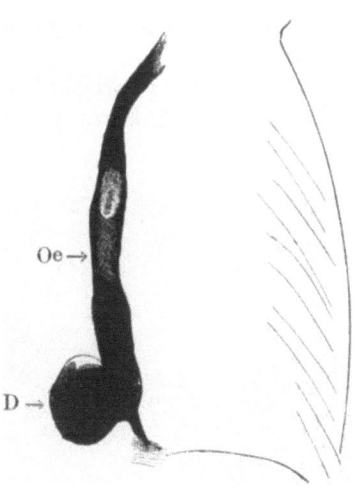

Abb. 493. Epiphrenales Speiseröhrendivertikel, dicht über dem Hiatus von der hinteren Wand ausgehend.

Abb. 494. Dieselbe Kranke. Strichpause der vorigen Platte. D Divertikel, Oe Oesophagus.

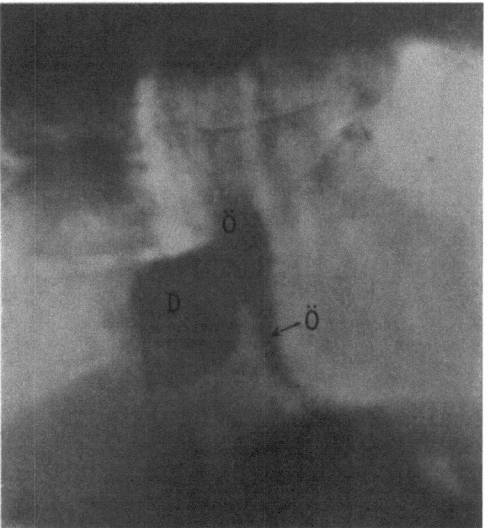

Abb. 495. Derselbe Kranke 5 Minuten später. Die Speiseröhre hat sich größtenteils entleert. Das Divertikel D ist gefüllt geblieben.

Leiden hat schon während des 13. Lebensjahres mit einem lästigen Drucke hinter dem Brustbeine begonnen, der sofort nach den ersten Bissen einer Mahlzeit auftrat. Im Alter von 20 Jahren wurde sie, da Erbrechen und Atemnot zunahmen, 26 Wochen lang mit der GOTTSTEINschen Sonde behandelt. Die Besserung war nur vorübergehend. Vor dem Erbrechen trat bisweilen eine Schwellung an der linken Seite des Halses auf. Schon deswegen wurde an ein Divertikel gedacht.

Die Röntgenaufnahme (Abb. 490) zeigt die Speiseröhre an zwei Orten, dicht über dem Zwerchfell und in der Gegend der oberen Thoraxapertur, stark erweitert und prall gefüllt. 5 Jahre später sieht man (Abb. 491) immer noch Stauung und Dilatation über der Kardia und an Stelle der oberen Erweiterung eine sackartige Ausbuchtung des Speiserohres, die von letzterem durch eine tiefe Einschnürung teilweise getrennt ist. — Bei operativer Freilegung war der Oesophagus im unteren Hals- und obersten Brustabschnitte stark ausgedehnt (4,5 cm breit). Doch war kein Divertikel vorhanden. Im Verlaufe der Operation verschwand die Erweiterung, und die Speiseröhre zog sich zu einem kleinfingerdicken, muskulösen Strange zusammen. Die Ähnlichkeit mit einem funktionellen Magendivertikel (DE QUERVAIN) liegt auf der Hand. In der Folge verdichtete sich das Krankheitsbild immer mehr zum Kardiospasmus. Operative Behandlung war von Erfolg.

Zur Unterscheidung zwischen Pseudodivertikel oder Spasmus und wirklichem Divertikel muß der Kranke in verschiedenen Durchmessern durchleuchtet werden.

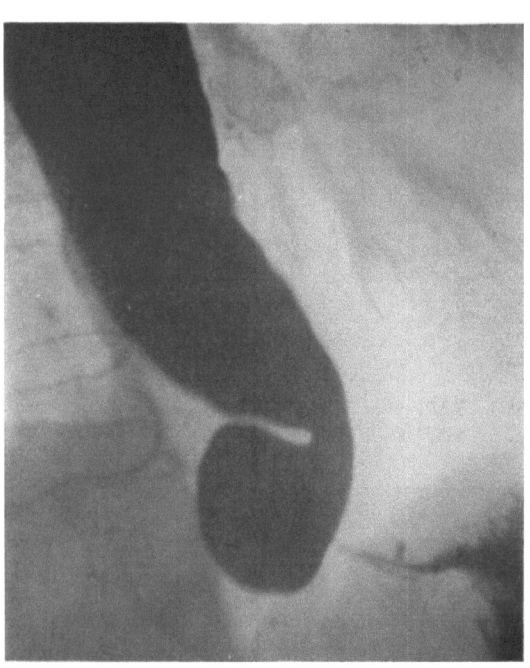

Abb. 496. Epiphrenales Divertikel, das mit Erfolg operiert wurde.

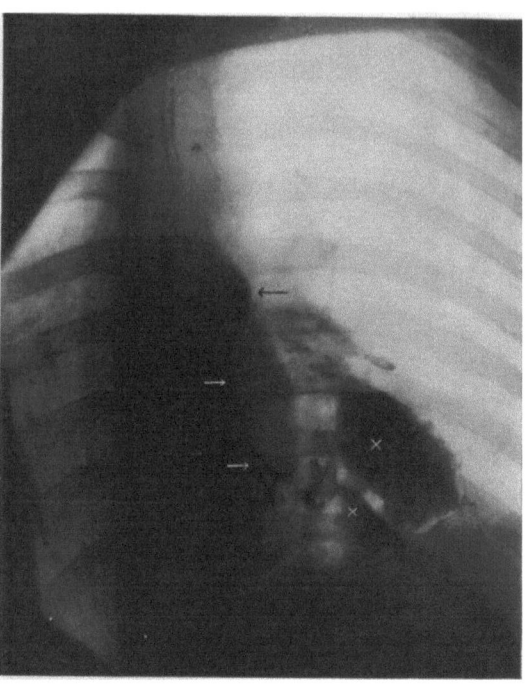

Abb. 497. In die Lunge perforiertes Traktionsdivertikel in Höhe des XII. Brustwirbels mit Absceßbildung. (Oberer Pfeil: Divertikel, untere Pfeile: Perforationskanal. Kreuze: mit Kontrastmasse gefüllte Absceßhöhle in der Lunge.)

Wenn in keiner Strahlenrichtung der fragliche Schatten neben der Speiseröhre liegt, sondern stets in ihrer Achse bleibt, so ist eher Spasmus anzunehmen. Übrigens kann aus einem Pseudodivertikel infolge des andauernden Krampfes ein echtes entstehen (STIERLIN). Auch KILLIAN hat auf den ursächlichen Zusammenhang von Spasmus und Ausbuchtung hingewiesen.

Durchbruch eines Pulsionsdivertikels führt entweder zu peri-ösophagealer Phlegmone oder zu diffuser Mediastinitis. Erfolgt er in die Luftröhre, so ist röntgenologischer Nachweis leicht. Das Kontrastmittel schlägt sich auf der Wand der Luftröhre und der größeren Bronchen nieder, deren Aufhellung dann scharf begrenzt ist. Sogar feinere Bronchen vermag man unter Umständen durch aspirierte Kontrastaufschwemmung bis zu den seitlichen Lungenteilen zu verfolgen (Abb. 492.)

Die seltenen echten epiphrenalen Pulsionsdivertikel können infolge ihrer versteckten Lage nur durch Röntgenbild festgestellt werden. Da ihr Schatten in sagittaler Richtung von dem des Herzens verdeckt wird, empfiehlt sich Durchleuchtung im ersten oder im zweiten schrägen Durchmesser. Die Verdunkelung des Divertikels erscheint dann zwischen Herz und Wirbelsäule (Abb. 493).

Ein 72jähriger Mann gab an, daß er vor etwa 15 Jahren zum ersten Male beim Genusse fester Speisen, beim schnellen Essen oder Reden während einiger Minuten bis zu einer halben Stunde das peinigende Gefühl gehabt habe, als ob in der Speiseröhre eine Blase stecke, die sich auf und ab bewege und den Durchgang hindere. In den letzten Jahren wurden diese „Anfälle" häufiger.

Die Röntgenuntersuchung der Speiseröhre brachte alsbald Klarheit.

Abb. 493, 494 sind sofort nach Schlucken der Bariummischung, Abb. 495 ist 5 Minuten später aufgenommen.

Man sieht etwa 8 cm oberhalb der Zwerchfellkuppe von der Hinterwand der Speiseröhre ein mandarinengroßes Divertikel gegen die Wirbelsäule vorspringen, das größtenteils von Kontrastbrei gefüllt ist und über dem wagerechten Spiegel eine Luftblase zeigt, ähnlich der Magenblase. Vorn an dem Sacke läuft der Speiseröhrenschatten, sich allmählich verjüngend, abwärts, um sich über der linken Zwerchfellkuppe zu verlieren.

In Abb. 495 hat sich das Rohr schon größtenteils in den Magen entleert; das Divertikel ist gefüllt geblieben. Vor ihm steigt der Oesophagusschatten, sich verjüngend, hinunter zur Magenblase.

Nach diesen Bildern kann über die Diagnose kein Zweifel mehr herrschen. Erweiterung der Speiseröhre infolge Kardiospasmus läßt sich ausschließen, weil wir den Divertikelschatten neben dem des Oesophagus sehen. Dadurch, daß dieser durch das gefüllte Divertikel zusammengedrückt wird, staut sich sein Inhalt.

Abb. 496 stellt ebenfalls ein selten schönes epiphrenales Divertikel dar. Pat. wurde mit Erfolg operiert.

Die Röntgendarstellung der Traktionsdivertikel ist schwierig. Eindeutige Bilder entstehen nur nach Perforation in die Lunge.

Wir konnten drei derartige Kranke beobachten. Bei dem einen war das klinische Bild das eines Lungenabscesses. Eine Brustaufnahme wies die Lungenverdichtung nach. Speiseröhrenuntersuchung wurde nicht vorgenommen, da man zunächst an Divertikeldurchbruch nicht dachte. Diese Diagnose wurde erst nach Eröffnung des Abscesses gestellt.

Bei einer anderen Beobachtung hatten wir Gelegenheit, eine Röntgenuntersuchung vor der Operation vorzunehmen.

32jähriger Dienstknecht, 1915 akut erkrankt mit Schüttelfrost, Stechen und Fieber. Erholung nach Lazarettaufenthalt. Husten, Auswurf und Nachtschweiße bleiben bestehen. Sanatoriumsbehandlung wegen Verdacht auf Lungentuberkulose. 1920: Auswurf bekommt sauren Geschmack. Regelmäßig nach den Mahlzeiten Aufstoßen, krampfartiger Husten und häufig Aushusten sauer schmeckender Speisemassen. 1921 Einweisung in die chirurgische Klinik München unter richtiger Diagnose (Dr. ROSSBACH †). In den rechten Unterlappen durchgebrochenes Traktionsdivertikel in Höhe des achten Brustwirbels.

Röntgenuntersuchung: Der eingenommene Brei fließt glatt in den Magen. In der Höhe des achten Brustwirbels entsteht dabei eine leichte, nach rechts abgerundete, dem Speiseröhrenschatten aufsitzende Vorbuchtung. Bei weiterer Einnahme des Breies zeigt sich im rechten Unterlappen ein an Größe immer zunehmender Schatten, der fast ein Drittel des unteren Lungenfeldes erfaßt. Er ist unregelmäßig gestaltet und reicht bis zur rechten Zwerchfellkuppe. Die Art seiner Entstehung und seine Dichte lassen keinen Zweifel, daß es sich um aus der Speiseröhre stammende Bariumaufschwemmung handelt, die eine in der Lunge befindliche Höhle langsam vollstopft. Bei näherer Betrachtung zeigt sich ein schmaler Faden, der von der gefüllten Absceßhöhle bis zu dem Schattenvorsprunge der Speiseröhre zieht, den man als Oesophagusdivertikel deuten muß (Abb. 497).

Röntgendiagnose: Speiseröhrendivertikel in Höhe des achten Brustwirbels mit Durchbruch in die rechte Lunge und Absceßbildung.

Die operative Behandlung bestätigte die Röntgendiagnose.

Bei einem dritten Kranken konnten Perforation in die Lunge und Absceßbildung röntgenologisch nachgewiesen werden; das Divertikel dagegen ließ sich nicht darstellen. Auch dieser Kranke wurde geheilt.

5. Funktionelle Störungen der Speiseröhre.

a) Schlucklähmung und Atonie der Speiseröhre.

Die Schlucklähmung, d. h. die Unfähigkeit den Bissen vom Munde durch die Speiseröhre in den Magen zu treiben, kann ihre Ursache sowohl in Veränderungen

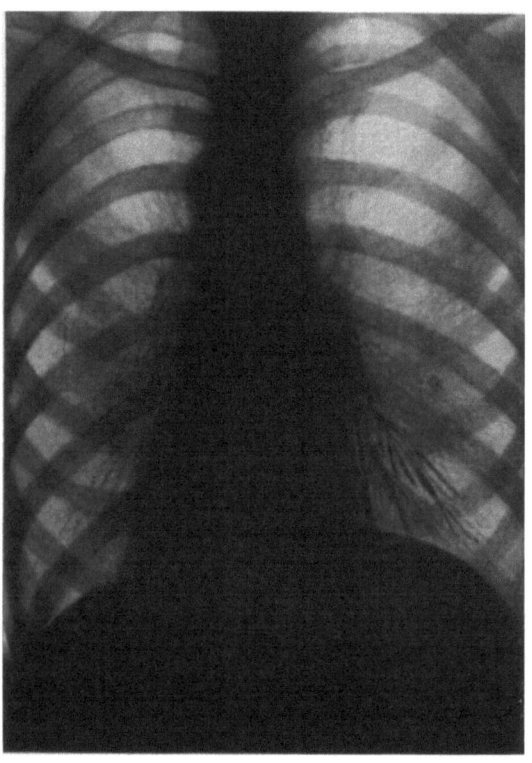

Abb. 498. In das Bronchialrohr aspirierter Kontrastbrei.

des Zentralnervensystems oder der peripheren Nerven, wie in Innervationstörungen der glatten Muskulatur der Speiseröhre selbst haben.

Die erste Form ist bedingt durch Lähmung der willkürlich beweglichen Muskulatur, die von der Mundhöhle aus den Bissen in den oberen Abschnitt des Oesophagus eintreibt. Sie tritt bei Bulbärparalyse, multipler Sklerose und Geschwülsten im Bereiche des Hirnstammes auf. Die gleiche Lähmung bewirken, an den peripheren Nerven angreifend, schwere infektiöse Erkrankungen, besonders Diphtherie.

Immer gehen mit ihr Unfähigkeit des Glottisschlusses und Störung der sensiblen Innervation des Kehlkopfes einher. Damit ist der Übertritt von Speisen in die Luftwege möglich geworden.

Es drohen Aspirationspneumonie und ihre Folgen. Die Herabsetzung der Sensibilität der oberen Luftwege bringt es mit sich, daß beim Eintritte der Speisen ein Hustenreflex oft nicht kräftig genug ausgelöst wird. Der klinische

Nachweis einer solchen Schlucklähmung ist nicht immer leicht. Um so eindrucks-voller zeigt den Speiseabweg das Röntgenbild.

So wurde unter der Diagnose eines Oesophaguscarcinoms eine Kranke der Klinik zugewiesen. Sie brachte ein Röntgenbild mit, das die Füllung der beiden Unterlappenbronchen mit der Barium-aufschwemmung zeigte. Man hatte auf Grund dieser Aufnahme an einen in die Lunge durch-gebrochenen Speiseröhrenkrebs gedacht.

Die Kranke wurde durchleuchtet. Beim Trinken der Kontrastflüssigkeit verschluckte sie sich und aspirierte den Brei. Im Röntgenlichte zeigte sich, daß dieser bis in beide untersten Lungenbezirke gelangt war (Abb. 498).

Man legte, um den Ernährungszustand zu heben und weiterhin die bedrohliche Aspiration zu vermeiden, eine Magenfistel an. Die Kranke starb aber doch.

Bei der Sektion fand sich eine Geschwulst des Hirnstammes, die zur Schlucklähmung ge-führt hatte.

Die andere Form der Schlucklähmung beruht darauf, daß der Bissen wohl von der Pharynxmuskulatur in die Speiseröhre eingetrieben wird, daß aber diese selbst nicht imstande ist, ihn zum Magen weiterzubefördern.

Dieser Zustand, der als Atonie der Speiseröhre beschrieben wurde, soll nach Zusch als Ursache eine von Geburt an „vorhandene organische Schwäche der Wandungen des untersten Oesophagusteiles ohne abnorme Formverhältnisse" oder „eine rein funktionelle, den Nervmuskelapparat betreffende Schwäche des End-abschnittes der Speiseröhre" haben.

Klinisch sind Würgen, Regurgitation der Speisen bezeichnend.

Röntgenologisch zeigt sich nach Holzknecht und Olbert, daß bei geringer Kontrastmittelmenge die weitere Beförderung magenwärts sehr langsam ist, während größere Massen noch gut fortgeschafft werden können. Da der Speiseröhre die Fähig-keit ausgiebiger Zusammenziehung fehlt, bleiben kleinere, streifenförmige Reste des Kontrastmittels regelmäßig an ihrer Wand hängen. Immerhin dürfte röntgeno-logische Erkennung des Leidens ebenso schwierig sein, wie klinische Abgrenzung gegenüber den anderen Innervationstörungen des Speiserohres.

b) Ösophagospasmus (Kardiospasmus), Megaoesophagus.

Unter Ösophagospasmus versteht man krankhaft starke und langdauernde Kontraktionen der Speiseröhrenmuskulatur. Ihnen liegt Überempfindlichkeit der Speiseröhre zugrunde, die durch die verschiedensten Umstände veranlaßt ist.

So kann der Krampf des Oesophagus eines der Merkmale allgemeiner nervöser Übererregbarkeit sein. Organische Veränderungen fehlen. Von dieser neuropathischen Gesamtveranlagung, deren Teilerscheinung dann der Ösophagospasmus ist, unter-scheidet man die Form, die auf örtlich begrenzter Reizbarkeit nur des Speiserohres beruht. Ein Beispiel dieser Art von Ösophagospasmus gibt die auf S. 541 mit-geteilte Krankengeschichte.

Der Oesophagus ist im ganzen stark dilatiert und geschlängelt und zeigt zwei starke spastische Einschnürungen, die während der Röntgenbeobachtung dauernd bestehen bleiben, auch von der Kranken als Sitz krampfhafter Schmerzen gut lokalisiert werden. Die eine Einschnürung, die während einer Beobachtungszeit von fast 4 Jahren regelmäßig sich wieder fand, saß in Höhe der Thoraxapertur, die zweite an der Kardia.

Eine dritte Gruppe spastischer Zustände in der Oesophaguswand ist zurück-zuführen auf Veränderungen, die meist schon rein mechanisch die Speisendurchfuhr behindern. Durch krampfhafte Kontraktionen vor oder im Bereiche der Verengerung erfährt dann der Durchgang eine weitere wirksame Erschwerung. Gerade diese Formen des Ösophagospasmus legen den Vergleich mit ähnlichen Zuständen am Magen nahe. Wir sehen oft bei ganz geringfügigen organischen Veränderungen der Magenwand ausgedehnte spastische Zusammenziehungen. Hierher gehören der spastische Sanduhrmagen bei Ulcus der kleinen Kurvatur, Spasmen in der Umgebung kleinster Excisionsnarben der Magenwand, und im Bereiche der Ampulla duodeni beim Zwölffingerdarmgeschwür.

Die organischen Veränderungen, die den Ösophagospasmus auslösen, können mannigfaltig sein: Geschwüre, Verätzungen und ihre narbigen Reste, in der Wand eingekeilte Fremdkörper, periösophageale Entzündungen, verkalkte Drüsen der Lungenwurzel (ASSMANN und QUIRINGS), epiphrenale Divertikel.

Eine eigene Beobachtung soll mitgeteilt werden:

40jährige Kaufmannsgattin, die sich vor 15 Jahren die Speiseröhre mit Essigsäure verätzte. 3 Jahre war diese wieder vollkommen durchgängig, so daß alle Speisen ohne Beschwerden geschluckt werden konnten. Eines Tages trat plötzlich während des Essens von Rindfleisch ohne besonderen äußeren Anlaß ein quälendes Druckgefühl hinter dem Brustbein auf. Die Kranke mußte würgen, ohne daß es zum Erbrechen kam. Auch Schleim und Speichel wurden herausbefördert.

Einweisung in die Klinik. Untersuchung ergibt vollkommenen Verschluß der Speiseröhre.

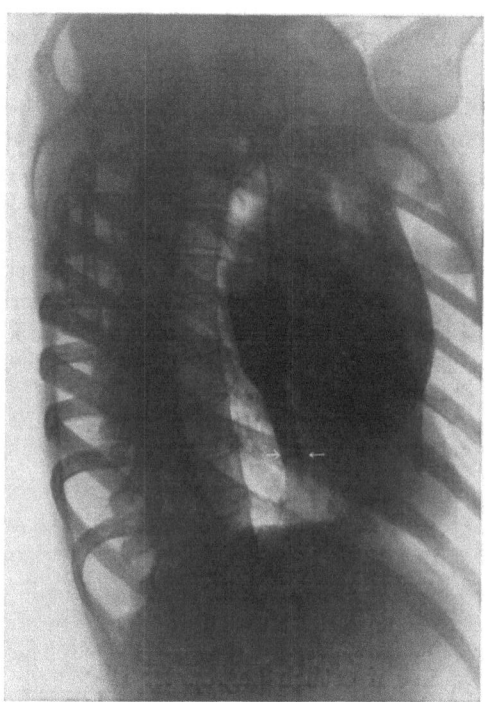

Abb. 499. Umschriebener Spasmus der Speiseröhre nach alter Verätzung.

Sofortige Röntgendurchleuchtung: Speiseröhrenschatten in der oberen Hälfte deutlich verbreitert, verjüngt sich in der unteren Hälfte bis zu Fingerdicke, um etwa in der Mitte des unteren Drittels plötzlich abzuschneiden (Abb. 499).

Nach Vorgeschichte und Röntgenbefund konnte man Narbenverengerung infolge der alten Verätzung annehmen. Das erwies sich aber im weiteren klinischen Verlauf als irrtümlich. Einen Tag nach der Einlieferung in die Klinik löste sich plötzlich der Spasmus, und die Kranke war in der Lage, breiige Speisen ohne weiteres zu schlucken. Der vorher völlig verschlossene Oesophagus war jetzt für Sonde 27 gut durchgängig. In den folgenden Tagen konnte die Kranke auch feste Speisen, wie Fleisch und Brot, anstandslos schlucken. Eine Woche später gelangte man sogar mit Sonde 36 in den Magen.

Es handelte sich also sicher nicht um organische Stenose, sondern um örtlichen Spasmus, der einige Tage andauerte. Daß er nicht ohne allen Zusammenhang mit der früheren Verätzung war, ist wahrscheinlich; denn zweifellos bestand nach ihrer Ausheilung eine Narbe, die den umschriebenen Spasmus bedingte.

Neben diese Beobachtung kann man die anatomischen Sanduhrmägen stellen, zu denen sich zeitweise Sanduhrspasmus gesellt.

Alle diese, auf verschiedenen Ursachen beruhenden spastischen Zustände des Speiserohres treten an Häufigkeit und praktischer Bedeutung zurück gegenüber dem **Kardiospasmus.**

Seine Entstehungsbedingungen decken sich vollkommen mit denen krankhaft spastischer Kontraktionen der übrigen Oesophaguswand. Es handelt sich um einen Krampf, der auf die Kardia oder, genauer, auf das unterste Oesophagusende, seine Pars abdominalis und Pars diaphragmatica (Epikardia SCHREIBER), beschränkt bleibt.

Das durch den Spasmus gesetzte Austreibungshindernis führt ähnlich, wie die Pylorusstenose am Magen, zu allmählicher Überdehnung des Speiserohres. Wohl versucht seine Muskulatur die gestauten Speisen mit starken peristaltischen Bewegungen durch die Enge hindurchzutreiben; aber oberhalb der Stenose mißlingt die die Lichtung vorübergehend vollständig verschließende Ringkontraktion, die zur Fortbewegung der Speisen notwendig ist. So wird die Peristaltik teilweise unwirksam. Der Inhalt der Speiseröhre fließt zurück. Der zur Überwindung des Kardiatonus notwendige Druck kann nicht aufgebracht werden.

Die klinischen Störungen, in denen sich der Kardiospasmus äußert, stimmen mit denen einer tiefliegenden Oesophagusstenose in mancher Hinsicht überein. Häufig aber lassen sich aus der Vorgeschichte Anhaltspunkte für die funktionelle Grundlage des Leidens gewinnen. Rasche Entstehung, häufig im Anschluß an Gemütserregungen, Wechsel in der Stärke der Erscheinungen sind pathognomonisch. Weiterhin kann Untersuchung mit der Schlundsonde dadurch Aufklärung bringen, daß der durch den kontrahierten Sphincter verursachte Widerstand plötzlich verschwindet, worauf dann gerade dickste Sonden durch die Kardia leicht hindurchgeleitet werden können. Dieser Versuch gelingt indessen nicht immer. Oft ist die Abgrenzung gegenüber der organischen Stenose nur mit dem Ösophagoskop oder im Röntgenbilde möglich. Denn auch die übrigen klinischen Merkmale, wie häufiges Erbrechen, das fast sofort nach der Mahlzeit auftritt und kaum veränderte Speisen zutage treten läßt, sind beiden Verengerungsarten, der funktionellen wie der organischen, eigen.

Für die Röntgendiagnose des Kardiospasmus sind drei Besonderheiten bezeichnend: 1. die große Breite des Oesophagusschattens, 2. sein regelmäßiges konisches oder abgerundetes Ende, das nach links abbiegt und bis weit unter die Zwerchfellkuppe reicht, 3. die Schlängelung des Schattenbandes als Ausdruck der Längsdehnung. Manchmal sieht man vor dem Röntgenschirm eine plötzlich einsetzende, rasche Entleerung eines großen Teiles der Speiseröhre. Diese Sturzentleerungen sind entscheidend für Kardiospasmus. Man kann sie auslösen, indem man schluckweise kaltes Wasser nachtrinken läßt. Bei einigen Kranken schwindet oder vermindert sich der Spasmus auf Gaben von Atropin oder besser noch von Papaverin. Bei anderen wiederum versagen die Mittel vollkommen.

Dem Schirmbeobachter fallen die oft außerordentlich lebhaften peristaltischen Bewegungen des erweiterten Speiserohres auf. Sehr eindrucksvoll ist es, wenn der ursprünglich gefüllte untere Teil plötzlich schmal wird und der Inhalt rückläufig in den oberen Abschnitt steigt. Dieses Spiel kann sich einige Male wiederholen.

Mittels der Röntgenuntersuchung kann man auch den Erfolg der Behandlung genau überprüfen.

Geradezu typisch für den Kardiospasmus ist seine Hartnäckigkeit. Selbst wenn bereits klinisch Heilung so weit erreicht ist, daß der Kranke wieder gemischte

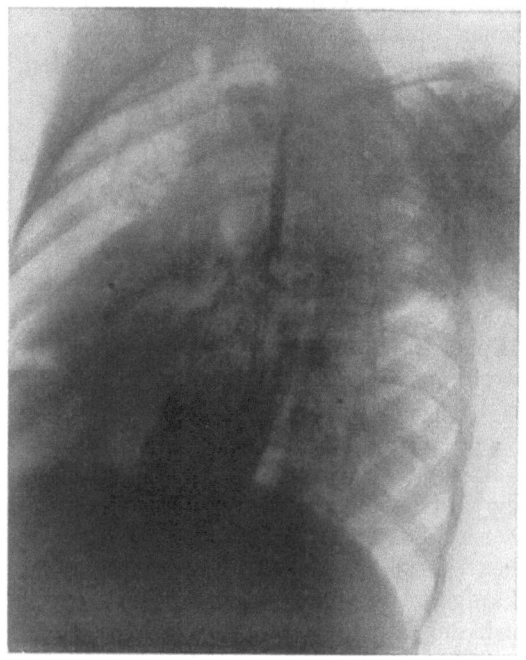

Abb. 500. Kardiospasmus mit hochgradiger
Erweiterung der Speiseröhre.

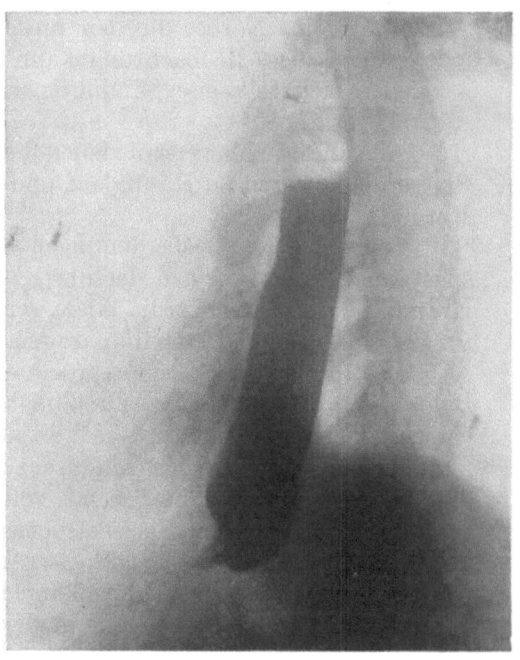

Abb. 501. Kardiospasmus. Die Speiseröhre erscheint
als breiter bandförmiger Schatten mit glatten Umrissen. Der kardiale Abschnitt endigt spitz. Ein
Übertritt des Kontrastbreis in den Magen ist nicht
wahrzunehmen.

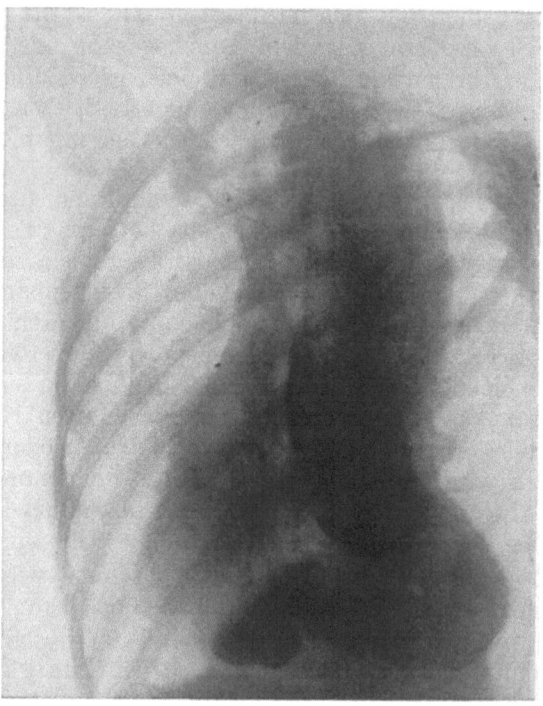

Abb. 502. Kardiospasmus mit hochgradiger Erweiterung und Schlängelung der Speiseröhre.

Nahrung ohne Beschwerden zu sich nimmt, läßt sich manchmal noch nach Jahren Neigung zu Spasmus oder **Hypertonie der Epikardia** röntgenologisch feststellen; irgendein schreckhaftes Ereignis oder eine sonstige lebhafte psychische Erregung kann den Krampf auch klinisch wieder auslösen.

Es seien nunmehr einige röntgenologisch verfolgte Beobachtungen von Kardiospasmus angeführt:

28jähriger Dienstknecht. Vor 2 Jahren nach Genuß von kaltem Bier heftige Schmerzen hinter dem Brustbein. Seitdem erzeugt der erste Bissen krampfartigen Schmerz, während der zweite glatt und schmerzlos hinuntergeht. Der letzte Bissen bleibt stecken und muß erbrochen werden. Kein Gewichtsverlust. Stets arbeitsfähig.

Sondierung: Hindernis in 22 cm Abstand von der Zahnreihe, das nur mit Mühe überwunden wird. Zweites Hindernis in 40 cm Entfernung.

Röntgenbefund: Bei Einnahme der Kontrastaufschwemmung füllt sich sofort der untere Abschnitt des Speiserohres. Dieser verbreitert sich zunehmend mit weiterem Schlucken des Breies. Die Umrisse sind dabei glatt, zeigen keine peristaltischen Bewegungen. Das untere Speiseröhrenende stellt einen kegelförmig zulaufenden, leicht abgerundeten Schatten dar (Abb. 500).

Abb. 501 stellt eine ähnliche Beobachtung dar.

Sie stammt von einem 56jährigen Maler, bei dem sich im Anschluß an seelische Erregungen vor 10 Wochen während des Genusses kalter Getränke Schluckbeschwerden einstellten. Die Röntgenaufnahme zeigt die Speiseröhre als breiten, bandförmigen Schatten mit glatten Umrissen. Der kardiale Abschnitt endet spitz. Der Kranke hatte das Gefühl eines plötzlich einsetzenden Krampfes am unteren Speiseröhrenende und mußte wiederholt schlucken, ehe er den Nahrungsdurchgang erzwingen konnte. Dabei häufiges Regurgitieren. Die Schlingbeschwerden, die vorwiegend bei dem Genusse kalter Getränke auftraten, verstärkten sich bei Erregungen und nach Rauchen. Die geklagten Schluckstörungen hatten sich in den letzten Wochen vorüber-gehend so gebessert, daß er zeitweise feste Bissen mühelos herunterschlingen konnte. Trotzdem nahm das Gewicht um 40 Pfund ab.

Beim Schlucken von Bariumbrei vor dem Schirme füllt sich der im untersten Abschnitte stark erweiterte Oesophagus. Lebhafte Peristaltik, ohne daß Brei in den Magen übertritt. Erst nach drei Minuten öffnet sich die Kardia, wobei sich der in der Speiseröhre gestaute Brei auf einmal in den Magen entleert. Bei Nachfüllung wiederholt sich das gleiche Spiel.

Die Röntgenaufnahme (Abb. 502) zeigte die Speiseröhre als breiten, bandförmigen Schatten, mit glatten Umrissen.

Die Behandlung bestand in Dehnung des Magenmundes mit der GOTTSTEINschen Sonde. Die Beschwerden wurden dadurch wesentlich gebessert.

Welch große Ausdehnung und eigentümliche Verlaufsrichtung die Speiseröhre beim hochgradigen Kardiospasmus einnehmen kann, zeigt Abb. 502.

Sie stammt von einer 41jährigen Kranken, die seit ihrem 18. Lebensjahr über Magen-beschwerden klagte. Sie hatte das Gefühl, als wenn jeder Bissen in der Speiseröhre stecken bliebe. Nach dem Essen häufig Erbrechen unverdauter Speisen. Besonders stark war es während ihrer Regel. Sie wurde jahrelang mit Magenspülungen und Elektrisieren behandelt, vorüber-gehend auch mit Bestrahlungen, die sie angeblich besonders nervös machten. Keine Besserung.

Die klinische Untersuchung ergab völligen elastischen Widerstand gegen die eingeführte Sonde, 35 cm von der Zahnreihe entfernt. Die Speiseröhre war außergewöhnlich weit, die Sondierung schmerzhaft.

Röntgenbefund: Bei Einnahme des Breies füllt sich die Speiseröhre in ihrer ganzen Ausdehnung. Bei weiterem Schlucken vergrößert sich der Oesophagusschatten bis auf Handbreite. Das untere Drittel ist etwas schmaler und erleidet eine recht-winkelige Knickung nach links, so daß der Endabschnitt der Speiseröhre vollständig wagerecht verläuft. Völliger Verschluß der Kardia. Keine Füllung des Magens.

Differentialdiagnostische Schwierigkeiten kann selbst im Röntgenbilde die Abgrenzung des Kardiospasmus gegen das Kardiacarcinom machen. Während aber der Kardiospasmus absolut scharfen Schattenabschluß zeigt, ist dieser beim Krebs unregelmäßig zerklüftet. Ferner ist die Oesophaguslichtung bei der carcinomatösen Stenose oberhalb dieser nur ganz selten so stark erweitert, wie es beim Kardiospasmus der Fall ist. Schließlich weist auch der Entleerungsmechanismus Verschiedenheiten auf. Beim Kardiospasmus ist der Abschluß der Bariumsäule im Sphincterbereich in der Regel vollständig. Ihr Weiterwandern nach dem Magen geschieht schubweise und plötzlich. Diese ruckweise Entleerung läßt sich, wie bereits oben erwähnt, durch Nachtrinken von kaltem Wasser hie und da erzwingen. Beim Krebs bleibt entsprechend dem Grade der Einengung ein Verbindungskanal zwischen Speiseröhre und Magen bestehen, der seinen Ausdruck in einem ständigen Schattenstreifen findet. Der Bariumbrei läuft langsam, aber stetig durch die Enge nach dem Magen ab.

Scharf zu scheiden von der durch Kardiospasmus bedingten Erweiterung des ganzen Oesophagusrohres ist der idiopathische Megaoesophagus. Als primäre, meist angeborene Dilatation, ähnelt er in seiner Entstehung und seinem Wesen dem Megacolon (SAUERBRUCH).

Die Speiseröhre ist in allen Ausmaßen vergrößert. Die ungewöhnliche Zunahme der Breite und der Länge führt zu Schlängelungen des Organes, dessen unterster Teil meist wagerecht verläuft.

Stauung der Speisen vor der Kardia beruht bei diesen Formen des Megaoesophagus wohl immer auf einer Art Ventilstenose, die durch Schleimhautfaltung oberhalb des Magenmundes verursacht ist (ZAIJER).

Das Röntgenbild gleicht in allen Punkten dem des Kardiospasmus. Das Fehlen neuropathischer Zeichen wird vielleicht hin und wieder den idiopathischen Megaoesophagus von den durch Ringmuskelkrampf bedingten abgrenzen lassen.

6. Speiseröhrenkrebs.

Der Krebs ist die häufigste Erkrankung der Speiseröhre. Er bevorzugt die drei physiologischen Engen: Höhe des Ringknorpels, der Bronchusteilung der Zwerchfellpforte. Nach SAUERBRUCH saßen laut Sektion von 189 Oesophaguscarcinomen 117 zwischen Lungenwurzel und Magenmund.

Die mechanischen Störungen, die ein Speiseröhrenkrebs hervorruft, hängen bis zu einem gewissen Grade von seinem geweblichen Aufbau ab. Meist liegen verhornte Plattenepithelkrebse vor; sie schnüren infolge ihrer harten Beschaffenheit die Lichtung am ehesten ein. Die weichen Adenocarcinome engen die Speiseröhre seltener ein. Außerdem neigen sie mehr zum Zerfall; auf diese Weise kann sogar bereits bestehende Stenose vorübergehend wieder freier werden.

Die Diagnose läßt sich gewöhnlich aus den klinischen Erscheinungen mit großer Wahrscheinlichkeit stellen. Treten bei einem älteren Kranken langsam zunehmende Schlingbeschwerden, Abmagerung und Siechtum auf, so wird man „in 9 unter 10 Fällen recht haben, wenn man die Diagnose auf maligne Neubildung stellt" (BUTLIN). Sind die Merkmale weniger typisch, so bildet Sondenuntersuchung wertvolle diagnostische Hilfe. Ein gutes Aufklärungsmittel ist, zumal in Verbindung mit Probeausschnitt die Ösophagoskopie. Sie ist aber nicht immer gefahrlos; ferner erfordert sie technische Übung und diagnostische Erfahrung.

Angenehmer für den Kranken, unbedenklich, bequem und einfach zu handhaben, zuverlässig in den Ergebnissen ist Röntgenuntersuchung. Sowohl Radioskopie, wie Radiographie führen zum Ziele. Erstere hat den Vorzug, daß man die Peristaltik des Oesophagus und die Bewegungen der Speisen verfolgen und außerdem durch Drehung des Kranken vor dem Schirme das Organ von verschiedenen Seiten betrachten kann. Die Aufnahme hat den Vorteil größerer Bildschärfe. Meist gehen wir so vor, daß wir uns durch Schirmbeobachtungen über die Lage der Verengerung unter-richten und eine Aufnahme anschließen.

Von den zwei klinisch wichtigen Ausbreitungsformen des Krebses, der wand-ständigen und der ringartigen, ist erstere an der unregelmäßigen Begrenzungs-linie der Speiseröhre erkennbar. Die peristaltische Welle ist unterbrochen. Der Kontrastbrei bewegt sich infolgedessen langsam fort und läßt so Veränderungen der Wand ablesen, die durch die Infiltration bedingt sind. In den Buchten der Krebs-geschwulst bleiben hin und wieder Teile der Bariummasse hängen, so daß man einen eigenartigen unterbrochenen Schatten im Geschwulstbereiche sieht. Er ist nach Entleerung des übrigen Speiserohres noch längere Zeit sichtbar.

51jähriger Kranker, seit 1½ Jahren unter zunehmender Abmagerung und Schluck-beschwerden erkrankt. Tage, an denen er gar nichts zu schlucken vermochte, wechselten mit solchen, an denen er breiige Speisen hinunterbrachte. Bei Sondierung fand sich in 35 cm Entfernung von der Zahnreihe ein Hindernis.

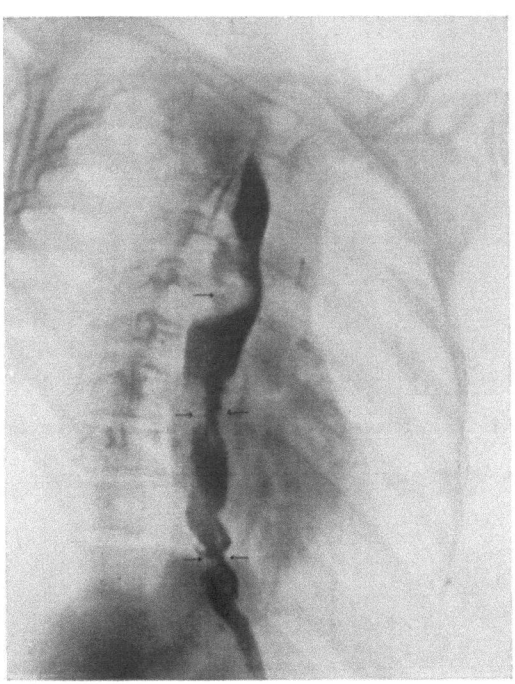

Abb. 503. Über die ganze Länge der Speiseröhre sich erstreckender, wandständiger Speiseröhrenkrebs.

Röntgenbefund: In ihrem ganzen Verlaufe, besonders aber in ihrem unteren Drittel zeigt die Speiseröhre unregelmäßige, zackige Begrenzungslinien mit Lücken im Bereiche der Kontrastschatten der Lichtung, ohne daß jedoch eine Stenose hervortritt. Kardia durchgängig (Abb. 503).

Einen ähnlichen Befund gibt Abb. 504 wieder.

Die Erkennung der zweiten Form, der ringartigen Verengerung, im Röntgen-lichte bietet in der Regel keine Schwierigkeiten. Der Schatten der Speiseröhre ver-jüngt sich ziemlich plötzlich im Bereiche der Striktur. Je nach ihrem Grade ist er unterbrochen, oder er setzt sich unterhalb in einen fadenförmigen Streifen fort, der bis zum Magen reicht (Abb. 505).

Von der narbigen oder der spastischen läßt sich die carcinomatöse Verengerung meist durch die Unregelmäßigkeit der unteren Grenze unterscheiden. Nur selten ist ihr Ende konisch und regelmäßig.

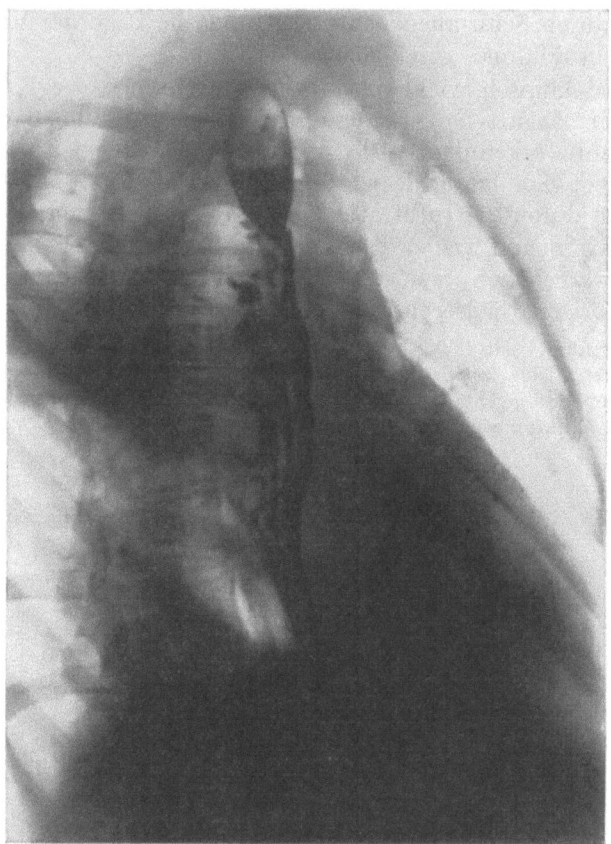

Abb. 504. Nicht stenosierender wandständiger Speiseröhrenkrebs.

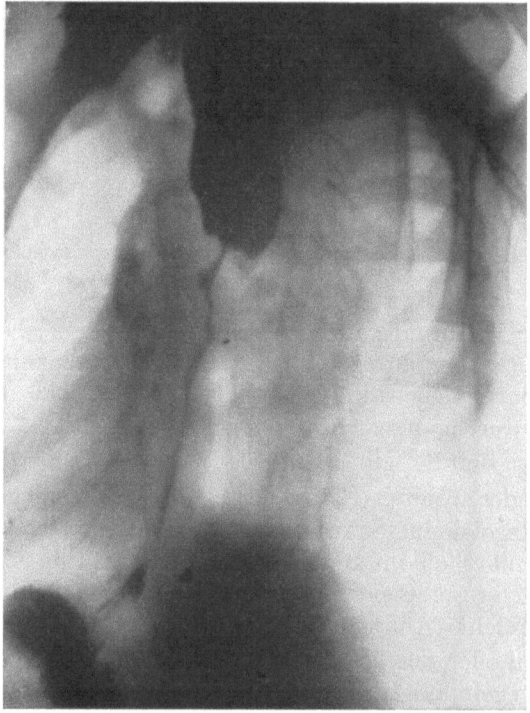

Abb. 505. Stenosierender Speiseröhrenkrebs.

Sekundäre Erweiterung oberhalb der Striktur, wie sie bei gutartigen Krankheitsursachen vorkommt, ist beim Carcinom selten, kann jedoch beobachtet werden. Wir sehen z. B. in Abb. 506 eine krebsige Verengerung in der Höhe der Bronchusteilung unterhalb einer mächtigen Ausweitung.

Das Carcinom der Kardia liegt entweder rein intraabdominal, oder es wächst durch das Zwerchfell in die Brusthöhle hinein. Die Krankheitserscheinungen können denen eines Kardiospasmus oder eines sonstigen hochsitzenden Magenleidens gleichen.

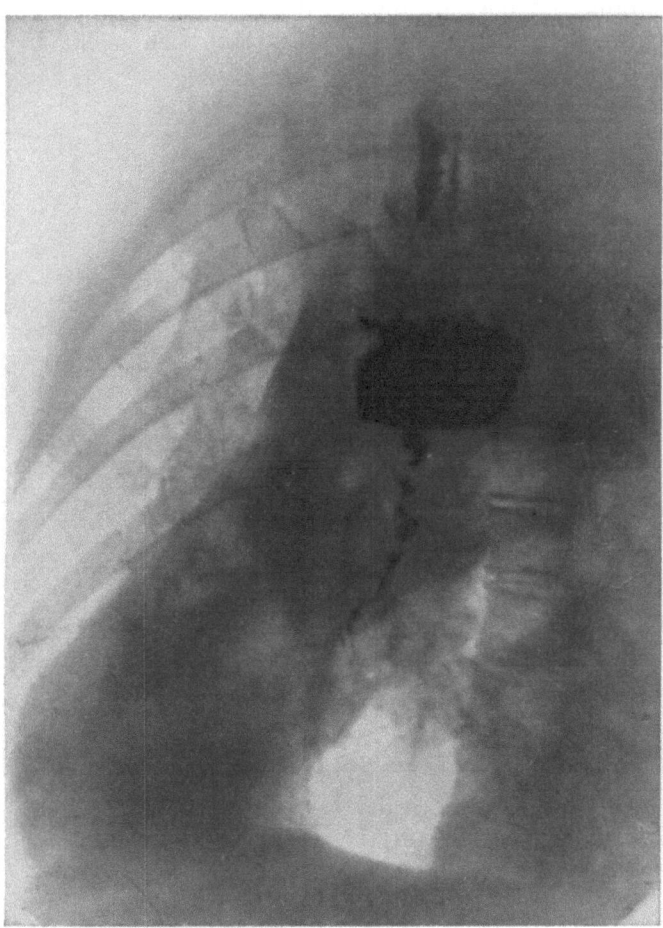

Abb. 506. Stenosierender Speiseröhrenkrebs.

Das Röntgenbild des beginnenden Kardiakrebses weist nicht selten ununterbrochene Verbindung zwischen dem Speiseröhren- und dem Magenschatten auf (Abb. 507, 508). Dieser Befund ist Folge einer Insuffizienz, die durch Tumorinfiltration verursacht wird. Eine unregelmäßige Aussparung in Höhe des Magenmundes kennzeichnet den Sitz der Geschwulst.

Ist die Stenose hochgradiger, so schließt gewöhnlich der Speiseröhrenschatten in Höhe des Zwerchfelles oder darunter unregelmäßig ab. Bestehen Zweifel, so kann man aus dem Gesamtverlaufe gegenüber gutartigen Veränderungen Schlüsse ziehen. Beim Spasmus erscheint das Rohr geschlängelt und erweitert; es liegt vor der Kardia auf eine kurze Strecke wagerecht dem Zwerchfell auf. Beim Krebs dagegen ist es gestreckt.

Die genaue Feststellung der Ausdehnung der Speiseröhrenkrebse nach oben hat im Hinblick auf ihre Operabilität Bedeutung. Man darf vorläufig an einen Eingriff wohl nur bei den Geschwülsten denken, die nicht mehr als 5 cm vom Magenmund aufwärts reichen. Im Röntgenlichte entspricht dieses ungefähr dem Punkte, in dem der Oesophagusschatten die Zwerchfellkuppe in Mittelstellung schneidet. Allerdings hat nur bei ganz wenigen dieser verhältnismäßig günstig gelegenen Krebse die Operation bisher Erfolg gehabt.

Für den Eingriff ist wichtig, festzustellen, ob das Carcinom streng auf den Magenmund beschränkt ist oder ob die Kardia erst nachträglich von einem hochsitzenden Magencarcinom ergriffen wurde. Dies läßt sich leicht beurteilen, wenn

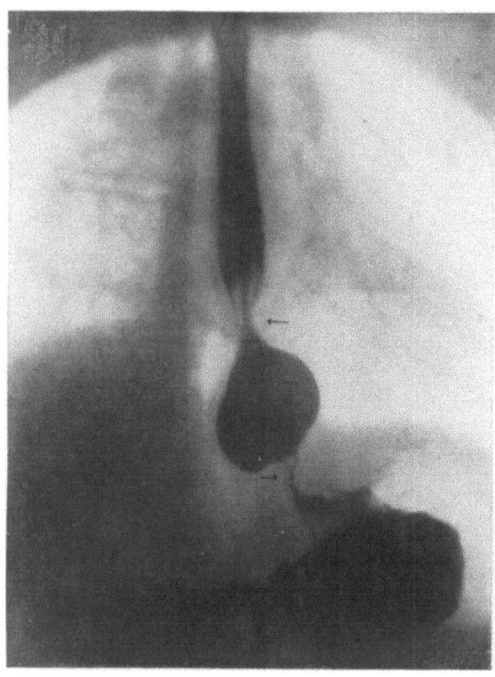

Abb. 507. Krebs der Kardia (Pars abdominalis). Oberer Pfeil: Kontraktion der Speiseröhre; unterer Pfeil: Ca, M Magen.

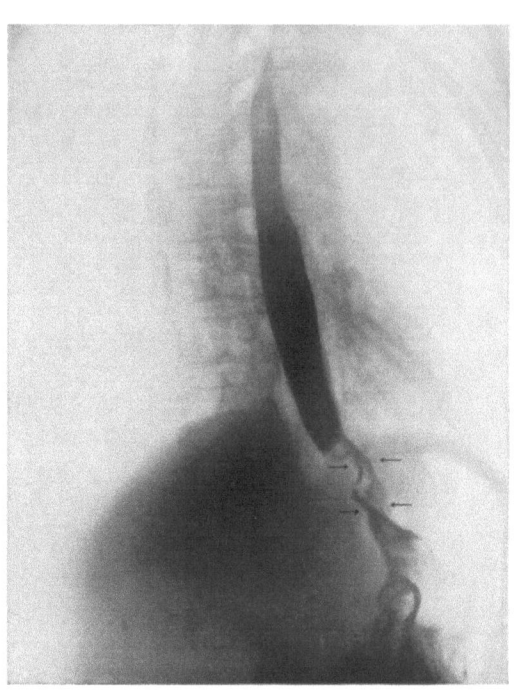

Abb. 508. Krebs der Kardia. (Pars abdominalis.)

wir außer dem Oesophagus auch den Magen röntgenologisch darstellen, und zwar in TRENDELENBURGscher Schräglage zur Sichtbarmachung der Pars cardiaca. Wir brauchen also 2 Bilder: das erste fertigen wir nach dem Vorschlage von STUERTZ im zweiten schrägen Durchmesser mit aufgeblähter Kardia, das zweite nach Kontrastfüllung des Magens in Beckenhochlagerung an. Diese Aufnahme muß unmittelbar nach dem Schlucken des Breies erfolgen.

Auch am übrigen Speiserohr läßt sich neben dem Sitze die Ausdehnung des Krebses im Röntgenlichte erkennen. Das hat Bedeutung für therapeutische Maßnahmen. Nur bei hochgradigen Stenosen, die weder Brei noch Aufschwemmung mehr durchlassen, ist die Ausbreitung des Carcinoms nicht faßbar. Geht jedoch das Barium durch den Engpaß durch, so kann es darunter den Oesophagus wieder füllen. So entsteht ein getreues Bild des eingeschnürten Teiles.

In Abb. 509 hat das Carcinom das Rohr in einer Ausdehnung von etwa 2 cm auf einen feinen Kanal verengt. Die Sonde stieß 26 cm hinter der Zahnreihe auf Widerstand.

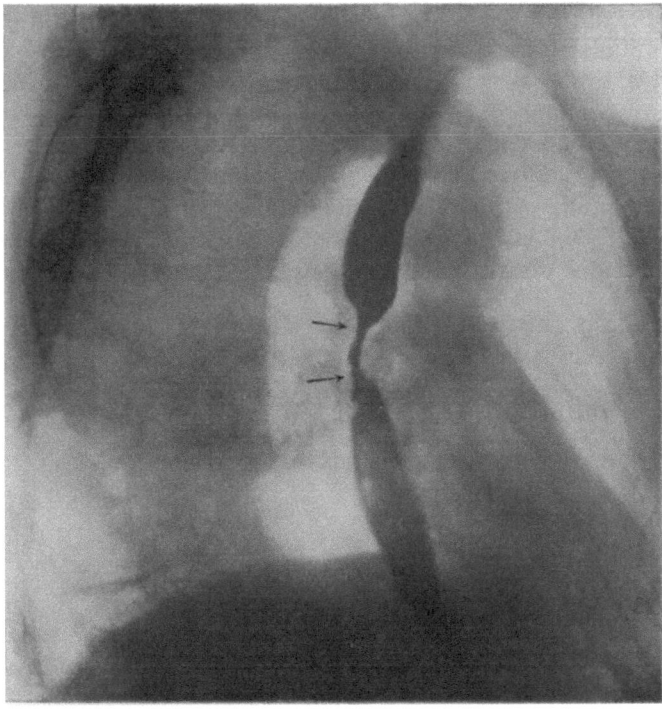

Abb. 509. Speiseröhrenkrebs in Höhe der Luftröhrengabelung, in ganzer Ausdehnung als enger Kanal sichtbar.

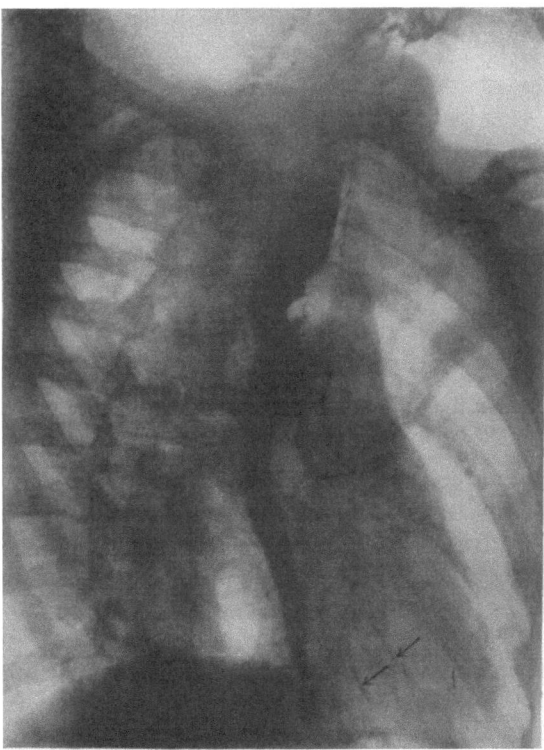

Abb. 510. In die Bronchen durchgebrochener Speiseröhrenkrebs. Von dem breiten Oesophagusschatten gehen sich verzweigende Ausläufer aus (Pfeile). Zwei tief unten liegende Bronchen zeigen ebenfalls Kontrastschatten (untere Pfeile).

Bei stenosierenden Krebsen dürfen Länge und Dicke des fadenförmigen Schattens allein nicht als Maßstab für Form und Ausdehnung des Leidens genommen werden. Er gibt nur den dünnen Strahl wieder, den der Engpaß durchtreten läßt.

Um die Ausdehnung der Geschwulst festzustellen, kann man sich mit Vorteil manchmal einer besonderen Technik bedienen. Es empfiehlt sich, außer einer Aufnahme in aufrechter Stellung noch eine in Bauchlage, am besten in TRENDELENBURG-scher Schräglage, und zwar unmittelbar nach dem Verschlucken des Breies. Dasselbe erreicht man dadurch, daß man den Kontrastbrei durch ein feines, bis nahe zum Magenmund geführtes Rohr spritzt und dann sofort vom Liegenden ein Bild herstellt.

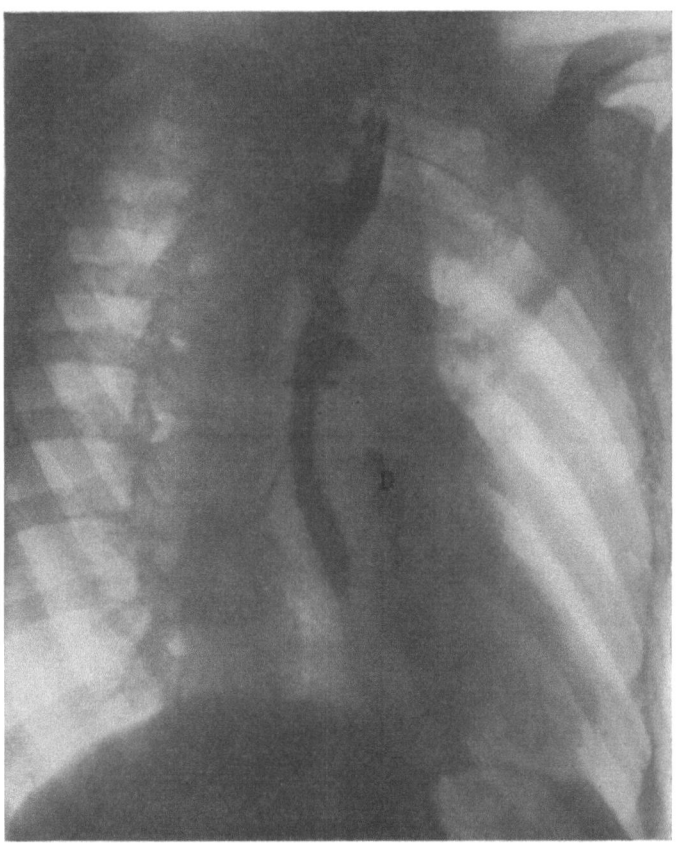

Abb. 511. In die Bronchen durchgebrochener Speiseröhrenkrebs. D ist ein durch Anfüllung des linken perforierten Hauptbronchus mit Barium entstandenes Divertikel.

Das Röntgenverfahren leistet gute Dienste zur Erkennung einer wichtigen Komplikation des Oesophaguscarcinoms, der Perforation. Diese findet am häufigsten in die großen Luftwege, nicht selten auch in Lunge oder in den Brustfellraum statt. Der Durchbruch wird klinisch zuerst oft verkannt, namentlich, wenn sonstige Zeichen eines Speiseröhrenkrebses fehlen. Man diagnostiziert jauchige Bronchitis oder Lungenabsceß. Die Röntgenuntersuchung zeigt dann den richtigen ursächlichen Zusammenhang. Die Bronchen- und Lungenperforation erzeugt unregelmäßige Ausläufer des Oesophagusschattens.

Das sehen wir z. B. in Abb. 510. Bei diesem Kranken lautete die Diagnose zuerst nur auf putride Bronchitis.

Durch Einbruch in die Lunge entstehen große Hohlräume, an denen sich auch Bronchialäste, namentlich der linke Bronchus, beteiligen. Das Röntgenbild solcher

Zerstörungsherde ist eindeutig. Es erscheint ein großer, dunkler Fleck, der manchmal durch einen engen „Hals" mit dem Oesophagusschatten in Verbindung steht. Über dem Kontrastspiegel ist bisweilen eine Luftblase zu sehen.

Abb. 511 stellt eine etwas spätere Aufnahme des eben erwähnten Kranken dar. Der Krebs sitzt etwa in Höhe der Bronchusgabelung und hat dort zu unregelmäßig zerklüfteter Verbreiterung der Speiseröhrentrübung geführt. Schmale Zweige entsprechen offenbar eröffneten, mit Bariumbrei gefüllten Bronchen. Ein von dem Oesophagusschatten getrennter, vorn und unterhalb des Krebses gelegener Fleck, über dessen Kontrastfüllung man eine Luftblase sieht, gibt den eröffneten linken Bronchus wieder.

Der Durchbruch kann in beide Lungen erfolgen.

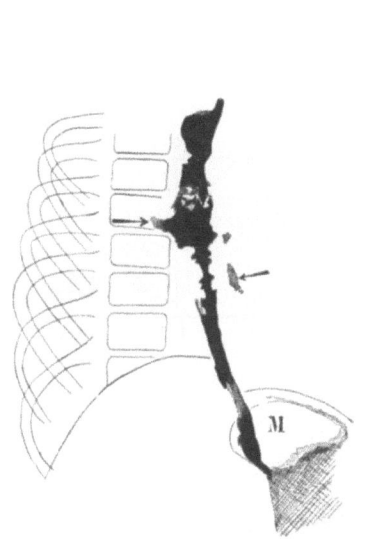

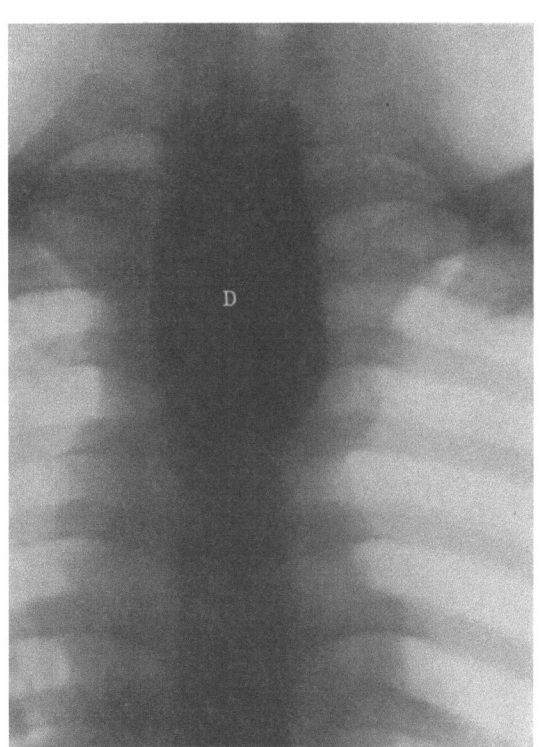

Abb. 512. Speiseröhrenkrebs, in den linken Bronchus und die rechte Lunge durchgebrochen. Bestätigung durch Autopsie.

Abb. 513. Divertikel bei gleichzeitigem Krebs der Speiseröhre.

In Abb. 512 sehen wir ein solches Beispiel. Auch hier war die begleitende putride Bronchitis als zufälliges Leiden angesprochen worden. Die Autopsie ergab Durchbruch in den linken Bronchus 2 cm unterhalb der Gabelung und außerdem eine breite Öffnung in die rechte Lunge.

Der Nachweis eines Durchbruches ist Gegenanzeige gegen jeden Operationsversuch.

Es wurde oben schon erwähnt, daß die Oesophaguswand sich nur ganz ausnahmsweise oberhalb einer carcinomatösen Stenose ausbuchtet. Tritt dieses doch ein, dann kann eine Art Divertikel entstehen, so in Abb. 513.

Man sieht einen großen breiten Sack, der bis zur Zwischenwirbelscheibe des vierten und fünften Brustwirbels herunterreicht. Er schließt nach unten mit runder Linie ab. An diese setzt sich ein feiner, dünner Schattenfortsatz an. Bei der Autopsie fand sich 15 cm unterhalb des Rachens die Speiseröhre in einer Ausdehnung von 3 cm in ein noch für die Knopfsonde durchgängiges starres Rohr verwandelt. Oberhalb war die Speiseröhre in abwärts zunehmendem Maße erweitert und zeigte die divertikelartige Ausstülpung.

4. Die Röntgendiagnostik des Herzens und der großen Gefäße.
Technik der Herzuntersuchung.

Schon frühzeitig wurde versucht, Röntgenstrahlen für Erkennung der Herzkrankheiten zu verwenden. Diese Bestrebungen scheiterten aber an physikalischen

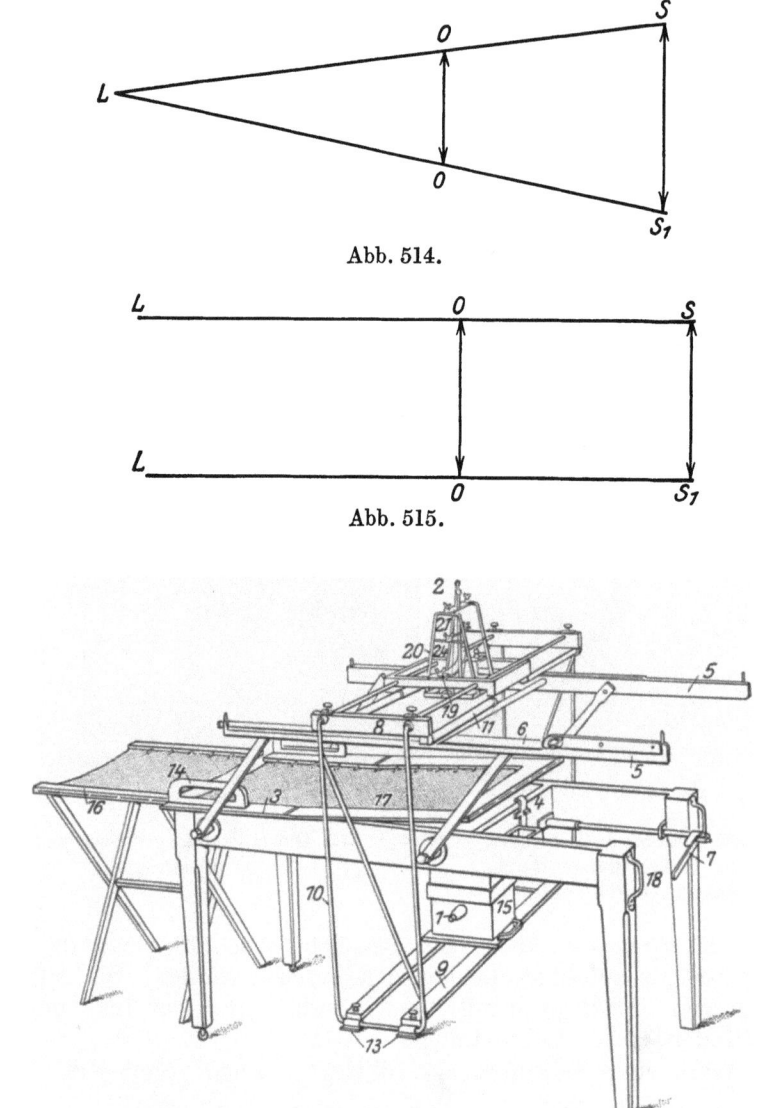

Abb. 514.

Abb. 515.

Abb. 516. Horizontal-Orthodiagraph nach Moritz.

Schwierigkeiten. Vergrößerung des Herzschattens durch zentrale Projektion gibt Verzerrung der Bilder, die nicht zu verwerten sind. Es war Aufgabe der Technik, diese Fehlerquellen auszuschalten.

Die Lichtquelle L (Abb. 514) erzeugt durch radiären Verlauf ihrer Strahlen einen Schatten S—S′, der größer ist als der projizierte Gegenstand O—O′. Die

Schattenvergrößerung hängt von den Abständen Lichtquelle, Körper und Körper-Projektionsfläche ab.

Da das Herz infolge seiner anatomischen Lage im Brustkorbe stets in größerer Entfernung von der Projektionsfläche sich befindet, so gelangt bei dem üblichen Röhren-Schirmabstande der Schatten wesentlich vergrößert zur Abbildung.

Zur Beseitigung dieses Fehlers wurden zwei Wege beschritten, die bald allgemeine Anerkennung fanden. Es sind die von MORITZ eingeführte Orthodiagraphie und die von A. KÖHLER angegebene Tele- oder Fernphotographie. Beide Verfahren sind auch heute noch als zuverlässig im Gebrauch.

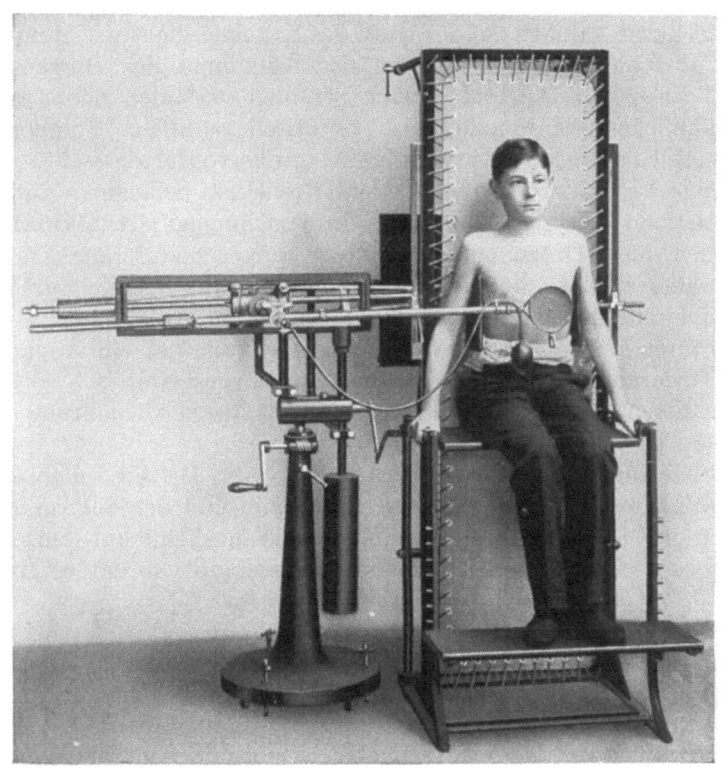

Abb. 517. Vertikal-Orthodiograph. (Nach GROEDEL.)

Orthodiagraphie. Das Wesen der Orthodiagraphie beruht darin, daß das Herzbild nicht durch zentrale Projektion und durch divergierende, sondern durch parallele Strahlen hervorgerufen wird. Die Herzränder werden nacheinander mit ständigem Stellungswechsel der Röntgenröhre tangential von dem zentralen Strahlenbündel getroffen und auf den Schirm projiziert. Dadurch wird Vergrößerung des Schattenbildes vermieden.

Im Gegensatze zu Abb. 514 ist demnach auf Abb. 515, das Schattenbild S—S von der gleichen Größe wie der Körper O—O.

Die erste praktische Anwendung verdanken wir MORITZ, der zu diesem Zwecke seinen sinnreichen Orthodiagraphen gebaut hat. Er ist für die Untersuchung des liegenden Kranken eingerichtet und besteht aus einem leicht beweglichen Doppelrahmen, der die Tischplatte umgreift (Abb. 516). Der unter dem Tische gelegene Teil des Rahmens nimmt den Röhrenkasten auf; der oberhalb gelegene trägt einen kleinen, in der Mitte durchlochten Leuchtschirm. Röhre und Schirm sind fest miteinander verbunden. Das Loch in der Mitte des Schirmes muß zu der Röhre so eingestellt sein, daß es der Richtung des Zentralstrahles entspricht. Über der kleinen Schirmöffnung ist ein Schreibstift angebracht, der auf der Haut des Kranken die nötigen Aufzeichnungen ausführen läßt.

In der Folgezeit ist der MORITZsche Apparat mehrfach abgeändert worden. Erwähnung verdienen die Gestelle von LEVY-DORN und von GROEDEL.

Der GROEDELsche Orthodiagraph (Abb. 517) kann sowohl für Senkrecht- wie für Wagerechtuntersuchungen benutzt werden. Im Gegensatze zu dem Gerät von MORITZ befindet sich hier die Zeichenvorrichtung hinter der Röhre. Mittels eines Gummiballes, der mit einem dünnen Schlauch in Verbindung steht, wird der Schreibstift pneumatisch bedient. Schreibstift, Zentralpunkt des Leuchtschirmes und Öffnung der Blende liegen sämtlich in der vom Zentralstrahle gebildeten Linie. Bei durchbohrtem Leuchtschirme kann so auf der Haut des Kranken die Aufzeichnung erfolgen.

Die Fernphotographie besteht in der Aufnahme des Herzens in einem Abstande von 1,50—2 m. Die einfallenden Strahlen verlaufen dann wie bei weitentfernter gewöhnlicher Lichtquelle, also praktisch parallel. Folglich wird das Schattenbild eines Körpers nicht wesentlich vergrößert oder entstellt.

Diese geringe Verbreiterung des Herzschattens ist belanglos, zumal sie alle Abschnitte gleich- und regelmäßig betrifft. Untersuchungen (LEVY-DORN, DIETLEN, HAMMER) ergaben eine Größenzunahme des Transversaldurchmessers bei Fernaufnahme gegenüber dem Orthodiagramme von ungefähr 1 cm. Zur Vermeidung dieser Fehlerquelle empfehlen VAQUEZ und BORDET die Aufnahmen in 2,50—3 m Abstand auszuführen. Selbstverständliche Voraussetzung ist ein Apparat, der bei diesen großen Entfernungen noch Momentaufnahmen gestattet.

Gegenüber diesen beiden Verfahren treten an praktischer Bedeutung alle anderen zurück. Sie seien darum nur kurz erwähnt.

Ferndurchleuchtung oder Teleradioskopie. Bei ihr sollen die Verhältnisse der Fernaufnahme in Form der Durchleuchtung und der Schirmaufzeichnung nachgeahmt werden. Das Verfahren ist einfach und erscheint auf den ersten Blick verlockend. Da es aber kein Momentbild des Herzens gibt, so hat es große Fehlerquellen.

Nicht viel zuverlässiger ist die sogenannte Orthodiaskopie, bei der mittels einer mit Zentriervorrichtung versehenen Röhre der Zentralstrahl die Herzränder tangential trifft und ihre Aufzeichnung auf dem Schirm ermöglicht.

Die Telekardiographie von HUISMANS hat den Zweck, die Herzumrisse durch eine Einschaltvorrichtung wiederzugeben, die durch den Pulsschlag ausgelöst wird. Auf diese Weise wird eine bestimmte Phase der Herzbewegung festgehalten.

Die röntgenkinematographische Darstellung des Herzens ist von RIEDER, ROSENTHAL, v. ZESCHWITZ, KAESTLE, GROEDEL versucht worden. Indes sind die technischen Schwierigkeiten so groß, daß einwandfreie Aufnahmen der Herzbewegung bis jetzt nicht gelungen sind.

Auch die Röntgenstereoskopie hat keine brauchbaren Ergebnisse gezeitet, da die gleichmäßig runden Begrenzungen des Organes ein plastisches Bild nicht liefern.

Ausführung der Orthodiagraphie. Die Orthodiagraphie wird am aufrechten oder am liegenden Menschen vorgenommen. Letztere Untersuchung wird von DIETLEN und anderen als Verfahren der Wahl angesehen, weil der Kranke dabei ruhig liegt und weil es möglich ist, die meist unter den gleichen Umständen gefundenen Perkussionswerte mit ihr zu vergleichen.

Allgemeiner Beliebtheit indessen erfreut sich die senkrechte Orthodiagraphie, die vor allem von GROEDEL vertreten wird. Abgesehen von der etwas einfacheren Aufnahmetechnik bekommt man bei der größeren Lungenentfaltung im Stehen kontrastreichere Bilder, die mit anderen durch Fernaufnahme gewonnenen besser verglichen werden können.

Welches Vorgehen auch gewählt wird, jedenfalls muß völlige Ruhighaltung des Kranken während der Untersuchung gesichert sein.

Nachdem er mit seiner transversalen Körperachse streng parallel zu der Ebene des Leuchtschirmes gerichtet ist, wird die Verbindungslinie zwischen Kehlgrube und Schoßfuge bestimmt. Nach Prüfung der Zentrierung und nach allgemeiner Orientierung mittels der Durchleuchtung beginnt die eigentliche Orthodiagraphie, d. h. die Aufzeichnung der Herzränder. Während der Untersuchung wird der Kranke angeleitet, ruhig zu atmen.

Die Öffnung des Leuchtschirmes wird an die Stelle des Herzrandes gebracht, an der die Aufzeichnung begonnen werden soll. Bei genauer Übereinstimmung des diastolischen Herzrandschattens mit der Mitte des Schirmloches tritt der Schreibstift in Tätigkeit. In gleicher Weise werden dann die übrigen Grenzen des Herzens, die großen Gefäße — letztere in systolischer Ausdehnung —, dann die Zwerchfellkuppen während der Ausatmung, die Lungengrenzen und die unteren Ränder beider Schlüsselbeine festgelegt.

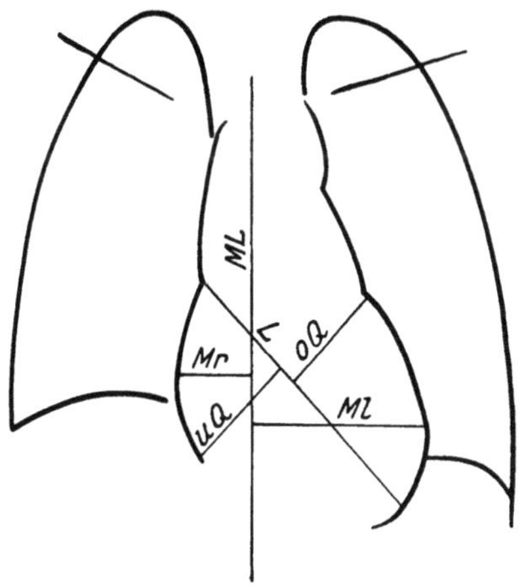

Die Aufzeichnung erfolgt während der Diastole, um die größte Ausdehnung des Herzens zu bestimmen. Auch ist die Begrenzung in dieser Phase leichter ausführbar als in der Systole.

Ausführung der Fernaufnahme. Die Technik der Fernaufnahme bereitet keine besonderen Schwierigkeiten. Allerdings benötigt sie einen leistungsfähigen Apparat, der trotz großer Entfernung bei Momentbelichtungen genügend deutliche Bilder gibt.

Die Röhre befindet sich 2 oder 3 m von der Platte entfernt. Sind keine besonderen Röhren- und Plattengestelle für diese Zwecke vorhanden, so wird am besten ein Doppelsäulengerüst benutzt. Es gewährleistet am besten genaue Zentrierung.

Abb. 518. Herzdurchmesser. L Längsdurchmesser. Mr rechter Medianabstand. Ml linker Medianabstand. Mr + Ml = Tr Transversaldimension. uQ unterer Querabstand. oQ oberer Querabstand. uQ + oQ = Br Breitendurchmesser. ML Medianlinie.

Vor Ausführung der Aufnahme überzeugt man sich mittels Durchleuchtung von richtiger Einstellung. Die Blende des Röhrenkastens soll das Beleuchtungsfeld leicht umrahmt vom Schatten des Blendenschlitzes zeigen. Die Röhre muß so stehen, daß der Zentralstrahl dem Übergange des Herzens in die großen Gefäße entspricht und daß er genau in die Mittellinie der Körperachse fällt. Durch Verkleinerung der Blendenöffnung und vorherige Durchleuchtung kann man sich leicht vergewissern, ob diese Forderungen eingehalten sind.

Die Belichtungszeit soll möglichst kurz sein. Wendet man doppelt begossene Filme mit doppeltem Verstärkungschirm an, so genügen bei harter Strahlung Zeiten von $^1/_{10}$—$^1/_{20}$ Sekunden.

Ausmessung des Herzorthodiagrammes. Für die Ausmessung des sagittalen Orthodiagrammes werden allgemein nach dem Vorschlage von Moritz Breiten- und Längsdurchmesser des Herzens gewählt.

Der Breitendurchmesser setzt sich aus dem größten Abstande des rechten und dem größten des linken Herzrandes von der Mittellinie zusammen (rechter Medianabstand Mr. und linker Medianabstand Ml., Abb. 518).

Der Längsdurchmesser (L) ist die Verbindungslinie des Übergangswinkels des rechten Vorhofes in die Gefäße mit dem entferntesten Punkte der Herzspitze.

Diese sicheren Maße werden allgemein angewandt und genügen den praktischen Zwecken vollauf.

Weniger zuverlässig ist der Breitendurchmesser (Br), der für Bestimmung der Herzbasis verwandt werden kann. Er wird, wie aus der Zeichnung ersichtlich ist, aus der Summe zweier senkrecht zum Längsdurchmesser geführten Linien u Q und o Q gewonnen.

Die Ausmessung des Flächeninhaltes durch Abzählen der Quadrate eines Millimeterpapieres oder eines Planimeters, die unter das Orthodiagramm gelegt werden, hat noch zu keinen praktischen Ergebnissen geführt. Genaue Abgrenzung des Herzens in den unteren und oberen Abschnitten mißlingt an Hand des Orthodiagrammes. Auch nachträglich eingezeichnete Verbindungslinien zwischen rechtem und linkem Herzrand liefern nur ungefähre Werte.

Wägt man die Leistungsfähigkeit der Orthodiagraphie und der Fernaufnahme gegeneinander ab, so fällt das Urteil aller erfahrenen Herzdiagnostiker zugunsten der Orthodiagraphie aus. Die Fernaufnahme bietet dank ihrer raschen und bequemen Ausführbarkeit große Vorzüge, immerhin haftet ihr doch der Nachteil geringerer Genauigkeit an. Die Herzränder zeichnen sich auf dem Bilde bald in dem einen, bald in dem anderen Bewegungszustand ab. Besonders störend wirkt aber die Überlagerung des unteren Teiles des Herzschattens durch den Zwerchfell-Leberschatten. Die Erkennung der Herzspitze ist infolgedessen bei der Fernaufnahme im Gegensatze zum Orthodiagramme meist unmöglich (DIETLEN, HAMMER).

Sollte die stereoskopische Darstellung des Herzens gelingen, so haben beide Verfahren ihre praktische Bedeutung verloren.

Das normale Herz.

Normale Herzgröße. Die angeführten Meßverfahren geben nur relative Werte der Herzgröße. Durch Vergleich vieler Befunde bei gesunden Menschen läßt sich das Schattenbild des normalen Herzens festlegen.

Auch beim Gesunden hängen Form und Größe von vielen Bedingungen ab.

Großen Einfluß haben zunächst Stellung und Haltung des Körpers auf Form und Größe des Herzens. Infolge der geringen Befestigung der Mittelfellorgane paßt sich das Herz jeder mechanischen Einwirkung in Lage und Form sofort an. In stehender Haltung z. B. senkt es sich nach unten, so daß die Herzbasis tiefer rückt. Die großen Gefäße strecken sich. Der Schatten wird darum schmäler und länglicher. In Rücken- oder Bauchlage rückt das Herz wieder hinauf; sein Schatten wird breiter und kürzer (Abb. 519). Der Höhenunterschied seiner Basis beträgt zwischen beiden Stellungen 2—4,5 cm. Diese Verkleinerung des Herzschattens beim Stehen beruht auf wirklicher Größenabnahme des Organes (MORITZ, DIETLEN). Sie wird unter anderem auch dadurch bewiesen, daß beim Übergange von der liegenden in die aufrechte Stellung vorübergehend sich Pulsbeschleunigung einstellt. Man darf der Auffassung MORITZ' zustimmen, daß Anspannung des Herzbeutels und der Vena cava inferior sowie Zunahme des hydrostatischen Druckes in der Cava und Abnahme im Herzen dieses Verhalten bedingen.

In linker Seitenlage nähert sich das Herz der Brustwand, die es sogar oft erreicht (Abb. 520).

Bei rechter Seitenlage schiebt sich die Leber in die rechte Zwerchfellkuppe; sie stützt dadurch das Herz und verhindert seine Verlagerung.

Einfluß der Atmung auf Größe und Form des Herzens. Bei ruhiger Ein- und Ausatmung kann Änderung der Herzgestalt im Schirmbilde kaum wahrgenommen werden. Hingegen verschmälert und verlängert sich der Herzschatten bei tiefer Einatmung, während bei Ausatmung Verkürzung und Verbreiterung eintreten (Abb. 521).

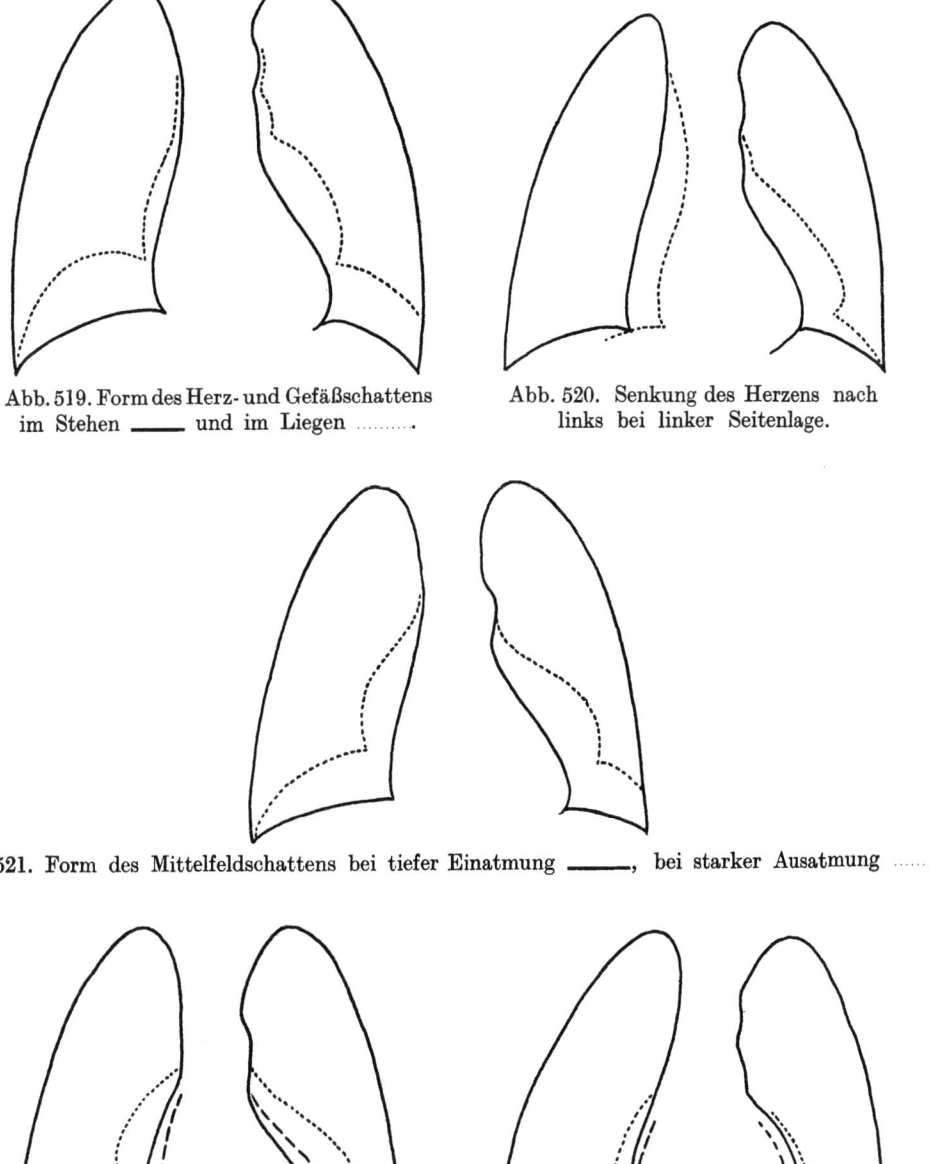

Abb. 519. Form des Herz- und Gefäßschattens
im Stehen ▬▬▬ und im Liegen ....

Abb. 520. Senkung des Herzens nach
links bei linker Seitenlage.

Abb. 521. Form des Mittelfeldschattens bei tiefer Einatmung ▬▬▬, bei starker Ausatmung ....

Abb. 522. Form des Mittelfeldschattens
im Stehen

Ruhige Atmung ▬▬▬
Starke Ausatmung ....
Tiefe Einatmung ‒ ‒ ‒ ‒

Abb. 523. Form des Mittelfeldschattens
im Liegen

Ruhige Atmung ▬▬▬
Starke Ausatmung ....
Tiefe Einatmung ‒ ‒ ‒ ‒

Die Ursache ist in starker Hebung und Senkung des Zwerchfelles zu suchen, die die intrathorakalen Raumverhältnisse beeinflussen.

36*

Die bei angestrengter Atmung einsetzenden Gestaltsabweichungen sind im Stehen bei tiefster Ausatmung und im Liegen bei tiefster Einatmung am größten (Abb. 522, 523). Im Stehen nimmt das Zwerchfell schon an sich infolge des abwärts gerichteten Zuges der Baucheingeweide einen gewissen Tiefstand ein. Es kann deshalb bei vertiefter Einatmung nicht wesentlich mehr nach unten rücken als bei ruhiger Atmung. Die gewöhnliche Ausatmung verschiebt das Herz nur um ein geringes nach oben, während bei angestrengter gewaltiges Heraufsteigen eintritt.

In Rückenlage sind dagegen die Verhältnisse umgekehrt. Das Zwerchfell steht jetzt schon von vornherein infolge des Druckes der Baucheingeweide erheblich höher. Es kann bei vertiefter Ausatmung nicht wesentlich mehr emporsteigen. Um so größer ist das Herunterrücken bei angestrengter Einatmung.

Ob die Verschmälerung des Herzschattens während der respiratorischen Zwerchfellsenkung ebenfalls einer tatsächlichen Verkleinerung des Herzens entspricht, ist nicht mit Sicherheit erwiesen. Während der Inspiration erfolgt nämlich leichte Achsendrehung des Herzens, die den Herzschatten beeinflußt.

Eine Steigerung der respiratorischen Schattengröße beobachten wir beim Pressen und beim VALSALVAschen oder beim MÜLLERschen Versuche.

Einfluß des Zwerchfellstandes auf Form und Größe des gesunden Herzens. Mehr als gewöhnliche exspiratorische Hebung und inspiratorische Senkung des Zwerchfelles beeinflussen sein krankhafter Hoch- und Tiefstand Form und Lage des Herzschattens. Der Grad hängt von der Größe des Hochstandes, aber auch vom Tonus des Herzmuskels ab. So kommt es, daß unter sonst gleichen Verhältnissen das atonisch dilatierte Herz am meisten nachgibt.

Herzverdrängungen infolge beidseitigen Zwerchfellhochstandes finden sich bei Fettleibigkeit, in der Schwangerschaft, bei Meteorismus, Ascites und bei Bauchgeschwülsten, besonders bei solchen der Leber. Das Herz ist nach oben und links verschoben, so daß es quergelagert und verbreitert erscheint. Sein Neigungswinkel ist deutlich verkleinert. Dabei handelt es sich aber, wie orthodiagraphische Untersuchungen gezeigt haben, nur um Lageänderung, keineswegs um Vergrößerung des Herzens.

Bei einseitigem Zwerchfellhochstande, wie er durch Nieren- oder Milzgeschwülste und besonders ausgeprägt bei Hernia und Eventratio diaphragmatica, bei subphrenischem Absceß und bei künstlicher Zwerchfellähmung zur Beobachtung kommt, ist das Herz regelmäßig nach der gesunden Seite verlagert (vgl. S. 610).

Klinische Auswertung der röntgenologischen Herzmasse. Die orthodiagraphisch gewonnenen Zahlen haben nur relativen Wert. Sie müssen in Verhältnis gebracht werden zunächst zur Körperlänge oder zum Körpergewicht. Diese beiden Maßverhältnisse sind insofern gleich zu bewerten, als sie meist in enger Beziehung zueinander stehen. Stimmen sie nicht überein, so ist das Körpergewicht mehr in Rechnung zu stellen. Für die Praxis hat aber die Berücksichtigung der Körperlänge größere Verbreitung gefunden, da sie im Gegensatze zum Körpergewicht für den einzelnen ein unveränderliches Maß darstellt.

Wichtiger als Körpergewicht ist Ausbildung der Muskulatur (DIETLEN, FRANKE, SCHIEFFER).

Ferner hängt die Herzgröße ab vom Lebensalter. Unter gleich schweren und gleich großen Menschen verschiedenen Alters haben die älteren das größere Herz.

Die vergleichsmäßig gewonnenen Zahlen haben DIETLEN, GROEDEL, OTTEN, HAMMER, HAUDEK u. a. in Normaltafeln zusammengestellt. Man kann aus ihnen freilich nur bedingte Schlüsse ziehen.

Durchschnittswerte des Herzorthodiagramms nach GROEDEL, zusammengestellt nach den Tabellen von DIETLEN, GROEDEL, OTTEN, VEITH.

Gruppe	Untersuchung im Liegen					Untersuchung im Sitzen			
	Mr	Ml	Tr	L		Mr	Ml	Tr	L
Kinder									
I. 102—110 cm	2,4	5,45	8,2	8,85	Min.	2,0	5,0	7,4	8,0
	2,6	**6,1**	**8,7**	**9,3**	**Mittel**	**2,55**	**5,45**	**8,0**	**8,4**
	2,75	6,7	9,1	9,5	Max.	3,3	6,2	8,4	8,6
II. 111—120 cm	2,15	5,85	8,75	9,35	Min.	2,2	5,4	8,4	8,6
	2,9	**6,35**	**9,25**	**9,9**	**Mittel**	**2,85**	**5,97**	**8,82**	**9,3**
	3,4	7,0	9,8	10,55	Max.	3,7	6,8	9,8	9,9
III. 121—130 cm	2,25	6,0	9,2	9,9	Min.	2,2	5,2	8,2	9,0
	3,0	**6,9**	**9,9**	**10,6**	**Mittel**	**3,04**	**6,35**	**9,4**	**10,1**
	3,75	8,25	11,15	12,0	Max.	3,8	7,5	10,75	11,5
IV. 131—140 cm	2,45	5,8	9,05	9,8	Min.	2,1	6,1	8,7	9,3
	3,3	**6,9**	**10,2**	**10,9**	**Mittel**	**3,08**	**6,8**	**9,9**	**10,9**
	4,3	8,05	11,6	12,0	Max.	4,5	8,3	11,4	12,0
Männer 15—20 Jahre									
I. 145—154 cm	3,4	7,1	10,6	11,4	Min.	3,2	7,0	10,5	11,2
	3,5	**7,5**	**11,0**	**11,8**	**Mittel**	**3,9**	**7,4**	**11,3**	**11,8**
	3,7	7,8	11,2	12,5	Max.	4,5	8,0	12,0	12,5
II. 155—164 cm	3,0	7,4	10,7	12,0	Min.	3,6	7,2	11,2	11,2
	3,8	**8,0**	**11,8**	**12,7**	**Mittel**	**4,4**	**7,9**	**12,3**	**12,4**
	4,1	9,3	13,1	14,2	Max.	5,2	8,3	13,5	13,8
III. 165—174 cm	3,4	7,0	11,0	12,5	Min.	3,9	7,0	11,6	11,3
	4,2	**8,2**	**12,4**	**13,6**	**Mittel**	**4,3**	**7,9**	**12,1**	**13,1**
	5,1	8,8	13,8	15,2	Max.	4,7	8,5	12,5	14,3
	3,6	6,5	10,4	12,7	Min.	4,0	8,0	12,0	13,6
IV. 175—182 cm	**4,0**	**7,9**	**11,9**	**13,7**	**Mittel**	**4,0**	**8,0**	**12,0**	**13,7**
	4,3	8,8	12,4	14,4	Max.	4,0	8,0	12,0	13,8
Männer über 20 Jahre									
I. 145—154 cm	3,1	8,2	11,9	12,1	Min.	4,0	8,0	12,0	12,0
	3,7	**8,5**	**12,2**	**13,4**	**Mittel**	**4,7**	**8,4**	**13,1**	**12,9**
	4,4	8,8	12,6	14,1	Max.	5,2	9,2	14,4	14,2
II. 155—164 cm	3,3	7,4	11,0	12,3	Min.	3,5	7,4	12,1	13,0
	4,2	**8,7**	**12,9**	**14,0**	**Mittel**	**4,5**	**8,7**	**13,0**	**13,9**
	5,9	10,4	14,5	15,3	Max.	5,3	9,5	14,1	15,0
III. 165—174 cm	3,0	6,8	11,3	12,5	Min.	3,7	7,2	11,4	12,0
	4,3	**8,8**	**13,1**	**14,2**	**Mittel**	**4,5**	**8,7**	**13,2**	**14,0**
	5,7	9,7	15,3	15,9	Max.	5,6	10,2	14,6	15,3
IV. 175—185 cm	3,5	8,1	13,1	13,4	Min.	4,0	7,3	12,0	13,3
	4,5	**9,3**	**13,8**	**14,9**	**Mittel**	**4,7**	**8,5**	**13,2**	**14,2**
	5,8	11,0	15,0	16,2	Max.	5,4	9,0	13,6	14,7
Frauen 15—17 Jahre									
I. 145—154 cm	3,3	6,5	10,5	11,9	Min.	2,5	6,5	9,0	10,5
	3,5	**7,5**	**11,0**	**12,4**	**Mittel**	**3,1**	**7,0**	**10,1**	**11,2**
	4,0	8,7	12,0	12,8	Max.	4,0	7,8	11,0	12,0
II. 155—164 cm	3,2	7,0	10,3	12,9	Min.	2,8	6,5	9,0	10,5
	3,5	**8,0**	**11,5**	**13,2**	**Mittel**	**3,8**	**7,6**	**11,4**	**12,3**
	4,0	8,8	12,5	14,0	Max.	5,2	8,7	12,7	14,0
III. 165—174 cm	2,8	7,0	10,9	12,3	Min.	4,0	6,6	10,6	10,6
	3,4	**7,7**	**11,1**	**12,7**	**Mittel**	**4,1**	**7,0**	**11,1**	**11,8**
	3,9	8,5	11,3	13,3	Max.	4,2	7,4	11,6	13,0
Frauen über 17 Jahre									
I. 145—154 cm	2,4	7,2	10,3	12,1	Min.	3,0	6,2	10,1	11,0
	3,5	**8,3**	**11,8**	**12,8**	**Mittel**	**3,8**	**8,0**	**11,8**	**13,0**
	4,0	9,2	12,8	13,3	Max.	4,5	9,3	13,1	13,5
II. 155—164 cm	2,6	6,8	10,9	11,7	Min.	3,2	6,4	10,4	11,5
	3,5	**8,5**	**12,0**	**13,3**	**Mittel**	**3,8**	**8,0**	**11,8**	**13,0**
	5,2	10,3	13,7	15,0	Max.	5,0	9,5	14,3	14,8
III. 165—174 cm	3,2	6,8	11,3	12,8	Min.	3,2	6,5	10,8	12,0
	3,9	**8,8**	**12,7**	**13,6**	**Mittel**	**4,0**	**8,1**	**12,1**	**13,2**
	4,5	9,7	12,9	14,0	Max.	4,5	9,8	14,0	14,5

Die Pulsationsbewegungen des Herzens. Es braucht kaum betont zu werden, welche Bedeutung dem Röntgenverfahren für die Erkennung der Herzpulsation zukommt. Kein anderes Untersuchungsmittel gestattet so eindeutig die Beobachtung seiner Tätigkeit und des damit verbundenen Formenwechsels seiner Abschnitte. Infolge technischer Schwierigkeiten ist genaue kinematographische Darstellung des Ablaufes der Herzbewegung bisher nicht gelungen. Dagegen haben Reihenaufnahmen in Verbindung mit dem Elektrokardiograph (GROEDEL) schon einige Fragen des Bewegungsrhythmus geklärt.

Bei Beobachtung vor dem Schirme sind die wechselnden Ausschläge der einzelnen Herzabschnitte nach Stärke und Ausdehnung sofort erkennbar. Die Kontraktionen des linken Kammerbogens sind am ausgesprochensten. Während der Systole erfolgt eine plötzliche, ausgiebige, medianwärts gerichtete Bewegung, die alle Teile der Kammer umfaßt. Ihren besten Ausdruck findet sie in der Spitzengegend. Der Ausschlag erfolgt gleichzeitig mit dem fühlbaren Spitzenstoß sowie mit deutlicher Vorwölbung der Pulmonalis und des Aortenbogens. Bildet die Vena cava den Rand des Gefäßschattens, so ist die Erweiterung der Aorta ascendens kaum sichtbar.

Der systolischen Einwärtsbewegung des linken Kammerbogens schließt sich bald seine diastolische Erweiterung an, während Pulmonalis und Aortenbogen sich langsam abflachen.

Geringer sind die Ausschläge der Vorhöfe. Der rechte zeigt eine kleine präsystolische Zusammenziehung. An seinem unteren Abschnitte sind zuweilen systolische Einengungen vorhanden, die von der Herzkammer erzeugt werden, so daß eine Doppelbewegung des Vorhofbogens entsteht.

Die Kontraktionen des linken Vorhofes sind in der Regel gering, oft kaum wahrnehmbar. Sind sie verstärkt, so laufen sie in der präsystolischen Phase ab.

Die zeitlich verschieden einsetzenden Bewegungen der einzelnen Abschnitte, die rechts und links bald Erweiterung, bald Verkleinerung verursachen, führen zur sogenannten „pulsatorischen Pendelbewegung des Herzens", die THEO und F. GROEDEL an Reihenaufnahmen und Elektrodiagrammen feststellen konnten.

Das kranke Herz im Röntgenbilde.

Hypertrophie und Dilatation des gesamten Herzens. Hypertrophie und Dilatation des Herzens sind röntgenologisch schwer unterscheidbar, zumal sie fast immer vereinigt auftreten. Zuweilen gelingt es aber doch, unter Berücksichtigung des klinischen Bildes und vor allem des Kreislaufes, Überwiegen des einen oder des anderen Zustandes zu erkennen.

Hypertrophie ist an Verlängerung und stärkerer Wölbung des linken Kammerbogens wahrnehmbar. Die Spitze zeigt deutliche Rundung, nähert sich der linken Brustwand und projiziert sich tiefer in den Zwerchfellschatten. Ausgesprochene Vergrößerung des Herzbildes fehlt. Jedoch ist in der Regel der L Durchmesser umfangreicher. Die Grenzen des auffallend dunkelen Herzschattens sind scharf gezeichnet. Die Kontraktionen beim hypertrophischen Herzen sind verstärkt und ausgiebig.

Dilatation gibt sich durch Verbreiterung des Herzschattens kund. Sie ist bei hochgradigen Erweiterungen ausgesprochen. Die Durchmesser sind vergrößert. Dem Schatten fehlt zwar eine ausgesprochene Krümmung; indessen zeigt er am linken unteren Bogen eine angedeutete Rundung. Wie ein schlaffer Sack liegt das dilatierte Herz dem Zwerchfell an. Es folgt willig jedem äußeren Druck und verändert seine Gestalt beim Lagewechsel.

Entsprechend seiner geringen Muskelkraft sind die Kontraktionen klein und schwach.

Für die Erkennung der Hypertrophie der linken Herzkammer legen VAQUEZ und BORDET besonderen Wert auf die Größe des Winkels, den der linke Herzbogen im ventrodorsalen zweiten schrägen Durchmesser mit dem Schatten der Wirbelsäule bildet. Normalerweise verschwindet die Herzspitze hinter dem Rückgratschatten bei einem Winkel von 25—30°, den die Biscapularebene mit der Schirmebene bildet (Abb. 524). Vergrößerung dieses Winkels würde also einer Hypertrophie der linken Kammer entsprechen.

Noch einfacher und zuverlässiger hat sich für die Erkennung der beginnenden Hypertrophie der linken Herzkammer das von denselben Bearbeitern angegebene Verfahren ihrer Tiefenbestimmung erwiesen.

Die Vergrößerung der linken Herzkammer erstreckt sich vor allem mittelfellwärts und nach hinten. Ebenso wie bei der Lagebestimmung von Fremdkörpern kann durch Einstellung des Zentralstrahles auf den linken Herzrand und durch

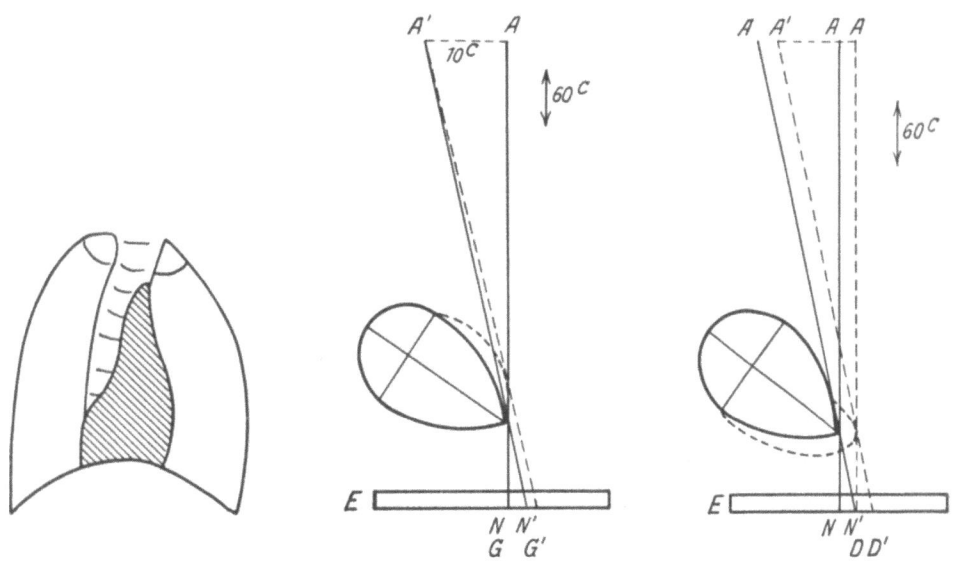

Abb. 524. Orthodiagramm eines normalen Herzens im 2. schrägen Durchmesser bei 30° Winkelstellung. Die Herzspitze verschwindet hinter dem Schatten der Wirbelsäule.
(Nach VAQUEZ und BORDET.)

Abb. 525. Schema der Tiefenbestimmung bei Hypertrophie des linken Ventrikels. AA' Lage der Röhre, NN' GG' Projektion des Zentralstrahls und des divergierenden Strahls.

Abb. 526. Dasselbe bei Volumenvergrößerung des rechten Ventrikels (Index kaum vergrößert). AA Lage der Röhre, NN' DD' Projektion des Zentralstrahls und des divergierenden Strahls.
(Nach VAQUEZ und BORDET.)

paralaktische Verschiebung der Röhre um 10 cm die Hypertrophie aus der Tiefenlage berechnet werden. Der Röhrenabstand beträgt dabei 60 cm (Abb. 525). Die auf dem Schirme gewonnenen zwei Punkte geben die Tiefenausdehnung des Herzens an. Ihre Entfernung schwankt gewöhnlich um 7—14 mm. Größere Werte deuten auf Hypertrophie. Im allgemeinen steigen die Maße im geraden Verhältnis zum Herzdurchmesser.

Bleibt der Index der Tiefenbestimmung normal, während der Herzdurchmesser zugenommen hat, so liegt nach VAQUEZ und BORDET Vergrößerung des rechten Herzens vor (Abb. 526).

Es ist leicht verständlich, daß die mittels der beiden Verfahren gewonnenen Ergebnisse nur Aufschluß über etwaige Vergrößerung des Herzens und der linken Kammer ermöglichen. Zur Entscheidung, ob diese Auftreibung vorwiegend auf Hypertrophie oder auf Dilatation beruht, müssen die übrigen klinischen Merkmale solcher Veränderungen berücksichtigt werden.

Die krankhafte Veränderung einzelner Herzabschnitte im Röntgenbilde.

Die linke Herzkammer. Hypertrophie der linken Herzkammer, wie sie z. B. in ausgeprägter Weise bei Schrumpfniere auftritt, ist im Orthodiagramm aus Form- und Größenveränderungen des unteren linken Herzbogens erkennbar. Er zeigt Krümmung und stärkere Abrundung in der Spitzengegend. Dazu gesellt sich wechselnd große Verbreiterung des Herzschattens nach links. Zugleich liegt die Spitze näher der Brustwand und ragt tiefer in den Zwerchfellschatten hinein, von dem sie sich deutlich abhebt (Abb. 527, 528).

Mit der Weite vergrößern sich der Ml- sowie der Tr-Durchmesser, während der Mr-Durchmesser sich nicht verändert.

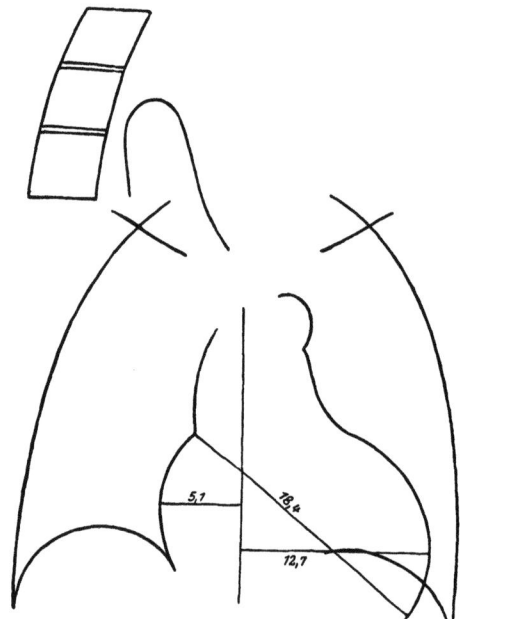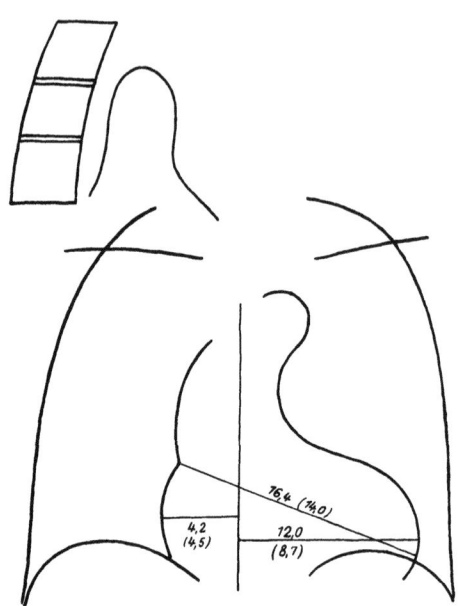

Abb. 527. Zentrale und periphere Sklerose. Arteriolosklerotische Schrumpfniere. Sklerotische Mitral- und Aorteninsuffizienz. RR 230/90. (Klinik v. ROMBERG.)

Abb. 528. Arteriolosklerotische Schrumpfniere. RR 195/100. (Klinik v. ROMBERG.)

Da sich die linke Kammer mehr nach hinten zu entwickelt, ist bei beginnender Hypertrophie oder Dilatation auf dem dorsoventralen Bild oft keine krankhafte Abweichung wahrzunehmen. Erst bei seitlicher oder schräger Aufnahme, besonders im zweiten schrägen Durchmesser, ist stärkere Entwicklung des Kammerbogens erkennbar. Man bedient sich hierbei des Meßverfahrens von VAQUEZ und BORDET. Für Vergrößerung spricht bei Tiefenbestimmung Überschreiten der Indexziffer von 15 mm, bei Messung des Herzspitzen-Wirbelsäulenwinkels Überschreiten von 30°.

Die rechte Herzkammer. Da die Ränder der rechten Kammer auf einem sagittalen Herzbilde nicht sichtbar sind, so lassen sich geringe Raumveränderungen oft sehr schwer feststellen. Nur Vergrößerung des Pulmonalisbogens und zuweilen starke systolische Pulsation des rechten Vorhofes führen zur Annahme einer Hypertrophie der rechten Kammer.

Hingegen ist ihre Erweiterung an der nach außen und oben gerichteten Verdrängung der Herzspitze kenntlich, die oberhalb des Zwerchfelles sichtbar ist. Dadurch nähert sie sich der Brustwand. Der linke Kammerbogen ist jedoch nicht verlängert und zeigt auch sonst keine nennenswerte Abweichung seiner Form. Zugleich besteht Verlagerung des rechten Vorhofbogens nach außen und oben

(Abb. 529). Die erweiterte Kammer drückt von oben auf das Zwerchfell, das bei großer Magenblase bogenförmig nach dem Bauchraume zu vorgewölbt wird. Unter Umständen kann der rechte Ventrikel sogar im unteren Drittel des rechten Herzrandes sichtbar werden. Den Beweis, daß es sich dabei um die rechte Kammer handelt, liefern die gleichzeitigen Ausschläge des Radialpulses. Bei sehr starken Erweiterungen kann die rechte Kammer sogar zwischen dem Pulmonalis- und dem linken Kammerbogen randbildend werden.

Fast regelmäßig zeigt sich im dorsoventralen zweiten schrägen Durchmesser eine Vorbuchtung im unteren Bogenabschnitte, während bei frontalem Strahlengange der retrosternale Raum durch den Schatten der erweiterten Kammer größtenteils ausgefüllt ist.

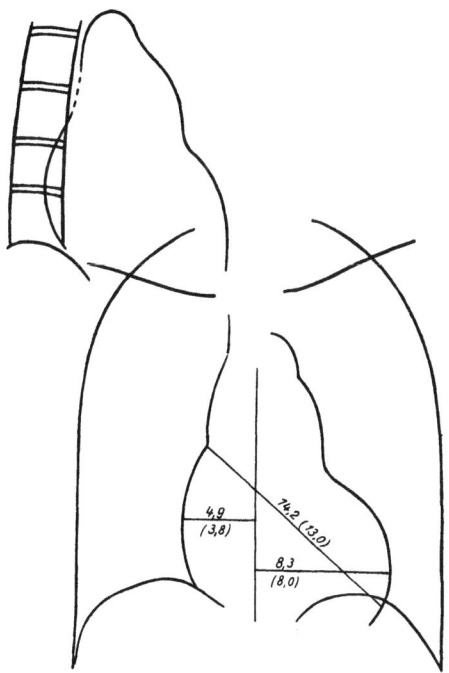

Von den verschiedenen Durchmessern wird bei Erweiterung des rechten Ventrikels L in geringerem Maße beeinflußt, während Tr deutlich vergrößert ist; dies beruht ausschließlich auf Verlängerung des Mr.

Der linke Vorhof. Da eine Vergrößerung des linken Vorhofes im wesentlichen seine rückwärts gelegenen Teile betrifft, ist sie auf einem sagittalen Herzbilde schwer nachzuweisen. Dagegen zeigt sich von der Seite oder noch besser bei der Aufnahme im zweiten schrägen Durchmesser mit ventrodorsalem und dorsoventralem Strahlenverlaufe (VAQUEZ und BORDET) eine Vorbuchtung des oberen Herzbogens im hinteren Mittelfelde.

Der rechte Vorhof. Erweiterung des rechten Vorhofes verrät sich auf einem sagittalen Bild in stärkerer Vorwölbung und Verlagerung des rechten Herzbogens. Zugleich liegt der Übergangswinkel des rechten Vorhof- und des Gefäßbogens höher.

Im Gegensatze zur Verlagerung des rechten Vorhofes durch Vergrößerung der rechten Kammer erfolgen hier die Ausschläge des Bogens präsystolisch.

Abb. 529. Pulmonalsklerose, Dilatation und Hypertrophie der rechten Kammer. Vorspringender Pulmonalbogen. Klinisch: Blausucht, Insuffizienz der hypertrophischen rechten Kammer, keine Geräusche (v. ROMBERG sche Klinik).

Auch der ventrodorsale erste und der dorsoventrale zweite Durchmesser ermöglichen gute Darstellung der rechten Vorhofserweiterung.

Von den Durchmessern ist vor allem der Mr vergrößert.

Die erworbenen Klappenfehler.

Herzklappenfehler entwickeln sich aus chronischer Endokarditis nach Infektionskrankheiten. Die Entzündung führt zu Schrumpfung und Verkalkung der Klappen oder zu Verwachsung der Segel, die deren Tätigkeit beeinträchtigen. In ähnlichem Sinne können Atherosklerose und Syphilis wirken.

Jeder Klappenfehler, mag es sich um Insuffizienz oder um Stenose handeln, stellt an den betreffenden Herzabschnitt erhöhte Anforderungen. Diese kann der Muskel, solange er von schweren entzündlichen Vorgängen verschont bleibt, durch einfache Hypertrophie überwinden. Seine Kompensationsfähigkeit versagt, wenn er weiterhin beansprucht wird. Dann setzt Dekompensation mit ihren Kreislauf-störungen ein.

Die durch einen Klappenfehler bedingten Veränderungen einer oder mehrerer Herzhöhlen spiegeln sich im Röntgenlichte in Gestalt von Schattenveränderungen wieder, die über Form und Sitz der Herzerkrankung Aufschluß geben können. Eine Anzahl davon ist so bezeichnend, daß mit gewisser Berechtigung von einem typischen röntgenologischen Herzbilde gesprochen wird, z. B. von einem Mitralherzen oder von einem Aorteninsuffizienzherzen.

Mitralstenose. Stenose des Mitralostiums führt zu Erschwerung des Blut-abflusses aus dem linken Vorhof in die linke Kammer. Hypertrophie und Erwei-terung des linken Vorhofes sind die Folgen. Der Stauung im Lungenkreislaufe schließen sich weiterhin Hypertrophie und Erweiterung der rechten Kammer und endlich des rechten Vorhofes an.

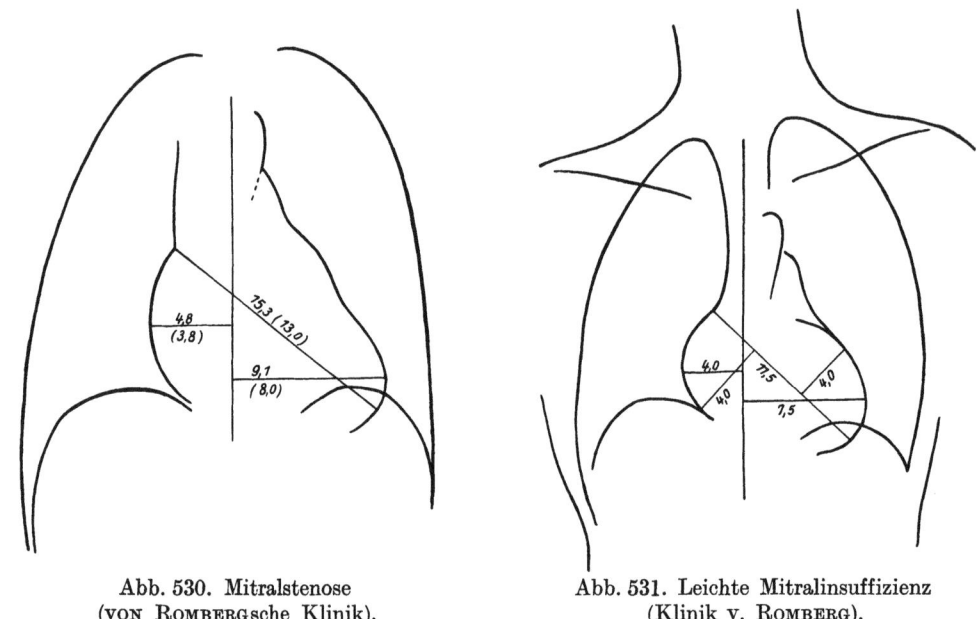

Abb. 530. Mitralstenose
(VON ROMBERGsche Klinik).

Abb. 531. Leichte Mitralinsuffizienz
(Klinik v. ROMBERG).

Diese krankhaften Zustände lassen sich aus dem Röntgenbild ablesen. Man hatte früher allgemein angenommen, daß die verstärkte Ausbuchtung zwischen Pul-monalis und linkem Kammerbogen durch Erweiterung des linken Vorhofes bedingt sei. ASSMANN zeigte durch anatomische Untersuchungen am Situs bei Mitralstenose die Unrichtigkeit dieser Auffassungen.

Bei Entstehung des Mitralstenosenschattens gibt die Erweiterung der rechten Kammer, die eine Drehung des Herzens nach links hinten oben bewirkt, den Aus-schlag.

Durch Vergrößerung der rechten Kammer werden der Conus arteriosus und die Arteria pulmonalis, die bereits infolge der Stauung ausgebuchtet sind, nach links oben verschoben, so daß sie im Schattenbild auffallend stark hervortreten. Gleich-zeitig gerät der erweiterte linke Vorhof nach hinten. Er verschwindet aus dem sagittalen Bild und bleibt nur bei frontalen und schrägen Aufnahmen als starke Vorwölbung sichtbar.

Außerdem verdrängt die vergrößerte rechte Kammer die linke nach hinten, so daß sie bei hochgradiger Erweiterung im oberen Abschnitte des unteren linken Bogens randbildend werden kann.

Erst die Untersuchungen ASSMANNs ermöglichten klare Deutung der bei Mitralstenose vorhandenen Schattenveränderungen. Das vollständige Verschwinden des linken Herzrohres im sagittalen Strahlengange ist jedoch nicht restlos geklärt.

Der linke mittlere Bogen, der durch den erweiterten Conus arteriosus und die Pulmonalis gebildet wird, ist verstärkt, verlängert und nach oben verlagert. Der darübergelegene Aortenbogen ist wegen der Drehung des Herzens und wegen zuweilen vorhandener Überlagerung des Pulmonalisbogens kleiner und kürzer. Der linke untere, wenig gewölbte Bogen verläuft ziemlich steil abwärts. „Die Herzspitze ist auffallend spitz" (DESTOT) (Abb. 530).

Durch hochgradige Erweiterung kann die rechte Kammer im unteren rechten Bogen, der stärkere Rundung und Verlängerung aufweist, randbildend werden.

Die Herzlage ist bei Mitralstenose mehr senkrecht: stehende schmale Eiform nach GROEDEL. Durch Vergrößerung des rechten Herzens schiebt sich der Herzschatten mehr in die Mitte. Daraus erklären sich die Kürze des Tr und das Verhältnis des Mr zum Ml, das nach DIETLEN durchschnittlich 1 : 1,5—1,8 beträgt.

Mitralinsuffizienz. Bei der Insuffizienz des Mitralostiums fließt während der Systole der linken Kammer eine gewisse Blutmenge rückläufig in den linken Vorhof. Infolgedessen erweitert er sich. Umgekehrt aber entleert er eine größere Blutmenge in die linke Kammer; sie hypertrophiert und wird später dilatiert.

Da der vermehrte Blutgehalt des linken Vorhofes den Abfluß aus dem kleinen Kreislauf hemmt und Stauung hervorruft, so entwickeln sich allmählich, genau wie bei der Mitralstenose, Hypertrophie und Dilatation der rechten Kammer.

Die Vergrößerung beider Kammern verleiht dem Herzen eine eigentümliche Kugelform. Damit entsteht eine der bezeichnendsten Schattenveränderungen (Abb. 531).

Bei nicht stark ausgeprägter Mitralinsuffizienz fehlt diese Kugelform. Das Röntgenbild weist dann keine deutlichen, für die Diagnose verwertbaren Merkmale auf.

Bei schwerem Klappenfehler ist der linke Kammerbogen stark gewölbt, sein Rand verlängert und die Herzspitze erheblich nach außen verlagert. Der Bogen der Pulmonalis wölbt sich deutlich vor.

Bei frontaler oder schräger Durchleuchtung ist der linke Vorhof nach hinten vorgebuchtet.

Die Erweiterung der rechten Kammer führt durch Verdrängung einzelner Herzabschnitte zu ähnlichen Veränderungen wie bei Mitralstenose: Verschiebung des Pulmonalis- und Conus arteriosus-Bogens nach oben und links sowie Verdrängung des rechten Vorhofes nach rechts.

Im unteren Abschnitte des rechten Bogens kann zuweilen nach DIETLEN, VAQUEZ und BORDET die rechte Kammer randbildend werden. Man erkennt sie an ihren systolischen Kontraktionen.

Sowohl Längs- wie Transversaldurchmesser sind bei Mitralinsuffizienz vergrößert.

Kombinierte Mitralfehler. Insuffizienz und Stenose der Mitralklappe kommen häufig miteinander vor.

Das Herzbild ist median gestellt, und es fehlt ihm die eigenartige Einschnürung am Übergange der einzelnen Herzabschnitte.

Je nach dem Überwiegen der einen oder der anderen Erkrankung zeigt das Röntgenbild mehr die Merkmale der Insuffizienz oder der Stenose (Abb. 532, 533).

Alle Schattenbilder, die bei Mitralfehlern vorkommen, werden als „Mitralherz" benannt.

Insuffizienz der Aortenklappen. Arteriosklerose oder Lues, Endokarditis sind die Ursachen der Aorteninsuffizienz.

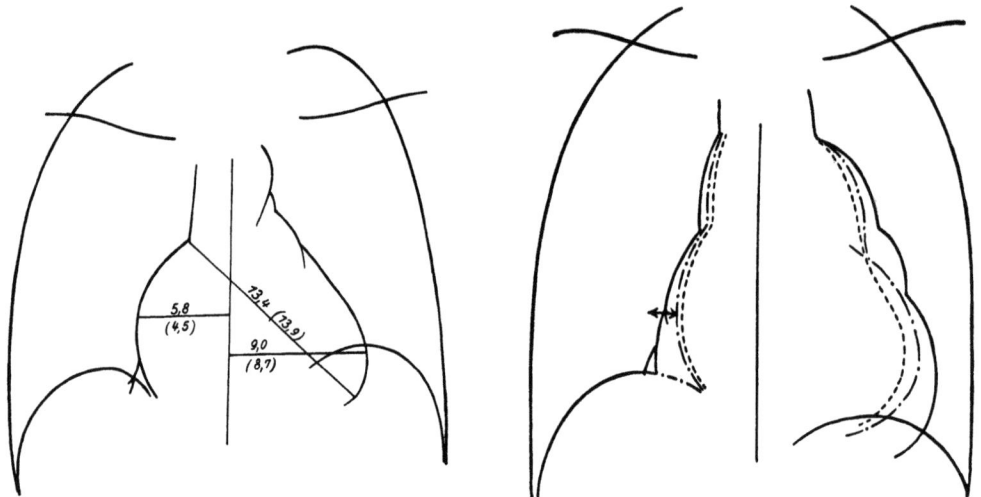

Abb. 532. Mitral-Insuffizienz und Stenose (v. ROMBERGsche Klinik).

Abb. 533. Zunehmende Dilatation und Umformung des Herzens von 1914—1923 bei einer Kranken mit Mitralinsuffizienz und Stenose und ab 1919 feststellbarer relativer Pulmonalinsuffizienz. Übereinander gepauste, nach der Mittellinie orientierte Orthodiagramme aus den Jahren 1914, 1919 und 1923. Unterteilung des rechten unteren Bogens durch den erweiterten linken Vorhof.

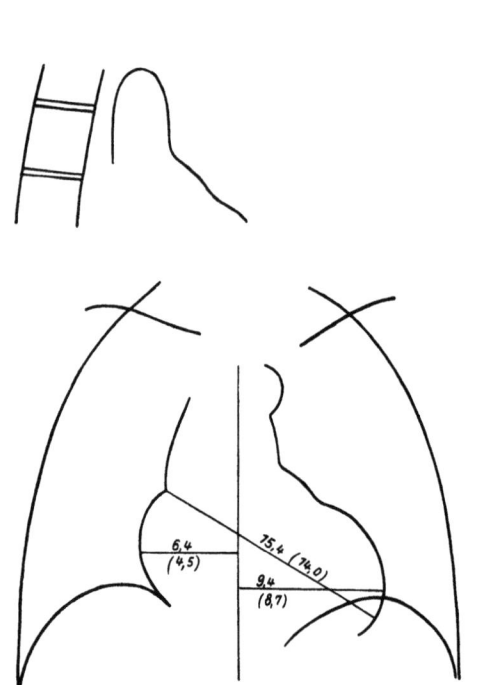

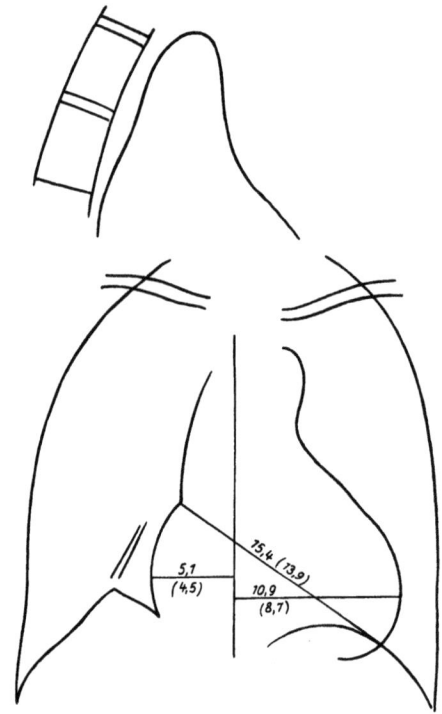

Abb. 534. Endokarditische Aorteninsuffizienz und Stenose.

Abb. 535. Aortitis, Aorteninsuffizienz, relative Mitralinsuffizienz. Tütenförmige Zwerchfellausziehung rechts bei Bronchektasen.
(v. ROMBERGsche Klinik.)

Während der Diastole fließt ein Teil des durch die Systole in die Aorta getriebenen Blutes in die linke Kammer zurück, die sich erweitert.

Der linke Kammerbogen ist stark gewölbt, vergrößert und zeigt vertiefte systolische Kontraktionen.

Die ungewöhnlich runde Herzspitze hebt sich deutlich vom Zwerchfellschatten ab und nähert sich der linken Brustkorbwand.

So entsteht durch Vergrößerung des linken Kammer- und des Spitzenbogens auffallende Schattenverteilung im Brustbilde. Während das rechte Lungenfeld seine

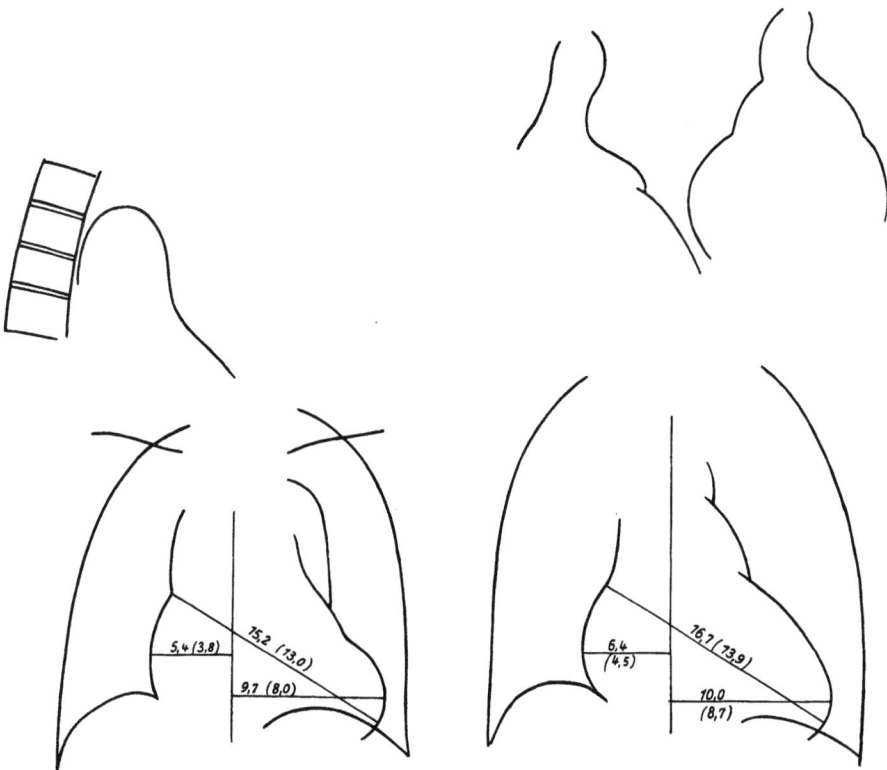

Abb. 536. Aortitis luetica mit diffuser Erweiterung der Ascendens. Aorteninsuffizienz-Mitralinsuffizienz (v. Rombergsche Klinik).

Abb. 537. Mitralinsuffizienz und Stenose. Tricuspidalinsuffizienz.

gewöhnliche Größe aufweist, ist das linke in seiner unteren Hälfte durch den Schatten des Herzens weit verdeckt. Dieses liegt in querer Richtung von rechts oben nach links unten (Querherz, querliegende Eiform) im Brustfelde (Abb. 534).

Besteht keine ausgeprägte Vergrößerung der linken Kammer, so gibt ventrodorsale Untersuchung im zweiten schrägen Durchmesser wertvolle Aufschlüsse.

Der Winkel, unter dem die linke Herzspitze hinter dem Wirbelsäulenschatten verschwindet, ist größer als 30°. Ebenso ergibt Tiefenbestimmung der Spitze Vergrößerung des normalen „Index" (Vaquez und Bordet).

Herzvergrößerung nach links äußert sich auch durch Erhöhung der Werte von Ml.

Die Ansichten über die am Gefäßschatten wahrnehmbaren Abweichungen sind verschieden. Während Vaquez und Bordet bei endokarditischer Aorteninsuffizienz eine Veränderung der Aorta nicht beobachten konnten, besteht nach Dietlen Verbreiterung ihres Schattens. Er konnte sie durch Untersuchung im schrägen Durchmesser nachweisen.

Die eigentümliche Form des Aorteninsuffizienzherzens hat zu der bekannten Namengebung der „Enten"- oder der „Schuhform" geführt.

Die zu Aorteninsuffizienz führende Klappenveränderung kann Teilerscheinung einer Gefäßerkrankung sein. Das gilt vor allem für die durch Lues oder Sklerose erweiterte Aorta.

Die Herzform unterscheidet sich wenig von der durch Endokarditis hervorgerufenen. Ein wesentlicher Unterschied besteht nur in starker Verbreiterung des Gefäßschattens (Abb. 535, 536). Besonders der aufsteigende Teil der Aorta zeigt ausgeprägte und stark pulsierende Wölbung nach rechts.

Die Aortenstenose. Die Aortenstenose läßt sich röntgenologisch kaum von der Aorteninsuffizienz abtrennen.

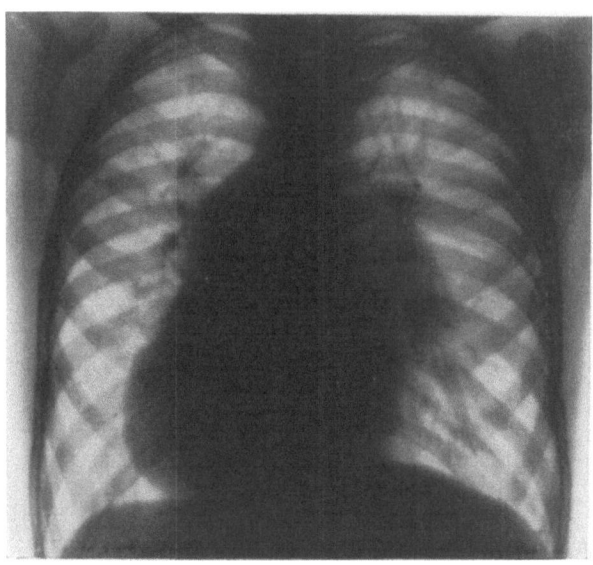

Abb. 538. Pulmonalstenose mit offenem Ductus Botalli (Fernaufnahme).
(Bild seitenverkehrt.)

Die Tricuspidalinsuffizienz. Tricuspidalinsuffizienz ist meist Folge eines Mitralfehlers, bei eingetretener Insuffizienz der Muskulatur. Die dann entstehende Stauung im Lungenkreislaufe führt zu Belastung der rechten Kammer, die ihrerseits das Blut in den Vorhof zurückwirft und ihn dadurch erweitert.

So erklärt sich eine im Röntgenbilde auftretende starke Ausbuchtung des rechten Vorhofbogens (Abb. 537).

Angeborene Herzfehler.

Angeborene Mitral- und Tricuspidalfehler sind verhältnismäßig selten. Besondere Bilder entstehen bei Pulmonalstenose, Persistenz des Ductus Botalli, Septumdefekten, kongenitaler Aortenstenose und Transposition der großen Gefäße.

Pulmonalstenose. Die Pulmonalstenose kommt selten allein vor; meist ist sie mit anderen angeborenen Erkrankungen, insbesondere mit Septumdefekt, vergesellschaftet.

Im Röntgenlichte sind starke Wölbung und Verlängerung des Pulmonalisbogens sowie Vergrößerung der rechten Kammer bezeichnend (Abb. 538, 539).

Das starke Vorspringen der Pulmonalis halten VAQUEZ und BORDET für eine regelmäßige Erscheinung der Pulmonalstenose. Freilich findet man bei Obduktion

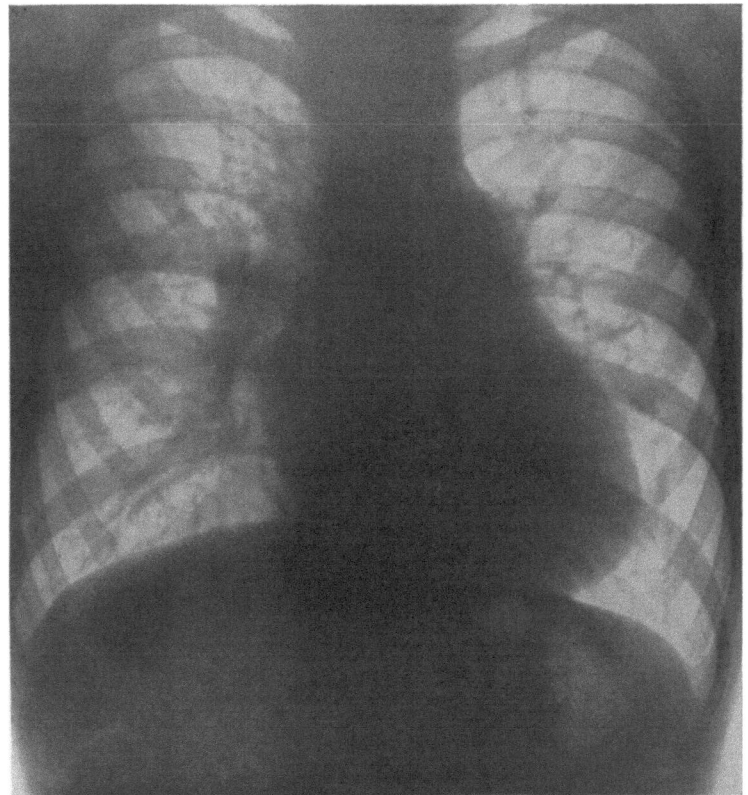

Abb. 539. Pulmonalstenose mit offenem Ductus Botalli.

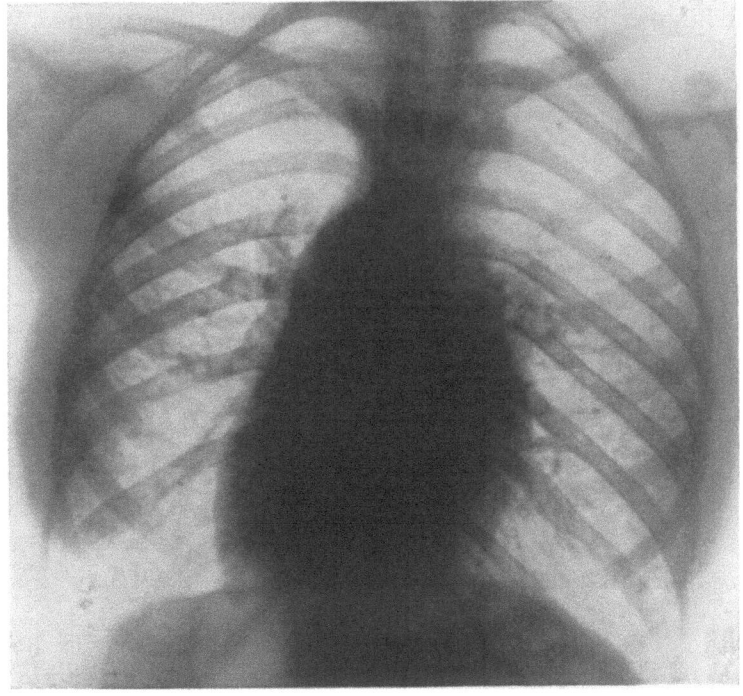

Abb. 540. Offener Ductus Botalli. (Bild seitenverkehrt.)

einen entsprechenden anatomischen Befund nicht. Es muß sich darum um funktionelle Erweiterung handeln.

Ist der Pulmonalstenose ein Kammerscheidewandloch zugesellt, so sind nach

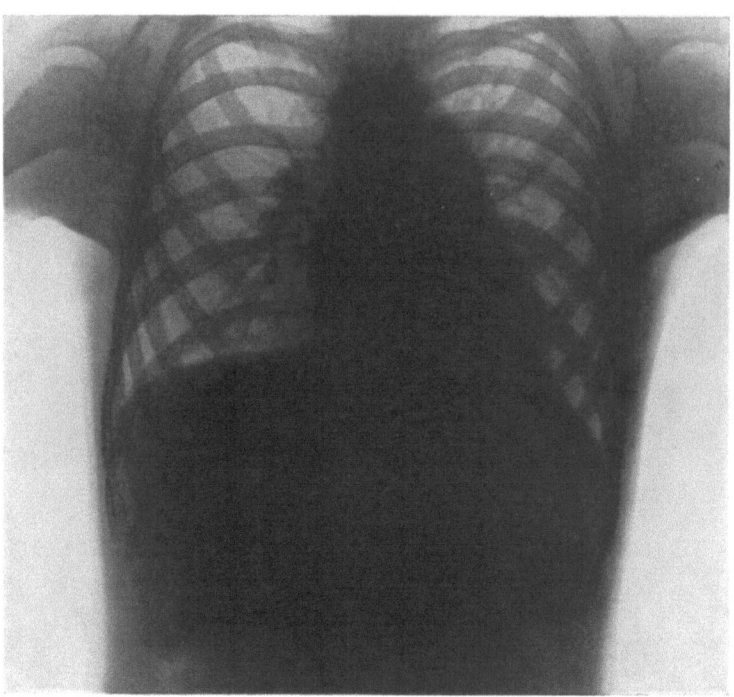

Abb. 541. Offener Ductus Botalli.

VAQUEZ und BORDET außer Vorbuchtung des Pulmonalisbogens und Vergrößerung der rechten Kammer auch Erweiterung der linken Kammer und des rechten Vorhofes vorhanden. Es besteht also Herzvergrößerung nach rechts und links.

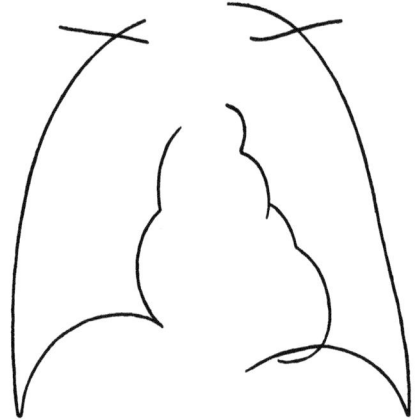

Abb. 542. Offener Ductus Botalli (v. ROMBERGsche Klinik).

Persistenz des Ductus Botalli. Bei offenem Ductus Botalli strömt ständig Blut unmittelbar von der Aorta in die stark erweiterte Pulmonalis (Abb. 540, 541, 543), die auffallend pulsiert. GASSNE und SCHITTENHELM (nach DIETLEN) sahen außerdem häufig Erweiterung der linken Kammer.

Septumdefekte. Bei Kammerscheidewandlücke ist in der Regel der Herzschatten nach beiden Seiten verbreitert, so daß Kugelform entsteht. Nach

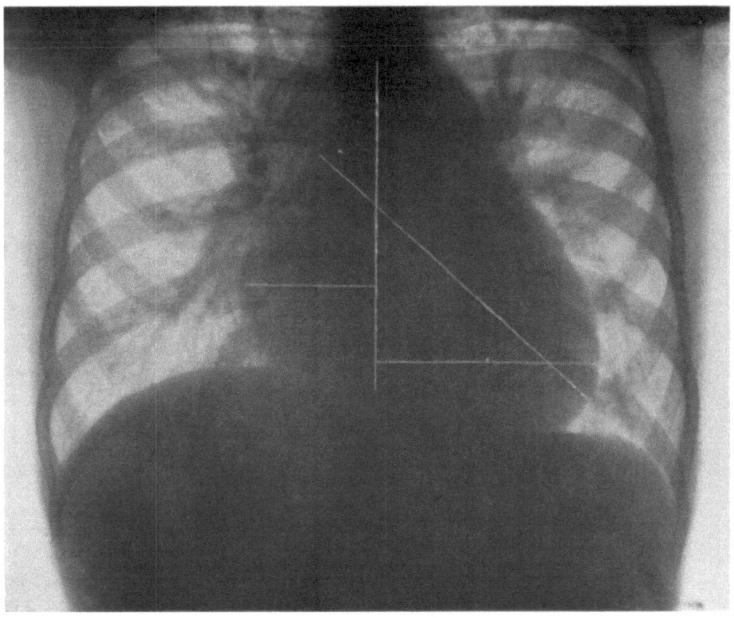

Abb. 543. Septumdefekt (Fernaufnahme).

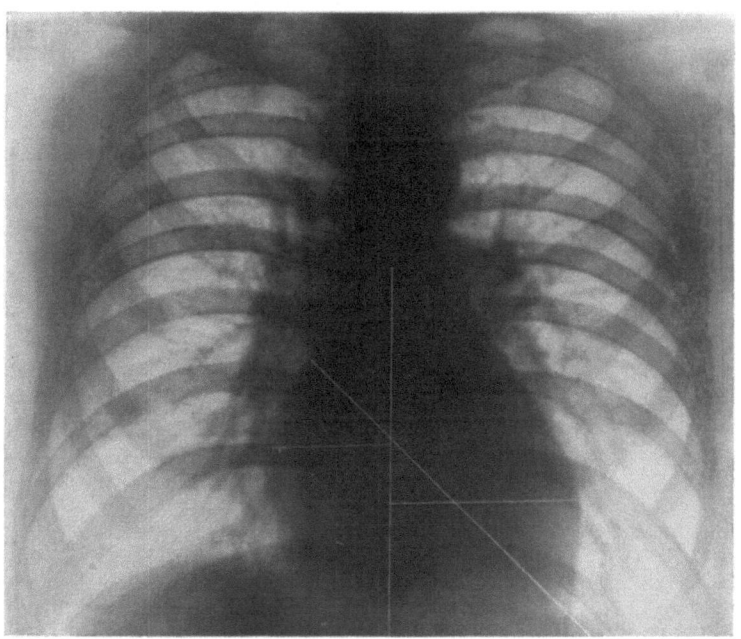

Abb. 544. Offenes Septum.

DENECKE sind außerdem verstärkte systolische Kontraktionen des rechten Randes vorhanden (Abb. 542, 544).

Ein Vorhofscheidewandloch liefert im Schattenbilde keine eindeutigen Merkmale.

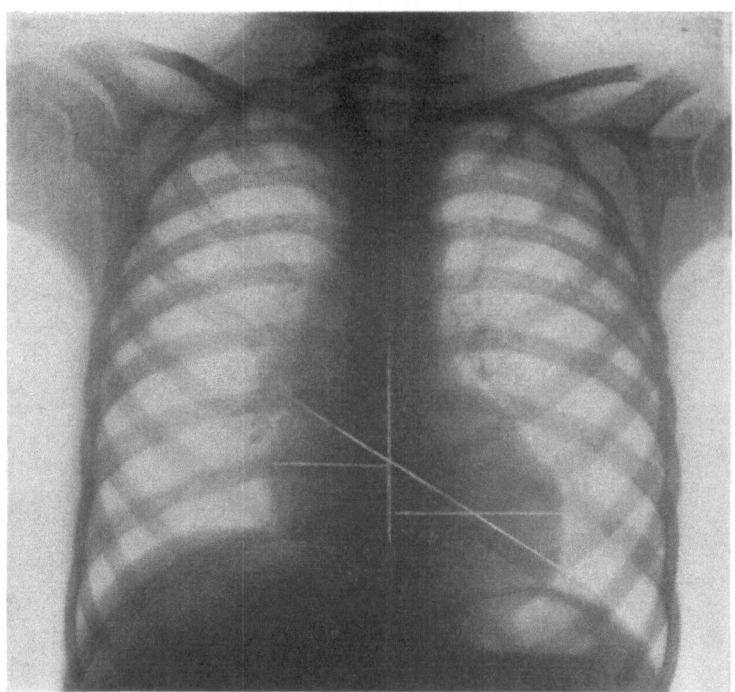

Abb. 545. Aortenstenose (Fernaufnahme).

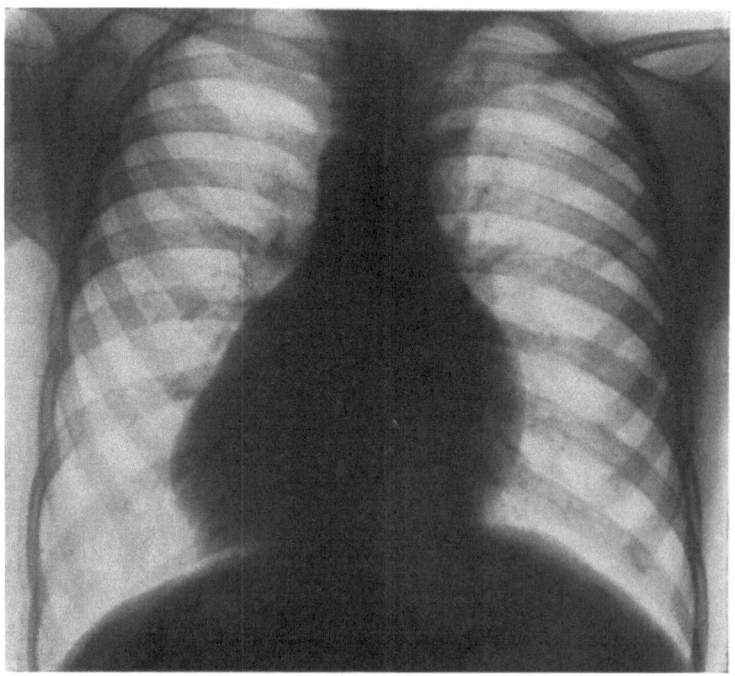

Abb. 546. Transposition der großen Gefäße. (Bild seitenverkehrt.)

Kongenitale Aortenstenose. Die Röntgenaufnahme der angeborenen Aortenstenose läßt außer Vergrößerung der linken Kammer Verlängerung und stärkere Wölbung ihres Bogens erkennen. Die Herzspitze ist abgerundet. Ähnlich wie bei Pulmonalstenose ist die Erweiterung der Aorta funktionell (Abb. 545).

Transposition der großen Gefäße. Das Fehlen des Aortenbogens auf der linken Seite und sein Erscheinen auf der rechten zeigt Transposition der großen Gefäße an (MOHR, DE LA CAMP, RÖMINGER, ASSMANN) (Abb. 546, 547). Bei einem solchen Befunde kann es sich aber auch um eine sogenannte rechtsläufige Aorta handeln.

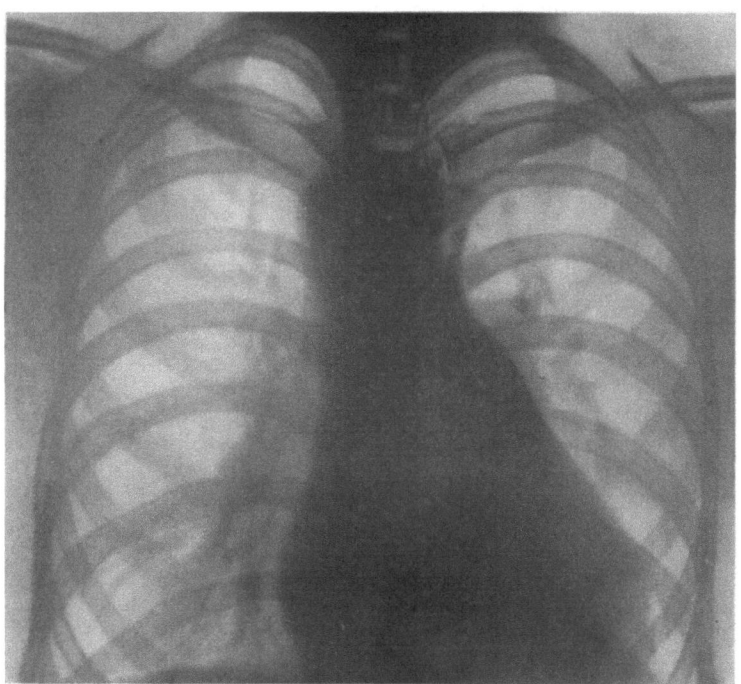

Abb. 547. Transposition der großen Gefäße.

Herzvergrößerungen.

Herzvergrößerung infolge erhöhter körperlicher Arbeitsleistung. Zahlreiche klinische Arbeiten haben sich mit der Vergrößerung des Herzens nach akuten körperlichen Anstrengungen beschäftigt. Aus ihnen geht hervor, daß große Belastung die Arbeit des Herzens nachdrücklich beeinflußt.

Beobachtungen vor dem Röntgenschirme haben nur zum Teile diese klinischen Erfahrungen bestätigt.

ASSMANN konnte bei Feldzugsteilnehmern, die langdauernden, schweren, körperlichen Anstrengungen ausgesetzt waren, keine derartige Abweichung röntgenologisch nachweisen. Lag eine solche vor, so fand sie ihre Erklärung in einer überstandenen Infektionskrankheit (Diphtherie, Typhus, Ruhr usw.).

Mit diesen Beobachtungen stimmen die BINGELs bei Studenten überein. Biergenuß und körperliche Anstrengungen schaffen an sich kein vergrößertes Herz.

Die Frage einer Herzvergrößerung nach einmaliger Anstrengung wird einheitlicher beantwortet. Die Ansicht DE LA CAMPs, daß nur geschädigte Herzen von solchen akuten Dilatationen betroffen werden, wird allgemein anerkannt. Für den Standpunkt SCHOTTs, daß sich ein gesundes Herz unter Einwirkung einer einmaligen übermäßigen Beanspruchung plötzlich erweitern könne, fehlt jede einwandfreie Unterlage.

Akute Myokarditis. Sowohl die primäre Myokarditis, die ohne nachweisbare vorausgegangene Infektionskrankheit entsteht, als auch die viel häufigere sekundäre nach Diphtherie, Scharlach, Typhus, Sepsis, Erysipel usw. rufen schwere Herzstörungen hervor.

Die Herzvergrößerung bei Myokarditis ist allseitig und beruht vorwiegend auf Dilatation.

Da sie bei infektiöser Herzmuskelerkrankung ziemlich bald einsetzt, so kann sie auch frühzeitig an Hand orthodiagraphischer Reihenmessungen verfolgt werden. Nach den Erfahrungen DORNERs und DIET-LENs geht die Vergrößerung z. B. bei Diphtherie ziemlich schnell vor sich. Zu ihrer völligen Rückbildung benötigt sie einige Wochen, bei schweren Erkrankungen einige Monate.

DORNER und DIETLEN betonen die Wichtigkeit fortlaufender röntgenologischer Beobachtung während des Leidens und ganz besonders auch während der Genesungszeit. Neu einsetzende Störungen können leicht erkannt und entsprechend behandelt werden.

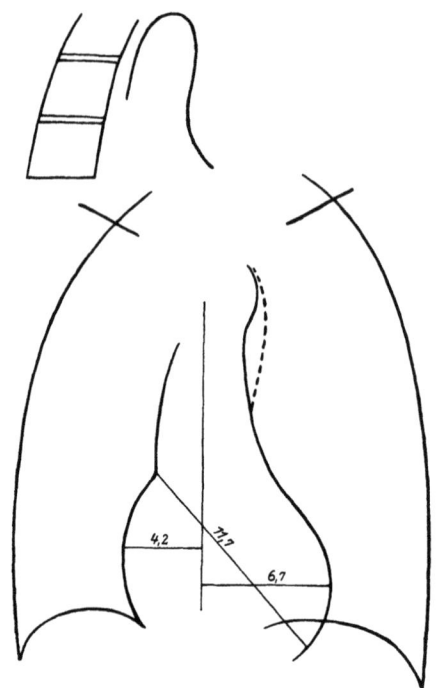

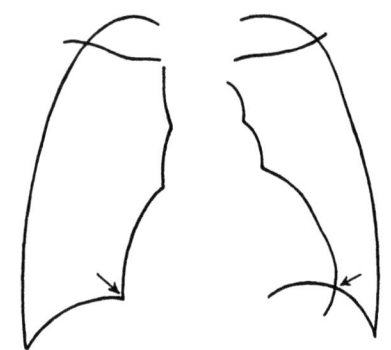

Abb. 548. Chronische primäre Myokarditis (nach DIETLEN).

Abb. 549. Emphysem, Aortensklerose (v. ROMBERGsche Klinik).

Chronische Myokarditis. Die chronische Myokarditis schließt sich meist an eine akute an. Sie tritt auch schleichend primär auf, ohne daß sich eine greifbare Ursache auffinden ließe.

Geringe Grade von Herzvergrößerung sind bei Röntgenuntersuchung schwer zu erkennen. Dagegen geben fortgeschrittene Zustände leicht zu deutende Bilder.

Das Herz ist dann auffallend breit; seine vier Durchmesser sind vergrößert. Bald nimmt es kugelige, bald mehr dreieckige Form an. Mit breitem Boden liegt es dem Zwerchfell auf (Abb. 548). Seine Pulsationen sind oft schwach.

Herzvergrößerungen und Lageveränderungen infolge Störungen im kleinen Kreislaufe. Eine chirurgisch besonders wichtige Gruppe von Herzvergrößerungen ist die, die bei den verschiedenen Arten von Atemstörungen und krankhaften Veränderungen des atmenden Gewebes zustande kommt. Es handelt sich immer um Zunahme des rechten Herzens, manchmal auch gleichzeitig um solche beider Herzhälften. Als Anlaß zur Erweiterung der Herzhöhlen nahm man verstärkten Widerstand im kleinen Kreislauf an.

Bei allen Erkrankungen des Lungengewebes, die zum Ausfall oder zu bindegewebiger Einmauerung größerer Abschnitte des Pulmonalisgebietes führen, ist die Erweiterung des rechten Herzens wohl zweifellos als Folge vermehrter Arbeit

aufzufassen, und zwar gilt dieses besonders für die pathologischen Vorgänge, die zu
Erhöhung des Widerstandes in den kleinsten Gefäßen des Lungenkreislaufes führen.
Wohl weiß man aus den Untersuchungen TIGERSTEDTs, daß Ausschaltung mehrerer
größerer Pulmonalisäste nicht zur Drucksteigerung in den freigebliebenen Lungenschlagadern führt. Wird aber der Kreislauf in den kleinsten Verzweigungen des
Gefäßsystems erschwert, dann ist zum Durchtreiben des Blutes verstärkte Kraft
des rechten Herzens unerläßlich.

Wir treffen dementsprechend nach Unterbindung eines Lappenastes der
Pulmonalis, wie sie von SAUERBRUCH als vorbereitende Operation für Lungen-

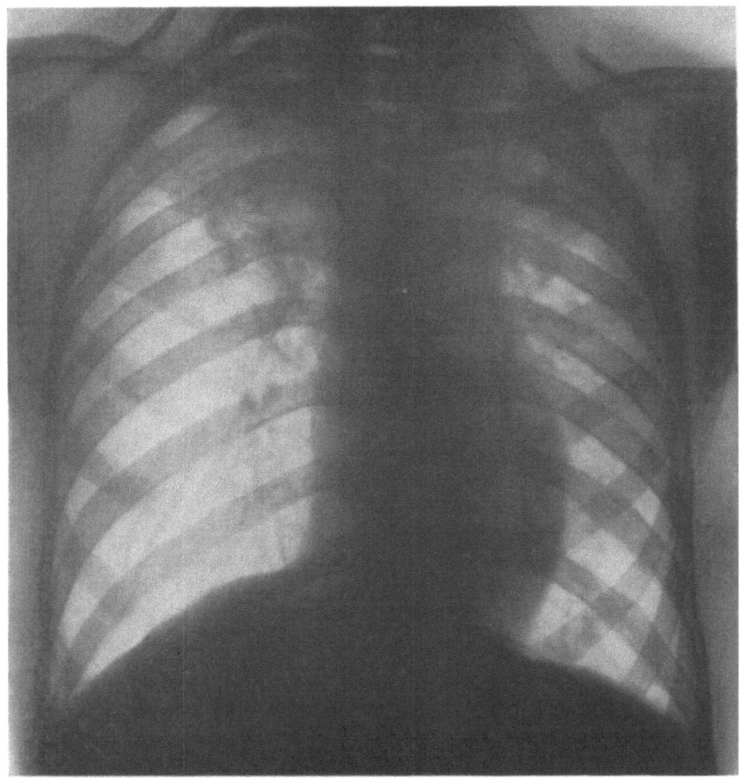

Abb. 550. Verziehung des Herzens und der großen Gefäße bei doppelseitiger, fibröser
Spitzentuberkulose.

exstirpation angegeben wurde, nicht auf Vergrößerung des rechten Herzens, sehen
sie aber regelmäßig bei den Leiden, die sich im peripheren Ausbreitungsgebiete des
Pulmonalissystemes finden und dort durch gewebliche Veränderungen die Gefäße
des kleinen Kreislaufes beengen, wie z. B. bei schrumpfender Tuberkulose, Emphysem,
Bronchektasen.

Der röntgenologische Nachweis solcher Vergrößerungen wird erheblich erschwert
bei gleichzeitigen Lageveränderungen des Herzens, die als Folge schrumpfender
Vorgänge im Lungengewebe sich einstellen.

Leichter ist ihre Erkennung beim Emphysemherz (Abb. 549).

Mittelbaren Einfluß auf die Herzgröße gewinnen die Veränderungen der großen
Luftwege, die zu wirksamer Störung des Atemmechanismus führen. Die Veränderung der Herzform ist von der besonderen Art der Dyspnoe abhängig.

Inspiratorische Atemnot führt infolge verstärkter Ansaugung während der
Einatmung zur Blutüberfüllung der großen Hohlvenen des Vorhofes und damit

auch der rechten Kammer. Es kommt also regelmäßig zur Dilatation des rechten Herzens. Diese Form der Atemnot wird am häufigsten bei den verschiedenen Arten von Einengung des Trachealrohres angetroffen. Dementsprechend weisen die Stenosenherzen in der Mehrzahl lediglich Dilatation und nur selten gleichzeitige Hypertrophie auf.

Bei exspiratorischer Dyspnoe ist der Grad der Ausatmungsbehinderung für die Veränderung des rechten Herzens maßgebend.

Bei starker Preßatmung wird der intrapleurale Druck so nachhaltig gesteigert, daß die venösen Zuflußbahnen des rechten Herzens schon in ihrem intrapleuralen

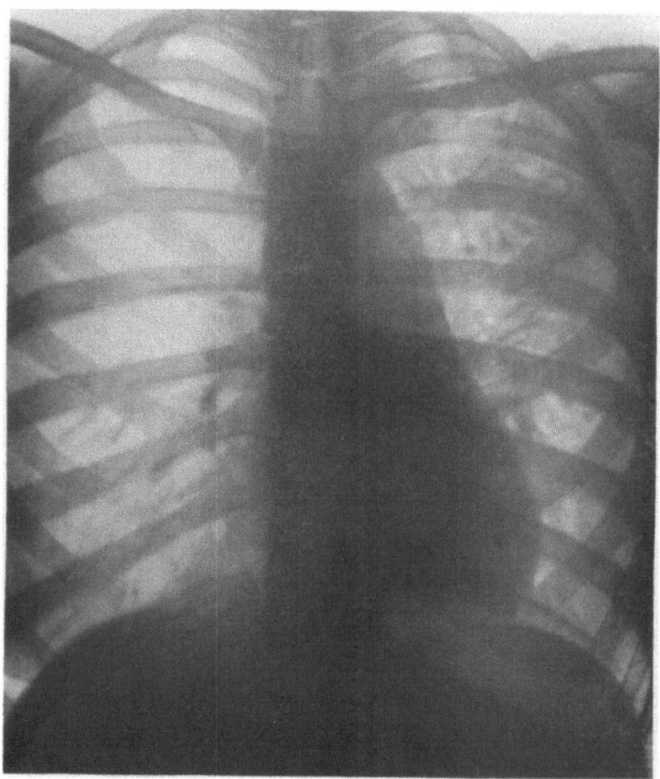

Abb. 551. Verziehung des Herzens nach links bei fibröser linkseitiger Phthise.

Verlauf abgedrosselt werden (NISSEN). Das Herz erhält also zu wenig Blut. Eine Dilatation kommt nicht zustande. Im Gegenteile beobachtet man hin und wieder ausgesprochene Verkleinerung seiner Durchmesser. Diese Art von Kreislaufstörung liegt wahrscheinlich dem „kleinen Emphysemherzen“ zugrunde.

Meist aber ist der Exspirationsdruck bei Ausatmungsbehinderung nicht so kräftig, daß eine Einflußstauung vor dem rechten Herzen sich entwickelt. Dann macht sich die exspiratorische Druckerhöhung am nachdrücklichsten in den Alveolen geltend. Es kommt zu Kompression der intraalveolären Gefäße. Das rechte Herz muß unter erhöhtem Widerstande arbeiten; Hypertrophie ist die Folge. Erst wenn die Vorratskräfte erschöpft sind, tritt auch hier Dilatation hinzu.

Wirken die krankhaften Bedingungen, unter denen die Vergrößerung des rechten Herzens sich ausbildet, lange Zeit fort, dann wird auch das linke Herz erweitert.

Besonders häufig findet man diese durch Störung der Atmung bedingten Herzveränderungen bei der Kropfstenose.

Allerdings sind andere bei der Struma einsetzenden Umbildungen des Herzens nicht mechanisch, sondern toxisch bedingt.

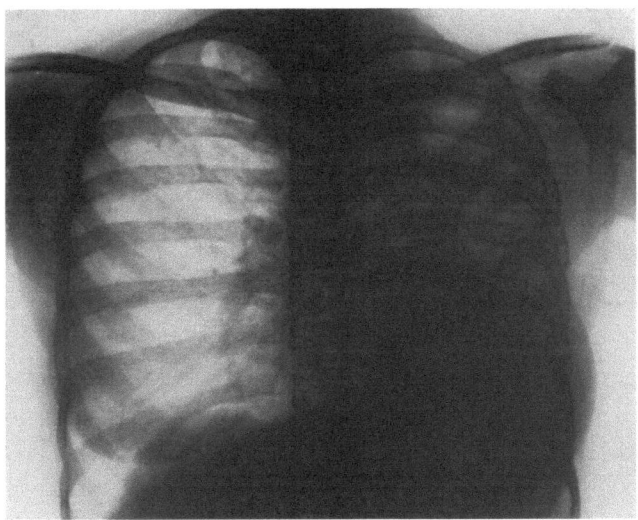

Abb. 552. Verziehung des Herzens und der Mittelfellgebilde bei linkseitiger schrumpfender Phthise.

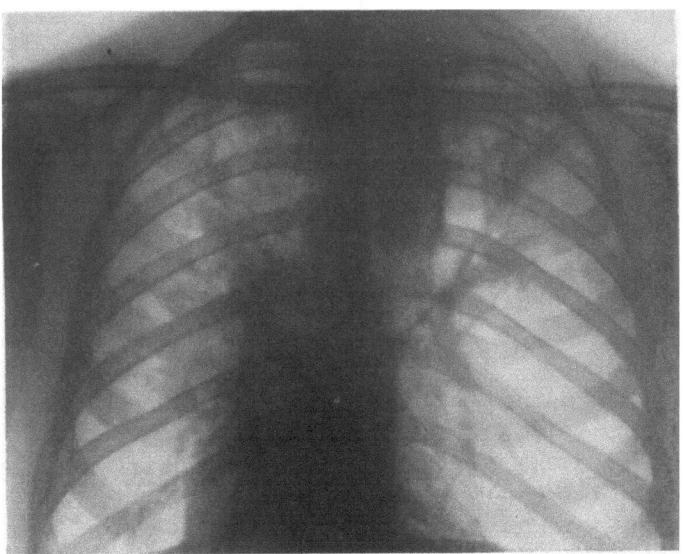

Abb. 553. Verziehung des Herzens nach links und des oberen Mittelfellgebietes nach rechts bei doppelseitiger fibröser Spitzentuberkulose.

Das toxische Kropfherz ist ebenso wie das mechanische durch Vergrößerung seiner Höhlen ausgezeichnet. Freilich erstreckt sie sich hier meist auf alle Herzabschnitte (KRAUS).

Auch bei Myxödem und Hypothyreoidismus sind nach ZONDEK und ASSMANN häufig mächtige, durch die besonderen Giftstoffe verursachten Vergrößerungen vorhanden. Sie gehen unter Thyreoidinbehandlung oft sichtbar zurück.

Gleichfalls auf Vergiftung beruhen die Herzerweiterungen bei Kohlenoxyd-Intoxikation, vielleicht auch die bei Chlorose, perniziöser Anämie und akutem Blutverlust.

Fast alle Erkrankungen, die mit organischer Veränderung des Lungengewebes einhergehen, führen außerdem noch zu

Lageverschiebungen des Herzens.

Die veränderten intrathorakalen Raumverhältnisse wirken mechanisch auf das Mediastinum und damit auch auf das Herz ein. (Siehe auch S. 458, 471ff., 580ff.)

Chronische Entzündungen, wie Tuberkulose, Lungenabscesse, Bronchektasen, greifen durch Schrumpfung und Narbenzug an kleinen oder größeren Abschnitten

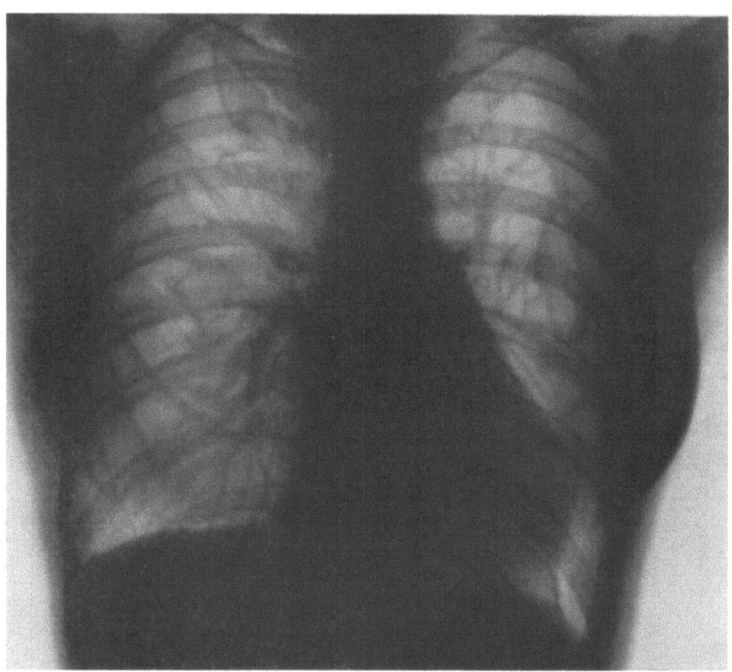

Abb. 554. Verziehung des Herzens nach links infolge von Pleuromediastinoperikarditis.

des Herzens an. Die dadurch bedingte Form- und Lageveränderung des Organes hängt von dem Sitz der Erkrankung ab.

Abb. 550 zeigt Verziehung der oberen Herzabschnitte und der großen Gefäße, z. B. bei einer Spitzentuberkulose. In Abb. 551 ist das ganze Herz verlagert.

Ein Bild, das man oft bei ausgedehnten tuberkulös-cirrhotischen Phthisen antrifft, stellt Abb. 552 dar. Hier ist das ganze Herz nach links verzogen und in der Verdunkelung des linken Lungenfeldes untergegangen. Die Wirbelsäule projiziert sich frei neben dem Herzschatten.

Am weitgehendsten wird die Gestalt der Mittelfellorgane dadurch verändert, daß die Verziehung in einem Abschnitte nach der einen, in einem anderen nach der anderen Seite wirksam wird. Der Gefäß-Herzschatten kann dann die eigenartigsten Formen annehmen, z. B. Bajonettform in Abb. 553.

Eine typische Erscheinung sehen wir bei Bronchektasen des linken Unterlappens. Der Zug setzt hier zuerst an der Herzspitze ein. Diese nähert sich der seitlichen Brustwand (vgl. Abb. 168a, 177). Bei längerer Dauer und Zunahme wird er auf das ganze Herz und die großen Gefäße übertragen.

Eine eigene Gruppe bilden die durch Mediastinoperikarditis und Pleuromediastinoperikarditis hervorgerufenen Verlagerungen. Je nach Sitz und Ausdehnung der schwieligen Entzündung erhält das Herz eine mehr oder minder

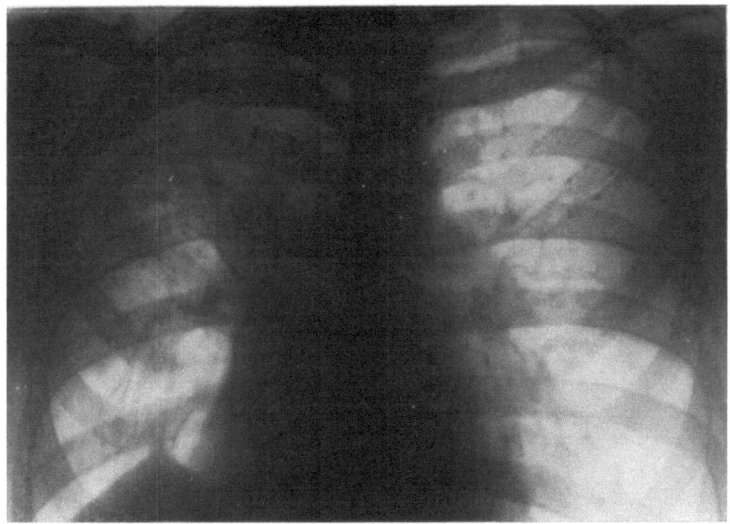

Abb. 555. Mediastinoperikarditis bei rechtseitiger fibröser Tuberkulose.

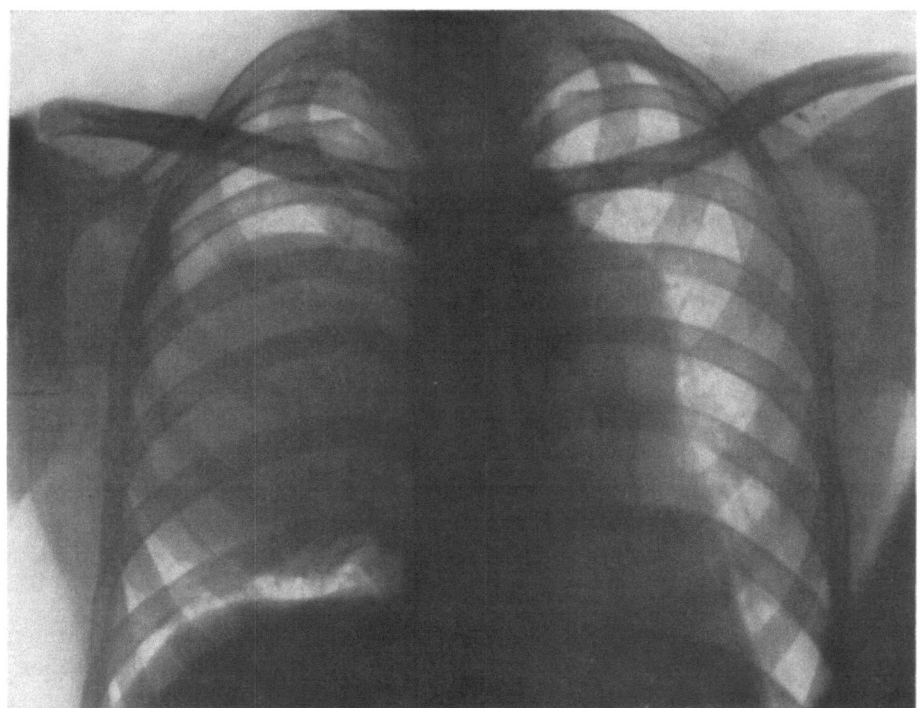

Abb. 556. Verdrängung des Herzens nach links bei Aorten-Aneurysma.

unregelmäßige, zackige Begrenzung. Infolge Schrumpfung des Ligamentum phrenico-
pericardiacum kann es zu erheblicher Verziehung nach links kommen (Abb. 554).
Man erkennt daneben oberhalb der Herzspitze eine strangartige Verbindung mit
der seitlichen Brustwand.

Besonders ausgeprägte Veränderungen sehen wir in Abb. 555. Hier hat sich, da an der Verschwartung Pleura mediastinalis, Perikard und Zwerchfell teilnehmen, zur unregelmäßigen Begrenzung der Herzränder noch zipfelförmige Ausziehung des Zwerchfelles gestellt. Die rechtseitige Grenzlinie des Organes ist so verwaschen, daß sie von den Schatten einer cirrhotischen Tuberkulose nicht mehr abzuscheiden ist.

Eine merkwürdige Gestalt- und Lageveränderung erfährt das Herz bei Emphysem. Sie ist bedingt durch Zwerchfelltiefstand und Lungenblähung. Infolge der veränderten Lage des Diaphragmas liegt das Herz als Ganzes tiefer im Brustkorbe. Dadurch erfährt es eine Streckung, die sich auch dem Gefäßbande mitteilt. Auf der Sagittalansicht ist der Herzschatten schmal, lang und median angeordnet. Die Herzspitze erscheint oberhalb des Zwerchfelles. Die linke Kammer sieht auffallend klein aus.

Die Verschmälerung der Gestalt des Herzens wird gleichzeitig auch durch Drehung um seine senkrechte Achse und durch rückwärtige Ausdehnung herbeigeführt (vgl. Abb. 228).

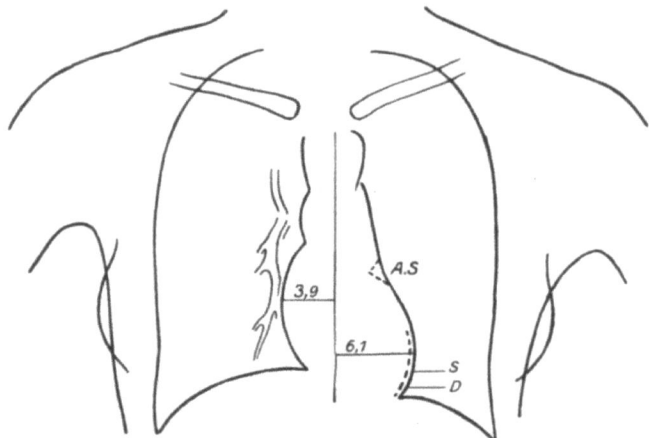

Abb. 557. Tropfenherz-Fernaufnahme. (Nach DIETLEN.)

Die Einfügung des Herzens in den Mittelfellraum bringt es mit sich, daß seine Form und seine Lage auch durch Erkrankungen des Mediastinums selbst nachhaltig beeinflußt werden. Alle raumbeengenden Vorgänge, die sich in diesem abspielen, gewinnen, je nach ihrem Sitze, Einfluß auf die verschiedenen Teile des Herzens. Immer aber ist es so, daß die schwächere Wand der rechten Hälfte mechanischer Bedrängung eher und stärker nachgibt als die des linken.

Abb. 556 zeigt Verlagerung des Herzens nach links durch ein großes bis zur Brustwand reichendes Aneurysma.

Das kleine Herz.

Unter dem Begriffe des kleinen Herzens werden verschiedene Herzformen zusammengefaßt: Tropfenherz, Pendelherz, schmales Steilherz, hypoplastisches und konstitutionell schwaches Herz u. a. m. Ihnen allen ist schmaler, steiler, mehr oder weniger median gestellter Herzschatten eigen (Abb. 557). Am gebräuchlichsten ist hierfür die Bezeichnung „Tropfenherz".

DIETLEN hält nicht jedes schmale, steile und median gestellte Herz, nicht jedes Cor pendulum und nicht jedes Tropfenherz für ein konstitutionell schwaches Herz. Es ist nur dann als solches anzusprechen, wenn außer verringerter Leistungsfähigkeit sonstige konstitutionelle Abweichungen feststellbar sind. Nach DIETLEN ist das kleine Herz verhältnismäßig selten. Bei vielen in senkrechter Körperhaltung tropfenförmig erscheinenden Herzen fand er in liegender Stellung normale oder übernormale Werte. Deshalb verlangt er für die Diagnose „kleines Herz" den Nachweis tatsächlicher Verkleinerung aller Durchmesser sowohl im Stehen wie im Liegen.

Erkrankungen des Herzbeutels.

Perikarditis. Trockene Perikarditis läßt sich durch Röntgenuntersuchung nicht feststellen. Dagegen geben Ergüsse im Herzbeutel sowohl durch Form- und Größenveränderung des Herzschattens als auch durch Störungen der Pulsationserscheinungen leicht zu deutende Bilder.

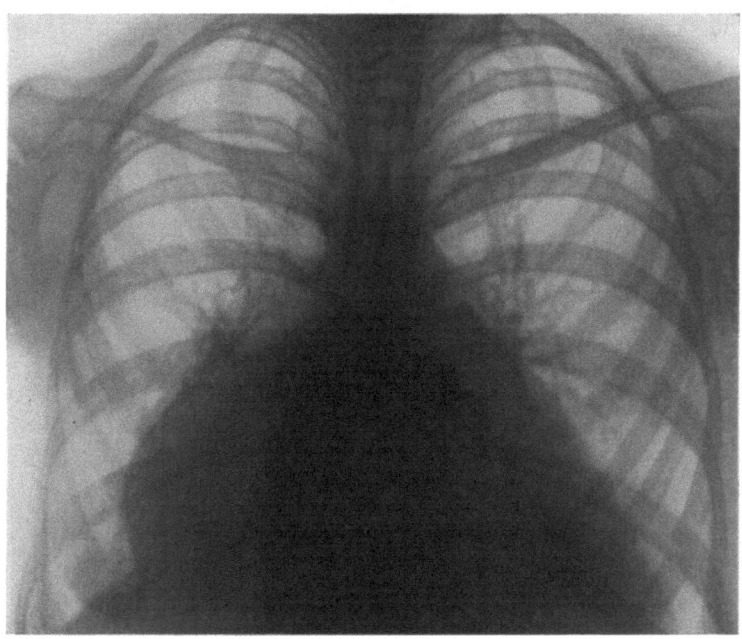

Abb. 558. Herzbeutelerguß.

Bei größeren Ausschwitzungen ist der Herz-Perikardschatten nach rechts, ganz besonders aber nach links verbreitert.

Seine Ränder verlaufen hoch im Brustraume schräg nach außen und nähern sich der seitlichen Brustwand. Es entsteht so eine Dreiecks- oder Beutelform des Herzens, die breit in den Zwerchfellschatten übergeht.

Beide Lungenfelder, vor allem das linke, werden in ihren unteren Teilen weithin durch die Verschattung verdeckt.

Der Gefäßschatten erscheint als kurzer breiter Stiel (Abb. 558, 559).

Die verschiedenen Bögen der Herzränder sind kaum zu unterscheiden; die Flüssigkeitsansammlung löscht ihre Grenzen aus. Infolgedessen kann man auch ihre Pulsationsbewegungen nicht wahrnehmen. Nur kleine systolische Ausschläge sind manchmal zu beobachten, die durch die Herzbewegung verursachte Erschütterungen des Ergusses darstellen.

Pneumo-, Hydro- und Pyopneumoperikard. Die seltenen Krankheitsformen des Pneumo-, des Hydro- und des Pyopneumoperikards geben unverkennbare Bilder.

Bei intraperikardialer Gasansammlung ist der aufgeblähte Herzbeutel als schmaler, von unten nach oben verlaufender Streifen sichtbar, dessen bogenförmige Krümmung das Herz wie einen Ball umfaßt. Innerhalb dieses „Luftbeutels" ist das Organ mit seinen Pulsationen auffallend deutlich wahrnehmbar.

Kommt ein Erguß hinzu, so füllt er die unteren Abschnitte aus. Seine obere Grenze stellt sich als wagerechter Spiegel dar, der infolge der Herztätigkeit Wellen-

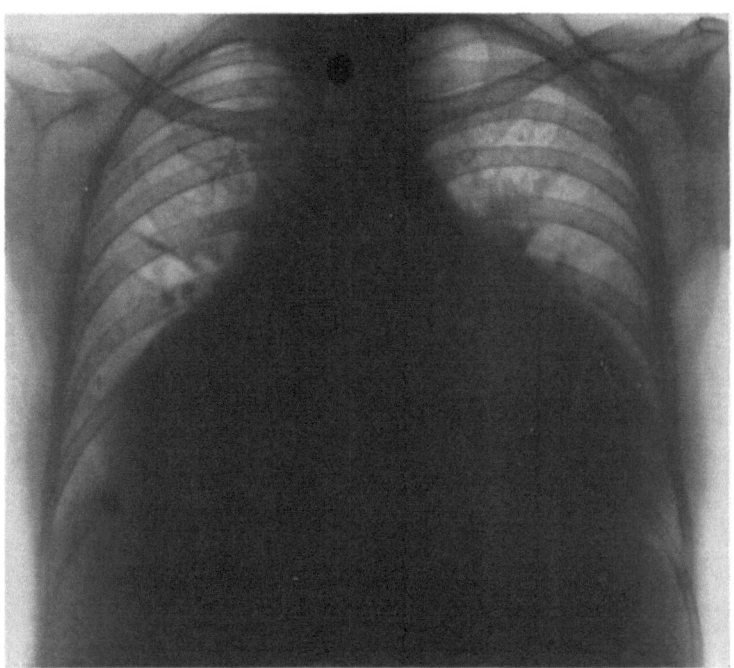

Abb. 559. Großer Herzbeutelerguß.

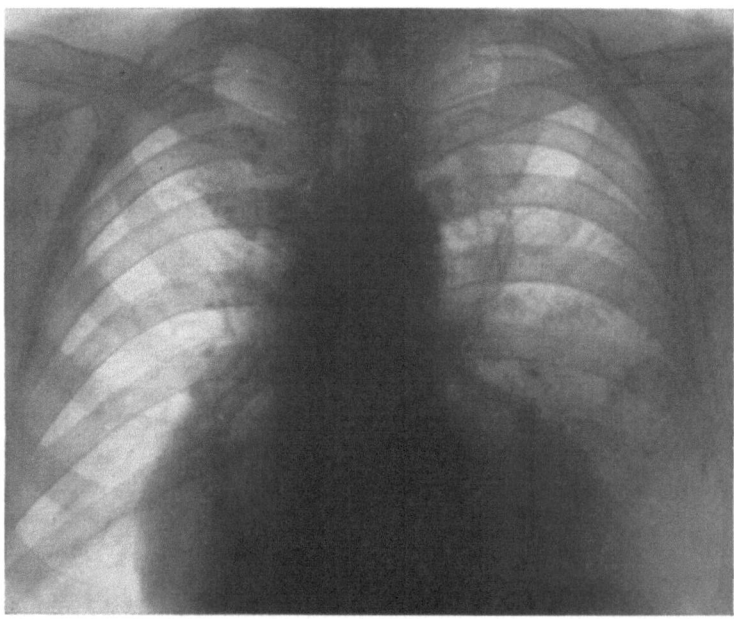

Abb. 560 Pyopneumoperikard.

bewegung zeigt. Die Verhältnisse ähneln sehr denen bei Sero- oder Pyopneumo-thorax (Abb. 560).

Concretio pericardii. Bei Ausheilung einer Perikarditis entstehen meist Verwachsungen der Herzbeutelblätter. Sie können röntgenologisch nicht unmittelbar nachgewiesen werden. Verkalkte Schwielen hingegen sind als dichte, scharf abgegrenzte, der Größe und der Form der Ablagerung entsprechend ausgedehnte Tönungen wahrzunehmen. In der Regel sind sie am Rande der linken Kammer besonders schön ausgeprägt (Abb. 561). Im Bereiche der rechten Kammer, wo sie nach den anatomischen Untersuchungen Müllers häufiger auftreten, sind sie in sagittalem Lichte schwer zu erfassen, da sie sich zu wenig vom Herzschatten abheben.

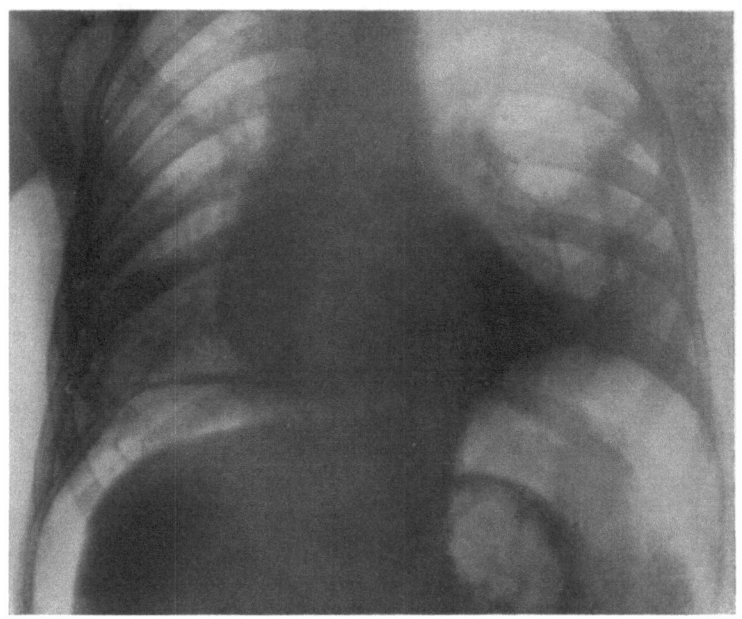

Abb. 561. Concretio pericardis.

Herzbeutelverwachsungen.

Wie die systematischen Arbeiten von Achelis gezeigt haben, führen perikardiale Verwachsungen zu Einschränkung der Beweglichkeit des Herzens. Beim Übergange aus der wagerechten Körperstellung in die senkrechte steigt das Herz nur wenig oder gar nicht herab. Die Starre greift auch auf die mittleren Zwerchfellabschnitte über, dessen Ausschläge vermindert oder aufgehoben sind. So werden bei tiefer Einatmung die seitlichen Zwerchfellteile als stark abfallende, gespannte Bögen bei völligem Ruhezustande seiner Kuppen erkennbar.

Durch Übergreifen der Herzbeutelnarben auf das Zwerchfell können auch die phreniko-kardialen Winkel veröden.

Der Größe der Beteiligung der Pleura diaphragmatica an dem Entzündungsvorgang entsprechen die Veränderungen des Herzbeutels und des Brustfelles. Außer dem Verschwinden des phreniko-kardialen Winkels können zackige, unregelmäßige, mehr oder weniger scharfe Stränge hervortreten, die das Herz und zuweilen auch das Zwerchfell verziehen. Solche Narben behindern die Verschiebbarkeit des Herzens nach der Seite oder heben sie völlig auf.

Bei frontalem Strahlengange ist es manchmal möglich, Anheftungen des Herzbeutels an das Brustbein festzustellen. Gelingt der Nachweis nicht, so erschließt man solche Verlötungen mittelbar auch daraus, daß das Herz nicht abwärts gleitet oder daß es während der Einatmung sogar emporsteigt.

Fremdkörper im Herzen.

Fremdkörper gelangen am häufigsten unmittelbar durch Schußverletzungen in das Herz. Meist handelt es sich um Geschosse, die im Perikard, im Myokard oder in einer Herzhöhle liegen bleiben. Sie können auch von fernher durch das Gefäßrohr hindurch in die Herzkammern geschleppt werden.

Bei zwei von SAUERBRUCH beobachteten Kranken verriet nur das Röntgenbild gelegentlich einer Nachuntersuchung die Geschosse in der Herzwand. Beide Männer waren voll arbeitsfähig. Auch nach den Erfahrungen TRENDELENBURGs heilen in das Herz eingedrungene Fremdkörper nach kurzer Zeit ein. Sie können

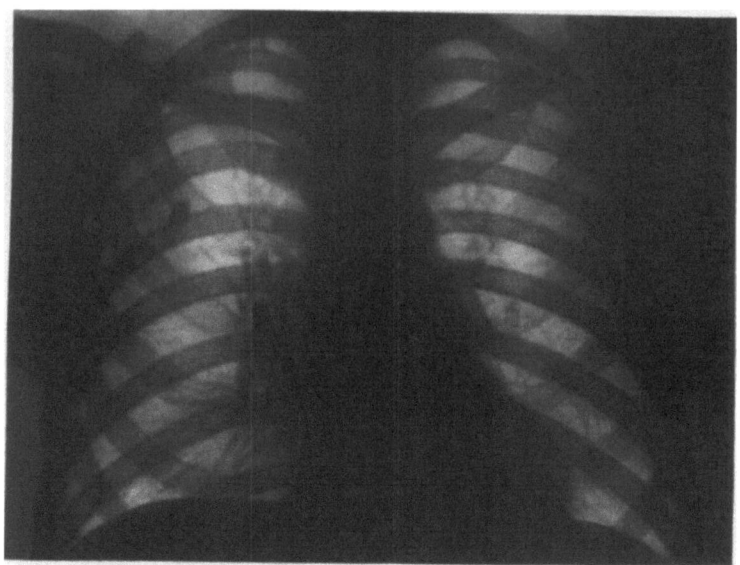

Abb. 562. Granatsplitter im rechten Lungenwurzelgebiet und teilweise im Herzbeutel.

jedoch auch frei im Innern verweilen (KIENBÖCK, KIDERLIN, BORST). Embolische Verschleppung eines Geschosses aus ihm in größere Arterien (Femoralis, Subclavia, Iliaca) ist beobachtet worden.

Wie bei dem Nachweise von Fremdkörpern in anderen Körperteilen, so leistet auch hier Röntgenuntersuchung wertvolle Dienste. Zur Auffindung und zur genauen Lagebestimmung ist sie unentbehrlich. Voraussetzung ist, daß der Fremdkörper Schatten gibt. Größere sind meist ohne Schwierigkeiten zu sehen; kleinere dagegen werden häufig durch das Bild des Herzens überlagert.

Nach Feststellung eines Fremdkörpers in der Herzgegend bleibt zu entscheiden, ob er in der Wand, in einer Höhle oder im Beutel des Herzens liegt. Stereoskopische Aufnahmen wären wünschenswert. Leider aber läßt, wie wir mehrfach betonten, das Herz sich körperlich nicht darstellen. Es gelingt höchstens die örtliche Tiefenlage im Brustkorbe zu ermitteln und daraus die Lage im Herzen zu folgern.

Bessere Ergebnisse liefert Durchleuchtung. Hebt sich ein Fremdkörper im Schatten des Herzens ab, so darf er nur dann als in diesem befindlich betrachtet werden, wenn sich sein Abriß in keiner Strahlenrichtung oder Körperstellung von dem des Herzens trennt. Die weitere Frage, ob der Fremdkörper im Beutel, in der Wand oder in einer Höhle des Organes liegt, ist freilich auch hier nicht immer sicher zu beantworten.

Im freien Herzbeutel sinkt er in der Regel, der Schwere folgend, in den untersten, dem Zwerchfelle nahe gelegenen Abschnitt. Es gelingt dann oft bei geeigneter Strahlen-

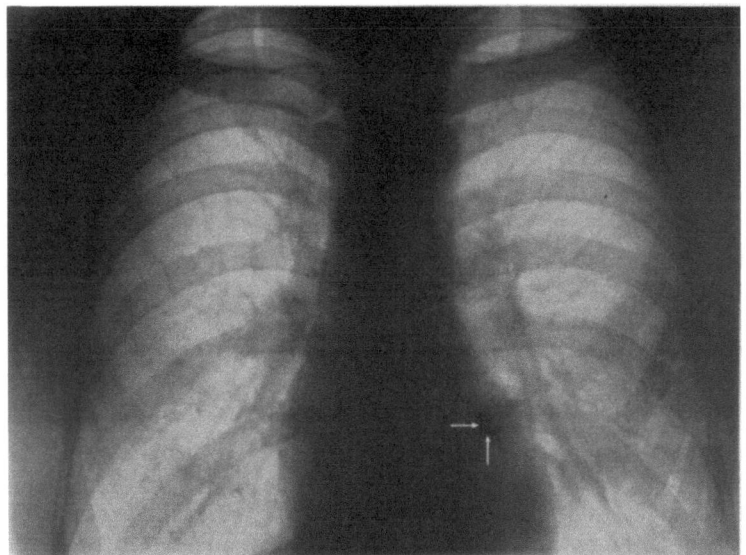

Abb. 563. Geschoß in der Herzwand (Pfeile).

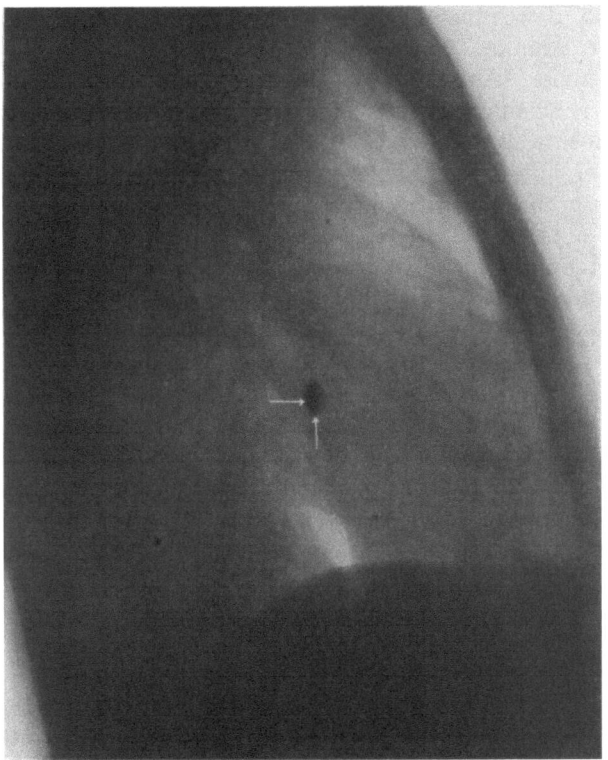

Abb. 564. Derselbe Kranke (frontale Aufnahme).

richtung und Körperstellung, seinen Schatten von dem des Herzens zu scheiden und die Lage im Herzbeutel zu beweisen. VAQUEZ und BORDET beobachteten bei einem im unteren Perikardialabschnitte gelegenen Gegenstande Bewegungen, die denen des Herzens synchron, aber ausgiebiger als diese waren; er bewegte sich während der Atmung mit dem Herzen gleichsinnig, dabei stärker als dieses und schwächer als das Zwerchfell.

Zuweilen liegen Fremdkörper in den oberen Abschnitten des Perikardialraumes, sei es, daß sie sich teilweise außerhalb des Herzens befinden oder daß Verwachsungen vorhanden sind. Dann fällt der Fremdkörperschatten nicht völlig mit dem des Herzens zusammen.

Die mitgeteilten Pulsationsbewegungen des Eindringlinges sind deutlich wahrzunehmen und entsprechen dem Herzabschnitt, in dessen Nähe er nistet. Wenn er halb im Herzbeutel, halb in der Lunge steckt, so ist neben der pulsatorischen auch respiratorische Verschiebung zu sehen. Mit der Zeit entstehen Verwachsungen zwischen Herzbeutel und mediastinalem Brustfelle, die die Beweglichkeit des Herzens bei Lagewechsel des Kranken einschränken. Bei einem erfolgreich Operierten fanden wir einen großen Granatsplitter, der teils im Herzbeutel, teils im Mittelfell und der rechten Lungenwurzel saß (Abb. 562). Neigte sich der Kranke nach links, so spannte sich der Herzbeutel im Bereiche des Geschosses zipfelförmig an.

Ähnlich wie im Perikard gelegene, machen auch in der Herzwand steckende Fremdkörper die Herzbewegungen mit. Durch die Art der Pulsation wird ihre Zugehörigkeit zu dem einen oder dem anderen Abschnitte der Herzwand erwiesen.

Nach KIENBÖCK pendeln Geschosse in den Vorhöfen, im Atrioventrikulargebiet und in den unteren Kammerteilen vor allem spitzenwärts. Bei einem von DIETLEN beobachteten Kranken wies ein in der Wand des rechten Vorhofes steckendes Geschoß Bewegungen auf, die denen der Kammer entsprachen.

Einer unserer Kranken trug eine Pistolenkugel in der hinteren oberen Wand der linken Herzkammer (Abb. 563, 564). Auf dem Schirme wies dieser Fremdkörper in sagittaler Strahlenrichtung eine rasche Kreiselung in Richtung des Uhrzeigers, also von rechts nach links, und nach der Spitze auf. Im frontalen Lichte dagegen pendelte er mit dem Herzen mehr wagerecht von vorn nach hinten. Der Geschoßschatten war in keiner Richtung von dem des Herzens zu trennen. Man konnte unmöglich entscheiden, ob er im linken Vorhof oder in der linken Kammer saß, und bestimmt nur sagen, daß er nahe der linken Vorhofkammergrenze, dicht an den Höhlenwandungen stecke. Bei der Operation fand sich das Geschoß im hinteren oberen Abschnitte der linken Kammerwand.

Geschosse, die ganz frei in einer Herzhöhle liegen, betätigen sich meist in doppeltem Sinne. Zunächst sinken sie bei Lagewechsel des Kranken, der Schwere folgend, an die tiefste Stelle. Sodann ist besonders bezeichnend, daß sie nicht nur die Bewegungen ihres Herzabschnittes mitmachen, sondern daneben auch noch auffallend rasch wirbeln oder kreiseln. Das weist schon auf den Innenraum hin. Trotzdem wird man noch in verschiedenen Strahlenrichtungen und Körperstellungen nachschauen.

Die Aorta im Röntgenbilde.

Von der gesunden Aorta sind im Röntgenbilde nur der aufsteigende Teil (Pars ascendens) und der Bogen (Arcus) sichtbar, während der absteigende (Pars descendens) erst bei krankhafter Erweiterung oder bei atheromatöser Entartung der Wand in Erscheinung tritt. Sie wird besonders deutlich im schrägen Durchmesser oder in exzentrischer Projektion (vgl. S. 498).

Auf einer sagittalen Aufnahme bildet die Aorta den größten Teil des Gefäßschattens. Doch gelingt Abgrenzung ihrer einzelnen Abschnitte infolge ihrer gegenseitigen Überlagerung und der anderen großen Gefäße nur an ihren Rändern. Der aufsteigende Teil erzeugt den oberhalb des rechten Vorhofes befindlichen Bogen. Sein Schatten wird, vor allem beim liegenden Kranken, manchmal von dem der Vena cava sup. überragt. Die Unterscheidung beider Gefäße wird ermöglicht durch geringere Schattendichte und Fehlen ausgesprochener pulsatorischer Bewegungen der Hohlvene. Sind an ihr kleine Ausschläge sichtbar, so laufen sie präsystolisch ab.

Der Aortenbogen ist im sagittalen Lichte als der höchste linke Bogen des Gefäßschattens leicht zu erkennen. Bei liegender Stellung ist er stärker gekrümmt als in aufrechter. Der absteigende Teil ist zuweilen noch sichtbar. Er wird bei atheromatöser Wandveränderung sehr deutlich.

Messung der Aorta.

Zur Messung der Aorta eignen sich die von VAQUEZ und BORDET, sowie von GROEDEL vorgeschlagenen Durchmesser.

Der Längsdurchmesser A L (Abb. 575) beginnt am oberen Rande des Aortenbogens und endet in der Mitte einer wagerecht zu ihm verlaufenden Linie, deren Höhe durch den vom rechten Vorhof und Aortenbogen gebildeten Winkel bestimmt wird. Der Breitendurchmesser A T setzt sich aus den beiden Loten zusammen, die von dem äußersten Rande der Aorta ascendens (AMr) und des Arcus (AMl) auf den Längsdurchmesser gefällt werden können. Die Hälfte des A T entspricht nach GROEDEL annähernd der Breite der aufsteigenden Aorta.

In Übereinstimmung mit den anatomischen Forschungen ergeben auch die röntgenologischen Untersuchungen eine mit den Jahren wachsende Breite der Aorta. Die von GROEDEL aufgenommenen Orthodiagramme verschiedener Altersgruppen lassen das deutlich erkennen.

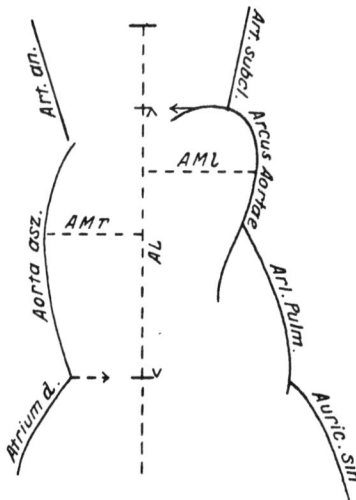

Abb. 565. Ausmessung des Aortenorthodiagramms. (Nach GROEDEL.)

Die Ausmaße des Aorten-Orthodiagrammes bei verschiedenen Altersgruppen nach GROEDEL.

Anzahl	Alter	A M r	A M l	A T	A L	A T + A L
8	5	1,6	1,9	3,5	3,1	6,6
6	6	1,4	2,2	3,6	3,9	7,5
6	7	1,7	2,0	3,7	4,2	7,9
7	8	1,7	2,3	4,0	4,6	8,6
3	9	1,9	2,4	4,3	5,1	9,4
5	10	1,9	2,1	4,0	4,9	8,9
3	18	2,5	2,5	5,0	8,2	13,2
12	19	2,3	3,0	5,3	7,9	13,2
33	20	2,4	3,0	5,4	7,5	12,9
29	21	2,4	2,9	5,3	7,6	12,9
16	22	2,3	3,0	5,3	7,1	12,4
3	23	2,1	3,6	5,7	7,4	13,1
20	29—33	2,5	3,3	5,8	7,1	12,9

Für die Feststellung der Erweiterung der oberen Aorta bedienen sich VAQUEZ und BORDET folgenden Verfahrens. Der stehende Kranke wird langsam aus der dorsoventralen Haltung in den ersten schrägen Durchmesser gedreht. Wenn die Biscapularebene zur Schirmebene ungefähr einen Winkel von 35⁰ bildet, erscheint deutlich der Schatten der Aorta ascendens. Nach vorn zu hebt er sich scharf gegen die Aufhellung

des vorderen Mittelfellraumes ab; nach hinten wird er durch die schwächere Verschattung der Hohlvene begrenzt. Orthodiagraphische Aufzeichnung des Abstandes
des vorderen und des hinteren Randes, in mittlerer Höhe gemessen, ergibt die Breite
der Aorta ascendens (Abb. 566a).

Zur Gegenprüfung empfehlen VAQUEZ und BORDET Nachuntersuchung im
zweiten schrägen Durchmesser dorsoventral bei Achsendrehung von etwa 30⁰
(Abb. 566 b).

Die Breite der Aorta ascendens eines Erwachsenen beträgt in der Regel 2 cm
nach VAQUEZ und BORDET.

Als weiteres Zeichen einer Aortenerweiterung gilt Vergrößerung „der Sehne
des Aortenvorsprunges“. Es wird darunter die Entfernung des oberen Randes des
Aortenbogens bis zum Schnittpunkte des äußeren Randes der Aorta mit dem
Pulmonalisbogen verstanden (Abb. 567).

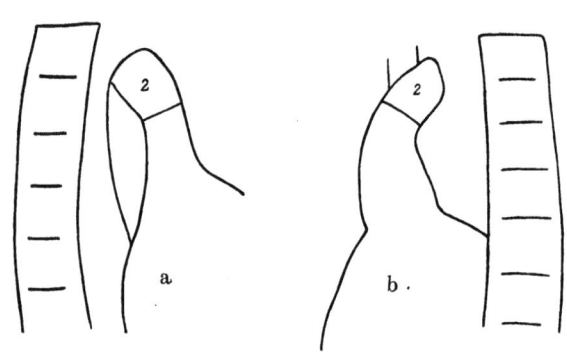
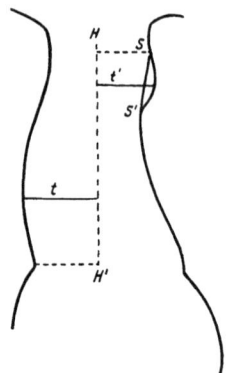

Abb. 566 a und b. Messung der Breite der Aorta ascendens.
a Untersuchung im dorsoventralen I-schrägen Durchmesser,
b Untersuchung im dorsoventralen II-schrägen
Durchmesser.
(Nach VAQUEZ und BORDET.)

Abb. 567. Messung des Gefäßbandes
t + t′ Breitendurchmesser, HH′ Höhe
des Bogen-Längendurchmessers,
SS′ Sehne des Aortenbogens.
(Nach VAQUEZ und BORDET.)

Tafel der drei Maße, aufgenommen bei normalen Menschen (stehende Männer),
nach VAQUEZ und BORDET.

Alter von	Breitendurchmesser cm	Sehne des Aortenbogens cm	Breite der Aorta ascendens cm
16—20 Jahren	4—5	0—2,5	1—2
20—30 „	5	2,5—2.8	2
30—40 „	5—6	2,5—3,3	2—2,5
40—50 „	5,5—7	2,8—3,5	2,5—2,8
50—60 „	6—7	3—3,7	2,5—3
über 60 „	6—8	3—4	3—3,5

Ein wertvolles Maß liefert auch der Abstand zwischen Aortenbogen und Brustbein-Schlüsselbeingelenk. Er gibt die Höhenlage wieder und schwankt bei Gesunden
um 2—3 cm. Der Abstand ist kleiner bei kurzem und breitem, größer bei langem
und schmalem Brustkorbe.

Aortensklerose. Der klinische Nachweis der Aortensklerose begegnet besonders
im Frühzustande großen Schwierigkeiten. Das erhellt schon daraus, daß sie bei
gleicher Häufigkeit wie die Aortitis syphilitica selbst in Kliniken mit so reicher
Erfahrung, wie sie die v. ROMBERGsche besitzt, dreimal seltener festgestellt werden
konnte als luetische Gefäßerkrankung.

Die Aorta erfährt durch Sklerose eine Verlängerung. Sie nimmt ebenso wie die kleinen Gefäße geschlängelten Verlauf an. Während sich aber diese durch Intimawucherung verengern, wird die Aorta breiter.

Sowohl Wandverdickung wie Erweiterung der Lichtung führen durch größere Absorption der Strahlen zu Dichtigkeitszunahme des Gefäßschattens. Untersuchungen von VAQUEZ und BORDET bestätigten dieses. Gesunde Adern, Gefäße mit leichter hyaliner Wandveränderung, mit umschriebener und mit ausgedehnter schwerster atheromatöser Entartung wurden nebeneinander gelegt und photographiert. Die Schattendichte wuchs mit der Stärke der pathologisch-anatomischen Erkrankung.

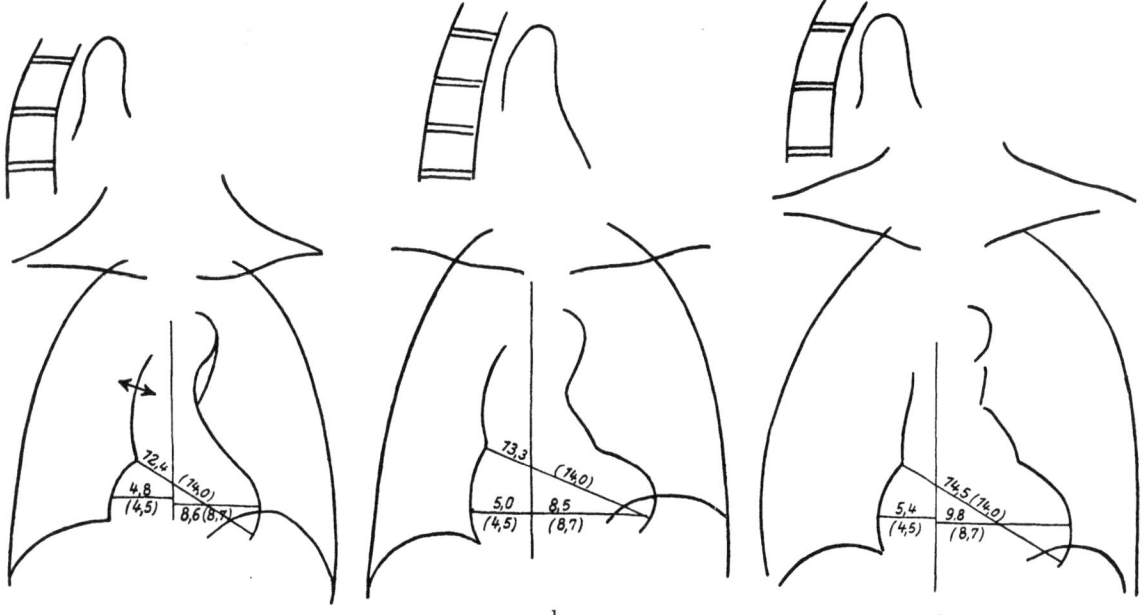

a   b   c

Abb. 568 a—c. Orthodiagramm bei zunehmender Aortensklerose (v. ROMBERGsche Klinik).

Zur Abschätzung der Verdunkelungstärke hat man mehrere Mittel vorgeschlagen, so den Vergleich mit einer Reihe verschieden dicker Bleiplatten oder den Vergleich des Aortenschattens mit dem der nicht vergrößerten linken Kammer oder der Wirbelsäule. VAQUEZ und BORDET unterscheiden sogar an Hand der Sichtbarkeit der Aortenabschnitte in bestimmten Durchmessern Verdunkelungen ersten, zweiten und dritten Grades.

Obgleich wir dieser etwas übertriebenen Schematisierung nicht beipflichten können, so ist doch wechselnde Schattendichtigkeit in den einzelnen Durchmessern als Zeichen krankhafter Wandveränderungen der Aorta anzusprechen. Bei hochgradigen Sklerosen kommt die Aorta descendens sagittal durch den Herzschatten hindurch deutlich zur Darstellung. Vereinzelte Kalkherde geben kleine und große, auffallend tiefe Trübung. Am häufigsten finden sie sich im Bereiche des Aortenbogens. Wenn sie zahlreich sind, erscheint der ganze Aortenabriß unregelmäßig gesprenkelt. Seine Grenzen bilden mehr oder weniger lange, unterbrochene, tiefdunkle Striche.

Erweiterungen und Verlängerungen der Aorta sind im Röntgenlichte leicht zu erkennen (Abb. 568).

Erweiterung äußert sich bei sagittaler Aufnahme durch stärkeres Vorspringen der Aortenkrümmung nach links, sowie durch Vergrößerung seines Breitendurchmessers und der Sehnenwerte des Bogens.

38*

Vermehrung des Aortendurchmessers in schräger Strahlenrichtung um 5 mm entspricht einer Ausbuchtung leichteren Grades, während Vergrößerung um 1 cm bereits schwere Veränderung verrät (VAQUEZ und BORDET).

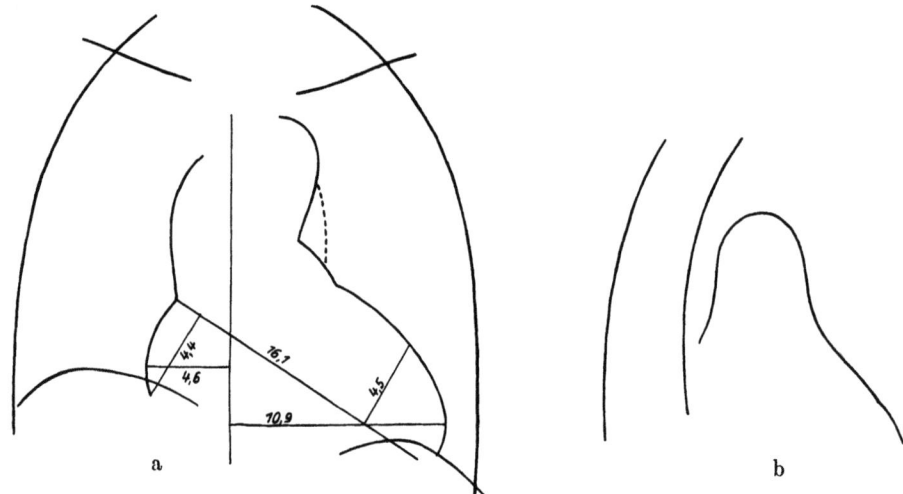

Abb. 569a und b. Aortitis luetica (v. ROMBERGsche Klinik).

Verlängerung der Aorta, die in der Regel mit Erweiterung vergesellschaftet ist, bedingt außer dem Vorspringen des Bogens Vergrößerung des Höhendurchmessers.

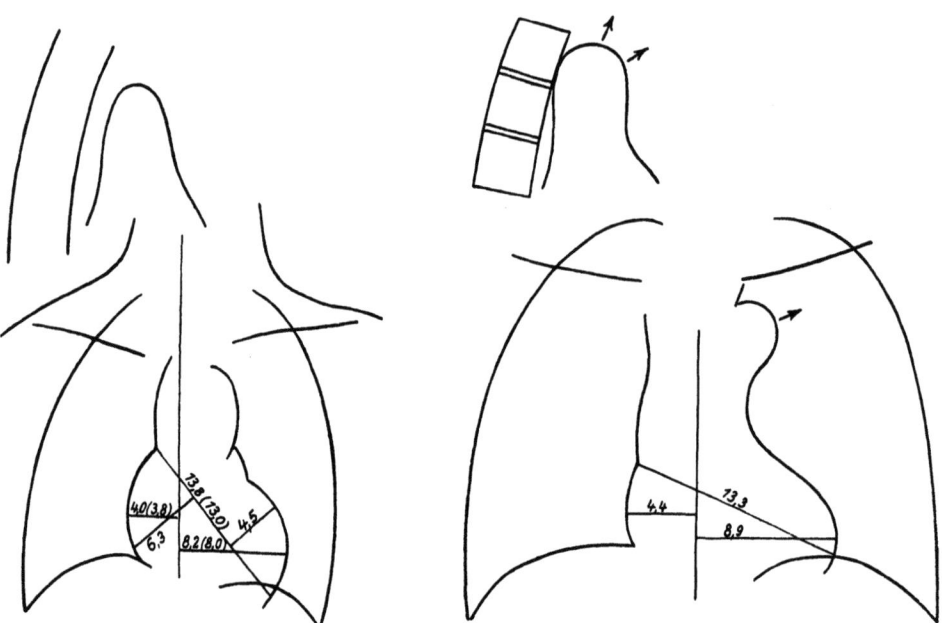

Abb. 570. Aortitis luetica
(v. ROMBERGsche Klinik).

Abb. 571. Aortitis luetica mit Erweiterung der
Ascendens und des Arcus (v. ROMBERGsche Klinik).

Es folgen Hochstand der Schlagader und Verkleinerung des Raumes zwischen ihrem Bogen und dem Brustbein-Schlüsselbeingelenke.

Bei ausgeprägten Erweiterungen und Verlängerungen beobachtet man im sagittalen Bilde stärkere Wölbung des Ascendensbogens nach rechts, im frontalen vermehrte Vorbuchtung des oberen Bogens nach vorn, wodurch der retrosternale Raum verschmälert wird.

Gleichmäßige oder nach oben leicht zunehmende kolbenförmige Erweiterung der aufsteigenden Aorta bei Durchleuchtung im ersten schrägen, dorsoventralen Durchmesser spricht für Sklerose (v. ROMBERG).

Die Pulsationen der sklerotischen Aorta sind besonders an ihrem Bogen kräftiger als sonst (HOLZKNECHT). Zuweilen sieht man infolge mitgeteilter pulsatorischer Kammerkontraktion die Schlagader hin und herpendeln. Auch Herzvergrößerung begleitet die Aortensklerose. Abrundung des linken Kammerbogens kommt vor.

Aortitis luetica. Die Erscheinungen der Aortitis luetica unterscheiden sich röntgenologisch nicht wesentlich von denen der Sklerose. Hier wie dort finden sich Verlängerung und Erweiterung des Gefäßes.

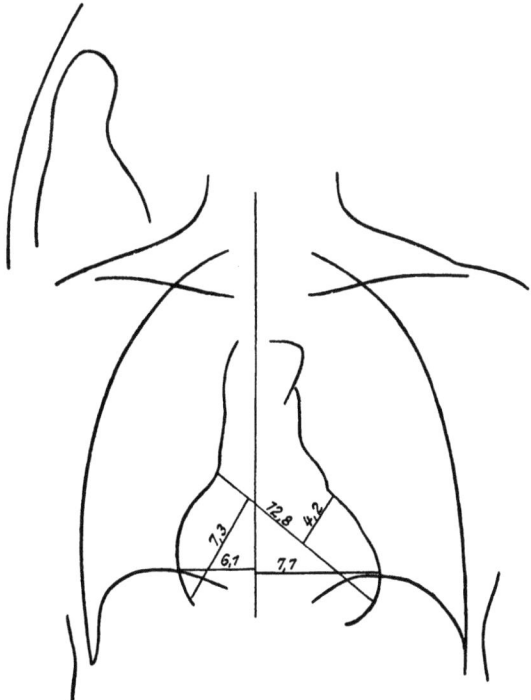

Abb. 572. Aortitis luetica (v. ROMBERGsche Klinik).

Auffallend starkes Vorspringen des Aortenknopfes nach links, unter Umständen auch des Ascendensbogens nach rechts bei sagittaler Betrachtung, Erweiterung des aufsteigenden Rohres im ersten schrägen Durchmesser und besondere Tiefe ihres Schattens sind die bezeichnenden Veränderungen (Abb. 569, 570).

Im Gegensatze zur Sklerose, bei der die krankhaften Erscheinungen vor allem den absteigenden Teil der Aorta befallen, findet sich bei der Lues häufig umschriebene Erweiterung des aufsteigenden Astes (Abb. 571).

Bei noch fehlender Erweiterung hält v. ROMBERG eine Krümmung der Aorta von hinten nach vorn in Form einer COOPERschere für bezeichnend (Abb. 572).

Aortenaneurysma. Wenige Erkrankungen geben bei der Röntgenuntersuchung so eindeutige Bilder wie das Aortenaneurysma. Größe, Ausdehnung und Beziehungen zum Gefäßsystem spiegeln sich genau wieder. Die klinische Erkennung des Aortenaneurysmas bietet manchmal Schwierigkeiten. Kleine und mittelgroße Erweiterungen sind oft nicht zu erkennen. Größere Aneurysmen führen klinisch häufig zu Verwechselungen mit Lungen- und Mittelfellgeschwülsten, namentlich mit

intrathorakalen Cysten und Kröpfen. Besonders beim Fehlen der bezeichnenden
Geräusche können solche Irrtümer unterlaufen, da Dämpfung allein nicht maß-

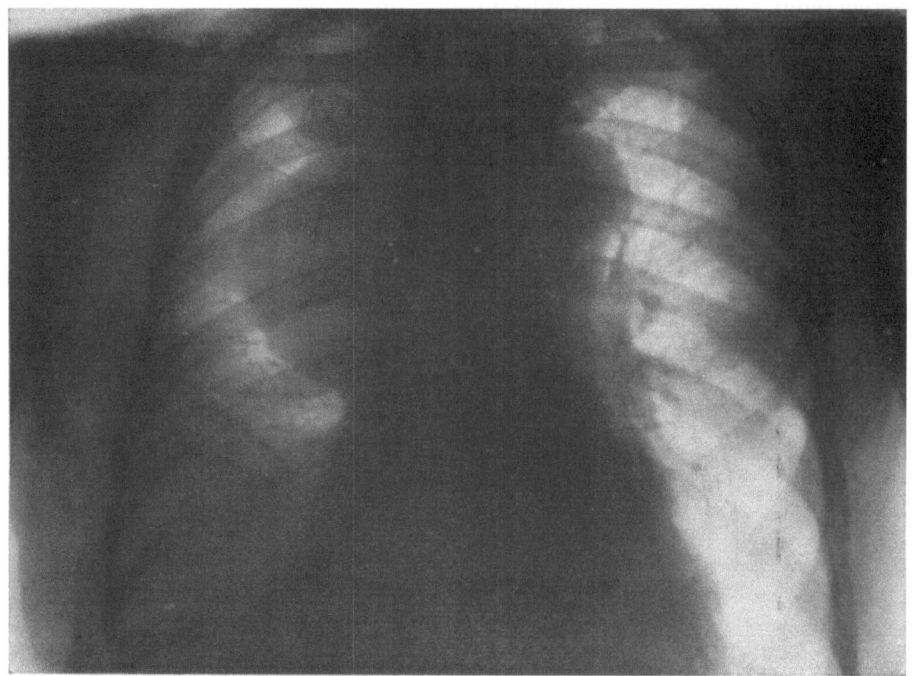

Abb. 573. Sackförmiges Aneurysma der Pars ascendens aortae.

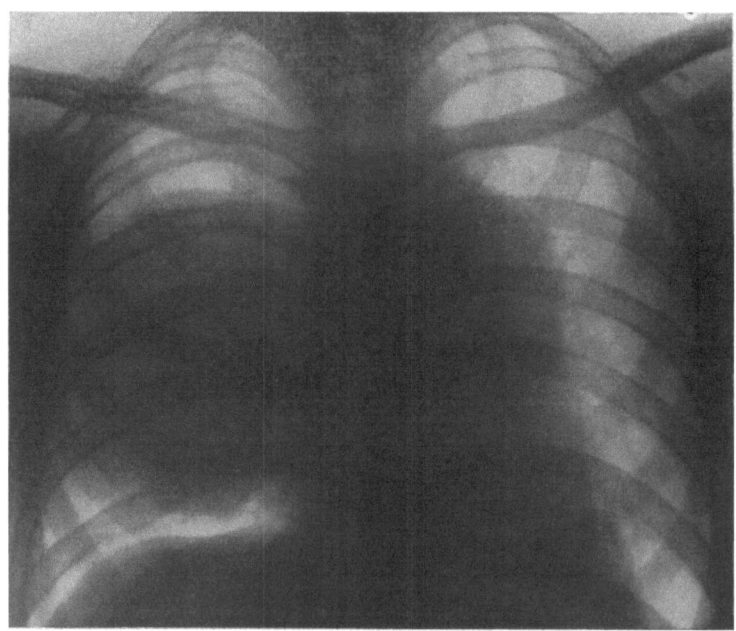

Abb. 574. Gewaltiges Aneurysma der Pars ascendens aortae.

geblich ist. Bei beginnender Erkrankung ist klinische Unterscheidung von luetischer
Aortitis kaum möglich. Röntgenologische Prüfung sollte daher der klinischen
Untersuchung stets hinzugefügt werden.

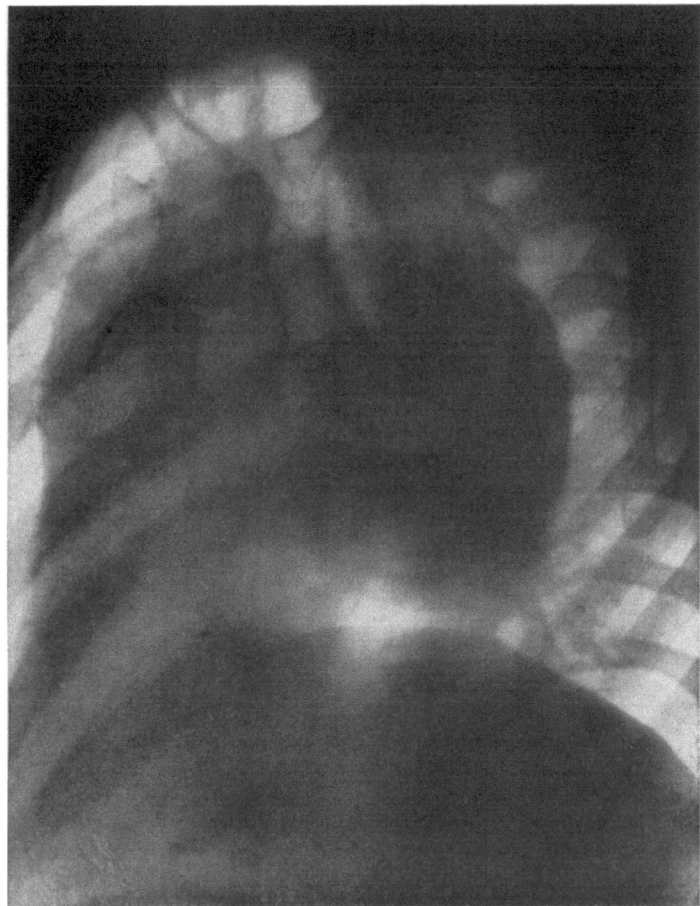

Abb. 575. Derselbe Kranke im ersten schrägen Durchmesser.

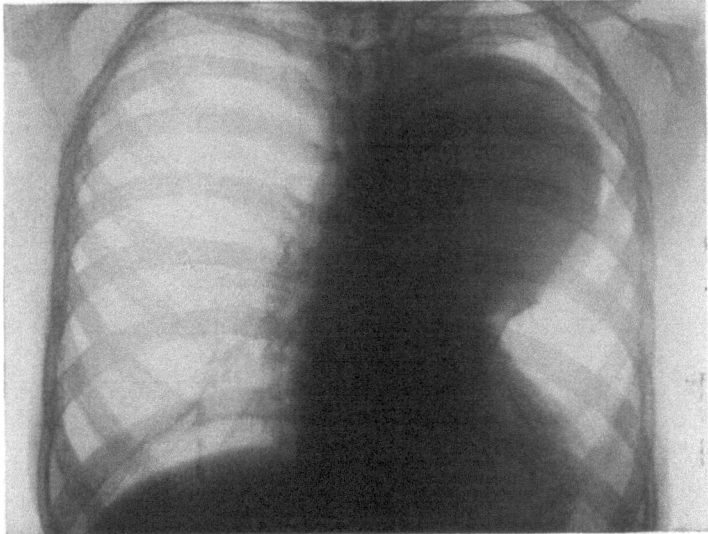

Abb. 576. Sackförmiges Aneurysma des Aortenbogens.

Im Strahlenbilde sind die beiden Arten des Aneurysmas leicht zu erkennen. Das sackförmige gibt einen kugeligen Schatten, der sich aus dem Mediastinum in das Lungenfeld vorwölbt (Abb. 573, 574, 575, 576). Seine Zugehörigkeit zur Aorten-

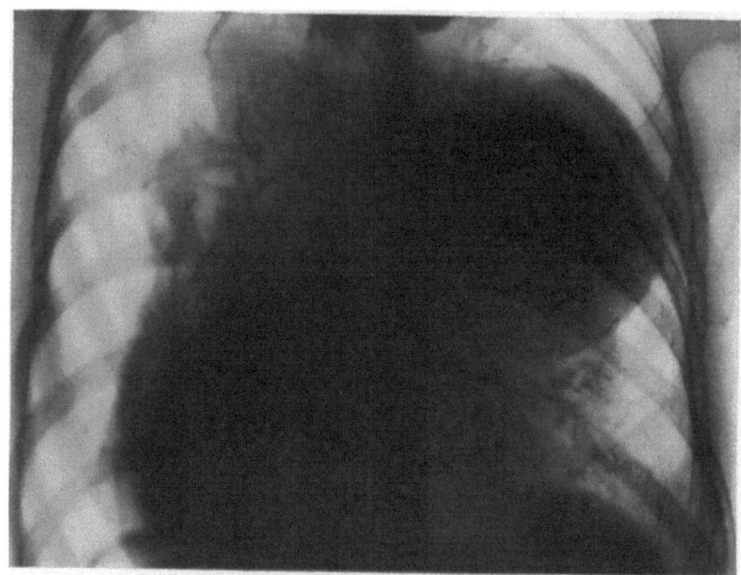

Abb. 577. Großes Aneurysma der Aorta ascendens mit starker Wandverkalkung.

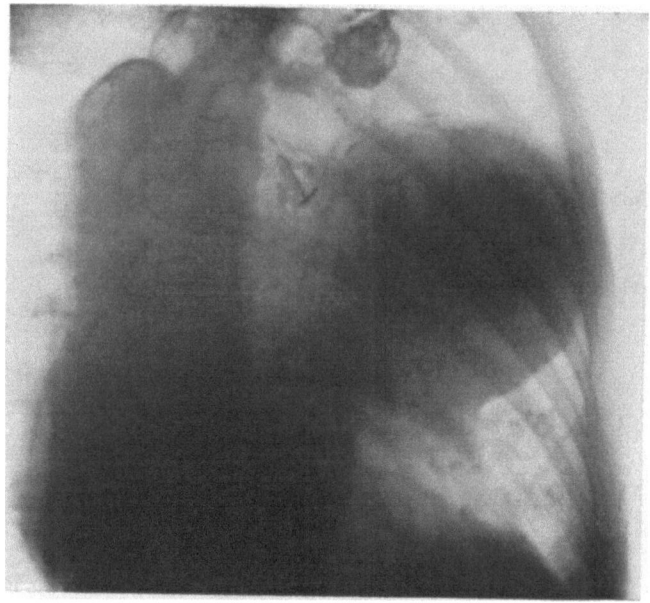

Abb. 578. Derselbe Kranke bei schräger Untersuchung; man erkennt deutlich die Übergangstelle der Aorta ascendens zum Aneurysma.

trübung kann in schräger Lichtrichtung nachgewiesen werden (Abb. 577, 578, 579, 580).

Das spindelförmige Aneurysma erzeugt bei schrägem Strahlengange, manchmal noch besser bei exzentrischer Projektion spindelförmige Verdunkelung. Sagittal ist

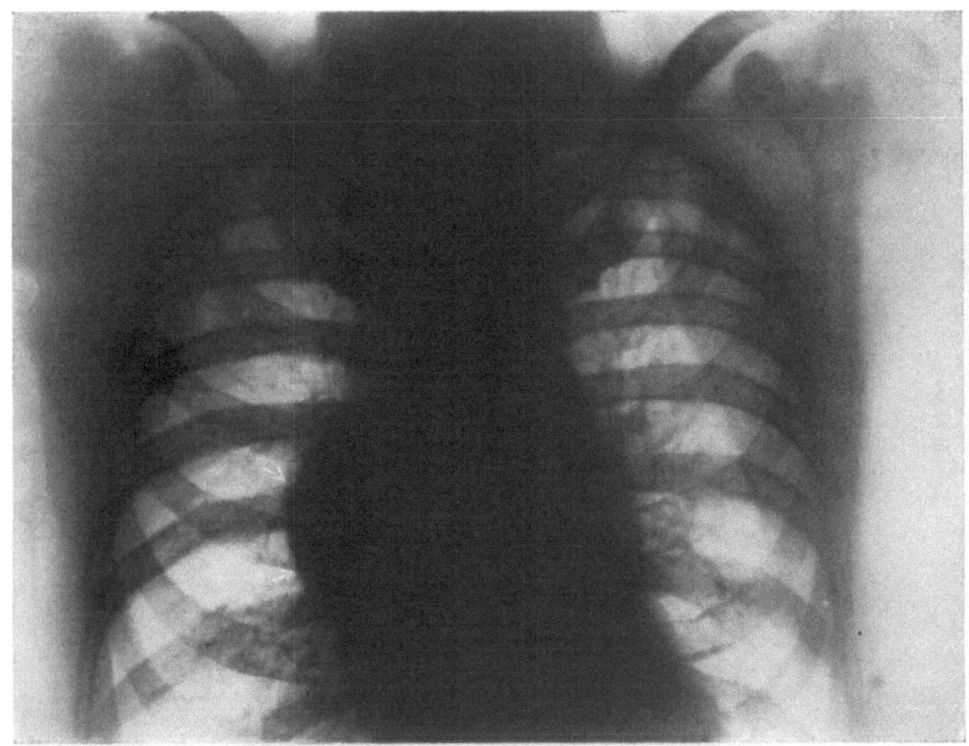

Abb. 579. Sackförmiges Aneurysma der Pars ascendens aortae.

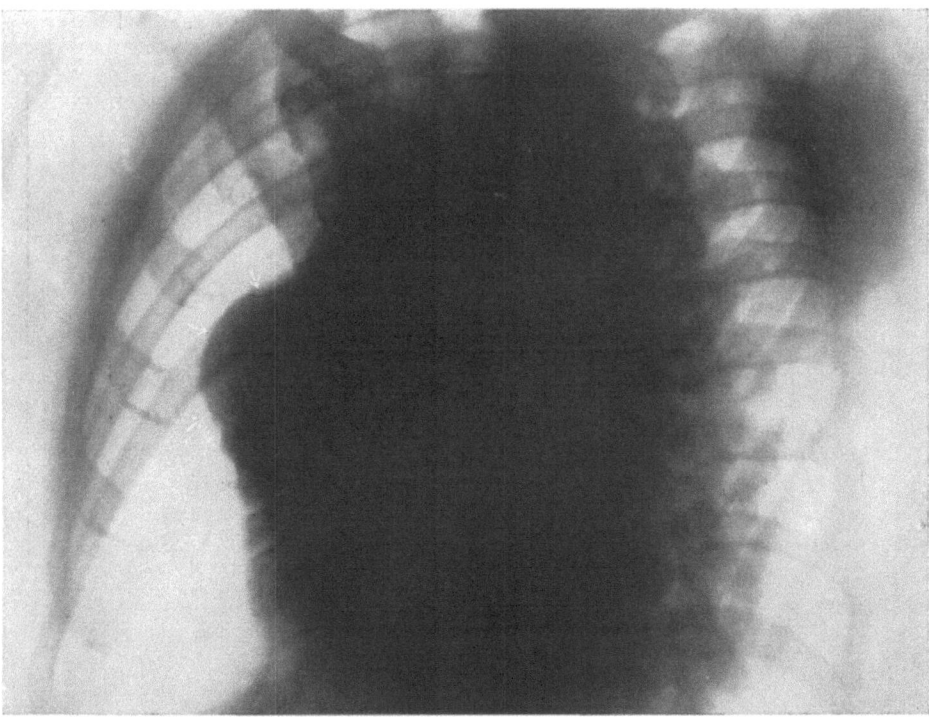

Abb. 580. Derselbe Kranke im zweiten schrägen Durchmesser (dorsoventral). Der Aneurysmasack ist deutlich zu sehen (Pfeile).

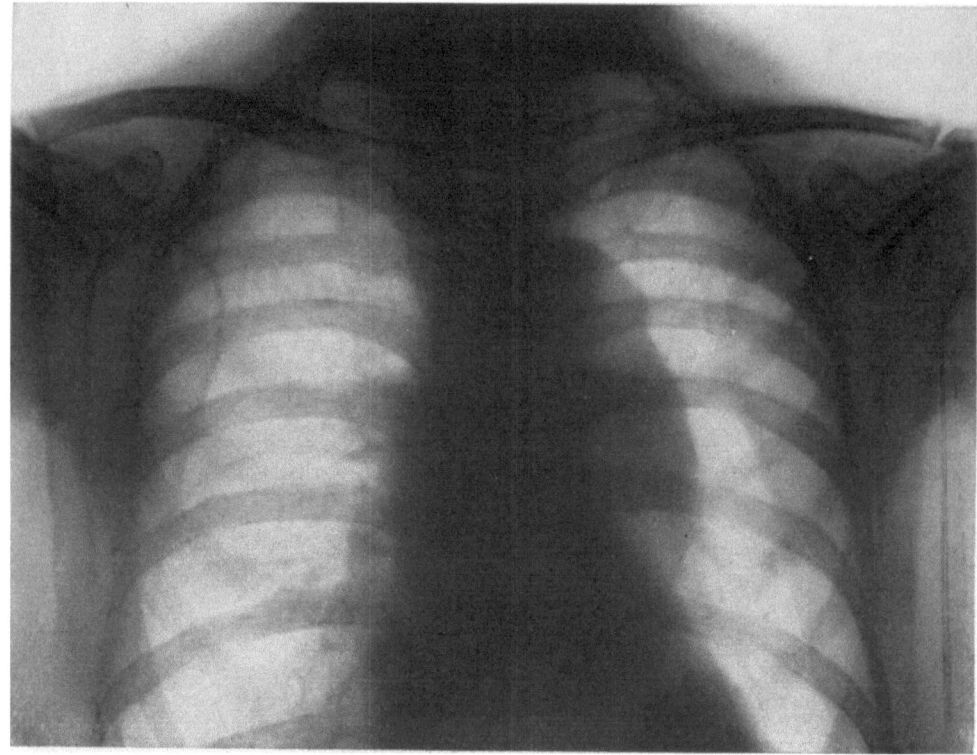

Abb. 581. Spindelförmige Erweiterung der Aorta descendens.

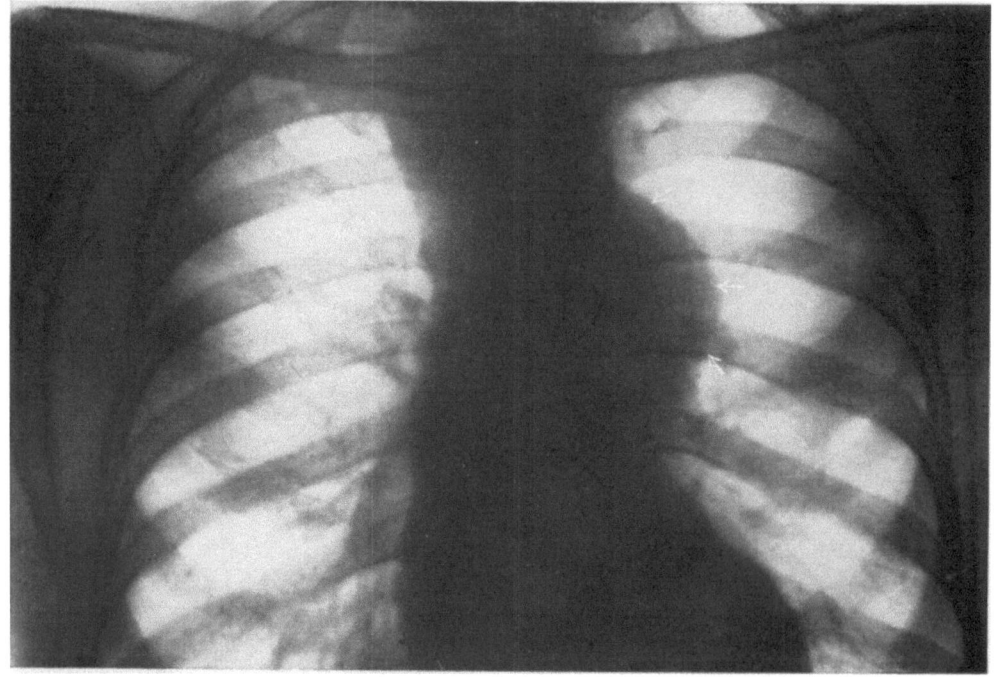

Abb. 582. Spindelförmiges Aneurysma der Aorta descendens mit allgemeiner Erweiterung der Aorta.

starke Vorwölbung des erweiterten Gefäßabschnittes zu sehen, die stets längliche, nie kugelige Gestalt besitzt (Abb. 581, 582, 583).

Jedem Aneurysma eigentümlich ist regelmäßige Begrenzung, die in irgendeinen Abschnitt des Aortenschattens übergeht. Bei Untersuchung des Kranken in verschiedenen Stellungen läßt sich der Ausgangspunkt des Sackes auffinden. Kann man den Schatten in irgendeiner Richtung von der Aorta trennen, so ist Aneurysma auszuschließen.

Entscheidend ist der Nachweis von Pulsationsbewegungen der Grenzen vor dem Leuchtschirm. Allerdings schließt Fehlen des Merkmales ein Aneurysma nicht

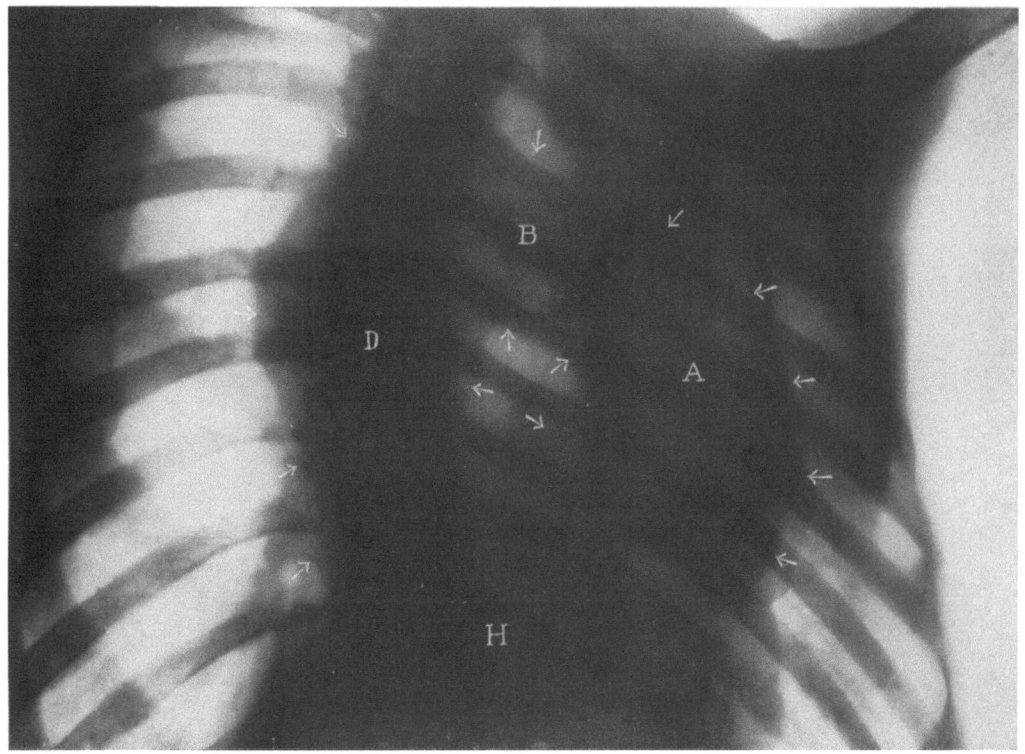

Abb. 583. Derselbe Kranke in ventrodorsaler linksexzentrischer Aufnahme. Die Aorta ist in ihrem ganzen Verlaufe sichtbar. H Herz. A Aorta ascendens. B Aortabogen. D Aorta descendens.

aus. Durch atheromatöse Wandverdickung, durch Thrombosen, durch ausgedehnte Verwachsungen mit der Umgebung wird das erweiterte Gefäß starr. Infiltration und Atelektase der Lunge verdecken zudem gelegentlich die Aneurysmagrenze.

Unterstützende Erkennungszeichen sind die durch Verbreiterung und Verlängerung der Hauptschlagader bedingten Veränderungen des Schattens: Vergrößerung seines transversalen und meist auch Zunahme seines Längsdurchmessers. Dadurch wird der Raum zwischen Aorta und Brustbeinschlüsselbeingelenk verkleinert; ja, er kann vollständig verschwinden. Nicht allzu selten springt der Aortenbogen stärker nach links vor.

Häufig verdrängt und bedrückt das Aneurysma benachbarte Organe. Die daraus entstehenden Störungen sind je nach Lage, Größe und Entwicklungsrichtung des Sackes verschieden. Stenose des Bronchus und Kompression der Speiseröhre sind nicht selten. Sie können dann mit Kontrastfüllung leicht nachgewiesen werden (Abb. 584).

Bronchusverengerung verursacht durch Atelektase des Gewebes Verdunkelungen des abhängigen Lungenabschnittes, die die Grenzen des Aneurysmas zu verwischen vermögen.

Auch unmittelbare Kompression des Parenchyms wird gelegentlich beobachtet.

Verdrängungserscheinungen am Herzen treten erst dann ein, wenn die sackförmige Erweiterung größere Ausmaße annimmt. In der Regel bedarf es einer bis zur Brustwand reichenden Ausdehnung. Bei weiterem Wachstum drückt das Aneurysma nach innen zu auf das Herz und verschiebt es (vgl. Abb. 574). Nicht selten nagen umfangreiche Aneurysmen Wirbelkörper, Rippen, Brustbein an.

Hämorrhagische Infarcierung bei blutendem Aneurysma erkennt man an Verdunkelung des Lungenfeldes. Die Grenzen des Sackes sind dann verwischt; sein Schatten geht gleichmäßig in den der umgebenden Lunge über.

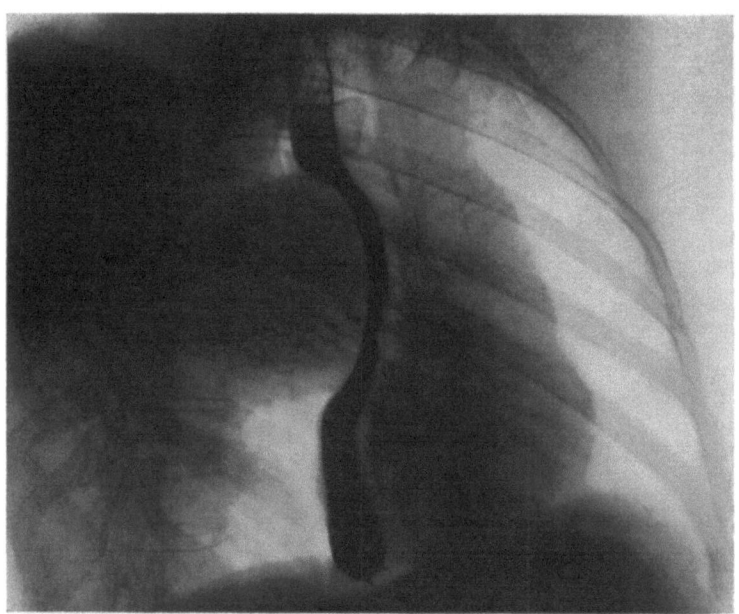

Abb. 584. Verdrängung der Speiseröhre durch Aortenaneurysma.

Abb. 585 zeigt im obersten Abschnitte, dem Bogen entsprechend, noch scharfe runde Grenzen, die auffallend wenig pulsierten. Die Erklärung hierfür ergab die Sektion, bei der die Aortenwand sich als außerordentlich verdickt erwies. Die unteren Lungenteile, die den ausgebreiteten Schatten entworfen hatten, waren durch Kompression zum Teil atelektatisch, zum Teil blutig durchtränkt, so daß das Lungengewebe sich wie bei pneumonischer Infiltration anfühlte. Die Diagnose hatte Schwierigkeiten geboten; Form und mächtige Ausdehnung des Schattens, namentlich Fehlen einer scharfen Grenze in den mittleren und unteren Abschnitten ließen an Lungenneubildung denken. Diese Vermutung schien sich insofern zu bestätigen, als der Auswurf elastische Fasern und Zellverbände enthielt, die als Geschwulstzellen gedeutet wurden. Für Aneurysma lieferten weder klinische, noch röntgenologische Untersuchung genügend Anhaltspunkte. Bezeichnende Geräusche fehlten. Bei Durchleuchtung war zwar leichte Pulsation der oberen bogenförmigen Grenze sichtbar. Sie wies aber lange nicht den Grad auf, den man sonst an einem Aneurysma zu sehen gewohnt ist. Ebensogut konnte sie von der Herzpulsation fortgeleitet sein. Bei genauerer Betrachtung der Aufnahme vermochte man allerdings eine Fortsetzung der oberen runden Schattengrenze nach unten, dem Aortensacke entsprechend, zu

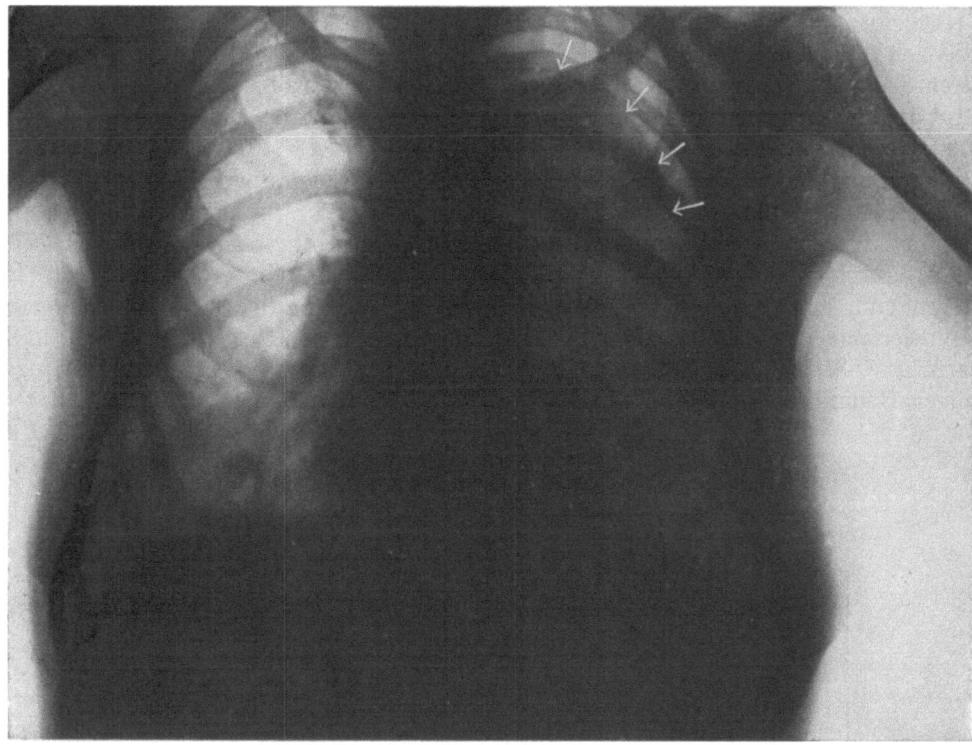

Abb. 585. Mächtiges Aortenaneurysma (Pfeile). Durchbruch in die Lunge, Atelektase ihrer unteren Abschnitte.

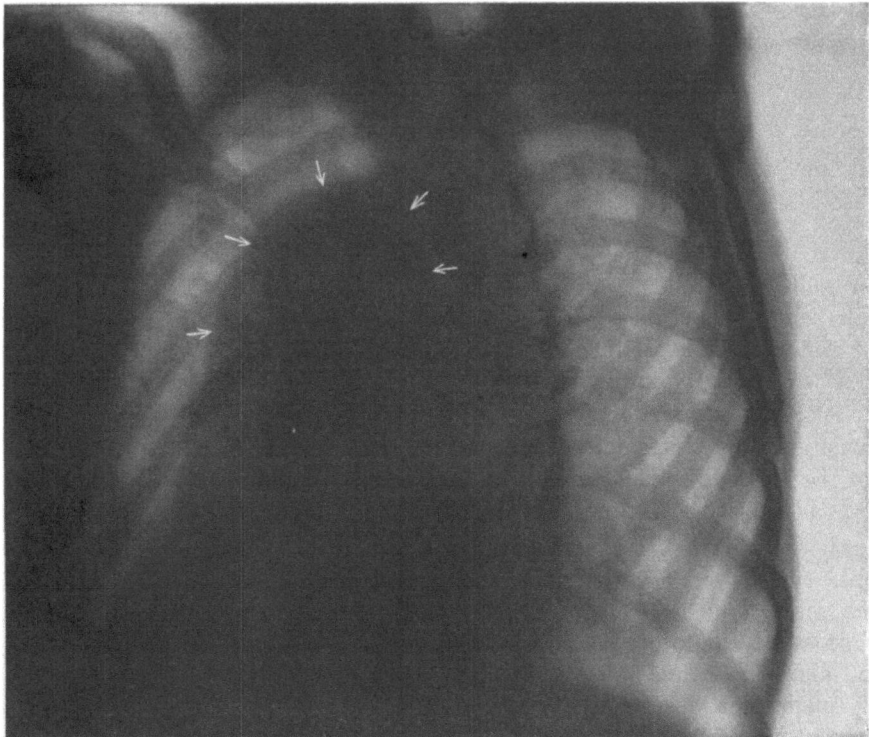

Abb. 586. Derselbe Kranke im ersten schrägen Durchmesser. Große Verbreiterung des Aortaschattens (Pfeile).

unterscheiden und so den Gefäßschatten von dem der infiltrierten Lunge abzugrenzen. Vielleicht hätte der im schrägen Durchmesser mächtig hervortretende
Aortenschatten ein Aneurysma vermuten lassen sollen (Abb. 586).

Für die Differentialdiagnose kommen Mittelfellgewächs, Lungengeschwulst,
tiefer Kropf in Betracht.

Letzterer ruft unter anderen solche klinische Erscheinungen hervor, die denen
des Aneurysmas außerordentlich ähneln. Bei beiden Erkrankungen kann es durch
Zusammendrücken der Luftröhre zu Atemstörungen, oft in Form asthmatischer
Anfälle, durch Verengerung der Speiseröhre zu Schlingbeschwerden kommen. Die
Untersuchung einer gefäßreichen Struma profunda ergibt in der Tiefe der Kehlgrube
oft pulsierende Anschwellung wie beim Aneurysma. Das Herz ist ebenfalls meist
vergrößert. Stauungserscheinungen im Bereiche der Halsgefäße sind ein fast regelmäßiger Befund.

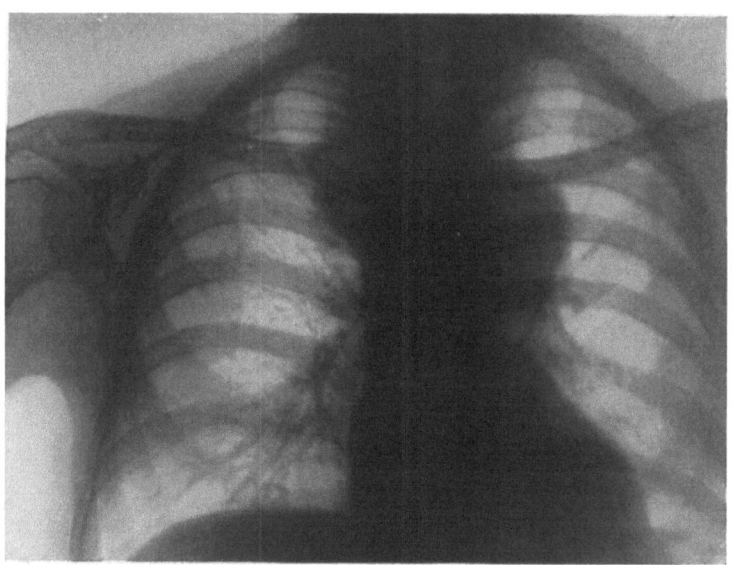

Abb. 587. Aneurysma der Arteria anonyma und der Aorta.

Man sollte die Röntgenuntersuchung stets heranziehen. Sie zeigt bei Struma
substernalis einen nach oben sich verbreiternden und bis zum Halse reichenden
Schatten, der sich beim Schlucken bewegt, während er beim Aneurysma nach oben
abgerundet ist und gewöhnlich nicht so weit hinaufreicht. Feststellung allseitiger
Pulsation ist von entscheidender Bedeutung.

Schwieriger kann sich die Differentialdiagnose gestalten, wenn an der aneurys-
matischen Erweiterung auch die Arteria anonyma teilnimmt. Dann setzt sich,
ähnlich wie beim tiefen Kropfe, der Schatten nach dem Halse zu fort (Abb. 587).

Geschwülste des Mittelfellraumes, die im Röntgenbilde nach links oder
nach rechts rundliche Schattenausbuchtung hervorrufen, können ein dem Aortenaneurysma sehr ähnliches Bild erzeugen. Unregelmäßige, nur einseitig pulsierende
Grenze läßt auf Neubildung schließen, während regelmäßige runde Form der Ausbuchtung, allseitiges Pulsieren, schließlich Übergang in den Aortenschatten die
Diagnose Aneurysma gestatten.

Das Aneurysma der Arteria anonyma kommt allein selten vor. Bezeichnend ist ein mehr oder weniger großer, scharf begrenzter Schatten, der dem

Verlaufe des Gefäßes entspricht. Er sitzt im rechten oberen Brustkorbraum über der Aortentrübung. Auch ihm ist allseitige Pulsation eigentümlich. Meist ist Trennung des Aneurysmaschattens von dem der Aorta nicht möglich (vgl. Abb. 587, 588).

Ausnahmsweise jedoch fehlt allseitige Pulsation des Blutsackes.

So konnten wir bei einem Kranken trotz sorgfältigster Untersuchung vor dem Schirme pulsatorische Bewegungen der Randschatten nicht nachweisen. Da klinisch außer Druckerscheinungen keine für Aneurysma bezeichnenden Veränderungen gefunden wurden und das Röntgenbild dem eines substernalen Kropfes äußerst ähnelte (Abb. 588), wurde die Diagnose Struma mediastinalis gestellt.

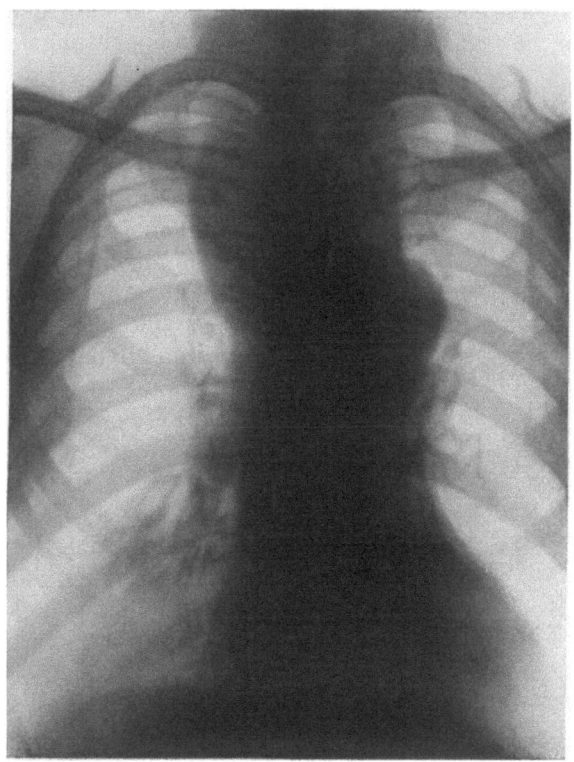

Abb. 588. Aneurysma der Arteria anonyma, einen intrathorakalen Kropf vortäuschend.

Die Operation ergab ein Aneurysma der Arteria anonyma.

Das Ausbleiben pulsatorischer Bewegungen erklärte sich aus Wandveränderungen des Sackes. Er war stark verdickt und mit thrombotischen Massen ausgekleidet.

V. Zwerchfell.

Das normale Zwerchfell im Röntgenbilde.

Das Zwerchfell stellt die muskulöse Scheidewand der Brust- und der Bauchhöhle dar.

Außer von der Speiseröhre und von Nerven wird diese Wand nur noch von Blut- und von Lymphgefäßen durchbrochen.

Das Zwerchfell spielt in der klinischen, besonders aber in der Röntgendiagnostik eine große Rolle, da es dank der Schattenunterschiede der benachbarten Organe gut darstellbar ist.

Form und Stellung des Muskels werden durch seinen Tonus, seine anatomische Einfügung, durch die Gestalt des Brustkorbes und durch die Druckverhältnisse der Brust- und der Bauchhöhle bestimmt. So erklärt sich einerseits die Mannigfaltigkeit seiner Gestalt, andererseits die Unmöglichkeit genauer Feststellung seiner regelrechten Gesamtlage mittels eines einzigen Röntgenbildes. Man kann immer nur einen Querschnitt beider Zwerchfellhälften, und zwar bei der üblichen dorsoventralen oder ventrodorsalen Strahlenrichtung einen Frontalschnitt durch seine Spitze aufnehmen. Wenn der Zentralstrahl als wagerechte Tangente die Zwerchfellkuppel schneidet, so ist in anatomischem Sinne der Stand des Muskels festgelegt. Zur Festlegung dieses Punktes bedarf es aber der wagerechten Projektion auf die Brustwand. Da diese sich während der Atmung in entgegengesetzter Richtung zur Zwerchfellkuppe bewegt, so werden geringe Beobachtungsfehler unvermeidlich vergrößert.

Weitere Schwierigkeit genauer Lagebestimmung liegt darin, daß das Zwerchfell keine geometrisch faßbare Fläche bildet. Es könnte deshalb nur stereometrisch durch viele Aufnahmen in verschiedener Strahlenrichtung genau dargestellt werden, eine Forderung, die nicht zu erfüllen ist.

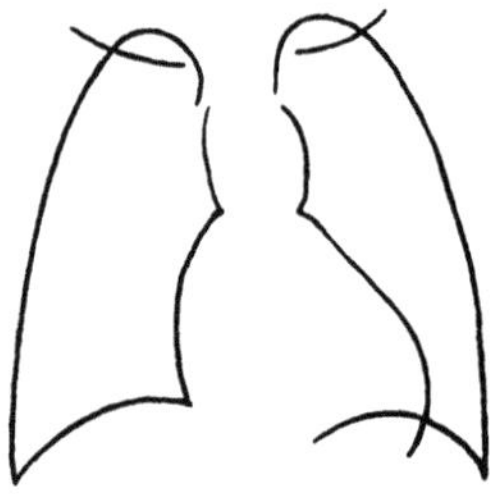

Schließlich ist das Ausmaß der Bewegungen beider Zwerchfellhälften und sogar die Kontraktionstärke einzelner Muskelbündel auf derselben Seite ungleich.

Die Beurteilung von Stand und Bewegung des Zwerchfelles ist darum nicht einfach.

Abb. 589. Zwerchfell in sagittaler Strahlenrichtung.

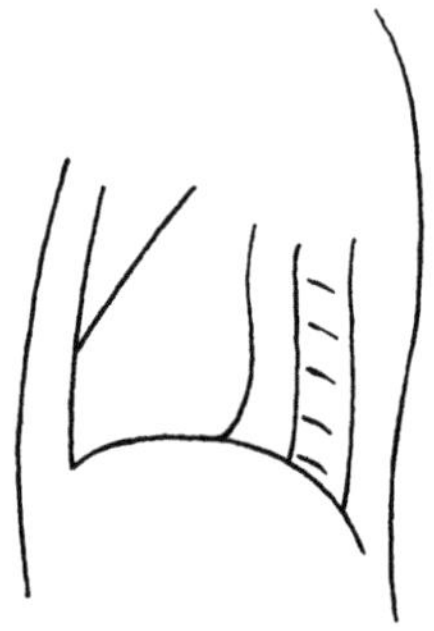

Abb. 590. Zwerchfell in frontaler Strahlenrichtung.

Zur Lagebestimmung sind mehrere Verfahren angegeben worden. JAMIN rät, die Lungenfelder als Ganzes aufzuzeichnen und ihre Höhe während Ein- und Ausatmung zu messen. Als fester Punkt dient der kraniale Rand des Lungenspitzenfeldes, der sich bei der Atmung kaum bewegt. EPPINGER empfiehlt, Bleimarken an der vorderen Brustkorbwand zu befestigen.

Im allgemeinen werden frontale und sagittale Fernaufnahmen genügen.

Zur Wiedergabe der abhängigen Teile des Zwerchfelles, besonders seiner vorderen und hinteren Abschnitte, stellt man mit Vorteil den Zentralstrahl von hinten oben nach vorn unten und umgekehrt ein. Für die Erkennung der Zwerchfellwinkel eignet sich vor allem die sogenannte Tangentialrichtung. So können fast alle Teile des Zwerchfelles überblickt werden.

Die rechte und die linke Hälfte erscheinen im sagittalen Lichte als ein nach oben gebuchteter Grenzbogen zwischen hellem Lungen- und dunklerem Bauchgebiete. Enthält der Magengrund eine gewisse Menge Luft, die sogenannte Magenblase, so ist die darüber befindliche Zwerchfellhälfte als rundlicher Streifen zwischen den helleren Feldern der linken Lunge und der Magenblase zu sehen. Die Form nähert sich bei Einatmung einem Kreissektor, bei Ausatmung einer Hyperbel. Die Kuppe des Zwerchfelles ist infolge seiner Zusammenziehung bei angestrengter Einatmung flacher und tiefer als bei Ausatmung.

Abb. 589 bringt die sagittale, Abb. 590 die frontale Ansicht. In letzterer senkt sich die das Zwerchfell darstellende Kurve nach hinten mehr herab als nach vorn, entsprechend dem tieferen Ansatze des Muskels an der hinteren Brustwand.

Den anatomischen Verhältnissen gemäß steht das rechte Zwerchfell im Röntgenlichte etwas höher als das linke. Am liegenden Menschen tritt dieser Unterschied noch deutlicher zutage, während beim stehenden das rechte Zwerchfell mit der schweren Leber etwas nach abwärts rückt.

Lage und Form der Wölbung hängen zum Teil von Gestalt und Weite des Brustkorbes, namentlich seiner unteren Öffnung ab. Im breiten Brustkorbe steht das Zwerchfell allgemein tiefer als in dem schmalen und langen, mit steil abfallenden Rippen.

Obwohl, wie wir gesehen haben, absolute Maße für den Zwerchfellstand nicht zu ermitteln sind, so hat ihn doch JAMIN in bezug auf die Rippen annähernd zu bestimmen versucht. Darnach sieht man die Kuppe am stehenden Menschen rechts am oberen Rande, links am unteren Rande der 5. Rippe. In Rückenlage, bei der die rechte Zwerchfellhälfte weiter aufwärts reicht, entspricht die rechte Kuppe dem unteren Rande der 4., die linke dem unteren Rande der 5. Rippe.

Wenn im Alter die Lungenelastizität sich verringert, liegen die Grenzen gewöhnlich um einen Intercostalraum tiefer.

Daß die Körpergröße an sich auf den Zwerchfellstand Einfluß ausübt, verneint DIETLEN.

Als Hoch- oder Tiefstand des Zwerchfelles bezeichnet man beträchtliches Abweichen von den durchschnittlichen Massen.

Das Zwerchfell nimmt an der Form der Atmung teil. Von der Größe seiner Ausschläge hängt vor allem die sogenannte abdominale Atmung ab. Eine fast ausschließliche Zwerchfellbauchatmung besitzt der Säugling; sein Brustkorb befindet sich in nahezu dauernder Inspirationstellung und weist nur geringe Atemschwankungen auf. Mit der Entwicklung der Organe ändert sich die Atmungsform. Der Wendepunkt fällt in die Zeit, in der das Kind Stehen und Laufen lernt. Unter der Einwirkung der Schwere bildet sich die costale Atmungsform der Kinder aus, die das Weib späterhin beibehält, während beim Manne im Alter wieder die abdominelle vorherrscht.

Das Zwerchfell betätigt sich periodisch, automatisch und synchron mit den übrigen Atemmuskeln. Die Bewegungen können willkürlich geregelt werden. Bei verschieden starker Ausbildung seiner einzelnen Muskelbündel werden bald die costalen, bald die lumbalen Abschnitte tiefer gesenkt. Dadurch werden Wellenbewegungen sichtbar, die Krankheit vortäuschen.

Aktiv ist das Zwerchfell nur an der Einatmung beteiligt. Es muß dabei den sogenannten negativen Druck, d. h. den wurzelwärts gerichteten Lungenzug überwinden. Zugleich wird es durch inspiratorische Erweiterung der unteren Brustkorböffnung, die wiederum von der Größe des Bauchinnendruckes abhängt, auseinandergezogen, so daß mehrere Umstände seine Abflachung während der Einatmung bedingen.

Die Ausschläge der Zwerchfellkuppen schwanken je nach Tiefe der Atmung um 2—4 cm. Doch kann bei Jugendlichen dank ihres elastischen Brustkorbes infolge Überwiegens der costalen und der übrigen Hilfsmuskeln Emporsteigen des Zwerchfelles bei tiefster Einatmung beobachtet werden. Desgleichen erfolgt statt des Stoßes nach außen ein Einsaugen der unteren Rippen.

Das Zwerchfell zieht sich vor allem in seinen muskulösen lateralen und dorsalen Teilen zusammen. Dadurch werden die Komplementärräume eröffnet, in die die Lungenkanten sich schieben. Die sehnige Mitte, die am Herzbeutel und am Mittelfell verankert ist, gibt gewöhnlich nicht nach. Erst bei tiefer Einatmung rückt sie etwas abwärts (WENCKEBACH).

Aufsteigen des Zwerchfelles bei der Ausatmung ist ein passiver Vorgang. Außer der Entspannung aller elastischen Kräfte des Brustkorbes, einschließlich der Lungen, spielt noch der Bauchinnendruck eine wichtige Rolle. Er treibt schon beim einfachen Ausatmen, besonders aber beim Schreien, Niesen und Husten das Zwerchfell empor. Auch in Rückenlage macht sich der vermehrte Abdominaldruck in der erwähnten Weise geltend.

Der Umfang der Atemausschläge des Zwerchfelles hängt von der Höhe des Muskelstandes im Exspirium ab und ist daher im Liegen am größten.

Stellung und Tätigkeit des Zwerchfelles richten sich also weitgehend nach den Druckwerten der Brust- und der Bauchhöhle.

Auf die Lüftung der Lungen wirkt die Zwerchfellatmung nur wenig ein. Sie deckt 35% des gesamten Gasaustausches (HULDKRANZ und LANDOIS). Die mäßigen Ausschläge bei ruhiger Atmung (WALTHER FELIX), die fast aufgehobene Bewegung der freien Seite im Liegen (HOFBAUER und HOLZKNECHT) und die geringen Schwankungen bei eröffnetem Brustkorbe (SAUERBRUCH) widerlegen die Behauptungen älterer Forscher, daß das Zwerchfell der Hauptatemmuskel sei. Die Erfahrungen bei künstlicher Zwerchfellähmung sprechen im selben Sinne (JEHN, SAUERBRUCH).

Der krankhafte Zwerchfellhoch- und -tiefstand im Röntgenbilde.

Als Übergang der normalen Stellung in die krankhafte ist der Zwerchfellhochstand zu bezeichnen, der sich, sofern kein Lungenemphysem besteht, im Greisentume vorfindet.

Tonusverminderung der alterschwachen Muskulatur, vor allem aber Erweiterung des Brustkorbes mitsamt Lungendehnung sind seine Ursachen. Doch ist er nicht sehr groß. Die Beweglichkeit ist unwesentlich eingeschränkt.

Das gleiche gilt für den Hochstand, der zuweilen bei Chlorose, bei schweren Anämien und beim Basedowleiden zur Beobachtung gelangt.

Wesentlich ausgesprochener ist er, wenn das Zwerchfell mechanisch durch raumbeengende Vorgänge der Bauchhöhle emporgedrängt wird. Das trifft physiologischerweise für die Schwangerschaft zu. Er tritt noch deutlicher, und zwar beidseitig bei starker Fettleibigkeit, bei Ascites und Meteorismus, selbst bei großen Bauchgeschwülsten hervor. Emporrücken der Zwerchfellkuppel bis zur 3., ja sogar bis zur 2. Rippe ist gesehen worden.

Bei Hydronephrose, bei subphrenischem Abscesse, bei Leber- oder Milzgeschwulst, bei starker Magenblähung weist im allgemeinen nur die zugehörige Zwerchfellhälfte Hochstand auf.

Umgekehrt entsteht bei intrathorakaler Drucksteigerung Zwerchfelltiefstand. Er erreicht aber nie die Ausmaße des Hochstandes. Das gilt besonders für die rechte Zwerchfellhälfte, die von der Leber wie von einem Polster getragen wird. Doch kann ein Pneumothorax, vor allem ein Spannungspneumothorax das Zwerchfell ganz beträchtlich herabdrücken (vgl. S. 467, Abb. 368). Tiefstand bei großen Brustfellergüssen ist wohl bedingt durch gleichzeitige Parese oder durch Änderungen der Innervation des Muskels.

Auch Volumenzunahme der Lungen, wie sie sich chronisch beim Emphysem, zuweilen bei Luftröhrenverengung und selbst akut bei einem Anfalle von Asthma bronchiale vorfindet, verursacht mehr oder weniger ausgesprochenen Zwerchfelltiefstand.

Eine Sonderstellung nehmen infiltrative Erkrankungen der Lunge ein, Geschwülste, Pneumonien, Abscesse und Tuberkulose. Sie können Tief- oder Hochstand mit mehr oder weniger herabgesetzter Beweglichkeit, ja sogar mit völligem Stillstand erzeugen.

Bei Neubildungen und Entzündungen des Unterlappens sieht man selten Tiefstand.

Gewöhnlich findet sich dagegen Hochstand, weil die Infiltrationen die Entfaltung der Lunge unmöglich machen.

Eine besondere Art von Bewegungstörungen des Zwerchfelles stellt ein Merkmal dar, das WILLIAM bei Spitzentuberkulose und wir bei beginnender Miliartuberkulose fanden. Hierbei ist verminderte oder aufgehobene Zwerchfellbewegung nicht Folge seiner Lähmung; vielmehr ist seine Tätigkeit in gewissen Grenzen gehemmt. Verminderte inspiratorische Beweglichkeit ist auf die Zwerchfellhälfte beschränkt, die der Seite der Spitzenerkrankung entspricht.

Fast vollständige beidseitige Zwerchfellruhe in Exspirationstellung sahen wir bei einsetzender Miliartuberkulose. Da eine akute disseminierte Erkrankung vorlag, so war die eingeschränkte Bewegung des Muskels nicht durch Infiltration der Lunge zu erklären; man mußte vielmehr im WILLIAMschen Sinne an reflektorische Hemmung denken. Das wurde durch folgende Beobachtung bestätigt.

Ein etwa 20jähriger Mann war verdächtig der Bronchialdrüsentuberkulose. Bei Durchleuchtung fiel zuerst auf, daß beide Zwerchfellschatten in Exspirationstellung fast unbeweglich waren und sich nur ganz gering inspiratorisch verschoben. Sonst boten die Lungenfelder nichts Auffallendes. Erst die durch den eigentümlichen Zwerchfellbefund veranlaßte Blendenuntersuchung ergab leichte Marmorierung der Lungenzeichnung, die an eine Miliartuberkulose denken ließ. Diese Vermutung bestätigte sich durch eine Aufnahme. Das fein marmorierte Bild beider Lungenfelder zeigte beginnende Miliartuberkulose. Daß es sich um die ersten Anfänge der Aussaat handelte, ging schon daraus hervor, daß der Kranke zu Fuß in die Röntgenabteilung kam. Eine Woche später gesellten sich die Erscheinungen einer Meningitis hinzu; schon 4 Tage später erfolgte der Tod. Die Obduktion ergab in der Tat akute Miliartuberkulose.

Für die Erklärung reflektorischer Zwerchfellhemmung bei Spitzen- und Miliartuberkulose fehlen Unterlagen.

Auch bei entzündlichen Baucherkrankungen kommen reflektorische Störungen der Zwerchfellarbeit vor, z. B. bei subphrenischem Abszeß und vor allem bei Bauchfelltuberkulose.

Zwerchfellähmung.

Krankhafte, mehr oder weniger vollständige Zwerchfellähmung entsteht nach cerebralen und medullären Leiden, nach Brüchen und Verrenkungen der oberen Halswirbelsäule. Sie findet sich im ERB-DUCHENNESschen Symptomenbilde, bei der Bleivergiftung und bei Diphtherie. Einseitige Lähmung ist oft durch den Druck, 'den Geschwülste, Schwielen und Schwarten auf den Nervus phrenicus ausüben, bedingt.

Besondere Bedeutung hat die künstliche Zwerchfellähmung (SAUERBRUCH-STÜRTZ), die in der chirurgischen Behandlung der Lungentuberkulose eine Rolle spielt (vgl. S. 444).

Wesen und röntgenologische Zeichen decken sich mit denen der Spontanlähmung: Hochstand des Zwerchfelles und aufgehobene Atembewegung.

Der Muskel verliert seinen Tonus und seine Kontraktionsfähigkeit. Wie ein schlaffes Segel folgt er den Druck- und den Zugkräften der Bauch- und der Brusthöhle. Bei der Einatmung wird er emporgesaugt; bei der Ausatmung sinkt er herab. So entsteht paradoxe Bewegung, die bei einseitiger Lähmung den Ausschlägen eines Wagebalkens gleicht (vgl. S. 444).

Die Folgen der Zwerchfellähmung bestehen in Einengung des Brustraumes, Heraufrücken des unteren Lungenrandes und Verschiebung des Herzens. Die Atmung wird dadurch wenig beeinträchtigt. Selbst beidseitige Zwerchfellähmung

39*

wird vertragen. Das geht aus einer Beobachtung der Züricher chirurgischen Klinik (SAUERBRUCH) hervor.

Bei einem 8jährigen Jungen wurde bei schwerster tetanischer Starre der gesamten Atemmuskulatur die doppelseitige Phrenikotomie ausgeführt. Auf diese Weise wurde das Zwerchfell schlaff und nachgiebig und konnte der künstlich rhythmisch geblähten Lunge ausweichen (JEHN). Der Knabe wurde auf diese Weise gerettet. Nachuntersuchung nach $3^{1}/_{2}$ Jahren ergab noch ausgesprochenen Hochstand beider Zwerchfellhälften, bei völligem Wohlbefinden und normaler Leistungsfähigkeit. Nach 7 Jahren war die Zwerchfellbeweglichkeit wieder aktiv. Es bestand deutliches LITTENsches Zeichen. Sicher ist die Nervenleitung durch Regeneration wieder hergestellt worden. Der Junge war völlig gesund.

Künstliche Lähmung des Zwerchfelles wird dadurch besonders wertvoll, daß sie das Aushusten erleichtert (SAUERBRUCH, JEHN, LANGE).

Husten ist eine Leistung der Bauchmuskulatur (vgl. Bd. II, S. 659). Sie muß den Widerstand des im Beginne des Hustens in tiefer Einatmungstellung befindlichen Zwerchfelles kraftvoll überwinden. Das Diaphragma wirkt also im Anfange durch seine aktive Zusammenziehung, im weiteren Verlaufe aber mindestens durch seinen Tonus den Ausatmungskräften entgegen. Es wird zum Gegenspieler der Bauchmuskulatur.

Durch Hochstand des gelähmten Zwerchfelles wird die Bauchhöhle erweitert. Um die zum Aushusten notwendige Druckerhöhung in ihr zu erzeugen, ist freilich stärkere Kontraktion der Bauchmuskulatur unerläßlich. Diese Mehrleistung ist ihr aber ohne weiteres möglich. Durch sie wird die Raumvergrößerung ausgeglichen und die notwendige subdiaphragmale Spannung erreicht. Sie kann sich ohne Kraftverlust geradewegs auf die Brusthöhle übertragen. Jeder Hustenstoß pflanzt sich auch unmittelbar auf die Lunge fort. Dadurch nimmt die Drucksteigerung im Bronchialrohre gegenüber dem normalen Vorgange der Expektoration erheblich zu.

Aus dieser Überlegung geht hervor, daß Zwerchfellähmung das Aushusten nicht hindert, sondern vielmehr erleichtert. Darüber hinaus haben hundertfältige Erfahrungen bei Phrenikotomierten den Beweis erbracht, daß tatsächlich die Entleerung kranker Lungen befördert wird. Bronchektatiker, die ihre Höhlen nicht reinigen können und unter Zersetzung des Sekretes leiden, husten nach Phrenikotomie schnell und ausgiebig aus. Tuberkulöse, denen die Expektoration wegen der damit verbundenen Anstrengung eine Last ist, sind dankbar für die Erleichterung, die ihnen der Eingriff verschafft. Zahlreiche Beobachtungen an Kranken und genaue Untersuchung des Hustenvorganges zeigen, daß das gesunde Zwerchfell die exspiratorische Stoßkraft der Bauchmuskeln hemmt.

LANGE hat an unserer Klinik den Hustenvorgang bei gesundem und gelähmtem Zwerchfelle vor dem Röntgenschirme geprüft unter gleichzeitiger Beachtung der Bauchmuskulatur. Beim Gesunden steigt das Zwerchfell nach ausgiebiger Einatmung tief und wird dann mit Einsetzen der Bauchpresse um einige Zentimeter emporgetrieben. Aber erst der zweite und der dritte Hustenstoß drängen es in Expektorationstellung herauf. Das gelähmte Zwerchfell verhält sich ganz anders. Unmittelbar im Beginne der Bauchpresse stößt es mit plötzlichem starken Rucke nach oben. Die Kraft der Bauchmuskulatur überträgt sich also schneller und ausgiebiger auf den Brustraum.

Akute und chronische Entzündungen des Zwerchfelles.

Die reiche Lymphversorgung der serösen Blätter des Zwerchfelles und ihre vielfachen transdiaphragmalen Verbindungswege erklären die häufige Beteiligung des Zwerchfelles an entzündlichen Erkrankungen der Brust- und der Bauchhöhle.

Eine Entzündung kann sich auf den Brustfellüberzug des Zwerchfelles beschränken; sie kann aber auch nach unten das Zwerchfell durchwandern, ebenso wie die Peritonitis es in umgekehrter Richtung tut.

Jede Pleuritis diaphragmatica hemmt die Bewegungen des Zwerchfelles.

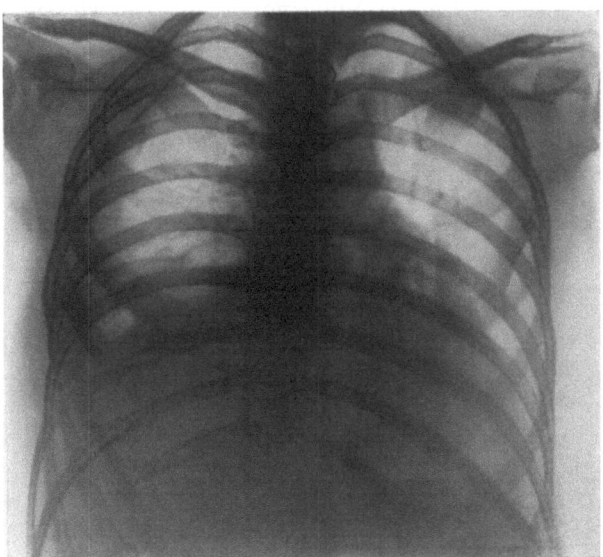

Abb. 591. Subphrenischer Absceß. Ausgesprochener Zwerchfellhochstand und Verdrängung des Herzens. Kleiner basaler Pneumothorax.

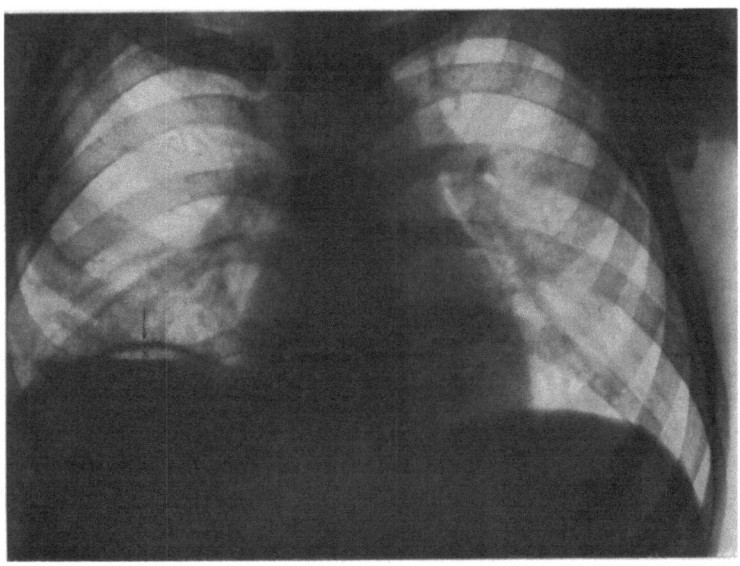

Abb. 592. Rechtseitiger gashaltiger subphrenischer Absceß.

Der Muskel steht mehr oder weniger hoch. Gesellt sich zu der trockenen Entzündung ein Erguß, so füllt dieser zunächst die Zwerchfellwinkel. Selbst kleine Exsudate, die klinischer Untersuchung entgehen, können unter Umständen an der Verschattung der Zwerchfellbucht erkannt werden.

Weiterhin vermag jede im oberen Bauchraume sich abspielende entzündliche Erkrankung die gleichen Erscheinungen des Zwerchfellstill- und -hochstandes auszulösen. Außer den subphrenischen, den Leber- und Milzabscessen verdienen vor allem paranephritische Eiterungen Erwähnung. Die Erklärung dieses Verhaltens ist nicht leicht. Es handelt sich jedenfalls nicht um ein rein mechanisches Geschehen, sondern möglicherweise um Entspannungsvorgänge, wie wir sie überall im Körper bei schmerzhaften Erkrankungen beobachten. Der Vergleich mit dem WILLIAMschen Symptom liegt nahe (vgl. S. 611).

Die Diagnose eines subphrenischen Abscesses ist beim Fehlen von Gasblase und Flüssigkeitsspiegel oft schwierig, namentlich wenn auf der rechten Seite Leber- und Absceßschatten zusammenfallen (Abb. 591).

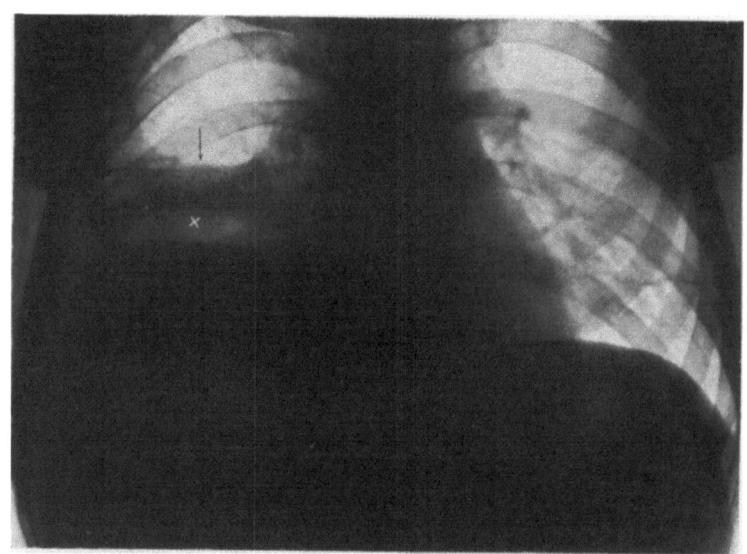

Abb. 593. Rechtseitiger gashaltiger subphrenischer Absceß.

Zuweilen kann umschriebene Vorwölbung der Zwerchfellinie subdiaphragmale Eiteransammlung verraten. Vor allem aber klärt frontale Untersuchung auf. Es findet sich dann nicht selten bemerkenswerter Hochstand der dorsalen Zwerchfellabschnitte (ASSMANN). Der Nachweis eines Ergusses im Zwerchfellwinkel spricht in Verbindung mit solchen röntgenologischen Erscheinungen unbedingt für subphrenischen Eiter.

Die Erkennung eines gashaltigen Abscesses ist leicht. Die hochstehende und unbewegliche Linie des Zwerchfelles umspannt bogenförmig die durch den Gasraum bedingte Aufhellung. Diese wird segmentartig durch einen Flüssigkeitsspiegel begrenzt, der sich bei jeder Lage des Kranken wagerecht einstellt (Abb. 592, 593, 594). Zur Abschätzung der Größe des Abscesses empfiehlt sich Prüfung des auf die Seite gelegten Kranken. Oft wird man dann über die Tiefe der Höhle erstaunt sein (Abb. 595, 596).

SCHINZ hat vorgeschlagen, bei unklaren Eiterbildungen in der Gegend des Zwerchfelles subdiaphragmal Luft einzublasen. Damit entsteht das Bild eines gashaltigen Abscesses. Das nicht ungefährliche Hilfsmittel wird aber wohl nur ausnahmsweise nötig sein, da Hochstand und gestörte Beweglichkeit des Muskels zusammen mit dem klinischen Befunde die Diagnose meist ermöglichen.

Beginnende Peritonitis ruft auch im Zwerchfell vermehrte Spannung hervor.
So entsteht Tiefstand des Muskels. Erst im weiteren Verlaufe erschlafft der Muskel

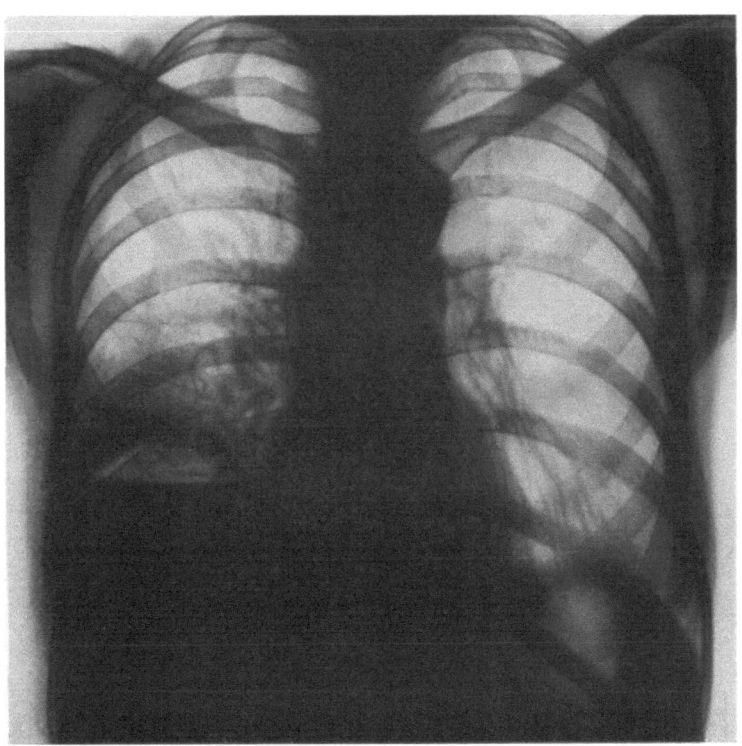

Abb. 594. Rechtseitiger gashaltiger subphrenischer Absceß.

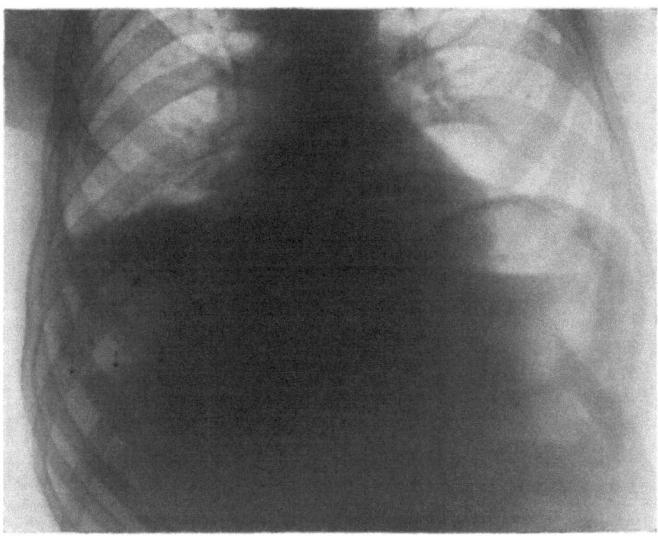

Abb. 595. Großer rechtseitiger gashaltiger subphrenischer Absceß.

und tritt hoch. Beide Male sind die Atembewegungen des Zwerchfelles deutlich
herabgesetzt.

Akute und vor allem chronische Entzündungen der oberen und der unteren
Zwerchfellserosa hinterlassen Schwielen und Schwarten, die den Muskel mit der

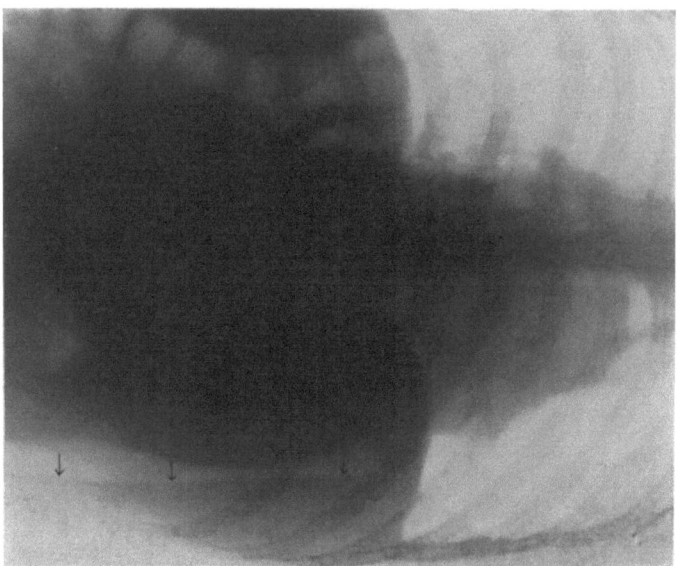

Abb. 596. Der gleiche Kranke in rechter Seitenlage.

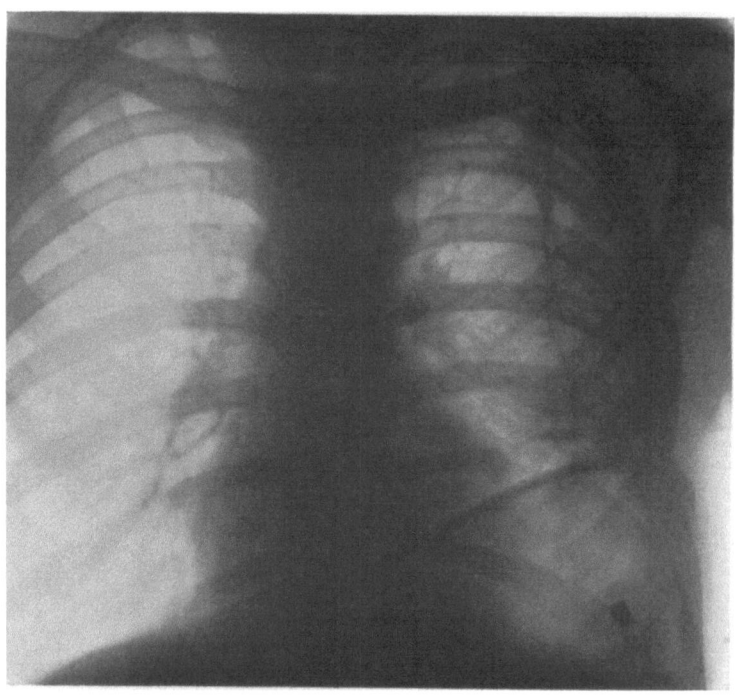

Abb. 597. Linkseitige Zwerchfellanheftung mit Verlötung des Zwerchfellwinkels.

Umgebung verlöten. Nach Pleuritis chronica, nach Mediastinoperikarditis oder nach
Peritonitis chronica sieht man Verzerrungen der Säume des Zwerchfelles und

Verwachsungen seiner Winkel. Durch Anheftung der seitlichen Teile des Muskels an die Brustwand wird die entsprechende Hälfte gespannt und meist auch kranial wärts verzerrt (Abb. 597). Die Verziehung ist oft so stark, daß auch die andere Zwerchfellhälfte mitgenommen wird. Umschriebene strangartige Verlötungen verdrehen den Muskel zeltförmig nach oben (Abb. 598). Dadurch wird seine Bewegung in unregelmäßiger Weise gehemmt. Die Verwachsungen verhindern inspiratorische Senkung an der betreffenden Stelle. Bei der Einatmung sind sie daher am leichtesten erkennbar (vgl. S. 609).

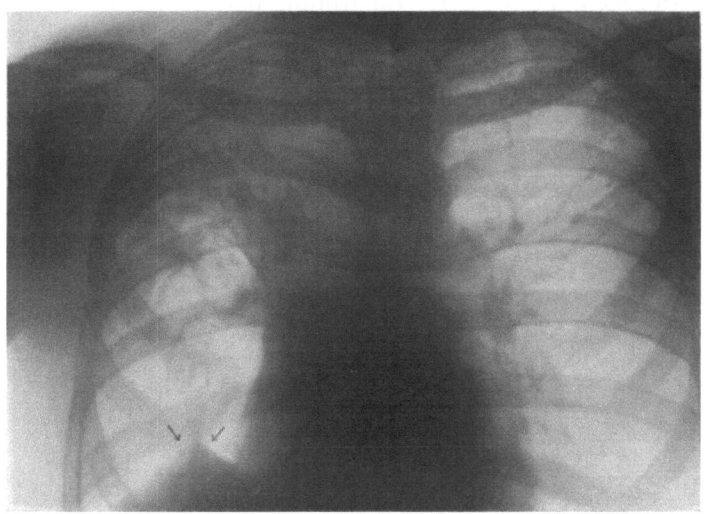

Abb. 598. Zeltförmige Verziehung des rechten Zwerchfelles.

Zwerchfellgeschwülste.

Es ist auffallend, daß Geschwülste des Zwerchfelles im Röntgenlichte bisher nicht erkannt worden sind. Im Schrifttume finden sich jedenfalls keine entsprechenden Angaben.

Bei einem primären Gewächse des linken Zwerchfelles, das mit Erfolg von SAUERBRUCH operiert wurde, gelang die röntgenologische Darstellung nicht.

Bei einer auf das Zwerchfell übergreifenden Neubildung sah man neben ihrer deutlichen Umgrenzung nur auffallende Verziehung des Zwerchfelles.

Zwerchfellmißbildungen und Zwerchfellbrüche.

Mißbildungen des Zwerchfelles sind selten. Meist sind es angeborene Lücken, die alle Schichten des Zwerchfelles betreffen. Seltener fehlt nur die Muskel-Sehnenschicht bei erhaltenen serösen Überzügen.

Auch durch Verletzungen und durch Berstungen kann die Scheidewand zwischen Brust- und Bauchhöhle unterbrochen werden.

Schließlich können die normalen Spalten (Hiatus oesophagus) nachgeben.

In allen diesen Fällen besteht die Möglichkeit, daß Gebilde des Bauchraumes in die Brusthöhle eintreten. So entstehen wahre und falsche Zwerchfellbrüche.

Neben diesen Brüchen kommt als besonderes Krankheitsbild die Relaxatio diaphragmatica vor. Man versteht darunter eine pathologische Erschlaffung des Muskels ohne Zusammenhangstrennung. Verletzungen oder Erkrankungen des N. phrenicus oder primäre fettige Entartung sind anatomische Unterlagen.

Die genannten Zustände geben eindeutige röntgenologische Bilder. Wir beginnen mit der Relaxatio diaphragmatica.

Gewöhnlich ist nur die linke Zwerchfellhälfte betroffen. Ihrem Wesen nach gleicht sie der Zwerchfellähmung; nur sind die Erscheinungen des Hochstandes und der paradoxen Bewegung noch ausgesprochener als bei der Lähmung.

Bedeutender Hochstand hat starke Verlagerung der Baucheingeweide, vor allem des Magens und des Darmes zur Folge. Das betreffende Lungenfeld ist um die Hälfte oder um ein Drittel verkleinert und erscheint gegenüber der anderen Seite infolge von Retraktion leicht verschattet. Darunter ist die bogenförmige, gleichmäßige Zwerchfellsichel zu sehen, die bei tiefer Einatmung paradoxe Ausschläge zeigt. Unter ihr liegen, an den Gasblasen kenntlich, der Magen und die Darmschlingen; Milz und Teile des linken Leberlappens sind öfters ebenfalls um einige Querfinger kranialwärts verlagert (Abb. 599). Durch Abknickung des kardialen Magenabschnittes

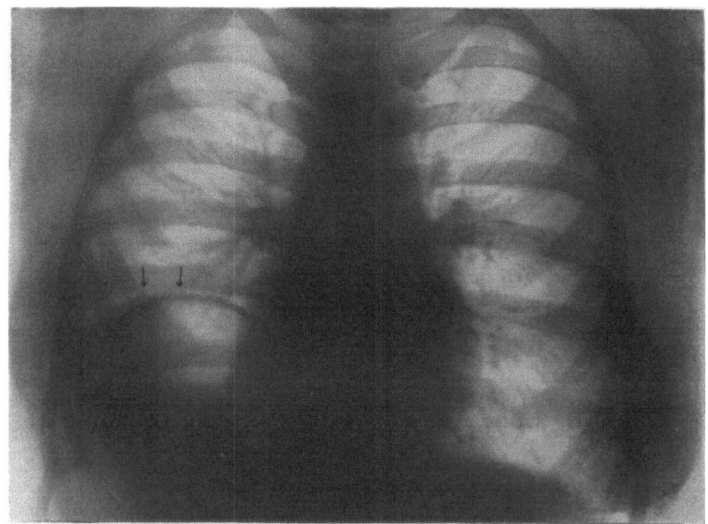

Abb. 599. Linkseitige Relaxatio diaphragmatica.

können Beschwerden entstehen. Ulcus in dieser Gegend kommt vor. Verdrängung des Herzens führt zuweilen zu ausgesprochener Dextrokardie.

Durch Kontrastbrei kann die Form des verlagerten Magendarmrohres meist genau dargestellt werden.

Der breigefüllte Magen ist in Form und Lage verändert. Bei zwei von uns beobachteten Kranken waren auf der Aufnahme zwei Flüssigkeitsspiegel wahrnehmbar, die zunächst den Eindruck eines Kaskadenmagens erweckten. Bei einem dritten war der Magen fast völlig umgekippt und auf den Kopf gestellt; die große Kurvatur war nach oben, der pylorale und der kardiale Teil waren nach unten gerichtet.

Durch Zwerchfellverwachsungen kann der Schatten der Relaxatio stark verändert werden. Das Röntgenbild gleicht dann mehr dem eines Zwerchfellbruches (Abb. 600)[1].

Umschriebene Relaxatio bezeichnet man als Zwerchfelldivertikel. Es stellt eine birnförmige Ausbuchtung dar, die der Zwerchfellhernie sehr ähnelt.

---

[1] Kürzlich beobachteten wir bei einer Kranken mit Lungentuberkulose 4 Jahre nach Phrenikotomie eine hochgradige Relaxation des Diaphragmas, die röntgenologisch ganz das Bild eines Zwerchfellbruches bot. Erst die Operation brachte Aufklärung. Klinische Einzelheiten und Abbildung sind in Band I, 2. Teil, Abschnitt Phrenikotomie, wiedergegeben.

Es seien nun die röntgenologischen Eigentümlichkeiten des echten und des falschen Zwerchfellbruches beschrieben.

Beim echten Bruche ist unter Umständen die Wölbung des zarten Bruchsackes zu erfassen, die sich von der dickeren Wand des Diaphragmas abhebt. An dem birn- oder wurstförmigen Bruchsack erkennt man ohne oder mit Kontrastfüllung die Magen-Darmteile.

Größere traumatische Hernien können wegen der Undeutlichkeit der Zwerchfellinien Relaxatio vortäuschen.

Der Befund wird klarer durch Kontrastfüllung von Magen und Darm.

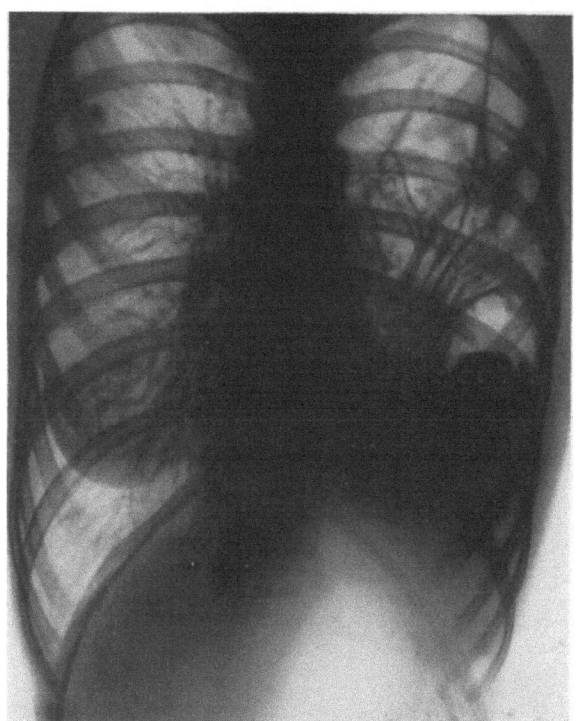

Abb. 600. Linkseitige Relaxatio diaphragmatica.

Man nimmt dann bei genauer Betrachtung die Einengung der Darmeingeweide an der Bruchpforte wahr.

Eine solche Beobachtung zeigt Abb. 601. Die Aufnahme erfolgte nach Kontrastfüllung des Darmes. Man erblickt zwischen Brust- und Bauchhöhle einen feinen Bogen über den Abdominalorganen. Irrtümlicherweise könnte man ihn für den Zwerchfellverlauf halten und die röntgenologischen Veränderungen als Relaxatio diaphragmatica deuten. Daß dies nicht der Fall ist, läßt sich an der Einschnürung erkennen, die die Eingeweide bauchwärts davon erfahren haben. Hier befindet sich die eigentliche Bruchpforte. Noch deutlicher treten die Verhältnisse in den Abbildungen 602—603 hervor, in denen man die Magenabschnürung in Höhe des Bruchringes leicht erkennt.

In der Regel läßt sich die Relaxatio von der Hernia diaphragmatica auch durch die Art der Grenze zwischen Brust- und Bauchhöhle gut unterscheiden. Sie verläuft bei ersterer bogenförmig und regelmäßig, bei letzterer dagegen mehr oder minder unregelmäßig (Abb. 605). Bei kleineren Brüchen folgt die Ausstülpung den Ausschlägen des Zwerchfelles; bei größeren wird sogar paradoxe Bewegung der Bruchsackwand beobachtet.

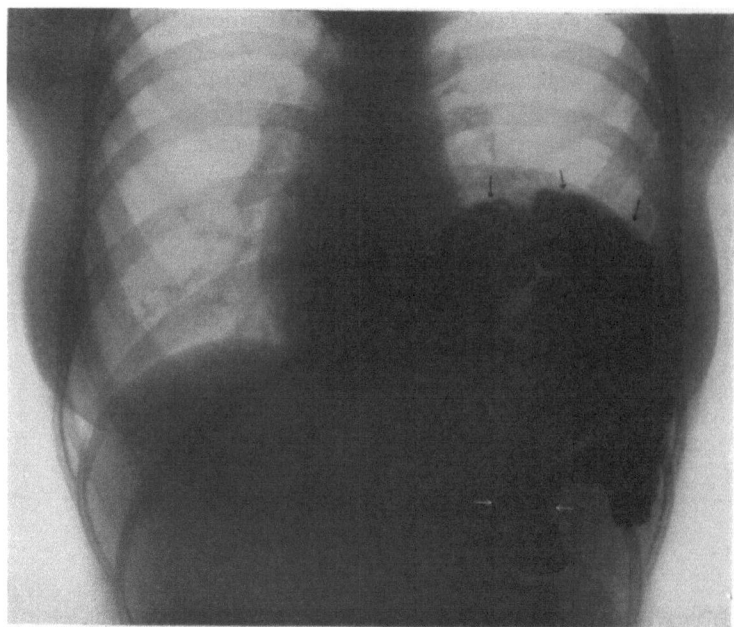

Abb. 601. Linkseitige Hernia diaphragmatica. Magen und Darm teilweise im Bruchsacke gelegen. Im Bereiche des Bruchringes Einschnürung des Magens und Darmes.

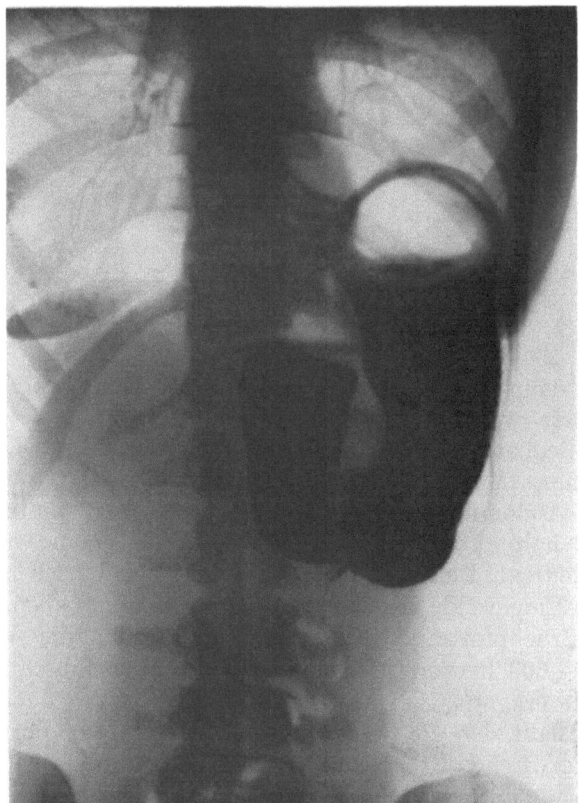

Abb. 602. Einschnürung des Magens bei Hernia diaphragmatica in Höhe des Bruchringes (Aufnahme im Stehen).

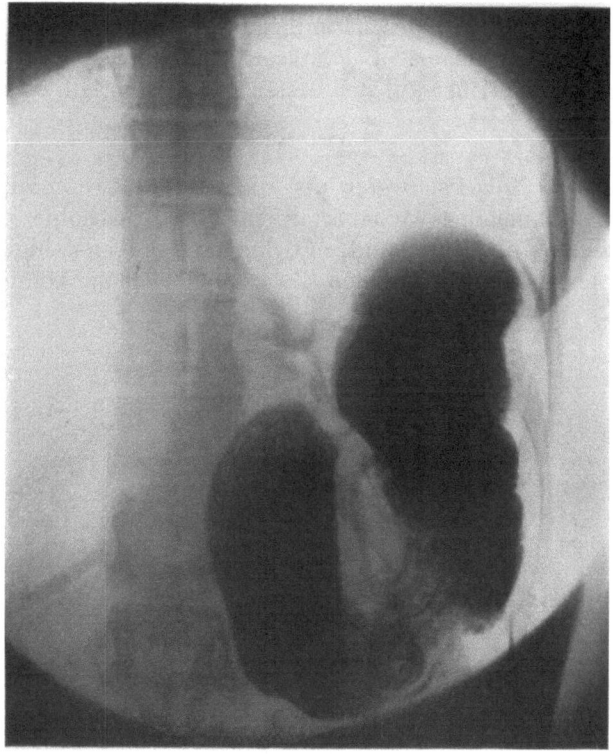

Abb. 603. Dasselbe (Aufnahme im Liegen).

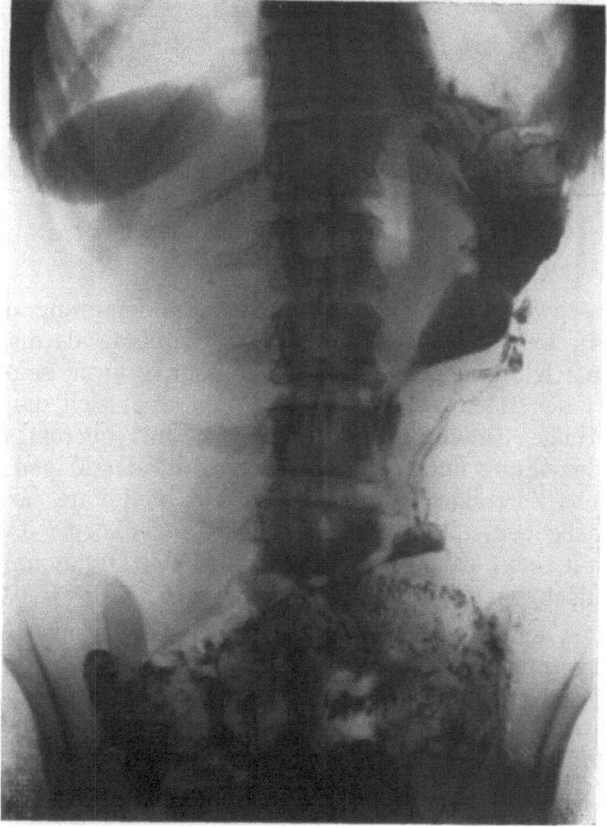

Abb. 604. Dasselbe (beginnende Darmfüllung).

Die außerhalb des Bruchringes befindlichen Teile der Zwerchfellkuppel zeigen keine krankhaften Veränderungen. Bei linkseitigen Brüchen kann die vorgestülpte Milz, bei rechtseitigen die Leber auf den ersten Blick Brustfell- oder Lungenverdichtungen vortäuschen.

Viel häufiger und folgenschwerer als die echten Zwerchfellbrüche sind die falschen, die einen Baucheingeweidevorfall in die Brusthöhle darstellen. Meist sind derartige Lücken angeboren und mit längerer Lebensfähigkeit unvereinbar. Den traumatisch entstandenen falschen Zwerchfellbrüchen kommt noch größere Bedeutung zu.

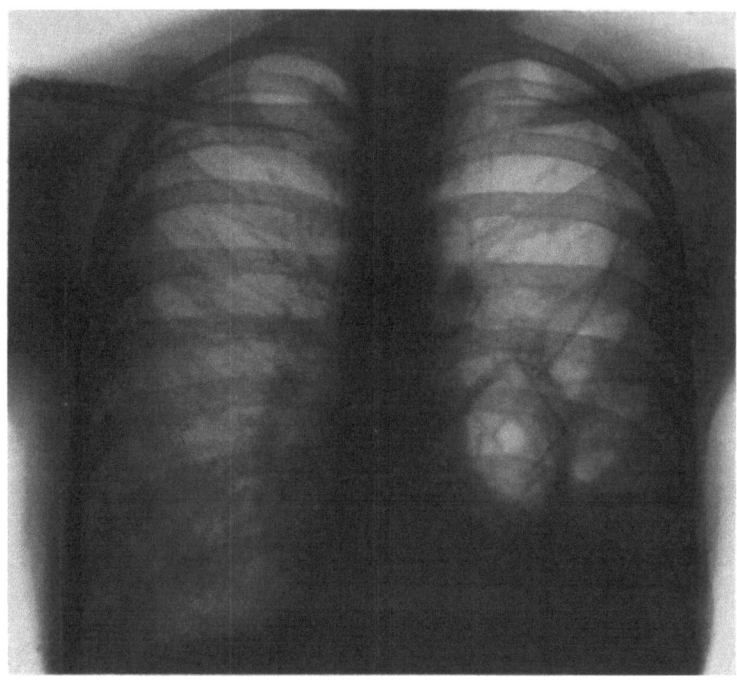

Abb. 605. Zwerchfellbruch (normales Bild).

Solange die schweren Erscheinungen einer Einklemmung oder hochgradigen Verdrängung fehlen, werden solche Menschen oft jahrelang als magen- oder lungenleidend angesehen. Klinische Diagnose kann sehr schwer sein. Erst Röntgenuntersuchung klärt den Sachverhalt auf. Zuweilen zeigt sich dann nach Kontrastfüllung sanduhrförmige Einschnürung des Magens mit oberem und mit unterem Spiegel. Durch Verziehung und Verlagerung wird oft der Magen geradezu auf den Kopf gestellt. Solche Zerrbilder kommen zustande, weil Pars cardiaca und Pylorus dem Zuge nicht nachgeben. Der leicht bewegliche Magenkörper dagegen weicht dem Bauchdruck aus und rückt nach oben. Dabei wird das Organ umgestülpt, mit der großen Kurvatur nach oben.

Wir lassen hier eine lehrreiche Beobachtung einer Hernia diaphragmatica mit hochgradiger Verlagerung der Baucheingeweide folgen.

Die 30jährige Krankenpflegerin wurde im 4. Lebensjahre überfahren, hatte aber keinerlei Klagen bis zu ihrem 30. Lebensjahre. Da verunglückte sie, als sie eine gelähmte Kranke im Bette mit beiden Armen hochheben wollte. Sie verspürte einen äußerst heftigen stechenden Schmerz in der linken Brustseite, „als ob etwas gerissen wäre". Seit dieser Zeit hatte sie dauernd Beschwerden, insbesondere beim Atmen. Eßlust schlecht. Es bestanden ständig

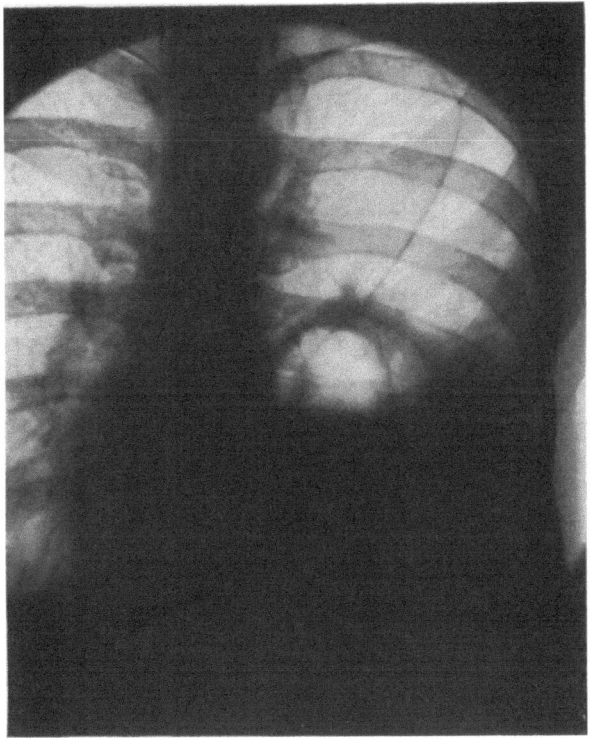

Abb. 606. Zwerchfellbruch.

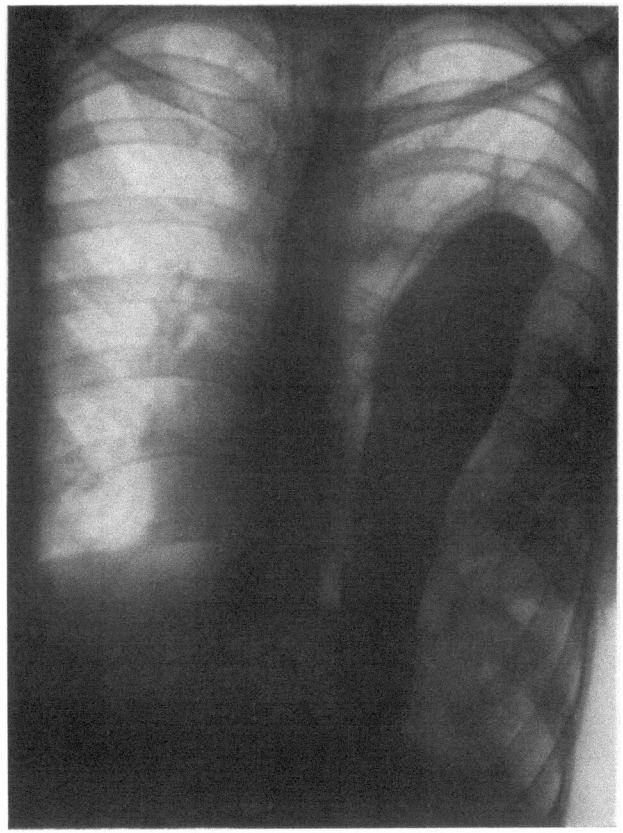

Abb. 607. Dasselbe (Magenfüllung).

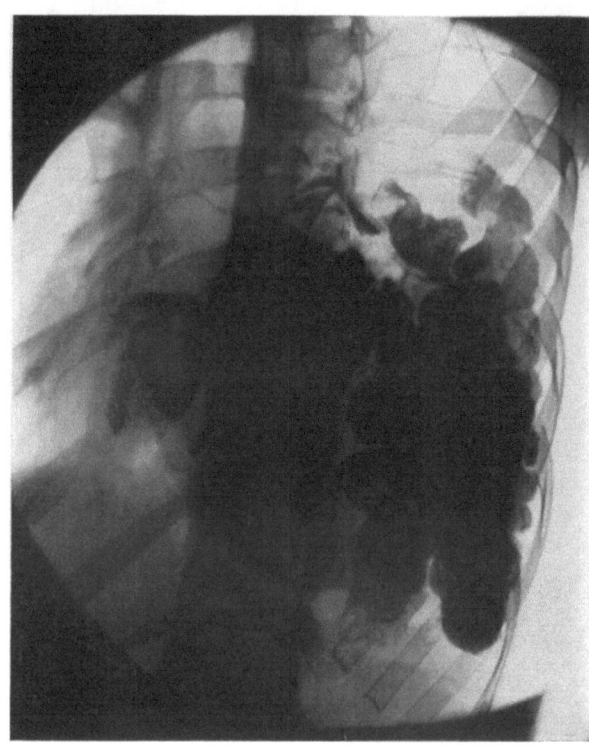

Abb. 608. Dasselbe (Darmfüllung).

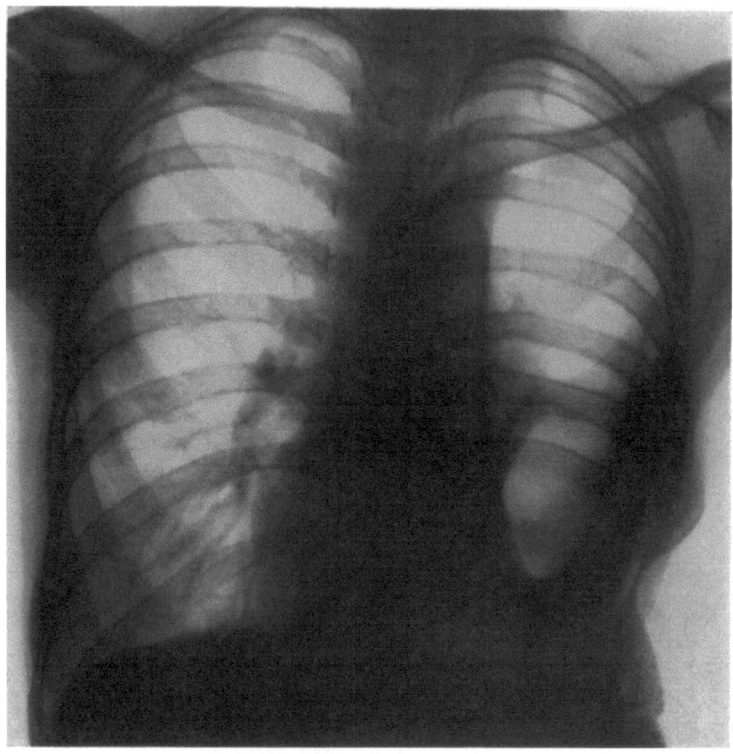

Abb. 609. Dasselbe nach der Operation.

leichtes Fieber und trockener Husten. Nach Einnahme großer Mahlzeiten hatte sie plötzlich das Gefühl, als ob der Magen abgeschnürt würde. Gleichzeitig traten Lufthunger, Beklemmungsgefühl in der linken Brustseite, sowie Herzklopfen auf. Diesen Belästigungen lernte sie dadurch vorzubeugen, daß sie nicht auf einmal große Mengen, sondern 7—8mal am Tage nur kleine zu sich nahm. Erbrechen fehlte. Gewichtsabnahme etwa 20 Pfund.

Röntgenuntersuchung ohne Kontrastmittel (Abb. 606) zeigt in dem mittleren Abschnitte des linken Lungenfeldes eine große Luftblase mit nach oben konvexer streifenförmiger Begrenzung; nach unten ist sie durch eine wagerechte Linie von einem tiefen Schatten abgesetzt. Ein feiner streifenförmiger Strang zieht von der Höhe der Kuppel gegen die obere Brustwand. Das Herz ist deutlich nach rechts verlagert.

Die Röntgenuntersuchung in liegender Stellung unmittelbar nach Einnahme des Kontrastbreies läßt den Magen als ein oben breiteres, wurstförmiges Schattengebilde erkennen, das bis zur zweiten Rippe reicht (Abb. 607). Abb. 608 gibt die ebenfalls in den Brustraum verlagerten Darmabschnitte wieder.

Nach diesem Befunde handelte es sich also zweifellos um eine Hernia diaphragmatica.

Durch transdiaphragmale Laparotomie wurde die Zwerchfellbruchpforte freigelegt. Es fand sich in Bestätigung der Röntgendiagnose ein über handtellergroßes Loch der linken Zwerchfellhälfte, durch das Dickdarm, zwei Drittel des Magens, der linke Leberlappen und ein Teil der Bauchspeicheldrüse in die Brusthöhle verlagert waren. Nach Lösung der Verwachsungen des Bruchinhaltes mit der Umgebung wurden die vorgefallenen Eingeweide in die Bauchhöhle zurückverbracht und das Zwerchfell durch mehrschichtige Naht geschlossen.

Die Kranke wurde geheilt.

Abb. 609 stellt den Zustand nach der Operation dar.

Röntgenologisch sind falsche von echten Zwerchfellbrüchen kaum zu unterscheiden. Der Nachweis eines Bruchsackes gelingt nur selten. Unter Umständen kann am Ablaufe peristaltischer Wellen des Magendarmrohres, die unmittelbar das Lungenfeld berühren, der falsche Zwerchfellbruch erkannt werden.

Einen besonderen Platz im Rahmen der Zwerchfellbrüche nimmt die bereits erwähnte Hernia hiatus oesophagei ein. Sie läßt sich nach den Arbeiten von AKERLUND, HEALY und MORISSON leicht im Röntgenbilde erkennen.

Ihr Bruchinhalt besteht meist aus kleinen Abschnitten der Pars cardiaca des Magens oder der Pars abdominalis des Oesophagus. Größere Magenabschnitte oder gar der ganze Magen (v. FALKENHAUSEN) werden seltener angetroffen.

Bei diesen Brüchen ist wegen des Fehlens eindeutiger klinischer Erscheinungen die Röntgenuntersuchung besonders wichtig. Sie ermöglicht, den vorgefallenen Magen- oder Speiseröhrenteil oberhalb des Zwerchfelles vorn zu erkennen. Der Schatten liegt dem unteren Speiseröhrenabschnitt an. Am stehenden Kranken zeigt sich über dem wagerechten Flüssigkeitsspiegel eine Luftblase. Zu dem in der Bauchhöhle verbliebenen Magenabschnitte führt ein schmaler dunkler Streifen. Das ganze Bild erinnert durch die zwei neben- und untereinander liegenden Spiegel an den „Kaskadenmagen". Indessen läßt sich der Magenbruch am Stehenden nicht immer darstellen. Sein Nachweis gelingt oft besser am Liegenden oder sogar erst in Beckenhochlagerung. Dabei fehlt aber selbstverständlich die Flüssigkeitsebene. Man erkennt neben dem verschieden stark gefüllten unteren Speiseröhrenbezirke den Schatten des verlagerten Magenteiles, der durch einen schmäleren oder breiteren Stiel mit dem unteren zusammenhängt.

Differentialdiagnostisch kommt epiphrenales Divertikel in Betracht. Durch Untersuchung bei verschiedener Lagerung kann jedoch meist in der einen oder der anderen Strahlenrichtung die Zugehörigkeit des oberen Schattens zum Magen erkannt werden. Auch der Verlauf des Verbindungstreifens zwischen epiphrenalem und subphrenalem Schattenbezirk unterstützt die Entscheidung. Bei dem Divertikel bildet diese Brücke die in der Achse liegende Fortsetzung des sich nach unten verjüngenden Speiserohres, während sie bei dem Bruche unmittelbar aus dem Sacke, und zwar fast senkrecht abgeht.

VI. Fremdkörperbestimmung im Brustraum.

Die Wichtigkeit operativer Entfernung von Fremdkörpern aus Brustorganen und insbesondere aus der Lunge wurde bereits mehrfach betont. Dabei wurde gezeigt, wie wertvoll genaue röntgenologische Lokalisation des Geschosses für die Auswahl geeigneten Vorgehens ist.

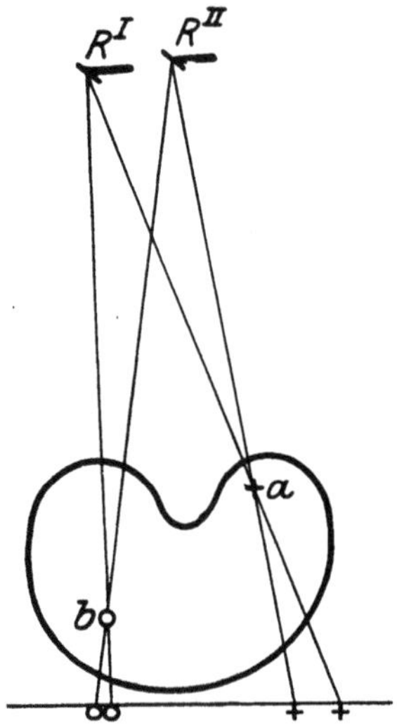

Es soll hier im Zusammenhange die Methodik röntgenologischer Untersuchung beschrieben werden.

Sie zerfällt in zwei Teile: in allgemeine Übersichtsdurchleuchtung und in genaue Lagebestimmung.

Es wird zunächst der Brustkorb vor dem Schirme beobachtet. Ob das Geschoß vorn oder hinten gelegen ist, kann durch leichte Verschiebung der Röhre in frontaler Richtung bei dorsoventralem Strahlengange entschieden werden. Sind die Ausschläge des Fremdkörperschattens gering, so sitzt er vorn; ist die Verschiebung dagegen groß, so liegt er mehr in den dorsalen Abschnitten (Abb. 610). Im ersteren Falle ist der Schatten tiefer, seine Grenzzeichnung schärfer.

Man dreht ferner, um schnelle Übersicht zu gewinnen, den Kranken vor dem Schirm um seine Längsachse. Liegt der Fremdkörper hinten (Abb. 611 aa′, a_1, $a_1′$), so bewegt sich sein Schatten in gleichem Sinne wie die Wirbelsäule; sitzt er in den vorderen Abschnitten, so verlaufen die Ausschläge umgekehrt (Abb. 611 bb′, b_1, $b_1′$).

Abb. 610. Der Schatten des Fremdkörpers b bewegt sich wenig, derjenige des Fremdkörpers a dagegen viel mehr.

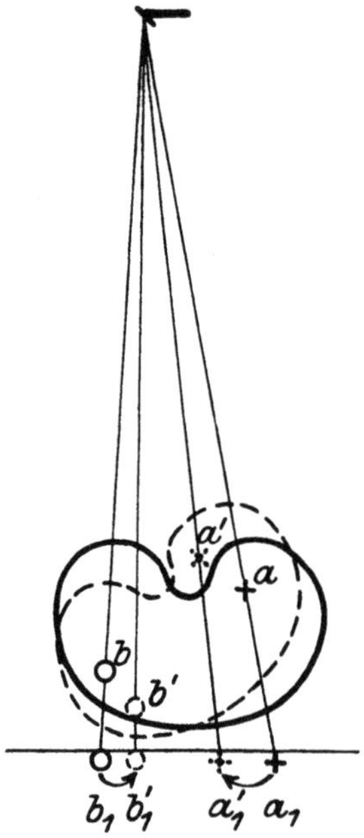

Abb. 611. Bei Drehung des Patienten um seine Körperachse bewegt sich der Schatten des Fremdkörpers a von a_1 nach $a_1′$. Der Schatten des Fremdkörpers b von b_1 nach $b_1′$.

Durch tangentiale Einstellung wird festgestellt, ob das Eisenstück innerhalb oder außerhalb der Brustwand ruht. Welches Brustorgan das Geschoß birgt, kann durch Mitbewegung seines Schattens bei der physiologischen Tätigkeit der Rippen, der Lungen, der Mittelfellorgane, des Herzens und des Zwerchfelles erkannt werden. Zum Beispiel pflegen Fremdkörper in der Lungenspitze kaum Ausschläge zu machen. Andere im Lungenwurzelgebiete zeigen außer den vom Herzen und den Hilusgefäßen mitgeteilten Pulsationen noch respiratorische Verschiebungen. Sitzen sie rindenwärts, in der Nähe der Brustwand, so bewegen sie sich wie die Rippen. Dem Zwerchfell nahe Fremdkörper verändern ihre Lage mit dessen Auf- und Absteigen. In den unteren seitlichen Lungenabschnitten pflegt der Schatten auch die Atemausschläge der Brustwand mitzumachen.

Sitzt der Fremdkörper im vorderen oder im hinteren Komplementärraume, so wird sein Schatten durch die Verdunkelung des Diaphragmas überlagert (Abb. 612). Es erhebt sich die Frage, ob er unter- oder oberhalb des Muskels gelegen ist. Die Entscheidung bereitet Schwierigkeiten, da er immer mit dem Zwerchfelle mitgeht. Hier gibt oft Beobachtung in frontaler Strahlenrichtung bei tiefer Einatmung weiteren Aufschluß, oder es muß dazu noch bei Hochstand der Röhre und bei caudal gerichteter Projektion in sagittaler, zuweilen auch in frontaler Strahlenrichtung untersucht werden. So gelingt es schließlich den Fremdkörperschatten von dem

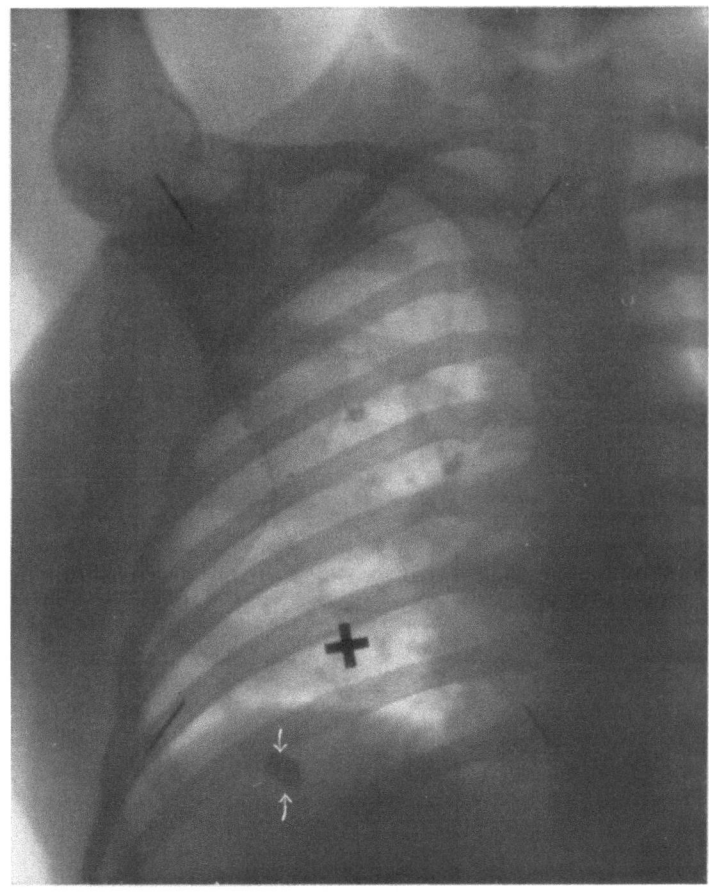

Abb. 612. Geschoß im untersten hinteren Lungenabschnitt. Sein Schatten projiziert sich in denjenigen des Zwerchfells.

des Zwerchfelles zu trennen und damit zu entscheiden, ob er oberhalb oder unterhalb gelegen ist.

Auch Herz und große Gefäße teilen einem benachbarten Geschosse ihre Ausschläge mit. Das sieht man besonders deutlich bei Atemstillstand sowie bei Untersuchung in größerer Entfernung des Durchleuchtungschirmes von der Körperoberfläche. Für die Lagebestimmung ist die Art der Mitbewegung insofern wichtig, als der Fremdkörper stets in nächster Nähe des Herzabschnittes oder der anliegenden großen Gefäße sich befindet.

Fremdkörper, die frei in der Brustfellhöhle ruhen, geraten an deren tiefste Stelle, demnach in den Angulus costodiaphragmaticus nahe der Wirbelsäule. Ein Gewehrgeschoß stellt sich dabei in der Regel quer. Sein Schatten hebt sich bei sagittaler Strahlenrichtung unterhalb der Zwerchfellkuppel ab; genaue Lagebestimmung

40*

kann nur bei frontalem Strahlengange während tiefster Einatmung ausgeführt werden. Bei Veränderung der Körperlage folgt das Geschoß der Schwerkraft. Seine Atemverschiebungen sind gering und entsprechen meist nur der Rippenbewegung.

Häufig verursachen Fremdkörper der freien Brustfellhöhle Ergüsse. Dadurch können sie verdunkelt werden. Ein Beispiel eines im unteren Brustfellraum gelegenen Geschosses mit Exsudatbildung stellt Abb. 613 dar. Durch einfache Eröffnung der Brustfellhöhle konnten Geschoß und Erguß entfernt werden.

Sitzt das Geschoß im Mittelfellgebiete, so zeichnet es sich bei sagittaler,

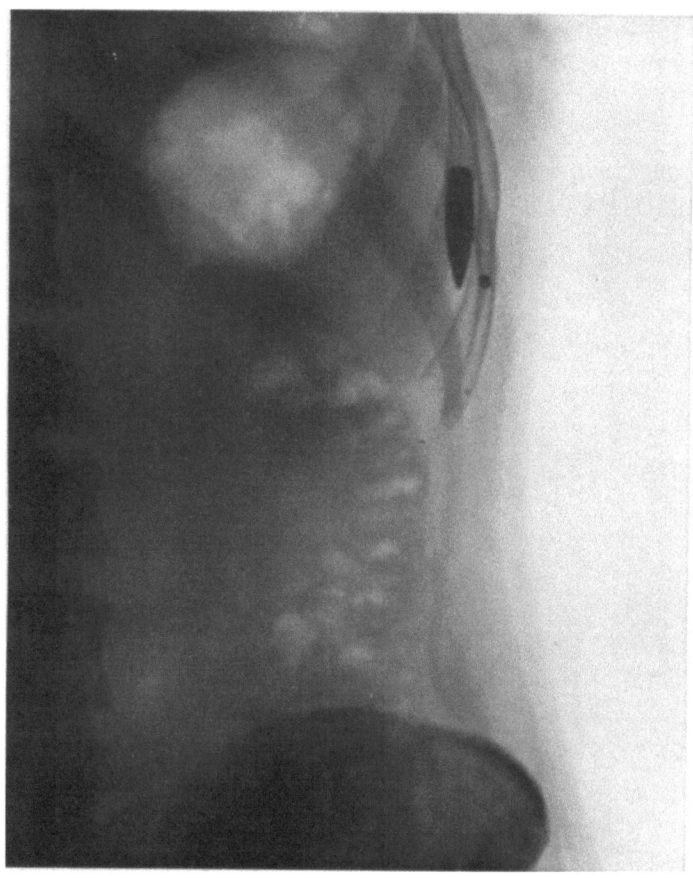

Abb. 613. Infanteriegeschoß in der Brustfellhöhle. Trübung des Sinus phrenicocostalis durch Erguß.

dorsoventraler Durchleuchtung meist im Herz- und Gefäßschatten ab. Frontal erkennt man es im Retrosternal- oder im Retrokardialraume. Im ersten Falle hebt es sich bei Einatmung gleichsinnig mit der Brustwand. In der Nähe des Herzens oder der großen Gefäße macht es deren pulsatorische Bewegungen mit; liegt es am Zwerchfelle, so beteiligt es sich an dessen Ausschlägen.

Genaue Lagebestimmung. Die zur genauen Fremdkörperbestimmung im Brustkorb angegebenen Verfahren sind so zahlreich, daß nicht alle beschrieben werden können. Sie bedienen sich sämtlich der Doppelprojektion in verschiedenen Richtungen.

1. Durchleuchtungsverfahren: Als rasches, praktisches und einfaches Mittel können Vier-Marken- und orthodiagraphisches Verfahren empfohlen werden.

Beim Vier-Marken-Verfahren (Abb. 614) wird der Fremdkörper zuerst im sagittalen Strahlengange gesucht. Auf den Brustkorb werden hinten und vorn außen Bleimarken aufgeklebt, die sich unter sich und mit dem Fremdkörper decken. Nach Drehung des Kranken vor dem Schirme, am besten um 90°, wird das gleiche mit zwei weiteren Bleimarken ausgeführt. Nachdem die Markenstellen auf der Haut (Blaustift, Ätzung mit Argentum nitricum, Tätowierung nach HOLZKNECHT) aufgezeichnet sind, werden zwei weiche, biegsame Bleistäbe um den Brustkorb gelegt, die seine Form wiedergeben. Auf diesen Stäben werden die Markenpunkte angemerkt. Verbindet man nach Wegnahme und erneuter Zusammensetzung die entsprechenden Punkte der Stäbe mit zwei Schnüren, so gibt der Schnittpunkt die Lage des Fremdkörpers an.

Bei dem orthodiagraphischen Verfahren (Abb. 615) wird eine enge Blende vor die Röhre gebracht. Diese soll dann derart zentriert sein, daß ihr Hauptstrahl durch die Mitte der Blende läuft. Es empfiehlt sich hierfür ein dünnes, langes Bleirohr. Nach allgemeiner Übersicht in sagittaler Strahlenrichtung wird der Zentralstrahl

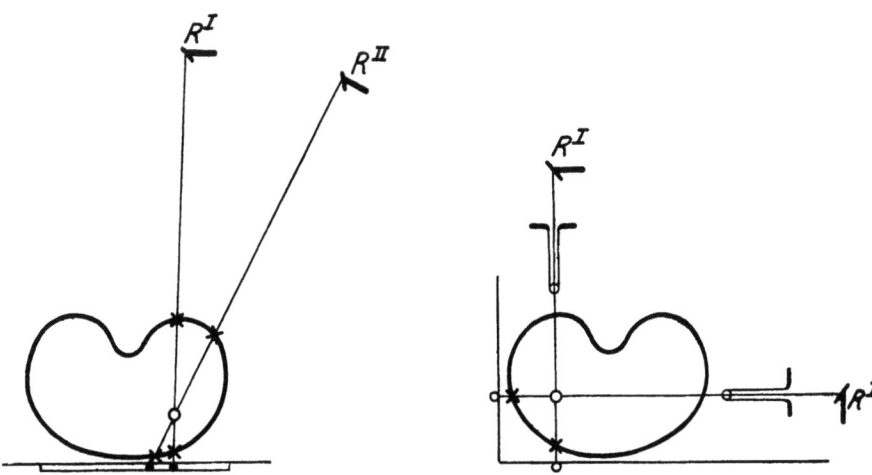

Abb. 614. Vier-Marken-Methode.   Abb. 615. Orthodiagraphische Methode.

durch Verschiebung der Röhre auf den Fremdkörper geleitet. Dort, wo sein Schatten die Körperoberfläche trifft, bringt man ein Zeichen an. Dann wird in gleicher Weise der seitlich gestellte Kranke untersucht. Man erkennt die Tiefe aus dem Kreuzungspunkte der beiden senkrecht zueinander stehenden Strahlenrichtungen.

Das beste und genaueste Meßverfahren bildet die Stereogrammetrie. Zwei stereoskopische Aufnahmen (Abb. 616) werden in einem besonderen Stereoskopgerüste besichtigt. Derartige Einrichtungen beruhen auf Spiegelbetrachtung oder besser noch auf Prismasystemen. Von den letzteren hat sich der Röntgen-stereo-orthodiagraph von HASSELWANDER und der von BEYERLEN besonders bewährt. Beide erzeugen röntgenologische Raumbilder. Diese können in den drei Dimensionen unmittelbar abgetastet und gemessen werden. Die Ergebnisse sind sehr genau. Da gleichzeitig mit der Vermessung das Bild graphisch festgehalten wird, so vermag man ohne Übersetzung und Rechnung beliebige anatomische Röntgen-Orthodiagramme zu zeichnen.

Zur Durchführung der Stereoaufnahmen dient in der Regel eine Vorrichtung mit abnehmbarem Obergestell und Doppelkassette. Plattenwechsel und Röhrenverschiebung müssen in kurzer Zeit ausführbar sein.

Das Raumbild wird folgendermaßen betrachtet und ausgewertet: Die in den Betrachtungskasten gelagerten Platten werden nach richtiger Einstellung mit Hilfe des Lokalisationsfadens beim BEYERLEN-Gerät oder des Lichtpunktes beim

HASSELWANDER-Gerät räumlich abgegriffen. Dabei zeichnet ein Schreibstift in eine auf der Grundplatte befestigte Zeichenfläche die zu vermessenden Grenzlinien und Querschnitte in natürlicher Größe ein.

Die räumliche Vorstellung wird am besten durch stereogrammetrische Vermessung und Eintragung in anatomische Querschnittsbilder festgehalten.

Die beste röntgenologische Lokalisation wird hinfällig, wenn bei der operativen Entfernung des Fremdkörpers die Lunge zusammenfällt und sich die räumlichen Verhältnisse verschieben. Es ist darum Absuchen der geblähten Lunge anzuraten.

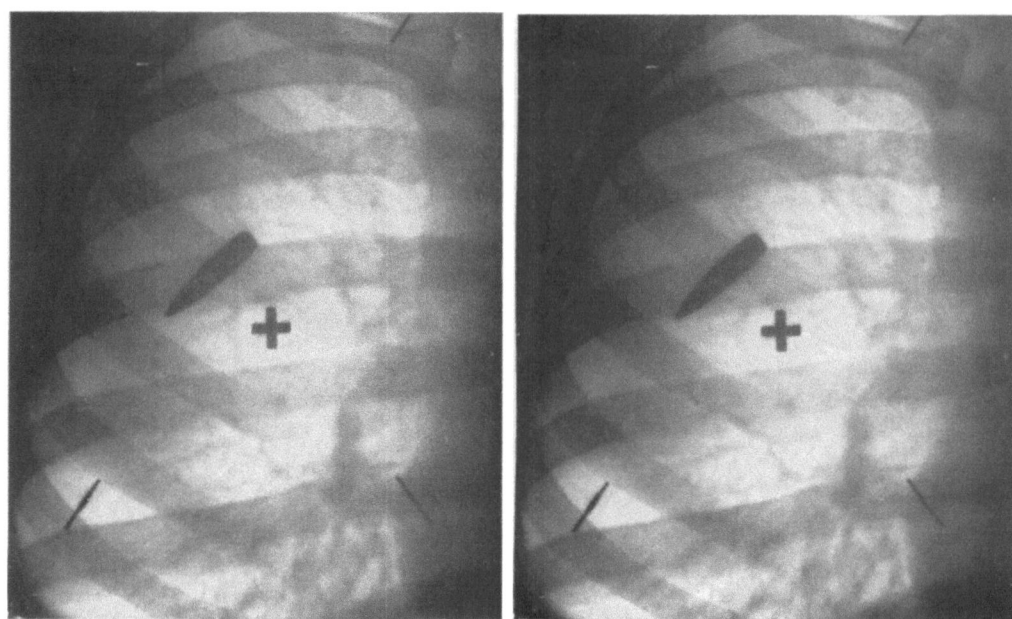

Abb. 616. Stereoskopisches Bild eines Infanteriegeschosses in der Lunge. Das Geschoß liegt vorne und seitlich in der Höhe der 3. Rippe.

Auch entstehen durch Verschiebung der Weichteile Fehlerquellen. Darum hat man versucht, die Operation unter Leitung des Röntgenlichtes vorzunehmen. Ohne Verdunkelung des Operationsraumes gelingt dies durch Anwendung des Kryptoskopes, einer kleinen Dunkelkammer, die in Form eines Tubus oder Kästchens am Kopfe des Operateurs befestigt wird. Er kann nun jederzeit sein chirurgisches Vordringen röntgenologisch überprüfen. GRASHEY empfiehlt ein Monokel, das demselben Zwecke dient, wobei aber dem anderen unbewaffneten Auge zu gleicher Zeit unmittelbarer Einblick in das Operationsfeld freibleibt. Diese Hilfsmittel ermöglichen Handhabung der Instrumente während der Operation. Ihre Nachteile liegen auf der Hand.

Wir sind bei unseren zahlreichen Fremdkörperentfernungen immer zuverlässig mit der vorherigen Bestimmung ausgekommen.

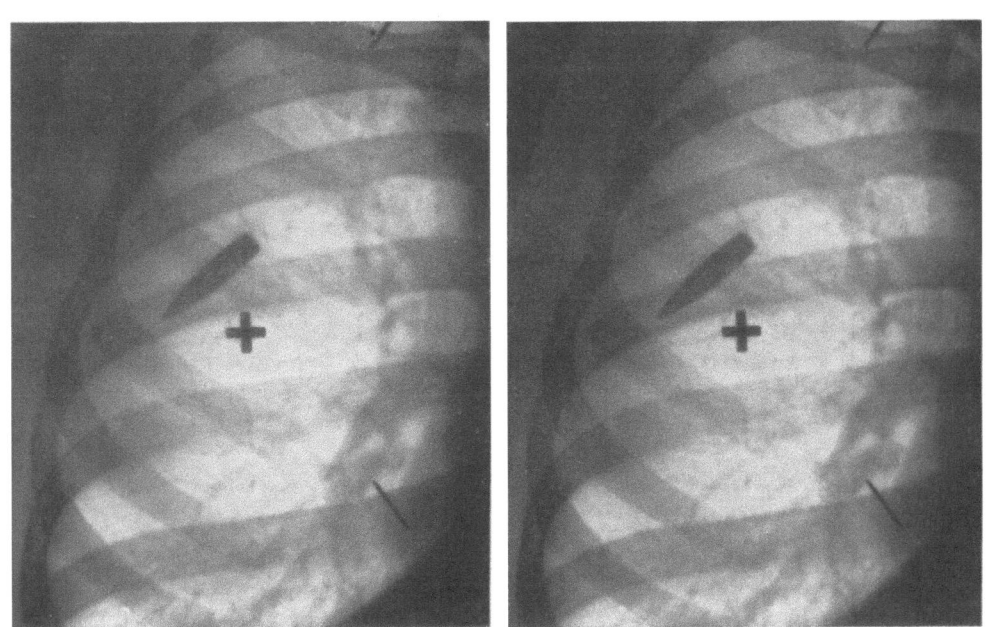

Abb. 616. Stereoskopisches Bild eines Infanteriegeschosses in der Lunge. Das Geschoß liegt vorne und seitlich in der Höhe der 3. Rippe.

SAUERBRUCH, Chirurgie der Brustorgane. I. 3. Auflage.   Verlag von Julius Springer in Berlin.

Allgemeines über Vorbereitung und Technik bei intrathorakalen Eingriffen.

Die allgemeinen Grundsätze chirurgischer Arbeit gelten voll und ganz auch für jeden Eingriff in der Brusthöhle. Die anatomischen und die physiologischen Verhältnisse des Operationsgebietes sowie bestimmte klinische Erfahrungen verlangen darüber hinaus besondere Maßnahmen, die das operative Vorgehen erleichtern und für den Kranken die Gefahren herabsetzen.

1. Vorbereitung des Kranken.

Operationen in und am Brustkorb sind mit großer Sorgfalt und Umsicht vorzubereiten. Die ganze Persönlichkeit des Kranken muß gewissermaßen auf sie eingestellt werden. Dazu gehört in erster Linie, daß Arzt und Kranker in gegenseitige Fühlung kommen, deren wichtigstes und schönstes Endergebnis das Vertrauen ist. Ein solches Verhältnis ist bei den großen intrathorakalen Eingriffen in ganz außergewöhnlichem Maße erforderlich, namentlich dann, wenn sie in örtlicher Betäubung ausgeführt werden. Gutes Zureden, Aufklärung über Sinn und Zweck der Operation und über ihre einzelnen Abschnitte leisten schon viel. Erzieherische Fürsorge in den Vortagen, sachliche Beantwortung gestellter Fragen bannen Seelennot und Furcht. Bei manchen, namentlich bei Tuberkulösen besteht nicht selten krankhafte Angst, die sich zu Erregungszuständen steigern kann. Dann ist neben allgemeiner Beeinflussung Beruhigung durch Morphium oder Brom unerläßlich. Sehr zu empfehlen ist Aussprache des Kranken mit einem anderen, bereits glücklich Operierten. Sie wirkt oft geradezu Wunder.

Die körperliche Vorbereitung beginnt mit Hebung der gesamten Widerstandskraft. Von ihr hängt bei der Eigenart der intrathorakalen Eingriffe ungemein viel ab. Mancher Organismus ist bereits der Resektion einiger Rippen nicht gewachsen; ein anderer versagt in der Nachbehandlungszeit, weil ihm notwendige Vorratskräfte fehlen.

Was ihm mangelt, kann längere Vorbereitung meist unschwer geben. Diätetisch-klimatische Liegekuren sind zweckmäßige Mittel, um allgemeine Kräftigung zu erzwingen. Auch die Kranken, die uns aus dem Hochgebirge zugewiesen werden, brauchen zur Gewöhnung und Anpassung an die neuen Verhältnisse einige ruhige Tage, in denen ihr Körper wieder Verfügung über seine Vorratskräfte erhalten muß.

Außerordentlich viel kommt auf die Leistungsfähigkeit der Lungen und des Herzens an. Schon während des Eingriffes werden diese Organe mechanisch geschädigt, so daß sie oft in der Heilzeit die von ihnen verlangte Mehrarbeit nicht mehr leisten können und versagen.

Perkussion und Auscultation, sowie die Zeichnung des Schattens im Röntgenbilde genügen z. B. zur Beurteilung des Herzens nicht; vielmehr muß sein

Verhalten bei gesteigerter Beanspruchung, bei Bewegungen im Bette, beim Treppensteigen zuverlässig geprüft werden. Kranke, die schon auf Anheben des Oberkörpers, Lagewechsel und andere kleinere Anstrengungen, ja schon beim Erzählen
der Vorgeschichte mit Pulsbeschleunigung und Atemnot antworten, bedürfen
dringend besonderer arzneilicher Vorsorge. Kompensationstörungen oder schwere
Arrhythmien, sowie Merkmale bedrohlicher Herzinsuffizienz schließen intrathorakale Eingriffe überhaupt aus, falls nicht vitale Anzeige besteht. Auch dann empfiehlt
sich mehrzeitige Durchführung des chirurgischen Heilplanes, wie z. B. einer extrapleuralen Thorakoplastik, in 2—3 Sitzungen.

Herzen, die durch toxische Schädigung bei schlechter Ernährung des Muskels
geschwächt sind, können durch Eisen und Chinin gestärkt werden. Gern verbinden
wir diese Arzneimittelkur mit einem mehrwöchigen Aufenthalte in einem geeigneten
Orte des Mittelgebirges oder an der See. Kreislaufstörungen bei Sklerose der
peripheren Gefäße verlangen Bettruhe und geeignete Kost; auch kann vorsichtige
Jodverabfolgung hier Nutzen bringen.

Für jedes kranke oder geschwächte Herz bedeutet eine Liegekur Erholung
und Kräftigung. Unerläßlich ist sie bei chronischen Leiden des Muskels, bei Insuffizienz infolge allgemeiner Schwäche und bei krankhaften Widerständen im Kreislauf.
Eine solche, zweckmäßig verwendete Wartezeit vermag die Gesamtlage des Kranken
wesentlich zu heben.

Beachtung verdient das Verhalten der Lungen, und zwar auch der von der
Krankheit nicht ergriffenen Abschnitte. Sie müssen nach der Operation ausgleichend
eintreten. Von ihrer Beschaffenheit und ihrem Verhalten hängt oft geradezu der
Erfolg des Eingriffes ab. Man wird darum auf ihre Vorbereitung großen Wert legen,
um alles zu beseitigen, was ihre Mehrbeanspruchung erschweren kann.

Die bei der Durchführung des Eingriffes meist unumgängliche mechanische
Schädigung der Lunge durch Druck von Instrumenten und Tampons ruft leicht
postoperative Pneumonien hervor. Entzündliche Erkrankungen im Bronchialbaume
oder Katarrhe der Luftröhrenschleimhaut greifen gern auf solche Lungenabschnitte
über. Die dann entstehende Verdichtung in der gesunden Lunge schließt deren
kompensatorische Mehrleistung aus.

Noch ungünstiger sind die Verhältnisse, wenn die Operation wegen chronischer
oder akuter Eiterung der Lunge selbst vorgenommen wird. Hier droht durch Übergang der Entzündung aus dem Erkrankungsgebiete auf gesunde Teile Gefahr. Die
notwendigen Maßnahmen zu ihrer Abwehr und Bekämpfung werden bei den einzelnen Krankheitsformen und den zugehörigen Eingriffen besprochen. Im allgemeinen sei nur darauf hingewiesen, daß akute und chronische Katarrhe in der
Vorbereitungszeit durch Bettruhe und bewährte arzneiliche Mittel gebessert werden
müssen. Aufschub der Operation um 8—14 Tage lohnt sich dabei oft reichlich.

Akute Erkrankungen der oberen Luftwege und des Rachens, die ja bei allen
operativen Eingriffen Störungen der Wundbehandlung und des Heilverlaufes bringen
können, sind bei intrathorakalen Maßnahmen manchmal ein wahres Verhängnis. Überdruckatmung schiebt und preßt leicht keimhaltige Entzündungstoffe in das Bronchialrohr hinein und veranlaßt bedrohliche Pneumonien.

Die Regelung der Tätigkeit des Magendarmkanales hat erhebliche Wichtigkeit.

Die Kranken, deren costale Atmung in der ersten Zeit nach intrathorakalen
Eingriffen stets gestört ist, brauchen möglichst freie Betätigung des Zwerchfelles
und der Bauchmuskulatur. Sie wird in Frage gestellt durch größere Gas- und Kot-
ansammlung im Darm. Es empfiehlt sich, mehrere Tage vor der Operation mäßige
und leicht verdauliche Ernährung zu verabreichen, während Reinigung des Darmes

durch Abführmittel zu widerraten ist. Diese Anordnungen gewinnen noch an Bedeutung mit Rücksicht auf postoperative Darmlähmung, die sich nach intrathorakalen Eingriffen, ähnlich wie nach Bauchoperationen, regelmäßig einstellt. Die dann entstehende Beklemmung steigert sich hin und wieder zu unerträglicher Todesangst.

Versagt sorgfältige Vorbehandlung, so wird man den Eingriff ablehnen oder wenigstens verschieben.

2. Lagerung.

Glatte Durchführung des geplanten Eingriffes hängt in hohem Maße von technischer Herrichtung ab. Das gilt in erster Reihe für Lagerung des Kranken. Das Operationsgebiet soll frei zugänglich und übersichtlich sein, ohne daß der Kranke durch Zwangshaltung unnötig belästigt wird. Eigenartige Form des Brustkorbes, Verlauf der Rippen, Nachgiebigkeit der Wirbelsäule, Fettpolster und Stärke der Muskulatur sind dabei jeweils zu berücksichtigen. Da der Kranke gewöhnlich auf der gesunden Seite liegt, muß für möglichst geringe Erschwerung der Atmung Sorge getragen werden. Man bettet ihn deshalb auf weiche Kissen und auf Luftringe. Auch bei äußerster Seitenlagerung soll das Gewicht tunlichst vom Gesäß und nicht vom Brustkorbe getragen werden. Daraus folgt, daß halbsitzende Stellung zu bevorzugen ist. Nur so wird ausreichende Atmung gesichert.

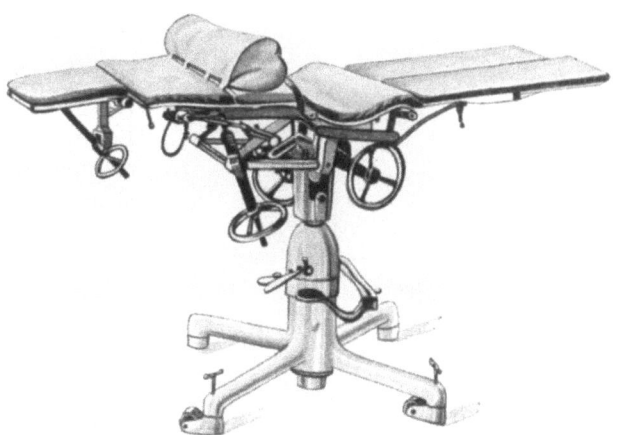

Abb. 617. Operationstisch unserer Klinik.

Es lassen sich bestimmte Grundarten der Lagerung aufstellen, von denen man nach Bedarf abweichen kann oder muß. Häufig ist eingehende Überlegung nötig, um die jeweils besten Bedingungen für den Kranken und den Operateur zu erreichen.

Die Benutzung eines besonderen Operationstisches für die Brustchirurgie ist zwar nicht unbedingt erforderlich, aber doch empfehlenswert. Der von uns gebaute ist dreiteilig

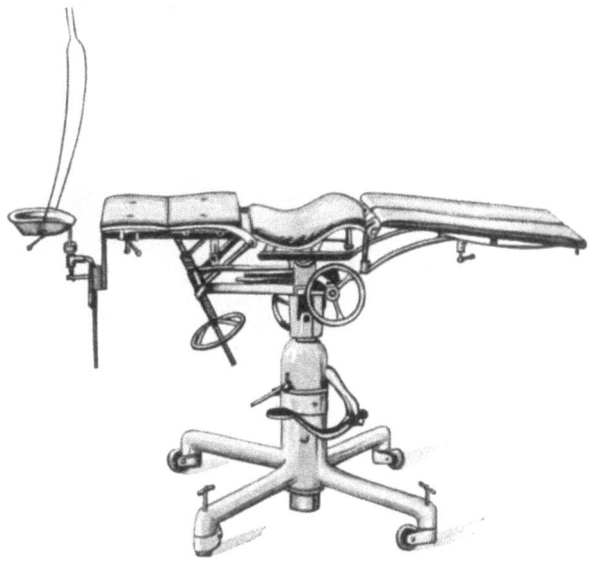

Abb. 618. Operationstisch unserer Klinik.

(Abb. 617—619). Zwischen Rumpf- und Beinstück ist ein kürzeres, vertieftes Beckenstück eingefügt. Alle drei sind durch Gelenke miteinander verbunden. Je nach Bedarf setzt man oben noch das ausziehbare Kopfstück an. Der ganze

Tisch und seine Teile lassen sich durch Radschrauben beliebig verstellen; z. B. gelingt es leicht und rasch, den aufgerichteten Oberkörper zu senken, und umgekehrt.

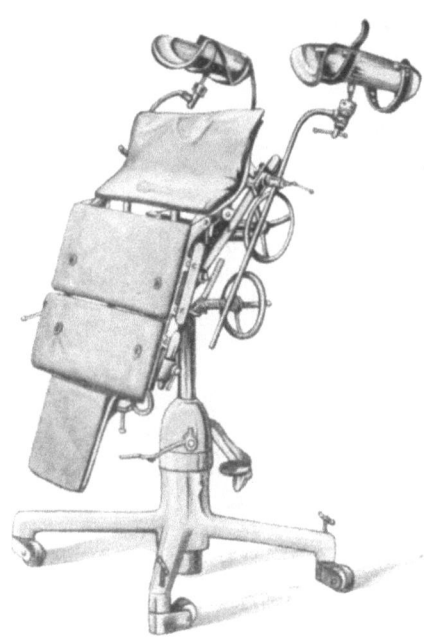

Abb. 619. Operationstisch unserer Klinik.

Auch die Gesamthöhe des Tisches kann man mittels Ölpumpe und Bremse schnell ändern.

Der Kranke wird so aufgelegt, wie es der geplante Eingriff erfordert. Weiche, nachgiebige Gummi- oder Federkissen schützen hautnahe Knochenvorsprünge und Nervenstämme gegen den Druck der harten Tischplatte. Becken und Beine werden mittels fester Rollkissen und breiter Gurte auf der Unterlage befestigt. Der Kranke ist auf diese Weise regelrecht geschient und zuverlässig gehalten.

Bei allen intrathorakalen Eingriffen ist freier, günstiger Zugang zum Kopfe des Kranken unerläßlich, auch wenn in örtlicher Betäubung operiert wird. Es muß jederzeit möglich sein, die Maske des bereitstehenden Druckdifferenzgerätes an das Gesicht des Operierten sicher heranzubringen. Bei Unterdruckoperationen in der pneumatischen Kammer liegt der Kopf außerhalb gut erreichbar in einem verstellbaren Halter.

Die weitere Lagerung hängt von der Art des Eingriffes sowie von klinisch wichtigen Begleitumständen ab. Phrenicusoperationen am Halse, Operationen in den vorderen und den seitlichen Abschnitten des Brustkorbes, z. B. am Herzen, werden

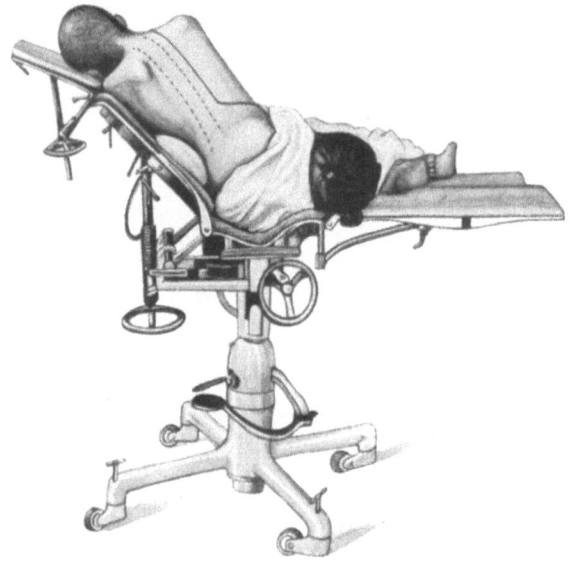

Abb. 620. Operationstisch unserer Klinik.

bei hochgerichtetem Oberkörper ausgeführt. Schwer dyspnoische Zustände, wie sie bei Behinderung der Brustkorbatmung oder Verlegung und Verdrängung der Bronchen und der Gefäße vorkommen, erfordern sogar sitzende Stellung (Abb. 620, 622—625).

Dagegen empfiehlt sich bei allen Lungenerkrankungen mit reichlichem Auswurfe, sobald man in Narkose operiert, starke Senkung des Oberkörpers. Das trifft namentlich zu für Entfernung von Lungenlappen wegen Bronchektasen (Abb. 621).

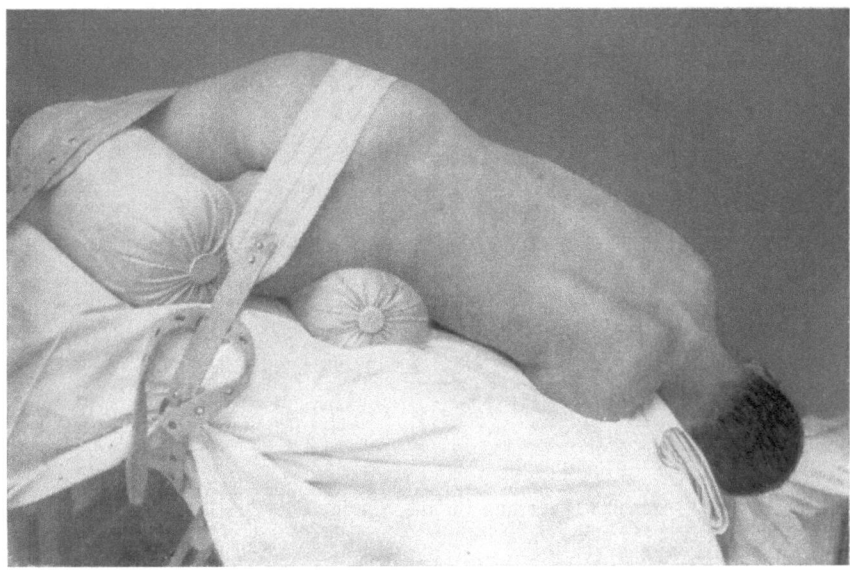

Abb. 621. Lagerung für linksseitige Eingriffe im hinteren Mittelfellraume, für Entfernung des bronchektatischen Lungenunterlappens.

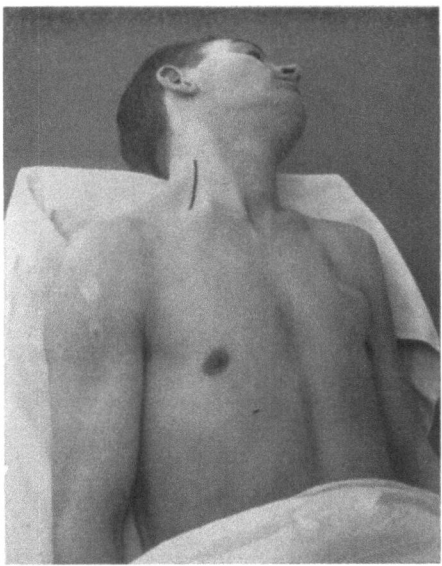

Abb. 622. Lagerung für Phrenicusoperationen am Halse.

Nur so lassen sich Ansammeln und Abfließen des eitrigen Höhleninhaltes in die gesunde Lungenhälfte vermeiden.

Zur Thorakoplastik nach SCHEDE, zu paravertebralen Rippenresektionen und zur Eröffnung der Brusthöhle im 5.—9. Zwischenrippenraume befindet sich der

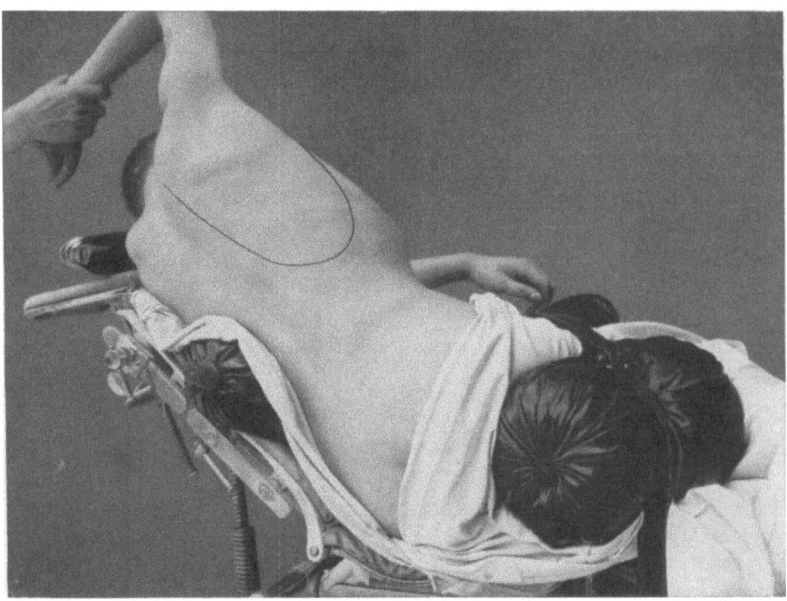

Abb. 623. Lagerung für die Schedesche Plastik.

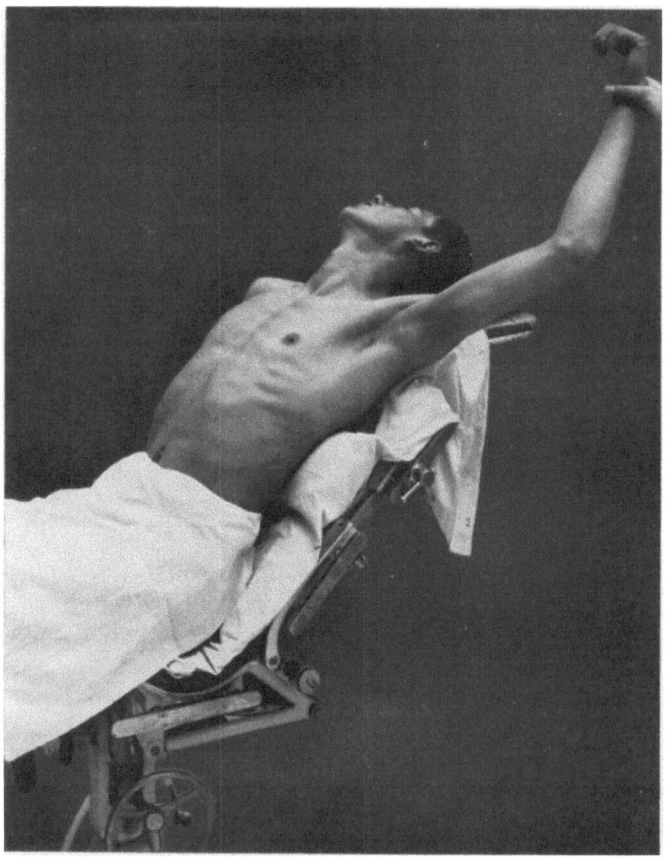

Abb. 624. Lagerung für Operationen an den vorderen und seitlichen Abschnitten des Brustkorbes und
am Herzen.

Kranke in Seitenlage auf dem schräggestellten Bruststücke des Operationstisches (Abb. 620 und 623). Unter die gesunde Thoraxseite wird ein Rollkissen geschoben, um die erkrankte noch mehr abzuhebeln. Die Fußteile des Tisches sind um etwa 30° erhöht. Die eine Gesäßhälfte ruht in dem vertieften Beckenstücke. Die Beine werden im Hüft- und im Kniegelenke rechtwinkelig gebeugt. Mit großen Rollkissen an der Streck- und der Beugeseite der Oberschenkel sowie mit kreuzförmig angelegten, breiten Riemen hält man die Lage unverschieblich fest.

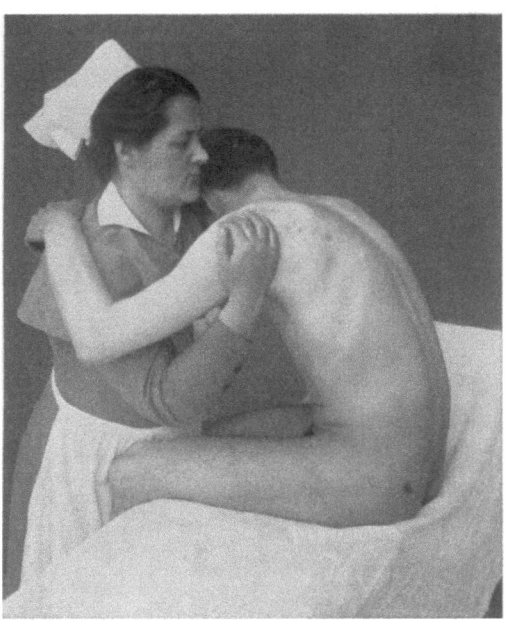

Abb. 625. Haltung des Kranken bei hochgradiger Dyspnoe und Eingriffen am hinteren Brustkorb.

Anatomische Orientierung und technische Ausführung des Eingriffes werden durch richtige Haltung der Arme wesentlich unterstützt. So entfernt man durch Abwärts- und Vorwärtsziehen des krankseitigen Armes das Schulterblatt mit seiner mächtigen Muskulatur aus dem Operationsgebiete bei paravertebraler Rippenresektion. Bei der SCHEDEschen Plastik und bei Maßnahmen von der Achselhöhle aus läßt man den Arm erheben. Der Zug an ihm darf freilich nicht zu stark sein, damit nicht der Plexus brachialis gezerrt wird.

3. Allgemeine Technik.

Die Aseptik wird nach den allgemeingültigen Regeln der Chirurgie sorgfältig durchgeführt. Auf die große Empfindlichkeit des Brustfelles wurde schon hingewiesen. Es wurde auch gezeigt, daß die Ausbreitung entzündlicher Vorgänge in der Brustfellhöhle durch gleichzeitigen Pneumothorax beschleunigt und verschlimmert wird. Das Druckdifferenzverfahren bringt die Lunge in physiologischen Spannungszustand; es ist daher unter anderem auch ein wertvolles Mittel zur Herabsetzung postoperativer Entzündungsvorgänge.

Die Reinigung der Hände erfolgt nach einem der bewährten Verfahren. Wir bevorzugen Warmwasser-Seifenwaschung (10 Minuten) und Alkoholdesinfektion (5 Minuten).

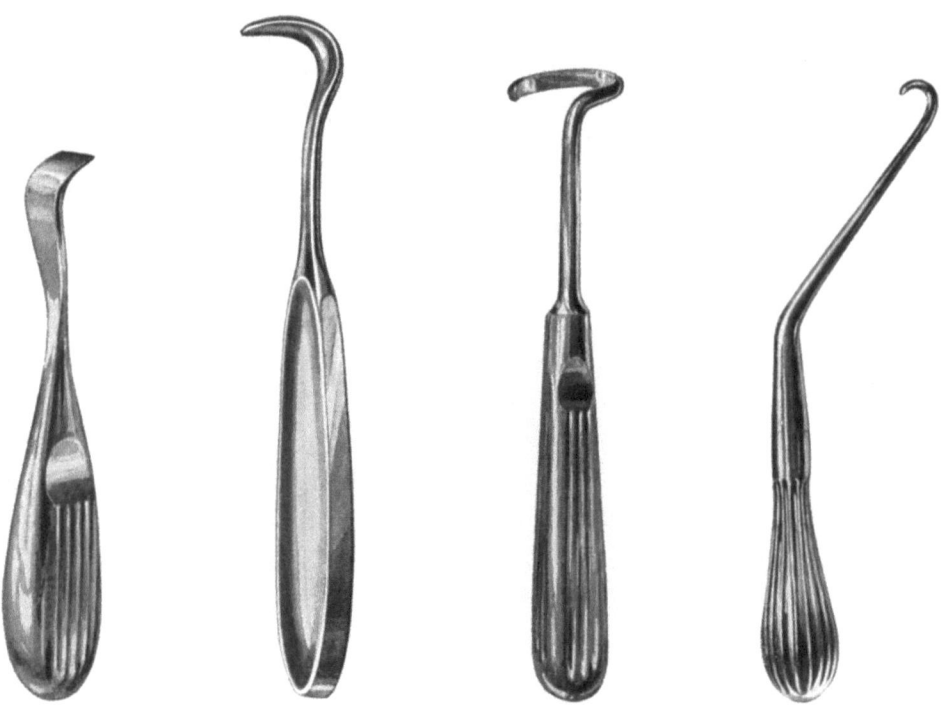

Abb. 626. Raspatorien nach SCHNEIDER, FRIEDRICH und DOYEN.

Abb. 627. Raspatorium
unserer Klinik für die 1. Rippe.

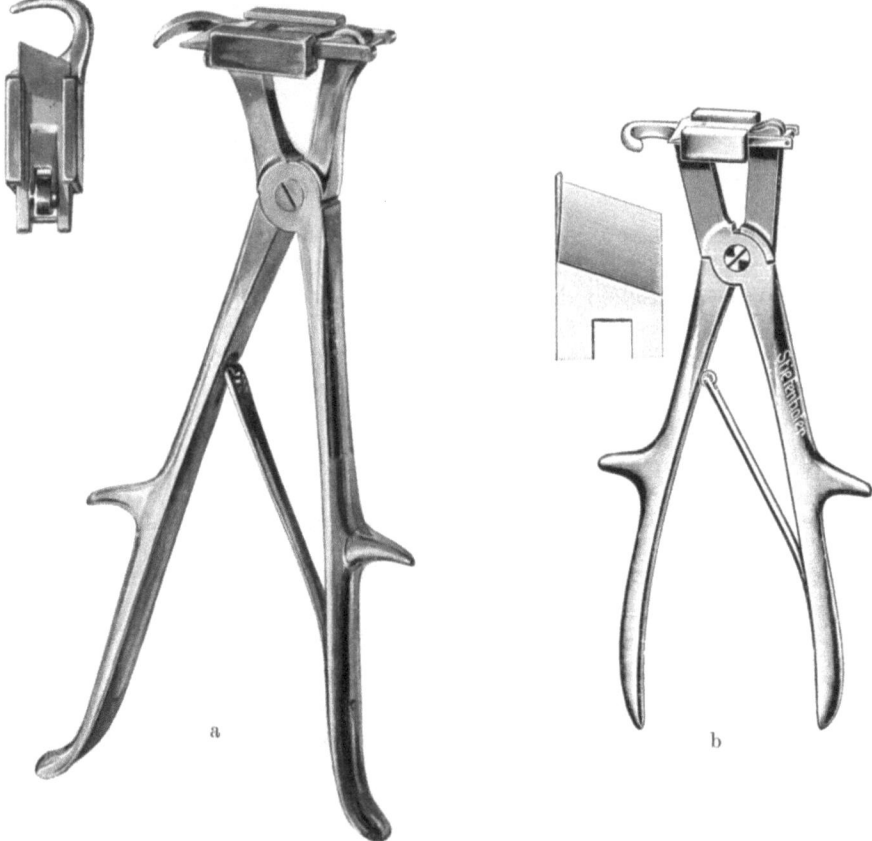

Abb. 628a und b. Rippenschere unserer Klinik. (Verbessertes Modell SHOEMAKER.)

Gummihandschuhe sind für Assistenten notwendig, für den Operateur dagegen beim Durchtasten der Lunge manchesmal hinderlich. Nicht zu empfehlen sind Zwirnhandschuhe; sie verursachen leicht oberflächliche Abschürfungen des Brustfellendotheles.

Die Desinfektion des Operationsgebietes soll sich erheblich über die voraussichtliche Schnittführung hinaus erstrecken. Erweiterung des Zuganges oder

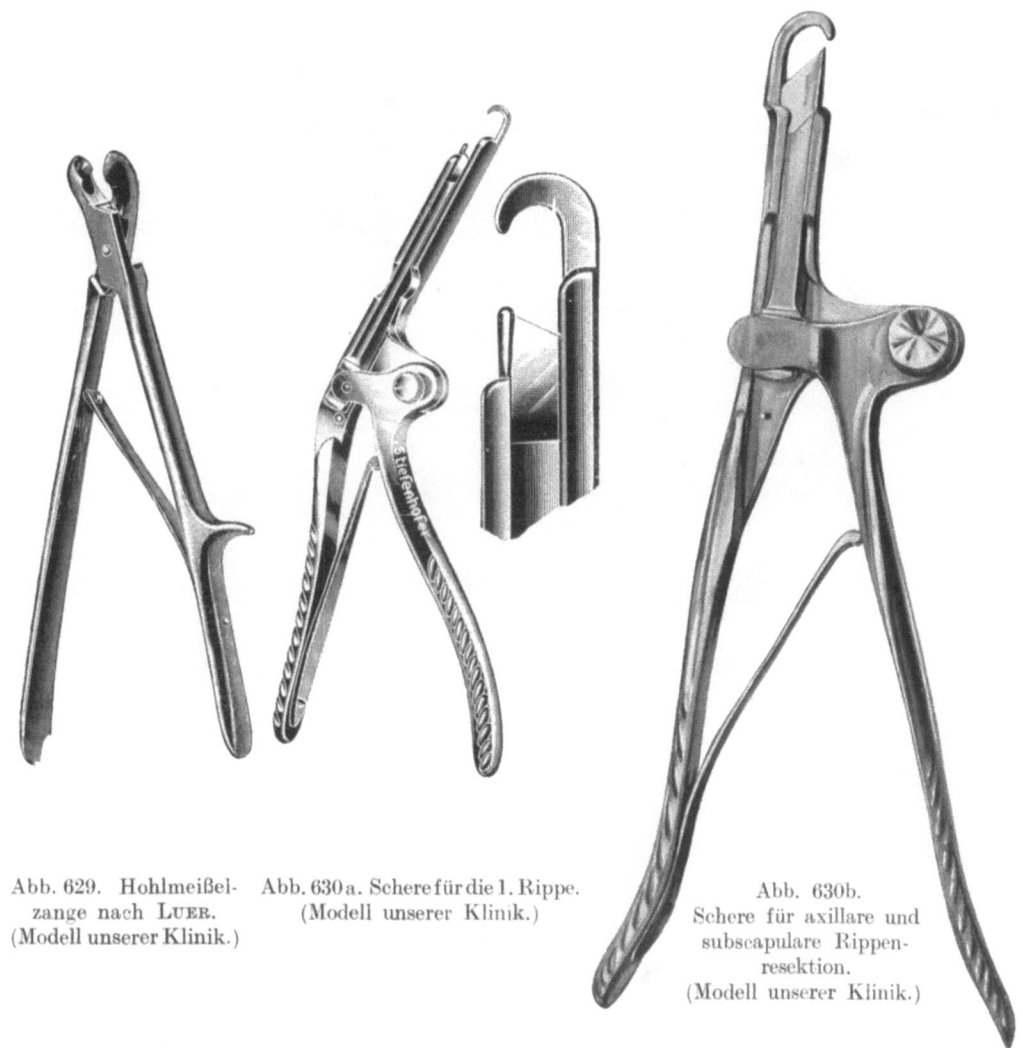

Abb. 629. Hohlmeißel-
zange nach LUER.
(Modell unserer Klinik.)

Abb. 630a. Schere für die 1. Rippe.
(Modell unserer Klinik.)

Abb. 630b.
Schere für axillare und
subscapulare Rippen-
resektion.
(Modell unserer Klinik.)

Eröffnung des Brustkorbes an einer anderen Stelle müssen jederzeit möglich sein. Wir verwenden ausschließlich die Jod-Alkoholdesinfektion nach vorausgeschickter Entfettung der Haut mit Benzin oder Äther. Für Notfälle genügt GROSSICHs Jodanstrich (5%ige Jodtinktur). Er ist schnell durchführbar, dabei zuverlässig und für den Kranken bequem.

Wichtig ist, daß die ganze Vorbereitung in einem warmen Raume erfolgt. Gerade Lungenkranke sind gegen Entblößung des Oberkörpers empfindlich. Man läßt deshalb auch nach der Benzin-Jod-Alkoholwaschung die erkältende Verdunstung nicht aufkommen, trocknet das Operationsgebiet vielmehr ab und bedeckt es dann mit Tüchern. Im Operationsaal selbst ist Wärme von mindestens 24° C erforderlich. Die freigelegten Lungen vertragen Abkühlung sehr schlecht.

Alle technischen Maßnahmen, Einführen von Instrumenten, Zurückdrängen und Fassen der Lungen, sollen rasch, vorsichtig, zart, ohne Druck geschehen. Selbst oberflächliche Gewebschädigungen infolge ungeschickter und derber Handhabung werden nicht selten Ausgangspunkt von Entzündungen. Auch die Bildung postoperativer Ergüsse wird durch mechanische Reizung des Brustfelles begünstigt. Sie lassen eine an sich geringfügige Infektion oft verhängnisvoll werden.

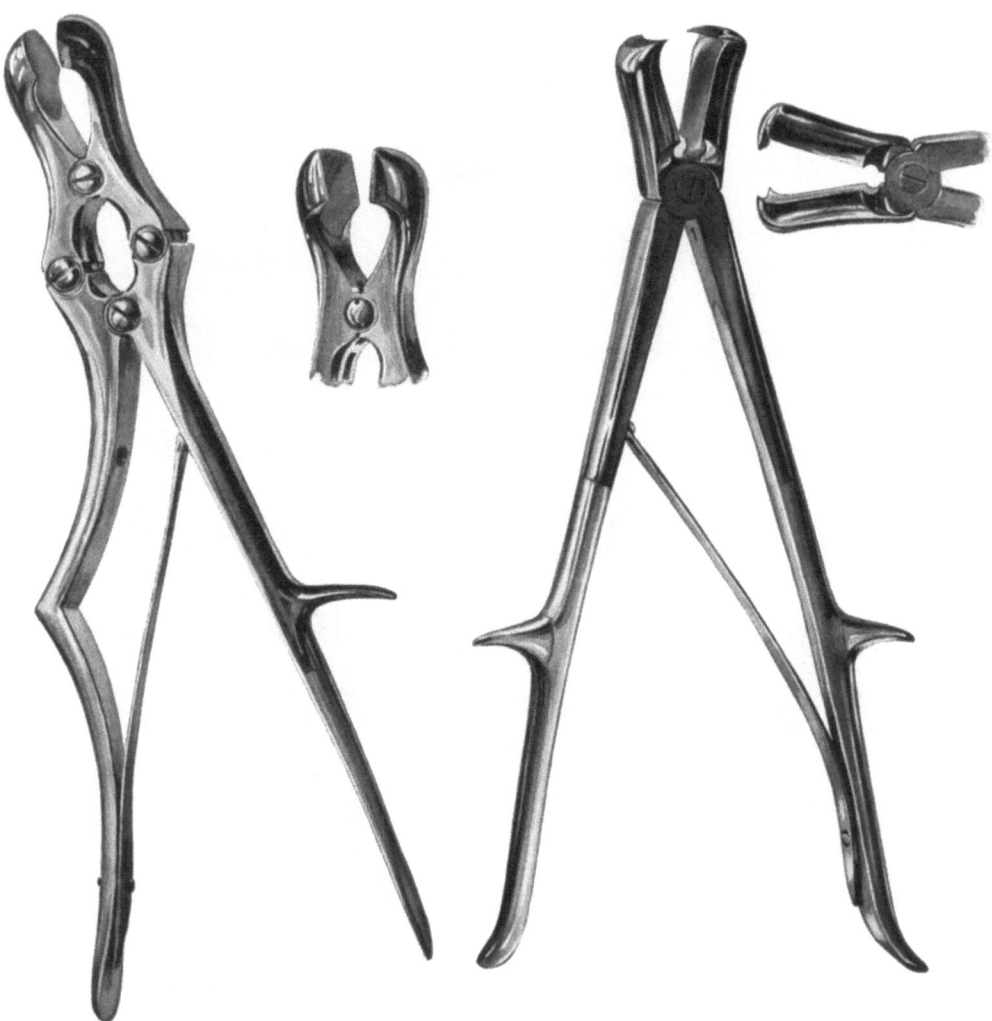

Abb. 631. Große Hohlmeißelzange nach LUER mit Übersetzung zum Kürzen der Rippenstümpfe. (Modell unserer Klinik.)

Abb. 632. Rippenstumpf-Zange. (Modell unserer Klinik.)

Während des Eingriffes soll das Operationsgebiet möglichst abgedichtet sein. Wir benutzen dazu Mulltücher und Mullstreifen, die in warme Kochsalzlösung eingetaucht und gut ausgedrückt sind. Ereignen sich trotz aller Vorsichtsmaßregeln Unsauberkeiten, wie das z. B. bei einer Oesophagusresektion vorkommen kann, so werden die beschmutzte Stelle und ihre Nachbarschaft mit Jodtinktur betupft. Auch das Bett eines aus der Lunge oder der Brustfellhöhle entfernten Fremdkörpers wird so behandelt.

Spülungen des Brustfellraumes sind nach unserer Erfahrung unzweckmäßig.

4. Instrumente.

Die Fortschritte der Brustchirurgie in den letzten Jahren spiegeln sich in Erweiterung und Verbesserung eines besonderen Instrumentariums wieder. Auf Grund großer praktischer Erfahrung hat unsere Klinik vor allem die Werkzeuge, die zur Durchtrennung und Wegnahme von Brustbein und Rippen dienen, ergänzt und zweckmäßig umgestaltet. Mit ihrer Hilfe ist kunstgerechtes, rasches, leichtes und sicheres Arbeiten möglich und darum Eröffnung des Brustkorbes an jeder beliebigen Stelle heute einfach geworden. Brustchirurgie stellt an die Körperkräfte des Operateurs oft erhebliche Anforderungen. Fast jeder Eingriff verlangt Rippenresektionen. Manche Krankheitsherde liegen hinter dicken, mauerartigen Knochenplatten versteckt, die durch harte Arbeit mit Meißel und Hammer, Zangen und Sägen gesprengt und abgetragen werden müssen. Man braucht Instrumente, deren

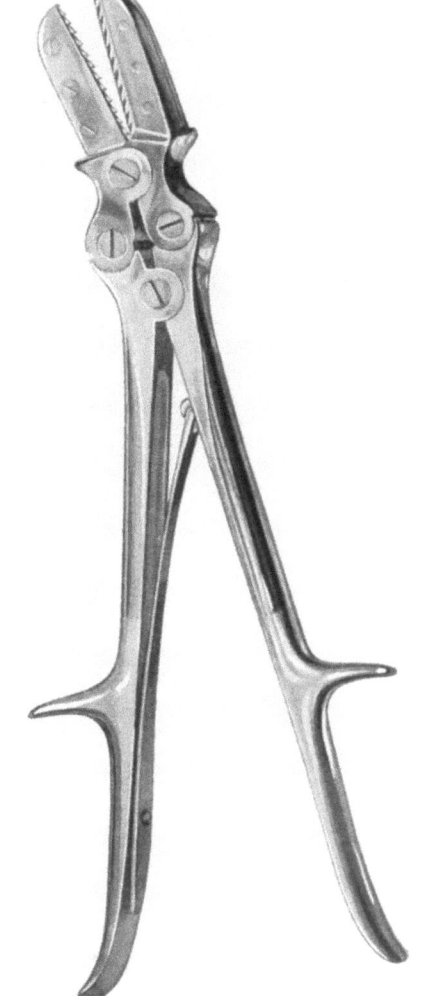

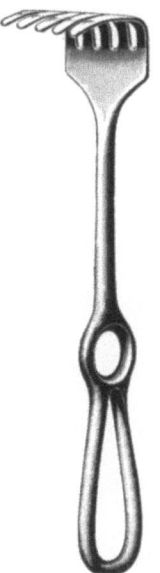

Abb. 633. Vier-und sechszinkiger stumpfer Haken.   Abb. 634. Schere nach LISTON (Modell unserer Klinik).

Hebelarm starke mechanische Wirkung sichert. Einige Operationen, wie die an der Kardia oder am Lungenstiele, gehen in großer Tiefe vor sich. Sie sind nur möglich unter Heranziehung langer, fester, aber handlicher und nicht zu schwerer Instrumente. Für diese mannigfaltigen Zwecke konnten verschiedene, in der Akiurgie schon gebräuchliche in ursprünglicher Form verwendet werden; einige waren umzubauen und zu verbessern, andere für die wachsenden therapeutischen Bedürfnisse neuzuschaffen.

SAUERBRUCH, Chirurgie der Brustorgane. I. 3. Auflage.   41

Den bewährten Raspatorien nach DOYEN, SCHNEIDER und FRIEDRICH (Abb. 626), wurde eine neue Form zur Freilegung der ersten Rippe (Abb. 627) hinzugefügt. Pinzetten, Gefäßklemmen, KOCHERklemmen, Scheren, Nadelhalter und DESCHAMPSsche Nadeln erhielten besondere Länge. Als leistungsfähige Rippenschere erwies sich uns nach vielen Versuchen ein verbessertes, in allen Einzelheiten sorgfältig durchgearbeitetes Muster des SHOEMAKERschen Instrumentes (Abb. 628). Es ist das notwendigste und wichtigste Werkzeug der Brustchirurgie überhaupt. Nur zur

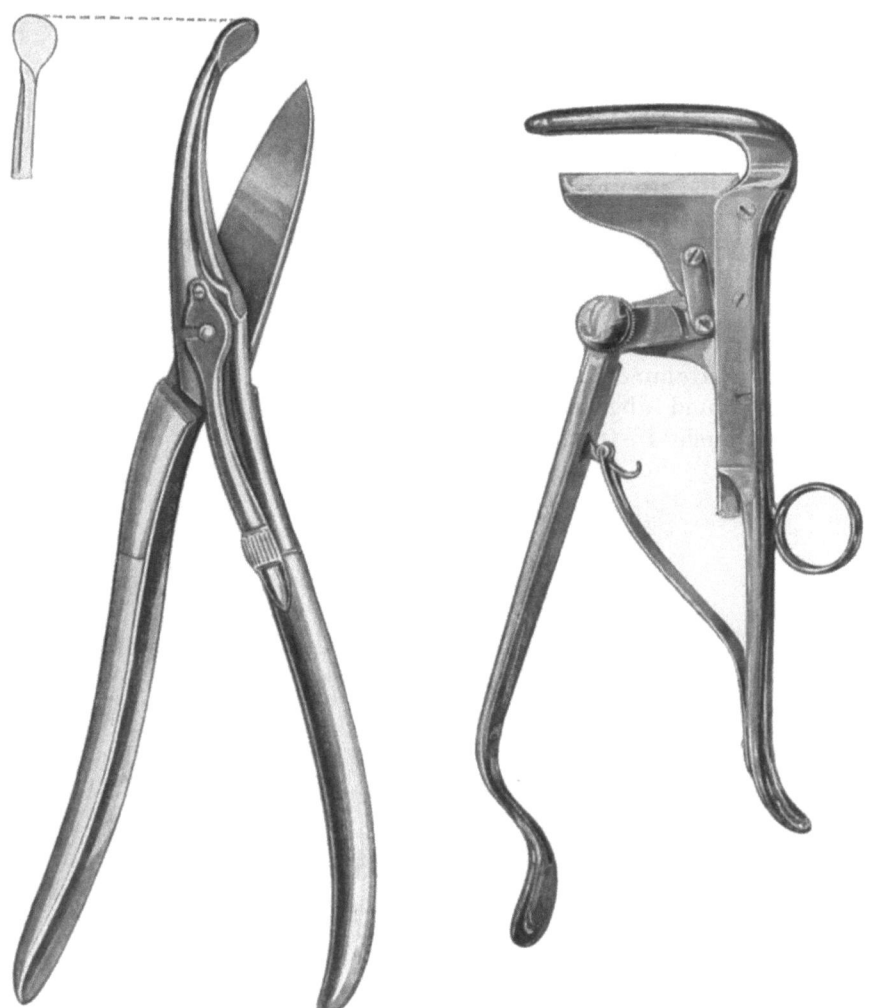

Abb. 635 und 636. Scheren für das Spalten des Brustbeines in der Mittellinie nach SCHUMACHER.

Resektion der 1. Rippe bedurfte es wegen ihrer eigenartigen anatomischen Lage und Beschaffenheit einer besonderen Schere. SAUERBRUCH und FREY haben eine solche erdacht, deren Eigenschaft sich im Gebrauche voll bewährt hat. In etwas veränderter Form kann man sie auch zu axillaren und subscapularen Rippenresektionen benutzen (Abb. 629 a u. b). Zwecks Verkürzung der Rippenstümpfe baute man ferner verschiedene Formen und Größen der LUERschen Zangen (Abb. 630 u. 631), sowie eine eigene Rippenstumpfzange (Abb. 632). SCHUMACHER und LEBSCHE schufen Instrumente, mit denen das Brustbein in der Mittellinie gespalten, verkleinert oder abgetragen werden kann (Abb. 635—639).

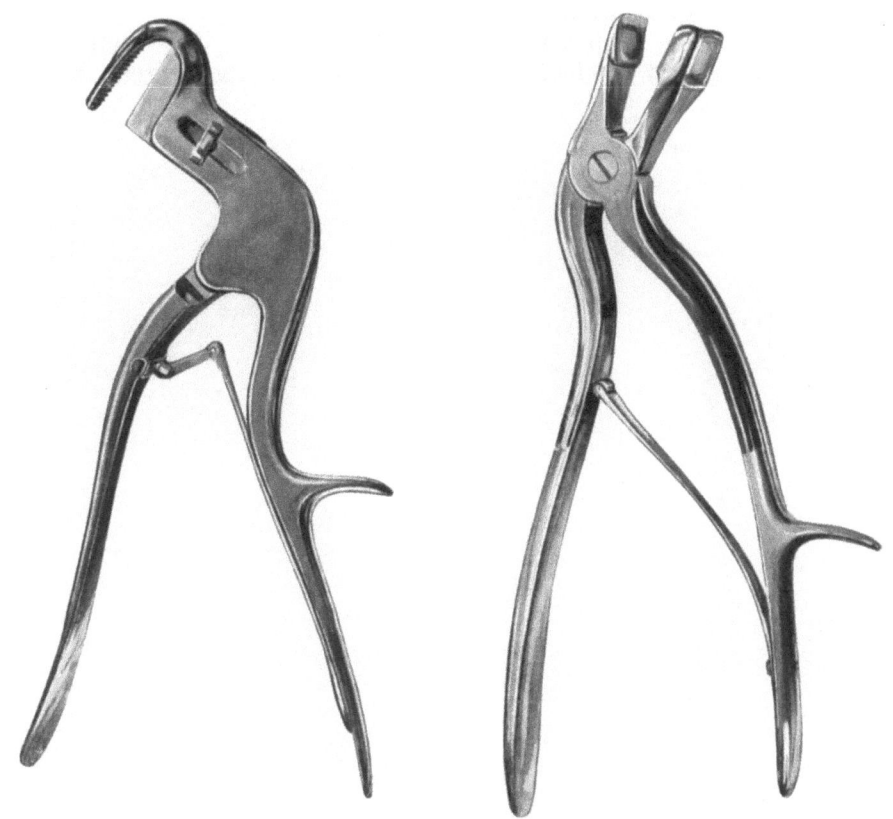

Abb. 637. Brustbeinschere nach LEBSCHE.   Abb. 638. Brustbeinstanze nach LEBSCHE.

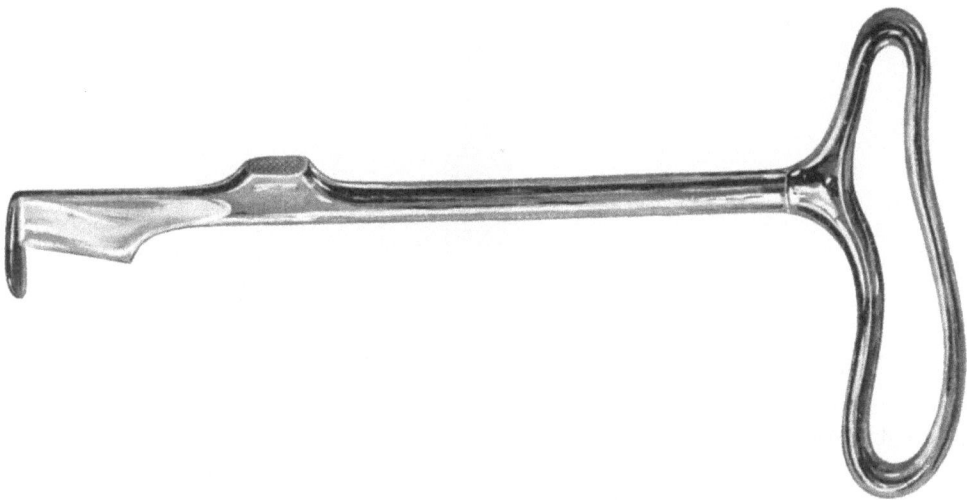

Abb. 639. Brustbeinmeißel nach LEBSCHE.

41*

Bei allen Operationen am und im Brustkorbe sind große vier- und sechs-
zinkige stumpfe (Abb. 633), ferner ROUXsche und v. LANGENBECKsche Haken,
namentlich aber kräftige Rippensperrer (Abb. 640), die die Brustwandbresche erweitern und Eindringen in die Tiefe ermöglichen, nicht zu entbehren.   Eingriffe an

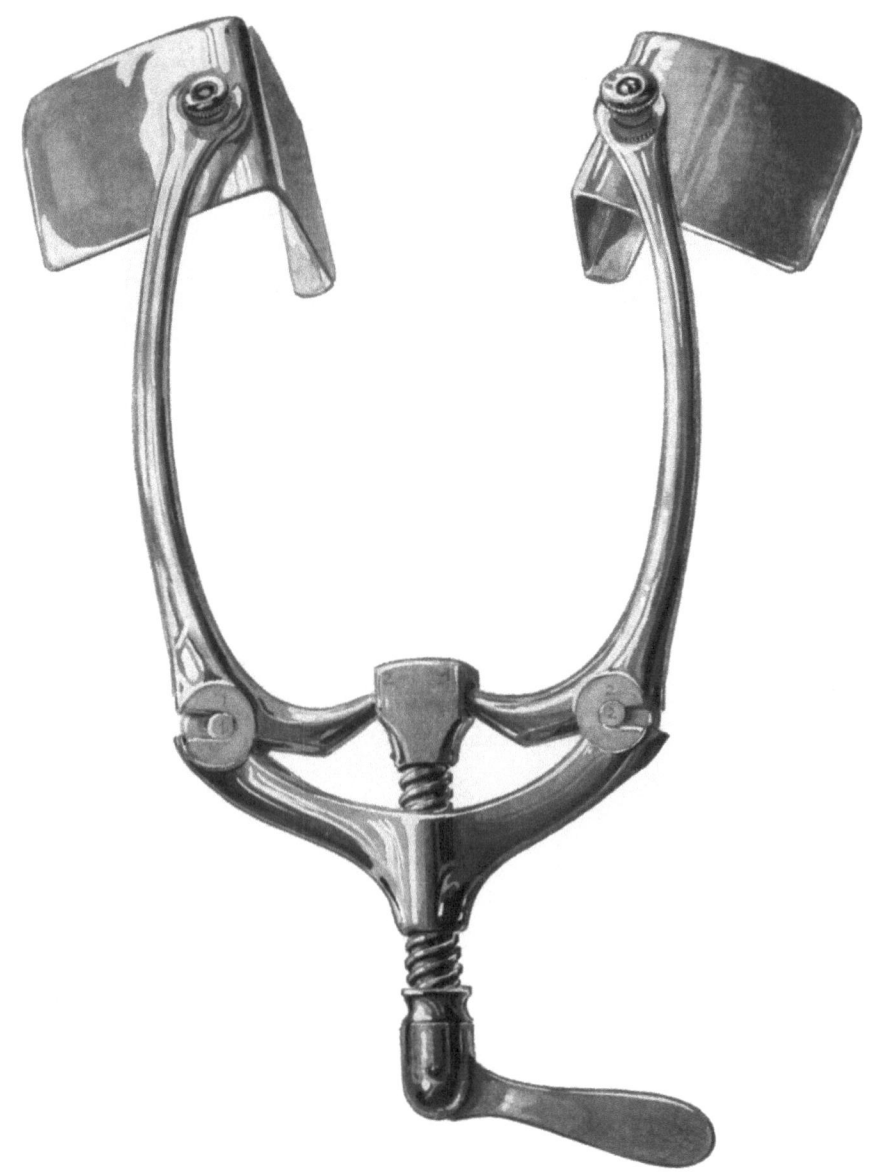

Abb. 640. Rippensperrer.

den Lungen selbst werden durch Sonderinstrumente wesentlich erleichtert.   Man
verwendet Lungenspatel (Abb. 641), -Faßzangen (Abb. 642), -Druck- und -Quetsch-
zangen (Abb. 643 u. 644). Schließlich enthält das Rüstzeug noch eigens gebaute
Hilfsmittel für einzelne Operationsverfahren, wie Deschampszangen und Pinzette zur
Embolieoperation TRENDELENBURGs (Abb. 906—909), Sonden zur Kardiaresektion,
Löffel zur Formung von Paraffinplomben (Abb. 645, 648), Rippenlochzange und Fadenführer nach FRIEDRICH zur Verkleinerung der Brustwandwunde (Abb. 646 und 647).

Von großer Bedeutung sind völlig einwandfreie Unterbindungs- und Nahtstoffe. Man benutzt zur Umschnürung der Gefäße und zur Vereinigung der Brustmuskulatur am besten Jodcatgut, das auch in das Lungengewebe versenkt werden darf. Dagegen eignen sich für die Lungenoberfläche feinste Seidenfäden und entsprechende runde Nadeln. Percostal- und Pericostalnähte werden mit starker Seide angelegt (vgl. S. 698).

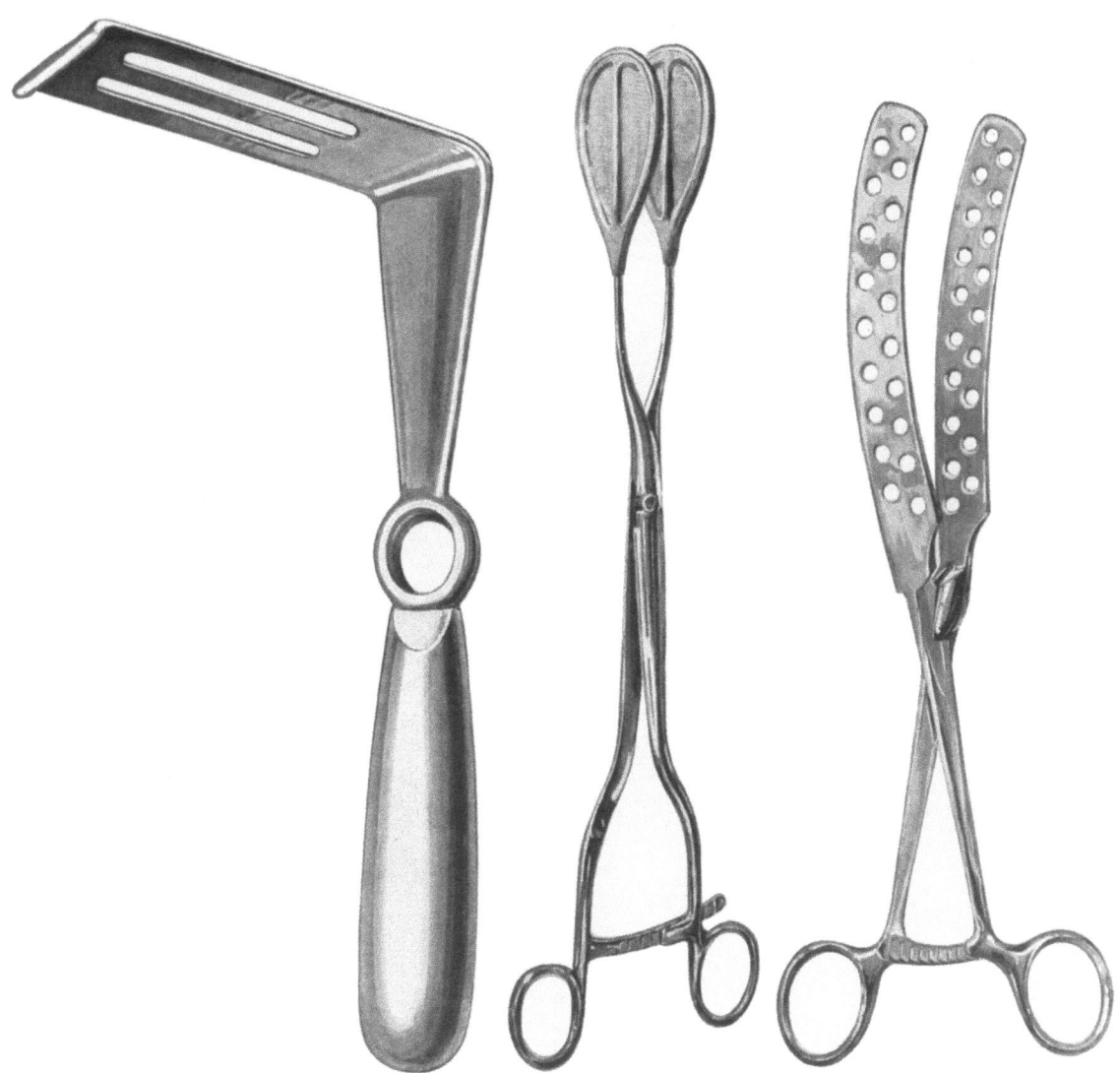

Abb. 641. Lungenspatel.   Abb. 642. Lungenfaßzange.   Abb. 643. Druckzange für die Lunge.

Für alle Eingriffe in großer Tiefe ist gute Beleuchtung außerordentlich wichtig. Bewährt hat sich ein lichtstarkes elektrisches Lämpchen, das keimfrei mittels Bleikabels unmittelbar an die Operationstelle herangebracht werden kann. Das gleiche Lämpchen trägt unser Thermokauter, mit dem wir tiefliegende Lungenabscesse eröffnen (Abb. 649 a u. b). Stirnlampen, wie sie in der Otochirurgie gern gebraucht werden, sind bei längerdauernden großen Eingriffen hinderlich und unbequem.

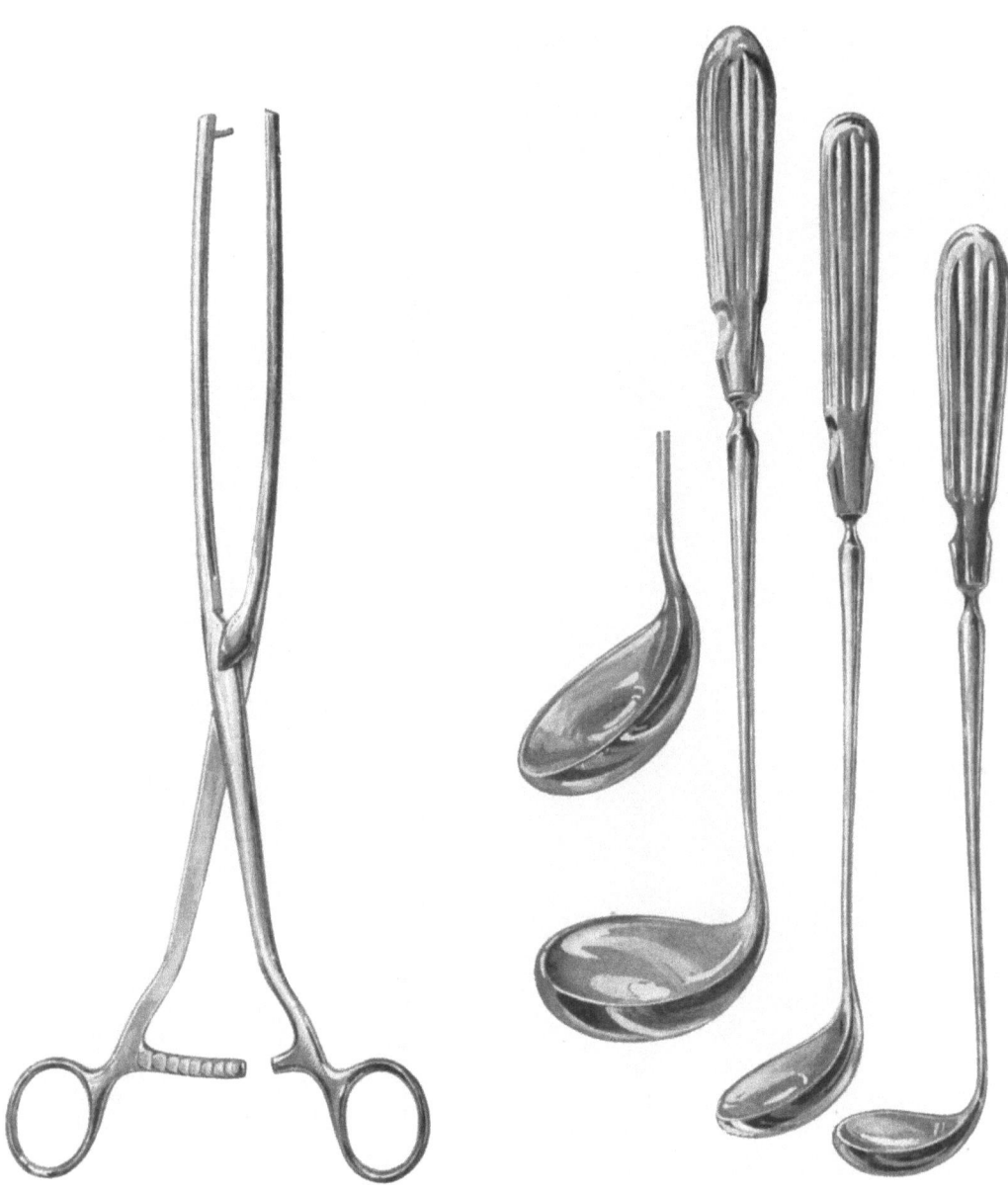

Abb. 644. Lungenquetschzange
für die Resektion.

Abb. 645. Löffel für das Anlegen
von Paraffinplomben.

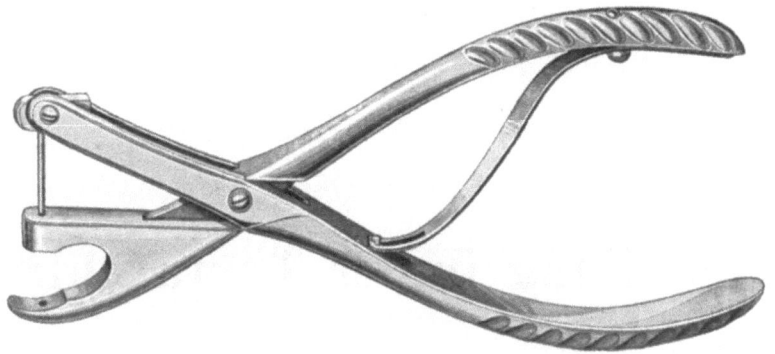

Abb. 646. Rippenlochzange nach FRIEDRICH.

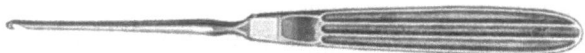

Abb. 647. Fadenführer.

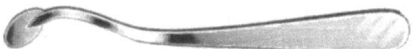

Abb. 648. Messer zur scharfen Ablösung der Brustfellschwarte.

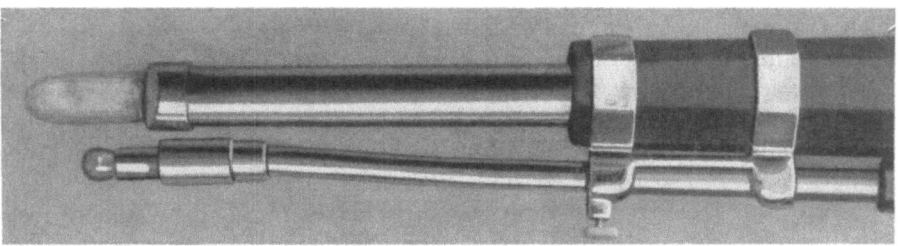

a

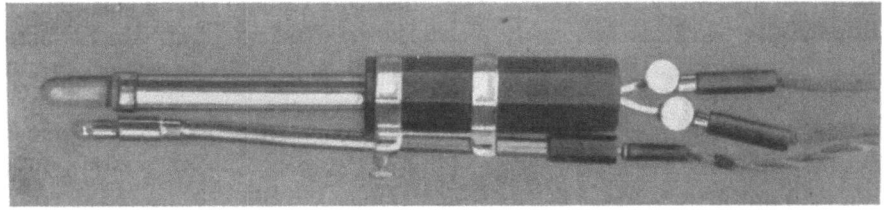

b

Abb. 649a und b. Thermokauter mit Leuchtvorrichtung.

Schmerzstillung in der Thoraxchirurgie.

Von sorgfältiger Durchführung der Schmerzstillung hängen Verlauf und Erfolg der Operation in weitem Ausmaße ab. Schon richtige Wahl des Anästhesierungsverfahrens ist von Wichtigkeit. Mehr als sonst sind dem Operateur die verschiedenen Bedingungen vorgeschrieben, unter denen Allgemeinnarkose oder örtliche Betäubung angewendet werden müssen.

Für alle Eingriffe innerhalb des freien Brustraumes ist **Allgemeinnarkose** notwendig. Nur durch sie lassen sich Reflexe, die bei der Operation auftreten, ungefährlich gestalten. Maßnahmen, wie Anziehen der Lunge, Betupfen des Lungenstieles, auch Berühren des Rippenfelles können sonst plötzlichen Herz- und Atemstillstand hervorrufen.

Als Narkoticum empfehle ich den Äther. Selbst bei entzündlichen Erkrankungen der Lunge ist er anwendbar und, vorsichtig gegeben, unschädlich. Dagegen ist Chloroformnarkose außerordentlich bedenklich. Fast alle Kranken mit chronischen Entzündungen und Eiterungen der Lunge haben einen geschädigten Herzmuskel, für den Chloroform schweres Gift ist. Seine toxische Wirkung wird allerdings durch gleichzeitige Sauerstoffzufuhr verringert. Trotzdem verdient der Äther den Vorzug. Mehrfache Versuche mit der Avertinnarkose bei intrathorakalen Operationen haben uns nicht davon überzeugen können, daß sie hier andern Betäubungsarten überlegen ist. Ihr unbedingter Vorzug bleibt die geringe seelische Beanspruchung des Kranken im Narkosebeginn. Dem stehen aber bei Eingriffen an und im Brustkorb erhebliche Nachteile gegenüber: Cyanose der Haut, oberflächliche Atmung und Blutdrucksenkung, die regelmäßige Begleiterscheinung der Avertinnarkose sind. Sie machen die Entscheidung unsicher, ob das Herz durch Überdruckatmung zu stark belastet und die Lungen ausgiebig genug ventiliert werden. Dadurch wird das gerade bei Thoraxoperationen sehr wichtige Urteil über den jeweiligen Zustand des Kranken erschwert. Bedenklich ist schließlich auch die Unmöglichkeit individueller Dosierung vor und während des Eingriffes.

Die Allgemeinnarkose bringt vor allem die Gefahr der Aspiration. Es ist Hauptaufgabe des Narkotiseurs, sie durch sorgfältige Überwachung des Kranken und geschickte Ausführung der Betäubung zu umgehen. Auch hierzu ist gute Vorbereitung des Kranken erforderlich.

Man läßt ihn schon zwei Stunden vor Beginn der Narkose, sowie eine Stunde vorher recht gründlich aushusten. Erst dann erhält er 0,01—0,02 g Morphium oder 0,02—0,04 g Pantopon und außerdem $1/_2$—1 mg Atropin. Nach Einfettung des Gesichtes wird die Inhalationsnarkose selbst sehr langsam und vorsichtig eingeleitet. Man nähert die mit Äther leicht befeuchtete Maske aus großer Entfernung und tropft langsam weiter. Schnelles und reichliches Aufgießen soll vermieden werden.

Um die Reizwirkung des Äthers herabzusetzen, empfiehlt sich Anwendung von Sauerstoff-Narkoseapparaten (TIEGEL, ROTH-DRÄGER). Die Atmungsluft wird dabei weniger abgekühlt; man spart auch Äther ein.

Große Bedeutung für alle intrathorakalen Eingriffe hat die Überdrucknarkose. Sie mindert die Vergiftungsgefahren und erheischt nur kleine Mengen des Betäubungsmittels. Selbst große und langdauernde Eingriffe können unter Verbrauch von nur wenig Äther durchgeführt werden. Seine Dämpfe mischen sich mit dem Sauerstoff und gelangen unter stärkerem Druck in die Alveolen. Sie diffundieren daher leichter und schneller. Die geringere Ätherzufuhr begünstigt den glatten Verlauf solcher Überdrucknarkosen. Außerdem verhindert Überdruck den Glottisschluß. Erbrechen ist unmöglich und wird in der Tat niemals beobachtet (SAUERBRUCH, KÜTTNER). Überdrucknarkose läßt sich mit allen gebräuchlichen Druckdifferenzgeräten leicht ausführen.

Immer erfordert der Puls bei intrathorakalen Eingriffen besondere Beachtung.

Der Blutdruck bleibt im großen Körperkreislaufe gewöhnlich unverändert. Die Schlagfolge des Herzens verlangsamt sich etwas. Nur bei Operationen mit starker Vagusreizung, wie bei Bronchusunterbindung, Oesophagusresektion u. dgl., geht vorübergehend die Pulszahl herab, nimmt die Spannung zu. Auf längere oder starke Reizung der Hilusgegend kann die Herztätigkeit unregelmäßig und ungleichmäßig werden, ja zum Stillstand kommen.

Zur Entlastung des Narkotiseurs lassen wir den Puls durch einen besonderen Assistenten beobachten, der auch bei Reinigung der Mund- und Rachenhöhle von Schleim und bei notwendigen Änderungen der Körperlage mithilft. Ihm obliegt ferner die Bedienung des Druckdifferenzgerätes.

Bei kunstgerechter Handhabung der Inhalationsnarkose sind die Gefahren für den Kranken gering. Darum haben auch wir ihre Anwendung, die ehedem auf intrapleurale Eingriffe beschränkt war, weiter ausgedehnt. So wird häufiger als früher die paravertebrale Resektion der 1.—11. Rippe in einer Sitzung mit ihrer Hilfe ausgeführt. Ausnahmsweise eröffnen wir selbst Abszeß- und Gangränhöhlen in allgemeiner Betäubung, wenn nach ihrer Lage bedrohliche Reflexe zu befürchten sind.

Das Anzeigegebiet der Allgemeinnarkose hat aber Grenzen, die ohne zwingenden Grund nicht überschritten werden sollten.

An ihre Stelle treten dann die **örtlichen Betäubungsverfahren,** deren systematischer Ausbau die Thoraxchirurgie außerordentlich gefördert hat.

Bei fast allen Eingriffen am Brustkorbe, selbst bei bestimmten Operationen an der Lunge ist Lokalanästhesie das Verfahren der Wahl geworden. Mit ihrer Hilfe lassen sich die Gefahren mancher chirurgischer Maßnahmen ganz erheblich herabsetzen. So kann Allgemeinnarkose bei großer Sekretanhäufung im Bronchialsystem oder in pathologischen Hohlräumen der Lunge tödliche Aspiration veranlassen. Lokalanästhesie schützt dagegen, wenngleich nicht unbedingt.

Wir haben mehrfach beobachtet, daß Kranke, die infolge ungenügender Schmerzstillung oder von Angst stöhnten und zwischen den einzelnen Schmerzlauten tiefe Einatmungen ausführten, auch bei örtlicher Betäubung aspirierten. Es ist also die Lokalanästhesie kein sicheres Mittel, die Aspiration überhaupt zu vermeiden. Auch aus diesem Grunde haben wir das Anwendungsgebiet der örtlichen Betäubung in den letzten Jahren wieder eingeschränkt. Sie ist allerdings strengstens angezeigt, wenn bei großen Auswurfmengen die Kranken nicht erfolgreich aushusten können. Ist dagegen gründliche Reinigung der Bronchen und der Kavernen vor der Operation möglich, so kann, wie erwähnt, Allgemeinnarkose durchaus erwogen werden. Besonders dann ist sie vorzuziehen, wenn voraussichtlich sehr große Mengen des Anaestheticums notwendig sind. Vergiftungserscheinungen vermögen dann den Verlauf der ersten 24 Stunden ganz erheblich zu trüben.

Geradezu gefährlich wird aber eine schlecht durchgeführte Lokalanästhesie. Schmerzen bedeuten für die Kranken große körperliche Anstrengung, die mehr schadet als Narkose. Es empfiehlt sich darum, bei ungenügender örtlicher Betäubung die Allgemeinnarkose nachträglich zu Hilfe zu nehmen.

Gute Lokalanästhesie verhindert zuverlässig jede Schmerzempfindung während des Eingriffes. Nur die Einengung des Brustraumes nach Rippenresektion ruft bei einigen Kranken Beklemmungsgefühl hervor.

Es darf nicht verschwiegen werden, daß dagegen die Ausführung der Lokalanästhesie selbst schmerzhaft sein kann.

Empfindliche Kranke leiden ferner unter dem Operationsereignisse auch dann, wenn wirkliche Schmerzen fehlen. Das Knacken der Rippen erregt sie. Die Beklemmung, die das Einfallen der Brustwand mit sich bringt, löst hie und da Todesangst aus. Man hat Mühe, sie zu beruhigen und seelisch wieder aufzurichten. Auch diese Tatsachen muß der Arzt bei seiner Entscheidung berücksichtigen.

Die Methodik der örtlichen Betäubung für mehr oder weniger ausgedehnte Resektionen der Rippen ist namentlich durch SCHUMACHER, KAPPIS und später durch STIERLIN gefördert und technisch ausgebildet worden. Die Erfahrungen der Züricher und der Münchener Klinik mögen folgender Darstellung als Unterlage dienen:

Die Lokalanästhesie wird immer durch 0,01—0,02 g Morphium oder die doppelte Gabe von Pantopon unterstützt, das man $1/2$—1 Stunde vor der Operation unter die Haut spritzt. Der Kranke beruhigt sich und empfindet die weiteren Einstiche kaum.

Von größter Wichtigkeit für das Gelingen der örtlichen Schmerzstillung ist die Wahl des Mittels.

Cocain wird heute nicht mehr benutzt. Seine Giftwirkung, seine Zersetzlichkeit und die Erschwerung seiner Sterilisation machen es ungeeignet. BRAUN verlangt von einem brauchbaren Anaestheticum mehrere Eigenschaften: Es soll nur geringe Giftigkeit besitzen, darf die Gewebe nicht reizen, soll im Wasser löslich, soll beständig und sterilisierbar sein und zusammen mit Adrenalin angewandt werden können. Er bezeichnet das Novocain als Mittel der Wahl. Bei geringer toxischer Wirkung erfüllt es die gestellten Bedingungen. Der Zusatz von Suprarenin zum Novocain verzögert seine Resorption, verlängert dadurch seine örtliche Wirkung und beugt plötzlicher vergiftender Überschwemmung des Körpers vor. Auf 1 g Novocain wird 0,001 Adrenalin = 16 Tropfen seiner $1^0/_{00}$igen Lösung gerechnet. Das entspricht etwa der Beigabe eines Tropfens der $1^0/_{00}$igen Adrenalinlösung zu je 10 ccm $1/2^0/_0$iger Novocainlösung. Für das synthetisch dargestellte Suprarenin gilt in bezug auf Erfolg und Bemessung dasselbe.

Auch auf andere Weise kann die Wirkung der Novocainlösung gesteigert werden. KOCHMANN, ZORN und HOFFMANN empfahlen die Anwendung des Kalium sulfuricum, das selbst schwach anästhesierende Eigenschaften hat. Eine fünfmal schwächer konzentrierte Novocainlösung verhält sich in Verbindung mit Kalium sulfuricum wie reine Novocainlösung. Dabei ist die Giftigkeit dieser Lösung noch geringer als die der sonst gebräuchlichen. Die Prüfung dieser Vorschläge hat ergeben, daß beim Menschen die Anästhesie früher, regel- und gleichmäßiger eintritt und länger dauert. Trotzdem sollte man den Gehalt der Novocainlösung auch bei Verwendung von Kalium sulfuricum nicht unter $1/2^0/_0$ herabsetzen (HÄRTEL). Wir haben nur einige Male versuchsweise diese Paarung von Novocain und Kalium sulfuricum benutzt, aber ohne Vorteile.

Ebensowenig haben wir uns von der Überlegenheit neuerer Ersatzpräparate, des Psicains und Tutocains, überzeugen können.

Im allgemeinen verwenden wir sowohl für die Infiltrations- wie für die Leitungsanästhesie $0,5^0/_0$ige Novocainlösung. Höhere Konzentrationen, die einige Autoren empfehlen, lehnen wir ab.

Sehr große Schwierigkeiten macht die Feststellung einer einheitlichen Höchstgabe des Novocains. Die Toxizität des Mittels hängt nicht so sehr von der Gesamtdosis, als von der Stärke der Lösung, der Anwendungsform und dem Orte der Einwirkung, vor allem aber von der Empfindlichkeit des Kranken ab. $1/2^0/_0$ige

Lösungen des Anaestheticums werden oft in beträchtlichen Mengen ohne geringste Giftwirkung vertragen. Allerdings hat SIEGEL nach 600 ccm einer $1/2^0/_0$igen Lösung, die er paravertebral einspritzte, ungünstige Nebenerscheinungen beobachtet. BRAUN gibt 250 ccm einer $1/2^0/_0$igen Lösung als Maximaldosis an, verwendet aber selbst nie mehr als 200 ccm (= 1 g Novocain). Wir haben diese, selbst größere Mengen bei Thorakoplastiken verabfolgt, ohne Zeichen von Intoxikation zu erleben. Aus der breitklaffenden Wunde, die bei dieser Operation gesetzt wird, fließt eben eine große Menge der Flüssigkeit wieder ab, so daß gewöhnlich nur ein Teil aufgesogen wird.

Indessen trat wiederholt im Anschlusse an die Einspritzungen wirkliche Vergiftung ein. Sie äußert sich in Blässe des Gesichtes, leichter Cyanose, Schwitzen, kühler Nase und kleinem, zunächst verlangsamten, dann beschleunigten Pulse, vor allem aber in Übelkeit, Brechreiz und Erbrechen, sowie Atemnot. Das Bild erinnert sehr an einen postoperativen Kollaps, für den wir es anfangs auch hielten. Heute wissen wir durch vergleichende Erfahrungen, daß die unmittelbaren Wirkungen des großen Eingriffes diese Erscheinung nicht erklären. Wenigstens nicht, wenn die Operation unter richtiger Anzeige ohne Störung ausgeführt wurde. Der Zustand hält 10—24 Stunden an. Gelegentlich ist er geradezu besorgniserregend.

Es seien einige Beobachtungen unserer Klinik als Mahnung zur Vorsicht mitgeteilt.

Bei einem Kranken wurde für die Resektion von 8 Rippen die nötige örtliche Betäubung vorgenommen. Die Operation mußte kurz nach Beginn abgebrochen werden wegen schwerer Vergiftungserscheinungen. Der Kranke erholte sich sehr langsam und war erst am nächsten Tage außer Gefahr.

Ein andermal handelte es sich um eine sehr heruntergekommene Frau mit Lungenphthise. Bei ihr wurde in Lokalanästhesie der Bauchdecken (180 ccm $1/2^0/_0$iger Lösung) wegen vollständigen Pylorusverschlusses die Gastroenterostomie ausgeführt. Nach dem Eingriffe zeigten sich Vergiftungserscheinungen und Benommenheit. Die engen Pupillen ließen vermuten, daß die angewandte Morphiumgabe (0,02) den bedrohlichen Zustand zum Teil bedingt hatte. Auch diese Kranke besserte sich erst nach 2 Tagen.

Schlimmer sind zwei weitere Beobachtungen. Einmal trat unmittelbar nach extrapleuraler Thorakoplastik schwere Intoxikation ein, die am nächsten Tage zum Tode führte. Bei einem 11jährigen Jungen wurden zur Operation einer Zahnfistel 25 ccm einer $1/2^0/_0$igen Novocain-Suprareninlösung eingespritzt. Er starb unter den ausgesprochenen Zeichen der Vergiftung.

Für den Grad der Giftwirkung des Novocains ist die Beschaffenheit des Brustfelles bedeutungsvoll. Bei zartem geht sie schnell und ausgiebig vor sich; bei dicken Schwarten ist die Resorption dagegen so gut wie aufgehoben.

Die Herstellung der Novocain-Suprareninlösung kann in verschiedener Weise erfolgen. Für kleinere chirurgische Betriebe eignen sich hierzu vorzüglich die von BRAUN vorgeschlagenen Novocain-Suprarenintabletten A „Höchst", die 0,125 g Novocain-Chlorhydrat und 0,00012 g synthetisches Suprarenin in Form seines weinsauren Salzes enthalten. Das Gemisch wird folgendermaßen angefertigt: in einem kleinen Porzellantiegel werden etwa 2 ccm einer Lösung von 7 g Kochsalz und 4 g Kaliumsulfat in 1000 g Wasser durch Kochen sterilisiert. Die kochende Flüssigkeit wird mit den für eine Operation erforderlichen Tabletten versehen und nochmals aufgekocht, bis diese zergehen. Nur dieses Verfahren verhindert die gefährliche Zersetzung des Suprarenins. Die Flüssigkeit wird nun aus dem Porzellantiegel in ein steriles Porzellanschälchen geschüttet und soweit, als erforderlich, mit keimfreier Kochsalz-Kaliumsulfatlösung verdünnt. Aus der Schale heraus wird dann das Mittel verwendet. Es geben 1 Tablette auf 25 ccm $1/2^0/_0$ige, 2 Tabletten auf 25 ccm $1^0/_0$ige, 4 Tabletten auf 25 ccm $2^0/_0$ige Lösung.

Für größere Betriebe bedient man sich am besten fertiger, steriler Novocainlösungen, denen das Suprarenin kurz vor der Verwendung zugesetzt wird.

Wir verwenden folgende isotonische Mischung:

Novocain 5, Kal. sulfuric. 4, Natr. chlorat. pur. 6, Aq. destill. ad 1000 = $0,5^0/_0$ige Novocainlösung.

Novocain 10, Kal. sulfuric. 4, Natr. chlorat. pur. 5, Aq. destill. ad 1000 = 1 %ige Novocainlösung.

Kaliumsulfat wird zuerst in einem Kolben durch Erwärmen gelöst; dann werden Novocain und Kochsalz zugegeben. Es wird filtriert und in gut gekühlte Soxhletflaschen zu je 100 ccm abgefüllt. Diese sind aus bestem Glase hergestellt; sie geben fast kein Alkali ab. Die mit Novocainlösung versehenen und mit Wattepfropfen verschlossenen Flaschen werden im strömenden Dampf ½ Stunde lang sterilisiert und in Nickelblechkästen vor Staub geschützt aufbewahrt. Vor der Verwendung setzt man jeder Flasche zu 100 ccm Novocainlösung 8 Tropfen Suprarenin 1 : 1000

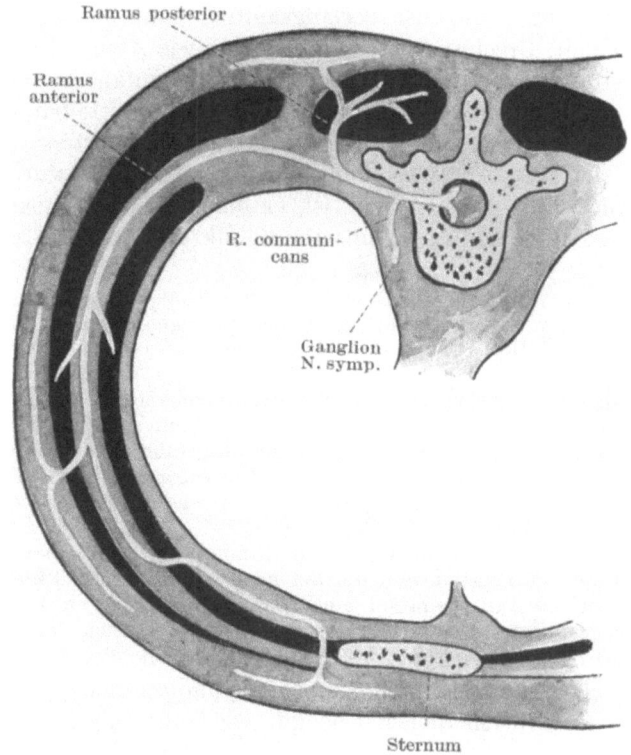

Abb. 650. Schema des Verlaufes der Intercostalnerven. (Nach CORNING.)

„Höchst" zu (entsprechend ½ mg Suprarenin). Man wähle dazu Tropfvorrichtungen, deren Tropfenzahl auf 1 ccm 16 beträgt.

Während Novocain längeres Kochen und Aufbewahren gut verträgt, ist das Suprarenin in Lösung ungemein leicht zersetzlich.

Grundbedingung für zuverlässige Betäubung eines großen Operationsgebietes am Brustkorb ist Kenntnis des Nervenverlaufes. Bei geschickter Einspritzung in die unmittelbare Nachbarschaft des Nerven oder in ihn selbst kommt man mit geringen Mengen der Lösung aus.

Die Thoraxwand wird fast ganz von den Nervi thoracales versorgt, die aus den Foramina intervertebralia austreten und sich sofort in den zum Sympathicus ziehenden Ramus communicans, den zum Rücken verlaufenden Ramus posterior und den Ramus anterior teilen (Abb. 650). Dieser liegt zuerst etwa in der Mitte zwischen zwei Rippen, unmittelbar unter der Arteria intercostalis, nur von Fascia endothoracica und Pleura bedeckt. Er nähert sich dann am Angulus costae der oberen Rippe und zieht zwischen den Musculi intercostales externi und interni längs des unteren Rippenrandes (Abb. 651), zu unterst von den gleichlaufenden Gefäßen (Arteria, darüber Vena intercostalis), bis zu den vorderen Enden der Knorpel, wo er sich wieder der Mitte des Zwischenrippenraumes zuwendet. Neben dem Brustbein endet er als Ramus cutaneus anterior pectoralis. 7.—12. Dorsalnerv treten vorn zwischen die Bauchmuskeln und versorgen die Bauchwand. Im obersten Abschnitte des Thorax, etwa von der Spina scapulae an, in der Oberschlüsselbeingrube

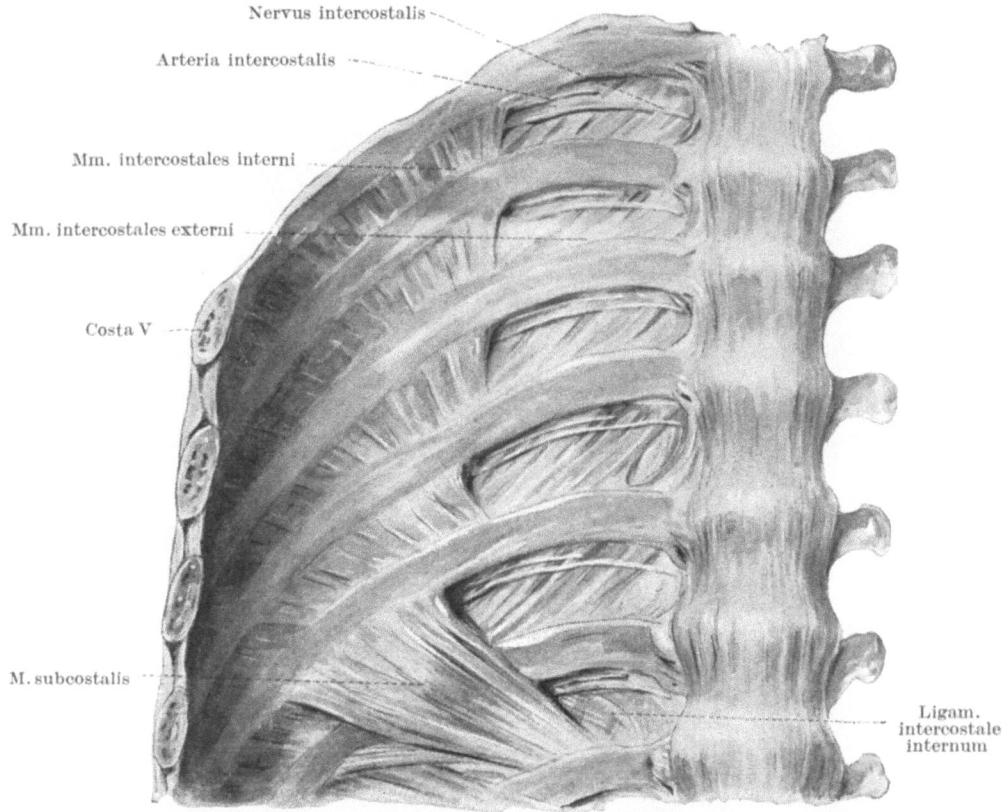

Abb. 651. Anfangsverlauf der N. intercostales, z. T. nach SPALTEHOLZ.

und in der Achselhöhle beteiligen sich auch Cervicalnerven an der Hautinnervation, wie aus Abb. 652 zu ersehen ist.

Es sei die Technik der Lokalanästhesie bei einer ausgedehnten extrapleuralen paravertebralen Rippenresektion (XI—I) beschrieben. Die Führung des Schnittes nach der an unserer Klinik geübten Methode ist aus Abb. 653 zu entnehmen. Er verläuft etwa 3 Querfinger seitlich der Dornfortsatzlinie paravertebral nach unten gegen die Spitze der 12. Rippe, nach oben über die Schulter hinweg bis in die Oberschlüsselbeingrube. In dieser Linie werden Haut, Fascie und Muskulatur durchtrennt, bis das Messer auf die querverlaufenden Rippen kommt. Nachdem die Weichteile nach beiden Seiten etwas zurückpräpariert sind, wird mitten auf jeder Rippe das Periost längsgespalten, dann nach oben und nach unten abgelöst und die Rippe reseziert (vgl. Bd. I, 2. Teil). Da die medialen Rippenstümpfe bis dicht an die Querfortsätze der Wirbel abgetragen werden, muß die Anästhesie bis dorthin reichen.

Während dieser Operation nimmt der Kranke die in Abb. 653 dargestellte
Lage ein.

Zunächst wird ein schmaler Hautstreifen, 5 cm von der Dornfortsatzlinie
entfernt und ihr parallellaufend, unterspritzt, wozu sich am besten 12 cm lange
Hohlnadeln eignen. Man beginnt im Bereiche der 11. Rippe und kann nun die
Betäubungsflüssigkeit entweder unmittelbar beim Vorschieben oder erst beim Zurückziehen der eingeführten Kanüle verabfolgen. Schon der zweite Einstich schmerzt

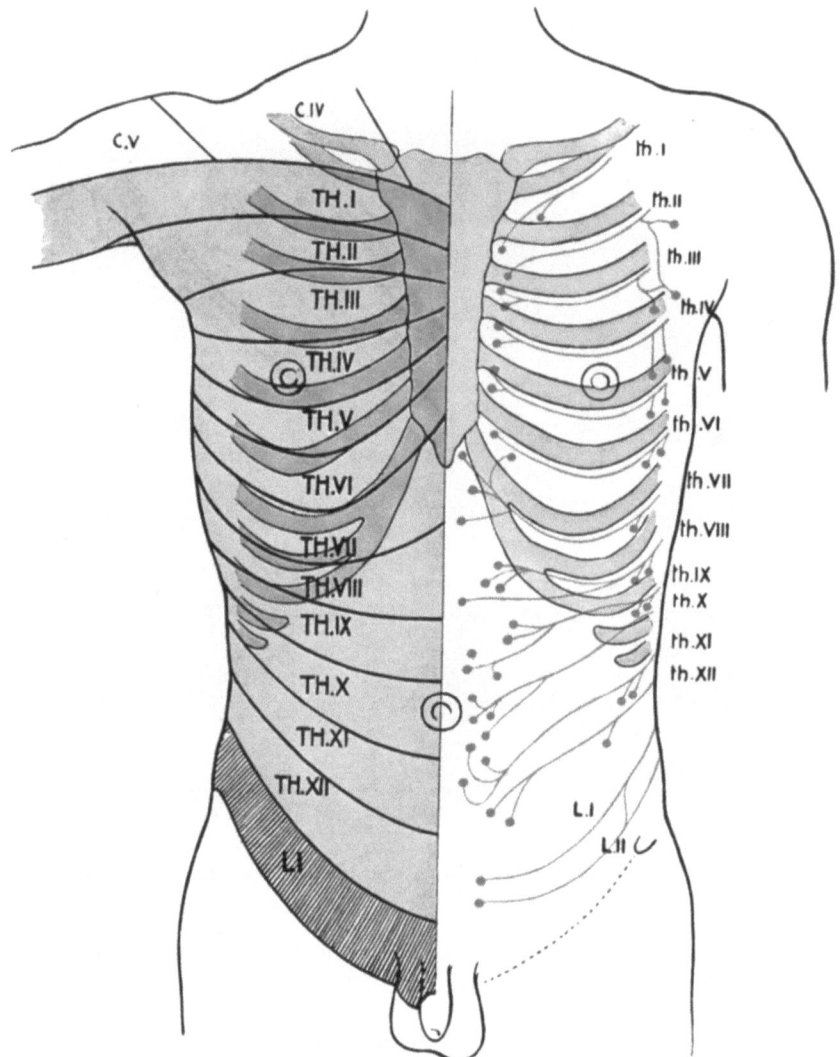

Abb. 652. Sensibilitätsegmente der Haut des Rumpfes und segmentaler Verlauf der Intercostalnerven.

nicht mehr, da er in das obere Ende des bereits unempfindlich gemachten Bezirkes
fällt. In dieser Weise setzt man die Anästhesierung fort, bis Nackenhöhe erreicht
ist. Hierzu sind etwa 30 ccm der Lösung erforderlich.

Nun können wir auch die 11 tieferen Injektionen zur Blockierung der Intercostalnerven schmerzlos vornehmen, da die Nadel immer in dem anästhetischen
Hautstreifen eingeht. Rippenperiost und die mit ihm verbundene Pleura parietalis
sind hochempfindlich. Schmerzlose Ausschälung des Knochens ist nur möglich,

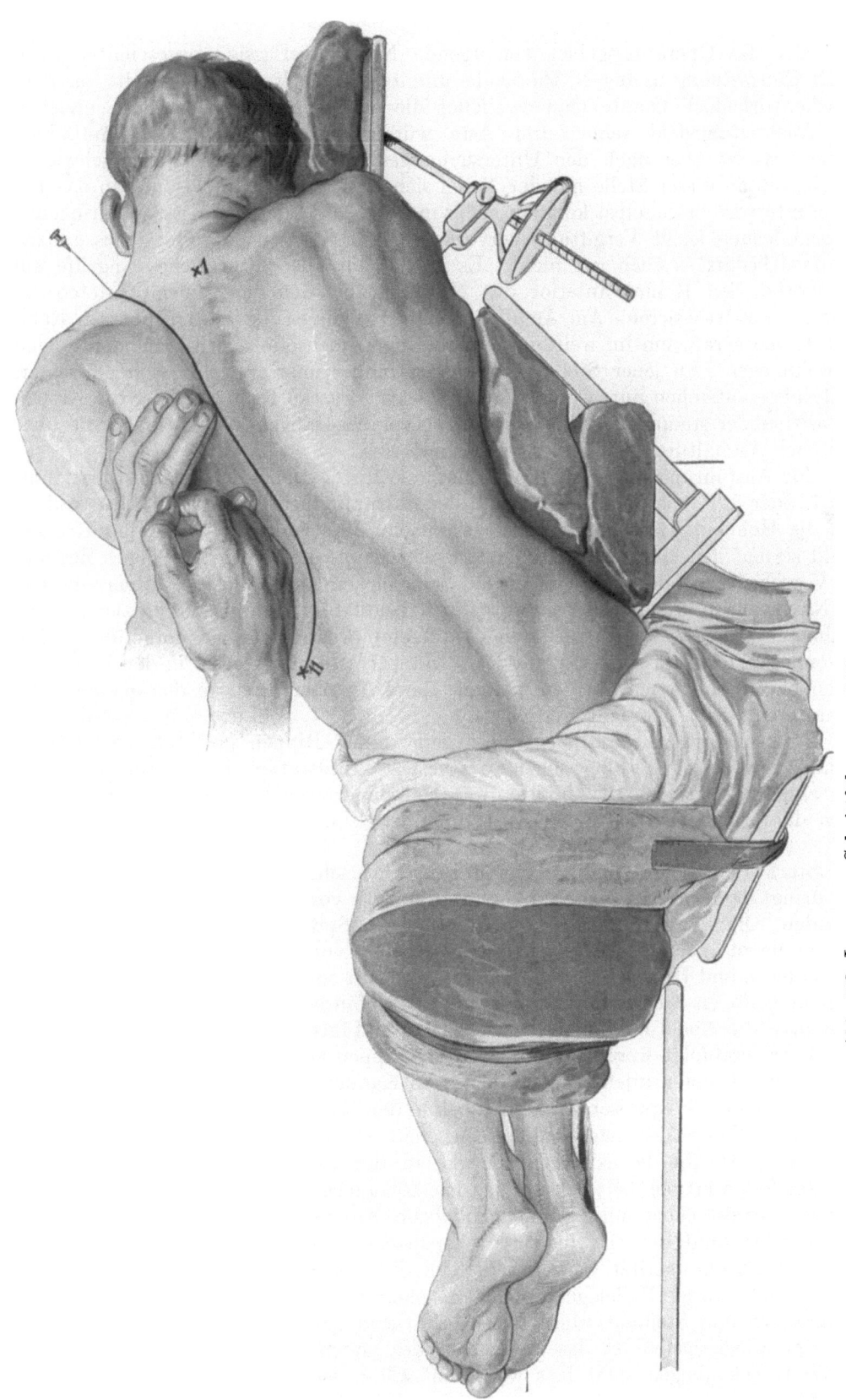

Abb. 653. Lagerung, Schnittführung und Einspritzungstechnik zur Thorakoplastik.

wenn der das Operationsgebiet versorgende Nerv zuverlässig ausgeschaltet wird. Durch Einspritzung in den N. thoracalis unmittelbar nach seinem Austritt aus dem Zwischenwirbelloch könnte man zweifellos die wirkungsvollste Anästhesie erzielen. Das Ausbreitungsfeld seiner drei Äste würde mit einem Male unempfindlich werden. Es ist aber nach den Untersuchungen KAPPIS' technisch sehr schwierig, den Nerven an dieser Stelle mit der Nadel sicher zu treffen. Injektionen in das Foramen intervertebrale selbst kommen nicht in Frage, da in den Duralsack eindringende Novocainlösung leicht Vergiftung hervorruft (WILMS). Der Betäubung des ganzen Stammes bedarf es auch gar nicht. Es genügt für alle chirurgische Eingriffe am Brustkorbe, den Ramus anterior des N. thoracalis, den eigentlichen Intercostalnerven, zu anästhesieren. Am Angulus costae tritt dieser Ast an den unteren Rand jeder Rippe heran, um im weiteren Verlaufe der Innenseite der Knochenkante sich anzuschmiegen. An jener Stelle wird er fast immer unschwer und sicher erreicht. Hindernisse entstehen nur, wenn sich bei starker Brustkorbschrumpfung die Rippen eng aneinander stemmen, oder wenn durch vorausgegangene Operation die anatomischen Verhältnisse hochgradig verändert sind.

Zur Ausführung dieser Leitungsanästhesie tastet man sich die meist gut fühlbare 7. oder 8. Rippe durch. Innerhalb des unempfindlich gemachten Hautstreifens wird die Hohlnadel fast senkrecht eingestochen. Man lenkt die Spitze der Kanüle, sobald sie auf den knöchernen Widerstand der Rippe stößt, durch geringes Zurück- und Vorschieben an deren unteren Rand. Im gleichen Augenblicke setzt man die mit der Novocainsupreninlösung gefüllte Spritze auf und beginnt zu injizieren. Die Hohlnadel wird dabei noch um einige Millimeter brustinnenwärts vorgeführt. Man verwendet 10 ccm Flüssigkeit, von der die Hauptmasse unmittelbar in den Zwischenrippennerven, einige ccm an den unteren Rand der oberen, sowie den oberen Rand der unteren Rippe gebracht werden.

Bei technisch einwandfreiem Vorgehen werden Rippen und Intercostalräume in ganzer Ausdehnung völlig sicher anästhesiert. Infiltration des Ramus communicans zum Sympathicus ist unnötig, während das Hautgebiet des Ramus posterior durch die folgende subcutane Unterspritzung der Schnittlinie unempfindlich gemacht wird.

Starkes Fettpolster und kräftige Muskulatur erschweren das Fühlen der Rippen. Man dringt dann mit der Nadel tastend in die Tiefe vor, um knöchernen Widerstand zu finden. Oft ist es erforderlich, die Richtung der Spitze durch Heben oder Senken der Kanüle zu ändern. Verletzung des Rippenfelles verrät sich meist durch stechenden Schmerz und Hustenreiz. Einströmen von Luft in den freien Brustfellspalt ist bei dem geringen Querschnitte der Nadeln ungefährlich. Es läßt sich vermeiden, wenn man die Nadel mit aufgesetzter Spritze einführt. Novocainlösung darf aber nicht eher verabfolgt werden, bis der untere Rippenrand zuverlässig festgestellt ist.

Nach beendeter Injektion zieht man die Kanüle etwas zurück, läßt sie jedoch als anatomischen Wegweiser zunächst noch in den Weichteilen stecken. Es folgt die Leitungsanästhesie der nächst tiefergelegenen Rippen, bis die 11. erreicht ist. Auch hier verbleibt die Nadel als Marke in der Brustwand. Dieses Hilfsmittel ist besonders wertvoll bei Betäubung der höhergelegenen Rippen. Mehrere übereinander eingestochene und steckengebliebene Kanülen bezeichnen mit Sicherheit Zahl und Abstand der einzelnen Knochenspangen, von denen keine übergangen, keine doppelt unterspritzt werden soll. Um die drei obersten Intercostalnerven zu treffen, muß man die Nadelspitze mehr und mehr nach vorn und unten neigen. Lage des Kranken und Stellung seines Brustkorbes sind dabei genau zu berücksichtigen.

Am schwierigsten ist das Aufsuchen des ersten Zwischenrippennerven. Der oberste Knochenbogen steht fast wagerecht. Man ist daher gezwungen, an seiner Unterfläche die Kanüle entlang zu schieben. Kunstgerechtes Vorgehen erzielt auch hier wirksame Betäubung.

Zur Nervenblockade genügt in der Tat perineurale Umspritzung. Die Einspritzung in die Nervenstämme selbst ist schon wegen des Einstichschmerzes, der an Heftigkeit der Empfindung bei Entfernung des Zahnmarkes gleichkommt, abzulehnen.

Nach vollendeter Leitungsanästhesie wird die Hautschnittlinie, deren Verlauf in Abb. 653 zu sehen ist, unterspritzt. Man schaltet damit die hinteren Äste der Brustnerven aus.

Volle Unempfindlichkeit des ganzen Operationsgebietes tritt 15—20 Minuten nach der Einspritzung ein. Haut, Fascie und Muskulatur sind dann durch die subcutane, Knochenhaut und Rippenfell durch die intercostale Injektion schmerzfrei

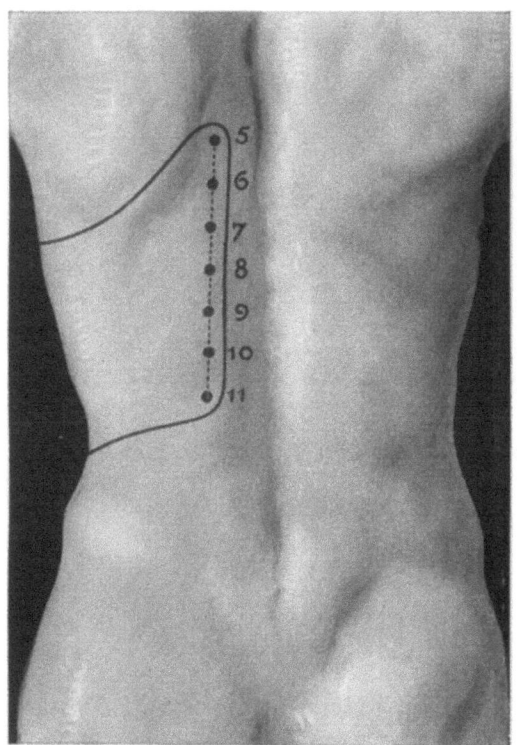 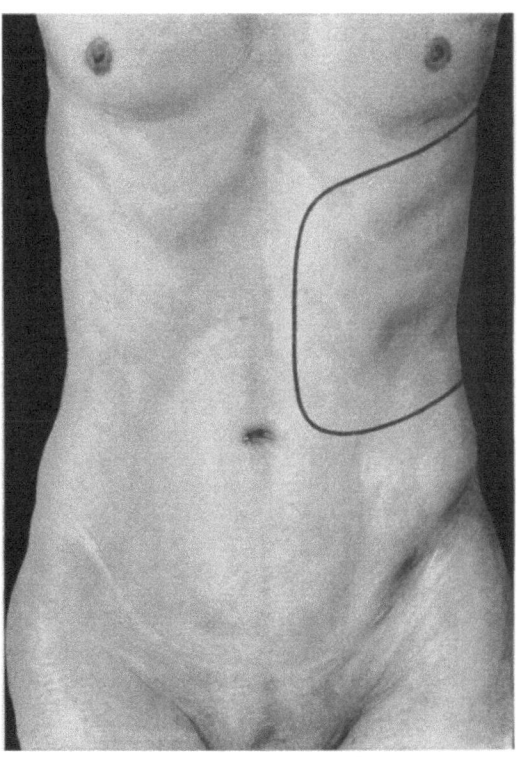

Abb. 654. Ausdehnung des anästhetischen Bezirkes am Rücken nach Blockierung des 5. bis 11. Thorakalnerven.

Abb. 655. Anästhetischer Bezirk der vorderen und der seitlichen Rumpfwand.

geworden. Ohne zwingenden Grund sollte die erforderliche Wartezeit nicht abgekürzt werden. Verfrühter Beginn der Operation führt gelegentlich zu störenden Zwischenfällen.

Im Schutze der Lokal- und der Leitungsanästhesie kann nun die Resektion der 1.—11. Rippe glatt und sicher vorgenommen werden. Die Kranken klagen höchstens über zunehmendes Druckgefühl, wenn die gekürzten Rippen dem Zuge der Lunge mehr und mehr folgen und einsinken.

Auch für alle anderen extrapleuralen Operationen genügt diese Art der Betäubung. So erleichtert sie Eröffnung von Lungenabscessen und von Brustfelleiterungen, erlaubt schmerzlose Auslösung der Lunge aus Schwarten mit nachfolgender Tamponade oder Plombierung der Wundhöhle, ja ermöglicht sogar den großen Eingriff der SCHEDEschen Plastik.

Im Einzelfalle wird die Ausdehnung der Anästhesierung der voraussichtlichen Art der Operation angeglichen. Man erinnert sich dabei wieder des segmentalen

Verlaufes der Zwischenrippennerven. Einspritzung eines N. thoracalis schaltet Hautabschnitte aus, die um 1—2 Rippen unter der Einstichstelle gelegen sind. So zeigen Abb. 654 u. 655 die anästhetischen Bezirke nach Blockade der 5.—11. Intercostalnerven. Um ausreichende Schmerzlosigkeit im Bereiche mehrerer Segmente zu erzielen, ist es also unerläßlich, die beiden nächsthöheren Nerven zu umspritzen. Das gilt namentlich für die Anästhesierung zur Pneumolyse. Hier sind auch die Nerven der dem Resektionsgebiete benachbarten oberen und unteren Rippen sicher unempfindlich zu machen. Erst dann ist schmerzlose Ablösung des Rippenfelles von

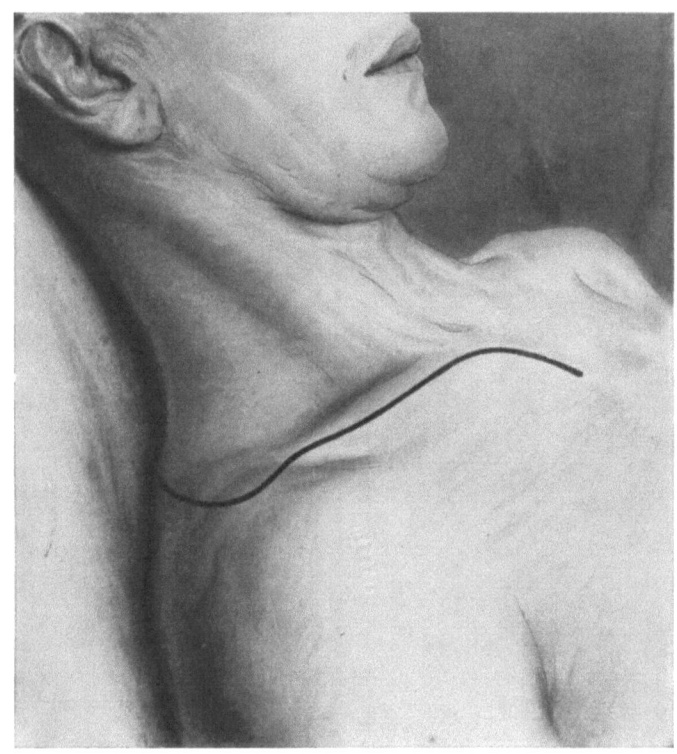

Abb. 656. Ausschaltung der N. supraclaviculares durch einen subcutanen Einspritzungstreifen. (Nach Braun.)

der Innenwand des Brustkorbes möglich. Die Rami posteriores der Brustnerven, Nervenästchen, die von der anderen Brustseite einstrahlen, sowie Verzweigungen der N. supraclaviculares im oberen Teile des Thorax werden durch subcutane Einspritzung zuverlässig unempfindlich gemacht (Abb. 656, vgl. auch Abb. 650).

Die Wirkung der Lokal- und der Leitungsanästhesie ist ab und zu mangelhaft, gelegentlich ganz ungenügend. Allerdings sind Versager um so seltener, je besser die Technik beherrscht wird. Sie bleiben aber auch dem Erfahrenen nicht erspart, wenn starke Schwarten oder Callusmassen als Folgen vorausgegangener Operationen typisches Vorgehen erschweren oder gar verhindern. Dann nützt selbst längeres Zuwarten nicht, so daß allgemeine Betäubung noch hinzugefügt werden muß. Der Kranke wird aber dadurch zweifachen Gefahren und Schädlichkeiten ausgesetzt. Zweckmäßiger bedient man sich daher in solcher Lage von vornherein der Narkose, die bei fehlendem Auswurf für uns ohnehin Verfahren der Wahl ist.

Lokalanästhesie ist an sich nie vollwertiger Ersatz der allgemeinen Betäubung. Gegen ihre oft gerühmte Ungefährlichkeit sprechen vor allem die erwähnten Vergiftungszustände. Gelegentlich verschuldet sie aber auch unmittelbare Unglücksfälle.

Bei einem Kranken geriet die Hohlnadel durch eitriges Schwartengebiet hindurch in den hinteren Mittelfellraum und rief tödliche Mediastinitis hervor.

Ein anderes Mal wurde bei Einspritzung zur extrapleuralen Thorakoplastik die 9. Intercostalarterie angestochen. Es bildete sich an der Verletzungstelle ein Aneurysma, das sich nach einiger Zeit in die Lunge einwühlte und eines Tages von selbst in sie durchbrach. Der Kranke erstickte.

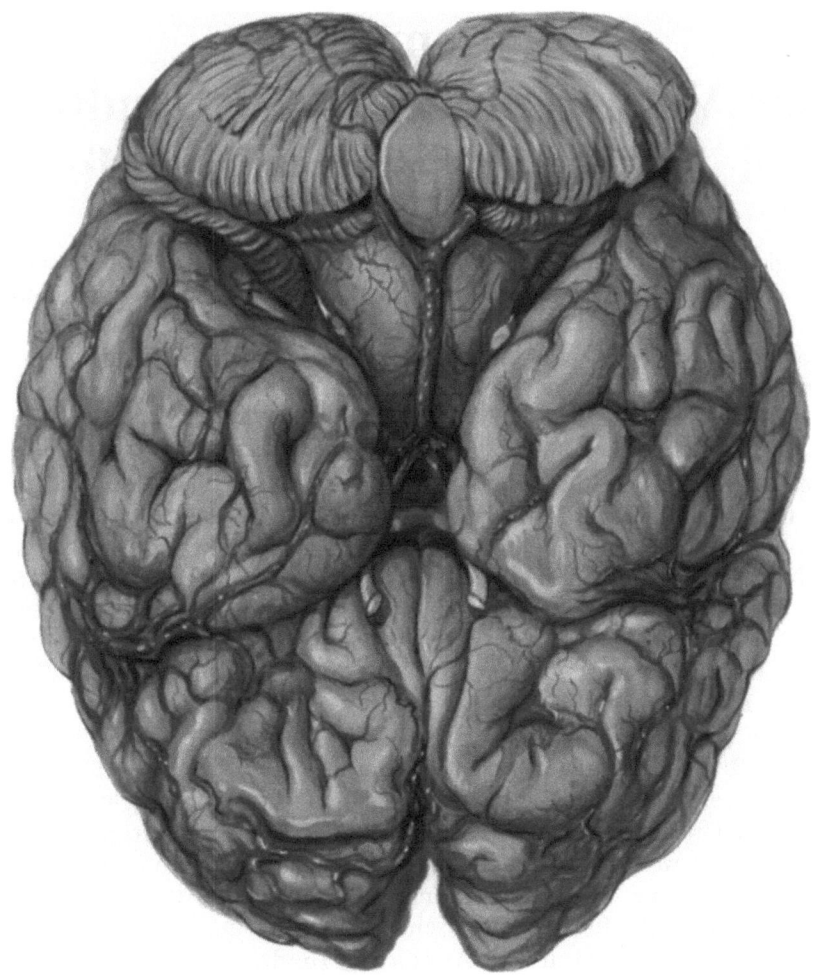

Abb. 657. Luftembolie in die Hirnarterien. Die Gefäße der Basis lassen perlschnurartig angeordnet kleinste Luftblasen durchschimmern.

Geradezu gefährlich kann das verabfolgte Novocain selbst werden beim Anstechen von Gefäßen, besonders von Schwartenvenen. Von ihnen aus gelangt das Gift in das linke Herz und schnell in das Gehirn. Kopfschmerzen, vorübergehende apoplektiforme Zustände haben wir erlebt.

Noch bedenklicher ist Luftembolie, die durch Einstich der Hohlnadel in eine Schwarten- oder Lungenvene möglich ist. Wir verloren einen Kranken daran.

Trotz mancher Nachteile hat die Lokalanästhesie aber doch Ausbau und Entwicklung der Brustchirurgie mächtig gefördert. Ihr unvergleichlicher Vorteil liegt darin, daß die Lungenkranken während und nach der Operation abhusten können.

Allgemeines
über Verlauf und Nachbehandlung
bei intrathorakalen Eingriffen.

Chirurgische Maßnahmen an intrathorakalen Organen sind immer schwere Eingriffe. Zu den allgemeinen Folgen, die jede Operation auslöst, kommen hier im besonderen Störungen der Atmungs- und der Herztätigkeit. Sie sind durch unmittelbare Rückwirkung auf Herz und Lungen und ihre Nervengebiete bedingt. Klinisch äußern sie sich in verschiedener Weise.

So erfolgt die Atmung oberflächlich, beschleunigt, oft stoßweise und unregelmäßig. Bei sehr starken Schmerzen nach hochgradiger Einengung der gesamten Lungenfläche tritt sogar Preßatmung auf. Am ausgesprochensten sind die Atemstörungen nach Ausschaltung größerer Abschnitte durch Brustwandentknochung, breiter Tamponade und Drainage des Brustfellraumes. Dann beobachten wir regelmäßig hochgradige Cyanose des Gesichtes; die Nase ist kühl; auf der Stirne lagert kalter Schweiß. Zu schwerer Dyspnoe kommt es ferner bei Pleura und -Mediastinalphlegmone. Das klinische Bild des offenen Pneumothorax kann sich durch Maßnahmen im Mittelfellraume entwickeln. Vagusreizung führt zu periodischer Verlangsamung der Atmung.

Alle diese Erscheinungen prägen sich besonders aus, wenn auf luftdichten Verschluß der Brustwandwunde verzichtet werden mußte; sie sind dagegen abgeschwächt, wenn er nach vollständigem Aufblähen der Lunge gelang.

Am meisten leiden die Kranken unter der Schmerzhaftigkeit der Atembewegungen. Darum werden tiefe Einatmungen und Hustenstöße vermieden. Mangelhafte Lüftung der Lunge und Ansammlung von Schleim in den Bronchen schaffen günstige Voraussetzungen für pneumonische Infiltrationen.

Es ist daher eine wichtige Aufgabe, in der Nachbehandlungszeit, den Kranken die Atmung zu erleichtern. Schon richtige Lagerung in halbsitzender Stellung ist zweckmäßig. Dabei wird der Operierte auf weiche Kissen so gebettet, daß die gesunde Seite freibleibt. Alle Lücken unter dem Körper, namentlich in der Lendengegend, werden durch Polster ausgefüllt. In die Höhle des Nackens gehört eine Roßhaarrolle. Über ihr bringt man den Kopf in leichte Reklination. Auch dadurch wird die Atmung freier. Ein Stellkissen hinter dem Oberkörper ermöglicht in einfacher Weise Wechsel der Lage. Das untere Bettende erhöht man, um Abwärtsgleiten des Körpers zu verhindern. Der Arm der operierten Seite wird bequem durch weiche Unterlagen unterstützt oder aufgehängt, um der Gefahr der Thrombenbildung vorzubeugen und um den Schultergürtel zu entlasten.

Das Pflegepersonal ist besonders anzuweisen, dauernd mit Sorgfalt die Atmung des Operierten zu beobachten und zu überwachen. Durch gütigen Zuspruch sorgt es für langsame und tiefe Inspirationen selbst dann, wenn Schmerzen die Bewegungen des Brustkorbes erschweren. Auch um regelmäßige Entleerung der Luftwege muß es bemüht sein. Nichts erleichtert dem Kranken das Aushusten so sehr, wie geeignete Unterstützung der Brustwand durch sanften Gegendruck von außen. Am besten legt man während des Hustens seine beiden Handflächen auf die operierte Seite, indem man, vor dem Kranken stehend, den einen Arm von vorn, den anderen von hinten an den Brustkorb heranführt. Der Kranke wird, nachdem er langsam eingeatmet hat, zum Husten aufgefordert, während gleichzeitig die Hände gegen das Operationsgebiet drücken und den Exspirationsstoß auffangen. Bei diesen Maßnahmen ist darauf zu achten, daß der Patient nicht durch unzweckmäßiges Husten seine Kraft zu früh vergeudet. Erst wenn der Auswurf in die Luftröhre gelangt ist, haben Expektorationsversuche Erfolg. Zu vermeiden ist das sogenannte Hüsteln, das nichts nutzt, zu dem aber die Kranken sehr neigen. Zur Erleichterung der Lösung des Sputums ist Anfeuchten der Atemluft durch Verstäuben von Kochsalz- oder Borsäurelösung empfehlenswert.

Alle diese Hilfsmittel nützen aber nur, wenn regelmäßig und reichlich Morphium verabreicht wird. Die Wichtigkeit der Morphinisierung in den ersten Tagen nach intrathorakalen Eingriffen kann nicht genug betont werden. Erst dadurch verschafft man dem Kranken einen erträglichen Zustand, in dem er schmerzfrei und ergiebig atmet, sinnlosen Hustenreiz unterdrückt und im richtigen Augenblicke wirksam auswirft. In der Bekämpfung der Preßatmung ist Morphium durch kein anderes Mittel zu ersetzen. Es vermindert das Sauerstoffbedürfnis, verringert die Dyspnoe, beruhigt und betätigt sich dadurch mittelbar als Stimulans. In den ersten Tagen darf man unbedenklich bis zur Höchstgabe, ja gelegentlich darüber gehen. Allmählich verkleinert man die Mengen, so daß nach 10—14 Tagen diese Arznei überhaupt entbehrlich wird.

Oft bekommen Operierte starke Schleimabsonderung aus dem Bronchialrohre. Wenn nicht gleichzeitig eitriger Auswurf besteht, kann diese Hypersekretion durch Atropin in Form der Tinct. Belladonnae bekämpft werden (3mal täglich 20 Tropfen).

Störungen der Herztätigkeit treten nach intrathorakalen Operationen in verschiedenem Maße und zu verschiedenen Zeitpunkten auf. Bemerkenswert ist die Verlangsamung der Schlagfolge unmittelbar nach Eingriffen im Bereiche des Lungenstieles und im Mittelfellraume. Sie beruht auf Vagusreizung und verschwindet gewöhnlich erst nach 8—10 Stunden.

Nach Operationen an der Brustwand oder im Innern des Thorax, die mit Änderungen der statischen Verhältnisse einhergehen oder zu Verschiebungen der Brustorgane führen, kann das Herz rein mechanisch in seiner Arbeit behindert werden. Der Kranke hat dann Beklemmungsgefühl, während gleichzeitig der Puls emporschnellt und unregelmäßig wird. Bezeichnend ist, daß diese Herzstörungen nach Änderung der Lage oder nach Lockerung des Verbandes sofort abklingen.

Ernster ist die Herzschwäche nach Eingriffen, die wegen chronischer Erkrankung der Lunge, wie Eiterung oder Tuberkulose, vorgenommen wurden. Trotz Fehlens klinischer Zeichen sind Widerstandskraft und Leistungsfähigkeit des Herzens infolge von Degeneration des Muskels oft herabgesetzt. Gegenüber erhöhten Ansprüchen tritt die Insuffizienz des Organes klinisch in Erscheinung. Hier empfiehlt es sich, das Herz auch bei noch gutem Pulse doch schon vor der Operation durch Campher und Digitalis zu stärken. Völliges Versagen wäre sonst zu befürchten, wenn im Anschluß an den Eingriff eine Pneumonie sich entwickeln sollte.

Die Behandlung postoperativer Herzstörungen erfordert große Sorgfalt. Die Entscheidung darüber, wie im Einzelfalle der Herzmuskel durch Campher, Digalen oder Coffein gestützt werden muß, bedarf gewissenhafter Überlegung und persönlicher Erfahrung. Zur vorbereitenden Kräftigung des Organes geben wir die Digitalis, am liebsten in Form des Digalens. Ist der Eingriff erst nach längerer Zeit geplant, so ist eine Chininkur zu empfehlen. Die postoperative akute Herzschwäche wird am besten durch Campher und Coffein bekämpft.

Bei Kranken, die in Lokalanästhesie operiert wurden, kommt es bei Überdosierung oft zu unangenehmen, ja bedrohlichen Nachwirkungen des Anaestheticums (vgl. S. 651). Namentlich nach ausgedehnten Rippenresektionen beobachten wir sie. Alle Abstufungen von leichter bis zu schwerster Vergiftung können auftreten. Der Beginn kennzeichnet sich meist durch anhaltendes, heftiges Erbrechen. Der Puls ist anfangs eher verlangsamt, wird aber bald beschleunigt und klein. Die Atmung ist oberflächlich, oft unregelmäßig. Das Gesicht sieht blaß, bläulich und verfallen aus. Die Züge sind schlaff, die Pupillen meist verengt. Die Nase ist kühl, die Stirn mit Schweiß bedeckt. Man hat den Eindruck eines schweren Kollapses. Früher haben wir diesen Zustand als unmittelbare Folge des großen Eingriffes betrachtet. Häufigere Anwendung der Narkose belehrte uns aber, daß nur die Nachwirkungen des Novocains, besonders in Verbindung mit Morphium, so verhängnisvoll sind.

Die Novocainvergiftung wird am besten durch Verabreichung von Alkohol, Kognak, Champagner, sowie von Herzmitteln und durch Sauerstoffatmung bekämpft. Sie dauert gewöhnlich 10—24 Stunden und hinterläßt bei gutem Verlaufe keinerlei spätere Störungen. Ganz selten erholt sich der Kranke nicht mehr; er geht dann schließlich an Atemlähmung zugrunde.

Eine große Gefahr bedeutet ferner die häufiger bei Narkotisierten auftretende Aspirationspneumonie.

Ihr Eintritt verrät sich klinisch sofort. Die Atmung wird oberflächlich und beschleunigt. Das Gesicht des Kranken verändert sich; die Züge verfallen. Es entsteht starke Cyanose. Der Puls ist schnell, klein, die Körperwärme erhöht. Die Untersuchung ergibt nicht immer eindeutige Zeichen des pneumonischen Vorganges. Sie ist besonders erschwert, wenn sich die physikalischen Verhältnisse in der Lunge durch einengende Operationen verschoben haben. Jedoch genügt oft schon der Nachweis von Rasseln an Stellen, die früher frei waren.

Die Behandlung solcher Pneumonien ist die Behandlung der drohenden Schwäche des Herzens. Von der Widerstands- und Leistungsfähigkeit des Organes hängt das Schicksal des Kranken ab. Bei Aspirationen in die gesunde Lunge, die mit gewaltiger Einschränkung der Atmungsfläche einhergehen, ist Verabreichung von Sauerstoff dringend angezeigt. Auch die Herztätigkeit wird durch sie günstig beeinflußt.

Zweifellos kann man die Gefahr der Aspirationspneumonie durch sorgfältige Überwachung des Aushustens in allen Abschnitten der chirurgischen Behandlung weitgehend herabsetzen.

Trotz genauer Blutstillung während der Operation und kunstgerecht angelegten Verbandes tritt nach größeren Eingriffen, insbesondere nach ausgedehnten Rippenresektionen hie und da Nachblutung auf.

Man kann ihre Zeichen, wenn örtliche Betäubung angewandt wurde, in den ersten Stunden übersehen oder verkennen, selbst wenn der Blutverlust groß ist. Kleiner Puls, Blässe, kühle Gliedmaßen werden vielleicht als Folgen der Anästhesie oder des Operationshocks gedeutet. In Wirklichkeit handelt es sich um Blutung nach außen, in den Verband. Dessen wiederholte Besichtigung am Operationstage gewährt weitgehenden Schutz. Selten ist wegen Verdachtes auf Blutung in den freien Brustfellspalt physikalische Untersuchung über der Brustwand geboten.

Nachblutungen werden je nach ihrer Quelle verschieden behandelt. Meist genügt es, die elastischen Züge stärker anzuspannen und den Verband fester anzulegen. Stammen sie aus Abszeß- oder Gangränhöhlen der Lunge, so ist Tamponade mit styptischen Mitteln angezeigt. Beim Verdacht auf Blutungen aus größeren Arterien muß selbstverständlich die Wunde geöffnet und das Gefäß unterbunden oder umstochen werden. Nach erfolgter Stillung ist der Anämie wirksam zu begegnen.

Nach Verletzungen der Lunge oder Operationen in ihr wird in den ersten Tagen Blut ausgehustet. Nur sehr selten treten stärkere Hämoptysen auf. Sie geben kaum je Anlaß zu erneutem chirurgischen Vorgehen. Erfolgt eine größere Blutung, so ist wichtigstes Gebot, die Aspiration in gesunde Lungenabschnitte zu verhüten und genügendes Aushusten herbeizuführen. Man bringt den Oberkörper der Kranken in abhängige Lage, überwacht die Atmung und veranlaßt regelmäßige, möglichst kraftvolle Hustenstöße.

Eine ernste Folge intrathorakaler Eingriffe ist Entwickelung eines Spannungspneumothorax. Er schließt sich am häufigsten an Amputationen ganzer Lungenlappen an, wenn der Bronchusverschluß nachgibt. Auch nach Lungenverletzungen kann durch Nahtundichtigkeit und Klappenbildung im Wundgebiete Druckzunahme der entwichenen Luft eintritt.

Konservative Behandlung dieses Zustandes durch wiederholte Punktion vermag nur bei allmählichem Versiegen der Quelle zur Heilung zu führen. Bei klaffender Lungen- oder Bronchusfistel ist Dauer- oder besser Ventildrainage nach TIEGEL angezeigt. Nur so läßt sich das zuverlässigste, allerdings lebensgefährliche Mittel, die Rethorakotomie, umgehen.

Wundstörungen nach intrathorakalen Operationen sind verschieden zu bewerten. Am ungünstigsten sind Entzündungen, die sich nach Eröffnung der Speiseröhre, nach Herausholen infizierter Fremdkörper aus der Lunge oder nach transpleuraler Spaltung von Abscessen in dem freien Brustraum entwickeln. Ebenso verhängnisvoll sind primäre Infektionen nach schweren Lungenverletzungen mit grober Zerstörung des Gewebes. Frühzeitige, ausgiebige Eröffnung der Wunde, Drainage oder Tamponade sind dringend angezeigt.

Wundeiterungen kommen auch nach ausgedehnten Rippenresektionen wegen kavernöser Lungentuberkulose vor. Hier handelt es sich fast immer um phlegmonöse Entzündungen, die von der schwer veränderten Brustfellschwarte ihren Ausgang nehmen, oder die sich an Fasciennekrosen anschließen.

Nach intrathorakalen Eingriffen mit primärem Brustwandschluß und glattem Ausgange wird der erste Verbandwechsel nach 8 Tagen vorgenommen. Bei aseptischen, aber drainierten Wunden, wie z. B. nach extrapleuraler Thorakoplastik, entfernen wir das Gummirohr nicht vor dem 4. oder 5. Tage. Tampons läßt man dagegen mindestens 8—10 Tage, ja noch länger liegen. Eiterhöhlen der Lungen werden von da ab täglich verbunden und gereinigt, namentlich wenn Fiebersteigerungen für Verhaltung sprechen.

Eine lästige, wenn auch nicht immer ernste Störung der Nachbehandlungszeit bedeutet der Singultus. Er wird besonders häufig nach Eingriffen beobachtet, die den Nervus phrenicus verziehen und reizen. Namentlich tritt er nach operativer Einengung des Brustraumes auf, wenn der Nerv verschoben und gezerrt wird. Auch Tamponade nach Pneumolyse kann Schuld sein. Bei Zwerchfell- und Speiseröhrenoperationen wird der Phrenicus ebenfalls häufig mechanisch oder entzündlich geschädigt. (Über den zentral bedingten Singultus vgl. Bd. II, S. 665.)

Länger anhaltender Singultus ist schmerzhaft und für das Allgemeinbefinden außerordentlich ungünstig.

Die Behandlung stößt nicht selten auf große Schwierigkeiten. Brom- und Belladonnamittel haben nach unseren Erfahrungen keinen Erfolg. Wirksamer sind größere Gaben von Cocain in Tropfen oder reichliche Mengen Morphiums. Besonders hartnäckiges Schluckzen verlangt sogar Anästhesierung des N. phrenicus am Halse mittels Novocain.

Manche Kranke klagen über neuralgische, ausstrahlende Schmerzen im Gebiete der Zwischenrippennerven, die ja leicht bei den verschiedensten Eingriffen entzündlich oder mechanisch leiden können. So drücken mitunter nach Naht einer Thorakotomiewunde vom Intercostalschnitt aus benachbarte Rippen den N. intercostalis zusammen. Eine andere Ursache sind Rippenstümpfe oder Narbenschwielen, die nach extrapleuraler Thorakoplastik zurückbleiben.

Die Schmerzen verschwinden gewöhnlich in einigen Tagen. Nach Rippenresektionen treten sie aber gelegentlich später erneut auf, wenn periostale Wucherungen die Intercostalnerven umklammern.

Solche Zustände stellen sich namentlich bei entzündlich verdicktem, aufgefaserten Rippenperiost ein. Man kann dann wenigstens die oberen Nerven ohne Bedenken durchtrennen.

Sehr selten beobachtet man in der Nachbehandlungszeit Psychosen. Wir haben ernste derartige seelische Störungen nur einige Male gesehen.

Eine tuberkulöse Kranke geriet nach ausgedehnter Rippenresektion in eine halluzinatorische Depression. BLEULER erblickte darin die Folgen der Ausschwemmung von Tuberkulotoxinen aus der eingeengten Lunge. Er bezeichnete die Prognose als günstig. In der Tat erholte sich die Frau und genas.

Motorische Erregungen kamen bei einem jungen Offizier hervor, der nach extrapleuraler Thorakoplastik eine Wundinfektion durchmachte. Auch dieser Kranke, dessen Befinden uns zunächst Sorgen machte, gesundete.

Gelegentlich begleitet die Gemütstörungen ausgesprochener Negativismus. Er erschwert Pflege, Nahrungsaufnahme und Aushusten. Künstliche Ernährung muß unter Umständen angewandt werden.

Bei anderen Formen von Irresein sind beruhigende Arzneien, namentlich Brommittel, angezeigt.

Regelung des Stuhlganges darf nicht vernachlässigt werden. Meteorismus drängt das Zwerchfell hoch und behindert die Atmung. Abführmittel sind wegen der Belästigung des Kranken durch den folgenden häufigen Stuhlgang zu vermeiden. Milde Einläufe verdienen den Vorzug.

Verlief die Wundheilung ungestört, dann können die Kranken gewöhnlich nach 2—3 Wochen aufstehen.

Oft überrascht nach erfolgreicher Eröffnung von Lungeneiterungen und besonders nach operativer Behandlung der Lungentuberkulose die schnelle Erholung.

Trotzdem sind klimatische Nachkuren zu empfehlen. Dabei ist zu beachten, daß nach ausgedehnter Brustkorbeinengung die Höhe von einigen Kranken, zunächst wenigstens, schlecht vertragen wird. Aufenthalt an der See oder im Mittelgebirge ist dann vorzuziehen. Einige Zeit später können aber auch diese Genesenden in höher gelegenen Orten mit Erfolg verweilen.

Verhütung des Pneumothorax.

Ältere Verfahren.

Das einfachste Mittel, um nach Eröffnung des Brustkorbes die Störungen des offenen Pneumothorax schnell zu beseitigen, ist der MÜLLERsche Handgriff. Man faßt mit der Hand oder einer Zange die zurückgesunkene Lunge und zieht sie in die Brustwunde vor. Durch diese Maßnahme werden der Lungenstiel und das mit ihm verbundene Mittelfell angespannt und festgehalten. Mediastinalflattern und Verdrängungserscheinungen werden dadurch abgeschwächt.

Ein anderes Vorgehen ist von GARRÈ empfohlen worden. Man legt den Kranken mit der geöffneten Brustseite über die Kante des Operationstisches oder bringt ihn, wie es ELSBERG versucht hat, in Bauchlage. Diese Maßnahmen verdanken ihre günstige Wirkung dem Umstande, daß der Zug des Herzens auch das Mittelfell erfaßt und sein Flattern verhindert. Beide Verfahren werden heute nur mehr behelfsmäßig in der Unfallchirurgie angewandt.

Wird im Verlaufe eines operativen Eingriffes das Rippenfell unbeabsichtigt verletzt, so verschließt man das Loch rasch durch einen Mullbausch. Der eingetretene offene Pneumothorax wird dadurch in einen geschlossenen, weniger gefährlichen verwandelt (vgl. S. 764). Später sorgt man dann für luftdichten Nahtverschluß der Wunde.

Mußte bei Thoraxwandresektionen das Rippenfell mitentfernt und deshalb die Brustfellhöhle weit geöffnet werden, so befestigt man 2—3 cm seitwärts von der Schnittlinie der Pleura die Lunge durch Hinterstichnaht an der Brustwand. Auf diese Weise soll die Entstehung eines totalen Pneumothorax verhindert werden.

Mit diesen einfachen Hilfsmitteln kann sich der Chirurg gegenüber den Gefahren des offenen Pneumothorax einigermaßen schützen.

Aber alle diese Methoden sind in ihrer Brauchbarkeit beschränkt. Vor allem wird der Operateur durch sie in seiner Technik behindert. Es ist ihm unmöglich, ähnlich wie in der Bauchhöhle, im Brustraume zu hantieren und klare Übersicht zu gewinnen. Sein Hauptaugenmerk bleibt auf die Pneumothoraxstörungen und ihre Abwehr gerichtet. Noch wichtiger ist, daß die Verfahren Zwischenfälle nur während der Operation verhüten, aber nach ihr einen Pneumothorax zurücklassen.

Dieser postoperative Pneumothorax ist für den weiteren Heilverlauf von sehr ungünstiger Wirkung. Zwar kann man annehmen, daß Luft innerhalb einer unversehrten Brustfellhöhle oft in wenigen Tagen aufgesogen wird. Aber gerade in der ersten schweren Zeit nach dem Eingriffe sind Herz und Lungen in ihrer Tätigkeit außerordentlich beeinträchtigt.

Später kommt noch eine größere Gefahr dazu. Viele Kranke gehen nach Herz- und Lungenverwundungen nicht an der Verletzung selbst, sondern an sekundärer Entzündung des Brustfelles zugrunde. Postoperativer Pneumothorax begünstigt die Infektion ganz außerordentlich (vgl. S. 778).

WITZEL hat deshalb empfohlen, nach der Operation die Pleurahöhle mit steriler Flüssigkeit anzufüllen, die Brustwand bis auf einen kleinen Spalt zu

vernähen und durch eine luftdicht eingeführte Kanüle die Flüssigkeit wieder
abzusaugen. Auf diese Weise will er die Lunge entfalten und den Pneumothorax
beseitigen. Das Verfahren ist umständlich und nicht zuverlässig.

Alle bisherigen Methoden blieben nur mehr oder weniger unzulängliche Hilfsmittel.

Solange es nicht möglich war, operativen und postoperativen Pneumothorax
einfach und zuverlässig auszuschalten, wurde zielbewußte Weiterentwickelung der
Brustchirurgie gehemmt und verbaut. Man war daher seit längerer Zeit unauf-
hörlich bemüht, gerade dieser Störung wirksame Maßnahmen entgegenzusetzen.
Garrè berichtet hierüber kurz in seiner „Lungenchirurgie". Danach haben Tuffier
und Hallion 1895 nachgewiesen, daß bei Eröffnung der Brustfellhöhle die Lunge
sich nicht retrahiert, wenn der Luftdruck in Trachea und Bronchen entsprechend
einer Wassersäule von 10 cm gesteigert wird. Schon 1896 dachten Quénu und
Longuet daran, durch Druckerhöhung im Bronchialrohr oder Druckverminderung
über der Oberfläche der Lunge diese bei geöffnetem Thorax gebläht zu erhalten.
Gleichzeitig wurden in Amerika Versuche gemacht, den Pneumothorax mit Hilfe der
künstlichen Atmung zu bekämpfen (Northrup, Fell-O'Dwyer und Matas). Brauchbare Ergebnisse wurden aber mit keinem der Verfahren erzielt. Jedenfalls ist die
praktische Chirurgie von diesen Methoden unbeeinflußt geblieben. Erst im Jahre
1904 entstanden auf Anregung von v. Mikulicz erneut Untersuchungen über die
Pathologie des Pneumothorax, die schließlich zur Entwickelung des Druckdifferenzverfahrens führten. Damit war die eigentliche Grundlage rationeller Thoraxchirurgie geschaffen.

Das Druckdifferenzverfahren.

Wir konnten zeigen, daß die Störungen beim offenen Pneumothorax durch Retraktion der Lunge und Flattern des Mittelfelles hervorgerufen werden. Sie können
demnach nicht eintreten, wenn die Lunge auch nach Eröffnung der Brustfellhöhle
in physiologischem Blähungszustande verharrt. Mit anderen Worten: Wirkt man
dem elastischen Zuge der Lunge dadurch entgegen, daß man über dem operativ
freigelegten Organ den Atmosphärendruck künstlich erniedrigt, so entsteht kein
Pneumothorax.

Auf Grund dieser Überlegung wurde von Sauerbruch das Druckdifferenzverfahren ausgearbeitet. Er stellte fest, daß beim Versuchstier, dessen Kopf in
atmosphärischer Luft atmet und dessen Rumpf sich in einem Raume mit einer Luftverdünnung von 7 mm Hg befindet, die Brustfellhöhle ohne Erscheinungen des
Pneumothorax eröffnet werden kann. Abb. 658 zeigt den ersten einfachen Apparat.

Aus ihm entwickelte sich eine kleine Tieroperationskammer, deren Einrichtung
aus Abb. 659 hervorgeht. Sie nahm den Operateur und einen Assistenten auf. Durch
Absauge- und Ventilvorrichtung wurde der Luftdruck in der Kammer auf 7—10 mm
erniedrigt und gleichmäßig erhalten.

Größere Versuchsreihen in diesem Kasten erbrachten den Nachweis, daß man
alle Arten technischer Eingriffe an intrathorakalen Organen unter Beibehaltung
normaler Lungenblähung vornehmen kann.

So wurde z. B. an 13 Hunden der intrathorakale Abschnitt der Speiseröhre
erfolgreich reseziert.

Diese Erfahrungen gaben schließlich Anlaß zur Errichtung eines entsprechenden
Operationsraumes für den Menschen (Abb. 660 u. 661).

Es lag nahe, die Lunge anstatt durch Saugwirkung über der Oberfläche
durch Druck vom Bronchialrohr aus gebläht zu erhalten. Beide Male wird

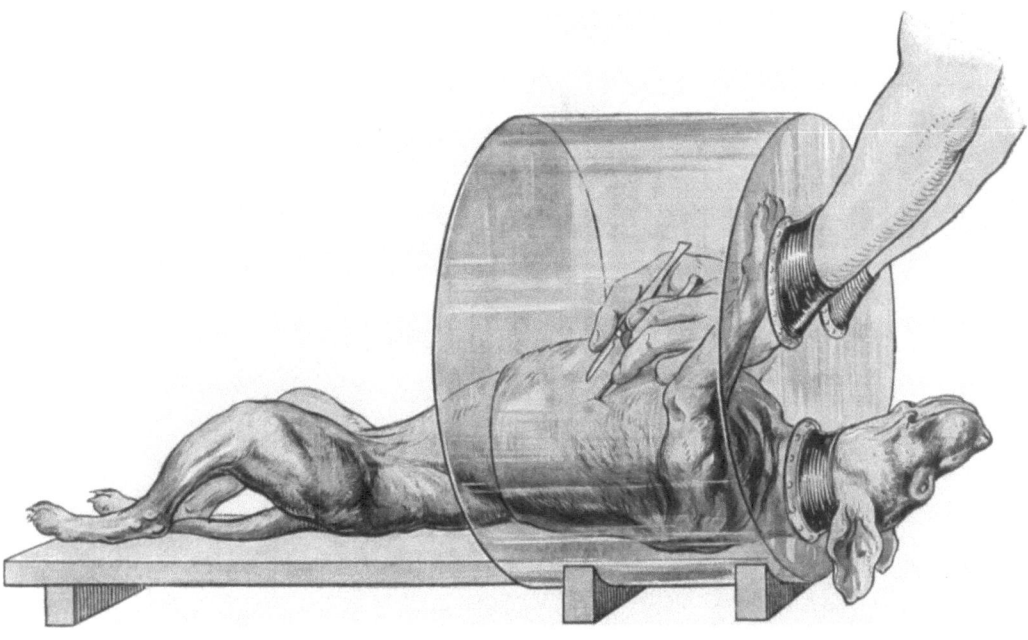

Abb. 658. Erster einfacher Apparat zur Prüfung der Unterdruckwirkung.

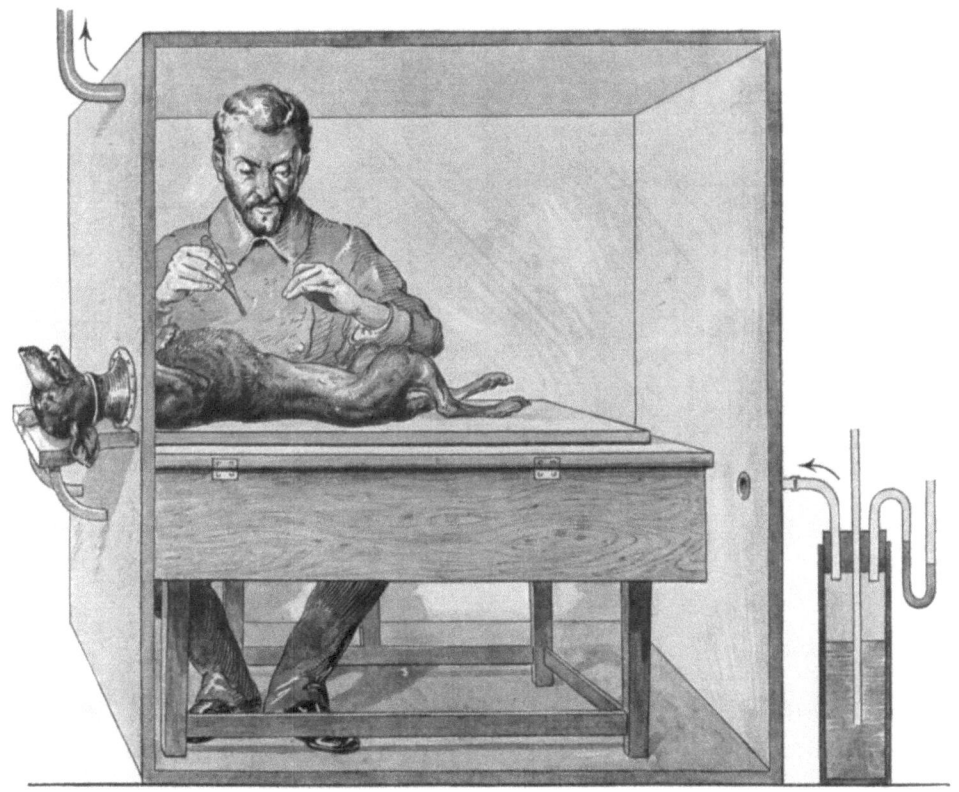

Abb. 659. Erstes Muster der Unterdruckkammer für Tierversuche.

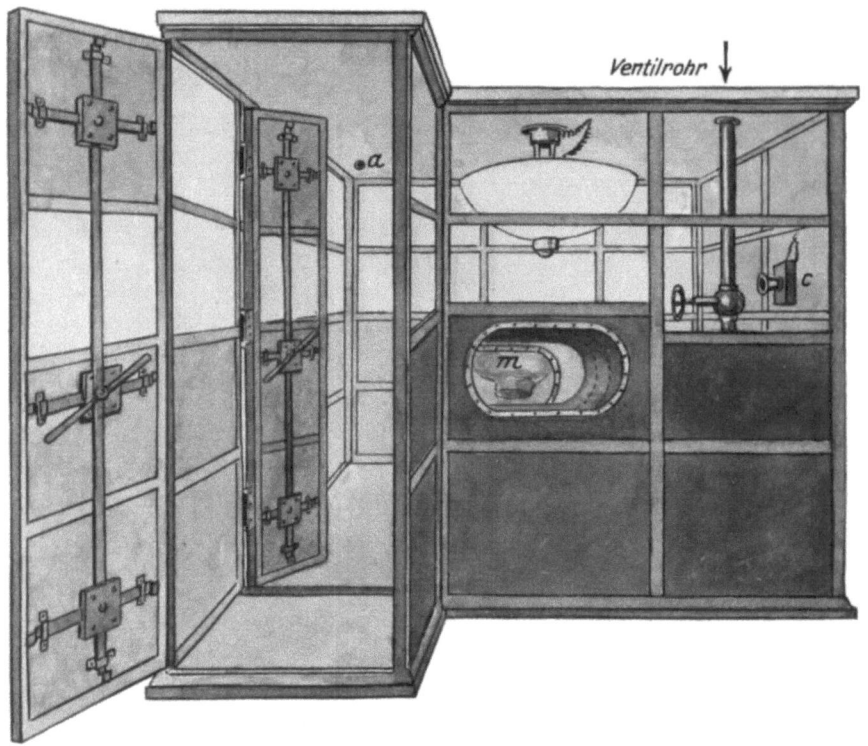

Abb. 660. Erste pneumatische Kammer zu Breslau.
(Aus „Grenzgebiete der Medizin und Chirurgie". Bd. 13, 1904.)

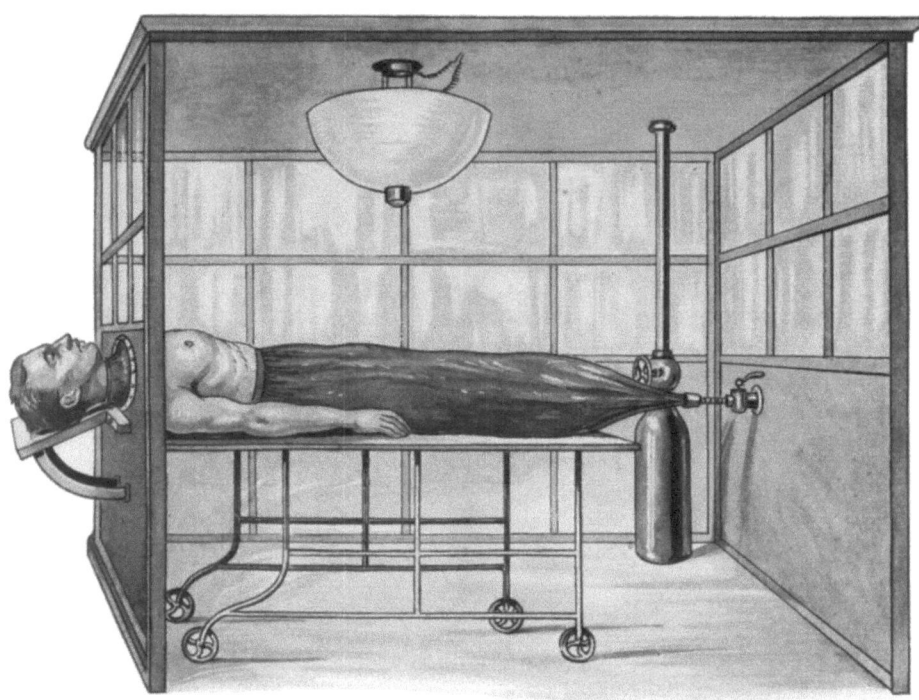

Abb. 661. Lagerung eines Kranken in der Kammer zur Operation.
(Aus „Grenzgebiete der Medizin und Chirurgie". Bd. 13, 1904.)

zwischen Lungenoberfläche und Lungeninnern ein Spannungsunterschied erzielt, der die Retraktion des Organes verhindert.

Auch diese Methode, „das Überdruckverfahren", wurde zuerst in der Breslauer Klinik versucht. PETERSEN und BRAUER haben dann das Überdruckverfahren übernommen und praktischen Bedürfnissen angepaßt.

Druckdifferenz kann demnach in zwei Formen zur Anwendung kommen, als Unterdruckverfahren: Verdünnung der Luft über der Lungenoberfläche, oder als Überdruckverfahren: Erhöhung des Intrabronchialdruckes und Blähung der Lunge von innen.

Mit Hilfe dieser Methoden werden die Pneumothoraxfolgen auch beim Menschen zuverlässig ausgeschaltet. Störungen der Herz- und der Lungentätigkeit bleiben aus. Ja, es kann sich sogar die Lunge der eröffneten Brustseite an dem Atmungsgeschäfte noch beteiligen. Die Atmung ist dabei langsam, die Inspiration ausgiebig, die Exspiration etwas erschwert. Erst bei stärkerer Druckdifferenz, wie sie praktisch nie angewandt werden sollte, tritt oberflächliche, exspiratorisch behinderte Atmung mit ihren Folgen auf.

Auch auf den Kreislauf hat Druckdifferenz bei den gebräuchlichen Werten nur geringen Einfluß. In der Arteria pulmonalis steigt der Druck mäßig an. In den Körpervenen kommt es namentlich beim Überdruckverfahren zu leichter Stauung, in den Körperarterien zu Blutdrucksenkung. Erst wenn die Druckdifferenz höhere Grade erreicht, erhalten diese Veränderungen Bedeutung. Der Pulmonalisdruck verstärkt sich dann wesentlicher; die venöse Stase nimmt zu und der arterielle Druck sinkt erheblich.

Alles in allem werden die Pneumothoraxstörungen jedenfalls durch Anwendung des Druckdifferenzverfahrens auf unschädliche Weise verhütet oder beseitigt.

Apparate und Technik der Druckdifferenzverfahren.

1. Überdruckapparate.

Aus der großen Zahl der angegebenen Überdruckgeräte sollen die gebräuchlichsten näher beschrieben werden. Es sind die Apparate nach ENGELKEN, BRAUER, STEINMANN, SHOEMAKER, ROTH-DRÄGER, TIEGEL und JEHN-BRUNNER. Als Beispiele einfachen Ersatzes für Kriegsverhältnisse geben wir die Behelfe von BURCKHARDT, LANDOIS, MÜNNIG und JEHN wieder.

Kastenapparate.

1. ENGELKENs Apparat (Abb. 662). Ein leichter, fahrbarer Blechkasten, dessen obere Hälfte mit Glasfenstern versehen ist, trägt an der einen Wand den Kopfausschnitt. In den Kasten begibt sich der Narkotiseur; er hat im Innern so viel Raum, daß er frei und unbehindert die Allgemeinbetäubung ausführen kann. Für ausreichende Lüftung ist gesorgt.

Die Vorteile dieser Überdruckkammer ENGELKENs sind Beweglichkeit und gute Durchführbarkeit der Narkose. Der Hauptnachteil liegt, ähnlich wie bei der Unterdruckkammer, in Trennung von Operateur und Narkotiseur, ferner in Behinderung des Operateurs durch die Wand des Apparates bei Eingriffen im oberen Brustkorbabschnitte.

2. BRAUERs Apparat (Abb. 663).

BRAUER beschreibt seinen Apparat folgendermaßen:

„Der Apparat besteht aus:

1. den Einrichtungen zur Beschaffung, Leitung und Regulierung der Druckluft;

2. dem Kopfkasten und den Vorrichtungen zur Eindichtung des Kopfes des Kranken und der Hände des Narkotiseurs in diesen Kasten;

3. der Angliederung des ROTH-DRÄGERschen Sauerstoff-Narkoseapparates.

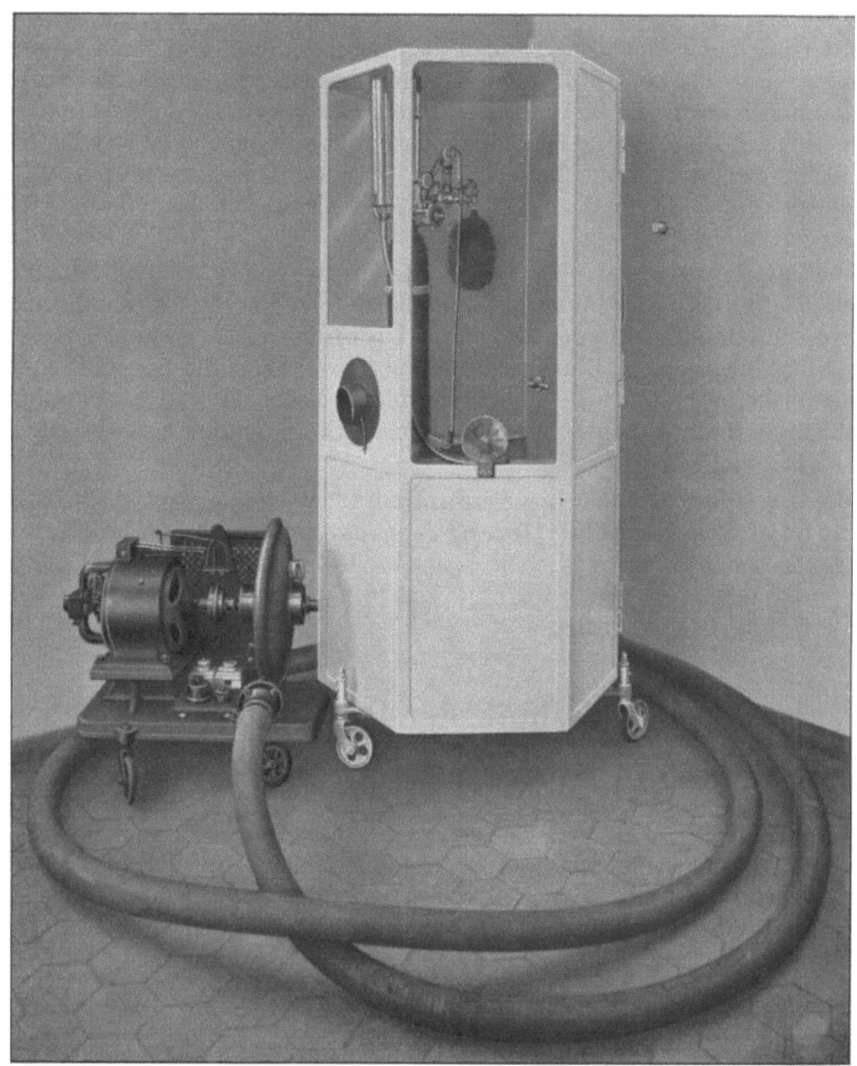

Abb. 662. Überdruckkammer nach ENGELKEN.

Zu 1. Die Druckluft wird durch ein sogenanntes Kapselgebläse geliefert. Derartige Gebläse finden in der Industrie vielfach Verwendung. Der gewählte Typ ist für Motor- wie Handbetrieb eingerichtet; er erfordert zu seiner Bedienung nur geringe Kraft und gestattet es, mit Leichtigkeit 6—800 Liter Druckluft in der Minute durch das System zu leiten. Ein Metallschlauch mit einer lichten Weite von etwa 6 cm führt die Luft einem Blasebalg zu, der mit seiner oberen beweglichen Deckplatte gegen Spiralfedern stößt. Aus diesem sehr geräumigen Balge gelangt die Luft zu einem Manometer und dann weiter in den Kasten, der dazu bestimmt ist, den Kopf des Kranken aufzunehmen. Den im Kasten herrschenden Luftdruck zeigt ein Wassermanometer an. Die Luft verläßt den Kopfkasten durch

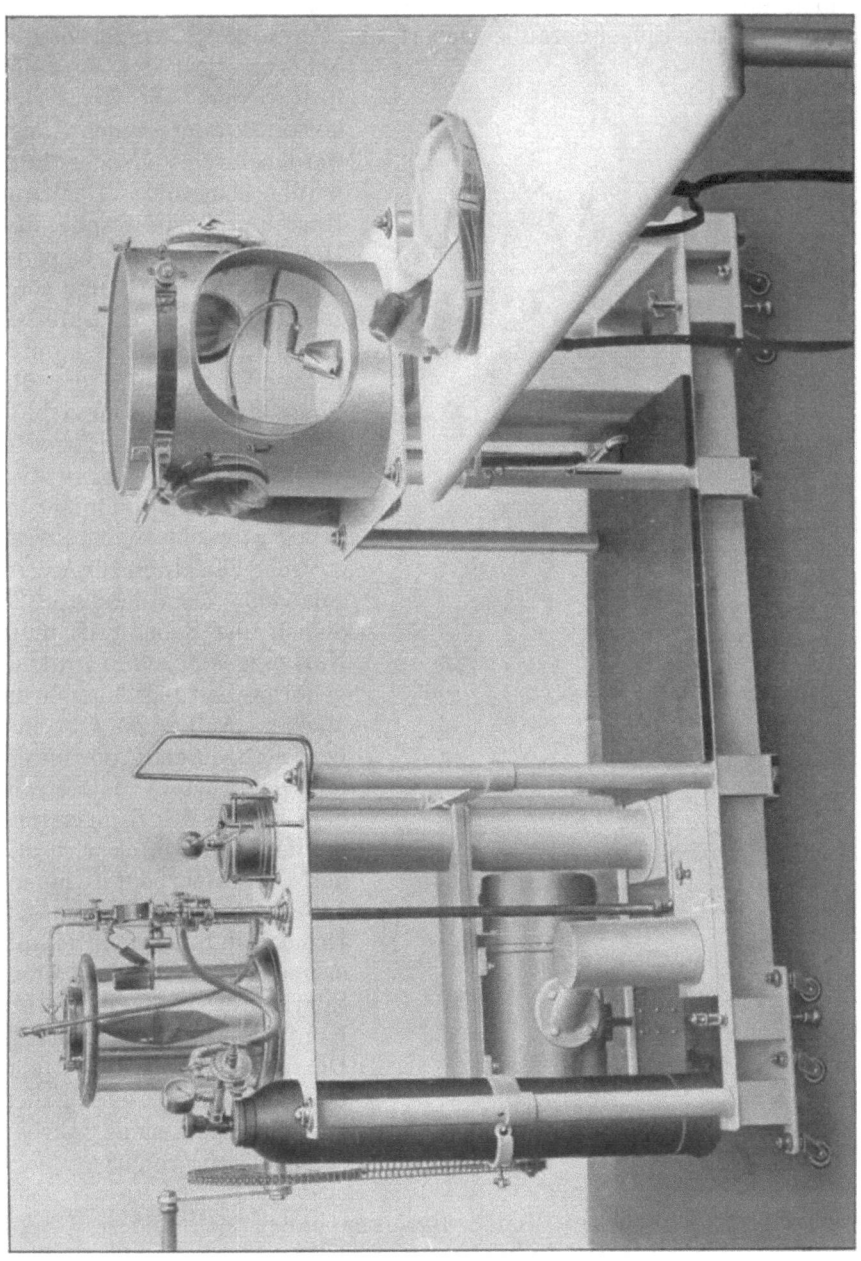

Abb. 663. Überdruckgerät nach BRAUER.

ein Ventil. Der Widerstand, den das Ventil der durchströmenden Luft entgegensetzt, wird durch ein Laufgewicht reguliert. Außerdem ist ein Kolben angebracht, der in Wasser läuft und vibrierende Bewegungen des Ventildeckels verhindert.

Zu 2. Der geräumige Kopfkasten hat einen Inhalt von etwa 150 Liter; er ist dem Operationstisch aufzuschnallen. Nach vorn zu liegt die Öffnung für den Kopf des Kranken; sie ist hoch oblong, damit der Kopf leicht eingeführt werden kann.

Die Oberseite des Kastens besteht aus einem aufklappbaren Glasdeckel. Seitlich
finden sich mehrere Öffnungen für die Arme des Narkotiseurs oder eines weiteren
Assistenten. Zur Eindichtung des Kopfes dient eine Kappe aus luftdichtem Stoff.
Diese Kappe umfaßt den ganzen Kopf, sowie das Kinn und läßt das Gesicht frei.
Nach dem Halse zu geht die Kappe in einen weiten, genügend langen Sack über,
der mit seinem unteren Ende auf einen Vorsprung der Kopföffnung des Kastens auf-
gebunden wird. Eine Flügelschraube sichert die Befestigung; kurzer Zug an der
Schraube löst den Verschluß sofort wieder. Die Arme des Narkotiseurs oder seines Assistenten werden durch Voll- oder Halbhandschuhe eingeführt. Der Druck im Kasten preßt die Kappe und diese Handschuhe an den Kopf und die eingeführten Arme und sorgt dergestalt selbst für Luftabschluß.

Zu 3. Die Narkose kann in dem Kasten entweder in der üblichen Weise durch eine einfache Maske mit Chloroform oder Äther durchgeführt werden; es kann aber auch — wie auf der Abbildung zum Ausdruck gebracht — das ROTH-DRÄGERsche Verfahren zur Anwendung gelangen. Dem letzteren Zwecke dienen die Sauerstoffbombe, der Narkosegas-Mischapparat, der zugehörige Leitungschlauch und die Maske. Außerdem ist ein Sparbeutel angebracht, der unter einer Glasglocke steht; letztere ist mit dem Innern des Kopfkastens verbunden. Hierdurch wird erreicht, daß der Sparbeutel innen und außen stets unter dem gleichen Drucke, d. h. dem im Kopfkasten herrschenden Drucke steht. Der Sparbeutel kann auch in dem Kopfkasten seitlich Platz finden. Die Narkoseeinrichtung, das Gebläse und die Druckregulierungs-vorrichtungen sind fahrbar auf einem Tische montiert."

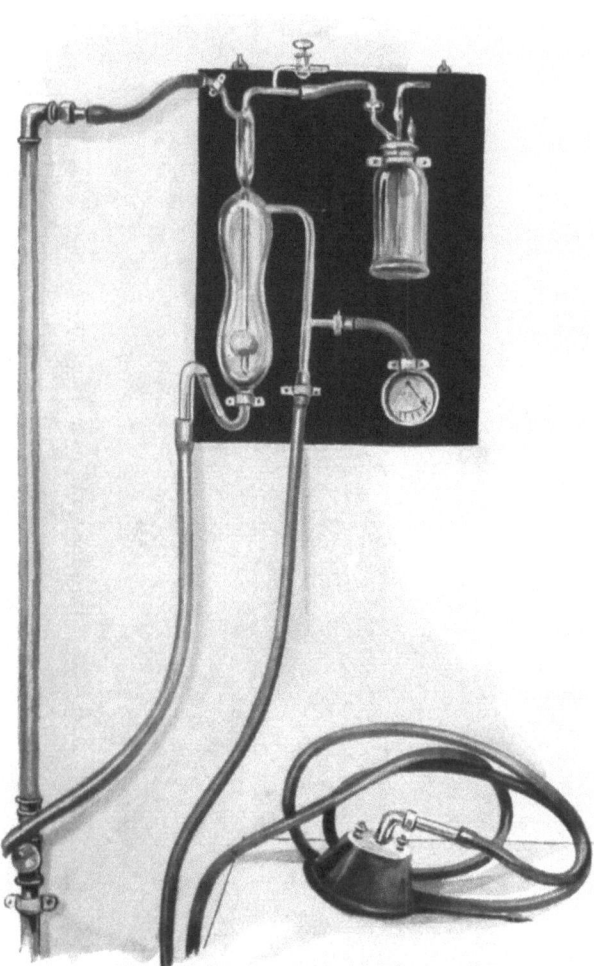

Abb. 664. Überdruckapparat nach STEINMANN.
(Aus GARRÈ-QUINCKE: Grundriß der Lungenchirurgie. 1912.)

Aus diesem ursprünglichen Modell BRAUERs haben sich andere Überdruckgeräte entwickelt (KAREWSKI, GREEN, ROBINSON).

Alle sind leicht fortzuschaffen und daher für dringende Operationen rasch
verwendbar. Beim Versagen des elektrischen Motors schaltet man ohne weiteres
auf Handbetrieb um. Operateur und Narkotiseur können sich in jedem Augenblick
über den Zustand des Kranken verständigen. Die Allgemeinbetäubung selbst ist
allerdings nicht leicht durchzuführen.

Die Hände des Narkotiseurs sind beengt. Der Raum, in dem die nötigen Hand-
griffe, wie Vorziehen des Kiefers und der Zunge, Verlagerung des Kopfes, Unter-

stützen beim Erbrechen u. dgl., vorgenommen werden müssen, ist sehr beschränkt. BRAUER weist darauf hin, daß man bei Zwischenfällen nach vorherigem Schutze der Wunde den Kopfkasten ruhig öffnen könne, um nötigenfalls Störungen zu beseitigen. Hier gilt dasselbe, was später über den TIEGELschen Apparat gesagt wird.

Ein weiterer Nachteil der Kastenüberdruckapparate besteht darin, daß Operationen im oberen Abschnitte des Thorax technisch sehr erschwert sind. Der im Kopfkasten herrschende Überdruck wölbt die Manschette stark vor und verdeckt schließlich die vorderen und die seitlichen Teile des oberen Brustkorbes. Dadurch werden der Operateur gehindert und die Aseptik gefährdet. Dieser Mangel, den besonders TIEGEL und KAREWSKI betont haben, besteht bei den Maskengeräten und dem neuesten Kammermodell nicht mehr (s. u.).

Schließlich ist es bei den BRAUERschen und ähnlichen Apparaten schwierig, Lageveränderungen des Kranken während des Eingriffes vorzunehmen. Namentlich Hoch- und Tieflagerungen des Kopfes und der Brust, die bei bestimmten Thoraxoperationen oft wünschenswert sind, lassen sich wegen der Befestigung des Kopfkastens und der Beschränktheit seines Raumes kaum herstellen.

Maskenapparate.

Die Mehrzahl der Überdruckgeräte verzichtet überhaupt auf einen Kopfkasten. Bei ihnen wird der Überdruck in einer geeigneten Gesichtsmaske erzeugt, die man dem Kranken luftdicht vor Mund und Nase hält. Hauptvertreter

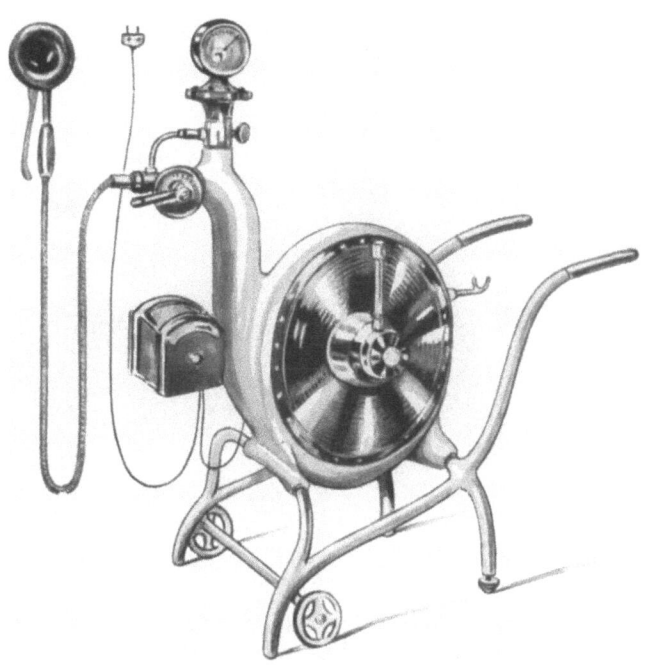

Abb. 665. Überdruckapparat nach SHOEMAKER. (Aus BIER-BRAUN-KÜMMELL, Bd. II.)

dieser Gruppe sind die Vorrichtungen von STEINMANN, SHOEMAKER, ROTH-DRÄGER, TIEGEL-HENLE, BRAT-SCHMIEDEN, LOTSCH, JEHN-BRUNNER.

1. Einen regulierbaren Überdruckapparat mit äußerst einfacher Einrichtung hat STEINMANN angegeben (Abb. 664). Er verwendet zur Erzeugung des Überdruckes ein Wasserstrahlgebläse: „In Laboratorien, in denen Hochdruckwasserleitungen zur Verfügung stehen, werden seit längerer Zeit hydraulische Gebläse benützt, die im allgemeinen Umkehrungen der BUNSENschen Wasserluftpumpe darstellen. In ein Fallrohr tritt oben Wasser ein und reißt Luftblasen mit sich; das untere Ende des Fallrohres mündet in eine geräumige Trommel, in der Luft und Wasser sich sondern und durch verschiedene Röhren entweichen. Das Prinzip hat zu verschiedenen Konstruktionen geführt. In Spitälern, die über Hochdruckwasser verfügen, kann dieses Gebläse zur Erzeugung des Überdruckes in der Lunge dienstbar gemacht werden. Die Einrichtung gestattet, bei zwei Atmosphären Wasserdruck eine genügende Luftmenge zu erzeugen. Die der Ansaugöffnung vorgeschaltete Trockenflasche, die mit dem Narkoticum gefüllt wird, gestattet eine Sättigung der angesaugten Luft mit ihm und ermöglicht also die Narkose. Die Menge des durch

das Gebläse fließenden Wassers ist maßgebend für den in der Luftableitung erzeugten Druck. Ein in diese Ableitung eingeschaltetes Manometer und ein gut regulierbarer Hahn in der Wasserleitung ermöglichen jeden wünschbaren Druck des Luftstromes. Die Konstanz des Luftdruckes läßt nichts zu wünschen übrig.

Durch Auf- oder Zudrehen eines Hahnes kann nach Belieben der Luftstrom aus reiner Luft oder aus Luft mit Narkoticumdämpfen gebildet werden."

Das STEINMANNsche Überdruckgerät ist 3—4mal billiger als die anderen Maskenapparate.

2. Ebenfalls unter Verwendung gewöhnlicher Luft arbeitet der einfache Apparat von SHOEMAKER (Abb. 665). „Ein kräftiger Elektromotor ist direkt mit einem Ventilator gekuppelt. Beide sind in einem Metallkasten staubdicht abgeschlossen.

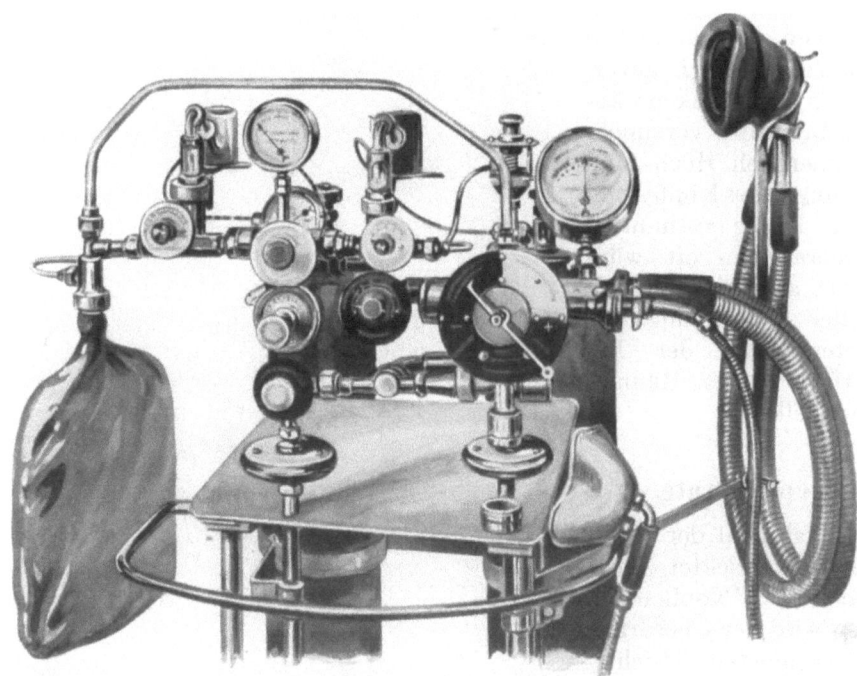

Abb. 666. DRÄGERscher Kombinationsapparat. (Aus BIER-BRAUN-KÜMMELL. Bd. II.)

Vor dem Ventilator wird das Anaestheticum eingetropft, das, angesaugt, verdampft und sich innig mit der Luft mischt. Durch einen Hahn wird die Preßluft in der Leitung gedrosselt. Damit ist in einfachster Weise die exakte Regulierung an Hand eines Manometers möglich. Die Luft strömt in die Maske, der Überschuß entweicht durch eine Öffnung in die Maske. Der gleiche Apparat funktioniert, wie es scheint, vorzüglich für die künstliche Atmung. Durch weites Öffnen des Hahnes wird Luft in die Lunge eingepreßt; schließt man bei geblähter Lunge den Absperrhahn, so entleert sich die Lunge durch die elastische Spannung des Thorax. Die Öffnung füllt die Lunge wieder und so beginnt das Spiel in beliebig regulierbarem Tempo aufs neue" (GARRÈ).

Ein großer Nachteil des SHOEMAKERschen Apparates ist, daß die Blähung der Lunge mitunter sehr heftig vor sich geht. Es ist mir bekannt, daß dabei mehrmals Lungenrupturen vorgekommen sind.

3. Trotz seiner Vielseitigkeit einfach ist der vom DRÄGER-Werk hergestellte Kombinationsapparat („ROTH-DRÄGER") (Abb. 666). Durch einen einzigen

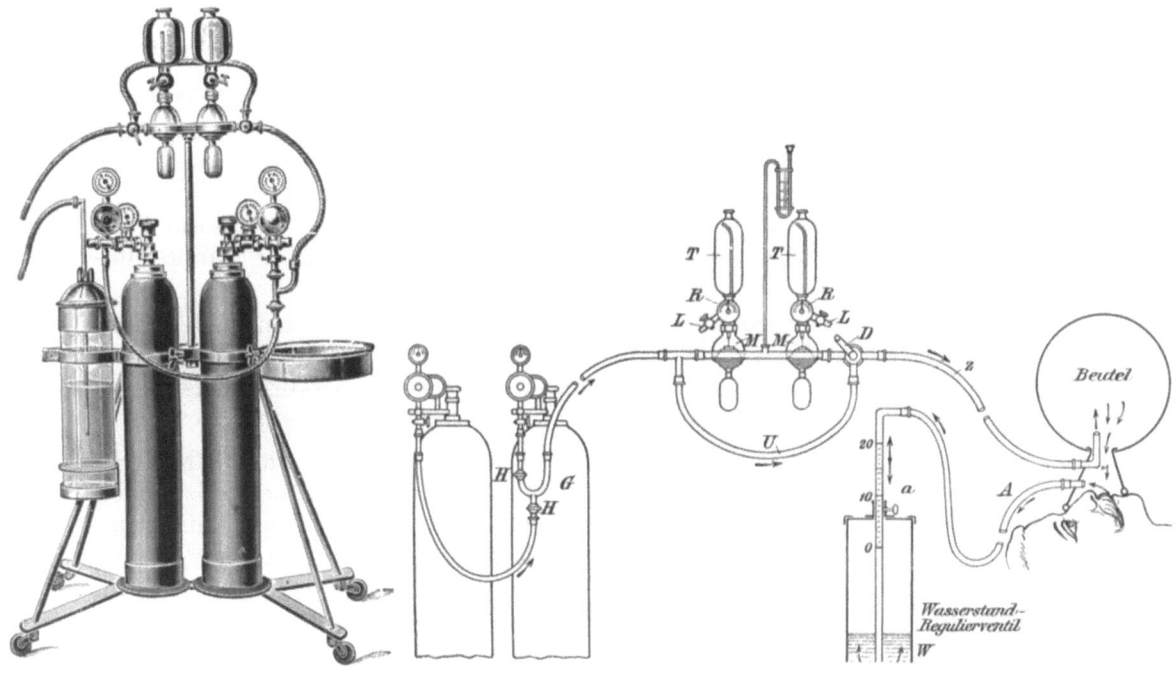

Abb. 667.

Handgriff kann man bei ihm von der einfachen Narkose zum Überdrucke (mit oder ohne Narkose) oder von Narkose auf künstliche Atmung umschalten. Druckquelle sind Sauerstoffbomben.

4. Abweichend von den geschilderten Einrichtungen mit „aktivem Überdrucke" wird bei den folgenden Apparaten die Druckdifferenz mehr „passiv" erzeugt. Der höhere Druck besteht nicht schon von vornherein in der zugeführten Luft, sondern kommt erst dadurch zustande, daß die Ausatmungsluft einen Widerstand zu überwinden hat. Er wird auf einfache Weise durch Verdrängung einer Wassersäule erreicht.

Die größte Verbreitung hat der Apparat von TIEGEL-HENLE gefunden (Abb. 667). Er ist neuerdings noch wesentlich verbessert worden (Modell 1926, Abb. 668). „Dem Gesichte liegt eine Maske auf mit elastischem Polsterrand (Faktis), in deren abnehmbares Hauptstück durch einen Schlauch von 20 M/m Lumen (Z) ein kontinuierlicher Luft- resp. Sauerstoffstrom eingeleitet wird. Ein zweites, ebenfalls an dem Maskenhauptstück ansitzendes Rohr (A)

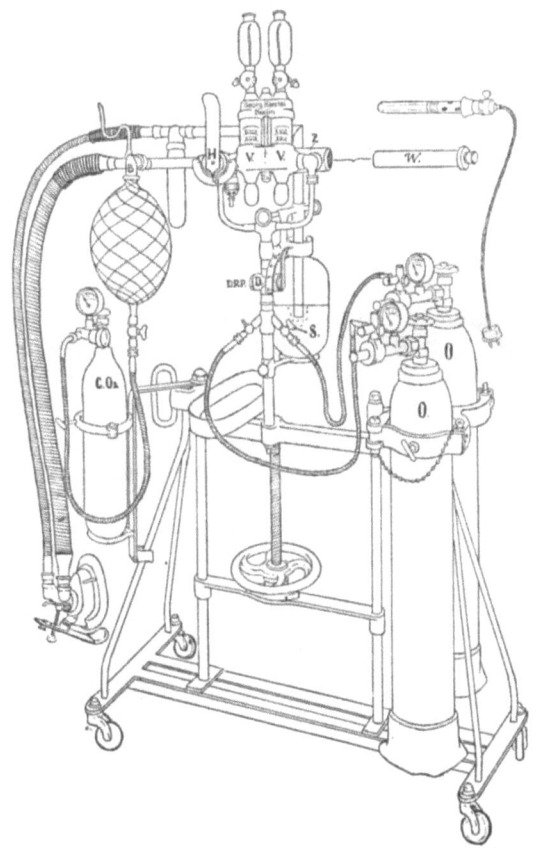

Abb. 668.
Abb. 667 und 668. Überdruckapparat nach TIEGEL-HENLE.

43*

von ebenfalls 20 M/m Lumen, leitet die ausgeatmete Luft ab, nach dem regulierbaren Wasserventil (B), das die Luft in der Maske auf gewünschter Spannung hält.

In das Zuleitungsrohr (Z) ist der Respirationsbeutel zwischengeschaltet.

In das Ableitungsrohr (A) ist ein „Sicherungsglas" (KIRSCHNER) eingefügt. Dieses verhindert, daß bei versehentlich geschlossenen Hähnen (H), wenn die Sauerstoffzufuhr abgesperrt ist, Wasser durch den Ausatmungschlauch (A) in die Maske eingesaugt werden könne. Das angesaugte Wasser würde in diesem Falle zunächst in das Sicherungsglas (S) stürzen und so der Narkotiseur darauf aufmerksam werden, daß die Sauerstoffzufuhr gesperrt ist.

Als Sauerstoffquelle dient eine Bombe, die auf einem fahrbaren Gestell ruht. Ein an den Sauerstoffzylinder angebrachtes Reduzierventil gestattet, den Druck des dem Zylinder entströmenden Gases in gewünschter Weise herabzumindern. Am besten ist es, den Druck ein für allemal auf $1/2$ Atmosphäre einzustellen.

An dem Hauptrohr, das in 2 Arme ausläuft (U), sitzen 2 Verschlußhähne (H). Das gleichzeitige Einschalten einer zweiten Druckluftquelle (Sauerstoffzylinder, Wasserstrahl oder Kapselgebläse, auch Druckluftleitung) ist dadurch ermöglicht.

Die beiden Druckluftquellen können dann je nach Stellung der Hähne (H) gleichzeitig oder wechselweise in Gebrauch genommen werden. Bei ausschließlichem Gebrauche von Sauerstoff empfiehlt es sich, für längerdauernde Eingriffe zwei Zylinder angeschlossen zu halten, um eine Unterbrechung durch Auswechseln während der Operation zu vermeiden.

Die Druckluft geht auf ihrem Wege zur Maske vorerst durch einen Drehschieber (D), der ermöglicht, durch Drehung auf „Aer" reine atmosphärische Luft, durch Drehung auf „Oxygen" (nach oben) Sauerstoff zuzuführen.

Ersteres kommt nur bei Allgemeinnarkosen in Frage.

Sie gelangt dann in zwei hintereinander geschaltete Glaskammern (Narkosemischgefäße), die an ihrer Basis voneinander getrennt sind, so daß der Sauerstoffstrom gezwungen ist, über ein System von Platten (Verdunstungstürmchen), die eine große Verdunstungsfläche darbieten, zu streichen. Auf diesen sitzen graduierte Glasbehälter für das Narkoticum.

Sein Zusatz kann durch einen zwischengeschalteten Regulierhahn (R) genau abgestuft werden: von vereinzelten Tropfen bis zum Zufließen in dünnem Strahle. Der Zufluß erfolgt bei jedem beliebigen Drucke, da der Behälter (T) mit dem Mischgefäße (M) durch ein Steigrohr in Verbindung steht, so daß in beiden stets der gleiche Druck herrscht. Die Tropfen sind gut sichtbar, so daß danach ihre Zahl bestimmt werden kann. Die Tropfflasche, der Regulierhahn, sowie das Glasdach des Mischgefäßes sind zum Zwecke etwaiger Reinigung leicht auseinanderzuschrauben. Abflußhähne (L), die an den Tropfapparaten angebracht sind, gestatten nach Beendigung der Narkose Entleerung des noch übrig gebliebenen Narkoticums. Es empfiehlt sich, diese Entleerung der Behälter (T) unter Überdruck vorzunehmen, weil dann kleine im Narkoticum enthaltene Unreinlichkeiten (kleine Teile der Dichtungen) kräftig mit herausgeblasen werden, und so weniger leicht Verstopfungen des dünnen Tropfrohres vorkommen. Die Entleerungsrohre werden neuerdings durch eine aufgeschraubte Verschlußkappe abgeschlossen, weil die früheren Hähnchen sich zu leicht verstopften oder auch festsaßen.

Unterbrechung der Narkose ist jederzeit und sofort möglich; man braucht nur den Hebel des Dreiweghahnes (D) senkrecht nach aufwärts zu drehen. Dadurch wird Narkose sofort ausgeschaltet und reine Luft oder Sauerstoff zugeführt.

Wer ausschließlich mit Chloroform narkotisiert, wird mit einer einfachen Narkosenvorrichtung auskommen. Wer jedoch der Äthernarkose den Vorzug gibt, dem ist doppelte Narkosenvorrichtung mehr zu empfehlen. Es ist dann eine große Annehmlichkeit, sofort ein zweites Gefäß mit Chloroform zur Hand zu haben, aus dem man bei Bedarf der Atmungsluft einige Tropfen Chloroform zusetzen kann. Diese Doppelvorrichtung eignet sich auch vorzüglich zur Mischnarkose.

Bei reiner Äthernarkose werden zweckmäßig beide braunen Gefäße mit Äther gefüllt. Gibt man aus diesen ganz allmählich, nicht sprungweise, vermehrt Äther, indem man sich mit der Narkose einschleicht, so tritt höchst selten ein Exzitationstadium ein.

Der mit den Dämpfen des Narkoticums beladene Gasstrom dringt nun in den Respirationsbeutel und von diesem in die Maske, deren Rand, dem Gesichtsausschnitt angepaßt, einen auswechselbaren luftgefüllten Gummirand trägt. Ein um den Kopf herumgeführter Gurt, der mittels Exzenterhebels an der Maske festgehalten wird, bewirkt Anpressung des Luftrandes gegen das Gesicht und somit luftdichten Abschluß.

Dieser Respirationsbeutel ist ein durchaus wesentlicher und wichtiger Bestandteil. Er ist vor allem Grundbedingung für ergiebige, unbehinderte Inspiration und Schutz gegen stärkere Erschwerung der Exspiration. Fortlassen dieses Gummibeutels bedingt ganz erhebliche Behinderung der Respiration, vor allem der Einatmung. Der elastische Gummibeutel dient bis zu einem gewissen Grade auch als Druckregulator, zum teilweisen Ausgleiche der Druckschwankungen, die durch die Atmung entstehen.

Durch eine Austrittsöffnung [1] der Maske mit Ventil geht nun der Gasstrom, die Ausatmungsluft mit sich führend, in einem Spiralschlauche zu dem Wasserstandsdruckregulierventil (W). Dieses besteht aus einem einfachen Metallrohr, das in ein mit Wasser gefülltes Gefäß eintaucht. Das Metallrohr ist durch einen an dem Deckel des Gefäßes angebrachten Zahnradbetrieb verstellbar, so daß die Tiefe seines Eintauchens und damit auch die Höhe des Druckes in dem System leicht verändert werden kann. An einer außen am Rohr angebrachten Zentimeterskala ist zu ersehen, wie tief sein unteres Ende unter dem Wasserspiegel steht. Die Skala ist so eingerichtet, daß der Teilstrich O dicht oberhalb des Zahntriebgehäuses erscheint, wenn das untere Ende des Rohres gerade den Wasserspiegel berührt. Wie weit das Standglas mit Wasser zu füllen ist, zeigt eine Strichmarke an. Dreht man das Rohr tiefer, beispielsweise etwa so, daß der Teilstrich 10 oberhalb des Zahntriebgehäuses erscheint, so befindet sich dementsprechend die untere Öffnung des Austrittsrohres 10 cm unter Wasser. Eine Wassersäule von 10 cm Höhe, die jetzt im Rohre steht, verschließt dasselbe. Leitet man nun dem Ballon kontinuierlich Luft und Sauerstoff zu, so kommt es zu einem allmählichen Anwachsen des Druckes in ihm, bis schließlich, wenn der Druck gleich 10 cm Wasserdruck gestiegen ist, die abschließende Wassersäule aus dem Rohre verdrängt wird und der Überschuß des Gases daraus entweicht. Weitere Steigerung erfolgt dann nicht mehr, vorausgesetzt, daß der zufließende Gasstrom entsprechend geregelt ist.''

Wir haben also hier eine sehr einfache Vorrichtung, die die Luft in dem System auf gewisse Spannung bringt und in ihr erhält. Durch Verschiebung des Rohres läßt sich leicht der Grad dieser Spannung verändern, durch tieferes Eintauchen vermehren, durch Herausdrehen vermindern. Die jeweilige Tiefe, bis zu der das Rohr eintaucht, ist somit bestimmend für die Höhe des Druckes in dem System.

Die dem Apparat zugeführte Gasmenge ist so weit zu regeln, daß sich jede Einatmung durch kurze Unterbrechung des brodelnden Ventilgeräusches verrät.

---

[1] Ein Rückschlagventil ist an dieser Stelle absichtlich fortgelassen, denn wenn dieses sich durch ausgeworfenen Speichel versetzt oder die Ventilplatte festbackt, würde die Ausatmung völlig gesperrt sein.

Dieses hörbare rhythmische Klappern des Ventiles ist wertvoll. Es gibt Narkotiseur und Operateur ausgezeichnete Gewähr für gutes Arbeiten des Apparates und ungestörte Atmung des Kranken. Seine Unterbrechung zeigt sofort an, daß die Maske dem Gesichte des Kranken nicht mehr dicht anliegt.

TIEGEL nennt als Vorteile, die sein Apparat gegenüber anderen aufweist:

„1. Er ist einfach, leicht zu beschaffen, leicht zu transportieren, ohne komplizierte Hilfsmaschinen zu betreiben und wird sich darum besonders auch für die Verwendung in der Kriegschirurgie eignen. Die einzigen Teile, deren Defekt zu fürchten ist, die Gummiteile, sind bequem auszuwechseln. Außerdem ermöglichen es die geringen Anschaffungskosten leicht, sich einen zweiten Apparat oder wenigstens ein zweites Maskenstück mit dem Ballon in Reserve zu halten.

2. Er gestattet ohne Gefährdung der Asepsis ein Operieren in den obersten Thoraxabschnitten, was bei den bisherigen Apparaten (auch in der Unterdruckkammer) kaum möglich ist, da die den Kopf und Rumpf trennende Gummimanschette Hals, Schultern und obersten Brustteil des Patienten bedeckt.

3. Er kann in Operationsfällen, in denen die freie Brusthöhle durch Zufall oder unvorhergesehene Umstände eröffnet wird, intra operationem schnell und leicht angebracht werden.

4. Er ermöglicht ebenso schnell und leicht, die Überdrucknarkose zu unterbrechen und das Gesicht (Mund) des Patienten freizubekommen, was bei Narkosenzwischenfällen, bei gewissen operativen Maßnahmen notwendig sein kann (Einführung einer Schlundsonde u. dgl.).

5. Der Narkotiseur und sein Assistent behalten ihre Arme frei und sind von dem Operateur nicht getrennt.

Gegenüber dem Unterdruckverfahren besteht die gleiche physiologische Minderwertigkeit, wie bei jedem Überdruckverfahren überhaupt. Die Frage, inwieweit wir in praxi von diesem Unterschied werden absehen dürfen, wird sich erst an Hand weiterer Erfahrungen entscheiden lassen."

Der TIEGELsche Apparat hat sich in der Praxis als sehr brauchbar erwiesen. Wir haben das Gerät während vieler Jahre bei einer sehr großen Zahl von Operationen verwendet. Die Vorteile, auf die TIEGEL hinweist, sind anzuerkennen. Sie kommen namentlich bei Eingriffen an der oberen Thoraxapertur und im obersten Abschnitte des Brustraumes zur Geltung. Der Operateur wird nicht behindert, wie es bei den anderen Überdruckvorrichtungen leicht geschieht. Die Verwendung des Sauerstoffes an Stelle der atmosphärischen Luft hat große Vorzüge.

Zur Wiederbelebung ist der Gummibeutel mit einem Bajonettansatze (KIRSCHNER) versehen, so daß ersterer schnell entfernt werden kann. Die somit freiwerdende Öffnung wird nun zum Zwecke der Wiederbelebung rhythmisch geschlossen (Einatmung von Sauerstoff unter Druck) durch Auflegen des Daumens und geöffnet durch sein Abheben (Ausatmung).

Hierdurch wird das lästige, mit steriler Abdeckung nicht zu vereinende Zusammenpressen des Brustkorbes überflüssig.

Bei kritischer Besprechung des TIEGELschen Apparates und aller nach seinem Prinzip gebauten müssen aber auch einige Nachteile genannt werden.

Zunächst ist hervorzuheben, daß diese Geräte der Idee des Druckdifferenzverfahrens nicht mehr ganz entsprechen. Sie stehen gewissermaßen zwischen ihm und künstlicher Atmung. Druckkonstanz, die das Wesen des Druckdifferenzverfahrens ausmacht, wird nicht erreicht. Wir konnten uns überzeugen, daß das Wassermanometer bei ruhiger Atmung Schwankungen von 2—3 cm zeigte. Das gibt TIEGEL selbst zu.

Auch DREYER hat dieses Wechseln des Druckes beim TIEGELschen Gerät bestätigt. Er konnte aber experimentell nachweisen, daß dadurch schädliche Wirkungen auf Atmung und Kreislauf des Tieres nicht entstehen. Freilich muß die Lichtung des Schaltungsrohres weit genug sein, damit in dem Rohrsystem Druckerniedrigung während der Inspiration nicht auftreten kann.

Bei allen Überdruckverfahren, insbesondere aber den Maskenvorrichtungen wird das Ausatmen erschwert, ja bei zu enger Lichtung geradezu unmöglich.

Man darf auch nicht verhehlen, daß die luftdicht aufsitzende Maske bei Narkosezwischenfällen und beim Erbrechen den Kranken bedroht. TIEGEL hat deswegen einen auf einen Schieber aufgesetzten auswechselbaren Ball zugefügt, der aber wenig gebraucht wird. TIEGEL betont nicht mit Unrecht, daß in der tiefen Narkose Erbrechen nur selten eintritt, und daß sein Apparat erst dann zur Anwendung kommt, wenn diese Stufe erreicht ist. Weiter, so führt er aus, könne man während des Erbrechens die Druckdifferenz aufheben und an ihre Stelle die alten Mittel gegen den Pneumothorax, den MÜLLERschen Handgriff und den Verschluß der Thoraxwunde durch Tamponade, setzen. Trotz weiter Eröffnung der Brusthöhle nahm er die Maske fort und ließ ohne Gefahr für den Kranken einen Pneumothorax entstehen. Auch DREYER hält es für erlaubt, beim TIEGELschen Apparat die Maske während des Erbrechens kurze Zeit zu entfernen.

Mit diesen Beobachtungen stehen ältere klinische und experimentelle Erfahrungen durchaus im Einklang. Aber man sollte doch nicht vergessen, daß mehrfach im Anschluß an plötzliche Lungenretraktionen der Tod eingetreten ist. Wir müssen verlangen, daß die Druckdifferenzgeräte gegen solche Zufälligkeiten sicher schützen.

Einen sehr brauchbaren Apparat haben meine Mitarbeiter JEHN und BRUNNER herstellen lassen (Abb. 669—673). Seine Vorzüge liegen darin, schlagartig den Überdruck einsetzen zu lassen und dann die Atemtätigkeit des Kranken an einem, mit dem Exspirationsrohr in Verbindung stehendem Manometer abmessen zu können. Er gleicht darin dem ROTH-DRÄGERschen Gerät, dem er aber in der Ausführung der Äthertropfvorrichtung überlegen ist.

Neuartig ist die Verdunstungsvorrichtung für das Narkoticum.

Jede Flüssigkeit, die in Gasform übergeht, braucht dazu eine gewisse Wärmemenge, die sie aus ihrer Umgebung holt. Der fallende Äthertropfen entnimmt sie der Luft und dem Sauerstoffe, durch die er fällt, und den festen Körpern, mit denen er in Berührung kommt. Wird nicht Wärme von außen zugeführt, so tritt eine zunehmende Abkühlung ein. Können die Metall- und Glasbestandteile des Apparates Wärme nicht mehr abgeben, so entzieht sie das Narkoticum dem durchströmenden Gas.

Um diese schädliche Abkühlung zu verhindern und gleichzeitig die Verdunstung zu fördern, läßt man das Narkoticum auf einen Metallkörper tropfen, dessen Oberfläche durch bienenkorbartige Gestaltung nach Möglichkeit vergrößert worden ist. Da das Metall ein guter Wärmeleiter ist, wird dadurch allein schon die Verdunstung erleichtert. Es wird aber außerdem erwärmt durch heißes Wasser, das aus einem irrigatorähnlichen Gefäße (4) durch sein Inneres geleitet und in beliebig zu ändernder Menge unten wieder abfließt.

Es wurde heißes Wasser an Stelle einer elektrischen Wärmevorrichtung gewählt, weil bei seiner Verwendung Überhitzung des Äthers, die zu Zersetzungen führt, nicht zu befürchten ist.

Auch bei rasch aufeinanderfolgender Tropfenzahl sieht man nach Einschaltung der Wärmevorrichtung den Äther verdunsten, lange bevor er die unteren Teile des gewölbten Kegels erreicht hat. Die Wasserzuführungshähne (8) werden nur so weit geöffnet, daß der Metallboden des Verdunstungsgefäßes warm bleibt. Es genügt,

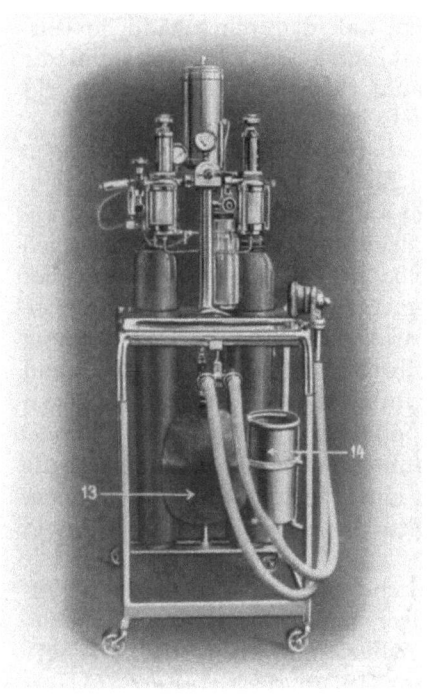

Abb. 669.

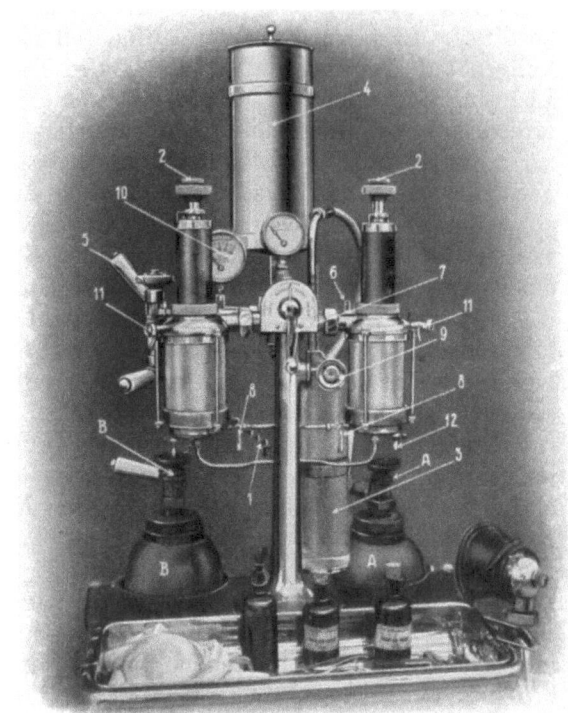

Abb. 670.

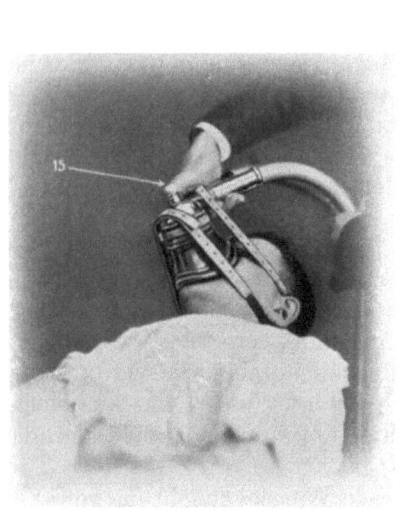

Abb. 671.

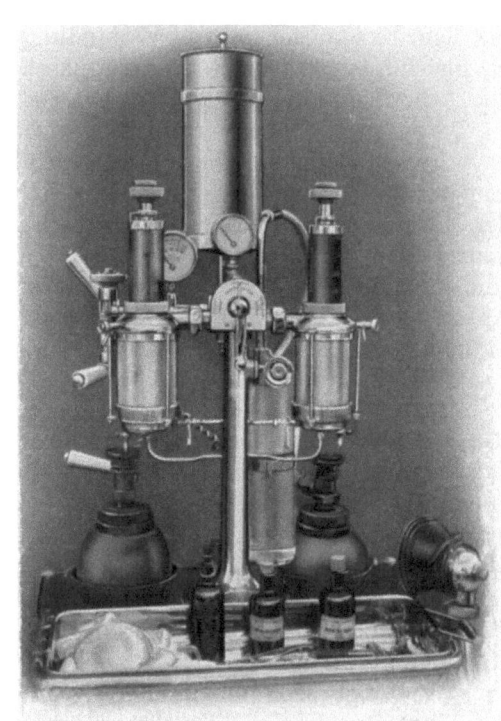

Abb. 672.

wenn das Wasser unten tropfenweise abfließt. Bei diesem Vorgehen reicht die einmalige Wasserfüllung auch für lange dauernde Narkosen.

Bei Überdrucknarkosen wird der Widerstand im Ausatmungsrohr nach Bedarf durch dessen Senken im Wassergefäße (3) mit Hilfe der Schraube (9) erhöht. Durch Drehung des Hahnes (7) kann die Narkose ausgeschaltet werden, ohne daß die für den Überdruck notwendige Sauerstoffzufuhr aussetzt.

Will man Äther- oder Misch-Sauerstoffnarkose ohne Überdruck benützen, so wird das Ausatmungsrohr durch die Schraube 9 so weit gehoben, daß

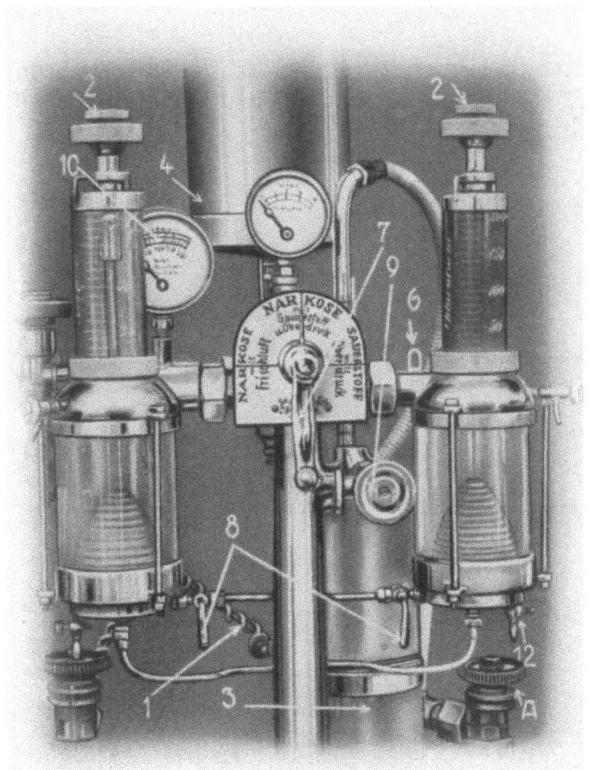

Abb. 673.

Abb. 669—673. Sauerstoff-Überdruck-Narkose-Apparat mit Vorrichtung für Wiederbelebung und Frischluft-Narkose sowie Möglichkeit zur Vorwärmung und schnellen Verdampfung des Narkoticums nach JEHN-BRUNNER.

es gerade noch unter dem Wasserspiegel endet. Das Brodeln der Ausatmungsluft unterrichtet den Narkotiseur über den ruhigen, gleichmäßigen Gang der Narkose.

Es kann an Stelle des Sauerstoffes auch atmosphärische Luft treten. Eine einfache Hahndrehung (7) führt die gewünschte Umstellung herbei. Vorbedingung ist nur dichtes Aufsetzen der Maske, weil der Kranke bei der Einatmung die Luft durch den Apparat einsaugen muß. Das Ausatmungsrohr wird 1 cm tief ins Wasser eingetaucht, damit Rücksaugen der Ausatmungsluft unmöglich wird. Außerdem sorgt ein kleines Glimmerventil in der Zuleitung dafür, daß der Luftstrom sich immer in der gewünschten Richtung bewegt.

Zur Wiederbelebung stellt man den Dreiweghahn (7) auf Überdruck, taucht das Ausatmungsrohr je nach Bedarf 5—10 cm tief in das Wasser ein und öffnet den

Druckreduzierhahn 6 so weit, daß ununterbrochen Sauerstoff durchströmt. Auf diese Weise wird die Lunge künstlich gebläht. An der Maske ist ein Ventil angebracht. Bei Druck auf den Knopf (15) entweicht der Sauerstoff nach außen. Der Überdruck wird dadurch unterbrochen, und die Lunge sinkt unter dem Einfluß der elastischen Kräfte in Ausatmungstellung zurück. Durch Öffnen und Schließen des Maskenventiles entsprechend der natürlichen Atmungszahl wird in einfacher Weise künstliche Atmung ausgeführt.

Von den vielen Druckdifferenzgeräten, die dem ROTH-DRÄGERschen oder dem TIEGEL-HENLEschen als den Grundformen nachgebildet sind, muß man wegen Brandgefahr grundsätzlich jene ablehnen, die den elektrischen Motor und die Äthertropfgefäße auf einem Gestelle vereinen.

Im Felde, wo eine der beschriebenen Druckdifferenzvorrichtungen nur ausnahmsweise zur Verfügung stand, wurden mit einfachen Mitteln Behelfsgeräte hergestellt (GRÄFENBERG, SCHUM).

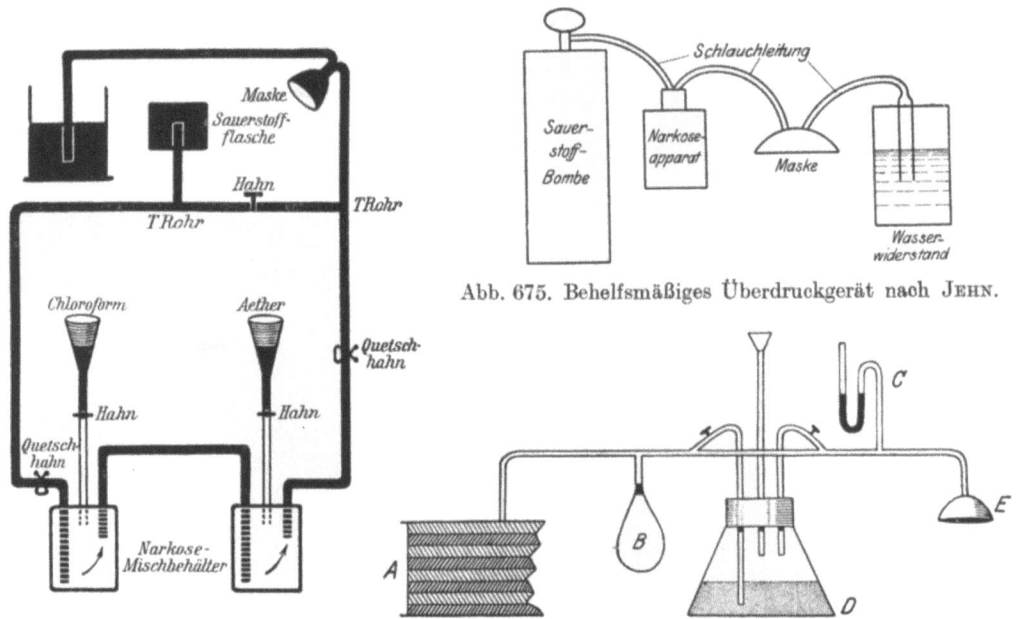

Abb. 674. Apparat von MÜNNICH.
(Nach JEHN-NAEGELI.)

Abb. 675. Behelfsmäßiges Überdruckgerät nach JEHN.

Abb. 676. Apparat von BURCKHARDT-LANDOIS. A Blasebalg,
B Windbeutel, C Manometer, D Narkoticum, E Maske.
(Nach JEHN-NAEGELI.)

Daß sich sogar in einer Sanitätskompagnie mit planmäßiger Ausrüstung das TIEGELsche Gerät nachahmen ließ, zeigt eine Mitteilung von MÜNNICH (Abb. 674).

Praktisch und im Felde vielfach bewährt ist der Apparat von JEHN (Abb. 675).

„Eine mit Reduktionsventil versehene Sauerstoffbombe (A) liefert die Druckluft. Sie wird dem Kranken durch eine Schlauchleitung, die mit einer Gesichtsmaske (C) versehen ist, zugeführt. Er atmet gegen einen Wasserwiderstand (D) aus und bläht so seine Lunge. Die Narkose wird entweder so durchgeführt, daß der Kranke vor Einsetzen der Druckdifferenz tief narkotisiert und dann operiert wird, oder dadurch, daß in das Überdrucksystem eine Narkoseflasche (B) eingeschaltet wird.“

Mit „aktivem“ Überdruck arbeitet das einfache Feldgerät, das sich BURCKHARDT und LANDOIS herstellen ließen. Es bezieht seine Druckluft von einem Blasebalge, der getreten wird (Abb. 676).

2. Die Unterdruckkammer.

Zur praktischen Durchführung des Unterdruckverfahrens ist eine größere pneumatische Kammer notwendig.

Ich beschränke mich auf die Darstellung des Kammermodells, wie wir es für die Züricher Klinik herstellen ließen (Abb. 677). Ein transportables, schnell montierbares, leichtes Metallgerüst bildet den Grundstock. Die Wände, die leicht auf dieses Gerüst aufgeschraubt werden können, sind aus dünnstem, feinstem Material

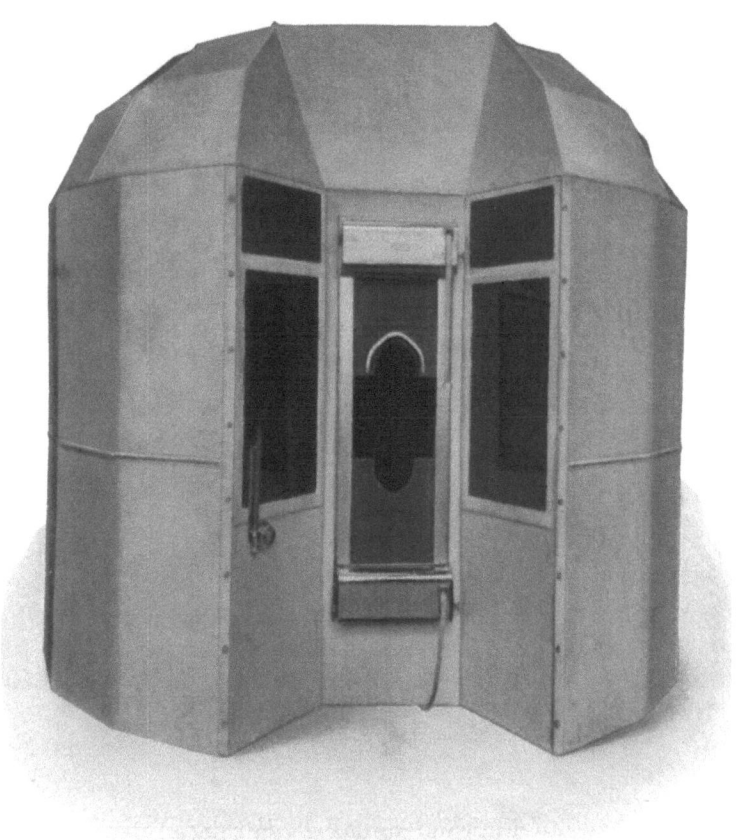

Abb. 677. Transportable Unterdruckkammer nach SAUERBRUCH.

hergestellt (Rohrfiber). Einen Boden hat die Kammer nicht. Das untere Ende ihrer Wände ist mit breiten Gummiflanschen versehen, die sich auf jedem flachen Fußboden sofort ansaugen, sobald im Innern der Kammer eine geringe Luftverdünnung erzeugt wird. Die Einrichtung der Kopfwand ist so getroffen, daß durch Ausbiegung ihrer Seitenteile eine Behinderung der Operateure nicht mehr besteht. Das Mittelstück trägt in einem Schlitten einen leicht auf- und abwärts bewegbaren Ring. Durch ihn wird der Kopf des Kranken gesteckt. Die Öffnung läßt sich dann durch eine Schiebevorrichtung beliebig verengern. Eine Manschette ist dadurch überflüssig geworden. Die lästige Behinderung des Operateurs durch das Vorbauchen der Manschette ist beseitigt. Das Kopfstück selbst kann durch einfachen Handgriff beliebig verschoben werden, so daß bei jeder

Lagerung des Kranken Hoch- und Niedrigstellen des Kopfes möglich ist. Von
Wichtigkeit ist ferner, daß durch Einfügen eines größeren Feldes dünnen, schall-
durchlässigen Ballonstoffes in die vordere Wand Verständigung zwischen Operateur
und Narkotiseur ohne Telephon oder Sprachrohr möglich ist. Dem Unterdruckverfahren war ja im besonderen vorgeworfen worden, daß Aussprache zwischen
Narkotiseur und Operateur behindert sei. Hier trifft dieser Einwand nicht mehr
zu. Außerdem sind in der Vorderwand Fenster angebracht, durch die der Narkotiseur die Operation, der Operateur die Narkose beobachten kann. Die Kammer
ist geräumig. Durch ausreichende Lüftung wird Wärmestauung verhindert.

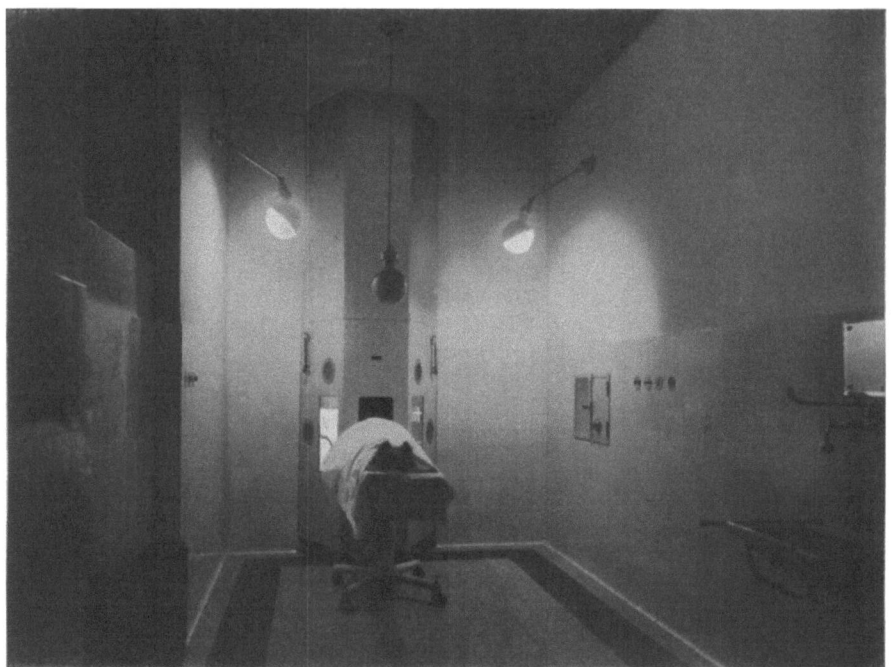

Abb. 678.

Damit ist auch der zweite Einwand hinfällig, daß der Aufenthalt in der Kammer
lästig empfunden werde. Ganz besonderer Wert wurde auf künstliche Beleuchtung
gelegt, die bei Operationen in der Tiefe der Brusthöhle genügend Helligkeit gibt.
Durch zweckmäßige Anbringung elektrischer Lampen lassen sich jetzt Nischen und
Winkel ausreichend übersehen. Besondere Handlampen werden dadurch überflüssig.
Weiter ist diese Kammer leicht fortzuschaffen und überall dort zu benützen, wo
glatter Boden zur Verfügung steht. Während sie früher dauernd einen besonderen
Raum beanspruchte, kann sie jetzt beliebig in Nebenräumen untergebracht und
aufgestellt werden. Gegenüber dem alten Muster hat sie voraus: bessere Einrichtung des Kopfverschlusses, durch die die Einschränkung des Operationsfeldes
in den obersten Thoraxabschnitten wegfällt; beliebige Verstellbarkeit der Kopföffnung
und dadurch mögliche Schräg-, Tief- und Hochlagerung des Kranken, die für eine
Reihe intrathorakaler Eingriffe notwendig ist.

Nach v. Mikuliczs, Anschützs und Friedrichs Vorschlag läßt sich auch ein
gegebener Raum in eine pneumatische Kammer umwandeln. Dazu eignet sich jedes
Zimmer eines Krankenhauses. Es empfiehlt sich jedoch, einen der Nebenräume des

Operationsaales oder diesen selbst entsprechend herzurichten. Ein Öl- oder Email-
farbenanstrich des Raumes von 2—3facher Stärke reicht für die nötige Dichtung
seiner Wände aus. Der Fußboden wird durch Zement- oder Linoleumbekleidung für
Luft undurchlässig. Die Fensterrahmen können mit feinen Gummi- oder Asbest-
streifen belegt und auf diese Weise luftdicht gemacht werden. Besondere Veränderungen sind nur an der Kopfseite nötig. Diese selbst ist ohne weiteres gegeben
durch die Türe, die von dem Kammerraum in einen benachbarten führt. Sie wird

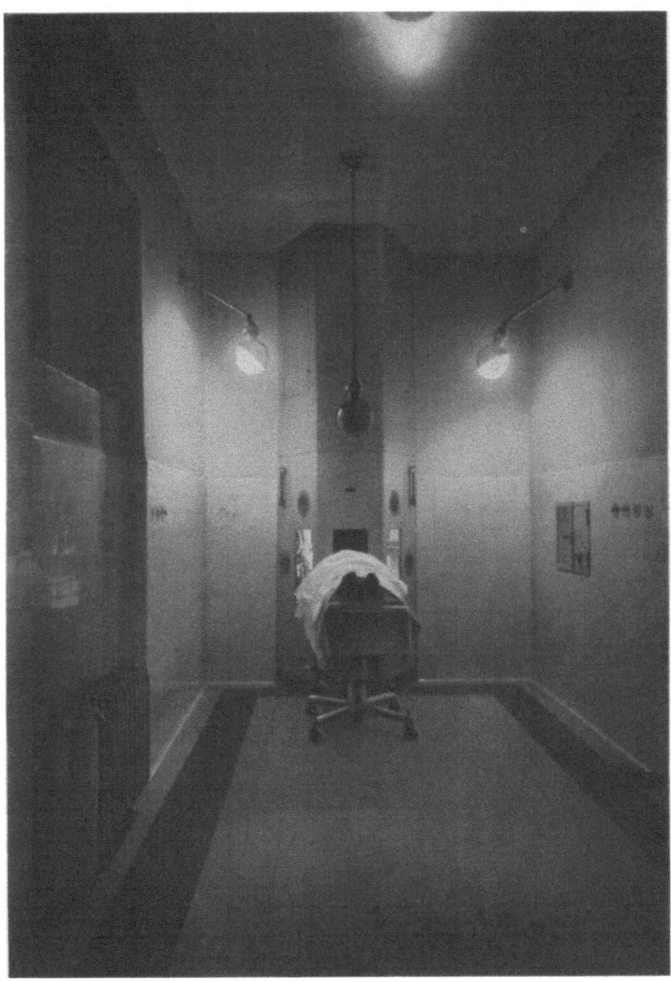

Abb. 679.

Abb. 678 und 679. Innenansicht der Unterdruckkammer in der Chir. Klinik zu München.

am besten aus Eisen hergestellt und trägt in richtiger Höhe den Kopfausschnitt
und die Halsmanschette oder den neuen Kammerverschluß.

Für Luftverdünnung sorgt ein geeigneter, durch Motor betriebener Ventilator,
der so viel Luft absaugt, daß kleine Undichtigkeiten im Baue keine Rolle spielen.
Zur Aufrechterhaltung eines konstanten Druckes dient das gewöhnliche Wasserventil aus Metall oder Glas. Nach diesen Gesichtspunkten sind z. B. im Kranken-
hause zu Offenbach (REBENTISCH) und in der Münchener Klinik sehr schöne Unter-
druckkammern eingerichtet worden (Abb. 678—680).

Besondere Erwähnung verdienen noch zwei Konstruktionen.

W. MEYER in New York schuf eine Universaldifferentialkammer, die Über-
und Unterdruck ermöglicht (Abb. 681 und 682). Auch durch gleichzeitige

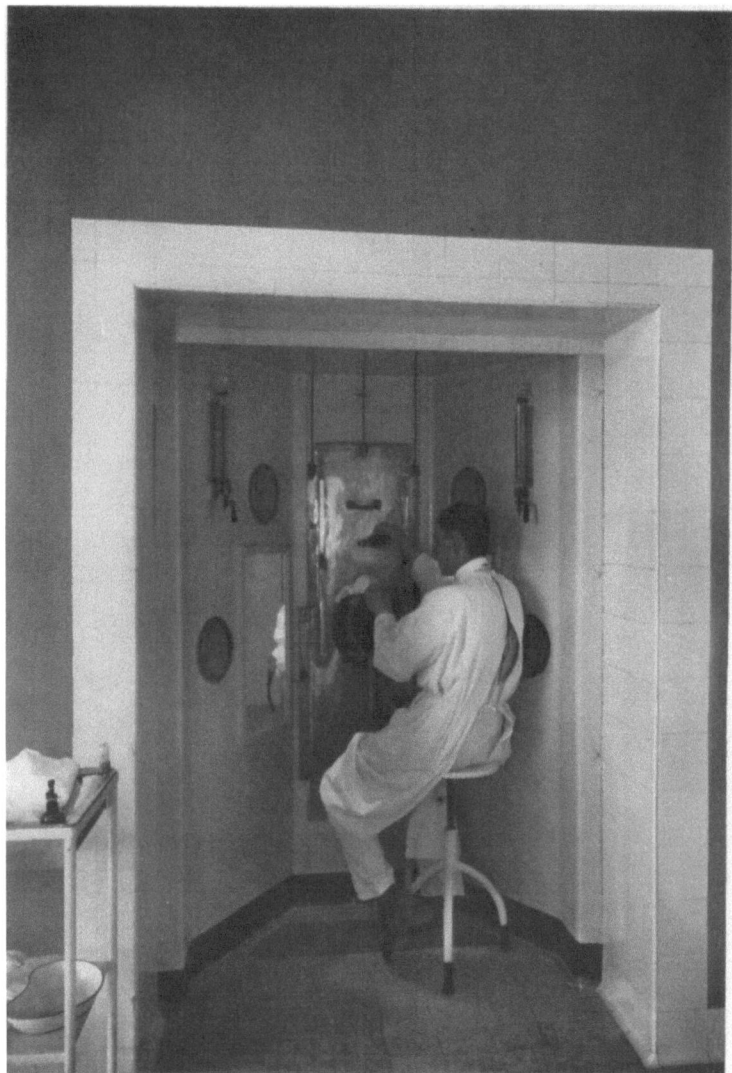

Abb. 680. Narkosennische der Münchener Unterdruckkammer.

Anwendung von Über- und Unterdruck kann die zu einer Operation notwendige
Druckdifferenz über der Lunge erreicht werden.

K. H. GIERTZ in Stockholm hat eine Unterdruckkammer angegeben, bei der
die atmosphärische Luft durch eine Maskenvorrichtung zugeführt wird. Er operiert
also unter Unterdruck, schaltet aber die räumlichen Nachteile der Kammer aus
(Abb. 683).

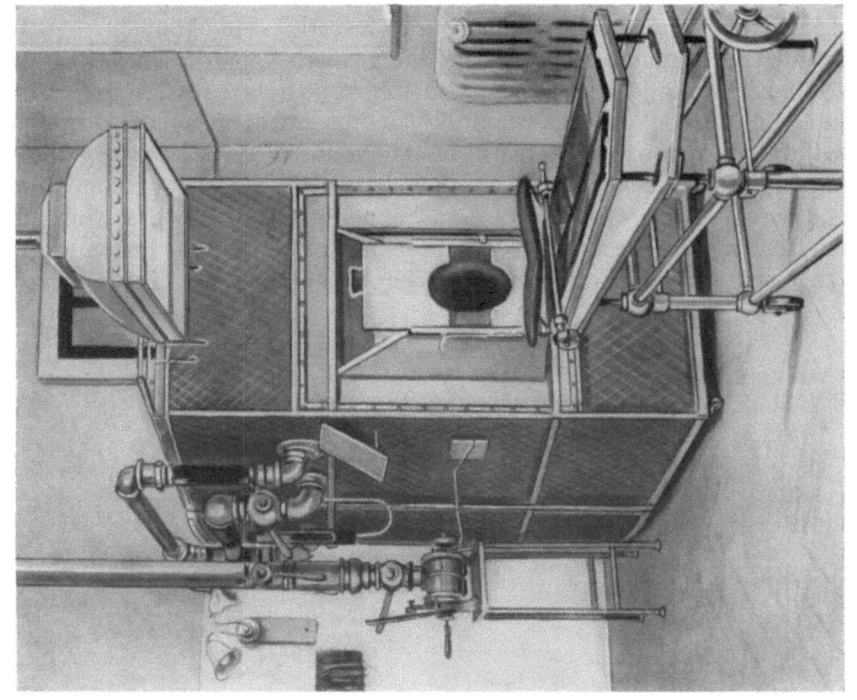

Abb. 682. Universaldifferentialkammer von W. MEYER.

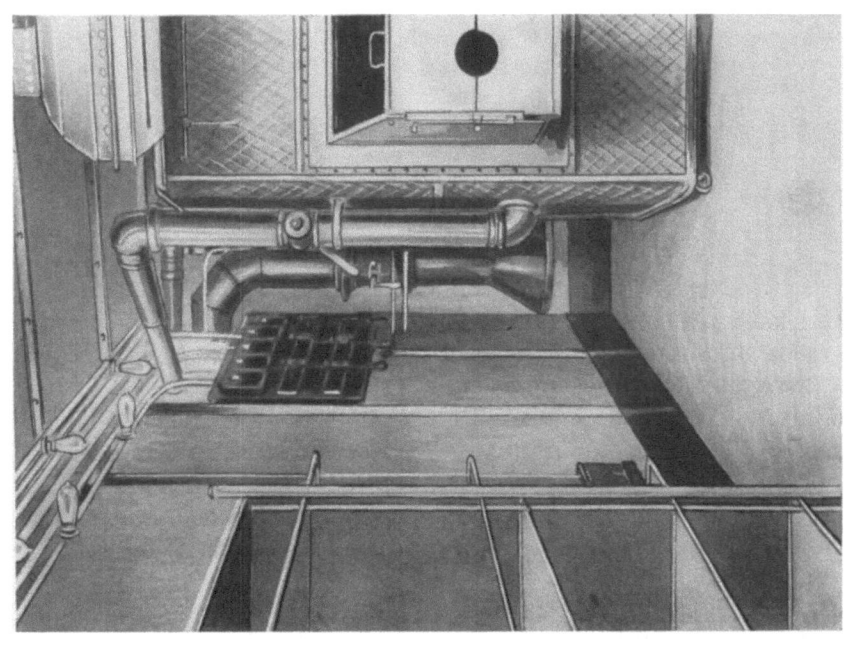

Abb. 681. Universaldifferentialkammer von W. MEYER.

3. Bewertung des Über- und des Unterdruckverfahrens.

In meinen ersten Arbeiten habe ich den Standpunkt vertreten, daß Über- und Unterdruckverfahren physiologisch nicht gleichwertig sein können. Namentlich wurde Erschwerung der Durchblutung der Lunge beim Überdrucke hervorgehoben.

Neuere experimentelle Untersuchungen (NISSEN) haben jetzt manches geklärt. Wesentliche Erschwerung des Kreislaufes bedeutet intratrachealer Überdruck bei geschlossenem Pneumothorax und uneröffnetem Brustkorbe. Die Drucksteigerung kommt dann auch in der Pleurahöhle zur Geltung. Die großen Hohlvenen werden in ihrem intrapleuralen Verlaufe zusammengepreßt, also die Einflußbahnen des rechten Herzens abgedrosselt. Es tritt bei mittlerem und hohem Überdruck ein meist steiler Abfall des Blutdruckes in der Art. pulmonalis ein.

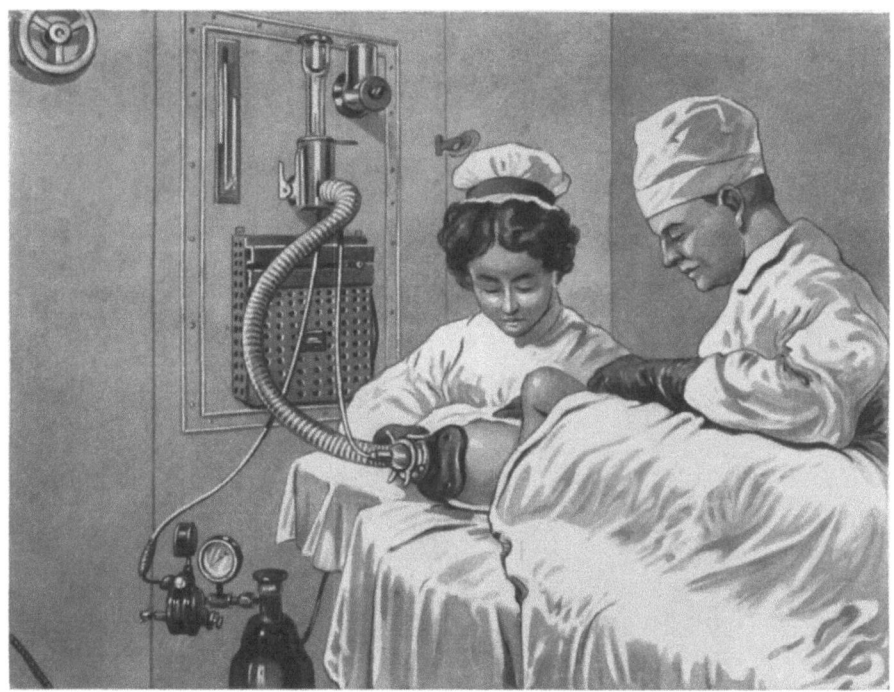

Abb. 683. Unterdruckkammer nach GIERTZ.

Überdruckatmung bei einseitig eröffneter Brusthöhle läßt den Pulmonalisdruck im großen ganzen unbeeinflußt, wenigstens bei den intratrachealen Luftdruckwerten, die für praktische Anwendung in Frage kommen.

Geringen Anstieg des Pulmonalisdruckes stellt man dagegen fest bei Überdruckatmung im beidseitig eröffneten Thorax. Durch intrabronchiale Druckerhöhung werden die Capillaren zusammengepreßt. Der Widerstand im kleinen Kreislauf ist darum erhöht. Kompression der Hohlvenen findet nicht statt, weil intrabronchiale Druckvermehrung den intrapleuralen Druck bei beidseitig eröffnetem Brustkorb unbeeinflußt läßt.

Daraus folgt, daß für die Verhältnisse, unter denen Überdruckatmung bei Brustoperationen angewandt wird, also bei einseitigem und bei doppelseitigem Pneumothorax, eine durch die Atmung bedingte Erschwerung des kleinen Kreislaufes kaum in Erscheinung tritt.

Zu bedenken ist lediglich, daß zur Erzielung desselben Grades von Lungenblähung beim Überdruckverfahren größere Druckdifferenz notwendig ist als beim Unterdruckverfahren (Sauerbruch, Cloetta, v. Rohden, O. Bruns).

Im allgemeinen darf man sagen, daß die Überdruckapparate praktisch dasselbe leisten wie die Unterdruckkammer. Leichtere Transportierbarkeit und Einfachheit bieten dieser gegenüber erhebliche Vorzüge. Auch wir haben in den letzten Jahren ausschließlich Überdruck angewandt.

4. Intratracheale Insufflation.
(Nach Volhard-Meltzer.)

Volhard veröffentlichte im Jahre 1908 Versuche über künstliche Atmung durch Ventilation der Trachea. Es wurde der Nachweis erbracht, daß es gelingt, Tiere, deren Atmung durch Curaregaben vollständig aufgehoben war, ein bis zwei Stunden am Leben zu erhalten, wenn man — ohne irgendeine passive oder aktive Atembewegung — lediglich ununterbrochen einen schwachen Sauerstoffstrom zuführt. Die Tiere starben regelmäßig nach $1^1/_2$—2 Stunden unter den Erscheinungen der Herzschwäche. Volhard legte Wert darauf, daß der Sauerstoff durch ein dünnes Rohr in die Trachea eingeleitet wurde. Auf diese Weise konnte das Gas ungehemmt aus dem Bronchialrohre wieder nach außen entweichen, ohne Drucksteigerung und Lungenblähung zu verursachen.

Volhard hat diese Methode für Laboratoriumsversuche und Demonstrationszwecke im Unterricht empfohlen. Auch glaubte er, daß man hie und da bei Atemlähmungen aller Art an Stelle der künstlichen rhythmischen Atmung auf diese Weise das Blut mit Sauerstoff versorgen könne. Es gelang mit Hilfe seines Apparates, bei einem tracheotomierten Kranken mit Atemstillstand infolge Hirnoperation die Atmung 9 Stunden lang automatisch in regelmäßigem Rhythmus zu unterhalten. Dagegen hat er wohl nicht daran gedacht, die Ventilation der Trachea als Verfahren der Wahl für intrathorakale Eingriffe am Menschen anzuwenden.

Im gleichen Jahr empfahl Kuhn, nach Intubation den Druck in der Lunge dadurch konstant und regulierbar zu gestalten, daß man in tiefer Narkose durch ein dünnes, nicht luftdicht abschließendes Röhrchen Sauerstoff oder Luft unter $^1/_2$ bis $^3/_4$ Atmosphärendruck aus einer genügend starken Überdruckquelle einströmen läßt. Kuhn verwandte Sauerstoff, komprimierte Luft oder einen Luftkompressor. Alle Teile, Tube und Röhrchen, fügte er undicht ein, um den Luftstrom frei kreisen zu lassen.

1910 berichteten J. Auer und S. J. M. Meltzer über ihre Technik der intratrachealen Insufflation. Sie führten durch einen Schlitz in der Luftröhre und später auch vom Kehlkopf aus ein Rohr mit zentraler Öffnung bis zur Bifurkation in die Trachea ein. „Als Rohrstärke wählten sie $^2/_3$ des Durchmessers der Trachea. Durch kontinuierliches Lufteinblasen in dieses Rohr unter einem Druck von 20 bis 25 mm Hg wurden curarisierte Hunde länger als 4 Stunden am Leben erhalten. Die Tiere starben, wenn nur eine einfache Trachealkanüle benutzt, oder das Rohr nicht tief genug in die Trachea geschoben war. Auch die Öffnung des Thorax schadete den Hunden nicht; es herrschte bei ihnen völlige Apnoe. Die Herzkontraktionen waren normal und die Lungen verharrten in inspiratorischem Zustande. Der respiratorische Gaswechsel blieb noch erhalten, auch wenn die normalen Atembewegungen aufhörten oder unwirksam wurden. Als gefahrdrohend wurde von den beiden Autoren der Eintritt der Cyanose der Lunge und ungenügender Herztätigkeit bezeichnet. Ein einmaliges kurzes Kollabieren — durch Unterbrechung des Luftstromes — und Wiederentfaltung der Lungen beseitigen diesen Übelstand. Die beiden Autoren stellten auch Versuche mit einem Gemisch von Luft und Äther an. Dabei beobachteten sie kein Exzitationstadium, und kein Tier starb ihnen in der Narkose. Große Menge von Äther betäubten die Tiere nicht tiefer als kleinere Mengen. Falls bei Hunden das Herz nicht zu lange stillgestanden hatte, so wurden sie durch die intratracheale Insufflation wieder belebt" (HABERLAND).

Die Autoren geben folgende Erklärung für diese Erscheinungen: „Die unter mäßigem Druck in das Rohr eingetriebene Luft gelangt in die Alveolen und entweicht wieder zwischen Rohr und der Trachea. Mit diesem rückläufigen Strome wird die mit Kohlensäure beladene Atmungsluft entfernt und der sogenannte schädliche Raum — Mund, Nase, Rachen und Trachea — ausgeschaltet. Dies ist der springende Punkt des Verfahrens."

Das eingeführte Rohr darf nicht zu dick sein, da sonst die verbrauchte Luft neben ihm nicht genügend entweichen kann. Es darf aber auch nicht zu dünn sein: es würde dann zu wenig Luft einfließen und zu viel zwischen Rohr und Trachealwand austreten; der Druck hätte nicht die erforderliche Höhe. Ist er aber zu stark, dann werden die zwischen den überblähten Alveolen verlaufenden Gefäße komprimiert. Cyanose und Asphyxie treten ein, weil der innere Gaswechsel unmöglich ist. Das soll bei den Sektionen sich bestätigt haben (HABERLAND).

Von Bedeutung sind die anschließenden Versuche von DU BOIS-REYMOND und SCHLESINGER. Diese weisen nach, daß der Luftstrom sogleich unterhalb der Mündung des eingeführten Katheters sich nach außen umkehrt und zwischen ihm und der Luftröhrenwand entweicht, wenn die Alveolen mit Luft gefüllt sind. Durch Unterbrechung des Luftstromes für einige Sekunden — etwa 3- oder 4mal in der Minute — wird Zusammenfallen der Alveolen bedingt. Dadurch hört die Kompression der dazwischenliegenden Gefäße auf. Der Kreislauf wird wieder hergestellt; neues venöses Blut kann mit dem Sauerstoff der eingeführten Luft gesättigt und die gebildete Kohlensäure abgegeben werden.

„Bei offenem Thorax sind die Lungen je nach dem durch das Rohr eingeführten Luftdruck mehr oder weniger gebläht. Bei 7 mm Hg Druck sind die Lungenlappen mäßig ausgedehnt, mit 40—50 mm Hg-Druck so aufgeblasen, daß sie die Brusthöhle vollständig ausfüllen. Durch die oben erwähnten notwendigen Unterbrechungen entstehen kleine Bewegungen der Lungen, die jedoch niemals störend wirken. Im allgemeinen verharren die Lungen aber in geringem inspiratorischen Zustande, und die großen Vorteile dabei springen sofort ins Auge. Ungehindert kann an der Aorta oder am Oesophagus oder an der Lunge operiert werden" (HABERLAND).

Technik: Ein Seidenkatheter wird durch die Glottis in die Trachea eingeschoben. Er soll nach MELTZER lieber zu dünn als zu dick gewählt werden (beim erwachsenen Menschen 24—26 Charrière). Der Katheter wird in sehr verschiedener Weise eingeführt. GELINSKI benutzt eine Tracheotomiewunde. NORDMANN, STADLER, BOYLE leiten ihn mit Hilfe einer Kornzange in die Tiefe. LAUTENSCHLÄGER legt ihn ein wie ein Bronchoskop.

Der Katheter wird von der Zahnreihe aus etwa 26 cm tief in die Luftröhre eingebracht. Nach MELTZER stößt man etwa 23 cm von den Zähnen entfernt auf einen Widerstand, der von der Verengerung des rechten Bronchus herrührt, in den das Rohr zu gleiten pflegt. Dieser Widerstand ist nach MELTZER ein zuverlässiger Beweis dafür, daß der Katheter in der Trachea und nicht in der Speiseröhre liegt.

Auffallend ist, daß fast jeder, der die AUER-MELTZERsche Insufflation anwendet, in kleinerem oder größerem Ausmaße eine neue Vorrichtung dazu erfand oder Abänderungen anbrachte.

Verwendung: Die intratracheale Insufflation wird benutzt zur Durchführung von Narkose und Druckdifferenz. S. ROBINSON berichtet über 1400 derartige Narkosen aus 22 chirurgischen Krankenhäusern und kommt zu dem Ergebnisse, daß Narkosestörungen wegfallen; darum ist nach ihm diese Betäubungsart für Operationen am

Kopfe, Gehirn und Halse zweckmäßig und angezeigt. TIEGEL empfiehlt die Insufflation bei Atemnot Tracheotomierter, bei Diphtherie der Luftröhre zur Entfernung tiefsitzender Membranen, sowie bei bewußtlosen Schädelverletzten zur Herausbeförderung von aspiriertem Blut oder Mageninhalt. Das AUER-MELTZERsche Verfahren soll seiner Ansicht nach auch angewandt werden bei allen Operationen wegen Verengerung der Luftwege mit inspiratorischer Dyspnoe. STADLER bezeichnet es als lebensrettenden Eingriff und als überragendes Mittel gegen allen Asphyxien, die bei Krampfzuständen der Atmungsmuskulatur auftreten.

Indessen ist die intratracheale Insufflation weder ein einfaches, noch sicheres Vorgehen. Man denke nur an die Störungen, die eintreten müssen, wenn es sich um kranke Lungen mit reichlichem Auswurf handelt. Sehr lehrreich war für mich ein Erlebnis in einer fremden Klinik. Nach Einleitung der Insufflationsnarkose bei einem Bronchektatiker trat noch vor Beginn der Operation Erstickungstod durch Aspiration ein.

Auch andere Nachteile sind nicht zu verkennen. Beim Einlegen des Katheters kommen Verletzung des Rachens, des Kehlkopfes, der Luftröhre, der Bronchen vor. Selbst Lungenruptur bei zu tiefem, gewaltsamen Einführen wurde beobachtet (LUKE). MELTZER fordert darum „besondere Fachärzte" für die intratracheale Insufflation.

Eine weitere sehr große Gefahr entsteht durch Glottisspasmus, der dem rückläufigen Luftstrome den Weg versperrt. Kohlensäure und Narkoticum können nicht mehr entweichen; der Druck in den Lungen steigt plötzlich an und erschwert Atmung und Herztätigkeit. Die am Schlusse einer Operation notwendige Vollblähung der Lunge wird häufig infolge des ungenügenden Druckes nicht erreicht, und damit geht ein Hauptvorteil des Druckdifferenzverfahrens verloren.

Im Jahre 1916 veröffentlichte MELTZER ein neues Verfahren, die „pharyngeale Insufflation". Sie stellt ein Überdruckverfahren dar, das das einfache Prinzip des Maskenapparates unnötig verwickelt. Ein besonderer Schlauch wird dabei in den Magen eingeführt, damit überschüssige Luft, die während der Insufflation in den Magen eindringt, wieder entweichen kann!

Die intratracheale Insufflation hat sich, wie MELTZER selbst betont, aus dem Druckdifferenzverfahren herausgestaltet. Sie ist aber nach unserer Überzeugung eine schlechte Abart des ursprünglichen Verfahrens. Auch von ZAAIJERs nasaler Überdrucknarkose ist kaum ein grundsätzlicher Fortschritt zu erwarten. Die gebräuchlichen Überdruckgeräte sind einfacher zu handhaben, ohne die Schädlichkeiten mit sich zu bringen, die der trachealen Insufflation anhaften. Bei intrathorakalen Eingriffen, die wegen Erkrankung der Lungen ausgeführt werden, kommt sie nach unserer Überzeugung überhaupt nicht in Frage.

Für das Laboratorium hat die Insufflationsmethode, wie schon VOLHARD betonte, große Bedeutung. Auch als Notbehelf in der praktischen Heilkunde mag sie gelegentlich nützen.

Anwendungsgebiet des Druckdifferenzverfahrens.

Das Druckdifferenzverfahren hat im wesentlichen zwei Anzeigengebiete: Das eine ist offener Pneumothorax. Das andere sind verschiedenartige Störungen von Atmung und Kreislauf, die man durch Erhöhung des intratrachealen und -bronchialen Luftdruckes beseitigen oder vermeiden kann: Trachealstenosen, venöse Luftembolie, akute Anämie nach großen Blutverlusten.

1. Thorakotomie. Wir eröffnen die geschlossene Brusthöhle unter Überdruck und vermeiden dadurch plötzlichen Eintritt eines offenen Pneumothorax mit seinen akuten Gefahren. Druckdifferenz erleichtert aber auch Zurechtfinden und

Eingriffe an den Organen der Brusthöhle. Sie ermöglicht am Schlusse der Operation Wiederherstellung der gewöhnlichen intrathorakalen Druckverhältnisse. Durch luftdichte Naht der Thoraxwunde legt sich die geblähte Lunge der Brustwand wieder an, so daß die physikalischen Vorbedingungen regelrechter Atmung erhalten bleiben.

Vor jeder Operation soll das Überdruckgerät sorgfältigst untersucht werden. Pumpe, Ventile und Motore müssen richtig arbeiten. Bei Anwendung von Sauerstoff hat man sich davon zu überzeugen, daß die Bomben gefüllt sind und daß sie wirklich Sauerstoff enthalten.

Der Narkotiseur hat lediglich die Aufgabe, den Gang der Narkose zu beaufsichtigen. Ein ihm zur Seite stehender Assistent bedient als „Maschinist" das Druckdifferenzgerät; er besorgt die Regelung des Druckes, entsprechend den einzelnen Abschnitten der Operation.

Hervorzuheben ist, daß zu Druckdifferenznarkosen sehr geringe Mengen Äther benötigt werden.

Die Operation selbst beginnt zunächst ohne Druckdifferenz (SAUERBRUCH, KÜTTNER). Erst nach Durchtrennung der Weichteile wird im Augenblicke der Rippenfellspaltung Über- oder Unterdruck eingeleitet. Als Regel gilt, mit Druckdifferenz von nur 2—5 mm Hg anzufangen. Auf diese Weise erleichtert man sich die Eröffnung der Brusthöhle ohne Verletzung der Lunge. Von der erweiterten Wunde aus läßt sich ein großer Teil des Pleuraraumes übersehen, der übrige abtasten. Währenddessen werden die Werte auf 7—9 mm Hg erhöht. Eingriffe in und an der Lunge nimmt man dagegen aus technischen Gründen am besten wieder an dem weniger geblähten Organe vor (3—5 mm Hg). Nach Beendigung der Operation und Reinigung der Brustfellhöhle von Blut wird die Lunge allmählich immer stärker gebläht. In dem Augenblick, in dem der Brustraum nun endgültig luftdicht verschlossen wird, soll sie völlig entfaltet sein, so daß kein „toter Raum" zurückbleibt. Die Technik der Brustwandnaht richtet sich nach den jeweiligen chirurgisch-anatomischen Verhältnissen (vgl. S. 698). Erst wenn die Wunde vollkommen vernäht und mit dem Verbande bedeckt ist, läßt man die Druckdifferenz im Verlaufe einiger Atemzüge langsam auf 0 zurückgehen. Die geblähte Lunge kann sich nun nicht mehr zurückziehen. Bei operativ gesetzten Lücken der knöchernen Brustwand tritt dann sofort typische „paradoxe Atmung" ein.

2. Akuter, traumatischer, offener Pneumothorax gibt strenge Anzeige zur Einleitung der Druckdifferenzatmung. Wir beseitigen mit ihr Verdrängungserscheinungen, Dyspnoe und Kreislaufstörungen. Außerdem wird der operative Eingriff ermöglicht.

Bei schwerem Allgemeinzustand, aber geringer Blutung wird zunächst Sauerstoff zugeführt, um die Widerstandskraft des Verletzten zu heben. Unter günstigeren Verhältnissen folgt die Operation nach einigen Stunden.

3. Bei Lungenverletzungen gehen wir in derselben Weise vor. Druckdifferenz erleichtert das Aufsuchen der geschädigten Stelle ganz außerordentlich. Auch kleine Lungenwunden erkennt man an dem Austritte schaumigen Blutes aus dem geblähten Organ. An der retrahierten Lunge dagegen kann das Auffinden selbst größerer Verletzungen Schwierigkeiten bereiten. Gleichzeitig verhindert intrabronchialer Überdruck bei frischen Wunden Aspiration von Blut und Gewebsfetzen; sie werden vielmehr vom Luftstrome geradezu herausgeschleudert.

4. Bei der Operation von Lungeneiterungen ist Überdruckatmung an sich unnötig, wenn Verwachsungen bestehen. Aber auch dann beugt, ähnlich wie bei Lungenverletzungen, das Verfahren der Aspiration und der Luftembolie vor.

5. Ergiebige Verwendung hat das Druckdifferenzverfahren bei operativer Behandlung der Empyeme gefunden. Nach Ablassen des Eiters wird die Lunge sofort gebläht und durch einen luftdichten Verband in diesem Zustande gehalten.

Frühzeitige Verklebung ihrer Oberfläche mit der Brustwandinnenfläche verkürzt die Nachbehandlung (vgl. Bd. II, S. 847).

6. Wertvolle Dienste leistet uns das Verfahren zur Wiederausdehnung geschrumpfter Lungen bei großen Resthöhlen.

Durch frühzeitige systematische Atemübungen unter Anwendung von Druckdifferenz können wir die Entfaltung der Lunge beschleunigen.

Der Überdruck soll im Anfange höchstens 1—2 cm Wasser betragen und erst später gesteigert werden. Die Übungen werden 3—6mal täglich durchgeführt. Je nach dem Zustande des Kranken beginnt man mit $^1/_2$—2 Minuten und steigt bis auf 10 Minuten in jeder Übung.

Diese Anwendungsart der Druckdifferenz ist der PERTHESschen Saugbehandlung bei Empyemen an die Seite zu stellen, wie denn überhaupt die PERTHESsche Idee einen Vorläufer des Unterdruckverfahrens darstellt. In besonders schonender und erfolgreicher Weise wird Wiederausdehnung der Lunge in der Unterdruckkammer erreicht.

7. Wir konnten zeigen, daß im uneröffneten Pneumothorax bei kräftigem Überdrucke die großen Hohlvenen zusammengedrückt werden (vgl. S. 688). Darauf beruht eine weitere Anwendung der Druckdifferenz: die Verhütung venöser Luftembolie. Ausgedehnte, tiefsitzende Kröpfe oder Mittelfellgeschwülste bedingen starke Erweiterung und pralle Füllung aller Blutadern des Halses. Hervorwälzen der Neubildung befreit schlagartig die venösen Abflußwege von dem auf ihnen lastenden Druck. In diesem gefährlichen Augenblicke macht gewöhnlich der Kranke einen tiefen Atemzug und aspiriert dabei das Blut der Halsvenen. Klafft jetzt im Operationsgebiete selbst eine kleine Vene, so dringt die Außenluft in sie ein und gelangt ebenfalls in das rechte Herz.

Durch kräftige Überdruckatmung läßt sich diese Luftembolie vermeiden. Erhöhung des intrapleuralen Druckes drosselt die Einflußbahn des rechten Herzens. Stauung in den großen Halsvenen tritt ein, die Ansaugung von Luft ausschließt. Außerdem wird durch erhöhte Mittelstellung des Brustkorbes die inspiratorische Saugkraft des rechten Herzens erheblich herabgesetzt.

Es empfiehlt sich, den Überdruck bis zur Beendigung der Operation bestehen zu lassen. Der Druck darf hier bis zu 20 mm Hg betragen.

Bei arterieller Luftembolie gelangt Luft von einer verletzten Lungenvene sofort in das linke Herz und von dort in Hirnarterien. Hier können bei eröffnetem Brustkorbe durch Überdruckatmung der Querschnitt der peripheren Lungenvenen eingeengt und die Aspirationsgefahr verringert werden.

8. Empfehlenswert ist die Verwendung des Überdruckes bei Ausgebluteten. LONHARD beobachtete im Felde, daß sich der Zustand Verletzter nach großem Blutverlust auffallend besserte, wenn er Sauerstoff unter Überdruck einatmen ließ. Schneller und anhaltender als bei anderen Hilfsmitteln war die Wirkung. Vor allen Dingen verschwanden Dyspnoe, Angstgefühl und motorische Unruhe. Der kleine, kaum fühlbare Puls wurde kräftiger.

Die gleiche Erfahrung machte unabhängig von LONHARD auch NOWAKOWSKI. Von JEHN wurde im Felde das Vorgehen planvoll durchgeführt. Ich konnte mich von seinem günstigen Einflusse mehrfach überzeugen. Der Unterschied zwischen einfacher Sauerstoffzufuhr und Überdruck war unverkennbar.

Der Erfolg erklärt sich aus bestimmten physiologischen Vorgängen. Das Gefäßsystem wird nach großen Blutverlusten zu weit. Das Herz „zappelt" sich zu Tode. Durch Atmung unter geringem Überdrucke werden die Gefäße des kleinen Kreislaufes eingeengt. Das bedeutet für das rechte Herz Anreiz zu stärkerer Arbeit, der sich auch auf das linke überträgt. Das Gehirn wird besser mit Blut versorgt, das zudem noch sauerstoffreicher ist.

Diese Überdruckatmung wird in den ersten Stunden ununterbrochen, später in Zwischenräumen von 5—20 Minuten durchgeführt, selbstverständlich unter Anwendung der üblichen Anregungsmittel.

9. Auch bei Asphyxien kann die günstige Wirkung der Sauerstoffatmung durch Überdruck gesteigert werden. Er soll 3 cm Wasser nicht übersteigen, da sonst leicht Sekretmassen der oberen Luftwege in die feineren Bronchen hineingepreßt werden.

10. Eine letzte Anzeige geben mechanische Stenosen der oberen Luftwege. Bei Abknickung und Kompression der Trachea kann Überdruckatmung lebensrettend wirken. Ebenso verhindert sie Zusammenklappen einer dünnwandigen Säbelscheidenluftröhre nach Kropfentfernung. Selbstverständlich ist operative Beseitigung des mechanischen Atmungshindernisses trotzdem notwendig.

Schließlich gelingt es auch manchmal, die bedrohlichen Folgen der Luftröhrenausbiegung beim Mittelfellflattern durch Überdruckatmung vorübergehend zu bannen.

Technik der Brusthöhleneröffnung.

Operative Eröffnung der Brusthöhle ist durch den knöchernen Aufbau des Thorax technisch erschwert. Einschnitte in der Körpermittellinie, die beim Bauche das Verfahren der Wahl darstellen, kommen hier nur in Form der medianen Mediastinotomie in Frage (s. Bd. 2, S. 417). Meist versucht man von hinten oder von der Seite her in den Brustkorb einzudringen. Es werden zahlreiche Schnittführungen benutzt, die alle möglichst ausgedehnten Zugang zur Brustwand anstreben. Große Längsschnitte, Bogenschnitte, Hakenschnitte, einseitige oder beidseitige, Stiellappenschnitte kommen zur Anwendung (Abb. 684—688).

Die eigentliche Eröffnung des Brustkorbes erfolgt in verschiedener Weise. Den einfachsten Weg bahnt der Intercostalschnitt. Er bringt breiten Zugang, ermöglicht gute Übersicht und freies Hantieren. Übersichtlichkeit des Wundgebietes und günstige Heilungsbedingungen sind seine unbestrittenen Vorzüge. Namentlich in den unteren Abschnitten des Thorax, deren Rippen nachgiebig sind, ist dieses Vorgehen allen anderen weit überlegen.

Nur bei Eingriffen im oberen Teile des Thorax reicht er nicht aus. Hier ist meist Fortnahme von mehreren Rippen oder Durchtrennung ihrer Knorpel notwendig. Der Hautschnitt verläuft dann nach unten bogenförmig über die Oberfläche des vorderen oberen Brustkorbabschnittes. Man gelangt nach Spaltung von Haut und Fascie an die Grenze des oberen und des unteren Teiles des Musculus pectoralis. Er läßt sich mit breiten Haken leicht auseinanderziehen, so daß 2., 3. und 4. Rippe frei werden. Beim Verschlusse der Wunde legen sich die Muskelwülste wieder luftdicht über die Brustwandlücke. Osteoplastische Verfahren schaffen ungünstige Wundverhältnisse und verursachen postoperative Schmerzen. Sie sind darum nicht zweckmäßig.

Das typische Vorgehen bei Thorakotomie vom Intercostalschnitt aus gestaltet sich folgendermaßen: Der Kranke nimmt Seitenlage ein. Die betroffene Brustkorbhälfte wird durch Rollkissen herausgehebelt (Abb. 620). Das Druckdifferenzgerät ist bereitgestellt. Ein etwa 20 cm langer Weichteilschnitt verläuft im 7. Intercostalraume. Haut, Fascie und Muskulatur werden zwischen 7. und 8. Rippe bis auf die Pleura costalis durchtrennt. Unter dem zarten Rippenfell erkennt man die pigmentierte Lunge, die sich rhythmisch mit der Atmung verschiebt. Jetzt wird Druckdifferenz von 3—5 mm Hg eingeleitet. Mit Pinzette hebt man dann an günstiger Stelle eine kleine Falte des Rippenfelles hoch, schneidet sie ein und läßt Luft in die Brustfellhöhle eindringen (Abb. 689 u. 690). Die Lunge zieht sich langsam etwas zurück, so daß zwischen Brustwand und Lungenoberfläche ein mehrere Zentimeter breiter Luftmantel entsteht. Bei zu starker intrabronchialer Druckerhöhung drängt sich das Organ in das Thoraxfenster, ja wölbt sich sogar nach außen vor. Darum soll sie nicht mehr als höchstens 5 mm Hg betragen. Von der kleinen Wunde aus führt man den linken Zeigefinger ein und spaltet auf ihm das Rippenfell im Bereiche des Weichteilschnittes (Abb. 691). Das Vorgehen ist noch einfacher und schonender, wenn aus der 8. Rippe ein Stück von 15—20 cm herausgeschnitten wird. Man hat dann nur Periost und Pleura costalis zu spalten. Es folgt Einsetzen des

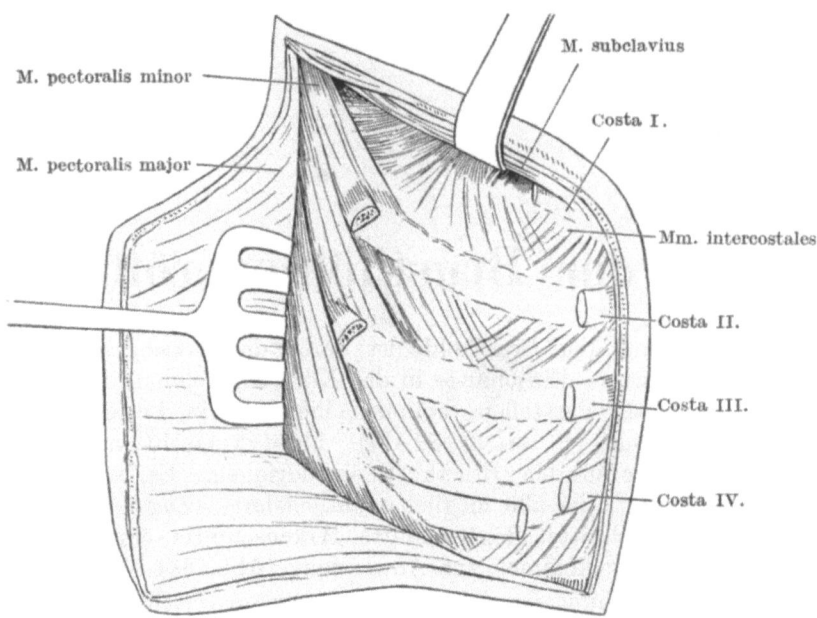

M. pectoralis minor

M. pectoralis major

M. subclavius

Costa I.

Mm. intercostales

Costa II.

Costa III.

Costa IV.

Abb. 684 (zu Abb. 685). Operative Einengung des obersten Brustkorbabschnittes durch Resekt der obersten 4 Rippen.

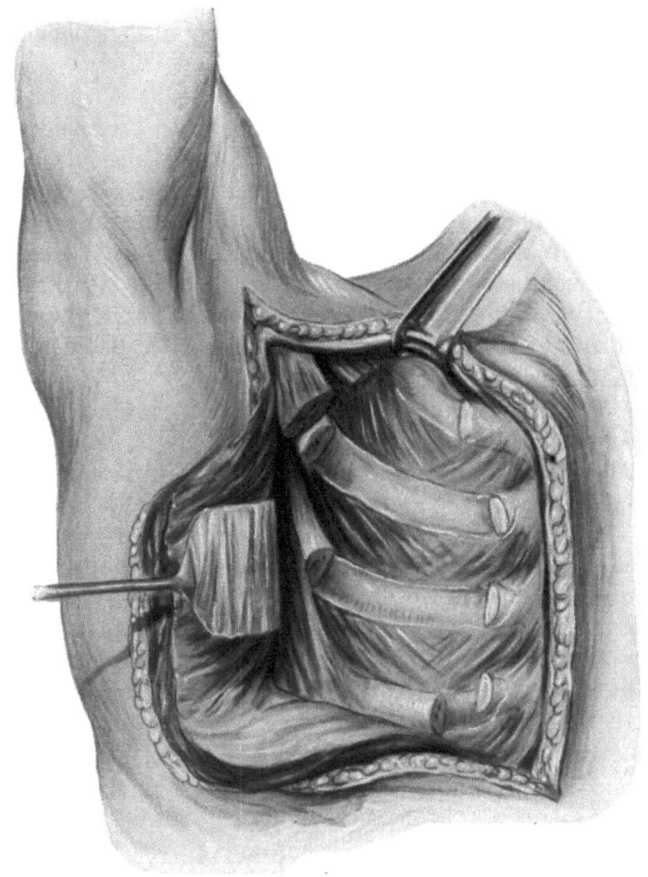

Abb. 685. **Operative Einengung des oberen Brustkorbabschnittes durch Resektion der obersten 4 Rippen.**

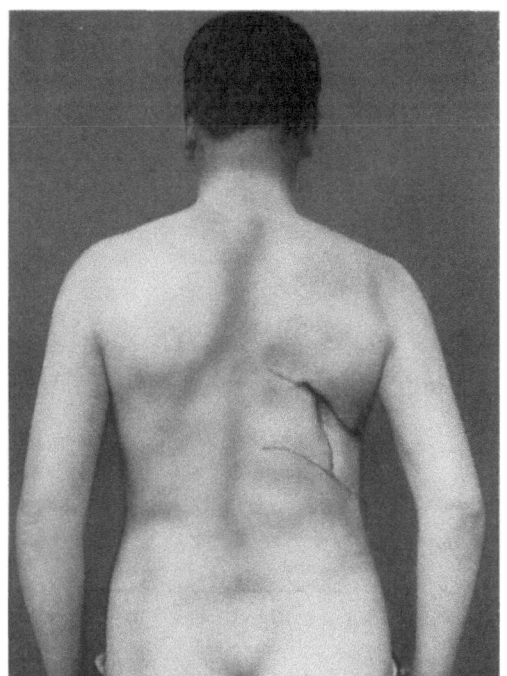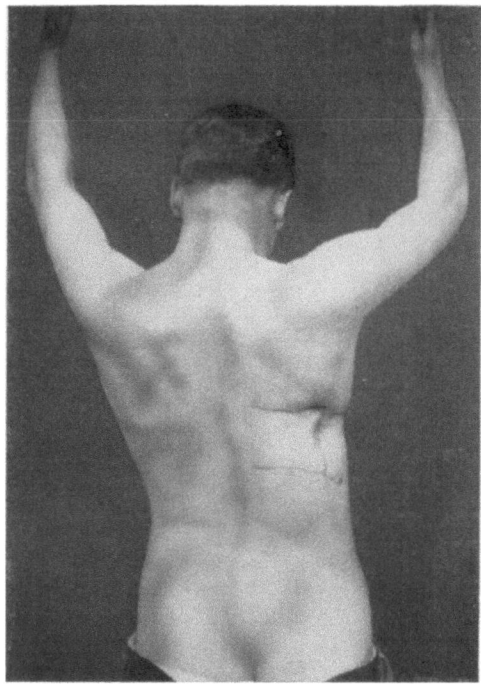

Abb. 686 und 687. Beidseitig gestielter Türflügellappen nach Heilung.

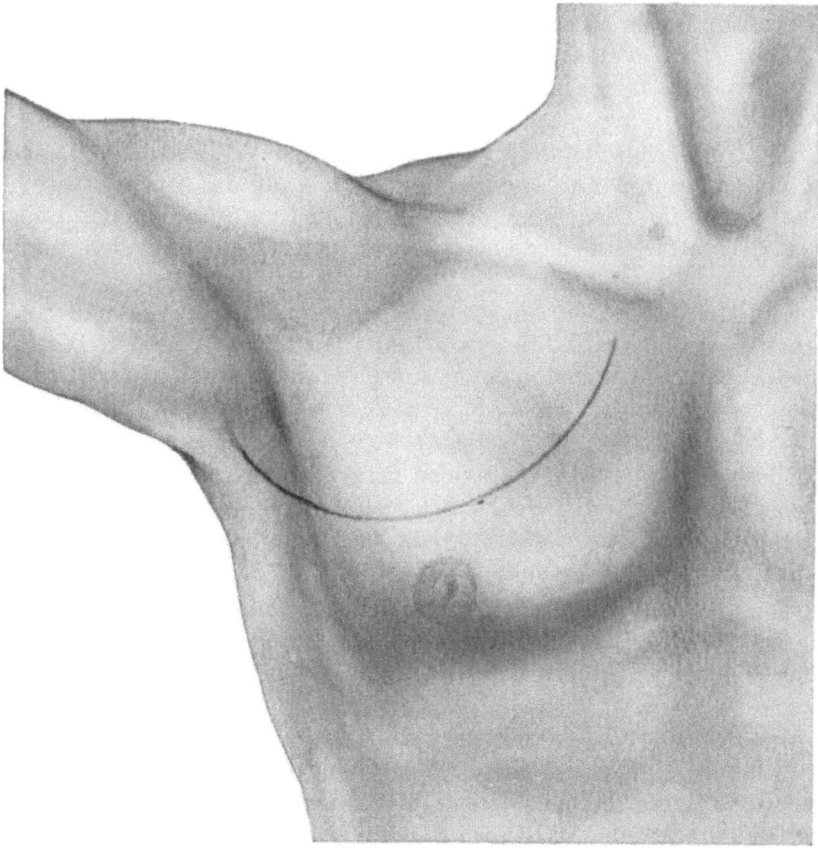

Abb. 688. Bogenschnitt zur Eröffnung eines Lungenoberlappenabscesses von vorn.

Rippensperrers, dessen breite Schaufeln zum Schutze der Weichteile mit Mull unterlegt werden (Abb. 640). Langsam dreht man jetzt an dem Hebel des Instrumentes und erweitert allmählich und vorsichtig die Bresche. Brechen oder Splittern starrer Rippen ist zu vermeiden. Sperrer, die man nur mit ruckartiger Gewalt plötzlich öffnen kann, sind unzweckmäßig.

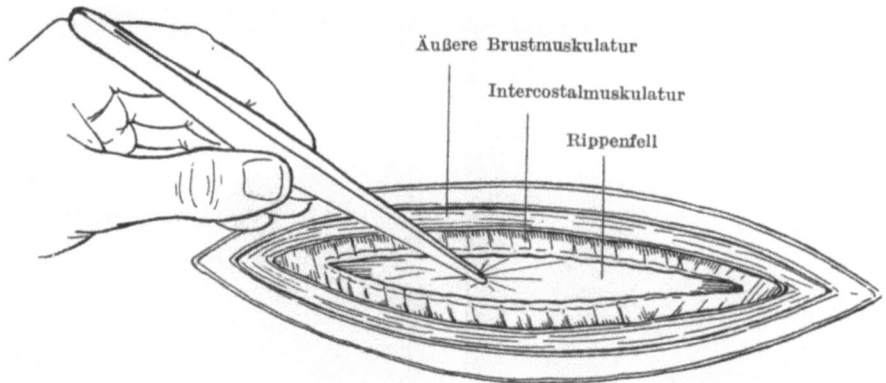

Äußere Brustmuskulatur

Intercostalmuskulatur

Rippenfell

Abb. 689 (zu Abb. 690). Freilegen und Anheben des Rippenfelles.

Der breite Zugang erlaubt nun leicht das Aufsuchen des eigentlichen Operationsgebietes (Abb. 692 u. 693).

Oft erkennt man den Krankheitsherd schon an veränderter Farbe, an Mattigkeit und Auflagerungen oder an Vorwölbung des Organes. Häufiger ist aber genaues Abtasten des Brustraumes notwendig. Feststellung eines Entzündungs- und Geschwulstherdes oder eines Fremdkörpers ist dann bei mäßig geblähter Lunge meist leicht.

Von dem jeweiligen Befunde hängt das weitere Vorgehen ab. Zunächst wird die Druckdifferenz auf 3 mm Hg vermindert, hierauf das Operationsgebiet durch Tamponade gegen die Umgebung abgedeckt. Zu Eingriffen an den Lungen, dem Herzen und der Speiseröhre bedient man sich der für sie besonders ausgebildeten Technik.

Während der Operation am Oesophagus, am Lungenstiel und im hinteren Mittelfellraume soll die Druckdifferenz 3 mm Hg nicht übersteigen. Die Lunge läßt sich dann leicht verschieben und in der gewünschten Lage durch einen Tampon zurückhalten. Bei Maßnahmen am Zwerchfelle, z. B. bei transdiaphragmaler Laparotomie, oder an der Kardia darf die Lunge stärker gebläht werden.

Nach Beendigung des intrathorakalen Eingriffes wird — immer noch bei Druckdifferenz von 3 bis 4 mm Hg — die Brustfellhöhle sorgfältig und zart ausgetupft. Dann entfernt man den Rippensperrer, bläht das Organ langsam bis auf 7—10 mm Hg und vereinigt die Brustwandwunde.

Verschluß des Intercostalraumes läßt sich mit Hilfe der peri- oder percostalen Naht erzielen. Beide Male wird zwischen Rippenfell und Lungenoberfläche eine dünne Schicht feuchten Mulles gelegt, um die Lunge sicher vor Verletzungen zu schützen.

Die pericostale Naht (Abb. 696) ist etwas schneller auszuführen und daher in der Notchirurgie vorzuziehen. Mit gekrümmter Nadel wird am oberen Rande der oberen Rippe durch die ganze Dicke der Zwischenrippenmuskeln gestochen und ein starker Seidenfaden um die Rippe nach unten in die Wunde herausgezogen. Dann geht man einige Millimeter vom unteren Rande der tiefer gelegenen Rippe dieses Mal von innen ein und führt den Faden nach außen durch. Man benötigt immer mehrerer derartiger Umschnürungen.

Bei percostaler Naht werden mit Lochzange oder Bohrer an entsprechenden Stellen der gegenüberliegenden Rippen je nach Ausdehnung des Schnittes 2 bis 4 Löcher angelegt, durch die man mit dem Fadenführer ebenfalls starke Seidenfäden leitet (Abb. 697). Nun erst werden die eingelegten Mulltücher entfernt.

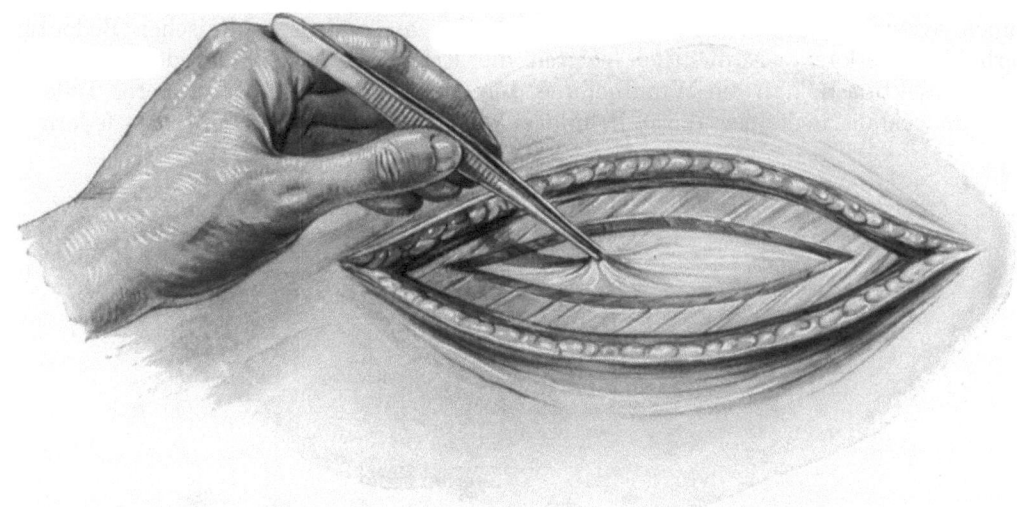

Abb. 690. Brustkorberöffnung mittels Zwischenrippenschnittes. I.

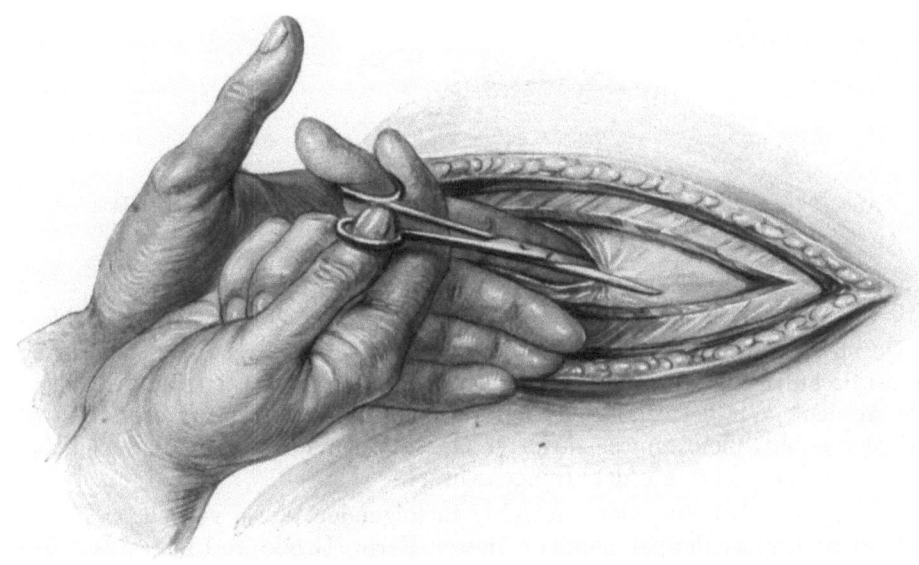

Abb. 691. Brustkorberöffnung mittels Zwischenrippenschnittes. II.

Bei beiden Verfahren spannt man die Fadenschlingen stark an, bis die gegenüberliegenden Rippenkanten sich berühren. Am besten knüpfen Operateur und Assistent zu gleicher Zeit die äußersten Fäden, dann ebenso den dritten und den vierten Faden. Während des Verschließens der Thoraxwunde wird die Druckdifferenz so weit erhöht, daß sich die Lungenoberfläche an das Rippenfell anlegt. Man knotet die Fäden möglichst während der Ausatmung. Nur so werden Brustwand und

Lunge unmittelbar aneinandergebracht. Gesonderter Verschluß des zarten Rippenfelles ist unmöglich und unnötig. Muskelnaht sichert luftdichten Abschluß der
Intercostalwunde. Durch Erhöhung der Druckdifferenz auf 9—10 mm Hg treibt
man die letzte Luft aus der Brusthöhle. Sobald auch die Hautnaht luftdicht und
sorgfältig angelegt ist, vermag sich die geblähte Lunge nicht mehr zurückzuziehen.
Druckdifferenz ist dann überflüssig.

Peri- und percostale Naht, die in der experimentellen Chirurgie auch heute
noch systematische Verwendung finden, haben an praktisch-klinischer Bedeutung
erheblich verloren. Namentlich zeigten die Erfahrungen bei ausgedehnten Brustwandresektionen, daß die Wundheilung durch den Verlust selbst größerer Teile der
Pleura costalis in keiner Weise behindert oder verzögert wird. Überdies federn die

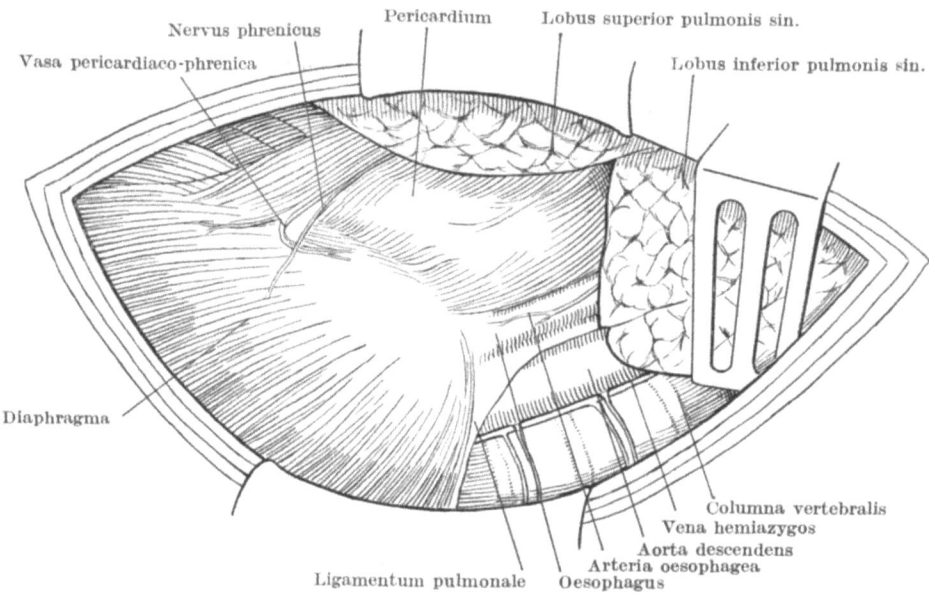

Abb. 692 (zu Abb. 693). Breite Eröffnung der Brusthöhle durch Intercostalschnitt.

auseinandergedrängten Rippen nach Entfernung des Sperrers wieder zusammen,
so daß nur eine verhältnismäßig kleine Lücke im Rippenfelle zurückbleibt.

Durch ergänzende Resektion mehrerer Rippen kann man den Zugang vom
Intercostalschnitt aus erheblich erweitern, so daß große Lappenschnitte überflüssig werden. Wir verwenden sie nur noch ausnahmsweise zur breiten Eröffnung
des vorderen Mittelfellraumes sowie zu Operationen an der medianen Fläche der
Lungenoberlappen und an der Lungenwurzel.

Man kann dabei ein- oder zweizeitig in folgender Weise vorgehen: Es wird zunächst ein Hautmuskellappen gebildet, dessen Form, Größe und Lage aus Abb. 698 u.
699 ersichtlich sind. Er wird zurückgeklappt und mit Haken gehalten. Dann reseziert
man aus der 1., 2. und 3. oder 2., 3. und 4. Rippe je nach dem Befund etwa
6—8 cm, vom Brustbeinrand an gerechnet. Unter Umständen wird das Sternoclaviculargelenk eröffnet und das Schlüsselbein nach oben gehebelt. Ist zweizeitiges Vorgehen
beabsichtigt, dann bricht man die Operation jetzt ab.

Der zweite Teil des Eingriffes beginnt mit Spaltung der Intercostalmuskulatur
und des Brustfelles von oben nach unten in der Mitte des Knochenfensters. Dann
wird der Rippensperrer eingesetzt, und zwar so, daß seine Schaufeln lateralwärts vertebrale Rippenstümpfe und Hautmuskellappen, medialwärts Brustfell und Brustbein

umfassen. Die Lunge läßt sich von ihrer medialen Fläche her mit einem Spatel sehr schön lateralwärts verziehen, so daß die Gebilde des Mittelfellraumes und der Lungenstiel sichtbar und zugängig werden (Abb. 700 u. 701).

Am Schlusse der Operation wird der Hautmuskellappen zurückgeklappt und nach Blähung der Lunge luftdicht eingenäht.

Zwei- und mehrzeitiges Operieren hat in der Brustchirurgie außerordentliche praktische Bedeutung gewonnen. Indem man einen großen Eingriff planmäßig auf verschiedene Sitzungen verteilt, schafft man die Möglichkeit, selbst hinfällige und geschwächte Kranke chirurgischer Behandlung noch zuzuführen. Die unmittelbaren und die mittelbaren Gefahren der Operation werden im ganzen gemildert, die

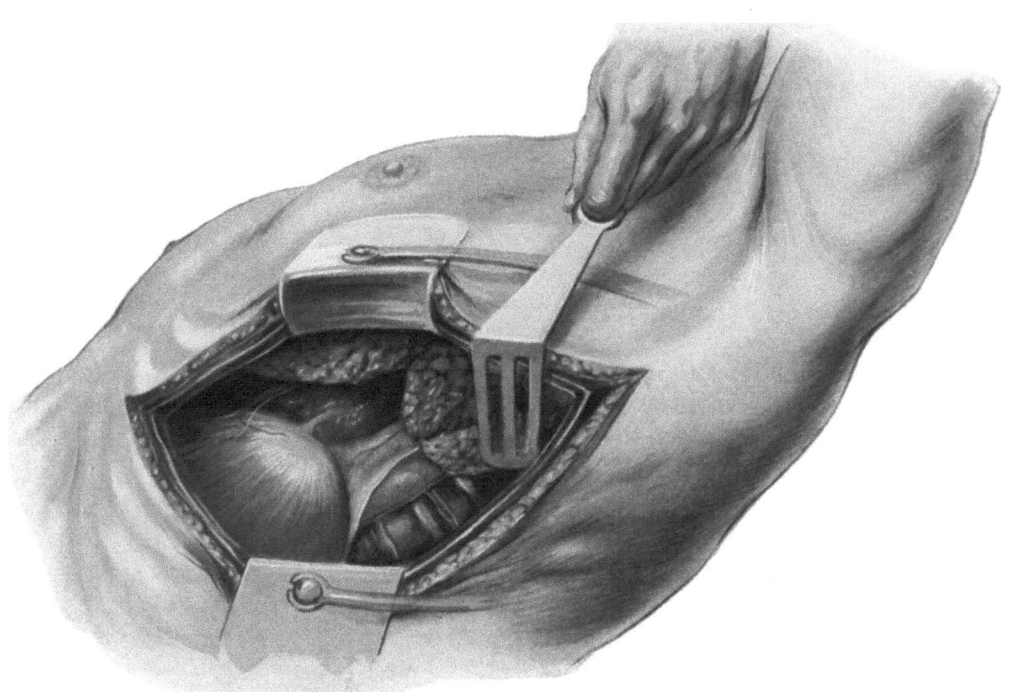

Abb. 693. Breite Eröffnung der Brusthöhle durch Intercostalschnitt.

Widerstandskraft des Kranken schonender belastet, das Ziel der Behandlung schließlich auf sichererem, wenn auch längerem Wege erreicht. Dieses bedachte Vorgehen wurde zur Grundlage wichtiger intrathorakaler Maßnahmen, besonders der Lungenresektion und der Lappenamputation.

Ganz besonders vorteilhaft und zweckmäßig ist es, die vorbereitende und einleitende Operation aus der Probethorakotomie zu entwickeln, durch die mancher Befund erst geklärt oder erhärtet wird. Man entfernt in erster Sitzung von einem Intercostal- oder Lappenschnitt aus 2—4 Rippen, schneidet das Brustfell ein und sichert die pathologisch-anatomische Diagnose. Die Wunde wird vorläufig geschlossen. Einige Wochen später kann man rasch und einfach im Bereiche der entknochten Brustwand die Höhle wieder öffnen und das von vornherein beabsichtigte Verfahren durchführen. Die vorausgeschickten Rippenresektionen begünstigen Raumausgleich und Wundheilung.

Als Grundregel für alle aseptischen Operationen hat Verzicht auf Tamponade und Drainage zu gelten. Das nach intrathorakalen Eingriffen immer

entstehende Exsudat wird vom Brustfell in der Regel wieder aufgesogen. Nur selten muß
man wegen verzögerter Resorption nach einigen Wochen punktieren. Primäre Drainage
oder Tamponade gefährden glatten aseptischen Heilverlauf. Wir vertreten denselben Standpunkt wie REHN sen. und WOLF. Beide weisen darauf hin, daß selbst dann,

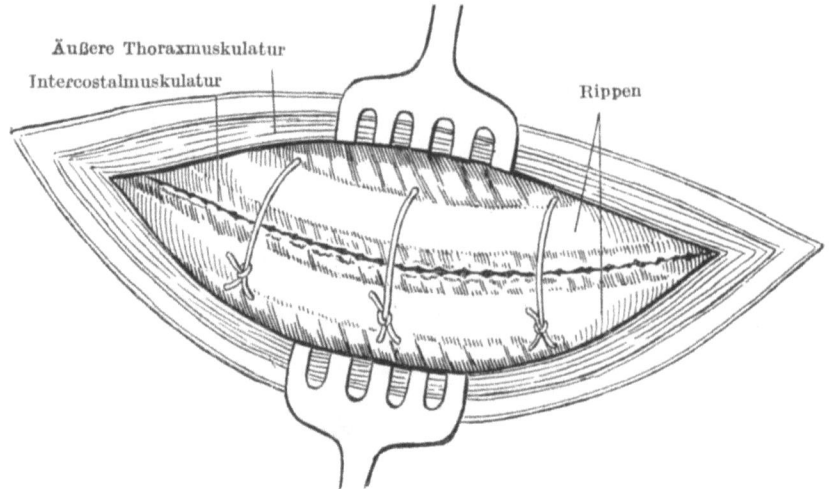

Abb. 694 (zu Abb. 696). Pericostale Naht.

wenn man mit Infektion rechnet, zunächst nicht drainiert werden soll. Besser ist es,
die Entzündung sich entwickeln zu lassen und erst später das Empyem nach fest-
gelegten Richtlinien kunstgerecht zu behandeln.

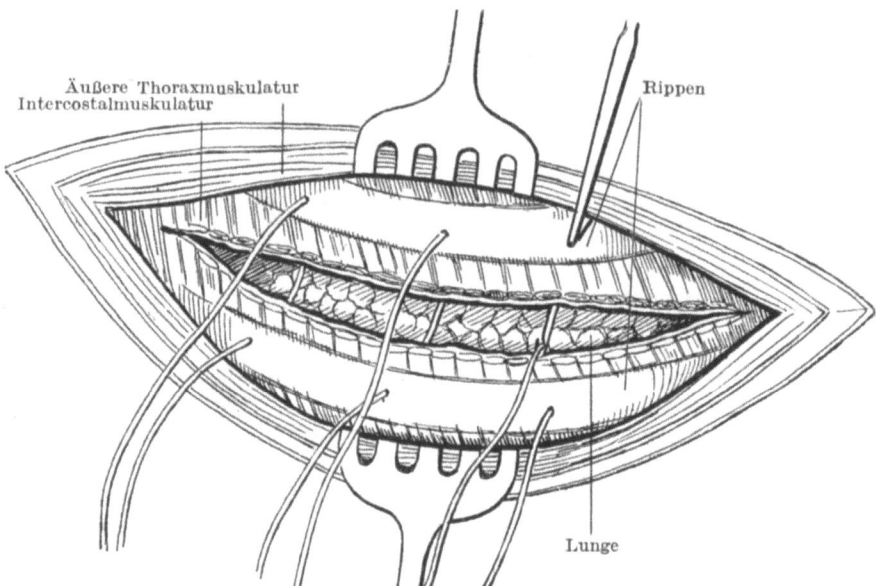

Abb. 695 (zu Abb. 697). Percostale Naht.

Anders liegen die Verhältnisse bei den eitrigen Erkrankungen des Mittelfellraumes, der Lunge und der Zwerchfellgegend. Hier ist nach operativer Eröffnung
primärer Verschluß ohne weiteres unmöglich. Man behalf sich früher in der Weise,
daß man das engere Wundgebiet von der freien Brustfellhöhle durch sorgfältige
Tamponade abgrenzte und die eingelegten Mullstreifen nach beendetem Eingriffe

nicht wieder entfernte. Dieses von v. MIKULICZ in die chirurgische Therapie der Bauchhöhlenerkrankungen eingeführte Verfahren ist auch bei gewissen intrathorakalen Eingriffen segensreich und oft unentbehrlich.

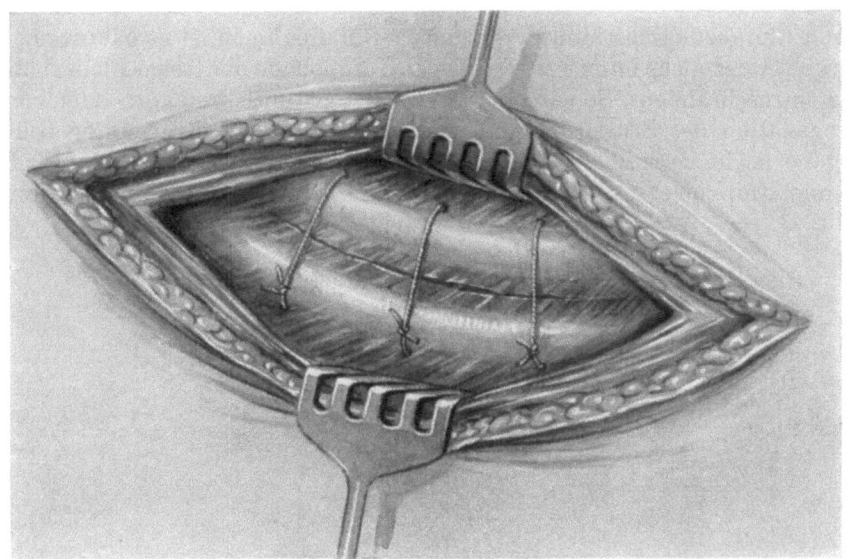

Abb. 696. Pericostale Naht.

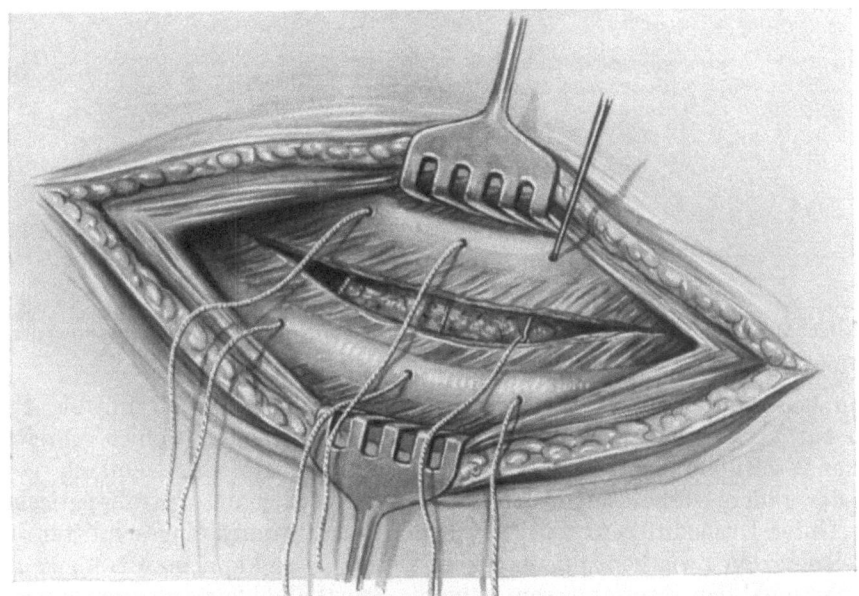

Abb. 697. Percostale Naht.

In der Regel läßt man die Tampons mindestens 10—12 Tage liegen und lockert sie dann vorsichtig und allmählich. Frühere Beseitigung ist gefährlich. Das mag folgendes Beispiel beweisen:

Bei einem 24jährigen Kranken wurde ein zentraler, metapneumonischer Lungenabsceß durch die freie Brustfellhöhle hindurch unter dem Schutze der Tamponade primär eröffnet. Das

Fieber sank; der Zustand war während der ersten 5 Tage gut. Dann wurden die Tampons fortgenommen. Genügender Abschluß um das Infektionsgebiet war aber noch nicht erzielt. Die Lunge
flatterte wie beim offenen Pneumothorax hin und her. Am Abend desselben Tages traten mehrere
Schüttelfröste und erneuter Temperaturanstieg auf. 3 Tage später starb der Kranke an den
Folgen einer Pleuraphlegmone. Hier hat zu frühe Entfernung der Tamponade der freien Brustfellhöhle den Tod bedingt.

Durch Einführung bestimmter technischer Maßnahmen ist es gelungen, das Anwendungsgebiet der nicht immer zuverlässigen Tamponade der freien Pleurahöhle mehr
und mehr einzuschränken. So wird die eitrige Mediastinitis von vorn oder von hinten
durch Trepanation des Brustbeines oder durch Rippenresektionen unter peinlichster
Schonung des leicht verletzlichen Rippenfelles angegangen. Zentral gelegene Lungenabscesse und Empyeme sowie Bronchektasen, bei denen der Pleuraspalt unversehrt

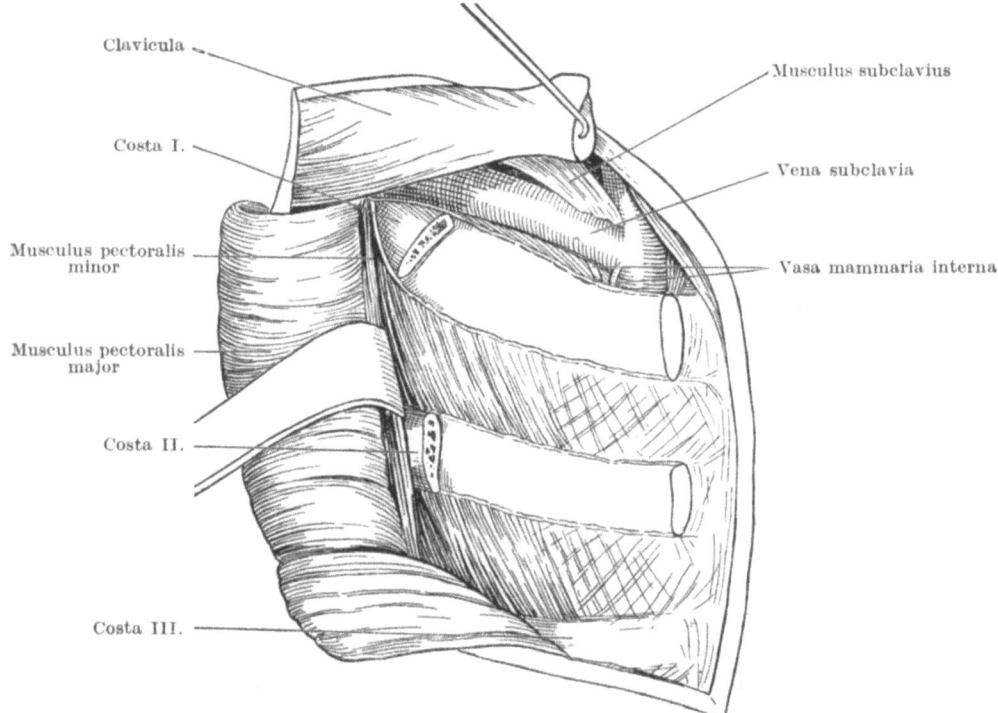

Abb. 698 (zu Abb. 699). Voroperation zur Eröffnung des vorderen Mittelfellraumes von der Seite.

ist, unterzieht man Voroperationen. Die Serosablätter werden mittels Paraffinplomben zur Verklebung gebracht. Durch das verschwartete Gebiet schreitet man
später zur Eröffnung der Eiterhöhle, die nun gefahrlos und einfach geworden
ist. Wieder anders verhält man sich bei subphrenischen und intrahepatischen Abscessen. Unter Druckdifferenz wird der Komplementärraum eingeschnitten und das
Zwerchfell mit den Zwischenrippenmuskeln vernäht. So kann man transpleural und
transdiaphragmal den Eiter ablassen, ohne die Brustfellhöhle zu überschwemmen und
zu infizieren. Zur Dauerentleerung werden neben Mullstreifen, die mit Jodoform
oder Vioform beschickt sind, entsprechend große Gummidrains eingelegt.

Schwierig und verantwortungsvoll ist die Nachbehandlung, wenn einige Tage
nach der aseptisch ausgeführten Operation Zeichen infektiöser Pleuritis sich einstellen. Manchmal gelingt es durch wiederholte Punktionen Entlastung und Ent-
giftung gleichzeitig zu erzielen. Bei anderen Kranken kommt die Entzündung nicht
zum Stehen, so daß dauernde Drainage notwendig wird. Man sticht unter örtlicher
Betäubung einen dicken Troikart in der hinteren Achsellinie durch den 8. oder den

9. Zwischenrippenraum. Nach Herausziehen des Dornes wird durch die Hülse ein dicker Katheter eingeführt, den man nach Entfernung des Rohres an eine BÜLAUsche Heberleitung anschließen kann.

TIEGEL hat eine besondere Form der Drainage vorgeschlagen. Er setzt an das in die Brusthöhle eingeschobene Gummidrain ein Zinnrohr an, das eine kleine Metallplatte trägt. Sie ist in der Mitte entsprechend der Lichtung des Drainrohres durchbohrt. Über diese Öffnung wird eine dünne Gummihaut gespannt und durch eine aufschraubbare Metallklammer befestigt. Diese Membran hebt sich bei der geringsten Drucksteigerung im Brustfellraume von der Metallplatte ab und läßt dann den Inhalt, Erguß oder Luft, leicht austreten. Bei jeder Druckverminderung in

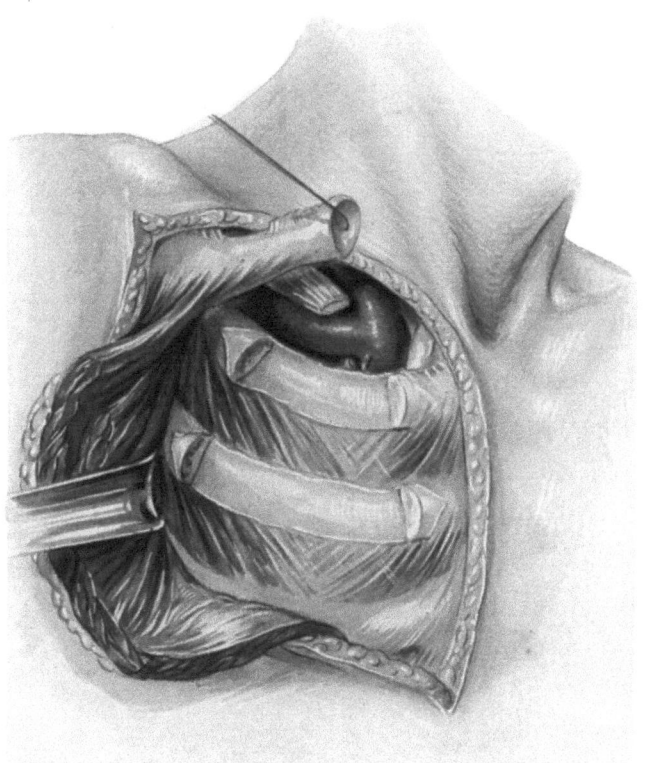

Abb. 699. Voroperation zur Eröffnung des vorderen Mittelfellraumes von der Seite.

der Brustfellhöhle wird das Häutchen angesogen. Über die Ventilplatte kann ein kleines Drahtgestell gestülpt werden, das Verkleben mit dem Verbandstoffe verhütet und leichtes Spiel der Ventilmembran sichert. Wir haben dieses TIEGELsche Drain beim Spannungspneumothorax mit Erfolg angewandt.

Einfacher ist das alte THIERSCHsche Verfahren (Bd. II, S. 727).

Verläuft die Entzündung des Brustfelles im Anschlusse an die intrathorakale Operation sehr stürmisch, treten rasch schwere Allgemeinerscheinungen, Schüttelfröste und Kräfteverfall auf, dann darf mit breiter Eröffnung der Brustfellhöhle keinen Augenblick gezögert werden. Meist empfiehlt es sich, die Nähte zu entfernen und die Ränder der Wunde weit auseinander zu ziehen. Gelegentlich ist man auch noch gezwungen, an typischer Stelle mehrere Rippen zu resezieren und das Empyem abzulassen oder die Pleuraphlegmone zu entlasten. Immer wird von der breiten Bresche aus der Brustfellraum ausgiebig tamponiert.

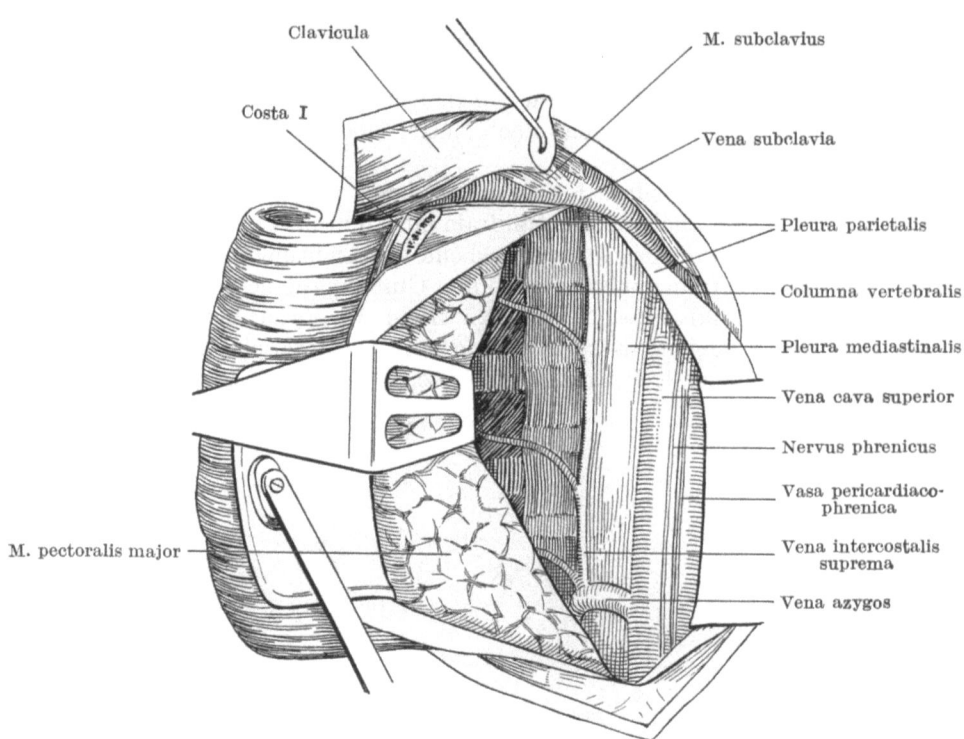

Clavicula

Costa I

M. subclavius

Vena subclavia

Pleura parietalis

Columna vertebralis

Pleura mediastinalis

Vena cava superior

Nervus phrenicus

Vasa pericardiaco-
phrenica

Vena intercostalis
suprema

Vena azygos

M. pectoralis major

Abb. 700 (zu Abb. 701). Topographie des seitlichen Mittelfellgebietes und des medialen Abschnittes des rechten oberen Brustraumes.

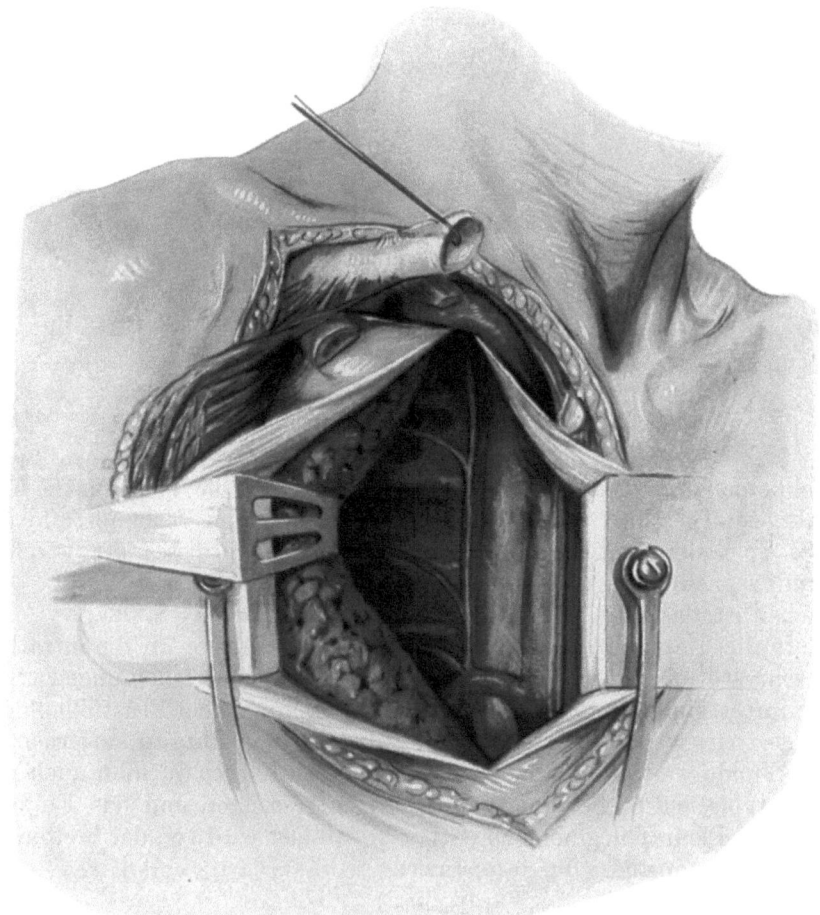

Abb. 701. Topographie des seitlichen Mittelfellgebietes und des medialen Abschnittes des rechten oberen Brustraumes.

Eingriffe an der Lunge.

Die anatomische Gestaltung der Lunge, lockerer schwammiger Bau und großer Gefäßreichtum, erschweren alle chirurgisch-technischen Maßnahmen. Das Gewebe ist sehr zerreißlich; umschriebener Druck, ja selbst vorsichtiges Zugreifen mit der Hand, führt zu Quetschung und Blutung, die Ausgangspunkte pneumonischer Entzündung werden können. Nähte, die durch das Parenchym gelegt werden, schneiden leicht ein, so daß klaffende Wunden entstehen.

Das Endothel der Lungenoberfläche selbst ist gegenüber geringsten mechanischen Schädigungen, wie gegenüber Austrocknung an der Luft sehr empfindlich. Man soll daher Eingriffe an der Lunge möglichst im Innern der Brusthöhle ausführen und nur unter besonderen Verhältnissen das Organ nach außen vorziehen. Allerdings ist die Vorlagerung eines Lungenlappens zur Entfernung von Geschwülsten oder zur Naht an schwer zugänglichen Abschnitten oft unerläßlich. Sie wird dann erleichtert durch Verwendung der weich federnden Lungenfaßzange.

Die einfachste Operation an der Lunge ist Naht einer Stich- oder Schnittverletzung. Der glattrandige Spalt wird durch mehrere Knopfnähte verschlossen. Mit feinen runden Nadeln legt man dünnste Seidenfäden etwa 4 mm vom Wundsaum entfernt und etwa 1—2 cm tief durch das Lungengewebe hindurch. Vorsichtig werden mit den Fingern die blutenden Flächen bis zur Berührung zusammengedrückt und nun erst die Nähte ohne Zug geknotet. Zur Sicherheit kann man die erste Reihe durch weitere Serosanähte versenken.

Bei Riß- und Schußverletzungen mit unregelmäßiger Gestaltung der Wunde empfiehlt es sich, einzelne Fetzen mit Pinzette und Schere abzutragen und das Gewebe sauber zu glätten. Man näht solche Wunden immer zwei- oder dreischichtig. In der Tiefe, subpleural werden mehrere feine Catgutfäden breit durch das Parenchym hindurchgestochen und geknüpft. Sie dienen zur Verkleinerung der Wunde und zur Erleichterung der eigentlichen Verschlußnaht, die man auch fortlaufend anlegen kann. Die äußere Naht soll wieder nach Art der Serosadarmnaht ausgeführt werden, so daß breite Flächen der Lungenoberfläche aneinander zu liegen kommen.

Bei starker Spannung ist Benutzung der TIEGELschen Stütznaht zweckmäßig (Abb. 702a): Parallel der Längsrichtung der Wunde wird beidseits ein langer Faden durchgezogen. Um diesen herum legt man äußere Nähte, die die Wundränder aneinanderbringen und die unter stärkerer Spannung geknüpft werden können. TIEGEL hat vorgeschlagen, die Seidenfäden mit Eisenchloridlösung zu durchtränken, um die Naht dichter zu gestalten.

Alle Lungennähte sollen an dem nur mäßig (mit 3—5 mm Hg Druckdifferenz) geblähten Organe vorgenommen werden.

Ein weiterer typischer Eingriff an der Lunge ist Unterbindung der Arteria pulmonalis. Sie ist angezeigt als vorbereitende Operation für Resektion und Amputation von Lungenabschnitten. Selbständige therapeutische Bedeutung kommt ihr nach den heutigen Erfahrungen nicht zu (s. S. 886).

Chirurgisch-anatomische Untersuchungen über die Zugänglichkeit der einzelnen Äste der Lungenschlagader beim Menschen hat schon SCHUMACHER ausgeführt. Es stellte sich heraus, daß die Arterien für beide Unterlappen und für den rechten

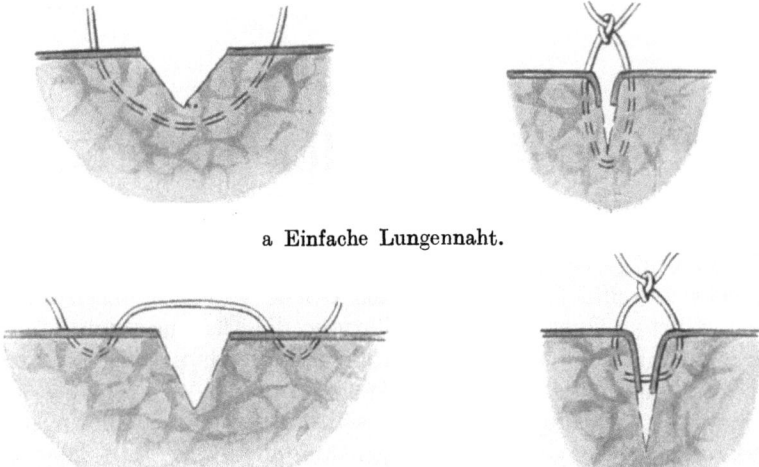

a Einfache Lungennaht.

b Lungennaht mit beiderseitigem Ein- und Ausstiche.

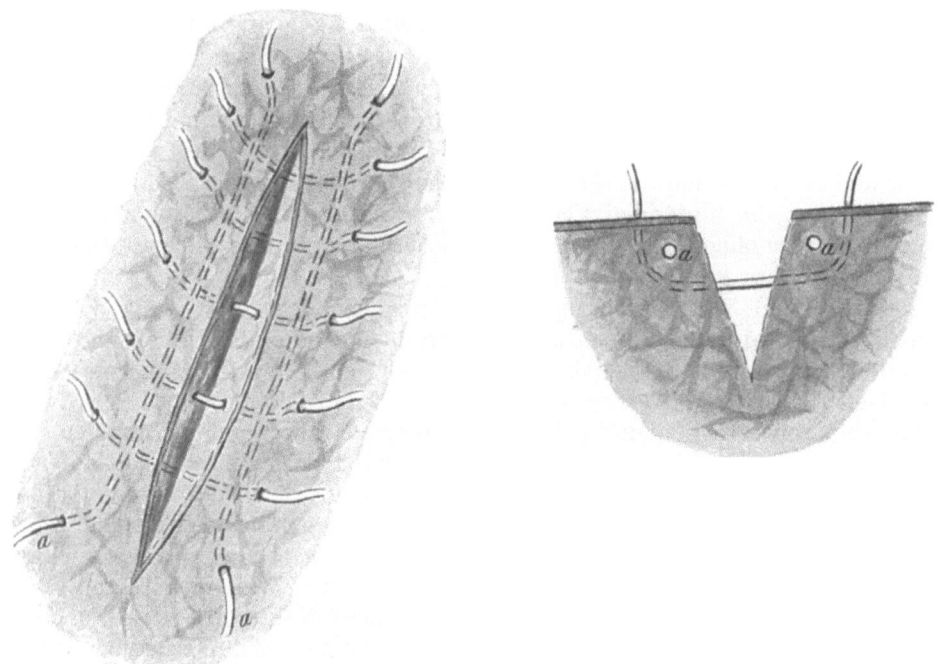

c Lungennaht mit Stützfäden (a) nach TIEGEL.
Abb. 702 a—c. Die verschiedenen Verfahren der Lungennaht.

Oberlappen leicht zu erreichen sind. Die genauen topographischen Verhältnisse sind in den Kapiteln der Anatomie und der Bronchektasen wiedergegeben.

Unterbindung der Art. pulmonalis wird meist am linken Unterlappen vorgenommen (Abb. 704). Dieser Lungenabschnitt ist von manchen eitrigen Erkrankungen, wie den Bronchektasen, bevorzugt befallen, so daß auch seine Exstirpation verhältnismäßig häufig erwogen werden muß.

Der Kranke befindet sich auf dem Operationstisch in rechter Seitenlage. Sein Oberkörper ist zur Vermeidung der Aspirationsgefahr tief gesenkt, die linke untere

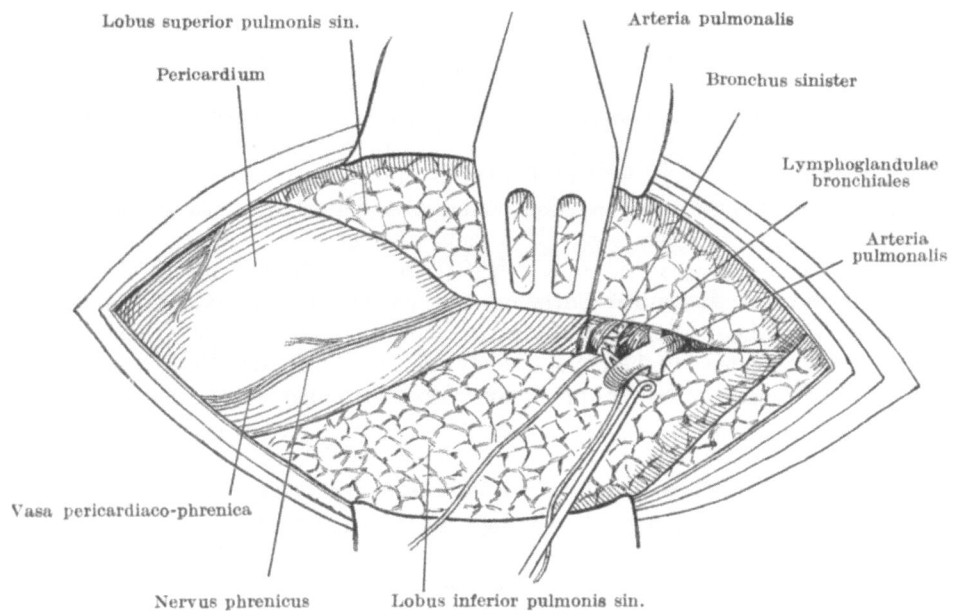

Abb. 703 (zu Abb. 704). Unterbindung der Arteria pulmonalis des linken Unterlappens.

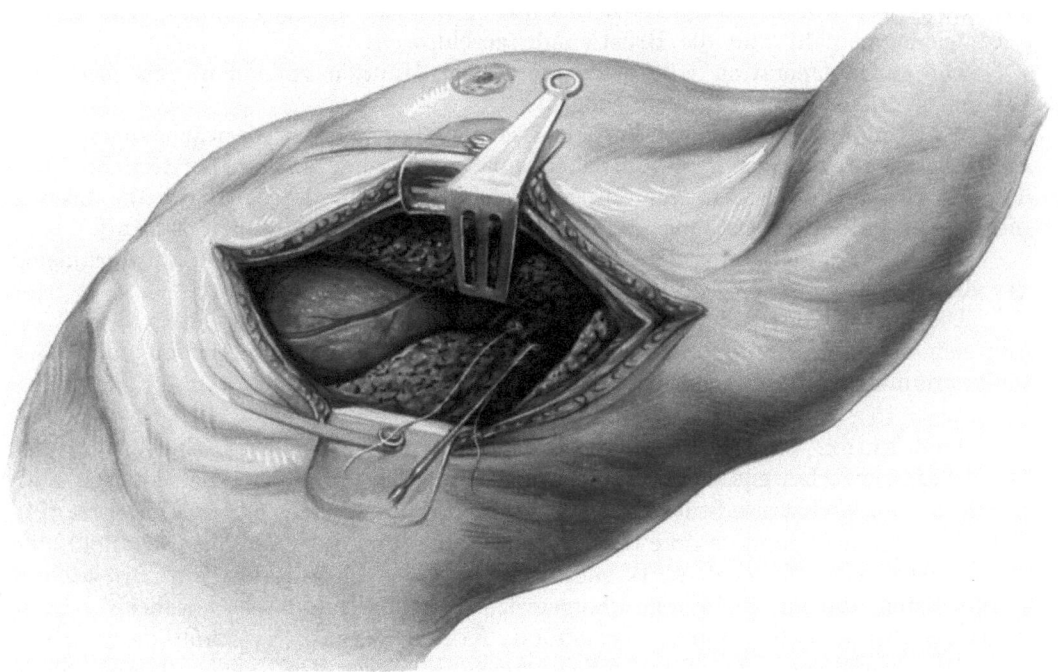

Abb. 704. Unterbindung der Arteria pulmonalis des linken Unterlappens.

Brustkorbhälfte durch Rollkissen stark herausgehebelt. Wegen störender Reflexe ist Allgemeinbetäubung angezeigt. Der linke Arm wird mit dem Schulterblatte kopfwärts abgezogen.

Man eröffnet durch einen Schnitt im 5. Zwischenrippenraum in typischer Weise die Brustfellhöhle. Gelegentlich sind Lungenoberfläche und Rippenfell miteinander verlötet. Verwachsungen sind schon von außen an den schmalen Intercostalräumen zu erkennen. Vor allem aber vermißt man unter dem freigelegten Rippenfelle das Spiel der sich bewegenden Lunge. Letzteres wird, um die Lunge nicht zu verletzen, besonders vorsichtig durchtrennt. Fehlen Adhäsionen, so findet man sich unschwer zurecht. Man drängt Unter- und Oberlappen in der Incisura interlobaris auseinander und legt den Stiel des linken Unterlappens frei. Hier laufen drei Gebilde neben- und miteinander zur Lunge: Lungenarterie, Bronchus und Lungenvene. Der Luftröhrenast befindet sich in der Mitte zwischen den beiden Gefäßen derart, daß die Lungenvene unten, die Lungenarterie oben liegt. Man sieht also bei dem operativ freigemachten Lungenstiele zunächst die Arterie (s. S. 887 ff.). Anders als anatomisch sich leiten zu lassen, ist nicht ratsam. Besonders warne ich vor dem Versuche, die Gefäße an der Blutwelle erkennen zu wollen. Mitgeteilte Pulsation wird allzu leicht für wirkliche gehalten. Wenn man in der eben beschriebenen Weise vorgeht, ist Auffinden der Arterie mühelos. Etwas schwieriger ist ihre Isolierung, wenn der Oberlappen von einem sehr kurzen Lungenstiele zurückgeschoben werden muß. Das Freipräparieren geschieht am besten stumpf mit Tupfern. Man schont so das Lungengewebe. Wenn, wie häufig, die Arterie sich hoch teilt, müssen ihre einzelnen Zweige gesondert unterbunden werden. Wir waren dazu nicht selten gezwungen. Die Ligatur selbst wird am besten so ausgeführt, daß man mit einer Unterbindungsnadel vom Bronchus her das Gefäß umgeht. Um beide Gebilde nicht zu verletzen, empfiehlt es sich, mit einem stumpfen Schielhäkchen die Arterie vom Luftröhrenaste loszulösen und durch die kleine Lücke die Nadel durchzuleiten. Beim Knoten des Fadens kann man vorübergehende Verlangsamung der Herztätigkeit beobachten, wenn einer der zahlreichen vagosympathischen Nervenäste mitgefaßt wurde. Ernstere Bedeutung hat diese Störung nicht. Die Lunge wird wieder gebläht und die Brustwunde geschlossen.

Die ganze Operation läßt sich in wenigen Minuten vollenden. Sie bedeutet für den Kranken keinen großen Eingriff.

Viel ungünstiger sind die Verhältnisse bei ausgedehnten Verwachsungen. Der Unterlappen ist verzogen und vom Oberlappen nicht ohne weiteres zu trennen. Dadurch wird das Vordringen zum Lungenstiele stark behindert. Würde die Lösung nicht ohne gröbere Verletzung gelingen, so verzichtet man auf den Eingriff.

Die Nachbehandlung ist einfach. Sie erstreckt sich hauptsächlich auf Verhütung der Aspiration.

Die Ligatur der Arteria pulmonalis wurde von uns bisher etwa 30 mal erfolgreich vollzogen. Ihre praktische Bedeutung hat sich durch Ausbau und Vervollkommnung anderer technischer Verfahren erheblich verringert (vgl. S. 886).

Resektion von Lungenabschnitten wurde schon vor Einführung des Druckdifferenzverfahrens mehrfach vorgenommen. Die Ergebnisse befriedigten aber nur dort, wo schichtweise Stücke der Lunge abgetragen wurden, und wo der erkrankte Teil des Organes durch starke Schwartenbildung von der übrigen Brustfellhöhle abgesondert war. So sind z. B. mehrfach bei der Entfernung von Brustwandgeschwülsten, die auf die Lunge übergegriffen hatten, Teile ihres Gewebes mit fortgenommen worden (KRÖNLEIN, HELFERICH, KÖRTE, GARRÈ, SAUERBRUCH u. a.).

Mit Einführung des Druckdifferenzverfahrens ist man dazu übergegangen, einzelne Lungenabschnitte auch dann zu resezieren, wenn solche Verwachsungen fehlen und der Eingriff im freien Brustfellraume sich abspielt.

Die Entfernung größerer Teile der Lunge kommt hauptsächlich in Frage bei Sarkomen und Carcinomen, die sich in der Rinde entwickelt haben. Auch Geschwülste, die von der Brustwand auf die Lunge übergreifen, und manche entzündliche Herde, vor allem Aktinomykose, geben Anlaß zur Lungenresektion. Ausnahmsweise ist das

Verfahren angezeigt bei Bronchektasen und bei bestimmten Formen chronischer Entzündung.

Zur Resektion der freien, nicht verwachsenen Lunge faßt man den Tumor mit der linken Hand oder einer Faßzange und hebt ihn etwas in die Höhe, so daß ein breiter Stiel entsteht. Mit kräftiger Quetschzange wird das Gewebe im Gesunden linear zusammengedrückt und die Geschwulst oberhalb des Instrumentes glatt abgetragen (Abb. 705 u. 706). Unmittelbar hinter der Quetsche wird durch eine Matratzennaht das Lungengewebe umsäumt und dadurch die Blutung gestillt. Zur weiteren Sicherung kann man den gequetschten Streifen nach Abnahme der Zange mit fortlaufender dünner Catgutnaht noch einmal verschließen (Abb. 707). Bei entspanntem Organe läßt sich das ganze Nahtgebiet mit einer Kornzange in die Tiefe drücken und mit mehreren Knopfnähten regelrecht versenken. Zwischen diesen wird eine fortlaufende Naht angebracht, die die gegenüberliegenden Lungenflächen zuverlässig zusammenhält. So wird Benutzung der Preßzange zur vorläufigen Blutstillung überflüssig. Das Instrument hat sich überdies mehrfach durch zu kräftiges Quetschen des Gewebes als schädlich erwiesen. Nur bei starken Blutungen nach Lungenverletzungen kann man es vor Ausführung der Naht gelegentlich anlegen (Abb. 708). Besser ist immer Zusammenpressung der Lunge durch die Hand eines Assistenten.

Die eingreifendste Operation an der Lunge ist **Amputation ganzer Lappen.** Sie ist bei freiem Brustfellspalte technisch keineswegs schwierig. Auch wird sie zunächst meist gut vertragen. Dagegen scheitert der Dauererfolg regelmäßig an einem nachträglichen tödlich ausgehenden Zwischenfalle. Er tritt nach anfangs günstigem Verlaufe gewöhnlich am 4. oder 5. Tage ein. Es hat dann der den Bronchus verschließende Faden die Wand durchschnitten und der Stumpf sich in den Mittelfellraum zurückgezogen. Infolgedessen entstehen Spannungspneumothorax und Mediastinalemphysem. Zwar gelingt es, durch Wiedereröffnung der Brusthöhle den hohen Druck im Innern des Thorax herabzusetzen; aber die Entwickelung der verhängnisvollen Mediastinitis läßt sich nicht aufhalten.

Es folgt daraus, daß bei Lungenamputationen größter Wert auf zuverlässige Versorgung des Bronchusstumpfes gelegt werden muß. Bei der anatomischen Eigenart der menschlichen Luftröhren ist das eine schwer zu lösende Aufgabe. Mehrere Verfahren sind vorgeschlagen worden (GARRÈ, TIEGEL, FRIEDRICH und DANIELSEN).

GARRÈ erhält an dem isolierten Bronchus ein Stück Lungengewebe, mit dem er den Stumpf übernäht.

TIEGEL, FRIEDRICH und HENSCHEN entfernen nach Durchtrennung des Bronchus die Schleimhaut des Stumpfes mit scharfem Löffel oder Paquelinbrenner und vernähen die Wunde quer. Außerdem engt man zentral davon das Rohr durch einige Fadenschlingen ein. Sie sollen nach Art eines Strombrechers den Anprall des Luftstromes gegen die Naht abschwächen.

WILLY MEYER macht durch kräftiges Quetschen das Bronchialrohr weich und nachgiebig. Ähnlich wie der Stumpf des Wurmfortsatzes in den Darm, wird die Bronchusligatur in das erweichte Rohr eingestülpt und durch mehrere Nähte darin versenkt (Abb. 709). Zur Erleichterung der Einstülpung empfiehlt es sich, ein möglichst langes Stück der Luftröhre aus dem Lungengewebe auszuschälen. An einem kurzen Stumpfe ist diese letzte Sicherheitsmaßnahme unmöglich.

Grundsätzlich falsch ist bei freier Brustfellhöhle die Unterbindung des gesamten Lungenstieles durch Massenligatur. GLUCKs Ansicht, daß der Pulmonalstiel nicht der Nekrose verfalle, sondern, ähnlich wie der Ovarialstiel, sich an der Vernarbung beteilige, hat sich beim Menschen als unrichtig erwiesen.

Alle diese Verfahren sind unsicher. Solange wir einen zuverlässigen operativen Bronchusverschluß nicht haben, darf einzeitige Lappenamputation bei freiem Brustfellspalte nicht gewagt werden, trotzdem der Eingriff technisch leicht ist.

Die Amputation der Unterlappen führt man von einem Schnitt im 6. Zwischenrippenraum aus. Der Kranke wird zu diesem Zweck in Seitenlage gebracht. Dagegen lagert man ihn, wenn ein Oberlappen fortgenommen werden soll, am besten auf den Rücken bei erhöhtem Oberkörper. Hier reicht der Intercostalschnitt nicht aus. Er muß durch Wegnahme der 2. und auch der 3. Rippe erweitert werden. Oder man schafft sich durch einen Brustwandlappenschnitt genügenden Zugang.

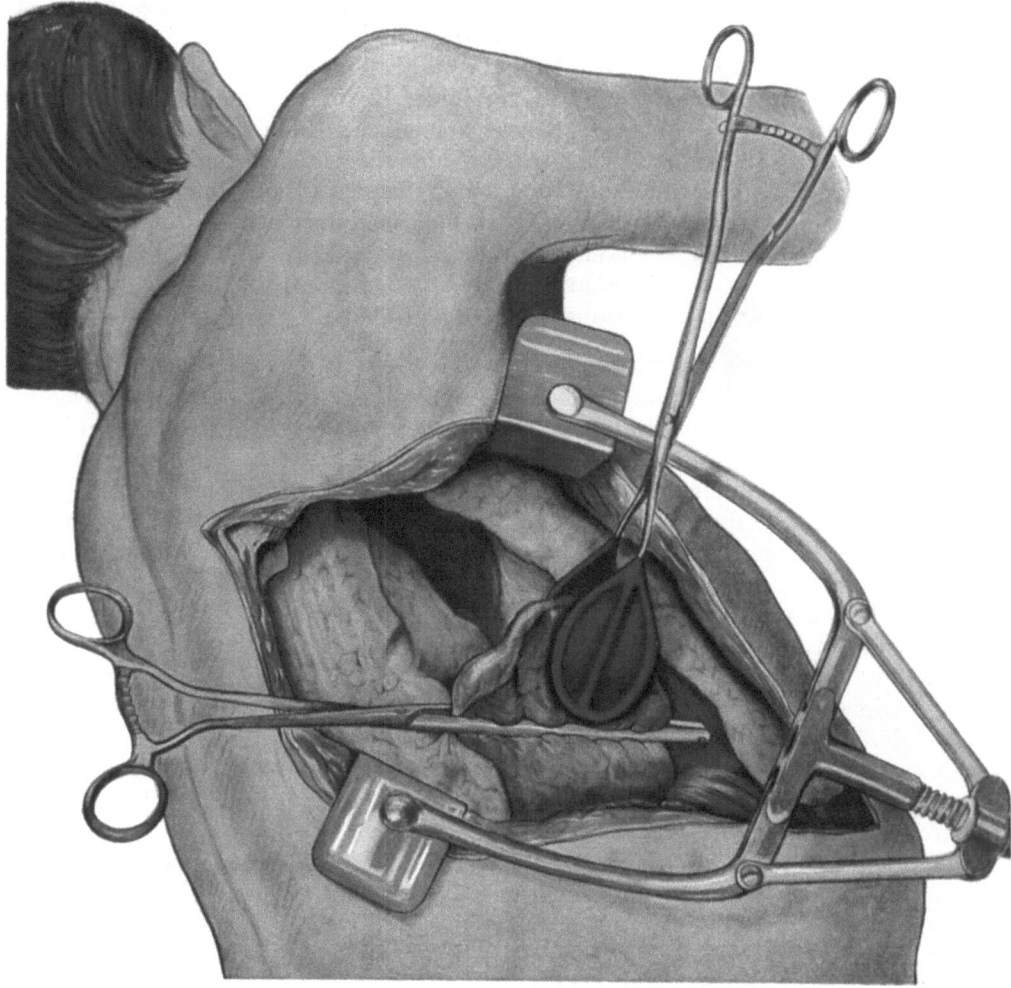

Abb. 705. Resektion der Lunge (1. Abschnitt). Der erkrankte Lappenstiel wird gefaßt, vorgezogen und mit einer Zange abgequetscht.

Nach Eröffnung des Thorax wird zunächst der erkrankte Lungenlappen durch Tamponade von der übrigen Brustfellhöhle abgesondert. Vorsichtig wird er dann mit der Hand umfaßt, angezogen und zum Teil extrapleural verlagert. Der Assistent hält ihn in dieser Stellung fest, gleichzeitig damit auch das Mediastinum mit dem Lungenstiele, der so besser zugängig wird. Jetzt isoliert man die Gefäße von dem Bronchus, unterbindet und durchtrennt sie. Unter ständigem Anziehen streift man nun stumpf mit Tupfern das Lungengewebe peripherwärts zurück, so daß der Bronchus, vom Mittelfellraum an gerechnet, wenigstens 4 cm weit freiliegt. Durch mehrfaches Zusammendrücken in einer Quetschzange wird die Bronchialwand weich gemacht, so daß sie nachher eingestülpt werden kann. Nun durchtrennt

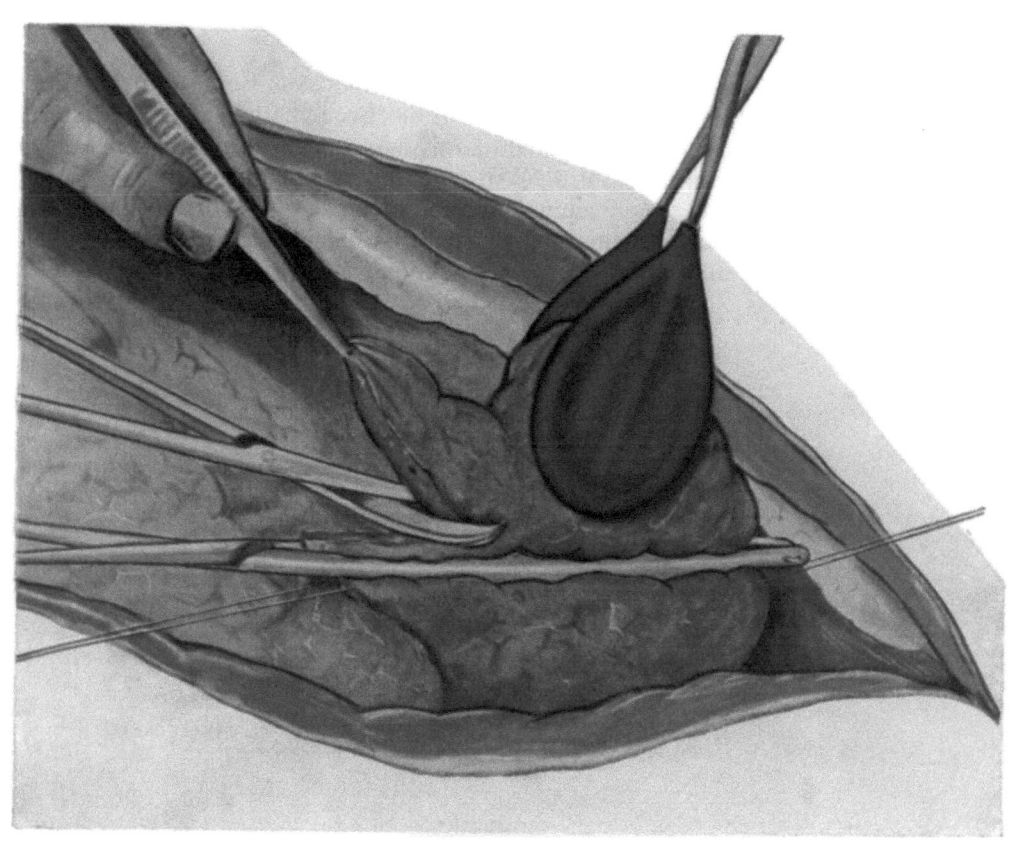

Abb. 706. Resektion der Lunge (2. Abschnitt). Abtragung des erkrankten Stückes.

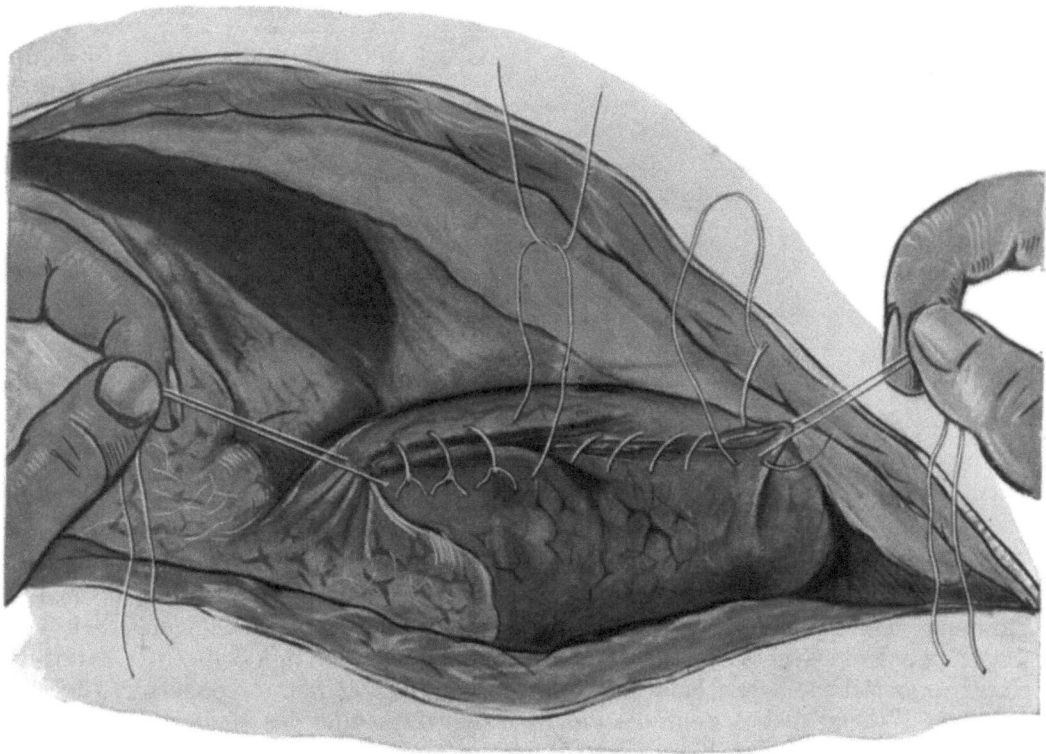

Abb. 707. Resektion der Lunge (3. Abschnitt). Verschluß der Lungenwunde durch zweischichtige Naht.

man die Luftröhre zwischen zwei Klemmen unmittelbar am Eintritt in die Lunge. Der gequetschte Abschnitt wird zugebunden, in die Bronchiallichtung versenkt und durch mehrere Nähte gesichert. Außerdem kann man den Stumpf mit dem Gewebe des benachbarten Lappens plastisch decken.

Nachdrücklich sei hier noch einmal darauf hingewiesen, daß die Amputation von Lungenlappen — wenn sie schon bei freiem Brustfellspalt erfolgen muß — unter Allgemeinnarkose auszuführen ist.

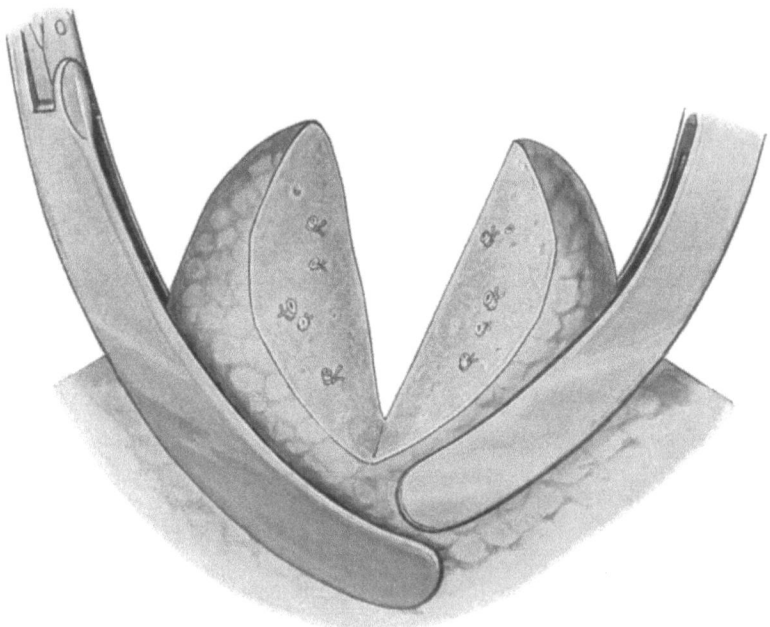

Abb. 708. Zusammenpressung der Lunge durch weichfedernde Klemmen bei Verletzungen.

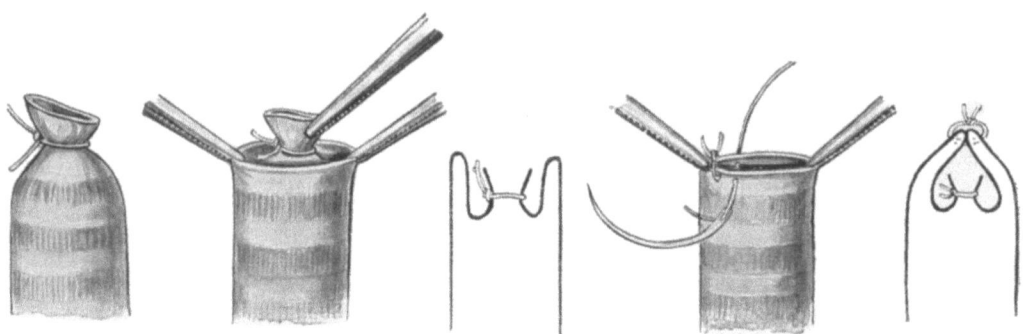

Abb. 709. Schema des Verschlusses eines großen Bronchus.

Nach ungünstigen Erfahrungen mit einzeitiger Operation ist zwei- oder [drei-zeitiges Vorgehen Verfahren der Wahl geworden (vgl. S. 893 ff.).

Wir empfehlen, in erster Sitzung von einem Intercostalschnitt aus 1—2 Rippen breit zu resezieren und die Arteria pulmonalis des erkrankten Lappens zu unterbinden. Nach 12—14 Tagen folgt weitere Einengung des Brustkorbes, wenn nötig operative Lähmung des Zwerchfelles, wodurch Lungenschrumpfung und Raumausgleich gefördert werden. Gegebenenfalls kann man den Druck auch mit Hilfe einer Paraffin-plombe verstärken, deren bindegewebsbildende Wirkung hier besonders erwünscht ist. 3—4 Wochen später, wenn die Pleura verschwartet und das Mediastinum starrer geworden ist, wird die Brusthöhle durch lineären Schnitt eröffnet und in der beschriebenen Weise der Lappen entfernt. Das Organ ist dann oft schon hochgradig geschrumpft, der Lungenstiel von Narben umschlossen, so daß er sich nicht mehr zurückziehen kann. Selbst wenn sich die Versorgung des Bronchus in der Folge als unsicher erweist, ist Retraktion seines Stumpfes mit folgendem Mediastinalemphysem und Infektion des Mittelfellraumes nicht mehr zu befürchten. Im übrigen wird nach der Amputation die Wunde grundsätzlich tamponiert.

Dieses Vorgehen ist als Methode der Wahl zu bezeichnen für alle Erkrankungen der Lunge, bei denen sich die Entfernung eines ganzen Lappens nicht unmittelbar dringlich erweist. Das trifft zu bei Bronchektasen, Echinokokken und Aktinomykose. Selbst bei Geschwülsten wird man den durch die Voroperation notwendigen Aufschub der Lungenentfernung angesichts des sichereren Erfolges gern in Kauf nehmen.

Bestehen im Bereiche des erkrankten Lungenabschnittes Verwachsungen oder sind durch vorherige Behandlungsversuche solche erzeugt worden, so läßt sich die Beseitigung des betroffenen Lappens in mehreren Sitzungen auch ohne Amputation anders erzielen. Gewöhnlich leiden solche Kranke an Lungenfisteln, in deren Gebiete das Organ mehr oder minder frei liegt. Von hier aus wird mit dem Glüheisen allmählich das Lungengewebe nach allen Richtungen zur Verödung gebracht. Schließlich bleibt nur der Hauptbronchus übrig, der nach Ausheilung der umgebenden Wunde in einer späteren Operation plastisch gedeckt wird (vgl. S. 900 ff.). Auch ZAAIJER ist auf Grund seiner Erfahrungen ähnlich vorgegangen.

Probethorakotomie.

Im Beginne der Entwickelung der Brustchirurgie stützte sich das Wissen von intrathorakalen Erkrankungen lediglich auf klinische und pathologisch-anatomische Untersuchungsergebnisse und Erfahrungen. Die letzte Bestätigung für die Richtigkeit der gestellten Diagnose und die Zweckmäßigkeit der eingeleiteten Behandlung konnte nur autoptische Betrachtung am Lebenden erbringen. Sie stand vielfach noch aus. Diese Lücke unserer Erkenntnis nach Möglichkeit auszugleichen, war Zweck und Aufgabe der Probethorakotomie, die ich damals als notwendigen, selbständigen Eingriff bezeichnet und dringend empfohlen habe. Durch häufige operative Freilegung, Besichtigung und Betastung wurden klinische Befunde bestätigt, ergänzt oder berichtigt. Man entdeckte bisher verborgene Krankheitszusammenhänge und fand neue Möglichkeiten, sie wirksam zu bekämpfen. Durch die Probethorakotomie sind in weitem Ausmaße Diagnostik verbessert und Anzeigestellung für viele Erkrankungsformen geklärt worden.

Mit Zunahme unserer Erfahrungen wurde der Probebrustschnitt als solcher seltener, blieb aber nicht minder wichtig. Auch heute noch kann oft erst mit seiner Hilfe, doch nicht immer, z. B. die Differentialdiagnose: Lungenabsceß oder Lungentumor gestellt werden. Ebenso läßt sich die Entscheidung über die Operabilität eines Speiseröhrenkrebses schließlich nur nach operativer Freilegung fällen.

Die Probethorakotomie ist unter dem Schutze des Druckdifferenzverfahrens ein verhältnismäßig gefahrloser Eingriff, den man heute mit Recht in Vergleich zur Probelaparotomie setzen darf. Er wird von vornherein so angelegt, daß er, wenn möglich, zur therapeutischen Operation erweitert und ausgestaltet werden kann.

Am schonendsten wird die Brusthöhle mit Hilfe des Intercostalschnittes eröffnet. Welcher Zwischenrippenraum zu wählen ist, hängt von Art und vermutlichem Sitze der Erkrankung ab. Jedenfalls läßt sich z. B. so eine fragliche Operabilität eines Kardiacarcinomes am sichersten von einem Schnitte im 9. Intercostalraum aus entscheiden, der auch den besten Zugang für eine Radikaloperation gewährt. Anderseits legt man bei einer Geschwulst des Oberlappens den Schnitt zweckmäßig in den vorderen Abschnitt des 2. oder des 3. Intercostalraumes.

Zunächst genügt eine Lücke, von der aus man die Hand bequem in das Innere einführen kann. Bei einiger Übung gelingt es leicht, sich über die Veränderungen im Innern durch Betastung Rechenschaft zu geben und Klarheit über die Operationsmöglichkeit zu gewinnen. Natürlich ist auch der Geübte vor Fehlern nicht sicher, insofern als gelegentlich eine anscheinend operable Geschwulst im weiteren Verlaufe des Eingriffes sich als inoperabel erweist. Ist radikales Vorgehen ausgeschlossen, so näht man den Intercostalschnitt in der oben beschriebenen Weise wieder zu. Die Operation selbst dauert meist nur kurze Zeit; die Bettruhe darf man auf 2—3 Wochen beschränken.

    Vor Anwendung der Lokalanästhesie bei der Probethorakotomie rate ich ab. Reflektorische Störungen von Herztätigkeit und Atmung, die die schmerzhafte Berührung des Brustfelles mit sich bringt, gefährden den Kranken zweifellos mehr als kurze Allgemeinnarkose.

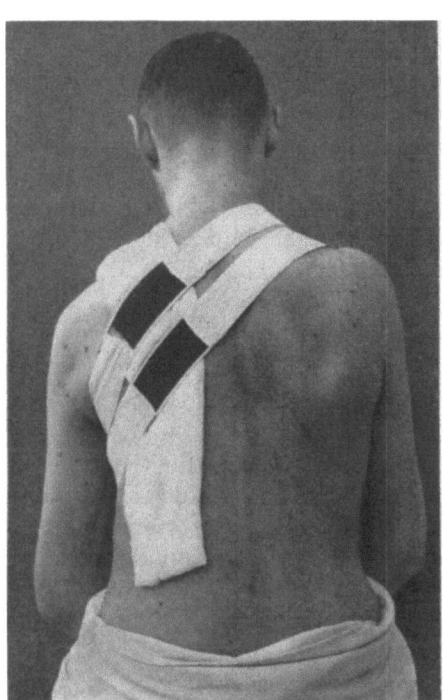

    Ist der Befund für weiteres Vorgehen aussichtsvoll, so schließt sich der Probethorakotomie der endgültige Eingriff sofort an. Der Intercostalschnitt wird, nötigenfalls durch Resektion mehrerer Rippen, erweitert, der Rippensperrer eingesetzt und mit seiner Hilfe das Brustinnere breit freigelegt.

Verband.

    Zur kunstgerechten Beendigung intrathorakaler Eingriffe gehört schließlich ein zweckmäßiger Verband. Er soll die Wunde selbst unverschieblich bedecken, das Operationsgebiet unter mäßigem Drucke halten, die Haut der Umgebung vor Entzündung schützen und den Brustkorb stützen, ohne zu sehr einzuschnüren und die Atmung zu behindern. Er verlangt daher Übung und Erfahrung.

Abb. 710.

    Elastisch wirken breite Heftpflasterstreifen, in deren Mitte ein 10 cm langes Gummiband eingenäht ist (Abb. 710). Ihr Hauptanwendungsgebiet finden sie nach paravertebralen Rippenresektionen. Hier stützen sie die eingedellte Brustseite, erleichtern dem Kranken das Husten und üben gleichzeitig Druck auf die eingeengte Lunge aus. Zu starker Zug der Streifen führt zu Verdrängung und Störung der Brustorgane. Die Kranken klagen dann über Beklemmung und bezeichnen gewöhnlich selbst den Verband als Ursache. Lockerung der Streifen schafft meist unmittelbare Erleichterung.

    Jeder Verband muß so angelegt sein, daß er vor allem die Atmungsbewegungen des anderen Lungenflügels freigibt. Man verwendet daher mit Vorteil die Stella pectoris oder Stella dorsi.

    In der Umgebung drainierter oder tamponierter Wunden sichert eine Schicht Zinkpaste die Haut vor Reizung. Bei stärkerer Absonderung sind Cellulosestoffe der Watte vorzuziehen. Ist luftdichter Abschluß notwendig, so wird undurchlässiger Gummistoff über die Wunde gelegt und auf die umgebende Zinkpaste angedrückt. Diese Verbandart gestattet auch das Anbringen von Kapseln und Ventilen zur Verhütung und Beseitigung des Pneumothorax (v. MIKULICZ, SEIDEL u. a.).

    Bei besonders empfindlichen Kranken kann man das Operationsgebiet durch einen Luftring vor schmerzhaftem Drucke bewahren.

Spezieller Teil.

Erkrankungen und Veränderungen der Brustwand und ihre Beziehungen zu den intrathorakalen Organen.

Zwischen dem knöchernen Brustkorb und den intrathorakalen Organen, insbesondere den Lungen, besteht wechselseitige Abhängigkeit. Gestalt und Volumen beider passen sich einander an. Jede Vergrößerung des Brustkorbes bedingt eine Zunahme, jede Verkleinerung eine Abnahme des Lungenvolumens. Umgekehrt verbindet sich mit allen Raumveränderungen im Innern der Brusthöhle entsprechende Umbildung des Brustkorbes. So kann man aus seiner Form, Größe und Tätigkeit bedingte Schlüsse auf die Beschaffenheit und Leistungsfähigkeit der Lunge ziehen. Zu einem schön gewölbten Thorax mit ausgiebiger Hebung und Senkung seiner Rippen gehören im allgemeinen gesunde, arbeitskräftige Lungen. Einengungen, Verbildungen des Brustkorbes kommen auch in der anatomischen Gestaltung und Beweglichkeit der Lunge zum Ausdrucke.

Eine typische Form des **gesunden Thorax** gibt es nicht. Wir sehen eine Reihe von Spielarten, die alle noch innerhalb des Normalen fallen. Der Brustkorb ist bald breiter, bald schmäler, bald gewölbter, bald flacher. Wichtigstes Kennzeichen eines regelrechten Thorax ist Symmetrie. Beide Hälften sind gleich stark gewölbt, gleich lang und haben gleiche Durchmesser. Der epigastrische Winkel beträgt etwa einen rechten. Die Rippen haben gleichmäßige Biegung und Form. Das Brustbein besitzt am Übergange vom Körper zur Handhabe eine geringe winkelige Abknickung, verläuft aber sonst gerade. Der sagittale Durchmesser des Brustkorbes ist etwas kürzer

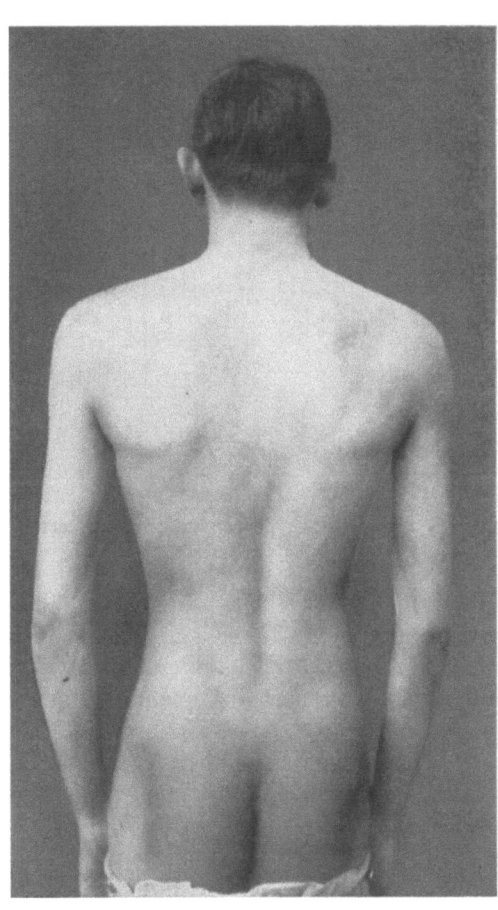

Abb. 711. Auffallend breiter Brustkorb bei zurückgebliebener Entwickelung des Beckenskelets.

als der transversale. Der Querschnitt nimmt von unten nach oben ab. Durch den Schultergürtel, der dem Thorax aufliegt, wird aber trotzdem der oberste Abschnitt des Rumpfes erheblich breiter und tiefer. Die Schulterblätter schmiegen sich bei aufrechter Körperstellung mit gesenkten Armen dem Rücken flach an. Die Schulterlinie steht annähernd wagerecht. Die Schlüsselbeine treten bei mageren Personen im mittleren Drittel stark hervor. Oberhalb und unterhalb befinden sich Eindellungen, die sogenannten Schlüsselbeingruben.

Die mächtig entwickelte Muskulatur des Schultergürtels verleiht dem Relief des männlichen Brustkorbes eigenartige Wölbungen und Einsenkungen. Verjüngung des knöchernen Thorax nach oben hin wird auf diese Weise verdeckt. Nur in den unteren Abschnitten läßt die überlagernde Serratus- und Bauchmuskulatur die Intercostalräume noch erkennen.

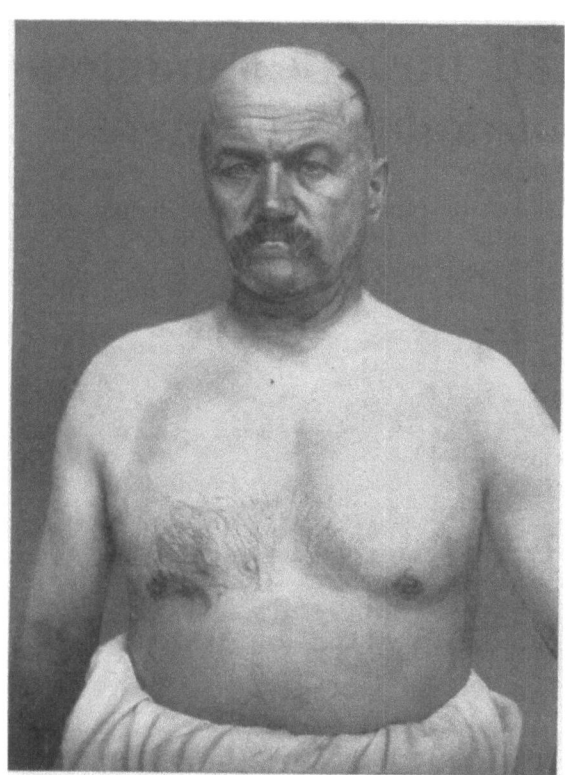

Abb. 712. Emphysematöser Brustkorb.

Der weibliche Rumpf erhält durch die Brüste und durch das reichlichere Fettpolster weiche Linien.

Dieser gesunde Typ zeigt in allen oder in einzelnen Teilen gewisse Schwankungen, die noch als normal gelten dürfen. So kann z. B. der Verlauf der Rippen weniger steil sein. Der Brustkorb gewinnt dadurch an Breite und Tiefe. Man bezeichnet ihn als **allseitig erweiterten oder angeborenen faßförmigen Thorax.** Es ist wichtig, zu wissen, daß er ohne krankhafte Veränderungen an den Knorpeln vorkommt, lediglich als Ausdruck eines athletischen Baues, und daß er die Atemausschläge in physiologischem Ausmaße leistet.

Wohl zu unterscheiden von ihm ist der **starre, faßförmige Thorax.** Er ist sinnfälliges anatomisches Zeichen krankhafter Lungenblähung, in deren Verlauf er sich allmählich entwickelt. Bei ihm sind die räumlichen Atemschwankungen eingeschränkt; seine Mittellage ist der inspiratorischen genähert.

Ein grundsätzlich anderes Bild bietet der **primär starr dilatierte Thorax** (FREUND), auf dessen Eigenart in einem besonderen Abschnitte ausführlich eingegangen wird (s. S. 746).

Große Unklarheit herrscht in bezug auf die Bedeutung einer Form des Brustkorbes, die bald als **Thorax phthisicus,** bald als **Thorax asthenicus** oder als **Thorax paralyticus** bezeichnet wird. Unter diesen verschiedenen Namen versteht man gewöhnlich dasselbe: einen flachen, langen und schmalen Brustkorb.

Seine Rippen haben hinten und vorn stark absteigende Richtung, so daß der epigastrische Winkel spitz wird. Die Zwischenrippenräume sind verbreitert, die Schlüsselbeingruben auffallend tief. Alle Muskeln des Schultergürtels und des Brustkorbes sind nur schwach entwickelt oder nachträglich abgemagert (Abb. 720). Die frühere schöne Form des Thorax ist verloren gegangen. Die Schulterblätter hängen infolge der Schwäche ihrer Muskeln nach außen und stehen flügelförmig ab.

STILLER hat in dieser Form des Brustkorbes und in der mangelhaften Entwickelung seiner Muskulatur das äußere Zeichen allgemeiner minderwertiger Konstitution gesehen. Man findet in der Tat sehr häufig die beschriebenen Veränderungen bei gesunden, aber degenerativ veranlagten Leuten. So kommt in Kropfgegenden in Verbindung mit kretinoiden Zuständen der paralytische Thorax ziemlich häufig vor. Er ist dann vergesellschaftet mit Zeichen von Entartungschwäche: Schwund der Muskulatur, Nachgiebigkeit der Bänder. Ihre Schlaffheit gestattet oft ungewöhnliche Bewegungen in den Gelenken. Ein besonders eindrucksvolles Beispiel zeigen die Abb. 723—725.

Die Vorstellung, daß dieser Thorax wichtige anatomische Voraussetzung für

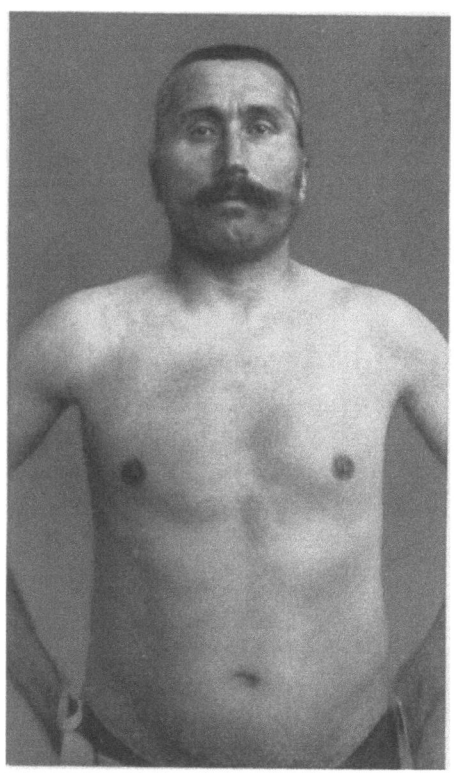
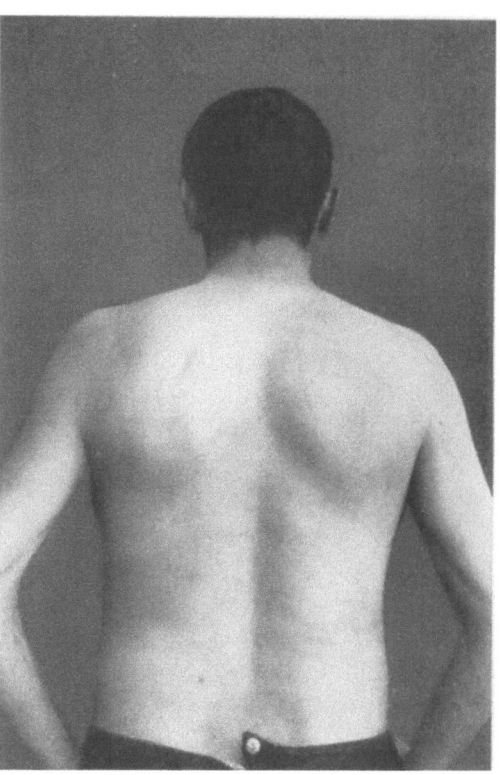

Abb. 713. Emphysematöser Brustkorb.   Abb. 714. Emphysematöser Brustkorb.

die Tuberkulose ist, wird durch klinische Beobachtungen widerlegt. Wohl kommt in mit Tuberkulose erblich belasteten Familien Thorax asthenicus häufig vor; er darf aber nur mit großer Einschränkung und Vorsicht als Thorax phthisicus bezeichnet werden. Sein eigenartiges Aussehen ist vielmehr nur anatomischer Ausdruck allgemeiner Gewebsminderwertigkeit, die keineswegs immer zu Tuberkulose führen muß. Der Thorax asthenicus kann zum Thorax phthisicus werden. Meist ist die allgemeine Schwäche nicht allein auf die Muskel und Bänder des Brustkorbes beschränkt. Sie tritt auch anderwärts, z. B. im Gefäßnervengebiete, an Aufhängevorrichtungen der Baucheingeweide, in Erscheinung.

Der Thorax phthisicus ist auch nach ROKITANSKI nur ein Teil minderwertiger Gesamtverfassung, des sogenannten „Habitus phthisicus". Nicht die Thoraxform an und für sich, sondern die Konstitution, die sich in Blut- und Säftemischung, in Eigenart und Reaktionsfähigkeit des Gewebes, in

Sekreten und Exkreten der Zellen äußert, ist es, die zur Schwindsucht veranlagt.

Eine ganz andere Bedeutung hat der Thorax phthisicus im HART-HARRASschen
Sinne. (S. I. Bd., 2. Teil.) Diese beiden Forscher verstehen darunter die „angeborene Aperturstenose". Nicht mehr die Gesamtform des Brustkorbes, sondern
die anatomische Umgestaltung in der Umgebung der Spitze ist wesentlich. Verkürzung der ersten Rippen, Einengung der Lungenspitzen sind nach ihnen anatomische Vorbedingungen für Lungenphthise und darum grundlegend für das Wesen
des Thorax phthisicus.

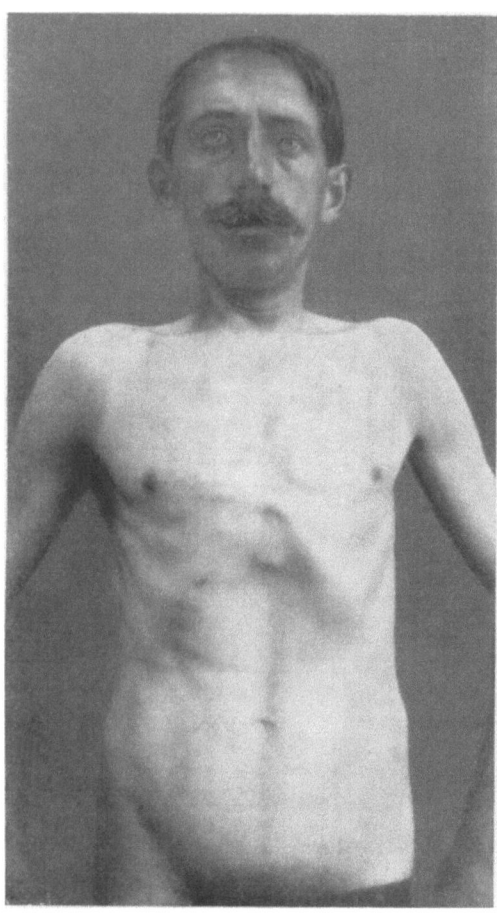 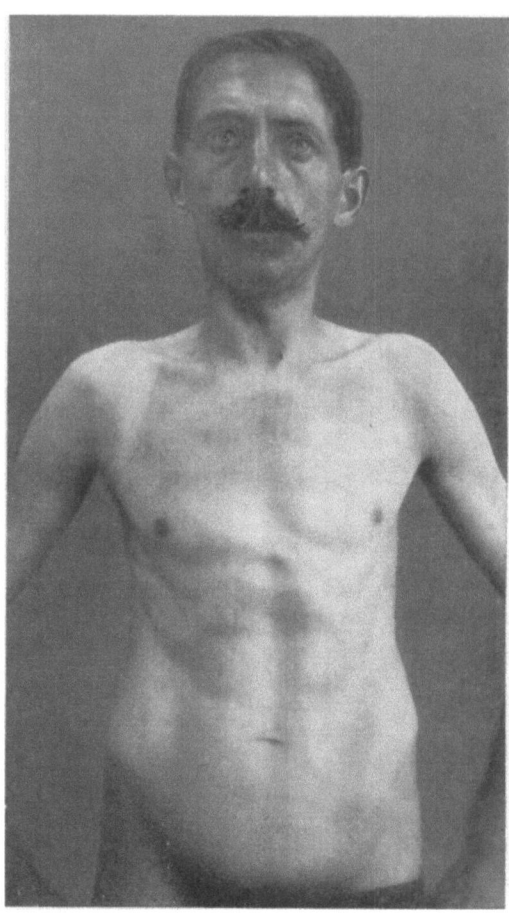

Abb. 715. Starrer Brustkorb. Starke Entwickelung   Abb. 716. Starrer Brustkorb. Starke Entwickelung
der Bauchmuskulatur (Einatmung).   der Bauchmuskulatur (Ausatmung).

Wer die FREUNDsche Lehre und ihre Erweiterung durch HART und HARRAS an-
erkennt, muß folgerichtig auch dieser Auffassung zustimmen. Freilich haben HART
und HARRAS selbst hervorgehoben, daß ihr Thorax phthisicus keineswegs immer
zur Phthise führt. Er schafft vielmehr nur Voraussetzungen, unter denen sie
besonders leicht entsteht.

Immerhin wird man auch hier bei der Vielseitigkeit der Bedingungen für die
tuberkulöse Erkrankung solchen anatomischen Zeichen nur eine begrenzte Rolle
zuerkennen dürfen. Man kann eigentlich nur dort von Thorax phthisicus sprechen,
wo sich in dem Verlauf und unter der Einwirkung der Tuberkulose die bezeichnende
Veränderung des Brustkorbes entwickelt hat.

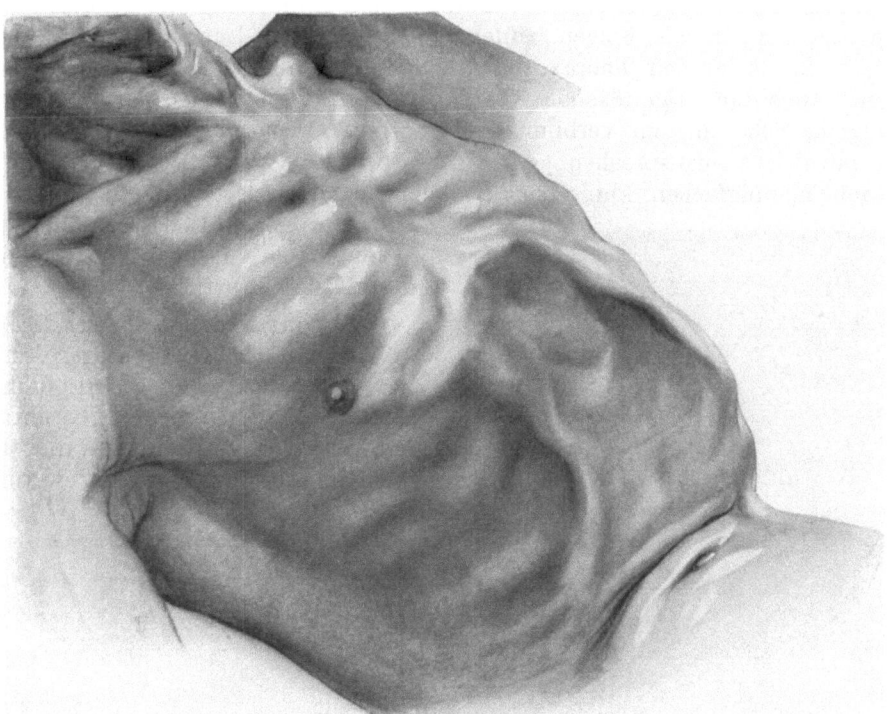

Abb. 717. Starrer Brustkorb.

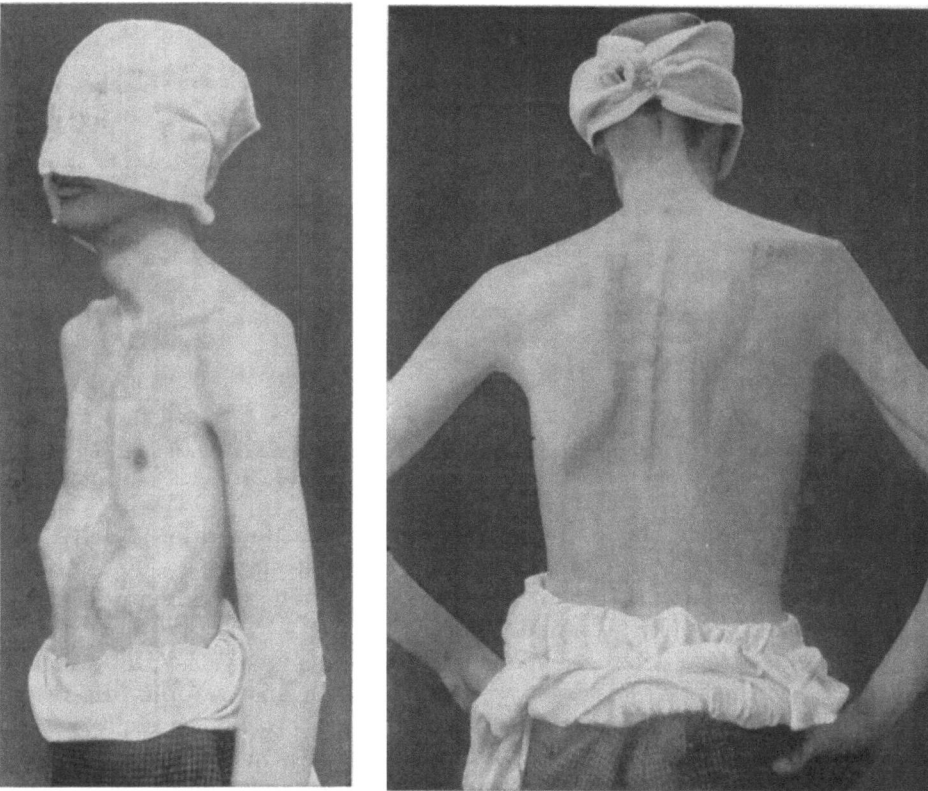

Abb. 718 und 719. Kahnförmige Einziehung des Brustkorbes bei doppelseitiger Tuberkulose,
die eine Trichterbrust vortäuscht.

Bekannt und ohne weiteres verständlich sind Abflachung des Thorax und Einziehung der Rippen als Folgen zunehmender Brustfell-Lungenschrumpfung. Es
ist aber nicht nötig, den Thorax phthisicus immer auf Schrumpfungsvorgänge zu
beziehen. Auch einseitige exsudative Tuberkulose vermag den Brustkorb durch
reflektorische Schonung zu verbilden. Man wäre berechtigt, auch diese Form als
Thorax phthisicus anzusprechen.

Nach mannigfachen klinischen Beobachtungen findet in der Tat jede lang-
dauernde mechanische Behinderung der
Atmung anatomischen Ausdruck in der
Gestalt des Brustkorbes.

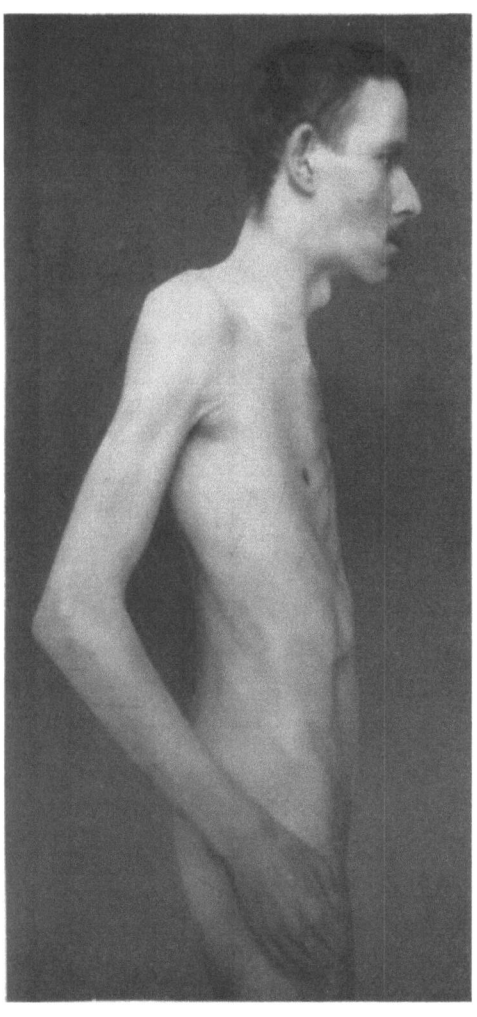

So hat HOFBAUER nachgewiesen,
daß bei Kindern Verstopfung der Nase,
die zu Mundatmung und damit zu
Atmungsinsuffizienz führt, beschränktes
und verzögertes Wachstum der Rippen
und flügelförmiges Abstehen der inneren

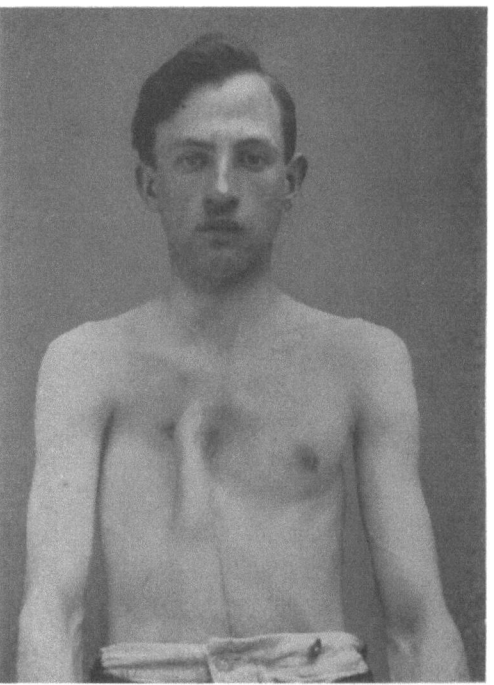

Abb. 720. Thorax asthenicus.   Abb. 721. Angeborene Trichterbildung der vorderen
                                              Thoraxwand.

Schulterblattränder, also Merkmale des phthisischen Thorax, bewirkte. Nach Rück-
führung zu normaler Atmung verstärkte sich die Rippenkrümmung; das Abstehen
der Schulterblätter verschwand, offenbar infolge der durch die erhöhte Tätigkeit
erzielten Tonusvermehrung der Atemmuskulatur.

Respiratorische Insuffizienz kann auch durch langdauerndes Krankenlager
während der Entwickelungszeit ausgelöst werden. Sind die Inspiratoren, die in den
oberen Anteilen des Brustkorbes ansetzen, funktionell geschwächt, so stellt sich die
obere Brustkorböffnung steiler ein. Das Brustbein wird gemäß dem Bewegungs-
mechanismus der Rippenringe der Thoraxmitte stark genähert. Auf diese Weise
entsteht die Enge der oberen Apertur (HOFBAUER).

Es ist also gar nichts Besonderes, wenn bei Erkrankungen der Lunge, die mit grundsätzlicher Änderung von Form und Tiefe der Atmung einhergehen, sekundär Umwandlungen des Brustskeletes auftreten.

Verkrümmungen der Wirbelsäule führen nach und nach zu mehr oder minder ausgesprochenen Thoraxveränderungen. Ja, die Abweichungen in Form und Gestalt des Brustkorbes sind oft auffallender als die Skoliose oder Kyphoskoliose selbst.

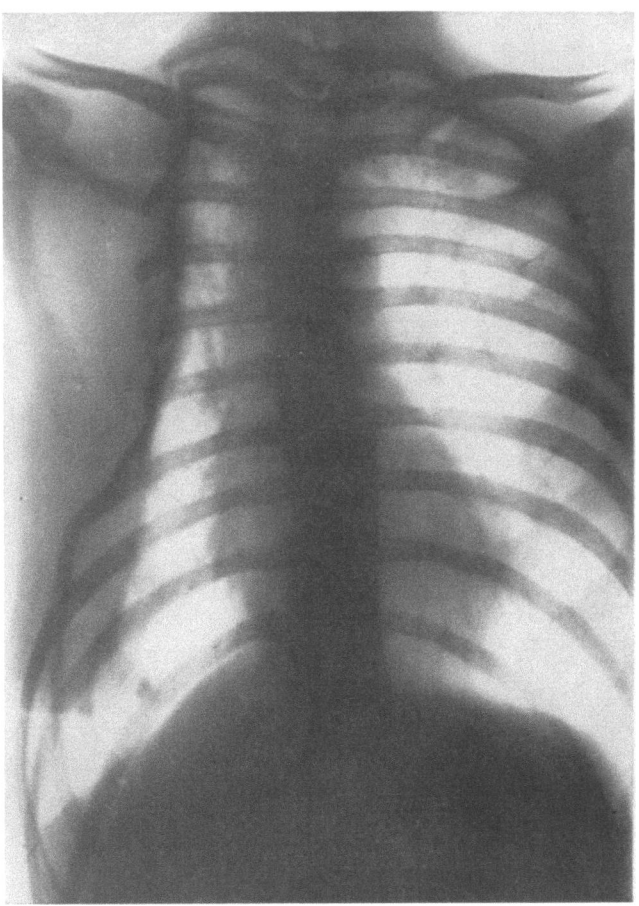

Abb. 722. Postoperative Verbiegung der Brustwirbelsäule mit der Konvexität nach der Seite der Rippenresektion.

Die Rippen passen sich allen Verschiebungen der Wirbelquerfortsätze an. Auf der konvexen Seite müssen sie darum annähernd sagittal, auf der konkaven frontal verlaufen. Diese Stellung wird ausgeglichen durch sekundäre Abbiegung. Die konvexseitige Rippe krümmt sich im hinteren Winkel stark nach außen oder wendet sich mit einem scharfen Knicke nach vorn. Dadurch, daß alle Rippen in derselben Weise sich verhalten, entsteht der hintere Rippenbuckel. Die Krümmung der konkavseitigen Rippen ist dagegen bis in die Nähe des Knorpels vermindert. Kurz vor der Knorpelknochengrenze kommt es zu starker Abbiegung, die in ihrer Gemeinsamkeit wiederum einen Buckel, und zwar den sogenannten vorderen Rippenbuckel, hervorrufen. Das Brustbein ist aus der Mittellinie nach der konkaven Seite hin verschoben (HENLE).

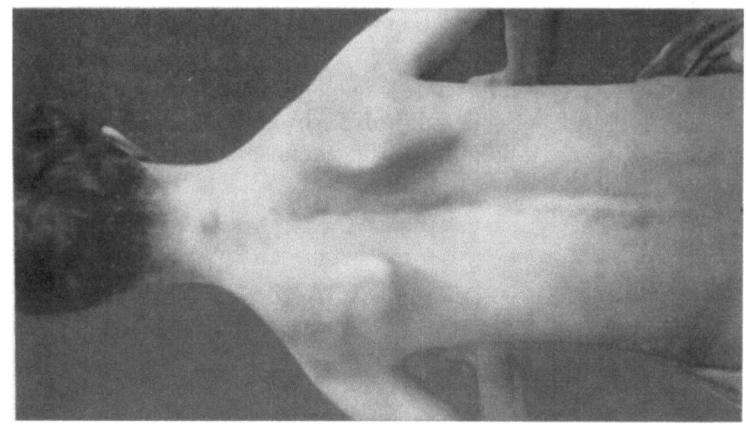

Abb. 725.

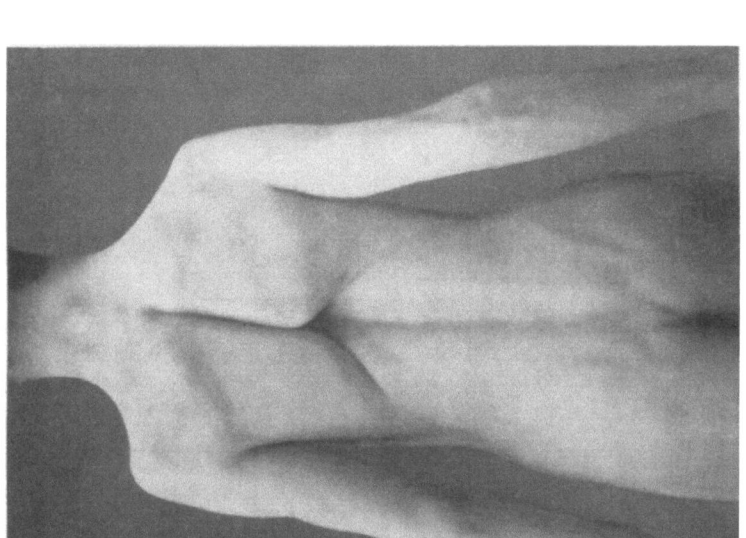

Abb. 724.

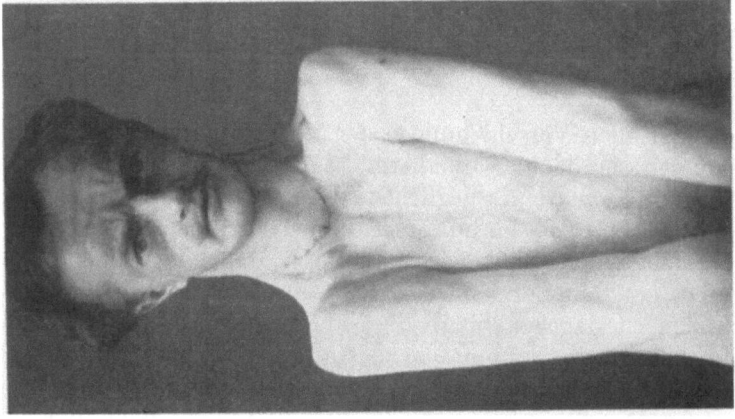

Abb. 723.

Abb. 723—725. Thorax paralyticus mit hochgradiger Schlaffheit der Bänder und Muskeln bei einem Träger eines sehr großen Kropfes, der durch Operation entfernt wurde.

Diese Formveränderungen des knöchernen Brustkorbes beeinflussen die intrathorakalen Organe erheblich. Namentlich auf der konvexen Seite wird der Brustraum so sehr eingeengt, daß die Tätigkeit der Lunge leidet (Abb. 738—740; vgl. Bd. 2, S. 871).

Auch Rachitis kann Abweichungen von der gesunden Thoraxform bedingen. Im jugendlichen Alter findet man rosenkranzförmige Verdickungen der Knorpelknochengrenzen. Auf dem Boden rachitischer Verbildungen des Brustbeines und der Rippen wandelt sich später der Brustkorb in bezeichnender Weise um. Es entsteht die rachitische **Kielbrust** (Abb. 742). Eindellungen des Brustbeines und des unteren, mittleren Thoraxabschnittes kommen ebenfalls vor. Sie führen zur rachitischen **Trichterbrust** (Abb. 744—747). Sie ist zu trennen von der selteneren,

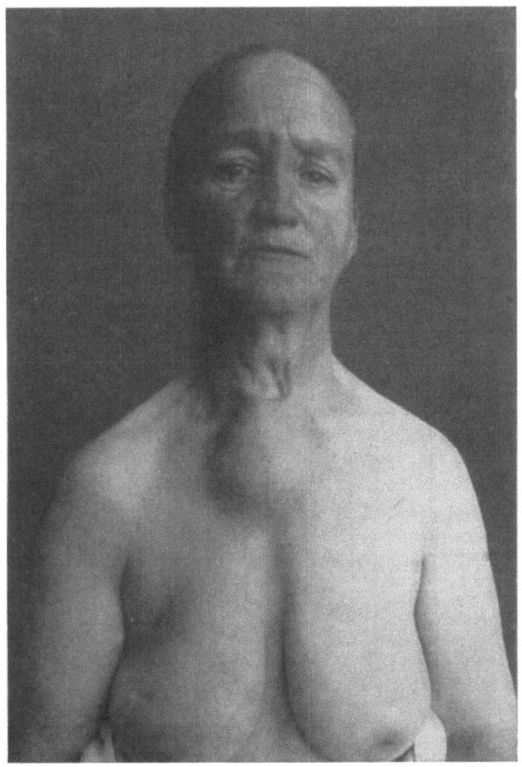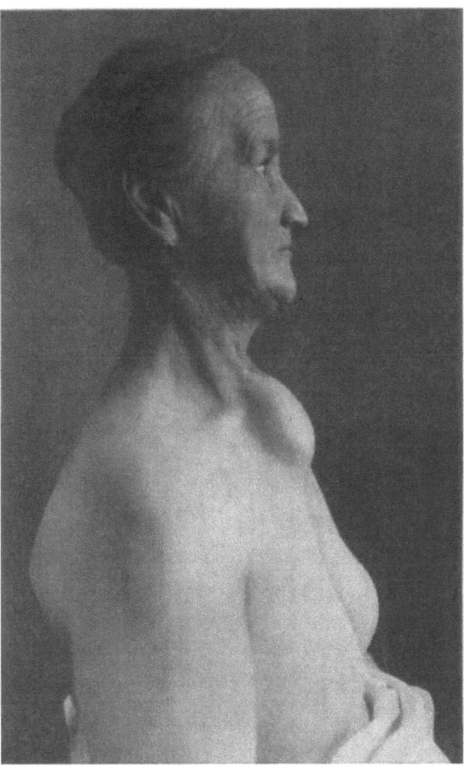

Abb. 726 und 727. Sarkom des Brustbeines.

angeborenen Trichterbrust (Abb. 748—750). Man versteht darunter eine trichterförmige Vertiefung, die die vordere Brustwand einnimmt und deren tiefste Stelle dem Sternum angehört (s. S. 733).

Von ihr zu unterscheiden ist die **Rinnen-** oder **Furchenbrust** (Féré und Schmid). Bei dieser weist das Brustbein selbst Veränderungen in Form und Richtung meistens nicht auf. Die Vertiefung beruht vielmehr auf Verlagerung des ganzen Sternums, das der Wirbelsäule stärker genähert ist als beim normalen Thorax. Die Rippenknorpel biegen dabei oft in den Parasternallinien buckelartig nach innen um, mit der Konvexität nach vorn.

Auf einige andere Mißbildungen sei noch kurz eingegangen.

Das **Brustbein** kann halbseitig oder vollständig **fehlen.**

Häufiger ist seine **mediane Spaltung.** Es besteht dann eine mehrere Zentimeter breite, meistens nach unten spitzwinkelig zulaufende Lücke in der Mittellinie. Ihre

Begrenzung entspricht den Knorpelansätzen der Rippen an dem Brustbein und geht nach oben fließend in den vorderen Rand des Sternocleidomastoideus über.

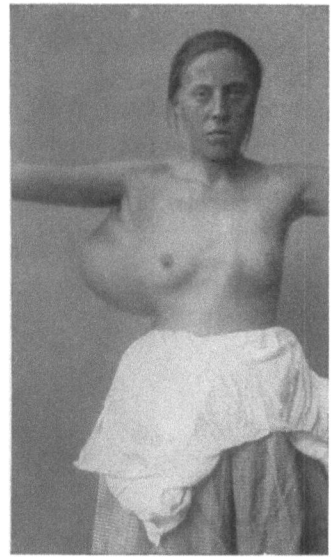
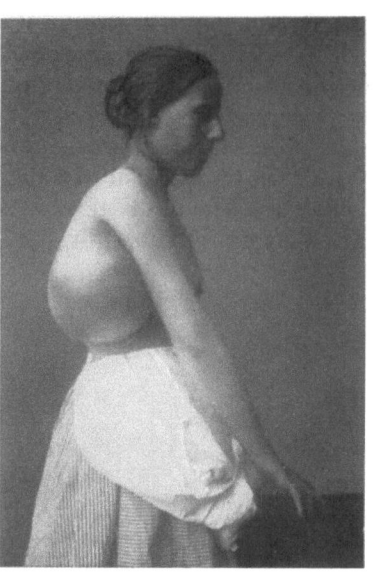

Abb. 728. Sarkom der Brustwand.   Abb. 729. Sarkom der Brustwand.

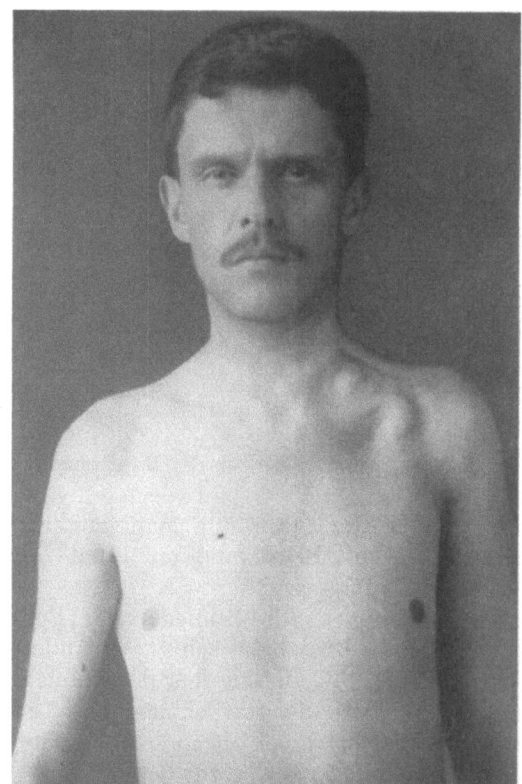

Abb. 730. Sarkom der ersten und der zweiten Rippe.

Meistens liegt zwischen den beiden Rändern des Spaltes eine fibrös-membranöse Verschlußplatte. Sie gewährleistet den Brustorganen zuverlässigen Halt. Trotzdem

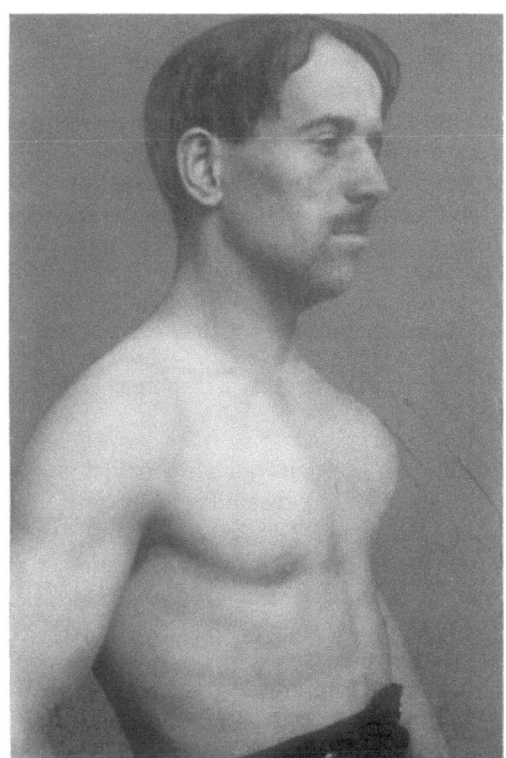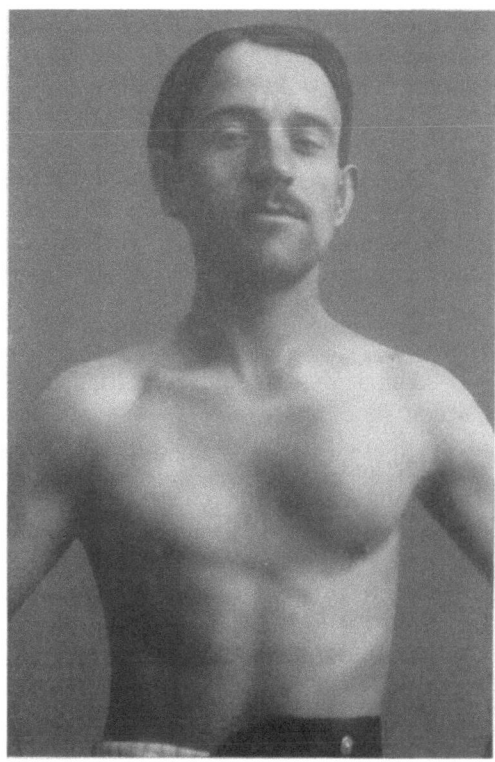

Abb. 731 und 732. Sarkom der Brustwand.

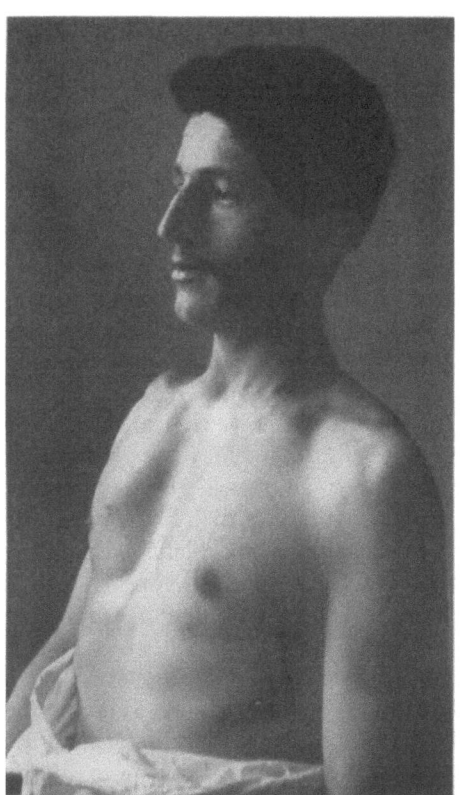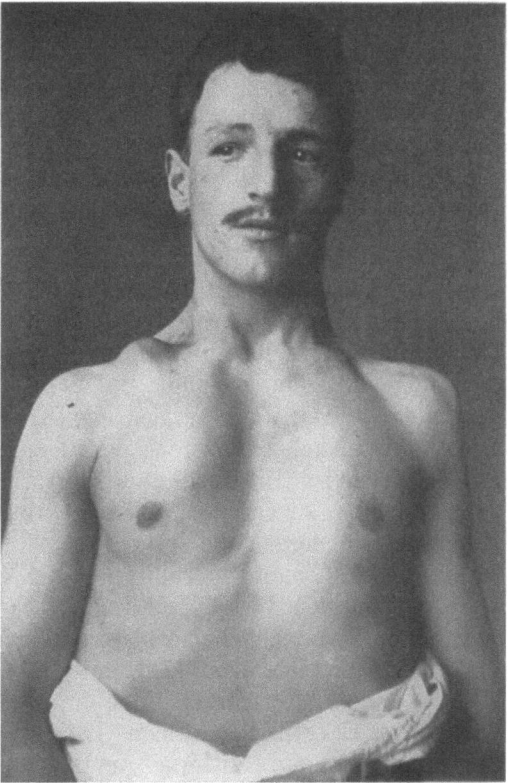

Abb. 733 und 734. Spontaner Durchbruch einer Lungenkaverne im 2. Zwischenrippenraume rechts vorn.
Ausbreitung des Abscesses bis in die Oberschlüsselbeingrube.

stellt sich hier und da das Herz senkrecht ein. Diese Membran verhält sich wie eine entknochte Brustwand. Sie wird in der Einatmung eingesogen, in der Ausatmung vorgewölbt.

Fehlt der häutige Verschluß, so kann Vorfall, Prolaps der Eingeweide, insbesondere des Herzens eintreten (Ectopia cordis).

Die Träger solcher Mißbildungen sind lebensfähig. Operativer Verschluß der Lücke ist nur angezeigt, wenn bei breiter Spaltbildung das Herz eines besonderen Schutzes bedarf oder wenn die Statik des Brustkorbes gestört ist. Wir haben aus diesem Grunde einmal mit Erfolg operiert (s. Bd. 2, S. 182ff.).

Umschriebene Lochbildungen im Sternum haben kaum praktische Bedeutung.

Angeborene Defekte der Rippen ermöglichen das Eintreten wirklicher Lungenhernien (s. S. 805).

Örtlich begrenzte Umgestaltungen des Thorax werden bei **Geschwülsten der Brustwand** beobachtet (Abb. 726—732 u. 753). Hauptsächlich sind es Sarkome der Rippen und des Brustbeines, die nicht selten gewaltige Größe erreichen. Auch Abscesse, insbesondere tuberkulöse, die von vornherein in den Weichteilen der Brustwand entstehen oder von dem knöchernen Thorax ihren Ausgang nehmen, verändern sein Relief (Abb. 733—736).

Ansammlungen von Luft und Flüssigkeit im Brustraume dehnen die betreffende Seite aus. Der Brustkorb wird tiefer und breiter; die Zwischenrippenräume sind verstrichen; die Brustwarze liegt weiter lateralwärts. Die Schulter steht oft ungewöhnlich hoch; die Wirbelsäule ist meist konkav nach der kranken Seite verbogen. Diese Haltung ist Folge des verschobenen Schwerpunktes. Sie entspricht der Körperstellung eines Menschen, der auf der Exsudatseite eine Last trägt (SAHLI).

Auch umschriebene Vergrößerung intrathorakaler Organe, wie Aortenaneurysma, Lungengeschwülste, Pericarditis exsudativa u. a. rufen örtliche Erweiterung der Thoraxwand hervor.

Die Vorwölbung der Brustwand ist nicht unmittelbare Folge des Tumordruckes; vielmehr führt Entspannung der Lunge zu Abnahme ihrer gestaltenden Zugkraft. Die Abnahme der inneren Belastung der Brustwand bedingt begrenzte Erweiterung.

Umschriebene Buckelbildung bei der Pericarditis exsudativa, der sogenannte „Herzbuckel" (Voussure cardiaque), kommt in ähnlicher Weise zustande.

Der Ausbuchtung bei Geschwülsten und Schwellungen intrathorakaler Organe steht die **Anpassung der Brustwand an intrapleurale Schrumpfungsvorgänge** gegenüber. Überall dort, wo in Körperhöhlen durch Wegnahme oder pathologische Verkleinerung eine Lücke ihres Inhaltes sich ausbildet, tritt weitgehende Verschiebung der Umgebung ein. Genügt sie nicht, so beteiligt sich auch die Körperhülle an dem notwendigen Raumausgleiche. Dieses allgemeingültige Gesetz gilt auch für die Brusthöhle. Nach Entfernung oder hochgradiger Schrumpfung eines Lungenlappens rücken zunächst Mittelfell und Zwerchfell in das Loch ein, und der Lungenrest dehnt sich ergänzend aus. Genügt dieser Ausgleichsvorgang nicht, so wird die Brustwand in dem Maße ihrer Nachgiebigkeit eingezogen. Eine solche Anpassung kann zunächst ohne Schrumpfungszug eintreten, lediglich infolge von Änderung der intrapleuralen Druckverhältnisse. Freilich kommt bei entzündlichen Vorgängen gewöhnlich nachträglich Narbenzug hinzu.

Diese Einziehungen sind im klinischen Bild unverkennbar. Sie haben nach ihrem Grade, nach ihrem Sitze große Wichtigkeit für diagnostische Beurteilung bestimmter Erkrankungsformen. Insbesondere ermöglichen sie frühzeitige Erkennung der schrumpfenden Phthise. Asymmetrien des Brustkorbes, die auf diese Weise entstehen, sind aus den Abb. 718 und 719 ersichtlich.

Neben der Brustwand beteiligt sich die Wirbelsäule an solchen Formveränderungen des Thorax. Es bilden sich seitliche Krümmungen aus, deren Grad und Ort
sehr verschieden sind. Am ausgeprägtesten ist die nach der gesunden Seite konvexe Verbiegung, die im Anschluß an chronische Empyeme (Bd. 2, Abb. 566—568
und 665) und an schrumpfende Lungenphthise sich entwickelt.

Über die Entstehung dieser sekundären **Skoliose** herrscht keineswegs vollständige Klarheit. Einige nahmen an, daß vertiefte Atmung der gesunden Lunge
allein Erweiterung des Thorax und damit gleichseitige Konvexskoliose hervorruft.
Die Erfahrungen beim künstlichen Pneumothorax, bei der Plombe zeigen aber, daß
verstärkte Arbeit eines Lungenflügels allein nicht genügt. Trotz kompensatorischen
Emphysems und erheblicher Mehrleistung der gesunden Lunge tritt bei diesen
Zuständen niemals Skoliose ein. Nicht Änderungen in Tätigkeit oder Blähungszustand der Lunge schaffen demnach
die Bedingungen für die Skoliose, sondern lediglich Abweichungen in Stellung
und Verlauf der Rippen. Beim Pneumothorax und bei der Plombe beharrt die
Brustwand in ihrer regelrechten Lage,
weil sie eine neue Stütze findet. Die
Verbiegung bleibt darum aus. Wird dagegen durch Einsinken der Rippen ungewöhnliche Hebelwirkung auf die Wirbelsäule ermöglicht, so muß die Krümmung
sich einstellen.

DRACHTER hat auf diese „Stütz-
funktion" der Lunge und ihre Ersatz-
möglichkeiten besonders eindringlich hingewiesen. Er kommt bei seinen Untersuchungen zu dem Schluß, daß pathologische Zustände der Lunge niemals unmittelbar auf die Wirbelsäule Einfluß
gewinnen, sondern daß sie dazu immer
der Brustwand bedürfen. So erklärt
sich die praktisch wichtige Tatsache,
daß ein Schrumpfungsvorgang bei un-
versehrtem Brustkorbe zu einer nach
der gesunden Seite konvexen Skoliose
führt, während er nach Unterbrechung

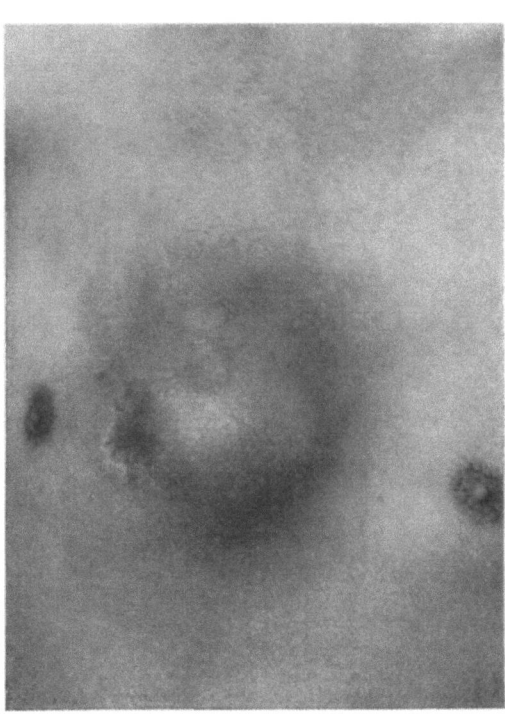

Abb. 735. Tuberkulöser Absceß am Brustbein.

des Rippengitters nicht verhindern kann, daß sich das Übergewicht der erhaltenen
gesunden Seite auf die Wirbelsäule im umgekehrten Sinne auswirkt.

Meiner Überzeugung nach kommt die Verbiegung der Wirbelsäule durch den
veränderten Verlauf der Rippen zustande. Die Brustwand sinkt ein oder wird durch
die Schrumpfung eingezogen. Die Rippen müssen bei derselben Länge demnach einen
kürzeren Weg zurücklegen. Das ist nur dadurch möglich, daß ihre Fixationspunkte
sich verschieben. Der einseitige Zug der Rippen an der Wirbelsäule biegt sie jetzt
nach der gesunden Seite aus. Umgekehrt fällt nach Rippenresektion diese Zugkraft
fort. Die Wirbelsäule kann sich wieder geraderichten. Ja, die einseitige Kraft auf
der gesunden Seite kann dann sogar Überkorrektion herbeiführen.

Nach dieser Auffassung ist die Annahme abweichender Lungentätigkeit als
Ursache der Verbiegung überflüssig. Wir verstehen auch, daß ihre Geraderichtung
eintreten muß, wenn die Thoraxverbildung durch Wiederausdehnung der Lunge
beseitigt wird. Ungleichmäßige Atmung bedingt also nicht die Skoliose.

Die hochgradige Veränderung in Form und Gestalt des Brustkorbes, wie sie der paravertebralen Rippenresektion, besonders aber der ausgedehnten Entknochung der Brustwand nach BRAUER-FRIEDRICH folgt, ist im Anschluß an die Besprechung dieser Eingriffe dargestellt.

Wesentlich ist, daß Konvexverbiegungen der Wirbelsäule zur gesunden Seite nach paravertebraler Rippenresektion verschwinden, sogar in entgegengesetzte übergehen können.

Diese Beobachtungen gaben den Anstoß, operative Behandlung der Skoliose zu erwägen.

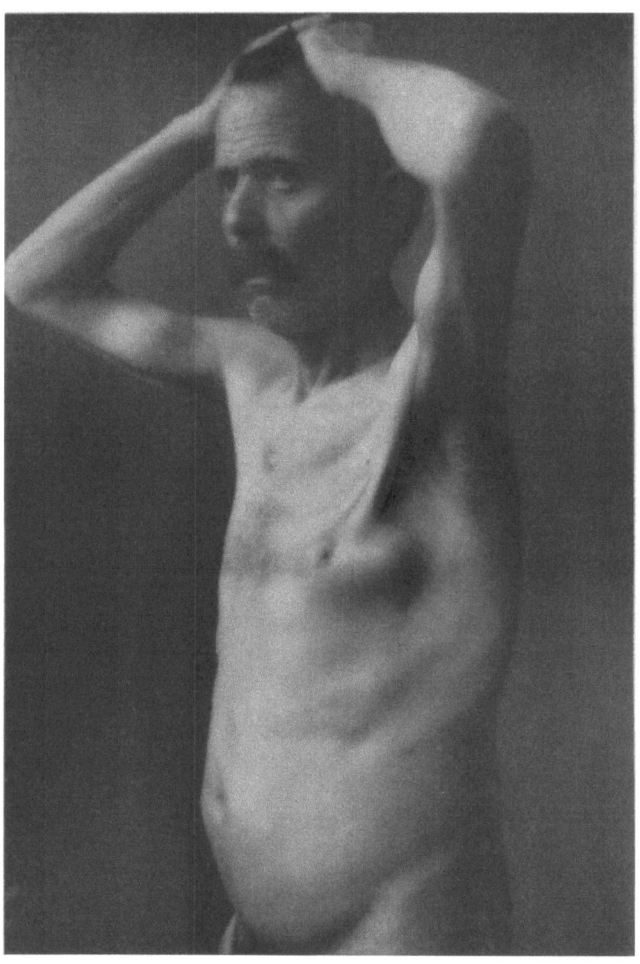

Abb. 736. Durchbruch eines abgekapselten tuberkulösen Empyemes unter die Haut.

Auf meine Veranlassung haben v. BEUST und HÖSSLY-Zürich sowie E. K. FREY sich mit dieser Frage beschäftigt. Schon HÖSSLY hat versucht, durch umschriebene Rippenresektion die Skoliose zu beeinflussen.

In München habe ich bei drei weiteren Kranken mit ausgedehnter fixierter Dorsalskoliose die paravertebrale Resektion der 1. bis 11. Rippe ausgeführt. Wir mußten auf Grund operativer Erfahrungen und der Tierversuche E. K. FREYs zu dem Schlusse kommen, daß die therapeutische Wirkung, die nach Resektion konkavseitiger Rippen infolge Überwiegens konvexseitiger Kräfte ausgelöst werden konnte, zu klein ist, um die außerordentlichen Widerstände zu überwinden, die bei schweren Skoliosen dem Ausgleichsversuche sich entgegenstellen.

Für Wirbelsäulenverbiegungen leichteren Grades, bei denen die paravertebrale Rippenresektion an sich erfolgreich wäre, ist die Operation abzulehnen. Sie ist zu eingreifend und orthopädische Maßnahmen sind aussichtsvoller.

––––––––––

Häufig werden Veränderungen im Bereiche der unteren Thoraxapertur auch durch Erkrankungen der Bauchhöhle verursacht. Vergrößerungen von Leber und Milz weiten den Brustkorb aus und drängen das Zwerchfell in die Höhe. Hochgradiger Meteorismus und Ascites führen zu symmetrischer Dehnung des ganzen unteren Brustkorbringes.

Die Trichterbrust und ihre chirurgische Behandlung.

Früher bezeichnete man als Trichterbrust alle Eindellungen des Brustbeines und der vorderen Brustkorbabschnitte. Dabei war es gleichgültig, ob sie angeboren oder durch dauernden Druck oder intrathorakalen Zug oder aber infolge außergewöhnlicher Nachgiebigkeit des Skeletes entstanden waren.

DRACHTER hat den Begriff der Trichterbrust klar umschrieben und eingeengt. Er versteht darunter nur die angeborenen Eindellungen der Brustwand und des Sternums, bei denen mit dem Wachstume des Trägers die Vertiefung zunimmt und gleichzeitig der quere Durchmesser des Brustkorbes sich vergrößert.

Die Ansicht EBSTEINs, daß die Trichterbrust durch Verzögerung der Brustbeinentwickelung hervorgerufen wird, ist durch VERSÉ widerlegt worden. Dieser wies nach, daß das Brustbein bei der Trichterbrust vielmehr gesteigertes Längenwachstum besitzt, dem aber die Rippenspannung entgegenwirkt.

Eingehende Untersuchungen haben ergeben, daß der tiefste Punkt in der Regel mit der Articulatio sternoxiphoidea zusammenfällt. Sie befindet sich ungefähr in der Höhe der Mitte des 10. Brustwirbelkörpers.

Durch diese beträchtliche Veränderung der Brustwand kommt es nachträglich zu Rippenverbildungen und Skoliose. Letztere entspricht etwa dem Trichtergrunde, befällt also die Brustwirbelsäule.

Die Einsenkung scheint bei der Trichterbrust meist streng die Mitte einzuhalten. Man spricht dann von symmetrischer Trichterbildung. Indes stellt sich bei genauerer Untersuchung heraus, daß sie asymmetrisch liegt, und zwar vorwiegend nach der linken Seite zu.

Der Tiefegrad der Mulde schwankt zwischen 2—10 cm, zwischen kleinsten Gruben und kindskopfgroßen Buchten. Bei den äußersten Formen kann der Abstand zwischen Brustbein und Wirbelsäule ganz gering werden. Ein außerordentlich eindrucksvolles Bild einer solchen ausgesprochenen Formveränderung gewinnt man an Thoraxquerschnitten nach VERSÉ. Es erreicht die Kuppe der Eindellung oft fast die vordere Wirbelsäulenfläche.

Die erhebliche Einengung des Brustraumes, wie sie durch Trichterbildung der vorderen Wand eintritt, kann nicht ohne Einfluß auf die intrathorakalen Organe bleiben. Lunge und Herz müssen dem Druck ausweichen und ihre Form und Lage ändern. Durch physikalische Untersuchung und Röntgendurchleuchtung kann man bei linkseitiger Trichterbrust Verdrängung des Herzens nach der Seite und oft gleichzeitige Achsendrehung feststellen. Der Spitzenstoß ist über die Brustwarze hinaus bis in die Achsellinie verschoben und wird wesentlich tiefer als sonst, manchmal im 8. und 9. Zwischenrippenraum angetroffen.

Die Beschwerden sind selbst bei hochgradiger Trichterbrust im allgemeinen gering. Nur bestehen gewöhnlich Kurzatmigkeit und ausgesprochene Neigung zu Bronchialkatarrhen. Allerdings sind diese Erscheinungen nicht immer Folge der

Verunstaltung, sondern oft durch gleichzeitige Erkrankung der Lunge oder des Herzens bedingt.

Es hängt von der Nachgiebigkeit und der Anpassungsfähigkeit der anderen Organe, insbesondere der Lunge und des knöchernen Brustkorbes ab, ob das Herz neben Verschiebung auch Druck erfährt. Namentlich wird auch für den Grad der

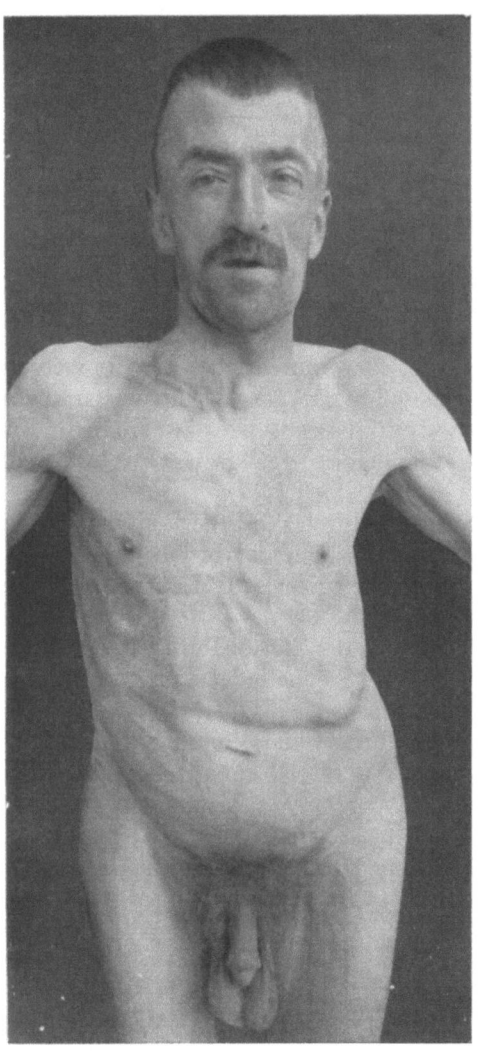 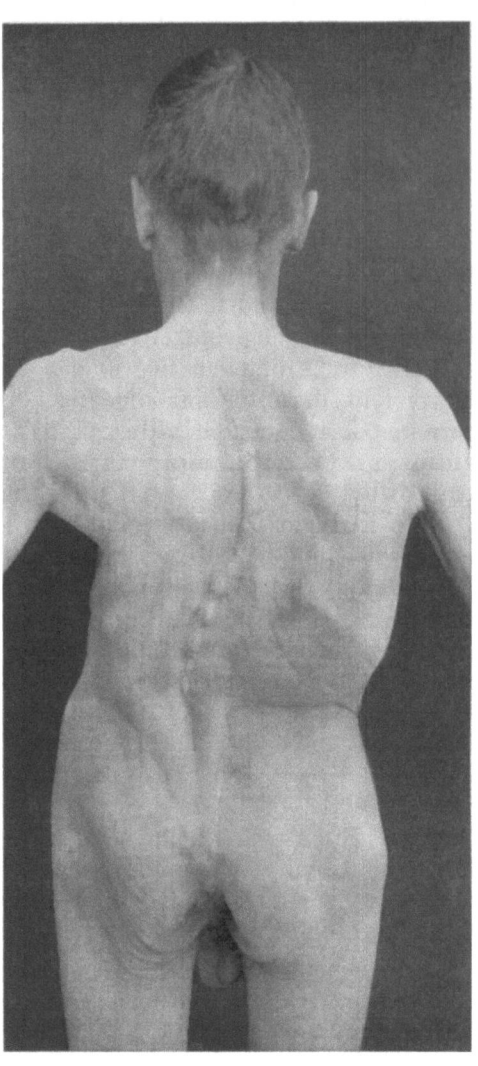

Abb. 737. Verbiegung der Wirbelsäule.
Rechtseitige Kyphoskoliose mit starker Einziehung der linken Brusthälfte.

Abb. 738. Verbiegung der Wirbelsäule.
Rechtseitige Kyphoskoliose mit starker Einziehung der linken Brusthälfte.

möglichen Beschwerden die Frage zu erörtern sein, ob die Lungen in ihrer Arbeit behindert werden.

Gesellen sich bei solchen Leuten organische Erkrankungen des Herzens und der Lungen hinzu, so versagen Atmung und Kreislauf.

Wir beobachteten in der Züricher Klinik bei einem Kranken nach rechtseitigem Rippenbruche mit Hämothorax und späterer Exsudatbildung besonders schwere Dyspnoe und Stauung im ganzen Gefäßsystem. Eine gleichzeitig bestehende Trichterbrust mit starker Einengung des Brustraumes gab dafür die Erklärung. Zwischen Lungen- und Herztätigkeit herrschte früher, trotz der Verbildung,

Gleichgewichtslage. Sie wurde durch die Flüssigkeitsansammlung mit ihren mechanischen Folgen gestört. Schwere Erscheinungen traten ein.

Die **Behandlung der Trichterbrust** ist bisher orthopädisch-gymnastisch gewesen. Man versuchte durch systematische Atembewegungen, sowie durch Zug- und Druckvorrichtungen den wachsenden Thorax mechanisch zu beeinflussen.

Nur einmal wurde von MAYER angestrebt, hochgradige Atemnot eines 16jährigen trichterbrüstigen Phthisikers operativ zu beheben. Er hoffte, durch Resektion

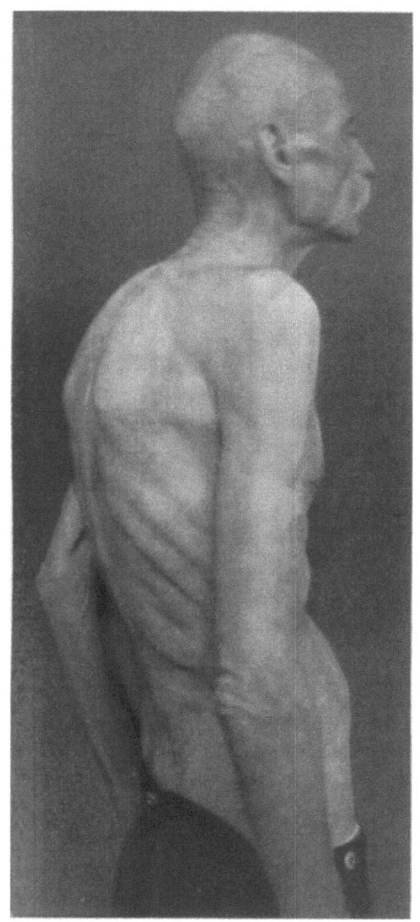 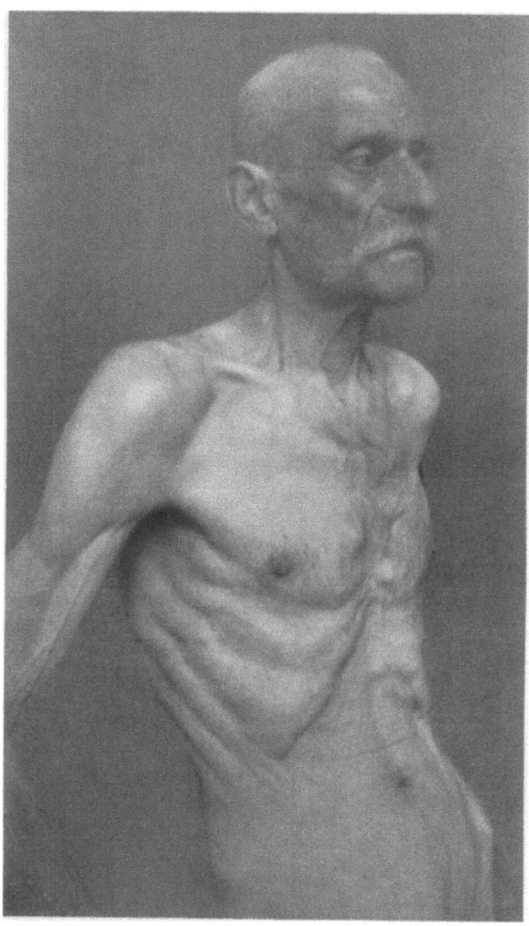

Abb. 739.   Abb. 740.

Abb. 739 und 740. Kyphoskoliotische Verkrümmung der Wirbelsäule und des Brustkorbes.

des zweiten und des dritten Rippenpaares den starren Thorax beweglich zu machen.

KLAPP hat auf Grund von Tierversuchen vorgeschlagen, die Rippen zu durchtrennen und durch Einlagerung frei überpflanzter Knochenstückchen zwischen ihre Stümpfe Erweiterung des Brustkorbes herbeizuführen.

Zwei eigene Beobachtungen zeigen, daß unter Umständen ein anderer operativer Eingriff erwogen und mit Erfolg durchgeführt werden kann.

1. Beobachtung: 18 Jahre alter Kaufmannsohn aus La Chaux-de-Fonds. Sein Vater gibt an, daß der Arzt bei der Geburt des Jungen den Plan gehabt habe, das Kind zu zerstückeln, weil es ungewöhnlich groß gewesen sein soll. Die sehr schwere Entbindung gelang jedoch schließlich unter Erhaltung von Mutter und Kind. Bald nachher bemerkten die Eltern am unteren Ende des Thorax, vorn in der Mittellinie, ein Grübchen. Es vergrößerte sich schon in dem

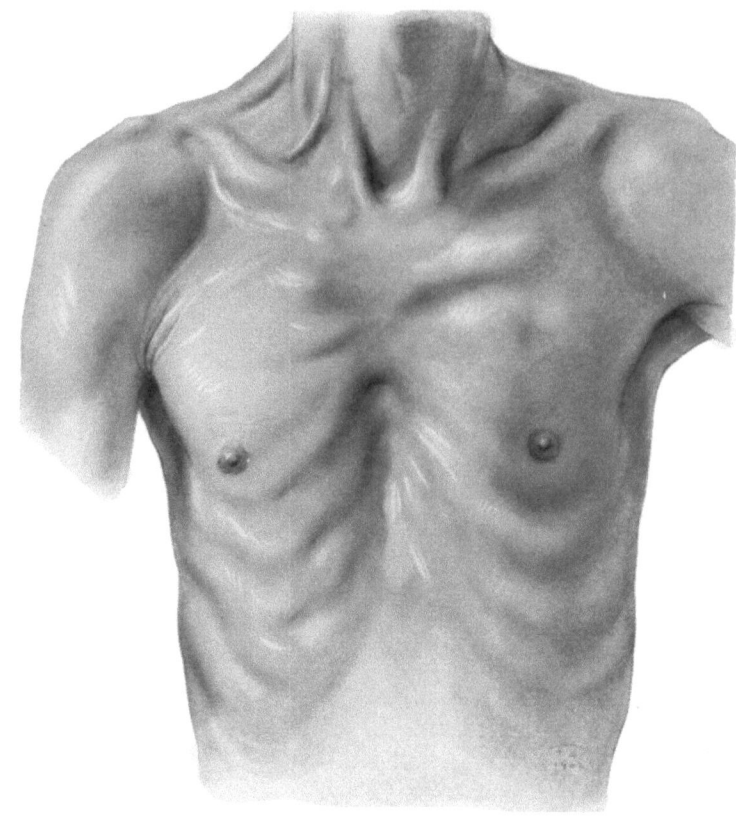

Abb. 741. Angeborene Trichterbrust.

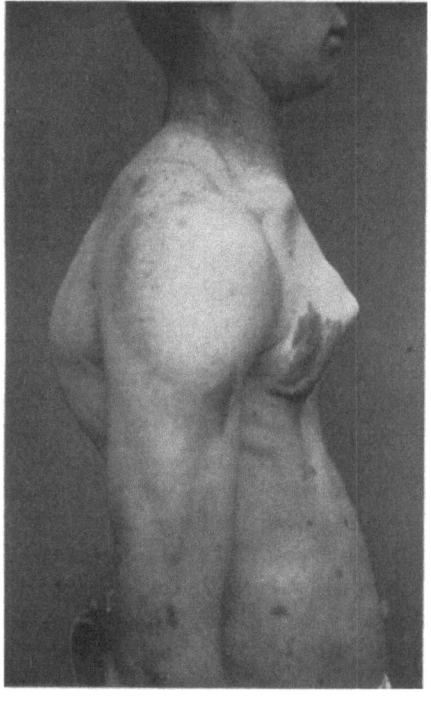

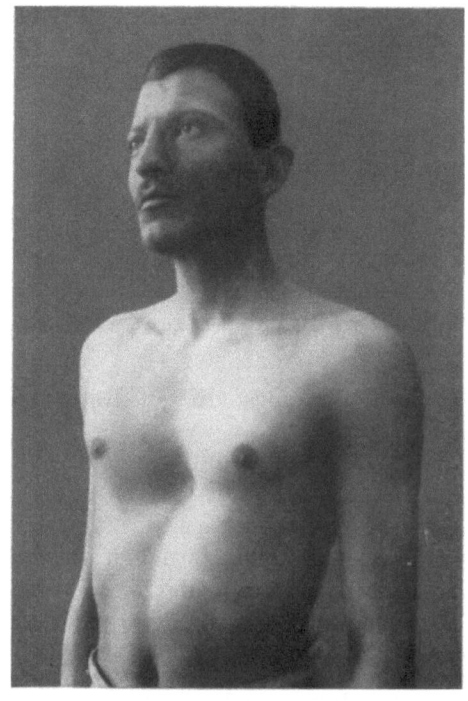

Abb. 742. Rachitische Kielbrust.   Abb. 743. Hochgradige angeborene Trichterbrust.

ersten Lebensjahre. Der Knabe entwickelte sich im übrigen kräftig weiter; nur die Delle am Brustbein vertiefte sich. Husten soll er nie gehabt haben, ebensowenig Herzbeschwerden, bis vor wenigen Jahren. In den letzten 2 Jahren blieb der Junge, der inzwischen sehr in die Länge gewachsen war, an Kräften zurück. Er wurde sehr schmal und blaß, verlor die Eßlust und litt unter häufigem Herzklopfen, das besonders bei Anstrengungen, manchmal aber auch bei vollständiger Ruhe eintrat. Daneben häufige Atemnot. Die Einbuchtung über dem Brustbeine nahm fortwährend an Tiefe zu, während sich die ganze Brust abflachte. Der Kranke trat dann in die Uhrenfabrik seines Vaters ein und arbeitete dort praktisch. Dabei zeigte es sich, daß er nicht in der Lage war, diese Arbeit zu verrichten, weil sich bei der geringsten Anstrengung starkes Herzklopfen und Druckgefühl einstellten. Aus diesem Grunde bat der Vater

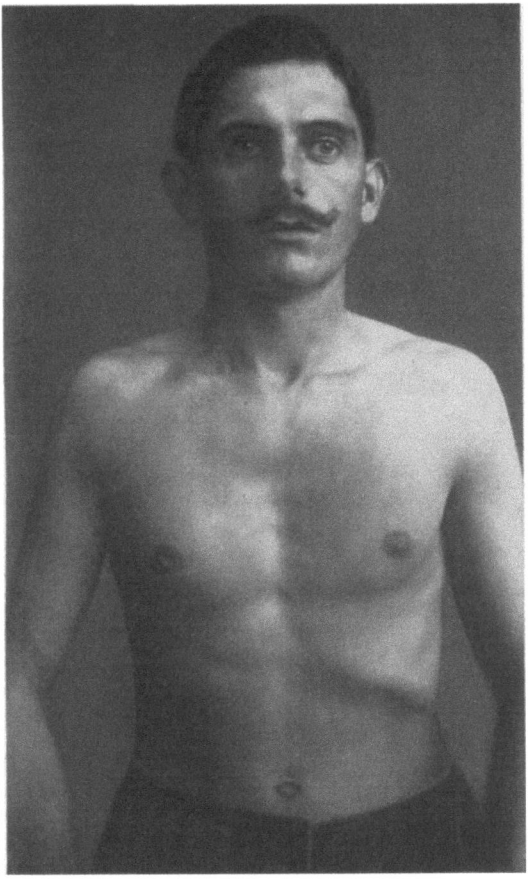
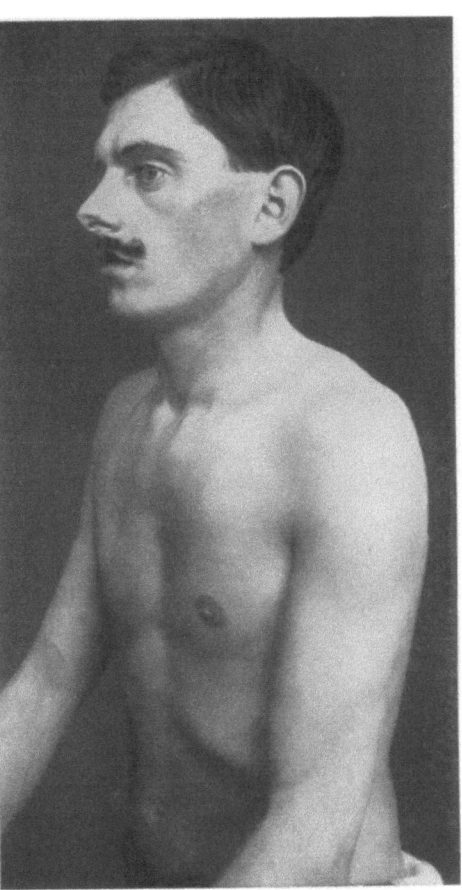

Abb. 744. Rachitische Trichterbrust mit   Abb. 745. Rachitische Trichterbrust mit
Einziehung der rechten Brustseite.   Einziehung der rechten Brustseite.

um meinen Rat. Bei der Aufnahme erhoben wir folgenden Befund (Abb. 751): Sehr großer, schlanker, magerer, blasser Jüngling in mäßigem Allgemeinzustande. Haltung leicht vorn übergebeugt. Schilddrüse in beiden Lappen vergrößert, keine Luftröhrenstenose. Der Brustkorb ist im ganzen lang, schmal und in der Richtung von vorn nach hinten abgeflacht. Die Wirbelsäule zeigt keine Verbiegung in sagittaler oder in frontaler Ebene. Die beiden Schlüsselbeine springen besonders in ihrem sternalen Ende ziemlich stark vor. Das Brustbein tritt vom Angulus Ludovici an nach unten zu immer mehr gegen die Wirbelsäule zurück. Seine Richtung geht in den oberen Teilen unmittelbar nach hinten und rechts. Die Vertiefung ist in der Höhe der Ansatzstelle des 7. Rippenknorpels am größten. Auf diese Weise wird eine trichterförmige Grube geschaffen, deren tiefster Punkt auf der Ansatzstelle der 7. Rippe liegt und deren Ränder von den nach innen umgebogenen Rippen gebildet werden. Die Umgestaltung der Rippen, besonders der 8., ist nicht symmetrisch. Vielmehr ist die rechte Hälfte der Grube gleichmäßig abgeflacht, während die linke dadurch, daß die Rippenknorpel in ihren medialen Teilen vorspringen, gerippt erscheint. Bei Betastung und festem Druck erweist sich die Brust-

wand im Bereiche der Verbildung als fest und starr. Bei der Atmung steht sie fast vollkommen
still. Sie wird nur im ganzen gehoben und gesenkt. Besonders eindrucksvoll ist, daß sich im
Bereiche des 4. bis 6. Intercostalraumes hart am Brustbeinrande die fortgeleitete und lateral davon die tatsächlich bestehende Pulsation des Herzens erkennen läßt. Der Spitzenstoß ist im
8. Zwischenrippenraume 2¹/₂-querfingerbreit außerhalb der Brustwarzenlinie sichtbar. Die Herz-
grenzen sind aus der Abbildung zu erkennen. Die Auscultation ergibt reine Töne. Der zweite
Aortenton ist auffallend laut. Der Puls ist wechselvoll, meistens unregelmäßig und ungleich,
90 in der Minute. Extrasystolen sind nicht selten. Der Puls ändert sich bei tiefer Atmung
nicht; dagegen wird er bei stärkerer Bewegung sofort beschleunigt und unregelmäßig. Gleichzeitig stellt sich mäßige Dyspnoe ein. Perkussion und Auscultation der Lungen lassen nichts
Krankhaftes erkennen.

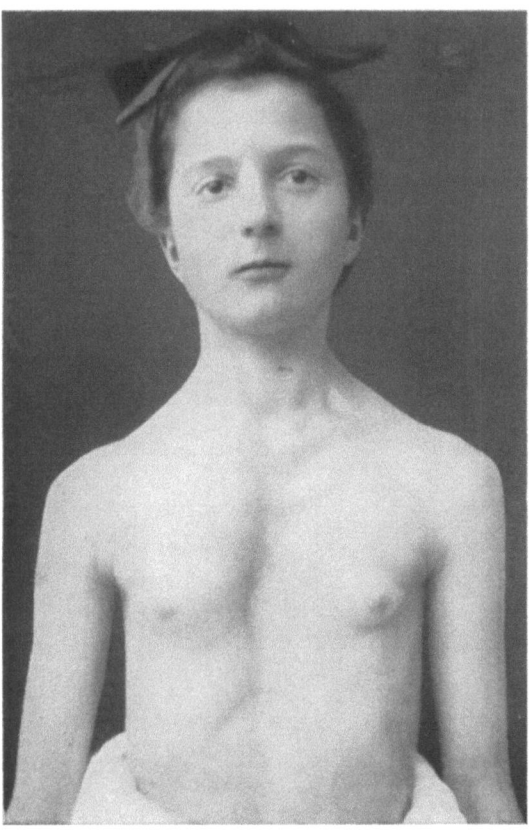

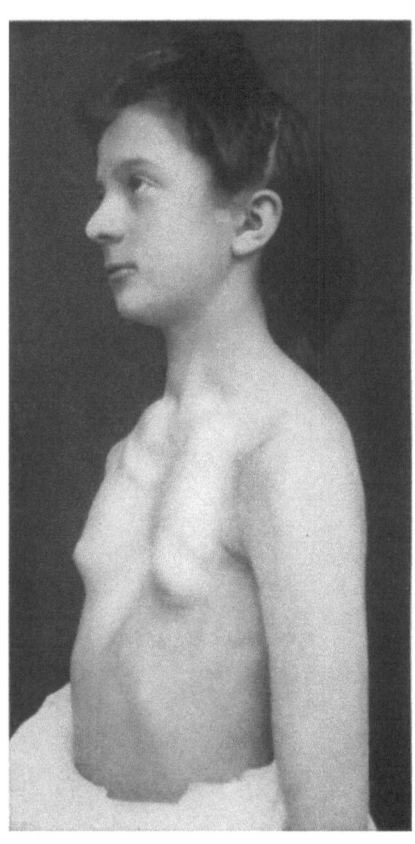

Abb. 746. Rachitische Trichterbrust mit
Verdickungen der Rippenknorpelenden.

Abb. 747. Rachitische Trichterbrust mit
Verdickungen der Rippenknorpelenden.

Dieser Befund gewann unter den besonderen Verhältnissen des Kranken praktische Bedeutung. Für den Jüngling kamen technische Ausbildung und spätere Übernahme der Geschäfts-
leitung in Frage. Es hatte sich aber gezeigt, daß er nicht in der Lage war, körperlich anstrengend
tätig zu sein.
    Ich habe zunächst den jungen Menschen 2—3 Wochen beobachtet. In der Ruhe erschienen
die Beschwerden nicht ausreichend, um dem Vater einen operativen Eingriff nahezulegen. Als
dann aber ein kurzer Marsch auf einer leicht ansteigenden Straße sofort zu hochgradiger Unregelmäßigkeit der Herztätigkeit und zu Atemnot führte, schlug ich die Operation vor, in der Überzeugung, daß es sich um mechanische Behinderung der Herztätigkeit handele. Nach meiner
Vorstellung sollte es gelingen, durch Fortnahme des starren Trichters dem Herzen mehr Platz
zu schaffen und es von dem beengenden Drucke der Brustwand zu befreien.
    Operation: Lokalanästhesie, Jodalkoholdesinfektion. Der Schnitt verlief vom unteren
Rande des Knorpelansatzes der dritten Rippe parallel dem Sternalrand abwärts und bog in der
Höhe der Brustwarze nach außen unten um (Abb. 752). Er endete an der Ansatzstelle der
8. Rippe. Die Weichteile wurden auseinandergezogen und der 5. Rippenknorpel mit seinem
Perichondrium vorsichtig von dem Brustfell abgelöst. Dann wurde ein 2 cm langes Stück aus

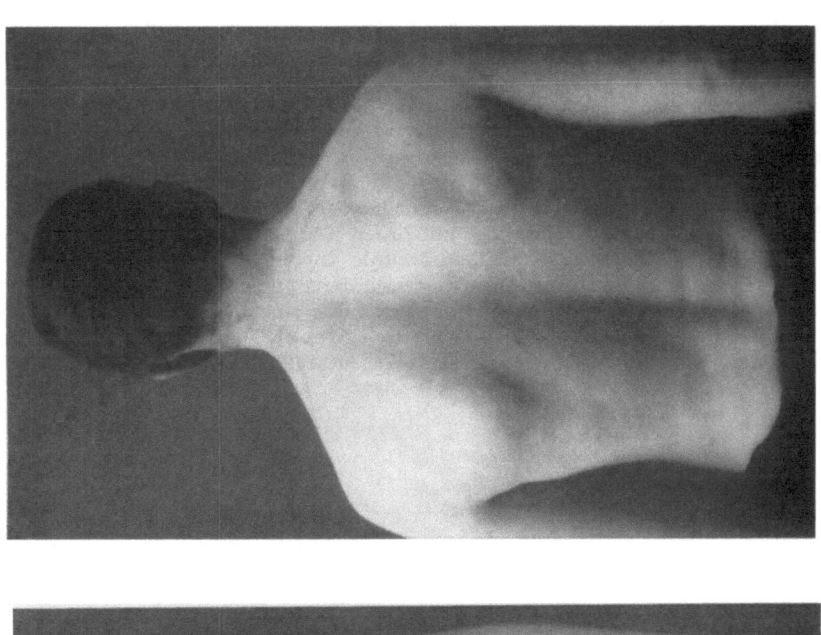

Abb. 750.

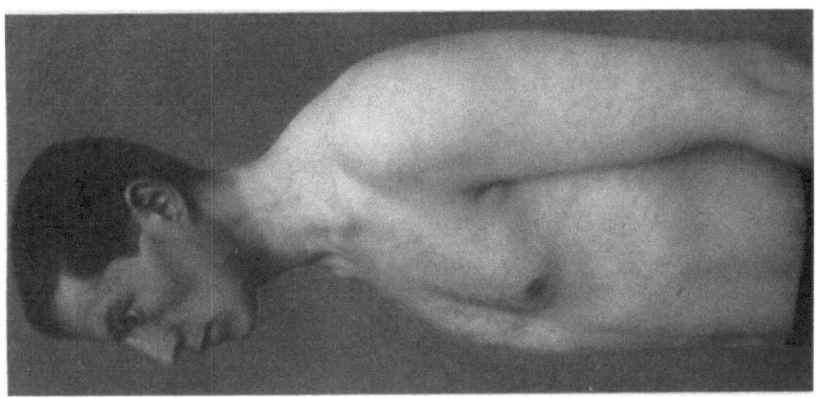

Abb. 749.
Abb. 748—750. Angeborene Trichterbrust.

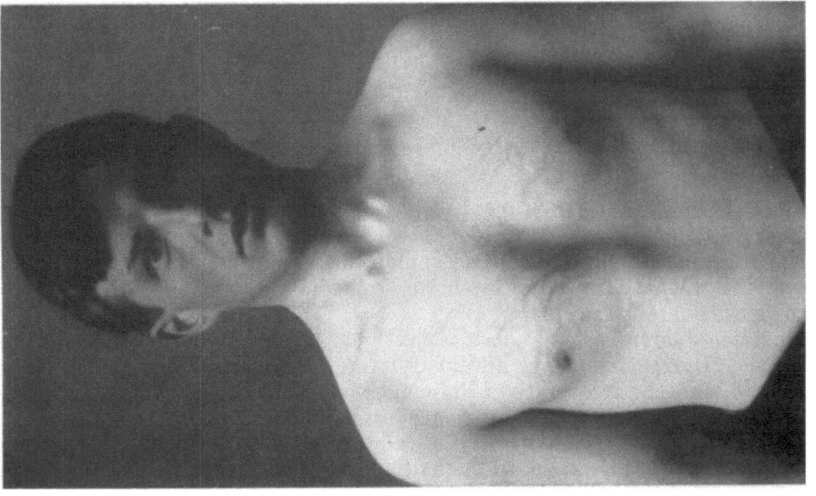

Abb 748.

dem Rippenknorpel herausgeschnitten. Von hier aus wurden ganz vorsichtig die Fascia endothoracica und die Pleura von der Hinterwand des Brustbeines und den Rippenknorpeln abgeschoben. Dann wurden die gesamten 6.—9. Rippenknorpel und Stücke der Rippen in einer Breite von 3 cm reseziert. Weiter wurde vom Brustbein ein bogenförmiges Stück von 2 cm Breite entsprechend der 5.—9. Rippe herausgeschnitten. Es blieb nur noch ein schmaler Saum für die Ansatzstellen der entsprechenden rechten Rippen übrig. Das Periost der Rippen und des Sternums wurde mit entfernt. Nach der Wegnahme sah man die Pulsation des Herzens, zumal der rechten Kammer sehr schön. Ebenso war die Umschlagstelle des Brustfelles deutlich zu erkennen. Auf das präperikardiale Fett wurde der Weichteillappen zurückgelegt. Die Haut wurde vernäht bis auf die tiefste Stelle, wo ein kleiner Tampon eingeführt wurde.

Der Puls stieg am 1. und 2. Tage bei subfebrilen Temperaturen auf 130, ging aber in den nächsten Tagen auf 120 zurück. Der Tampon wurde am 9. Tage entfernt. Der Heilverlauf war glatt. 3 Wochen nach der Operation befand sich der Spitzenstoß noch an derselben Stelle. Dagegen war die Herztätigkeit regelmäßig geworden. Bei einer Nachuntersuchung 10 Wochen nach der Operation war das Herz schon in einer Breite von 3 Querfingern nach rechts gerückt. Laut Mitteilung des Vaters hatte der Kranke seine Arbeit in der Werkstatt wieder aufgenommen.

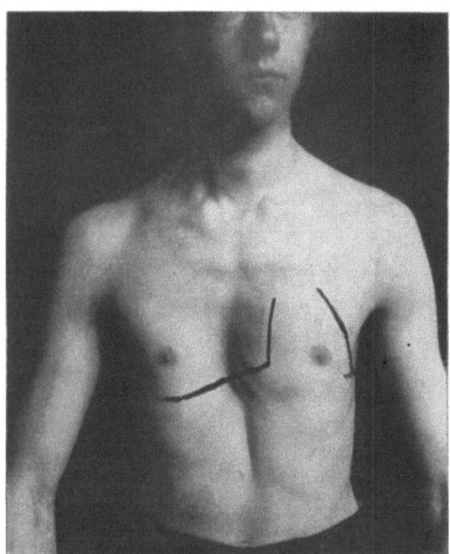 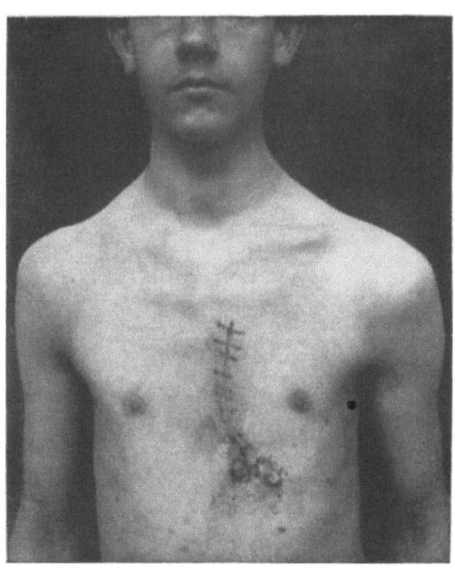

Abb. 751 und 752. Trichterbrust mit sehr starker Verdrängung des Herzens nach links, vor und nach der Operation.

4 Monate nach der Operation verreiste der Operierte nach Amerika. 3 Jahre später heiratete er. In einem letzten Berichte vor der Hochzeit erfuhren wir, daß das Allgemeinbefinden sehr gut war. Er hatte viel an Gewicht zugenommen und arbeitete ohne Beschwerden 12—14 Stunden am Tage.

Bei der letzten Untersuchung einige Jahre später konnte ich mich von dem vollen Erfolge der Operation überzeugen.

2. Beobachtung: 20jähriger Student, dessen Eltern zuerst im 3. Lebensjahre bei ihm die trichterförmige Einziehung in der Mitte der Brust beobachtet haben. Seit dem 5. Lebensjahre litt der Kranke unter asthmatischen Beschwerden, deren Stärke, Häufigkeit und Dauer wohl mit Jahreszeit und klimatischen Einflüssen wechseln, im ganzen aber doch ständig an Stärke zugenommen haben.

In den letzten Jahren bestand neben den asthmatischen Anfällen dauernde Kurzatmigkeit. Dazu gesellte sich Herzbeklemmung, die mit schweren Angstzuständen einherging.

Der Kranke, der sehr zu operativer Befreiung von seinem Leiden drängt, wird im Mai 1926 in die Klinik aufgenommen. Hier wird folgender Befund erhoben:

170 cm großer junger Mann mit auffallend blasser Gesichtsfarbe. Er befindet sich in mäßigem Ernährungszustande. Die Körperhaltung ist leicht gebeugt, der Brustkorb auffällig schmal und flach. Seine oberen Abschnitte dehnen sich bei der Atmung, die ausgesprochen abdominal ist, symmetrisch, während die unteren fast völlig ruhig stehen.

Das Brustbein ist vom 4. Rippenansatz abwärts trichterförmig eingezogen. Im Bereiche der tiefen Delle ist eine Knochenlücke nicht zu tasten.

Die tiefste Stelle der Mulde liegt 6 cm unter der Ebene der übrigen Brustwand und ungefähr 1 cm nach rechts von der Mittellinie.

Das auffällig kleine Herz ist perkutorisch nach links verlagert. Es findet sich auch im Röntgenbilde links von der Wirbelsäule. Der erste Spitzenton ist in ein gießendes Geräusch verwandelt, der zweite Pulmonalton akzentuiert. Das Elektrokardiogramm weist keine krankhaften Veränderungen auf. Klinische Zeichen einer Myokarditis fehlen. Die Funktionsprüfung mit Jodäthyl zeigt das Schlagvolumen an der unteren Grenze der Norm.

Der Puls, 80—90 Schläge in der Minute, ist weich und ungleichmäßig. Er ändert sich bei tiefer Atmung nicht. Seine Zahl steigt bei körperlicher Anstrengung bis auf 100. Gleichzeitig stellen sich Beklemmungsgefühl und Dyspnoe ein.

Über den Lungen findet sich rechts hinten oben leichte Dämpfung mit verschärftem Inspirium. Die unteren Lungengrenzen sind gut verschieblich.

Sehnen-, Periost- und Hautreflexe sind sehr lebhaft. Es besteht starker Dermographismus.

Die Genitalbehaarung zeigt feminine Art.

Wir haben den Kranken erst einige Wochen hindurch beobachtet und uns von dem Vorhandensein der asthmatischen Anfälle und ihrer Schwere überzeugt. Das Herz wurde durch Digitalis gestärkt.

Als trotz der Ruhebehandlung eine Besserung nicht eintrat, die Anfälle unverändert bestehen blieben, entschlossen wir uns zur Operation.

In Äthernarkose wurden von einem halbkreisförmigen, linkskonvexen Bogenschnitt aus, der über dem linken Brustbeinrande von der 3. Rippe abwärts verlief, die Knorpelansätze der 4., 5. und 6. Rippe in 3—5 cm langer Ausdehnung mitsamt dem Perichondrium entfernt. Dann resezierte man die linke untere Hälfte des Sternums ungefähr bis zur Mittellinie, unter sorgfältiger Schonung von Brustfell und Herzbeutel.

Zu deren Schutze wurde ein Fettlappen vom linken Oberschenkel frei in das Wundbett

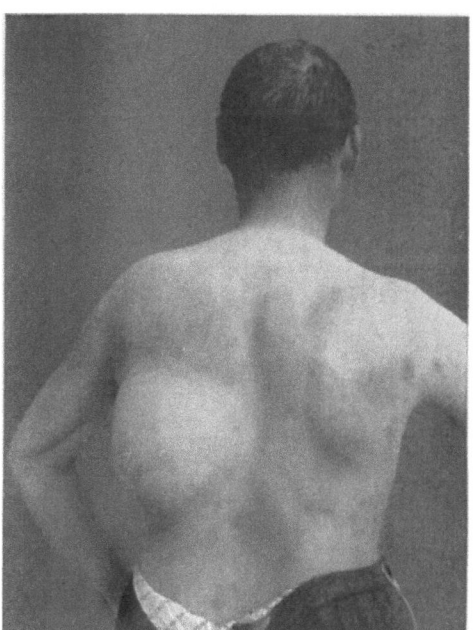

Abb. 753. Sarkom der Brustwand.

überpflanzt. Der Hautlappen wurde zurückgelegt und die Wunde vernäht bis auf ein Drain, das man im unteren Winkel einführte.

Der Heilungsverlauf war leicht gestört durch postoperative Bronchitis und Serombildung unter der Nahtlinie. Nach Abheilung der katarrhalischen Lungenerscheinungen stellt der Kranke selbst wesentliche Besserung seines Zustandes fest. Die Atmung ist freier geworden; die Asthmaanfälle bleiben ganz aus.

1½ Monate nach der Operation wird er in gutem Allgemeinbefinden entlassen. Husten und Auswurf sind verschwunden, ebenso die subjektiven Atembeschwerden. Die Wunde ist vernarbt.

Für den Fall, daß asthmatische Beschwerden und Herzbeklemmung wieder auftreten, sollte die Entfernung auch der rechtsseitigen Rippenknorpel erwogen werden. Bis jetzt war Anlaß dazu nicht vorhanden.

Die Geschwülste der knöchernen Brustwand und ihre operative Beseitigung.

Es ist nicht Aufgabe dieses Buches, auf die Pathologie der Brustwandgeschwülste einzugehen. Nur von den Beziehungen zu intrathorakalen Organen und vor allen Dingen von der bei der operativen Entfernung notwendigen Eröffnung des Brustraumes soll gesprochen werden.

Brustwandresektionen werden unter verschiedenen Anzeigestellungen vorgenommen, z. B. als Voroperation zur Lungenlappenexstirpation oder Oesophagusresektion.

Die Durchführung solcher wegbereitender Eingriffe wird in den einschlägigen Kapiteln besprochen. Hier sei nur die Rede von ausgedehnten Brustwandresektionen zur Entfernung bösartiger Neubildungen.

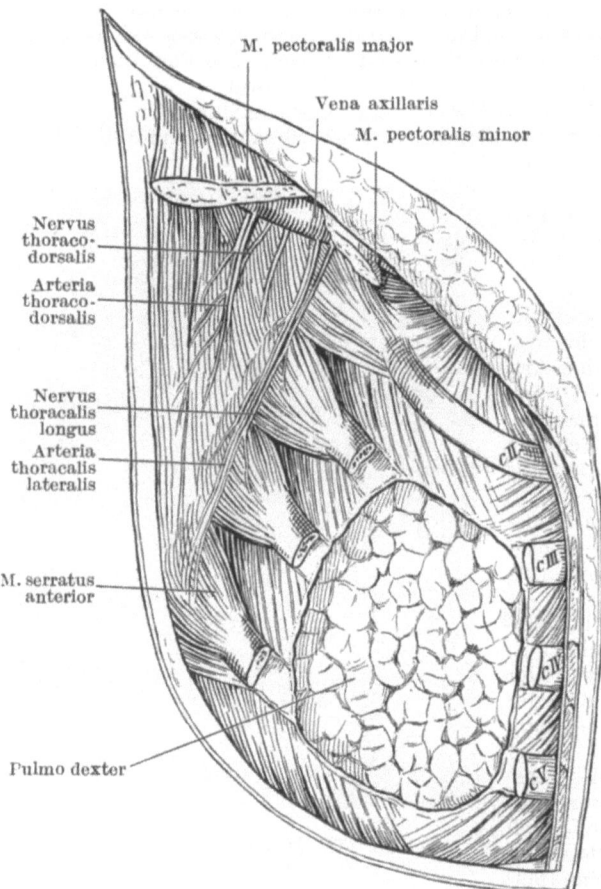

Abb. 754 (zu Abb. 756).
Brustwandlücke nach der Resektion.

Primäre Sarkome, Enchondrome der Rippen und des Brustbeines und tiefgreifende Mammakrebse können radikal nur so beseitigt werden.

Schon vor Einführung des Druckdifferenzverfahrens sind derartige Operationen mehrfach gewagt worden. So hat KRÖNLEIN im Jahre 1883 eine Brustwandresektion wegen Sarkomes vorgenommen. 4 Jahre später entfernte er an der gleichen Kranken ein Rezidiv aus dem Unterlappen der linken Lunge. HELFERICH hat bei der Operation eines Brustwand-Lungensarkoms sogar Mittel- und Unterlappen des Lungenflügels nach Unterbindung seines Stieles exstirpiert. Der Kranke starb.

In der Folge hat man sich zu ähnlichen Eingriffen einige Male entschlossen. Sie endeten tödlich. Selbst die einfache Resektion der Brustwand war mit auffallend hoher Sterblichkeit belastet. Das geht z. B. aus der Arbeit von AMBURGER hervor. Unter 51 Brustwandresektionen mit Eröffnung der Brustfellhöhle

trat 17mal Exitus letalis kurze Zeit nach der Operation ein. Eine Statistik von GERULANOS berechnet auf 89 Operationen 9 unmittelbar an den Eingriff anschließende und 4 spätere Todesfälle. 12 andere Kranke boten nach dem Eingriffe langdauernde Dyspnoe und Herzschwäche.

Der ungünstige Ausgang nach breiter Brustwanderöffnung erklärt sich aus den Gefahren des offenen Pneumothorax. Die Mittel, die man früher zur Verhütung seiner Schädigungen anwandte, Vorziehen und Festhalten der Lunge, Tamponade, waren ungenügend. Die Kranken, die den Eingriff an sich überstanden, blieben seinen Spätfolgen ausgesetzt. Infektion und Pneumonie bedingten nur zu oft den Tod.

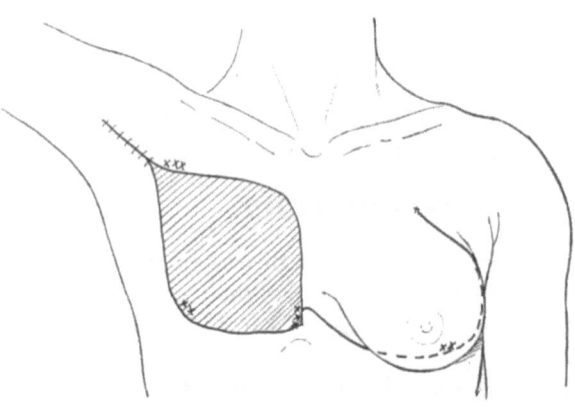

Abb. 755 (zu Abb. 756).

Gerade diese Eingriffe haben durch Einführung des Druckdifferenzverfahrens ihre Unsicherheit verloren. Möglichkeit freier Übersicht, schnelles Zurechtfinden und ruhiger Gang der Operation verbessern heute die Aussichten. Der primäre Wandschluß bei geblähter Lunge gewährleistet günstige Vorbedingungen für den Heilungsverlauf. Selbst dann, wenn wir genötigt sind, größere Abschnitte der Brustwand,

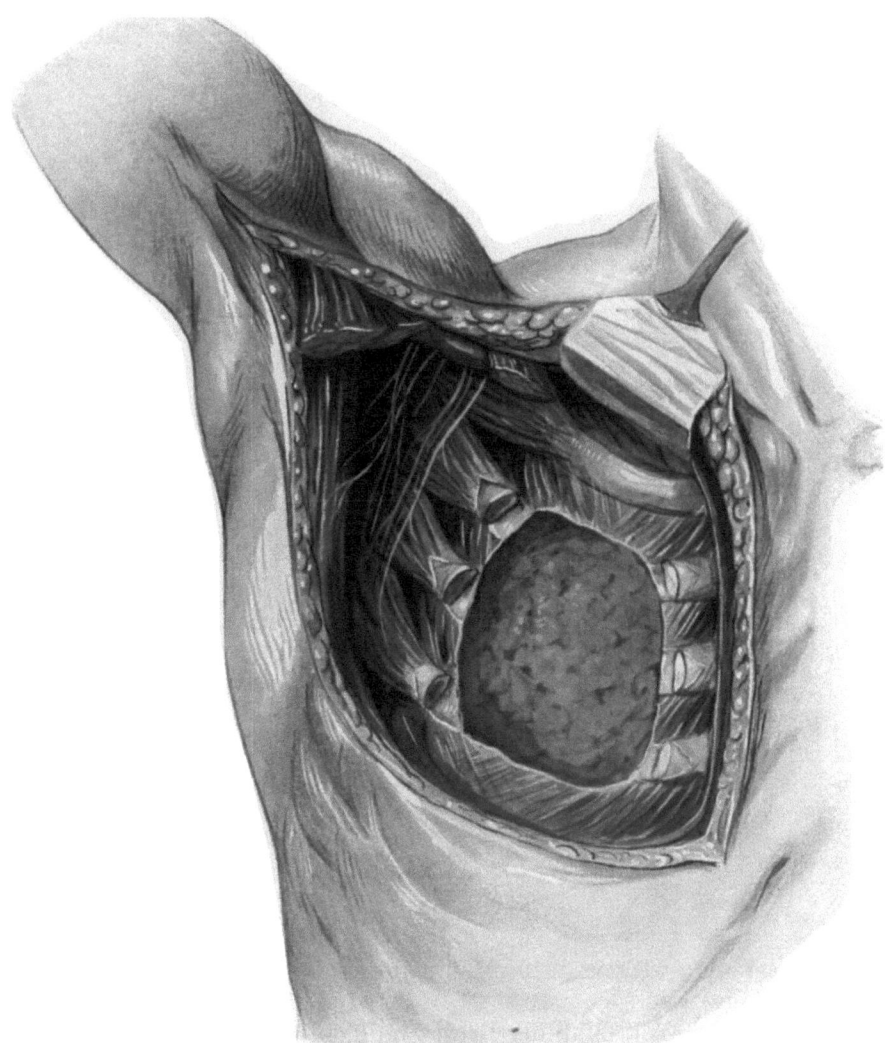

Abb. 756. Brustwandresektion wegen eines auf die Rippen übergreifenden Mammacarcinoms.

der Lunge, des Zwerchfelles zu entfernen, halten sich die Gefahren in mäßigen Grenzen. Die Vorteile der Druckdifferenz kommen wohl nirgends so eindrucksvoll zur Geltung, wie gerade bei ausgedehnten Brustwandresektionen.

Der ersten gelungenen Operation, die ich noch in der Breslauer Klinik (v. MIKULICZ) ausführen konnte, sind in der eigenen Klinik viele andere gefolgt. HOFFMANN, HAECKER, KÜTTNER, MARTENS, TIETZE haben über die Zweckmäßigkeit des Verfahrens ebenfalls berichtet.

Der Eingriff ist typisch.

Je nach Art und Ausdehnung des Tumors werden weit im Gesunden die Weichteile der Brustwand bis auf die Rippen und die Intercostalmuskulatur durchtrennt. Bei Druckdifferenz von etwa 5 mm Hg spaltet man einen Zwischenrippenraum an einer günstigen Stelle. Von dieser aus kann die knöcherne Brustwand mit einer Knochenschere, entsprechend dem primär geführten Weichteilschnitte, in ganzer Dicke, also einschließlich des Brustfelles, schnell umschnitten und weggenommen werden. Die Rippen werden dabei mit ihrem Periost ohne vorherige Unterbindung der Intercostalgefäße durchtrennt. Der Assistent komprimiert unmittelbar hinter der Schere schrittweise die blutenden Gefäße mit Mulltüchern. Es entsteht so eine große Lücke der Weichteile und der eigentlichen Brustwand (Abb. 756). Erst nach Fortnahme des Tumors werden die Intercostalgefäße gefaßt und unterbunden.

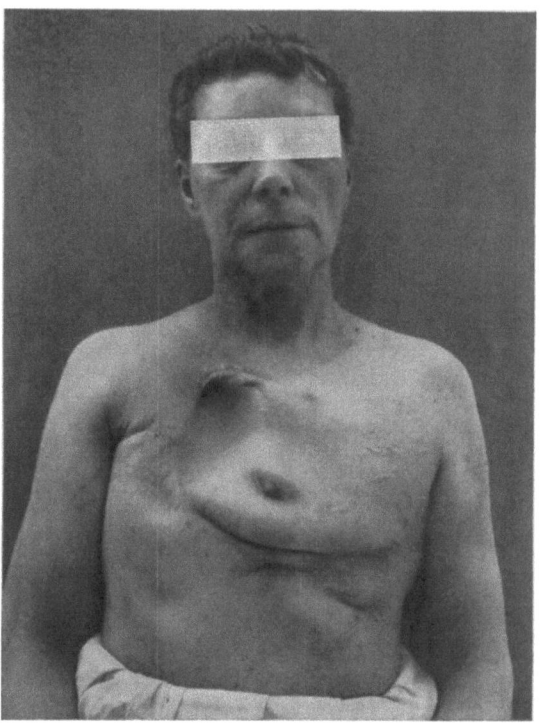

Abb. 757.

Drüsenmetastasen, wie sie beim Mammakrebse gewöhnlich sind, räumt man in der üblichen Weise weg.

Es folgt plastischer Verschluß der Brustwandlücke. Die Brustdrüse der anderen Seite wird in Form eines gestielten breiten Lappens umschnitten und von der Fascie des Pectoralis stumpf losgelöst. Die Bildung des breiten Stieles richtet sich nach der jeweiligen Lage des Brustwandloches. Bei der Resektion wegen Mammakrebses verlegt man ihn am besten nach oben. Vor Verlagerung des Lappens sorgt man durch Steigerung der Druckdifferenz dafür, daß die Lunge sich wie ein Ballon in das Brustwandfenster einfügt. Die Mamma wird dann unmittelbar auf die Lunge gelegt und vorsichtig angedrückt. Bei der folgenden Einbettung des Lappens kommt alles darauf an, daß luftdichter Abschluß erzielt wird. Die Pleura wird zur Verminderung der Blutung der umgebenden Muskulatur aufgesteppt. Das Unterhautfettgewebe des Lappens vereinigt man mit dieser durch dichte Knopfnähte. Annähen der Lunge ist dringend zu widerraten. Über die versenkte wird eine genaue Hautnaht gelegt, die die Ränder des Lappens und der Lücke eng miteinander verbindet.

Der Verschluß ist auf diese Weise völlig luftdicht. Die Weichteilwunde der anderen Seite wird durch Naht verkleinert und, wenn notwendig, durch Transplantation gedeckt (vgl. auch die Abb. 294—301 in Bd. 2).

Muß zwecks radikaler Ausführung der Operation ein Teil der Lunge fortgenommen werden, dann geschieht das nach der bereits beschriebenen Technik der Lungenresektion. Wir sind mehrfach mit Erfolg so vorgegangen.

Häufig wird man den Verlust an Lungengewebe durch starke Blähung des ganzen Organes ausgleichen müssen, damit das Brustkorbfenster ausgefüllt wird.

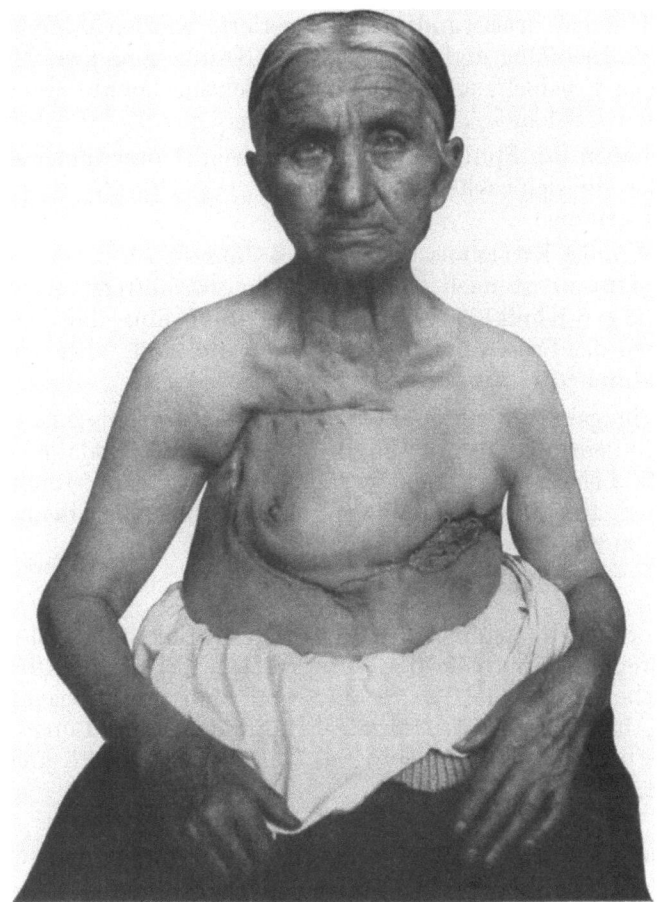

Abb. 758. Heilung nach ausgedehnter Brustwandresektion.

Die Gesamtzahl der von uns ausgeführten Operationen läßt sich aus äußeren Gründen nicht mehr genau feststellen. Allein in München haben wir Brustwandresektionen bei 24 Kranken vorgenommen. Bei drei Kranken mußten beide Brustfellhöhlen eröffnet werden. Bei einem anderen wurden wegen primären Adenocarcinoms des vorderen Abschnittes der 6.—8. Rippe, das auf Diaphragma und Perikard übergriff, außer der Brustwand auch Teile des Zwerchfelles und des Herzbeutels erfolgreich entfernt. Öfter erwies sich Resektion von Lungenteilen als notwendig.

Ein Kranker bekam am 13. Tage tödliche Lungenembolie. Am 10. Tage starb ein anderer infolge von Nekrose des die Bauchhöhle deckenden Hautlappens an Peritonitis. Die Resektion, die wegen eines verjauchten, tiefgreifenden Röntgenkrebses ausgeführt wurde, hatte bei ihm Eröffnung des Herzbeutels, der Brust- und der Bauchfellhöhle nötig gemacht. Eine 63jährige Frau, bei der schon einmal ein Rezidiv nach Mammacarcinom durch ausgedehnte Brustwandresektion erfolgreich behandelt worden war, bekam nach 2 Jahren ein Rezidiv, das vom Sternum ausging und auf die andere Brustwandseite sich erstreckte. Ausgedehnte Resektion des Brustbeines und breite Eröffnung beider Pleuren waren notwendig. Die Kranke ertrug den Eingriff zunächst gut, starb aber am zweiten Tage an schwerer, fortschreitender, wahrscheinlich infektiöser Pleuritis. Alle übrigen zeigten störungslosen Heilverlauf.

Leider sind die Fernergebnisse, ähnlich wie bei anderen bösartigen Geschwülsten, nicht so günstig. Noch während des Aufenthaltes in der Klinik erlagen 2 Kranke einem Rezidiv. 4 wegen Brustwandsarkom Operierte wurden 6 Monate bis 2 Jahre nach dem Eingriffe rückfällig und starben. Eine Kranke ging zwei Monate nach der Operation an einem Erysipel zugrunde. Bei der Sektion konnte erneute Wucherung nicht nachgewiesen werden.

16 Kranke haben das Spital endgültig verlassen. Unter ihnen zählen wir jetzt nur noch 9 Kranke, die sich nach 9, 10 Monaten, 1, $1^1/_4$, $1^3/_4$, $2^1/_4$, 3, $7^1/_2$ und 9 Jahren guter Gesundheit erfreuen.

Auch eine Kranke KÜTTNERs starb erst 4 Jahre nach Brustwandresektion an Carcinose. Eine TIETZEs ist nach 5 Jahren noch rückfallfrei (WIENER).

HEDBLOM (MAYO-Klinik) weist ebenfalls darauf hin, daß nach Entfernung bösartiger Tumoren der Brustwand Rezidive die Regel sind; aber auch nach seiner Erfahrung wird durch den Eingriff das Leben verlängert.

Trotz ihrer, im ganzen wenig befriedigenden Dauerergebnisse ist die ausgedehnte Brustwandresektion ein berechtigter Eingriff. Die Operationsgefahr ist heute gering; Verlängerung des Lebens wird immer, Heilung manchmal durch ihn erreicht. Namentlich ist er für die Behandlung umschriebener Brustwandrezidive beim Mammacarcinom zu empfehlen.

Zwei angeborene Abweichungen in Form und Tätigkeit des knöchernen Brustkorbes haben unter dem Einflusse der FREUNDschen Lehren praktische Bedeutung gewonnen. Eingehende anatomische Studien und klinische Beobachtungen führten FREUND zu der Annahme, daß bestimmte Erkrankungen der Lunge in primären, meist angeborenen Veränderungen des Thoraxskeletes ihre anatomische Vorbedingung finden.

Die angeborene Verengerung der oberen Thoraxapertur (primäre FREUNDsche Aperturstenose).

Namentlich für die Entstehung der Spitzentuberkulose wurde die FREUNDsche Lehre wichtig. Sie wird ausführlich und kritisch in dem besonderen Abschnitte bei der Behandlung der Lungentuberkulose Berücksichtigung finden (Bd. I, 2. Teil).

Der angeborene, primär starr dilatierte Thorax.

Nach den Untersuchungen FREUNDs, die durch eine Reihe späterer Arbeiten (MOHR, HANSEMANN, VAN DEN VELDEN, STIEDA, GARRÈ, SEIDEL, KRAUS, HILDEBRAND, HART, HARRAS) ergänzt und erweitert sind, handelt es sich bei gewissen Formen von Lungenemphysem um primäre Erkrankung der Rippenknorpel. Sie kennzeichnet nach FREUND den primär starr dilatierten Thorax.

Der Knorpel nimmt eine von innen nach außen hin fortschreitende, gelbe Färbung an, die mit Verlust an Elastizität einhergeht. Er wird hart und spröde,

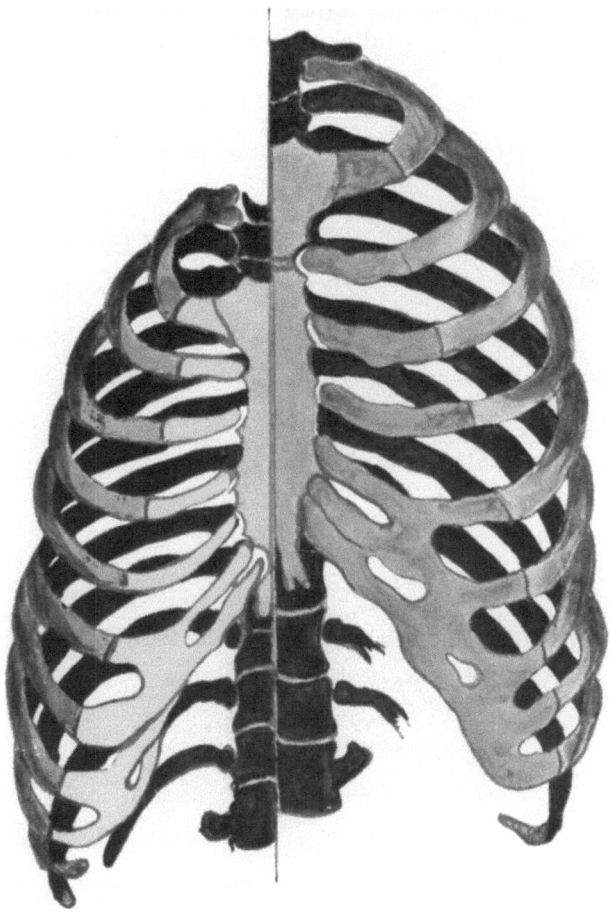

Abb. 759. Schematische Darstellung des normalen und des starr dilatierten Thorax. Bei der Betrachtung links die normalen, rechts die stark aufgetriebenen verlängerten Rippenknorpel.
(Aus VAN DEN VELDEN: Handb. d. inn. Med. 2. Aufl. Bd. IV/1.)

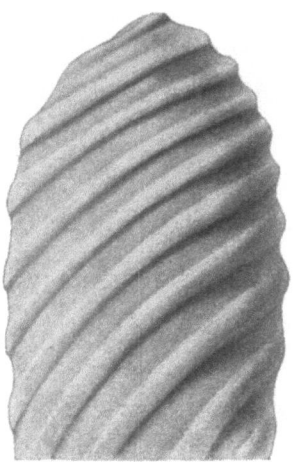
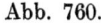
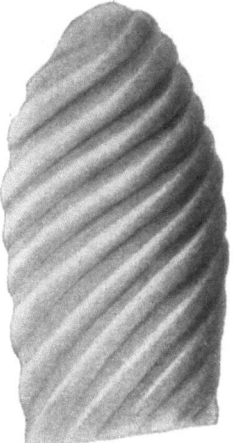

Abb. 760. Abb. 761.

Normaler und starr dilatierter Thorax. [Zeichnung nach Gipsabgüssen aus der v. HANSEMANN-
Sammlung. (Nach GARRÈ: Ergebn. d. Chirurg. Bd. 4.)]

schwerer schneidbar, aufgelockert und zerfasert. Dadurch entstehen in ihm Spalträume und Vakuolen, die Verunstaltung, Verdickung und Verlängerung des Knorpels bedingen.

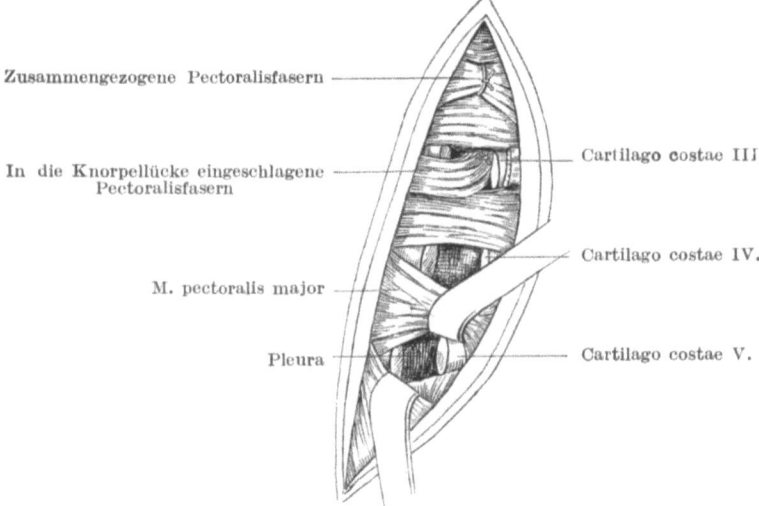

Zusammengezogene Pectoralisfasern

In die Knorpellücke eingeschlagene Pectoralisfasern

M. pectoralis major

Pleura

Cartilago costae III.

Cartilago costae IV.

Cartilago costae V.

Abb. 762 (zu Abb. 763). FREUNDsche Operation beim starr erweiterten Brustkorbe.

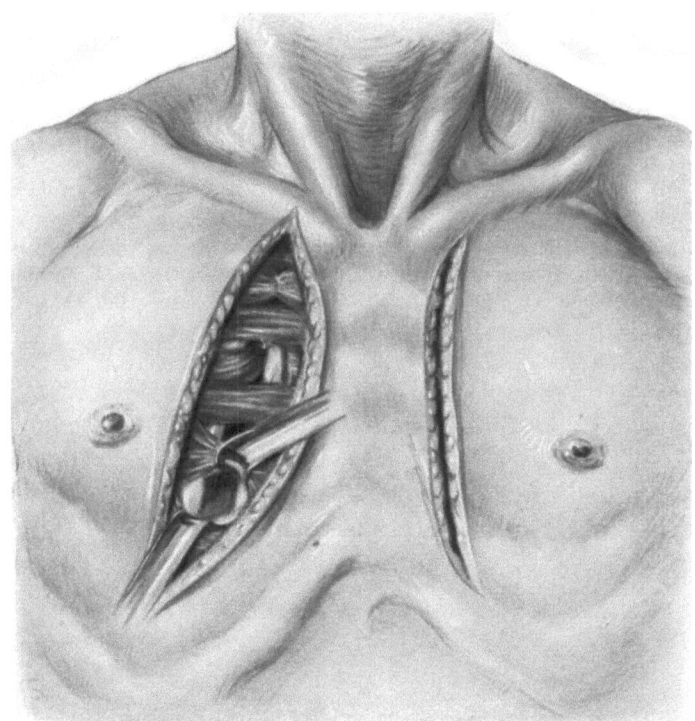

Abb. 763. FREUNDsche Operation beim starr erweiterten Brustkorbe.

Durch sein pathologisches Längenwachstum werden die Rippen gemäß der Beschaffenheit ihrer Gelenke in Einatmungstellung gedrängt. Es gelingt ihnen dann nicht mehr, die Mittellage wieder zu gewinnen. Aus der veränderten Anordnung der Rippen ergibt sich zwangsläufig Dilatation des Brustkorbes.

Infolge des Elastizitätsverlustes der Knorpel ist ein solcher Thorax durch auffallende Starrheit ausgezeichnet. FREUND nennt diesen Zustand deshalb „starre Dilatation". Aus der physiologischen Wechselbeziehung zwischen Lungenvolumen und Brustkorbkapazität folgert er, daß beim starr dilatierten Thorax die Lunge dauernd in stärkerer Ausdehnung verharrt. Ein solcher Zustand führe dann schließlich zur Überdehnung des Gewebes. Weiter stehe fest, daß sich dabei Atrophie und alle

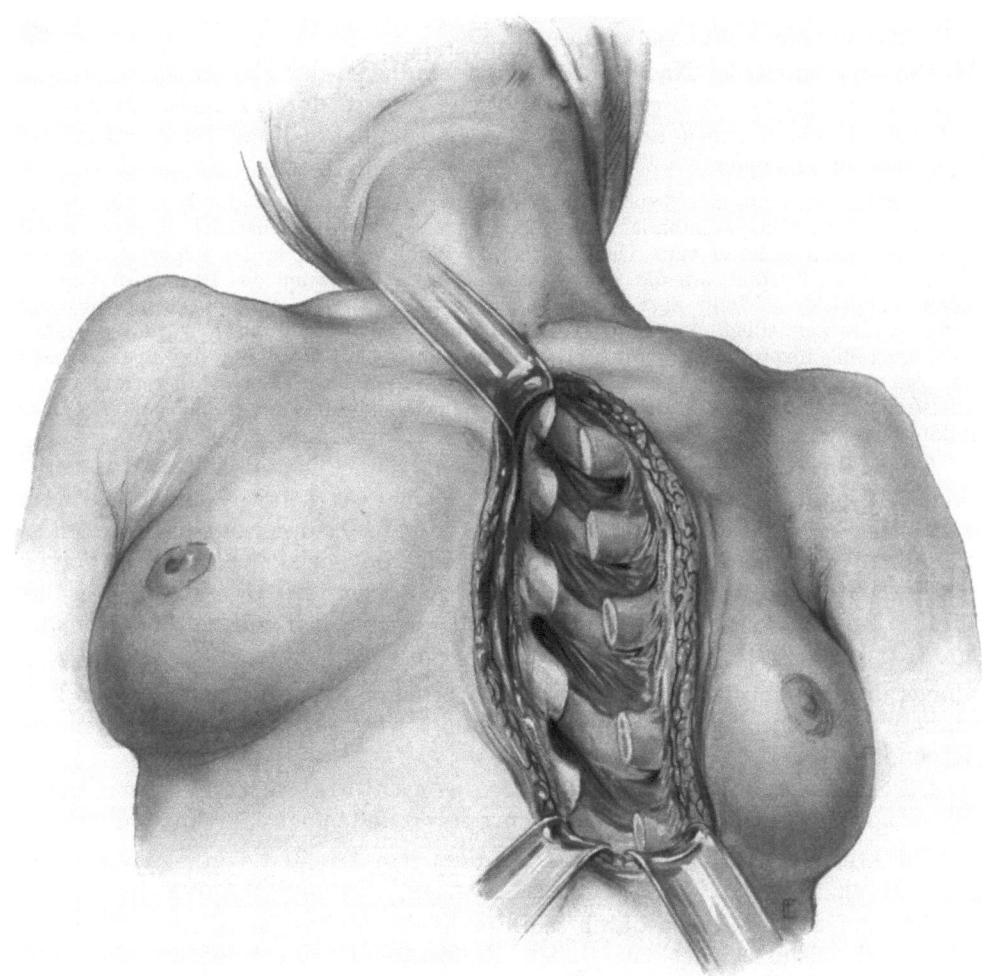

Abb. 764. Emphysem, FREUNDsche Operation.

anderen Veränderungen des Lungengewebes einstellen, die als wesentlich für das chronische alveoläre Emphysem bekannt sind.

Die Knorpelentartung kann nach FREUND in zweierlei Weise auftreten. Einmal befällt sie zuerst nur die oberen Rippenknorpel, meist den zweiten und den dritten rechts, und ergreift erst allmählich die übrigen. Diese Form wird namentlich bei jüngeren Menschen beobachtet und erreicht höchste Grade. Im anderen Falle werden gleichzeitig fast sämtliche Knorpel umgestaltet. Dieser Typus findet sich am häufigsten bei alten Leuten. Gewöhnlich ist dann nur der Achsenteil des Knorpels verfärbt, während Auffaserung und Höhlenbildung ausbleiben.

Die logische Folgerung dieser Lehre von der „primären, starren Thoraxdilatation" ist FREUNDs Vorschlag aus dem Jahre 1856, Erweiterung und Starre des Brustkorbes operativ zu beseitigen. Durch Resektion der erkrankten Knorpel will er die Rippen wieder beweglich machen.

Die Annahme FREUNDs, daß dieser emphysematöse, primär starr dilatierte Thorax häufig vorkomme, ist heute als irrig erkannt.

Auch muß man feststellen, daß die Ergebnisse der Knorpelresektion bei den wenigen dafür geeigneten Emphysemkranken keineswegs genug befriedigen, um die Richtigkeit der Lehre zu beweisen.

Bei experimenteller Nachprüfung der Grundlagen der FREUNDschen Ansichten hat sich ferner gezeigt, daß es auf keine Weise gelingt, durch primäre Vergrößerung des Brustkorbinnenraumes auf die Dauer Lungenüberblähung oder substantielles Emphysem zu erzeugen.

So hat NISSEN im Tierversuche den starr dilatierten Thorax dadurch nachgebildet, daß er im Sinne der Mediastinotomia longitudinalis anterior den Brustkorb in der Mittellinie spaltete und dann dauernd zum Klaffen brachte. Wohl ließ sich in den nächsten Tagen nach dem Eingriffe der Zustand mit der inspiratorisch starren Dilatation des Brustkorbes im Sinne FREUNDs vergleichen. Wenn aber die Tiere die ersten kritischen Tage, in denen die Lungenlüftung fast ausschließlich durch die Tätigkeit des Zwerchfelles besorgt wurde, überstanden hatten, ging die inspiratorische Starre trotz veränderter Mittelstellung des Brustkorbes verloren. Sie wurde ausgeglichen durch Aufstieg des Zwerchfelles. Es trat aber trotz primärer, zweifelsfreier Erweiterung der Brusthöhle selbst nach Monaten keine emphysematöse Lungenumbildung ein.

Gegen die Richtigkeit der Theorie spricht schließlich, daß FREUND das, was er eigentlich mit seiner Operation anstrebt, nicht erreicht. Nach Durchtrennung der Knorpel federn die Rippen und damit die ganze Brustwand nach außen. Die gewünschte Verkleinerung des Lungenvolumens, die Rückkehr des Brustkorbes in mehr exspiratorische Stellung, kommt nicht zustande. Im Gegenteile, das Raummaß der Brusthöhle und der Lunge nimmt, wenn auch nur vorübergehend, zu.

Trotzdem besteht darüber kein Zweifel, daß bei wenigen Formen des juvenilen Asthmas und des substantiellen Emphysems primäre Starre des Thorax mit Durchtrennung der Rippenknorpel günstig beeinflußt wird. Die Atmung wird subjektiv freier und leichter.

Die Anzeige zur Operation ist indessen nur äußerst selten gegeben, die Auswahl geeigneter Kranker außerordentlich schwer und nicht klar zu umgrenzen.

Für kritische Indikation ist das Studium der Arbeiten von TENDELOO, HOFBAUER, MOHR, PÄSSLER, GARRÈ, HART, HARRAS, VAN DEN VELDEN unerläßlich.

SEIDEL gelang es, einen durch sein Emphysem fast völlig arbeitsunfähig gewordenen Werkmeister wieder zur vollen Berufstätigkeit zu bringen. Die subjektiven Beschwerden gingen erheblich zurück; der exspiratorische Umfang des Brustkorbes verkleinerte sich; die Atembewegungen wurden ausgiebiger; die Lungengrenzen stiegen höher und zeigten bessere Verschieblichkeit; die vitale Kapazität nahm erheblich zu.

Nicht immer hielten die Erfolge an. KRAUS, HILDEBRAND, MOHR, v. BRAMANN, ALTSCHÜLER haben über Verschlimmerung der alten Beschwerden kurze Zeit nach der Operation berichtet; freilich waren alle diese Kranken nur einseitig operiert. Bei einem Patienten ALTSCHÜLERs trat der volle Nutzen erst nach Ausführung der Operation auch auf der anderen Seite ein. Einige meiner Kranken bekamen 1—2 Jahre nach dem Eingriffe ihre früheren Störungen wieder.

Außerdem sind mehrere Todesfälle nach der FREUNDschen Operation beobachtet worden (SCHLANGE, HARRAS, RUTH). Die Kranken sollen unter dem Bilde schwerer Atmungstörung gestorben sein. Ein andermal kam es zu tödlicher

Pneumonie (FRIEDRICH). Vielleicht sind diese Fehlschläge weniger dem Eingriffe als der unrichtigen Auswahl zur Last zu legen.

Bei stärkeren katarrhalischen Zuständen der Lunge ist die Operation gewagt, ebenso bei schweren Kompensationstörungen des Herzens.

SEIDEL hebt mit Recht hervor, daß durch den Eingriff künstliche Rippenbrüche entstehen, die Herabsetzung der Atmungsbewegungen und Verringerung der vitalen Kapazität zur Folge hat. Wird gar doppelseitig vorgegangen, so hat das Zwerchfell gewaltige Arbeit zu leisten, der es infolge seiner Atrophie nicht immer gewachsen ist. Die Operation darf also keineswegs als ungefährlich angesehen werden.

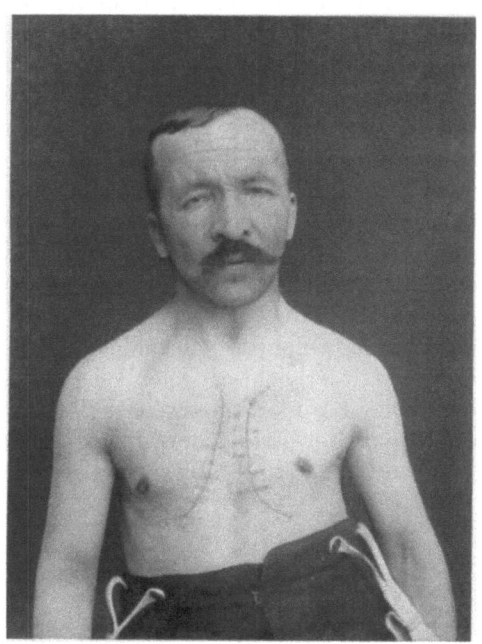

Abb. 765. Heilung nach doppelseitiger FREUNDscher Operation.

Auffallenderweise wird das Asthma bronchiale, das den starren Thorax so häufig begleitet, durch den Eingriff günstig beeinflußt. Es ist aber schwer, irgendeinen Zusammenhang daraus abzulesen, da ja Asthmakranke auf alle möglichen Maßnahmen hin sich zu bessern pflegen.

Technisch gestaltet sich der Eingriff leicht. Er kann in örtlicher Betäubung vorgenommen werden. Die Hauptgefahr liegt in Verletzung des Rippenfelles. Bei genügender Vorsicht läßt sie sich vermeiden.

Ich beschreibe die Operation, wie ich sie mehrfach ausgeführt habe (Abb. 762—764).

Ein etwa querfingerbreit vom Brustbeinrande geführter Längschnitt von der zweiten bis zur sechsten Rippe durchtrennt Haut und subcutanes Gewebe bis auf den Musculus pectoralis. Seine Fasern werden stumpf auseinandergedrängt; der Knorpelteil der Rippen wird dadurch freigelegt. Das Perichondrium wird auf der Vorderseite durchschnitten und mit Tupfern nach unten und nach oben zurückgeschoben. Den entblößten Knorpel kneife ich mit schmaler LUERscher Zange schichtweise bis auf das hintere Perichondrium in einer Breite von 1 cm durch.

Um sein Nachwachsen zu verhüten, hat man vorgeschlagen, auch die hintere Knorpelhaut wegzunehmen oder zu zerstören. Ist sie sehr festgeheftet, so beschränke ich mich auf vorsichtige Entfernung ihrer oberen Schichten. Verletzung des Brustfelles wird so vermieden.

Unmittelbar nach Durchtrennung der Rippenknorpel verspüren die Kranken ein befreiendes Gefühl bei der Atmung. Man kann versucht sein, diese Erleichterung auf das merkwürdige Spiel der Rippen zurückzuführen, das sich alsbald einzustellen scheint. In Wirklichkeit aber bewegen sich die Rippen nur wenig. Dagegen sieht man, wie die Pleura im Bereiche der Brustwandlücke bei jeder Inspiration eingezogen, bei jeder Exspiration vorgewölbt wird (paradoxe Atmung). Dieses Auf- und Niedergehen des Brustfelles täuscht Bewegung der Rippen vor. Bei ausgiebiger Wegnahme der Knorpel wird dieses Verhalten besonders auffällig. Subjektive Erleichterung des Kranken steht also mit objektiver Beobachtung im Widerspruch.

Um Wiedervereinigung der Rippen zu verhindern, macht SEIDEL den Vorschlag, ihre Stümpfe plastisch zu decken. Ich habe mich überzeugt, daß dieses Verfahren sehr zweckmäßig ist und die Wegnahme des hinteren Perichondriums erspart. Aus dem sternalen Ansatzteile des Pectoralis wird ein etwa 2 cm breiter, 4 cm langer, medial gestielter Streifen abgetrennt. Ihn schlägt man, wie dies aus der Abb. 762 ersichtlich ist, in die Knorpellücke ein. Über dem verlagerten Zipfel werden dann die benachbarten Brustmuskelfasern durch Naht zusammengezogen, so wie es an der obersten Rippe dargestellt ist, so daß mit Sicherheit Wiederverlötung der Rippen vermieden wird.

Damit ist die eigentliche Operation beendet. Es folgt genaue Hautnaht.

In der Nachbehandlungszeit erleichtern reichliche Morphiumgaben die Atmung. Man kann unbedenklich solche Kranke am zweiten Tage aufstehen lassen.

Für wichtig halte ich, daß der Erfolg der Operation durch passive Atemgymnastik nach HOFBAUER, MOHR u. a. unterstützt wird.

Die Verletzungen des Brustfelles und der Lunge.

Die mannigfachen Formen von Verletzungen intrathorakaler Organe, insbesondere des Brustfelles und der Lunge erlangen durch bestimmte physikalische und physiologische Begleiterscheinungen ein eigenartiges Gepräge. Größe, Art und Ausdehnung der Zerstörung treten oft in ihrer Bedeutung zurück gegenüber bestimmten Folgen, die großen und kleinen Verletzungen gemeinsam sind.

Sie setzen regelmäßig dort ein, wo das normale Abhängigkeitsverhältnis zwischen Lunge und Brustwand — die Voraussetzung der physiologischen Atmung — unterbrochen wird. Jede Verletzung, die den physikalischen Zusammenhang zwischen diesen beiden Organen aufhebt, muß notgedrungen zu Änderungen des Atemvorganges und mittelbar der Herztätigkeit führen. Das dann entstehende klinische Bild ist gekennzeichnet durch Dyspnoe und Unregelmäßigkeit der Respiration, die im Anfange ruckweise und verlangsamt, später oberflächlich und beschleunigt erfolgt. Diese „Pneumothoraxatmung" ist schon in der theoretischen Einführung beschrieben worden (vgl. S. 259). Gegenüber den allgemeinen Folgen intrathorakaler Verletzungen tritt die Art des Traumas zurück. Gleiche Krankheitsbilder können durch Schuß- oder Stichverletzung oder durch Einwirkung stumpfer Gewalt bedingt sein.

So vermag z. B. Zerreißung der Brustwand mit Eröffnung der Pleurahöhle bei Unversehrtheit der intrathorakalen Organe verhängnisvoller zu werden als eine selbst schwere Lungenwunde im geschlossenen Brustraume. Lediglich der weit offene Pneumothorax ist für den Ernst der Lage ausschlaggebend.

Ein weiteres Beispiel dieses Verhaltens haben wir im Lungenschuß. Er bedingt durch Austritt von Luft und Blut in die freie Pleurahöhle unter Umständen Lebensgefahr, trotzdem er an sich durch Form und Kleinheit der Verletzung eine geringe Schädigung darstellt.

Der Unterschied gegenüber ähnlichen Verwundungen der Bauchhöhle tritt scharf hervor. Hier bestimmen Art und Ausdehnung einer Organverletzung die Prognose. Eröffnung der Bauchhöhle allein dagegen wird höchstens durch begleitende Infektion bedenklich.

Intrathorakale Verletzungen können sofort tödlich sein. Herzschüsse, Schädigungen des Lungenstieles und der großen Gefäßstämme wirken sehr häufig unmittelbar letal. Auf den Schlachtfeldern in den Vogesen 1914 fand ich unter 300 gefallenen Soldaten 112, die Brustschüssen erlegen waren, also etwa $33^0/_0$.

Kriegserfahrungen haben gelehrt, den **stumpfen** Brustkorbverletzungen erhöhte Beachtung zu schenken. Sie kommen auf mannigfache Weise zustande, bei Verschüttung, bei Quetschung des Thorax, bei Sturz aus großer Höhe mit Aufschlagen des Körpers, bei Überfahrung und beim Anprallen grober Geschosse gegen den Brustkorb.

Gemeinsam ist allen diesen Formen wuchtiger Anschlag gegen die Brustwand. Je nach ihrer Gestalt, ihrer Starr- oder Weichheit verhält sie sich verschieden. Junge, elastische Rippen weichen nach innen aus. Dadurch ändert sich vorübergehend die Form des Thorax und seiner Organe. Die Nachgiebigkeit des Brustkorbes im frontalen Durchmesser ist infolge der Einfügung der Rippen größer als im sagittalen.

Meist bleibt die bedeckende Haut unversehrt. Es entstehen subcutane Hämatome von verschiedener Ausdehnung. Dann geben Sugillationen oder Anschwellung im Verletzungsgebiet einen Hinweis auf die Angriffstelle der Gewalt.

Selbstverständlich spielen beim Einzelnen ihre Stärke und bestimmte mechanische Bedingungen, unter denen sie zur Geltung kommt, eine Rolle. Machtvolle Pressung des Brustkorbes zwischen zwei Puffern kann sofortigen Tod verursachen. Hier werden die intrathorakalen Organe nicht nur zusammengedrückt, sondern geradezu zerquetscht.

Aber auch ohne anatomische Organverletzung kann nach Brustwandkontusionen bedrohlicher Allgemeinzustand auftreten. Es handelt sich dann um schlagartig angreifende Kräfte, wie z. B. tangentiales Auftreffen einer vorbeisausenden Granate. Ja, ich beobachtete dieses Ergebnis sogar bei einem Peitschenhiebe. Der Mensch sinkt dann plötzlich zu Boden und wird bewußtlos. Die Haut ist blaß und kühl, der Puls kaum fühlbar, auffallend verlangsamt und unregelmäßig, die Atmung oberflächlich, beschleunigt und von wechselnder Frequenz. Manche Verletzte erholen sich nicht mehr und sterben. Das Befinden anderer bessert sich allmählich; in kurzer Zeit tritt vollständige Heilung ein.

Man hat mit einer gewissen Berechtigung diesen Zustand mit der Commotio cerebri verglichen und von Commotio thoracis gesprochen.

Die Ausbreitung des für die Tätigkeit von Herz und Lungen so wichtigen Vagosympathicus (vgl. Bd. II, Tafel I und II im Anhang) macht es verständlich, daß durch plötzliche grobe Gewalteinflüsse reflektorisch Störungen hervorgerufen werden können. Namentlich sind beide Splanchnici, die aus dem Grenzstrange des Sympathicus in der Brusthöhle entspringen, leicht Reizung und Schädigung zugänglich. Zu unseren allgemeinen Vorstellungen über Reflexe würde die Annahme passen, daß durch heftige Erschütterung augenblicklich Gefäßerweiterung im ganzen Bauche eintritt und zu relativer Anämie der anderen Organe führt. Vergleich mit dem GOLTZschen Klopfversuche liegt nahe. Bewußtlosigkeit wäre dann Folge ungenügender Durchblutung des Gehirns, also akuter Hirnanämie.

Freilich darf eine andere Möglichkeit nicht übersehen werden. Es ist denkbar, daß die starke unmittelbare Erschütterung nicht nur den Brustkorb, sondern auch den Schädel trifft. Noch wahrscheinlicher ist, daß mittelbar bem Aufschlagen des niederstürzenden Körpers auf den Boden sich Erschütterung des Schädels und des Gehirnes oft hinzugesellt. Die Sektionsberichte bei derartigen Verletzungen sind keineswegs immer genügend ausführlich und zuverlässig, um das Wesen der Commotio thoracis völlig zu klären.

Bei länger dauernder Einwirkung komprimierender Gewalten entsteht ein anderes Bild. PERTHES und BRAUN haben es unter dem Namen Compressio thoracis beschrieben. Auch hier tritt nicht selten Bewußtseinstörung ein. Während aber bei der einfachen Commotio thoracis das Gesicht meist blaß und blutleer ist, erscheint es bei der Compressio thoracis tiefblau. Die Augäpfel treten ähnlich wie beim Basedowleiden hervor. Die Färbung der Haut hat ihre Ursache in ausgesprochener Venenstauung mit capillären Blutaustritten. Daneben sieht man Sugillationen der Augenbindehäute, der Mundschleimhaut und des Trommelfelles. Diese Stauung hat zur Voraussetzung länger dauernde Kompression der großen Gefäße, insbesondere der großen Venen. Auch wird bei nachgiebigem Thorax durch das Zusammenpressen der Lunge das Blut in die Arteria pulmonalis und das rechte Herz zurückgedrängt. Dadurch entsteht vom Herzen aus ein Rückstoß des Blutes in die Vena cava superior. Er pflanzt sich auf die peripheren Venen des Gesichtes, des Schädels und des Halses fort. Bei längerer Pressung können die Wände kleinster Adern zerreißen, so daß Blutungen erfolgen (Abb. 768).

Die reine Form der Compressio thoracis ohne intrathorakale Verwundung ist selten. Meistens werden die starren Rippen in großer Zahl gebrochen und der entsprechende Abschnitt der Brustwand in die Tiefe eingedrückt. Es kommt dabei gewöhnlich auch zu Verletzungen der Lunge. Sie können harmlos sein. Häufiger

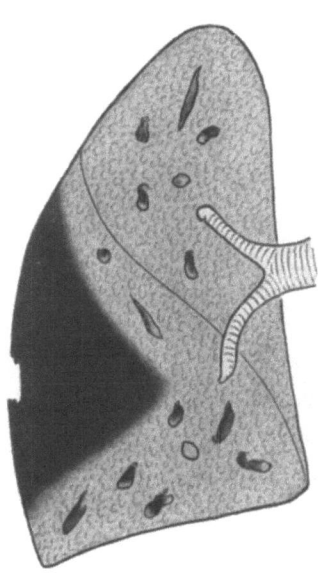
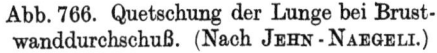
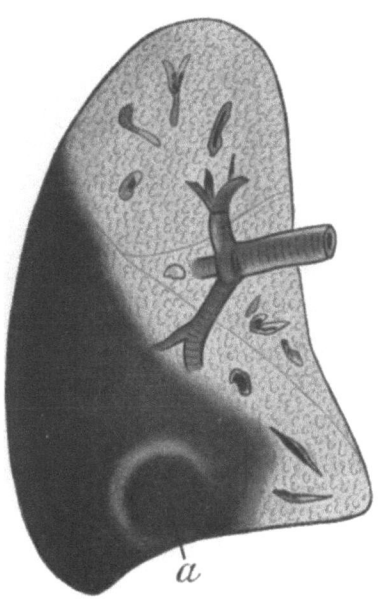

Abb. 766. Quetschung der Lunge bei Brust-
wanddurchschuß. (Nach JEHN-NAEGELI.)

Abb. 767. Quetschung der Lunge bei Brustwand-
tangentialschuß mit beginnender Absceßbildung (a).
(Nach JEHN-NAEGELI.)

werden Einrisse und grobe Schädigungen der Organe, ja sogar Herzruptur beobachtet (vgl. Bd. 2, Abb. 143).

Zu solchen Verletzungen gesellen sich dann Blutungen, wie sonst nur bei schweren penetrierenden Lungenwunden.

Einfache Kontusionen der Lunge ohne Zerreißung ihres Parenchyms sind nicht selten Vorstufe schwerster Veränderungen. Das blutig durchtränkte Gewebe, dessen Gefäße unter dem Drucke der Anschoppung stehen, wird in seiner Ernährung gestört und darum nur allzu leicht nekrotisch oder bei Hinzutritt von Fäulnis gangränös. Liegen solche Herde subpleural, so ist nach Durchbruch in die Brustfellhöhle ein Empyem die Folge, dessen ätiologische Deutung klinisch schwierig sein kann.

Wie durch Quetschung der Lunge ohne eigentliche Gewebszerreißung ein lebensbedrohlicher Zustand sich herausbilden kann, zeigt folgendes Beispiel:

Ein 14jähriger Junge mit einem Pleuraempyem wurde uns zur Operation geschickt. Die Räder eines beladenen Heuwagens waren ihm 5 Tage vorher über die Brust gefahren. Verletzungen des Brustkorbes oder der Weichteile waren nicht nachzuweisen. Nach Abnahme der ersten schweren Allgemeinerscheinungen hatte sich bald steigendes Fieber eingestellt. Beim Eintritt in das Spital bestand bereits ein jauchiges Empyem, nach dessen operativer Entleerung sich der Knabe nur vorübergehend erholte. Bei der Sektion fand sich Totalgangrän des rechten Unterlappens. Dabei fehlten eigentliche Einrisse des Gewebes. Die Gangrän war nach

Infiltration und Imbibition der Lunge mit ausgetretenem Blut entstanden. Hochgradige Kompression der Gefäße hatte die schwere Ernährungstörung bedingt.

Im Kriege sieht man ähnliches nicht selten nach stumpfen Granatkontusionen.

Daß auch durch plötzliche Vermehrung des atmosphärischen Druckes Schädigungen des Lungengewebes mit tödlichem Ausgang erfolgen können, zeigt folgende Beobachtung BORCHARDs:

Die Verletzung kam dadurch zustande, daß „ein Flammenwerfer, den ein Mann auf dem Rücken trug, zur Explosion kam. Wenige Stunden nachher Exitus. Die Sektion ergab, abgesehen von einigen Hautabschürfungen, keine äußeren Verletzungen, ausgedehnte subpleurale Blutungen, ausgedehnte Blutungen in das Lungengewebe und die Alveolen, zahlreiche perikardiale und endokardiale Blutungen, starkes interstitielles Emphysem und Blähung der

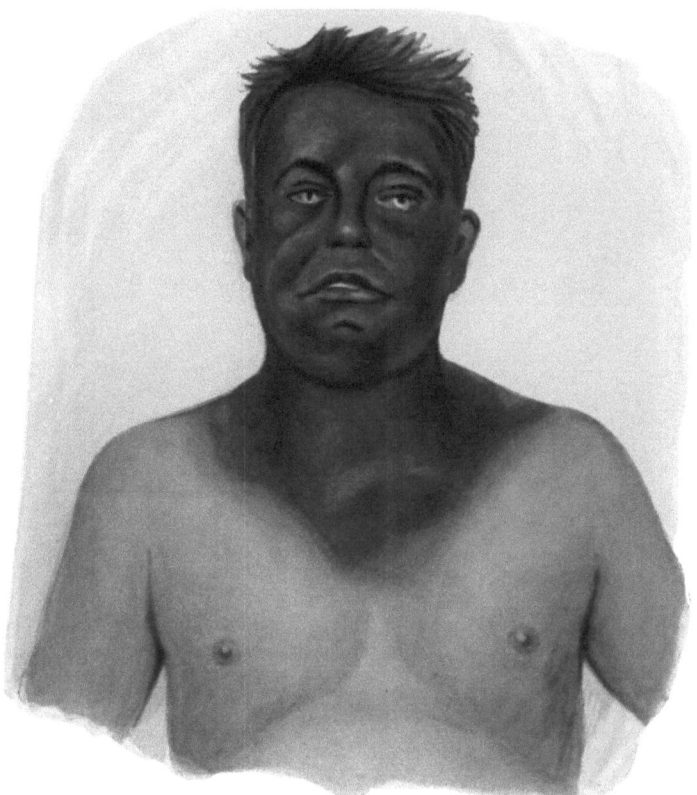

Abb. 768. Stauungsblutungen an Kopf und Hals nach Compressio thoracis. (Nach LOZANO: Patologia quirurgica, Zaragoza 1924.)

lufthaltigen Lungenpartien. Ein bei derselben Explosion verwundeter Unteroffizier gab an, daß der Luftdruck nicht einmal besonders stark gewesen sei."

Hierher gehören auch Lungenzerreißungen, die man bei Explosion eines neueren Narkosemittels, des Narcylens, beobachtet hat.

Große praktische Bedeutung haben die Lungenrupturen. Sie entstehen bei stumpfer Gewalteinwirkung auf den Thorax. Der mechanische Vorgang ist dadurch gekennzeichnet, daß im Augenblicke der Belastung der Brustkorb gleichmäßig ringförmig zusammengepreßt wird. Die Rippen biegen sich dabei ein und federn nachher unversehrt in ihre alte Lage zurück. Dazu gehören Elastizität und Weichheit der Knochen, wie sie nur in der Jugend vorhanden sind. Bei Erwachsenen fehlen darum die physikalischen Bedingungen für subcutane Lungenrupturen. Sprödigkeit und Starrheit der Rippen führen bei ihnen vielmehr regelmäßig zu mehr oder minder ausgedehnten Brüchen.

Bei der Quetschung entsteht hochgradige Einengung des Brustraumes, der sich seine Organe, insbesondere die Lunge, plötzlich anpassen müssen. Das könnte ihr nur durch schnelle Abgabe ihres Luftinhaltes nach außen gelingen. Da aber im Augenblicke der Verletzung gewöhnlich reflektorisch ein Glottisschluß eintritt oder die breite Angriffsgewalt Teile des Bronchialsystemes selbst verschließt,

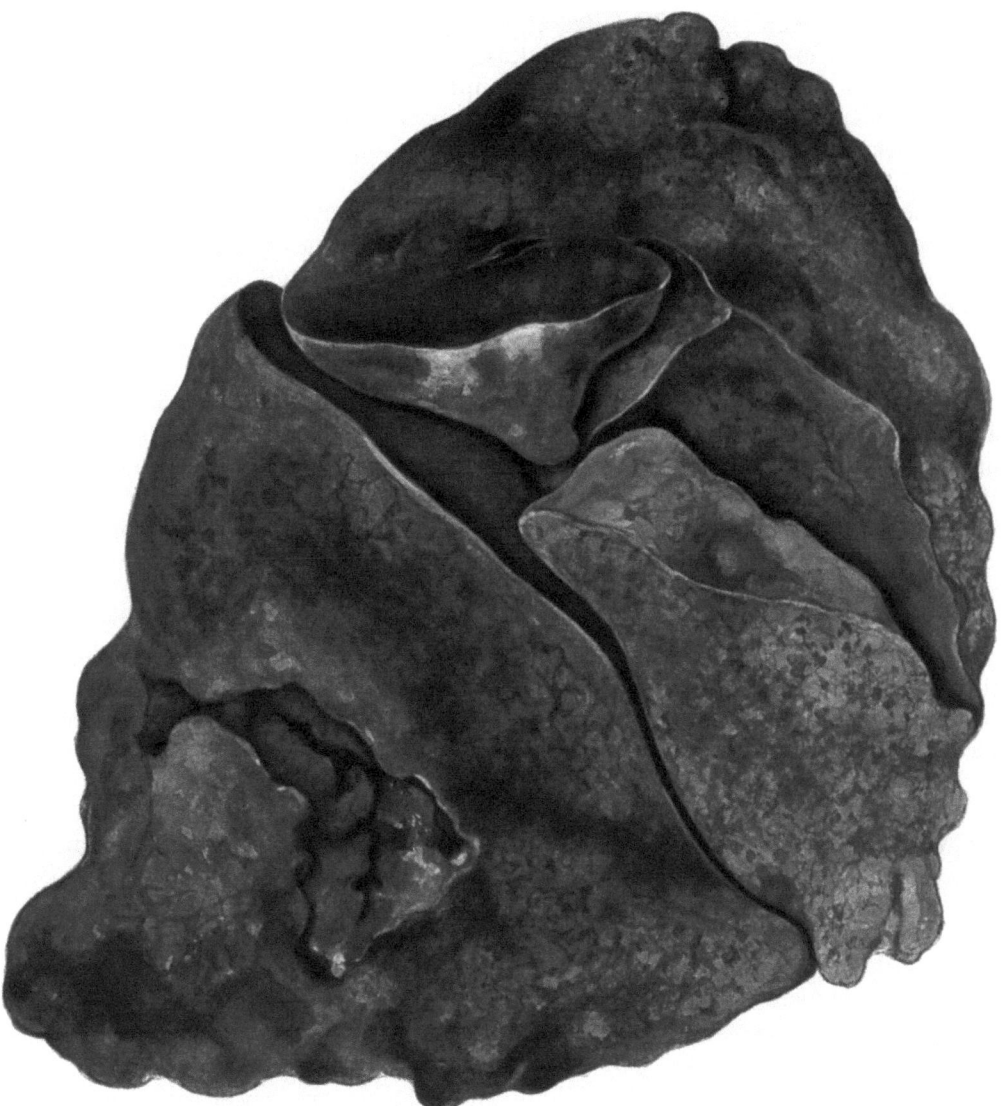

Abb. 769. Berstungsruptur des Ober- und des Unterlappens des linken Lungenflügels.

kann diese notwendige Entlastung nicht zustande kommen. Die Luft wird vielmehr in dem geschlossenen Lungensacke zusammengedrückt, gerät unter Spannung und sprengt von innen heraus die sie umschließende Hülle. Es entstehen auf diese Weise Rupturen durch die ganze Dicke des Organes in vielfacher Richtung. Ja es sind sogar Abrisse einzelner Bronchen und des ganzen Lungenstieles beobachtet worden.

Seltener sind rein zentrale Zerreißungen, die im Innern der Lunge nur in kleinerem Ausmaße das Gewebe treffen. Es bildet sich dann ein umschriebener Hohlraum. Er kann ausheilen oder zu einem Abscesse werden.

Auch ganz oberflächliche, geringfügige Einrisse, die zu einem Pneumothorax führen, werden beobachtet (BURCKHARDT und LANDOIS).

Die regelmäßige Folge schwerer Lungenrupturen ist ausgedehnter Hämo- und Pneumothorax. Bildet sich an der Wunde ein Ventil, so entsteht schnell ein Spannungspneumothorax, oft mit anschließendem Mediastinalemphysem. Sein klinisches Bild ist niemals ausgeprägter als bei dieser Verletzung. Es kennzeichnet sich durch Preßatmung, hochgradige Cyanose, Angstgefühl, kleinen jagenden Puls. Fehlen bei einem solchen nach Thoraxkompression eintretenden Zustande Rippen-brüche, so ist die Diagnose einer Lungenruptur sichergestellt.

Unabhängig von äußerer Gewalteinwirkung können kleine Lungenzerreißungen durch starke Hustenstöße, z. B. beim Keuchhusten, oder in der beginnenden Narkose verursacht werden.

Die Lunge platzt bei plötzlicher intratrachealer Drucksteigerung besonders gern im Bereiche krankhaft veränderter Gewebsabschnitte. Am häufigsten finden sich an der Berstungsstelle frische oder alte tuberkulöse Veränderungen. Ein solcher Spontan-pneumothorax erhält sich gewöhnlich lange Zeit. Einzelheiten über das anatomische Bild des Spontanpneumothorax hat BRUNNER mitgeteilt (vgl. Bd. II, S. 714).

Häufiger als subcutane Rupturen sind **Zerreißungen der Lunge im Gefolge von Rippenbrüchen.** Diese können durch direkte oder durch indirekte Gewalteinwirkung eintreten. Das hängt von der Angriffsrichtung, der Breite der Angriffsfläche und der Stärke des Traumas ab. Am häufigsten brechen die Rippen vorn oder hinten und zwar an der anatomisch höchsten Krümmung ein. Genaue Beschreibung der ver-schiedenen Formen der Rippenbrüche überschreitet den Rahmen dieses Buches. Uns beschäftigen nur die Folgezustände jener Brustwandverletzungen, die mittelbare oder unmittelbare Bedeutung für die intrathorakalen Organe haben.

Das ist bei **mehrfachen Stückbrüchen der Rippen** der Fall. Sie entstehen da-durch, daß breit ansetzende Gewalt den Brustkorb belastet und mehrere Rippen in ihrem hinteren und vorderen Umfang einknickt. So wird ein größerer Abschnitt der Brustwand aus dem knöchernen Zusammenhange herausgelöst. Das bedeutet für sie Unfähigkeit zu respiratorischer Arbeit.

Passiv folgt der Brustkorb den Schwankungen des Lungenvolumens unter der Voraussetzung, daß nicht die Lunge selbst ihren Blähungszustand eingebüßt hat. Es tritt dann im Wundgebiete paradoxe Atmung ein, umschriebenes Brust-wandflattern, wie es in der allgemeinen Pathologie ausführlich beschrieben wurde. Bei besonders starker Kompressionswirkung kann der herausgebrochene Brust-wandbezirk in den Pleuraraum und sogar in die Lunge eingepreßt werden. Der-artige Verletzungen sind gewöhnlich sehr schwer, namentlich, wenn sie doppelseitig sich ereignen. Kommt es dennoch zur Ausheilung, so bleibt eine mehr oder minder ausgedehnte Verbildung des Brustkorbes zurück.

Wir machten in der Züricher Klinik zwei sehr bemerkenswerte Beobachtungen:

Ein 55jähriger Schreiner sprang in angetrunkenem Zustand aus einem fahrenden Straßen-bahnwagen. Er wurde dabei von einem in entgegengesetzter Richtung sich bewegenden Fahr-zeuge erfaßt, um seine Körperachse gedreht und dann zu Boden geschleudert. Der Mann ver-lor das Bewußtsein nicht. Er war jedoch nicht mehr imstande, sich zu erheben, klagte über heftige Schmerzen in der rechten Körperseite und wurde sofort in die chirurgische Klinik gebracht.

Mittelgroßer, kräftig gebauter Mann. Der Brustkorb war im ganzen gut gewölbt, die Atmung sehr stark beschleunigt und mit Schmerzen verbunden. Auf der ganzen rechten vorderen Brustseite von der 2. bis zur 6. Rippe bestand paradoxe Atmung, ebenso vorn oben links im Bereiche der 2. und der 3. Rippe. Die ganze rechte Thoraxhälfte war gegenüber der linken um mindestens 1/3 verschmälert (Abb. 770). Die Entfernung des Tuberculum humeri von der Incisura jugularis betrug rechts 11 cm, links 19 cm. Die Untersuchung ergab, daß das ganze rechte Schlüsselbein luxiert war. Die 1. bis 6. Rippe rechts waren doppelt gebrochen. Die Bruchlinien liefen in der Brustwarzen- und der hinteren Achsellinie. Die 2. und die 3. Rippe links waren ebenfalls doppelt gebrochen in der Parasternal- und der Mamillarlinie. Rechts bestand mäßiger Hämopneumothorax. Eine Anzeige zum operativen Vorgehen war nicht gegeben. Der Kranke machte eine schwere rechtseitige Pneumonie mit bedrohlicher Herzschwäche durch. Er erholte sich aber in kurzer Zeit. 6 Wochen später wurde das völlig ausgerenkte Schlüsselbein wegen Drucklähmung des Plexus brachialis exstirpiert. Der Kranke konnte ohne Einbuße der Gebrauchsfähigkeit des rechten Armes geheilt entlassen werden.

Bei der zweiten Beobachtung handelte es sich um einen 37jährigen Handlanger, der einen mit 500 kg Erde beladenen Rollwagen vor sich herschob. Der Wagen entgleiste. Als versucht wurde, ihn wieder ins Gleis zu heben, kippte er um und verschüttete mit seinem Inhalt den Mann. Dieser verlor das Bewußtsein für ganz kurze Zeit. Dann fielen der Umgebung starke Atemnot und hochgradige blaue Verfärbung des Gesichtes auf. Der Kranke wand sich vor Schmerzen auf dem Boden hin und her. Während des Transportes in das Spital nahm die Atemnot zu. Gesicht, Hals und Brust wurden immer mehr gedunsen.

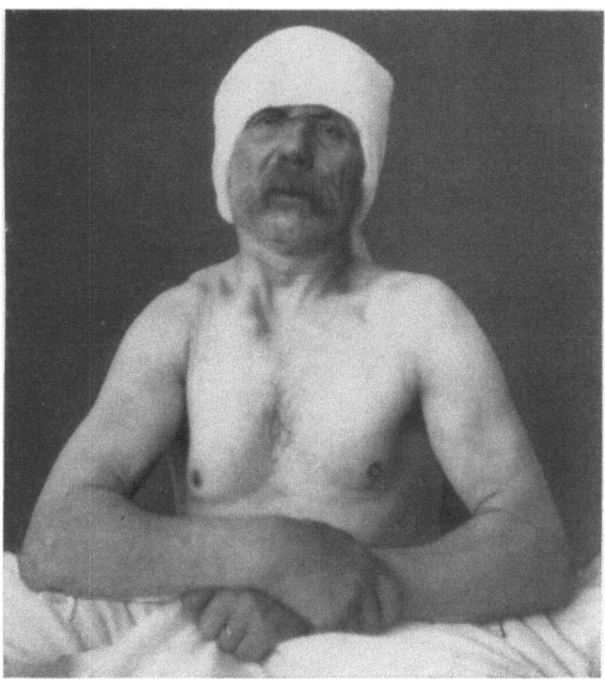

Abb. 770. Kompressionsbruch des Brustkorbes mit völliger Verrenkung des rechten Schlüsselbeines.

Die sofortige Untersuchung ergab: Der mittelgroße Mann befindet sich in Rückenlage. Klares Bewußtsein, Preßatmung. Hochgradig gedunsenes Gesicht mit sehr stark aufgetriebenem Halse (Abb. 771 u. 772). Pupillen beiderseits gleich. Der Puls zählt im Anfang etwa 60 bis 70 Schläge in der Minute; während der Untersuchung wird er etwas rascher. Auf der linken Brustseite fällt eine 20 cm lange und 10—12 cm breite Vorwölbung auf. Sie ist leicht eindrückbar, weich, nachgiebig und läßt in der Tiefe Crepitation fühlen. An der rechten Thoraxseite findet sich eine etwas kleinere, ähnliche Vorwölbung. Auf beiden Seiten im Verletzungsbereich paradoxe Atmung. Der Kranke stöhnt ruckweise, stoßweise. Während der Untersuchung leichter Hustenreiz. Bei jeder Inspiration deutlich hörbares Knacken und Knarren. Über dem ganzen Oberkörper ein kissenartiges Hautemphysem, das sich hinunter bis an die Flanke erstreckt. Es ist auch in der Kehlgrube ausgebildet. Dagegen scheint es nicht aus dem Mediastinum zu kommen. Trotz des bestehenden Emphysems läßt sich auf beiden Seiten Dämpfung bis zur Schulterblattspitze nachweisen. Es nimmt während der Untersuchung langsam zu.

Auch bei diesem Kranken handelte es sich um beidseitige Stückbrüche der Rippen. Er wurde bei konservativer Behandlung geheilt. Es blieb starke Einengung namentlich der rechten Thoraxseite bestehen (Abb. 773).

Durch derartige Kompressionsbrüche kommen gewöhnlich nicht so ausgedehnte Verletzungen der Lunge zustande, wie bei den oben beschriebenen Lungenrupturen.

Sehr häufig werden dagegen Brustfell und Lunge durch einzelne verlagerte Rippenfragmente in Mitleidenschaft gezogen.

Alleinige Verletzung des Brustfelles ist selten und bedeutungslos.

Anspießungen der Lunge führen zu Luft- und Blutaustritt. Der entstehende Hämopneumothorax hat keine ernsteren Folgen. Luft und Blut werden aufgesaugt, und Heilung ist in kurzer Zeit zu erwarten. Eindringen von Luft durch die Thoraxwunde in das Unterhautzellgewebe wird durch vorhandene Verwachsungen zwischen Lunge und Brustwand erleichtert. Es entwickelt sich dann besonders schnell ausgedehntes Hautemphysem, dessen Bild weiter unten besprochen wird.

Bei stärker klaffenden Rippenbrüchen kann sich im Augenblicke der Verletzung oder später infolge schmerzhafter Preßatmung ein Lungenrand zwischen den

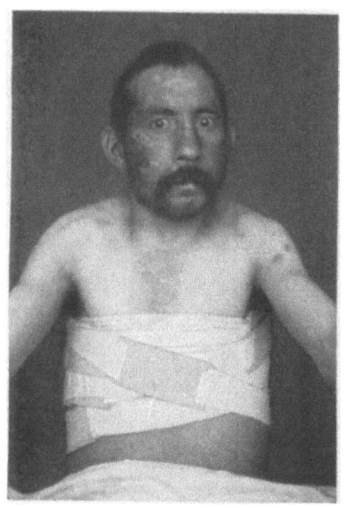

Abb. 771. Doppelseitiger Kompressionsbruch des Brustkorbes. Spannungspneumothorax mit Preßatmung. Elastischer Heftpflasterverband.

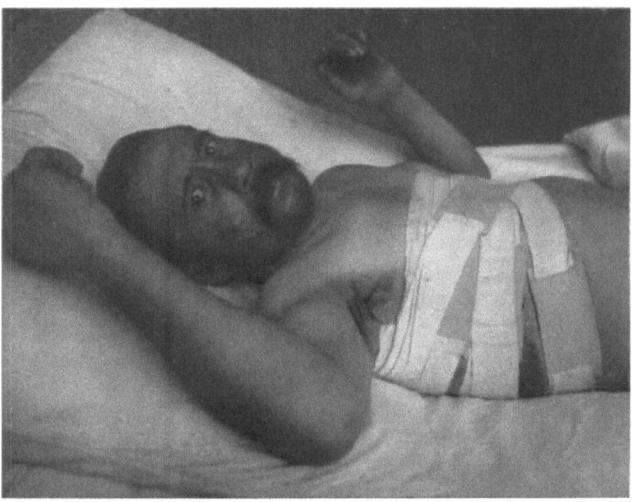

Abb. 772. Doppelseitiger Kompressionsbruch des Brustkorbes. Spannungspneumothorax mit Preßatmung. Elastischer Heftpflasterverband.

Bruchstücken einklemmen. Meist wird der obere Saum des Unterlappens gefaßt. Der betreffende Teil wächst mitunter ein.

Ernster sind die Folgen, wenn die Rippen tiefer in die Lunge eindringen und Gefäße zerreißen, oder wenn losgelöste Splitter in das Parenchym gepreßt werden. Es ergeben sich dann Schädigungen der Lunge, die wir bei den penetrierenden Wunden ausführlich beschreiben werden.

Kurz erwähnt sei, daß bei schweren Zertrümmerungen des Brustbeines und der Rippen Splitter in das Herz gelangen können. So entdeckte ich nach einem Bruche des Brustbeines einen etwa 4 cm langen Knochensplitter im rechten Vorhofe. Der Kranke erlag einer Blutung bei der Extraktion.

Auch die Anspießung größerer Brustwandgefäße, der Arteria mammaria interna oder einer Arteria intercostalis, kann verhängnisvoll werden. Die Blutung aus ihnen erfolgt dann in den Brustfellraum. Die Möglichkeit spontaner Stillung ist namentlich dann sehr gering, wenn durch gleichzeitige Läsion der Lunge oder nach außen offene Wunde ein Pneumothorax eintrat. Der Kranke verblutet sich gewissermaßen in seine eigene Brustfellhöhle hinein.

Häufiger als stumpfe Verletzungen sind **penetrierende** Wunden des Brustkorbes. Bei ihnen ist die schädigende Gewalt bis in sein Inneres eingedrungen.

Je nach der Lage der äußeren Verletzung darf in der Tiefe auf Beteiligung des Brustfellsackes oder des Mittelfellraumes geschlossen werden.

Meist sind intrathorakale Organe mitbetroffen. Freilich kann bei schräger Richtung des eindringenden Instrumentes — Dolchstich, Tangentialschuß — die Brustwand einschließlich des Rippenfelles durchtrennt werden, ohne daß Eingeweide in Mitleidenschaft gezogen werden.

Perforierende Wunden kommen dann zustande, wenn die verletzende Gewalt in den Brustraum gelangt und ihn an einer anderen Stelle wieder verläßt.

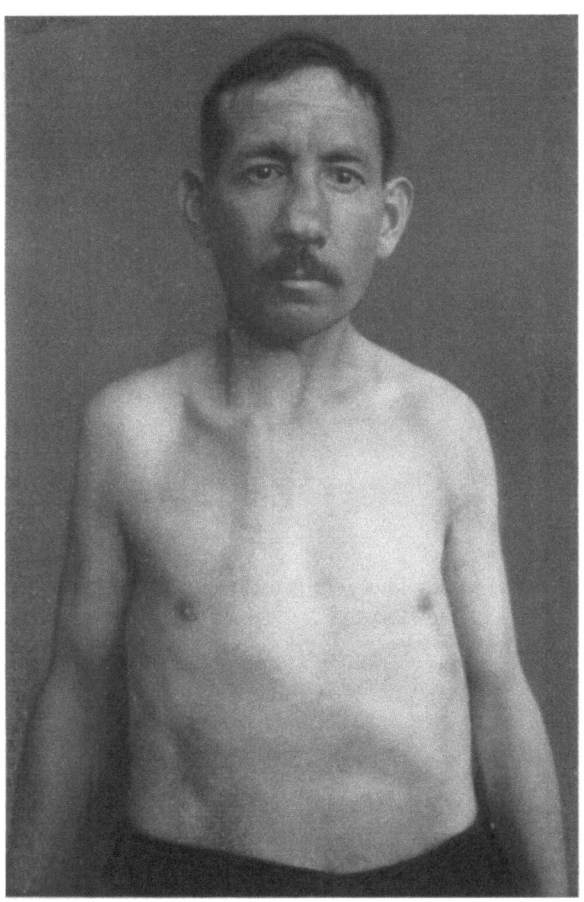

Abb. 773. Derselbe Kranke nach Heilung. Starke Eindellung der Brustwand an der Bruchstelle.

Bezeichnende Beispiele sind Lanzenstiche, die den Körper durchbohren, und Schüsse, bei denen die Kugel den Thorax durchschlägt.

Die vielen Möglichkeiten solcher Traumen bestimmen Art und Ausdehnung der Gewebszerstörung. Hieb, Stich, Schuß und Pfählung sind die häufigsten Formen.

Pfählungsverletzung entsteht dann, wenn ein mehr oder minder spitzer Gegenstand, eine Zaun- oder Lattenspitze in den Brustkorb sich einbohrt. So berichtet König von einem Soldaten, dem ein Pfahl die Brust von der Achselgegend der 7. Rippe nach derselben Gegend der anderen Seite an der 5. Rippe durchstoßen hatte. Frank teilt eine ähnliche Beobachtung mit. Hier war ein Besenstiel durch beide Thoraxhälften gedrungen. Ich sah die Folgen der Aufspießung eines Knaben auf einem eisernen Gartenzaun. Ein Eisenstab hatte von der Achsellinie des linken 5. Zwischenrippenraumes aus die Lunge in etwa 20 cm Dicke

durchstoßen und ragte mit der Spitze dicht neben der Wirbelsäule, im 3. Zwischenrippenraume wieder heraus. Der verständige Vater sägte die Eisenspitze ab und ließ
ihre Extraktion durch den herbeigerufenen Arzt nicht zu. In der Klinik wurde
nach Fortnahme mehrerer Rippen und Erweiterung des Ein- und des Ausstiches

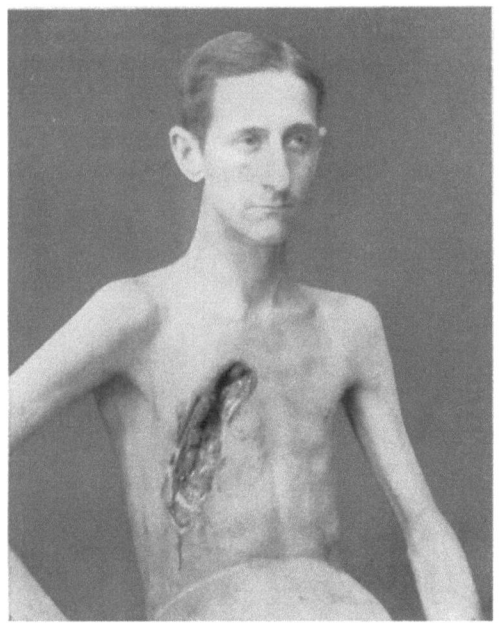 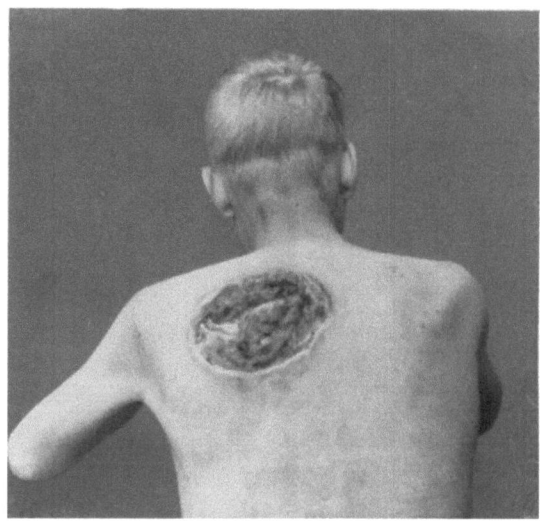

Abb. 774.					Abb. 775.

Abb. 774 und 775. Schwere Granataufreißung der Brustwand mit Verletzung der Lunge. (Nach JEHN.)

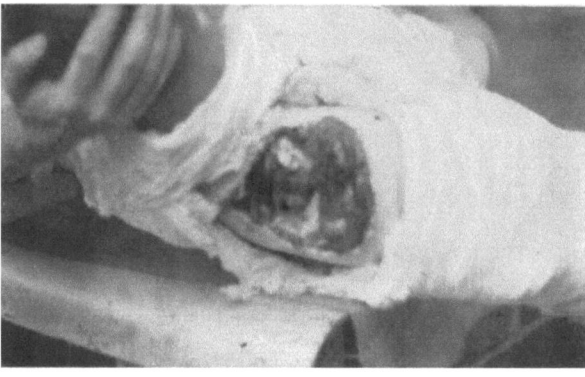

Abb. 776. Schwere Granataufreißung der Brustwand mit Verletzung der Lunge. (Nach JEHN.)

das Eisenstück entfernt, die Lunge genäht und die Brustkorbwunde geschlossen.
Der Knabe wurde in 4 Wochen geheilt.

Weitaus die Mehrzahl aller Brustfell-Lungenverletzungen entsteht durch blanke
Waffen und durch Geschosse. In Friedenszeiten kommen Messer- und Dolchstiche
und Revolververletzungen vor. Im heutigen Kriege sind Degen-, Säbel-, Bajonett-
und Lanzenwunden selten; Schußverletzungen überwiegen.

Alle Verletzungen durch blanke Waffen sind gekennzeichnet durch glattrandige, schmale, lineäre Wunden, die an der retrahierten Lunge nicht und an der
geblähten auch nur bei großer Länge und Tiefe klaffen. Man sieht dann die Ränder

der durchtrennten Bronchen über das Parenchym hervorragen. Niemals beobachtet man Zerreißung und Zerfetzung des Gewebes.

Ein außerordentlich vielseitiges Bild bedingen die verschiedenen Schußverletzungen der Lunge. Kaliber des Geschosses, Entfernung, aus der der Schuß abgegeben wird, Mitreißen von Fremdkörpern bestimmen Form, Ausdehnung und Art der Wunden.

Bei kleinkalibrigen Geschossen der Friedenswaffen beträgt die Einschußöffnung der Haut gewöhnlich 5,7—7,6 mm. Der Ausschuß ist in der Regel etwas größer. Bei Fernschüssen sind die Maße geringer. Der Einschuß ist meist rundlich, scharf begrenzt; die Ränder sind eingekrempelt. Der Austritt ist mehr schlitzförmig, sein Saum nach außen umgestülpt.

Lungenwunden durch Revolverkugeln zeigen einen kleinen zentralen Gewebsverlust, der von dunkelen Rändern und einem hämorrhagischen Hof umgeben ist. Bei kleinkalibrigen Hartmetallgeschossen sind die Wunden oft schlitzförmig und an der retrahierten Lunge kaum zu sehen. Im allgemeinen ist der Wundkanal eng und ziemlich glatt. So kommt es, daß die Wände sich bald aneinanderlegen und frühzeitige Verklebung eintritt. Nur selten werden Knochenteile mitgerissen.

Bei tangentialen Schußverletzungen und Querschlägern treten Abweichungen von diesen Grundformen auf. Ein Geschoß, das durch Aufschlagen auf eine Rippe abgeplattet wird oder Knochensplitter mitreißt, zerfetzt die Ausschußöffnung und vergrößert sie. Es können sogar mehrere Löcher entstehen.

Günstige Wundverhältnisse werden im Kriege nur beim perforierenden Infanteriegewehr-Fernschuß angetroffen. Indessen wird sogar in seiner unmittelbaren Umgebung stets größere hämorrhagische Infiltration gefunden. Bedenklicher sind schon Schrapnellverwundungen, die das Gewebe viel mehr quetschen und gewöhnlich auch zerfetzen.

Aber selbst der Gewehr-Fernschuß bringt der Lunge dann schwere Schädigungen, wenn Fremdkörper, Tuchfetzen, Knochensplitter mitgerissen werden. Hierbei werden oft größere Gewebstücke völlig aus dem Zusammenhange herausgesprengt.

Verletzungen durch Handgranaten und Minen bilden den Übergang zu den Gewehrnah- und den Granatschüssen. Sie können trotz der Kleinheit der Splitter das Lungengewebe geradezu vernichten.

Selbst weit von der eigentlichen Wunde ist das Parenchym geprellt, blutig durchtränkt und dadurch in seiner Lebensfähigkeit stark beeinträchtigt.

Die verschiedenen klinischen Folgen der Lungenverletzungen ergeben sich aus dem anatomischen Verhalten der Wunde. Ob die Schädigung durch Granatsplitter, Schrapnell- oder Infanteriegeschoß erfolgt, ist weniger wichtig, als in welcher Art und Ausdehnung das Gewebe in Mitleidenschaft gezogen ist.

Alle glatten Wunden, wie sie hauptsächlich durch senkrecht auftreffenden Infanteriegewehrschuß entstehen, sind günstig, unter der Voraussetzung wenigstens, daß nicht große Gefäße oder gar das Herz selbst verletzt wurden.

Das Gemeinsame aller anderen Verwundungen ist Zerfetzung, Zerreißung und Zerstörung der Gewebe. Sie verschulden den ungünstigen Verlauf mehr als primäre Infektion.

Tangentialverletzungen reißen die Brustwand auf, mit oder ohne Zertrümmerung der Rippen. Fernwirkungen auf Nachbarorgane kommen vor. Leber-, Milz- und Nierenrupturen, ja sogar Schädigungen des Magen- und Darmkanales durch mittelbare Gewalteinwirkung sind beobachtet.

Trotz anatomischer Vielseitigkeit aller Lungen-Brustfellwunden sind deren unmittelbare Folgen einheitlich.

Eröffnung der Brustwand oder Verletzung der Lunge ermöglicht Eintritt von Luft in den Brustfellraum. Gleichzeitig werden Gefäße durchtrennt, deren Blut sich in ihn ergießt. Deshalb sind Pneumo- und Hämothorax regelmäßige Begleiterscheinungen penetrierender Thoraxverletzungen. Ihre wechselnde Bedeutung für den Kranken ergibt sich aus ganz bestimmten pathologischen Tatsachen.

Der **Pneumothorax** kann geschlossen oder offen sein (vgl. auch Bd. 2, S. 712ff.).

Der geschlossene entsteht gewöhnlich bei Schuß- und Stichverletzungen mit engem Wundkanal. Es ist zwar zunächst freie Verbindung der Pleurahöhle mit der Außenluft durch die Thoraxwunde oder das Bronchialrohr vorhanden, so daß Luft auf beiden Wegen in sie eindringen kann; bald aber schließen sich Brustwand und Lungenwunde durch Zusammenziehen des umgebenden Gewebes. Ein solcher geschlossener Pneumothorax hat nach kurzdauerndem dyspnoischen Zustande keine ernste Folgen. Die Luft wird bald aufgesaugt; die Lunge dehnt sich wieder aus, und es schließt sich glatte Heilung an.

Ganz anders ist der offene Pneumothorax zu bewerten. Ihn kennzeichnet freies Ein- und Austreten der Luft durch die Brustwunde. Man spricht dann von einem nach außen offenen Pneumothorax. Anderseits wird durch ausgedehnte Verletzung der Lunge selbst gelegentlich das Bronchialrohr nach der Brustfellhöhle hin offen: der nach innen offene Pneumothorax entsteht.

Die schwere Form des nach außen offenen Pneumothorax kommt am ausgesprochensten bei Granatverletzungen mit Aufreißung der Brustwand zustande. Luft streicht bei jeder Exspiration mit hörbarem Geräusch aus der Thoraxwunde und wird bei jeder Inspiration schlürfend wieder hineingesaugt. Eine solche Verwundung ist sehr oft unmittelbar tödlich. Da gewöhnlich gleichzeitig schwere Schäden der intrathorakalen Organe vorliegen, ist die klinische Abgrenzung der Pneumothoraxfolgen von den Wirkungen anatomischer Zerstörung nicht immer möglich.

Bei Tangentialschüssen dagegen, bei denen die Brustwand ohne Beteiligung der Lunge aufgepflügt wird, hat man im Kriege die Bedeutung des offenen Pneumothorax beim Menschen wie im Experiment beobachten können. Schwerer Allgemeinzustand, Cyanose des Gesichtes, hochgradige Dyspnoe mit eigenartigem Wechsel der Atmung, anfangs verlangsamte, später beschleunigte Herztätigkeit sind ausschließlich durch Retraktion der Lunge und durch Mediastinalflattern bedingt.

Nur wenn diese bedrohlichen Folgen des Pneumothorax durch fibröse Verdickungen des Mittelfelles oder Verwachsungen der Lunge unmöglich werden, treten die Störungen vermindert in Erscheinung oder bleiben ganz aus.

Die günstige Wirkung der Lungenanheftung auf den beängstigenden Zustand beim offenen Pneumothorax wurde in der „Allgemeinen Pathologie" an einem lehrreichen Beispiele erläutert (vgl. S. 265).

Daß aber breit offener Pneumothorax das Leben bedroht, darf heute nicht mehr bezweifelt werden. Kriegschirurgen berichten mehrfach über Todesfälle bei Tangentialschüssen ohne Verletzung intrathorakaler Organe.

Nicht ganz so gefährlich ist der nach innen offene Pneumothorax. Er kann bei leichten Zertrümmerungen des Gewebes entstehen. Spontaner Verschluß der Lungenwunde ist nicht immer zu erwarten, namentlich dann nicht, wenn ein starrwandiger Bronchus durchtrennt war. Die Luft kann zwischen Brustfellraum und Bronchialrohr hin- und herpendeln; Druckausgleich ist die Folge. Die verletzte Lunge zieht sich vollständig zusammen und zeigt keinerlei eigene Größenschwankungen. Nur wird sie bei Ein- und Ausatmung durch das Hin- und Herwandern des Mittelfelles im ganzen entsprechend verschoben. Die physikalischen Verhältnisse weichen von denen beim geschlossenen Pneumothorax grundsätzlich ab. In ihm tritt bei der Inspiration Luftverdünnung ein, die noch gewisse Entfaltung der Lunge mit sich bringt. Die Verschiedenheit gegenüber dem nach außen offenen Pneumothorax besteht darin, daß alle Erscheinungen nicht so stürmisch verlaufen. Dagegen haftet ihnen an die lebenbedrohende Gefahr des

Spannungspneumothorax.

Darunter versteht man einen Zustand, bei dem die eingetretene Luft fortwährend an Spannung zunimmt. Sie übt auf diese Weise starken Druck auf ihre Umgebung aus und sucht sich weiter auszubreiten.

Die Bedingungen, unter denen sich ein solcher Zustand entwickelt, sind vielseitig.

Am häufigsten beobachten wir ihn bei Lungenrupturen. Hier kann sich durch Zerfetzung des Gewebes in der Umgebung eines Bronchus eine Art Lippe bilden, die bei der Atmung wie ein Ventil wirkt.

Oder das elastische Gewebe der Lunge kann das Bronchialrohr bei Druckzunahme im Pleuraraum einfach verlegen (BARD). Bei jeder Inspiration dringt Luft durch den Bronchus in die Brustfellhöhle ein. Bei der folgenden Exspiration legt sich infolge der Druckerhöhung im Brustfellsacke die Lippe über die Bronchiallichtung und verhindert das Austreten der Luft. Dieses Spiel wiederholt sich in den weiteren Atmungsphasen. Während der Inspiration gelangt eine Luftmenge in den Brustfellraum hinein, die bei der Exspiration nicht wieder entweichen kann. Freilich ist Eindringen von Luft in die Brustfellhöhle nur so lange möglich, als deren Druck auf der Höhe der Einatmung unter 1 Atmosphäre bleibt. Da aber mit zunehmender Dyspnoe die Inspirationsbewegungen immer tiefer und angestrengter werden, läßt Druckausgleich sehr lange auf sich warten.

Auch durch Ventilbildung in der Brustwand kann in ähnlicher Weise Spannungspneumothorax entstehen.

Es ist schwierig, im einzelnen immer genau das Zustandekommen und die Mechanik der Ventilbildung anzugeben. Darauf hat auch BURCKHARDT mit Recht hingewiesen.

Im Gegensatze zu diesem inspiratorisch entstehenden Spannungspneumothorax steht derjenige, der sich lediglich durch Preßatmung ohne Ventilwirkung allmählich in den Exspirationsphasen entwickelt.

Preßatmung kommt dadurch zustande, daß der Wundschmerz, der namentlich bei gleichzeitigen Brustwandverletzungen ganz erheblich sein kann, zu krampfartigem Verschlusse der Glottis führt. Ganz ähnlich wie nach dem Erwachen aus einer Allgemeinnarkose stöhnen und pressen solche Verletzte. Die Exspiration, die bei geschlossener Glottis erfolgt, erhöht, wie beim VALSALVASCHEN Versuche, den Druck der Lungenluft. Infolgedessen entweicht sie aus der Lungenwunde in den Brustfellraum. In der folgenden Inspiration wird zwar ein Teil der ausgetretenen Luft wieder in das Bronchialrohr eingesaugt, aber weniger, als vorher bei der Exspiration hinübergedrängt war. So nimmt wiederum allmählich die Spannung im Innern des Brustraumes zu.

Ähnlich wie Preßatmung wirken heftige Hustenstöße.

Die Unterscheidung beider Formen des Spannungspneumothorax hat klinische Bedeutung. Die intrapleurale Druckvermehrung infolge von Ventilwirkung der Lungen- oder Brustwandwunde ist durch konservative Maßnahmen kaum zu beeinflussen. Dagegen können durch Beseitigung der Preßatmung die Vorbedingungen für allmähliche Drucksteigerung der Pleuraluft verhindert werden. Daraus folgt die Wichtigkeit erfolgreicher Bekämpfung des Wundschmerzes (Morphium!).

Jeder Spannungspneumothorax hat ernste Folgen. Die Brustwand gibt dem gesteigerten Innendrucke nur wenig nach. Das bewegliche Mittelfell kann dagegen ausweichen. Es schiebt sich nach der anderen Seite hinüber und behindert die gesunde Lunge, indem es ihre Atmungsfläche verkleinert. Schließlich sind inspiratorische

Entfaltung und exspiratorische Verkleinerung dieses Lungenflügels so gut wie aufgehoben. Dazu kommt, daß Herz und Gefäße durch die Verlagerung des Mittelfelles verdrängt und in ihrer Tätigkeit gehemmt werden. Es tritt zuletzt ein Zustand hochgradigster Atmungsinsuffizienz ein, der zur Erstickung führt. Die Verhältnisse haben einige Ähnlichkeit mit jenen, die beim nach außen offenen Pneumothorax bestehen. Nur fehlt das eigenartige Mediastinalflattern.

Aus der Pathologie des Spannungspneumothorax geht hervor, daß er niemals bei breitklaffender Thoraxwunde oder anderen Verbindungen des Pleuraraumes mit der Außenluft zustande kommen kann.

Gelegentlich wird der Spannungspneumothorax durch Magenvorfall in die Brusthöhle nach Zerreißungen des Zwerchfelles vorgetäuscht. BURCKHARDT und

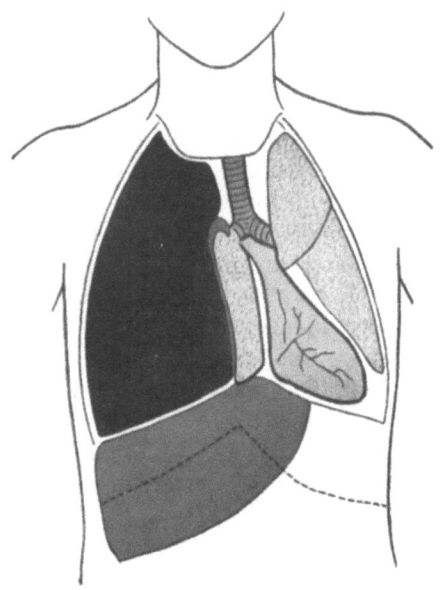
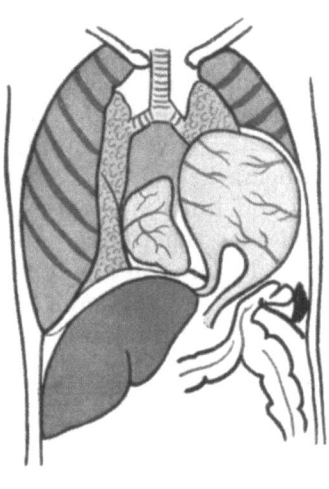

Abb. 777. Schema des Sektionsbefundes bei Mittelfellverdrängung durch Spannungspneumothorax. (Nach JEHN-NAEGELI.)

Abb. 778. Schematische Darstellung des Sektionsbefundes bei traumatischem Vorfalle des Magens, des Dickdarmes und der Milz, die einen Spannungspneumothorax vortäuschte. (Nach JEHN-NAEGELI.)

LANDOIS sowie JEHN und ich selbst haben im Felde solche Beobachtungen gemacht (Abb. 777 und 778).

Entwickelt sich bei geschlossenem Pneumothorax mit schwerer Lungenverletzung zunehmende Spannung, so versucht sich die Luft einen Ausweg zu verschaffen. Gelingt es ihr, zu entweichen, so tritt Druckentlastung ein.

Nicht selten ist die Umschlagstelle der Pleura an der Lungenwurzel verletzt. Die Luft dringt hier in das lockere Zellgewebe des Mittelfellraumes ein und findet in seinen weiten Spalten und Maschen nur geringen Widerstand (SAUERBRUCH). Auch bei unverletzter Serosa kann entlang den Bronchen die unter Druck stehende Luft sich allmählich ausbreiten und das Mediastinum erreichen (GOSSELIN). So entsteht das **Emphysem im Mediastinum.**

Vom Mittelfell aus gehen breite Verbindungswege zu den Bindegewebsräumen am Halse. Für kurze Zeit wird durch Entweichen der Luft in diese Bezirke Entlastung geschaffen. Aber bei erneuter Drucksteigerung folgen immer wieder weitere Luftmengen nach, steigen aufwärts in das lockere Gewebe des Halses und verbreiten sich schließlich von der Kehlgrube aus über den ganzen Körper.

Das Mediastinalemphysem, das sich als Folgezustand des Spannungspneumothorax entwickelt, hat ernste Bedeutung. Die Luft steht im Mittelfellraum unter Druck und wirkt mechanisch auf seine Organe.

Durch experimentelle Untersuchungen von JEHN und NISSEN ist der Beweis erbracht, daß Drucksteigerung im Mittelfellraume die Blutzufuhr zum rechten Vorhof abdrosselt. Der Tod ist daher als mechanischer Herztod ähnlich wie bei der Herztamponade aufzufassen. Der Vorschlag, durch breite Eröffnung der Kehlgrube mit anschließender Absaugung der Mediastinalluft in einer Unterdruckkammer oder durch Saugglocke (SAUERBRUCH, TIEGEL) eine Entlastung herbeizuführen, ist daher wohl begründet.

Umgekehrt kann aus einem Mediastinalemphysem doppelseitiger Spannungspneumothorax entstehen. Primäre Luftansammlung im Mittelfellraum ist gewöhnlich Folge von Verletzungen der Luft- oder der Speiseröhre. Sehr selten und nur unter besonderen Bedingungen kommt sie dadurch zustande, daß nach Eingriffen im Mittelfellgebiete durch das Drain der Wunde die Luft bei der Inspiration in den Mittelfellraum aspiriert wird, ohne bei der Exspiration entweichen zu können. Alle Maschen werden so aufgefüllt und aufgebläht; die Drucksteigerung sucht schließlich einen Ausgleich. Den Lymphgefäßen entlang (BORST) oder durch sie hindurch streicht sie subserös in die Lunge und von dort durch kleine Stomata in den Brustfellraum.

Diese seltene und zunächst unwahrscheinliche Form des Mediastinalemphysems ist von GOLD und PFANNER zuverlässig gesehen worden. Wir haben in letzter Zeit eine gleiche eindeutige Beobachtung gemacht.

Bei einem Manne in mittleren Jahren wurde in örtlicher Betäubung eine Mediastinalstruma entfernt. Die Operation verlief völlig glatt. In bestem Wohlbefinden kam der Kranke vom Operationstische. Am Nachmittage setzte ziemlich plötzlich Atemnot ein, die sich schnell bis zu bedrohlicher Stärke steigerte.

Das klinische Bild der Atemnot ließ an Mediastinalemphysem denken. Man untersuchte die Lungen und hörte beiderseits Atemgeräusche. Trotz der Unwahrscheinlichkeit eines mechanischen Hindernisses fühlte man in Anbetracht der hochgradigen Lebensgefahr sich doch veranlaßt, die Tracheotomie auszuführen. Dabei stellte man fest, daß die Wundhöhle vollkommen sauber und ohne Spuren einer Nachblutung war. Außerdem waren sicher Pleurakuppe und Luftröhre unverletzt. Der Luftröhrenschnitt blieb ohne Einfluß. Der Kranke starb 10 Minuten darauf unter schwerster exspiratorischer Dyspnoe.

Die Sektion ergab ein Mediastinalemphysem und beidseitigen Pneumothorax.

BORST stimmte unserer Auffassung zu, als Folge des von der Wunde aus entstandenen Mediastinalemphysems den beidseitigen Pneumothorax anzusehen.

Auch bei bestimmten Verletzungen kann vom Halse her Luft in den Mittelfellraum gelangen, z. B. wenn ein starkes primäres Hautemphysem auf den Hals übergreift.

Luftansammlung im Unterhautzellgewebe ist häufige Begleiterscheinung der Brustverletzungen. So findet man kleinere Bezirke in der Umgebung von äußeren Brustwunden emphysematös durchsetzt. Man beobachtet sie ferner bei subcutanen Rippenbrüchen mit Anspießung der Lunge. Größere Luftansammlungen, die sich allmählich über den Körper ausdehnen, haben Verletzung der Lunge und breite Verbindung des Brustfellraumes mit dem Unterhautzellgewebe zur anatomischen Voraussetzung.

Fortschreiten des Emphysems richtet sich nach bestimmten Bedingungen. Es hängt ab von dem intrapleuralen Drucke, der Größe der Brustfellwunde und der Beschaffenheit des subcutanen Gewebes. Je stärker der Druck der eingeschlossenen Pleuraluft (Spannungspneumothorax), je größer die Brustfellwunde und je lockerer das Unterhautzellgewebe ist, desto schneller wird das Hautemphysem entstehen. Bei alten, mageren Leuten mit wenig elastischen, leicht verschieblichen Weichteilen kann, selbst wenn die Öffnung klein und die Spannung gering bleibt, Luft leicht aus dem Brustfellraum einströmen und über die Oberfläche wandern. Umgekehrt

wird dagegen das elastische, fest aneinanderliegende Gewebe eines kräftigen muskulösen jungen Mannes nur schwer von der Luft auseinandergedrängt; das Emphysem kann also nur in beschränktem Maße zur Entwicklung kommen. Daraus
erklärt es sich, daß mit lockerem Bindegewebe unterschichtete Hautgebiete, wie
die des Hodensackes und des Halses, ganz besonders stark von dem Emphysem
abgehoben werden.

   Die Richtigkeit dieser Auffassung lehrt nicht nur klinische Beobachtung.
Durch künstliches Einblasen von Luft unter die Haut von Leichen konnte ich
dasselbe feststellen. Bei alten mageren Personen verbreitete sie sich unter geringem

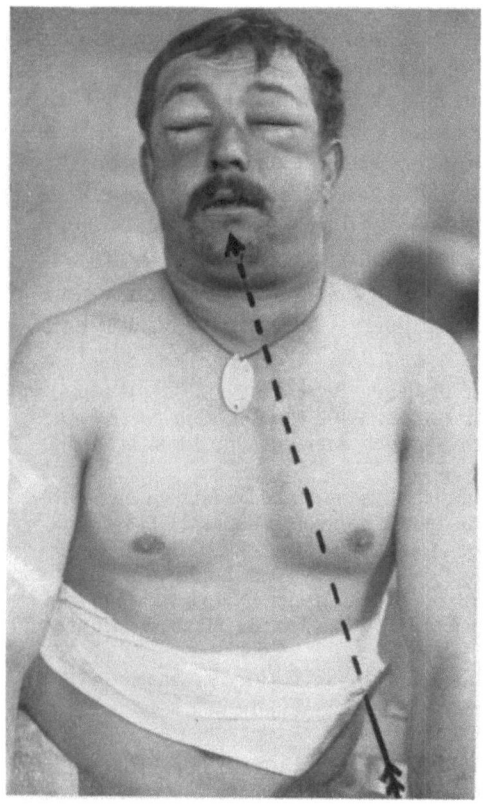
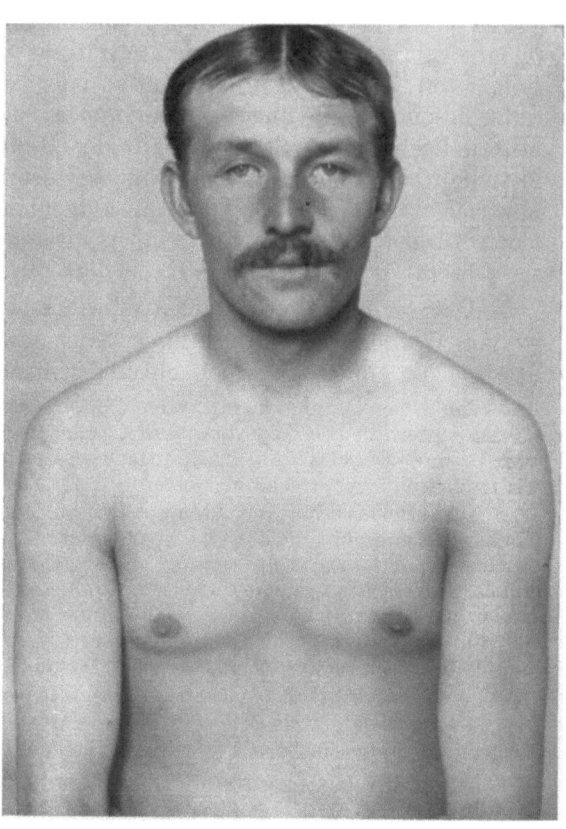

Abb. 779. Ausgedehntes Emphysem des Unterhaut-   Abb. 780. Derselbe Kranke
zellgewebes nach einem Brustdurchschusse, dessen   nach der Heilung.
           Richtung der Pfeil angibt.

Drucke schnell von der Einstichstelle aus. Bei Personen mit kräftiger Muskulatur
und stark gespannter Haut trat schon bald ein Widerstand ein.

   Sehr ungünstig für die Entwickelung eines Emphysems sind die Verhältnisse,
wenn der Brustfellraum durch den Wundkanal mit der Außenluft in freier Verbindung steht. Dann entweicht die Pleuraluft einfach nach außen, kommt niemals
unter Druck und dringt infolgedessen auch nicht in weitere Bezirke des subcutanen
Gewebes ein. So ist es denn erklärlich, daß ein Emphysem nur selten bei Hieben
beobachtet wird, häufiger schon bei Stich- und Schußverletzungen, nach KÜTTNER
und HILDEBRAND in etwa 20%.

   Kurz erwähnt sei noch der sogenannte Spätpneumothorax. Er kann ein
offener, ein geschlossener und ein Spannungspneumothorax sein und unterscheidet

sich nur durch seine Entstehung von den beschriebenen Formen. Er kommt dadurch zustande, daß durch ungünstige Wundverhältnisse in der Lunge oder in der Brustwand, z. B. Eiterung, Entzündung, Abstoßung von nekrotischen Gewebsgebieten, eine Verbindung der Pleurahöhle mit der Außenluft oder mit dem Bronchialrohr hergestellt wird. Gleichzeitig mit Bildung des Pneumothorax tritt dann Infektion des Brustfellraumes ein, deren Bedeutung später ausführlich gewürdigt wird.

––––––––––

Ein weiterer Folgezustand von Brustfell-Lungenverletzungen ist **Hämothorax.** Er kann aus den verletzten Gefäßen der Brustwand oder der Lunge selbst herrühren. Intercostales, sowie Mammaria interna kommen in erster Reihe in Frage. Blutungen aus der Lunge stammen im allgemeinen aus den Rindenteilen und sind gewöhnlich gering. Das erklärt sich aus der anatomischen Gefäßverteilung. Arterien und Venen der Lunge nehmen von ihrer Wurzel nach der Rinde hin an Dicke schnell ab, so daß in den Randabschnitten nur kleine und kleinste Adern angetroffen werden. Hinzu tritt, daß der Blutdruck im pulmonalen Kreislaufe dreimal geringer als im großen ist. Schließlich führt Retraktion der Lunge zu Entspannung ihrer Gefäße und erleichtert damit Gerinnselbildung. Außerdem wirkt vollständiger Pneumothorax, der mit genügendem Drucke die Lunge zusammenpreßt, blutstillend. Darum ist auch Anlage eines künstlichen Pneumothorax mit positivem Drucke bei bedrohlichen Lungenblutungen aller Art durchaus angezeigt.

Ganz anders liegen die Verhältnisse, wenn die Stammgefäße der Lunge, Arteria pulmonalis oder Arteria bronchialis, verletzt sind. Aus ihnen entleert sich in kurzer Zeit, ähnlich wie aus Hauptgefäßen des großen Kreislaufes, eine erhebliche Menge von Blut.

Die Blutung nach außen ist bei penetrierenden Brustverletzungen gewöhnlich auffallend gering. Das erklärt sich aus dem meist schrägen Verlauf und der anatomischen Beschaffenheit der Wunde. Sie schließt sich durch Aneinanderlegen der dicken Wandschichten von selbst und läßt das Blut nur in den Brustraum eintreten.

In der Brustfellhöhle sind die physikalischen Verhältnisse für eine Hämorrhagie hervorragend günstig. Wie in einem großen Becken kann sich das Blut in dem Pneumothorax hemmungslos ansammeln. Gegendruck des Gewebes fehlt. Infolge der zunächst geringen äußeren klinischen Zeichen verkennen Arzt und Kranker die Schwere des Zustandes leicht. Erst Symptome beginnender Verblutung drängen, leider oft zu spät, zum Eingreifen.

Ist dagegen im Bereiche des Verletzungsgebietes die Lunge mit der Brustwand verwachsen, so sickert das Blut oft sogar in beträchtlicher Menge aus der äußeren Wunde heraus. Täuschung ist dann ausgeschlossen.

Die Bedeutung eines Hämothorax hängt von der Größe des Blutverlustes und dem Grade der mechanischen Wirkung der nach innen ergossenen Flüssigkeit ab. Bei Verletzungen dicker Gefäße des Lungenstieles oder der Brustwand kann die Blutung in kurzer Zeit zum Tode führen. Ausnahmsweise steht sie vorübergehend von selbst; der Kranke scheint gerettet. Dann aber erfolgt im Anschluß an Pressen oder an Husten eine Nachblutung, die zum Verhängnisse wird. Gerade wegen dieser Unsicherheit empfiehlt es sich, alle lebensbedrohlichen Zustände, die auf Verletzung eines großen Gefäßes hinweisen, operativ anzugehen. So haben wir einmal die Arteria pericardiacophrenica, aus der sich über 2 Liter Blut entleert hatten, ein anderes Mal die Arteria intercostalis VII. und mehrmals die Arteria mammaria interna operativ versorgt. Viermal gelang es auch, Gefäße der Lungenwurzel, deren Verletzung einen Ausblutungszustand bedingt hatten, zu unterbinden. v. Eiselsberg, Heile, Pribram, Jehn, Nissen sind in derselben Weise vorgegangen (vgl. S. 785).

Die mechanische Wirkung des Hämothorax richtet sich nach den Druckverhältnissen der Pleurahöhle. Sie werden durch Menge der Flüssigkeit, Nachgiebigkeit des Mittelfelles sowie Art und Größe des begleitenden Pneumothorax bestimmt. Alle Gesetze, die für die Druckwirkung großer Exsudate auf Herz, Mittelfell, Gefäße und Lunge gelten, treffen auch für den Hämothorax zu. Nur sind seine Folgen gewöhnlich deswegen bedrohlicher, weil die Zeit zur Anpassung fehlt und darum ganz unvermittelt durch Abknickung des Herzstieles unter Lungenödem plötzlicher Tod eintreten kann. Er ist nicht als Verblutungstod im engeren Sinne zu deuten.

In den allgemein-pathologischen Vorbemerkungen wurde darauf hingewiesen, daß die Annahme, in den Brustraum ausgetretenes Blut verliere seine Gerinnungsfähigkeit, nicht zutrifft. Wir wissen heute, daß sich sogar sehr bald reichlich Fibrin am Boden des Hohlraumes ausscheidet und netzförmig die Zwerchfellkuppe überzieht. Diese Schicht wird langsam dichter und dicker und bildet die Vorstufe eines bindegewebigen Organisationsvorganges, der schließlich das ganze Brustfell ergreift. Die flüssigen Bestandteile des Blutes werden allmählich von den Lymphgefäßen aufgenommen. So kann in wenigen Wochen selbst eine große Blutmenge restlos beseitigt werden. Sehr häufig aber läßt Aufsaugung auf sich warten, und mancherlei Hemmungen treten ein. Das ist z. B. immer der Fall, wenn das Blut und die Ausscheidung seines Fibrins Reizwirkung auf die Pleura ausüben. Sie antwortet mit starker Ausschwitzung. Das Exsudat verdünnt den Bluterguß und kann die Gesamtmenge beträchtlich vermehren. Das Blut büßt durch diese Verdünnung die Gerinnungsfähigkeit seiner letzten flüssigen Reste ein. Bei Punktion eines mehrere Tage alten Hämothorax erhält man eine dunkelrote, fast blauviolette, lackfarbene Flüssigkeit, die ein Gemisch von Blut und Exsudat darstellt und nicht mehr gerinnungsfähig ist.

Eine weitere ernste Störung der Resorption tritt bei jeder stärkeren Entzündung des Brustfelles ein. Sie kann sich schon als Reaktion gegen den Bluterguß einstellen. Aber weitaus häufiger ist sie durch Infektion bedingt. Die Verletzung selbst oder der Übergang infektiöser Stoffe aus der Lungen- oder Brustwandwunde in den Pleuraraum erzeugt die verschiedenartigsten Formen der Entzündung, der Exsudate und des Empyems. Ihnen allen ist gemeinsam, daß sie die Aufsaugung des Blutergusses auf lange Zeit hinauszögern oder gar unmöglich machen, und daß dieser chronische Entzündungsvorgang eine Reihe von Störungen des Allgemeinbefindens durch Giftwirkung und der Lungentätigkeit durch mechanischen Druck auslöst. Auch entstehen dann regelmäßig starke Schwarten, die die Lunge einpanzern und die Brustwand erheblich verdicken. Der gewaltige Zug, den diese schrumpfenden Schwielen auf intrathorakale Organe und auf die Brustwand ausüben, ruft bezeichnende anatomische Veränderungen in Form und Lage der Eingeweide hervor. Das Bild ähnelt dem Zustande, wie wir ihn bei chronischen Empyemen anzutreffen pflegen.

Bei allen Lungenwunden kann in den ersten Tagen und Wochen eine Nachblutung eintreten. Am häufigsten stellt sie sich zwischen dem 5. und dem 11. Tage und dann später in der 3. bis 4. Woche ein. Die frühen Nachblutungen kommen dadurch zustande, daß die frisch verklebte und noch nicht vernarbte Wunde infolge zu starker Belastung beim Pressen oder Husten platzt und Gefäße dabei einreißen. Spätblutungen sind durch entzündliche Einschmelzung des Gewebes, durch Aneurysmenbildung und Arterienarrosion oder durch Fremdkörper, namentlich Granatsplitter verschuldet.

Das **klinische Bild** der Lungenverletzungen wird im wesentlichen durch die Symptome des Pneumo- und des Hämothorax beherrscht. Von ihrer Größe und ihrer mechanischen Rückwirkung hängt es ab, wie ausgeprägt die einzelnen Zeichen sind.

Die Begleiterscheinungen, die das Grundbild einrahmen, sind dagegen sehr wechselnd und vielseitig.

Schon die Eindrücke des Verletzten im Augenblicke der Verwundung werden verschieden geschildert. Glatte Gewehrschüsse werden oft nicht empfunden. Erst der Eintritt von Bluthusten, Beklemmung und Blutung nach außen macht die Getroffenen aufmerksam. Das ist im Felde häufig beobachtet worden. Selbst bei schweren Granatverletzungen fiel erstaunliche Schmerzlosigkeit im Augenblicke des Ereignisses auf. Mancher Soldat hat mit großer Lungenwunde noch in der Schlacht weitergekämpft. Ich selbst sah mehrmals Verletzte, die trotz ausgedehnter Zerreißung der Lungen und großen Blutverlustes lange Wegstrecken zum Verbandplatze zurückgelegt hatten. Im Gegensatze dazu steht die Erfahrung, daß kleinste anatomische Schädigungen große Schmerzen auslösen und reflektorisch Atem- und Herztätigkeit stark beeinflussen können. Besonders werden Brustwandschüsse, die mit Rippenverletzung einhergehen oder einen Nervus intercostalis treffen, als starker Schlag empfunden, der die Betroffenen nicht selten zu Boden schleudert. Sie klagen dann über Atemnot und Erstickungsgefühl, das sich zu Beklemmung und Todesangst steigern kann. Oft strahlen die Schmerzen in die Schulter aus oder werden in den Leib verlegt. Sehr häufig fühlen die Verletzten krampfhafte Anspannung der Bauchmuskulatur. Auch Friedenserfahrungen bestätigen das verschiedenartige Verhalten der Verwundeten. Ernste Störungen finden sich bei später nachweisbar leichten Traumen, während schwerste Verwundungen das Allgemeinbefinden auffallend wenig beeinträchtigen. Die Begründung für diese Unterschiede ist nicht leicht. Zweifellos wird der kämpfende Soldat durch die Ereignisse des Gefechtes, durch die Spannung seiner Seele, durch das große Erleben abgelenkt, so daß der Eindruck der Verwundung mit allen Folgen übertönt ist. Es handelt sich dann um einen psychischen Wundstupor, der ja auch bei Verletzungen des Friedens, die dramatisch verlaufen, beobachtet wird. Jedenfalls werden, wenn größere Nervenstämme getroffen sind, heftige Schmerzen, vor allen Dingen reflektorische Störungen mannigfachster Art ausgelöst.

Trotz aller dieser Unterschiede und Abweichungen kommt bei Lungen- und Brustfellverletzungen ein eigenartiges Bild zustande.

Bei schweren Massenblutungen, die die Folge der Zerreißung großer Lungenstielgefäße sind, verraten das blasse, anämische Gesicht, die stieren, glanzlosen Augen, die kühle Nase, der kleine jagende Puls die schwere Lage, den drohenden Verblutungstod. Nur selten vermag dann ein chirurgischer Eingriff noch Rettung zu bringen.

Auch bei geringeren Blutverlusten ist der Gesamteindruck meist schwer. Die Blässe des Gesichtes vermischt sich hier mit einem mehr cyanotischen Farbentone. Dyspnoische, angestrengte Atmung ist bezeichnend. Gewöhnlich ist der Puls noch gut zu fühlen, häufig sogar verlangsamt und von vermehrter Spannung. Gerade dieses Verhalten kann zu falscher Beurteilung des Befindens des Kranken führen. Der verlangsamte volle Puls ist nicht Ausdruck ungeschwächter Herzkraft, sondern vielmehr durch mittel- oder unmittelbare Reizung vagosympathischer Nerven bedingt.

Nur allzu schnell kann sich verhängnisvoller Umschlag einstellen. Der Puls wird dann klein, unregelmäßig, beschleunigt und läßt über den wirklichen Zustand keinen Zweifel mehr.

Nicht zu verkennen ist das Bild des Spannungspneumothorax. Bei ihm kommen zu den beschriebenen Merkmalen eigenartige Atmung und hochgradige Cyanose hinzu. Die Inspiration ist oberflächlich und klein; die Exspiration geht verlangsamt, krampfhaft und unter Stöhnen vor sich. Die verletzte Seite ist gewöhnlich aufgetrieben; die Zwischenrippenräume sind verstrichen (s. Bd. II, Abb. 451). Der untere Brustkorbrand bewegt sich sehr wenig; er wird häufig durch äußerste Anspannung der Bauchmuskulatur sogar festgehalten. Bei tiefliegendem Ein- oder

49*

Ausschusse kann sie sogar intraperitoneale Verletzung vortäuschen. Behinderung der Atmung und Beeinträchtigung der Herzarbeit erklären die hochgradige Cyanose des Gesichtes. Prall gefüllte Venen ziehen als dunkele Streifen am Halse entlang und verraten Drosselung des venösen Abflusses zum Herzen. Das Gesicht ist gedunsen; die Augen treten aus ihren Höhlen hervor; ihre Bindehautgefäße sind stark gefüllt.

Entwickelt sich aus dem Spannungspneumothorax ein Mediastinalemphysem, so zeigt sich sehr bald Luftansammlung am Halse. Sie kann sich von hier aus über den ganzen Körper verbreiten.

Es kommt vor, daß ein Spannungspneumothorax durch große intrathorakale Magenverlagerung, wie sie infolge von Zwerchfellruptur nicht selten auftritt, vorgetäuscht wird. Ich selbst habe einmal im Felde das schwere Krankheitsbild bei einem durch Blindgänger getroffenen, aber äußerlich nicht verletzten Soldaten als Lungenruptur mit Spannungspneumothorax gedeutet. Bei der Autopsie stellte sich heraus, daß nach Zwerchfellzerreißung die ganze linke Brusthöhle von dem aufs äußerste geblähten Magen ausgefüllt war. JEHN hat dasselbe beobachtet und eindrucksvoll aufgezeichnet (vgl. S. 766).

Ein wertvolles Zeichen der Lungenverletzung ist Bluthusten. Er kann bei schweren Verwundungen sofort und reichlich sich einstellen, namentlich wenn sie in der Nähe des Bronchus sitzen. Sonst tritt er nach mehr oder minder kurzer Zeit, selbst erst nach Tagen auf. Auswurf geringster Mengen von Blut, über die der Kranke berichtet oder die der Arzt feststellt, ist untrügliches Merkmal einer Lungenverletzung. Fehlen von Hämoptoe schließt aber selbst schwere Lungenwunden nicht aus. Gerade bei ihnen vermißt man oft infolge der Retraktion der Lunge und des Ausblutens in die Brustfellhöhle hinein das charakteristische Sputum. Auch darf aus der Blutmenge kein unbedingter Schluß auf die Größe der Verletzung gezogen werden. Aus erheblichen Lungenrindenwunden gelangt das Blut nicht selten erst nach Tagen in den Bronchus und von dort nach außen, während kleinste Einrisse der Bronchialschleimhaut oder im hilusnahen Parenchym unverhältnismäßig große Blutungen auslösen können. Ergießen sich beträchtliche Mengen in das Bronchialrohr, so kann durch Erstickung der Tod eintreten.

Die Häufigkeit blutigen Auswurfes nach Lungenverletzungen wird sehr verschieden angegeben. KOHLER, v. SCHJERNING, KÜTTNER, HILDEBRANDT, CHOLIN fanden blutigen Auswurf in etwa der Hälfte der Lungenschüsse mit Kleinkalibergewehren. Nach ORLOW und SONNENBLICK sind Hämoptysen häufiger. BORSZEKY stellte unter 42 penetrierenden Stichverletzungen 29mal, bei 89 Schußverletzungen dagegen 76mal Hämoptoe fest.

Das klinische Bild der Lungen-Brustfellverletzung ist im allgemeinen nicht zu verkennen. Die eindeutigen Zeichen eines Hämo- und eines Pneumothorax weisen auf die richtige Diagnose hin. In Verbindung mit der Hämoptoe sind sie geradezu pathognomonisch für eine Lungenwunde. Fehlt Bluthusten, so kann die Herkunft des Hämothorax zweifelhaft bleiben. Man wird dann entscheiden müssen, ob es sich um Lungen- oder um Brustwandverletzung mit starker Blutung handelt. Die Schnelligkeit, mit der der Hämothorax zunimmt, ist wichtiges Hilfsmittel für die Erkennung. Auch der Sitz der äußeren Verletzung in der Gegend der Arteria mammaria interna oder am unteren Rand einer Rippe in der Nähe einer Arteria intercostalis macht Eröffnung dieser Gefäße wahrscheinlich. Sonst wird man bei schnell wachsendem Hämothorax in erster Linie an Verletzung großer Gefäße der Lungenwurzel oder des Mediastinums denken.

Die Feststellung, ob die Blutung aus der Lunge oder aus einem Brustwandgefäße stammt, ist nicht immer leicht. Selbst wenn sich das Blut aus der Thoraxwunde nach außen ergießt, bleiben Zweifel möglich. Ist es schaumig, so ist Verletzung der Lungen wahrscheinlicher.

Der Nachweis des Hämothorax erfolgt durch Perkussion. Damit kann man erst eine Flüssigkeitsmenge von 300—400 ccm erkennen. Oft läßt schon der Allgemeineindruck vorher auf schweren Blutverlust schließen.

Bedeutungsvoll ist Feststellung eines Hautemphysems. Umschriebene Luftansammlung an der Einschußwunde beweist noch keine Verletzung der Pleurahöhle oder gar der Lunge. Entwickelt sich dagegen das Hautemphysem im Anschluß an einen Pneumothorax, so ist eine Wunde der Lunge mit Sicherheit anzunehmen. Fortschreiten des Emphysems ist dann Gradmesser für die Spannung in der Brustfellhöhle. Es wurde schon betont, daß beim Spannungspneumothorax das Emphysem häufig zuerst an der Kehlgrube in die Erscheinung tritt. Es hat dann diagnostische und prognostische Geltung.

Aus dem Sitze des Ein- und des Ausschusses lassen sich keine sicheren Schlüsse auf Lungenwunden ziehen. So kann z. B. ein Schuß, der von hinten her bei erhobenem Arme die Achselhöhle getroffen hat, eine perforierende Thoraxverletzung vortäuschen. Bei dieser Haltung schiebt sich der Musculus latissimus dorsi stark lateralwärts und bildet die hintere Begrenzung der Achselhöhle. Wird sie so von hinten durchschossen, so rückt, wenn der Arm sich senkt, der Einschuß stark medialwärts und erweckt den Eindruck, als ob eine Thoraxverletzung vorliege. Durch solche besondere Stellungen erklärt sich auch ein großer Teil der früheren „Kontur- oder Ringelschüsse".

Von speziellen Untersuchungsmethoden verdient das Röntgenverfahren besondere Erwähnung. Freilich kommen seine Vorteile weniger für den Zustand unmittelbar nach der Verletzung, als für ihre späteren Folgen, wie Lungeneiterungen, Empyeme, sowie für Fremdkörper in Frage.

Fast ebenso wichtig wie richtige Beurteilung der einzelnen Symptome ist richtige Einschätzung des Gesamtzustandes des Kranken. Wir wiesen schon darauf hin, daß leichte Verletzungen unmittelbar schwerste Beeinträchtigung des Allgemeinzustandes auslösen können, während sie aber selbst bei ausgedehnten Zerreißungen der Lunge manchmal fehlt. Sehr oft gibt erst weitere Beobachtung Aufschluß. Schnelle Besserung des Befindens spricht dafür, daß Shock vorlag; zunehmende Verschlechterung trotz Anwendung von Reizmitteln deutet auf Blutung.

Das widersprechende Verhalten des Pulses sei noch einmal betont; die irreführende Verlangsamung im Anfange, trotz des Nachlassens der Herzkraft, ist Folge von Vagusreizung.

Starke Spannung der Bauchdecken, die namentlich bei Verletzungen der unteren Abschnitte des Brustkorbes vorkommt, kann eine intraperitoneale Wunde vortäuschen. Umgekehrt muß man sich hüten, den bretthharten Leib als reflektorische Brustkorbfixation anzusehen. Bei der anatomischen Möglichkeit einer abdominellen Blutung oder einer Eingeweidezerreißung ist Feststellung der Mitbeteiligung anderer Organe für Diagnose und Behandlungsplan von großer Wichtigkeit. Namentlich sind die transdiaphragmalen Verletzungen hervorzuheben. Verwundung intraabdomineller Organe, wie Milz, Magen, Leber und Darm, ändern die Gesamtlage des Kranken wesentlich und verlangen Berücksichtigung bei Anlage des operativen Eingriffes. Der ernste Allgemeinzustand des Kranken ist dann nicht mehr allein durch Lungenverletzung, sondern durch Blutverlust aus Leber oder Milz bedingt.

Schwere Verletzungen des rechten unteren Brustkorbes zerfetzen sehr häufig die Leberkuppe. Aus den eröffneten Gallenwegen fließt dann Galle durch die Brustwunde nach unten. Sie ist an Farbe und Geruch erkennbar und kann außerdem chemisch nachgewiesen werden. Auch läuft sie bei der meist vorhandenen Verletzung des Zwerchfelles unmittelbar in die Brustfellhöhle, um von hier, bei gleichzeitig bestehenden größeren Lungenwunden, in das Bronchialrohr zu gelangen. Dann wird sie ausgehustet (BORCHARDT). Bei einem von DOBBERTIN beschriebenen Längsschusse, der die Leber traf, floß sogar am Halse durch die Ausschußöffnung Galle ab.

Entleerung von Magen- und Darminhalt oder Urin aus der Thoraxwunde ist eindeutig. Häufiger aber schüttet das verwundete Bauchorgan zunächst seinen Inhalt in den Brustfellraum aus, und der Sachverhalt wird darum nicht sofort erkannt (vgl. Abb. 423, Bd. 2).

Bei retroperitonealem Verlaufe des Schußkanales wird oft die Blase getroffen. Der Harn gelangt dann auf diesem Wege in die Pleurahöhle und ruft dort einen Erguß hervor, dessen Geruch seinen Ursprung verrät.

Auf intrathorakale Unterbrechung des Sympathicus führt TOENISSEN die von ihm beobachtete okulopupilläre Trias zurück: Verengerung der Lidspalte und der Pupille mit Zurücksinken des Bulbus auf der gleichen Seite. Klingt das Zeichen rasch ab, so lag vorübergehender Druck auf den Nerven vor.

An sich nicht tödliche Schädigungen des Rückenmarkes, der Speiseröhre und der Baucheingeweide können zusammen mit der Thoraxverletzung das Leben gefährden.

Rasch steigender Erguß im rechten Brustraume kann Folge der Durchtrennung des Ductus thoracicus sein. Der Chylothorax wird bei kleiner oder verklebter Brustwandwunde leicht übersehen. In den ersten Tagen wird ja selten punktiert, und später verleitet die gelblich- oder rötlichweiße Trübung des Punktates zur Annahme eines Empyems. Da der Ductus thoracicus in der Hauptsache rechts sich erstreckt, sitzt der Chylothorax häufiger dort; linkseitiger Lympherguß spricht für Verletzung im obersten Abschnitte des Ganges.

Der Verlauf nach Brustfell-Lungenverletzungen richtet sich nach der Art und der Ausdehnung der gesetzten Schädigung, der Größe des Blutverlustes und den Wirkungen eines Hämo- und Pneumothorax. Vor allen Dingen aber hängt das Schicksal des Kranken von dem Eintritt einer Infektion ab. Sie kann frühzeitig unter dem Bilde fortschreitender Pleuraphlegmone zum Tode führen, aber auch später, in allen Abschnitten der Heilung, selbst noch nach Wochen und Monaten das Schicksal der Verletzten besiegeln.

Über die histologischen Vorgänge bei der Heilung von Lungenwunden liegen zahlreiche Untersuchungen vor (KÖNIG, KLEBS, HADLICH, CORNIL und MARIE, PETRONE, MARCHAND, TIEGEL, TALKE, BORCHARDT, BEITZKE, BARILARI, MERKEL).

Gelegentlich experimenteller Nachbildung der „Gitterlunge" (SAUERBRUCH und NISSEN) haben wir die bisherigen Befunde noch einmal überprüft.

Der Ablauf morphologischer Erscheinungen stellt sich ungefähr folgendermaßen dar. Schon nach drei Stunden sieht man in dem Verletzungsgebiete, das mit Blutbestandteilen und desquamierten Alveolarepithelien durchsetzt ist, Einwanderung von Rundzellen. Nach etwa 6 Stunden kommt es zu starker Vermehrung der Epithelien, die ganze Alveolen ausfüllen.

Für die weitere Betrachtung ist es zweckmäßig, zwischen dem durch Blutgerinnsel mehr weniger ausgefüllten Wundkanal und der angrenzenden Lungengewebszone blutiger Durchtränkung zu unterscheiden. Wir treffen hier zwei verschiedene Reparationsvorgänge an.

Während im Alveolarsysteme selbst das eingedrungene Blut, zum Teil fermentativ gelöst, sein Pigment an die makrophagen Zellen zur Abbeförderung weggibt, zum Teil aber auch durch eindringende Gefäßsprossen, ähnlich wie bei indurierender Pneumonie, organisiert wird, sehen wir wohl auch in den großen Blutgerinnseln des Wundkanales organisatorische Vorgänge; aber — darauf hat MERKEL aufmerksam gemacht — in der Hauptsache werden die Blutmassen von einem feinen Granulationsgewebe umsponnen. In immer zunehmendem Maße werden die jungen Bindegewebsäste zusammengedrängt; die Blutflüssigkeit verschwindet, und es verbleibt am 6. oder 7. Tage ein feines Höhlenwerk, das einen gleichmäßigen Endothelbelag erhält.

Es entstehen hier Bilder, die außerordentlich an kleincystische angeborene Bronchektasen erinnern.

Diese Beobachtung, die schon mehrfach im Schrifttume niedergelegt ist (HADLICH, GARRÈ, TALKE, SAUERBRUCH, BORST), hat unseres Erachtens noch nicht genügende Würdigung gefunden.

Diese kleinen, mit einem Luftröhrenaste in Verbindung stehenden Höhlen finden sich in Lungenstielnähe auch dann, wenn die Lunge kollabiert ist. Andererseits haben wir peripher gelegene Hohlräume nur dann gesehen, wenn die Lunge nach der Verletzung unter Druckdifferenz belassen war.

Es ist kaum zweifelhaft, daß die Höhlenbildung im letzten Falle Folge der rein mechanischen Lungenausspannung beim Atmungsgeschäft ist. Durch die zwischen Luftröhre und Lungenoberfläche wirksame physiologische Druckdifferenz werden in einem von vornherein sehr modellierfähigen, weichen Narbengewebe physiologische Atemwege neugebildet, die in der Form den Alveolen wohl gleichen, sich indessen von diesen histologisch durch die Besonderheiten der Wand unterscheiden. Die Blutgerinnsel, die in den Wundkanal eingestreut waren, mögen das Höhlensystem vorgebildet haben. Man könnte von einem formativen Reiz der Atmung auf das junge Narbengewebe sprechen (NISSEN).

Die klinische Wichtigkeit der posttraumatischen Höhlenbildung im Lungenparenchym wird durch den Hinweis auf das bronchektasenähnliche Aussehen der Cysten angedeutet. Wenn es sich auch im pathologisch-anatomischen Sinne nicht um echte Bronchektasenbildung handelt, so ist es doch wahrscheinlich, daß die im langsam erstarrenden Bindegewebsmantel der Narbe eingeschlossenen kleinen Cysten, die mit dem Bronchialsystem in Verbindung stehen, allmählich klinisch zu Bronchektasen werden können.

Vielleicht kommen so die häufigen Bronchitiden der Lungenverletzten zustande.

Zu unterscheiden von dieser Cystenbildung, die man als posttraumatische Bronchektasen bezeichnen könnte, sind die rein emphysematösen Veränderungen des an den Narbenbezirk angrenzenden Lungenparenchyms. Sie sind aus der Pathologie der Tuberkulose (ORTH) und auch der des Emphysems (RIBBERT-HAYASHI) bekannt. Ihre Entstehung wird auf Stenosierung eines abführenden Luftröhrenastes durch das verhärtende Narbengewebe oder auf die Zugwirkung der Brustfellverwachsungen zurückgeführt. Solche Emphysembläschen in der Narbengrenze sahen auch wir.

Vollzieht sich diese beschriebene anatomische Vernarbung ungestört, so entspricht dem auch glatter klinischer Verlauf. Bei gutem Allgemeinzustande, ruhiger Atmung und mäßig erhöhter Körperwärme tritt in 2—3 Wochen Heilung ein.

Ganz anders ist der Hergang bei ausgedehnteren, unregelmäßig gestalteten und zerfetzten Wunden. Entzündungserscheinungen mit starker Exsudation in die Umgebung stören das Befinden meist recht erheblich. Die Körperwärme steigt; die Atmung wird beschleunigt; Husten stellt sich ein. Gewöhnlich klingen nach den ersten Tagen diese Zeichen ab, wenn die pneumonische Reaktion zum Stillstande gekommen ist. Aber nicht selten schreitet die vom Verletzungsgebiet entspringende Entzündung des Lungengewebes fort. Sie ruft, wie jede Pneumonie, ein typisches Krankheitsbild hervor: erhebliches Fieber, beschleunigte Atmung, gestörte Herztätigkeit. Der physikalische Befund wird gewöhnlich verdeckt durch die absolute Dämpfung des gleichzeitigen Hämothorax.

Meistens gehen auch ausgedehntere Pneumonien nach einigen kritischen Tagen vorüber.

Eine eigene Form der Lungenentzündung beruht auf Aspiration ausgetretenen Blutes in unverletzte Abschnitte. Sie findet sich in der Regel in den abhängigen Bezirken der Unterlappen und verläuft als lobuläre Pneumonie. Auch sie kann das Leben des Kranken ernstlich bedrohen, namentlich wenn noch andere Unfallsfolgen vorliegen.

Besonders ungünstig gestaltet sich die Lage, wenn das Wundgebiet der Lunge Sitz ausgedehnter Nekroseherde wird. Die Art der Verwundung spielt hier eine große Rolle. Granatsplitter und Nahschüsse zerfetzen das Parenchym derart, daß es abstirbt. Die Folge ist eitrige Einschmelzung: es entsteht der traumatische Lungenabsceß. Wurden Fremdkörper mitgerissen, die ja häufig Träger auch von Anaërobiern sind, so wird die Nekrose durch Fäulnis zur Gangrän. Solche Lungeneiterungen können in ganz kurzer Zeit zum Tode führen. Meistens allerdings kommt es zu anatomischer Begrenzung des Herdes und damit zum chronischen Abscesse. Noch nach Jahren vermag er das Leben des Verletzten zu bedrohen. Nur zu oft schließen sich Hirnabscesse, Meningitiden und Aspirationspneumonien an.

Die besonderen Gefahren eines großen Pneumo- und Hämothorax wurden bereits besprochen.

Nicht selten wird der Kranke auch später noch dadurch plötzlich gefährdet, daß aus der bereits verklebten Wunde wieder Blut nachsickert oder auch in größerer Menge sich plötzlich entleert. Allgemeinzustand und örtlicher Befund bewiesen, daß die Blutung bereits stand. Plötzlich, im Anschluß an eine heftige Körperbewegung oder nach einem Hustenstoße, wird der Kranke blaß, der Puls klein; die Körperwärme sinkt, und die Dämpfung über der Lunge steigt sehr rasch. Trotz Gegenmittel sterben dann die Verletzten in wenigen Stunden. Viermal habe ich diesen Verlauf beobachtet. Zweimal wurde durch die Sektion frische Blutung aus der schmierigen Lungenwunde festgestellt. Küttner berichtet von einem jungen Buren, der 20 Tage nach einem Lungenschuß auf der Beförderung über steinigen Weg starker Nachblutung erlag. Müller beschreibt Verblutung aus einer 1 mm dicken Lungenarterie $1^1/_2$ Monate nach der Verletzung. Selbst nach langer Zeit ist mithin ein derartiger trauriger Ausgang noch möglich. Freilich handelt es sich dann immer um entzündliche Veränderungen im Bereiche des Wundkanales, die Bildung einer festen Narbe unmöglich machten. Die durch die Verletzung selbst geschädigten Gefäßwände werden eingeschmolzen und lassen Blut austreten. Auch werden verschließende Gefäßthromben herausgeschwemmt.

Spätblutung wird besonders dann beobachtet, wenn das Geschoß oder andere Fremdkörper in der Lunge zurückgeblieben sind. Chronische Entzündungsvorgänge, die bei solchen Kranken immer bestehen, erklären sie. Oder aber die Blutung erfolgt aus kleinen Aneurysmen, die im Anschluß an Gefäßverletzungen durch Spitzen und Zacken der Fremdkörper sich gebildet haben.

Ein solches Ereignis kann, wie aus einer Mitteilung von Weiss ersichtlich ist, noch 25 Jahre nach einem Lungenschuß eintreten. Der Kranke starb an Hämorrhagie aus einer ulcerierten Höhle, die mit dem Bronchus in Verbindung stand und das Geschoß noch enthielt.

Aus der großen Zahl eigener Beobachtungen sei beschrieben, wie ein Kranker an einer Spätblutung zugrunde ging.

Bei einem Soldaten, der mir zur Begutachtung zugeschickt wurde, fand sich im rechten Unterlappen in der Nähe der Lungenwurzel ein Infanteriegeschoß, das sich im Röntgenbild eindeutig nachweisen ließ. Über der ganzen rechten Seite bestanden abgeschwächtes Atmen und mäßige Retraktion der Brustwand infolge von Schwartenbildung. Über dem rechten Unterlappen hörte man vereinzelte feuchtklingende Rasselgeräusche. Bei dem Verletzten waren mehrfach in Abständen von 6—8 Wochen Fiebersteigerungen und leicht blutiger Auswurf beobachtet worden. Ich schlug ihm vor, sich die Kugel entfernen zu lassen. Er wäre wohl einverstanden gewesen, wenn ihm nicht von anderer Seite diese Operation als „lebensgefährlicher Eingriff" ausgeredet worden wäre. Sie wurde darum nicht vorgenommen und der Kranke entlassen. 6 Wochen nachher erfolgte im Anschluß an körperliche Anstrengung bei der Heuernte eine schwere Blutung aus der Lunge, an der er verstarb.

In den letzten Jahren haben wir bei zahlreichen Kriegsteilnehmern Steckgeschosse wegen wiederholter Blutungen entfernen müssen, die manchmal erst 5—10 Jahre nach der Verwundung einsetzten.

Ähnlich wie Nachblutung kann auch Pneumothorax sekundär entstehen oder aufs neue eintreten. Gewöhnlich wird ja, wenigstens bei kleineren Verletzungen, die Lungenwunde durch Gerinnsel verstopft und durch Verklebung geschlossen. Die eingedrungene Luft ist innerhalb von 24 Stunden aufgesaugt. Unter dem Einflusse starker Drucksteigerung im Bronchialrohre, z. B. beim Husten und Pressen, kann aber die Wunde selbst noch nach längerer Zeit aufplatzen. Ein solcher Spätpneumothorax steigert sich zu Spannungspneumothorax, wenn die Beschaffenheit der Wunde dafür Vorbedingungen bietet.

Bedeutungsvoller als alle bisher besprochenen Störungen im Wund- und Heilungsverlauf ist Infektion des Brustfellraumes. Sie ist verderblicher als Spätblutungen und als pneumonische Vorgänge, die sofort oder nach einiger Zeit im Verletzungsgebiete der Lunge sich einstellen, selbst wenn sie zu Absceß oder Gangrän führen sollten.

Es treten Früh- oder Spätinfektionen der Brustfellhöhle auf. Auch in anatomischer Beziehung lassen sich mehrere Arten unterscheiden, die klinisch verschieden verlaufen.

Primäre Infektion der Brusthöhle kann durch das Trauma selbst zustande kommen. Sehr häufig werden bei Pfählungs- oder Stichverletzungen Infektionserreger in den Brustfellsack und die Lunge hineingeschleppt. Noch bedenklicher sind mitgerissene Kleiderfetzen. Dagegen sind durch Fernschüsse aus kleinkaliberigen Gewehren gesetzte Wunden praktisch steril.

Weitaus am ernstesten ist die Entzündung eines vorher gesunden Brustfelles bei bestehendem Pneumothorax. Unter Verschlechterung des Gesamtzustandes setzt hohes Fieber mit und ohne Schüttelfrost ein; der Kranke verfällt bei kleinem raschen Pulse schnell und geht unter dem Bilde schwerer Allgemeininfektion zugrunde. Pathologisch-anatomisch findet sich dann sulzig-ödematöse, subseröse Durchtränkung des Brustfelles, namentlich im Bereiche der Lungenwurzel und des Mittelfellgebietes. Überfüllung der Gefäße, sogar Blutungen werden angetroffen. Die Ausschwitzung in den Brustfellraum ist gewöhnlich gering, trübwässerig, oft auch hämorrhagisch. Fibrin und Eiter fehlen. Bei dieser anatomischen Form der Frühinfektion tritt in 2—3 Tagen, oft sogar schon in den ersten 24 Stunden, mit wenigen Ausnahmen der Tod ein.

Wesentlich günstiger sind die Frühinfektionen, bei denen bald reichliche serofibrinöse Exsudation erfolgt, die schnell eitrig wird. Es entsteht ein regelrechtes Empyem. Hier liegt eine Pleura vor, die infolge früher durchgemachter Entzündung weniger empfindlich geworden ist. Pleuraphlegmone kommt bei solchen Kranken nur selten vor.

Die sekundären oder Spätinfektionen brechen gewöhnlich erst nach einigen Tagen oder gar noch später aus. Ihre Entstehung ist verständlich, wenn eine Rindenwunde durch den Brustfellraum und die Brustwand hindurch mit der Außenwelt in breiter Verbindung steht. Solche anatomischen Verhältnisse schaffen günstigste Voraussetzungen für die Entwicklung schwerer Pleuritiden. Ist nicht schon durch die Verletzung selbst oder durch mitgerissene Fremdkörper Primärinfektion bedingt, so erfolgt sie regelmäßig nach einigen Tagen. Entweder greift der schmierig eitrige Belag der äußeren Wunde auf das Innere der Brusthöhle über, oder aber entzündungserregende Stoffe der zerfetzten, in Abstoßung befindlichen Lungenwunde brechen in die Umgebung durch. Auch bei diesem Ereignisse hängt alles von der Beschaffenheit des Brustfelles ab. Je unversehrter es vorher war, desto größer die Gefahr! Glücklicherweise haben sich oft in den vorausgegangenen Tagen schon Gewöhnung und Anpassung eingefunden, so daß Spätinfektion des Brustfelles gewöhnlich gutartiger ausgeht, als die ganz ungünstige frühzeitige, phlegmonöse Pleuraentzündung.

Klinischer Gradmesser für die Spätinfektion ist das Verhalten der Körperwärme und des Pulses. Fiebersteigerungen in den ersten Tagen nach einer Lungenverletzung sind durch die anatomische Wundreaktion bedingt und daher nicht bedrohlich. Der Puls bleibt dabei gut und kräftig, wenn auch etwas beschleunigt. Nach dem 3. bis 5. Tage ist die Körperwärme auf 37,8—37,5 heruntergegangen. Erneutes Ansteigen nach dieser Zeit spricht für Spätinfektion.

Sie kann von erheblicher Störung des Allgemeinbefindens begleitet sein oder auch nur Atmung- und Pulsbeschleunigung bei verhältnismäßig gutem Gesamtbefinden hervorrufen. Gewöhnlich ist das Schicksal des Verletzten schon aus seinem

Antlitz abzulesen. Matter, trüber Blick, eingefallenes und gelblich fahles Gesicht sind bedrohliche Zeichen. Diese Kranken erliegen gewöhnlich in den nächsten Tagen dem schweren Infekt. In ihrem Brustraume findet man dann trübseröses, fibrinöses Exsudat in verhältnismäßig geringer Menge.

Ist dagegen der Verlauf günstig, so kommt es bald zur Ausbildung eines regelrechten Empyems, das mannigfache Erreger enthalten kann: Streptokokken, Staphylokokken und Anaërobier, die mitunter sogar zur Gasbildung Anlaß geben.

Bei anatomischer Untersuchung zeigen sich die verletzten Lungenabschnitte, aus denen die Infektion hervorbrach, mißfarbig, nicht selten mit größeren und kleineren Jaucheherden durchsetzt. Es können große Teile eines Lungenflügels gangränös werden. Schwere jauchig-schmierig-stinkender Pleuritis stellt sich ein.

Entzündungen der äußeren Wunde greifen keineswegs immer auf Rippenfell und Lunge über. Sehr häufig bilden sich frühzeitig Verklebungen zwischen den beiden Serosablättern, die den übrigen Brustfellraum und das Organ zuverlässig schützen. Mehrfach habe ich Phlegmonen und Abscesse in der Umgebung einer Brustwunde gesehen, ohne daß der Brustfellsack trotz anfänglicher breiter Verbindung infiziert worden wäre. Um so schwerer sind plötzliche Infektionen der Pleura, die nach Lösung bestehender Verklebungen im Anschluß an ungeschickten Verbandwechsel oder bei Entfernung von Geschossen und von Sequestern auftreten.

Primäre Verklebung der Lungenwunde schützt sie gegen Übergreifen von Eiterung aus der Brustfellhöhle. So fand BORCHARD bei einem verstorbenen Soldaten ausgedehnten primären Pyopneumothorax, während der Schußkanal in der Lunge aseptische Heilung aufwies.

Umgekehrt wandert eine Entzündung der Lungenwunde nur unter bestimmten Voraussetzungen auf das Brustfell über.

Schwer zerfetzte Wunden, bei denen Verklebung und glatte Ausheilung unmöglich sind, bei denen alle Formen der Demarkationsvorgänge, das Abstoßen nekrotischen oder, wie in der Lunge meistens, gangränösen Gewebes vorkommen, gehen mit heftiger Reaktion der Umgebung einher. Im gesamten Entzündungsgebiete sammeln sich Infektionserreger an, so daß bei Durchbruch solcher Wundhöhlen in den Brustfellraum schwerste Infektionen geradezu selbstverständlich sind. Aber dieses an sich verhängnisvolle Ereignis kann dadurch abgeschwächt werden, daß sich zunächst zwischen den beiden Pleurablättern Verklebungen und Verwachsungen bilden und daß dann später die Perforation in ein schon abgekapseltes Gebiet erfolgt. Auf diese Weise entstehen abgesackte, oft mehrfache Empyeme an den verschiedensten Stellen: interlobäre, basale, corticale und die immer noch viel zu wenig beachteten vorderen und hinteren mediastinalen.

Diese umschriebenen Brustfelleiterungen geben bei rechtzeitiger Eröffnung gute Prognose. Selten werden sie sogar spontan aufgesaugt; sie stören den Heilungsverlauf dann nur wenig. Auch Durchbrüche solcher Eiterherde in die Lunge sind beobachtet. Sie können restlos ausgehustet werden, aber auch durch die Möglichkeit der Aspiration den Kranken in große Gefahr bringen. Nicht immer gelingt es, solche abgesackte Empyeme aufzufinden. Dann gehen die Kranken unter dem Bilde zunehmenden Verfalles und amyloider Entartung schließlich zugrunde.

Alle Infektionen, die in der Brusthöhle primär oder sekundär zustande kommen, werden durch Hämo- und Pneumothorax wesentlich beeinflußt. Das ausgetretene Blut schafft günstige Bedingungen für Fortentwicklung eingedrungener Krankheitserreger. Der bestehende Pneumothorax schaltet die normalen Resorptionsmöglichkeiten aus und unterstützt rein mechanisch schnelle Ausbreitung. Nach den Untersuchungen von SAUERBRUCH, TIEGEL, NOETZEL und BURCKHARDT kann an dieser ungünstigen Wirkung des Pneumothorax auf die Infektion ein Zweifel nicht mehr bestehen. Dagegen hat ein Hämo- und Pneumothorax, der selbst nicht infiziert ist, auf Entzündungsvorgänge in der Lunge eher günstigen Einfluß. Entspannung und Ruhigstellung des Gewebes sind beachtenswerte Heilmittel.

Komplikationen können sich in späterer Zeit im Lungen-Brustfellraume noch durch das Zurückbleiben von Fremdkörpern, besonders bei Steckschüssen einstellen. In ihrer Umgebung bilden sich Entzündungen und Eiterungen, ja sogar brandige Einschmelzungen des Gewebes. Diese Späteiterungen gestalten die Prognose der Steckschüsse ungünstig.

Die Entzündungen und Eiterungen in der Lunge selbst sind immer Folge ausgedehnterer mechanischer Zerstörung des Lungengewebes, wie das bereits mehrfach hervorgehoben wurde. Der Abstoßungsvorgang bildet gewissermaßen die Unterlage für Entwickelung einer Infektion. Es tritt dann gewöhnlich nach einigen Tagen befriedigenden Befindens starkes Krankheitsgefühl ein. Die Körperwärme steigt. Die Atmung wird schmerzhaft und beschleunigt. Der Kranke hat schmierig-rötlichen Auswurf, der Blut- und Lungendetritus enthält. Auch verrät nicht selten der Geruch gangränösen Zerfall. Der Entzündungsherd läßt sich durch klinische Untersuchung gewöhnlich, durch Röntgenaufnahme immer feststellen.

Die Späteiterungen, die namentlich nach Steckschüssen sich entwickeln können, werden bei den Lungeneiterungen im Zusammenhange besprochen.

Bemerkenswerte anatomische Veränderungen im Lungenbrustfellraume treten sehr oft in der Folgezeit noch klinisch in Erscheinung. Es kommt nicht selten im Anschluß an hochgradige Schrumpfung in der Lunge zur Bildung von Bronchektasen, mehr oder minder umschriebenen Erweiterungen eines Bronchialabschnittes im Bereiche des früheren Verletzungsgebietes.

So trat bei einem Krieger, dem ich einen großen Granatsplitter aus dem rechten Unterlappen wegen wiederholter bedrohlicher Blutung entfernt hatte, ein Jahr später das Bild der Bronchektasen auf. Der Kranke hatte Husten und Auswurf, der zweifellos aus den im Röntgenlichte und klinisch nachweisbaren Erweiterungen der Bronchen stammte.

Die Behandlung der Lungenverletzten.

Leicht und einfach ist im allgemeinen die Feststellung einer Lungenverletzung, schwierig dagegen sehr oft der Entschluß zum Eingreifen. Bis zur Jahrhundertwende beschränkte man sich auf symptomatische Behandlung und ging nur selten operativ vor. Diese Auffassung änderte sich im Jahre 1905 grundsätzlich.

GARRÈ erbrachte in einer großen Statistik aus dem Weltschrifttume den Nachweis, daß die Erfolge abwartenden Verhaltens unbefriedigend sind. 40% der Verletzten gingen zugrunde, und davon erlagen 5—6% inneren Blutungen oder einem Spannungspneumothorax. Das Ergebnis ist um so trauriger, als die Kranken nachweislich in operationsfähigem Zustande in die Hände des Arztes gelangt waren. Diese Zahlen haben den früheren therapeutischen Standpunkt gegenüber Lungenverletzungen erschüttert, insbesondere auch den Angaben LENORMANTs jede Berechtigung genommen. Dieser hatte nämlich über einen Verlust von nur 10% berichtet. Seine Behauptung, daß mehr Operierte als konservativ Behandelte sterben, ist nach den heute vorliegenden Erfahrungen gewiß unrichtig. Ein einfacher Vergleich zwischen dem operativen und dem konservativen Vorgehen ist aber schon deswegen abzulehnen, weil bei ruhiger und sachlicher Anzeigenstellung die Operierten selbstverständlich immer Schwerverletzte sind.

GARRÈ trat nun in der erwähnten Arbeit auf Grund klinischer Überlegungen und eigener Erfahrungen für entschlossenere Maßnahmen ein. Die operative Behandlung bestimmter Formen von Lungenwunden hält er nicht nur für berechtigt; er empfiehlt sie sogar dringend. Die Lehre GARRÈs hat sich heute wohl allgemein durchgesetzt, namentlich seit wir lernten, durch Anwendung des Druckdifferenz-

verfahrens die allgemeinen Gefahren der Brusthöhleneröffnung erheblich herabzusetzen. Eine Reihe schönster Erfolge bei schweren Verletzungen ist zielbewußtem
und geschicktem chirurgischen Vorgehen zu verdanken.

Auch im Felde hat sich der Standpunkt GARRÈs voll bewährt. Trotz der be-
greiflichen Schwierigkeiten, die dieser besonderen chirurgischen Aufgabe entgegenstanden, hat man gegen Schluß des Weltkrieges sich immer bestimmter zur operativen Behandlung schwerer Lungenbrustfellverletzungen bekannt. So betonen die
Arbeiten ENDERLENs, KÜTTNERs, JEHNs, BURCKHARDTs und LANDOIS', SAUERBRUCHs,
die häufige Notwendigkeit chirurgischen Eingreifens und anerkennen seine Vorzüge
gegenüber unsicherem Abwarten. Die Ergebnisse rechtfertigen diese Stellungnahme
vollauf.

Die Erleichterung unseres Handelns, die das Druckdifferenzverfahren vermittelt,
darf uns aber zu übereiltem Vorgehen nicht verleiten. Klare Anzeigenstellung ist unerläßlich. Der Vorschlag ZEIDLERs, jede frische penetrierende Brustwunde operativ
zu versorgen, schießt über das Ziel hinaus. Anderseits soll man bei schweren Verletzungen durch zu langes Warten nicht kostbare Zeit verstreichen lassen. Die Erfahrungen des Krieges haben in weitem Maße die Gesichtspunkte klar gemacht.
Durch sie haben wir auch für die Friedenstätigkeit zuverlässige Wegweiser gewonnen.

Bei vielen Lungenverletzten ist die Entscheidung leicht. Bei wenigen ist die
Wahl zwischen Handeln oder Abwarten selbst für den Erfahrenen schwierig. Die
Sorge, durch operatives Vorgehen die Allgemeinlage zu verschlechtern, ist namentlich bei schweren Blutungen berechtigt. Der Eingriff als solcher kann hier wie
ein Todesstoß wirken.

Grundsätze im Einzelnen aufzustellen ist schwer. Viel hängt von Erfahrung
und technischer Fähigkeit des Operateurs, noch mehr von den äußeren Verhältnissen, das Meiste von dem Allgemeinbefinden des Kranken und der Art der Verletzung ab. Immerhin kann man in großen Zügen festlegen, nach welchen Überlegungen abwartende und operative Behandlung sich richten.

Einfacher Pneumothorax oder Hämothorax bedarf chirurgischer Behandlung nicht. Selbst bei großem Blutergusse soll man, wenn seine Erscheinungen
an Schwere nicht zunehmen und der Zustand des Kranken, Atmung und Puls
weiteren Blutverlust unwahrscheinlich machen, ruhig abwarten.

Hauptaufgabe konservativer Behandlung der Lungenverletzten ist Ruhe. Ruhe
für die Körpertätigkeit, Ruhe in der Lage und Ruhe in der Umgebung.

Man wird die Kranken darum, wenn möglich, in stillen Einzelzimmern, jedenfalls aber weit ab vom lebhaften Krankenhausbetrieb unterbringen.

Die erste Lagerung soll so erfolgen, daß sie für einige Tage bestehen bleiben
kann. Das Auskleiden muß vorsichtig geschehen unter Vermeidung heftiger Bewegungen. Dann wird der Verletzte halb sitzend bequem in das Bett gebracht.
Jeder Transport ist weiterhin zu vermeiden. Muß Ortswechsel stattfinden, so ist
die Tragbahre das schonendste Beförderungsmittel.

Bei der Feststellung des Befundes sucht man Aufsetzen und andere unnötige
Bewegungen des Kranken zu vermeiden. Lieber einmal gründlich untersuchen, als
durch vielfache Geschäftigkeit den Kranken quälen. Auch auf das Erheben der
Vorgeschichte wird man, soweit immer möglich, verzichten. Sprechen strengt den
Kranken an und schadet ihm.

Die erste und eiligste therapeutische Maßnahme ist Verabreichung von Morphium. Die Wirkung dieses Mittels ist gerade bei Thoraxverletzten erstaunlich.
Selbst Kranke mit hochgradiger Preßatmung, mit angstverzerrtem Gesichte beruhigen sich nach kurzer Zeit. Der Eindruck eines lebensbedrohlichen Zustandes
schwindet. Man erkennt dann oft, daß die Verwundung leichter ist, als man zuerst
annahm.

Bei kleinem schnellen Pulse, wie er bei schweren Blutungen nach vorübergehender Verlangsamung auftritt, ist Campher in größerer Menge notwendig. Sauerstoffüberdruckatmung wirkt günstig auf Herz und Gefäßsystem und bringt selbst nach schweren Blutverlusten dem Kranken oft Erholung. Verschlechtert sich die Herzkraft trotzdem, so muß man an Fortgang der Blutung denken. Die Frage der Operation wird dringlich.

Die Kranken klagen meist über Durst. Man soll ihnen reichlich, aber vorsichtig zu trinken geben. Verschlucken löst heftige Hustenstöße aus, die erneute Blutung veranlassen.

Hat der Kranke eine Hämoptoe, so wird man ihm das Auswerfen durch Unterstützen des Oberkörpers und Heben des Kopfes erleichtern. Anstrengungen sind zu vermeiden.

Die äußere Wunde soll einfach und schonend versorgt werden. Gewöhnlicher Jodanstrich und trockener keimfreier Verband genügen für glatte Schuß- und Stichwunden.

Jeder Lungenverletzte bedarf bei konservativer Behandlung genauer fortwährender Überwachung. Verschlechterung des Pulses, Zunahme der Dämpfung, Auftreten von Preßatmung oder von Hautemphysem in der Kehlgrube drängen zur Operation.

Im Verhalten des Pulses, der Atmung und der Körperwärme spiegelt sich Besserung oder Verschlechterung des Zustandes wieder. Die Atmung bleibt gewöhnlich 2 Tage beschleunigt, wird dann ruhiger und kehrt nach 8—10 Tagen zur Regel zurück. Auch die hohe Pulszahl geht am 2. Tage herunter. Dagegen hält Fieber oft längere Zeit an. Es ist bei guter Herzkraft und ruhiger Atmung nicht als Folge einer Infektion zu deuten, stellt vielmehr nur Begleiterscheinung umschriebener entzündlicher Gewebsvorgänge im Bereiche der Lungenwunde dar. Auch Aufsaugung des Blutergusses steigert die Eigenwärme.

Tritt nach vollständigem Abfalle des Fiebers erneut Erhöhung auf, vielleicht sogar unter Schüttelfrösten, so spricht das für Infektion der Pleura oder für Lungeneiterung. Man wird sich dann durch Punktion des Brustfellraumes Klarheit verschaffen.

Resorption eines Hämothorax erfolgt sehr langsam. Sie kann durch Wochen und Monate auf sich warten lassen.

Frühanzeige zum Ablassen des Ergusses ist nur unter bestimmten Bedingungen gegeben. Schnelle Vergrößerung eines Hämothorax in den ersten Stunden spricht für erneute Blutung. Man wird dann unter Berücksichtigung aller Merkmale die Frage der Operation erwägen.

Anwachsen des Hämothorax nach einigen Tagen kann seine Ursache ebenfalls in Nachblutung haben. Meist aber ist dann die Zunahme der Flüssigkeit bedingt durch Bildung eines Exsudates. Das Verhalten des Pulses entscheidet. Kann Blutung ausgeschlossen werden, so kommt bei starken Verdrängungserscheinungen höchstens entlastende Punktion in Frage.

Es überrascht, daß selbst große Flüssigkeitsansammlungen bei Ruhelage keineswegs immer Beschwerden auslösen. Ernstere Störungen treten nur bei Drosselung des Herzens und dann ein, wenn der andere Lungenflügel erkrankt und zur kompensatorischen Leistung unfähig ist. Hier verbessert Ablassen des Ergusses den Zustand des Kranken erheblich.

Sonst aber soll man das Blut nur absaugen, wenn nach mehreren Wochen Spontanresorption ausbleibt. Sie wird dann schon durch Wegnahme kleiner Mengen angeregt. Nur so vermeidet man Entwickelung derber Schwarten, die mechanisch den Brustkorb und seine Organe später verziehen. Frühpunktion ist ferner angezeigt, wenn die Körperwärme des Kranken länger als 14 Tage erhöht bleibt. Durch sie verschwindet gewöhnlich das Fieber selbst bei bestehender Eiterung.

JABOULAY hält Entleerung des Hämothorax durch Punktion für ein gutes Mittel, die Blutung zum Stehen zu bringen. Diesem Standpunkte schließen wir uns nicht an, wenn auch nach unserer Meinung durch Entfernung des Hämothorax neue Blutung nicht zu befürchten ist.

Bei dieser konservativen Behandlung heilen die meisten Lungenverletzungen glatt aus. Selbst Kranke mit anfänglich bedrohlichem Zustand erholen sich und werden gesund.

Die Genesungszeit wird verschieden geschätzt, von BOMHARD und MÖLLER auf 4—5 Wochen, von v. OSTEN-SACKEN auf 9—11 Wochen. Es hängt von der Größe des Blutverlustes, von der Widerstandskraft des Körpers ab, wie lange es dauert, bis volle Kraft und Gesundheit zurückgewonnen sind. Jedenfalls bedürfen auch Leichtverletzte mindestens $^1/_4$ Jahr der Schonung. Die Geheilten sollen nicht vor 4 Wochen das Bett verlassen und auch nur allmählich sich wieder an Körperbewegungen gewöhnen.

———————

Die konservative Versorgung der Lungen-Brustfellverletzungen findet gegenüber bestimmten schweren Formen ihre Grenze. Anatomische Besonderheiten der Wunde oder bedrohliche unmittelbare Verletzungsfolgen verlangen **operative Behandlung.** Hier ist die Anzeige für chirurgisches Vorgehen klar und unumstritten.

Für die Ausführung aller Eingriffe darf heute das Druckdifferenzverfahren als wesentliche technische Unterstützung bezeichnet werden. Seine Vorzüge, Erleichterung der Maßnahmen des Operateurs, Verbesserung der Lage des Kranken, sind gerade durch Kriegserfahrungen außer Zweifel gestellt. Freilich hängt die Möglichkeit erfolgreicher Operation nicht ausschließlich von seiner Anwendung ab. Ein Druckdifferenzgerät ist nicht unbedingt notwendig. Das beweisen zahlreiche Beobachtungen (GARRÈ, THIEL, GRUNERT, MERTENS, RICHTER, KÜTTNER, HOTZ, GRASSMANN, WOLFF und ISELIN). Die Vorteile sind aber so ausgesprochen, daß man selbst in der Notchirurgie behelfsmäßige Mittel schaffen sollte. Wie das geschehen kann, ist in der ausführlichen Beschreibung des „Druckdifferenzverfahrens" angegeben. GARRÈ, der den größten Teil seiner Lungenoperationen früher ohne Respirationsapparat ausführte, schreibt 1912 in seiner „Lungenchirurgie": „Später habe ich sowohl mit dem SAUERBRUCHschen wie mit dem BRAUERschen Apparat operiert und ihre Vorteile bei den großen Thorakoplastiken und Lungenverletzungen schätzen gelernt. Für einen Teil unserer Lungenoperationen — und natürlich auch für die Oesophagus- und Herzchirurgie — sind uns die Apparate in der kurzen Zeit ihrer Anwendung unentbehrliche Hilfsmittel geworden, die — darüber ist kein Zweifel — das operative Vorgehen vereinfachen und die Gefahren vermindern." KÜTTNER, der das Druckdifferenzverfahren schon vor dem Weltkriege in mehreren Arbeiten für die Verletzungschirurgie empfohlen hatte, tritt erneut für seine ausgiebige Benutzung ein. Auch ENDERLEN, GRÄFENBERG, JEHN, BURCKHARDT und LANDOIS, DREYER, MEISEL, KONJETZNY und viele andere bestätigen uneingeschränkt die Erleichterung der Operation durch Druckdifferenz.

Die Ausschaltung der Pneumothoraxgefahren und die Vereinfachung des operativen Eingriffes springen bei Lungenverletzungen besonders in die Augen. GARRÈ hebt hervor, daß man wegen Änderung der topographischen Verhältnisse nach Eröffnung des Thorax die Lungenoberfläche erst sorgfältig absuchen müsse, wenn ohne Druckdifferenz operiert werde. Bei subcutanen Wunden der Lunge durch Rippenbrüche, vor allen Dingen aber bei Lungenrupturen kann es vorkommen, daß große Risse des Organes trotz breiter Eröffnung des Brustkorbes nicht aufgefunden werden. Über eine derartige Beobachtung berichtet v. BRAMANN.

Die Anwendung des Druckdifferenzverfahrens stellt normale topographische Beziehungen wieder her und erleichtert die Erkennung selbst kleiner Wunden außerordentlich. Sie sind am Austritte von Blut und von Luft sofort zu erkennen.

Je nach Form und Ausdehnung der Verletzung wird man in verschiedener Weise vorgehen. Einfach liegen die Verhältnisse, wenn es sich um eine breit klaffende Thoraxwunde mit gleichzeitiger Verletzung der Lunge handelt. Hier besteht die Hauptgefahr in dem offenen Pneumothorax. Seine Beseitigung ist dringend notwendig.

Schon einfacher Schluß der Brustwunde bessert die Lage des Verletzten ganz erheblich. Die Heilungsaussichten steigen weiter, wenn man diesen Schluß nach Blähung der Lunge vornimmt. Ihre Wunden müssen dann vorher genäht werden.

Dringlicher ist die Anzeige operativen Eingreifens bei schwerer Blutung und bei Spannungspneumothorax.

Jede Form ernster Blutung verlangt chirurgische Behandlung. Dieser allgemeine Grundsatz kann ohne Einschränkung auch auf die Thoraxchirurgie übertragen werden. Beurteilung der Größe des Blutverlustes ist freilich nicht immer leicht. Den wertvollsten Aufschluß gibt Beobachtung des Kranken. „Nicht die unmittelbare Schwere der Symptome, sondern ihre Verschlimmerung zeigt uns die Notwendigkeit einer Operation an." Wir untersuchen den Verletzten in kurzen Zwischenräumen und achten genau auf jede örtliche und allgemeine Änderung. Wenn

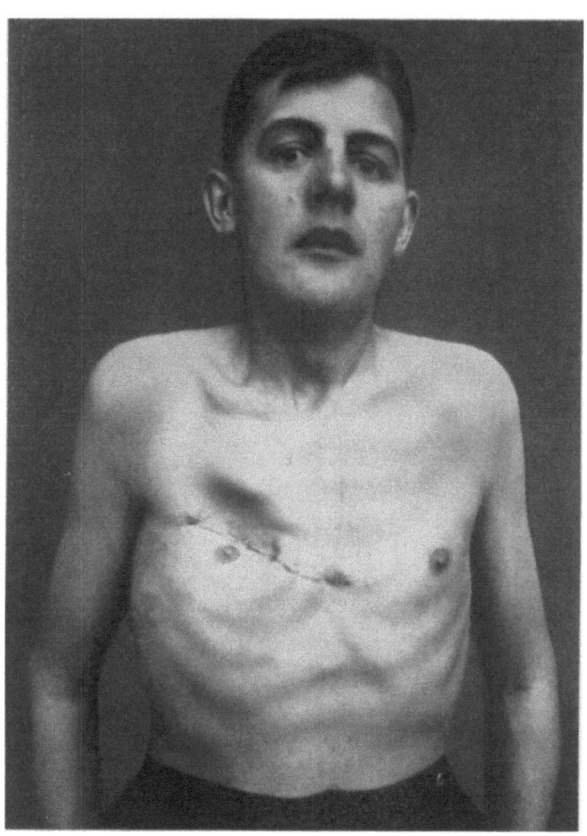

Abb. 781. Brustschußverletzung. Unterbindung der Arteria und der Vena pulmonalis des rechten Mittellappens. Nach der Heilung.

die Dämpfungsgrenze rasch steigt, Verdrängungserscheinungen, namentlich Dyspnoe, zunehmen, der Puls kleiner und rascher, die Blässe ausgesprochener wird, die Eigenwärme dagegen sinkt, dann ist längeres Zuwarten gefährlich. Nach großen Blutverlusten kann zwar im Kollapszustande durch Senkung des arteriellen Druckes die Blutung zum Stehen kommen; vielleicht auch wirkt der Erguß selbst im gleichen Sinne. Mit dieser glücklichen Wendung ist aber nicht zu rechnen. Bei günstigen äußeren Operationsmöglichkeiten soll man darum den Eingriff nicht aufschieben.

Ob die Blutung aus der Brustwand, der Lunge oder ihren Wurzelgefäßen stammt, beeinflußt höchstens die Art des chirurgischen Vorgehens, nicht aber die Anzeigenstellung. Man sucht die blutende Ader auf und unterbindet sie. Bei Blutungen aus einer Arteria intercostalis oder aus der Arteria mammaria interna bestimmt der Sitz der äußeren Verletzung den Schnitt.

Selten ist Tamponade zu empfehlen. Sie kommt eigentlich nur dann in Frage, wenn eine angeheftete Lunge im Bereiche des Verwachsungsgebietes zerfetzt ist und aus ihr größere Blutung erfolgt. Man stopft das Wundgebiet, das sich durch die Verwachsung der Lunge für primäre Naht schlecht eignet, reichlich aus und bringt die Blutung so zum Stehen.

Bei allen intrathorakalen Eingriffen ist Vorbedingung für gute Übersicht breite Eröffnung der Brustwand.

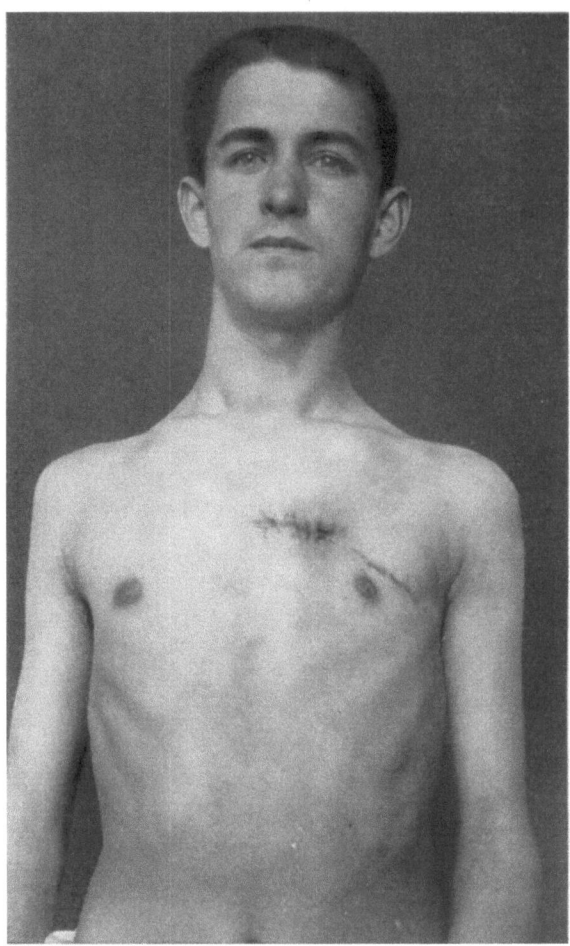

Abb. 782. Brustschußverletzung (Unterbindung der Arteria pulmonalis des linken Oberlappens) nach der Heilung.

Gestaltung der Operation hängt von dem Sitze der Verwundung ab. Vermutet man die blutende Stelle unterhalb der 4. Rippe, so geht man im unteren Brustraum ein. Der Verletzte wird auf die gesunde Seite gelagert, sein Oberkörper gesenkt. Durch starke seitliche Überbiegung des Rumpfes wird der Eingriff erleichtert. Ist der obere Brustraum betroffen, so ist sitzende Haltung vorzuziehen. Freilich kann gerade hier auch Tieflagerung des Oberkörpers von Vorteil sein. Die Entleerung des Blutes ist leicht und der Zugang durch die Möglichkeit, den Kopf stark nach hinten und nach der Seite zu verschieben, besonders günstig.

Die Brusthöhle wird bei tiefsitzenden Verletzungen vom 5., 6. oder 7. Zwischenrippenraum aus mit oder ohne Rippenresektion eröffnet. Dann setzt man den Sperrer ein und erweitert die Bresche, bis genügende Übersicht erreicht ist.

Ist der Oberlappen beteiligt, so geht man zwischen der 2. und der 3. oder der 3. und der 4. Rippe von vorn her ein. Es ist dann häufig nötig, die benachbarten Spangen in ihrem Knorpelansatz einzukerben, um die Lücke gehörig erweitern zu können. Auch von hinten gewinnt man guten Zugang; nur ist der Eingriff schwieriger. Der Schnitt muß mit Rücksicht auf die mächtige Muskulatur die Scapula umkreisen. Dann wird das Schulterblatt durch Elevation des Armes von der Brustwand abgehoben und hochgeklappt. Wieder eröffnet man dann durch Intercostalschnitt den Brustraum.

Nach Durchtrennung des Rippenfelles stürzt das Blut meist im Schwalle heraus, namentlich, wenn sich die Lunge unter Druckdifferenz bläht. Man kann daran denken, es keimfrei aufzufangen und für eine Autotransfusion zu verwenden. Nun unterrichtet man sich schnell durch Einblick oder durch Einführen der Hand.

Gewöhnlich ist die Verletzungstelle an dem Austritte schaumigen Blutes sofort kenntlich. Für das Aufsuchen der Lungenwunde empfiehlt es sich, die Druckdifferenz auf mindestens 8 mm Hg zu erhöhen. Bei perforierenden Schußverletzungen muß immer nach mehreren Öffnungen gesucht werden. Den Einschuß an dem vorliegenden Lungenteil findet man leicht, den Ausschuß dagegen häufig nur mühsam. Er sitzt weit davon entfernt, oft sogar in einem anderen Lappen, nachdem die Kugel den ersten durchschlagen hat.

Wie wichtig gerade für das Aufsuchen mehrerer Lungenwunden die Druckdifferenz ist, geht aus folgender Beobachtung hervor:

24jähriger Mann mit Revolverdurchschuß. Einschuß links im 4. Zwischenrippenraume, zwei Querfinger außerhalb der Brustwarzenlinie; Ausschuß im 8. Intercostalraum links in der Schulterblattlinie. Die Kugel hatte auf ihrem Weg Ober- und Unterlappen durchbohrt, so daß also 2 Einschüsse und 2 Ausschüsse vorhanden waren. Die erste Einschußöffnung in der Lunge wurde vorn am Oberlappen, handbreit oberhalb seines unteren Randes leicht gefunden, ebenso der 2. Einschuß im hinteren Abschnitte der Interlobärfläche des Unterlappens. Es gelang aber erst durch Anwendung stärkeren Überdruckes, den Ausschuß am Oberlappen zu entdecken. Der Kranke wurde geheilt.

Hat man Sitz und Ausdehnung der Lungenverletzung festgestellt, so wird die Druckdifferenz auf 3 mm Hg erniedrigt. Man faßt dann den betreffenden Lungenlappen, zieht ihn etwas nach vorn und legt unterhalb des Verletzungsgebietes breite, weich federnde Klemmen an, die nach Art des DOYENschen Darminstrumentes gebaut sind (Abb. 708). Man erzielt auf diese Weise zuverlässig vorläufige Blutstillung. Die Wundfläche wird mit der Schere geglättet; größere Gefäße, auch größere Bronchialäste werden gefaßt und unterbunden. Nach Blutstillung nimmt man die Klemmen ab. Die Lungenwunde wird nach einem der beschriebenen Verfahren vernäht. Kleine Lungenwunden schließt man am besten durch einzelne Knopfnähte mit feiner Seide.

Der Versorgung folgt Reinigung des Brustfellraumes; er wird sorgfältig ausgetupft; erst dann vereinigt man nach Blähung der Lunge die äußere Wunde.

Die bedrohlichsten Blutungen stammen aus verletzten Hilusgefäßen. Sie sind gekennzeichnet durch besonders schnelles Anwachsen des Hämothorax und rasch zunehmenden Verfall des Kranken. Die Operation ist dringlich. Von einem breiten Schnitt im 4. oder 5. Intercostalraum aus ist der Zugang auch zum Lungenstiele gut. Das Gefäß wird isoliert und unterbunden. Sowohl die Arterie als auch die Vene kann nach den experimentellen Untersuchungen von BRUNS-SAUERBRUCH, TIEGEL und neuerdings KRAMPF, sowie den Erfahrungen am Menschen (SAUERBRUCH) ohne Schaden ausgeschaltet werden. Ja, ich habe sogar einmal beide Gefäße unterbunden, im Vertrauen auf genügenden Blutumlauf durch Arteria und Vena bronchialis, und zwar mit Erfolg.

Ich gebe vier Krankengeschichten der von mir Operierten wieder.

Einmal handelte es sich um eine Revolverschußverletzung im 3. Zwischenrippenraum, etwa 2 Querfinger lateral vom linken Brustbeinrande. Der Verletzte kam in ausgeblutetem hoffnungslosen Zustande in die Klinik. Schnell wurde im 3. Intercostalraum eingegangen.

Eine große Menge Blut floß im Schwalle ab. Es gelang rasch, das verletzte Gefäß zu finden. Es blutete aus einem etwa 1 cm langen und $^1/_2$ cm breiten ovalären Loch in der Vena pulmonalis des linken Oberlappens. Das Gefäß wurde gefaßt, freigemacht und unterbunden. Der Kranke wurde geheilt.

Ein anderes Mal hatte ein 16jähriger Junge eine Brustverletzung durch Pistolenschuß erlitten. Einschuß im 3. Intercostalraume, 2 Querfinger vom Sternalrand entfernt. Wiederum wurde von der Verletzungstelle aus der Brustkorb eröffnet und eine große Blutmenge entleert. Lungeneinschuß vorn am medialen Rande des linken Oberlappens. Von da aus war die Kugel durch dessen Stiel gegangen, hatte seine Arterie durchschlagen und war dann wiederum in die Lunge eingedrungen. Der Ausschuß befand sich auf der Rückseite des Organes. Das Gefäß wurde gefaßt und unterbunden, die Lunge genäht. Auch dieser Kranke genas.

Die dritte Beobachtung betrifft einen 40jährigen Mann. Bei ihm war eine Revolverkugel hart am linken Brustbeinrand in der Höhe des 5. Zwischenrippenraumes eingetreten. Der Ausschuß befand sich in der Ebene des 8. Intercostalraumes in der Paravertebrallinie. Nach dem ganzen Allgemeinzustand und dem örtlichen Befunde mußte schwere intrathorakale Blutung vorliegen. Sofortige Operation: Durchschuß durch den linken Unterlappen von der medialen nach der axillaren Seite. Durchschlagen war die Arteria pulmonalis unmittelbar nach ihrem Abgang aus dem Hauptaste. Das Gefäß wurde versorgt, der Kranke geheilt.

Beim vierten Kranken handelte es sich um eine Stichverletzung. Ein langes Messer war im 3. Zwischenrippenraume rechts neben dem Brustbein eingedrungen und hatte Arterie und Hauptvene zum Mittellappen glatt durchschnitten. Unterbindung der Adern. Heilung.

An unserer Klinik sind dann noch zweimal — von JEHN und von NISSEN — ähnliche Operationen mit Erfolg ausgeführt worden.

Auch v. EISELSBERG unterband eine große Lungenvene. Sein Kranker überstand den Eingriff, erlag aber 54 Tage später den Folgen einer Brustfellinfektion. HEILE und ebenso PRIBRAM versorgten je eine durchschossene Vena pulmonalis mit Erfolg.

Bei schweren Zerreißungen der Lunge, wie sie nach Granatverletzungen oder Rupturen beobachtet werden, wird man häufig unzuverlässiger Naht die Resektion vorziehen.

Ist dieser Eingriff wegen des Allgemeinzustandes des Verletzten oder aus äußeren Gründen zu gewagt, so kann Tamponade erwogen werden. Ihr Erfolg ist unsicher. Auch nach ihr muß man auf luftdichten Verschluß der Brustwandwunde durch Naht und Verband Wert legen. Jedoch ist bei unübersichtlicher Gefäßzerreißung außerdem die Unterbindung am Orte der Wahl, also an der Lungenwurzel vorteilhaft, wie das JEHN an unserer Klinik mit Erfolg durchführen konnte. Er umschnürte den Hauptast der Arteria pulmonalis des zerfetzten Unterlappens.

Eine weitere dringliche Anzeige zur operativen Behandlung von Verletzungen gibt ein Spannungspneumothorax. Seine Gefahr kann nicht immer durch einfache Druckentlastung beseitigt werden. Das Gegebene sind dann Thorakotomie und Versorgung der Lungenwunde. Man wird sich hierzu leichter entschließen, wenn neben dem Spannungspneumothorax bedrohliche Blutung besteht. Immerhin dürfen zunächst Punktion und Aspiration versucht werden, am besten in Gestalt einer Dauerdrainage nach THIERSCH oder nach TIEGEL. Wir haben auf diese Weise zahlreiche Heilungen erreicht.

Dieser günstige Ausgang ist aber nur möglich, wenn grobe Zerreißungen der Lunge und der Bronchen fehlen. Hier kann allein operative Versorgung der Wunde das Schicksal des Kranken zum Guten wenden. Das technische Vorgehen entspricht dem bei schwerer Blutung. Es darf aber Druckdifferenz erst benutzt werden, wenn durch Eröffnung des Brustkorbes Entlastung eingetreten ist.

Gelingt die Lungennaht auf Grund der Beschaffenheit der Wunde, so wird schließlich die Lunge gebläht und die Brustwunde geschlossen. Viele der Verletzten wurden auf diese Weise gerettet.

Bei ausgedehnter Zerfetzung des Organes und Klaffen eines großen Bronchus hat man früher den Brustraum breit tamponiert. Alle Nischen wurden mit Mull vollgestopft und der Bronchus von seiner Umgebung so abgedichtet, daß die Luft aus ihm in den Verband und nach außen abströmen konnte. Wir haben aber auf diese Weise nur einen Kranken mit schwerster Lungenzerquetschung am Leben erhalten können.

Heute entschließt man sich zur Resektion oder Amputation des verletzten Lappens. Die Amputation wäre vom rein technischen Standpunkte vorzuziehen, ist aber wegen der Gefahr nachträglicher Lösung des Bronchialstumpfverschlusses zu widerraten.

Das den Spannungspneumothorax gewöhnlich begleitende Mediastinalemphysem verschwindet nach der Operation meist von selbst, bedarf daher keiner besonderen Behandlung.

Bedingte Anzeige zum operativen Vorgehen geben transdiaphragmale Verletzungen. Sie kommen dadurch zustande, daß die schädigende Gewalt im unteren Brustabschnitt eindringt und durch das Zwerchfell hindurch die intraperitonealen Organe, Leber, Milz, Magen und Darm, trifft. Unter günstigen Verhältnissen kann eine derartige Zwerchfellzerreißung, bei der intraabdominelle Organe verlagert sind, ausheilen. Das eigenartige klinische Bild des traumatischen Zwerchfellbruches ist in dem Abschnitte „Zwerchfell" des 2. Bandes (S. 678 u. f.) ausführlich beschrieben, ebenso Anzeige und Technik seiner chirurgischen Behandlung. Gibt die Lungenwunde an sich keine Anzeige für chirurgische Behandlung, so drängen doch häufig Möglichkeit oder Wahrscheinlichkeit einer Eröffnung des Magendarmkanales oder schwere Blutung aus Leber oder Milz zum Eingriff.

Ich hatte bereits in den Jahren 1910 und 1911 mehrmals Gelegenheit, solche Verletzte zu operieren.

In der **transdiaphragmalen (transpleuralen) Laparotomie** konnte ich ein technisches Verfahren ausbilden, das Zugang zum Oberbauche leicht und zuverlässig ermöglicht und außerdem gleichzeitig Versorgung der intrathorakalen, besonders der Lungenverwundungen, erlaubt.

Das Vorgehen ist typisch. Durch einen Schnitt im 7. oder im 8. Zwischenrippenraume wird die Brustfellhöhle breit eröffnet. Man stellt Art und Ausdehnung der intrathorakalen Schädigung fest und versorgt sie je nach dem Befunde vorläufig oder endgültig. Dann betrachtet und betastet man sorgfältig die ganze Pleuraseite des Zwerchfelles. Schuß- und Stichwunden klaffen gewöhnlich nur wenig. Größere Risse sind meistens mit Vorfall von Bauchorganen verbunden. Namentlich Netz und Magen haben wir mehrfach in der Brusthöhle angetroffen. ENDERLEN und ich fanden die ganze Milz intrapleural verlagert und ihren Stiel in dem Zwerchfellspalt eingeklemmt. Bei subdiaphragmalem Blutergusse steht das Zwerchfell hoch; seine Kuppe ist stark gespannt.

Nach dieser allgemeinen Orientierung beginnt Durchtrennung der Brust- und Bauchscheidewand; das Zwerchfell wird von der Verletzungstelle aus eingeschnitten. Man erleichtert sich die folgenden Maßnahmen durch präliminare Phrenikotomie, die hier zweckmäßig am Eintritte des Nerven in den Muskel ausgeführt wird. Das nunmehr schlaffe Diaphragma wird von der Wunde aus gleichzeitig mit seinem peritonealen Überzuge senkrecht zur Faserrichtung gespalten. So gelangt man in die Bauchfellhöhle und gewinnt ausgezeichnete Übersicht über den ganzen subdiaphragmalen Raum. Magen und Milz können weit vorgeholt und sorgfältig abgesucht werden. Verdeckt ein großes Hämatom den Befund, so tupft man die Wundhöhle schnell mit Mullstücken aus, verschiebt die Organe nach außen und forscht so unter günstigeren Bedingungen nach der verletzten Stelle. Wunden des Magendarmrohres werden vernäht, größere Gefäße unterbunden, zertrümmerte Eingeweide teilweise oder ganz entfernt. Dann versieht man den Zwerchfellschlitz mit engen Knopfnähten; Bauchfell und Muskel werden dabei zusammengefaßt. Nach endgültiger Versorgung etwaiger intrathorakaler Wunden wird die Brusthöhle in gewöhnlicher Weise luftdicht verschlossen unter gleichzeitiger Blähung der Lunge.

50*

Bei schweren Blutungen aus zertrümmerter Leberkuppe kann man auf Tamponade nicht immer verzichten. Kleinere Mullstreifen leitet man dann von einer Öffnung in der vorderen Bauchwand heraus, während das Zwerchfell in der beschriebenen Weise vernäht, sowie Brustfellraum und Brustwand vollständig geschlossen werden.

Ausgedehnte Tamponade bei hochgradiger Zertrümmerung der Leber oder bei bereits vorhandener Peritonitis wird besser anders durchgeführt: Man spaltet das Zwerchfell bis zu seinem lateralen und seinem mediastinalen Rande so, daß ein größerer hinterer und ein kleinerer vorderer Lappen entsteht. Der hintere wird dann nach oben umgeschlagen und luftdicht an die Brustwand festgenäht (Abb. 785). Vorher müssen die intrathorakalen Wunden versorgt, die Lunge gebläht sein. Auf diese Weise wird der Pneumothorax beseitigt und sichere Trennung zwischen Brust- und Bauchhöhle erreicht. Man kann jetzt das ganze intraabdominelle Verletzungsgebiet bequem tamponieren und die Wunde nach außen weit offen lassen.

Dieses Vorgehen ist in der Kriegschirurgie für schwere Verwundungen typisch geworden. Von 14 im Felde von mir in dieser Weise operierten Lungen-Bauch-Verletzten starben nur 4. Von 18 Friedens-Schuß- oder Stichverletzungen, bei denen ebenso vorgegangen wurde, endeten zwei tödlich. Weniger günstig waren die Erfahrungen bei 13 folgenden transdiaphragmalen Verletzungen. 3 der Betroffenen starben bereits auf dem Operationstisch. Sie waren völlig ausgeblutet zu uns gekommen. Nur 6 überstanden den Eingriff.

Drei bezeichnende Beispiele seien hier beschrieben:

Bei einem jungen Menschen drang ein aus nächster Nähe abgegebener Revolverschuß in der Höhe des Rippenbogens rechts drei Querfinger neben der Mittellinie ein. Nach der klinischen Untersuchung, die 2 Stunden später erfolgte, mußte man schwere intrathorakale Zerstörung annehmen, die mit großem Blutverlust und Spannungspneumothorax einherging. Sichere Anhaltspunkte für intraabdominelle Schädigung waren nicht vorhanden. Die Thorakotomie führte ich sofort in typischer Weise aus:

Intercostalschnitt im 6. Zwischenrippenraume rechts. Großer Bluterguß in der Brustfellhöhle. Der rechte Unterlappen zeigte an seinem Grunde eine kleinere Einschuß- und an der Rückfläche eine klaffende, sehr stark blutende Ausschußöffnung. Außerdem fand sich ein Streifschuß am Unterrande des Mittellappens. Die große Blutmenge stammte zum kleineren Teil aus den Lungenwunden, zum größeren Teil aus der Arteria pericardiaco-phrenica, die zerrissen war und im Strahle spritzte. Durch die zerfetzte, klaffende Oberfläche des Zwerchfelles gelangte man in ein großes Hämatom der Leberkuppe. Die Lungenwunden wurden vernäht, das spritzende Gefäß unterbunden. Dann wurde das Zwerchfell schräg zur Richtung des Faserverlaufes gespalten und das rechte Hypochondrium freigelegt (Abb. 783 u. 784). Die Leberkuppe war in der Umgebung der Vena cava vollständig zertrümmert. Eine ziemlich erhebliche Blutmenge hatte sich in der Bauchhöhle angesammelt. Blutgerinnsel und Fetzen der Leber wurden entfernt, ihre Wunde tamponiert. Durch einen kleinen Einschnitt rechts neben dem Nabel wurden die Mullstreifen nach außen geleitet. Der Zwerchfellschnitt wurde mit Knopfnähten versorgt. Nach Blähung der Lunge folgte Verschluß der Brustwand durch Rippen-, Muskel- und Hautnaht. Der Verlauf war glatt. Der Verletzte verließ die Klinik geheilt (Abb. 786).

Die zweite Beobachtung betraf einen 20jährigen Offizier, der bei einer Truppenübung von einem Wagen überfahren wurde und eine schwere Pressung des Brustkorbes ohne Rippenbrüche erlitt. Der Kranke wurde unmittelbar nachher in die Klinik gebracht. Der Allgemeinzustand war günstig; nur fielen Blässe und Cyanose, sowie sehr starke Spannung der Bauchmuskeln auf. Ein leichter Erguß war außerdem im linken Brustfellraume nachweisbar. Der Puls war etwas verlangsamt, voll und kräftig. Es wurde die Diagnose auf Kompression des Thorax mit Verletzung der Lunge gestellt. Eine Anzeige zum operativen Vorgehen bestand zunächst nicht. Bereits nach 2 Stunden verschlechterte sich aber das Gesamtbefinden. Der Puls wurde rascher, weicher, das Aussehen schlechter. Außerdem hatten die Dämpfung über der Brustfellhöhle und die Spannung der Bauchmuskulatur zugenommen. Jetzt wurde schwere Lungenverletzung und wegen starker abdomineller Spannung noch Milzzerreißung angenommen.

Sofortige Operation. Intercostalschnitt im 7. Zwischenrippenraum in typischer Weise. Nach Eröffnung der Brustfellhöhle entleerte sich eine große Menge von Blut. Der ganze linke Unterlappen der Lunge war vollständig zerfetzt. Betastung der Zwerchfellkuppe ergab ungewöhnliche Beschaffenheit. Während man dabei sonst die Milz und den Nierenpol scharf erkennen kann, fühlte man hier eine diffuse Resistenz, die als Hämatom gedeutet werden mußte. Die Lungenwunde wurde zur Stillung der Blutung zunächst tamponiert. Dann wurde das Zwerchfell breit gespalten. Großer Bluterguß in der Bauchfellhöhle. Die Milz war fast vollständig abgerissen, der Stiel etwas gedreht; nur die Vene blutete. Das Organ selbst war durch viele tiefe Querrisse zerfetzt. Wegnahme der Milz, Reinigung der Bauchhöhle, Naht des Zwerchfelles. Die Lungenwunden wurden nach Abtragung einzelner Fetzen und Unterbindung von Gefäßen genäht. Reinigung der Brustfellhöhle, Aufblähen der Lunge, Schluß der Brustwunde durch Pericostal-, Muskel- und Hautnaht. Verlauf nach länger andauerndem Fieber glatt. Heilung p. p., keine Infektion, kein Empyem.

Beim dritten Verletzten hatte die Kugel, die in den 7. Zwischenrippenraum paravertebral eingedrungen war, den Unterlappen der Lunge, das Zwerchfell, den Hilus, die Milz durchschlagen und den Magen gestreift, Ausschuß am Schwertfortsatz. Auch hier wurde durch Intercostalschnitt der Brustkorb breit eröffnet. Ein- und Ausschuß der Lunge wurden durch Naht versorgt. Hierauf spaltete man das Zwerchfell. Große Blutung im Oberbauchraume. Die Milz wurde entfernt, die Magenstreifschußwunde genäht. Dann Naht des Zwerchfelles, Blähung der Lunge, Schluß des Intercostalschnittes durch pericostale Naht. Glatte Heilung.

Es fällt auf, daß dieser bequeme Weg zum Oberbauch- und unteren Brustfellraum auch heute nur wenig benutzt wird. Namentlich bei Zwerchfellbrüchen bedient man sich immer noch schwieriger und unzweckmäßiger Verfahren (vgl. Bd. 2, S. 678 u. f.).

Für die Kriegsarbeit des Chirurgen seien noch einmal die wichtigsten Formen der Lungen-Brustfellverletzungen, die operative Behandlung erfordern, zusammengestellt.

1. Verschluß klaffender Brustkorbwunden. Meistens werden Hauptverbandplatz oder Feldlazarett der gegebene Ort zum Handeln sein. WIEWIOROWSKI hat sogar auf dem Truppenverbandplatze die Naht vorgenommen. Übereinstimmend erachten ENDERLEN, H. BRAUN, DANIELSEN, JEHN, BURCKHARDT und LANDOIS, COENEN, SAUERBRUCH u. a. diesen Eingriff als notwendig. LANDOIS und BURCKHARDT haben „in schweren Tagen bei einem Massenandrang Verletzter den Verschluß des offenen Pneumothorax bei einer ganzen Anzahl Verwundeter ausgeführt". Sie rechnen diese Maßnahme „ebensogut wie die Unterbindung blutender Gefäße zu den lebensrettenden Notoperationen".

2. Bei unregelmäßigen zerfetzten Wundrändern sind Anfrischung und Säuberung des Wundgebietes angezeigt. Auch große Lücken der Brustwand wird man versuchen, luftdicht zu verschließen. Dazu sind häufig Hilfschnitte notwendig, die die Weichteile verschieblich machen und ihre plastische Verwendung ermöglichen.

Gelingt es nicht, dieses Ziel zu erreichen, so kommt Tamponade oder Pneumopexie in Frage. Nach Reinigung der Brustfellhöhle von Blut und Knochensplittern wird die Lunge gebläht bis nahe zur Berührung mit der Brustwand. Dann werden ringsum zahlreiche Mullstreifen in breiten Lagen neben- und übereinander 2—4 cm weit in den zurückbleibenden Brustfellspalt eingeschoben, bis luftdichter Verschluß gewonnen ist. Der durch den Tampongürtel abgegrenzte Raum wird mit Krüllmull locker ausgefüllt. Darüber kommt zur Sicherheit für die ersten Tage ein luftdichter Verband auf dickem Salbenanstriche. Sobald die Tamponade angelegt ist, wird Druckdifferenz unnötig. Es ist nicht zu befürchten, daß sich die Lunge außerhalb des abgedichteten Bezirkes retrahiert. Der mechanische Reiz der Tampons auf Lungen- und Rippenfell führt in kurzer Zeit zu sicherer Verklebung zwischen Lunge und Brustwand. Durch leichten Jodanstrich auf die gegenüberliegenden Flächen der Pleura pulmonalis und der Pleura costalis vor dem Einlegen der Mullstreifen kann diese Wirkung noch erhöht werden.

Die Tampons bleiben mindestens 8—10 Tage liegen. Tritt während dieser Zeit im übrigen Brustfellraum ein größerer Erguß auf, so wird er durch Punktion und Aspiration verkleinert. Ansammlung eines Exsudates sehen wir übrigens trotz des luftdichten Verschlusses bei der Tamponade nur ausnahmsweise, am ehesten noch nach Verletzungen der oberen Brustabschnitte. In den unteren Teilen saugen die Mullstreifen Sekret und Luft nach außen ab.

Das Mull läßt sich unter Druckdifferenz gefahrlos wechseln, auch wenn sich noch nicht genügend Verklebungen gebildet haben. Die Lücke schließt sich durch Granulationen. Die offene Wundfläche wird später durch Überpflanzung nach THIERSCH oder durch Lappenplastik gedeckt.

Weniger empfehlenswert ist Pneumopexie. Sie hat höchstens in der Form, wie sie REHN empfahl, als „halbzirkuläre percutane Pneumopexie" Bedeutung. Fortlaufende Rückstichnaht mit großen Nadeln und Jodseidenfäden schafft breites Anliegen des ganzen Lungenlappens. REHN will damit nachträgliche Entstehung eines offenen Pneumothorax verhüten und die Infektion der Pleurahöhle auf einen kleinen Abschnitt beschränken. Er berichtet über gute Ergebnisse.

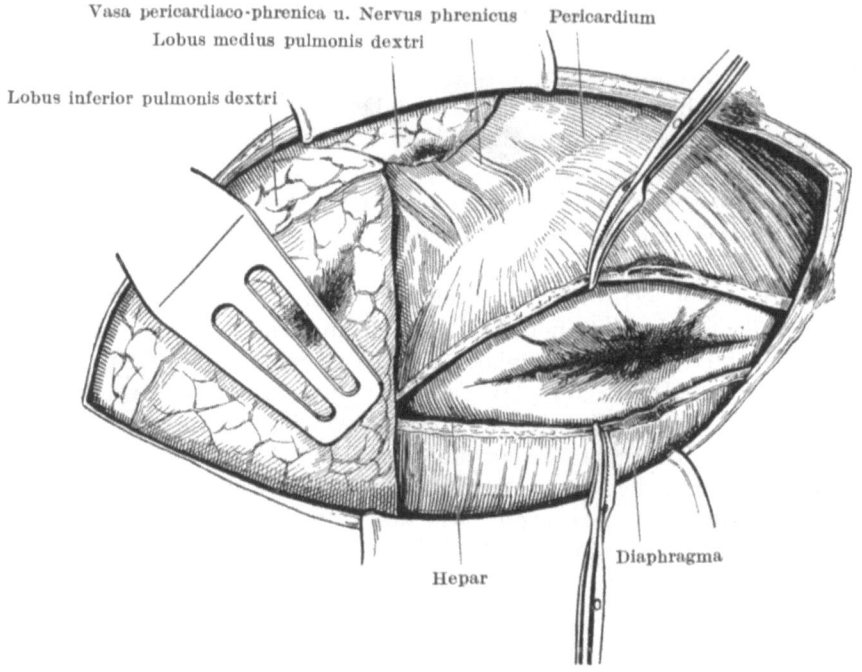

Abb. 783 (zu Abb. 784). Transdiaphragmale Laparotomie zur Freilegung der Leberkuppe.

3. Bei frischem Lungenprolaps geht man folgendermaßen vor: Die Umgebung der Wunde wird gereinigt und mit Jod bestrichen. Der vorgefallene Lungenteil wird mit abgekochtem Wasser abgespült. Ist die Lunge selbst getroffen, so wird ihre Wunde durch breitfassende Nähte versorgt. Wir bedecken dann das vorliegende Organstück und die Brustkorbwunde mit Mull. Durch Kompression wird die Luft allmählich aus dem ausgetretenen Lungenteil entleert, dieser mehr und mehr verkleinert und endlich in die Brusthöhle zurückgedrängt. Müssen wir ohne Druckdifferenz operieren, so verhindert der bedeckende Mull plötzlichen großen Lufteintritt in den Brustraum. Die äußere Wunde wird schnell durch Naht geschlossen. Erweiterung der Brustkorböffnung oder gar Rippenresektion ist für Rücklagerung kaum je nötig. Zweckmäßigkeit und Ungefährlichkeit der Reposition eines frischen Lungenprolapses sind durch eine ganze Reihe von Beobachtungen erwiesen (SCHARF, BARBIERI, HEIDER, ADLER, SANBERG, BORSZEKY, SAUERBRUCH).

Ist der Lungenvorfall älter, zeigt er schwere Blutstauung, sind Entzündung, Nekrose oder Gangrän zu befürchten, so wird Rücklagerung zur Gefahr. RIEDINGER empfahl, das ausgetretene Stück an seinem Grunde zu durchstechen und abzuschnüren, sowie seine Nekrose in der Vorlagerung abzuwarten. Durch Resektion des prolabierten Teiles mittels Messer oder Thermokauter nach Umstechung wird der Heilungsvorgang beschleunigt. Der Stiel des Lungenzipfels wird durch percutane Nähte in einiger Entfernung von der Wunde an der Brustwand befestigt, damit er nicht zurückgleitet.

4. Besondere Behandlung verlangen alle Verletzungen der Brustwand und der Lunge mit hochgradiger Zertrümmerung und Zerfetzung ihres Gewebes, wie wir sie namentlich bei Querschlägern und Granatverletzungen beobachten. Hier genügt einfacher Verschluß der Thoraxwunde nicht mehr. Viele sterben in den ersten Stunden, andere in den nächsten Tagen an den Folgen des

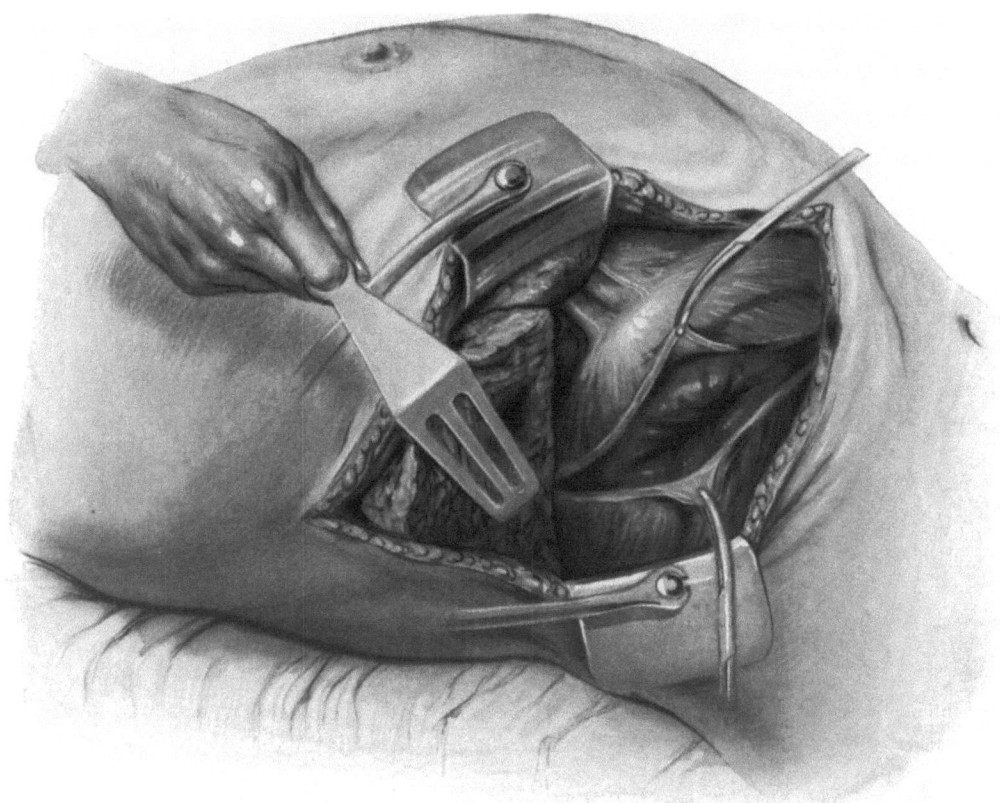

Abb. 784. Transdiaphragmale Laparotomie zur Freilegung der Leberkuppe.

Pneumothorax und der Infektion. Einige zeigen nach anfänglich leidlichem Verlaufe plötzliche Verschlechterung: der Puls wird beschleunigt und weich, die Atmung rasch und oberflächlich; die Gesichtszüge verfallen. Häufig erfolgt der Tod in ein- oder zweimal 24 Stunden.

Die Überzeugung, daß bei diesen Wunden der offene Pneumothorax besonders ungünstig wirkt, führte dazu, hier nach Anfrischung die Naht vorzunehmen. Man erreichte zwar dadurch günstigen Verlauf in der ersten Zeit nach der Verletzung und subjektive Besserung der Atembeschwerden; aber es kam dann trotzdem zu Verschlimmerung des Gesamtzustandes und schließlich zum üblen Ausgange. Bei der Obduktion fanden sich schmierig aussehende, zerfetzte, unregelmäßige Lungenwunden, die häufig mit Absceß- und Gangränherden verbunden waren und noch Granat- oder Knochensplitter oder Kleiderfetzen beherbergten. Von ihnen aus war es zur tödlichen Infektion der Pleurahöhle gekommen.

Diese Befunde wiesen mit Nachdruck darauf hin, daß die bisherige Behandlung

nicht genügte. Voraussetzung für günstigen Verlauf ist Herstellung besserer Wundverhältnisse nicht nur der Brustwand, sondern vor allem auch in der Lunge selbst.

Man geht darum heute so vor: Nach gründlicher Ausschneidung der Thoraxwunde wird die Brustfellhöhle eröffnet. Gewebsfetzen der Lunge werden entfernt,
ihre Wunde angefrischt und vereinigt, klaffende Bronchiallichtungen, wo immer
möglich, genäht oder unterbunden. Die Brusthöhle wird gereinigt und mit feuchtem
Mull ausgetupft. Wenn die Lungennaht nicht gelingt, wird ihre zurückbleibende
Wundfläche fest ausgestopft. Betrifft die Verletzung nur einen Lappen, so wird
die Lunge gebläht und der übrige Teil der eröffneten Brusthöhle durch weitere

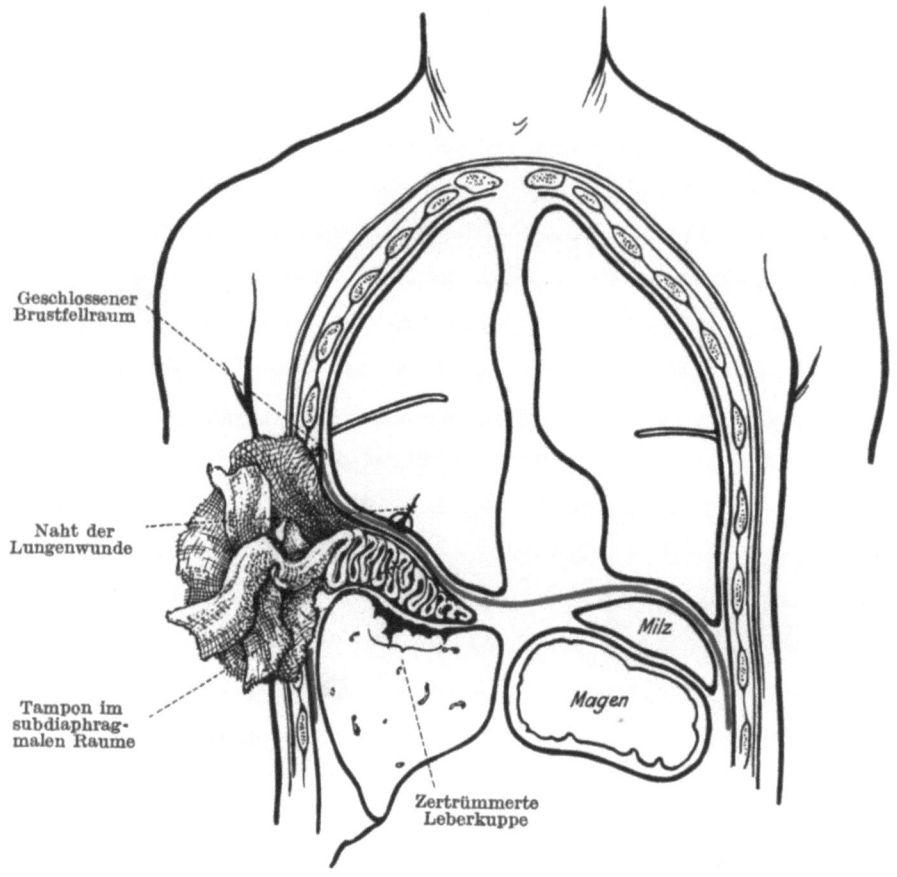

Geschlossener
Brustfellraum

Naht der
Lungenwunde

Tampon im
subdiaphrag-
malen Raume

Milz

Magen

Zertrümmerte
Leberkuppe

Abb. 785. Tamponade des rechten subphrenischen Raumes nach transpleuraler Laparotomie bei Lungen-
Leberverletzung.

Tampons luftdicht gegen den Verletzungsbezirk abgeschlossen. Die Resthöhle wird
locker mit einem Beuteltampon oder mit Krüllmull aufgefüllt.

Die Tamponade dient hier verschiedenen Zwecken. Einmal beseitigt sie den
weit offenen Pneumothorax. Der Außenluft wird durch die Abdichtung der Weg
nach innen versperrt. Die Mullstücke stützen das Mittelfell und verhindern Verdrängung seiner Organe, sowie paradoxe Atmung. Sodann beschränkt die Gaze,
wie in der Bauchfellhöhle, die Infektion auf umschriebene Bezirke. Durch den
mechanischen Reiz des Mulles bilden sich Verklebungen. Endlich wird gute Ableitung
für Sekrete und Luft erreicht. Spannungspneumothorax oder Mediastinalemphysem
können sich nicht entwickeln, weil in dem Augenblicke, in dem die Luft in der Pleurahöhle unter Spannung tritt, sie an der Tamponadestelle einen Weg nach außen
findet (JEHN).

SAUERBRUCH und JEHN sahen mehrfach die günstige Wirkung dieses Vorgehens bei Bekämpfung der gefürchteten Allgemeininfektion des Brustfelles.

Ob bei dem schweren Gesamtzustande der Verletzten und den äußerst schwierigen Verhältnissen im Felde diese Behandlung immer angezeigt ist, bleibe dahingestellt. Darüber aber besteht kein Zweifel, daß angesichts der schlechten Ergebnisse die Berechtigung operativer Behandlung selbst bei diesen ausgedehnten Verwundungen besteht.

5. Besondere Besprechung verlangen noch die Tangentialschüsse des unteren Brustkorbabschnittes. Hier dringt das Geschoß gewöhnlich in der Achsellinie zwischen der 7. und der 9. Rippe in den Komplementärraum ein, durchschlägt das Zwerchfell, die Leber oder die Milz und verletzt häufig auch das Magendarmrohr. Bauchfellentzündung oder Übergreifen von Eiterungen auf das Brustfell führt meistens zum Tode. Vgl. S. 763 ff.

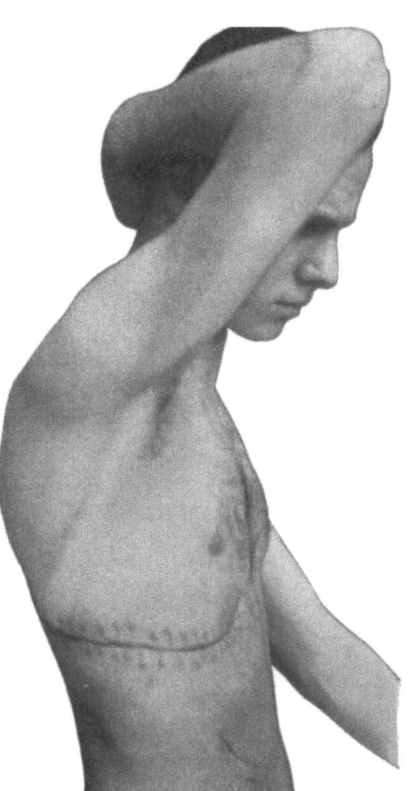

Von 83 gleichzeitigen Brust- und Bauchwunden, die abwartend versorgt wurden, sind 72 in den Feldlazaretten tödlich ausgelaufen. Darum erweiterte ich während des Krieges die Anzeige und operierte von nun an Granat-, Schrapnell- und Gewehrschußverwundungen dann, wenn nach Richtung des Schußkanales und nach dem klinischen Bilde Bauchhöhlenschädigung wahrscheinlich war. Dadurch sind die Erfolge ganz wesentlich besser geworden.

JEHN hat diese gemeinsam von uns begonnene Behandlung der transdiaphragmalen Verletzungen selbständig weitergeführt. Auch er hatte dieselben guten Ergebnisse.

Die Technik der Operation ist auf S. 787 ff. beschrieben.

Alle Verletzten, die erst nach 24 Stunden in Behandlung kommen, brauchen primäre chirurgische Hilfe nicht mehr.

Dann handelt es sich nur noch um Bekämpfung der Infektion. Ihre Art kann oft durch Punktion des Brustfellraumes geklärt werden. Infizierte Weichteilwunden wird man öffnen.

Abb. 786. Nach Heilung.

Bei hohem Fieber, Schüttelfrösten und Zeichen der Allgemeininfektion empfehle ich breite Eröffnung des Thorax durch Resektion mehrerer Rippen, dann Tamponade und Drainage der Brustfellhöhle. Auf diese Weise verschafft man eiternden, gangränösen Wunden der Lunge den notwendigen Abfluß.

Bei günstigem Verlaufe, der freilich sehr selten ist, gehen nach der geschilderten Versorgung die schweren Erscheinungen allmählich zurück. Es bleibt eine Empyemresthöhle übrig. Sie muß, da die Lunge gewöhnlich ihre Ausdehnungsfähigkeit verloren hat, später operativ beseitigt werden.

Es ist schwierig, eine zuverlässige Statistik über Verlauf und Sterblichkeit der Lungenverletzungen im Kriege zu geben. Die vorhandenen Aufzeichnungen haben große Fehlerquellen. Die Berichte aus Spitälern und Kliniken berücksichtigen die Verwundeten nicht, die schon auf dem Felde oder während der Abbeförderung starben.

Unter diesem Vorbehalte seien einige Angaben gemacht:

Über die Sterblichkeit auf dem Schlachtfelde klären folgende Zahlen auf. LÖFFLER fand 1864 im dänischen Kriege unter 469 Toten 137 (= 29%) Thoraxschußverletzte. Ihre absolute Mortalität betrug nach LÖFFLER 1864 68%; davon starben 46% auf dem Schlachtfelde, 8% in den ersten 48 Stunden und 14% noch später. FISCHER berechnete aus einer Zusammenstellung verschiedener Kriegsstatistiken (Krimkrieg, italienischer Krieg, nordamerikanischer Krieg, preußischdänischer Krieg, preußisch-österreichischer Krieg, Neuseelandkrieg, 1870/71) die mittlere Sterblichkeit bei den perforierenden Brustwunden auf 60%, bemerkt aber, daß diese Zahlen eher zu gering seien, da man das Endschicksal vieler Verwundeten nicht kenne.

Im Balkankriege 1912/13 kamen VOLLRECHT und WIETING in dem Lazarett zu Gülhane (gleichzeitig Feld- und Reservelazarett) zu folgenden Zahlen: von 74 penetrierenden kleinkaliberigen Brustlungenschüssen gingen 16,2%, von 35 Schrapnellverletzungen 22,8% tödlich aus.

Lehrreich sind die Erfahrungen, die während des Weltkrieges in verschiedenen deutschen Kampf- und Etappenbereichen gemacht wurden.

Im Feldlazarett fanden: Sterblichkeit:
    LONHARD: behandelte Lungenbrustschüsse 100
         davon Gewehrschüsse 62   29%
            Granatschüsse 27   48%
    KOERBER: bei glatten Lungendurchschüssen 20%
       ,,   Steckschüssen 40%
       ,,   Granatverletzungen 45%
Im Kriegs- und Etappenlazarett fanden:
    GOLDAMMER: Lungenschüsse 40
         wovon tödlich ausgingen 1
    SCHULTZE: Brustschüsse 53
         wovon tödlich ausgingen 4
    WIDENMANN: Brustschüsse insgesamt 217
         wovon Infanterieschüsse 49   6 = 12,24%
         Granatschüsse . . . . 81 17 = 20,99%
         Geschoß unbekannt . . . . 87 12 = 13,79%

Eine übersichtliche Statistik auf Grund eigener Erfahrungen haben JEHN und NAEGELI gegeben.

Gesamtstatistik der Brustverletzungen.

	geheilt	ungeheilt	tot
I. Brustwandverletzungen:			
Brustbein	8	—	1
Offener Pneumothorax ohne Lungenverletzung	8	—	—
Lungenkontusion	5	—	2
II. Lungenverletzungen:			
Mit geschlossenem Hämopneumothorax . . . . . nicht infiziert	143	—	10
infiziert	17	4	7
Mit Mittelfellverdrängung, Spannungspneumothorax, Mediastinalemphysem	3	1	5
Mit offenem Hämopneumothorax . . . . nicht infiziert	10	—	5
infiziert	11	4	4
III. Transdiaphragmale Verletzungen:			
Abwartend behandelte 15			
Primär operierte { von der Bauchhöhle aus 2	19	—	13
{ von der Brusthöhle aus 8			
Im intermediären Stadium operierte 7			
Im Spätstadium operiert	1	—	—
IV. Mediastinale Verletzungen:			
Durchschüsse	10	—	3
Steckschüsse	1	—	—
Herz und große Gefäße verletzt	—	—	5
Zusammen	236	9	55
300			

Nach meiner eigenen Berechnung beträgt die Gesamtsterblichkeit der Brustschußverwundeten im Kriege, einschließlich der auf dem Schlachtfelde gebliebenen, durchschnittlich 40%. Diese Zahl ist verhältnismäßig hoch und erklärt sich durch die vielen schweren Granatverletzungen.

Glatte Lungendurchschüsse mit Kleinkalibergeschossen haben im allgemeinen gute Aussichten. Noch bessere weisen kleinkaliberige Revolververletzungen auf, die in Friedenszeiten die Großzahl der Lungenschüsse abgeben. Unter 26 derartigen Verwundungen mußte nach TÉDENAT nur einmal ein Empyem, das andere Mal ein Hämothorax abgelassen werden. Der Rest heilte ohne Zwischenfall. Auch bei

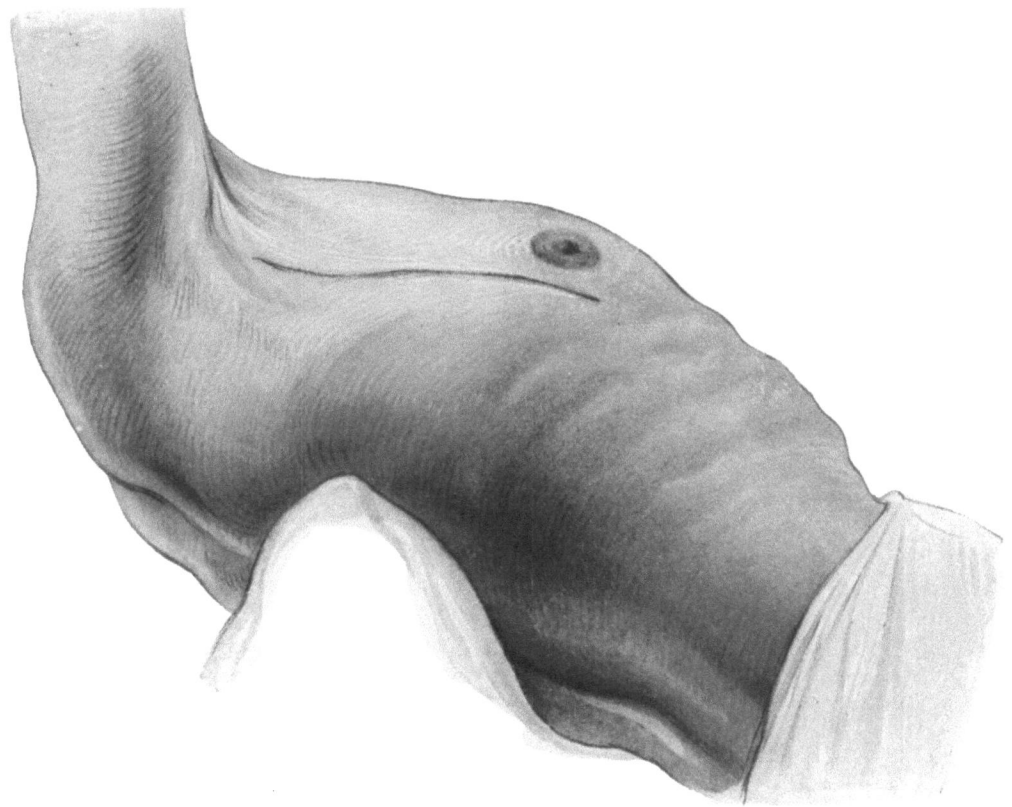

Abb. 787. Schnittführung zur Entfernung eines Fremdkörpers aus dem rechten Oberlappen.

den vielen Kranken der Züricher, Münchener und Berliner Klinik war operatives Vorgehen verhältnismäßig selten notwendig.

Es bleibt noch übrig, kurz auf die operative Behandlung der **Spätfolgen** der Lungenverletzungen einzugehen. Wir sahen, daß Lungenabscesse und Gangränherde im Bereiche der Lungenwunde noch nach sehr langer Zeit auftreten können. Namentlich dann müssen wir mit ihnen rechnen, wenn Fremdkörper zurückgeblieben sind.

Nach unserer Meinung ist operative Eröffnung aller Abscesse und Gangränhöhlen angezeigt, wenn die Eiterung nach 4—5 Monaten nicht von selbst nachläßt.

Die chirurgische Behandlung erfolgt nach den bei Besprechung der Lungeneiterungen niedergelegten Erfahrungen.

Die operative **Entfernung von Fremdkörpern** aus der Lunge hat strenge Anzeigen: Auftreten von Lungenabsceß oder Gangrän oder wiederholte Blutung.

Die meisten Fremdkörper freilich, namentlich Gewehrsteckgeschosse, heilen reizlos ein. Sie werden von derbem, festen Schwielengewebe umgeben. Dem Träger verursachen sie weder Beschwerden noch Gefahren. Selbst große Granatsplitter können auf diese Weise eingekapselt und unschädlich gemacht werden.

„So berichtet MANET über einen Patienten, der 15 Jahre lang eine Eisenklinge bei sich trug, die die Lunge in ihrer ganzen Höhe von oben bis unten durchsetzte. Das Lungengewebe, welches den Fremdkörper einhüllte, war vollkommen gesund und hatte ihm eine dünnwandige Scheide gebildet. Desgleichen hat VELPEAU einen Mann beobachtet, dessen Lunge ein langes Florettbruchstück enthielt, das quer durch den Thorax ging und mit seinem einen Ende in der Mitte einer Rippe, mit dem anderen in einem Wirbelkörper stak und dessen mittlere in der Lunge gelegene Partie mit Kalkinkrustationen umhüllt war." (Nach GARRÈ.)

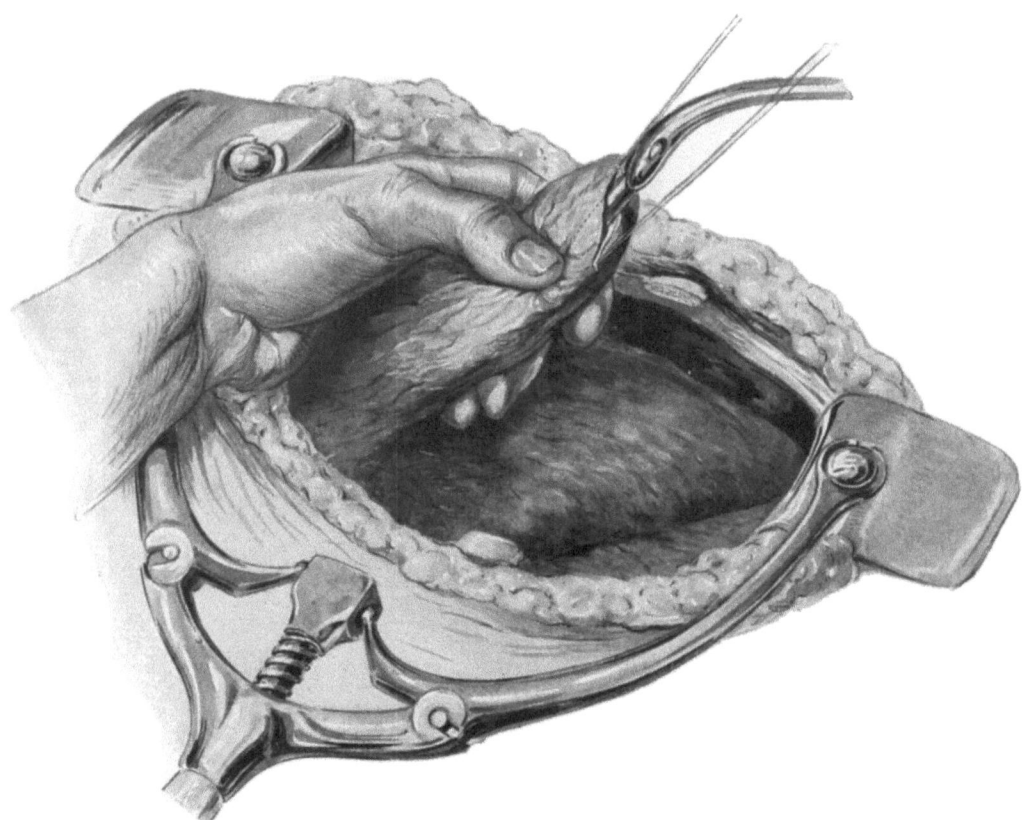

Abb. 788. Herausziehen eines Fremdkörpers aus dem rechten Oberlappen der Lunge.

Zahlreich sind die Verwundeten, die mit eingeheiltem Geschosse zu uns kamen, ohne daß ein Eingriff notwendig war.

Bei einzelnen Kranken veranlassen die Fremdkörper chronische Entzündung und eitrige oder brandige Einschmelzungen. Man behandelt dann die Lungeneiterung und entfernt, wenn immer möglich, auch den Eindringling. Zwingend ist die Anzeige, wenn Fieber besteht und der Allgemeinzustand gelitten hat.

Spätblutungen der Lunge, die durch steckengebliebene Fremdkörper aller Art, namentlich aber durch Granatsplitter hervorgerufen werden, haben große praktische Bedeutung. Es kommen aber auch Spätblutungen nach penetrierenden Verletzungen vor, ohne daß eine Kugel zurückgeblieben ist (COURTOIS-SUFFIT, SAUERBRUCH). Sie werden zum Teil durch mitgerissene Knochensplitter, zum Teil offenbar nur durch entzündliche Vorgänge in der Umgebung des Schußkanales, wohl auch durch Aneurysmen verschuldet.

Die Zahl der Verletzten, die wegen immer wiederkehrender Blutungen operiert werden müssen, ist groß. Selbstheilung ist nicht zu erwarten. Die Kranken sind, solange der Fremdkörper in ihrer Lunge nistet, in steter Lebensgefahr. Manche Spättodesfälle sind auf schwere Blutungen zurückzuführen.

Ich habe eine tödliche Blutung und sieben lebensbedrohliche nach Steckschüssen beobachtet. Einmal führte schwerste Blutung zur Erstickung, bevor der Eingriff erfolgen konnte. In der Lunge wurde ein kleines Aneurysma einer Bronchialarterie nachgewiesen, das das Verhängnis herbeigeführt ·hatte, ähnlich wie es BEITZKE beschrieb.

In den Reservelazaretten Greifswald und Singen sowie in den Kliniken zu Zürich, München und Berlin wurden viele Fremdkörper wegen wiederholter Blutung oder chronischer Lungeneiterung operativ entfernt. Häufig waren pneumonische Erweichungen des Lungengewebes in der Umgebung des Fremdkörpers anatomische Unterlage der Blutung. Bei anderen Kranken fehlten Zeichen akuter Entzündung, und die Blutung war durch mechanische Arrosion der Gefäße bedingt.

Die Gefahr operativen Vorgehens ist gering; wir haben unter 113 im Frieden Operierten nur 7 verloren. Es starben 1 an Hirnabsceß 3 Wochen nach Fremdkörperentfernung, 2 an Pneumonie, 1 an Pleuraphlegmone, 1 trotz wiederholter Punktion an Spannungspneumothorax mit Mittelfellverdrängung und schließlich 2 an Herzschwäche.

Es empfiehlt sich, mit Beseitigung des Fremdkörpers nicht zu lange zu warten. Nach genauer Bestimmung seines Sitzes durch Röntgenbild ist dieser Eingriff, mit Hilfe des Druckdifferenzverfahrens ausgeführt, bei geeigneter Technik nicht schwierig und fast gefahrlos.

Technik der Entfernung von Fremdkörpern aus der Lunge.

Schnittführung und Form der Brustkorberöffnung müssen sich der Lage des Fremdkörpers anpassen. Es kann daher kein allgemeingültiges Verfahren geben.

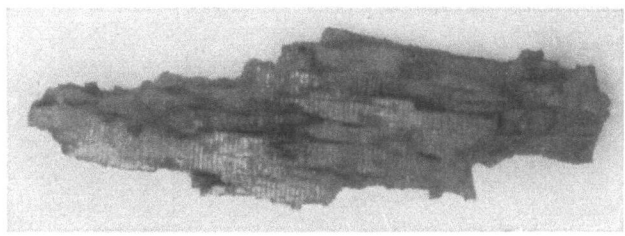

Abb. 789. Ein aus dem Herzbeutel und der Lunge operativ entfernter Granatsplitter (natürliche Größe).

Der Vorschlag MAUCLAIREs, von einem 12 cm langen Zwischenrippenschnitt aus vor dem Röntgenschirm eine KOCHER-Klemme in die Lunge zu stoßen und mit ihr das Geschoß herauszuziehen, läßt sich wohl nur unter besonders günstigen Verhältnissen ausführen. Verklebung der Brustfellblätter oder sehr oberflächliche Lage des Fremdkörpers ist dazu unerläßlich. Jedenfalls eignet sich das Verfahren nicht für die schwierig zu erreichenden Geschosse in der Umgebung des Hilus, in der Nähe eines Bronchus oder eines großen Gefäßes. Blutungen und Luftembolie sind bei dem dunkelen Arbeiten im Lungengewebe ernste Gefahren. Obwohl MAUCLAIRE auf diese Weise 33 Kranke ohne Zwischenfall behandelte, lehnen wir diesen Weg ab.

Entsprechend dem Sitze des Geschosses wird durch geeignete Schnittführung ohne oder mit Rippenresektion die Brusthöhle eröffnet. Die eingeführte Hand fühlt gewöhnlich leicht und schnell den Fremdkörper, selbst wenn er tief im Innern der Lunge sitzt. Diese soll beim Abtasten mit nicht mehr als 3—4 mm Hg-Druck gebläht werden. Das Auffinden kleiner Fremdkörper kann schwierig sein, wenn dicke Schwarten sie einhüllen.

Über die Art des weiteren Vorgehens entscheidet der bisherige klinische Verlauf. So kann man, falls Fieber und Zeichen chronischer Lungeneiterung fehlten, die Entfernung wie unter aseptischen Verhältnissen vornehmen.

Man umgreift das gefühlte Geschoß mit der linken Hand und drängt es gegen die Oberfläche der Lunge. Der Druck der Finger besorgt gleichzeitig die Blutstillung. Durch Anlegen zweier sich entsprechender Lungenhaltefäden erleichtert man die spätere Verschlußnaht. Zwischen ihnen wird mit Messer oder Thermokauter auf den

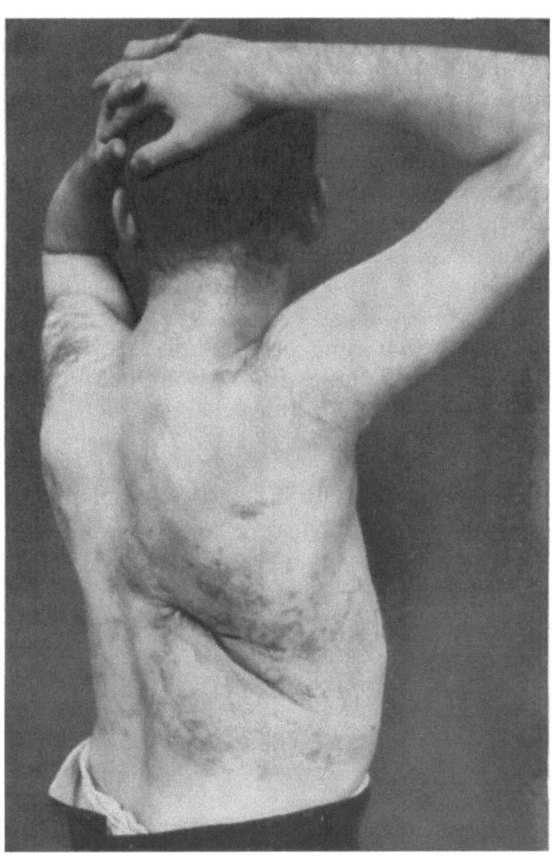

Abb. 790. Stark eingezogene Narbe nach der Entfernung eines Granatsplitters aus Herzbeutel und Lunge.

Fremdkörper eingeschnitten. Man faßt ihn mit Kornzange und zieht ihn heraus (Abb. 788). Mit einigen einstülpenden Knopfnähten wird die Lungenwunde wieder verschlossen. Nach genügender Blähung erfolgt luftdichte Brustwandnaht.

Besteht in der Umgebung des Geschosses pneumonische Verdichtung oder liegt es in einer Lungenzerfallshöhle, so muß es nach den Regeln herausgenommen werden, wie sie für Eröffnung von Lungeneiterherden im einschlägigen Abschnitte ausführlich beschrieben werden.

Mehrfach wurden die Lungenblutungen bei Steckgeschossen als Äußerungen einer Tuberkulose gedeutet. Besonders lehrreich ist folgende Beobachtung:

32jähriger Ingenieur, am 29. VIII. 14 in den Kämpfen vor Luneville zuerst durch ein Gewehrgeschoß leicht verletzt und dann von Granatsplittern getroffen. Ein kleiner Splitter drang in die rechte Wade, ein anderer von hinten in das rechte Schulterblatt und ein größerer rechts in den Brustkorb ein. Schon 2 Stunden nach der Verletzung wurde er in das Feldlazarett gebracht und von hier aus nach weiteren drei Stunden zurückbefördert. Da keinerlei ernste

Erscheinungen eintraten, wurde 2 Tage später der Verwundete in die Heimat verlegt, der Splitter in der Wade in einem Lazarett entfernt. Von seiten der Lunge fehlten irgendwelche Krankheitserscheinungen, so daß der Verletzte Ende 1914 als diensttauglich entlassen werden konnte. Bei einer Nachuntersuchung im November wurde dann noch ein Geschoß in der Achselhöhle entdeckt und ohne weitere Zwischenfälle weggenommen. Der Mann wurde hierauf als garnisondienstfähig erklärt und konnte bis Februar 1916 ohne irgendwelche Beschwerden seiner Beschäftigung nachgehen. Am 19. II. 16 stellte sich zum ersten Male eine Hämoptoe ein. Am 13. IV. 16 erneute schwere Blutung, die mit kleinen Unterbrechungen 6 Tage lang andauerte und zu hochgradiger Anämie führte. Zustand sehr bedrohlich. Im Mai, Juni, Juli fühlte sich

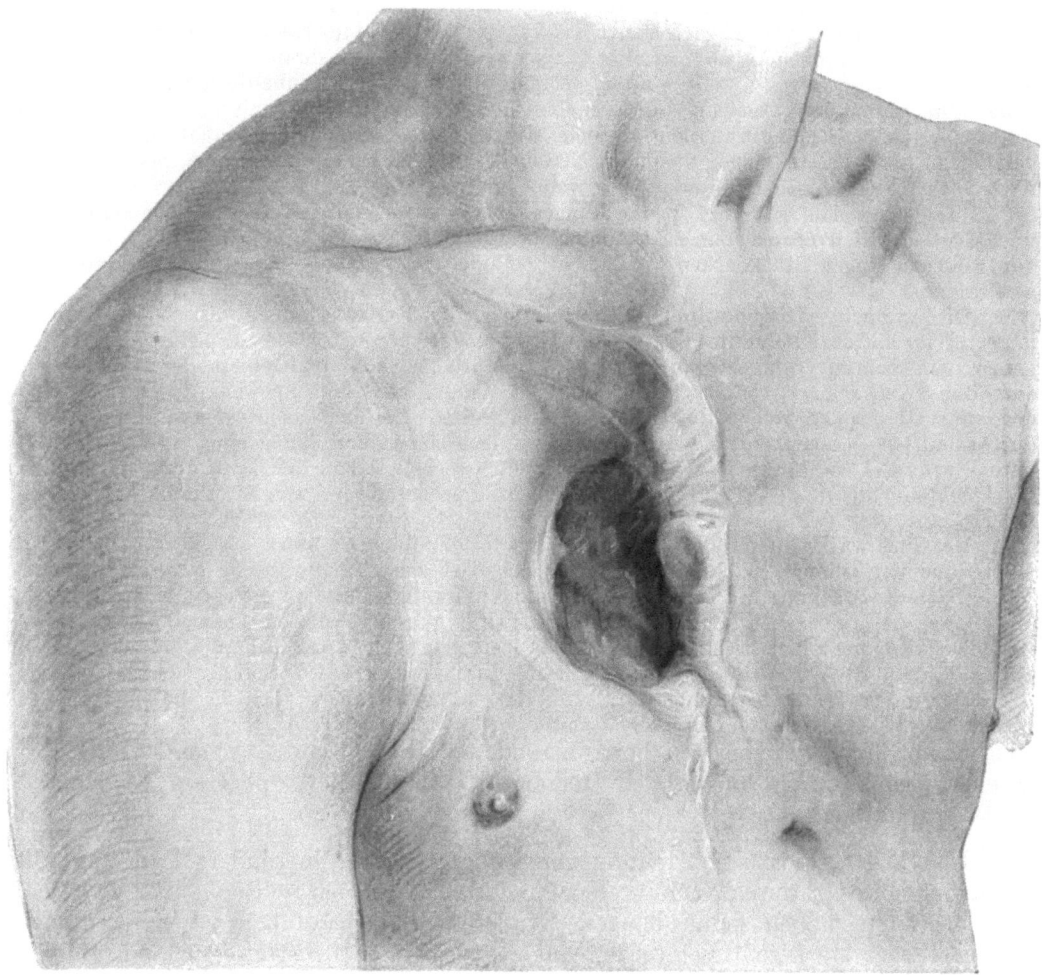

Abb. 791. Heilung nach Entfernung eines Infanteriegeschosses aus der medialen Fläche des Oberlappens und aus der Vena anonyma.

der Mann wohl. Am 1. VIII. 16 neuerdings Blutsturz. Es wurde zur Stillung der Blutung Pferdeserum eingespritzt und Sanatoriumsbehandlung wegen Lungentuberkulose angeraten. Eine weitere schwere Blutung ereignete sich am 1. IX. 16. Mehrere schwere und kleinere folgten. Als ihren Ausgangspunkt nahm man eine tuberkulöse Kaverne an. Die letzte schwere Hämoptoe gab endlich Anlaß zur Röntgenuntersuchung. Hierbei fand man einen großen Granatsplitter dicht neben der Wirbelsäule im rechten Unterlappen. Man hat mir den Kranken zugewiesen. Am 23. X. 16 wurde der Splitter herausgeholt (Abb. 789). Er lag mit dem medialen Drittel in dem schwartig verdickten Herzbeutel. Mit dem übrigen Teile war er in der Lunge eingebettet. Der Verlauf nach der Operation war glatt (Abb. 790).

Eigenartig ist eine weitere Beobachtung:

Infanterieoffizier, der ein Steckgeschoß — nach dem Röntgenbild im rechten Oberlappen, nahe dem Mittelfelle — trug. Die Brusthöhle wurde durch Lappenschnitt eröffnet. Drei Rippen wurden reseziert, um an die mediale Fläche des Oberlappens der Lunge heranzukommen. (Vgl. auch die Technik nach Abb. 699 u. 701.) Hier fand man ein französisches Infanteriegeschoß in Schwarten so eingebettet, daß sein Boden im rechten Oberlappen, die Spitze in der Wand der Vena anonyma steckte. Die schwierige Entfernung gelang trotz der Gefahr einer weiteren Blutung. Glatte Heilung (Abb. 791).

Eine dritte Krankengeschichte gibt Aufschluß über die großen technischen Schwierigkeiten, die beim Beseitigen tiefliegender Geschosse sich zeigen können. Auch ist sie beachtenswert wegen Störungen der Herztätigkeit, die jedesmal auftraten, wenn das Operationswundgebiet fester tamponiert wurde.

Bei einem englischen Offizier war ein Infanteriegeschoß 1918 in der rechten Lendengegend eingedrungen und in der Lunge stecken geblieben. Man hatte den 43jährigen Mann wiederholt in der Umgebung des Einschusses operiert; ob wegen Gasbrand oder Empyem, konnte nicht mit Sicherheit festgestellt werden. Allmählich trat eitriger, übelriechender, meist mit etwas Blut vermischter Auswurf auf. Zunehmendes Krankheitsgefühl und leichte Fiebersteigerungen verlangten Ende 1924 erneut ärztliche Hilfe. Röntgenuntersuchung ergab ein Infanteriegeschoß in der rechten Lunge, dicht am Mittelfell in Höhe der zweiten Rippe, bei Projektion nach vorn 8,5 cm von der hinteren Brustwand entfernt.

Da das Geschoß sehr tief in der Lunge saß, in einen größeren Absceß eingebettet war und keine Brustfellverwachsungen bestanden, wurde zunächst am 4. X. 24 durch Entfernung von 6—8 cm langen Stücken der 2. bis 6. Rippe eine paravertebrale Brustkorbeinengung vorgenommen.

Die nochmalige Lagebestimmung hatte ergeben, daß es gewandert war. Es befand sich ungefähr im mittelsten Punkte des Brustkorbes im Bereiche der rechten Lungenwurzel, dicht neben dem rechten Vorhofe. Man ging unter Überdrucknarkose im Gebiete der alten Narbe ein. Das Vordringen war äußerst schwierig. Es mußte viel Lungengewebe durchtrennt und der zum Oberlappen ziehende Ast der Arteria pulmonalis nach beidseitiger Unterbindung durchschnitten werden; ein anderer verursachte nach seiner Verletzung eine nur schwer stillbare Blutung. Das in einem Absceß eingebettete Geschoß saß in der Tiefe unmittelbar über dem rechten Vorhofe, dessen Pulsationen deutlich zu sehen waren. Die Eiterhöhle wurde tamponiert.

Der Puls war während der ersten Tage nach dem Eingriffe stark beschleunigt, unregelmäßig und ungleichmäßig. Er stieg bis auf 160. Der Zustand wurde von F. v. MÜLLER als Vorhofflattern aufgefaßt. Herzmittel blieben ohne Wirkung. Der Puls besserte sich sofort, als am 4. Tage die Mullstreifen in dem tiefen Wundtrichter gelockert wurden, um sich neuerdings zu verschlechtern, wenn hier frische Streifen etwas fester eingelegt wurden. Damit war der Beweis erbracht, daß die Vorhofstörungen mechanisch, durch Druck des Verbandes, bedingt waren.

Der weitere Verlauf war ungestört. Der Kranke konnte am 16. III. 25 mit einer kleinen Bronchialfistel entlassen werden und ist seither vollkommen genesen.

In der Folge wurden noch bei zwei anderen Kranken mit Geschossen im Hilusbereiche schwerste Störungen der Herzarbeit während der Operation beobachtet. Trotzdem Heilung.

Das **Endergebnis** nach Heilung von Lungenwunden, besonders Lungenschußwunden, konnte erst durch Nachuntersuchung nach langer Zeit richtig beurteilt werden. Viele Verletzte haben keine Klagen. Andere Vollerwerbsfähige aber empfinden geringere oder stärkere Beschwerden auf der verletzten Brustseite, wie sie ähnlich von Kranken mit Brustfellschwarten angegeben werden: Druckgefühl, zeitweiliges Stechen, Schmerzen bei tiefer Atmung, schnellem Gehen und lebhaften Bewegungen. Objektiv finden sich freilich nur selten Anhaltspunkte für derartige Veränderungen: leicht gedämpfter Klopfschall, abgeschwächtes Atemgeräusch, geringere Verschieblichkeit der Lungengrenzen, mitunter auch Verengerung der Zwischenrippenräume und Einziehung der Brustwand auf der verletzten Seite. Diese Abweichungen sind nach sekundären Empyemen stärker ausgebildet. Erforderte ein solches operative Eröffnung, so kommt es oft zu Resthöhlen mit Fisteln. Sie müssen später beseitigt werden.

Mehrfach ist die Frage aufgeworfen worden, ob Lungenwunden Entstehung und Ausbreitung der Tuberkulose begünstigen. Weder die Erfahrungen der Internen, noch unsere eigenen Beobachtungen sprechen dafür. Auch darf man annehmen, daß die nach der Verletzung eintretende Induration der Lunge eher günstig wirkt.

Aspiration von Fremdkörpern in Bronchen und Lunge.

Besondere Besprechung verlangen die Fremdkörper, die auf dem Luftwege in die Trachea, die Bronchen und die Lunge selbst geraten. Es handelt sich gewöhnlich um Gegenstände, die aus der Mundhöhle leicht aspiriert werden können: Nadeln, Kugeln, Münzen, Kragenknöpfe, Klammern, Knochenstückchen, Zahnersatzteile u. dgl., auch Erbsen, Bohnen und Ähren.

Sie gleiten fast stets in den rechten Bronchus, der die geradlinige Fortsetzung der Luftröhre darstellt. Je nach ihrer Form und Größe bleiben sie dann in einem der weiteren Bronchen oder auch in einem engeren peripheren Aste stecken. Mit Spitzen und Zacken können sie die Schleimhaut verletzen und sich in ihr verhaken. Bohnen und Erbsen, die aufquellen, verlegen oft vollständig die Bronchiallichtung.

Plötzliches Eindringen von Fremdkörpern löst stets einen eigenartigen Anfall aus. Heftige Hustenstöße steigern sich zu krampfhaften Paroxysmen und werfen dann nicht selten den Schädling wieder hinaus. Bleiben diese Expektorationsversuche erfolglos oder treten sie bei bewußtlosen Kranken überhaupt nicht ein, so entwickeln sich bezeichnende Folgezustände der Aspiration. Der Luftwechsel in den Lungen wird mehr oder weniger eingeengt. Große, hochsitzende Fremdkörper können ihn nahezu ganz aufheben. Die Atmung wird dyspnoisch. Der fortdauernde Reiz namentlich eines noch beweglichen Gegenstandes verursacht immer wieder Husten und Erstickungsnot. Oft finden die Kranken nur in bestimmter Lage und Haltung Ruhe. In der Umgebung des Fremdlinges entwickeln sich entzündliche Vorgänge. Sie zeigen verschiedene Heftigkeit und Ausdehnung. Eitrige Bronchitiden und Pneumonien, schließlich Abscesse und Lungengangrän kommen so zur Entwickelung. Auch Blutungen stellen sich nicht selten ein. Der Allgemeinzustand leidet darunter. Die Körperwärme steigt, oft unter Schüttelfrösten. Der Puls ist beschleunigt, das Gesamtbefinden schlecht. Es wird über starke Schmerzen neben der Wirbelsäule oder unter dem Brustbeine geklagt. Andere empfinden Stiche unter dem linken Rippenbogen und in der Magengegend. Erbrechen und Würgen wechseln mit regelmäßigen Hustenanfällen ab. Schließlich kann durch schwere Lungenentzündung Tod eintreten.

Bei günstigem Verlaufe klingen die beängstigenden Erscheinungen ab. Es bleibt eine chronisch-eitrige Bronchitis zurück, oder bronchektatische Veränderungen mit entsprechenden klinischen Äußerungen bilden sich aus. Aber auch dann noch bedrohen eitrige und putride Vorgänge der Lunge unmittel- oder mittelbar das Leben. Nur selten werden Gegenstände, die vom Bronchialrohre her eingedrungen sind, eingekapselt.

Die Diagnose eines „Fremdkörpers" ist gewöhnlich leicht; schwieriger dagegen seine Lokalisation. Die bezeichnende Vorgeschichte fehlt nur, wenn ein Bewußtloser aspiriert hat. Örtlich erkennt man den Sitz des Eindringlinges in Nachschleppen und Einschränkung der Atembewegung. Das Stimmzittern ist vermindert. Es bestehen Husten und Auswurf. Durch dessen Eigentümlichkeit, sowie an den physikalischen Veränderungen werden Lungenabsceß und Lungengangrän nachgewiesen. Oft sind objektive und subjektive Zeichen auffallend gering. Das Röntgenbild vermittelt wichtige Aufschlüsse über Form, Größe und Lage des Fremdkörpers. Gibt er selbst keinen Schatten, so heben sich doch die anatomischen Umwandlungen in seiner Umgebung ab. Genaue Ortsbestimmung ist unerläßliche Forderung für etwaigen operativen Eingriff (vgl. S. 626 ff.).

Angesichts des unsicheren Schicksales, dem der Träger eines aspirierten Fremdkörpers entgegengeht, ist sorgsame und gründliche Behandlung vonnöten.

Innerhalb der ersten Tage nach dem Eintritte des Ereignisses kann man versuchen, starkes Aushusten anzuregen, um dadurch den Gegenstand herauszubringen.

Man legt den Kranken mit herunterhängendem Oberkörper quer über ein Bett, oder man hängt ihn, nach dem Vorschlage von WEIST, an den Füßen auf. Nun veranlaßt man aktive Exspirationsbewegungen, die man durch Druck auf den Brustkorb noch verstärkt. Auch durch Einführen eines Federkieles in den Kehlkopf lassen sich heftige Hustenstöße erzeugen. Hie und da gelingt es, selbst ältere Fremdkörper auf diese Weise noch zu beseitigen.

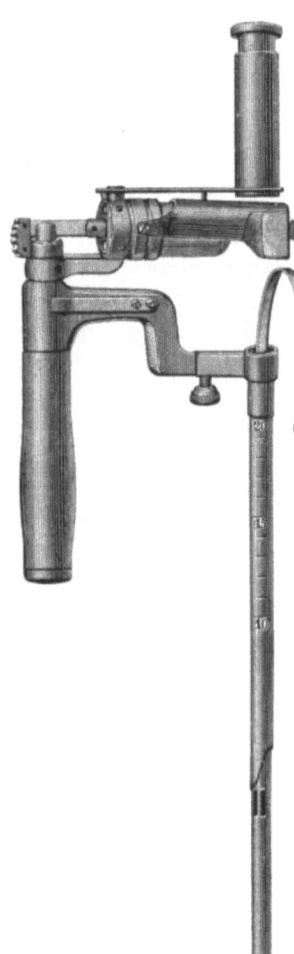

Abb. 792. Bronchoskop nach BRÜNING.

Auf eine ernste Gefahr, die der Austreibung solcher Fremdkörper anhaftet, hat HELLER aufmerksam gemacht. Ist es zum vorübergehenden Verschluß eines Hauptbronchus gekommen, dann wird das zugehörige Lungengewebe nach kurzer Zeit, oft schon nach Stunden atelektatisch, nach Wochen sogar bindegewebig durchwuchert (NISSEN). Wenn nun der Fremdkörper mit dem Hustenstoße herausgeschleudert und durch unglücklichen Zufall in den gegenseitigen Hauptbronchus aspiriert wird, so sind beide Lungenflügel schlagartig von der Atmung ausgeschaltet, der eine durch die bestehende Atelektase, der andere durch den akuten Verschluß des Bronchialrohres. Sofortige Erstickung ist die Folge. HELLER hat diesen traurigen Ausgang erlebt.

Der Versuch unblutiger Entfernung durch Husten führt leider sehr oft nicht zum Ziele; dann ist operative Beseitigung angezeigt. Sie kann von der Luftröhre aus oder durch die Lunge hindurch erfolgen.

Die Bronchoskopie.

Die Bronchoskopie ist ein den übrigen endoskopischen Maßnahmen, insbesondere der Ösophagoskopie nachgebildetes Verfahren.

Bei beiden Methoden wird ein Metallrohr in das Hohlorgan eingeführt und mit Hilfe eines Spiegels ein starker Lichtkegel hineingeworfen. Es gelingt auf diese Weise, umschriebene Teile der Luftröhre, der Bronchen oder der Speiseröhre nacheinander zu beleuchten und Veränderungen festzustellen. So können Geschwülste und Fremdkörper nach Art und Sitz deutlich erkannt werden. Geeignete Instrumente erlauben Probeausschnitte aus Neubildungen und zuverlässige Entfernung eingedrungener Gegenstände.

Das Instrumentarium.

„Das BRÜNINGsche Bronchoelektroskop besteht im wesentlichen aus 3 Teilen: 1. dem Röhrenspatel, einem kurzen dicken, vorn abgeschrägten und etwas verbreiterten Rohr, durch das 2. das gefensterte Vorschieberohr bis tief in den Unterlappenbronchus auf alle in Frage kommenden Entfernungen eingeschoben werden kann. Die Schieberöhren sind mit einer gezahnten Spiralfeder versehen, die in der Seitenwand des Röhrenspatels ihre Führung hat und durch eine gezahnte Feder in jeder gewünschten Lage festgehalten werden kann. Die Röhren sind auf jede beliebige Tiefe einzustellen, ohne daß der Abstand der Lichtquelle bzw. des Auges von der oberen Bronchoskopöffnung irgendwie geändert werden muß. Mit mehreren dieser Röhren von verschiedener Länge im Durchmesser von 5—12 cm kommt man aus.

Als Lichtquelle benutzt BRÜNING statt der früher gebräuchlichen KIRSTEINschen Stirnlampe eine Handbeleuchtung, die, fest mit dem Röhrensysteme verbunden, einen geschlitzten und aufzuklappenden Reflektor hat, durch dessen Einschnitt die Instrumente unter Leitung des Auges bleiben.

Die bronchoskopischen Operationsinstrumente sind entsprechend der verschiedenen Rohrlänge und Einstellung von BRÜNING vereinfacht durch Erfindung einer Zange, die sich verlängern läßt, und auf die die verschiedenen Faßorgane je nach Bedarf aufgeschoben werden. Als Haupttypen kommen in Betracht: a) die Krallenzange für feste Fremdkörper mit unregelmäßiger Oberfläche (Knochen), b) die Bohnenzange mit gefensterten gezahnten Armen für weiche Körper, c) die v. EICKENsche Nadelzange, d) die außengeriefte Hohlkörperzange, mit der man Röhren sehr verschiedener Weite von innen durch Spreizen der Zange fassen kann, und e) die Doppelcurette für Probeausschnitte" (GARRÈ).

Die Bronchoskopie kommt in zwei Formen zur Anwendung, als Bronchoscopia superior und als Bronchoscopia inferior.

Bei der ersteren wird vom Munde aus das Rohr in die Luftröhre eingeführt. Bei der letzteren benutzt man als Eingangspforte eine Tracheotomiewunde. Der Kranke wird am besten so gelagert, daß sich der Fremdkörper oben befindet.

Zur Bronchoscopia superior wird der Kopf leicht seitwärts geneigt und zurückgebeugt gehalten. Unter Lokalanästhesie wird dann vorsichtig das Bronchoskop eingeschoben. Das ist nicht immer leicht. Die Technik ist dieselbe wie bei der Intubation oder der KUHNschen Tubage.

Auf Grund eigener Erfahrungen und mehrfacher Beobachtungen der Bronchoskopie bei sehr geschickten Fachärzten bin ich Anhänger der Bronchoscopia inferior. Für den Kranken bedeutet das Einführen des Rohres von oben eine, wenn nicht schmerzhafte, so doch sehr unangenehme Maßnahme. Hinzukommt, daß man oft unmittelbar von der Luftröhrenöffnung aus die Fremdkörper sehen, fühlen und fassen kann. Die Benützung eines Tubus wird dadurch überflüssig.

Vor Ausführung der Bronchoscopia inferior kann man nach dem COLLETschen Vorschlag die Wundränder der Luftröhre an die Haut annähen, so daß allseitig geschlossener Eingang in das Operationsgebiet hergestellt ist.

Unter Leitung des Auges wird das in die Trachea eingebrachte Rohr langsam bis zur Bronchusgabelung vorgeschoben. Das gelingt sehr leicht rechts. Links muß man den winklig abknickenden Bronchus mit dem vordringenden Tubus allmählich strecken. Gewalt darf keinesfalls angewendet werden. Angesammelter Schleim wird vorsichtig ausgetupft. Bei freiem Gesichtsfeld übersieht man sehr schön die Stammbronchen und ihre fernere Verzweigung. Nach genauer Einstellung versucht man nun, mit dem jeweils geeigneten Instrument den Fremdkörper zu fassen und vorsichtig herauszuziehen. Das technische Vorgehen ist für den Geübten leicht, jedenfalls leichter und einfacher als bei Ösophagoskopie. Die notwendige Geschicklichkeit läßt sich durch Übung an der Leiche erlernen.

Extraktionsversuche sollen nicht zu häufig wiederholt werden. Man verzichtet dann besser auf Entfernung des Fremdkörpers und läßt die Tracheotomiewunde bestehen. Nicht selten wird er später von selbst noch ausgehustet. Im andern Falle muß seine Beseitigung auf operativem Wege vorgenommen werden.

Dieses kann in verschiedener Weise geschehen. Der Weg hängt vom Sitze des Fremdkörpers ab. Befindet er sich noch in einem großen Bronchus, so ist **die Bronchotomie** angezeigt.

Eröffnung eines Bronchus wird vom vorderen oder vom hinteren Mittelfellgebiete aus vorgenommen. MILTON suchte die Teilungstelle der Trachea nach medianer Durchtrennung des Brustbeines auf. Er spaltete die Luftröhre und entfernte ein abgebrochenes Kanülenrohr aus dem rechten Bronchus. Der Kranke erlag freilich einer Mediastinitis. Dieses Verfahren hat kaum Vorteile vor tiefer Tracheotomie vom Halse aus.

Besser kann man von einer Thorakotomiewunde im 2. Zwischenrippenraum an den Stammbronchus gelangen und ihn unter Leitung des Auges schlitzen. Die Schwierigkeit ist nur, unter Schonung der Gefäße an den hinteren oberen Teil des Bronchus heranzukommen und dort einzuschneiden. Diese von TIEGEL am Tier geübte Methode ist, soviel ich sehe, am Lebenden noch nicht ausgeführt worden.

A. SCHWARTZ empfiehlt die **Bronchotomia posterior** mit folgender Technik: „Aufklappen eines Türflügellappens mit der Basis am Schulterblattrand, Durchtrennung der 5., 6., 7. und 8. Rippe 4 cm vom Proc. transversus und Aufklappen nach außen. Stumpfe Ablösung der Pleura costalis nach der Wirbelsäule zu. Rechts und links liegen die anatomisch-topographischen Verhältnisse verschieden. Auf der r e c h t e n Seite trifft man an der Seite der Wirbelsäule den Oesophagus und gegen oben zu, denselben kreuzend, einen Ast der Vena azygos. Hier macht man mit der Ablösung halt. Mit einem Haken wird der Pleurasack mitsamt der Lunge nach vorn gezogen. Der Nervus vagus ist auf eine Strecke weit zu sehen, und dicht daneben im Winkel der Azygos ist der rechte Bronchus zu fühlen. Auf der l i n k e n Seite gelangt man sehr rasch an die Aorta thoracica. Man schiebt das mediastinale Blatt von ihr ab bis in die Nähe des Aortenbogens, schiebt den Vagus zur Seite, drängt mit stumpfem Haken die Lunge nach vorn. Auch hier ist der durch seine Konsistenz mit dem palpierenden Finger leicht erkennbare Bronchus vorzuziehen. Wie rechts, so präsentiert sich hier zur Incision der hintere membranöse Teil" (GARRÈ).

DUNCAN und SCHIASSO haben damit Erfolge beim Menschen erzielt. Eigene Erfahrungen besitze ich nicht. Der Eingriff ist groß und der Zugang, nach meinen Versuchen an der Leiche, trotzdem beschränkt. Bei Unzuverlässigkeit der Bronchialnähte, mit der man immer rechnen muß, besteht Gefahr einer Mediastinitis.

Das beste Verfahren dürfte die **Pneumo-Bronchotomia** sein. Mit ihrer Hilfe lassen sich alle peripherwärts gelegenen Fremdkörper leicht und sicher entfernen. Man fühlt sie zwar nicht so gut wie die Gegenstände, die außerhalb der Bronchen in der Lunge liegen; aber die Verdichtung des umgebenden Gewebes ist wohl immer deutlich zu erkennen.

Die Technik lehnt sich an das Vorgehen bei Entfernung eines Fremdkörpers aus der Lunge an. Durch ihr Gewebe hindurch wird der Bronchus freigelegt, eingeschnitten und so eröffnet. Nach Herausziehen des Eindringlings sowie des angesammelten Schleimes und Eiters verschließt man die Bronchuswunde durch mehrere Knopfnähte. Darüber vereinigt man die Wundränder der Lunge in 2—3 Schichten. Dieses Verfahren sichert den Bronchusverschluß und macht dadurch die Pneumo-Bronchotomie der gewöhnlichen Bronchotomie überlegen.

BARDENHEUER, GÖLTZ, SAUERBRUCH haben diesen Weg erfolgreich beschritten; ich konnte einen Kragenknopf aus einem mittleren Bronchus des linken Oberlappens auf diese Weise herausholen. Das Kind wurde geheilt.

Zur Erleichterung der Lokalisierung kann man vor der Operation ein Bronchoskop einlegen (KILLIAN und HOFFMEISTER). Man fühlt dann nach Eröffnung der Brusthöhle die liegende Röhre oder eine durch sie eingeführte Sonde. Notwendig ist dieses Hilfsmittel sicher nicht.

Hat der Fremdkörper im peripheren Ausbreitungsgebiete des Bronchus Lungenabsceß oder Gangrän verursacht, so ist der Weg klar vorgezeichnet. Die Extraktion von oben ist auch dann wohl noch berechtigt. Nur sollte man dieses Eindringen nicht erzwingen. Zweckmäßiger ist es, wie beim gewöhnlichen Lungenabscesse zu handeln. Der Schädling findet sich nach Eröffnung der Eiterhöhle dann auf ihrem Boden oder in der Wand eingekapselt. Oft wird er erst bei einem späteren Verbandwechsel gesehen und entfernt. Mancher wird überhaupt nicht gefunden. Wir sind mehrfach mit Erfolg so vorgegangen. Bei einem unserer Kranken heilte die Absceßhöhle aus; er wurde gesund. Der abgebrochene Zahn blieb aber in der Wand des Bronchus eingekapselt zurück, ohne in der Folge, bei einer Beobachtung von 2 Jahren, Erscheinungen zu machen.

Anhang:

Die bronchoskopische Behandlung von Lungeneiterungen.

In neuester Zeit versucht man, besonders in Amerika und Frankreich, auf dem Wege der Bronchoskopie Lungenabscesse und Bronchektasen durch Aspiration zu entleeren, mit geeigneten Lösungen zu spülen und mit Arzneien zu bestäuben. Sie soll bei umschriebenen chronischen Lungenabscessen und bei Bronchektasen unter gewissen Bedingungen befriedigende Erfolge erzielen.

Die Technik besteht in wöchentlicher Absaugung des Eiters, Spülungen mit Silbernitrat, Argyrol, Zinksulfat, Gomenol (JACKSON), Permanganatlösung (KULLY) und darauffolgenden Einspritzungen von Argyrol, Silvol, 1%iger Phenollösung mit Zusatz von LUGOLscher Lösung, 10%igen Jodoform-, 20%igen Gomenolaufschwemmungen, Wismutcarbonat in mineralischer Ölemulsion (JACKSÉN). Pflanzliche Öle reizen heftig, mineralische so gut wie gar nicht.

FUNK brachte bei einer 27jährigen Frau einen seit ½ Jahre bestehenden Lungenabsceß im rechten Unterlappen mit schweren klinischen Erscheinungen durch wöchentliche Bronchoskopie, Aspiration des Eiters und Gomenoleinspritzungen nach einem halben Jahre zur Heilung. KULLY erreichte bei 29 an chronischer Lungeneiterung einschließlich Absceß, Bronchektasen und Gangrän Leidenden 4 Heilungen und 19 bedeutende Besserungen.

Wir möchten vor diesem Vorgehen warnen. Man weiß aus Erfahrung, daß viele chronische Lungenabscesse, wie tuberkulöse Kavernen, aus rein mechanischen Gründen nicht ausheilen können, solange ihnen nicht durch Entspannung des umgebenden Gewebes die Möglichkeit zur Schrumpfung gegeben wird. Hinzu kommt, daß operative Eröffnung bei der heutigen Technik im Vergleiche zu wochenlang durchzuführender bronchoskopischer Behandlung schonender, sicherer, für den Kranken weniger unangenehm und erfolgreicher ist.

Lungenhernien.

Zum Begriffe der echten Lungenhernie gehören: Bruchpforte, Bruchsack und Bruchinhalt.

Die Bruchpforte kann in Form einer anatomischen Lücke des Brustkorbes angeboren sein.

Kongenitale Spaltbildungen des Brustkorbes und Lücken in einzelnen Rippen sind selten. An solchen Stellen besteht der Thorax lediglich aus Haut, Resten der Muskulatur und Brustfell. Bei wiederholten heftigen intrathorakalen Drucksteigerungen, wie sie während des Schreiens und des Hustens erfolgen, bleibt in diesem Bereiche der Gegendruck der Brustwand aus. Die Lunge kann sich darum hier vorwölben, die bedeckenden Weichteile allmählich ausstülpen und selbst in den Sack eintreten. Damit ist eine echte Hernie mit ausgebildetem Bruchsack entstanden.

Nach den Angaben von MOREL-LAVALLÉ werden diese angeborenen Bildungshemmungen des Thorax meist in den oberen Abschnitten am Übergange der Rippenknochen in die Knorpel angetroffen. Nicht selten fehlt hier auch die Muskulatur, insbesondere die Zwischenrippenmuskulatur.

Anfänglich lassen sich solche Lungenhernien zurückbringen. Ihr Inhalt entleert sich durch Druck unter knisterndem Geräusch (ADLER). Später kann es zu Entzündung und Verwachsung der Lungenoberfläche mit dem Bruchsacke kommen. Selbst Einklemmungen werden beobachtet (KÖNNECKE).

Weitaus häufiger sind traumatische Lungenhernien. Ihre anatomische Voraussetzung ist Trennung der Brustwand unter unversehrter Haut. Namentlich bei stumpfen Gewalteinwirkungen kann das Brustgitter in mehr oder minder großer Ausdehnung gequetscht oder zertrümmert sein. Dann ist die Möglichkeit gegeben, daß sofort ein kleinerer oder größerer Lungenabschnitt durch den Wandspalt unter die Haut sich vorschiebt. Der Austritt kann aber auch erst später unter allmählicher Vorbuchtung des geschwächten Bezirkes erfolgen. GARRÈ weist darauf hin, daß kleine periostlose und aus dem Zusammenhange gebrachte Rippenstücke in der Folge aufgesaugt werden, so daß man längere Zeit nach dem Unfalle leicht den Eindruck gewinnt, als ob es sich um einen angeborenen Bruch handele.

Auch penetrierende Verletzungen des Thorax, insbesondere Tangentialschüsse können Lücken der Brustwand setzen, in die sich nachher die Lunge vorstülpt.

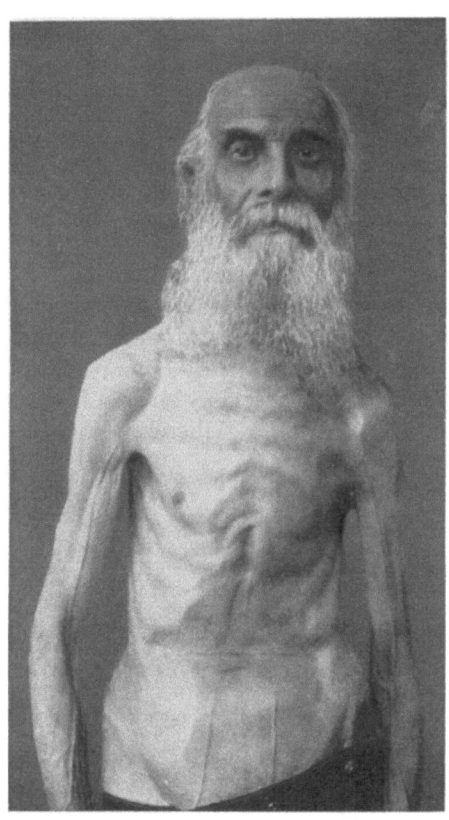

Abb. 793. Schwache Stellen der Intercostalmuskulatur bei einem alten Manne.

Bezeichnend für traumatische Lungenhernien sind Fehlen eines eigentlichen Bruchsackes sowie Verwachsungen zwischen Lunge und Unterhautzellgewebe.

Ebenso entwickeln sich nach extra- und intrapleuralen Eingriffen Lungenbrüche. Oft sieht man nach ausgedehnter Rippenresektion faustgroße Vorwölbungen der entknochten Brustwand. Gelegentlich kann man bei solchen Kranken sogar von Ectopia pulmonis sprechen.

Schließlich ist noch eine Form von Hernien zu erwähnen, die man als spontane oder konsekutive bezeichnet. Bei ihnen entsteht die Bruchpforte schleichend. Im Anschluß an gewisse Erkrankungen, wie Arteriosklerose, Emphysem, entarten und schwinden zunächst die Brustwandmuskeln, insbesondere die Zwischenrippenmuskeln. Gleichzeitig verursacht die Grundkrankheit durch Katarrh häufigen Husten. Die geschwächte Muskulatur gibt dem immer wiederholten Drucke schließlich nach und läßt das darunterliegende Organ in die Lücke eintreten. Aber auch plötzlich, bei körperlicher Anstrengung, kann sich die Lunge in einen derartig veränderten Brustwandabschnitt bruchartig vordrängen.

Diese Form von Lungenhernien tritt besonders gern dort auf, wo die Brustwand schon von vornherein infolge der anatomischen Gestaltung nachgiebiger ist. Beiderseits neben dem Brustbeine gehen die Mm. intercostales externi in eine dünne Fascie über, so daß sich im Bereiche der Rippenknorpelabschnitte nur eine einfache Muskellage vorfindet. Gesellt sich dazu noch krankhafte Schwäche des Intercostalraumes, so kann hier Bruchbildung am leichtesten zustande kommen. Die auffallende Dünnwandigkeit dieses Bezirkes läßt sich bei älteren und mageren Leuten oft gut feststellen (Abb. 793).

Einen bezeichnenden spontanen Lungenbruch beobachteten wir an einem 38jährigen Soldaten. Er war als Kind immer gesund gewesen. Mit 14 Jahren verspürte er zum erstenmal nach schwerer Arbeit heftige Schmerzen in der „Herzgegend". Warme Ölumschläge sollen Besserung erzielt haben. Die Beschwerden traten dann etwa 20 Jahre lang nie wieder in derselben Stärke auf. Im Frühjahr 1916 erkrankte er im Heeresdienst an einem heftigen Katarrh der oberen Luftwege mit hartnäckigem Husten. Nach einigen Tagen bemerkte er, daß beim Husten auf der linken Seite etwas außerhalb der Brustwarze an der Stelle, die ihn schon als Knabe geschmerzt hatte, eine Vorwölbung entstand. Nach Husten ging sie von selbst wieder zurück. Allmählich nahmen die Schmerzen zu. Die dauernde Belästigung führte den Kranken zum Arzte, der ihn zur chirurgischen Behandlung einwies.

Beim Eintritt in die Klinik ergab sich folgender Befund: Kleiner, kräftig gebauter Mann von gesundem Aussehen, in gutem Ernährungszustande. Brustkorb kräftig und symmetrisch gebaut. Beide Seiten beteiligen sich gleichmäßig an der Atmung. Über den Lungen überall lauter, nicht tympanitischer Klopfschall. Lungengrenzen: hinten beiderseits gleich hoch, gut verschieblich. Überall lautes Vesiculäratmen ohne Rasselgeräusche. Beim Husten und Pressen zeigt sich im 5. Zwischenrippenraume links unmittelbar außerhalb der Brustwarze eine gut walnußgroße Anschwellung, die beim Nachlassen des Pressens sogleich wieder verschwindet. Der tastende Finger kann hier tief in einen 4 cm langen Spalt der Intercostalmuskulatur eingelegt werden. Über der Vorwölbung selbst leicht tympanitischer Schall. Auscultatorisch nichts Besonderes. Andere Abweichungen, Lücken in der Muskulatur, Fehlen gewisser Muskeln, Asymmetrien des Brustkorbes finden sich nicht. Die Diagnose lautete auf Hernia pulmonis.

Durch Radikaloperation wurde sie beseitigt.

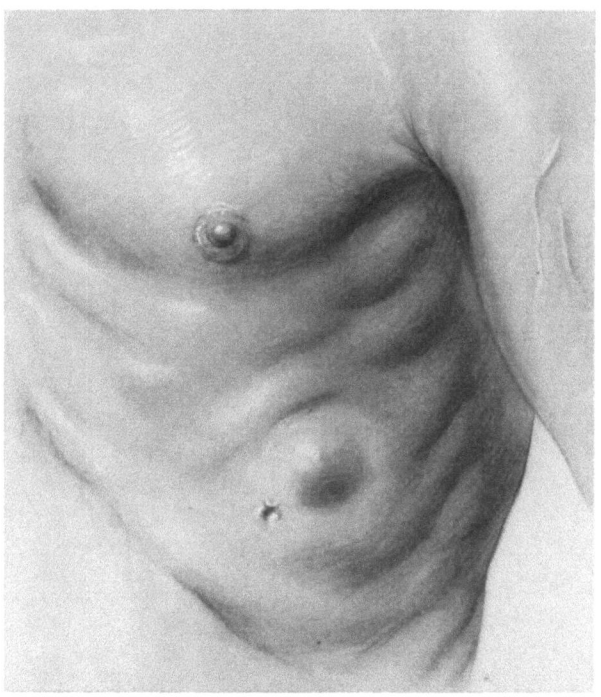

Abb. 794. Vortäuschung einer Lungenhernie durch einen traumatischen Zwerchfellbruch mit Ausstülpung des Magens durch den Brustraum und eine Brustwandlücke hindurch unter die Haut.

Das klinische Bild der Lungenhernie ist ziemlich eindeutig. Manche Kranke werden durch sie wenig belästigt. Andere klagen über leichte Schmerzen bei tiefem Atemholen und bei Husten. Namentlich im Anfange werden durch Brustfellreizung häufige Hustenanfälle ausgelöst, die später ausbleiben. Unser Kranker litt durch den Druck der Kleider.

Die meist rundliche, walnuß- bis apfelgroße Vorwölbung schwillt während der Exspiration deutlich an und flacht sich während der Inspiration ab (paradoxe Atmung). Auf Fingerdruck verkleinert sie sich unter knisterndem Geräusche.

Bei günstigen Verhältnissen ist vollständiges Zurückschieben des ausgetretenen Lungenabschnittes möglich: reponible Hernie. Dann gelingt es durch die Haut den Bruchspalt oder Ring abzutasten. Sind Verwachsungen vorhanden, so läßt sich zwar der Bruchinhalt zurückdrängen, der Ring selbst aber nicht fühlen.

Behinderung des Blutumlaufes in dem vorgelagerten Abschnitte der Lunge führt leicht zu Stauung, die ihrerseits Ausschwitzung und bindegewebige Induration bedingt. Dann entsteht eine derbe Geschwulst, die sich nicht mehr verkleinern und auch nicht in die Brusthöhle zurückbringen läßt. Verwechselung mit echten Gewächsen ist möglich.

Ein der Lungenhernie sehr ähnliches Bild kann nach Verletzung des Zwerchfelles entstehen.

Ich sah bei einem Soldaten eine Brustwandvorwölbung, die durchaus für einen Lungenbruch sprach. Auffallend war allerdings, daß hier die Vergrößerung nicht in der Ausatmung, sondern in der Einatmung auftrat. Dieses Merkmal wurde zu wenig kritisch beachtet und führte zu falscher Diagnose. Bei der Operation fand sich nämlich ein Zwerchfellbruch mit Ausstülpung des Magens durch den Brustraum und eine Brustwandlücke hindurch unter die Haut (Abb. 794). Der Kranke wurde geheilt. Eine zweite ähnliche Beobachtung haben wir in der Charité gemacht. Auch hier konnte die Operation helfen.

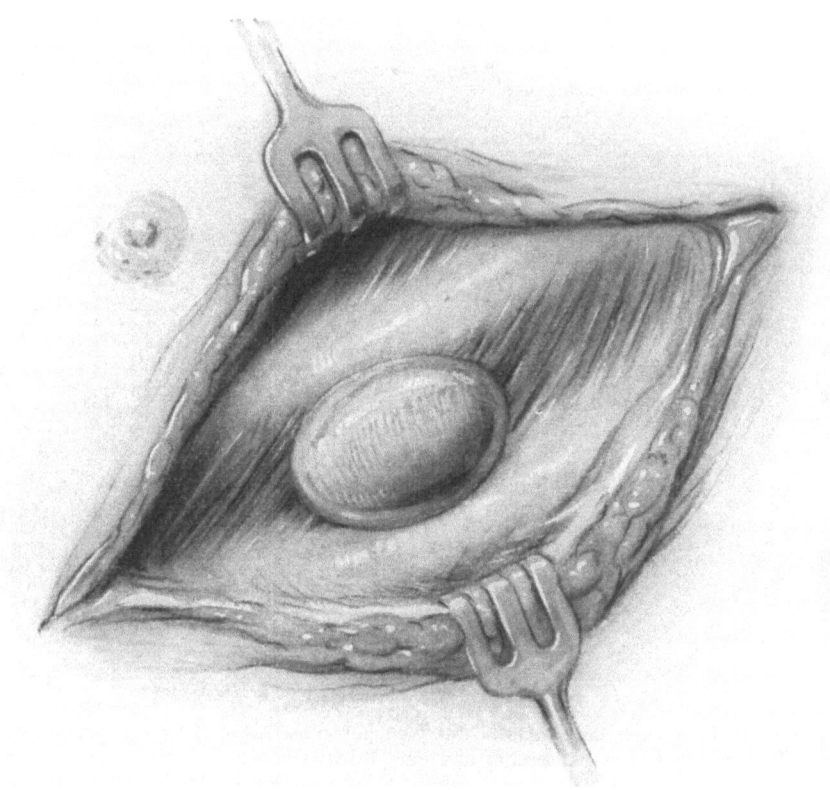

Abb. 795. Freilegung des Bruchsackes.

Die Behandlung der Lungenhernie war bisher im allgemeinen konservativ. Durch Pelotte oder Stoffkorsett hat man den veränderten Abschnitt des Thorax gedeckt und gestützt. Es sollen dadurch Heilungen erreicht worden sein (GARRÈ).

Zweckmäßiger erscheint uns operatives Vorgehen. Es erfolgt nach den bewährten Gesichtspunkten der Bauchbruchoperation. Bei wirklichen Lungenbrüchen handelt es sich darum, zuerst den Bruchsack und darüber den Schlitz oder die Lücke in der Brustwand zu verschließen. Wir gingen bei dem auf S. 806/807 erwähnten Kranken folgendermaßen vor:

Unter Lokalanästhesie wurde die Vorwölbung am Brustkorb in einem Halbkreise, dessen Basis lateral von der Hernie ungefähr parallel zum Brustwandrande lag, umschnitten. Der so gebildete Hautlappen wurde abgelöst und auf die Seite gezogen. Nach Spaltung der Pectoralisfascie und stumpfer Durchtrennung der Muskulatur gelang es, die Bruchgeschwulst zum Vorscheine zu bringen. Sie wurde stumpf aus der Umgebung ausgeschält. Sie setzte sich breit nach unten zu fort. Die Zwischenrippenmuskulatur war sehr geschwächt und wies an der Durchtritt-stelle der Ausstülpung einen 4 cm langen und 2 cm weiten Spalt auf. Ließ man den Kranken husten, so sah man, wie sich die Lunge durch diese Lücke vor-drängte und nachher von selbst wieder zurückzog. Beim Fassen des zarten Bruchsackes mit einer KOCHER-Klemme entstand ein kleines Loch, durch das Luft eintrat. Sofort zeigten sich die Erscheinungen des offenen Pneumothorax. Die

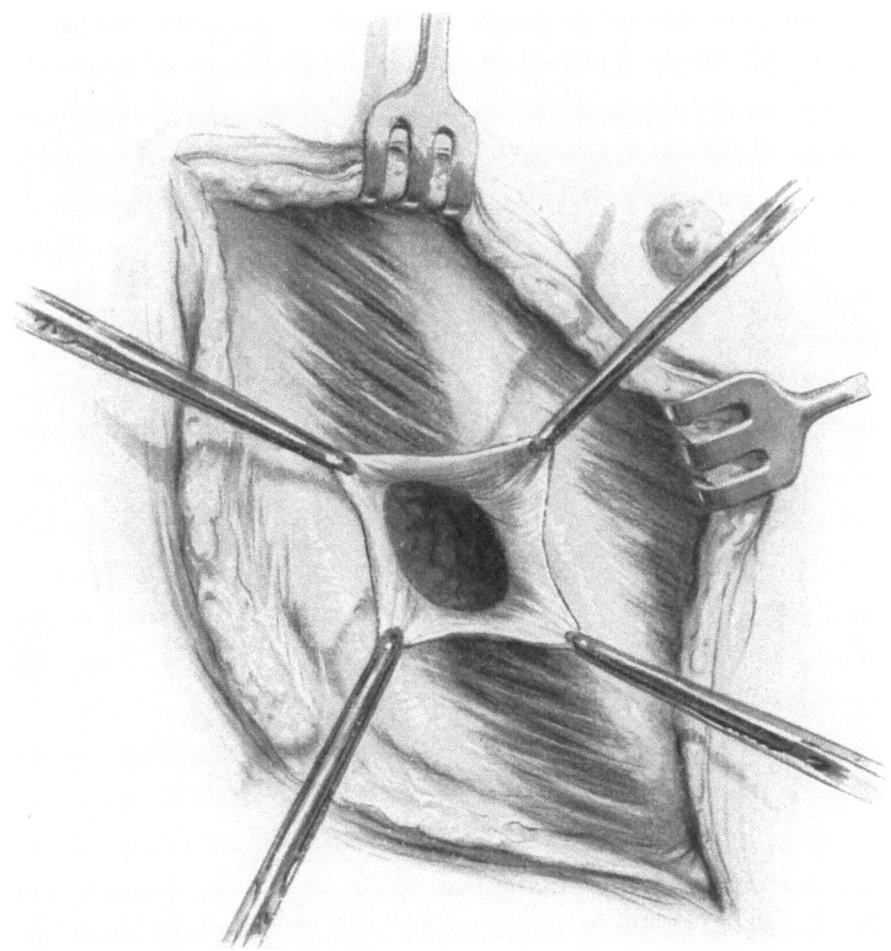

Abb. 796. Bruchsack nach seiner Eröffnung und nach Rücklagerung des Bruchinhaltes.

Atmung wurde ungleichmäßig und beschleunigt, beruhigte sich aber unter Über-druck. Es wurde jetzt der Bruchsack ausgiebig geöffnet. Er erwies sich als ein etwa 8 cm langer Beutel des Rippenfelles, der am Rande des Spaltes in die Tiefe um-bog. An der geblähten Lunge fehlte in einem etwa fünfmarkstückgroßen Um-kreise die spiegelnde glatte Oberfläche. Es war anzunehmen, daß dieser Bezirk am häufigsten in den Bruchsack eingetreten war. Verklebungen oder Verwachsungen waren nicht vorhanden. Eine von innen nach außen durchgreifende fortlaufende Naht wurde am Stiele des Bruchsackes angelegt und sein ausgelöster Zipfel zur Verstärkung darüber gesteppt. Durch Erhöhung des Überdruckes blähte man die Lunge stärker, bis sie das Rippenfell wieder berührte. Der Versuch, die Reste der Intercostalmuskulatur über dem Bruche zu vereinigen, scheiterte an starker Spannung. Daraufhin wurde das Periost der oberen und der unteren Rippe längsgespalten und nach unten und oben umgeklappt. Es entstanden so zwei Lappen, deren Ränder sich berührten. Sie wurden durch Naht verbunden. Dann brachte man die Pectoralismuskulatur in die frühere Lage zurück und schloß darüber ihre Fascie. Hautnaht. Druckverband. Bei fieberfreiem Verlauf entstand ein kleines Hämatom, das am 4. Tage abgesaugt wurde. Heilung p. p.

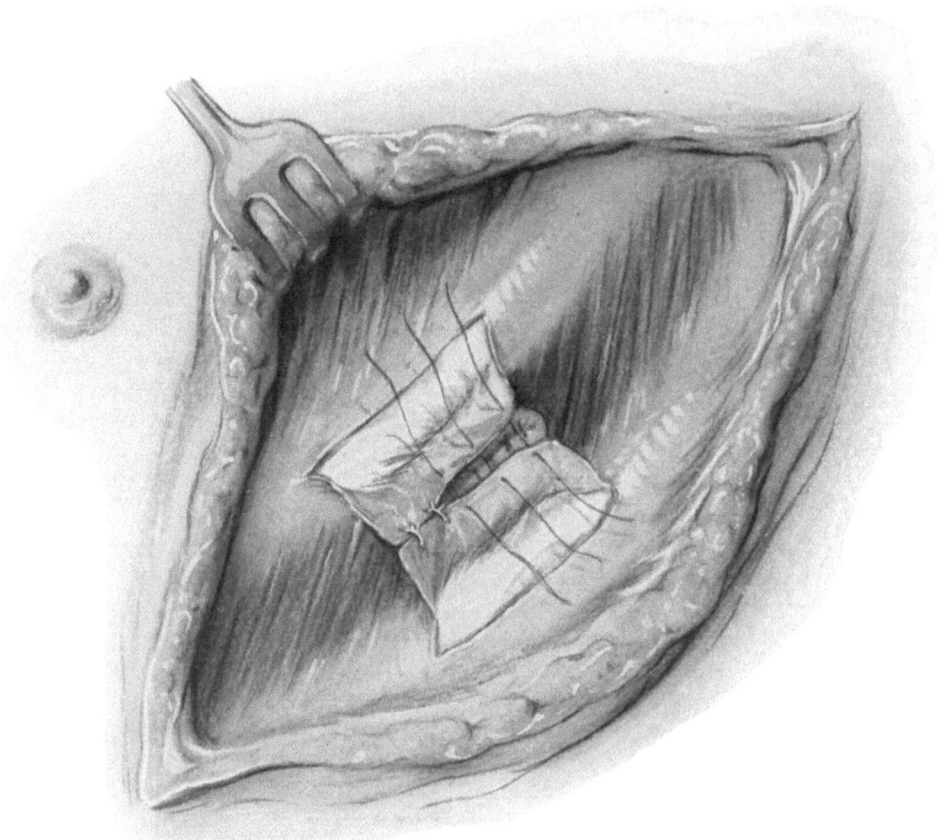

Abb. 797. Plastischer Verschluß der Lücke durch die Knochenhaut zweier benachbarter Rippen.

VULPIUS hat den Vorschlag gemacht, durch osteoplastischen Verschluß des Brustwandloches die Bruchpforte zu beseitigen. Nach Ablösung eines großen Weichteillappens und Freilegung des sehr dünnen Bruchsackes wird die den oberen Rand der Bruchpforte bildende Rippe auf eine große Strecke längsgespalten, schräg über die Lücke herübergelagert und mit dem nächsten Rippenstumpfe vernäht. Die entsprechende Transplantation von der unteren Rippe zur völligen Vergitterung des Loches konnte er bei seinem Kranken wegen des überhängenden zerreißlichen Bruchsackes nicht ausführen. Deshalb ist Heilung nicht erzielt worden. HELLER gelang es, einen ähnlichen Defekt durch Umklappen längs gespaltener Rippen zu schließen (GRAF).

Man kann auch daran denken, nach dem Vorschlage von GARRÈ in der Nähe des Brustbeines gelegene Bruchpforten durch gestielten Periostknochenlappen zu verstopfen. Ebenso können solche Lücken durch freie Überpflanzung eines Periostknochenstückes gedeckt werden (Bd. II, S. 183).

Die eitrigen und die brandigen Entzündungen der Lungen.

Trotz pathologisch-anatomischer und klinischer Verschiedenheiten gehören eitrige und brandige Entzündungen der Lungen zusammen. Beide Erkrankungen haben dieselbe Vorstufe: einen mehr oder minder umschriebenen pneumonischen Herd. Dieser selbst entsteht unter wechselnden Bedingungen.

Fremdkörperreizung des Gewebes und metastatische infektiöse Entzündungen sind die beiden Pole, zwischen denen in bunter Mannigfaltigkeit alle Formen der Pneumonie auftreten können.

Die Infektionserreger, die je nach der Entstehung des Herdes eine primäre, häufiger vielleicht eine sekundäre Rolle spielen, dringen vom Bronchialbaume, von der Blut- oder von der Lymphbahn her ein. Die pneumonische Vorstufe, die sehr verschieden ausgebildet sein kann, wird klinisch keineswegs immer erkannt.

Übergang pneumonischer Infiltration in eitrige oder brandige Einschmelzung hat in der Hauptsache schlechte Lebensfähigkeit des Gewebes und Herabsetzung der allgemeinen Widerstandskraft zur Voraussetzung. So vermögen z. B. an sich harmlose Entzündungen der Lunge bei Stoffwechselstörungen, wie Diabetes, Alkoholismus, bei Nierenerkrankungen und bei erschöpfenden Leiden anatomisch verhängnisvollen Verlauf zu nehmen. Wir sehen dasselbe auch an anderen Organen, die durch Ernährungs- und Kreislaufverschlechterung gegenüber entzündlichen Schädlichkeiten geschwächt wurden. Es fehlt dann eben die zur anatomischen Beschränkung und schnellen Lösung des Herdes notwendige Reaktion vom Gewebe und vom Gefäßapparat her. Abgrenzung und Demarkation bleiben aus. Fortschreitende eitrige Einschmelzung, nekrotischer Zerfall, an den sich Brand anschließen kann, treten auf.

Ähnlich wie Störungen in Ernährung und Durchblutung wirken auch traumatische Läsionen. Wie ein Granatsplitter die Oberschenkelmuskulatur zerreißt und zerquetscht, so kann er auch in der Lunge wirken. Aus dem Zusammenhange herausgelöste Organfetzen sterben ab; eitrige Abstoßung beginnt.

Nicht nur für primäre Entstehung, sondern auch für sekundäre Ausbreitung der Eiter- und Brandherde ist die Beschaffenheit des Gewebes wesentlich. Wenn der Schutzwall der Granulationen sich nicht zu entwickeln vermag, kriecht die Eiterung weiter.

Bei gesundem kräftigem Gewebe stoßen sich dagegen sehr bald die abgestorbenen Teile ab. Eiter und Lungenfetzen werden dann ausgehustet. Nicht selten tritt so ohne Operation Heilung ein.

Für den Verlauf der Lungenabcesse ist der Allgemeinzustand des Kranken auch noch in anderer Beziehung bedeutungsvoll. Erschöpfte haben nicht mehr die Kraft, erfolgreich auszuhusten. Die Expektoration bringt das Höhlen- und Bronchialsekret nur bis zur Bifurkation. Dann ist, um den nächsten Hustenstoß einzuleiten, tiefe Einatmung notwendig. Durch sie wird der Eiter in die gesunde Lunge hinübergesaugt, und verhängnisvolle Aspirationspneumonie entsteht.

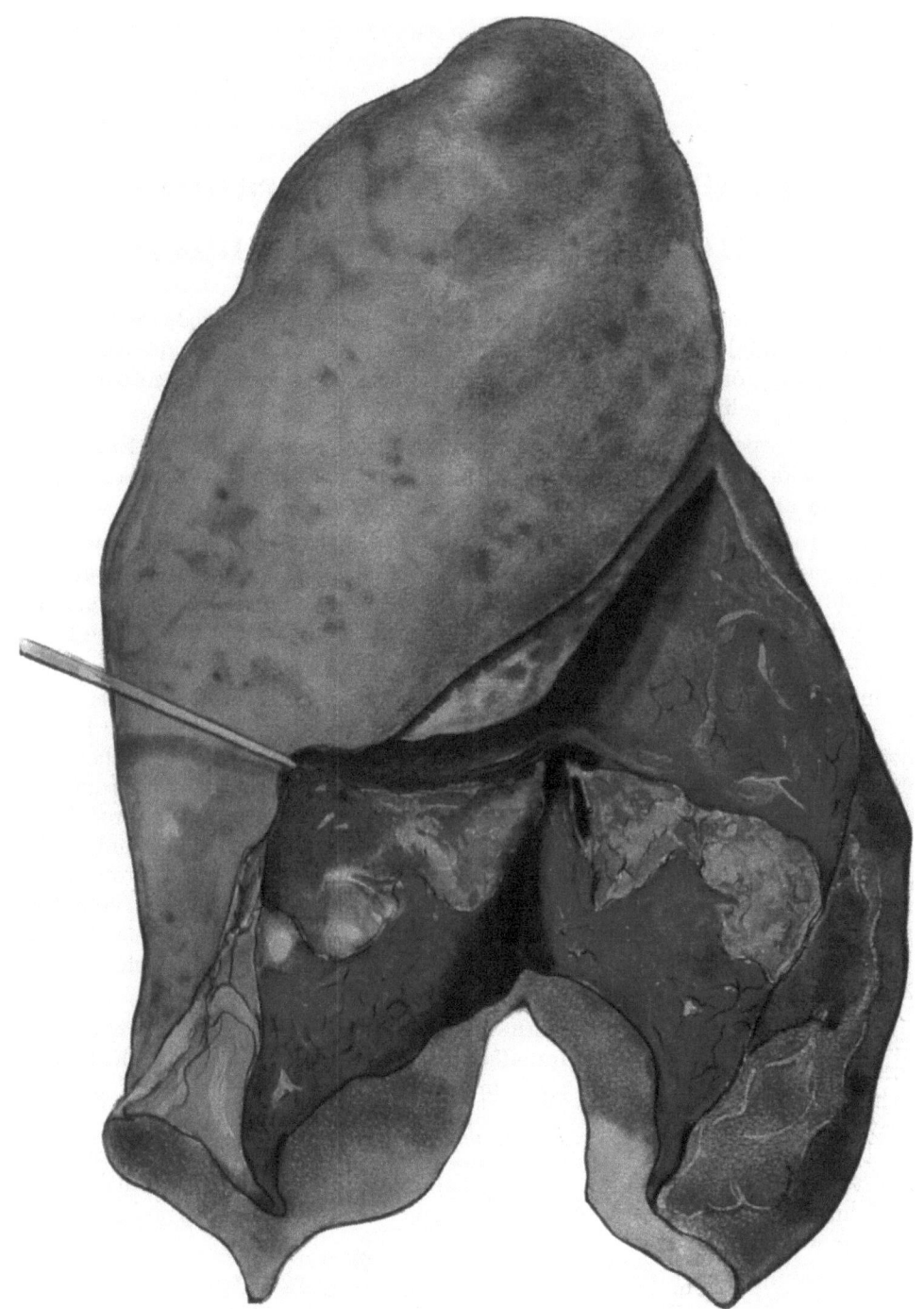

Abb. 798. Absceß im linken Unterlappen.

Am ungünstigsten sind metastatische Abscesse.

Die Größe der Eiterhöhlen ist verschieden. Man trifft kleinste Herde und große Löcher. Sie können vereinzelt und mehrfach auftreten (Abb. 798, 799 u. 800).

Eine scharfe Trennung zwischen eitriger und brandiger Einschmelzung gibt es nicht. Selten entwickelt sich der Lungenbrand ohne eitrige Vorstufe.

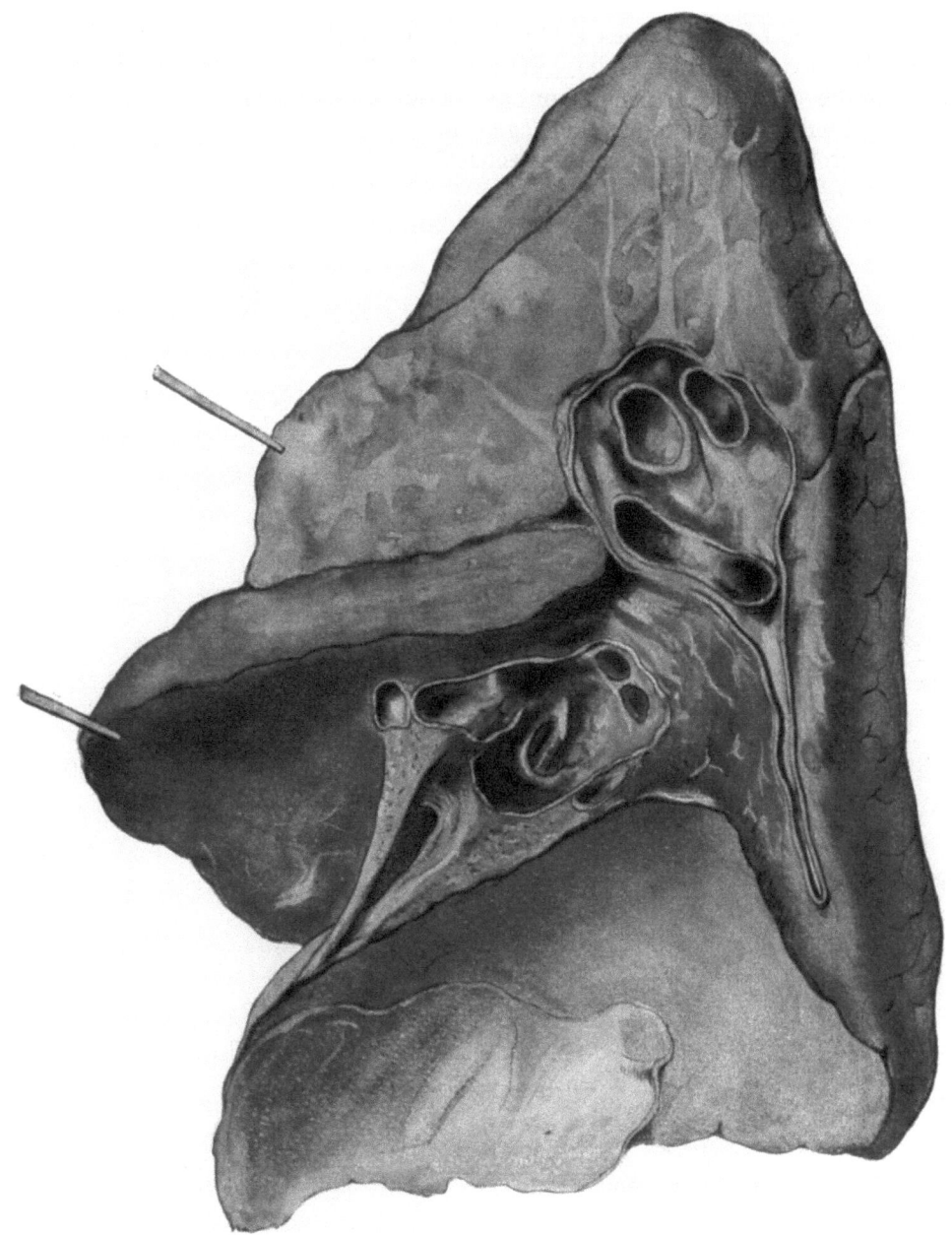

Abb. 799. Ausbreitung eines Lungenabscesses vom Unterlappen auf den Mittellappen, dem Verlaufe der Bronchen folgend.

Häufig tritt Fäulnis zu Eiterung hinzu. Wir haben hier fließende Übergänge. Lungenabsceß und Lungenbrand werden nur aus klinischen Gesichtspunkten abgesondert.

Lungenabsceß.

Die meisten Lungenabscesse schließen sich an **lobuläre Pneumonien** und **Broncho-pneumonien** an. Namentlich die Influenzapneumonie stellt eine häufige Vor-krankheit dar. Es handelt sich dann um spezifische Infektion mit den Influenza-bacillen. Freilich haben die Erfahrungen bei der letzten Grippeepidemie gezeigt, daß trotz großer pathologisch-anatomischer Ähnlichkeit der Befunde bei ihr und der

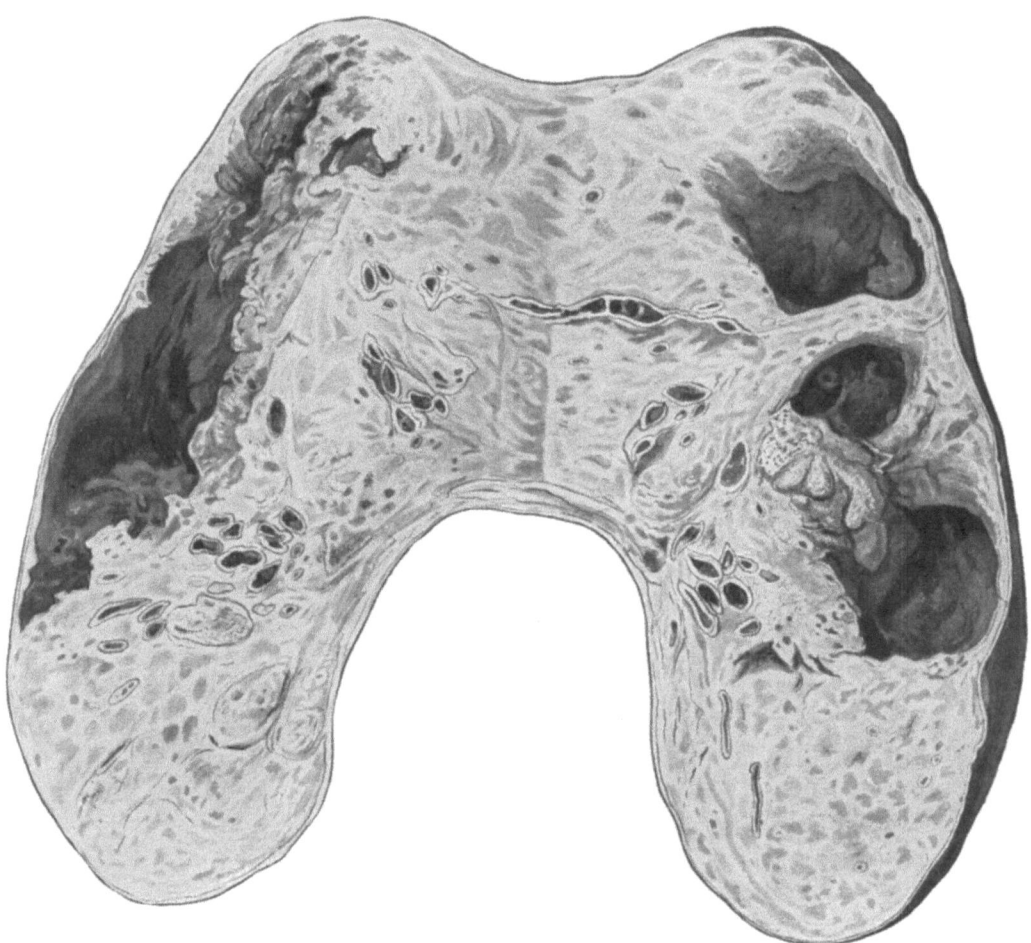

Abb. 800. Ausgedehnte Absceßhöhle in einer carnifizierten Lunge.

typischen Influenza einheitliche Erreger fehlen. Bei ersterer entstehen Abscesse besonders häufig im Anschluß an Pneumonia dissecans, die seltener zu größeren, meist nur zu kleineren eitrigen Einschmelzungen führt (Borst). Letulle und Bezançon haben allerdings zweimal große Höhlen gesehen, die einen Pyopneumo-thorax vortäuschten.

Bei Pneumokokkenpneumonien tritt eitrige Einschmelzung des Lungen-gewebes weniger oft ein. Sie wird gewöhnlich nur bei geschwächten Personen, Alko-holikern und Diabetikern beobachtet. v. Leyden wies darauf hin, daß auch in emphysematösen Lungen fibrinöse Entzündungen leichter in Abscesse übergehen.

Im Einzelfalle müssen bestimmte Bedingungen zusammentreffen, die wir nicht immer übersehen. Auffallend ist, daß zu chronischen tuberkulösen Veränderungen selten akute Eiterungen hinzukommen. Die chronisch-fibröse Entzündung wirkt hier fast als Schutz.

Embolische Abscesse sind immer sekundäre Erkrankungen. Sie entstehen durch Verschleppung infektiöser Thromben aus dem Bereiche primärer Erkrankung.

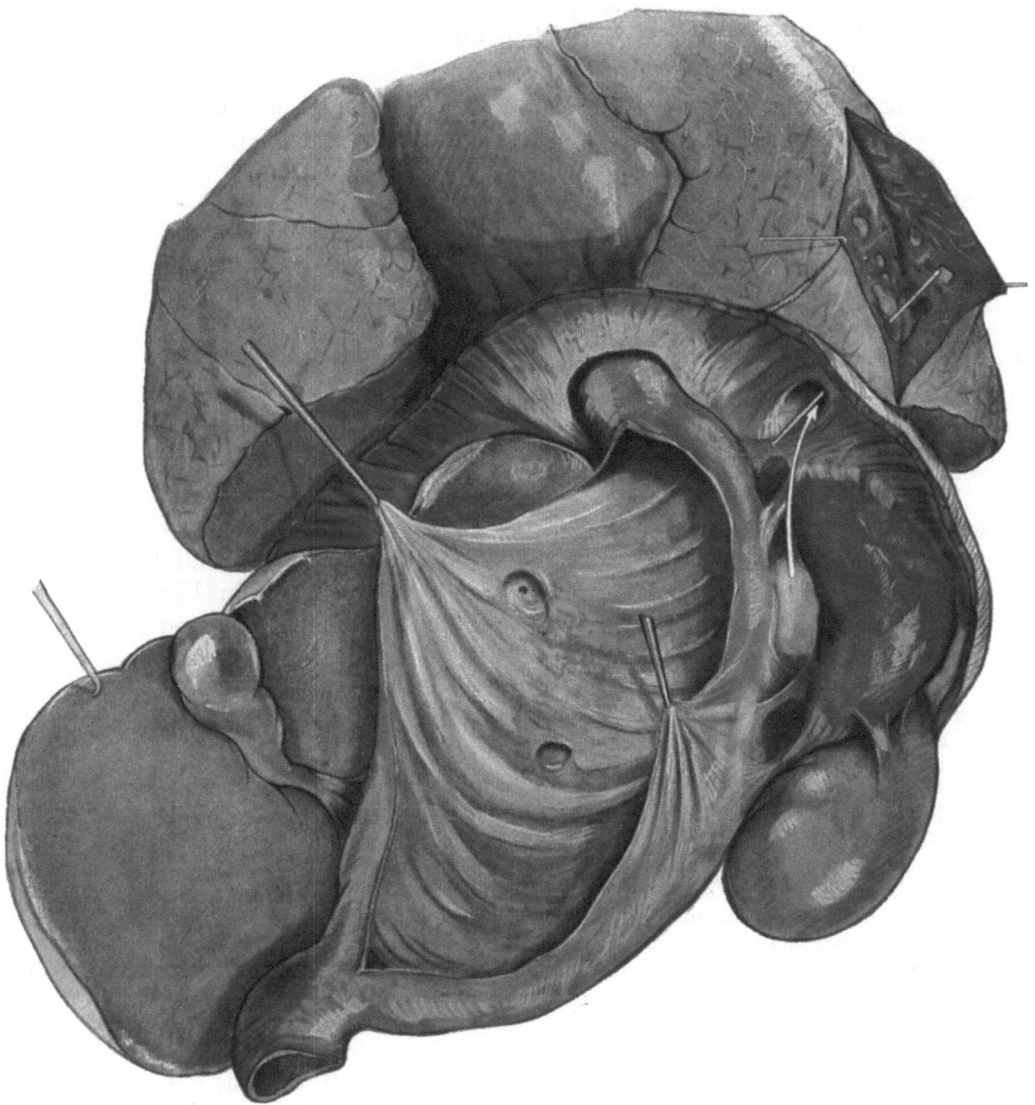

Abb. 801. Durchbruch eines perigastrischen Abscesses durch das Zwerchfell in die Lunge. Die Sonde gibt den Ausbreitungsweg des Abscesses vom linken Epigastrium in den linken Unterlappen an. Die perigastrische Eiterung war im Anschluß an den Durchbruch eines Magengeschwüres entstanden.

Die Eiterherde sind dann gewöhnlich mehrfach und doppelseitig vorhanden, ihrer Ausdehnung nach aber klein.

Alle entzündlichen Erkrankungen können zu metastatischer Absceßbildung in der Lunge führen. Irgendwo im Körper bricht infektiöser Stoff in eine Vene ein und findet von hier aus mit dem Blute den Weg zum rechten Vorhof und zur rechten Kammer. Durch die Pulmonalarterien erfolgt dann Aussaat in die Lungen.

Besonders gern wird aus thrombophlebitischen Herden in der Umgebung von Unterschenkelgeschwüren der Embolus verschleppt. Auch Eiterungen im Bauche — retrocolische Phlegmonen, puerperale Entzündungen, Eiterungen am Kopf — Otitis media —, allgemeine Infektionskrankheiten — besonders Unterleibstyphus —, ferner Furunculose und Osteomyelitis können durch Verschleppung infektiösen Stoffes auf dem Blutwege zu Lungeneiterungen führen.

Seltener, aber sicher beobachtet sind embolische Lungeneiterungen nach Endocarditis ulcerosa der rechten Kammer (EICHHORST, LITTEN, LANGE und STRÜMPELL). Die Endocarditis ulcerosa entsteht freilich selbst gewöhnlich als metastatische Erkrankung.

Die anatomische Vorstufe metastatischer eitriger Einschmelzung ist der Infarkt. Von der Größe und dem Sitze des verstopften Gefäßes im Bereiche der Strombahn der Lungenarterie hängen Lage und Ausdehnung des Herdes ab. So kommt es, daß sich nicht selten die Entzündungsvorgänge bis auf den Brustfellüberzug der Lunge fortsetzen. Es entsteht dann eine Pleuritis mit fibrinöser oder serös-eitriger Ausschwitzung. Kleinere, eingeschmolzene Infarkte erkennt man auf der Schnittfläche der Lunge als stecknadelkopfgroße, eitrige Punkte, die von einem roten Hof umgeben sind.

Nicht ganz so ungünstig wie embolische Abscedierung ist Vereiterung durch Übergreifen von Entzündungen aus der Umgebung. Abscesse nach Durchbruch eines Magengeschwürs, Abscesse im Hypochondrium und Epigastrium, ja solche der Unterbauchhöhle erreichen nicht selten auf dem Lymphwege die Lunge; diejenigen des Oberbauches schmelzen das Zwerchfell ein und brechen in sie durch.

Wir beobachteten bei einer 32jährigen Frau ein besonders eindrucksvolles Bild einer solchen Ausbreitung akuter Streptokokkeneiterung. Im Anschluß an Appendicitis kam es zunächst zu einem abgekapselten Abscesse, der in einen bestehenden Hydronephrosensack perforierte. Die Niere wurde freigelegt und gespalten und der Eiter entleert. Kurze Zeit darauf entstand ein Absceß im linken Leberlappen, der klinisch nachweisbar und ebenfalls eröffnet wurde. Nach weiteren 10 Tagen fand sich eine Dämpfung im unteren Abschnitte der linken Brusthöhle. Die Punktion ergab zunächst klares, dann getrübtes Exsudat. Da von dem linken Leberlappen aus deutliche Schmerzhaftigkeit gegen das Brustbein zu bestand, nahm man an, daß der Leberabsceß in die Pleura durchgebrochen sei. Deshalb wurde die 8. Rippe in der vorderen Achsellinie reseziert und der Erguß entleert. An der durch das Exsudat zurückgedrängten Lunge in den seitlichen Teilen des linken Unterlappens fand sich deutliche Vorwölbung von gelber Farbe. Nach Einschnitt in diese Vorbuchtung gelangte man in einen etwa kleinapfelgroßen Hohlraum, der mit Eiter angefüllt war. Eine Kornzange ließ sich hier nach unten durch das Zwerchfell hindurch in die Absceßhöhle des linken Leberlappens führen. Die Kranke wurde geheilt.

Auch phlegmonöse eitrige Veränderungen der Brustwand können durch das Brustfell auf die Lunge übergreifen.

Ich sah einen jungen Arbeiter, der im Anschluß an eine Fingerverletzung eine aufsteigende Lymphangitis und Lymphadenitis bekam, die schließlich zu Vereiterung der linksseitigen subpectoralen Drüsen führte. Es entstand hier ein ziemlich großer Absceß, der von dem behandelnden Arzte übersehen wurde. Neun Tage nach der Verletzung bekam der Kranke plötzlich einen starken Hustenanfall und warf reichliche Mengen Eiter und Blut aus. Er wurde hierauf in das Spital gebracht. Wir entleerten einen großen subpectoralen Absceß. Man begnügte sich zunächst damit, weil der Zustand des Kranken rasch besser wurde. Am dritten Tage aber traten Schüttelfröste und pneumonische Erscheinungen über der ganzen linken Lunge ein. Ich entschloß mich daraufhin, im Bereiche des pectoralen Abscesses die Weichteile breit zu spalten und die knöcherne Brustwand freizulegen. Es fand sich im 4. Zwischenrippenraum in der Brustwarzenlinie eine Öffnung der Brustwand, aus der Eiter sich entleerte. Die 3., 4. und 5. Rippe wurden in einer Ausdehnung von etwa 8 cm reseziert. Die Lungenoberfläche war mit der Brustwand verlötet, so daß es technisch leicht gelang, einen darunterliegenden kleinapfelgroßen Absceß zu eröffnen. Er stand mit dem extrathorakalen Eitergebiet in Verbindung. Der Kranke wurde geheilt.

Sehr häufig entstehen Lungenabscesse durch Aspiration von Fremdkörpern. Ein klassisches Beispiel eines solchen Vorganges ist Einsaugung von Speichel und Speiseteilen, wie sie in der Narkose, bei Benommenheit und im epileptischen Anfalle vorkommt. Auch bei Schwächezuständen, bei Aufhebung der Rachenreflexe und besonders bei diphtherischen Lähmungen wird sie beobachtet. Alkoholiker aspirieren nicht selten in ihrem unnatürlich tiefen Schlafe. Gesunde können durch unkoordinierte Schluckbewegungen bei hastigem Essen, beim Lachen Fremdkörper in die Luftröhre einatmen.

Bei Durchführung bestimmter operativer Eingriffe im Bereiche der Mund- und Rachenhöhle treten erfahrungsgemäß ebenfalls leicht Aspirationen ein. Freilich hat man diese Gefahr durch Ausschaltung der Allgemeinnarkose, durch zweckmäßige Lagerung und sorgfältige Blutstillung auf ein Mindestmaß zu beschränken gelernt. Ausgedehnte Anästhesierung der Mund- und Rachenschleimhaut hebt aber meist ihre reflektorische Erregbarkeit auf. In den Kehlkopf eingedrungene Massen werden dann trotz erhaltenen Bewußtseins nicht ausgehustet. So kommt es, daß auch nach der Exstirpation der Mandeln in örtlicher Betäubung sich häufig Lungenabscesse entwickeln.

Aus einer Zusammenstellung von HOMANS geht hervor, daß solche Abscesse nicht die Unter-, sondern die Oberlappen, namentlich den rechten bevorzugen. Er schließt daraus, daß möglicherweise die Erkrankung von den Mandeln aus auf dem Lymphwege übertragen wird, ähnlich wie bei bestimmten Formen tuberkulöser Spitzenerkrankungen.

Gesunde Lungen können durch Flimmerbewegung des Epithels und durch kräftige Hustenstöße selbst in kleinste Bronchen eingedrungene Fremdkörper noch herausbefördern. Gelingt das nicht, so entsteht eine heftige akute Entzündung. Es hängt von der Menge und der Beschaffenheit der Fremdkörper sowie ihrem Gehalt an Keimen, vor allem aber von dem Zustande des Gewebes ab, ob nur lobuläre Pneumonie oder im Anschluß an sie bald eitrige Einschmelzung erfolgt. Bei geschwächten Kranken, die zu wirksamem Aushusten unfähig sind, deren Bronchialschleimhaut durch vorausgegangene Entzündungen das Flimmerepithel eingebüßt hat und deren Organe kraftvolle Reaktion (Alkoholiker, Diabetiker) nicht mehr besitzen, führt Aspiration von Fremdkörpern wohl immer zum Absceß.

Eine typische Form der Aspirationseiterungen stellt sich nach Durchbruch von Blut- und Eiterherden in das Bronchialrohr ein: nach Perforation eines Speiseröhrenkrebses, eines Lungen- und Mediastinalabscesses, eines Pleuraempyemes, einer bronchektatischen Kaverne.

Plötzliche Verlegung der Luftwege durch die eingebrochenen Massen führt häufig zu Erstickung.

Im allgemeinen bilden sich nach Aspiration lobuläre Pneumonien aus. Die beginnende Abscedierung ist an kleinen Eiterherden zu erkennen, die in dem dunkelroten pneumonischen Bezirk an verschiedenen Stellen auftreten.

Besondere Besprechung erfordern die in die Lunge eingedrungenen festen Fremdkörper. Sie können entweder von außen durch die Brustwand in sie gelangen oder auf dem Luftwege aspiriert werden. Geraten sie durch die Stimmritze in die Trachea, so fallen sie ruckweise bis zur Bifurkation und von da gewöhnlich in den rechten Bronchus, der steiler nach unten verläuft und weitere Lichtung hat. Von der Größe des Fremdlinges hängt es ab, ob er noch tiefer sinkt. Wo auch immer er nachher dem umgebenden Gewebe anliegt, stellt sich Entzündung ein. Aber selbst dann, wenn sich diese auf größere Bezirke ausgedehnt hat, kann nach der Entfernung des Eindringlings durch Aushusten oder Extraktion noch schnelle Heilung sich anschließen. Wir haben das in besonders eindrucksvoller Weise bei einem Knaben beobachtet:

17jähriger Gymnasiast. 1 Jahr vor Klinikaufnahme verschluckte er eine Heftklammer aus Blech. Keine weiteren Beschwerden, abgesehen von leichtem Kratzgefühl im Halse während des Schluckens. Das Ereignis wurde bald vergessen. $\frac{1}{2}$ Jahr später traten über der rechten Brustseite stechende Schmerzen auf. Ferner bestanden trockener Reizhusten mit geringem Auswurfe, leichtes Fieber, allgemeine Mattigkeit und Müdigkeit. Nach 3 Monaten wurden die Schmerzen heftiger, das Fieber höher; der Auswurf nahm die Eigenschaften des Absceßeiters an. Einweisung in die Klinik.

Befund: Über der rechten Lunge hinten von Mitte des Schulterblattes an zunehmende Schallverkürzung. In diesem Bereiche unreines Bläschenatmen mit klingenden, kleinblasigen Rasselgeräuschen und pleuritischem Reiben.

Röntgenbefund: Fremdkörper im Hauptbronchus der rechten Lunge nahe der Abgangstelle. Rechtes Zwerchfell stellenweise hochgezogen und festgeheftet. Chronisch-pneumonische Infiltration mit zentraler Einschmelzung. Operation: Entfernung des Fremdkörpers durch Bronchoscopia inferior. Nach 4 Wochen sind die klinischen Erscheinungen des Lungenabscesses vollständig zurückgegangen. Im Röntgenbilde findet sich nur noch geringe Verschattung. Heilung.

Manchmal kommt es zur Ausbildung eines Lungenabscesses, der sich um den Fremdkörper herum entwickelt. Dieser verliert nach Einschmelzung des Gewebes den Halt und fällt auf den Boden der entstandenen Höhle. (Vgl. S. 804.)

Daß gerade bei Granatverletzungen der Lunge faulige Zersetzung so häufig vorkommt, ist Folge schwerer mechanischer Schädigung des Lungengewebes durch das eindringende Geschoß.

Die wechselvollen Bedingungen, unter denen ein Absceß sich entwickelt, erklären den verschiedenartigen **Verlauf**. Einheitliche Darstellung des Krankheitsbildes ist darum unmöglich. Pathologisch-anatomische Vorgänge in der Lunge, allgemeine Widerstandskraft und Eigenart des Kranken sind maßgebend.

Günstige Verhältnisse bestehen, wenn nach kurzdauernder Vorkrankheit umschriebene Einschmelzung des Lungengewebes eintritt, die zur Absceßbildung führt. Die Möglichkeit erfolgreichen Aushustens und der Selbstheilung ist hier am größten. Bleiben sie aus, so kann man wenigstens nach rechtzeitiger und richtiger Eröffnung des Abscesses Genesung erwarten.

Ungünstiger dagegen sind die multiplen Abscesse, die sich bei langdauernden eitrig-phlegmonösen Entzündungen anderer Körperstellen auf dem Wege der Embolie entwickeln. Schwäche des Körpers schließt Selbstheilung aus, erfolgreiche chirurgische Behandlung scheitert oft an der Ausbreitung des Herdes.

Heilung eines Lungenabscesses ist von der anderer Abscesse nicht grundsätzlich verschieden. Die Wandungen legen sich nach Entleerung der Höhle aneinander und verwachsen unter Bildung von Narbengewebe. Die anatomische Einfügung der Lunge setzt diesem Vorgange jedoch einen gewissen Widerstand entgegen. Namentlich über dem Oberlappen hemmt der starre Rippenring die Verkleinerung der Lunge, besonders wenn im Verlaufe der Krankheit Verwachsungen zwischen Rippen- und Lungenfell entstanden. Entzündlich-reaktives Gewebe der Umgebung, das namentlich bei chronischen Abscessen beträchtliche Ausdehnung erreichen kann, verhindert oft in ähnlicher Weise durch seine Derbheit vollständiges Zusammenfallen der Höhlen. Anderseits gestaltet sich der Eiterabfluß aus dem Oberlappen günstiger als aus dem Unterlappen, weil bei ihm ein beträchtlicherer Höhenunterschied zu überwinden ist. Diesem Nachteil steht die viel ausgiebigere Wirkung der exspiratorischen Kräfte auf den Unterlappen gegenüber.

Einheitlicher als der Verlauf sind die **Symptome** der Lungenabscesse. Kleinere Eiterungen werden häufig übersehen. Ja selbst größere Absceßhöhlen können sich der klinischen Feststellung entziehen. Meistens aber entsteht durch den reichlichen eitrigen Auswurf ein klares, eindeutiges klinisches Bild.

In der Tat stellt das Sputum das wichtigste Merkmal des Lungenabscesses dar. Seine Menge schwankt und kann täglich 500—1000 ccm und darüber betragen. Der Auswurf stammt dann nicht ausschließlich aus dem Zerfallsherde der Absceßhöhle, sondern ist zum Teil auf begleitende Bronchitis zurückzuführen. Daraus folgt, daß aus seiner Masse allein ein Rückschluß auf die Größe der Höhle nicht berechtigt ist.

Das Sputum wird, je nach Beimengung katarrhalischen Exsudates, mehr oder weniger eitrig, bald dick-, bald dünnflüssig, schmutzig grünlich und gelegentlich auch durch Blutspuren bräunlich und mißfarben. Dagegen fehlen beim

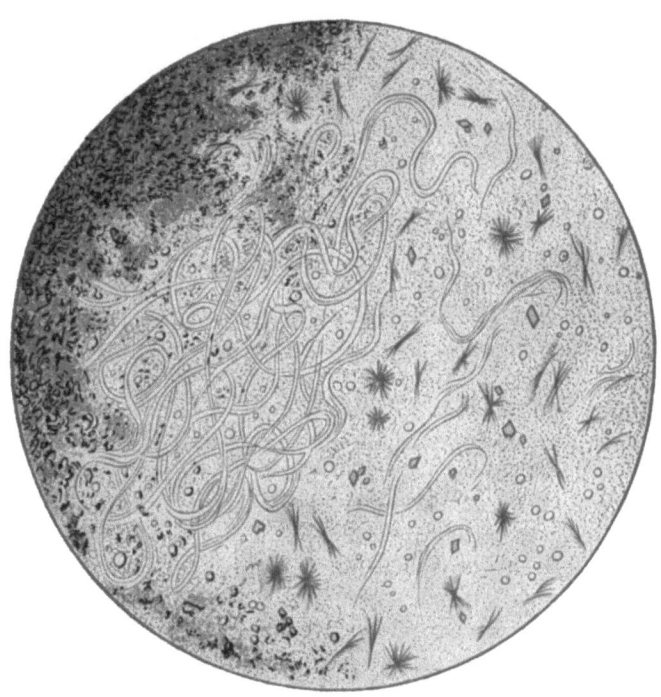

Abb. 802. Mikroskopisches Bild des Auswurfes nach FRAENKEL.
(Cholesterintafeln, elastische Fasern.)

einfachen Lungenabscesse braungrüne Farbe und aashaft stinkender Geruch, die für die Lungengangrän so bezeichnend sind. Wohl aber riecht der Eiter oft fade und süßlich, wie solcher aus bronchektatischen Höhlen. Tritt durch Verhaltung des Eiters faulige Zersetzung im Absceßgebiet ein, so kann im Auswurf auch ohne Gangrän fötider Geruch sich entwickeln.

Das aufgefangene Sputum scheidet sich beim Stehen gewöhnlich in drei Schichten. Die unterste enthält mehr oder weniger dünnflüssigen Eiter, von dem sich die mittlere als trübe, wässerige Flüssigkeit abhebt. Die oberste Schicht zeigt Schaum mit vereinzelten Ballen und Fäden. Die mittlere ist gewöhnlich das Bronchial- und Mundsekret, das gleichzeitig mit dem Eiter ausgehustet wurde. Dieser dreischichtige Auswurf beweist keineswegs Absceßbildung in der Lunge. Wir beobachten ihn auch bei Durchbruch von Pleuraempyemen, bei Bronchektasen und selbst bei chronischen Katarrhen eitriger Art. Die häufig ausgesprochene Regel, daß der münzen- oder kugelförmig geballte Auswurf nur bei eitrigen Bronchialkatarrhen oder tuberkulösen Kavernen entstehe, nicht aber bei Lungenabsceß, trifft nicht zu. Deshalb ist es unsicher, nach dem Aussehen des Eiters allein einen Lungenabsceß auszuschließen.

Nicht selten findet man in der mittleren Schicht des Auswurfes bräunliche Fetzen. Die mikroskopische Untersuchung läßt ihren anatomischen Aufbau oft erkennen. Es handelt sich um Lungensequester, die in die Absceßhöhle gelangt sind. Bei chronischen Eiterungen werden nicht selten auch linsengroße Steine ausgehustet (ARNOLD). Einmal sahen wir sogar einen fast markstückgroßen Stein, der wohl einer verkalkten Bronchialdrüse aus dem Bereiche des Abscesses entstammte.

Die mikroskopische Untersuchung des Bodensatzes ergibt gewöhnlich ein bezeichnendes Bild: eine Menge Eiterkörperchen, die meist schlecht erhalten, zertrümmert oder in Krümel verwandelt sind. Bei länger bestehenden Abscessen findet man kleinere, 1—3 mm dicke Klümpchen, die sogenannten DITTRICHschen Pfröpfe. Sie enthalten Fettsäurenadeln. Bei frischen Abscessen sieht man Hämatoidinkrystalle oder amorphen Blutfarbstoff. Daneben beobachtet man Alveolarzellen, rote Blutkörperchen, viele und verschiedene Eitererreger, Cholesterintafeln und vor allen Dingen elastische Fasern. Sie sind oft in Alveolen angeordnet und ein sicheres Zeichen für fortschreitenden Zerfall in der Lunge. Bei fauliger Zersetzung des Eiters dagegen werden sie aufgelöst, so daß gerade bei der Lungengangrän elastische Fasern fehlen können.

Die kulturelle Untersuchung zeigt bei chronischen Veränderungen reichhaltiges Bakterienwachstum. Einheitliche Formen finden sich meist nur dann, wenn der Absceß infolge Durchbruches eines Pleuraempyemes in die Lunge entstanden ist.

Nicht nur Menge und Aussehen des Sputums, sondern auch die Art seiner Entfernung aus den Lungen sind bezeichnend für den Absceß. Der Vorgang der Expektoration wechselt sehr. Gerade diese Verschiedenartigkeit kann unter Umständen ein diagnostisches Hilfsmittel darstellen. Einzelne husten nur an bestimmten Tageszeiten aus, z. B. am Morgen. Bei anderen verteilen sich die Entleerungen in unregelmäßigen Zwischenräumen über den ganzen Tag. Kranke mit Unterlappenabscessen haben meist lange freie Zwischenfristen. Die Masse des Sputums ist dann bei den einzelnen Hustenanfällen um so beträchtlicher. Bei Oberlappenabscessen wird dagegen in kürzeren Fristen wenig herausbefördert. Bei sehr großen Mengen darf man mit einer besonders weiten Höhle rechnen, namentlich dann, wenn durch bestimmte Körperhaltung plötzlich diese übermäßige Entleerung erfolgt.

Bei Höhlen im Oberlappen ist die Körperhaltung gewöhnlich ohne Einfluß auf die Expektoration. Bei anderem Sitze des Leidens können die Kranken nach Selbstbeobachtung dem Arzte über Einwirkung von Lage und Stellung auf den Hustenvorgang zuverlässig Aufschluß geben. Man ist oft überrascht, unter welch sonderbaren Bedingungen ausgehustet wird.

Ich sah einen 20jährigen Studenten, der die Entleerung einer großen Höhle des rechten Unterlappens dadurch am leichtesten bewerkstelligte, daß er im Stehen seinen Oberkörper nach vorn beugte, den Kopf gegen einen Stuhl stemmte und kräftig hustete.

Andere dagegen erreichen das Ziel leichter, wenn sie sich in Streckstellung ihres Körpers mit den Händen über dem Kopfe festhalten oder nach GERHARDTs Vorschlag auf dem Bauche liegen und die untere Brust über einem Rollkissen zusammendrücken. Bei einseitigen größeren Höhlen legen sich manche Kranke auf die Seite des Abscesses. Der Eiter tritt in das Bronchialrohr über, und es erfolgt reichliches Abhusten.

Dieses Zeichen fehlt, sobald die Verbindung der Absceßhöhle mit dem Bronchus durch Gewebs- oder Fibrinfetzen verstopft ist oder wenn außer dem angenommenen weitere Abscesse bestehen; ebenso, wenn eine sonstige Erkrankung des Bronchialsystemes den Auswurf liefert.

Sehr bezeichnend ist die Expektoration, wenn schlagartig ein Lungenabsceß in den Bronchus einbricht. Die Kranken beherrscht vor diesem Ereignisse gewöhnlich ein Gefühl der Beklemmung und der Unruhe. Plötzlich treten heftige Hustenstöße auf, und große Mengen Eiters werden durch sie herausbefördert. Der Kranke ist nachher matt, empfindet aber trotzdem Erleichterung. Die Atmung wird freier, die vorher oft beträchtlichen Schmerzen lassen nach; die Cyanose verschwindet. So wird hie und da auf einmal ein ganzer Lungenabsceß entleert und Heilung eingeleitet. Häufiger dagegen tritt trotz mehrfacher Anfälle vollständige Säuberung der Absceßhöhle nicht ein.

Jene an sich günstige Wendung bringt nicht selten für den Kranken Gefahren mit sich. Schon kleinere Mengen von Eiter werden leicht bei ungenügender Stoßkraft des Hustens in gesunde Abschnitte der Lunge eingesaugt. So entstehen Bronchitiden, lobuläre Pneumonien und gelegentlich neue Abscesse. Aushusten großer Mengen kann unmittelbar lebensbedrohlich werden. Massen von Eiter gelangen mit den ersten Hustenstößen in die Höhe der Luftröhrengabelung. Plötzlich versagen die Kräfte. Weitere Expektoration bleibt aus, Trachea und große Bronchen werden mit Eiterflüssigkeit angefüllt. Der Kranke erstickt wie ein Ertrinkender.

Eine Frau, die wegen eines großen Lungenabscesses im linken Unterlappen eingewiesen wurde, erlitt in der Nacht vor der Operation einen Durchbruch in das Bronchialrohr. Sie starb trotz ärztlicher Hilfe in wenigen Minuten.

Nach erfolgreichem Aushusten eines Lungenabscesses besteht noch eine Zeitlang geringer Auswurf fort. Er verliert aber seine eigenartige Beschaffenheit und wird schleimig. Die Veränderungen im physikalischen Befunde über der Lunge gehen zurück. Bei Kindern und jungen kräftigen Menschen tritt in Kürze anatomische und klinische Heilung ein. Bei älteren Leuten bleibt längere Zeit chronische, pneumonische Infiltration mit mäßiger Expektoration bestehen.

Das zweite wichtige Zeichen des Lungenabscesses ist das Verhalten der Körperwärme. Ein bestimmter Typus läßt sich dafür nicht aufstellen. Remittierendes Fieber ist als Merkmal der Eiterverhaltung bedeutungsvoll. Es wird gewöhnlich von Schüttelfrösten begleitet, namentlich dann, wenn der Absceß sich ausbreitet oder metastasiert.

Der akute Lungenabsceß geht mit Fieber einher; es fehlt dagegen oft bei chronischen Eiterungen, selbst wenn Fäulnis hinzukommt. In der Differentialdiagnose gegenüber Neubildung muß diese Tatsache berücksichtigt werden; Ausbleiben von Fieber spricht noch nicht für Geschwulst.

Der Eintritt postpneumonischer Abscedierungen des Lungengewebes ist meist am Fieberverlauf zu erkennen. Die bereits zur Norm gesunkene Körperwärme steigt plötzlich wieder an, oft unter Schüttelfrost. Die weitere Kurve verläuft ausgesprochen remittierend.

Das Fieber bei Absceß kann aber auch durch andere entzündliche Vorgänge in derselben oder der gegenseitigen Lunge veranlaßt sein.

Ganz besondere Rückwirkung haben Eiterherde der Lunge auf das Herz. Pneumonische Infiltration und beginnende Einschmelzung steigern, wie alle Entzündungsvorgänge, mit der Körperwärme auch die Herzarbeit. Die hohe Pulszahl im Anfange der Eiterbildung ist also lediglich eine Begleiterscheinung des akuten Entzündungsvorganges. Es wäre ein Fehler, aus ihr Nachlassen der Herzkraft zu folgern.

Ganz anders aber steht es mit der Beschleunigung der Herzarbeit, die nach Entfieberung des Kranken Wochen und Monate anhält, ja sogar sich noch steigert. Namentlich bei putrider Zersetzung oder beginnender Gangrän kommt das vor. Oft kann man aus der Pulskurve die Wendung zum Schlechteren ablesen, ohne daß die Körperwärme ansteigt. Das ist ein ernstes Zeichen toxischer Schädigung des Gesamtkörpers, insbesondere des Herzens und der Nieren.

Auch die beim feuchten Lungenbrande nicht selten auftretenden Herz- und Ge-
fäßkollapse sind als Folge dieser Vergiftung zu deuten. Als ernste Mahner sollten sie
bei der Entscheidung über operative Behandlung nicht übersehen werden. Sie
machen den Eingriff dringlich, selbst wenn andere Zeichen vergiftender Allgemein-
wirkung, wie Schüttelfröste, Albuminurie, Schweißausbrüche u. a., fehlen.

Der pathologisch-anatomische Befund bei solchen versagenden Herzen kann
sehr gering sein. Manchmal wird Myokarditis mit fettiger Entartung des Muskels
angetroffen. Oft fehlt sie aber. Dann darf man wohl annehmen, daß weniger das
Herzgewebe selbst als seine Innervation getroffen ist.

Vermehrung der Leukocyten kann bei Lungeneiterung nicht überraschen.
Hier ist ihre diagnostische Bedeutung noch geringer als bei anderen Vorgängen.

Grundlegend für die Beurteilung und ausschlaggebend für unsere Entscheidung
ist das ganze Verhalten des Kranken. Nicht selten besteht auffallender Gegensatz
zwischen örtlichem Befund und Gesamtzustand.

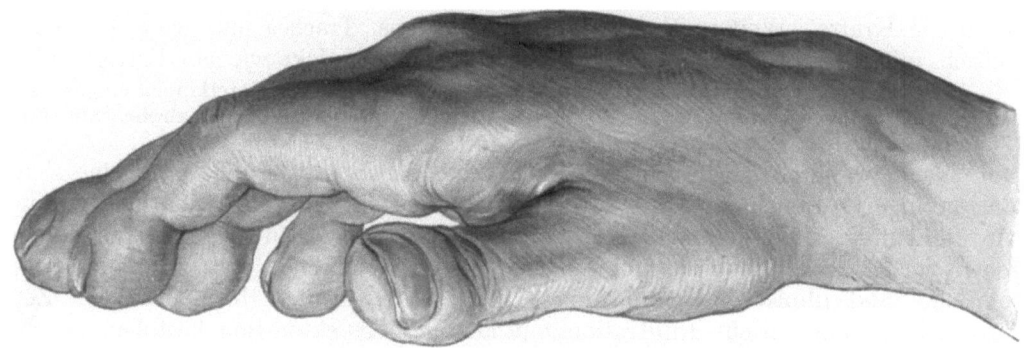

Abb. 803. Trommelschlägelfinger.

Manche sind in der Lage, trotz großer Höhlenbildung mit erheblichen Auswurfmengen, ihrem Berufe nachzugehen, wenigstens, solange sie durch regelmäßiges,
erfolgreiches Aushusten Stauung des Eiters und Aufsaugung seiner Gifte verhindern
können. Nur kann man auch bei ihnen aus zeitweise auftretenden Kopfschmerzen,
kalten und feuchten Händen, graugelblich bläulicher Gesichtsfarbe und leichter Beschleunigung der Atmung den Ernst der Erkrankung erkennen.

Bei den meisten anderen prägt sich das Leiden deutlicher aus. Zur Verfärbung
des Gesichtes tritt ängstlicher Ausdruck. Daneben kann selbst bei kleinen Eiterherden hochgradige subjektive und objektive Dyspnoe bestehen. Die Atmung ist
beschleunigt und oberflächlich; die erkrankte Seite schleppt nach; Brustatmung
tritt zurück. Rasche Herzarbeit, ausgesprochen kühle Hände und Füße, reichlicher Schweiß mit merkwürdigem, schwer zu beschreibendem Geruche sind dann
für den Erfahrenen fast pathognomonisch.

Manche Kranken zeigen auf den ersten Blick Einziehung der Brustwand, die
bei lange bestehenden Abscessen mit chronischen Schrumpfungsvorgängen an Lunge
und Brustfell ein eindeutiges Zeichen für deren Sitz sein kann.

Oft machen schwere Eiterungen der Lunge selbst mit Beteiligung des Brustfelles nur geringe Schmerzen. Höchstens löst tiefes Atemholen Spannung und
Beklemmung aus. Um so ausgeprägter aber ist die hochgradige Empfindlichkeit
der Brustwand auf Druck. Betastung eines, dem Sitze des Herdes entsprechenden Zwischenrippenraumes verursacht heftige Schmerzen. Nicht selten stellt sich
daneben krampfhafte Anspannung der gleichseitigen Brust- und Bauchmuskulatur
ein, namentlich dann, wenn der Unterlappen erkrankt ist. Abscesse an der linken
Lungenbasis in Herznähe können Beschwerden hervorrufen, die an Angina pectoris

erinnern. Bei solchen Kranken wird auch tiefes Atemholen schmerzhaft empfunden. Feststellung der Druckpunkte hat, wie wir sehen werden, für die Lagebestimmung des Abscesses oft praktische Bedeutung.

Auch Untersuchung des Bauches gibt hin und wieder beachtenswerte Fingerzeige. Daß die Atmung gewöhnlich ausgesprochen abdominal ist, wurde schon

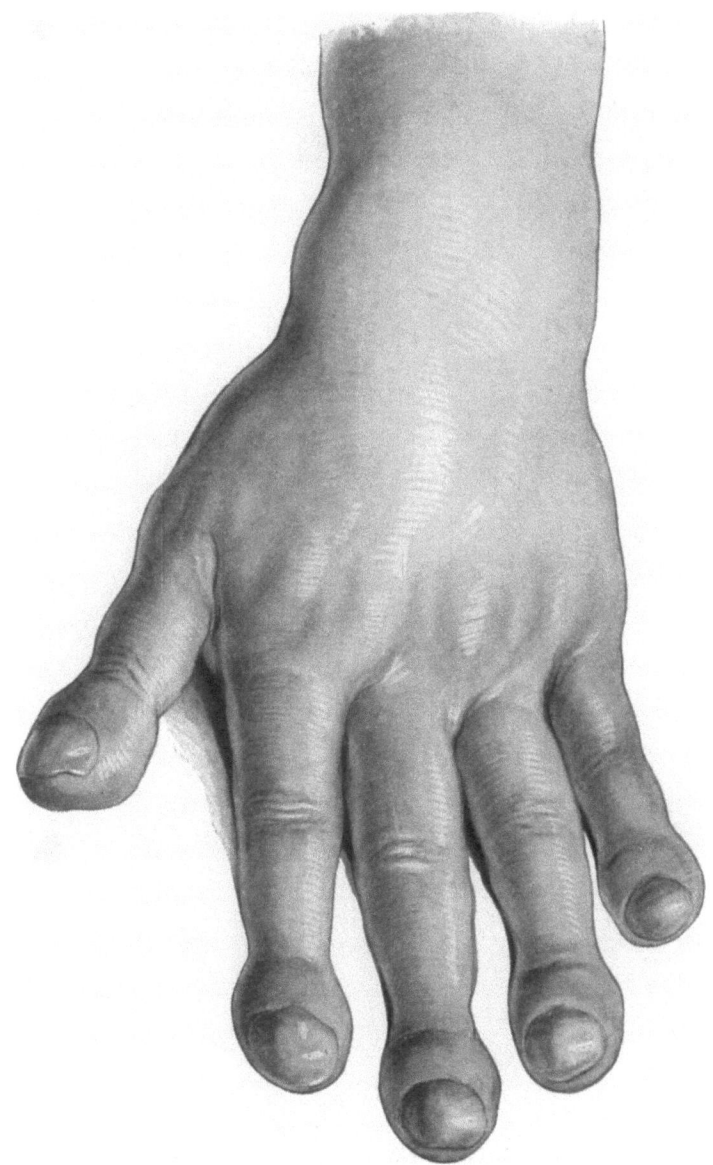

Abb. 804. Trommelschlägelfinger.

betont. Dieses Merkmal gilt besonders für die Abscesse des Unterlappens, bei denen das Zwerchfell als Ausdruck reflektorischer Schonung hochsteht oder durch Schwarten heraufgezogen ist. Spannung der Muskulatur, insbesondere der Mm. recti, ist häufig vorhanden. Dann gelingt es nur schwer, die Milz, selbst wenn sie vergrößert ist, unter dem Rippenbogen zu tasten.

Chronische Lungenabscesse mit ausgiebigem Gewebszerfall und allgemeiner Vergiftung führen zu Leberschwellung, die perkutorisch nachweisbar oder an diffusem Spannungsschmerz im rechten Oberbauch erkennbar ist.

Schädigung der Nieren zeigt sich klinisch in leichter und schwerer Eiweißabscheidung an. Rote Blutkörperchen im Urin, ja ausgesprochene Hämaturien werden beobachtet.

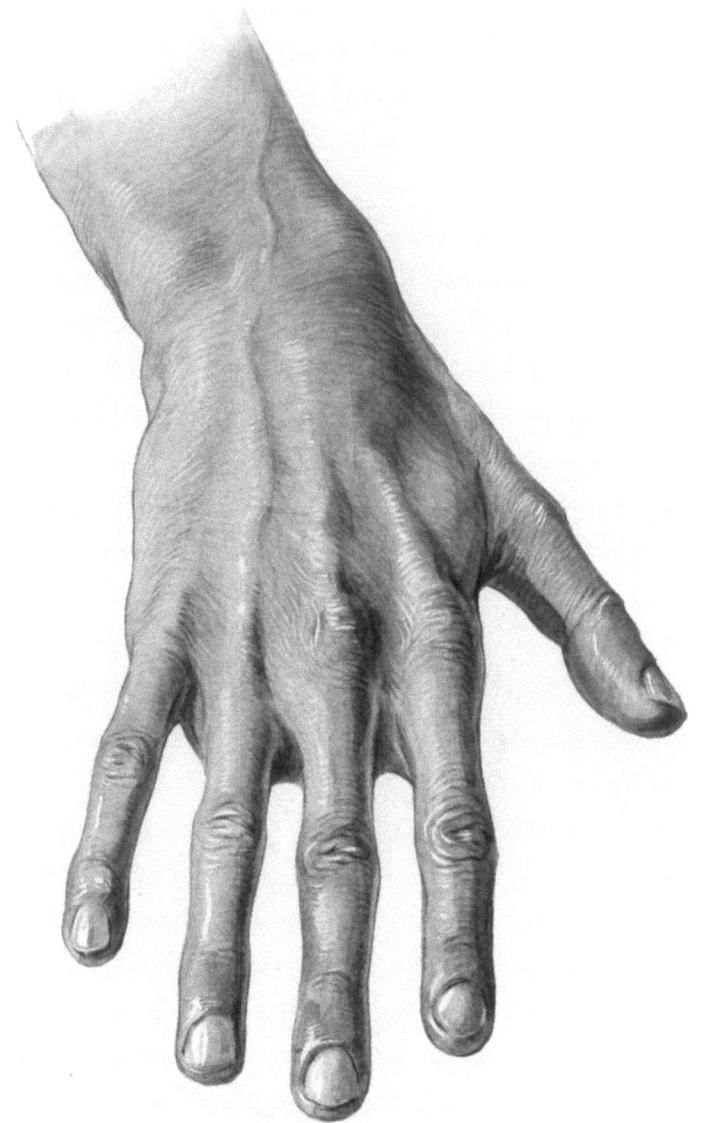

Abb. 805. Zurückgebildete Trommelschlägelfinger.

Auch bei langdauernden Eiterungen der Lunge treten, wie bei allen intrathorakalen Eiterungen, die längere Zeit dauern, an den Nagelgliedern von Fuß und Hand jene Verdickungen auf, die zum Bilde der „Trommelschlägelfinger" führen (Abb. 803 und 804). Auch an anderen Körperstellen, besonders den langen Röhrenknochen, werden periostale Auftreibungen angetroffen. Hie und da beobachtet man schmerzhafte Gelenkschwellungen, die namentlich von den Franzosen beschrieben worden sind. Sie wechseln je nach dem Verlaufe der Krankheit außerordentlich. Bei Verhaltung des Sputums nehmen Schmerzen und Schwellung zu. Bei vorübergehender Besserung des Lungenbefundes gehen sie wieder zurück (Abb. 805, 806).

Trommelschlägelfinger begleiten regelmäßig nahe der Lungenwurzel oder dem Mittelfelle gelegene Abscesse. Schon diese Tatsache und die Ähnlichkeit der Veränderungen mit den Anschwellungen der Akromegalie lassen vermuten, daß Reizwirkungen über die großen vegetativen Nervenbahnen des Mediastinums zur

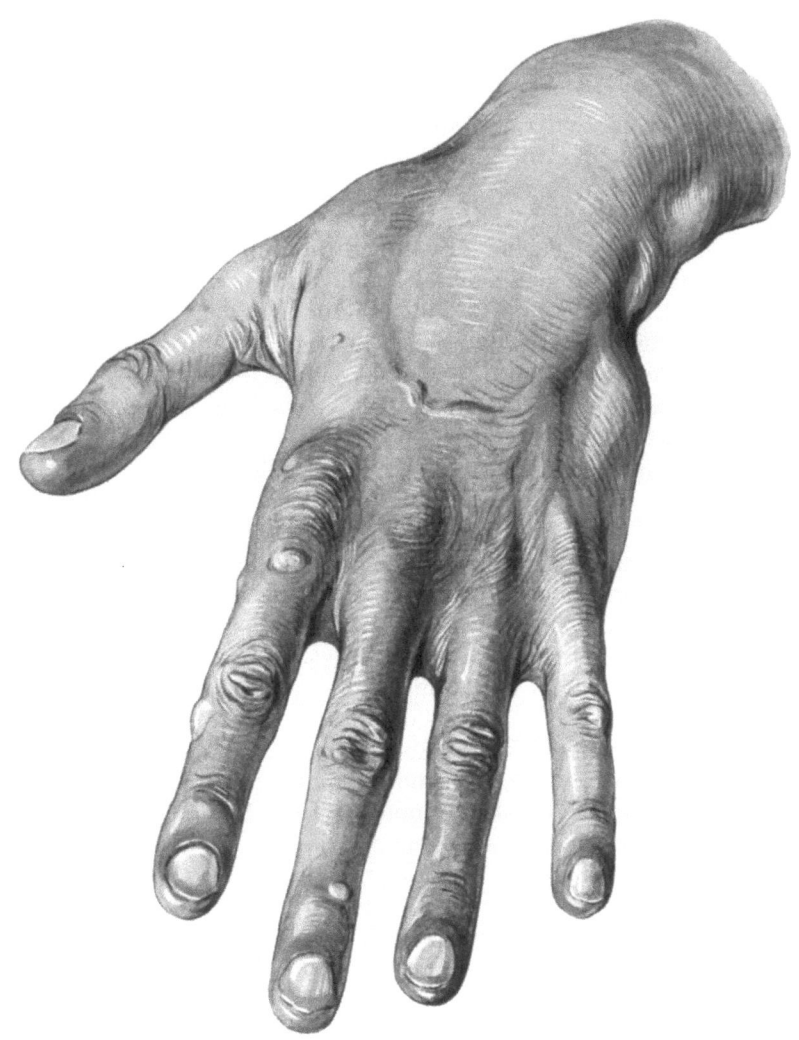

Abb. 806. Zurückgebildete Trommelschlägelfinger.

Hypophysengegend gelangen und die auffallende Wachstumstörung bedingen (GEORG SCHMIDT). Sicheres darüber ist freilich noch nicht bekannt.

Besonders wichtig für den Nachweis einer Höhlenbildung sind die physikalischen Veränderungen, die durch den pathologisch-anatomischen Vorgang in der Lunge zustande kommen. Es hat sich gezeigt, daß Auscultation und Perkussion wohl meistens das Erkrankungsgebiet der Lunge feststellen können, aber über genauen Sitz, über Größe und Ausdehnung der Einschmelzung nur sehr selten vollen Aufschluß geben. Der Grund liegt hauptsächlich darin, daß der Hohlraum verhältnismäßig klein ist. Namentlich im Unterlappen sind die Säcke oft nur spaltförmig und dazu noch mit Sekret gefüllt. Meist gelingt es nur durch Nachweis der Dämpfung, den Bereich der entzündlichen Infiltration in der Lunge abzugrenzen.

Durch Auscultation kann man auch keineswegs immer die klassischen Zeichen der Höhlenbildung: Schallwechsel, amphorisches Atmen, metallisch klingendes Rasseln ermitteln. Gerade im Gegensatze zu den Befunden bei tuberkulösen Kavernen muß das hervorgehoben werden. Oberlappenabscesse bleiben infolge ihrer starren Umgebung eher offen und bieten günstigere Bedingungen für den Sekretabfluß. Über ihnen findet man darum auch in der Regel Höhlensymptome.

Großes Gewicht legen auch wir auf das von LENHARTZ und KISSLING beobachtete schlürfende, amphorische Hauchen bei tiefer Einatmung nach vorausgegangenen Hustenstößen.

Scharfes Bronchial- oder amphorisches Atmen spricht nicht immer für eine besonders große Höhle. Es wird auch bei zylindrischen Bronchektasen und kleinen Kavernen wahrgenommen.

Außerordentlich wertvoll ist der Nachweis der Veränderlichkeit der akustischen Phänomene. Findet man das eine Mal völlige Dämpfung und kein Atmungsgeräusch, ein andermal gedämpft-tympanitischen Schall und Bronchialatmen, vielleicht sogar klingendes Rasseln, so ist damit Höhlenbildung in der Lunge erwiesen. Dieses wechselnde Verhalten der physikalischen Zeichen kommt durch Ansammlung des Sekretes in dem Hohlraume und Wiederentleerung zustande.

Mehrmaliges Nachprüfen ist unerläßlich. Das klinische Ergebnis wird ergänzt durch Röntgenuntersuchung. Sie hat überragende Bedeutung in der Diagnostik der Lungenabscesse, insbesondere für die Ermittlung ihres Sitzes. Verschiedene Formen der Höhlen, Art der Gewebsveränderung in der Umgebung, Beziehungen zu den Nachbargebilden sind auf S. 351 ff. ausführlich dargestellt. Trotzdem läßt uns das Verfahren bei der genauen Ortsbestimmung nicht selten im Stiche. Dann ist das Ergebnis eingehender klinischer Untersuchungen, vor allen Dingen der Nachweis umschriebener Druckempfindlichkeit wertvoller. Freilich genügt hier nicht beschränkte Palpation. Man muß vielmehr die ganze Brustwand von oben bis unten abtasten, Schritt für Schritt, um die oft nur wenig ausgebreiteten Druckbezirke zu entdecken.

Aus allem folgt, daß die allgemeine **Diagnose** eines Lungenabscesses leicht ist. Menge und mikroskopisches Bild des Auswurfes, Art des Aushustens, physikalische Befunde am Brustkorbe geben genügende Anhaltspunkte.

Schwieriger ist genaue Ortsbestimmung. Doch sind auch hier mehrfache Untersuchungen, gutes, am besten stereoskopisches Röntgenbild und Nachweis umschriebener Druckempfindlichkeit zuverlässige Wegweiser.

Die klinische Diagnose bedarf für den Chirurgen noch erheblicher Ergänzung. Er muß wissen, ob Verklebungen oder Verwachsungen zwischen Rippenfell und Lunge bestehen, sowie ob sie ausreichen, um an den Herd ohne Eröffnung des freien Brustfellraumes gelangen zu können.

Bei starker Schwartenbildung ist die Brustwand gewöhnlich eingezogen und von ihr der Lungenabsceß nach Ausdehnung und Sitz gewissermaßen abzulesen. Aber sehr häufig fehlt Verlötung, und man hat mit Überraschungen zu rechnen. Röntgenbild und klinische Untersuchung täuschen leicht. Selbst genaue Beobachtung der Atmung vor dem Leuchtschirme, Verschieblichkeit der Lunge, Beweglichkeit des Zwerchfelles sind unzuverlässig.

Diese Erkenntnis ist von allergrößter Bedeutung. Sie sollte uns grundsätzlich davon abhalten, durch die Brustwand hindurch Probepunktion der Lunge vorzunehmen. Die Diagnose läßt sich wohl immer so weit fördern, daß man auf dieses Hilfsmittel verzichten kann. Eine Punktion bei uneröffnetem Brustkorbe würden wir selbst dann ablehnen, wenn Verklebungen der Lungenoberfläche mit der Außenwand wahrscheinlich sind. Die Gefahr tödlicher Pleurainfizierung durch sie ist zu groß. Wenn nicht rechtzeitig ein rettender Eingriff erfolgt, sterben solche Kranken unter dem Bilde schwerer Allgemeinvergiftung.   Der Verlauf erinnert in hohem Maße an den Zustand bei operativer Peritonitis.   Man könnte von Pleurasepsis sprechen.

Differentialdiagnostisch kommt beim Lungenabsceß in erster Reihe durchgebrochenes Pleuraempyem in Frage.   Seine Erkennung macht oft Schwierigkeiten.   Auscultation, Perkussion und Auswurfprüfung geben keinen sicheren Aufschluß. Wichtiger sind anatomische Veränderungen des Brustkorbes durch Schrumpfung. Auch lästiger Reizhusten spricht mehr für Empyem; bei der Expektoration entleeren sich reichliche Mengen in großen Zwischenräumen.   Besonders wertvoll ist eingehende Vorgeschichte.   Aus ihr sind entscheidende Anhaltspunkte meist zu gewinnen.

Auch Verwechselung eines Lungenabscesses mit cystischen Geschwülsten, Lungenechinokokkus und angeborenen Lungencysten kommt vor.   Sie ist namentlich dann möglich, wenn deren Inhalt eitrig geworden ist.

Bronchektatische Kavernen, die ja selbst in Lungenabscesse und Lungengangrän übergehen können, geben gelbgrünen, faden, süßlichen Auswurf.   Es fehlen

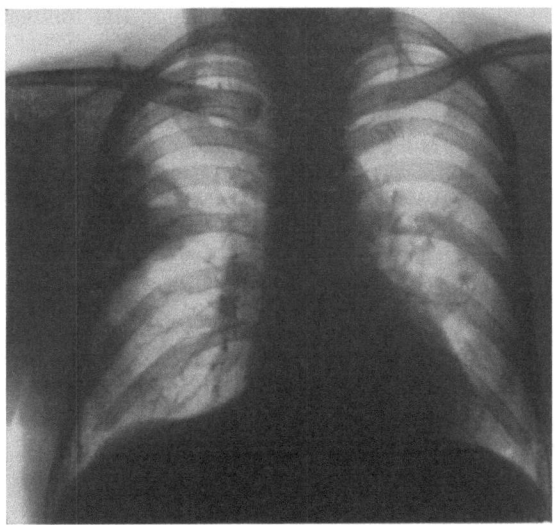

Abb. 807. Carcinomabsceß der rechten Lunge.

ihm gewöhnlich elastische Fasern.   Fiebersteigerung tritt nur bei Sekretstauung auf. Vorgeschichte, langjähriger Verlauf, verhältnismäßig guter Allgemeinzustand, Röntgenbefund erleichtern die Erkennung solcher Kavernen.

Putride Bronchitis des Unterlappens kann sehr wohl zu Verwechselung mit Lungengangrän führen, namentlich wenn das Lungenparenchym pneumonisch infiltriert ist.   Ständiges Fehlen von Höhlenzeichen und von elastischen Fasern leiten zur richtigen Diagnose.

Sehr schwierig ist unter Umständen die Abgrenzung zwischen Lungenabsceß und Lungengeschwulst.   Unsere Klinik verfügt über eine ganze Reihe eindrucksvoller Beobachtungen, die das beweisen.

Lungenkrebse können lange Zeit unter dem Bilde chronischer Eiterung verlaufen, da Verfall bei ihnen oft erst sehr spät auftritt.   Fiebersteigerungen sprechen nicht dagegen; pneumonische Verdichtungen in der Umgebung der Neubildung und Zerfallsvorgänge bilden die Ursache erhöhter Körperwärme.   Ganz besonders führen Röntgenbilder irre, wenn durch zentralen Zerfall der Geschwulst Höhlen mit Flüssigkeitsspiegel auf der Platte sich abzeichnen (s. Abb. 807).   Die Erkrankung wird vor der Operation mit Sicherheit nur erkannt, wenn zufällig der Nachweis von Geschwulstzellen möglich ist.

Umgekehrt können aber auch chronisch-infiltrierende Vorgänge in der Lunge, die wegen des Fehlens von Fieber und größerer Auswurfmengen als Neubildung aufgefaßt werden müssen, bei der Freilegung sich als Abscesse erweisen.

Die großen diagnostischen Schwierigkeiten gibt überzeugend folgende Beobachtung wieder.

Ein 53jähriger Mann war vor 7½ Jahren wegen eines linkseitigen Hypernephroms operiert worden. Er erkrankte vor 1 Jahre mit leichtem Blutspucken, ohne daß er in seinem Allgemeinbefinden wesentlich gestört wurde. Vor 7 Monaten trat Fieber auf; es stellte sich schleimig-eitriger Auswurf in mäßiger Menge ein. Die Röntgenaufnahme zeigte eine verwaschene Verschattung, ausgehend von der rechten Lungenwurzel, die den Verdacht auf Bronchialcarcinom sehr nahelegte, zumal der schleichende Beginn der Erkrankung mit Bluthusten ganz im Sinne einer Neubildung sprach. Man mußte aber auch an eine Metastase der Nierengeschwulst denken. Der Kranke wurde vielfach bestrahlt; vorübergehend soll sich der Zustand gebessert haben,

Am 11. IX. 25 erfolgte die Aufnahme in unsere Klinik. Der leidlich ernährte, kurzatmige Kranke fieberte bis über 39°. Der wässerige Auswurf enthielt Eiterkrümel mit reichlichen Leukocyten ohne Geschwulstzellen und betrug täglich etwa 100 ccm. Rechts fand sich vom unteren Schulterblattwinkel an abwärts zunehmende Dämpfung mit abgeschwächtem Stimmzittern, verschärften Atmen und ganz spärlichen Rasselgeräuschen. Die Röntgenaufnahme ergab verwaschene, handbreite Schattenbildung im rechten unteren Lungenfelde.

Da die jetzt anhaltenden Fiebersteigerungen Zweifel an der Richtigkeit der Geschwulstdiagnose aufkommen ließen, wurde am 29. IX. 25 nach Resektion der 8. bis 10. Rippe durch den verwachsenen Brustfellspalt mit dem Glühbrenner in die infiltrierte Lunge eingegangen. Man eröffnete einen mehrkammerigen großen Absceß der Lunge, der dicht an ihrer Wurzel saß. Es trat rasche Entfieberung ein. Der Auswurf ging ganz zurück. Der Kranke konnte am 18. XI. 25 bei gutem Allgemeinbefinden entlassen werden. Er starb nach 2 Monaten an Embolie. Die Sektion ergab einwandfrei, daß es sich um keine Geschwulst gehandelt hatte.

In dem Abschnitte der Lungengeschwülste (Bd. I, 2. Teil) wird noch einmal ausführlich auf die praktische Bedeutung der Differentialdiagnose eingegangen.

Es bleibt noch übrig, einer besonderen Form der Lungenabscesse zu gedenken, deren Eigenart noch wenig bekannt ist, trotzdem sie in der Praxis eine große Rolle spielen.

Kleinste Abscesse, die in den Rindenabschnitten der Lunge sitzen, führen leicht und frühzeitig zu Durchbruch in die Brustfellhöhle und damit zu Empyem. Die Eiterherde in der Lunge heilen aus oder bleiben in freier Verbindung mit dem Brustfellraume. Die begleitende Pleuritis hat inzwischen für Abgrenzung und Abkapselung gesorgt, so daß die beim Durchbruch entstehenden Empyeme abgesackt sind. Häufig werden sie in dem Raume zwischen Mittelfell und mediastinaler Lungenfläche oder zwischen Zwerchfell und Lunge oder in einem Interlobärspalt angetroffen. Mehrfach habe ich die Vorstufe solcher Empyeme bei ihrer Operation in einem noch bestehenden oder bereits in Ausheilung begriffenen Lungenabscesse nachweisen können. Die Feststellung solcher Eiterungen ist nicht immer leicht. Noch schwieriger kann ihre Eröffnung sein. CLAIRMONT hat besonders auf diese Herkunft interlobärer Empyeme hingewiesen.

Auch bei Lungengangrän kommt es — allerdings viel seltener — zu interlobären und mediastinalen Empyemen.

Die **Prognose** der Lungenabscesse richtet sich nach der Widerstandskraft des Kranken, der anatomischen Ausbreitung und der Beschaffenheit der Erreger. Metapneumonische Abscesse neigen zu Selbstheilung. Embolische und Fremdkörpereiterungen führen sehr häufig zu Gangrän. Ausschlaggebend für den Verlauf ist richtige Behandlung.

Aber selbst dann wird die Vorhersage verhältnismäßig häufig durch das Auftreten von Hirnabscessen oder eitriger Meningitis oder Arrosionsblutungen getrübt. Wir verloren 2 Kranke an Hirnabsceß und 2 an Nachblutungen.

Besonders traurig ist es, wenn verspätet eingewiesene Kranke noch vor Ausführung der geplanten Operation an einem metastatischen Abscesse sterben, wie wir es leider auch zweimal erlebten.

Lungengangrän.

Strenge Scheidung zwischen Absceß und Gangrän der Lunge ist nicht möglich. Einfache Abscesse gehen durch Sekundärinfektion oft in putride Eiterung über. Lungengangrän bietet nicht selten bei Nachlassen der Fäulnis schließlich das Bild reiner Eiterung.

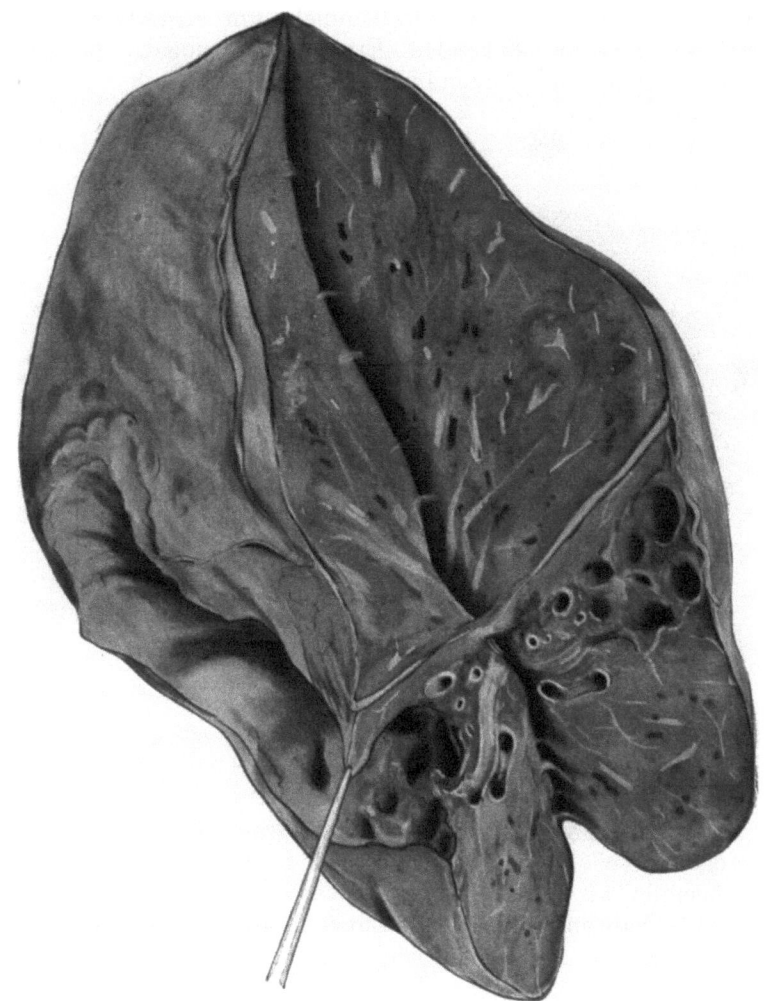

Abb. 808. Ausgedehnte Lungengangrän mit einer großen Höhle und mehreren kleinen.
Das übrige Lungengewebe im Zustande pneumonischer Anschoppung.

In der **Entstehung** einer Gangrän spielen Gesamtverfassung des Kranken und Zustand des Lungengewebes die entscheidende Rolle. Darum ist der Lungenbrand am häufigsten bei Zuckerkranken und bei Alkoholikern. Die eigentümliche Neigung der Diabetiker zu Fäulnisvorgängen ist bekannt. Bei beiden Leiden kommt es leicht zu Nekrosen des Gewebes. Es bilden sich zahlreiche kleine Erweichungsherde, zu denen später Fäulnis hinzutritt.

Das normale Alveolarepithel besitzt die Fähigkeit, sich eingedrungener Fäulniserreger zu erwehren. Erst bei vorausgegangener Schädigung oder bei herabgesetzter allgemeiner Widerstandsfähigkeit kommt es zu Brand. Jede Entzündung, bei der infolge von Venenthrombose oder Thrombophlebitis Nekrose eines Gewebsabschnittes entsteht, schafft den Boden für Fäulnis.

Besonders aber neigen mechanisch getroffene Gewebsabschnitte, deren Ernährung in Frage gestellt ist, zu brandiger Zersetzung. So erklärt sich die Häufigkeit der Lungengangrän bei unregelmäßigen Verletzungen, wie sie Granatsplitter, mitgerissene Knochenstücke erzeugen. Aber auch nach subcutanen Quetschungen und Lungenberstungen ist das in seiner Lebenskraft geschwächte Gewebe für Fäulnis vorbereitet. Ja, es genügen hie und da schon geringfügige Thoraxkontusionen, wie z. B. ein Peitschenhieb, um ausgedehnte Blutungen im Lungenparenchym mit anschließenden Ernährungstörungen hervorzurufen (vgl. S. 754). Die Entstehung einer Gangrän hängt dann nur noch von dem Hinzutritt entsprechender Erreger ab.

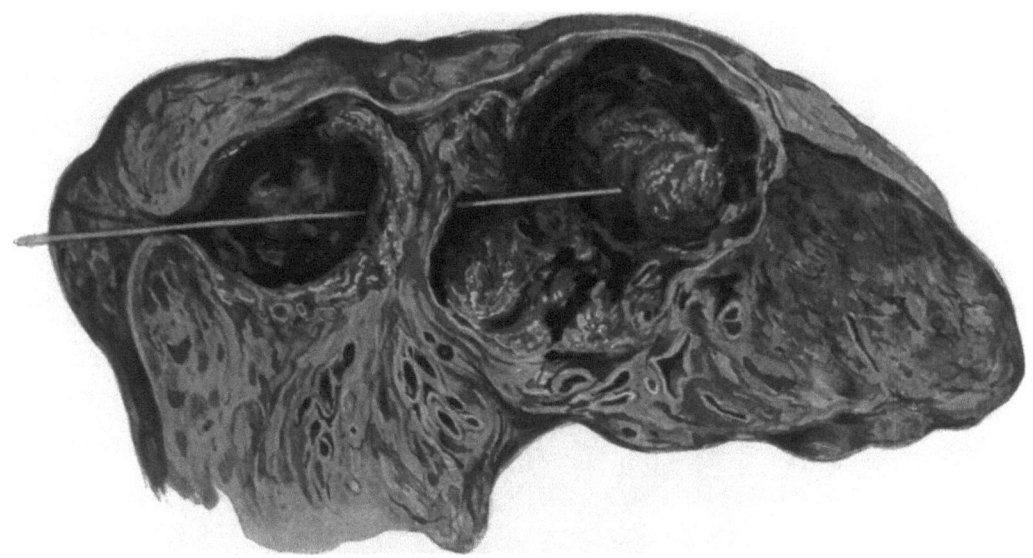

Abb. 809. Mehrfache Gangränhöhlen im rechten Unterlappen.

Auch Aspiration von Fremdkörpern bringt Gewebschädigung mit sich. Da die eingesogenen Teile zudem Keime bergen, ist Lungenbrand besonders häufig. In der Tat beobachten wir nach Sturz in das Wasser oder in eine Jauchegrube, ferner bei Aspiration von Nahrungsmitteln den Lungenbrand. Kissling erwähnt, daß bei Tabakrauchern im Schlafe in die Bronchen einfließender Speichel zu Lungengangrän führt.

Werden Teile jauchig zerfallender Geschwülste der oberen Luftwege, des Rachens und der Speiseröhre eingesaugt, so entwickelt sich regelmäßig brandige Entzündung der Lunge.

Auch Übergreifen putrider Vorgänge aus der Umgebung kann Lungenbrand verursachen. Tuberkulöse Kavernen, erweichte Lungenstieldrüsen, verjauchte Speiseröhrengeschwülste, subphrenische Abscesse, Gallenblasenempyeme brechen nicht selten in die Lunge ein. Schließlich führen putride Vorgänge bei Erfrierung, Altersgangrän, puerperale Sepsis, jauchig zerfallende Geschwülste durch faulige Embolie zum Lungenbrande.

Die **pathologisch-anatomische Art** der Lungengangrän wechselt sehr. Laënnec hatte bereits zwei Formen unterschieden: die umschriebene und die fortschreitende. Erstere beginnt mit einem umgrenzten pneumonischen Herde. Die

Lösung bleibt aus; es kommt zu Nekrose und gangränöser Erweichung des Bezirkes. Endlich wird der Lungensequester ausgestoßen, und eine entsprechende Höhle entsteht. Bei der anderen Form ist das Lungengewebe in großer Ausdehnung morsch und zerreißlich. Die Farbe ist schmutzigweiß, grau bis tiefgrün. Beim Einschneiden entleert sich rahmige, trübe, graugrüne Flüssigkeit von brandigem Geruch.

Am häufigsten ist nach der Zusammenstellung von BECK der rechte Unterlappen befallen. Bei der Aspirationsgangrän erklärt sich dies aus der anatomischen Anordnung der Bronchen. Der diabetische Lungenbrand wird dagegen in allen Abschnitten gleich oft angetroffen.

Der Erkrankungsherd ist durch graugrüne Farbe, durch Weichheit und Luftleere des Gewebes ausgezeichnet. Meist ist die Lunge so morsch, daß sie unter dem Drucke des Messers einfach zerfällt. Aus dem Loche und der Umgebung entleert sich jauchige Flüssigkeit. Die Höhlenwand hat unregelmäßige, fetzige Beschaffenheit. Oft sieht man kleine Bindegewebstränge, Bronchen, ja sogar Gefäße in sie hineinragen oder quer durch sie hindurchziehen.

Histologisch findet man faulige Auflösung des Gewebes, die der Autolyse gleicht. Die Zellen haben ihre Struktur eingebüßt und sind nicht mehr zu erkennen. Sie zeigen Lockerung ihres Gefüges, seröse Durchtränkung des Zwischengewebes. Einschmelzung der Gefäßwände und Blutungen werden häufig beobachtet.

Bei oberflächlichem Sitze solcher Herde ist das Brustfell immer beteiligt. Man sieht aber selten Ausschwitzungen fibrinös-eitriger Art, meistens nur trüb-seröses Exsudat. Die über den Herd ziehende Pleura ist mißfarben und schmutzig getrübt, das umgebende Lungengewebe reaktiv entzündet. Auch bei zentralem Sitze kommt solche Ausschwitzung des Brustfellraumes vor.

Das Fehlen fibrinösen Exsudates erklärt, daß Verklebungen des Lungen- mit dem Rippenfelle bei brandiger Entzündung sehr oft fehlen. Breitere Verwachsungen kommen nur ausnahmsweise vor.

Auffallend häufig bricht die Jauche in den Brustfellraum ein. So entstehen faulige Pleuraempyeme. Bei Gasbildung trifft man dann Pyopneumothorax an. Durchbruch in die Brustwand führt zu putridem Hautemphysem.

Von besonderer Wichtigkeit ist der multiple Brand. Er entwickelt sich bei ungenügend eröffnetem Primärherd oder tritt von vornherein als solcher auf.

Neben den gewöhnlichen Eitererregern entdeckt man in einer Gangränhöhle der Lunge die verschiedensten Bakterienarten. Einen ,,Erreger des Lungenbrandes" gibt es nicht. Zahlreiche Fäulniskeime, gewisse Spirochäten, Kommabacillen, der Bacillus fusiformis (TREUPEL), Aspergillen (FÜRBRINGER), Hefepilze (NAUNYN) können vorhanden sein.

Das **Krankheitsbild** der Lungengangrän ähnelt dem des Lungenabscesses. Nur treten zu seinen Merkmalen noch einzelne eigenartige Züge. So setzt früh putride Intoxikation ein. Schon im Beginne, wenn fötider Auswurf noch fehlt, stellen sich große Mattigkeit und rascher Kräfteschwund ein. Bei Lungengangrän überwiegen die Zeichen raschen Siechtumes. Gesunde, kräftige Männer magern in kürzester Zeit ab und verfallen. Ihre Haut trocknet ein und schuppt. Die Gesichtsfarbe ist leicht gelblich und cyanotisch. Starke, eigenartig riechende Schweiße, Kopfschmerzen und zeitweilige Benommenheit sind Folgen schwerer Allgemeinvergiftung. Sie äußert sich auch in Erlahmen der Herzkraft. Der Puls ist klein, beschleunigt, nicht selten unregelmäßig.

Bemerkenswert ist der Verlauf der Fieberkurve. Gewöhnlich ist die Eigenwärme nur wenig gesteigert. Sie wechselt unregelmäßig im Gegensatze zu der bei Lungenabsceß.

Schon vor Auftreten des eigentümlichen Auswurfes wird man oft durch den Geruch der Ausatmungsluft auf den Fäulnisvorgang in den Lungen aufmerksam

Dieser fötide, den Kranken selbst und seine Umgebung abstoßende Gestank führt zu Eßunlust und beschleunigt dadurch den Kräfteverfall.

Der Auswurf zeichnet sich in der Hauptsache durch scharfen, widerlichen Geruch aus, der am meisten an aashaft verwesende Körper erinnert. Er übertrifft noch den Fötor bei putrider Bronchitis und bei Bronchektasen. Die Farbe des Sputums ist schmutzig graugrünlich. Seine Menge wechselt, übersteigt selten 250 ccm im Tage. Sie ist also gewöhnlich nicht so groß wie bei vielen Lungeneiterungen. Die übrige makroskopische und mikroskopische Beschaffenheit des Auswurfes, seine Menge und die Art des Aushustens ähneln dem Befunde beim Lungenabscesse. Gewebsfetzen werden um so häufiger angetroffen, je akuter die Gangrän einsetzt und je schneller sie sich ausbreitet. Sie enthalten im Anfange noch elastische Fasern. Später werden diese schon in der Lunge aufgelöst.

Selten führt Gangrän zu größeren Blutungen. Nur bei Anwesenheit von Fremdkörpern und bei schnell fortschreitendem Zerfalle des Gewebes mit akutem Verlaufe werden Hämoptysen beobachtet.

Sehr häufig bilden sich beim Lungenbrand Ergüsse in die Brustfellhöhle. Gewöhnlich sind sie keimfrei, trübserös und nicht eitrig. Sie entstehen durch toxische Reizung des Brustfelles. Die seltenen eitrig-jauchigen rühren vom Durchbruch oberflächlich gelegener Herde her.

Eitrige Embolien in andere Organe erfolgen nach meiner Erfahrung am häufigsten in das Gehirn. Es werden aber auch metastatische Abscesse in Milz, Nieren, Ohrspeicheldrüsen, Muskeln und Unterhaut angetroffen.

Chronische Gangränherde beeinflussen die Eigenwärme und das Allgemeinbefinden oft merkwürdig wenig. Durch starke reaktive Entzündung ist nämlich die Höhle abgekapselt und die Aufsaugung aus ihr gering. Zudem hat der Körper sich gewissermaßen an den Zustand gewöhnt.

Der Urin Gangränkranker enthält regelmäßig Eiweiß und sehr häufig Zucker. Dabei handelt es sich nicht immer um echten Diabetes. Vielmehr verschwindet nach Ausheilung des Leidens die Glykosurie nicht selten vollständig.

Die **Diagnose** einer Gangrän ist leicht. Die Zeichen der Eiterung, der eigentümliche Geruch des Auswurfes und das schlechte Allgemeinbefinden sind eindeutig. Die Ortsbestimmung erfolgt wie beim Lungenabscesse.

Die pathologisch-anatomische Eigenart der Gangrän, vor allem ihre Verbreitung über mehrere Lungenabschnitte, das Fehlen scharfer Abgrenzung und die allgemeine Widerstandslosigkeit des Körpers erklären die schlechtere **Prognose** des Lungenbrandes. Selbstheilungen kommen kaum vor.

Frühzeitige zielbewußte Eröffnung der Herde bringt jedoch vielen Kranken Heilung, selbst bei der ungünstigsten Form, dem multiplen Brand. Die Ansicht GROBERs, daß die Vorhersage unter allen Umständen schlecht ist, trifft nicht zu.

Chirurgische Behandlung der Lungeneiterungen.

Die Behandlung akuter und chronischer Lungeneiterungen hat sich unter dem Einflusse der Arbeiten von GARRÈ und QUINCKE, KÖRTE, LENHARTZ, TUFFIER, A. FRAENKEL, SAUERBRUCH entschieden nach der chirurgischen Seite verschoben. Reichliche Erfahrungen haben die Richtlinien gezeichnet, nach denen man die Entscheidung über abwartende oder chirurgische Maßnahmen trifft. Die Unsicherheit, die den Arzt lange Zeit beherrschte, ist einem erfreulichen Zielbewußtsein gewichen. Es hat sich die Überzeugung durchgerungen, daß nicht nur häufiger, sondern auch frühzeitiger als bisher der operative Eingriff angezeigt ist.

Freilich soll auch der Chirurg immer daran denken, daß viele einfache metapneumonische Lungenabscesse — namentlich bei jungen Leuten — ausgehustet werden. Die Wände der entleerten Höhle legen sich bei der leichten Retraktionsfähigkeit des jugendlichen Gewebes aneinander und verkleben. Solange örtlicher Befund und Allgemeinzustand eine Verschlechterung nicht zeigen, darf sogar mit dieser Möglichkeit gerechnet werden.

Indessen sollte aber eine abwartende Behandlung sich nicht über 8 Wochen ausdehnen. Auch ist die Selbstentleerung der Abscesse keineswegs immer vollständig. Resteiterungen bleiben zurück, die später doch noch chirurgische Hilfe erfordern.

Wesentlich ungünstiger für abwartende Behandlung liegen die fauligen Einschmelzungen, insbesondere die Gangrän.

Zwar berichten auch hier innere Kliniker, wie z. B. v. LEYDEN, daß Selbstheilungen vorkommen. Er sah sie bei 8 Kranken sechsmal eintreten. Aber aus größeren Zusammenstellungen geht eindeutig hervor, daß unter innerlicher Behandlung die Sterblichkeit zwischen 60 und 90% schwankt. So gingen in den Berliner Krankenhäusern von 133 Lungeneiterungen in den Jahren 1897—1900 bei rein abwartenden Maßnahmen 86 tödlich aus; 30 Kranke wurden gebessert, 7 ungeheilt und nur 10 geheilt entlassen. Die Sterblichkeit betrug 64,6%, die Heilungszahl nur 7,5%. Mit Recht vermutet KISSLING, daß von den gebessert Entlassenen später noch mancher an den Folgen fortdauernder Eiterung zugrunde gegangen ist.

Demgegenüber weist chirurgisches Vorgehen erheblich günstigere Ziffern auf. Zum ersten Male wurde auf der Naturforscherversammlung in Hamburg im Jahre 1901 von QUINCKE, GARRÈ und LENHARTZ mit Nachdruck operative Behandlung der Lungeneiterungen verlangt. Damals schon stellte GARRÈ aus dem Weltschrifttume die Ergebnisse von 122 Eingriffen zusammen. 80 Kranke wurden geheilt; 42 waren gestorben. Die Verluste betrugen also nur 34%. 1906 berichtete KISSLING aus der Abteilung von LENHARTZ über 60 operierte Lungengangränkranke mit einer Sterblichkeit von 35%. In einer späteren Arbeit werden aus derselben Klinik 120 Beobachtungen veröffentlicht mit einer Heilung von 71 = 59,2% und einer Sterblichkeit von 49 = 48%. Ungenau ist es aber, wenn KISSLING die Todeszahlen in dieser Statistik durch Abrechnung von Kranken mit Tuberkulose, Diabetes mellitus und unvollständiger Operation auf nur 32,3% herabsetzt. Mit demselben Rechte könnten die Internen solche Kranke ausschalten. Aber auch bei richtiger Berechnung fällt der Vergleich zwischen dem Erfolge chirurgischer und interner Behandlung zugunsten ersterer aus. Noch überzeugender wäre das Ergebnis, wenn häufiger Frühoperation vorgenommen würde.

Man darf vielleicht die Lungenabscesse mit der akuten Appendicitis vergleichen. Auch bei dieser Erkrankung waren die chirurgischen Erfolge im Anfange bei unsicherer Anzeige und oft unzweckmäßiger Durchführung der Operation erheblich ungünstiger als heute. Erst der rechtzeitige Eingriff in Verbindung mit zweckmäßigem Vorgehen hat uns gelehrt, den Gefahren dieses Leidens vorzubeugen. Wir stehen in der Fortsetzung dieses Vergleiches auf dem Standpunkte der „Frühoperation" aller Lungeneiterungen, wobei freilich der Begriff der Frühoperation gedeutet werden muß. Aus anatomischen und technischen Gründen ist es unmöglich, durch chirurgische Behandlung des ersten Entzündungsabschnittes Vorbeuge gegen Einschmelzung und Eiterbildung zu treiben, wie wir das bei der Appendicitis können; da die Gefahr des Durchbruchs nur ausnahmsweise besteht, so kann der Eingriff an der Lunge verschoben werden, bis Demarkation der Eiterhöhle erfolgt ist. Nur bei diffusem Brand und fauliger Eiterung ist sofortige Operation dringend angezeigt.

Während man also beim Lungenabscesse anatomische Abgrenzung der Eiterung abwartet, vollzieht sich nicht selten die Spontanentleerung des Herdes. Sie kann nach LAMBERT und MÜLLER durch die „Positionsdrainage" (QUINCKE) unterstützt werden. Kopf und Oberkörper werden 4—5mal täglich für 3—5, später für 15 bis 20 Minuten tief gelagert. Die Kranken verspüren selbst die wohltuende Wirkung, die im Aufhören des quälenden Hustens und des Auswurfes besteht. Die Lagerung ist auch als Vorbereitung für operative Behandlung nützlich. Unter solchen Maßnahmen sahen die genannten Ärzte bei 31 Operierten noch eine Sterblichkeit von 26%, während sie bei 29, nicht in dieser Weise vorbereiteten Kranken 41% betragen hatte. Die Zahlen sind freilich nur von bedingtem Werte.

Ist in etwa 8 Wochen nach Beginn der Eiterung der Herd nicht ausgehustet worden, so besteht die Anzeige zur Operation, die im Vergleich zu dem immer noch geübten Aufschub auf spätere Zeit mit Recht als Frühoperation bezeichnet werden darf.

Die Begeisterung der Chirurgen und der inneren Ärzte für operatives Vorgehen wurde lange Zeit durch schlechte Ergebnisse stark gedämpft. Solange es noch nicht gelungen war, Lage, Ausdehnung und Form der Eiterung diagnostisch klar zu erfassen, bestand Unsicherheit. Ferner blieb vordem erfolgreiche Durchführung des Eingriffes an das Vorhandensein von Verklebungen und Verwachsungen zwischen Brustwand und Lungenoberfläche gebunden. Fehlten sie und wurde der Eingriff dennoch gewagt, so gingen die Kranken an operativem Pneumothorax oder Pleuraphlegmone zugrunde. Endlich haben nach glücklicher Eröffnung der Absceßhöhle noch gefährliche Zufälle, wie Blutung, Luftembolie, Reflexe, den Tod bedingt. So versteht man, daß von verschiedenen Seiten zur Behandlung der Lungeneiterungen künstlicher Pneumothorax empfohlen wurde. Die Berichte über günstige Ergebnisse sind spärlich und halten nicht immer klinischer Kritik stand. Retraktion und Kompression der Lunge werden übrigens nur erreicht, wenn Verwachsungen fehlen und wenn die Umgebung der Absceßhöhle noch genügende Nachgiebigkeit besitzt. Hinzu kommt, daß Anlegung des Pneumothorax beim Lungenabscesse, wenigstens nach unseren Erfahrungen an auswärts behandelten Kranken, zu ernsten Störungen führen kann. Wir erkennen darum eine Anzeige für die Pneumothoraxkur nur ausnahmsweise und unter besonderen Bedingungen an, wenn nämlich der Kranke für andere operative Behandlung zu schwach ist oder sie grundsätzlich ablehnt, oder wenn lebensbedrohliche Blutungen eintreten.

Allen operativen Zwischenfällen, die früher die Erfolge der chirurgischen Behandlung der Lungeneiterungen erheblich einschränkten, stehen wir heute gewappnet gegenüber.

Unerläßliche Vorbedingung für den Erfolg ist kritische klinische Vorarbeit.

Die erforderliche genaue anatomische Herdbestimmung kann nicht durch einzelne Untersuchungsergebnisse, Auscultation oder Perkussion oder Röntgenbild, gewonnen werden. Nur geschicktes Zusammenfassen aller Befunde, der Angaben des Kranken selbst, des Nachweises eines Druckschmerzes, der Röntgenaufnahmen in mehreren Ebenen oder noch besser stereoskopischer Bilder erlauben den Sitz scharf zu erkennen.

Erst dann beginnt Durcharbeitung des Operationsplanes.

Hauptaufgabe ist Vermeidung der Pleurainfektion. Immer wieder ist man überrascht, wie selten die Lunge mit der Brustwand verbacken ist. Bei jungen Abscessen ist der Pleuraspalt fast regelmäßig frei. Daraus folgt, daß man die Rippen mit größter Vorsicht fortnimmt und das zarte Rippenfell sorgfältig schont. Seine Farbe und Spannung, vor allem darunter die Gleitbewegungen der atmenden Lungenoberfläche zeigen dem Erfahrenen rechtzeitig, daß Verwachsungen fehlen.

Die letzten Fortschritte der Absceßchirurgie liegen in der Kunst, trotz eines solchen freien Brustfellspaltes, die Eröffnung vorzunehmen. Nachdem wir heute durch zweckmäßige Verwendung der Paraffinplombe ein geradezu ideales Verfahren zur Verfügung haben, sind die alten Methoden, deren auch wir uns früher bedienten, fast ganz zurückgedrängt worden.

Das gilt besonders für einzeitige Eröffnung der Lungeneiterungen nach Einnähen der Lunge mit der **ROUXschen Hinterstichnaht**. Bei ihr ist zu beachten, daß die Stiche möglichst weit entfernt vom Rande des erkrankten Lungenabschnittes angelegt werden, damit sie nicht das Absceßgebiet treffen und eine Infektion des Brustfellraumes herbeiführen. Auch sollte man stets bedenken, daß die

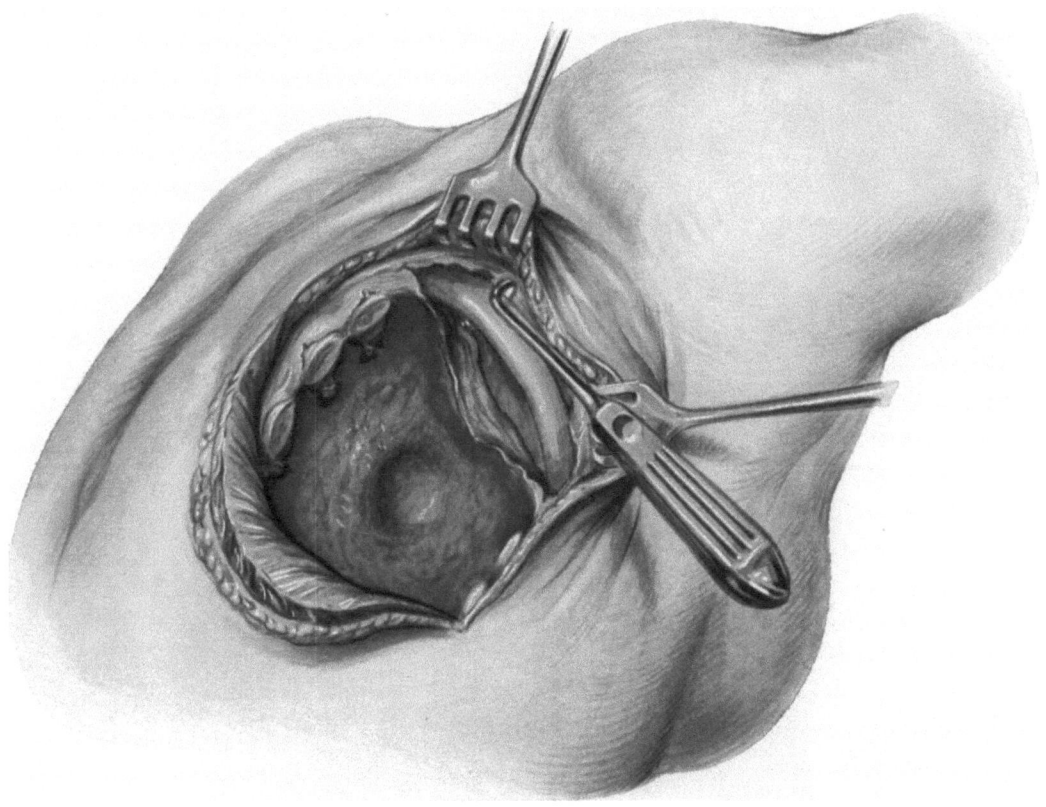

Abb. 810. Freilegung eines Gangränherdes im oberen Abschnitte des rechten Unterlappens von einem Hakenschnitt aus. Nach Fortnahme der Rippen sieht man den oberflächlich gelegenen Absceß durchschimmern.

Lunge infolge ihrer Eigenbewegung leicht einreißt, und daß so die Infektion, die man durch die Naht verhüten wollte, gerade durch sie eintritt. Dieses Verfahren ist darum heute abzulehnen.

Ebenso kommt künstliche Tamponade auf das uneröffnete Brustfell mit chemisch reizendem Mull zur Erzeugung von Verwachsungen kaum noch in Frage.

Auch **Tamponade der freien Brusthöhle** zur einzeitigen Operation von Lungenabscessen ist fast ganz verlassen. Trotz einiger schöner Erfolge erscheint uns der Eingriff heute wegen seiner Größe und der möglichen Pleurainfektion zu gefährlich.

Einzeitige Eröffnung des Eiterherdes bei freiem Brustfellraume ist trotz dringlicher Lage nur als äußerster Notbehelf berechtigt.

Unter den allgemeinen Voraussetzungen für die operative Behandlung von Lungeneiterungen ist noch die **Art der Schmerzstillung** zu erwähnen.

Örtliche Betäubung ist das Verfahren der Wahl bei allen extrapleuralen

Eingriffen und auch bei Spaltung von Lungenabscessen, die derb mit der Brustwand verwachsen sind.

Verlangt die ernste Lage des Kranken ganz ausnahmsweise einmal einzeitiges Vorgehen bei freiem Brustfell, dann muß der Eingriff in Allgemeinnarkose ausgeführt werden. Nur so lassen sich die gefährlichen Pleurareflexe vermeiden, die durch örtliche Blockierung der Brustwandnerven nicht völlig ausgeschaltet werden. Freilich verlangt eine solche Narkose besondere Vorsichtsmaßregeln. Der Eingriff muß in Schräglagerung des Körpers bei hängendem Kopfe durchgeführt werden. Er

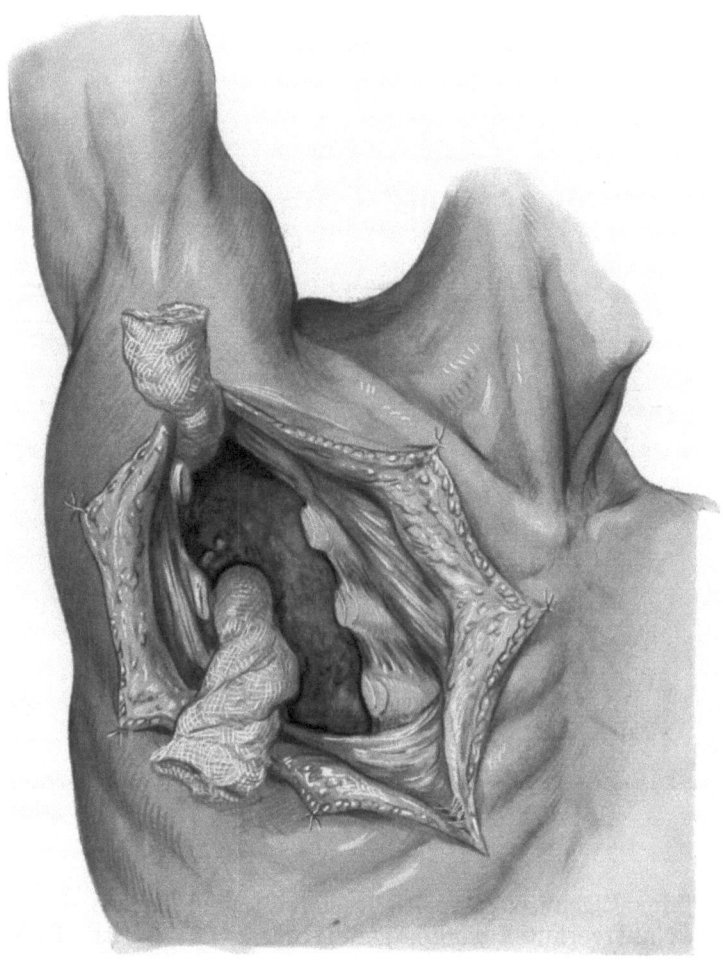

Abb. 811. Tamponade über einem Abscesse des rechten Oberlappens.

soll auf die kürzeste Zeit beschränkt sein. Man wird daher zunächst unter Lokalanästhesie Rippenresektion und Freilegung des Rippenfelles durchführen. Während der Versorgung der entstandenen Wunde läßt man den Kranken gründlich aushusten, um die Luftwege recht sorgfältig zu entleeren, und beginnt vorsichtig die Äthereinatmung. Sobald allgemeine Unempfindlichkeit eingetreten ist, wird das Rippenfell unter Druckdifferenz eröffnet, der Eiterherd getastet und um ihn herum die Brustfellhöhle durch zahlreiche, dicht aneinander gelegte Mullstreifen abgedichtet. Alle Buchten und Nischen müssen auf diese Weise nach oben und unten, vorn und hinten ausgefüllt werden, um Einsickern infektiösen Stoffes zu verhindern. Hierauf wird das Lungengewebe durchtrennt. Die Narkose kann schon nach Einlegen der Streifen unterbrochen werden, weil Eingriffe an und in der Lunge selbst schmerzlos sind.

Schwierig ist **Wahl der Eingangstelle.** Hierfür lassen sich nur allgemeine Regeln angeben.

Eiterungen, die im Oberlappen liegen, erreicht man am besten von hinten oder von der Achselhöhle aus. Zu ihrer Eröffnung von hinten werden die 2., 3., 4. und 5. Rippe in einer Ausdehnung von je 6—15 cm paravertebral reseziert. Das Schulterblatt verlagert man durch Abduction und Herunterziehen des Armes

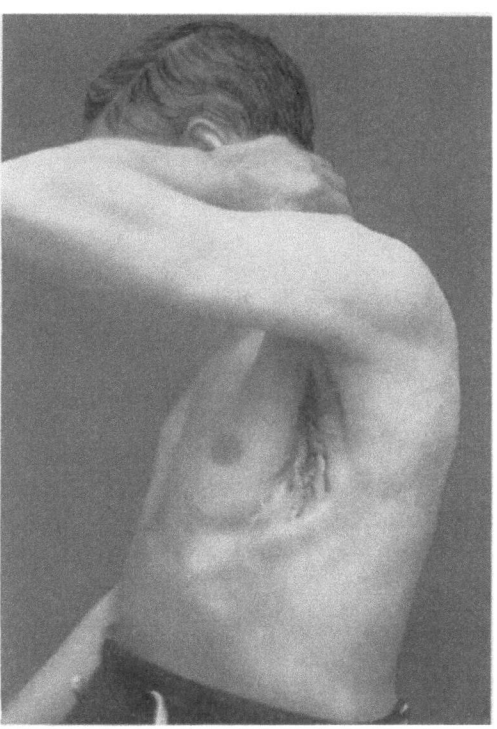

Abb. 812. Von der Achselhöhle aus eröffneter Lungenabsceß.

lateralwärts; auf diese Weise wird der hintere Abschnitt des Brustkorbes zugänglich. Nach Resektion der Rippen hat man die Möglichkeit, den größten Teil des Lungenlappens abzutasten.

Liegt der Absceß in den vorderen oder den seitlichen Bezirken, so empfiehlt sich Eröffnung von der Achselhöhle aus. Der Arm wird erhoben. Ein Längschnitt, der von der Spitze der Achselhöhle nach unten verläuft, legt die 2., 3., 4. und 5. Rippe frei. In dieser Linie trifft man sehr wenig Muskulatur, so daß die Resektion schonend und einfach vor sich gehen kann (Abb. 812).

Selten empfiehlt sich Eröffnung eines Lungenabscesses von vorn (Abb. 811). Sie ist nur dann angezeigt, wenn sich der Eiterherd oberflächlich in den vorderen Lungenabschnitten befindet. Für alle anderen Lagen ist dieser Weg ungünstig. Selbst breite Freilegung der Lunge von vorn gibt nur beschränkten Zugang. Die seitlichen und die hinteren Abschnitte können von hier aus nur ungenügend erreicht werden.

Abscesse des Unterlappens sind am leichtesten zu eröffnen. Verfahren der Wahl ist auch bei ihnen Freilegung von hinten. Nur Unterlappenherde in den vorderen Randteilen werden von vorn leichter erreicht. Die gewöhnliche Schnittführung ähnelt dem Hakenschnitte bei paravertebraler Thorakoplastik. Der Hautschnitt verläuft etwa von der 5. Rippe an paravertebral bis zur 8. Rippe und biegt dann in stumpfem Winkel lateralwärts um. Man kann je nach Lage der Eiterung

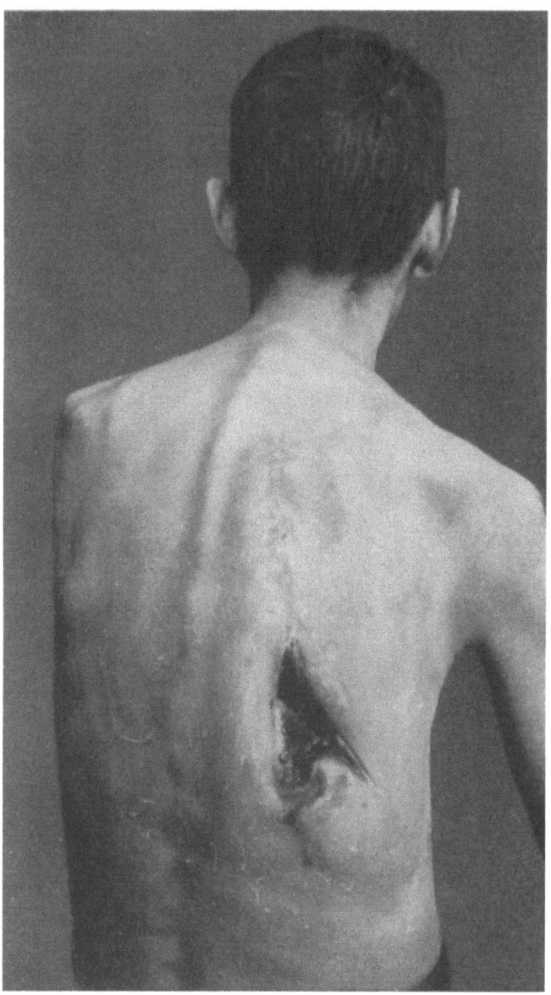

Abb. 813. Eröffneter Lungenabsceß in Heilung.

die 5. bis 8., 6. bis 9. oder 7. bis 10. Rippe resezieren. Von dieser Öffnung aus hat man beste Übersicht und größte Orientierungsmöglichkeit. Bei ausgedehntem Befund in den mittleren und den vorderen Teilen ist die Schnittführung der Abb. 816 vorzuziehen.

Immer muß man Wert auf genügende Entknochung der Brustwand legen. Dazu sollen die einzelnen Rippen recht ausgedehnt und möglichst bis zur Wirbelsäule entfernt werden. Es rächt sich bitter, wenn der Zugang zu eng wird und nachher der notwendige Überblick fehlt. Hinzukommt, daß nur so die für die Ausheilung der Abscesse erforderliche Entspannung des Lungengewebes sich erreichen läßt.

Die Durchführung der eigentlichen Eröffnung richtet sich nach den vorliegenden besonderen Verhältnissen. Als Regel gilt, die Durchtrennung des Lungengewebes immer unter Anwendung mäßiger Druckdifferenz vorzunehmen. So wird Aspiration von Blut und Eiter vermieden und einer Luftembolie vorgebeugt.

1. Eröffnung eines Abscesses bei Verwachsungen:

Resektion der Rippen unter örtlicher Betäubung. Dabei ist Wert darauf zu legen, daß noch je eine Rippe über die obere und die untere Grenze des Abscesses hinaus entfernt wird. Zwischenrippennerven, Muskulatur und Knochenhaut werden

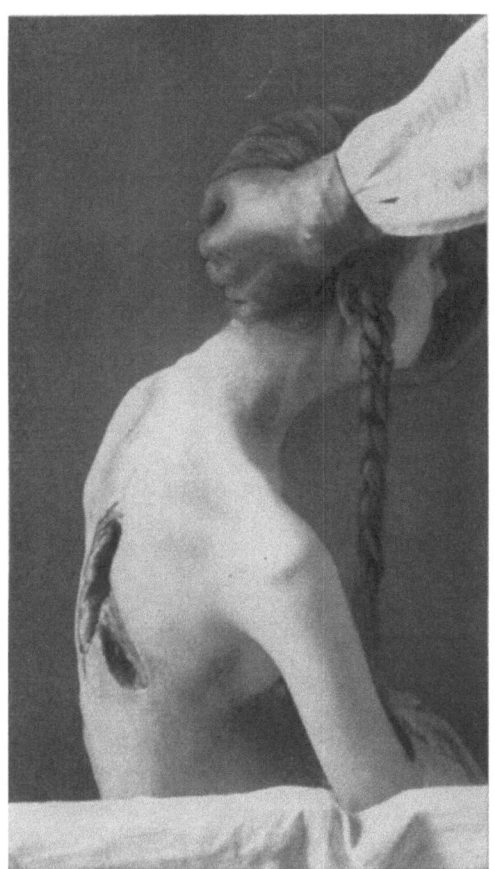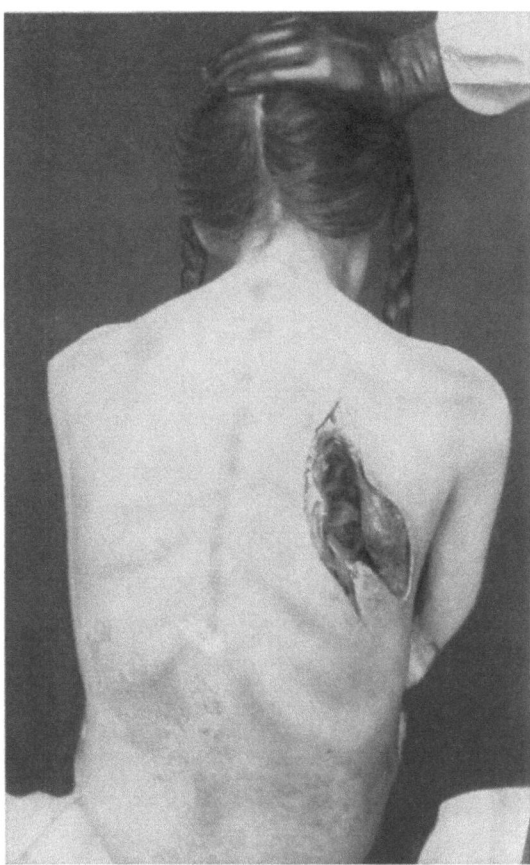

Abb. 814 und 815. Eröffneter brandiger Herd im Mittellappen der rechten Lunge unter dem Schulterblatt.

stets mit fortgenommen. Dieses gründliche Vorgehen hat sehr große Vorteile für die Nachbehandlungszeit: die Verbandwechsel sind schmerzlos; der Weichteillappen bleibt nachgiebig und erleichtert durch Einsinken in den Brustraum die Ausheilung der Höhle. Dann wird die Lunge im Bereiche der Verwachsungstelle mit dem Glühbrenner durchtrennt. Alles kommt bei seiner Verwendung auf richtige Erhitzung an. Weiß- und Rotglut sind nur in den Rindenabschnitten der Lunge erlaubt. Je weiter man vordringt, desto mehr setzt man den Wärmegrad herab, bis schließlich nur noch mit rot-schwarzem Eisen gearbeitet wird. Ist man auf Grund der Untersuchung über den Sitz der Eiterhöhle noch nicht im klaren, so kann vorherige Punktion Aufschluß bringen. Mit dicker Hohlnadel dringt man in die Tiefe, bis mit Sicherheit Eiter angesaugt wird. Dem Stichkanale folgend, durchtrennt man hierauf das Gewebe schichtweise mit dem Glühbrenner. Dabei empfiehlt es sich, den

Zugang durch die Lunge möglichst breit anzulegen; nur dann läßt sich eine etwaige
Blutung zuverlässig stillen.

Hat der Brenner den Absceß erreicht, so sieht man gewöhnlich den Eiter
neben dem Instrument in Form weißlich-gelber Pfröpfe hervorquellen. Erst
nach breiter Eröffnung kommen je nach dem Inhalte der Höhle größere Eitermengen oder Gewebsfetzen heraus. Sie wird ausgetupft und gereinigt. Dann tastet

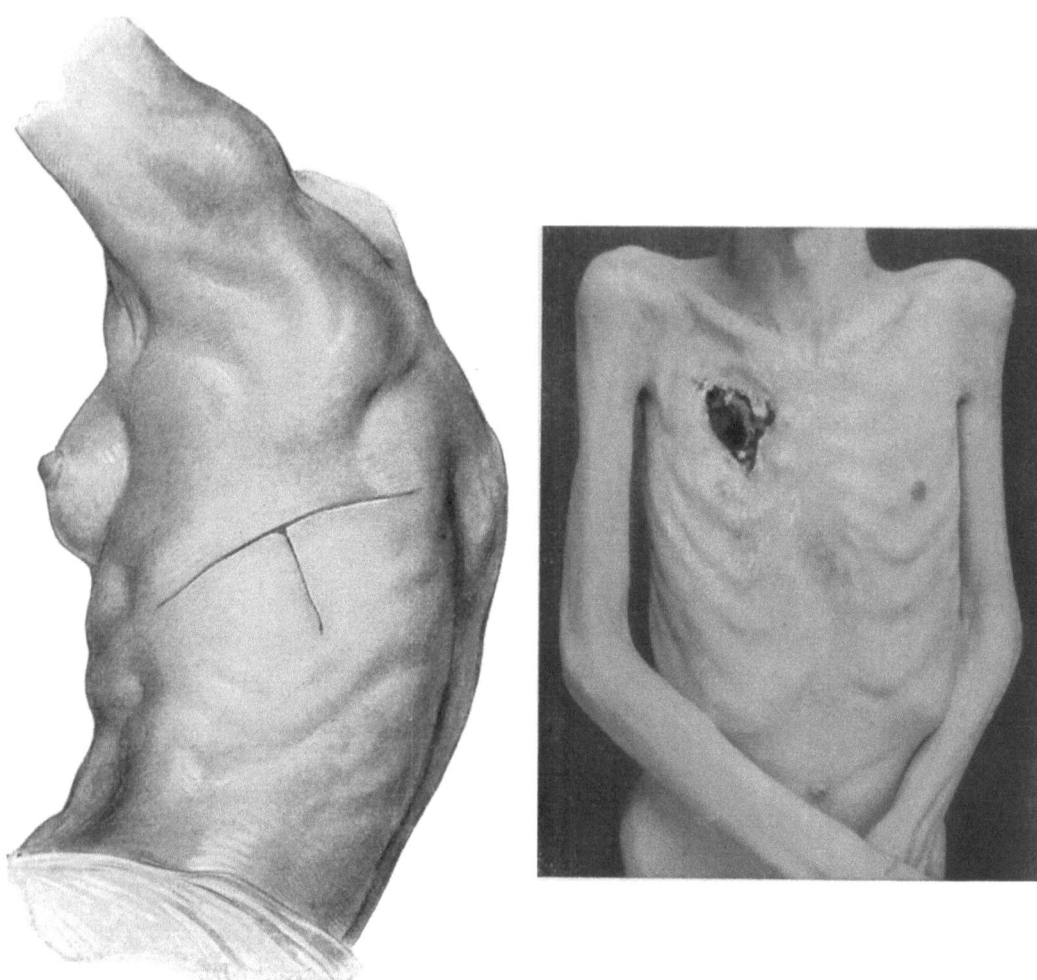

Abb. 816. Zweckmäßige Schnittführung für
Eröffnung eines Abscesses im Unterlappen.

Abb. 817. Ein von vorn eröffneter
Lungenabsceß.

man mit dem Finger schonend das ganze Erkrankungsgebiet ab. Nicht selten findet
sich eine zweite Höhle, die mit der ersten durch einen kleinen Gang in Verbindung
steht. Sie muß ebenfalls zugänglich gemacht werden. Benutzung einer Stirnlampe oder eines Endoskopes (Cystoskop) ist gelegentlich von Vorteil.

Ich machte eine sehr lehrreiche Beobachtung. Bei einem Unteroffizier fand sich im linken
Unterlappen eine Gangränhöhle um ein französisches Infanteriegeschoß. Von hinten her wurde
der Herd in zwei Sitzungen eröffnet. Es war unmöglich, durch Abtasten die Kugel in der Höhle
zu fühlen, so daß Absuchen mit dem Cystoskop notwendig wurde. Dabei stellte sich heraus,
daß das Geschoß zu Dreiviertel in einen Bronchus hineingerückt war und nur noch mit dem
hinteren Teile aus ihm herausragte. Sehr leicht hätte bei weiteren Abtastungsversuchen die
Kugel ganz in den Bronchus gedrückt und von da aus aspiriert werden können. So aber glückte

es gerade noch, das Geschoß mit einer Kugelzange zu fassen und herauszuziehen. Die Heilung erfolgte glatt.

Die eigentliche Operation ist mit Eröffnung des Eiterherdes beendet. Nur anwesende Fremdkörper werden noch aus der Höhle entfernt. Gelingt das während der Operation nicht, so wiederholt man den Versuch bei den folgenden Verbandwechseln. Spitze Infanteriegewehrgeschosse sind unter Leitung des Auges zu entfernen.

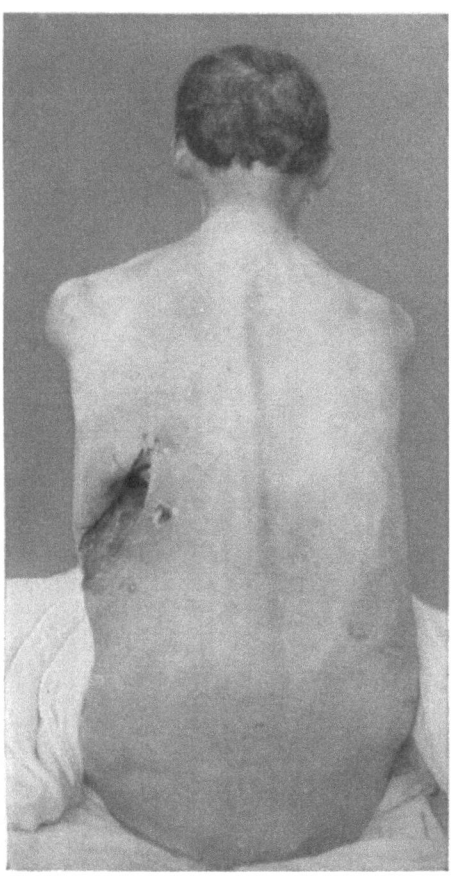

Abb. 818. Breit eröffneter Absceß des linken Unterlappens.

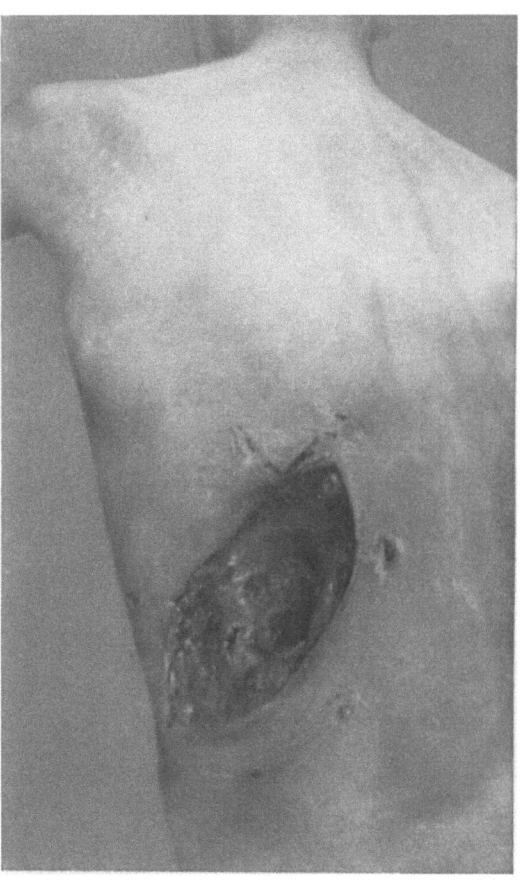

Abb. 819. Derselbe Kranke. In der Absceßhöhle erkennt man mehrere eröffnete Bronchen.

Dann legt man in die Höhle einen Mullstreifen oder ein dickes, mit Mull umwickeltes Drain. Der Mullstreifen darf aber nicht in die Lichtung eines Bronchus hineinragen, weil er quälenden Husten auslöst. Auch soll ein Drain nicht auf große Gefäße drücken, da sonst Arrosionsblutungen entstehen. Über das Ganze kommt ein aufsaugender Verband, wie man ihn nach Eröffnung jedes anderen Abscesses auch anzuwenden pflegt.

2. Eröffnung von Lungenabscessen bei freier Brustfellhöhle.

Man beginnt wieder mit der Wegnahme mehrerer Rippen über dem Eiterherde.

Dann kann man in zweifacher Form weiter vorgehen:

Bei nicht dringender Anzeige wird das Operationsgebiet extrapleural tamponiert, um auf diese Weise Verklebungen zu erzielen. Nach 8—10 Tagen darf von der Operationswunde aus in der beschriebenen Weise der Absceß eröffnet werden.

Bestehen keine Verlötungen, ist aber sofortige Eröffnung notwendig, so wird die Operation fortgesetzt. Nach Wegnahme der Rippen unter örtlicher Betäubung und Freilegung des Brustfelles läßt man den Kranken noch einmal sorgfältig aushusten und beginnt dann Einatmungsnarkose. Nach Eintritt des

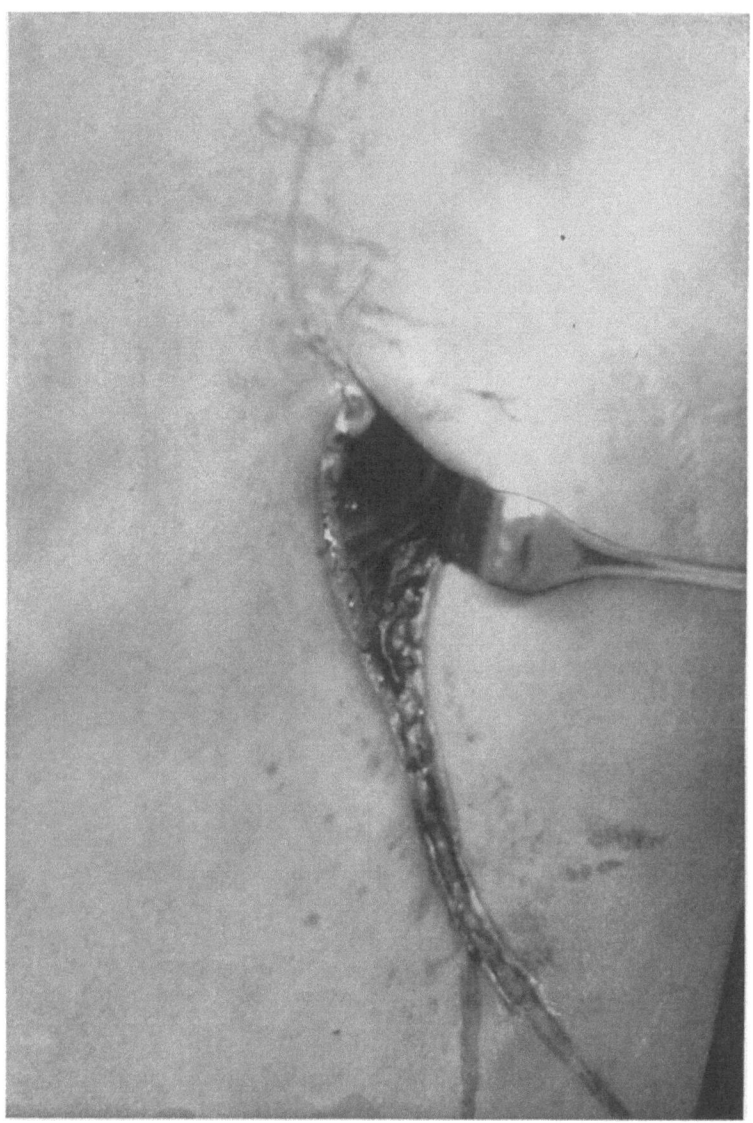

Abb. 820. Eröffneter Lungenabsceß in Heilung.

Toleranzstadiums wird unter Druckdifferenz von 3—5 mm Hg das Brustfell gespalten. Durch Abtasten der Lunge überzeugt man sich zuverlässig von dem Sitze des Eiterherdes. Dann wird das Erkrankungsgebiet durch breite Tamponade sorgfältig von dem übrigen Brustraume abgedichtet. Nur ein umschriebener Teil der Lungenoberfläche, der der Lage des Abscesses entspricht, bleibt in Verbindung mit der Operationswunde. Jetzt kann mit Hilfe des Glühbrenners das Lungengewebe sofort durchtrennt und der Herd eröffnet werden.

Allen beschriebenen Eingriffen bei freiem Brustfellspalt überlegen ist die

Eröffnung von Lungenabscessen mit Hilfe der Plombierung.

Erfahrungen bei mechanischer Einengung tuberkulöser Hohlräume wiesen uns den Weg.

Die **Paraffinplombe**, die BAER in die chirurgische Behandlung der Lungentuberkulose einführte, soll rein mechanisch die Lunge zusammendrücken und dadurch ihre Zerfallshöhlen einengen. Sie wird auf die Brustfellschwarte gelegt und heilt hier ohne nennenswerte Reaktion ein.

Der Einfluß der Plombe auf die erkrankte Lunge selbst kommt beim Absceß in verschiedener Weise zur Geltung.

Erste Gruppe: Außer mechanischer Einengung und Kompression des erkrankten Gebietes spielt hier die Wirkung auf das zarte Brustfell eine besondere Rolle. Der Reiz der Plombe ruft fibrinöse Ausschwitzungen hervor, die das an die Lungenoberfläche gepreßte Rippenfell verkleben und in der Folge zuverlässig verlöten. Nach Verödung des Pleuraspaltes ist ein sicherer Weg zur erkrankten Lunge erreicht.

Häufig aber wird dann ein weiterer operativer Eingriff überflüssig. Der mechanische Druck der Plombe auf die Lunge und die Einengung ihrer Hohlräume leiten Heilung ein. Nach Entleerung der Absceßhöhle durch Aushusten legen sich ihre Wandungen aneinander, verbacken und verwachsen. Dem anatomischen Vorgang entsprechen dann Abnahme des Fiebers und des Auswurfes, sowie schnelle Erholung. Das haben wir einmal in überzeugender Weise gesehen.

Ein 33jähriger Werkmeister hatte im Kriege in Palästina Malaria und Amöbenruhr durchgemacht. Er glaubte, sich 1919 bei der Rückreise auf dem Schiffe erkältet zu haben. Längere Zeit litt er an Husten, blutigem Auswurf und Schmerzen auf der rechten Brustseite hinten. Husten und Auswurf gingen wieder zurück, um aber in jedem Winter erneut aufzutreten. Im Januar 1925 stellte sich Fieber bis 39° ein. Vorübergehender Krankenhausaufenthalt brachte nur geringe Besserung. Da er täglich bis 200 ccm blutig-eitrigen Auswurf hatte, wurde er in die Klinik aufgenommen.

Es bestand handbreite Dämpfung über dem rechten Unterlappen hinten mit groß- und kleinblasigen Rasselgeräuschen. Das Röntgenbild zeigte in der unteren Hälfte des rechten Lungenfeldes handtellergroße Verschattung mit mittlerer Aufhellung.

Am 1. VII. 25 wurden in örtlicher Betäubung von einem bogenförmigen Schnitt aus zwischen Schulterblatt- und hinterer Achsellinie die 5., 6. und 7. Rippe in einer Ausdehnung von 8—10 cm reseziert. Da der Brustfellspalt nicht verödet war, wurde das Rippenfell unter den benachbarten Rippen von der Brustwand vorsichtig abgeschoben, so daß eine überfaustgroße Paraffinplombe sich einlegen ließ. Sorgfältige Naht der Muskulatur und der Haut.

Die Plombe heilte reaktionslos ein. Der Auswurf ging sofort stark zurück, betrug nach 8 Tagen nur noch etwa 10 ccm. Der Kranke erholte sich sehr gut und konnte am 4. VIII. 25 bei bestem Befinden nach Hause entlassen werden.

Nach 2—6 Wochen ist der Herd im Röntgenbilde kaum noch zu erkennen. Die Kranken sind geheilt. Die Plombe ist dann selbstverständlich überflüssig geworden. Sie darf entfernt werden. Ihre Beseitigung wird geradezu notwendig, wenn nach örtlicher Drucknekrose kleinste Teile des Paraffins in das Bronchialrohr durchstoßen und ausgehustet werden. Führte die Einengung der Lunge nur zu erheblicher Besserung, so läßt man die Plombe länger liegen.

Bei einer zweiten Gruppe von Kranken ist in weiterer Umgebung des Eiterherdes die Lunge bereits infiltriert. Hier tritt unter der starken Belastung durch die Paraffinplombe frühzeitig Drucknekrose ein. Diesem Ereignisse geht regelmäßig Verklebung von Lungen- und Rippenfell voraus. An einer Stelle oder an mehreren kommt es zum Durchbruche des Entzündungs- und Eiterherdes in das Plombenbett. Die Kranken klagen dann über zunehmende Spannung im Operationsgebiete. Die Körperwärme steigt an, und der Arzt findet in der Umgebung des

Schnittes Rötung und Schwellung, manchmal auch Hautemphysem. Alles spricht für subcutane Eiterung. Man eröffnet die Wunde. Aus ihr entleert sich trübe, eitrige

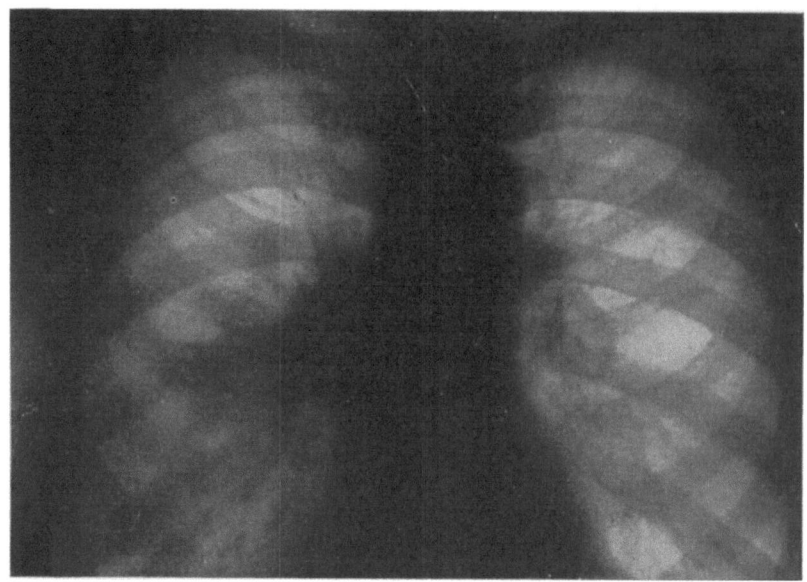

Abb. 821. Absceß im rechten Unterlappen, nahe seinem Stiele.

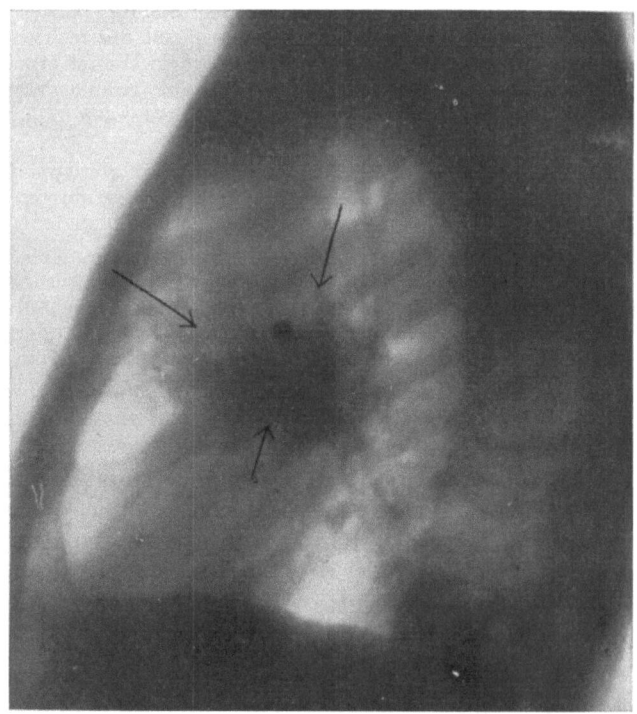

Abb. 822. Derselbe Kranke. Seitliche Aufnahme.

oder gar jauchige, übelriechende Flüssigkeit. Es handelt sich dann nicht um eine unerwünschte Wundstörung, sondern im Gegenteil um ein günstiges Ereignis. Entfernt man jetzt die Plombe, so entdeckt man in ihrem, mit Fibrin und schmierigen Belägen ausgekleideten Bett eine oder einige kleine Öffnungen, aus denen sich Eiter entleert. Selbst hilusnahe Höhlen brechen auf diesem Wege nach außen durch und können ohne weitere chirurgische Nachhilfe vollständig ausheilen. Das haben wir bei vielen Kranken erlebt. Als Beispiel sei die Geschichte eines 60jährigen Arztes angeführt (Abb. 821 u. 822).

Er kam 1924 mit einem großen hilusnahen Abscesse des rechten Unterlappens in die Klinik. Es bestand starkes Emphysem bei schlechtem Herzen. Nach Rippenresektion fand sich ein zartes Rippenfell ohne Verwachsungen. Da die Eiterung schon $^{1}/_{4}$ Jahr vorhielt, erschien die Eröffnung des Herdes durch den freien Brustraum hindurch bei dem Alter und dem schlechten Allgemeinzustande zu gewagt. Zum ersten Male wurde hier versuchsweise die Plombe angelegt.

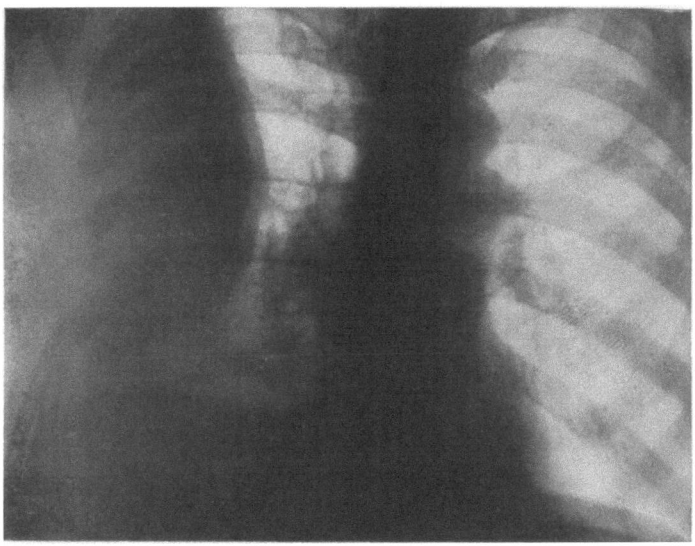

Abb. 823. Derselbe Kranke. Paraffinplombe mit Mantelerguß.

In der nach Resektion zweier Rippen entstandenen Lücke wurde auf den rechten Unterlappen eine zweihandtellergroße Paraffinschicht ausgebreitet und dann mit der Brustmuskulatur bedeckt (Abb. 823).

Fieber und Auswurf nahmen nach anfänglicher Vermehrung allmählich ab. 14 Tage nach reaktionslosem Heilverlaufe bildete sich unter erneutem Fieberanstieg eine schmerzhafte Vorwölbung. Die klinische Untersuchung ergab einen subcutanen Absceß. Er wurde durch kleinen Schnitt eröffnet. Es entleerte sich übelriechende Flüssigkeit, in der einzelne Paraffinbröckel schwammen. Vorsichtig wurde nach Erweiterung der Wunde die ganze Plombenmasse entfernt. Am Boden ihres Bettes fanden sich drei kleine Öffnungen, aus denen Eiter hervorquoll. Der ganze Hohlraum wurde tamponiert. Fieber und Auswurf verschwanden bald. Der schlechte Allgemeinzustand des Kranken besserte sich. Es konnte nach einiger Zeit zweifellos festgestellt werden, daß ein Fistelgang in das Plombenbett führte. Die Drainage des Lungenherdes nach außen war also auf einfachste Weise erreicht. Ohne weiteren chirurgischen Eingriff trat vollständige anatomische und klinische Heilung ein (Abb. 824).

Bei einer dritten Gruppe von Kranken dient die Plombe nur als Vorbereitung für spätere operative Eröffnung des Eiterherdes. Der gleichmäßig starke Druck des Paraffins engt auch hier zunächst wieder die Lunge im ganzen ein und bringt die Brustfellblätter zur Verklebung. Nach 2—3 Wochen ist das muldenförmig eingedellte Organ atelektatisch, derb und schwielig geworden. Trotzdem aber ist die starrwandige Höhle weder verkleinert noch nach außen durchgebrochen. Darum muß jetzt operative Eröffnung vorgenommen werden. Von dem alten Schnitt aus werden die Weichteile breit in die Höhe geklappt und zunächst die Plombe entfernt. Den Boden ihres Bettes durchbrennt man dann vorsichtig mit dem Glüheisen. Schicht für Schicht dringt es in einem weiten Kanale langsam in die Tiefe. Das gelingt leicht. Die Blutung läßt sich gut beherrschen, obwohl große Gefäße im Wege liegen. Durch ihre vorbeugende Versorgung vermeidet man sicher Luftembolie. So wird schließlich die Absceßhöhle mit dem Plombenbette breit verbunden. Der Eiter entleert sich. Das ganze Wundgebiet wird dann tamponiert. Schlagartig verschwinden Auswurf und Fieber. Der Kranke erholt sich, und in kurzer Zeit wird anatomische und klinische Heilung erreicht.

Diese Behandlung tiefliegender Lungenabscesse bei freiem Brustfellspalt ist für uns zum Verfahren der Wahl geworden. Die Nachteile des alten Vorgehens sind überwunden, die Gefahren des Eingriffes ganz erheblich vermindert. Man darf wirklich von einem großen Fortschritte sprechen.

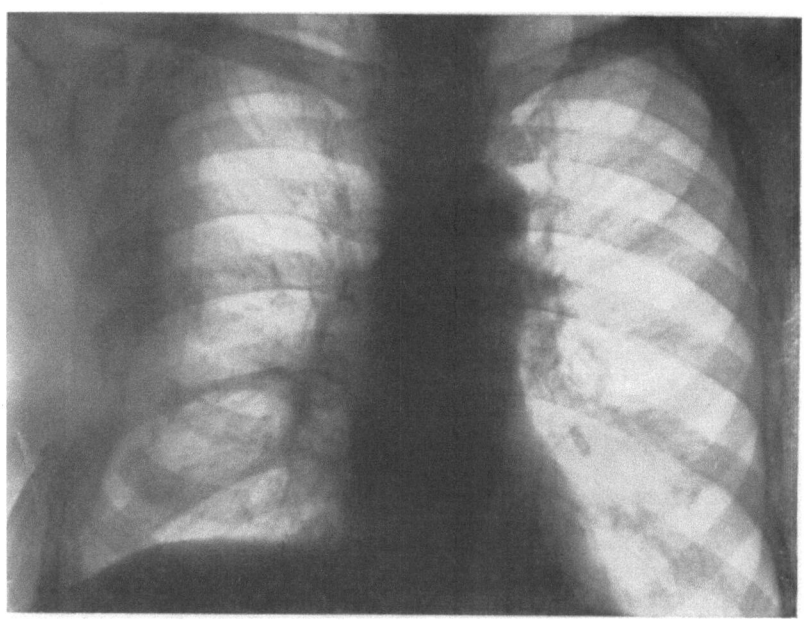

Abb. 824. Derselbe Kranke nach der Ausheilung.

Selbst kleine, in der Nähe des Lungenstieles gelegene Abscesse, an die man früher nur unter großen Gefahren herankam, lassen sich jetzt mit Leichtigkeit erreichen. Das beweisen die Krankengeschichten von 14 Kranken, die bis auf einen geheilt wurden.

Die Technik der Plombenanlegung ist bei Lungenabscessen schwieriger als bei Lungentuberkulose. Hier wird nach Resektion eines kurzen Rippenstückes und Ablösung der Schwarten das Paraffin von einem kleinen Spalt aus eingeführt. So fallen große Rippenresektionen fort. Bei Lungenabscessen dagegen liegen die Verhältnisse anders. Bei ihnen brauchen wir neben örtlicher Druckwirkung und ausgiebiger Entspannung des Organes breiten Zugang für etwaige spätere operative Eröffnung. Fortnahme mehrerer Rippen in großer Ausdehnung ist darum zweckmäßig. Freilich besteht gerade hierin die Hauptschwierigkeit. Keinesfalls darf das zarte Brustfell verletzt werden. Das erfordert Übung, Vorsicht und Geschick, sowie zuverlässige Anästhesie. Kommt es vor Beendigung der Plombierung zu heftigen Hustenstößen oder Pressen, so reißt das Brustfell leicht ein. Damit ist die Durchführung des Verfahrens in Frage gestellt. Außerdem entsteht trotz Verwendung des Druckdifferenz-

Schematische Darstellung der Plombenwirkung bei zentralem Lungenabscesse.

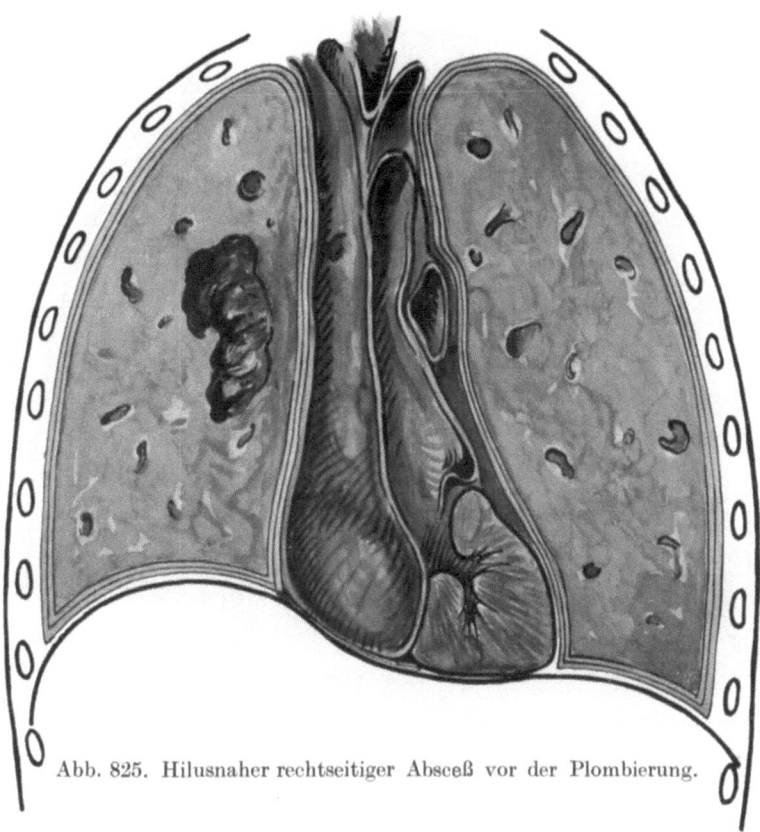

Abb. 825. Hilusnaher rechtseitiger Absceß vor der Plombierung.

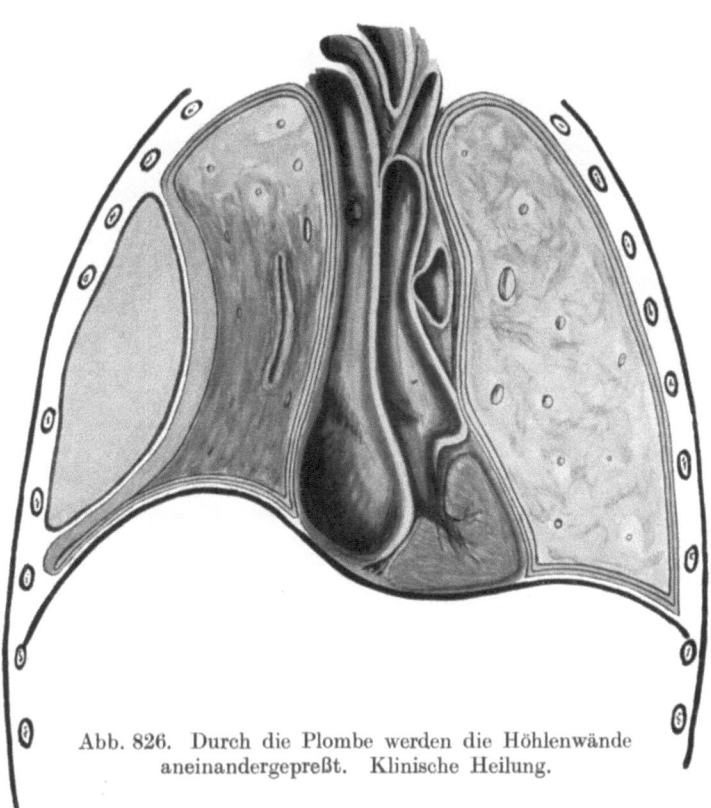

Abb. 826. Durch die Plombe werden die Höhlenwände
aneinandergepreßt. Klinische Heilung.

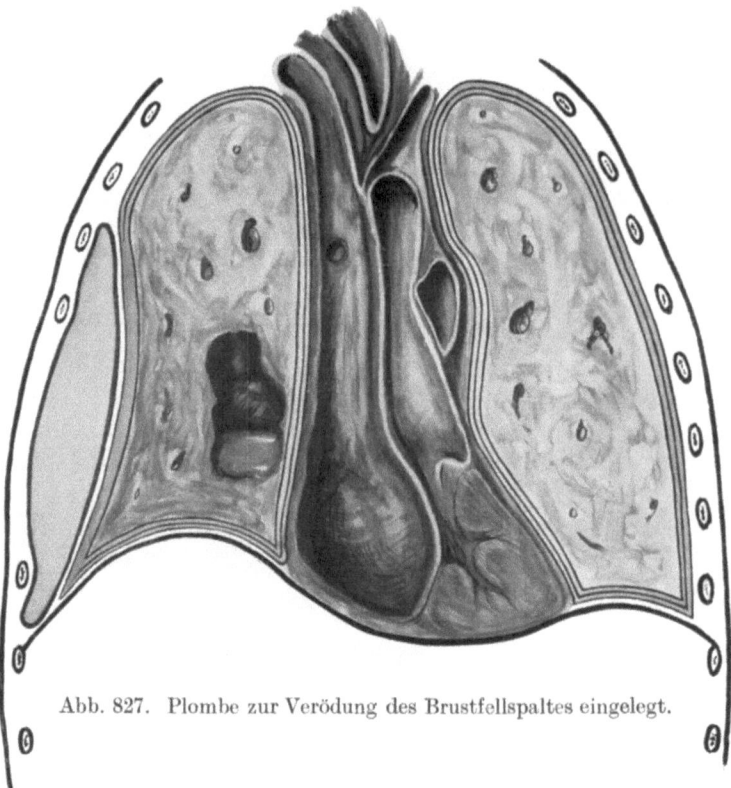

Abb. 827. Plombe zur Verödung des Brustfellspaltes eingelegt.

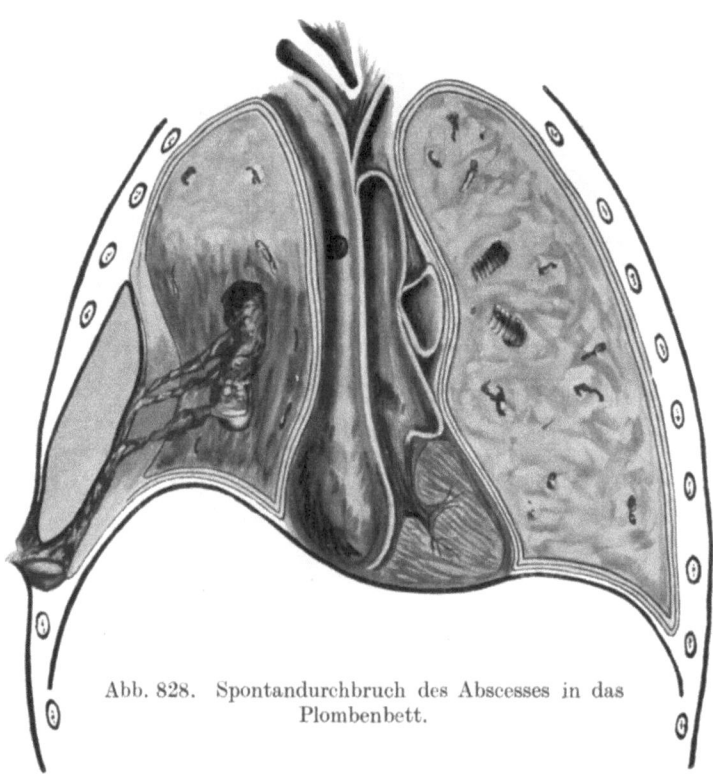

Abb. 828. Spontandurchbruch des Abscesses in das
Plombenbett.

gerätes die Gefahr des Brustfellergusses. Wir verloren durch diese Komplikation einen Kranken.

Form und Länge des Hautschnittes richten sich nach Sitz und Ausdehnung des Abscesses. Nach Aufklappen der Muskulatur wird die Brustwand freigelegt. Man reseziert dann die Rippen mit ihrem Periost unter Schonung des Brustfelles. Die Intercostalgefäße werden doppelt unterbunden und mit den Zwischenrippenmuskeln entfernt. So entsteht ein zweihandtellergroßes Fenster, durch dessen zartes Brustfell hindurch man die pigmentierte Lungenoberfläche auf- und abwärtsgleiten sieht. Eine entsprechend geformte Paraffinplatte wird nunmehr auf Pleura und Lunge gelegt und zuverlässig verankert. Obere und untere Rippenspangen, sowie

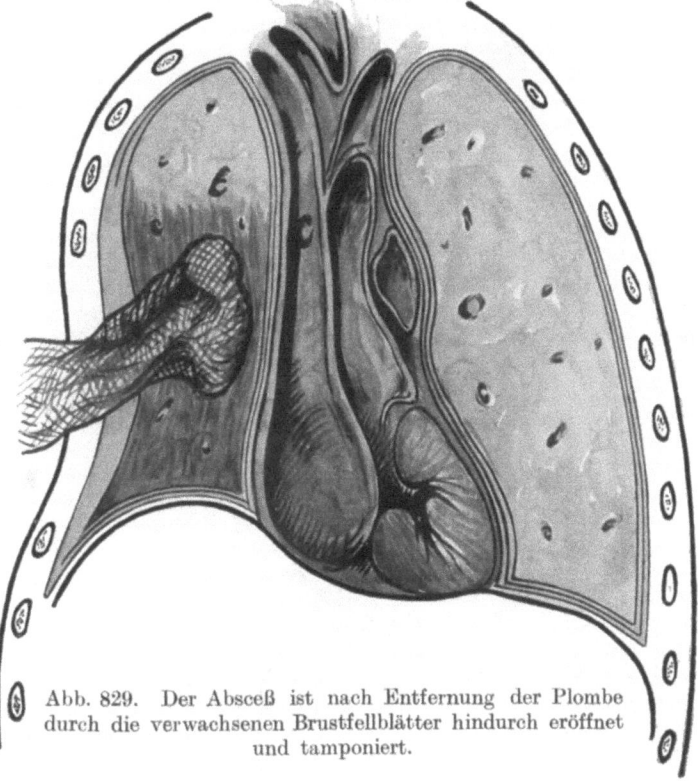

Abb. 829. Der Absceß ist nach Entfernung der Plombe durch die verwachsenen Brustfellblätter hindurch eröffnet und tamponiert.

die vertebralen Stümpfe dienen dabei als Stützpunkte. Die wieder zurückgeschlagene Brustmuskulatur deckt und hält die Plombe nach außen hin. Die Hautwunde wird ohne Drainage vollständig geschlossen.

Dieses Verfahren hat sich übrigens auch bei versteckten, extrapulmonalen, mediastinalen Eiterungen bewährt. Sie sind sonst nur unter großen Schwierigkeiten zu erreichen. Die sofortige Spaltung führt leicht zu tödlicher Infektion des freien Brustfellraumes. Nach vorausgeschickter Plombe aber, die das umgebende Lungengebiet einengt und zuverlässig abkapselt, kann in zweiter Sitzung der Absceß ohne Gefahr eröffnet werden.

Die histologischen Vorgänge in der Plombenbettschwarte hat WUSTMANN untersucht.

Präp. 1. Fremdkörpergranulationsgewebe mit Riesenzellbildung und reichlicher capillärer Gefäßversorgung (Abb. 831).

Die Grenze gegen die Paraffinplombe wird durch jugendliche mesenchymale Zellen mit großen rundlichen Kernen gebildet. Die wandständigen Zellen zeigen Degenerationszeichen in

Gestalt undeutlicher, schlecht färbbarer Kernstruktur, Kernungleichheit, Kernzertrümmerung, sowie braungelblicher Verfärbung des Protoplasmas. In tieferen Schichten treten neben den großen rundkernigen Mesenchymzellen solche mit mehr länglichen Kernen vom Histiocyten-typus auf, die durch Speicherung eines braungelblichen Pigmentes ihre Phagocytentätigkeit beweisen. Neben diesen finden sich einige ebenfalls pigmentspeichernde Fremdkörperriesen-zellen, die sich an Capillaren anlehnen und von schmalen Gewebshohlräumen umgeben sind.

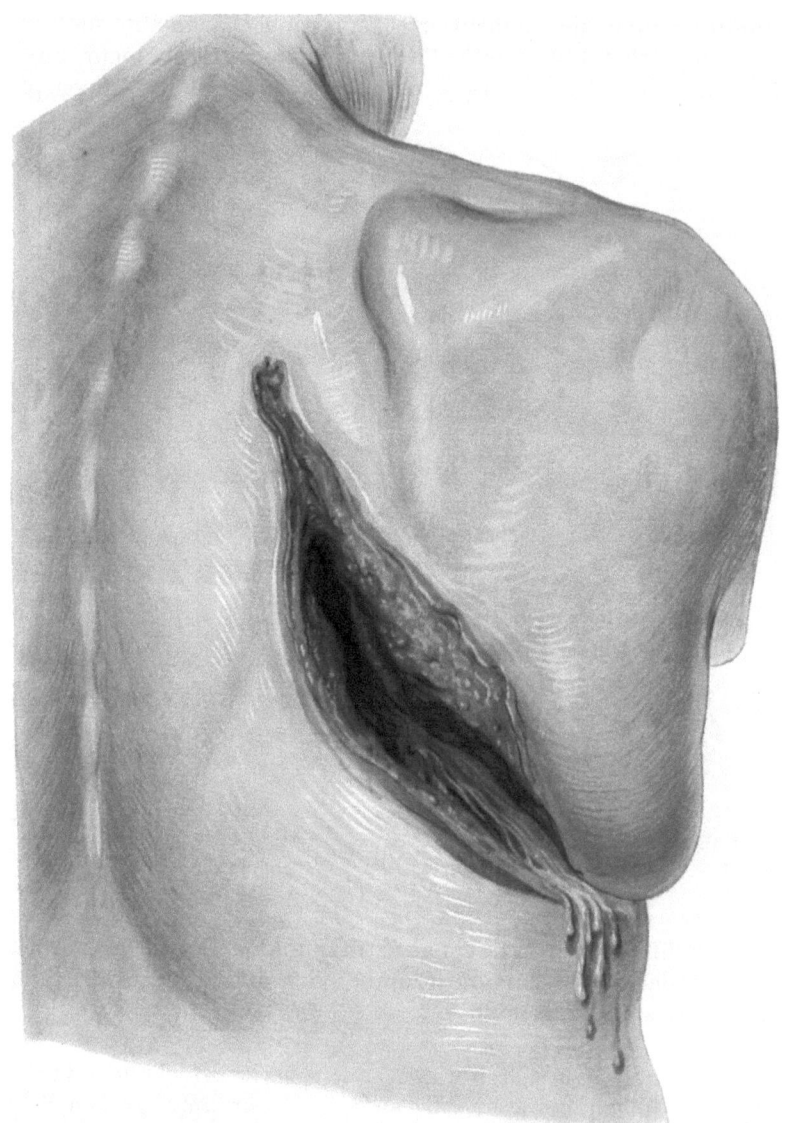

Abb. 830. In die Plombenhöhle durchgebrochener Absceß des rechten Unterlappens.

Die Capillaren treten vorwiegend in radiärer Richtung heran, sind zahlreich und strotzend mit roten Blutkörperchen gefüllt. An einigen Stellen finden sich kleine Blutaustritte im Gewebe. In den tieferen Schichten werden die Capillaren von zahlreichen kleinen Rundzellen mit scharfer Kernzeichnung umscheidet. Hyaline Massen gruppieren sich in konzentrischer Balkenformung zur Plombenoberfläche. Die tiefsten Wandschichten zeigen alle Übergänge der Mesenchymzellen zu typischen Fibroblasten und langgezogenen Fibrocyten in voll ausgereiftem Zustand.

Spezifische Färbeverfahren.
Sudanfettfärbung: Vereinzelte Bildung von perivasculären Fettzellagern in den tiefsten Wandschichten.

Oxydase: Geringgradige Leukocyteneinwanderung in das Fremdkörpergranulationsgewebe.

Elastica: Vereinzelte Bildung von elastischen Fasern in der Media größerer Gefäße. Im übrigen vollständiges Fehlen von elastischen Fasern.

Präp. 2 (Abb. 832). Glatte Randzone mit zahlreichen glatten, blassen schlecht färbbaren, rundkernigen Mesenchymzellen und homogenem Protoplasma ohne Fibrillenbildung. Leukocyten

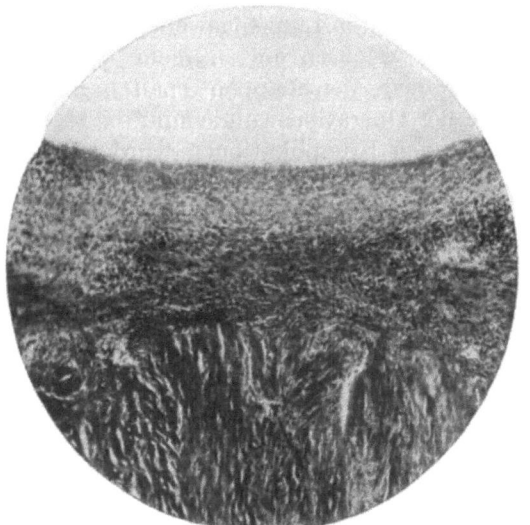

Abb. 831. Plombenbettschwarte.

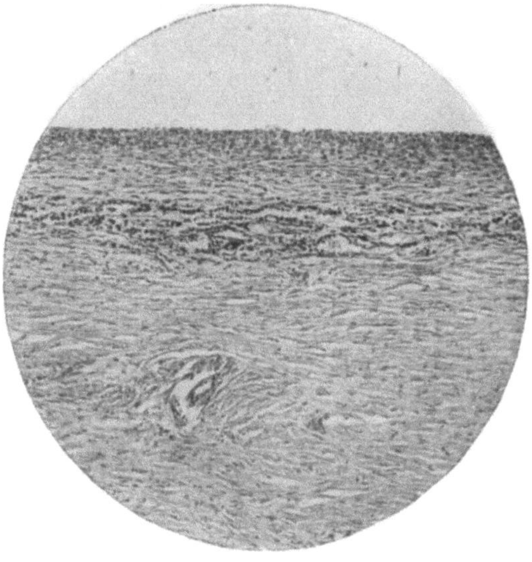

Abb. 832. Plombenbettschwarte.

und Histiocyten sind nicht mehr nachweisbar. Übergang in eine zellreiche Demarkationszone mit zahlreichen Fibroblastenreihen und lymphatischen Hohlräumen. In diesem Bereich entstehen durch Protoplasmaverdichtung an den Fibroblastenketten Fasern und Fibrillen, die mit spezifischen Färbemethoden ihre kollagene Bindegewebsnatur erkennen lassen.

Präp. 3 (Abb. 833). Die glatte Randzone mit den (toxisch?) geschädigten rundkernigen Mesenchymzellen hat sich verbreitert. Die Demarkationszone ist nicht mehr so deutlich abgrenzbar. Es finden sich nur noch wenige Fibroblastenreihen. In tieferen Wandschichten starke geflechtartige Fibrose.

Bei einer bestimmten Art von Lungenabscessen hat sich

die Pneumolyse

als Vorbereitung für ihre Eröffnung bewährt (NISSEN). Es kommen für diese Art der Behandlung jene multiplen Eiterhöhlen eines Lungenlappen in Frage, die oft nur durch schmale Straßen miteinander in Verbindung stehen (Abb. 834). Wir haben diese Form der verzweigten Gewebseinschmelzung besonders als Folgezustand grippöser Bronchopneumonien und Aspirationsentzün-

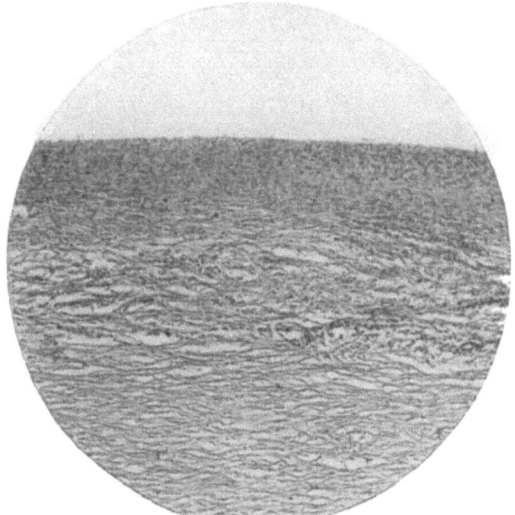

Abb. 833. Plombenbettschwarte.

dungen des Parenchyms kennengelernt. Hier ist mit der Spaltung eines Herdes im verzweigten Kanalsysteme der Abscesse nur wenig getan. Die Eiterung versiegt nicht eher, als bis sie sämtlich eröffnet sind. Die Schwierigkeiten solcher wiederholten Operationen sind außerordentlich groß. Durch Brustwandentknochung und Voroperationen ist die Struktur des Lungenlappens im Röntgenbild verwischt, die Lagebestimmung nicht eröffneter Höhlen fast unmöglich geworden. Man ist darauf angewiesen, von der alten Lungenwunde aus das Gewebe nach verschiedenen Seiten zu durchtrennen und die anderen Herde mehr durch Zufall zu erreichen. Der Weg der Pneumotomie führt dann oft bis in die Nähe der Lungenwurzel. Die Gefahren des Eingriffes im atmenden und ausgespannten Lungengewebe, Blutung, Luftembolie, wachsen um so mehr, je ausgedehnter man den Lappen spalten muß.

Tiefe der Operationswunde und die ständig drohenden Komplikationen wurden Anlaß, das Vorgehen beim Aufsuchen und Eröffnen des Abscesses in den methodischen Einzelheiten abzuändern. Es war die Vorstellung maßgebend, daß in einem durch Retraktion verkleinerten Lungenlappen sich die verschiedenen Eiterherde leicht und ausgiebig mit kleinen Schnitten eröffnen lassen, und daß auf der anderen Seite die Gefahr der Blutung und der Luftembolie beim Operieren im kollabierten Organ wesentlich vermindert ist.

In der Eigenart des Krankheitsbildes liegt es begründet, daß gewöhnlich das Kavernensystem durch vorangegangene Eingriffe bereits an einer Stelle eröffnet ist. In der Nachbehandlung erwies sich der Erfolg einer solchen Operation als ungenügend. Die Forderung, das ganze Höhlenwerk zu spalten, wurde dringend.

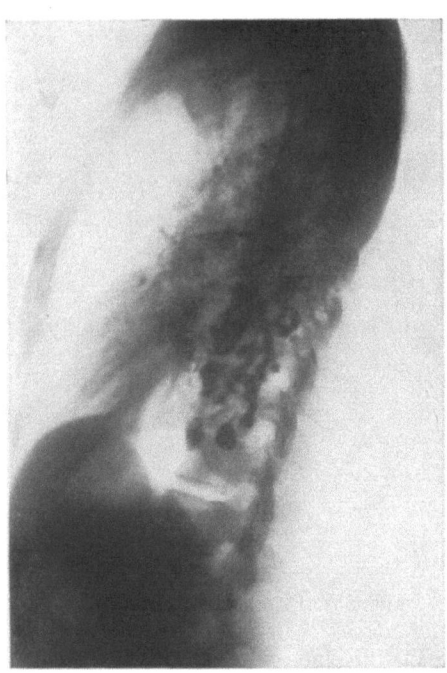

Abb. 834. Jodipinfüllung der Absceßhöhlen des linken Unterlappens.

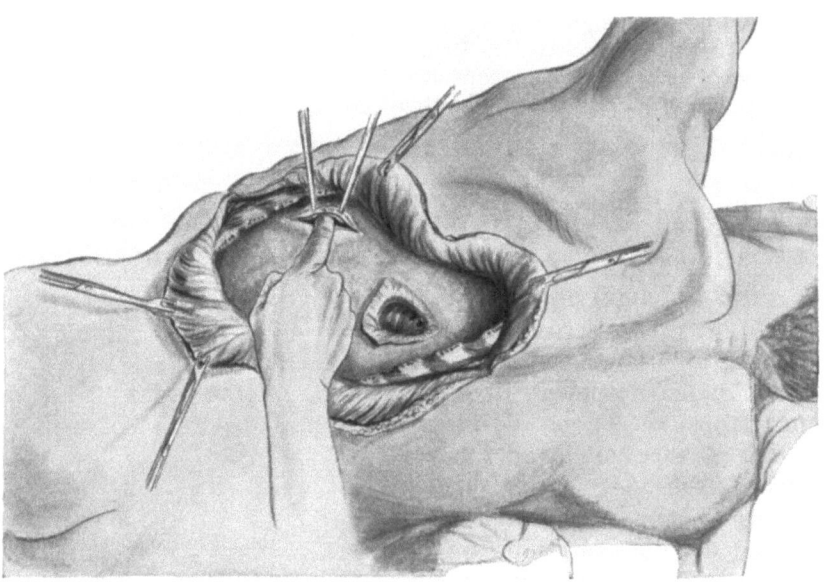

Abb. 835. Eingehen in den Interlobärspalt zur Pneumolyse.

Das technische Vorgehen, das bisher bei Abscessen des Unterlappens dreier Kranken erprobt wurde, gestaltet sich dann ungefähr folgendermaßen: Man umschneidet einen großen Hautlappen, der die alte Pneumotomiewunde umfaßt, reseziert ausgiebig die in

ihrer Umgebung befindlichen Rippen und geht in den verödeten Spalt beider Brustfellblätter ein, in derselben Weise wie bei der Isolierung bronchiektatischer Lungenlappen
(Abb. 835). Man löst den Unterlappen stumpf mit dem Finger zunächst von der Brustwand, dann im Interlobärspalte vom Mittel- oder Oberlappen und schließlich vom

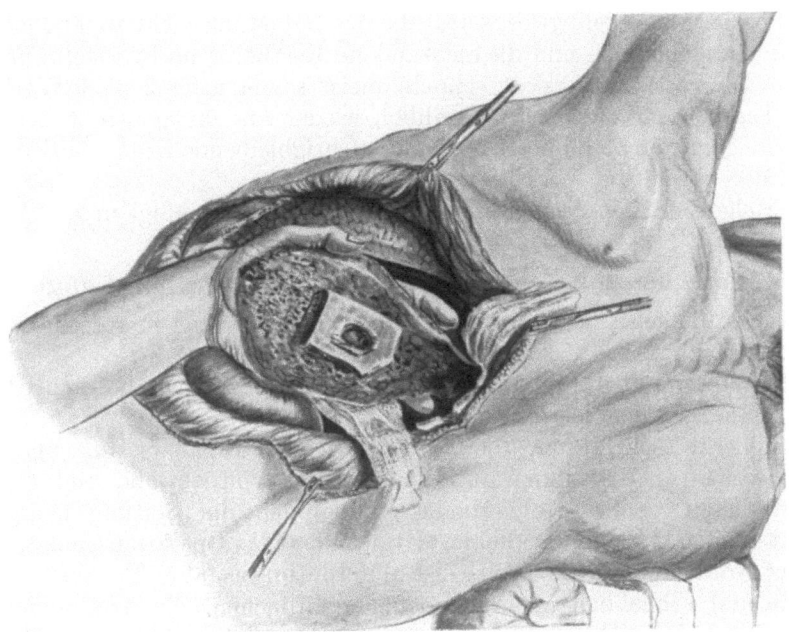

Abb. 836. Der mit Eiterhöhlen durchsetzte Lungenlappen ist gestielt.

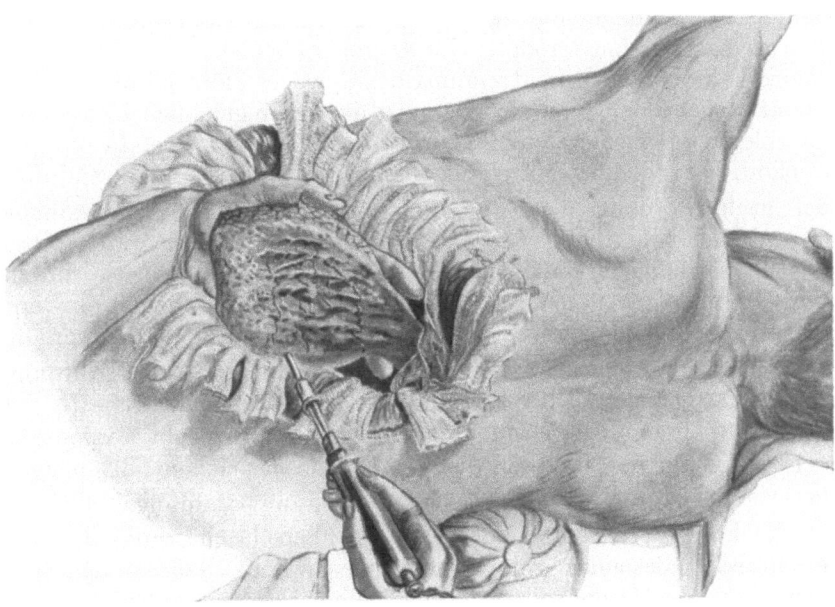

Abb. 837. Die Absceßherde werden mit dem Glühbrenner eröffnet.

Zwerchfell ab und stielt ihn möglichst weit nach der Lungenwurzel zu. Er schrumpft
dann, durch die Hand leicht zusammengepreßt, bis auf $^1/_3$—$^1/_4$ seiner bisherigen Masse
zusammen (Abb. 836). Ist man überraschenderweise doch in den freien Brustfellspalt
gekommen, dann wird der Eingriff abgebrochen und, wenn sich die Lunge nach einigen

Wochen wieder angelegt hat, erneut versucht. Gelang die Auslösung ohne Zwischenfall bis zum Lungenstiele, dann umgreift man ihn zwischen Zeige- und Mittelfinger und lagert das Organ auf die flache Hand. Im retrahierten Parenchym lassen sich auch kleinste Abszeßhöhlen meist gut durchfühlen. Das Gewebe über ihnen wird zwischen Umstechungen geöffnet. Man kann auf diese Weise den ganzen Lappen richtig durchpflügen (Abb. 837). So gelingt es, selbst die der Betastung nicht zugänglichen Herde zu eröffnen. Lungenhöhlen und die entstandene Resthöhle im Brustfellraume werden tamponiert. Die Eiterung versiegt schnell, meist schon nach 2 bis 3 Wochen. Das retrahierte Parenchym dehnt sich allmählich wieder aus und gewinnt den Anschluß an Nachbarlunge, Zwerchfell und Brustwand. Übrigbleibende Bronchialfisteln werden nach einer der bewährten Verfahren verschlossen.

Die Erfolge bei 3 Operierten sprechen für die Zweckmäßigkeit des Verfahrens.

Zufälle bei der Eröffnung von Eiterherden der Lunge.

Es sei hier zunächst der Blutungen gedacht. Sie können in verschiedener Form die Operation erschweren.

Durchtrennung mit weiß- oder rotglühenden Eisen ruft oft beträchtliche parenchymatöse Hämorrhagien hervor.

Es empfiehlt sich darum die Erwärmung des Brenners nur bis auf etwa 60—70° zu treiben. Verkohlung und Verschorfung von Gewebe und Gefäßen ist dann am stärksten. Sollte trotz dieser Maßnahmen die Blutung lästig werden, so umsticht man mit mehreren dicken Catgutfäden das Operationsgebiet. Je tiefer der Brenner vordringt, desto größer ist die Blutungsgefahr. Er trifft dann eben auf mittlere und schließlich auch auf größere Bronchen, die von nennenswerten Gefäßen begleitet sind. Darum darf man nur nach vorheriger doppelter Umstechung schrittweise das Instrument in die Tiefe dringen lassen. Anziehen der lang gelassenen Umstechungsfäden erleichtert zudem die Übersicht. Bei starker schwieliger Induration der Abszeßumgebung ist die Blutung aus kleineren und mittleren Gefäßen gewöhnlich gering. Sie sind verödet. Um so größer aber ist die Gefahr, wenn eine noch durchgängige Vene bei der Durchtrennung des Gewebes plötzlich mit großer Lichtung in das Operationsgebiet hineinklafft. Dann ist es nur ein glücklicher Zufall, wenn Luftembolie ausbleibt. Der Operateur muß auf diese Möglichkeit gefaßt sein, und darum sollte Druckdifferenz, die dieses Ereignis ausschaltet, immer zur Anwendung kommen.

Auch nach Eröffnung der Eiterherde kann noch schwere, ja tödliche Blutung eintreten. Ähnlich wie durch tuberkulöse Kavernen ziehen durch Abszeßhöhlen einzelne leicht zerreißliche Gefäßstränge (s. Abb. 838). Werden sie durchrissen, so vermag die Blutung aus ihnen, die sich in Höhle und Bronchialrohr ergießt, unmittelbar lebensbedrohlich zu werden. Schnell handeln ist dann unerläßlich.

Erfolg hat man nur, wenn man sich vorher durch breite Eröffnung des erkrankten Gebietes genügend Übersicht und Handlungsfreiheit verschafft. Unter allen Umständen muß Abschnürung des blutenden Gefäßes angestrebt werden. Gelingt sie nicht, so ist selbst für den Geübten die Tamponade das einzige Hilfsmittel. Sie muß dann aber fest unter Ausfüllung des ganzen Hohlraumes durchgeführt werden.

Der Nachteil der Tamponade liegt in Verschlechterung der allgemeinen Wundverhältnisse. Besonders schwer fällt ins Gewicht, daß sie den freien Eiterabfluß behindert. 4—5 Tage soll sie liegen bleiben. Vorzeitige Entfernung ist nicht ungefährlich, da erneute Blutung vorkommt.

Auch beim Herausholen von abgestoßenen Lungenfetzen kann an der einen oder anderen Stelle noch eine Gefäßverbindung bestehen, die Einrisse und Blutung veranlaßt. Es gilt darum als Kunstfehler, Sequester mit Gewalt zu fassen. Vielmehr ist es ratsam, sie sich selbst abstoßen zu lassen oder, wenn sie nur mit einem einzigen Stiele befestigt sind, diesen zu unterbinden und abzutragen.

Eine weitere Gefahr stellen die Lungenreflexe dar. Sie treten namentlich dann ein, wenn das Operationsgebiet bis zu einem größeren Bronchus führt. Besonders ist Berühren mit einem Tupfer gefährlich, während Durchtrennen des Lungengewebes mit schneidenden oder brennenden Instrumenten kaum Einfluß hat. Heftige Hustenstöße, Aussetzen der Atmung, plötzliche Senkungen des Blutdruckes und Nachlassen der Tätigkeit, ja Stillstand des Herzens werden dabei beobachtet.

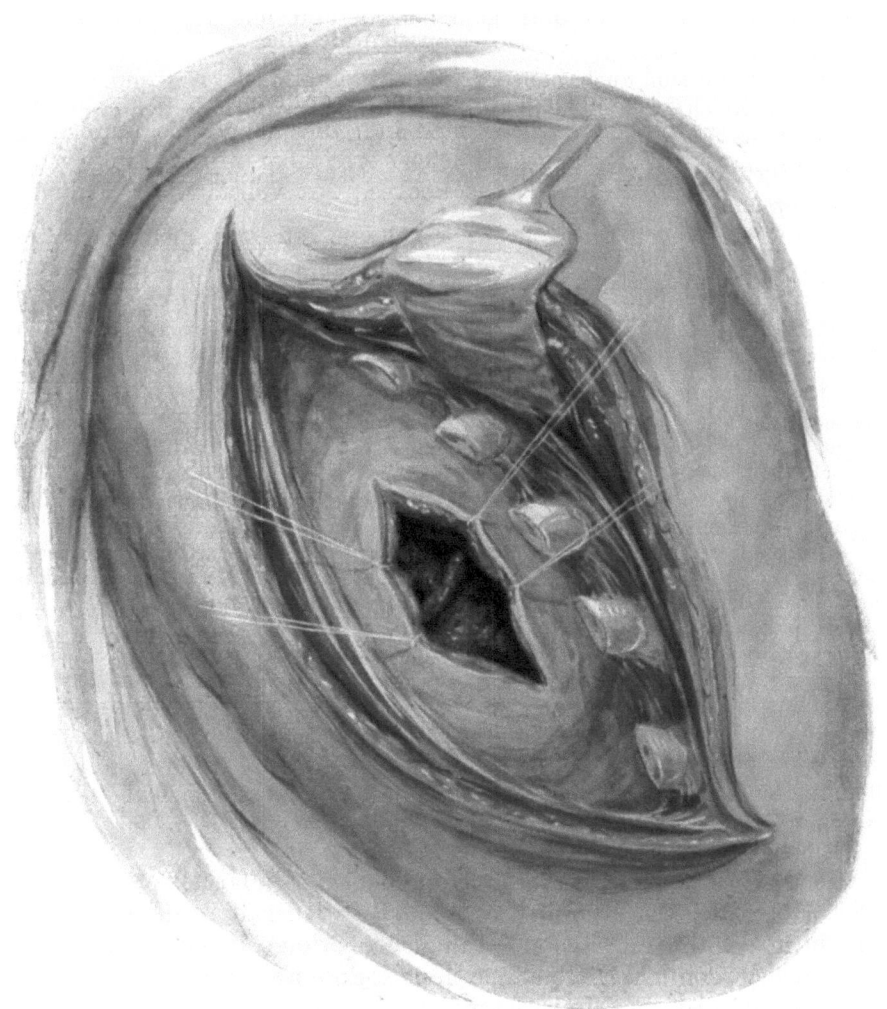

Abb. 838. Großes Gefäß, das frei durch eine Lungenabsceßhöhle zieht.

Sie verlangen sofortige Unterbrechung der Operation. Tieflagerung des Kopfes, Verabreichung von Campher, künstliche Atmung, am besten unter Sauerstoffverwendung, sind dringend angezeigt.

Die Brustfellergüsse bei Lungenabscessen. (Vgl. Bd. II, S. 743 u. ff.)

Exsudate, die Lungeneiterung begleiten, sind je nach ihrer Entstehungsart verschieden zu beurteilen. Die Mantelergüsse, wie sie sich ohne eigentlichen Durchbruch des Eiters um den Herd herum entwickeln, sind für das operative Vorgehen belanglos. Oft ist ein solches Exsudat willkommener Wegweiser zum Herde. Man erkennt dann nach Ablassen der Flüssigkeit an der Oberfläche der Lunge kleine Auflagerungen, unter denen sich in mehr oder minder großer Tiefe die Eiterung befindet. Bemerkenswert ist, daß bei Abscessen die Pleura durch Ergüsse geringere Empfindlichkeit gegenüber sekundärer Infektion erlangt.

Ganz besondere Bedeutung haben Empyeme, die nach Durchbruch eines Lungenabscesses in den Brustfellraum auftreten. Dieses Ereignis vollzieht sich unter verschiedenen anatomischen Bedingungen. Haben sich vorher Verklebungen oder gar Verwachsungen gebildet, so darf man den Befund mit dem perityphlitischen Abscesse vergleichen.

Wie bei ihm kann sich auch hier der Eingriff auf einfache Eröffnung des sekundären Eitersackes beschränken. Sieht man in seiner Wand die Durchbruchstelle, so ist von hier aus der Ausgangsherd leicht erreichbar. Anwendung von Druckdifferenz erleichtert das Auffinden des Loches. Mit vollständiger Heilung ist gewöhnlich zu rechnen.

Ernster sind diejenigen Empyeme, die sich im Interlobärspalt oder zwischen Mediastinum und Lungenfläche entwickeln. Schon ihr einfacher Nachweis ist nicht leicht, geradezu mühevoll ihre anatomische Ortsbestimmung. Klinische Untersuchung läßt oft im Stiche. Röntgenbilder können täuschen. Erst nach Fortnahme mehrerer Rippen kann man dann mit Hilfe vorsichtiger Punktion den Eiter erreichen.

Folgende Erfahrung unserer Klinik mag die Schwierigkeiten beleuchten:

Bei einem Kranken blieb nach Influenzapneumonie Erholung aus. Es entwickelte sich vielmehr langdauerndes mäßiges Fieber mit geringem Hustenreize. Der Allgemeinzustand verschlechterte sich, und es traten öfter leichte Schüttelfröste auf. Der Kranke wurde arbeitsunfähig und siechte dahin. Mehrere erfahrene Kliniker stellten die Diagnose auf Spitzentuberkulose und verordneten klimatische Behandlung. Drei Monate später wurde der Zustand bedrohlich. Hochgradige Abmagerung, wiederholte Schüttelfröste, remittierendes Fieber und Herzschwäche legten den Verdacht auf Eiterung nahe. Es gelang aber weder durch klinische Untersuchung, noch durch Röntgenbild ihren Sitz festzustellen. Nur umschriebene Druckempfindlichkeit in der vorderen Achsellinie an der dritten Rippe wies auf Eiterung in diesem Bereiche. Hier gelang es nach mehrfachen Punktionen schließlich ein kleines mediastinales Empyem nachzuweisen. Es wurde durch Resektion der dritten und der vierten Rippe in der vorderen Achsellinie eröffnet. Etwa nach zwei Wochen ließ sich bei einem Verbandwechsel die Verbindung der Empyemhöhle mit einem kleinen Lungenherd auffinden. Auch dieser wurde gespalten. Der Kranke wurde geheilt.

Ganz ungünstig sind die Exsudate, die nach plötzlichem Durchbruch akuter Lungenabscesse in dem freien Brustfellraum entstehen. Fast alle Kranke gehen an Pleuraphlegmone zugrunde.

Das gleiche Schicksal kann leicht durch unglückliche Punktion heraufbeschworen werden: Die Hohlnadel wird durch den freien Brustfellspalt in die Lunge geführt und gelangt in den Eiterherd. Beim Herausziehen erfolgt Infektion der Brustfellhöhle, da durch den Stichkanal eine freie Verbindung zwischen ihr und dem Eiterherde hergestellt ist. Zweimal habe ich die verhängnisvollen Folgen eines solchen, anderwärts vorgenommenen Eingriffes erlebt.

Bei diesen schweren akuten Infektionen des freien Brustfellraumes kann rechtzeitige Operation hie und da noch nützen. Dann genügt aber einfache Rippenresektion nicht. Vielmehr ist breite Eröffnung der Brustwand notwendig, um ausgiebige Tamponade der ganzen Höhle ausführen zu können. Bei guter und schneller anatomischer Orientierung kann man dabei den Lungenherd sofort spalten. Einen Kranken FORLANINIs vermochte ich auf diese Weise zu heilen.

Die **Nachbehandlung** der eröffneten Lungenabscesse beginnt mit Anlegung eines zweckmäßigen Verbandes. Er hat zwei Aufgaben: Einschränkung der Blutung und Aufsaugen des Höhlensekretes. Er darf nicht zu fest und nicht zu locker angelegt werden. Starker Druck des Tampons kann durch die Lunge hindurch auf das Herz wirken und Störungen seiner Arbeit hervorrufen. Einschneiden der Bindengänge bringt dann oft schon Besserung.

Alles kommt auf sorgfältige und geschulte Pflege des Kranken an. Unterdrückung des Schmerzes ist für ausgiebiges Aushusten dringend erforderlich. Darum ist reichliche Morphinisierung des Kranken angezeigt.

Er bleibt unter dauernder Beobachtung einer zuverlässigen Pflegeperson. Diese veranlaßt ihn in Zwischenräumen von $1/_2$ Stunde, auch während der Nacht,

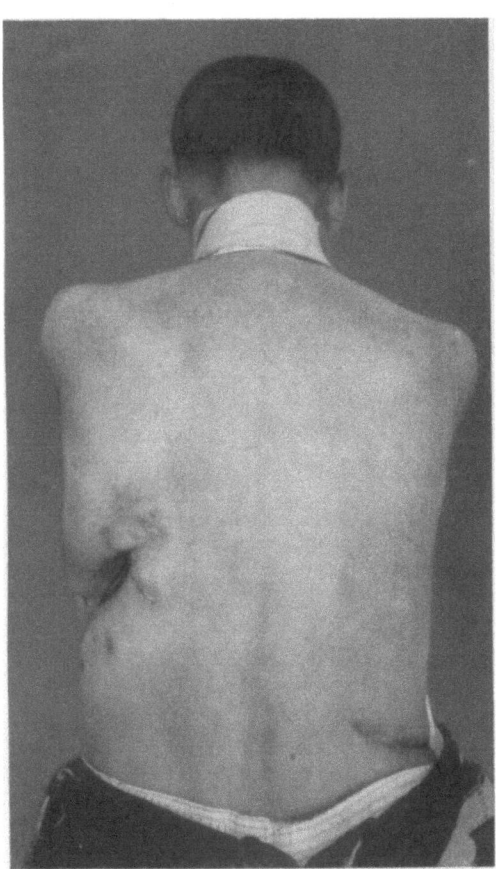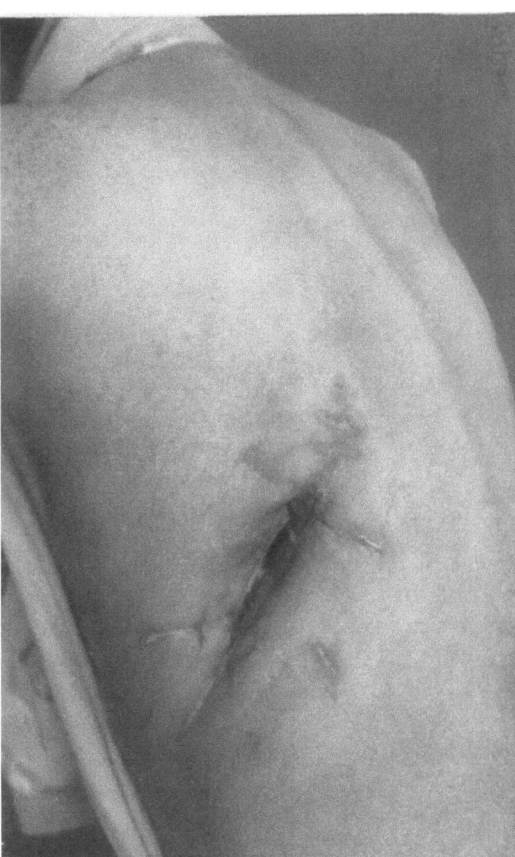

Abb. 839 und 840. Eröffneter Lungenabsceß in Heilung.

auszuhusten. Völlige Entleerung des oft nur teilweise heraufbeförderten Sekretes muß durchgesetzt werden. Fehlt diese Überwachung, so schadet Morphium durch Herabsetzen des Bronchialreizes.

Außerdem empfiehlt sich, den ersten Verbandwechsel unter Anwendung von Überdruck vorzunehmen. Er ist unerläßlich, wenn die Operation durch den freien Brustfellraum erfolgte.

Auch kann dem Kranken durch Verabreichung lösender und geruchverbessernder Mittel Erleichterung verschafft werden. Man darf aber ihre Bedeutung nicht überschätzen. Sie sind nur dann wirksam, wenn die chirurgische Vorbehandlung genügend war. Terpentin, Myrtol, Guajacol, Kreosot und andere Balsame beseitigen an sich den Gestank beim Lungenbrande nicht. Dagegen verschwindet er unter ihrer Mitwirkung nach Entleerung des Herdes schneller. Sehr dankbar

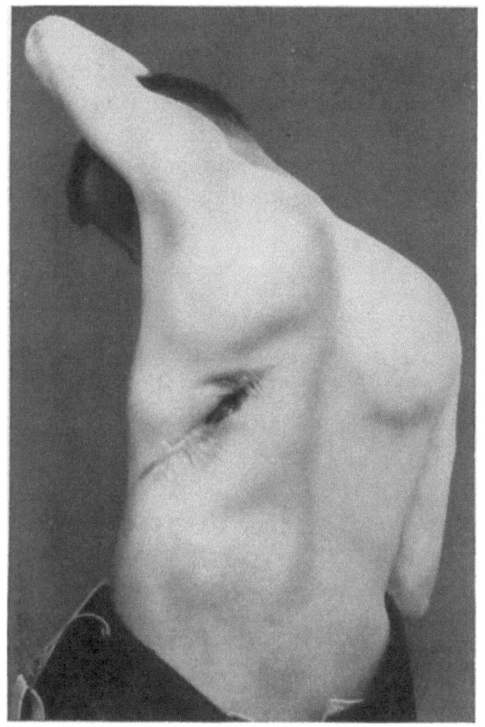 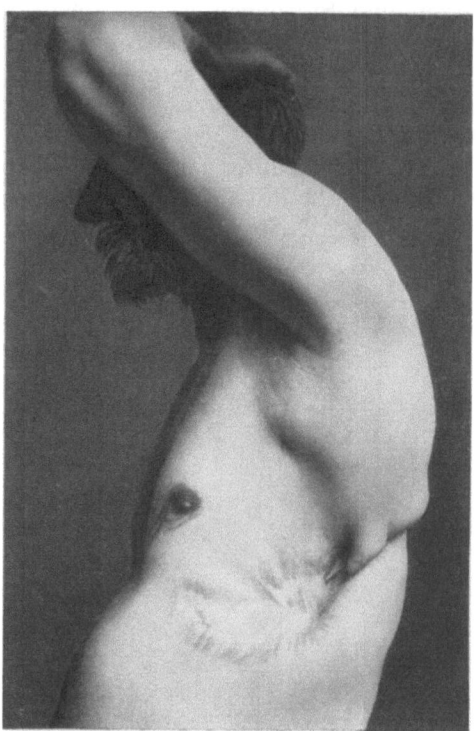

Abb. 841. Eröffneter Lungenabsceß in Heilung.   Abb. 842. Absceß nach der Heilung.

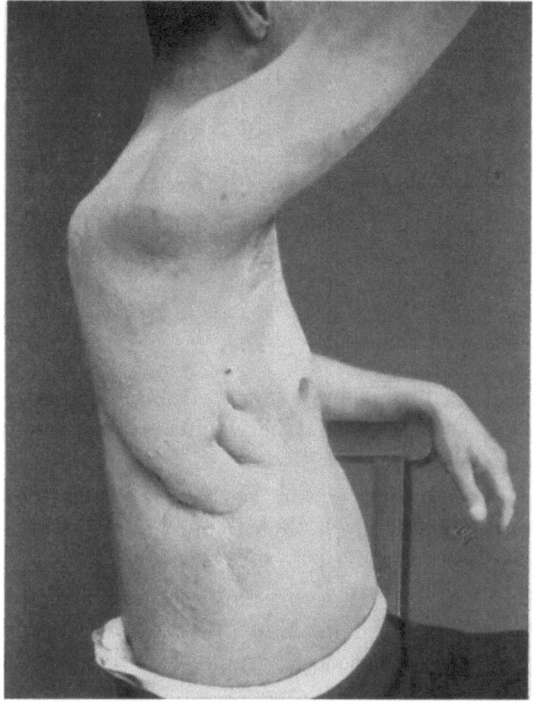

Abb. 843. Eröffneter Lungenabsceß nach der Heilung.

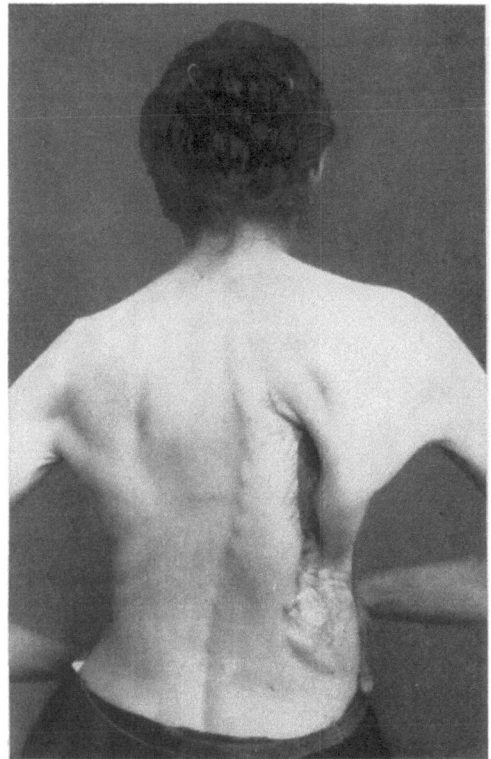 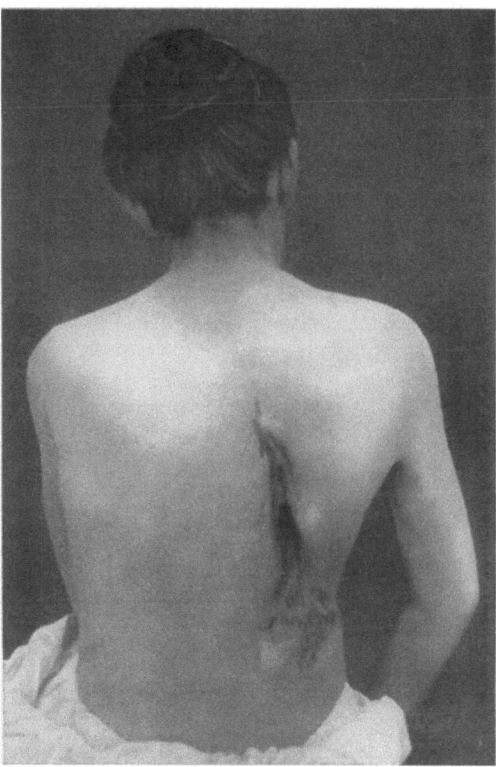

Abb. 844. Eröffneter Lungenabsceß in Heilung.   Abb. 845. Dieselbe Kranke nach der Heilung.

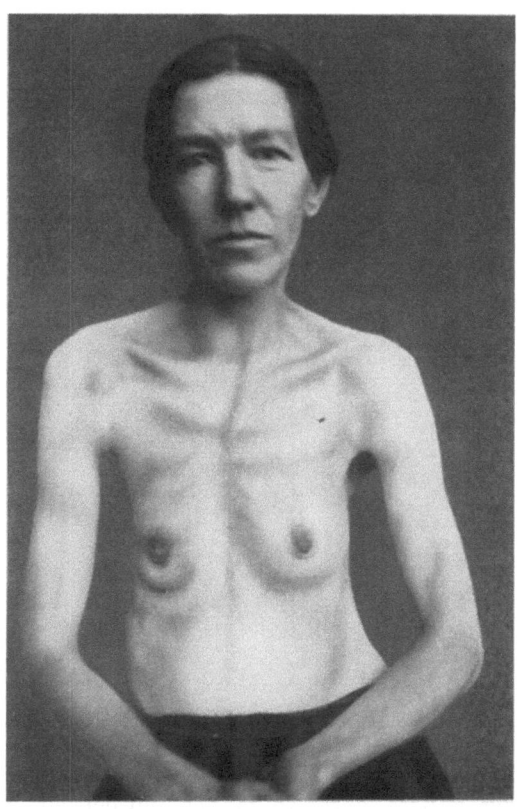

Abb. 846. Dieselbe Kranke nach der Heilung.   Starke Einengung der rechten Seite.

sind die Kranken für Anfeuchtung und Odorisierung der Zimmerluft. Einige Tropfen
Eucalyptusöl, die man in einer Schale verbrennt, geben angenehmen und erfrischen-
den harzigen Duft.

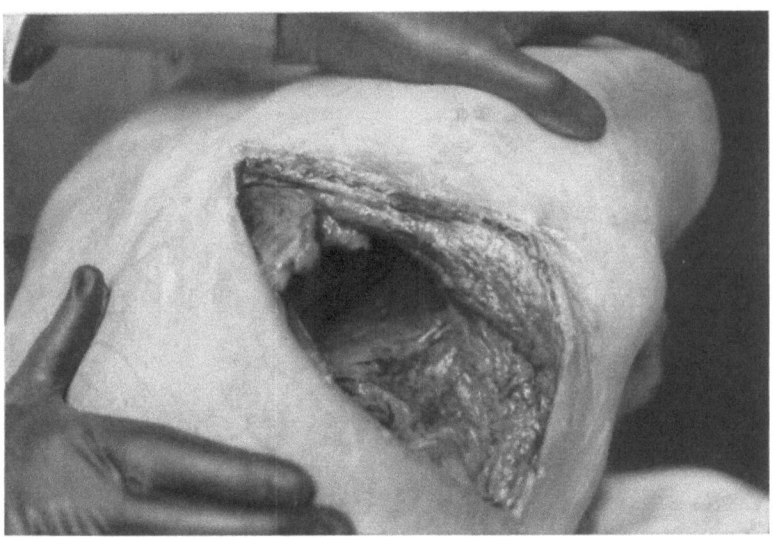

Abb. 847. Breit eröffnete Lungengangränhöhle.

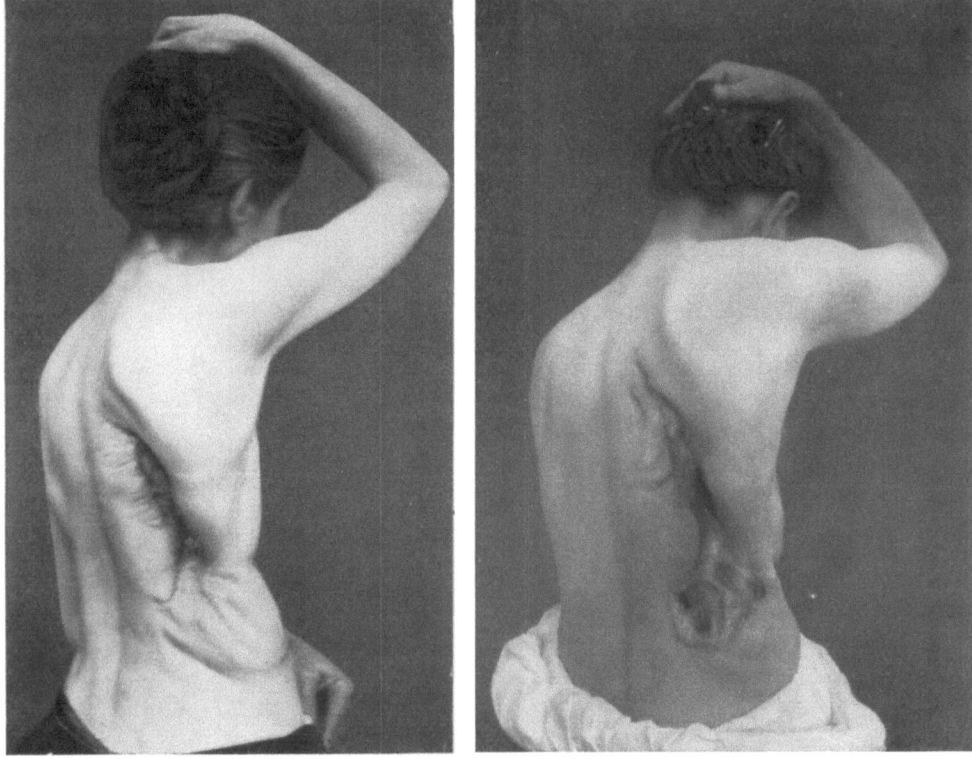

Abb. 848 und 849. Eröffneter sehr großer Lungenabsceß mit Nebenhöhlen in Heilung.

Die in die Lungenhöhle eingelegten Tampons und Drains bleiben einige Tage
liegen. Dagegen wird der äußere Verband täglich gewechselt, um Zersetzung des

ausgetretenen Exsudates zu vermeiden. Am 4. oder 5. Tage erfolgt der erste tiefe Verbandwechsel. Man kann durch Aufschwemmen mit H_2O_2-Lösung das Herausholen des Mulles erleichtern und beschleunigen. Die Höhle wird dann vorsichtig ausgetupft, und zwar am besten mit feuchtem Mull, weil trockener störende Reflexe auslösen kann. Etwaige freie Gewebsfetzen entfernt man. Ein frischer Salbenstreifen wird eingelegt. Bei nicht gereinigter Wand, die noch nekrotisches Gewebe enthält,

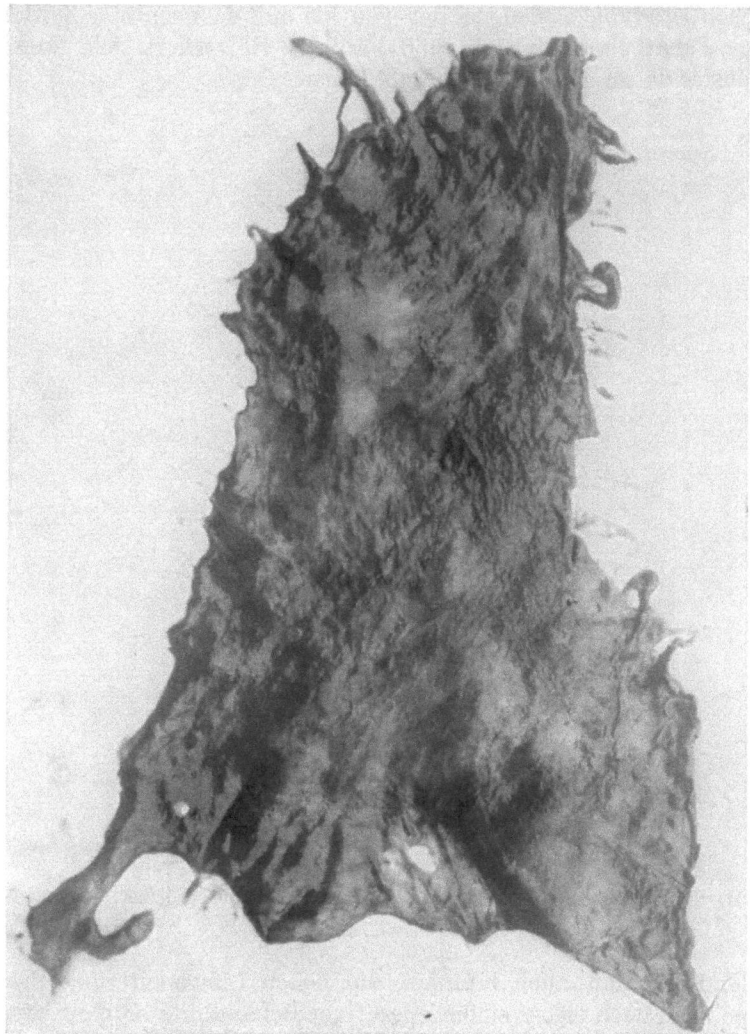

Abb. 850. Großer Lungensequester, der beim Verbandwechsel aus einer Lungenbrandhöhle entfernt wurde. (Natürliche Größe.)

empfiehlt sich Verwendung eines ausgedrückten, mit H_2O_2- oder essigsaurer Tonerdelösung getränkten Mullstückes.

Die Haut in der Umgebung der Wunde schützen wir durch Zinkpaste gegen austretendes Sekret.

Mit Eröffnung des Eiterherdes beginnt bei günstigem Verlaufe die **Heilungszeit.** Der Eiter entleert sich; eingeschmolzene und gelöste Teile des Lungengewebes stoßen sich ab und werden aus der Wundhöhle entfernt (Abb. 850).

Besserung des Allgemeinzustandes setzt gewöhnlich schon nach einigen Tagen ein. Das fahle Aussehen des Gesichtes verschwindet; die Körperwärme wird regelrecht. Die Kranken empfinden dankbar Befreiung von dem quälenden Husten. Beseitigung des üblen Geschmackes und Geruches läßt bald Hebung der Eßlust eintreten. Es ist oft erstaunlich, wie schnell und wie vollständig Erholung vor sich geht.

Am eindrucksvollsten ist Abnahme des Auswurfes. Bei akuten Abscessen und sehr guten Abflußbedingungen verschwindet er unmittelbar nach der Operation. Bei chronischen Eiterungen bleibt er dagegen hie und da noch eine Zeitlang bestehen in schleimiger Form, ohne Eiterung und Fäulnis. Er verliert sich, wenn die katarrhalischen Zustände im Bronchialrohr abklingen.

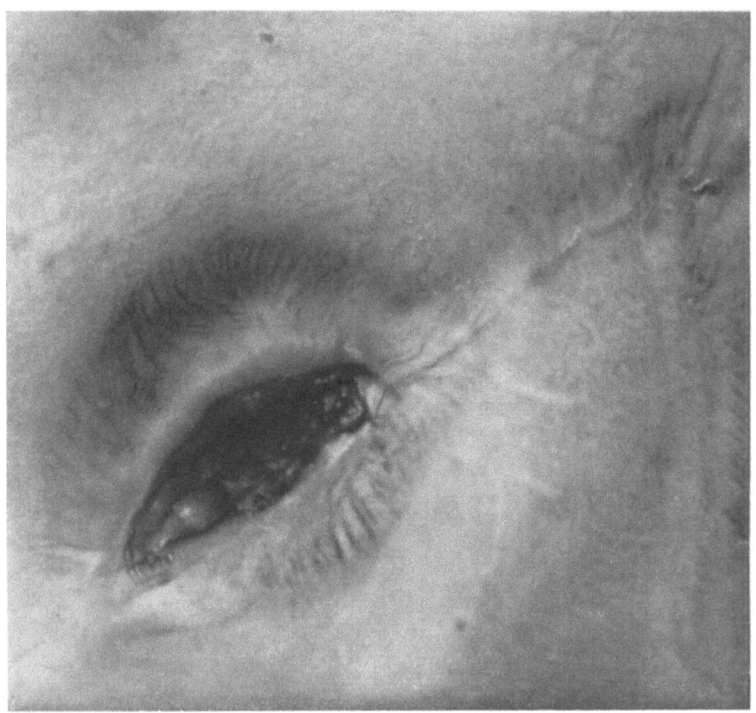

Abb. 851. Starke schwielige Verdickung der Haut um einen eröffneten Lungenabsceß.

Auffallend ist, daß auch Kranke, die neben Lungeneiterung ein chronisches Leiden haben, sich nach erfolgreicher operativer Behandlung im ganzen außerordentlich kräftigen und erholen. Das gilt besonders für Diabetiker. Selbst ohne Durchführung entsprechender Kostkuren nimmt bei ihnen die Zuckerausscheidung ab. Mehrfach sahen wir vollständige Heilung eines schweren Diabetes nach Beseitigung des Eiter- oder Brandherdes. Hier bestehen Zusammenhänge, die noch nicht geklärt sind.

Hält trotz breiter Eröffnung eines Lungenherdes eitriger Auswurf an, so ist ein zweiter Herd vorhanden. Er muß eröffnet werden.

Gelegentlich verhindert zu feste Tamponade genügenden Abfluß des Wundsekretes, so daß der Auswurf zunimmt und die Körperwärme steigt.

Schließlich kann sich das Sputum trotz genügender Eröffnung des Herdes dadurch vermehren, daß in seiner Umgebung frische pneumonische Vorgänge auftreten. Sie sind klinisch leicht zu erkennen und klingen gewöhnlich nach einigen Tagen wieder ab.

Eine seltene Störung stellen Blutungen aus der Absceßhöhle nach der Operation dar. Sie sind gewöhnlich durch unzuverlässige primäre Behandlung der Gefäße während des Eingriffes bedingt. Die Thromben lösen sich beim Husten und Pressen, und die Adern gießen ihr Blut in den Hohlraum. Von hier aus gelangt es in das Bronchialrohr, wird ausgehustet oder in gesunde Lungenabschnitte eingesaugt. Ein

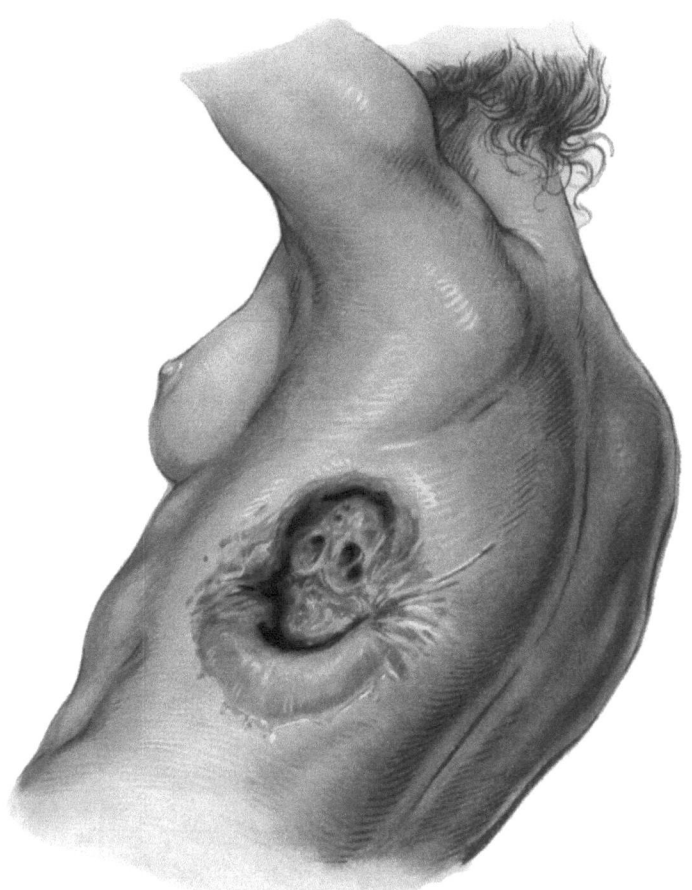

Abb. 852. Mehrfache Bronchialfisteln nach Ausheilung eines Abscesses im Unterlappen.

verhältnismäßig kleiner Teil tritt nach außen. Am besten hilft erneute feste und tiefe Tamponade und Anlegen eines Druckverbandes. Den Kranken bringt man dann in Rückenlage, um in die Bronchen eingelaufenes Sekret leichter herauszubefördern.

Bei allgemeiner klinischer Besserung des Kranken vollzieht sich die örtliche Ausheilung schnell. Nach Reinigung der Höhle sproßt reichlich Granulationsgewebe aus der Wunde hervor. Das Loch verkleinert sich unter Nachgeben der Umgebung und in 6—8 Wochen ist die Narbe fertig.

Für diesen Verlauf ist ausgiebige Retraktion der Lunge anatomische Vorbedingung. Darum empfahlen wir von vornherein ausgiebige Rippenresektion.

Bei chronischen Lungenabscessen genügt dieser Weg oft nicht. Der schwielige Wall in der Umgebung bleibt starr. Die Kaverne verkleinert sich trotz Entleerung ihres Eiters nicht. Selbst nach Wegnahme mehrerer Rippen bleibt Schrumpfung der

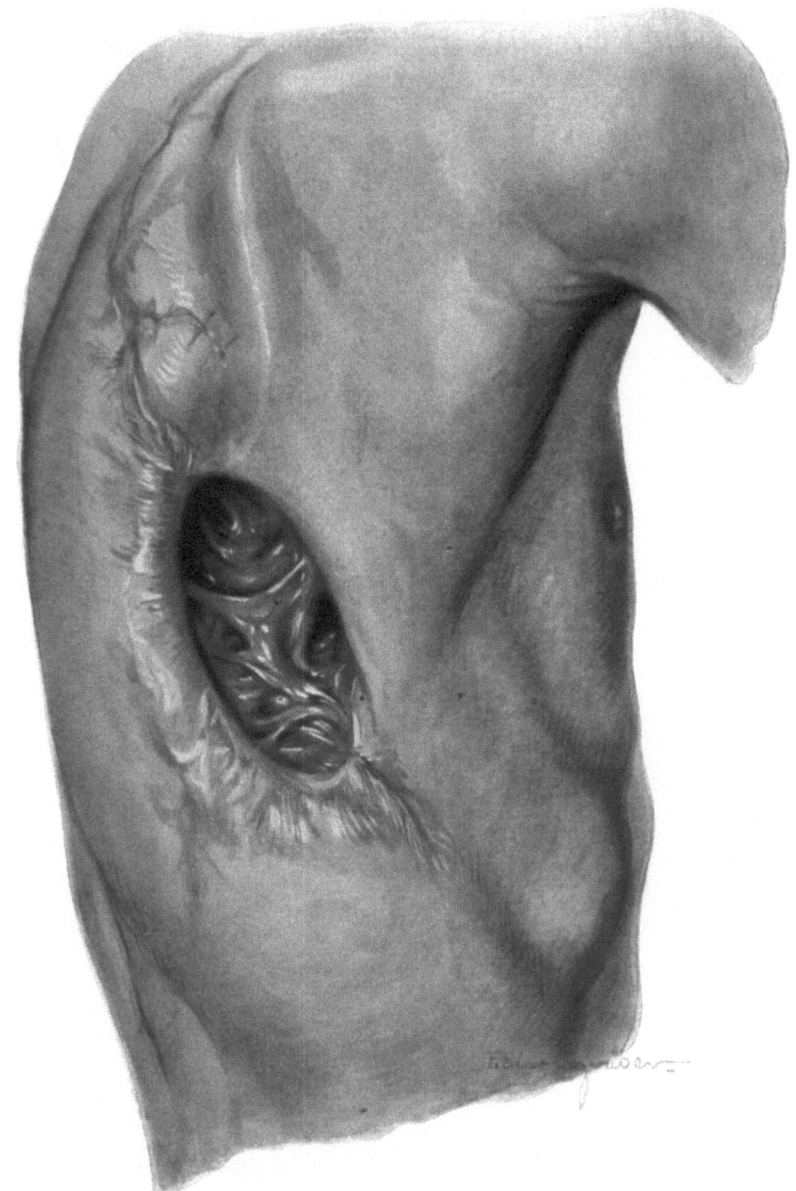

Abb. 853. „Gitterlunge", die nach Reinigung einer großen Absceßhöhle entstanden ist.

Höhle aus. Erst durch ausgedehntere Entknochung der Brustwand in der Nachbehandlungszeit kann genügende Mobilisierung der Lunge erreicht werden.

Hie und da genügt selbst dieses radikale Vorgehen nicht. Die verdickte Wand gibt nicht nach. Das Gewebe der weiteren Umgebung zieht sich zwar zusammen und schrumpft, ohne aber auf das Loch wesentlichen Einfluß zu gewinnen. Es kommt dann später zu einer Lungen- oder Bronchialfistel. Die Wunde

bekleidet sich vom Bronchus her allmählich mit einer Epithelschicht, die Heilung
ausschließt.

So entstehen oft große intrapulmonale Höhlen, in die ein System von Bronchialfisteln einmündet. Durchziehende Gewebsbalken und -stränge teilen den Raum in

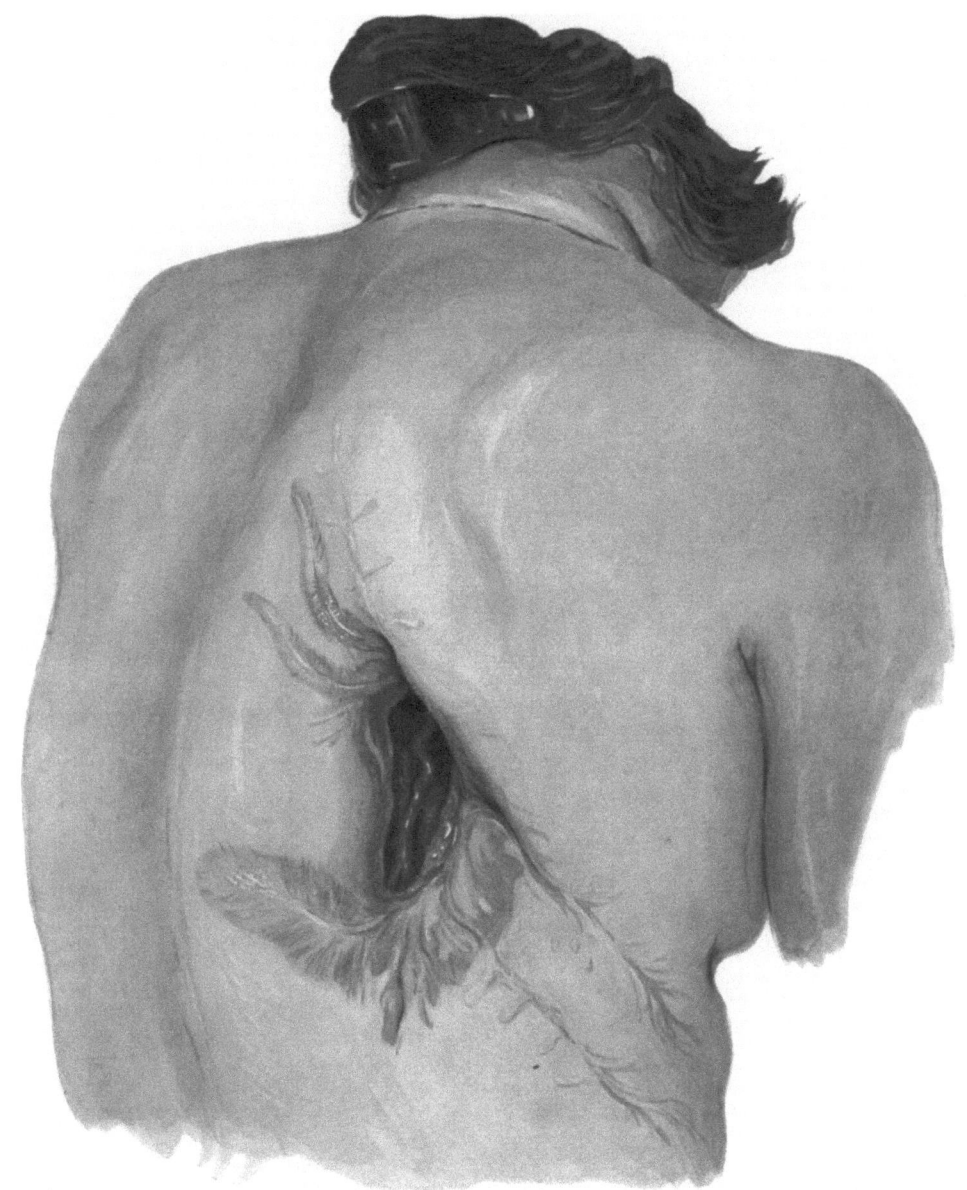

Abb. 854. Bronchialfistel mit großem submukös gelegenen Pulmonalisast.

Buchten und Nischen. Sie verleihen dem Ganzen das Aussehen eines dichten
Gitterwerkes. Der Name „Gitterlunge" ist so entstanden. Die Schleimhaut,
die Höhlenwand und Gewebspangen überzieht, ist mehr weniger gefältelt und
derb. Sie geht am Rande der Brustwandöffnung in die äußere Haut über. Im
Innern des Balkenwerkes verlaufen meist dicke Lungengefäße (vgl. Bd. II, S. 540).

Mannigfache Beschwerden, die im wesentlichen durch die zahlreichen, Buchten und Nischen tragenden Lungennester bedingt sind, machen den operativen Verschluß der Gitterlunge noch wünschenswerter als den einer einfachen Bronchialfistel.

Bei kleiner Lippenfistel eines Bronchus haben wir mehrfach nach PERTHES'

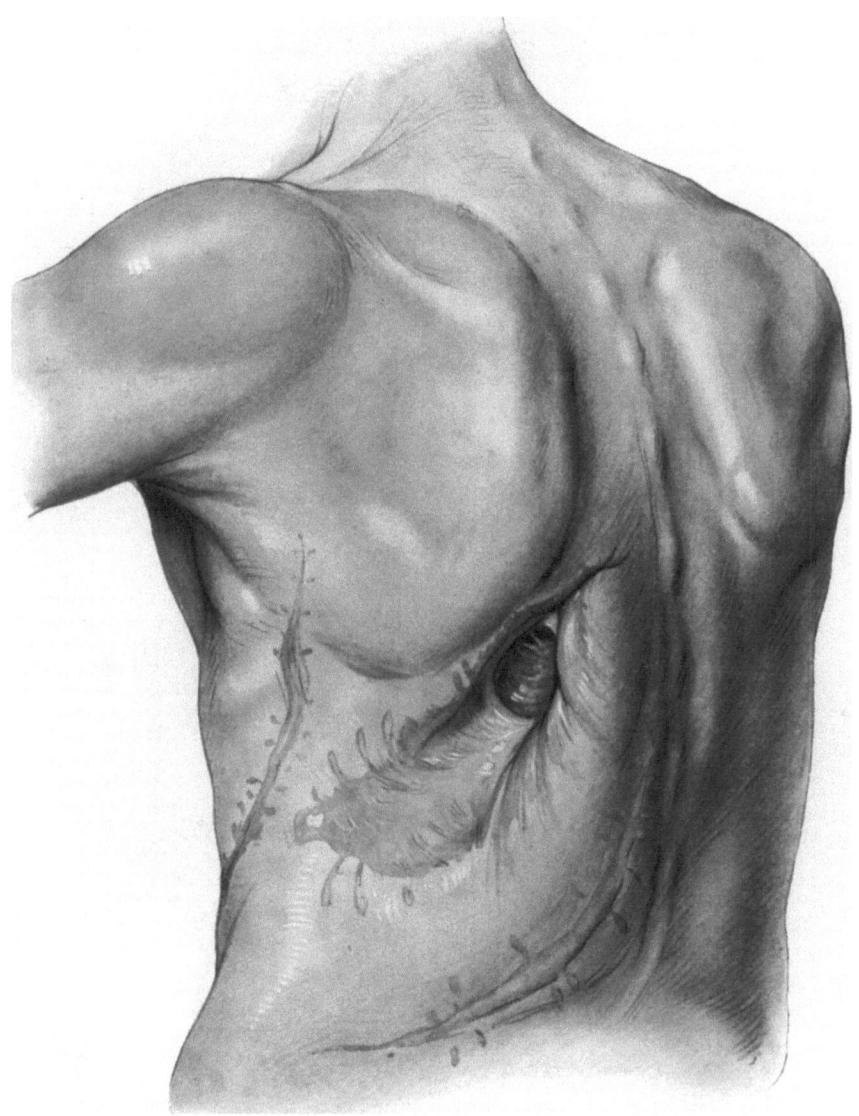

Abb. 855. Bronchialfistel nach Amputation des linken Unterlappens.

Vorschlag mit Erfolg operiert: Es wurde das ganze Höhlengebiet mit seinen dicken Schwarten wie eine Geschwulst herausgeschnitten und die entstehende Wundfläche mit einem Hautmuskellappen bedeckt. Dieses Verfahren ist namentlich dann zu empfehlen, wenn die Absceßhöhle mit einem größeren Bronchus in Verbindung steht und deswegen ein Spontanverschluß nicht zu erwarten ist.

Nicht selten entstehen um die per secundam heilende Brustwandwunde starke schwielige Verdickungen der Haut und der Muskulatur (Abb. 851). Auch sie können die endgültige Ausheilung verhindern. Es genügt, die Schwielen auszuschneiden und die Lücke durch Naht der Hautränder zu beseitigen.

Einen großen Fortschritt in der Behandlung umfangreicher Lungenresthöhlen stellt das Vorgehen nach GARRÈ-LEBSCHE dar (vgl. Bd. I, S. 900).

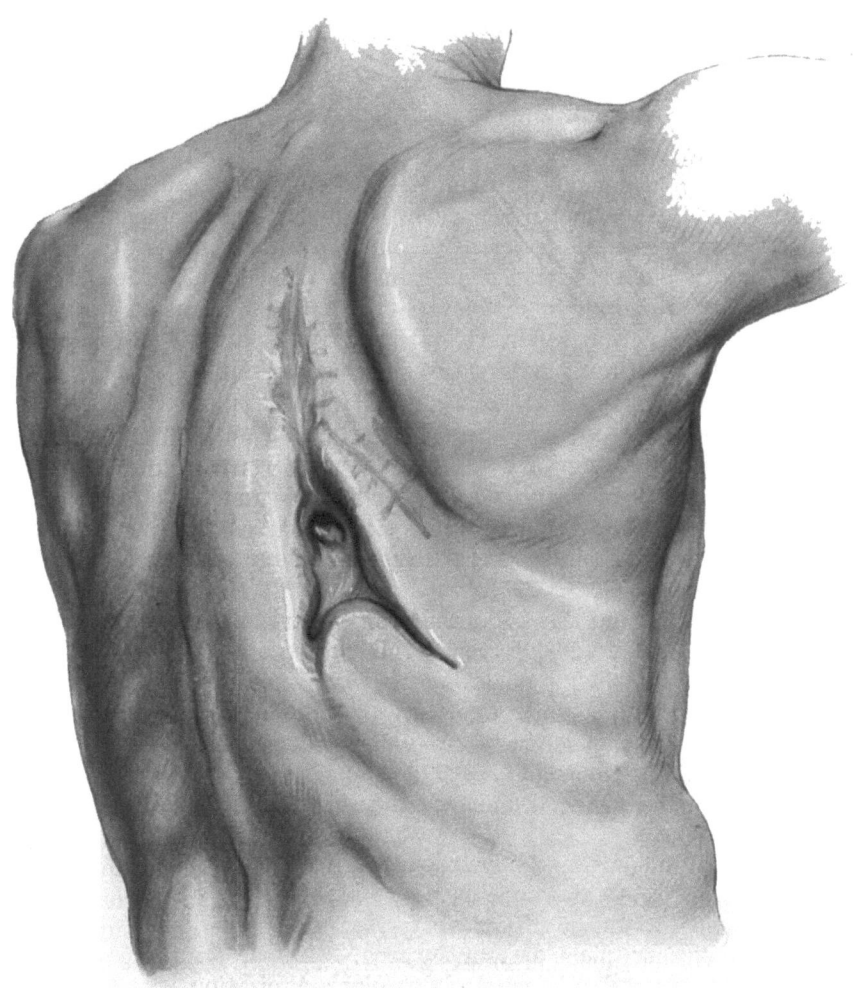

Abb. 856. Bronchialfistel nach allmählicher Verödung des rechten Unterlappens.

Die Ergebnisse

der chirurgischen Behandlung der Lungeneiterungen lassen sich nur sehr schwer in Zahlen ausdrücken. Statistische Angaben haben beschränkten Wert, weil in ihnen Eigenart und Schwere der Einzelbeobachtung nicht zur Geltung kommen. So beträgt z. B. die Mortalität beim akuten Lungenabsceß an unserer Klinik heute 30,3%, während sie nach der Statistik der letzten Auflage (1920) sich auf nur 16,3% beläuft. Trotz größerer Erfahrung und Verbesserung der Technik sind mehr Kranke

55*

gestorben, weil die Anzeigestellung von Jahr zu Jahr erweitert wurde. Vor allen Dingen wagt man jetzt, zentral- und tiefliegende Eiterungen, selbst die der Lungenwurzel, operativ anzugehen.

Eine Sammelweltstatistik von Garrè ergab bis zum Jahre 1903 400 Pneumotomien mit einer Durchschnittsterblichkeit von 25%. Kissling berichtet über 120 Kranke mit Lungengangrän, von denen 71 geheilt und 49 = 40,8% zugrunde gingen. Es starben an gleichzeitiger Tuberkulose 5, an schwerem Diabetes 1. Bei 9 Kranken wurde wegen schlechten Allgemeinzustandes die Operation unterbrochen.

Körte operierte 37 Absceß- und Gangränerkrankungen der Lunge. Davon heilten 25; 12 = 32,4% gingen tödlich aus.

Aus den Jahren 1903—1912 wird im ganzen über 182 operierte Lungenabscesse berichtet. Davon heilten 148, 34 = 17,5% verliefen ungünstig. In dem gleichen Zeitraume kamen 281 Kranke wegen Lungengangrän zur Operation; hiervon wurden 197 geheilt, 84 = 29,3% starben.

Meine eigenen Erfahrungen erstrecken sich auf eine sehr große Zahl von Lungeneiterungen aller Art. Leider mußte bei vielen Kranken wegen schlechten Allgemeinzustandes oder wegen bereits eingetretener Komplikationen (metastatische Abscesse, Sepsis, Amyloid) auf jeden chirurgischen Eingriff verzichtet werden. So wurden allein in die Münchener Klinik in den letzten Jahren 6 Kranke in hoffnungslosem Zustand eingewiesen. Ein anderer starb auf dem Transport an Eiteraspiration aus einer großen, für die Eröffnung sehr günstig gelegenen Höhle. Es wird eben der Chirurg immer noch zu spät als Ratgeber und Helfer gerufen.

Immerhin konnten von meinen älteren Mitarbeitern und mir selbst 140 Kranke mit Abscessen und 53 mit Gangrän der Lunge operiert werden, von denen Aufzeichnungen vorliegen. Viele Beobachtungen aus der Kriegs- und Revolutionszeit müssen ausscheiden, da zuverlässige Angaben über sie fehlen. Auch die Ergebnisse der operativen Behandlung der Fremdkörperabscesse mit ihrer besonders guten Prognose sind hier unberücksichtigt (s. S. 797).

Von den vor Einführung der „Plombierung" operierten Kranken mit Lungenabsceß sind im ganzen 55 = 39,2% gestorben. Darunter befanden sich 33 mit akutem Absceß, von denen 21 = 63,7% geheilt wurden und 12 = 36,3% tödlich endeten. 2 von ihnen wurden das Opfer einer auswärts vorgenommenen Punktion durch die freie Brustfellhöhle, an die sich schwerste Pleurasepsis anschloß. Schaltet man diese beiden aus, so beträgt die Sterblichkeit 30,3%.

Von 103 Kranken mit chronischen Abscessen starben 40 = 38,8%, 63 = 61,2% konnten geheilt werden.

53 Kranke mit Lungengangrän wurden operiert. Es starben unter dem Bilde allgemeiner Sepsis und Herzschwäche 23, an Meningitis 3, an Hirnabsceß 4, also im ganzen 30 = 56,6%. Bei 5 Kranken fanden sich bei der Autopsie weitere Absceßhöhlen, die vorher nicht erkannt waren. Einmal wies die andere Lunge vielfache kleinste Herde auf, die wohl Folge einer Aspiration waren. 4 Gangränkranke litten an schwerem Diabetes. Davon starben 2, die 2 anderen wurden geheilt und verloren ihre Glykosurie.

Viel günstiger würde die Statistik lauten, wenn sie sich nur auf Kranke mit für die Operation günstigem Befund bezöge.

Eine grundsätzliche Wandlung in der operativen Behandlung der Lungeneiterungen hat uns die „Plombierung" gebracht (s. S. 846). Diesem Verfahren verdanken wir durch Ausschaltung der Hauptgefahren des Eingriffs eine ganz erhebliche Abnahme der Mortalität, die selbst bei schwersten Formen der Erkrankung zum Ausdruck kommt. Man darf wohl hoffen, daß dieser Fortschritt jetzt alle Ärzte von der Überlegenheit und darum Notwendigkeit chirurgischer Behandlung der Lungeneiterungen überzeugt.

Die Bronchektasen.

Eine besondere, durch ihre pathologisch-anatomische und klinische Eigenart ausgezeichnete, eitrig entzündliche Erkrankung der Lungen stellen die **Bronchektasen** dar. Erfassung ihres jeweiligen Befundes und Verständnis für seine Entstehung gehören zu den schwierigsten Aufgaben der klinischen Chirurgie. Auf keinem anderen Gebiete sind so viele Irrwege in Ätiologie, Diagnostik und Therapie vorhanden, wie gerade hier. Erst in der allerletzten Zeit haben vielseitige Erfahrungen sich so verdichtet, daß auf klarerer Grundlage Ursprung und Wesen, vor allem aber Behandlung des Leidens im Zusammenhange besprochen werden können.

Der Hauptfortschritt liegt wohl darin, daß man verschiedene Bedingungen, unter denen bronchektatische Erweiterungen entstehen, zu erkennen gelernt hat. Insbesondere ist es gelungen, die primär und die sekundär entzündlichen Bronchialerweiterungen von den häufigen kongenitalen nicht nur klinisch, sondern auch pathologisch-anatomisch abzutrennen.

Schon früher sind angeborene Bronchektasen von pathologischen Anatomen beobachtet worden.

GRAWITZ führt die Erweiterung auf Flüssigkeitsansammlungen im Bronchialrohr der fetalen Lunge zurück. Bei ARNHEIMS Kranken legt die daneben vorhandene halbseitige Körperhypertrophie die Möglichkeit einer kongenitalen Wachstumsabweichung nahe. FRANKE, der gleichzeitig angeborene Atelektase ganzer Lungenabschnitte fand, erklärt die Erweiterung der Bronchen durch ungewöhnliche Wachstumswiderstände. Auch HERXHEIMER sieht die Ursache der Höhlenbildung in angeborener Lungenatelektase.

BORST ist mit uns der Ansicht, daß angeborene bronchektatische Erweiterungen nicht selten sind. Nach einem Präparate seiner Sammlung habe ich das umstehende Bild zeichnen lassen (Abb. 857). Es handelt sich hier um einen Zufälligkeitsbefund bei einem gefallenen Soldaten. Der ganze linke Unterlappen ist von bronchektatischen Erweiterungen durchsetzt, ohne daß während des Lebens irgendwelche Erscheinungen bestanden hatten.

Über eine ähnliche Beobachtung berichtet GOLD.

Bei Kranken mit solchen kongenitalen Erweiterungen erfährt man durch sorgfältige Aufnahme der Vorgeschichte so gut wie immer, daß nicht Pneumonie, Grippe, Pleuritis oder irgend eine andere derartige Erkrankung Ausgangspunkt des Leidens ist, sondern daß sich schon seit frühester Kindheit immer wieder ohne besondere Veranlassung katarrhalische Zustände in der Lunge abgespielt haben.

Bei der Operation finden sich dann regelmäßig freier Brustfellspalt, keine Schwarten, keine Verwachsungen. Die Lunge selbst ist zart, rosig. An einzelnen Stellen schimmern grünlichblaue, traubenartige Gebilde hindurch, die erweiterten peripheren Bronchen entsprechen. Auf dem Durchschnitte des herausgenommenen Lappens erweist sich das Parenchym als gesund. Chronisch entzündliche Veränderungen beschränken sich auf die Umgebung der erweiterten Bronchen. Hinzukommt, daß bei der überwiegenden Mehrzahl der Kranken nur der linke Unterlappen ergriffen ist.

Diese Tatsache veranlaßte mich, gründlicher, als es bisher geschehen ist, der Histologie und der Entstehungsgeschichte der Bronchektasen nachzugehen. Lotzin

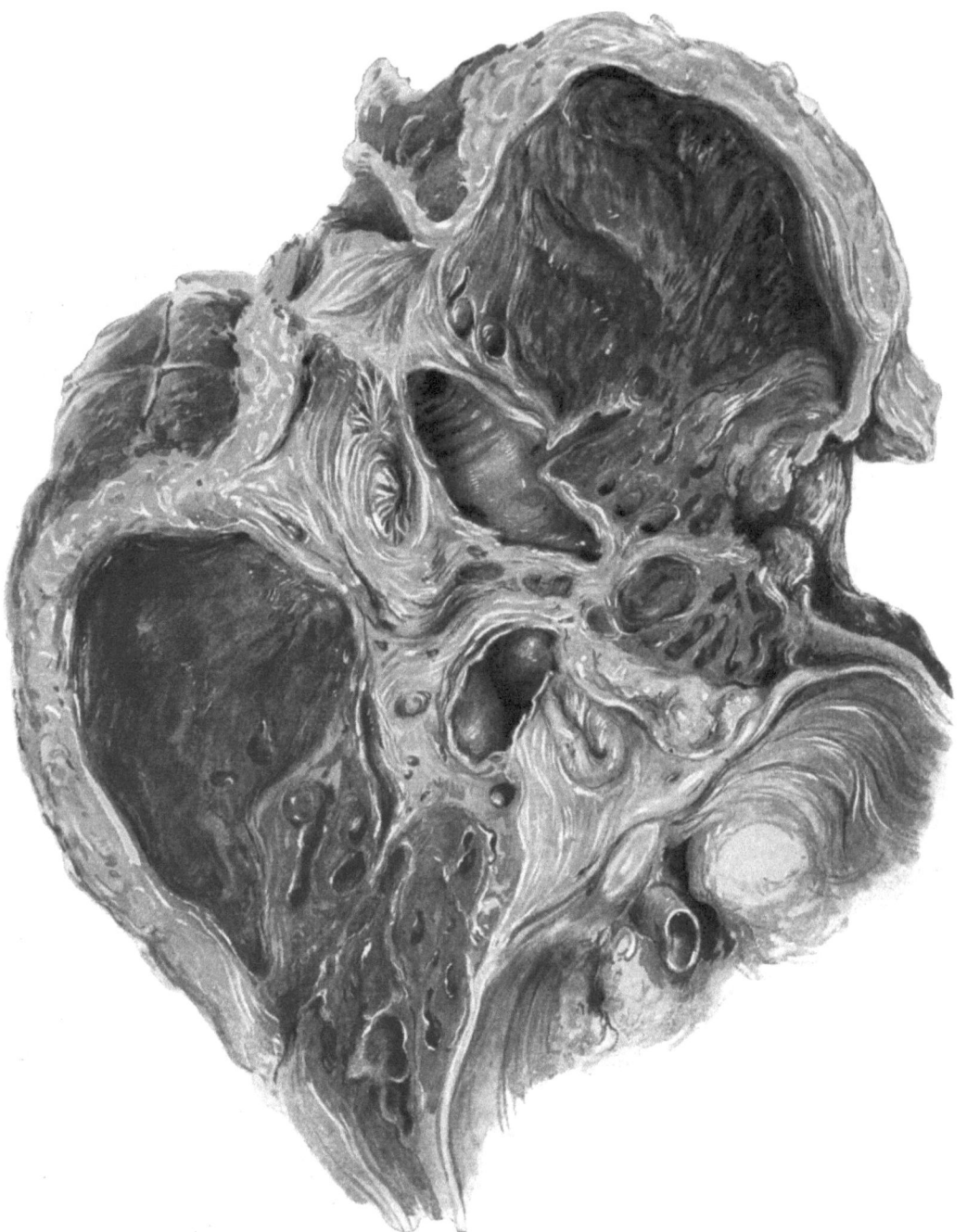

Abb. 857. Angeborene Bronchektasen des linken Unterlappens. (Aus dem Pathologischen Institut zu München.)

hat an unserer Klinik sorgsam den anatomischen Aufbau operativ entfernter bronchektatischer Lungenlappen untersucht.

Das erste Ergebnis seiner mühevollen Arbeit war die Feststellung, daß eine grundsätzliche Unterscheidung zwischen zwei Formen pathologischer Höhlenbildung möglich ist:

Bei der einen fehlen in der Wand der Hohlräume Zeichen bestehender oder abgelaufener Entzündung, die bei der zweiten stark ausgesprochen sind. Unterschiedlich ist auch der gewebliche Aufbau der Höhlenwandung. Bei primär entzündlichen Bronchektasen bleibt trotz aller Verwüstungen, die die Entzündung in der Bronchuswand verursacht, normale Zusammensetzung und Aufeinanderfolge der Schichten klar zu erkennen. Im Gegensatze dazu trifft man bei der anderen ein wirres Durcheinander in Anordnung und Lage der verschiedenen Wandbestandteile.

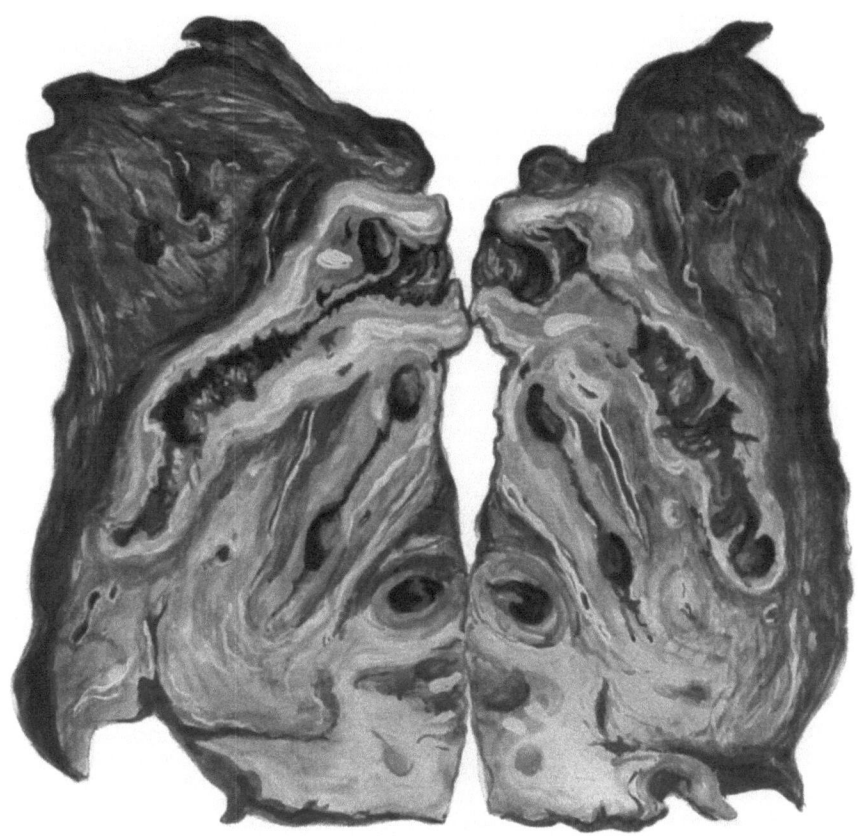

Abb. 858. Mehrkammerige Mißbildung des Stammes eines linken Unterlappenbronchus (Resektionspräparat).

Gewöhnlich ist die Muscularis besonders stark ausgebildet. Ein bindegewebiges Stützgerüst ist nur angedeutet. Elastische Elemente sind innerhalb des gleichen Gerüstabschnittes in ganz wechselnder Stärke verbunden. Dabei kommt Aufsplitterung elastischer Fasern, die bei entzündlichen regelmäßig eintritt, kaum vor.

Kennzeichnend für den Unterschied beider Formen sind auch die Knorpeleinlagerungen der Höhlenwand. Während die primär entzündlichen Bronchektasen mit normal ausgebildetem Gerüste Resorption, Verkalkung, ja Verknöcherung des Knorpels aufweisen, ist er bei den anderen nur ganz unvollkommen ausgestaltet. Regel- und zusammenhanglos findet er sich in der Wand verteilt. Entzündlich-metaplastische Veränderungen fehlen.

Schließlich läßt auch schon die Eigenart der Höhlenschleimhaut eine Unterscheidung zu.

Charakteristisch für entzündlichen Ursprung der Bronchektasen ist Metaplasie des auskleidenden Epithels. Bei der anderen Gruppe findet sich dagegen ein unverändertes reines Epithel, das bald dem kleiner, bald dem größerer Bronchen entspricht. Bei Höhlen, die kleinen Bronchen angehören, findet sich Flimmerepithel, bei denen größerer becherzellenreiches, hohes

Cylinderepithel. Es ist immer üppig entwickelt und bildet oft mehrere Schichten. Die Hohlräume selbst enden an vielen Stellen blind, ohne in die Bronchioli höherer Ordnung über-
zugehen. Auf diese Weise entsteht nicht selten eine Art Adenom, das an Nebenlunge erinnert.
Gewöhnlich vermißt man jede pneumonische Induration des umgebenden Alveolargewebes, wie sie
sich bei entzündlichen Bronchektasen regelmäßig findet. Die Alveolen sind wohl atelektatisch,
aber nicht infiltriert.

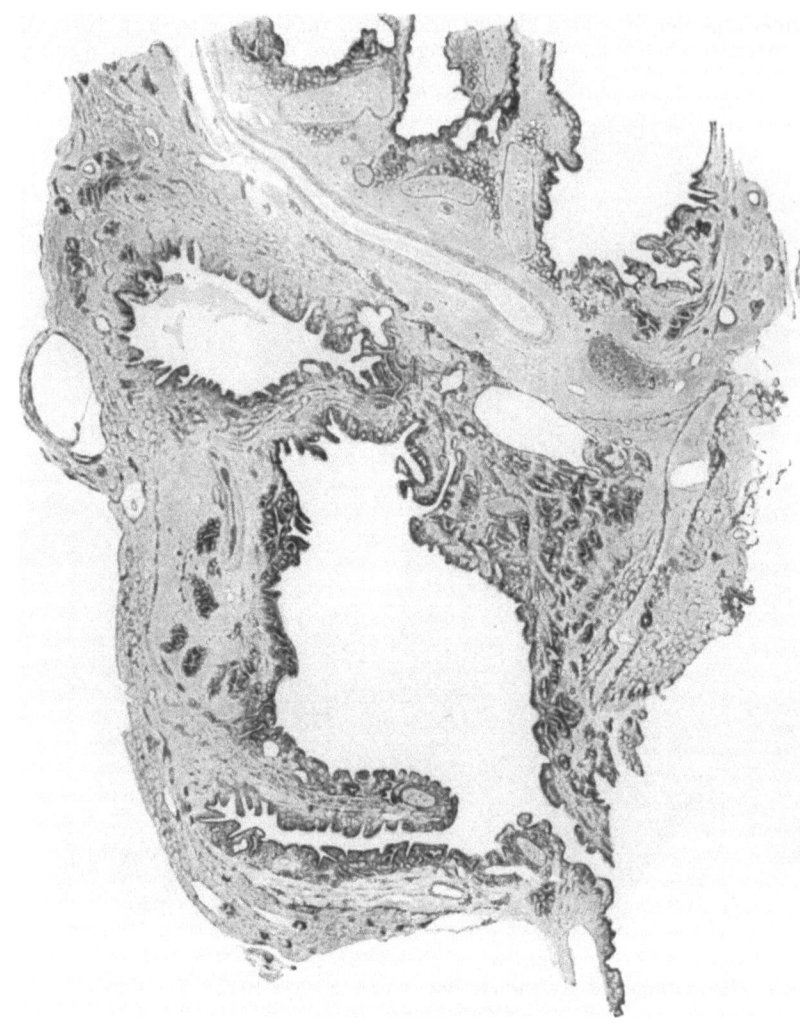

Abb. 859. Wandstruktur der mehrkammerigen Mißbildung des linken Unterlappenbronchus.
(Unregelmäßige Anordnung der Wandelemente. Entzündungserscheinungen fehlen.)

Weitere Klärung und endgültige Deutung der Befunde bei nicht „entzündlichen" Bronchektasen als kongenitale Mißbildungen gelang aber erst im
Anschluß an mehrere eigenartige Beobachtungen unserer Klinik.

Es wurden uns nämlich in den letzten Jahren 5 Kranke wegen „Empyemresthöhlen" überwiesen. Bei allen waren schon mehrere Operationen erfolglos ausgeführt. Auch wir versuchten bei den beiden ersten mit den üblichen Verfahren der
Brustraumverkleinerung auszukommen. Ein überraschendes Bild bot sich dar: es
handelte sich gar nicht um Empyemhöhlen, sondern um große Lungenhohlräume;
sie wurden bald als kongenitale Lungencysten wechselnder Form und Größe erkannt.

Nach Lotzin enthalten Cysten der kleinen Bronchen als wesentlichsten Bestandteil eine Schleimhautauskleidung, die der endständiger Luftröhrenäste entspricht, d. h. ein-
bis mehrschichtiges Flimmerepithel. Dazu kann eine kräftige Muskelhaut kommen, die von
regellosen Zügen elastischer Fasern begleitet wird. Die starke Entfaltung der Muskelhaut ist
wohl auf den erschwerten Entleerungsmechanismus solcher Cysten zurückzuführen.

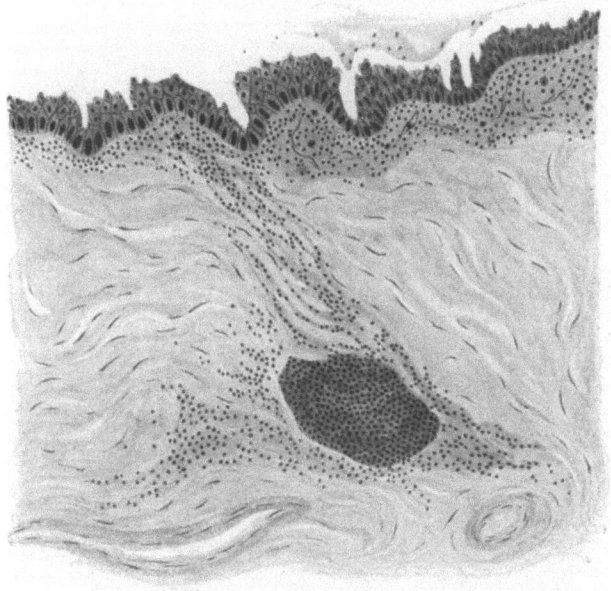

Abb. 860. Schema der Wand einer Bronchioluscyste.

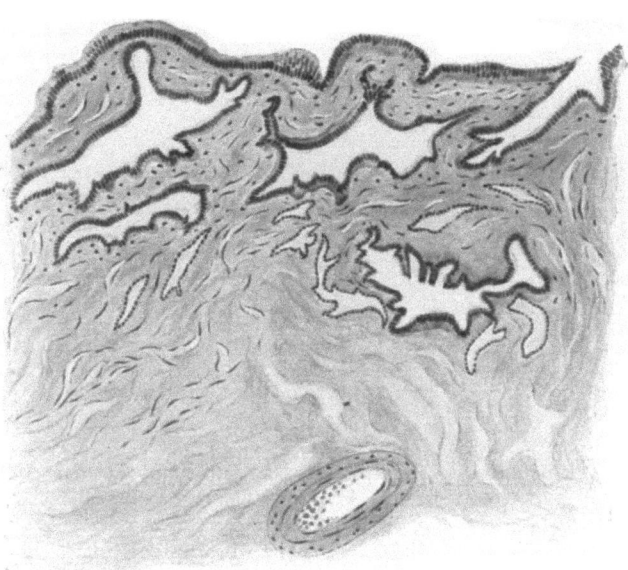

Abb. 861. Schema der Wand einer Bronchuscyste II. Ordnung. Nebenbronchen.

Im Gegensatze zu diesem verhältnismäßig einfachen Aufbau besitzen die Cysten größerer
Bronchen deren bezeichnende Wandbestandteile. Dazu gehören vor allem ein becherzell-
reiches hohes Cylinderepithel, Schleimdrüsen und Bronchialknorpel. Je größer der
Bronchus ist, dem die Höhlenbildung entspricht, desto mehr neigt die Schleimhaut zu Papillen-
bildung.

Wenn die Mißbildung ihren Ausgangspunkt bereits vom Hauptbronchus nimmt, kann sich der Aufbau wieder einfacher gestalten. Das makroskopische Bild zeigt statt des Parenchyms ein System dünnwandiger communicierender Höhlen. Das Stützgerüst tritt zurück. Muscularis und Elastica können ganz fehlen. Knorpelgewebe findet sich nur angedeutet. Einem lockeren Bindegewebe ist die hypertrophische Schleimhautschicht aufgelagert.

Meist fehlen Entzündungserscheinungen oder Entzündungsreste.

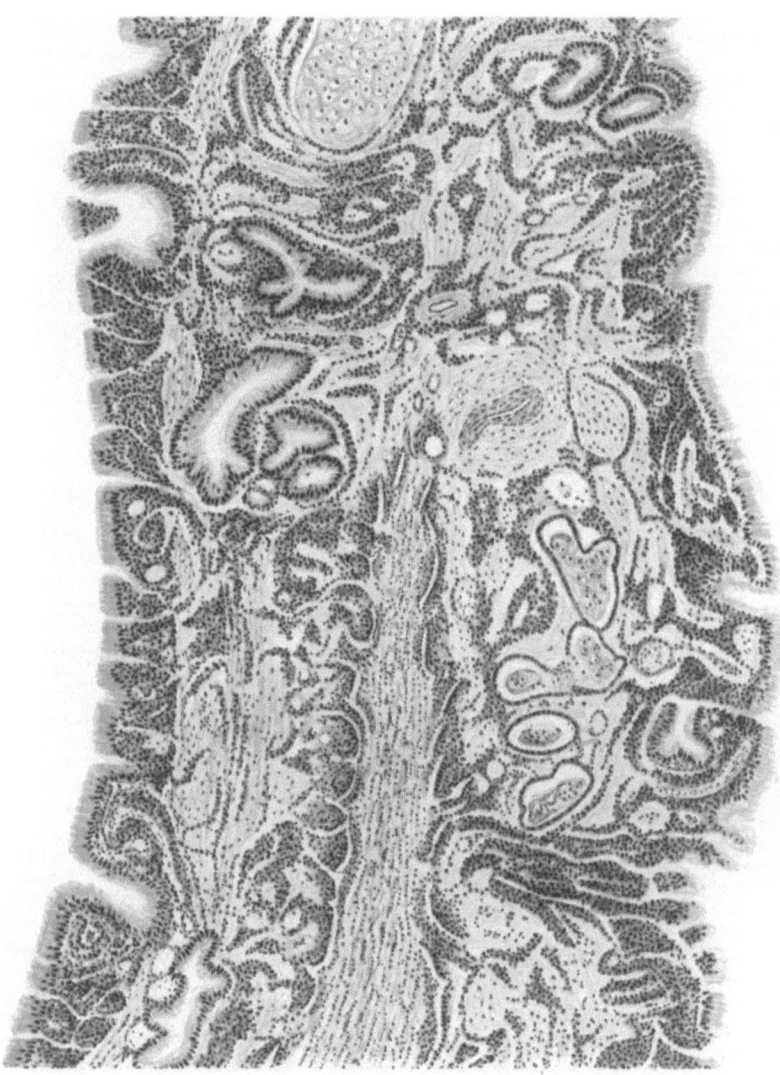

Abb. 862. Schleimhauthypertrophie des erweiterten Hauptbronchus bei fast völligem kongenitalen Alveolardefekt. Atypische Knorpelinseln.

Kennzeichnend für alle diese Mißbildungen ist die üppige Entwicklung des auskleidenden Epithels.

Die anatomischen Merkmale dieser Lungencysten deckten sich so vollkommen mit den Befunden bei exstirpierten bronchektatischen Unterlappen ohne entzündliche Veränderungen, daß über grundsätzliche Gemeinsamkeit beider in bezug auf Wesen und Entstehung kaum ein Zweifel möglich war. Man erkannte, daß Lungencysten und die ihnen im Aufbau entsprechenden Bronchektasen kongenitale Mißbildungen darstellen.

Diese pathologisch-anatomischen Befunde werden wirkungsvoll ergänzt durch embryologische Überlegungen.

Die Lunge entwickelt sich durch Aussprossung des Schlundrohres zu einer Zeit, in der die

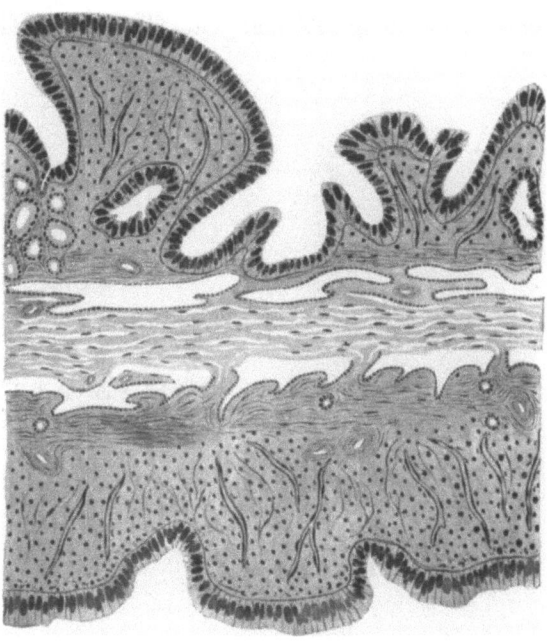

Abb. 863. Schema der Wand einer Bronchuscyste I. Ordnung (VAN GIESON).

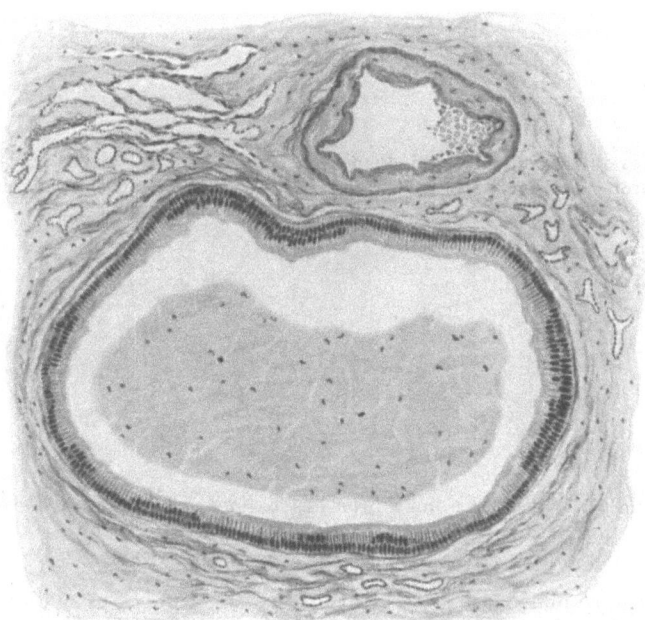

Abb. 864. Sekundär erweiterter Bronchus. Aufsplitterung der Elastica, Zerstörung der Muskulatur.

Herzanlage schon ziemlich weit ausgebildet ist. Rechts steht ihr ein großer Raum zur Verfügung, während in der anderen Brusthöhle das mächtige linke Herz sich wie ein Wall ihrer Sprossung entgegenstellt. Es kommt hinzu, daß zwischen links und rechts insofern ein Unterschied vorhanden ist, als auf der linken Seite der Ductus Cuvieri, der Verbindungsweg

zwischen dem Herzen und den Kardinalvenen, sehr viel tiefer liegt als rechts. Der in den Pleuraraum hineinwachsenden Lunge konnte sich dieser Gang hie und da wie eine Leiste entgegenstellen. Sie vermag dann den Bronchus abzuschnüren und so mechanisch Entwicklungstörungen auslösen.

Berücksichtigung des Zeitpunktes, in dem diese Einwirkung erfolgt, würde dann auch
die verschiedenen Formen der Mißbildung erklären: Wird ein Hauptbronchus während seiner

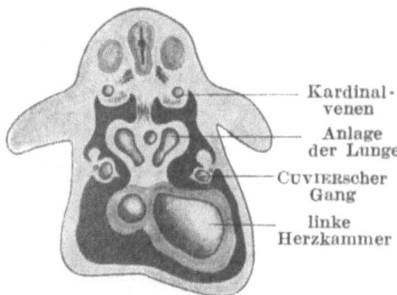

Abb. 866. Entwicklung von Herz und
Lunge. (Nach His.)

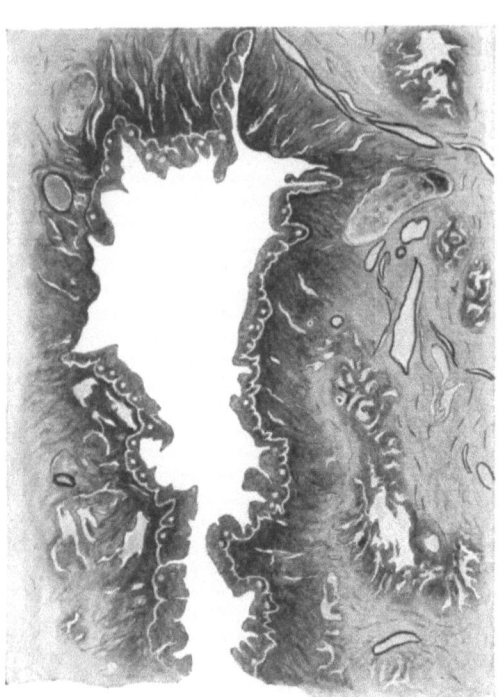

Abb. 865. Typisches Bild sekundär-entzündlicher
Bronchektasen.

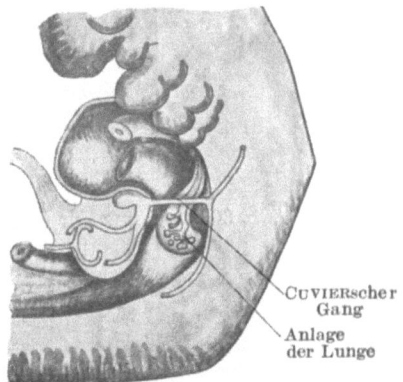

Abb. 867. Beziehung des Cuvierschen
Ganges zur Lungenanlage. (Nach His.)

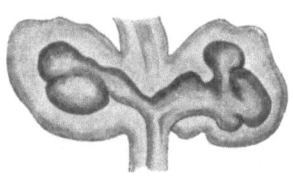
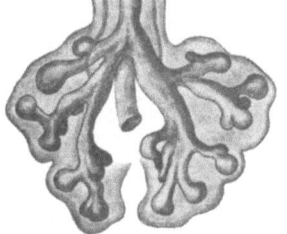

Abb. 868. Aussprossung der Lunge. Der linke Bronchus beginnt sich tiefer zu teilen als der rechte.
(Nach His.)

Aussprossung getroffen, so bilden sich große Bronchuscysten. Kommt es zu dieser Einschnürung
erst in späterer Zeit, wenn die mittleren Bronchen schon in Entwicklung begriffen sind, so entstehen die kleineren und mittleren Bronchuscysten. Trifft die Einengung die Lunge in ihrem
letzten Entwicklungsabschnitte, dann formen sich multiple, kleincystische Veränderungen
der Lunge oder kongenitale Bronchektasen.

Daß diese immer Cystengestalt annehmen, liegt an den physikalischen Druckverhältnissen
der Brusthöhle. Der Zug der wachsenden Brustwand und des Zwerchfelles findet im fehlerhaft
angelegten Lungenlappen nur wenig entfaltungsfähiges Alveolargewebe; er greift daher an den
mißbildeten schwachwandigen Bronchen an und wandelt sie zu einem Höhlensystem um.

In der letzten Zeit erhielten wir eine besonders schöne Bestätigung für die
Richtigkeit dieser Auffassung. Aus der Münchener Klinik berichtet v. Lossow
über Zwillingschwestern mit Bronchektasen im linken Unterlappen (Abb. 871 u. 872).
Durch eine Reihe maßgebender Zeichen ließ sich Eineiigkeit des Paares sicherstellen. Es ist erwähnenswert, daß eines der Zwillinge keine Trommelschlägelfinger
aufwies, wie überhaupt bei angeborenen Bronchektasen, im Gegensatz zu den
erworbenen, die Verdickung der Finger- und Zehenendglieder häufig ganz fehlt.

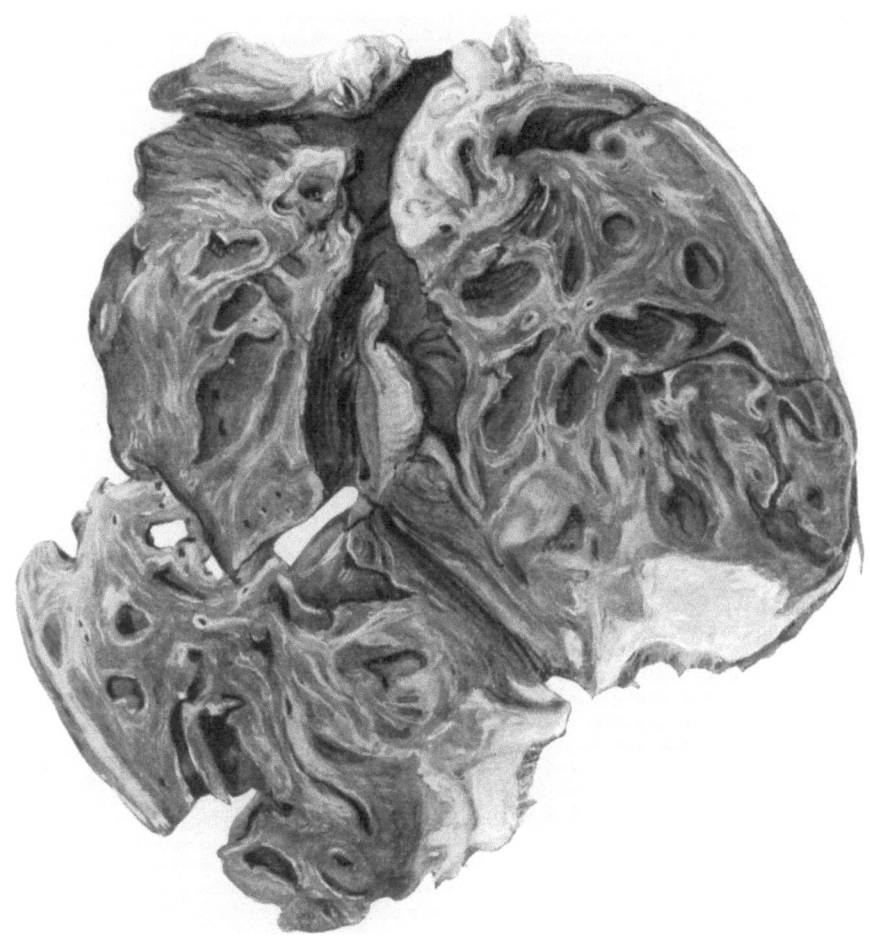

Abb. 869. Schrumpfungsbronchektasen.

Die Auffassung, daß eine große Zahl der Bronchektasen angeboren ist, schließt
natürlich nicht aus, daß andere Kranke sie erst im späteren Leben erwerben.

Sie können sich z. B. im Anschluß an kompensatorische Erweiterung einzelner Lungenabschnitte entwickeln. So wie die Alveolarräume vergrößern sich
auch kleinste und mittlere Bronchen und tragen auf diese Weise zu der Gesamt-
volumenzunahme der Lunge bei. Ihre Wand ist verdünnt, atrophisch, ihre Schleimhaut wenig oder gar nicht verändert.

Eine weitere Form stellen die Schrumpfungsbronchektasen dar. Ihre
Häufigkeit wird allerdings überschätzt. Chronische Entzündungsvorgänge im Brustraum und in der Lunge rufen dann Erweiterungen hervor, wenn bei Verwachsungen
und Unnachgiebigkeit von Brustwand, Mittelfell und Zwerchfell sekundäre Schrumpfung einen exzentrischen Zug auf das Röhrensystem der Bronchen ausübt. Diese

Art entwickelt sich besonders gern im Anschluß an Empyeme: postempyematöse
Bronchektasen. Kennzeichnend für sie ist, daß von der Erweiterung gewöhnlich große Abschnitte der Lunge, jedenfalls mehr als ein Lappen betroffen werden.

Auch der Tierversuch lehrt, daß durch Narbenzug Bronchektasen entstehen
können. Nach Unterbindung der Arteria pulmonalis tritt im entsprechenden Lungen-

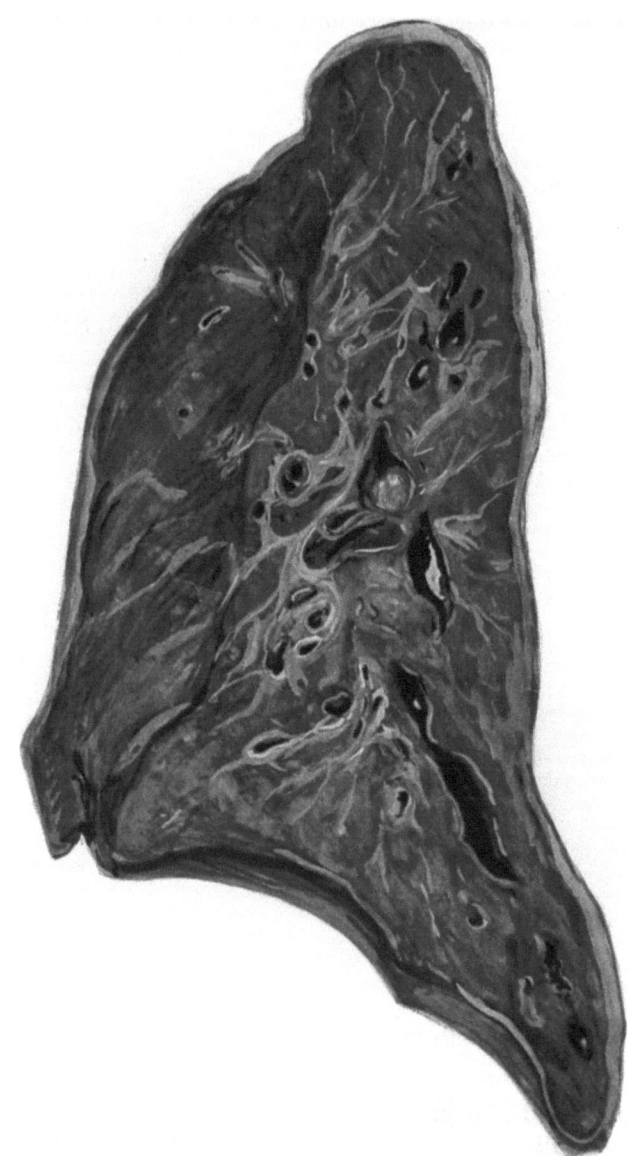

Abb. 870. Schrumpfungsbronchektasen. Die Erweiterungen liegen sämtlich in einer Sagittalebene.

abschnitte hochgradige Schrumpfung ein. Schon nach Monaten kann man dann in der
verkleinerten, cirrhotischen Lunge stark erweiterte Bronchen nachweisen (SAUER-
BRUCH-BRUNS; KRAMPF).

Häufiger als solche Schrumpfungsbronchektasen sind die Erweiterungen, die
sich an Entzündungen der Bronchialwand anschließen. Die Erkrankung kann
primär in der Schleimhaut beginnen oder sekundär von den Lungenalveolen auf sie

übergreifen. Bestimmte berufliche Schädlichkeiten, Alkoholismus, Tabakmißbrauch unterstützen den Eintritt der für die Umformung der Wand notwendigen Verände-

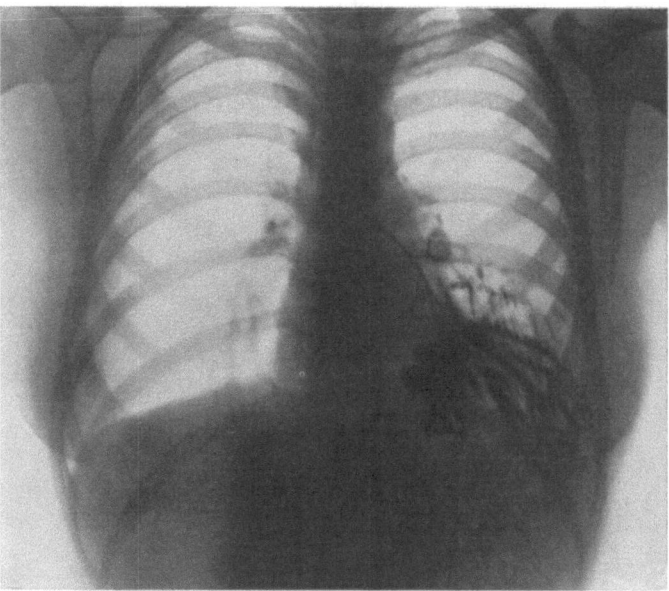

Abb. 871. Kontrastbild linkseitiger Unterlappenbronchektasen der einen Zwillingschwester.

rungen. Entzündungen aller Art vermögen die Widerstandsfähigkeit des Bronchial-rohres herabzusetzen. Wird dann durch wiederholte intrabronchiale Drucksteigerung,

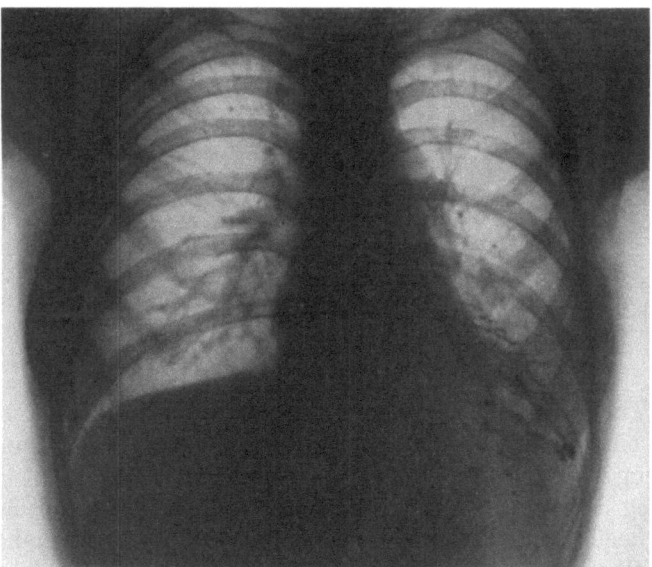

Abb. 872. Kontrastbild linkseitiger Unterlappenbronchektasen der anderen Zwillingschwester.

wie sie z. B. im Berufe von Glasbläsern oder beim chronischen Husten dauernd ge-leistet werden muß, immer wieder die geschwächte Wand belastet, so gibt sie schließ-lich nach. Die Bronchialerweiterung beginnt. Auch gestautes reichliches Exsudat

erweitert leicht ein entzündlich verändertes Bronchialrohr. Das ist besonders dann
zu erwarten, wenn an bestimmter Stelle der Luftröhrenast durch Narben abgeknickt
oder verengt ist. So führt am Versuchstier Bronchusunterbindung ganz regelmäßig
zu ampullenartiger Erweiterung des distal von der Umschnürung gelegenen Abschnittes. Allerdings bleibt die Ausbuchtung auf größere Äste beschränkt, und
geschwürige Veränderungen der Wand treten nicht auf (NISSEN).

Unter ähnlichen pathologischen Bedingungen entstehen die Bronchektasen

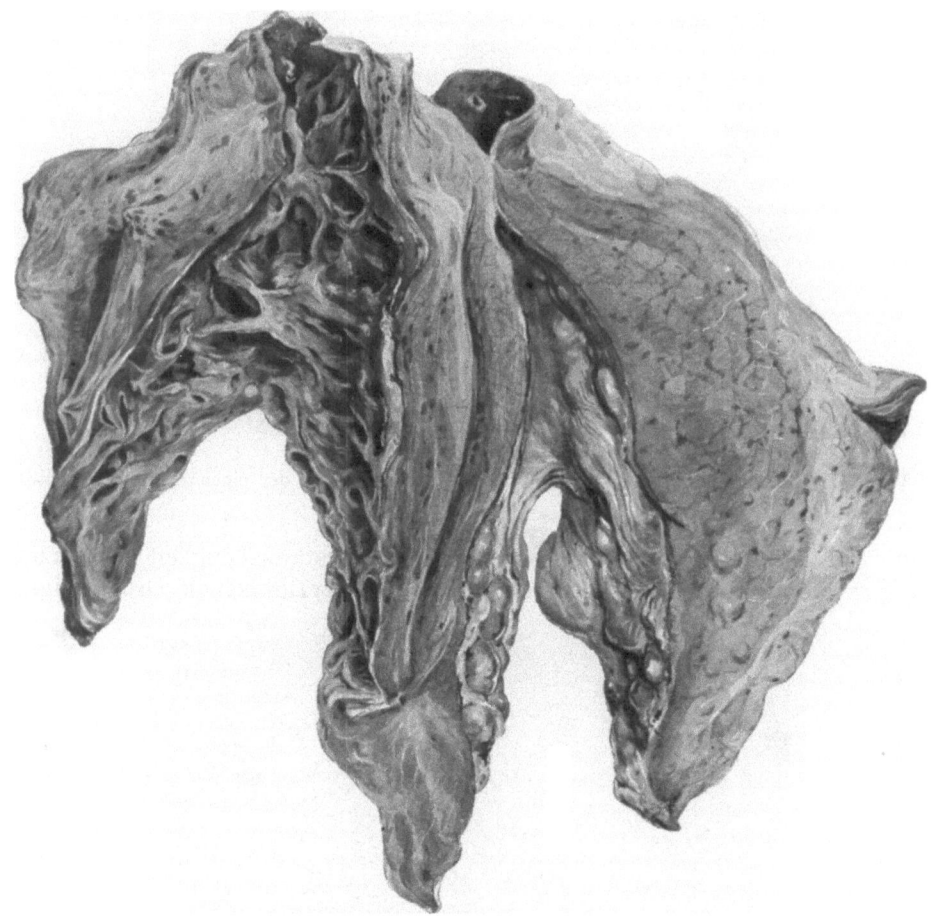

Abb. 873. Angeborene Bronchektasen der linken Lunge.

häufig bei der Tuberkulose. Hier findet sich sehr oft hinter Verengerungen mittlerer Bronchen eine Dehnung mit bezeichnender Sekretstauung und geschwüriger
Wandveränderung.

Entzündung der Bronchen also ist bei dieser Form die eigentliche anatomische
Unterlage. Sie beginnt mit katarrhalischer Schwellung der Schleimhaut, mit starker
zelliger Infiltration und Desquamation. Die Glätte der Schleimhautoberfläche
schwindet. Zottenbildung mit erheblicher Epithelmetaplasie tritt auf. Das führt
zu reichlicher Eiterung, zu geschwürigem Zerfall und schließlich zu Schrumpfung
und Schwund der Wand.

In ganz unregelmäßiger Weise sitzen hypertrophische Stellen dicht neben atro-
phischen. Eine Trennung zwischen hypertrophischer und atrophischer Form
der Bronchektasen ist demnach ungerechtfertigt.

Häufig findet man Verkalkungen in der rauhen, höckerigen, von vorspringenden Leisten durchzogenen Schleimhaut. Diese Ablagerungen bevorzugen die degenerierten Teile, hauptsächlich die Knorpel, verschonen aber auch Muscularis und Fibrosa nicht.

Das Epithel geht teils zugrunde; teils metaplasiert es in Pflasterepithel, zwischen dem man aber noch Inseln normaler Flimmerzellen finden kann. Das Pflasterepithel zeigt oft Verhornung.

Staut sich das Sekret hinter Bronchialstenosen, so zersetzt es sich unter der Einwirkung von Fäulniserregern. Von geschwürigen Wandveränderungen aus frißt sich dann die Eiterung tiefer in die Umgebung ein, und selbst das Lungenparenchym kann brandig werden.

Manchmal sprossen im Zerfallsgebiete Granulationen auf, die zu Blutungen neigen. Größere Hämorrhagien entstehen freilich nur durch Arrosion der Gefäße, die wand- und endständig aneurysmatisch erweitert sind.

Bei allen Formen der Bronchektasen kann die eigentliche Erkrankung um sich greifen. Durch schlechten Abfluß des Sekretes wird das umgebende Lungengewebe eingeschmolzen. Es entsteht der bronchektatische Lungenabsceß. Bei blander Infektion kann er sich sekundär in eine Cyste umwandeln, wenn zu- und abführende Bronchen veröden. Solche Cysten sind von den angeborenen scharf zu trennen. Ihr Inhalt kann eindicken, verkreiden und damit zum Lungenstein werden.

Wenn Eiter in gesunde Lungenteile aspiriert wird, entsteht eine katarrhalische Pneumonie.

Karnefizierende Entzündungen mit sekundärer Atelektase rufen in der weiteren Umgebung kompensatorisches Emphysem hervor.

Oberflächlich gelegene Herde bei primär entzündlichen Bronchektasen bedingen chronische Pleuritis und Verwachsungen. Narbige Stränge ziehen aus dem Verlötungsbezirke dann tief in das Organ hinein. Bei kongenitalen ist, wie schon betont, der Brustfellspalt fast stets frei.

Das klinische Bild der Bronchektasen.

Von größtem Wert ist die Vorgeschichte. Sie erhält das Gepräge durch die anatomische Form der Erkrankung. Bei angeborenen Erweiterungen erfährt man, daß schon in frühester Jugend immer wieder Katarrhe auftraten, die irrtümlich als Ursache späterer Bronchektasen angesprochen werden. Bei anderen Kranken ist aus der Anamnese die entzündliche Art des Leidens geradezu abzulesen, namentlich dann, wenn bei bisher gesunden Leuten im Anschluß an eine Pneumonie oder ein Empyem sich eindeutig die Erkrankung entwickelt.

Im Vordergrunde des klinischen Bildes steht der Hustenkomplex. Husten und Auswurf sind bei den Kranken wechselnd und von mannigfachen Bedingungen abhängig. Im Beginne des Leidens, namentlich bei der kongenitalen Form, hat man das Bild des chronisch-eitrigen Katarrhes mit entsprechendem Auswurf. Erst später rufen Beimengungen von Blutspuren und fleischwasserähnliches Aussehen Besorgnis hervor. Andere Kranke, insbesondere die Träger entzündlicher Erweiterungen, führen eitriger Auswurf und aashafter Gestank des Sputums und der Atemluft zum Arzte.

Die Art des Hustens ist keineswegs bezeichnend. Ähnlich wie beim Lungenabscesse stellt er sich in Form von häufigen Anfällen ein oder besteht dauernd. Mancher Kranke hustet ein- oder zweimal am Tage größere Mengen aus und wird in der übrigen Zeit verschont. Bei anderen werden mit kurzen Unterbrechungen dauernd kleinere Mengen herausbefördert. „Maulvolle" Expektoration kommt nicht nur bei Bronchektasen vor.

Der eitrig fötide Auswurf sammelt sich im Speiglase in drei Schichten. In der untersten findet man oft die als DITTRICHsche Pfröpfe bekannten grauen

Knötchen. Mikroskopisch enthält das Sputum eine reichliche Bakterienflora, Blutkörperchen in allen Stufen des Zerfalles, Fett in Tropfen, Fettsäurenadeln. Seltener
sind elastische Fasern nachweisbar. Ab und zu werden brandige Lungenfetzen mit
entleert.

Aussehen und Allgemeinzustand des Kranken bleiben lange Zeit unbeeinflußt. Erst mit toxischer Schädigung des Herzens stellen sich schon nach geringen
Anstrengungen Cyanose und Dyspnoe ein.

Die dauernde Resorption von Giftstoffen führt allmählich zu Vergiftung. Ihre
ersten klinischen Anzeichen sind Kopfschmerzen, Müdigkeit und Appetitlosigkeit.
Bei einigen Kranken lassen diese Erscheinungen mit Besserung des Zustandes nach.
Bei anderen leiten sie langsamen Verfall ein.

Schmerzen sind bei Bronchektasen selten. Lediglich Schwarten bei
postempyematösen Erweiterungen verursachen heftige neuralgische Beschwerden.
Einer meiner Kranken entschloß sich nur wegen solcher Schmerzanfälle zur Operation.
Dagegen klagen die Kranken nicht selten über eigentümliches Beklemmungs- und
Druckgefühl auf der betroffenen Seite.

Die Körperwärme der Bronchektatiker ist gewöhnlich nicht erhöht; nur bei
Stauung des Auswurfes oder bei pneumonischen Anfällen steigt sie an, oft sogar
unter Schüttelfrösten. Leichtes Frösteln befällt die Kranken hin und wieder nach
körperlichen Anstrengungen.

Vorübergehende Magenstörungen und Durchfälle sind nicht selten und namentlich bei Kindern Folge von Verschlucken größerer Eitermengen.

Auffallend häufig sind Schädigungen der Nieren. Es besteht gewöhnlich
intermittierende Nephritis. Schubweise kommt es zu reichlicher Eiweißausscheidung.
Während dieser Zeit kann die Niere sich vergrößern und den Zustand trüber Schwellung annehmen. Ausgesprochene amyloide Degeneration der Niere, wie bei der
Tuberkulose, ist selten und wird fast nur im Spätstadium beobachtet. Die Organe
können sich nach erfolgreicher Behandlung des Grundleidens wieder erholen.

Das Herz wird durch dauernde Giftaufsaugung oft auch anatomisch geschädigt.
Schrumpfung in der Lunge engt außerdem die Blutbahn ein; der erhöhte Widerstand führt zu Hypertrophie und Dilatation der rechten Kammer. So erklärt sich
die geringe Leistungsfähigkeit des Bronchektatikerherzens auch dann, wenn eine
septische Endokarditis nicht besteht.

Kleine Blutungen sind häufig, größere selten.

KÜMMELL und SAUERBRUCH sahen tödliche Hämoptoen.

Auch schmerzhafte rezidivierende Gelenkschwellungen kommen vor.
GERHARDT hat sie zuerst beschrieben und als Folge allgemeiner Sepsis gedeutet.
Ich war gezwungen, das linke Kniegelenk eines Kranken zu eröffnen. Es fand sich
ein trübseröser Streptokokkenerguß. Der Kranke starb.

Bei postempyematösen Bronchektasen findet man starke Schrumpfung der
Brustwand und sekundäre Wirbelsäulenverkrümmung mit der Konvexität
nach der gesunden Seite.

Trommelschlägelfinger sind keineswegs nur für Bronchektasen bezeichnend.
Sie kommen bei chronischen Lungenentzündungen jeder Art, bei Mediastinalgeschwülsten, insbesondere auch bei kavernöser Phthise, ja selbst bei Herzleiden
vor. Sie begleiten eben jene Erkrankungen, durch die im Mittelfellraume Stauung
und infolgedessen Reizung des vagosympathischen Nervensystemes bewirkt werden
(S. 825). Auffällig ist, daß sie bei kongenitalen Bronchektasen ganz fehlen können.

Die Bronchektasen haben einen ausgesprochen chronischen Verlauf. Häufiger
als das Grundleiden bilden Komplikationen und sekundäre Krankheiten die Todes-
ursache.

Sehr oft entstehen Abscesse im Gehirn. TUFFIER sah sie sechsmal bei 45 Kranken. Zweimal konnten wir 6 und 8 Wochen nach dem Versuch operativer Beeinflussung des Leidens eine Hirneiterung erfolgreich entleeren.

Auch metastatische Verschleppung in andere Organe tritt auf. Einige Kranke fallen Meningitiden zum Opfer; andere sterben im Anschluß an schwere Pneumonien und an Lungengangrän.

Durchbruch bronchektatischer Kavernen in die freie Brustfellhöhle führt fast immer zum Tode. Auf diese Weise verloren KÖRTE vier Kranke, KÜTTNER und SAUERBRUCH je einen.

Ein anderer Kranker unserer Klinik überstand den Pyopneumothorax, nachdem dieser frühzeitig ausgiebig eröffnet worden war. Später mußte bei ihm die große Resthöhle beseitigt werden. Nach beiden Eingriffen besserte sich auch das Grundleiden erheblich.

Eine sehr seltene Art des Todes wurde bei einem anderen unserer Kranken beobachtet. Er war im Jahre 1911 in Zürich durch Rippenresektion mit befriedigendem Ergebnisse behandelt. 12 Jahre später kam er mit akuter Verschlechterung erneut zu uns. Wir entschlossen uns, mit Rücksicht auf den Erfolg des ersten Eingriffes, zu nochmaliger Einengung der Lunge über dem erkrankten Unterlappen. 7 oder 8 Tage nach günstigem postoperativem Verlaufe trat im Anschlusse an den Genuß von Milch plötzlich heftiger Husten auf. Mehrfache Wiederholung ähnlicher Anfälle ließ darüber keinen Zweifel, daß eine Verbindung zwischen Bronchialrohr und Speiseröhre bestehen mußte. Der Kranke ging an schwerer Aspirationspneumonie der anderen Seite zugrunde. Bei der Sektion fand sich in der Tat Durchbruch eines Traktionsdivertikels in den Hauptbronchus des erkrankten linken Lungenflügels.

Mit chronischer Stauung des bronchektatischen Sekretes und den dadurch veranlaßten Zersetzungsvorgängen ist eine Reihe Gewebsveränderungen besonderer Art verbunden, die als Metaplasie des Bronchialepithels allgemein bekannt sind. Die Unregelmäßigkeit des Aussehens solchen metaplastisch gebildeten Epithels ist immer wieder beschrieben worden. Strittig ist jedoch die Frage, ob aus derartig verändertem Bronchektasenepithel Geschwülste entstehen.

Lungencarcinome bei Bronchektatikern können nicht überraschen, wenn man bedenkt, daß auch noch andere chronische Entzündungen der Lunge [Tuberkulose (FRIEDLÄNDER, SCHWALBE), Pneumonokoniose (SCHMORL-WATSUJI) und chronische Grippe (SEYFARTH)] sich zu bösartigen Wucherungen entwickeln. Einen Einblick in diese Zusammenhänge hat uns eine schöne experimentelle Arbeit BRANDTs gegeben.

Hie und da mag ein Carcinom der Lunge genau so wie manche Bronchektasen selbst aus krankhafter Keimanlage entstehen.

Die **Diagnose** der Bronchektasen ist bei ausgebildeter Krankheit leicht, schwieriger dagegen im Beginn. Immer wieder kommen Verwechselungen mit Tuberkulose und eitriger Bronchitis vor. In den Sanatorien befinden sich darum auch überraschend viele Bronchektatiker. In späterer Zeit liegen Verwechselungen mit chronischen Lungenabscessen nahe. Mehrfache Untersuchungen und längere Beobachtungen führen aber gewöhnlich zu richtiger Diagnose.

Die physikalische Prüfung ergibt gedämpfte oder tympanitische Bezirke, je nach Ausdehnung und Füllung der Bronchektasen und je nach Haltung des Kranken. Gelegentlich stellt man Schallwechsel fest. Das Atemgeräusch ist häufig abgeschwächt, zuweilen amphorisch. Man hört großblasige, feuchte und klingende Rasselgeräusche. Kleinere Erweiterungen entziehen sich dem Nachweise vollständig. Selbst größere ergeben nicht immer eindeutige Befunde.

Ein großer diagnostischer Fortschritt ist der Nachweis bronchektatischer Erweiterungen im Röntgenbilde. Man erhält nach Einfüllung von schattengebenden

Flüssigkeiten — ähnlich wie im Magen- und Darmkanal — überzeugende Bilder. Es ist heute sogar möglich, die örtliche Begrenzung des Leidens sicherzustellen, Entscheidung über die Art des operativen Vorgehens wird dadurch erleichtert (s. S. 327).

Die Behandlung der Bronchektasen.

Eigenart und Langwierigkeit der Bronchektasenkrankheit erklären es, daß lange Jahre die Behandlung allgemein von Internen durchgeführt wurde. Im Anfange des Leidens sind die Beschwerden oft gering. Sie werden zudem nur allzuleicht falsch gedeutet und lediglich als chronische Bronchitis oder beginnende Tuberkulose gewertet. Die Besserungen, die durch Klimawechsel, durch Aufenthalt in trockener Luft, durch Inhalationskuren, durch Zufuhr bestimmter Arzneimittel, Terpentin, Salvarsan, Gomenollösung, Petroleum, erzielt werden, bestärken dann Arzt und Kranken in dem Glauben, zweckmäßige Therapie zu treiben. Kritische Würdigung der Ergebnisse innerer Behandlung läßt dagegen bald erkennen, daß man mit ihr günstigen Falles vorübergehende Erleichterung, niemals aber Heilungen erzielen kann. Erst wenn Verjauchung des Sekretes, allgemeine Giftwirkung, Fiebersteigerungen und zunehmender Verfall in den fortgeschrittenen Stadien nach wirksamen Maßnahmen drängen, wird operative Hilfe erwogen. Dann ist der Chirurg freilich in schwerer Lage.

Die chirurgische Behandlung der Bronchektasen war noch bis vor kurzem eine der undankbarsten Aufgaben der Lungenchirurgie. Die schwierige Entscheidung, ob im Einzelfalle anatomische Voraussetzung für erfolgreiches operatives Vorgehen gegeben ist, und die Unsicherheit bei Auswahl der einzelnen Verfahren erklären Enttäuschung und Mutlosigkeit.

Die neuzeitige anatomische Klärung des bronchektatischen Krankheitsbildes hat dagegen beachtenswerte therapeutische Fortschritte gebracht.

Bei den entzündlichen Formen der Bronchektasen haben wir gelernt die bisherigen Maßnahmen, operative Einengung in verschiedener Form, Eröffnung der Höhlen, Verödung, richtig einzuschätzen. Von besonderer Bedeutung ist die Erkenntnis, daß einengende Eingriffe nur dann Erfolg haben, wenn sie frühzeitig ausgeführt werden. In späteren Stadien schließen Verdickungen der Bronchialwand, Schwielen und Schwarten in ihrer Umgebung mechanische Kompression der Erweiterungen aus.

Der scharf lokalisierte Befund der kongenitalen Bronchektasen drängt zu radikalem Vorgehen. Durch Jodipinfüllung ist Sitz und Ausdehnung der Erkrankung zu erfassen, so daß eine wesentliche Voraussetzung für Wegnahme des Unterlappens erfüllt ist.

In der Vielseitigkeit des anatomischen Befundes, des klinischen Bildes und des Verlaufes, in der wechselnden Empfindlichkeit des einzelnen gegenüber den pathologischen Vorgängen liegen die Schwierigkeiten, mit denen der Chirurg bei der Bestimmung des Zeitpunktes und des besten operativen Weges zu kämpfen hat. Aus ihnen heraus erklärt sich auch die wechselvolle Einschätzung der chirurgischen Behandlung. Man muß sich hüten, aus einem Erfolge bei beginnender Erkrankung gleich ein gegebenes Verfahren für alle Stadien ableiten zu wollen.

Es empfiehlt sich, für richtige Beurteilung und Auswahl der verschiedenen Methoden die Formen der Bronchektasien scharf zu trennen und unter Hinweis auf sie die einzelnen zur Verfügung stehenden Maßnahmen besonders zu besprechen.

Wir beginnen mit der Erkrankungsart, bei der anatomischer Befund und klinisches Bild in gleicher Weise zu klarem und wirkungsvollem Eingriffe drängen, mit der vereinzelten bronchektatischen Abszeßhöhle.

Für sie kommt arzneiliche Behandlung überhaupt nicht in Frage. Operatives Ziel ist, die Höhle zu eröffnen und ihren Inhalt nach außen abzuleiten durch die **Pneumotomie.** Die Ausführung lehnt sich grundsätzlich an das Vorgehen beim Lungenabsceß an. Ähnlich wie dort, wird man heutzutage aber vorher die mechanische Wirkung ausgedehnter Plombierung abwarten und dabei hie und da erleben, daß schon die Zusammenpressung des Hohlraumes zu seiner Beseitigung führt.

Nach erfolgreicher Eröffnung solcher bronchektatischer Höhlen ist die chirurgische Aufgabe zunächst beendet. Der Auswurf nimmt ab; der putride Gestank verschwindet, und der Allgemeinzustand bessert sich. Im Gegensatze zu den

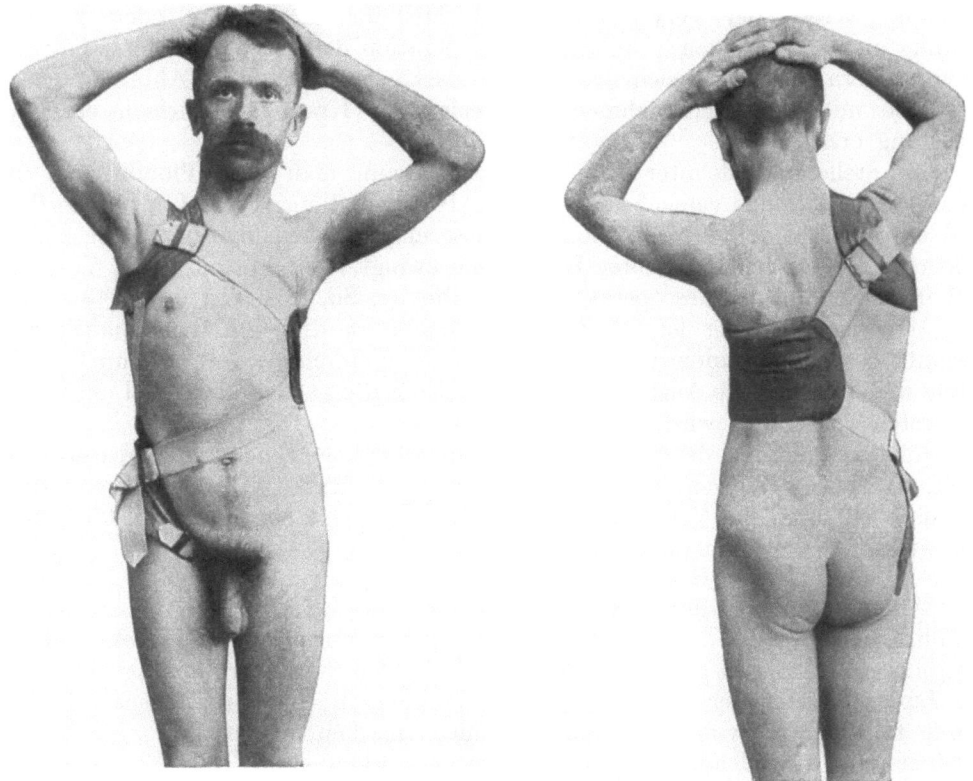

Abb. 874 und 875. Elastische Einengung der Brustwand nach ausgedehnter Rippenresektion.

Lungenabscessen heilen aber diese bronchektatischen Höhlen niemals von selbst aus. Immer bleibt eine Bronchialfistel zurück.

Die Unannehmlichkeiten des dauernden Eiterabflusses aus ihr müssen zunächst in Kauf genommen werden. Gegenüber den erheblichen Vorteilen, die dem Kranken die Operation brachte, tritt die Belästigung durch die Bronchialfistel zurück. Es genügen Pflege und Reinhaltung, um Hautentzündung zu vermeiden. Wir benützen einen Pelottenverband, ähnlich wie beim künstlichen After. Er braucht täglich nur einmal zur Reinigung des Fistelgebietes gewechselt zu werden.

Erst nach Verschwinden der Eiterung kann operativer Dauerverschluß gewagt werden. Dieses Ziel läßt sich am besten mit den S. 900 beschriebenen Verfahren erreichen.

Auch eine andere Spielart der Bronchektasen, die postpneumonische, ist für chirurgische Behandlung nicht ungeeignet. Sie ist gekennzeichnet durch Erweiterung

der kleinsten Bronchen. Ihre Wand ist im Anfang kaum verdickt. Chronische
Schrumpfung in der Lunge und Ausspannung des Bindegewebes zwischen Brustwand und Lungenoberfläche verhindern die zur Heilung notwendige Reaktion.
Ausgedehnte Rippenresektion und Pneumolyse, hie und da sogar Phrenikotomie allein bewirken die zweckmäßige Entspannung.

In Lokalanästhesie werden zur **Brustwandentknochung** von einem Hakenschnitte Rippen und Intercostalmuskulatur in großer Ausdehnung über der ganzen
Lunge fortgenommen. Die Technik dieses Eingriffes unterscheidet sich von der
paravertebralen Rippenresektion bei der Tuberkulose (s. Bd. I, 2. Teil) durch Größe
der entfernten Knochenstücke und durch grundsätzliche Fortnahme der Intercostalmuskeln. Wegen der Verwachsungen ist Mittelfellverschiebung oder paradoxe
Atmung nicht zu fürchten. Um nach der Operation den mechanischen Erfolg noch
zu vergrößern, empfiehlt sich das Tragen elastischer Bandagen (Abb. 874 u. 875).
Ich habe mit diesen Maßnahmen bei geeigneten Kranken mehrfach erhebliche
Besserung erzielt.

An Stelle ausgedehnter Rippenresektion kann man auch **Plombierung** über
der erkrankten Lunge versuchen. Zwischen Brustwandinnen- und Lungenoberfläche
wird extrapleural eine größere Plombenmasse eingeschoben, die die Lunge zur Retraktion und Verkleinerung ihrer Hohlräume zwingt. Der Vorteil dieses Vorgehens
liegt in Einschränkung des operativen Eingriffes (s. Bd. I, 2. Teil u. S. 843).

Wir haben in der letzten Zeit die Plombe zu diesem Zwecke häufiger angewandt, besonders seitdem wir gelernt haben, daß durch sie, selbst wenn ihr allein
Erfolg nicht zufällt, die Ausführung weiterer Eingriffe an der kranken Lunge selbst
am besten vorbereitet wird.

Leider ist die Zahl der Kranken, bei denen künstliche Einengung und Retraktion
der Lunge allein genügen, außerordentlich niedrig. Hat die Bronchialwand durch
chronisch entzündliche Veränderung ihre Nachgiebigkeit eingebüßt, hilft dieses an
sich wirksame Vorgehen nicht mehr.

Weitaus am schwierigsten, aber auch am erfolgreichsten ist operative Behandlung der häufigen und praktisch wichtigsten Form der Bronchektasen, der
kongenitalen. Sie ist gekennzeichnet durch Fehlen von Schrumpfungsvorgängen.
Die Lunge ist mit der Umgebung nicht verwachsen; der Brustfellspalt ist frei.
Damit fallen schon von vornherein alle mechanischen und anatomischen Voraussetzungen für ausgedehnte Rippenresektion oder Plombierung weg.

Ohne die anatomische Eigenart dieser bronchektatischen Eiterungen zu kennen,
hat man empirisch schon vor längerer Zeit die **Pneumothoraxbehandlung** versucht.
Sie kann gelegentlich klinische Besserung bringen. Beim Pneumothorax wird durch
Schonung der Lunge ein Ruhezustand erzeugt, der günstig wirkt. Der anatomische
Befund ändert sich oder nicht. Über kurz oder lang beginnt das Leiden von neuem.
So sah ich eine Reihe von Kranken, bei denen die Pneumothoraxkur zunächst
nutzte, die aber trotzdem später eingreifenden operativen Maßnahmen sich unter-
ziehen mußten. Günstige Ergebnisse bei „Bronchektasen" sind darum vorsichtig
einzuschätzen.

Auch die alleinige Unterbindung der Arteria pulmonalis reicht
zur Heilung kongenitaler Bronchektasen nicht aus. Trotz hochgradiger Lungenschrumpfung, die sich nach diesem Eingriff entwickelt, verschwinden die Hohlräume nicht. Das Verfahren, von dem wir früher viel erhofften, dient heute nur
dazu, bestimmte andere Eingriffe technisch vorzubereiten und zu erleichtern.

Der Vorschlag, einzelne Äste der Lungenarterie auszuschalten, beruht auf
Erfahrungen, die BRUNS und SAUERBRUCH gemeinsam im Tierversuche machten.
Wir konnten nachweisen, daß die Unterbrechung selbst eines Hauptastes der Lungen-
arterie vertragen wird und für Herz und Lunge keine schädlichen Folgen hat.

Beim Tier entwickelt sich in dem betroffenen Lappen eine eigentümliche Gewebschrumpfung, deren Eigenart auch heute noch keineswegs restlos geklärt ist.

BRUNS und SAUERBRUCH nahmen an, daß ohne akute Entzündungsvorgänge allmähliche fibröse Umwandlung des Parenchymes zustande kommt. Heute ist man mehr geneigt, an postpneumonische Cirrhose zu denken, die sich auf dem Boden akuter Infarcierung entwickelt (KAWAMURA, KRAMPF). Jedenfalls sproßt immer von den Interstitien aus, namentlich in der Umgebung der Bronchen, reichlich Bindegewebe. Die einzelnen Alveolen werden davon umwuchert und zusammengepreßt.

Sekundär beginnt dieses Granulationsgewebe zu schrumpfen. Zwischen Lungenoberfläche und Pleura parietalis bilden sich in der gleichen Zeit breite, schwartige Verwachsungen, die scharf auf das Gebiet der unterbundenen Arterien beschränkt sind. Auch in diesen Schwarten stellt sich nach einer gewissen Zeit starke Schrumpfung ein.

Die Retraktion der Lunge ist so bedeutend, daß bei jungen Tieren mit nachgiebigen Rippen ganze Bezirke der Brustwand kahnförmig eingezogen werden. Es wird also in vollendetem Maße das erreicht, was man durch jede Einengungstherapie erstrebt: cirrhotische Verkleinerung der Lunge. Sie wird in ein apfelgroßes hartes Gebilde umgewandelt, das mit der Umgebung durch dicke callöse Schwielen verbunden ist.

Diese Untersuchungsergebnisse berechtigten uns, auch beim Menschen den Eingriff zu wagen. Er wird immer gut vertragen. Schrumpfung und Verkleinerung des erkrankten Organes entwickeln sich genau wie beim Versuchstier.

Sehr bald aber zeigte sich, daß der endgültige Erfolg daran scheitert, daß die Rippen des Menschen nicht nachgeben. Ähnlich wie bei postpleuritischer Schwielenbildung wirken dann Lungenschrumpfung und starre Brustwand einander entgegen und zerren gewissermaßen das Bronchengerüst auseinander. Statt Einengung wird erst recht Erweiterung der Bronchen hervorgerufen. Sobald man aber der Brustwand durch Entknochung ausgiebigere Beweglichkeit verschafft, kann die Schrumpfung voll zur Geltung kommen. Daraus folgt, daß Unterbindung der Arterie stets mit ausgedehnter Rippenresektion zu verbinden ist.

Auf diese Weise erzielt man die besten mechanischen Voraussetzungen für Lungenschrumpfung. Aber selbst sie bleibt wirkungslos, wenn Starre der Bronchialwand sich dem Drucke des cirrhotischen Parenchymes widersetzt. Nur bei wenigen Kranken kommt es zu anatomischer Verkleinerung der Höhlen und klinischer Besserung.

Technik der Unterbindung der Arteria pulmonalis.

Genaue anatomische Untersuchungen über die Zugänglichkeit der einzelnen Äste der Pulmonalgefäße beim Menschen hat schon SCHUMACHER ausgeführt. Sie sind ergänzt und erweitert durch WALTER FELIX (vgl. S. 170 ff.). Es ergab sich, daß die Äste für beide Unterlappen und für den rechten Oberlappen besonders günstig liegen. Ihre Unterbindung macht kaum technische Schwierigkeiten.

Für das operative Vorgehen bei Unterbindung einer Lungenschlagader sei die Ligatur der Arteria pulmonalis des linken Unterlappens beschrieben (Abb. 879 u. 880).

Sie soll, um gefährliche Reflexe auszuschalten, grundsätzlich in Allgemeinnarkose durchgeführt werden. Der Kranke wird zur Vermeidung von Sekretaspiration in rechter Seitenhängelage auf dem Operationstische derart befestigt, daß der untere Abschnitt der linken Brusthälfte stark über ein Kissen herausgehebelt wird. Den linken Arm mit dem Schulterblatte läßt man nach hinten und oben ziehen. Die Brusthöhle wird durch einen Schnitt im fünften Intercostalraum oder nach Fortnahme mehrerer Rippen eröffnet. Verwachsungen zwischen Lungenoberfläche und

Brustwand kommen bei den Hauptanzeigengebieten des Eingriffes, den kongenitalen
Bronchektasen, nur ausnahmsweise vor. Sie sind vor Eröffnung der Brusthöhle
meist schon an der Schmalheit der Zwischen-
rippenräume zu erkennen. Vor allem aber
fehlt unter dem freigelegten Rippenfelle das
Spiel der atmenden Lunge. Sind keine Verlötungen vorhanden, so ist das Zurechtfinden
sehr leicht. Man drängt im Interlobärspalte
den linken Ober- und Unterlappen vorsichtig
auseinander und legt den Stiel des letzteren
frei. Hier laufen drei Gebilde neben- und miteinander zur Lunge: die Lungenarterie,
der Bronchus und die Lungenvene. Ihre

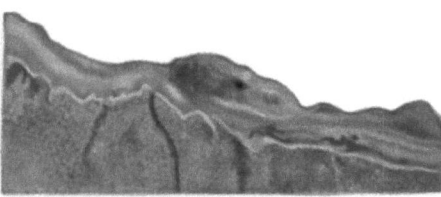

Abb. 876. Dicke Brustfellschwarte mit Pigment-
einlagerung bei postempyematöser Bronchektasenbildung auf dem Durchschnitte.

Unterscheidung ist nicht schwierig, wenn man ihre gegenseitigen anatomischen Beziehungen kennt. Der Bronchus befindet sich in der Mitte zwischen den beiden Gefäßen

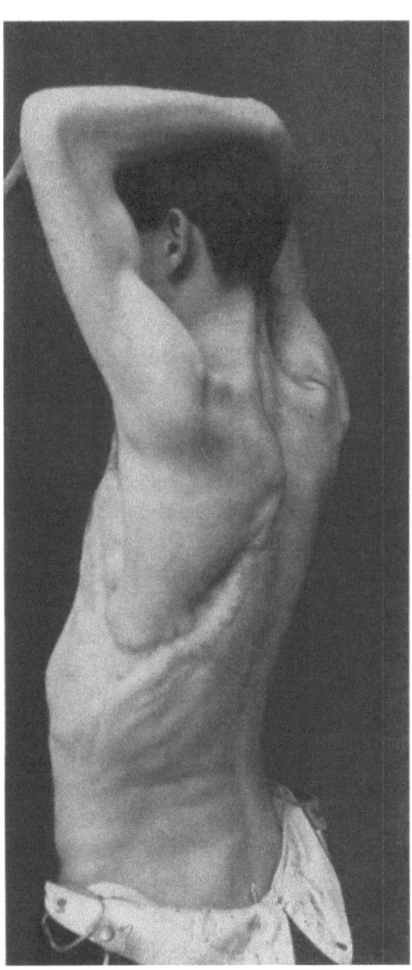
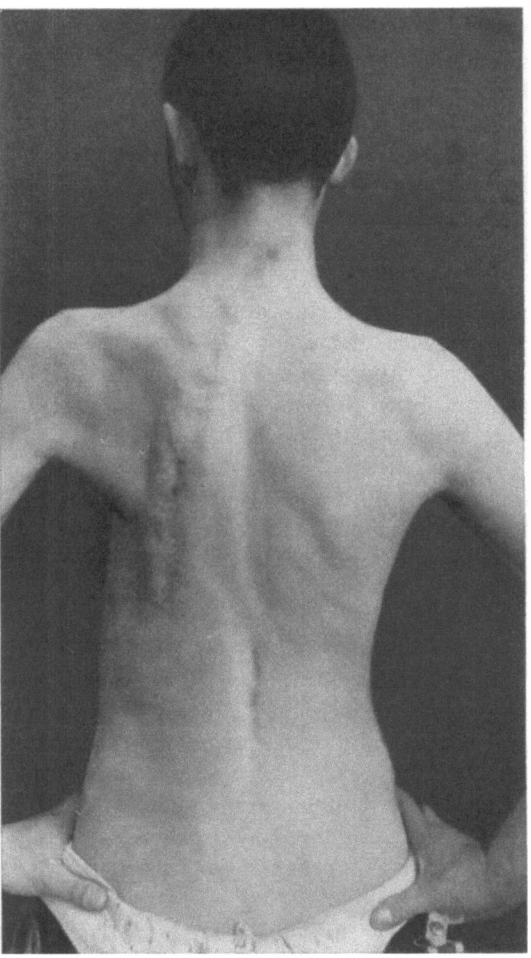

Abb. 877 und 878. Ausgedehnte Plastik über dem bronchektatisch erkrankten Unterlappen
nach Unterbindung der Arteria pulmonalis.

derart, daß die Vene unten, die Arterie oben liegt. Man sieht also bei der operativen
Darstellung des Lungenstieles zunächst die Schlagader. Ihr Aufsuchen nach

dem Gefühl ist durchaus unsicher. Etwas mühevoller ist die Freilegung bei kurzer Wurzel. Man schiebt dann mit einem Tupfer das Gewebe nach oben und

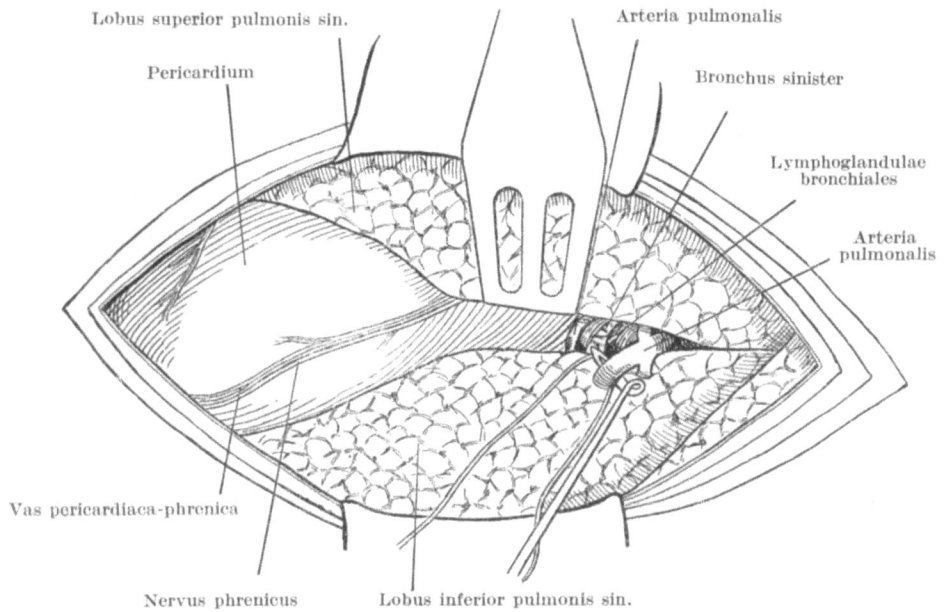

Abb. 879 (zu Abb. 880). Unterbindung der Arteria pulmonalis des linken Unterlappens.

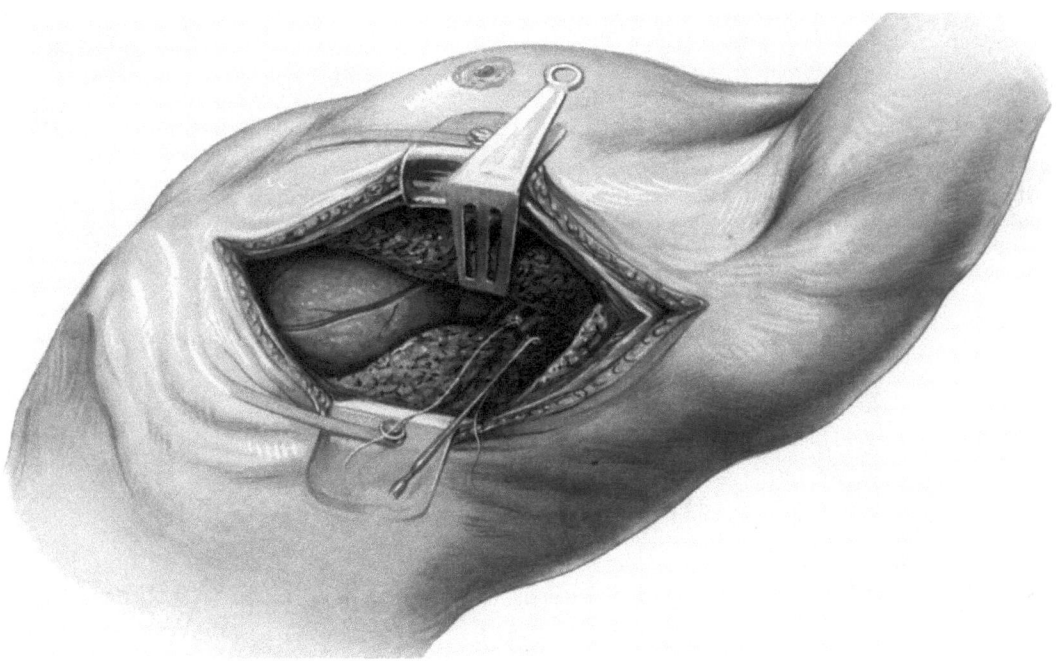

Abb. 880. Unterbindung der Arteria pulmonalis des linken Unterlappens.

vermeidet nach Möglichkeit seine Verletzung. Teilt sich die Schlagader vor ihrem Eintritt in den Lappen, so müssen alle Äste unterbunden werden.

Die Ligatur der Arterie ist leicht. Vorsichtig löst man sie auf etwa 1 cm aus
ihrer Umgebung aus. Mit einem stumpfen Schielhäkchen wird sie dann hochgehalten.
Durch die Lücke zwischen Arterie und Bronchus schiebt man mit einer Unterbindungsnadel den Faden durch. Beim Schürzen des Knotens verlangsamt sich gewöhnlich,

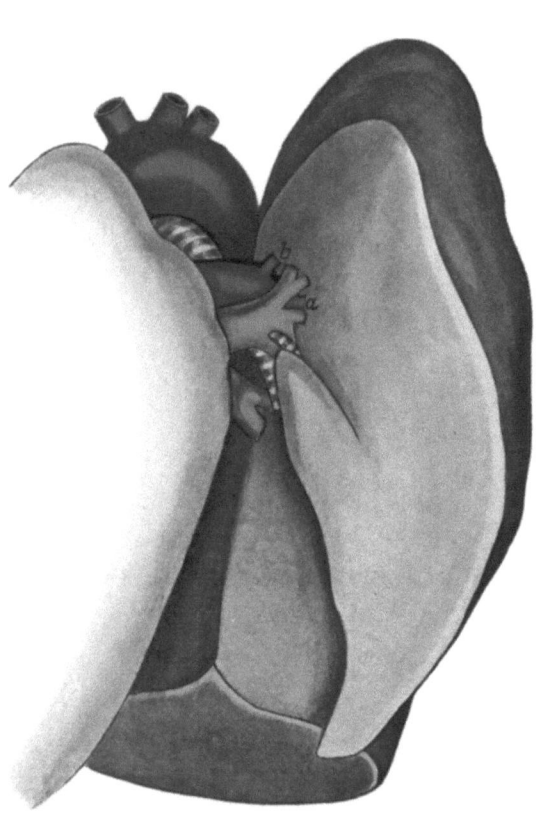

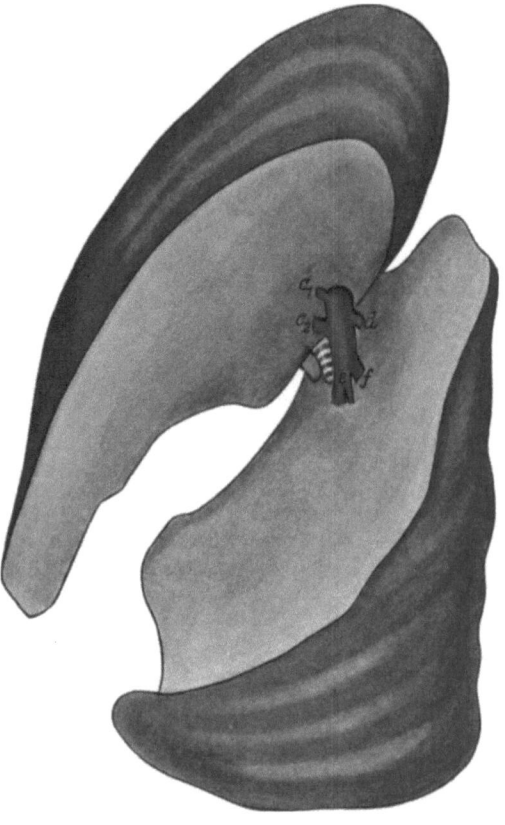

Abb. 881. Verlauf des linken Astes der Arteria
pulmonalis vor dem linken Bronchus mit seiner
Teilung. Unmittelbar nach dem Lungenstiel entspringt ein starker Ast zweiter Ordnung, der sich
bald verzweigt.

Abb. 882. Verlauf der Arteria pulmonalis in
Begleitung des Bronchus für den linken
Oberlappen. Von hinten gesehen.

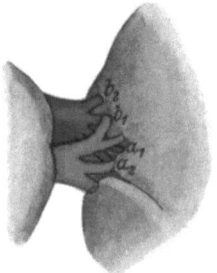

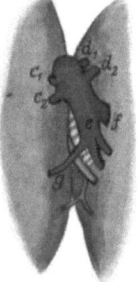

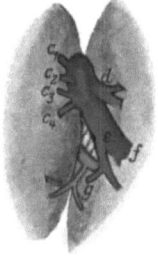

Abb. 883. Derselbe Befund (wie
Abb. 881) mit frühzeitiger Teilung
der Arteria in einzelne Äste vor
dem Eintritt in die Lunge.

Abb. 884. Arteria pulmo-
nalis (wie Abb. 882) mit
anderer Abgabe ihrer
einzelnen Zweige.

Abb. 885. Arteria pulmonalis
(wie Abb. 882) mit anderer
Abgabe ihrer einzelnen
Zweige.

(Nach SCHUMACHER.) Die Buchstaben a, b, c, d, e geben die einzelnen Äste
der Arteria pulmonalis an.

wohl reflektorisch, vorübergehend die Herztätigkeit. Ernste Bedeutung hat diese Störung nicht. Die Lunge wird nach der Unterbindung wieder gebläht und die Brustwunde geschlossen.

Der typische Eingriff bringt den Kranken kaum in Gefahr.

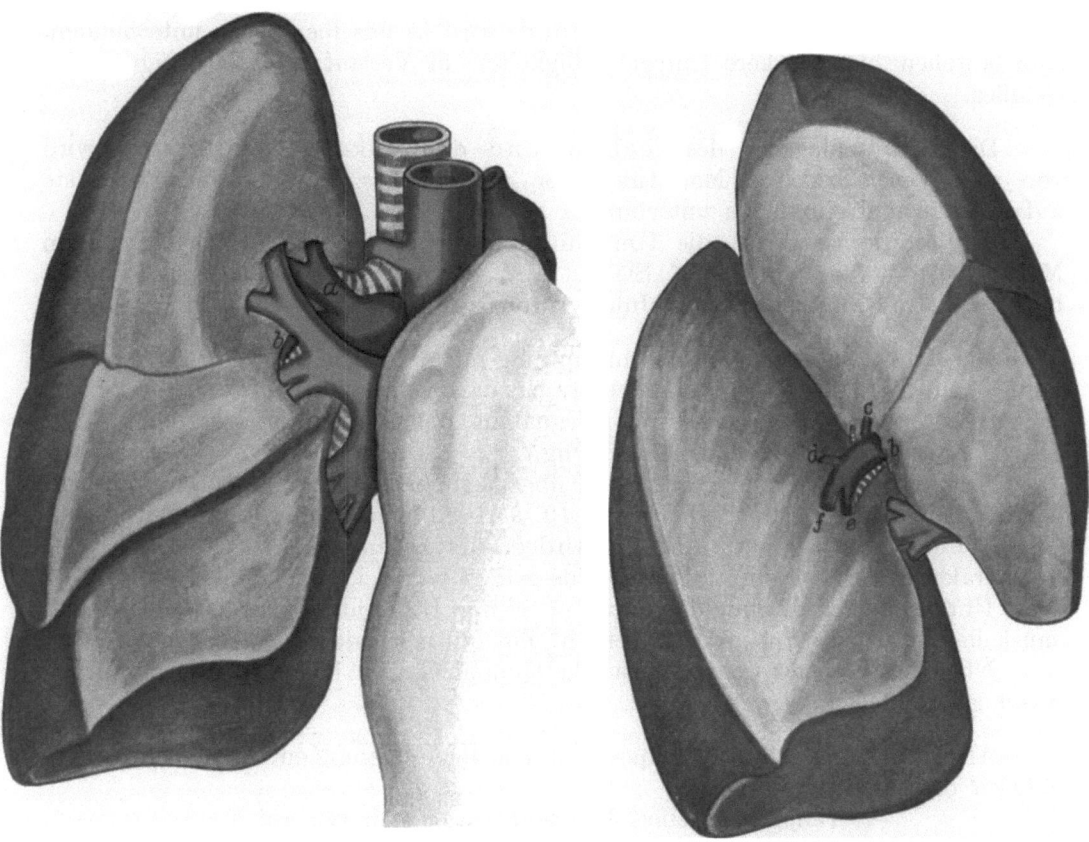

Abb. 886. Verlauf des Hauptstammes der Arteria pulmonalis rechts, mit dem eparterialen Seitenbronchus. Von vorn gesehen.

Abb. 887. Hauptast der Arteria pulmonalis mit ihrem Abgange für den rechten Mittellappen nach Auseinanderklappen der einzelnen Lungenlappen.

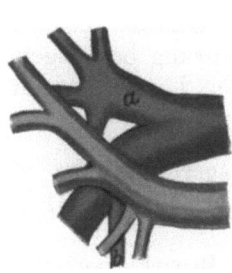 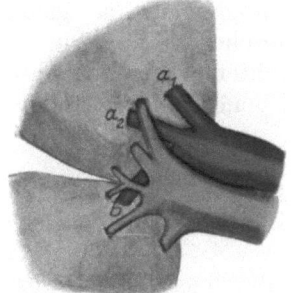 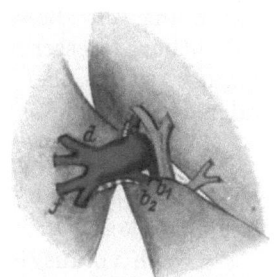

Abb. 888. Getrennte Darstellung der Gefäße der Arteria und der Vena pulmonalis vor dem Eintritt in den rechten Ober- und Mittellappen.

Abb. 889. Atypische Verzweigung der Arteria und der Vena pulmonalis beim Eintritt in die rechte Lunge.

Abb. 890. Dasselbe Bild mit doppeltem Zweige für den Mittellappen.

(Nach Schumacher.) Die Buchstaben *a, b, c, d, e* geben die einzelnen Äste der Arteria pulmonalis an.

Schwieriger liegen die Verhältnisse bei Verwachsungen zwischen Ober- und Unterlappen. Der Zugang zum Lungenstiel ist dann verlegt, und es gelingt nicht immer, trotz sorgfältigen anatomischen Vorgehens, die Arterie abzusondern. Es empfiehlt sich dann, die Operation abzubrechen.

Die Arterie des rechten Unterlappens wird in derselben Weise unterbunden. Nur bestehen hier stärkere Unregelmäßigkeiten in Verlauf und Verzweigung des Gefäßes.

Die Hauptschlagader des rechten und des linken Oberlappens wird von zwei Venen bedeckt. Man tut daher gut, die aus ihr entspringenden Äste aufzusuchen und einzeln zu unterbinden.

Am schwierigsten ist die Umschnürung der Schlagader für den rechten Mittellappen (vgl. Abb. 887). Sie hat aber kaum praktische Bedeutung und ist bisher nur bei Verletzungen ausgeführt worden, und zwar mit Erfolg.

Die Erkenntnis, daß Lungenschrumpfung nur dann voll zur Wirkung kommen kann, wenn die Brustwand entknocht ist, hat dazu geführt, die Ligatur der Lungenschlagader stets mit ausgedehnter Wegnahme der Rippen zu verbinden. Wir erledigen beide Eingriffe in einer Sitzung.

Von einem großen Bogenschnitte über dem erkrankten Lappen werden die 3. bis 10. Rippe freigelegt. Die 5. bis 10. entfernt man dann von der Wirbelsäule bis zu ihrem Knorpelansatz. Die 11. wird gekürzt, ebenso die 4. und 3. an ihrem vertebralen Ende. Von dieser Bresche aus gelingt jetzt leicht die Unterbindung.

Unter mäßiger Blähung der Lunge (5—7 mm Hg) schlägt man dann den Hautmuskellappen wieder zurück und vernäht ihn luftdicht mit seiner Umgebung.

Über den Verband werden elastische Gummizüge zur Ruhigstellung der Brustwand gelegt.

Als weitere Maßnahmen zur mechanischen Beeinflussung entzündlicher Bronchektasen dienen

Verlagerung eines Lungenlappens (nach GARRÈ) und intrathorakale Tamponkompression.

GARRÈ reseziert zunächst ausgedehnt die Brustwand, löst dann den erkrankten, verwachsenen Lungenlappen vollständig aus dem Komplementärraum aus und näht seinen Rand auf der Höhe der Zwerchfellkuppe an der Brustwand fest. Durch Tamponade gelingt es, den Sinus phrenicocostalis vollständig zu veröden. Dadurch hat der ganze Lappen die Möglichkeit, ausgiebig zu schrumpfen. In Übereinstimmung mit diesen anatomischen Veränderungen konnte GARRÈ auch klinisch wesentliche Besserung beobachten. Wir können diese Erfahrung bestätigen. Wie GARRÈ, waren aber auch wir genötigt, später den erkrankten Lappen zu eröffnen oder zu exstirpieren.

Den grundsätzlichen Gedanken der GARRÈschen Verlagerung findet man in intrathorakaler Tamponkompression des erkrankten Lungenlappens fortentwickelt.

Nach vorausgegangener Plombierung und ausgedehnter Brustkorbentknochung haben wir bei einem jungen Lehrer dieses Verfahren angewandt. Vom Brustwandfenster aus wurde der bronchektatische linke Unterlappen aus seinen Verwachsungen ausgelöst und allseitig durch Mullbäusche nach dem Lungenstiele zu zusammengedrückt. Die Kompression verstärkte man bei jedem Verbandwechsel durch Vermehrung der Tampons. Es blieb dann ein stark geschrumpfter Gewebsbürzel am Lungenstiele zurück, der sich in einer weiteren Sitzung leicht entfernen ließ.

In der gleichen Weise ist unabhängig von uns später ZAAIJER vorgegangen.

Die Wegnahme bronchektatischer Lungenlappen.

Schon früh hatte man das Bestreben, bei Beschränkung des Leidens auf einen Lappen zu amputieren oder zu resezieren (LENHARTZ, KRAUSE, HEIDENHAIN, KÜMMELL, GARRÈ, FRIEDRICH, SAUERBRUCH u. a.). Freilich wurden solche Eingriffe früher nicht mit der Zielklarheit und -sicherheit ausgeführt, wie das heute wohl möglich ist.

Wichtigste Voraussetzung für das Gelingen ist scharfe Abgrenzung des Brustraumes im Erkrankungsgebiete durch Verwachsungen. Fehlen sie, wie bei den kongenitalen Bronchektasen, so darf die Lappenentfernung erst nach Herstellung von Schwarten gewagt werden. Darum sollte der Eingriff erst nach vorbereitenden Maßnahmen, Phrenikotomie, Brustwandentknochung, Unterbindung der Arteria pulmonalis, vor allem aber Plombierung, vorgenommen werden.

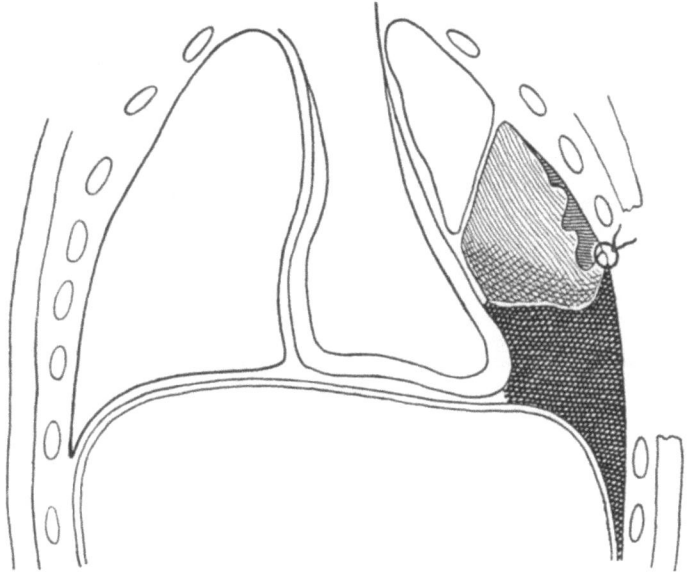

Abb. 891. Verlagerung eines Unterlappens nach GARRÈ.

Bei der Operation selbst hängt alles davon ab, in die richtige Schicht einzudringen, von der aus man stumpf den ganzen Lappen wie eine Geschwulst bis zur Lungenwurzel herauf verfolgen kann. Verfehlt man sie, so entstehen erhebliche Schwierigkeiten. Die Lunge reißt ein, selbst der Herzbeutel kann verletzt werden. Bei der Umfassung des bereits ausgelösten Lappens wird sein eitriger Inhalt in das Bronchialrohr gepreßt und Aspirationsgefahr heraufbeschworen. Man legt deshalb, sobald die anatomische Orientierung es erlaubt, eine Klemmzange an den Bronchus oder unterbindet ihn. Der Assistent soll so lange den Lungenstiel zusammendrücken, bis zuverlässiger Verschluß des Bronchus möglich ist. Gelingt es nicht, den Lappen bis zur Wurzel freizumachen, so ersetzt man die typische Exstirpation durch ausgedehnte Resektion.

Andernfalls ist die Exstirpation leicht. Zwischen kräftigen Unterbindungsfäden wird der Bronchus durchtrennt, nachdem vorher Arterie und Vene, wenn möglich einzeln, gefaßt und versorgt worden sind. Bei schwielig-schwartiger Umwandlung des Lungenstieles kommt nur Massenumschnürung in Frage. Sie umfaßt den Bronchus mit den Gefäßen und muß doppelt angelegt werden. Vor ihr schneidet man durch und entfernt den erkrankten Lappen. Besondere weitere Fürsorge für den Bronchus erübrigt sich. Seine Einmauerung in der callösen Umgebung verhindert Zurückschlüpfen in das Mittelfellgebiet und gefährliche Mediastinitis. Der verbleibende Hohlraum, dessen Schwartenauskleidung eine Infektion vom eitrigen Bronchus aus verhütet, wird mit Mullbeuteln ausgestopft. Über ihm verkleinert man die Weichteilwunde mit einigen durchgreifenden Nähten. Ein abschließender dicker Verband schützt die operierte Seite.

Nicht immer wird man in der Lage sein, den Lungenlappen in der beschriebenen

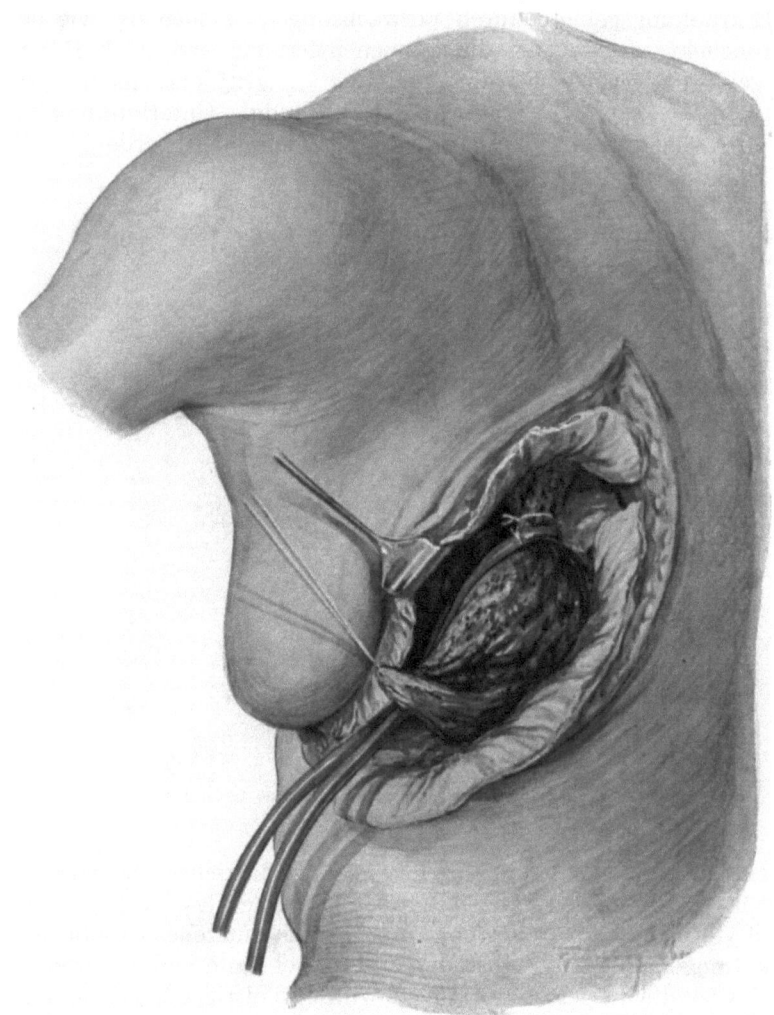

Abb. 892. Durch Gummischlauch abgeschnürter bronchektatischer Unterlappen, der der Spontanabstoßung überlassen wird.

Weise fortzunehmen. Die Darstellung des Stieles kann auf unüberwindliche Schwierigkeiten stoßen. Man sollte sie schon deshalb nicht erzwingen, weil alle Hantierungen an der Lungenwurzel reflektorische Störungen der Herzarbeit und Atmung auslösen können. Sie führten bei zwei unserer Kranken zum Tode.

Einer litt an diffuser Bronchektasenbildung im linken Unterlappen mit Einschmelzung des Lungengewebes zu einer großen Höhle. Mein Vorgänger in Zürich, Krönlein, hatte die bronchektatischen Kavernen durch Pneumotomie eröffnet. Es war vorübergehende Besserung eingetreten. Der Auswurf vermehrte sich wieder und bekam von neuem üblen Geruch. Eine extrapleurale Thorakoplastik, die ich zur Besserung des Zustandes versuchte, hatte keinen Erfolg. Darum sollte ein Jahr später die Exstirpation des Unterlappens ausgeführt werden. Es gelang dabei seine Ausschälung leicht. Der Lungenstiel war trotz der Verwachsungen noch sehr stark verschieblich. Er konnte durch Anziehen der Lungen um mehrere Zentimeter hervorgeholt werden. Beim Nachlassen schnurrte er um 5 cm in das Mittelfellgebiet zurück. Um den Lappen zuverlässig mit primärer Stielversorgung abtragen zu können, suchte ich das Mediastinum vorsichtig von der Lungenwurzel abzudrängen. In diesem Augenblicke traten Herzstillstand und Tod ein.

Es ist darum ratsam, bei schwierigen anatomischen Verhältnissen auf die Exstirpation zu verzichten und an ihre Stelle die Resektion des erkrankten Lappens zu setzen. Man befreit ihn in der beschriebenen Weise, soweit es ohne Gefahr geht. Dann stehen zwei Wege zur Verfügung: entweder durchtrennt man Schritt für

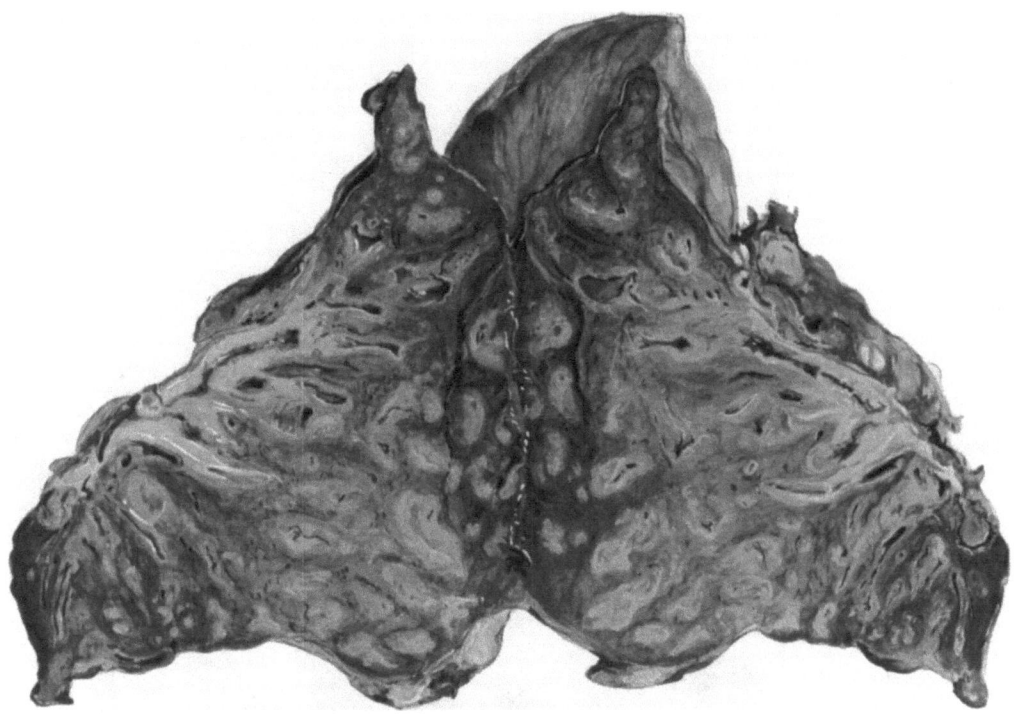

Abb. 893. Resezierter kongenital-bronchektatischer Unterlappen.

Schritt möglichst nahe an der Wurzel das Gewebe zwischen hintereinander angelegten Umstechungen, oder aber man verzichtet auf primäre Herausnahme des Lappens und überläßt ihn spontaner nachträglicher Abstoßung. Zu diesem Zwecke wird um seinen Stiel ein Gummischlauch geschnürt, der ihn ähnlich umklammert, wie es bei der PORROschen Operation mit der Portio uteri geschieht (s. Abb. 892). Man kann die Lage des Schlauches durch mehrere Nähte sichern. Unter seinem Drucke tritt Nekrose im Laufe der nächsten 6—8 Tage ein, zu einer Zeit also, in der durch Granulationsgewebe bereits überall für Abdichtung gesorgt ist. Der Lappen stößt sich schließlich von selbst ab.

Dieses zielbewußte, dabei aber vorsichtige, mehrzeitige Vorgehen hat die Lungenlappenexstirpation ihrer Gefahren beraubt. Sie ist damit zum Idealverfahren bei der Behandlung umschriebener Bronchektasen geworden.

Aufgabe der Technik war es, dieses bewährte Vorgehen auch bei fehlenden oder ungenügenden Verwachsungen zu ermöglichen. Das ist in letzter Zeit dadurch gelungen, daß man, ähnlich wie bei der Behandlung der Lungenabscesse (vgl. S. 843), Plombierung vorausschickt. Das Paraffin erzeugt Verschwartung des Brustfelles, engt die Lunge ein und macht so die Unterbindung der Arteria pulmonalis überflüssig.

Wir haben gelernt, den Gesamteingriff in zweckmäßiger Weise zu verteilen.

Bei schwächlichen Kranken legt man von einer kleinen Rippenbresche aus die Plombe über dem erkrankten Lungenunterlappen an. In zweiter Sitzung nach etwa 6—8 Wochen folgt ausgedehnte Brustwandresektion; dabei läßt man die Plombe ruhig in ihrem Bette liegen. Nach weiteren 3—4 Wochen wird schließlich der Lappen exstirpiert.

Die mit diesem Vorgehen bei zahlreichen Kranken gemachten guten Erfahrungen haben die anderen Methoden der Behandlung stark zurückgedrängt. Für uns ist die Exstirpation eines bronchektatischen Lungenlappens das Verfahren der Wahl geworden.

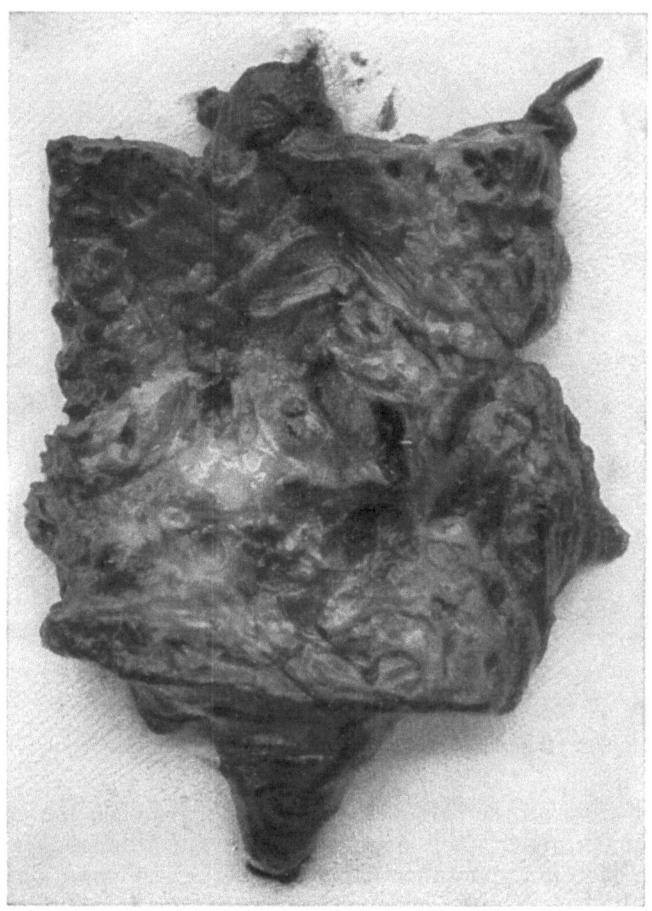

Abb. 894. Exstirpierter linker Lungenlappen mit bronchektatischen Höhlen. $^2/_3$ der natürlichen Größe.

Nur ausnahmsweise tritt an ihre Stelle stückweise Verödung. Sie kommt dann in Frage, wenn die allgemeine Verfassung des Kranken der Amputation selbst in dieser schonenden Form nicht gewachsen ist.

Von der Wunde aus spaltet man dann in mehreren Sitzungen mit dem Glühbrenner nach allen Richtungen das Lungengewebe. Dabei kann man sehr schön beobachten, wie jedesmal, wenn der Thermokauter in eine kleine Höhle fällt, etwas Eiter neben ihm herausquillt. Auf diese Weise wird vorsichtig ein Bezirk der Lunge nach dem anderen eröffnet und schließlich der ganze Lappen verödet. Das Verfahren ist sehr zeitraubend und für den Kranken ermüdend. Das Brennen selbst macht keine Schmerzen. Dagegen löst Betupfen der Bronchialschleimhaut mit trockenem Mull leicht bedrohliche Reflexe aus.

Auch dieser Eingriff soll zur Vermeidung von Luftembolie unter Anwendung von Druckdifferenz ausgeführt werden.

Selbstverständlich muß der Verödung des Lungenlappens ausgedehnte Entknochung vorausgehen.

Der Hauptnachteil der Methode liegt aber in dem Zurückbleiben großer Bronchialfisteln und einer Gitterlunge. An ihre Beseitigung durch entsprechende Eingriffe kann erst dann gedacht werden, wenn das Bronchialrohr gereinigt und sein sekundärer Katarrh verschwunden ist. Vor Ablauf von $^3/_4$ Jahren ist operativer Verschluß unzweckmäßig. Spontanheilungen kommen ausnahmsweise vor.

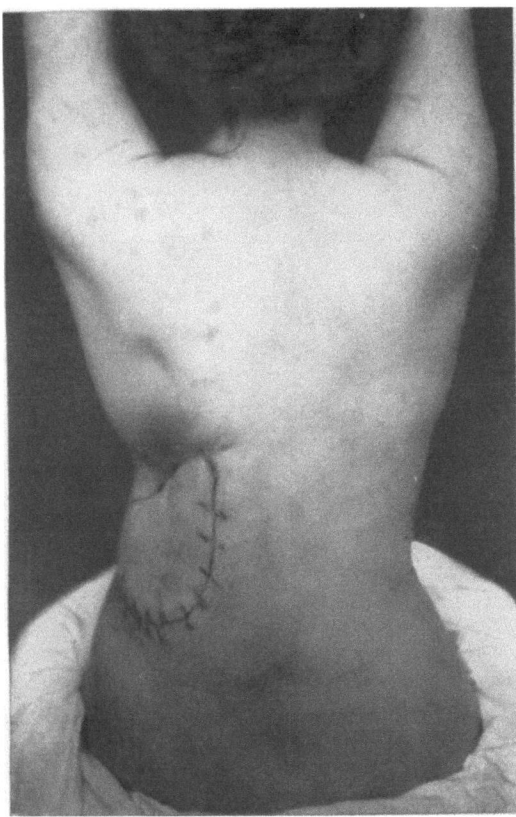 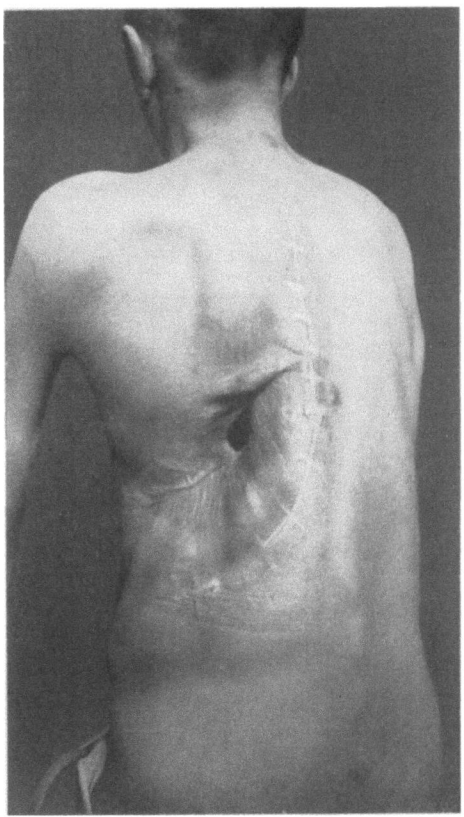

Abb. 895. Die Kranke nach fistelloser Heilung.   Abb. 896. Bronchialfistel nach Exstirpation des linken Unterlappens wegen ausgedehnter Bronchektasenbildung. Die Operation wurde dreizeitig ausgeführt. Zuerst Unterbindung der Arteria pulmonalis, dann Thorakoplastik, schließlich Fortnahme des linken Unterlappens. Besserung, die an Heilung grenzt. Fortbestand einer Fistel.

Die Ergebnisse der chirurgischen Behandlung der Bronchektasen.

Die Schwierigkeiten chirurgischer Behandlung der Bronchektasen sind durch anatomische Klärung des Krankheitsbildes, klinische Erfahrung, vor allem aber durch Verbesserung der chirurgischen Technik heute erheblich verringert worden. Namentlich die grundsätzliche Exstirpation des erkrankten Lappens bei umschriebenen kongenitalen Bronchektasen hat einen gewaltigen Fortschritt gebracht. Bei entzündlichen Erweiterungen sind die Ergebnisse ebenfalls durch radikales Vorgehen, Eröffnung und Verödung der Höhlen besser geworden.

Schwer ist es, die Leistungen der chirurgischen Behandlung zahlenmäßig auszudrücken.

Mehr als bei anderen Übersichten über operative Erfolge setzen bei den
Bronchektasen Ungleichheit in Form und in Stadium der Erkrankung sowie
subjektive Auffassung über die erzielte Besserung den Wert der Statistiken herab.
Sie enthalten gewöhnlich nur ganz allgemeine Angaben.

Darum lohnt es nicht, auf einzelne statistischen Angaben einzugehen. Übereinstimmend
wurde die große Sterblichkeit und die kleine Zahl der endgültigen Heilungen betont. GARRÈ verlor z. B. unter 57 Kranken 21 im Anschluß an die Operation. Gewöhnlich wird von Besserungen
berichtet, die dazu meist nur vorübergehend sind.

Bemerkenswert ist eine Arbeit GRAHAMs. Er hat bei 48 Kranken, denen ein Lungenlappen exstirpiert wurde, eine Sterblichkeit von 52%. Auch geht aus einer Abhandlung

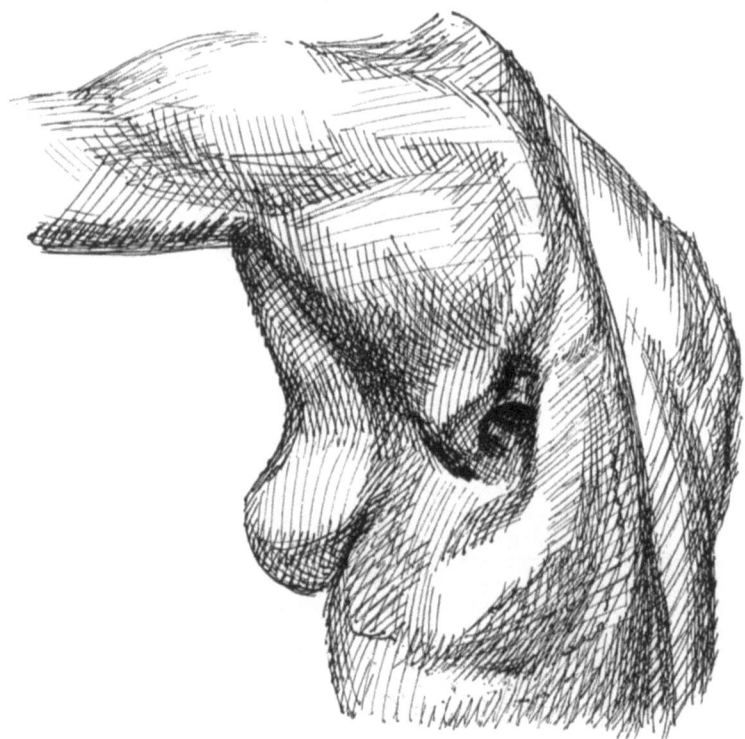

Abb. 897. Bronchialfistel nach Wegnahme des linken Unterlappens.   Sie wurde später geschlossen.

HEDBLOMs hervor, daß ausgedehnte Rippenresektionen zwar Herabsetzung des Auswurfes,
aber keine Heilung gibt. Wir können auf Grund unserer Erfahrungen hinzufügen, daß leider
diese Besserungen nur ausnahmsweise von Bestand sind.

Unter 69 Bronchektatikern, über die in der zweiten Auflage dieses Buches berichtet wurde,
fanden sich 27 mit Bronchektasen eines ganzen Lungenflügels, die nach unserer heutigen Auffassung als entzündlich anzusprechen sind. Da bei ihnen ausgedehnte Verwachsungen bestanden
und die Beschränkung auf einen Lappen fehlte, wurden breite Rippenresektionen ausgeführt. Es
starb nach diesem Eingriffe nur einer. Keiner wurde geheilt, 5 wurden dauernd, die anderen nur
vorübergehend gebessert. Bei einem trat nach einem Jahre ausgesprochene Verschlechterung ein.

In der Folge haben wir noch 10 mal versucht, durch ausgedehnte Brustwandentknochung
dem Leiden zu steuern. Es waren Kranke, bei denen radikalere und nach den heutigen Erfahrungen zweckmäßigere Maßnahmen wegen des schlechten Allgemeinzustandes nicht mehr in
Frage kamen. Von diesen wurde einer erheblich gebessert. 6 starben nach Wochen oder Monaten
an ihrer Krankheit. Auch hier hatten wir einen Operationstod nicht zu beklagen.

Günstiger war das Ergebnis bei 12 Kranken mit postempyematösen Bronchektasen eines
Unterlappens. Durch extrapleurale Thorakoplastik wurde, wenn auch keine Heilung, so doch
nachhaltige Besserung erzielt: Rückgang des Auswurfes, Verschwinden des jauchigen Gestankes
und Hebung des Allgemeinbefindens. Unmittelbar nach der Operation starb ein Kranker.

Ein junger Arzt, der nach diesem Eingriff arbeits- und kriegsdienstfähig wurde, ist 11 Jahre später wegen allgemeiner Verschlechterung wiederum in die Klinik aufgenommen worden. Der Auswurf hatte in den letzten 2 Jahren erheblich zugenommen. Mengen bis über 1 Liter täglich wurden ausgehustet. Die Kräfte nahmen ab. Im Harn zeigte sich Eiweiß. In der alten Narbe wurde erneut eingegangen. Mehrere bronchektatische Höhlen wurden eröffnet. Fauliger Eiter floß reichlich ab. Es war notwendig, in zweiter Sitzung Nebenkammern zu spalten. Dabei trat tödliche Luftembolie ein.

19mal wurde zur Erzielung ausreichender Schrumpfung die Unterbindung des Hauptastes der Lungenarterie für den erkrankten Unterlappen ausgeführt. Die Gefäßunterbindung überstanden alle Kranken gut. Bei 2 blieb es bei diesem Eingriffe. Der eine starb $1^{1}/_{2}$ Jahre nachher an Meningitis, ohne vorher einen nennenswerten Nutzen von der Operation gehabt zu haben. Die zweite Kranke lebte noch viele Jahre ohne Besserung ihres Zustandes. Bei den 17 anderen dieser Gruppe wurde unmittelbar nach der Unterbindung oder längere Zeit nachher ausgedehnte Rippenresektion hinzugefügt. Einen verlor ich nach Rippenresektion an Herzschwäche. Einmal zeigte sich nur vorübergehend eine leichte Besserung. Der Kranke starb 2 Jahre nach der Operation an schwerer Pneumonie, die wohl als Folge der Grundkrankheit anzusehen ist. Bei zweien wurde an Heilung grenzende Besserung erzielt. Ein Arzt erreichte eine so erhebliche Abnahme des Auswurfes, von 300—400 ccm auf 20—30 ccm, mit Verschwinden des fauligen Gestankes, daß er frontdienstfähig wurde und als Bataillonsarzt seinen Dienst während 4 Jahren ausüben konnte. Leider erlag er im Felde einer Grippepneumonie. Der zweite, der infolge seines Leidens zu keinem Berufe tauglich war, konnte nachher als Kaufmann sein Brot verdienen. In feuchtem Klima leidet er noch unter Auswurf und üblem Geruche, während bei trockener Witterung das Sputum gering ist; es wird nur morgens ausgehustet. Der Allgemeinzustand ist erheblich besser als früher.

Bei allen anderen wurde erhebliche Abnahme des Auswurfs erreicht. Die Besserung war aber nur vorübergehend.

Auch diese eigenen Zahlen beleuchten die Unzulänglichkeit früher geübter Operationsverfahren. Bisher mußten radikalere Verfahren, insbesondere die Amputation eines erkrankten Lappens, als zu gefährlich abgelehnt werden. Mehrere Versuche einzeitiger Lobektomie vor etwa 20 Jahren brachten schwerste Enttäuschungen. Die technische Ausführung des Eingriffes war ähnlich wie im Experiment leicht.

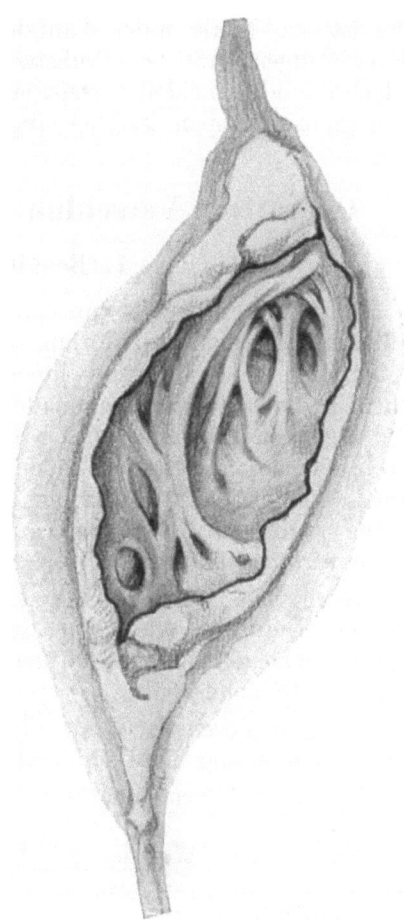

Abb. 898. Mehrfache eröffnete Bronchektasen.

Am 4. bis 5. Tage aber stellte sich ein schwerer Zustand ein. Die Kranken gingen an Spannungspneumothorax, Mediastinalemphysem und Pleurasepsis zugrunde.

Trotz dieser Fehlschläge hielt man aber grundsätzlich an dem Gedanken der Lappenexstirpation fest. Wir konnten zeigen, wie man allmählich einen Weg fand, und wie durch vorbereitende Eingriffe, namentlich durch Plombierung, die Gefahr der Radikaloperation verringert wurde.

Heute verfügen wir bereits über insgesamt 26 Lungenlappenexstirpationen: 19 bei umschriebenen kongenitalen Bronchektasen des Unterlappens, 3 bei kongenitalen Lungencysten, 4 bei „Gitterlunge". Von diesen Kranken starben 3, so daß die Gesamtmortalität 11,1 % beträgt.

Befriedigend sind auch unsere Ergebnisse mit größeren bronchektatischen Höhlenbildungen. Diese wurden wie Lungenabscesse behandelt.

Stückweise Verödung von Lungenlappen in mehreren Zwischenräumen habe ich bei multiplen Bronchektasen 10 mal ausgeführt. Bei 5 Kranken trat erhebliche, bei 2 leichtere Besserung, bei keinem wirkliche Heilung ein. 3 Kranke starben.

Das vorliegende Gesamtergebnis berechtigt uns heute mehr als früher auf chirurgische Behandlung der Bronchektasen zu drängen. Am aussichtsreichsten ist unser Vorgehen bei umschriebener kongenitaler Erkrankung des Unterlappens. Hier ist das Verfahren der Wahl dessen Wegnahme. Bei ausgedehnten entzündlichen Erweiterungen kann im Frühstadium operative Einengung Nutzen bringen. Bei fortschreitendem Leiden versagt sie. Öffnen einzelner Höhlen und allmähliches Veröden ganzer Lappen ist eher angezeigt.

Operativer Verschluß von Bronchial- und Lungenfisteln.

1. Beseitigung kleiner Fisteln.

In Allgemeinnarkose umschneidet man den Rand der Bronchiallichtung derart, daß die Schleimhaut ringförmig abgelöst werden kann. Sie wird hierauf 1—2 cm in das Innere des Bronchus hinein reseziert. Es kommt dabei leicht zu stärkerer Blutung, die aber auf Tamponade steht. Nach dem Ausschneiden der Schleimhaut wird die Bronchialwand selbst vorsichtig aus dem Lungengewebe herausgelöst und durch je einen Scherenschnitt oben und unten gespalten. Es entstehen auf diese Weise zwei Lappen, deren Wundflächen sich gegenüber liegen. Mit durchgreifenden Seidennähten werden sie flächenhaft aufeinander befestigt. Das Operationsgebiet in der Lunge wird tamponiert.

Nach etwa 14 Tagen hat sich um den Stumpf genügend Granulationsgewebe gebildet. Die Weichteile werden jetzt in der alten Narbe so weit gelöst, daß sie sich wie ein Deckel auf die Wunde legen lassen. Dieses Vorgehen ist zuverlässig, wenn die Naht des Bronchus hält.

Beim Auslösen der Schleimhaut können Reflexe eintreten. Sie werden durch örtliche Betäubung nicht mit Sicherheit unterdrückt.

Daher ist Allgemeinnarkose vorzuziehen.

Ein anderer Weg ist die von von PERTHES und von GARRÈ empfohlene Lappendeckung der Fistel.

Nach ihrer Umschneidung werden die angefrischten Weichteile der Umgebung breit vernäht, oder man legt einen gestielten Lappen aus der Nachbarschaft mit seiner Wundfläche auf das Fistelgebiet. Die Schleimhaut der einmündenden Bronchen wird vorher mit dem scharfen Löffel entfernt.

2. Operative Beseitigung größerer Fisteln.

Besteht nicht nur eine einzelne Bronchialfistel, sondern ist im Anschluß an die Eröffnung einer Abszeßhöhle eine „Gitterlunge" entstanden, so wird das ganze Fistelgebiet nach dem Verfahren von GARRÈ-LEBSCHE versorgt.

Die Operation wird, wie jeder Verschluß von Bronchialfisteln, wegen der Gefahr störender Reflexe in Ätherallgemeinnarkose vorgenommen. Von größter Wichtigkeit ist peinlichste, in allen Einzelheiten folgerichtige Aseptik. Schleimhaut und neue Wunde sollen sich in keinem Augenblick unmittelbar oder mittelbar durch Instrumente oder Tupfer berühren. Der Eingriff ist erst möglich, wenn der gesamte Höhlenbezirk epithelisiert und die Absonderung auf ein Mindestmaß zurückgegangen ist. Von der Schleimhaut sind alle desinfizierenden und anästhesierenden Mittel zur Vermeidung postoperativer Katarrhe fernzuhalten.

Der Hohlraum selbst wird von Anfang an mit feuchten Mullstreifen ausgelegt. Überfließendes Blut wird dadurch aufgesogen und Aspiration in die andere Lunge verhütet.

Das Fistelgebiet wird nun umschnitten, der Schleimhautsaum mit Klemmen gefaßt und hochgezogen. Man sucht zunächst das Brustfell zu gewinnen. Das ist wegen breiter Verwachsungen und Schwarten oft ziemlich schwierig. Kürzen der

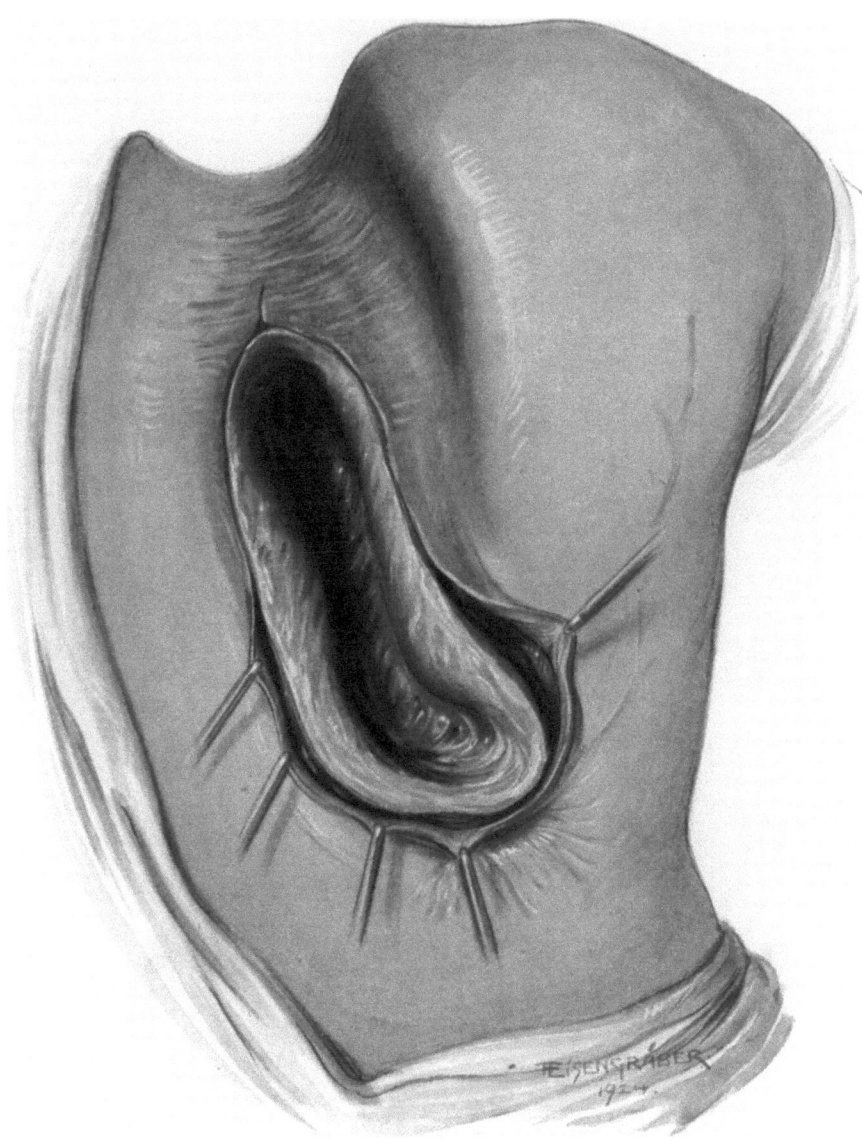

Abb. 899. Umschneiden des Fistelgebietes.
Abb. 899—903. Verschluß einer Gitterlunge. (Nach LEBSCHE.)

benachbarten Rippenstümpfe erleichtert Zurechtfinden und weiteres Vordringen. Daraus erwächst auch der große Vorteil, daß das Brustfell für die spätere einstülpende Naht schon entspannt ist.

Der große Schleimhautsack, den man mittels Klemmen dauernd etwas anspannt, wird allmählich bis in die Lunge hinein verfolgt. Man hält sich zwischen der dünnen, aber derben Submucosa, die mit dem Oberflächenepithel innig verwachsen

ist, und dem gut erkennbaren, eigentlichen Organgewebe. Die Blutung ist dabei
sehr gering. Erst in nächster Nähe der Bronchialfisteln wird sie lebhafter; hier liegt
aber auch schon die innere Grenze der Isolierung, die allseitig gleichmäßig vorgenommen wird.

Jetzt spaltet man den Schleimhautzylinder im oberen Wundwinkel bis in das

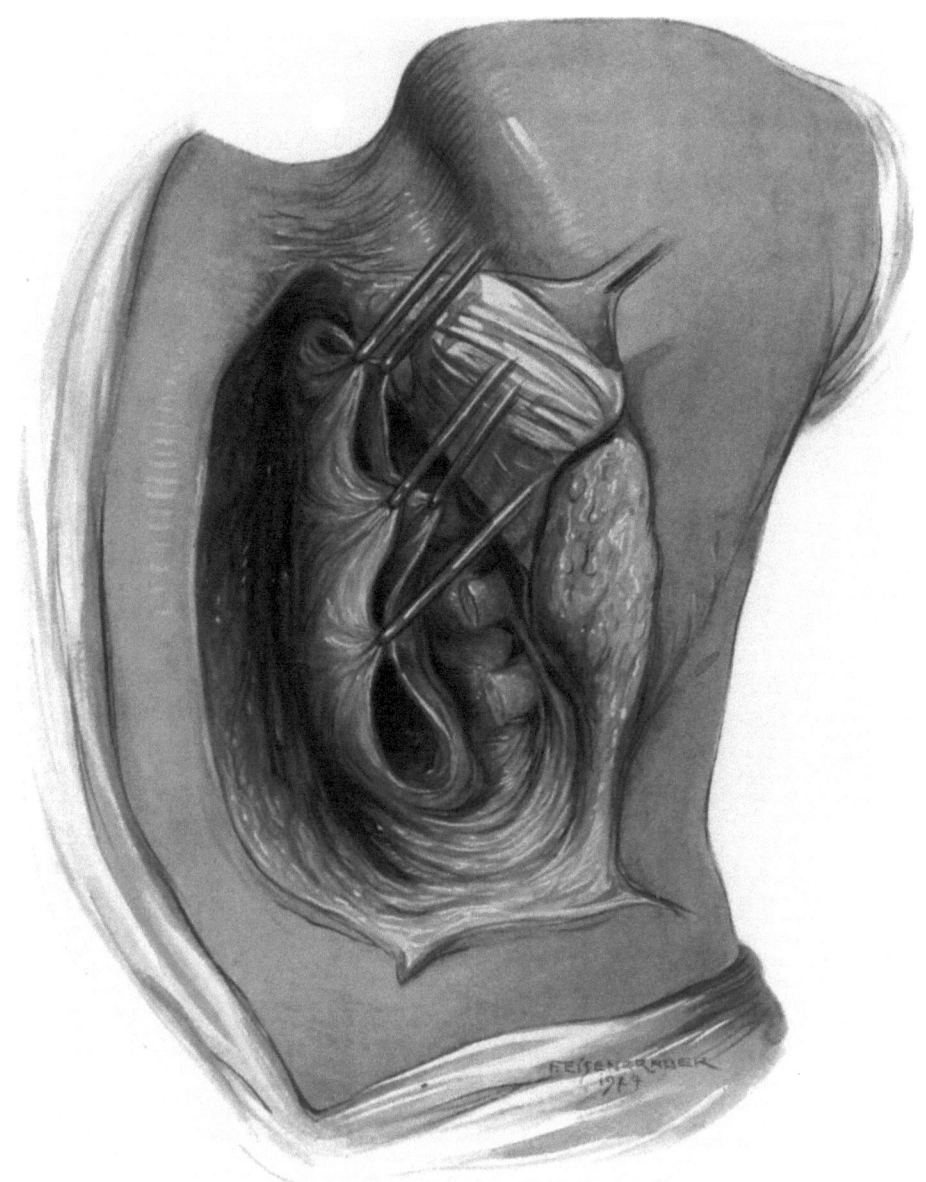

Abb. 900. Das Fistelgebiet wird aus der Lunge herauspräpariert.

Lungengewebe hinein. Mit dem Abtragen des überstehenden Saumes beginnt die
Verschlußnaht. Sie ist mit allergrößter Sorgfalt submukös auszuführen. Keine einzige
Fadenschlinge sollte in die Lichtung der kleinen Höhle hineinragen, die in der Lunge
notwendigerweise zurückbleibt. Man verwendet dünnste Seide und näht sehr dicht.

Schritt für Schritt werden die Schleimhautlefzen gekürzt, die zurückbleibenden Ränder genau aneinandergefügt und lungenwärts versenkt, bis der untere

Winkel des Fistelgebietes erreicht ist. Über der Reihe submuköser Nähte vereinigt man die Lungenwunde, die ihrerseits durch Zusammenziehen der Brustfellblätter noch gesichert wird. Durchgehends legt man auch hier feinste Seidenknopfnähte möglichst eng. Sie gewährleisten dauernden sicheren Wundschluß und damit ein

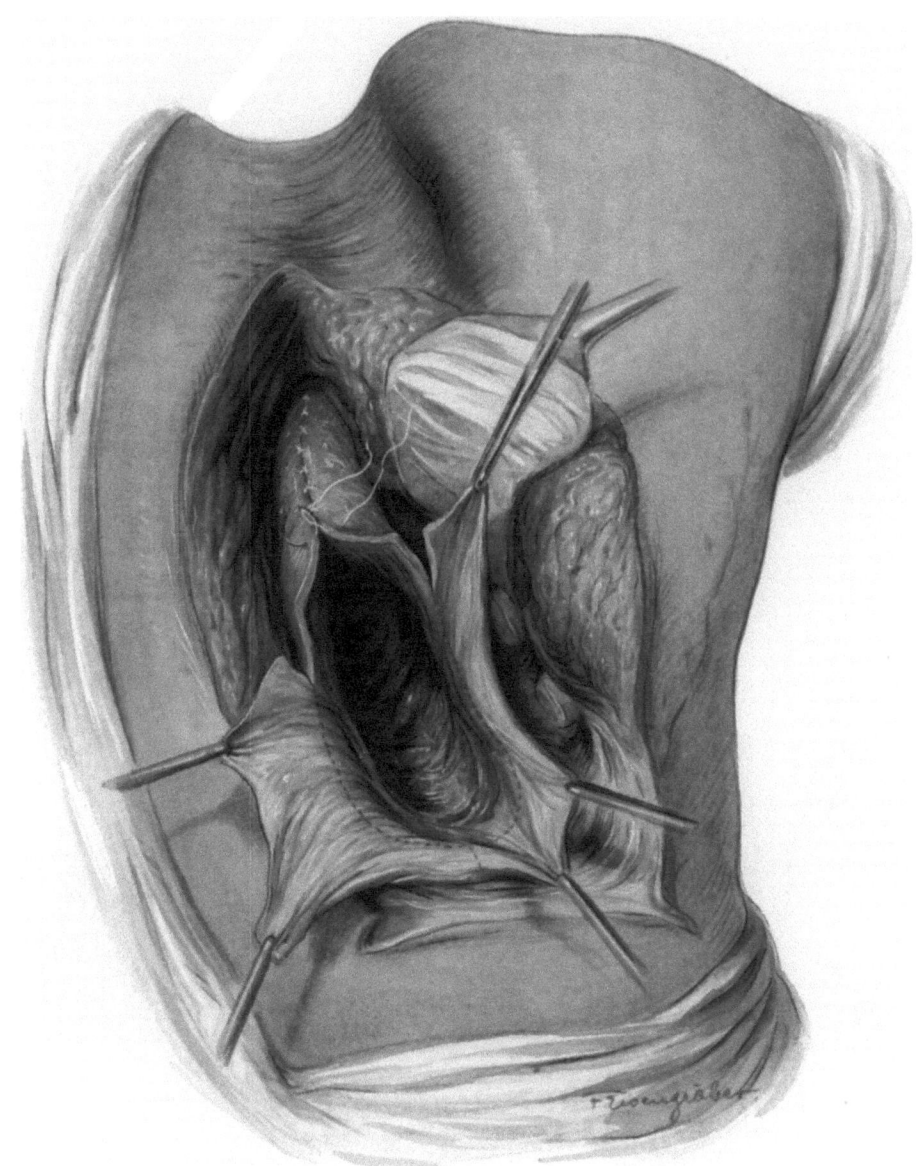

Abb. 901. Die überstehende Schleimhaut wird abgetragen, die zurückbleibende durch submuköse Nähte über der Höhle vereinigt (1. Nahtreihe).

kräftiges Widerlager, wenn in der Nachbehandlung trotz reichlicher Morphiumgaben durch Reizhusten erhebliche intrapulmonale Drucksteigerung auftreten sollten.

Das Operationsgebiet der Lunge wird mit einem Fettfascien-Muskellappen aus der Umgebung gedeckt; nachsickerndes Blut und etwa auftretendes erstes Sekret leitet man durch Drainage der äußeren Wunde für 1—2 Tage nach außen ab.

Der weitere Verlauf gestaltete sich bei unseren Kranken außerordentlich einfach. Körperwärme und Puls blieben unter der Höhe, die die meisten Lungeneingriffe kennzeichnet. Absonderung nach dem Bronchialrohr fehlte bei 6 Kranken gänzlich; bei 5 trat für einige Tage reichlich blutiger, dann eitriger Auswurf auf, der bei 3 aber in kurzer Zeit verschwand. Einen Todesfall haben wir bisher nicht zu beklagen gehabt.

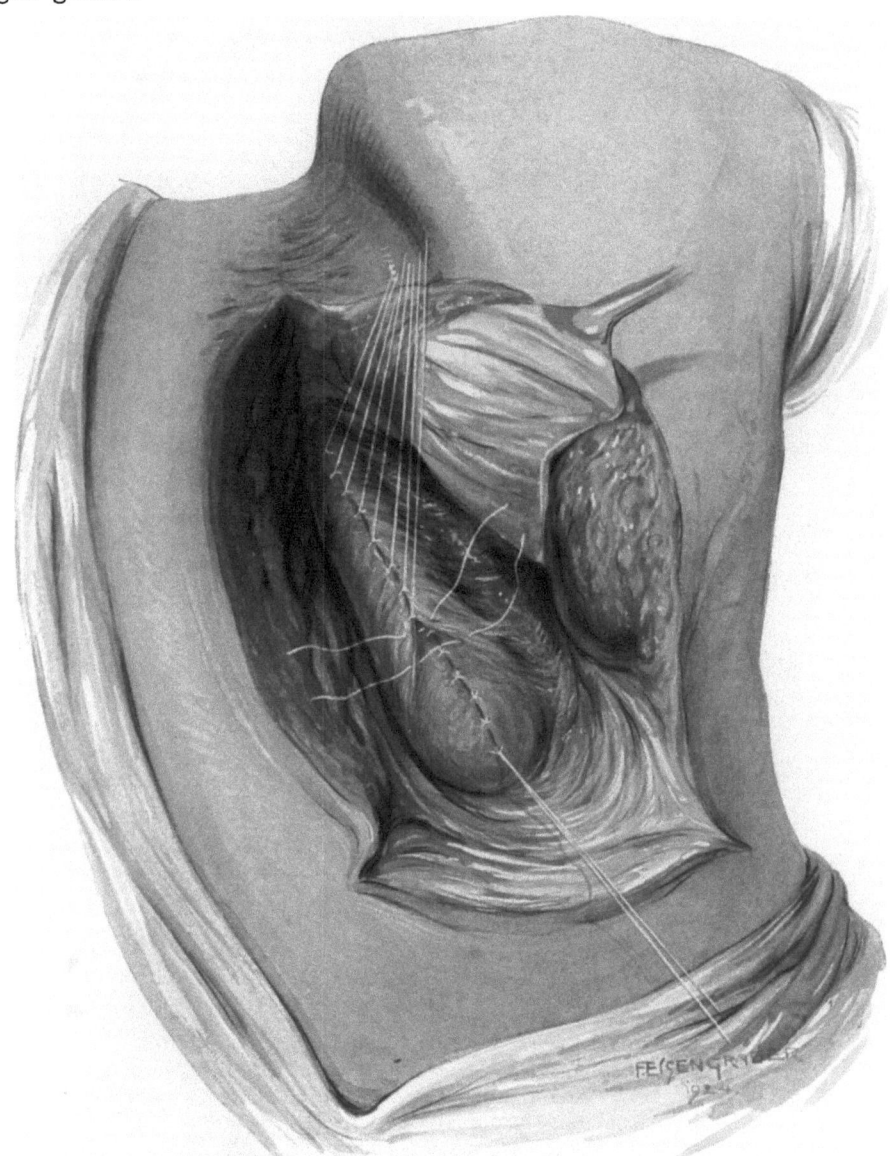

Abb. 902. Einstülpende Lungennaht (2. Nahtreihe).

Der in der Lunge zurückbleibende Hohlraum wird weiterhin zweifellos durch Vernarbung und Schrumpfung, namentlich in den Rindenabschnitten des Organes, mehr und mehr eingeengt. Die kleine Resthöhle hat gewöhnlich keine klinische Bedeutung.

Übereinstimmend versichern unsere Kranken, daß sie viel leichter atmen und sprechen, daß sie leistungsfähiger sind und daß sie sich nun erst wirklich gesund fühlen.

Den Erfolg gewährleisten breite Freilegung des Fistelgebietes, strenge Ausschaltung der nicht keimfreien Schleimhaut von der aseptischen Wunde, peinlichste luftdichte Naht der Lunge. Hält man sich an diese Richtlinien, dann ist unser Vorgehen zuverlässig, der Eingriff ohne besondere Gefahren. Gelegentlich wird vollständige Ausheilung durch Aufflackern eines alten Entzündungsherdes vereitelt. Die Operation ist dann zu wiederholen.

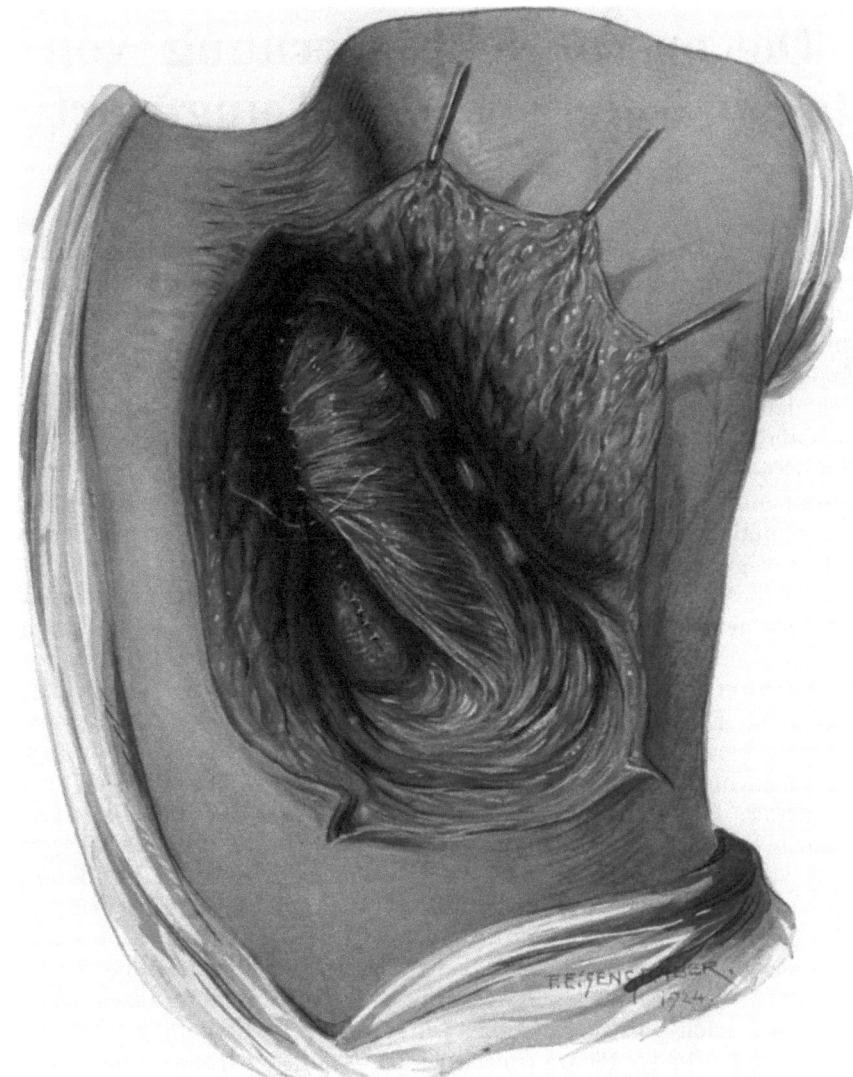

Abb. 903. Brustfellnaht (3. Nahtreihe).

Bei sehr ausgedehnten Gitterlungen, wie sie nach Eröffnung von Cysten und großen Eiterhöhlen zurückbleiben, genügt dieses Verfahren nicht. Hier muß die Ausschälung der Lunge in größerem Ausmaß erfolgen. Die lappenförmigen Randabschnitte, die die Höhle umgeben, sind dann so dünn und atelektatisch, daß man sie am besten fortnimmt. Es kommt dann der Eingriff einer ausgedehnten Lungenresektion gleich. Wir haben bei 5 Kranken auf diese Weise Heilung erzielt.

Die operative Entfernung von Blutgerinnseln aus den Lungenarterien nach TRENDELENBURG.

Im Jahre 1907 hat TRENDELENBURG den kühnen Vorschlag gemacht, bei Embolien das Gerinnsel aus den Lungenschlagadern operativ zu entfernen. Durch Tier- und Leichenversuche hatte er festgestellt, daß es möglich ist, Pfröpfe aus der Arteria pulmonalis verhältnismäßig einfach und sicher herauszubefördern. Auf Grund seiner Experimente entschloß er sich, den Versuch am Kranken zu wagen. Nach ihm haben dann seine Schüler (LAEWEN, SIEVERS, KRÜGER) diese Operation ausgeführt. KRÜGERs Patient überlebte den Eingriff immerhin 5 Tage.

Diese ersten Wagnisse, denen sich weitere von RANZI, SCHMIDT, SAUERBRUCH, SCHUMACHER und CAPELLE anschlossen, bewiesen jedenfalls, daß der Eingriff technisch durchgeführt und überstanden werden kann. Denn auch der Patient SCHUMACHERs lebte noch 5 Tage.

Keinem dieser Chirurgen war jedoch zunächst ein Dauererfolg beschieden.

Erst 1924 gelang es KIRSCHNER, eine 38 jährige Frau, die am 5. Tage nach der Operation eines eingeklemmten Schenkelbruches eine schwere Lungenembolie erlitt, durch die TRENDELENBURGsche Operation zu retten, und A. W. MEYER führte 1927 zwei erfolgreiche Embolektomien, 1928 eine dritte aus. Über den gleichen glücklichen Ausgang berichten schließlich noch NYSTRÖM und CRAFOORD (GIERTZ) (1928).

TRENDELENBURG schlug folgenden Weg vor: „Ein Querschnitt beginnt in der Mitte der 2. Rippe am Sternalrand und läuft auf ihr entlang, etwa 10 cm nach außen. Senkrecht dazu läuft ein zweiter Schnitt am Sternalrande, vom Manubrium sterni in der Höhe der 1. Rippe bis zur Insertion des Knorpels der 3. Rippe oder noch etwas weiter herunter. Die beiden so umschriebenen dreieckigen Hautlappen werden mit den darunterliegenden Partien des Musculus pectoralis nach oben und unten zurückgeschlagen, die freigelegte 2. Rippe wird am lateralen Endpunkte des queren Schnittes mit der Rippenschere rasch durchtrennt, das Rippenstück nach vorn herausluxiert und entfernt. Sodann wird die dabei gewöhnlich schon eröffnete Pleura durch einen Schnitt parallel dem Sternalrande und 1 cm entfernt davon mit möglichster Schonung der Mammaria interna nach oben bis zur 1. und nach unten bis zur 3. Rippe gespalten. Letztere wird im Bereich ihres knorpeligen Teils senkrecht durchschnitten. Haken ziehen die Weichteile beiseite, und man sieht nun medialwärts das Perikardium, durch die prall gefüllten großen Arterien hervorgewölbt.

Auf dem parietalen Perikardialblatt erkennt man sofort den Nervus phrenicus. Man faßt nun vorsichtig mit einer Hakenpinzette etwas nach vorn vom Phrenicus das Perikardialblatt in der Höhe der 3. Rippe — nicht höher, weil man sonst in die Gegend der Umschlagfalte kommt — und spaltet das Perikardialblatt nach oben und hinten, bis die ganze Pulmonalis freiliegt, wenn erforderlich auch noch etwas nach unten nach dem Herzen zu. Alles dies läßt sich in 5 Minuten bequem bewerkstelligen.

Nun handelt es sich darum, die zurücksinkende Pulmonalis und Aorta nach der Wunde vorzuziehen und die Kompression der Gefäße zu ermöglichen. Zu dem Ende führt man eine lange starke, gekrümmte, am Ende geknöpfte Sonde innerhalb des Perikardium durch den erwähnten Sinus pericardii mit schraubender Bewegung von links nach rechts hinter den Gefäßen durch, so daß der Knopf der Sonde am linken Sternalrande wieder erscheint.

An dem Knopf befestigt man mit Hilfe einer kleinen hier angebrachten Schrauben-vorrichtung einen dünnen Gummischlauch, zieht die Sonde zurück, schneidet den

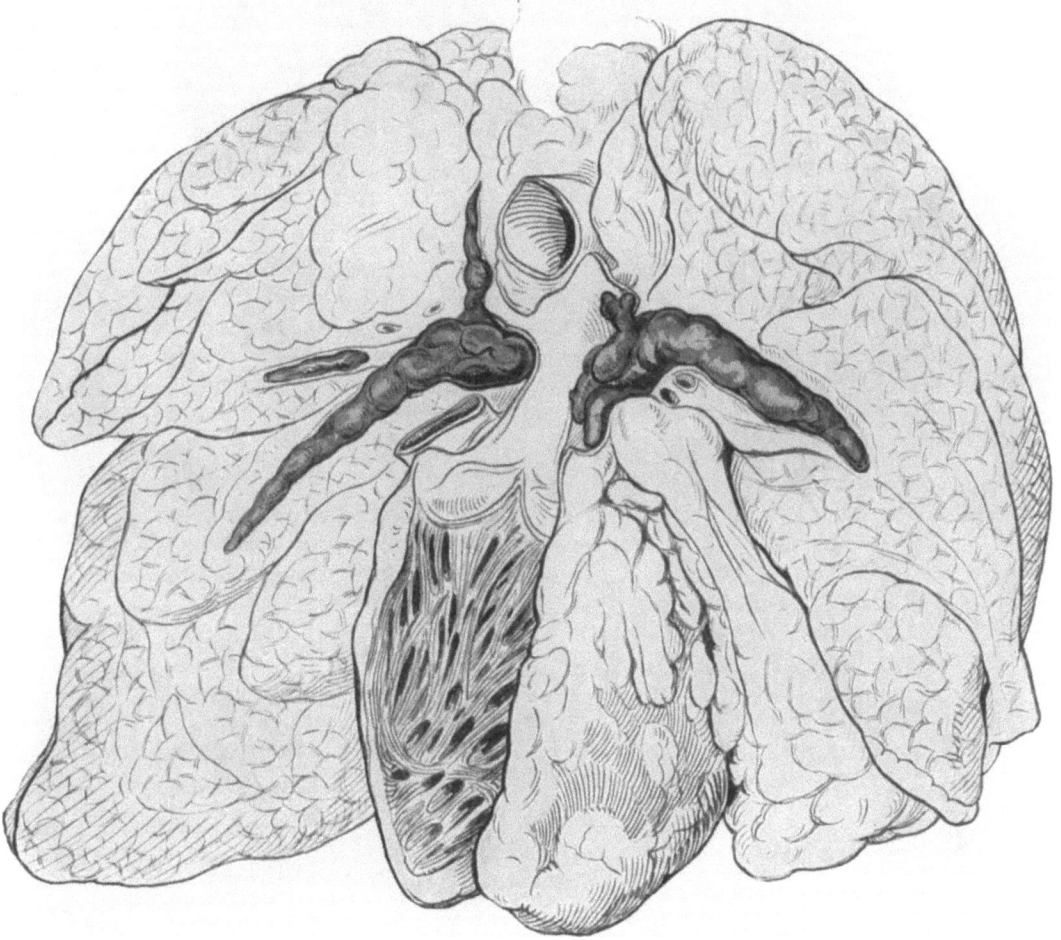

Abb. 904. Doppelseitiger Lungenembolus in situ.

Schlauch ab und hat so den Schlauch hinter Aorta und Pulmonalis gebracht. Durch Zug an den Schlauchenden nach vorn und unten kann man nun die Gefäße hervorziehen und partiell oder vollständig komprimieren, durch Nachlassen des Zuges die Kompression augenblicklich wieder aufheben.

Ehe vollständig komprimiert wird, faßt man vorsichtig den perikardialen Über-zug der Pulmonalis an ihrer vorderen äußeren Seite mit zwei anatomischen Pin-zetten und reißt ihn so weit auseinander, daß die Wand des Gefäßes klar zutage liegt, sodann läßt man stärker komprimieren, sticht an der freigelegten Stelle schnell in die Pulmonalis hinein und dilatiert in der Längsrichtung nach der Teilungstelle

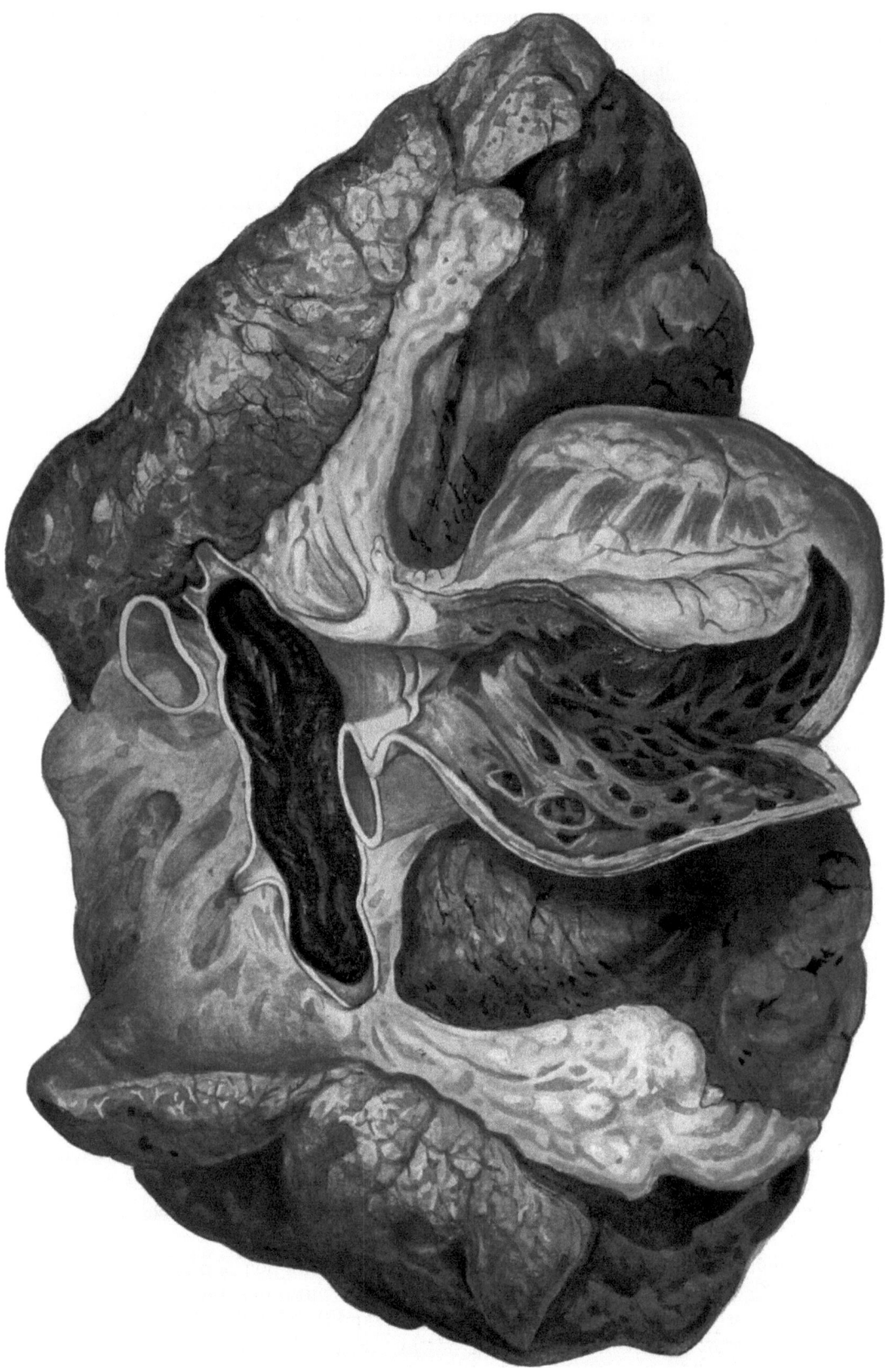

Abb. 905. Lungenembolus im Hauptstamme der Aa. pulm. in situ.

des Gefäßes zu in der Länge von etwa ³/₄ cm, ergreift die Polypenzange, welche vorn etwas abgestutzt ist, damit sie die Arterienwand an der Teilungstelle der Arterie nicht fassen kann und geht in den Stamm und die Äste der Arterie hinein, um die Embolie zu fassen und zu extrahieren.

Man kann die gefaßte Embolie mit der Zange leicht fühlen. Ist der Zweck erreicht, so setzt man die abgebildete Sperrpinzette in die Gefäßwunde ein, zieht damit die Wand des Gefäßes in einer Längsfalte hervor und klemmt die Arterie mit der seitlich angelegten Klemmzange zu, das Loch in der Arterie möglichst ergiebig umgreifend. Statt die Sperrpinzette anzuwenden, kann man auch die Wundränder mit einer gewöhnlichen chirurgischen oder anatomischen Pinzette fassen."

Nach Versuchen von LÄWEN und SIEVERS wird die Kompression der Arteria pulmonalis nicht länger als ³/₄ Minute vertragen. „Daher", fährt TRENDELENBURG fort, „darf die Incision, die Extraktion der Emboli und das Zuklemmen der Arterie nicht länger als etwa ³/₄ Minute dauern. Aber es ist dieses für ein paar so einfache Handbewegungen eine viel längere Zeit, als man denkt; man braucht weniger. 30 Sekunden werden meistens ausreichen. Im anderen Falle steht nichts im Wege, die eröffnete Arterie nach dieser Zeit provisorisch abzuklemmen, den Blutstrom durchzulassen, nach einigen Minuten wieder zu komprimieren und die Manipulationen zu wiederholen. Allerdings müssen die Eingriffe in die Arterie, besonders das Anlegen der Sperrpinzette und der Klemmzange trotz der Eile mit Ruhe und Vorsicht ausgeführt werden, da die Wand der Pulmonalis in bezug auf Brüchigkeit und Zerreißlichkeit einer Venenwand ähnlich ist.

Über der Klemmzange läßt sich dann die Naht der Arterienwunde bewerkstelligen. Eine Reihe von dichtstehenden Knopfnähten mit feiner

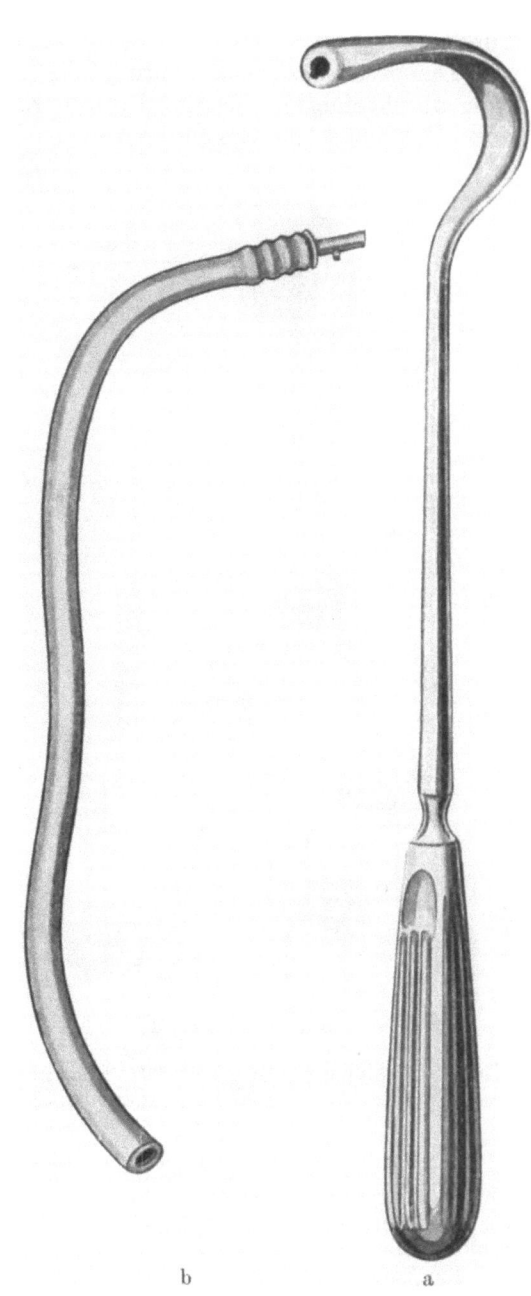

Abb. 906. Sonde (a) zur Durchführung des Gummischlauches (b) durch den Sinus pericardii. TRENDELENBURGsches Instrumentarium.

Seide, welche (nach GARRÈs Vorgang) die Intima mitfassen, scheint mir die bequemste Art des Verschlusses zu sein.

Die Anlegung der Naht ist der schwierigste Teil der Operation, da das Herz inzwischen wieder stürmisch zu pulsieren angefangen hat und die Pulmonalis nur

durch wiederholtes Anziehen des Gummischlauches immer für einige Sekunden
ruhig gestellt und herangeholt werden kann. An der Klemmzange darf nicht gezogen werden, damit sie nicht abrutscht.

Es folgen einige Situationsnähte am Perikardium und der Schluß der äußeren
Wunde."

Die geschichtliche Bedeutung der ersten nach diesem Vorschlag mit Dauererfolg durchgeführten Operation durch KIRSCHNER rechtfertigt die Wiedergabe des
ganzen dramatischen Ereignisses:

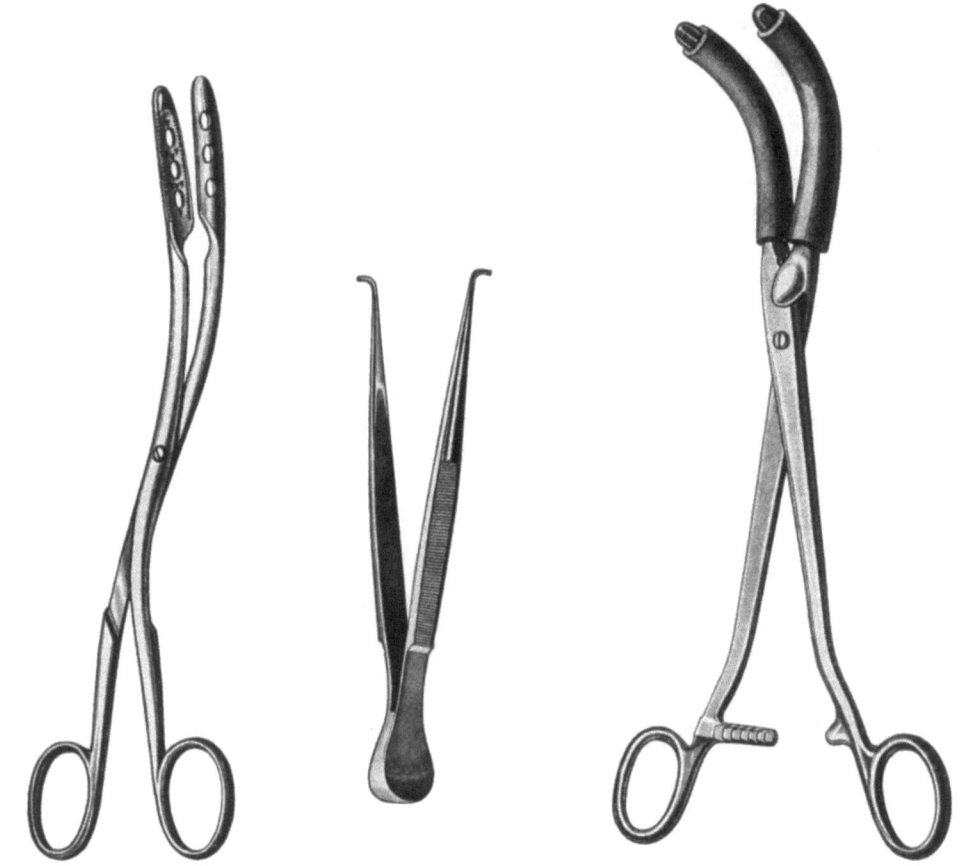

Abb. 907. Polypenzange. Abb. 908. Sperrpinzette. Abb. 909. Klemmzange.
TRENDELENBURGsches Instrumentarium.

„Es handelt sich um ein 38jähriges Mädchen, das bei uns an einem rechtseitigen Schenkel-
bruch operiert war, der einen seit kurzem irreponiblen Netzzipfel enthielt. Am dritten Tage
stieg die Temperatur ohne erkennbare Ursache auf 38,5. Der zuständige Assistent setzte die
Kranke im Bett zur Untersuchung der Lunge auf. Beim Zurücklegen wirft die Kranke plötzlich beide Arme in die Luft, preßt dann die Hände in höchster Angst auf die Brust, fällt leichen-
blaß in die Kissen zurück und ringt krampfhaft nach Atem. Wir beobachten sie etwa 8 Minuten.
In diesen 8 Minuten wird der Zustand von Minute zu Minute zusehends schlechter und ist bald
katastrophal. Der anfangs wechselnde Puls ist nicht mehr zu fühlen, die Kranke atmet nur
noch schwach, sie macht den Eindruck einer Sterbenden, mit der es in wenigen Minuten zu
Ende sein muß.

Die Kranke wird nun in größter Eile über eine Strecke von etwa 115 m in den Operations-
saal gefahren und nach kurzer Desinfektion (Hände mit Alkohol, Operationsfeld einmaliger
Anstrich mit Tannin-Alkohol) wird die Operation mit dem bei uns stets bereit liegenden Embolie-
Instrumentarium, 15 Minuten nach Eintritt der Embolie begonnen. Narkose ist nicht erforderlich, da die Frau bereits bewußtlos ist. Aus dem bereitgestellten Überdruckapparat erhält sie
während der Operation Sauerstoff.

Ich operierte genau nach den von TRENDELENBURG angegebenen Vorschriften: T-förmiger Haut-Muskelschnitt, Resektion der 2. Rippe in 10 cm Länge, Wegkneifen des Ansatzstückes

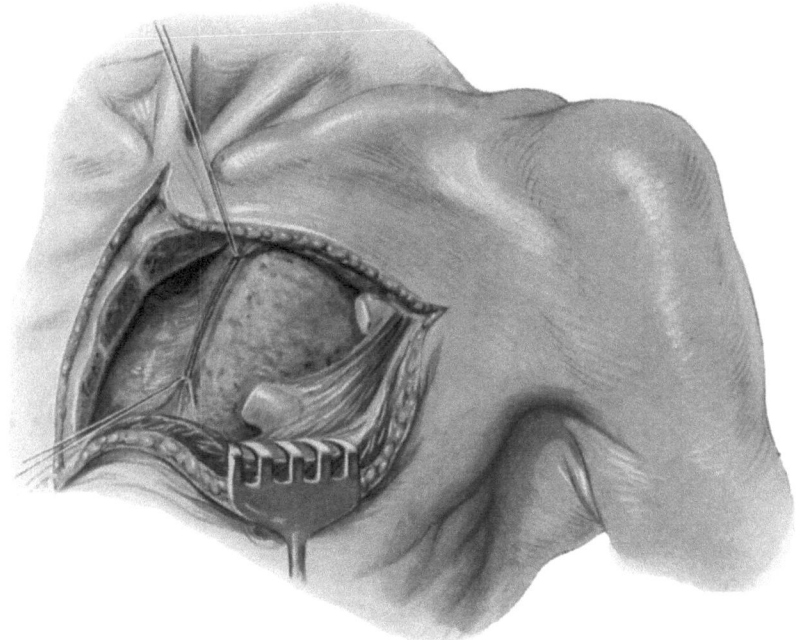

Abb. 910. TRENDELENBURGsche Operation: 1. Akt. 2. und 3. Rippe sind mit ihren Ansatzstellen am Brustbein reseziert; die A. mammaria ist doppelt unterbunden.

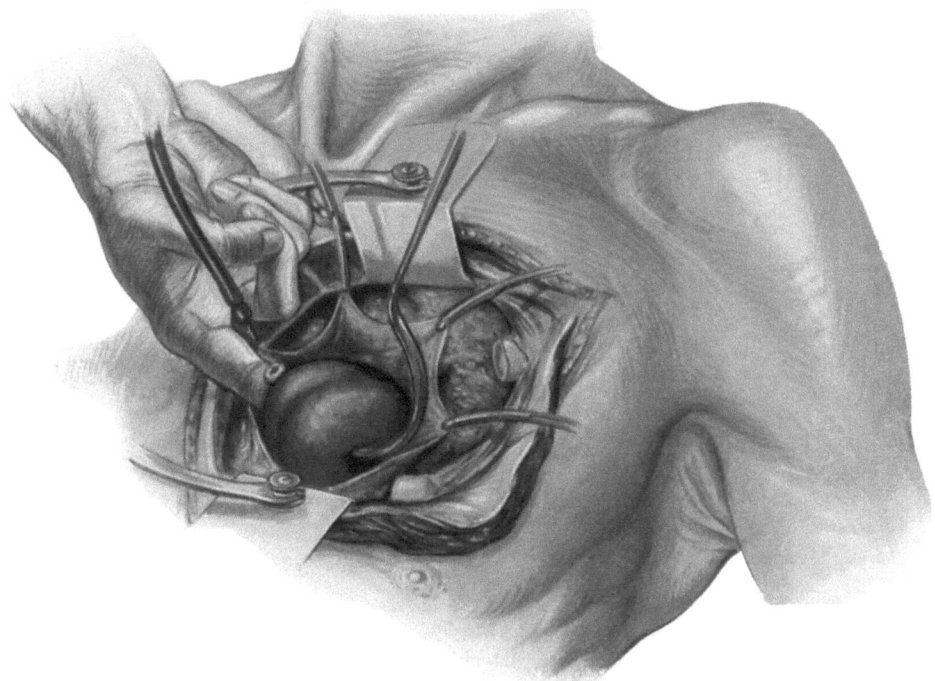

Abb. 911. TRENDELENBURGsche Operation: 2. Akt. Das Perikard ist unter Schonung der Pleura eröffnet. Nach Einlegen des Rippensperrers sind Aorta und Arteria pulmonalis mit der Sonde umgangen.

der 3. Rippe, Unterbindung der Art. mammaria int., Eröffnung der linken Pleura, Abstopfen der Pleura. Eröffnung des Herzbeutels. Aorta und Art. pulmonalis werden mit der gekrümmten

TRENDELENBURGschen Sonde unterfahren, an der ein Gummischlauch nachgezogen wird. Nach Anziehen des Gummischlauches durch einen Assistenten wird die Art. pulmonalis durch Einstich mit einem Messer eröffnet. Sofort stürzt ein Schwall schwarzen Blutes heraus, der bei

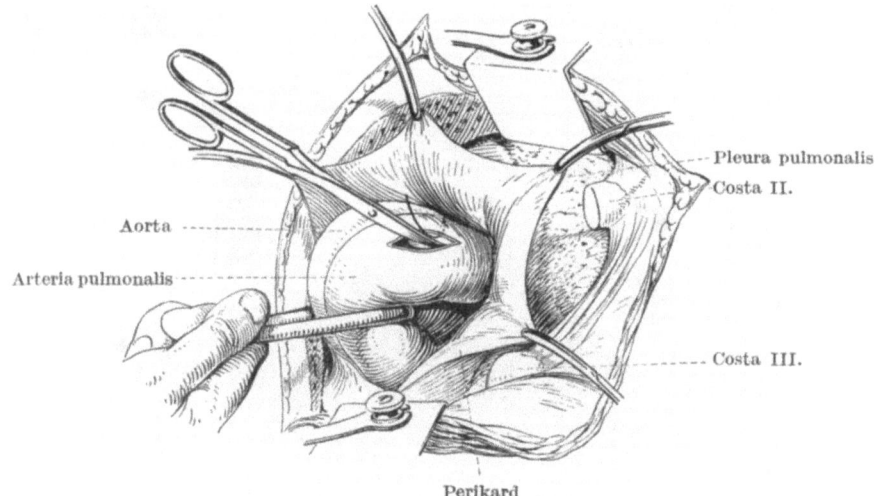

Abb. 912.

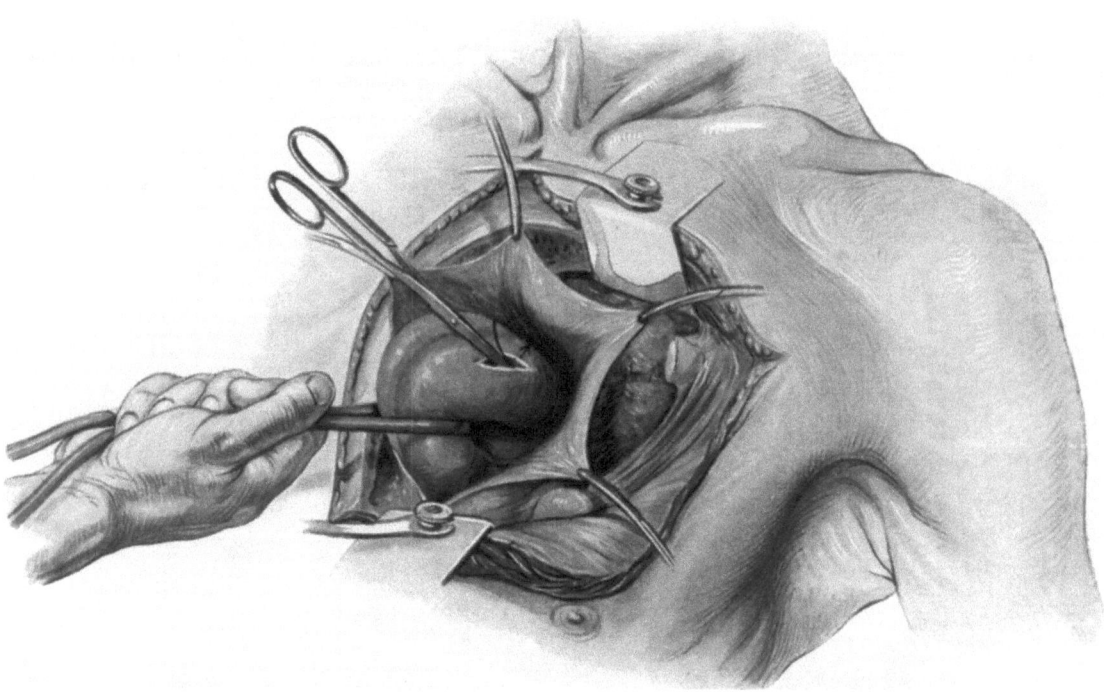

Abb. 913. TRENDELENBURGsche Operation: 3. Akt. Nach Drosselung der Gefäße ist die A. pulmonalis inzidiert, die Polypenzange in ihren linken Ast eingeführt. Der Pfeil zeigt die Verlaufsrichtung des rechten Astes der Arteria pulmonalis an.

noch stärkerem Anziehen des Schlauches aufhört. Schnell fahre ich mit der Faßzange in den rechten, dann in den linken Ast der Pulmonalis und hole jedesmal ein umfangreiches Gerinnsel heraus. Ich fasse in jeden Ast noch ein zweites Mal hinein und befördere wiederum kleinere Gerinnsel ans Tageslicht. Dann gehe ich mit der Zange noch ein drittes Mal in jeden Ast, ohne jedoch noch weitere Gerinnsel zu finden. Nun ziehe ich den Schlitz in der Art. pulmonalis mit 2 feinen Pinzetten hoch, fasse das Loch seitlich mit der TRENDELENBURGschen Klemmzange und gebe die Blutpassage frei.

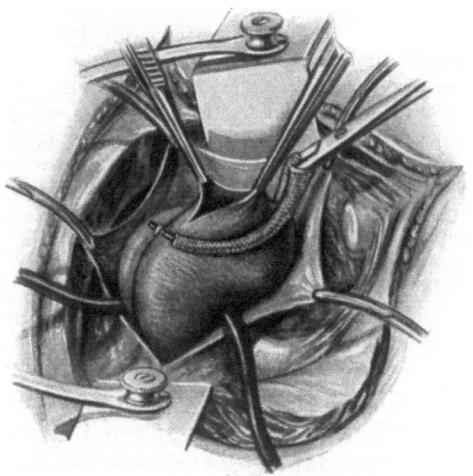

Abb. 914. TRENDELENBURGsche Operation: 4. Akt. Der Schlitz in der Arteria pulmonalis ist durch die Klemmzange gesichert, der Schlauch gelockert.

Vom Hautschnitt bis zu diesem Augenblick, wo das Ziel der TRENDELENBURGschen Operation, die Wiederherstellung der freien Blutpassage, erreicht ist, sind im ganzen nur 4 Minuten vergangen. Schnelligkeit des Operierens wurde dadurch wesentlich gefördert, daß eine Blutung überhaupt nicht erfolgte. Ich operierte an der bewußtlosen Kranken vollkommen blutleer, wie am Kadaver.

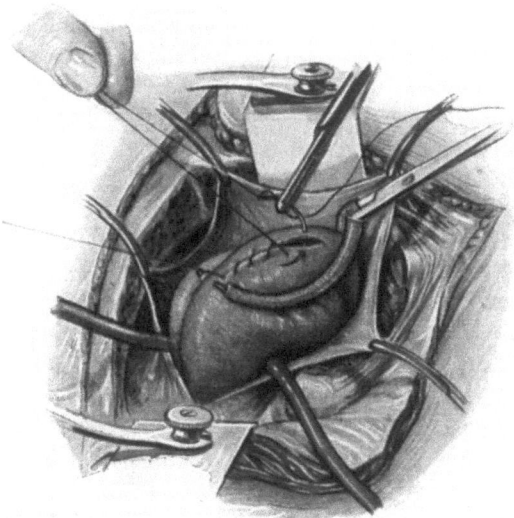

Abb. 915. TRENDELENBURGsche Operation: 5. Akt. Bei liegendem Schlauch wird der Schlitz in der Arteria pulmonalis durch fortlaufende Naht verschlossen.

Die Abdrosselung der großen Gefäße durch Anziehen des Gummischlauches bis zur Wiederfreigabe des Blutstromes nach seitlicher Abklemmung des Loches in der Art. pulmonalis hat 40—45 Sekunden gedauert.

Während der Abdrosselung der großen Blutgefäße hat das Herz bereits zu schlagen aufgehört, es zeigt nur noch einige fibrilläre Zuckungen. Nach einigen Augenblicken setzt aber die Herzaktion wieder ein, wird allmählich regelmäßig und kräftig. Ich kann nun in aller Ruhe über der seitlich angelegten Klemme den Schlitz in der Art. pulmonalis mit einer fortlaufenden Seidennaht schließen. Nach Abnahme der Klemme blutet es nicht. Nun wird der Herzbeutel und die Pleura unter Einschaltung geringer Druckdifferenz genäht, und es folgt eine sehr sorgfältige Naht der Muskulatur und der Haut. Eine Drainage habe ich selbstverständlich unterlassen.

Es folgen nun noch sorgenvolle Tage. Es traten hohe Temperaturen auf, die Kranke bekam blutiges Sputum, Schmerzen und eine Dämpfung links unten, ein Beweis, daß in den feineren Ästen der Lungenarterie noch Emboli saßen, die zu Lungeninfarkten führten. Der Puls blieb lange Zeit klein und hoch. Eine Infektion der Operationswunde, des Herzbeutels oder der Pleura erfolgte nicht. Die Kranke kann sich wohl noch auf den Eintritt der plötzlichen Atemnot besinnen, aber für die ohne Narkose ausgeführte Operation und die nächsten Tage fehlt ihr jede Erinnerung. Allmählich wurde die Herztätigkeit kräftiger und das Allgemeinbefinden hob sich. 3 Wochen nach der Operation konnte die Kranke das Bett verlassen. 5 Wochen nach der Operation überstand sie anstandslos die Reise von Königsberg nach Berlin, so daß sie auf dem Chirurgenkongreß geheilt vorgestellt werden konnte. Die letzte Untersuchung fand 10 Wochen nach der Operation statt. Die Kranke war vollkommen gesund und arbeitsfähig. Sie hatte seit der Operation 8 Pfund zugenommen. Nur noch die Narbe auf der Brust, der Defekt der 2. und 3. Rippe und eine leichte Pulsbeschleunigung erinnerten an das, was sie vor einem Vierteljahr durchgemacht hatte."

Die ursprüngliche TRENDELENBURGsche Technik ist von einzelnen Operateuren abgeändert worden. So hat KIRSCHNER, der guten Übersichtlichkeit wegen, auch die 3. Rippe reseziert und vom Rande des Brustbeins mit der LUERschen Zange noch das Ansatzbereich der zweiten und dritten abgekniffen. Diesem Vorschlag hat sich A. W. MEYER angeschlossen.

Leicht ist es auch, den Eingriff extrapleural durchzuführen, wie es A. W. MEYER tat. Das prall gefüllte Gefäß hat gewöhnlich die Brustfellumschlagfalte weit verdrängt und dadurch den Zugang zum Mediastinum und Herzen erheblich verbreitert. Es bestehen Verhältnisse wie bei großen Mittelfellgeschwülsten.

Unerläßlich ist zuverlässige Versorgung der Arteria mammaria interna. Das Gefäß blutet nicht, wenn es durchschnitten wird, kann aber später nach der Erholung eine tödliche Nachblutung herbeiführen, wie es TRENDELENBURG erlebt hat.

Selbstverständlich ist Kenntnis der topographischen Verhältnisse, insbesondere der Ansatzstelle des Herzbeutels. Verwechselungen sind vorgekommen. Wer mit der Anatomie des Mittelfelles nicht vertraut ist, sollte die Operation nur ausführen, wenn er sich an der Leiche genügend geschult hat. Die Unterscheidung zwischen Aorta und Arteria pulmonalis ist nach Embolie erleichtert. Das durch die Stauung erweiterte Gefäß überlagert die Aorta fast völlig. Um die Unterbrechung des Blutstromes auf das Mindestmaß zu beschränken, verschließt A. W. MEYER nach jedem Extraktionsversuch den Arterienschlitz durch Fingerdruck und lockert vorübergehend den abschnürenden Schlauch.

Über die Richtung, in der die Polypenzange in die beiden Hauptäste der Lungenschlagader vorgeschoben werden muß, verdanken wir KIRSCHNER wichtige Angaben. Der Verlauf des rechten Astes geht genau zur rechten Achselhöhle, der des linken in sagittaler Richtung nach dem Rücken, etwa handbreit nach rechts vom Dornfortsatze des 4. Brustwirbels.

Da es sich meist um mehrere Emboli handelt, soll jeder Arterienast 2—3 mal durchsucht werden.

Die Arme der TRENDELENBURGschen Klemmzange, die seitlich die Schlagaderwand zur Naht abklemmt, hat MEYER verschmälert und mit Mull überzogen.

Auch die TRENDELENBURGsche Sperrpinzette ist verbessert worden (KIRSCHNER). Im übrigen ist sie überflüssig und kann durch Hakenpinzetten oder Seidenhaltefäden ersetzt werden.

Die Heilung vollzieht sich wie bei anderen Gefäßwunden. MEYER fand nach 3 Wochen eine reaktionslose Narbe.

Nach allen vorliegenden Erfahrungen ist die technische Durchführung des kühnen Planes verhältnismäßig leicht. Weitaus schwieriger ist die Auswahl derjenigen Kranken, bei denen klare Anzeige für operatives Vorgehen gegeben ist.

Das hat TRENDELENBURG selbst schon erkannt und wertvolle Richtlinien aufgestellt. Von vornherein grundsätzlich auszuschließen sind die Embolien, bei denen nicht die Größe des Embolus und die mechanische Verlegung des Weges, sondern ein Gefäßreflex das Leben beendet (s. S. 258). Der Tod erfolgt hier schlagartig in einigen Sekunden. Auch jene Kranken, deren Lungenschlagader durch ein besonders großes Gerinnsel plötzlich vollständig verstopft wird und bei denen der Tod in 1—2 Minuten eintritt, kommen nicht in Betracht. Es bleiben nur solche übrig, bei denen der Embolus das Stromgebiet nur teilweise verlegt hat. Eine bestimmte Zahl von ihnen übersteht das schwere Ereignis und wird gesund. Die übrigen gehen in verhältnismäßig langer Zeit, nicht vor 10 Minuten bis 1 Stunde, unter zunehmender Verschlechterung von Atmung und Herztätigkeit zugrunde. Diese Gruppe

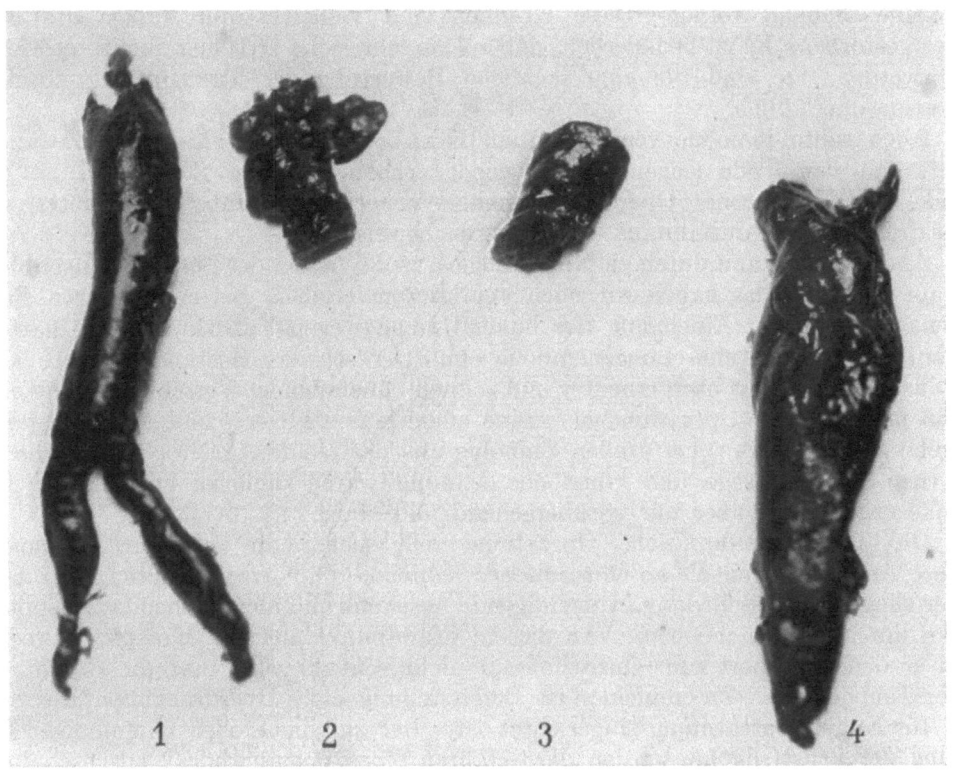

Abb. 916. Emboli der Arteria pulmonalis, die durch die TRENDELENBURGsche Operation entfernt wurden. (Züricher Klinik.)

kommt für den Eingriff eigentlich allein in Frage. Hier steht eine verhältnismäßig lange Zeit zur Verfügung, in der Rettung des Kranken noch möglich ist. ,,Das Pflegepersonal muß mit den Symptomen der Embolie vertraut, ein Chirurg muß schnell zur Stelle und die Instrumente müssen in aseptischem Zustand jederzeit zur Hand sein'' (TRENDELENBURG). Das heißt also: Für die Operation sind alle die Kranken geeignet, bei denen trotz Verschleppung eines großen Embolus Atmung und Herztätigkeit noch bis zum Beginne des chirurgischen Eingriffes erhalten sind. Bei Patienten mit unheilbaren Leiden wird man sich aus allgemein ärztlichen Gründen schwerer entschließen.

Diese Einengung der operativen Anzeige wird noch vermehrt durch Schwierigkeit der Prognose und Unsicherheit der Diagnose. Darauf haben schon KÖRTE, BUSCH, TIETZE, KÜTTNER und SAUERBRUCH hingewiesen. Akute Herzschwäche und Kollaps können eine Lungenembolie vortäuschen. So sahen wir noch vor kurzem einen Kranken an einem akuten septischen Lungenödem sterben, das wegen der Art und Schnelligkeit seines Eintrittes und wegen der begleitenden Herzschwäche eine Lungenembolie vortäuschte. Gleiche differentialdiagnostische Erwägungen waren bei einem außerordentlich heftigen, letal endenden Anfall von Angina pectoris notwendig. Bei beiden Kranken schützte sorgfältige Anamnese und vorsichtige Wertung des klinischen Befundes vor einem übereilten Eingriff.

In jedem größeren Krankenhaus sollte heute das für Ausführung der Operation notwendige Instrumentarium bereitstehen.

Die großen Schwierigkeiten der Beurteilung machen es verständlich, daß Irrtümer vorgekommen sind. Mehrfach erwies sich die Operation als verfehlt, weil gar keine Embolie vorlag. Diese Kranken sind vielleicht nur infolge des Eingriffes gestorben. Es ist bedauerlich, daß solche lehrreiche Irrtümer nicht veröffentlicht werden. Sie sind für eine sachliche Bewertung der TRENDELENBURGschen Operation unerläßlich.

Auch sollte man nie vergessen, daß Kranke selbst im schwersten Zustande, bereits mit dem Tode ringend, sich wieder erholen können. Schließlich ist der Kranke trotz gelungener Operation niemals vor erneuter Embolie geschützt, wie die Erfahrungen SCHUMACHERs und MEYERs beweisen.

Andererseits kann durch zu langes Zögern und Warten der günstige Augenblick verpaßt werden. Das haben wir noch vor kurzem erlebt. Bei einer jungen Frau trat nach operativer Einengung der linken Lunge wegen Tuberkulose bei glattem Verlauf am 6. Tage eine Lungenembolie ein. Der schwere Zustand besserte sich zunächst etwas. Erst nach erneuter und schnell zunehmender Verschlechterung entschloß man sich zur Operation bei bereits eingetretenem Herz- und Atemstillstand. Es gelang einen etwa 5 cm großen Embolus aus der rechten Arteria pulmonalis zu entfernen. Herzmassage und künstliche Atmung waren zunächst von Erfolg. Die Kranke erholte sich aber nur vorübergehend und starb.

Die TRENDELENBURGsche Operation stellt sicher an ärztliche Diagnostik größere Anforderungen als an chirurgisches Können. Für den geschulten Operateur ist der Eingriff nicht schwierig. Ungenügende Assistenz und unzureichende Hilfsmittel sollten ihn aber ausschließen. Von diesem Standpunkt aus hat KIRSCHNER recht, wenn er den Transport zum Operationsaal nicht scheut, selbst auf die Gefahr erneuter Embolie hin. Zu empfehlen ist Bereitstellung eines Überdruckapparates, der auch für Kohlensäureatmung eingerichtet ist. Bei zufälliger oder planmäßiger Eröffnung der Brustfellhöhle werden die Gefahren eines Pneumothorax ausgeschaltet; der Atmungstillstand, der nach Beendigung der Operation noch fortbestehen kann, kann durch Kohlensäurezufuhr bekämpft werden (DZIALOCZYNSKI).

Die Gefahr, daß unter dem Eindruck der letzten schönen operativen Erfolge mit der Embolektomie die Indikation für den Eingriff leicht zu weit gestellt wird, liegt nahe.

Die empfohlene Vorsicht soll die Bedeutung der kühnen Idee TRENDELENBURGs nicht abschwächen, im Gegenteil, sie soll ihr dienen.

VERLAG VON JULIUS SPRINGER IN BERLIN W 9

Die Chirurgie der Brustorgane

von

Ferdinand Sauerbruch

Zweiter Band:

Zugleich zweite Auflage der „Technik der Thoraxchirurgie" von F. Sauerbruch und E. D. Schumacher

Die Chirurgie des Herzens und seines Beutels, der großen Gefäße, des Mittelfellraumes, des Brustlymphganges, des Thymus, des Brustteiles der Speiseröhre, des Zwerchfelles, des Brustfelles. Mit einem anatomischen Abschnitt von Walther Felix. Mit 720, darunter zahlreichen farbigen Abbildungen und 2 farbigen Tafeln. XXXI, 1075 Seiten. 1925.

Gebunden RM 258.—

Aus den Besprechungen:

.... Das Wesen des Buches ist die ungemeine Vielseitigkeit bei großer Tiefe und Gründlichkeit. Zu den kompliziertesten physiologischen und allgemein medizinischen Problemen wird, wo irgend möglich, durch Experiment und klinische Erfahrung Stellung genommen. So wird das Buch auch voller Anregungen für den Physiologen und eine Fundgrube für den inneren Arzt sein. Sauerbruchs Absicht, keine spezialistisch zersplitterte, sondern eine fest zusammengehaltene Chirurgie der Brustorgane zu schreiben, hat sich durchaus erfüllt. In diesem festen inneren Zusammenhang gerade dieses zweiten vielseitigen Bandes liegt die Stärke und das Neue des großen Werkes. Es gab schon mehrere Monographien über Lungenchirurgie, Oesophaguschirurgie usw. und sehr viele Spezialarbeiten auf diesen Gebieten, aber eine Thoraxchirurgie in diesem Ausmaße, von dieser Höhe gibt es bisher nicht. Durch Vereinigung der einzelnen Inseln hat der Verfasser geradezu Neuland geschaffen, in dem er uns als souveräner Beherrscher klar und sicher führt.

Große Arbeiten nicht nur von Seiten des Autors selbst, sondern auch von Seiten seiner treuen Mitarbeiter Georg Schmidt, Leebsche, Jehn, Chaoul und vielen anderen, ja der ganzen Klinik, ist durch viele Jahre hindurch dazu nötig gewesen. Aber dafür kann der Verfasser und seine Klinik auch stolz darauf sein, ein Werk geschaffen zu haben, welches in der chirurgischen Bibliographie nahezu einzig dastehend, der deutschen Chirurgie, der deutschen Wissenschaft überhaupt und darüber hinaus der deutschen Kultur hohe Ehre macht. *Anschütz-Kiel in „Münchener Medizinische Wochenschrift".*

Allgemeine und spezielle chirurgische Operationslehre.

Von Dr. **Martin Kirschner,** o. Professor, Direktor der Chirurgischen Klinik der Universität Königsberg i. Pr., und Dr. **Alfred Schubert,** a. o. Professor, Oberarzt der Chirurgischen Klinik der Universität Königsberg i. Pr. In drei Bänden.

Erster Band: Allgemeiner Teil. Mit 709 zum größten Teil farbigen Abbildungen. VIII, 648 Seiten. 1927. RM 114.—; gebunden RM 120.—

Zweiter und dritter Band in Vorbereitung.

Aus den Besprechungen:

Die vorliegende allgemeine Operationslehre ist ein umfassendes, glänzend geschriebenes Werk, das mit hervorragenden Abbildungen überreich ausgestattet ist. Ihm ist von Anfang bis zu Ende der persönliche Stempel Kirschners aufgedrückt. Kritisch und klar werden die einzelnen Kapitel abgehandelt. Nur bestens erprobte Verfahren werden geschildert. Überall ist der Fehler vermieden worden, daß Operationsmethoden, die schon längst überholt sind, noch mitgeschleppt werden. Die Einteilung des Stoffes ist neuartig und überaus glücklich gelungen. Nach den Vorbemerkungen, die vom Operateur und seinen Gehilfen, von der allgemeinen Untersuchung und Behandlung der Kranken, von der Lagerung der zu Operierenden und von den allgemeinen Grundsätzen der operativen Technik handeln, werden die Bekämpfung des Schmerzes in allen Formen, die Bekämpfung der Infektion, die Bekämpfung der Blutung und des Blutverlustes, die Operationen an der Haut und dem Unterhautzellgewebe, an den Muskeln, Sehnen und Fascien, an den Blutgefäßen, an den Nerven, an den Knochen und Gelenken und schließlich die Absetzung der Gliedmaßen beschrieben. Überall werden die reichhaltigen eigenen Erfahrungen der Kirschnerschen Schule in den Vordergrund geschoben. Es ist erstaunlich, mit welchem Fleiß das große Gebiet bis in die feinsten Einzelheiten hinein abgehandelt ist. Deshalb ist das Studium des Werkes ein großer Genuß. *O. Nordmann-Berlin in „Medizinische Klinik".*

Röntgendiagnostik in der Chirurgie und ihren Grenzgebieten. Von Dr. **Hermann Meyer,** Privatdozent für Chirurgie an der Universität

Göttingen. Mit 655 Abbildungen. XII, 610 Seiten. 1927. RM 48.—; gebunden RM 50.70

Aus den Besprechungen:

Der große Vorzug dieses Buches liegt in der einheitlichen Darstellung, die dadurch erreicht werden konnte, daß der Verfasser den riesig angewachsenen Stoff der chirurgischen Röntgendiagnostik allein bearbeitet hat. Auf Grund sehr reichhaltiger eigener Beobachtungen und Erfahrungen und überall bemerkbarer, gründlicher Literaturkenntnis sind die normalen und pathologischen Röntgenbefunde des Skelettsystems, der Gelenke, der Weichteile, des Magen-Darmkanals, der Schädelhöhle, das Urogenitalsystems usw. in übersichtlichen, klar geschriebenen Abschnitten dargestellt. Der Beschreibung der Röntgenbilder sind jedesmal kurze, aber lehrreiche klinische und pathologisch-anatomische Bemerkungen vorausgeschickt und differential-diagnostisch in Frage kommende Erörterungen angefügt. Technische Fragen treten nur da hervor, wo sie zur Erzielung von Spezialaufnahmen bedeutungsvoll sind. . . . Die zahlreichen, sehr gut ausgewählten Abbildungen und einige schematische Zeichnungen unterstützen ausgezeichnet das geschriebene Wort. *Professor Kleinschmidt-Wiesbaden in „Klinische Wochenschrift".*

Die willkürlich bewegbare künstliche Hand. Eine Anleitung für
Chirurgen und Techniker. Von Geheimrat Prof. Dr. **F. Sauerbruch,** Direktor der Chirurgischen
Universitätsklinik der Charité, Berlin.

Erster Band: Mit anatomischen Beiträgen von **G. Ruge** und **W. Felix,** Professoren am Anatomischen Universitäts-Institut Zürich, und unter Mitwirkung von A. Stadler, Oberarzt d. L. Mit 104 Textfiguren. VI, 143 Seiten. 1916. RM 7.—

Zweiter Band: Herausgegeben von Geheimrat Professor Dr. **F. Sauerbruch,** Direktor der Chirurgischen Universitätsklinik der Charité, Berlin und **C. ten Horn,** Professor der Chirurgie, Chirurgische Universitäts-Klinik München. Mit 230 zum Teil farbigen Abbildungen. IV, 249 Seiten. 1923. RM 12.—, gebunden RM 14.50

Kriegschirurgische Erfahrungen. Vortrag, gehalten auf dem schweizerischen
Chirurgentag am 4. März 1916. Von **Ferdinand Sauerbruch.** 34 Seiten. 1916. RM 1.20

Ausgewählte chirurgisch-klinische Krankheitsbilder. Nach
Sauerbruchs klinischen Vorlesungen bearbeitet von Professor Dr. **Georg Schmidt,** Oberarzt der chirurgischen Universitätsklinik München.

Erstes Heft. IV, 84 Seiten. 1926. RM 2.70

Das Gesamtgebiet der speziellen Chirurgie wird in einzelnen Vorlesungen abgehandelt. Die Hefte werden gesammelt ein „Lehrbuch der speziellen Chirurgie" darstellen.

Thoraxschnitte von Erkrankungen der Brustorgane. Ein
Atlas. Mit 93 Doppeltafeln und 2 Abbildungen im Text von Dr. **Walter Koch,** a. o. Professor der Pathologischen Anatomie, Berlin. IX, 402 Seiten. 1924. RM 45.—, gebunden RM 48.—

Pathologische Anatomie der Tuberkulose. Von P. Huebsch-
mann, o. Professor, Direktor des Pathologischen Instituts der Medizinischen Akademie in Düsseldorf. Mit 108 zum großen Teil farbigen Abbildungen. IX, 516 Seiten. 1928. RM 86.—, gebunden RM 89.—

(Bildet Band V der Sammlung „Die Tuberkulose und ihre Grenzgebiete in Einzeldarstellungen". Die Abonnenten der „Beiträge zur Klinik der Tuberkulose" sowie des „Zentralblattes für die gesamte Tuberkuloseforschung" erhalten die Bände der Sammlung mit einem Nachlaß von 10%.)

Die Lungenphthise. Ergebnisse vergleichender röntgenologisch-anatomischer Unter-
suchungen. Von **Siegfried Gräff,** a. o. Professor der Pathologischen Anatomie, Heidelberg, und **Leopold Küpferle,** a. o. Professor der Inneren Medizin, Freiburg i. B. Zweite Auflage.
In Vorbereitung.

E. Stierlin's Klinische Röntgendiagnostik des Verdauungs-
kanals. Zweite, völlig umgearbeitete Auflage. Von Dr. **H. Chaoul,** a. o. Professor an der Universität Berlin. Mit einem Geleitwort von Ferdinand Sauerbruch. Mit 893 Abbildungen. IX, 642 Seiten. 1928. RM 84.—, gebunden RM 88.—

Im gemeinsamen Verlage von Julius Springer-Berlin und J. F. Bergmann-München

MIX
Papier aus verantwortungsvollen Quellen
Paper from responsible sources
FSC® C105338

If you have any concerns about our products,
you can contact us on
ProductSafety@springernature.com

In case Publisher is established outside the EU,
the EU authorized representative is:
Springer Nature Customer Service Center GmbH
Europaplatz 3, 69115 Heidelberg, Germany

Printed by Libri Plureos GmbH
in Hamburg, Germany